H. Delbrück/E. Haupt
Rehabilitationsmedizin

Rehabilitationsmedizin

Therapie- und Betreuungskonzepte bei chronischen Krankheiten

Herausgegeben von H. Delbrück und E. Haupt
mit Beiträgen von
R. Buschmann-Steinhage, U.H. Cegla, H. Delbrück, U. Dorenburg,
K. Eberhard, G. F. Finkbeiner, I.-W. Franz, I. Füsgen, E. Haupt, G. Hillebrand,
H. Hollstein, K.-A. Jochheim, U. Koch, W. Miehle, H. Neun, H. Rieger,
E. Röckelein, W. Samtleben, F. Schliehe, M.F. Schuntermann, W. Schupp,
N. Sönnichsen, G. Tiedt, H. Vogel, J. Weis, W. Zilly

mit 61 Abbildungen und 170 Tabellen

Urban & Schwarzenberg
München · Wien · Baltimore

Anschriften der Herausgeber:
Prof. Dr. med. Hermann Delbrück
Klinik Bergisch Land der
LVA Rheinprovinz
42369 Wuppertal-Ronsdorf

Prof. Dr. med. Ekke Haupt
Klinikum Bad Kissingen
Saale Klinik
Pfaffstraße 10
97688 Bad Kissingen

Planung: Dr. med. Thomas Hopfe, München
Lektorat: Christl Kiener, München
Herstellung: Renate Hausdorf, Dorle Matussek, München
Zeichnungen: Esther Schenk-Panic
Umschlaggestaltung: Dieter Vollendorf, München

Die Deutsche Bibliothek – CIP-Einheitsaufnahme

Rehabilitationsmedizin : Therapie- und Betreuungskonzepte bei chronischen Krankheiten ; mit 170 Tabellen / hrsg. von H. Delbrück und E. Haupt. Mit Beitr. von R. Buschmann-Steinhage ... – München ; Wien ; Baltimore : Urban und Schwarzenberg, 1996
ISBN 3-541-16031-4
NE: Delbrück, Hermann [Hrsg.]; Buschmann-Steinhage, Rolf

Satz: Design-Typo-Print GmbH, Ismaning
Druck: APPL, Wemding
Bindung: Monheim GmbH, Monheim

ISBN 3-541-16031-4

Vorwort

Die Rehabilitation chronischer Erkrankungen hat in den Systemen der gesundheitlichen Versorgung der Industriegesellschaften einen hohen Stellenwert. Chronische Krankheiten sind gekennzeichnet durch langfristige, oft progrediente Verläufe, die das Leben der Betroffenen mit zunehmenden Beschwerden und Einschränkungen ihrer Funktionsfähigkeit im Beruf, im sozialen Bereich und in der Alltagsbewältigung prägen. Chronische Krankheiten und ihre Folgeerscheinungen werden in Zukunft weiter zunehmen. Dies ist in der demographischen Entwicklung begründet, die von einer ständigen Zunahme des Anteils älterer Menschen in der Bevölkerung gekennzeichnet ist. Ein weiterer Grund ist die Zunahme psychischer und mentaler Belastungen durch die allgemeinen Lebensbedingungen und die Arbeitswelt. Durch die Fortschritte der Akutmedizin wird die Lebenszeit verlängert. Oft kann aber eine vollständige Heilung nicht herbeigeführt werden, so daß in zunehmendem Maß rehabilitationsbedürftige Folgezustände auftreten. Sie erfordern Therapiekonzepte, die die individuelle Ganzheitlichkeit berücksichtigen und deshalb nur mit interdisziplinärer Vielfalt angegangen werden können.

Aktuelle Zahlen zeigen, daß derzeit mehr als 15 000 Ärzte in deutschen Rehabilitationskliniken tätig sind. Dazu kommen noch die vielen rehabilitativ tätigen Ärzte in den Rentenversicherungsanstalten, im medizinischen Dienst der gesetzlichen Krankenkassen, in der Arbeitsverwaltung und in den Berufs- und Bildungswerken. Für sie alle waren Standards der medizinischen Rehabilitation bis zum Ende der 80er Jahre nicht definiert, so daß in diesen Zeiten gelegentlich von einer „Legitimationskrise der medizinischen Rehabilitation" (Schmidt 1988) die Rede war. Wenn es sich wirklich um eine Krise gehandelt haben sollte, dann ist sie spätestens seit dem Frühjahr 1989 mit dem Einsatz einer Kommission zur „Weiterentwicklung der medizinischen Rehabilitation in der gesetzlichen Rentenversicherung (Reha-Kommission)" beendet worden, deren Aufgabe eine problemorientierte Bestandsaufnahme in Deutschland war, auf deren Boden neue strukturelle und konzeptionelle Weiterentwicklungskonzepte erarbeitet wurden. Die Herausgeber und viele Autoren dieses Handbuchs waren in die konzeptionellen Überlegungen von damals eingebunden und haben die Empfehlungen der Reha-Kommission danach konsequent in die Praxis umgesetzt.

Der ständige Fortschritt der akutmedizinischen Versorgung aller Menschen in wohlhabenden Industrienationen ist unverkennbar. Die medizinische Ausbildung an den Universitäten ist nach wie vor kurativ orientiert, vernachlässigt jedoch bis heute die Vorbereitung der Ärzteschaft auf die Bewältigung der Probleme von Patienten mit chronischen Krankheiten und Behinderungen. Dies ist dem Deutschen Ärztetag nicht entgangen. Deshalb wurde 1992 die Gebietsbezeichnung „Physikalische und Rehabilitative Medizin" und außerdem die Zusatzbezeichnung „Rehabilitationswesen" geschaffen. In den verschiedenen Akademien der Ärztekammern Deutschlands werden Kurse zur Verbesserung der Rehabilitationskompetenz durchgeführt. Allerdings gibt es bis heute kein Nachschlagewerk für die bisher schon in die Rehabilitationsmedizin eingebundenen Mediziner sowie für solche, die sich in diesem Gebiet neu orientieren wollen.

Sowenig wie der Rehabilitationsmediziner ohne akutmedizinische Kenntnisse arbeiten kann, sowenig kann der in der Akutmedizin Tätige seinen Aufgaben ohne Wissen um die Möglichkeiten der Rehabilitation gerecht werden. Rehabilitation geschieht immer im interdisziplinären Zusammenhang und unter einem ganzheitlichen Aspekt. Dabei beginnt Rehabilitation nicht etwa erst nach Abschluß der Akuttherapie, sondern in vielerlei Bereichen schon mit Einleitung potentiell kurativer Therapieverfahren. Um den Anforderungen einer effektiven Rehabilitationsmedizin gerecht zu werden, müssen neben den medizinischen Grundlagen auch die Bedingungen für die psychischen, sozialmedizinischen, beruflichen und rechtlichen Fragen stimmen. Dies zeigt die Notwendigkeit der interdisziplinären Kommunikation und Zusammenarbeit. Die Herausgeber wollen mit diesem Handbuch eine Brücke zwischen der kurativen und der rehabilitativen Medizin und damit zwischen der Behandlung akuter und chronischer Erkrankungen schlagen.

Deshalb ist das vorliegende Handbuch nicht nur als Leitfaden für den Rehabilitationsmediziner gedacht, sondern für alle, die an der Therapie chronisch Kranker beteiligt sind. Dabei sollen ein allgemeiner Überblick über den heutigen Stand der Rehabilitation verschafft und konzeptionelle Richtlinien bei der Behandlung chronischer Krankheiten vermittelt werden. Hierzu werden epidemiologische Zusammenhänge, Stellenwert und Standort in der medizinischen Versorgung, Therapiekonzepte und Ziele der Rehabilitation dargestellt. Außerdem werden Grundlagen vermittelt, die rechtlich organisatorisch und verwaltungstechnisch von Bedeutung sind. Ein Schwerpunkt des Handbuchs sind die sozialmedizinischen Aspekte jeder chronischen Erkrankung, ihre Begutachtung und die Öffnung der teils komplizierten Zugänge zu solchen Verfahren für die Betroffenen. Ein weiterer Schwerpunkt ist die indikationsorientierte Rehabilitation einzelner Krankheitsbilder, die auch die Suchtkrankheiten, psychosomatische Erkrankungen und gerontologische Aspekte berücksichtigt.

Unser Dank gilt allen, die mit zahlreichen Anregungen die Verwirklichung des Konzeptes dieses Handbuches unterstützt haben. Dem Verlag Urban & Schwarzenberg und dem Initiator dieses Werkes, Herrn Dr. T. Hopfe, speziell aber der Lektorin, Frau C. Kiener, die mit Verständnis und Toleranz auf vielerlei Wünsche so mancher „querdenkender" Rehabilitationsautoren einging, gebührt besonderer Dank.

H. Delbrück und E. Haupt

Inhaltsverzeichnis

I Grundlagen

II Basiswissen

III Diagnostik und Therapie in der medizinischen Rehabilitation

IV Rehabilitation spezieller Krankheitsbilder

V Anhang

Autorenverzeichnis

Dr. rer. nat. Rolf Buschmann-Steinhage
Verband Deutscher Rentenversicherungsträger
Eysseneckstraße 55
60322 Frankfurt

Prof. Dr. med. Ulrich Cegla
Hufeland-Klinik
Zentr. f. Pneumologie u. Allergologie
Taunusallee
56130 Bad Ems

Prof. Dr. med. Hermann Delbrück
Klinik Bergisch Land der
LVA Rheinprovinz
42369 Wuppertal-Ronsdorf

Dr. soz. wiss. Ulrich Dorenburg
Verband Deutscher Rentenversicherungsträger
Eysseneckstraße 55
60322 Frankfurt am Main

Dr. med. Klaus Thomas Eberhard
Krankenanstalt Dr. H. May
Dr.-Wilhelm-May-Straße 12
83708 Kreuth

Dr. med. Günther F. Finkbeiner
Facharzt für Orthopädie
Facharzt für physikalische und rehabilitative Medizin
Chefarzt der Bliestal-Kliniken
Ärztl. Leiter der Abt. Physikal. Therapie der Bliestal-Kliniken
66440 Blieskastel

Prof. Dr. med. Ingomar-Werner Franz
Reha-Klinik Wehrawald
79682 Todtmoss/Schwarzwald

Prof. Dr. med. Ingo Füsgen
Med. Fakultät
Lehrstuhl für Geriatrie
Tönisheider Straße 24
42553 Velbert

Prof. Dr. med. Ekke Haupt
Klinikum Bad Kissingen
Saale Klinik
Pfaffstraße 10
97688 Bad Kissingen

Dr. med. Günther Hillebrand
Klinikum Großhadern
Med. Klinik I/ Abt. Nephrologie
Marchioninistraße 15
81377 München

Dr. med. Helmut Hollstein
Fachklinik Eußerthal der LVA
Rheinland Pfalz
76857 Eußerthal

Prof. Dr. Kurt-Alphons Jochheim
Sperberweg 10
50374 Erftstadt

Prof. Dr. med. Dr. phil. Uwe Koch
Abteilung für med. Psychologie
Univ.-Klinik und Poliklinik
Martinistraße 52
20251 Hamburg

Dr. med. Wolfgang Miehle
Reha-Klinik Wendelstein
Rheumazentrum
Kolbermoorer Straße 56
83039 Bad Aibling

Dr. med. Heinz Neun
Klinik am Hainberg
Ludwig-Braun-Straße 32
36251 Bad Hersfeld

Prof. Dr. med. Horst Rieger
Aggertalklinik
Abt. Innere Medizin
51766 Engelskirchen

Elisabeth Röckelein
Verband Deutscher Rentenversicherungsträger
Eysseneckstraße 55
60322 Frankfurt am Main

Prof. Dr. Dr. Walter Samtleben
Klinikum Großhadern
Med. Klinik I/Abt. Nephrologie
Marchioninistraße 15
81377 München

Dr. soz. wiss. Ferdinand Schliehe
Verband Deutscher Rentenversicherungsträger
Eysseneckstraße 55
60322 Frankfurt am Main

PD Dr. rer. pol. Michael Schuntermann
Rehabilitationswissenschaftliche Abteilung
Verband Deutscher Rentenversicherungsträger
Eysseneckstraße 55
60322 Frankfurt a.M.

Dr. med. Wilfried Schupp
Fachklinik Enzensberg
Höhenstraße 56
87629 Füssen

Prof. Dr. med. Niels Sönnichsen
Klinik für Dermatologie und Allergie
Jan-Berghaus-Straße 49
26757 Borkum

Günter Tiedt
Verband Deutscher Rentenversicherungsträger
Eysseneckstraße 55
60322 Frankfurt

Heiner Vogel
Institut für Psychotherapie und
Med. Psychologie d. Universität
Würzburg
Klinikstraße 3
97070 Würzburg

Dr. phil. Joachim Weis
Klinik für Tumorbiologie
Breisacher Straße 117
79106 Freiburg

Prof. Dr. med. Walter Zilly
Reha-Klinik Hartwald
Schlüchterner Straße 4
97769 Bad Brückenau

I. Grundlagen

1 Epidemiologie der Krankheitsfolgen

Michael F. Schuntermann

In diesem Beitrag geht es nicht, wie vielleicht angenommen werden könnte, um die Darstellung von Fragestellungen, Methoden und Ergebnissen der Sozialepidemiologie. Obwohl sich diese Disziplin auch mit den Auswirkungen (meist) chronischer Krankheiten auf die Betroffenen beschäftigt [2], ist ihr zentrales Anliegen doch die *Aufdeckung der die Gesundheit gefährdenden gesellschaftlichen Lebensbedingungen* [3, 6]. Dieser Beitrag befaßt sich mit bestimmten, für den Betroffenen nachteiligen Störungen, die infolge von Krankheiten oder anderen Gesundheitsstörungen auftreten und erhebliche soziale Kosten verursachen können. Ein derartiger Zweig der Epidemiologie ist in Deutschland kaum entwickelt. Daher ist dieser Beitrag auch eher dazu gedacht, Ärzte, Medizinstudenten, Epidemiologen und andere Interessierte für den Problemkreis „Krankheitsfolgen" zu gewinnen und ihnen den Einstieg in dieses Feld zu erleichtern, als systematisch Ergebnisse vorzustellen.

1 Einleitung: Das Modell der Krankheitsfolgen

Krankheiten können – ebenso wie angeborene Leiden und Schädigungen (z.B. Unfälle) – dazu führen,

- daß Störungen der anatomischen Strukturen und/oder physiologischen und/oder psychologischen (geistigen, seelischen) Funktionen (*Impairments* = „Schadensbilder", „Schäden") auftreten, die ihrerseits zur Folge haben können,
- daß der Betroffene in seinen Fähigkeiten und Fertigkeiten gestört ist, die üblichen (körperlichen, geistigen oder seelischen) Aktivitäten des täglichen Lebens auszuführen oder seinen Part der Rollen im Familien-, Erwerbs- oder Gesellschaftsleben aufrechtzuerhalten (*Disabilities* = „Fähigkeitsstörungen").
- Das Zusammenspiel dieser Fähigkeitsstörungen mit Hemmnissen und Widerständen in der sozialen oder physikalischen Umwelt kann darüber hinaus bewirken, daß der Betroffene Störungen seiner Integration im Familien-, Erwerbs- oder Gesellschaftsleben zeigt (*Handicaps* = „Integrationsstörungen", „Beeinträchtigungen").

Um Gesundheitsstörungen, die die Risiken von Schäden, Fähigkeits- oder Integrationsstörungen in sich bergen, begrifflich von jenen Gesundheitsstörungen zu unterscheiden, die diese Risiken nicht aufweisen, werden erstere *nachteilsbelastete Gesundheitsstörungen* genannt (vgl. Kap. 2).

Krankheitsfolgenmodelle dieser Art [7, 12, 23] fanden in Deutschland bisher nur wenig Beachtung. Dies ist um so bedauerlicher, da Krankheitsfolgen nicht nur die Lebensqualität der Betroffenen reduzieren, sondern weil auch durch die gestiegene Lebenserwartung und die Fortschritte der Akutmedizin einerseits und durch den Wandel der individuellen Lebensführung, der sozioökonomischen Organisationsformen und der sozialen Regeln innerhalb der Gesellschaft andererseits das Problem der Krankheitsfolgen massiv an Bedeutung gewonnen hat und bereits heute zu enormen sozialen Kosten führt. Man denke in diesem Zusammenhang nur an die Probleme der Pflegebedürftigkeit oder der verminderten Erwerbsfähigkeit.

Daten, die diese Situation transparent machen, zu ihrem Verständnis beitragen und es ermöglichen, Handlungsbedarf abzuleiten, gibt es kaum. Und wo es sie gibt, beziehen sie sich nicht auf die Folgen selbst, sondern auf die ihnen zugrundeliegenden Krankheitsbilder.

Das Krankheitsfolgenproblem wurde bisher in Deutschland von der Epidemiologie kaum angegangen, obwohl es zu deren Aufgabengebiet gehört (s.u.). Ansätze für eine Epidemiologie der Krankheitsfolgen sind bisher nur für die gesetzliche Rentenversicherung entwickelt worden. Der Grund hierfür ist hauptsächlich darin zu sehen, daß

- das Risiko der verminderten Erwerbsfähigkeit als eine spezielle Integrationsstörung, welches die Rentenversicherung versichert,
- die Rehabilitation als Instrument der Rentenversicherung gegen dieses Risiko und
- der Zusammenhang beider Bereiche

vergleichsweise einfach zu modellieren sind und Daten zur Berechnung solcher Modelle im Grundsatz zur Verfügung stehen (s.u.). Daher wird sich der Ergebnisteil dieses Beitrages im wesentlichen auf die Rentenversicherung beziehen.

2 Begriff und Gegenstandsbereich der Epidemiologie

Um den Beitrag einschätzen zu können, welchen die Epidemiologie im Zusammenhang mit dem Problem der Krankheitsfolgen leisten kann, ist es zweckmäßig, sich zunächst mit Begriff und Gegenstandsbereich dieser wissenschaftlichen Disziplin zu befassen. Für alle im sozialen und Gesundheitsbereich Tätigen sind die Ergebnisse der Epidemiologie eine wichtige empirische Basis für Entscheidungen.

Ursprünglich hat sich die Epidemiologie mit den *methodologischen Grundlagen* des Studiums und der Kontrolle von Seuchen in Bevölkerungen beschäftigt. Heute jedoch umfaßt die Epidemiologie wesentlich mehr, nämlich das Studium von Krankheit und Gesundheit in unterschiedlichen Bevölkerungsgruppen. Das Interesse gilt chronischen und akuten Krankheiten und der Qualität der Gesundheitsversorgung [10]. Ausführlicher werden Ziele und Aufgaben der Epidemiologie bei Zink [24] beschrieben. Obwohl sich Zink hierbei nicht nur auf Krankheiten bezieht, sondern explizit auch Krankheitsfolgen im Sinne von *Impairments, Disabilities* und *Handicaps* [22] (s.u.) berücksichtigt, wird letzterer Aspekt bei der Ausdifferenzierung des Ziele- und Aufgabenspektrums nur wenig einbezogen. In Ergänzung dieses Sachverhalts soll die Epidemiologie

1. Häufigkeit und Verteilung von Krankheiten (angeborenen Leiden und Schädigungen) und deren Folgen in der Bevölkerung beschreiben,
2. die Determinanten dieser Verteilungen bestimmen und daraus Hinweise auf Ätiologie und Pathogenese der Krankheiten bzw. auf Ursachen und Entstehungszusammenhänge von Krankheitsfolgen gewinnen,
3. klinische, soziale, umweltbezogene Hypothesen über die Krankheitsentstehung (Entstehung von Krankheitsfolgen) in der Bezugsbevölkerung prüfen,
4. die Klassifikationen von Krankheitsbildern und deren Folgen verbessern und zur Validierung und Weiterentwicklung von diagnostischen Kriterien beitragen,
5. den Spontanverlauf („natural history“) von chronischen Krankheiten und deren Folgen beobachten und damit das Bild dieser Krankheiten vervollständigen,
6. das Ausmaß des Problems beschreiben, das aus dem Vorkommen der Krankheiten und deren Folgen für die medizinische und soziale Betreuung der Betroffenen zum Zeitpunkt der Analyse resultiert und in Zukunft entstehen wird,
7. den Bedarf an Versorgungsangeboten sowie die Qualität und Bedarfsgerechtigkeit der bestehenden Versorgung ermitteln,
8. Daten für die Planung von Einrichtungen der gesundheitlichen und rehabilitativen Versorgung und für die Festlegung von Prioritäten bereitstellen und
9. Determinanten und Auswirkungen von Entscheidungsprozessen in der Medizin und der Rehabilitation aufdecken, um Grundlagen für die Optimierung von Entscheidungsabläufen bereitzustellen.

3 Epidemiologische Aspekte der Rehabilitation

Der Begriff der Rehabilitation [4] wird in anderen Beiträgen dieses Bandes ausführlich erörtert. An dieser Stelle geht es darum, ihn so zu formulieren, daß er epidemiologisch besser zugänglich ist. Die in § 10 SGB I gegebene Beschreibung der Rehabilitation, die sich eng an die Vorstellungen der Weltgesundheitsorganisation (WHO) anlehnt, postuliert den *Dualismus der Rehabilitation*:

Die Rehabilitation ist gleichermaßen gegen Fähigkeitsstörungen und Integrationsstörungen aufgrund nachteilsbelasteter Gesundheitsstörungen gerichtet.

Diese beiden Formen von Störungen unterscheiden sich sowohl in ihrer *Art* als auch in ihren *Ursachen* und *Entstehungszusammenhängen* und bedürfen daher unterschiedlicher *Interventionen*. Darüber hinaus gehört die *Verhütung* von Fähigkeits- und Integrationsstörungen im Sinne der Senkung der Inzidenz bzw. der Senkung der Prävalenz dieser Störungen zu den genuinen Aufgaben der Rehabilitation [11, 14].

Unklar in diesem Zusammenhang erscheint die Stellung der *Tertiärprävention*. Die Tertiärprävention wird hier – im Gegensatz zu vielen anderen Autoren – als ein rein medizinischer Begriff verstanden.

Tertiärprävention umfaßt alle Maßnahmen zur Verhütung von Folge- oder Begleitkrankheiten eines bestehenden Krankheitsbildes sowie zur Verbesserung (Vermeidung von Verschlechterung) der bestehenden Schadensbilder (Störungen der anatomischen Strukturen sowie der physiologischen und psychologischen Funktionen).

Der Grund für diese Unklarheit liegt in der mangelnden prozessualen Sichtweise bei Abgrenzungsfragen [21]. Entsprechend der formalen Pathogenese (Krankheitsverlauf) kann ein aktuelles Krankheitsbild zu Folge- oder Begleitkrankheiten führen, die ihrerseits einen möglicherweise viel stärker nachteilsbelasteten Charakter haben, mit den entsprechenden Konsequenzen im Hinblick auf Fähigkeits- und Integrationsstörungen. Da ihre Vermeidung zu den Aufgaben der Rehabilitation gehört, wird man zumindest Teile der Tertiärprävention der Rehabilitation zuordnen.

Eine *Klassifikation der Krankheitsfolgen* ist verfügbar. Die WHO hat 1980 [23] ihre Classification of Impairments, Disabilities and Handicaps (ICIDH) herausgegeben, die 1990 in deutscher Übersetzung erschienen ist. Zwischenzeitlich wurde in Zusammenarbeit mit Fachleuten aus Österreich und der Schweiz eine deutschsprachige Fassung der ICIDH in kommentierter Form erstellt, die im Dezember 1994 erschienen ist [12]. Auf diese beziehen sich die hier verwendeten deutschen Übersetzungen der Kernbegriffe der ICIDH. Gegenwärtig wird allerdings eine Revision der ICIDH vorgenommen, die jedoch weniger die Klassifikation der Impairments (Schadensbilder) und der Disabilities (Fähigkeitsstörungen) betrifft, als vielmehr die Klassifikation der Handicaps (Integrationsstörungen, Beeinträchtigungen), da in diesem Bereich ein Nachholdefizit besteht.

Im deutschen gegliederten Sozialleistungssystem sind die allgemeinen Ziele der Rehabilitation trägergruppenspezifisch präzisiert, wobei jedoch die doppelte Zielsetzung der Rehabilitation erhalten bleibt:

Die Rentenversicherung erbringt Leistungen zur Rehabilitation (§ 9 SGB VI), um (1) den Auswirkungen der Folgen nachteilsbelasteter Gesundheitsstörungen auf die *Erwerbsfähigkeit* der Versicherten entgegenzuwirken oder sie zu überwinden und dadurch Beeinträchtigungen ihrer Erwerbsfähigkeit zu verhindern (Fähigkeitsaspekt) oder (2) ihr vorzeitiges Ausscheiden aus dem Erwerbsleben zu verhindern bzw. sie möglichst dauerhaft in das Erwerbsleben wiedereinzugliedern (Integrationsaspekt).

Einen für epidemiologische Untersuchungen konzeptionellen Zusammenhang zwischen Rehabilitation und Berentung wegen verminderter Erwerbsfähigkeit liefert der Grundsatz *„Rehabilitation vor Rente“*. Er besagt, daß eine Berentung wegen verminderter Erwerbsfähigkeit nur dann in Betracht kommt, wenn alle erfolgversprechenden rehabilitativen Mittel erschöpft sind. In diesem Sinn ist also eine Berentung wegen verminderter Erwerbsfähigkeit die *Ultima ratio* der Rehabilitation. Im Grundsatz wird also unabhängig von der Art des gestellten Antrages (Reha-Antrag, Antrag auf Rente wegen verminderter Erwerbsfähigkeit) eine Rehabilitationsleistung dann gewährt, wenn deren Erfolgsprognose günstig ist. Anderenfalls erfolgt eine Berentung wegen verminderter Erwerbsfähigkeit (sofern die versicherungsrechtlichen Voraussetzungen erfüllt sind).

Vor diesem Hintergrund ergeben sich u.a. folgende epidemiologische Fragen, die heute beantwortbar sind (s.u.):

1. Mit welcher Wahrscheinlichkeit gelangt ein Versicherter, der sich *erstmals* um Hilfe an seinen Versicherungsträger wendet, in die rehabilitative Versorgung (günstige Erfolgsprognose der Rehabilitation) bzw. wird er wegen verminderter Erwerbsfähigkeit berentet (ungünstige Erfolgsprognose der Rehabilitation), ohne je in der rehabilitativen Versorgung der Rentenversicherung gestanden zu haben („negative Reha-Anamnese“)? Wie hängen diese Wahrscheinlichkeiten vom Alter des Versicherten bzw. dem Krankheitsbild ab, aufgrund dessen Folgen seine Erwerbsfähigkeit erheblich gefährdet oder gemindert ist? *(Aspekt des Erstzugangs in die rehabilitative Versorgung)*

2. Wie groß ist die Wahrscheinlichkeit, daß ein Versicherter, der in einem bestimmten Alter erstmals in die rehabilitative Versorgung durch die Rentenversicherung gelangt ist, bis z.B. dem vollendeten 60. Lebensjahr im Erwerbsleben verbleibt? Wie hängt diese Wahrscheinlichkeit vom Alter bei Erstrehabilitation ab? *(Effektivitätsaspekt der rehabilitativen Versorgung)*
3. Welches sind die Krankheitsbilder, aufgrund deren Folgen Versicherte erstmals in die rehabilitative Versorgung gelangen bzw. mit negativer Reha-Anamnese wegen verminderter Erwerbsfähigkeit berentet werden? Wie hängt die Rangfolge dieser Krankheitsbilder vom Alter der betroffenen Versicherten ab?
4. Wie hoch ist das Risiko, daß ein Versicherter überhaupt wegen verminderter Erwerbsfähigkeit berentet wird? Welches sind die wichtigsten Krankheitsbilder hierbei? *(Aspekt der Primär- und Sekundärprävention besonders invalidisierungsrelevanter Krankheiten)*
5. Wie hängen die genannten Aspekte *(Aspekt des Erstzugangs in die rehabilitative Versorgung, Effektivitätsaspekt)* vom Risiko einer Berentung wegen verminderter Erwerbsfähigkeit ab? Lassen sich Veränderungen im Risiko einer Berentung wegen verminderter Erwerbsfähigkeit bzw. gruppenspezifische Risikounterschiede diesen Aspekten zuordnen?

Die genannten Fragestellungen lassen sich in dem Ziele- und Aufgabenspektrum der Epidemiologie (vgl. Abschn. 2) im wesentlichen den Punkten 6 bis 9 zuordnen. Ihre Antworten sind daher eher für die Gesundheits- und Sozialpolitik, die Sozialleistungsträger und die allgemeine Sozialmedizin relevant. Von entscheidender Wichtigkeit für die Praxis der Rehabilitation wären jedoch epidemiologische Ergebnisse zu den Ursachen und Entstehungszusammenhängen von Fähigkeits- und Integrationsstörungen sowie zu deren natürlichen Verläufen. Gerade diese könnten zu einer Verbesserung der Indikationsstellung, der Rehabilitationsdiagnostik, der Prognose und der sozialmedizinischen Begutachtung sowie einer kausal begründeten Interventionsforschung führen. Insbesondere könnten auch Ergebnisse zu den natürlichen Verläufen dazu beitragen, über Fragen der Rehabilitationsbedürftigkeit im Einzelfall besser entscheiden zu können. All diese Probleme sind von der Epidemiologie bisher kaum beachtet worden.

4 Datenquellen

Um empirisch-epidemiologische Aussagen gewinnen zu können, muß zunächst ein Konzept erarbeitet werden, welches Antworten auf die folgenden drei Fragen gibt:

1. Wie lauten die Fragestellungen?
2. Wie werden die inhaltlichen Begriffe der Fragestellungen adäquat in statistisch erhebbare Begriffe transformiert?
3. Mit welchen Daten und Methoden sind die Ausgangsfragen zu beantworten?

Diese Fragenkomplexe müssen in der Regel simultan behandelt werden.

Die erforderlichen Daten können entweder aus eigens zur Lösung der anstehenden Fragen konzipierten und durchgeführten Erhebungen *(Primärdaten)* oder aus bereits bestehenden und zu anderen Zwecken erhobenen Datenbeständen *(Sekundärdaten)* gewonnen werden. Die Erhebung von Primärdaten ist in der Regel sehr kosten- und zeitaufwendig. Sekundärdaten sind zwar schnell verfügbar, lassen es im allgemeinen jedoch nicht zu, alle intendierten Projektfragen optimal zu beantworten. Bei Nutzung von Sekundärdaten ist meist eine Anpassung der Ausgangsfragestellung an die Daten erforderlich.

Voraussetzung für eine Sekundärdatenanalyse ist die genaue Kenntnis der Datenquellen, insbesondere des Zwecks der Datenerhebung. Den umfassendsten Überblick über Daten im Gesundheitswesen liefert der dreibändige Endbericht der Forschungsgruppe „Gesundheitsberichterstattung“ zum Forschungsprojekt „Aufbau einer Gesundheitsberichterstattung – Bestandsaufnahme und Konzeptvorschlag“, welches im Auftrag des Bundesministeriums für Forschung und Technologie durchgeführt wurde [1]. Alle Datenquellen werden nach verschiedenen Gesichtspunkten beschrieben, wie Zweck der Datenerhebung, Datenerheber, Dateninhalt, Gesamtheit, Auswahl, Zeit- und Raumbezug sowie Verfügbarkeit.

Periodische Daten zu bestimmten Folgen nachteilsbelasteter Gesundheitsstörungen werden für den Bereich der Schäden (Impairments) u.a. erhoben im Rahmen

1. der Schwerbehindertenstatistik [20],
2. der schulärztlichen Untersuchungen (Statistiken hierzu werden von einigen Bundesländern herausgegeben)
3. der Musterungsuntersuchungen (Veröffentlichungen in der Reihe „Statistische Informationen aus dem Sanitäts- und Gesundheitswesen der Bundeswehr“, Bundesministerium für Verteidigung).

Periodische Daten zu Fähigkeitsstörungen (bezüglich Alltagsaktivitäten und Rollenaktivitäten) liegen für die Bundesrepublik nicht vor. Daten zu der Berufs- und Erwerbsunfähigkeit wurden in den Rentenzugangsstatistiken der Rentenversicherung und der Unfallversicherung dokumentiert.

In diesem Zusammenhang sind jedoch zwei Konzepte zu erwähnen, die sich auf Auswirkungen nachteilsbelasteter Gesundheitsstörungen beziehen:
- die Minderung der Erwerbsfähigkeit (MdE) in der Unfallversicherung und
- der Grad der Behinderung (GdB) nach dem Schwerbehindertengesetz.

Die Minderung der Erwerbsfähigkeit (auf dem allgemeinen Arbeitsmarkt) ist ebenso wie der Grad der Behinderung eine Prozentzahl, deren Höhe sich nach dem Umfang des Verlustes der anatomischen Integrität und der funktionellen Intaktheit [5] richtet. Sie sind also im Kern Schadensgrade, weil sie sich im wesentlichen auf das Schadensbild (Impairments) beziehen. Beim Grad der Behinderung wird jedoch durch Zusätze (Vergünstigungsmerkmale, z.B. „G“ für „gehbehindert“) versucht, auch dem Fähigkeitsaspekt gerecht zu werden. Dem Integrationsaspekt wird in doppelter Weise Rechnung getragen: Schwerbehinderte (GdB mindestens 50%) genießen z.B. einen verbesserten Kündigungsschutz und Zusatzurlaub, sofern sie erwerbstätig sind. Darüber hinaus kann der Behindertenstatus mit weiteren Vergünstigungen verbunden sein (z.B. freie Benutzung der öffentlichen Verkehrsmittel). Weder die Minderung der Erwerbsfähigkeit noch der Grad der Behinderung basieren jedoch auf dem Krankheitsfolgenmodell der WHO.

Daten, die im Zusammenhang mit nachteilsbelasteten Gesundheitsstörungen stehen, weisen die Statistiken zur Rehabilitation der Rehabilitationsträger und ihrer Verbände sowie des Statistischen Bundesamtes aus. Zu nennen sind hier insbesondere die trägerübergreifende Bundes-Rehabilitationsstatistik des Statistischen Bundesamtes, die Rehabilitationsstatistiken des Verbandes Deutscher Rentenversicherungsträger (VDR) sowie die Rehabilitations-Verlaufsstatistik des VDR, die jedoch routinemäßig erst in den kommenden Jahren veröffentlicht wird. Zusammenfassende Darstellungen sind auch in der Schriftenreihe des Bundesministeriums für Gesundheit „Daten des Gesundheitswesens“ enthalten sowie in der neu entwickelten „Gesundheitsberichterstattung des Bundes“ des Statistischen Bundesamtes.

In den meisten Routineveröffentlichungen fällt die unklare und zum Teil auch unzutreffende Verwendung des Begriffs „Behinderung“ auf. So wird in der Bundes-Rehabilitationsstatistik und in den Daten des Gesundheitswesens die internationale Klassifikation der Krankheiten (ICD) dazu verwendet, die „Art der Behinderung“ zu klassifizieren. Dies ist nicht nur aus systematischen Gründen ungünstig (Krankheiten sind keine Behinderungen), sondern der Blick wird auch in eine falsche Richtung gelenkt. Von „Behinderung“ sollte nur dann gesprochen werden, wenn auf Folgen nachteilsbelasteter Gesundheitsstörungen (nicht nur Krankheiten) im Sinne von Schäden, Fähigkeits- oder Integrationsstörungen Bezug genommen wird. Unter „Art der Behinderung“ ist also entweder „Art des Schadens“ oder „Art der Fähigkeitsstörung“ oder „Art der Integrationsstörung“ zu verstehen. Diese Präzisierung macht zugleich den Begriff der Behinderung entbehrlich. Die 1994 erschienene deutschsprachige Fassung der Internationalen Klassifikation der Impairments, Disabilities und Handicaps [12] kann zu einer Verbesserung auch der statistischen Grundlagen zum Problem der Folgen nachteilsbelasteter Gesundheitsstörungen beitragen.

5 Ergebnisse

5.1 Die Bundes-Rehabilitationsstatistik

Die Bundes-Rehabilitationsstatistik des Statistischen Bundesamtes ist epidemiologisch nur eingeschränkt zu nutzen. Sie ist jedoch die einzige Statistik, die das Rehabilitationsgeschehen trägerübergreifend dokumentiert. Trotz einiger Einschränkungen lassen sich doch einige allgemeine Aussagen über das Rehabilitationsgeschehen in Deutschland mit dieser Statistik machen. Die folgenden Ergebnisse beziehen sich auf die Bundes-Rehabilitationsstatistik 1990.

> Im Jahr 1990 nahmen 3,0% der Erwerbstätigen, aber nur 1,2% der Nichterwerbstätigen eine Rehabilitationsmaßnahme in Anspruch.

Diese Zahlen zeigen, daß die Rehabilitation in Deutschland vornehmlich auf die Sicherung oder Wiederherstellung der Erwerbsfähigkeit abstellt. Da einerseits zu den Nichterwerbstätigen insbesondere Rentner zählen, andererseits Krankheit und Behinderung mit dem Alter zunehmen, kann die Vermutung geäußert werden, daß ältere Menschen mit nachteilsbelasteten Gesundheitsstörungen und ihren Folgen rehabilitativ unterversorgt sind. Ein Grund hierfür könnte sein, daß für diese Personengruppe, anders als bei der Integration in das Erwerbsleben, bisher keine klaren und operationalen Rehabilitationsziele für die Integration in Familie und Gesellschaft formuliert wurden. In Analogie zur Rentenversicherung hätte mit der Einführung der Pflegeversicherung ein Rehabilitationsauftrag an die Pflegekassen mit dem Ziel z.B. der Sicherung oder Wiederherstellung der persönlichen Unabhängigkeit verknüpft werden können. Dies ist jedoch nicht geschehen. Die Pflegekassen haben keinen Rehabilitationsauftrag. Zwar prüfen sie, welche Leistungen geeignet und zumutbar sind, der Pflegebedürftigkeit entgegenzuwirken, die bestehenden Rehabilitationsträger haben dann aber den Auftrag, der Pflegebedürftigkeit im Rahmen ihrer Rehabilitationsaufträge (und ihren entsprechenden Finanzrahmen) entgegenzuwirken.

Obwohl die Rentenversicherung mit fast 59% aller knapp 1,3 Millionen Rehabilitationsmaßnahmen des Jahres 1990 das Indikationsspektrum wesentlich bestimmt, zeigen sich doch über alle Träger hinweg quantitative Unterschiede in den Indikationen. Zwar stehen auch insgesamt die Krankheiten des Skeletts, der Muskeln und des Bindegewebes mit Abstand an erster Stelle (39,1%), gefolgt von den geistigen und seelischen Störungen (14,5%) und den Krankheiten des Kreislaufsystems (11,8%), doch sind die Verletzungen und Schädigungen mit 10,4 % sehr häufig im gesamten Rehabilitationsgeschehen vertreten. Dies ist offenbar auf die intensive rehabilitative Betreuung der Kriegs-, Wehrdienst- und Zivildienstbeschädigten zurückzuführen. Insoweit sind die Auswirkungen des Zweiten Weltkrieges noch in der Rehabilitationsstatistik des Jahres 1990 abzulesen.

Bedeutende Unterschiede regionaler Art lassen sich nicht feststellen. Bezogen auf die alten Bundesländer beträgt der Median 23 Reha-Inzidenzen je 1000 Einwohner ± 2 für das obere und untere Quartil. Bayern liegt mit 20 Reha-Inzidenzen je 1000 Einwohner am niedrigsten und das Saarland mit 27 am höchsten.

5.2 Die Rehabilitations-Verlaufsstatistik der Rentenversicherung

Mitte der 80er Jahre hat die Rentenversicherung in mehreren Phasen die Rehabilitations-Verlaufsstatistik entwickelt und eingeführt [9, 13, 19]. Ziele dieser Statistik sind

- verlaufsorientierte Basisdaten für sozialmedizinische Grundsatzentscheidungen bereitzustellen,
- die Voraussetzungen für eine Bewertung der Wirksamkeit der medizinischen Rehabilitationsmaßnahmen im Kontext der gesetzlich vorgeschriebenen Rehabilitationsziele zu schaffen und
- die empirischen Grundlagen für die Planung und nachträgliche Bewertung sozialpolitischer Maßnahmen und sozialrechtlicher Entscheidungen in der medizinischen Rehabilitation zu verbessern.

Der Rehabilitations-Verlaufsstatistik unterliegen vier Konzepte:

1. *Die „Reha-Wiederholungsquote“.* Sie gibt Hinweise zur Kontinuität der rehabilitativen Versorgung rehabilitationsbedürftiger Versicherter der Rentenversicherung und wird in einem 4-Jahres- bzw. 8-Jahres-Fenster nach der Indexmaßnahme gemessen.
2. *Die „sozialmedizinische 5-Jahres-Prognose“.* Sie gibt Auskunft darüber, wieviel Prozent aller (medizinischen) Rehabilitanden eines Kalenderjahres fünf Jahre nach der Indexmaßnahme noch im Erwerbsleben stehen und wie sich die übrigen Rehabilitanden auf die verschiedenen „Abgangsursachen“ aus dem Erwerbsleben verteilen (Rente wegen verminderter Erwerbsfähigkeit, Altersrentenarten, Tod aus dem Erwerbsleben).
3. *Die „Reha-Anamnese bei Rentnern“.* Mit diesem Konzept kann u.a. der Frage nachgegangen werden, wie sich diejenigen Versicherten mit Hilfe von sozioökonomischen, persönlichen und gesundheitsbezogenen Merkmalen charakterisieren lassen, die wegen verminderter Erwerbsfähigkeit berentet werden, ohne je in der rehabilitativen Versorgung durch die Rentenversicherung gestanden zu haben. Diese Analysen dienen dazu, einen möglichen Handlungsbedarf für den Bereich des Rehabilitationswesens aufzuzeigen.
4. *Das Abgangsverhalten ausgewählter Geburtsjahrgangskohorten aus dem Erwerbsleben.* Die Datenlage gestattet es, den Abgangsprozeß über zehn Kalenderjahre hinweg zu beschreiben. Abgangsursachen sind die verschiedenen Rentenarten und der Tod aus dem Erwerbsleben.

Die Rehabilitations-Verlaufsstatistik soll im folgenden an dem wohl wichtigsten Instrument, der *sozialmedizinischen 5-Jahres-Prognose* illustriert werden. Abbildung 1 1 zeigt die Prognose für die pflichtversicherten Männer der Arbeiterrentenversicherung aus der Rehabilitationskohorte des Jahres 1982. Sie ist jeweils ausgewiesen für Anschlußheilbehandlungen (AHB), Ca-Maßnahmen, Entwöhnungsbehandlungen und die sog. allgemein-stationären Maßnahmen. Letztere machen knapp 80% aller stationären, medizinischen Rehabilitationsmaßnahmen aus.

Rund 55% der *AHB-Rehabilitanden* aus der Gruppe der pflichtversicherten Männer der Arbeiterrentenversicherung waren fünf Jahre nach der Indexmaßnahme im Jahre 1982 noch im Erwerbsleben integriert, rund ein Drittel mit Unterstützung mindestens einer weiteren medizinischen Rehabilitationsmaßnahme. Die Hauptursache für das zwischenzeitliche Ausscheiden der übrigen AHB-Rehabilitanden aus dem Erwerbsle-

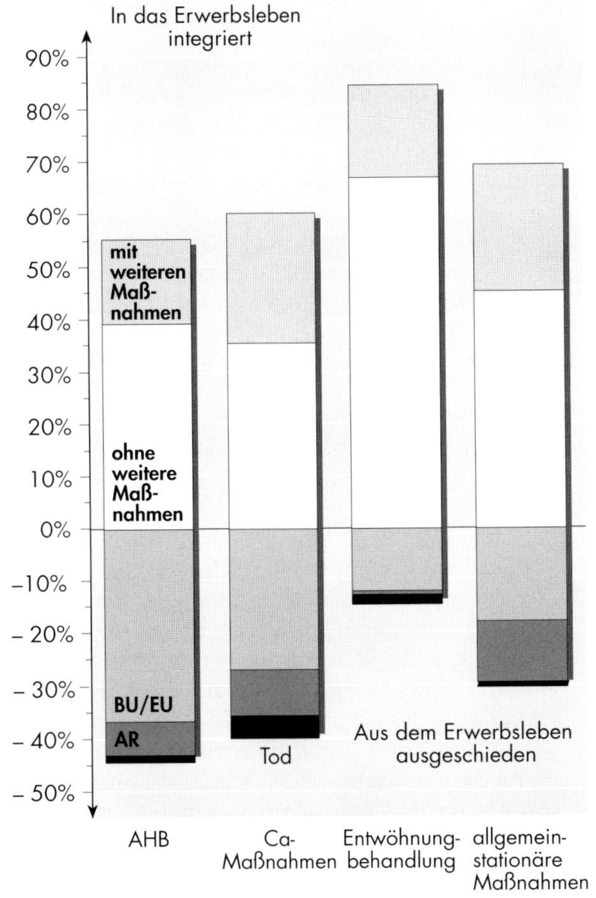

Abb. 1-1 Sozialmedizinische 5-Jahres-Prognose nach stationärer medizinischer Rehabilitation im Jahr 1982, pflichtversicherte Männer der Arbeiterrentenversicherung.

ben war die Inanspruchnahme einer Rente wegen verminderter Erwerbsfähigkeit.

Bei den *entwöhnungsbehandelten Rehabilitanden* ist zweierlei auffallend: die hohe Integrationsquote von 84% und der hohe Anteil an Sterbefällen aus dem Erwerbsleben heraus von 2,2%. Wird zusätzlich die Zahl der Sterbefälle unter den Berenteten berücksichtigt, dann steigt die 5-Jahres-Mortalität auf über 5%. Diese Tatsache erhält ihr besonderes Gewicht dadurch, daß das Durchschnittsalter bei Entwöhnungsbehandlung vergleichsweise niedrig ist. Dieses Alter erklärt zum Teil auch die hohe Integrationsquote. Die hohe Mortalität unter den Entwöhnungsbehandelten bedarf sicherlich der weiteren Untersuchung.

Die sozialmedizinische 5-Jahres-Prognose kann in vielfältiger Weise differenziert werden, z.B. krankheits- und altersspezifisch, und deshalb sehr gezielt Hinweise auf Handlungsbedarf geben. Weniger geeignet ist die sozialmedizinische Prognose als Effektivitätsmaß der Rehabilitation. Zu viele Faktoren, auf die stationäre, medizinische Rehabilitationsmaßnahmen keinen Einfluß ausüben können, bestimmen sowohl die Chancen der Integration in das Erwerbsleben von Menschen, die an nachteilsbelasteten Krankheiten mit ihren möglichen oder tatsächlichen Folgen leiden, als auch die Risiken einer Desintegration. Der Effekt der stationären, medizinischen Rehabilitation in diesem System dürfte nur in Ausnahmefällen isolierbar sein.

5.3 Die epidemiologischen Tafeln der Rentenversicherung

Im Gegensatz zu den Naturwissenschaften kann man in den Sozialwissenschaften nur selten in menschlichen Populationen experimentieren. Ein methodologischer Ausweg besteht darin, die in Frage stehende Population modellmäßig zu beschreiben und im Rahmen des Modells die „Was wäre, wenn?“-Fragen zu beantworten. Ein solcher Ansatz unterliegt den epidemiologischen Tafeln.

5.3.1 Krankheit und ihre Folgen als altersspezifische Risikoprozesse

Das Konzept der epidemiologischen Tafeln und das auf diesen aufbauende epidemiologische Leistungsmodell ist ausführlich bei Schuntermann [16] dargestellt. Die wichtigsten Ergebnisse werden an anderer Stelle [15, 17, 18] erörtert. Daher genügt es hier, einen kurzen Abriß zu geben.

Die epidemiologischen Tafeln zeichnen mit Hilfe eines mathematisch-statistischen Modells (Markoff-Ketten) den folgenden altersspezifischen Risikoprozeß nach, wobei die Mortalität unberücksichtigt bleibt:

1. Ein 15jähriger Pflichtversicherter kann bis zur Vollendung seines 60. Lebensjahres entweder im Erwerbsleben verbleiben, ohne je eine Leistung durch die Rentenversicherung (Reha-Leistung, Rente wegen verminderter Erwerbsfähigkeit) in Anspruch genommen zu haben (→ Frage: Wie groß ist die Wahrscheinlichkeit hierfür?), oder er gelangt irgendwann zuvor in das *Reha-Potential*. Dies ist dann der Fall, wenn er sich *erstmals* um Hilfe an seinen Versicherungsträger wendet und entweder – bei günstiger Erfolgsprognose der Rehabilitation – in die rehabilitative Versorgung gelangt oder – bei ungünstiger Erfolgsprognose – (mit negativer Reha-Anamnese) wegen verminderter Erwerbsfähigkeit berentet wird (→ Fragen in beiden Fällen: Mit welcher Wahrscheinlichkeit? In welchem Alter? Infolge welchen Krankheitsbildes?).

Definitionen: Sei P(RP) die Wahrscheinlichkeit, in das Reha-Potential zu gelangen. Unter dem *rehabilitativen (Erst-)Versorgungsgrad* (RVG) wird die Wahrscheinlichkeit verstanden, daß ein Versicherter (erstmals) eine rehabilitative Leistung erhält, wenn er in das Reha-Potential gelangt ist.

2. Wenn ein Pflichtversicherter in die rehabilitative Versorgung gelangt ist, dann kann er (ggf. mit Unterstützung weiterer Maßnahmen) entweder bis zur Vollendung des 60. Lebensjahres im Erwerbsleben verbleiben oder aber zuvor (mit positiver Reha-Anamnese) wegen verminderter Erwerbsfähigkeit berentet werden. (→ Fragen: Wahrscheinlichkeiten für beide Fälle? Wie lange ist ein Rehabilitand nach Erst-Rehabilitation durchschnittlich im Erwerbsleben, wenn es zu einer Berentung wegen verminderter Erwerbsfähigkeit kommt?).
   Definitionen: Unter der *Erwerbsprognose bei Rehabilitanden* (EPR) wird die Wahrscheinlichkeit verstanden, bis zum vollendeten 60. Lebensjahr im Erwerbsleben zu bleiben, wenn der Versicherte in die rehabilitative Versorgung gelangt ist.

Sei P(R) die Wahrscheinlichkeit, daß ein 15jähriger Pflichtversicherter vor Vollendung des 60. Lebensjahres wegen verminderter Erwerbsfähigkeit (unabhängig von der Reha-Anamnese) berentet wird. Der Zusammenhang dieses Zielparameters mit den beiden Steuerungsparametern (rehabilitativer Versorgungsgrad, Erwerbsprognose bei Rehabilitanden) kann wie folgt beschrieben werden:

$$P(R) = P(RP)[1 - RVG \cdot EPR]$$

Hiermit ist Frage 5 aus Abschnitt 3 beantwortet. Das Frühberentungsrisiko P(R) sinkt, wenn die Wahrscheinlichkeit sinkt, daß ein Versicherter in das Reha-Potential gelangt (unter sonst gleichen Bedingungen). Dies könnte durch Primärprävention (Senkung der Inzidenz) und Sekundärprävention (Senkung der Prävalenz) der besonders invalidisierungsrelevanten Krankheiten erreicht werden. Das Frühberentungsrisiko könnte aber auch – unter sonst gleichen Voraussetzungen – durch eine Erhöhung der Erwerbsprognose bei Rehabilitanden (EPR) gesenkt werden, also durch eine Verbesserung der Effektivität der Rehabilitation. Schließlich erreicht man auch einen positiven Effekt auf das Frühberentungsrisiko, wenn der rehabilitative Versorgungsgrad erhöht wird. Dies kann z.B. dadurch geschehen, daß bei denjenigen, die ein erhöhtes Risiko einer Frühberentung mit negativer Reha-Anamnese aufweisen, eine etwaige Rehabilitationsbedürftigkeit rechtzeitig entdeckt und hieraus die erforderlichen Konsequenzen gezogen werden, oder daß die aktuell ungünstige Erfolgsprognose der Rehabilitation durch Weiterentwicklung und Innovation des Maßnahmenspektrums verbessert wird.

Die Ergebnisse lassen sich aufgrund der Datenlage (Pflichtversichertenstatistik sowie die Statistiken zu Rehabilitation und Rentenzugang des VDR) altersspezifisch und z.T. auch krankheitsspezifisch differenzieren. Die Datenlage erlaubt es jedoch nicht, die Erwerbsprognose bei Rehabilitanden zu berechnen. Diese Datenlücke kann jedoch mit Hilfe geeigneter Annahmen überbrückt werden.

Die epidemiologischen Tafeln bestehen aus zwei Teilen:

1. In den Reha-Potentialtafeln wird der altersspezifische Abgangsprozeß von 100 000 15jährigen Pflichtversicherten (jeweils getrennt nach Versicherungszweig und Geschlecht) in das Reha-Potential bis zur Vollendung des 60. Lebensjahres ausgewiesen, gegliedert nach den beiden Abgangsursachen und nach Krankheitsgruppen (Kapitel der ICD, 9. Rev.).
2. In den Frühberentungstafeln wird der altersspezifische Abgangsprozeß von 100 000 15jährigen Pflichtversicherten (ebenfalls getrennt nach Versicherungszweig und Geschlecht) in die Rente wegen verminderter Erwerbsfähigkeit bis zur Vollendung des 60. Lebensjahres dargestellt, gegliedert nach Krankheitsgruppen (Kapitel der ICD, 9. Rev.).

Die Tafeln werden jährlich aktualisiert. In ihrer krankheitsspezifischen Form beziehen sie sich auf einen 3-Jahres-Durchschnitt. Die Tafeln werden aus verschiedenen Gründen nicht veröffentlicht, wohl aber deren wichtigste Ergebnisse.

5.3.2 Übersichtsergebnisse

Im folgenden werden einige allgemeine und krankheitsspezifische Ergebnisse vorgestellt. Sie beziehen sich auf die epidemiologischen Tafeln 1987/89. In Tabelle 1-1 sind die grundlegenden Parameter des Abgangsprozesses in das Reha-Potential bis zum vollendeten 60. Lebensjahr in einer Kohorte von 100 000 Pflichtversicherten ausgewiesen. Zusätzlich ist die Erwerbsprognose bei Rehabilitanden angegeben. Sie wird berechnet aus den Abgangsprozessen der möglichen 45 Erstrehabilitationskohorten mit Erstrehabilitationsaltern von 15, 16, ... , 59 Jahren. Diese Rechnung ist, wie bereits erwähnt, nur mit zusätzlichen Annahmen möglich [16].

Die Ergebnisse im einzelnen:

Frühberentungsrisiko

Die Wahrscheinlichkeit, daß ein 15jähriger pflichtversicherter Arbeiter vor Vollendung des 60. Lebensjahres frühberentet wird (Frühberen-

Tabelle 1-1 Übersichtsergebnisse des epidemiologischen Leistungsmodells der Rentenversicherung 1987/89.

Parameter	*Arbeiterrentenversicherung*		*Angestelltenversicherung*	
	Männer	*Frauen*	*Männer*	*Frauen*
Wahrscheinlichkeit				
• im Alter zwischen 15 bis unter 60 Jahren in das Reha-Potential zu gelangen (P(RP))	66,9%	72,7%	46,5%	55,7%
• in die rehabilitative Versorgung zu gelangen	58,4%	66,6%	41,7%	50,2%
und durchschnittliches Erstzugangsalter	44,6 Jahre	44,2 Jahre	47,8 Jahre	46,2 Jahre
• mit negativer Reha-Anamnese frühberentet	8,5%	6,0%	4,8%	5,5%
zu werden und durchschnittliches Rentenzugangsalter	52,0 Jahre	50,5 Jahre	53,5 Jahre	52,4 Jahre
• durchschnittlicher rehabilitativer Versorgungsgrad (RVG)	87,4%	91,7%	89,7%	90,2%
• Alter, ab dem der altersspezifische Reha-Versorgungsgrad von 90% unterschritten wird	49 Jahre	54 Jahre	54 Jahre	53 Jahre
• minimaler altersspez. Reha-Versorgungsgrad (bei 59 Jahren)	58,5%	71,4%	74,0%	72,3%
Erwerbsprognose bei Rehabilitanden (EPR)	59,3%	69,6%	75,4%	74,0%
Wahrscheinlichkeit, im Alter zwischen 15 bis unter 60 Jahren frühberentet zu werden (P[R]), durchschnittliches Rentenzugangsalter	32,3% 53,6 Jahre	26,3% 53,0 Jahre	15,0% 54,3 Jahre	18,5% 53,5 Jahre
Wahrscheinlichkeit, daß ein Rehabilitand vor dem Alter von 60 Jahren frühberentet wird (positive Reha-Amamnese), durchschnittliches Rentenzugangsalter	40,7% 54,2 Jahre	30,4% 53,7 Jahre	24,6% 54,7 Jahre	26,0% 53,9 Jahre
Frühberentete Rehabilitanden: Dauer der Eingliederung nach Erstrehabilitation	9,6 Jahre	9,5 Jahre	6,8 Jahre	7,7 Jahre

tungsrisiko), ist mit 32,3% mehr als doppelt so hoch wie bei den Angestellten mit 15,0%. Dies ist in erster Linie darauf zurückzuführen, daß die Wahrscheinlichkeit eines Arbeiters, in das Reha-Potential zu gelangen, mit 66,9% erheblich höher ist als bei den Angestellten mit 46,5%. Unterstellt man diesen Wert den Arbeitern, dann hätte deren Frühberentungsrisiko nur einen Wert von 22,4% (unter sonst gleichen Bedingungen), d.h. es läge um fast ein Drittel niedriger. Dieses Ergebnis unterstreicht nachdrücklich die Notwendigkeit insbesondere bei den Arbeitern, die Primärprävention der besonders invalidisierungsrelevanten Krankheiten (s.u.) auszubauen.

Von fast gleichem Einfluß auf das Frühberentungsrisiko ist die Erwerbsprognose bei Rehabilitanden, also die Wahrscheinlichkeit, nach Erstrehabilitation bis zur Vollendung des 60. Lebensjahres im Erwerbsleben zu bleiben. Unterstellt man die Erwerbsprognose der Angestellten von 75,4% den Arbeitern, dann wäre ihr Frühberentungsrisiko 22,8%, d.h. es wäre um 29% niedriger.

> Die Gründe für die erheblich niedrigere Erwerbsprognose bei Rehabilitanden der Männer der Arbeiterrentenversicherung dürfte weniger auf die Qualität und Angemessenheit der medizinischen Maßnahmen zur Rehabilitation zurückzuführen sein als vielmehr auf die Maßnahmen und Leistungen zur Sicherung oder Wiederherstellung der Integration in das Erwerbsleben sowie deren Nutzung.

Eine Evaluation dieses Bereichs erscheint dringend notwendig, um aufgrund der Ergebnisse Verbesserungsvorschläge zu erarbeiten.

Der Einfluß des rehabilitativen Versorgungsgrades hingegen ist eher von untergeordneter Bedeutung. Unterstellt man den Wert bei den Angestellten den Arbeitern, dann beliefe sich deren Frühberentungsrisiko auf 31,3%, d.h. eswäre nur um rund 3% niedriger als das tatsächliche.

Ein Vergleich der Frauen der Arbeiterrentenversicherung mit den Frauen der Angestelltenversicherung zeigt im Grundsatz ein vergleichbares Bild. Den größten Einfluß übt auch bei den Arbeiterinnen die Wahrscheinlichkeit aus, in das Reha-Potential zu gelangen. Unterstellt man diese Wahrscheinlichkeit bei den weiblichen Angestellten den Arbeiterinnen, dann würde ihr Frühberentungsrisiko auf 20,1%, d.h. um rund 23% sinken. Ein Vergleich bezüglich der Erwerbsprognose zeigt, daß das Frühberentungsrisiko bei den Arbeiterinnen auf 23,3%, d.h. nur um 11% fallen würde. Der geringfügig höhere rehabilitative Versorgungsgrad bei den Arbeiterinnen hat im Vergleich einen positiven Effekt auf deren Frühberentungsrisiko.

Rehabilitativer Versorgungsgrad

Der rehabilitative Versorgungsgrad ist in jüngeren Altersgruppen mit über 90% hoch. Er nimmt mit zunehmendem Alter ab. Bei den Arbeitern ist dies bereits mit 49 Jahren der Fall, bei den übrigen betrachteten Gruppen erst ab einem Zugangsalter von 53 bis 54 Jahren. Gegenwärtig werden die Gründe hierfür untersucht. Eine erste Studie zeigt, daß die hinter diesem Ergebnis stehenden Sachverhalte erheblich komplexer sind als ursprünglich angenommen. So scheint z.B. psychosozialen Ursachen ein hoher Stellenwert zuzukommen [8].

Erwerbsprognose

Neben vielen anderen Ursachen ist die Erwerbsprognose bei Rehabilitanden der Angestelltenversicherung sicherlich auch deshalb höher als in der Arbeiterrentenversicherung, weil in der Angestelltenversicherung das Zugangsalter in die rehabilitative Versorgung höher ist als in der Arbeiterrentenversicherung. Die Dauer der Eingliederung in das Erwerbsleben derjenigen Rehabilitanden, die vor Vollendung des 60. Lebensjahres frühberentet werden, ist in der Angestelltenversicherung niedriger.

Tabelle 1-2 Krankheitsgruppenspezifische Ergebnisse der epidemiologischen Tafeln der Rentenversicherung 1987/89.

	Arbeiterrentenversicherung		*Angestelltenversicherung*	
	Männer	*Frauen*	*Männer*	*Frauen*
Erstrehabilitation: Krankheitsgruppen mit Bedeutung > 5% (Erläuterung siehe Text), *rehabilitativer Versorgungsgrad*	SMB 44%, *93,5%* Psy 18%, *88,4%* HK 11%, *81,2%* At 6%, *88,8%* Vd 6%, *90,7%* St 5%, *93,6%*	SMB 42%, *95,5%* Psy 22%, *90,4%* HK 7%, *85,0%* St 6%, *95,1%* At 6%, *95,5%*	SMB 35%, *95,0%* Psy 20%, *89,7%* HK 18%, *89,2%* At 6%, *92,2%*	SMB 39%, *93,8%* Psy 25%, *89,7%* HK 7%, *85,9%* NB 7%, *82,8%* At 7%, *94,8%*
Den niedrigsten rehabilitativen Versorgungsgrad weisen auf	NB 60,7% Inf 63,8% NS 65,3%	NS 72,9% NB 80,0%	NB 60,7% NS 65,3% Inf 66,7%	NS 66,3%
Frühberentung mit negativer Reha-Anamnese, Krankheitsgruppen mit Bedeutung > 5%	Psy 19% HK 17% NB 16% SMB 15% VV 9% NS 8%	Psy 29% NB 18% SMB 16% HK 11% NS 10%	Psy 21% NB 16% HK 16% NS 13% SMB 11% VV 5%	Psy 25% NB 20% SMB 18% NS 14% HK 8%
Frühberentung insgesamt, Krankheitsgruppen mit Bedeutung > 5%	HK 25% SMB 22% Psy 13% NB 13% NS 6% VV 5%	SMB 25% Psy 21% NB 16% HK 14% NS 8%	HK 25% Psy 17% SMB 16% NB 13% NS 10%	SMB 24% Psy 22% NB 18% NS 11% HK 10%

Abkürzungen (Kapitel der ICD, 9. Rev.):
At = Krankheiten der Atmungsorgane, HK = Krankheiten des Kreislaufsystems, Inf = infektiöse und parasitäre Krankheiten, NB = Neubildungen, NS = Krankheiten der Nerven und der Sinnesorgane, Psy = psychiatrische Krankheiten, SMB = Krankheiten des Skeletts, der Muskeln und des Bindegewebes, St = Endokrinopathien, Ernährungs- und Stoffwechselkrankheiten sowie Störungen des Immunitätssystems, Vd = Krankheiten der Verdauungsorgane, VV = Verletzungen und Vergiftungen

Auffallend ist, daß sich die durchschnittlichen Rentenzugangsalter unter den Rehabilitanden zwischen den betrachteten Versichertengruppen nicht sehr stark unterscheiden.

5.3.3 Krankheitsspezifische Ergebnisse

Die gesundheits- und sozialpolitische Wichtigkeit einer Krankheit und ihrer Folgen hängt nicht nur von deren Inzidenz und Prävalenz ab, sondern auch vom Altersbereich, in dem sie schwerpunktmäßig auftreten. Erfolgt z.B. der Erstzugang in die rehabilitative Versorgung infolge einer psychiatrischen Krankheit, dann ist in diesem Fall das durchschnittliche Erstzugangsalter erheblich niedriger als beim Erstzugang infolge einer Krankheit des Kreislaufsystems. Diesem Sachverhalt wird mit dem *Personenjahre-Konzept* Rechnung getragen. Im Fall der Frühberentung wird also gefragt, wie viele Personenjahre (Erwerbsjahre) bis zum Altershorizont von 60 Jahren durch Berentung verlorengehen und wieviel Prozent hiervon auf die einzelnen Krankheiten als Ursachen der Berentung entfallen. Dieser Prozentsatz wird *Bedeutung* einer Krankheit im Frühberentungsgeschehen genannt. Entsprechend kann im Fall der Erstrehabilitation verfahren werden. Die Ergebnisse sind in Tabelle 1-2 dargestellt.

1. Im Fall der *Erstrehabilitation* stehen die Krankheiten des Skeletts, der Muskeln und des Bindegewebes (SMB) bedeutungsmäßig mit Abstand an der Spitze, gefolgt von den psychiatrischen Krankheiten (Psy) und den Krankheiten des Kreislaufsystems (HK). Diese Reihenfolge ist unabhängig von Geschlecht und Versicherungszweig. Der rehabilitative Versorgungsgrad ist bei SMB überdurchschnittlich hoch. Die Höhe des rehabilitativen Versorgungsgrades bci psychiatrischen Krankheiten ist neben den entsprechenden rehabilitativen Möglichkeiten auch eine Folge des niedrigen Erstzugangsalters in die rehabilitative Versorgung bei dieser (im übrigen sehr heterogenen) Krankheitsgruppe, bei welchem der Altersgradient des rehabilitativen Versorgungsgrades noch nicht wirksam ist. Dies ist jedoch bei den Krankheiten des Kreislaufsystems der Fall.
   Die niedrigsten rehabilitativen Versorgungsgrade sind bei den Krankheiten der Nerven und der Sinnesorgane (NS) sowie bei den Neubildungen (NB) zu finden. Insbesondere für diese Krankheitsbilder sollten die rehabilitativen Möglichkeiten fortentwickelt werden.
2. Bei der *Frühberentung* mit negativer Reha-Anamnese sind die psychiatrischen Krankheiten am bedeutendsten. Dieses Ergebnis scheint dem hohen rehabilitativen Versorgungsgrad bei dieser Krankheitsgruppe zu widersprechen. Vermutlich ist diese Diskrepanz auf die hohe Heterogenität der Krankheitsbilder zurückzuführen, die in der Gruppe der psychiatrischen Krankheiten der ICD zusammengefaßt sind.
3. Die Krankheiten des Kreislaufsystems sowie des Skeletts, der Muskeln und des Bindegewebes, die psychiatrischen Krankheiten und die (bösartigen) Neubildungen bestimmen seit langem das Frühberentungsgeschehen insgesamt, wobei die psychiatrischen Krankheiten zahlenmäßig zugenommen haben. Unterschiede zwischen den betrachteten Versichertengruppen gibt es nur in bezug auf die relative Position dieser Krankheiten. Bei den bei der Angestelltenversicherung registrierten Frauen liegen allerdings nunmehr die Krankheiten der Nerven und der Sinnesorgane geringfügig vor den Krankheiten des Kreislaufsystems. Ob sich hier eine allgemeine Tendenz abzeichnet, muß in zukünftigen Untersuchungen abgeklärt werden. Primär- und sekundärpräventive Maßnahmen zur Senkung des Frühberentungsrisikos sollten insbesondere bei den genannten Krankheiten ansetzen.

Literatur

1. Aufbau einer Gesundheitsberichterstattung: Bestandsaufnahme und Konzeptvorschlag; Endbericht. Forschungsgruppe Gesundheitsberichterstattung. Im Auftr. d. Bundesministeriums für Forschung und Technologie. (Hrsg.): Red.-Komitee d. Forschungsgruppe, J.G. Brecht. Bd. 1 – 3. Sankt Augustin 1990.
2. Badura, B.: Sozialepidemiologie: Fragestellungen, Methoden und Ergebnisse. In: R. Schwarzer (Hrsg.): Gesundheitspsychologie. pp. 63 – 69. Göttingen – Toronto – Zürich 1990.
3. Badura, B., G. Kaufhold, H. Lehmann, H. Pfaff, T. Schott, M. Waltz: Leben mit dem Herzinfarkt. Springer, Berlin 1987.
4. Bundesarbeitsgemeinschaft für Rehabilitation (Hrsg.): Rehabilitation Behinderter. Deutscher Ärzte-Verlag, Köln 1994, 23 – 31.
5. Erlenkämper, A.: Juristische Grundlagen. In: Rompe, G., A. Erlenkämper (Hrsg.): Begutachtung der Haltungs- und Bewegungsorgane. 3 – 172. Thieme, Stuttgart – New York 1992.
6. Ferber, L. von: Sozialepidemiologie. Med. Welt (1990) 426 – 431.
7. Fougeyrollas, P.: Documenting Environmental Factors for Preventing the Handicap Creation Process: Anthropological Studies in Quebeck Rehabilitation Programs. In: Partners for Independence: Models That Work. Proceedings of the First North American Regional Conference of Rehabilitation International. October 27 – 29, 550 – 559. Atlanta/Georgia (USA) 1993.
8. Gebauer, E.: Frührente ohne vorherige Rehabilitation: Versäumt die Rentenversicherung ihren gesetzlichen Auftrag? LVA Westfalen, Abteilung Ärztlicher Dienst (unveröffentlichtes Vortragsmanuskript. 1994).

9. Löffler, H.E., Müller-Fahrnow, W., Schuntermann, M.F. Dinkloh, H.G.: Die Rehabilitations-Verlaufsstatistik. Ergebnisse eines Forschungsprojekts zur Epidemiologie in der medizinischen Rehabilitation. Teil I: Die Reha-Wiederholungsquote. Deutsche Rentenversicherung 12/1988, 696–733.
10. Kleinbaum, D.G., L.L. Kupper, H. Morgenstern: Epidemiologic Research. Lifetime Learning Publications 1982.
11. Verband Deutscher Rentenversicherungsträger (Hrsg.): Kommission zur Weiterentwicklung der Rehabilitation in der gesetzlichen Rentenversicherung (Reha-Kommission): Abschlußberichte – Band VI: Arbeitsbereich „Wissenschaft und Lehre". Frankfurt 1991.
12. Matthesius, R.-G., K.-A. Jochheim, G.S. Barolin, Chr. Heinz: Die Internationale Klassifikation der Schadensbilder, Fähigkeitsstörungen und Beeinträchtigungen – Deutschsprachige Übersetzung und Kommentierung der „International Classification of Impairments, Disabilities, and Handicaps (ICIDH) der WHO. Ullstein Mosby – Berlin – Wiesbaden 1995.
13. Müller-Fahrnow, W., Löffler, H.E., Schuntermann, M.F., Klosterhuis, H.: Die Rehabilitations-Verlaufsstatistik. Ergebnisse eines Forschungsprojekts zur Epidemiologie in der medizinischen Rehabilitation. Teil II: Die Sozialmedizinische Prognose. Deutsche Rentenversicherung 3/1989, 170–203.
14. Schuntermann, M.F.: Zur Begründung der interdisziplinären Rehabilitationswissenschaften. Zeitschrift für Gesundheitswissenschaften 1 (1993) 161–171.
15. Schuntermann M.F.: Frühinvalidität als Folgerisiko chronischer Krankheiten: zeitliche Entwicklung und Einwirkungsmöglichkeiten. In Friedrich-Ebert-Stiftung (Hrsg.): Betriebliche Gesundheitspolitik auf dem Prüfstand – Sind neue Konzepte für alternde Belegschaften erforderlich? Tagung des Gesprächskreises „Arbeit und Soziales" der Friedrich-Ebert-Stiftung am 15./16. Oktober 1992 in Gera. Bonn Bd. 20 (1993) 29–69.
16. Schuntermann, M.F.: Ein Epidemiologisches Leistungsmodell der Rentenversicherung. In: Müller, R., M.F. Schuntermann, (Hrsg.): Sozialpolitik als Gestaltungsauftrag. Zum Gedenken an Alfred Schmidt. 93–119. Köln 1993.
17. Schuntermann, M.F.: Feststellung von Handlungsbedarf in der Rentenversicherung. Kompaß (Zeitschrift für Sozialversicherung im Bergbau) Jg. 102 (1992) 342–351.
18. Schuntermann, M.F.: Sozialpolitische Parameter der Rehabilitation. Kompaß (Zeitschrift für Sozialversicherung im Bergbau) Jg. 101 (1991) 49–56, 143–147.
19. Schuntermann, M.F., Löffler, H.E., Müller-Fahrnow, W., Braun, R.: Die Rehabilitations-Verlaufsstatistik – Ergebnisse eines Forschungsprojektes zur Epidemiologie in der medizinischen Rehabilitation. Teil III: Die Reha-Anamnese bei Rentnern. Deutsche Rentenversicherung 2/1990, 66–100.
20. Statistisches Bundesamt (Hrsg.). Sozialleistungen. Fachserie 13, Reihe 5.2 Rehabilitationsmaßnahmen 1990. Stuttgart 1992.
21. Wirth, A.: Grundbegriffe und Ziele der medizinischen Rehabilitation: Kritik und Ausblick. In: Verband Deutscher Rentenversicherungsträger (Hrsg.): DRV-Schriften, Bd. 2, Tagungsband zum 3. Rehabilitationswissenschaftlichen Kolloquium „Aktuelle Trends in der Rehabilitation" am 8./9. März 1993 in Scheidegg, Frankffurt am Main, 35–48.
22. Wood, P.: Introduction to the Classification of Impairments, Disabilities, and Handicaps. World Health Organisation, Genf 1980.
23. World Health Organisation: International Classification of Impairments, Disabilities, and Handicaps. World Health Organisation, Genf 1980, Reprint 1993.
24. Zink, A.: Epidemiologie rheumatischer Krankheiten. Forschungsstand und Empfehlungen für Schwerpunkte zukünftiger Forschung. Materialien zur Gesundheitsforschung. Schriftenreihe zum Programm der Bundesregierung „Forschung und Entwicklung im Dienste der Gesundheit". Bd. 8. Bonn 1989.

2 Grundlagen der Rehabilitation

Ekke Haupt und Hermann Delbrück

1 Einleitung

In den Gesundheitssystemen der Industrienationen vollzieht sich ein tiefgreifender struktureller Wandel, der durch die Veränderungen der Altersstruktur der Gesellschaft und die Zunahme chronischer Krankheiten bedingt ist. Mehr Menschen denn je haben langwährende und irreversible Behinderungen [5]. Der Rehabilitation kommt damit eine ständig wachsende Bedeutung zu, und die Feststellung, daß die Rehabilitation in der Zukunft noch stärker zu einem der zentralen Bereiche in unserem Gesundheitssystem werden wird, bedarf keiner hellseherischen Fähigkeiten.

Der Prozeß der Bewältigung dieser komplexen Aufgabe wird mit dem Sammelbegriff Rehabilitation umschrieben.

Rehabilitation umfaßt die Gesamtheit aller Maßnahmen medizinischer, schulisch-pädagogischer, beruflicher und sozialer Art, die erforderlich sind, um für den Behinderten die bestmöglichen körperlichen, seelischen und sozialen Bedingungen zu schaffen. Diese sollen ihn befähigen, aus eigener Kraft einen möglichst normalen Platz in der Gesellschaft zu behalten oder wiederzuerlangen.

Die Rehabilitation muß sich auf diese Entwicklung einstellen. Dies kann geschehen, einmal durch die Anpassung der Kapazitäten an die zu erwartende Entwicklung und zum anderen durch die Weiterentwicklung bestehender Rehabilitationskonzepte und Programme auf der Grundlage einer leider auch heute noch defizitären Rehabilitationsforschung, obwohl alle schon immer aktiven Kräfte einen enormen Schub durch die Arbeiten der interdisziplinär angelegten Arbeitsgruppe des Verbandes der Deutschen Versicherungsträger (VDR) im bundesdeutschen Raum sowohl in konzeptioneller als auch in politischer Hinsicht erhalten haben [11].

Die Bundesrepublik Deutschland geht in der Versorgung chronisch Kranker seit Jahrzehnten international gesehen einen Sonderweg. Durch eine lange Tradition hat sich medizinische Rehabilitation hierzulande als dritter eigenständiger Versorgungsbereich neben der *stationären Akutversorgung* einerseits und der *ambulanten Versorgung* andererseits herausgebildet [3]. Diese Entwicklung wurde durch den großen Einfluß der gesetzlichen Rentenversicherung gefördert.

Eine weitere Eigentümlichkeit des deutschen Weges besteht darin, daß medizinische Rehabilitation der Rentenversicherung bisher nahezu ausschließlich stationär betrieben wird. Die Öffnung in Richtung einer möglichen Finanzierung auch *ambulanter* Angebote wird gegenwärtig diskutiert.

Stärken, Schwächen und Entwicklungspotentiale dieses deutschen Sonderweges bedürfen zukünftig einer genaueren Prüfung. Dazu wird auch das gesetzlich vorgeschriebene Gebot der *Qualitätssicherung* beitragen. Bevor man jedoch zur Qualitätssicherung eines Versorgungsbereiches schreiten kann, müssen Grundsätze, Regeln und Standards der Versorgung definiert und dem neuesten Stand der Forschung angepaßt werden [3, 12].

Im internationalen Vergleich ist das Rehabilitationssystem der Bundesrepublik Deutschland durch seinen hohen Grad der Institutionalisierung und der Formalisierung der Angebote gekennzeichnet. Diese Struktur der rehabilitativen Versorgung ist mit einigen charakteristischen *Stärken* verbunden, die sich am System der medizinischen Rehabilitation, bisher am besten im stationären Bereich, wie folgt darstellen:

- Das System bietet die Möglichkeit, die körperlichen, funktionalen und psychosozialen Probleme umfassend anzugehen und so verbesserte Voraussetzungen für weiterführende ambulante Maßnahmen zu schaffen.
- Die Rehabilitationskliniken stellen interdisziplinäre Teams bereit, die in so unterschiedlichen Gebieten wie medizinischer Diagnostik und Therapie, Gesundheitsbildung, Krankengymnastik, Sport- und Bewegungstherapie, Ernährungsberatung, Entspannungstraining oder psychologischer und sozialer Betreuung fachkundige Information und Hilfestellung anbieten können.
- Das System ermöglicht, daß Rehabilitationsmaßnahmen bereits im Stadium einer Gefährdung der Gesundheit – und nicht erst bei gravierenden Gesundheitsschäden – durchgeführt werden können. Damit besteht die Möglichkeit zur rechtzeitigen Anpassung an funktionale Probleme in Beruf und Alltagsleben.

Als wesentliche *Probleme des gegenwärtigen Rehabilitationssystems* sind erkannt [8]:

- bestehende Defizite in der ambulanten (wohnortnahen) Rehabilitation
- die häufig zu geringe Flexibilität in der Leistungsgestaltung
- die oft fehlende Kontinuität an den Schnittstellen zwischen Akutversorgung und medizinischer Rehabilitation sowie zwischen medizinischer und beruflicher Rehabilitation
- das weitgehende Fehlen von wissenschaftlicher Anleitung und Evaluation bei der Entwicklung und Ausdifferenzierung des Rehabilitationssystems; in diesem Zusammenhang sind starke Aktivitäten in Gang gekommen
- das Fehlen bisheriger Voraussetzungen in der Rehabilitation für die universitäre Etablierung der notwendigerweise interdisziplinär angelegten Rehabilitationswissenschaften.

Die oft festzustellende Konzentration der Rehabilitationswissenschaften auf die medizinische Rehabilitation muß als Zeichen dafür gesehen werden, daß sie in Deutschland als eigenständige Disziplin gerade erst im Entstehen begriffen sind [6].

Innerhalb des multistrukturellen Gesundheitssystems der Bundesrepublik ist durch medizinische Rehabilitationsleistungen der gesetzlichen Rentenversicherung ein wichtiger Bestandteil der Behandlungskette, insbesondere bei chronischen Krankheiten und bei Krankheiten mit Akutereignissen, die langfristige Gesundheitsstörungen zur Folge haben, etabliert worden. Am System der Rehabilitation sind selbstverständlich aber alle Träger der Krankheits- und Sozialversorgung beteiligt.

2 Grundlagen und Aufgaben der Rehabilitation

Die Weltgesundheitsorganisation (WHO) hat 1980 ein Modell zur Analyse individueller chronischer Gesundheitsstörungen entwickelt, das die Grundlage für ein umfassendes Verständnis des Rehabilitationsprozesses darstellt. Es bringt zum Ausdruck, daß grundsätzlich zwischen der Primärschädigung des gesundheitlichen Zustandes, den damit verknüpften Funktionseinbußen oder auch Funktionsminderungen und den daraus resultierenden Auswirkungen auf die Lebensgestaltung des einzelnen unterschieden werden kann. Zwischen den einzelnen Ebenen wird dabei keine zwingende Abhängigkeit gesehen. Sie werden im einzelnen näher beschrieben:

- Die *Ebene des Gesundheitsschaden (Impairment):* Darunter wird ein Verlust oder eine Einschränkung seelischer, geistiger oder körperlicher (physiologischer oder anatomischer) Strukturen oder Funktionen verstanden (beispielhaft Koronarstenose).
- Die *Ebene der Funktionseinschränkungen (Disabilities):* Sie meint eine Einschränkung oder einen Mangel in der Fähigkeit des Kranken, infolge seines Gesundheitsschadens eine körperliche, seelische oder geistige Aktivität in dem Umfang auszuführen, der als normal für den einzelnen Menschen angesehen wird. Es handelt sich hierbei also um den Begriff der *Einschränkung der Belastbarkeit.*
- Die *Ebene der Benachteiligungen (Handicaps):* Hierunter sind die als Folge eines Gesundheitsschadens oder einer Funktionsein-

schränkung entstehende Benachteiligungen für den einzelnen zu verstehen, die ihn im Status des Alltagslebens behindern, beispielsweise ihn bei den beruflichen Einsatzmöglichkeiten einschränken, weil er bestimmte krankheitsbedingte Funktionseinschränkungen aufweist.
Auf dieser Grundlage definiert die WHO den Rehabilitationsbegriff folgendermaßen:

„Rehabilitation umfaßt alle Maßnahmen, die das Ziel haben, den Einfluß von Bedingungen die zu Einschränkungen oder Benachteiligungen führen, abzuschwächen und die eingeschränkten und benachteiligten Personen zu befähigen, eine soziale Integration zu erreichen. Rehabilitation zielt nicht nur darauf ab, eingeschränkte und benachteiligte Personen zu befähigen, sich ihrer Umwelt anzupassen, sondern auch darauf, in ihre unmittelbare Umgebung und die Gesellschaft als Ganzes einzugreifen, um ihre soziale Integration zu erleichtern."

3 Rechtliche Zielvorgaben

Der Anspruch auf Rehabilitationsleistungen der Bundesrepublik ergibt sich aus § 10 SGB I:

„Wer körperlich, geistig oder seelisch behindert ist oder wem eine solche Behinderung droht, hat unabhängig von der Ursache der Behinderung ein Recht auf die Hilfe, die notwendig ist, um
- die Behinderung abzuwenden, zu beseitigen, zu bessern, ihre Verschlimmerung zu verhüten oder ihre Folgen zu mindern,
- ihm einen seinen Neigungen und Fähigkeiten entsprechenden Platz in der Gemeinschaft, insbesondere im Arbeitsleben, zu sichern."

Der Auftrag der Rehabilitation umfaßt also die Hilfe zur Erhaltung oder Wiedergewinnung der aktiven Teilnahme am normalen Leben, insbesondere im Beruf, aber auch in Familie und Gesellschaft. Dieses weitgefaßte Rehabilitationsverständnis orientiert sich an Menschen, die mit bleibenden gesundheitlichen Beeinträchtigungen leben müssen. Ihnen soll dazu verholfen werden, trotz gesundheitlicher Defizite und Funktionseinschränkungen durch die Stabilisierung noch vorhandener Kräfte sowie durch zusätzliche Hilfen ein möglichst normales Leben führen zu können. Rehabilitation muß selbstverständlich aber auch zur Vermeidung von Behinderungen dienen, was unter anderem ihren präventiven Ansatz unterstreicht.

4 Theorie der medizinischen Rehabilitation

Die Grundlagen für eine Theorie der Rehabilitation und selbstverständlich auch jeglicher Ansatz der Rehabilitationswissenschaft muß sein, folgende Fragen zu beantworten:
- Welche Bedingungen sind ausschlaggebend für die Entstehung bestimmter Krankheiten und deren Krankheitsfolgen?
- Was bestimmt deren Verlauf?
- Wie lassen sie sich günstig beeinflussen?

Die Medizin ist heute geprägt von einem naturwissenschaftlich orientierten Krankheitskonzept, das in weiten Bereichen der Akutmedizin sehr erfolgreich ist und auch ein integraler Bestandteil der medizinischen Rehabilitation bleiben muß. Im Zentrum der rehabilitativen Bemühungen aber stehen die Behinderungen, Defektheilungen nach Akuterkrankungen, chronische Krankheiten sowie deren Folgen. Ihre Ätiologie, Pathogenese, Diagnostik und Therapie läßt sich ohne psychologische und sozialepidemiologische Konzepte und Theorien nicht angemessen formulieren [6].

5 Gestuftes System von Rehabilitationsleistungen

Die medizinische Rehabilitation wurde in der Bundesrepublik vornehmlich durch die Rentenversicherungsträger gestaltet und in der Regel stationär durchgeführt. Sie beruht auf dem Selbstverständnis dieser Institutionen in der Verknüpfung der medizinischen Rehabilitation mit den Aspekten des Erwerbslebens und der Berufsfähigkeit, ist deshalb auch in sich schlüssig und hat den Rehabilitationsgedanken im stationären Bereich über viele Jahrzehnte in dankenswerter Weise vorangebracht.

Daneben gibt es in einzelnen Krankheitsbereichen – vor allem bei Abhängigkeitserkrankungen, rheumatischen Erkrankungen sowie Herz- und Kreislauferkrankungen – besondere Nachsorgeangebote sowie für den Suchtbereich auch Leistungen der ambulanten Rehabilitation im engeren Sinne. Der steigende Bedarf an einer kontinuierlichen rehabilitativen Betreuung bei chronischen Erkrankungen erfordert den Ausbau eines gestuften Systems mit aufeinander abgestimmten ambulanten, teilstationären und stationären Angeboten.

Die über viele Jahrzehnte entwickelten und bewährten stationären Heilbehandlungen werden zukünftig weiterhin den Schwerpunkt der medizinischen Leistungen zur Rehabilitation bilden. Im

Rahmen stationärer Maßnahmen können die umfassenden, interdisziplinär und indikationsspezifisch ausgerichteten Therapiekonzepte besonders wirksam und durch intensive Nutzung der vorhandenen Ressourcen auch wirtschaftlich realisiert werden. Die Rentenversicherung beabsichtigt daher, im ambulanten Bereich vor allem die Reha-Vorbereitung und die Nachsorgeleistungen zu intensivieren, um damit „Schnittstellenprobleme" zu verringern [12].

Von Bedeutung für die Weiterentwicklung der medizinischen Rehabilitation ist allerdings auch die Frage, ob die Rentenversicherung vermehrt ambulante und teilstationäre Leistungen erbringen will, die an Stelle von stationären Maßnahmen durchgeführt werden. Dazu muß betont werden, daß die in der stationären Rehabilitation entwickelten Grundsätze und Qualitätsmaßstäbe auch für die ambulanten Leistungen gelten müssen. Ambulante Rehabilitation darf keine zweitklassige, minderwertige Rehabilitation werden. Zu den *Anforderungen* zählen deshalb insbesondere:

- die Entwicklung spezifischer und differenzierter ambulanter Rehabilitationskonzepte
- die Konzentration der erforderlichen Angebote an einer Stelle, nicht an verschiedenen Einrichtungen in einer Region
- ein ausreichendes Patientenaufkommen, um geeignete Gruppen gleicher Indikation zusammenstellen und wirtschaftlich therapieren zu können
- indikationsspezifische Rehabilitationsteams, in denen neben dem Arzt/der Ärztin beispielsweise die Krankengymnastik, die Psychologie und Psychotherapie sowie die Ernährungsberatung nicht nur vertreten sind, sondern auch patientenorientiert zusammenarbeiten
- die bedarfsentsprechende Häufigkeit und Intensität der Behandlungsmaßnahmen
- die im Prinzip ständige Ansprechbarkeit des Bezugsarztes und der Bezugstherapeuten für den Patienten
- der Betrieb der Einrichtung unter ständiger ärztlicher Verantwortung
- die sozialmedizinische Qualifikation der verantwortlichen Ärzte/Ärztinnen
- die Durchführung von Verlaufskontrollen und die Dokumentation und Evaluation der Therapie
- psychologische und soziale Beratung sowie die Etablierung von Gesundheitsbildungsprogrammen.

Bei einer Bilanzierung der Anforderungen wird klar, daß entsprechend qualifizierte Einrichtungen für die ambulante Rehabilitation wohl in Ballungsgebieten – nicht aber flächendeckend – zu realisieren sind. Auch die allgemeine Erwartung, daß qualifizierte ambulante Rehabilitationsleistungen wesentlich kostengünstiger als stationäre Maßnahmen sind, erscheint nach ersten Eindrücken aus laufenden Projekten zumindest fraglich. Deshalb ist für die Reha-Aufgaben der gesetzlichen Rentenversicherung ein genereller Vorrang der ambulanten gegenüber der teilstationären oder stationären Rehabilitation nicht nachvollziehbar [12].

5.1 Stationäre Rehabilitation

Der von den Rentenversicherungsträgern geprägten stationären Rehabilitation, die ihren historischen Ursprung in der Einrichtung von Tbc-Behandlungsinstitutionen an klimatisch bevorzugten Orten genommen hat, wird gelegentlich der Vorwurf gemacht, daß die Rehabilitationsmedizin bei gewissen Indikationen besser wohnortnah durchgeführt werden könnte. Zur Beurteilung der Notwendigkeit von *wohnortnaher Rehabilitation* im Sinne der Rehabilitationsmedizin sind folgende Argumente abzuwägen [11].

- Für manche Patienten ist die vorübergehende Herauslösung aus dem häuslichen bzw. heimatlichen Milieu therapeutisch notwendig bzw. förderlich. Für andere ist dagegen die Nähe zum Wohnort zweckmäßig. Einer der Gründe ist, weil es so leichter fällt, soziale Beziehungen herzustellen bzw. aufrechtzuerhalten. Die Einbeziehung von Angehörigen in die Rehabilitation ist bei Wohnortnähe leichter möglich.
- Die kontinuierliche Zusammenarbeit mit niedergelassenen Ärzten, Betriebsärzten oder Ärzten aus Krankenhäusern sowie mit anderen wohnortnahen Einrichtungen (z.B. für die wichtige Funktion der Nachsorge) ist nur bei regional arbeitenden Kliniken umzusetzen.
- Die Ergänzung der stationären Rehabilitation durch ambulante und teilstationäre Angebote ist nur wohnortnah möglich.
- Insbesondere für seltener vorkommende Krankheitsbilder können spezialisierte Rehabilitationseinrichtungen nur überregional organisiert werden.
- Leistungen zur medizinischen Rehabilitation in eher wohnortfernen – traditionellen Kurorten mit ihrer besonderen Infrastruktur stoßen bei den Patienten eher auf Akzeptanz als wohnortnah durchgeführte Rehabilitationsmaßnahmen.
- Bei einzelnen Indikationen können auch ortsgebundene Heilmittel, allerdings im untergeordneten Ausmaß, eine Rolle spielen.

Die Entscheidung über eine stationäre wohnortnahe oder wohnortferne Rehabilitation sollte im Einzelfall und in Abhängigkeit von therapeutischen Erfordernissen und den Bedürfnissen des Patienten getroffen werden. Die Leistungsträger sollten deshalb sowohl über wohnortnahe als auch über wohnortferne Leistungsangebote verfügen.

5.2 Teilstationäre Rehabilitation

In einem abgestuften System ergänzen ambulante und teilstationäre Rehabilitationsleistungen die stationäre Rehabilitation [11]. Damit lassen sich in bestimmten Fällen stationäre Rehabilitationsleistungen zugunsten ambulanter oder teilstationärer Maßnahmen verkürzen und Übergänge, beispielsweise bei der Intervallbehandlung, flexibler gestalten. Je nach Art und Schwere der Erkrankung, Motivation und Belastbarkeit des Patienten können nichtstationäre Leistungen auch an die Stelle stationärer Maßnahmen treten.

Die für den einzelnen Patienten optimale Form der Rehabilitation hängt unter anderem von dem konkret vorhandenen Angebot, der medizinischen Ausgangssituation und seinen Lebensbedingungen ab. Über sie kann nur im Einzelfall entschieden werden.

5.3 Ambulante Rehabilitation

An die ambulante Rehabilitation sind grundsätzlich die gleichen konzeptionellen Anforderungen zu stellen, die auch für die stationäre Rehabilitation gelten. Sie muß, soll sie an die Stelle der stationären Rehabilitation treten, unter anderem folgende Kriterien erfüllen [11]:

- ausreichende Häufigkeit, Intensität der Behandlungsmaßnahmen
- Wohnortnähe
- Konzentration der Angebote an einem Ort (nicht an verschiedene Einrichtungen der Region)
- Bezugsarzt/-therapeut als ständiger Ansprechpartner
- Betrieb der Einrichtung unter ständiger ärztlicher Verantwortung
- Verlaufskontrolle und Dokumentation der Therapie, Evaluation
- sozialmedizinische Qualifikation der Behandelnden
- psychologische und soziale Beratung.

Diese Bedingungen waren durch die bisherigen Möglichkeiten des niedergelassenen Arztes kaum zu erfüllen. Weder die „sprechende" Medizin (Gesundheitserziehung, Informationen zur Präventivmedizin) noch der multidisziplinäre Ansatz (beispielsweise der Einsatz von Diätassistentinnen in der ärztlichen Praxis) wurden entsprechend honoriert, weshalb es eine ambulante Rehabilitation nur in Ansätzen gibt.

Der Wandel des Krankheitsspektrums in den zurückliegenden Jahrzehnten mit einem Überwiegen chronischer, oft verhaltensbedingter Krankheiten führt aber zu solchen Notwendigkeiten und zu einer Erweiterung des Aufgabengebietes der medizinischen Rehabilitation auch auf der ambulanten Ebene.

6 Rehabilitation und Akutmedizin

Eine strikte Trennung oder Abgrenzung von kurativer Medizin und medizinischer Rehabilitation ist nicht möglich, zumal die medizinisch-wissenschaftlichen Grundlagen beider Behandlungsebenen weitgehend die gleichen sind und Methoden und Verfahren der kurativen Medizin als ein integraler Bestandteil der Rehabilitation gewertet werden müssen. Entscheidend ist vielmehr, was in der jeweiligen Phase des Krankheitsgeschehens das dominante Behandlungsziel darstellt. Es gibt Maßnahmen, die sich sowohl als Aufgabe der Rehabilitation als auch als Aufgabe der kurativen Medizin verstehen lassen. In vielfacher Hinsicht gibt es fließende Übergänge. Da die medizinische Rehabilitation auch die Therapie von Gesundheitsschäden und ihren Folgen, die gezielte Verbesserung beeinträchtigter Funktionen umfaßt, ist der kurativ-medizinische Aspekt Bestandteil des rehabilitativen Gesamtkonzeptes.

Bei chronischen Erkrankungen haben Umwelteinflüsse und Verhaltensweisen einen großen Einfluß auf die Gesundheit des Menschen. Wenn die Ursachen von Gesundheit und Krankheit hauptsächlich in einer heute vom Menschen sehr weitgehend selbst gestalteten Umwelt liegen, reicht die vorrangige, auf die Behandlung innerkörperlicher Krankheitsmechanismen konzentrierte moderne Akutmedizin zwangsläufig nicht aus.

Aus ärztlicher Sicht ist Rehabilitation *nicht*, wie früher fälschlich gelegentlich angenommen, eine Aufgabe nach Beendigung der kurativen Phase.

> Allgemein anerkannt wird heute die Notwendigkeit, umfassende Rehabilitationsmaßnahmen frühestmöglich einzuleiten und hierbei dem gesamten Behandlungskonzept einen ganzheitlichen Ansatz zugrunde zu legen.

Ein gutes Beispiel zur Illustration dieser Zusammenhänge ist der Wandel über die Auffassung einer angemessenen Behandlung und Nachsorge von Herzinfarktpatienten in den letzten Jahrzehnten. Noch vor 20 Jahren ging man davon aus, daß es zur Ausheilung der Narbe am Herzmuskel einer langen Liegezeit und Schonfrist bedürfe.

Bereits seit langer Zeit zeichnete sich dann jedoch eine ganz andere Konzeption ab, die mit folgenden Stichworten gekennzeichnet war: „Ganzheitliche Versorgung", „Frühmobilisation", „kurze Krankenhausverweildauer", „zügige Wiederaufnahme normaler Rollen in Familie, Arbeit und Freizeit" [2]. Heute weiß man sehr wohl, daß Immobilisierung von Herzinfarktpatienten erhebliche somatische und psychische Risiken birgt, und lange Immobilisation von Infarktpatienten ohne die frühzeitige Einbindung rehabilitativer Aspekte zu erheblichen somatischen und psychischen Komplikationen führen kann.

Diese Erkenntnisse haben zu der Einführung des Systems der *Anschlußheilbehandlungen* geführt, durch die es möglich ist, unter verkürzten Krankenhausaufenthalten rechtzeitig mit den ganzheitlichen Aufgaben der Rehabilitationsmedizin und einem multidisziplinären Team die Einbeziehung des Patienten in seine soziale Umwelt zu beschleunigen. Beispielhaft für erste Ansätze einer medizinischen Rehabilitation waren auch die Konzepte des berühmten Diabetologen E.P. Joslin, der bereits um die Jahrhundertwende konstatierte, daß es zur Bekämpfung des Diabetes mellitus einer multidisziplinären Behandlung bedarf, bei dem unter eigenverantwortlicher Einbeziehung des Patienten (Kontrolle des Harnzuckers) nur nach gleichzeitiger Ernährungsberatung und körperlicher Aktivierung sonst allfällige Folgeerkrankungen vermieden werden können. Diesen mittlerweile schon fast 100 Jahre alten (rehabilitativen) Erkenntnissen ist bis heute im ambulanten Sektor kaum Rechnung getragen worden, obwohl sich der Diabetes mellitus mittlerweile zu einer Volksseuche entwickelt und sich die Erkrankungszahl allein in den letzten beiden Jahrzehnten verdreifacht hat.

Die ambulante kurative Medizin verharrt heute leider oft noch in einer rein symptomatologischen Behandlung, was zum einen in den strukturellen Gegebenheiten unseres Gesundheitssystems und zum anderen auch in den Defiziten der universitären Ausbildung von Ärzten und Pflegepersonal hinsichtlich rehabilitativer Ansätze begründet ist.

7 Rehabilitation und Balneologie (Kurmedizin)

Balneologie und Kurmedizin stellen bislang immer noch keine angemessene Theorie der Rehabilitation bereit. Von gezielter Arbeit an den Krankheitsfolgen kann bei der Kur in der Regel nicht die Rede sein. Die Kur zielt auf eine Stärkung der Gesundheit vorwiegend durch unspezifische Reize (Orts- und Milieuwechsel etc.) und natürliche Heilmittel des Bodens, des Meeres und des Klimas ab. In der Rehabilitation steht hingegen eine gezielte diagnostische und therapeutische Arbeit an den Funktionseinschränkungen im Berufs- und Alltagsleben im Mittelpunkt sowie die Motivation zur aktiven Krankheitsbewältigung und der Aufbau eines eigenverantwortlichen Gesundheitsbewußtseins [15].

8 Schnittpunkte zu relevanten Nachbardisziplinen

8.1 Sozialmedizin, Sozialepidemiologie

Die soziale Stellung des Menschen in der Gesellschaft ist weitgehend von seiner Fähigkeit und Bereitschaft mitbestimmt, Leistungen zu erbringen. Diese Fähigkeit kann durch chronische Krankheiten und Behinderungen begrenzt werden. Die Sozialmedizin beschreibt die Häufigkeit und Verteilung solcher Behinderungen im Zusammenhang mit der sozialen und natürlichen Umwelt; sie durchleuchtet die Organisation des Gesundheitswesens einschließlich der Einrichtungen der sozialen Sicherung, hat zentrale Aufgaben bei der Beratung der Sozialleistungsträger (Kranken-, Renten- und Unfallversicherung, Arbeits- und Versorgungsverwaltung, Sozialhilfe und Sozialleistungen im öffentlichen Dienst) und der sozialmedizinischen Gutachtertätigkeit.

Der Sozialmediziner muß die Strukturen und Möglichkeiten der Rehabilitation ebensogut kennen, wie der Rehabilitationsmediziner die Grundlagen der Sozialmedizin in sein Behandlungskonzept mit integrieren muß. Insofern sind beide Disziplinen untrennbar miteinander verbunden. Sie umfassen aus ärztlicher Sicht die Gesamtheit der Bemühungen, einen durch Krankheit, durch ein angeborenes Leiden oder durch eine äußere Schädigung körperlich, geistig oder seelisch behinderten Menschen über die Akutbehandlung hinaus durch umfassende Maßnahmen auf medizinischem, beruflichem und allgemein-sozialem Gebiet in die Lage zu versetzen, eine Lebensform und -stellung, die ihm entspricht und seiner würdig ist, im Alltag, in der Gemeinschaft und im Beruf zu finden bzw. wiederzuerlangen.

8.2 Psychologie und Psychotherapie

Dem ausschließlich somatisch orientierten Krankheits- und Gesundheitsverständnis der traditionellen Medizin wird ein „bio-psycho-soziales" Modell von Krankheit und Gesundheit gegenübergestellt, das neben der somatischen gleichrangig die psychologische (Verhalten, Krankheitsbewältigung etc.) und die soziale Ebene berücksichtigt [7].

Dies erfordert eine ganzheitliche Diagnostik und interdisziplinäre Behandlungskonzepte, die nicht nur medizinische, sondern auch psychosoziale und pädagogische Qualitäten voraussetzen. Über die gezielte und spezifische Intervention des Psychologen oder Psychotherapeuten muß jedem Therapeuten in der Rehabilitation klar sein, daß seine Therapie in der Regel auf mehr als nur einer der 3 Ebenen des bio-psycho-sozialen Modells wirkt. Beispielhaft soll eine Bewegungstherapie nicht nur die körperliche Belastbarkeit des Patienten vergrößern (somatische Ebene), sondern auch sein Körpergefühl und die Selbstwahrnehmung günstig beeinflussen (psychische Ebene) und ihm außerdem die Kontaktaufnahme mit anderen Menschen erleichtern (soziale Ebene) [6].

Die Tätigkeit des Psychologen in der Rehabilitation besteht in psychotherapeutischen, gruppentherapeutischen, verhaltenstherapeutischen und gesprächstherapeutischen Maßnahmen. Der Bedarf für eine fachpsychologische Intervention ergibt sich insbesondere aus Störungen im Prozeß der Krankheitsverarbeitung.

8.3 Berufliche Rehabilitation

Überlegungen zu einer beruflichen Rehabilitation müssen dann in Betracht gezogen werden, wenn die beruflichen Aussichten des Patienten infolge seiner Erkrankung oder Behinderung mehr als vorübergehend gemindert sind und er deshalb besonderer Hilfe bedarf.

Beruf und Arbeit bieten nicht nur die Grundlagen der wirtschaftlichen Existenz, sie prägen darüber hinaus das Persönlichkeitsbild, beeinflussen das Familienleben und bestimmen das Ansehen des Patienten sowie seinen Platz in der Gesellschaft [13].

Keineswegs ist berufliche Rehabilitation automatisch mit *„Umschulung“* gleichzusetzen. Die Umschulung ist nur eine von vielen Möglichkeiten der beruflichen Rehabilitation. Bevor die zeitlich und kostenmäßig sehr aufwendige berufliche Neuorientierung in Betracht gezogen wird, sollten andere berufsfördernde Maßnahmen erwogen werden. Hierzu zählen:
- eine stufenweise Belastung
- eine innerbetriebliche Umsetzung
- eine behindertengerechte Ausstattung des Arbeitsplatzes
- Hilfen zur Erreichung des Arbeitsplatzes u.a.m.

Bei der beruflichen Beratung und der Einleitung berufsfördernder Maßnahmen besteht für den Rehabilitationsmediziner die schwierige Aufgabe, jedem einzelnen Patienten in seiner individuellen Situation gerecht zu werden. Dies bedeutet
- eine detaillierte Stellungnahme zur Eignung des Betroffenen, das heißt seine körperliche und geistige Leistungsfähigkeit in bezug auf seinen Arbeitsplatz
- die Würdigung seiner bisherigen Tätigkeit
- seine persönlichen Neigungen
- seine Motivation und seine Motivierbarkeit den ehemaligen oder neuen Arbeitsplatz einnehmen zu können und zu wollen.

Im Idealfall ließe sich dann die vorhandene Leistungsfähigkeit im Erwerbsleben als ein Profil beschreiben, wobei dies mit den Leistungsanforderungen deckungsgleich wäre.

8.4 Präventiv- und Verhaltensmedizin

Die Rehabilitation muß im Interesse langfristiger Erfolge immer auch die Prävention einschließen. Dies gilt nicht nur im Sinne der Verhinderung des Fortschreitens einer Erkrankung *(sekundäre Prävention)*, sondern auch im Sinne der Vermeidung zusätzlicher Gesundheitsschäden *(primäre Prävention)*. Die WHO versteht unter Prävention in der Rehabilitation *(tertiäre Prävention)* die Verhinderung oder Beseitigung von Behinderungen und die Vermeidung der Ausgliederung aus Arbeit, Beruf und Gesellschaft. Diejenigen chronischen Erkrankungen in allen Industrienationen mit den stärksten Steigerungsraten in den letzten beiden Jahrzehnten sind zum größten Teil verhaltensabhängig. Ein wichtiger Beitrag der Rehabilitation zur Prävention und Behandlung dieser Störungen liegt deshalb in einer Veränderung des Gesundheitsverhaltens.

In der medizinischen Rehabilitation kommt verhaltensmedizinischen Behandlungsansätzen eine wichtige Funktion zu. Je nach Art der psychischen und sozialen Bedingungen und den Folgen einer Gesundheitsstörung ergeben sich aber unterschiedliche therapeutische Schwerpunkte. Bei reversiblen Gesundheitsstörungen muß bei der Verhaltensmodifikation das therapeutische Ziel sein, Risikofaktoren abzubauen und Gesundheitsverhalten zu fördern. Bei Erkrankungen mit Organschäden bzw. bei fortgeschrittenen Krankheitsstadien geht es demgegenüber mehr um eine Adaptation an bleibenden Funktionseinbußen. Die Verhaltensmodifikation muß hier Hilfen zum Krankheitsmanagement umfassen (z.B. durch Patientenschulung). Je nach Art der Störung kann es notwendig sein, daß die Hilfe zur Krankheitsbewältigung und Krankheitsakzeptanz die zentrale

Aufgabe ist, weil erst danach eine Bereitschaft zur Anpassung an die Krankheit besteht und positive Veränderungen im Lebenskontext erwartet werden können.

9 Ganzheitlicher Ansatz der medizinischen Rehabilitation

Die Tradition von Ärzten, die seit jeher psychische und soziale Aspekte ihrer Patienten berücksichtigt haben, findet sich in allen Epochen der Entwicklung der modernen Medizin und wird jetzt unter dem Paradigmenwechsel des Krankheitsspektrums und der in den letzten Jahrzehnten zu beobachtenden ständigen Zunahme chronischer Erkrankungen neu akzentuiert [14].

Bereits vor ca. 100 Jahren schrieb der berühmte Neurochirurg H. Cushing (zitiert nach [1]):

„Der Arzt hat nicht nur das erkrankte Organ zu betrachten, sondern auch den Menschen, dem dieses Organ gehört, und nicht nur den kranken Menschen, sondern auch die Umwelt in der er lebt."

Angesichts der multifaktoriellen Ursachen der meisten chronischen Erkrankungen, der biologischen, psychischen und sozialen Determinanten von Krankheitsentstehung und -verlauf sowie der zunehmenden Multimorbidität erfordert die Behandlung eine enge Zusammenarbeit der verschiedensten Berufsgruppen innerhalb der Rehabilitationsmedizin. Eine solche Zusammenarbeit stellt große Anforderungen an alle Beteiligten, besonders wenn die bei praktisch allen Erkrankungen notwendigen Konzepte der Krankheitsbewältigung und Lebensstiländerungen realisiert wer den sollen.

Bei der intrapersonalen Integration kommt für den behandelnden Arzt noch eine Schwierigkeit hinzu: Um den Patienten in seiner individuellen Wirklichkeit zu verstehen, muß der Arzt sich einerseits in den Patienten einfühlen können. Andererseits benötigt er Distanz, um die Übersicht zu bewahren, die auf ihn eindringenden Eindrücke zu sichten, zu klären, die eigenen Affekte und Gedanken zu berücksichtigen und sie modifizierend in die Interaktion einfließen zu lassen. Im Unterricht von Medizinstudenten kann man beobachten, daß die Fähigkeit zu solchem Vorgehen besonders durch die Arbeit am Krankenbett stimuliert und unterstützt werden kann. Gerade darum ist der integrierende somatische Lehrer für den Studenten so wichtig.

Auch heute schon besteht in der medizinischen Rehabilitation ein hoher Spezialisierungsgrad, der aber dem gleichzeitigen Anspruch auf Ganzheitlichkeit der Behandlungskonzepte nicht widerspricht. Gedanken zu diesem Thema hat Schliack kürzlich geäußert:

„Seit verantwortungsbewußte Ärzte wissenschaftlich begründete Medizin betreiben, gilt die Erkenntnis, daß der einzelne Arzt nicht alles allein wissen und tun kann, daß er vielmehr auf Rat und Hilfe von Kollegen und Therapeuten angewiesen ist, wenn er dem ihm anvertrauten Kranken optimal helfen will."

Vielen in der Rehabilitation tätigen Kollegen sind solche Ansätze geläufig.

10 Der Patient in der Rehabilitation

Die Erforschung, Beschreibung und Versorgung der Probleme von Menschen, die an einer chronischen Krankheit leiden, hat in den letzten zwei Jahrzehnten unbestreitbare Fortschritte gemacht. Zum Wohle der Erkrankten scheint auch das Verständnis für psychologische Begleitprozesse gewachsen zu sein, ebenso wie das Bemühen, Prozesse der Krankheitsverarbeitung auf ihre Auswirkungen von persönlichem Befinden zu untersuchen. Die entscheidende Frage bei chronischen Erkrankungen ist aber noch immer, welche Faktoren bei meist hochqualifizierter medizinischer Versorgung einen besseren Reha-Ablauf bei vielen Betroffenen verhindern. Wahrscheinlich sind es die Chronifizierungsprozesse während der Krankenkarriere, die auf mangelhafte individuelle Bewältigungsstile treffen und deshalb für das Reha-Gesamtergebnis verantwortlich sind.

Das subjektive Krankheitsgefühl vieler Patienten und das daraus resultierende Verhalten steht oftmals in keiner angemessenen Relation zu den medizinischen Befunden [4].

Viele der Karrieren eines *„chronischen Krankheitsverhaltens"* [16] beginnen mit relativ unspezifischen Beschwerden beim Hausarzt und einer dementsprechenden unspezifischen Behandlung. Aus einer gewissen Enttäuschungsreaktion erfolgt die Überweisung zu einem Facharzt mit einer genaueren apparativen Diagnostik. Nach dem Gesamtablauf erfolgt dann oft die vorsichtige, wenig einfühlsame Einlassung des Arztes, die Beschwerden seien vielleicht psychischen Ursprungs, wor-

Tabelle 2-1 Verhaltensmerkmale bei chronischem Krankheitsverhalten [16].

- zunehmende Passivität und Hilflosigkeit
- Verlust an Selbsthilfemöglichkeiten
- zunehmende Inanspruchnahme medizinisch-diagnostischer Maßnahmen
- Verlust an Vertrauen in die Funktionstüchtigkeit des eigenen Körpers (physische Bedrohung)
- Verlust an Vertrauen in die psychische Funktionstüchtigkeit der eigenen Person (Selbstwertbedrohung)
- körperliches Schonverhalten – körperlicher Trainingsmangel
- psychisches und soziales Schonverhalten – sozialer Trainingsmangel
- Einschränkung passiver Entspannungsmöglichkeiten
- soziale Beziehungen durch Krankenrolle stabilisiert
- erhöhter Verfügbarkeitsdruck nach medizinischen Interventionen
- Mißbrauch von Medikamenten bzw. Abhängigkeitsgefährdung
- zunehmende Abhängigkeit vom medizinischen Versorgungssystem

Tabelle 2-2 Zielsetzung und Bausteine für ein gesundheitsförderndes Krankheitsverhalten [16].

Zielsetzung
- Der Patient wird zum Experten im Umgang mit seiner Erkrankung
- Förderung von Aktivität und Selbsthilfemöglichkeiten
- Der Patient wird mit den Grundlagen seiner Erkrankung vertraut gemacht

Bausteine
- Informationen, Aufklärung, Beratung
- Wiedererwerben von Vertrauen in die Funktionstüchtigkeit des eigenen Körpers
- Wiedererwerben von Vertrauen in die psychische und soziale Funktionstüchtigkeit
- Abbau von Schon- und Vermeidungsverhalten im sozialen und körperlichen Bereich
- Umgang mit Gefühlen und kritischen sozialen Situationen
- Aufgeben der Krankenrolle
- Erlernen von Entspannung
- Kritischer Umgang in der Inanspruchnahme von medizinischen Hilfen, Medikamenten und Suchtmitteln
- Rückfallprophylaxe

auf der Patient in der Regel mit einer Zunahme der Beschwerdestärke reagiert, da er ja nun die Beweislast für die Echtheit seiner Symptome trägt. Wahrnehmungs- und Bewertungsprozesse sind zentral bedeutsam für die individuelle Reaktion.

Die immer noch vorgenommene Trennung in somatische und psychische Problemstellungen führt zu Verstärkungen des Chronifizierungsprozesses in der Krankenrolle und ist auch heute noch beispielsweise der wichtigste Faktor für die ungezügelte Psychopharmakaverordnung in der Bundesrepublik. Zahlreiche Patientenkarrieren eines „chronischen Krankheitsverhaltens“ sind durch die in Tabelle 2-1 aufgeführten Merkmale gekennzeichnet [16].

Einem „chronischen Krankheitsverhalten“ ist nur mit dem ganzheitlichen rehabilitativen Ansatz zu begegnen. Dies betrifft gleichfalls die vielfachen Probleme bei allen anderen verhaltensabhängigen chronischen Erkrankungen. Alle rehabilitativen Maßnahmen müssen sich deshalb in den in Tabelle 2-2 aufgelisteten Anstrengungen konzentrieren [16]. Dabei gilt immer noch die Weisheit des alten chinesischen Sprichwortes, daß auch die längste Reise mit dem ersten Schritt beginnt.

11 Schlußbetrachtung

Die therapeutischen Möglichkeiten der modernen klinischen Rehabilitation in den unterschiedlichsten Bereichen sind groß, nichtsdestoweniger aber viel zu wenig bekannt. Dies hat Gründe, die in der Vergangenheit durch ein unterschiedliches Spektrum medizinischer Standorte und unterschiedlicher Leistungsangebote zu suchen waren und deshalb auch gelegentlich zu öffentlicher Kritik Anlaß gegeben haben [9]. Zudem hat es die stationäre Rehabilitationsmedizin bisher noch nicht ausreichend verstanden, sich gegenüber dem herkömmlichen Kurwesen eindeutig abzugrenzen [10]. So kommt es auch heute noch zu vielerlei Mißverständnissen und Vorurteilen, die die engagiert durchgeführte, moderne Rehabilitationsmedizin nicht treffen können.

Das Gebäude der modernen medizinischen Rehabilitationskonzepte ruht auf vier gleichrangig nebeneinanderstehenden Säulen (Abb. 2-1). Diese Konstruktion wird zum Einsturz gebracht, wenn eine Ungleichgewichtung erfolgt. Mit der Umsetzung ständig weiterentwickelter Rehabilitationskonzepte wird es in Zukunft noch besser gelingen, die Zielvorstellungen der klinischen Rehabilitation für den einzelnen Patienten und seine individuellen Behandlungsfordernisse zu realisieren.

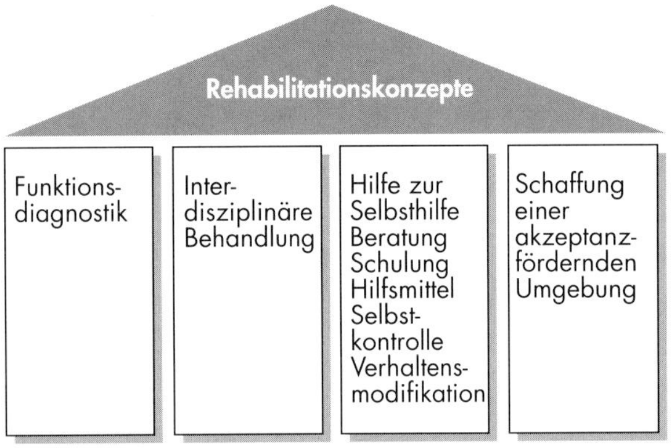

Abb. 2-1 Die vier Säulen der modernen medizinischen Rehabilitation.

Literatur

1. Adler, R.H., W. Hemmeler: Wer soll die psychosomatische Medizin praktizieren. Schweiz. Med. Wschr. 123 (1993) 1371–1375.
2. Badura, B.: Herzinfarktrehabilitation in der Bundesrepublik: Probleme und Reformperspektiven. Dtsch. Rentenversicherung 45 (1988) 192–210.
3. Badura, B.: Ganzheitlichkeit, Kontinuität und Flexibilität in der Rehabilitation. Heilbad und Kurort 46 (1994) 78–80.
4. Broda, H.: Belastungsbewältigung und Verhaltensmedizin-Überlegung zur Funktion von Symptomen. In: Zielke, M., J. Sturm (Hrsg.): Handbuch stationäre Verhaltenstherapie. S. 61–67. Belz PVÜ, Weinheim 1994.
5. Bundesminister für Gesundheit (BMG) (Hrsg.): Daten des Gesundheitswesens. Nomos, Baden-Baden 1993.
6. Buschmann-Steinhage, R.: Rehabilitationswissenschaften: Aspekte und Beiträge aus psychologischer Sicht. Deutsche Rentenversicherung 50 (1993) 224–233.
7. Engel, G.L.: The need of a new medical model: A challange for biomedicine. Science 196 (1977) 129–136.
8. Fliedner, I.M., N. Gerdes: Wissenschaftliche Grundlagen der Rehabilitation bei chronischen Erkrankungen. Situationsanalyse und Zukunftsperspektiven. Dtsch. Rentenversicherung 45 (1988) 227–237.
9. Kanzow, U.: Nun kurt mal schön! Dtsch. Ärztebl. 83 (1986) 2847.
10. Piechowiak, H.: Kurwesen – Kurunwesen. Versicherungsmedizin 42 (1990) 25–28.
11. Rahmenkonzept für die medizinische Rehabilitation in der gesetzlichen Rentenversicherung – Empfehlungen der Reha-Kommission des Verbandes Deutscher Rentenversicherungsträger. Dtsch. Rentenversicherung 49 (1992) 441–467.
12. Schaub, E., F. Schliehe: Ergebnisse der Reha-Kommission und ihre Bedeutung für das Qualitätssicherungsprogramm der Rentenversicherung. Dtsch. Rentenversicherung 51 (1994) 101–110.
13. Thrum, M., U. Wittwer: Berufliche Rehabilitation gestern, heute und morgen am Beispiel der Berufsförderungswerke. Rehabilitation 29 (1990) 67–75.
14. Uexküll, Th. v.: Theorie der Humanmedizin. Urban und Schwarzenberg, München – Wien – Baltimore 1988.
15. Wirth, A.: Rehabilitation statt Kur. Dtsch. Ärztebl. 87 (1990) 1628–1630.
16. Zielke, M., J. Sturm: Chronisches Krankheitsverhalten: Entwicklung eines neuen Krankheitsparadigmas. In: Zielke, M., J. Sturm (Hrsg.): Handbuch stationäre Verhaltenstherapie. S. 42–60. Belz PVU, Weinheim 1994.

II. Basiswissen

3 Rechtliche Grundlagen der Rehabilitation

Günter Tiedt

1 Einleitung

Wer körperlich, geistig oder seelisch behindert ist oder wem eine solche Behinderung droht, hat unabhängig von der Ursache der Behinderung ein Recht auf Hilfe, die notwendig ist, um die Behinderung abzuwenden, zu beseitigen, zu bessern, ihre Verschlimmerung zu verhüten oder ihre Folgen zu mildern und ihm einen seinen Neigungen und Fähigkeiten entsprechenden Platz in der Gemeinschaft, insbesondere im Arbeitsleben, zu sichern.

Dieses soziale Recht, so formuliert in § 10 des Ersten Buchs des Sozialgesetzbuchs (SGB I), ist die Grundvorschrift für das gesamte Rehabilitationsrecht in der Bundesrepublik Deutschland. Eine weitere Konkretisierung enthält die Vorschrift über die Aufgaben der Rehabilitation in § 1 des Gesetzes über die Angleichung der Leistungen zur Rehabilitation (RehaAnglG). Nach dieser Vorschrift werden die Leistungen zur Rehabilitation nach ihrer Art und nach ihrem Ziel näher definiert:

Die medizinischen, berufsfördernden und ergänzenden Maßnahmen und Leistungen zur Rehabilitation im Sinne des RehaAnglG sind darauf auszurichten, körperlich, geistig oder seelisch Behinderte möglichst auf Dauer in Arbeit, Beruf und Gesellschaft einzugliedern. Dabei stehen den Behinderten diejenigen gleich, denen eine Behinderung droht.

In dieser Definition fehlen die Leistungen zur sozialen Eingliederung. Das ist darauf zurückzuführen, daß eine Angleichung der sozialen Rehabilitation, die im Bundessozialhilfegesetz (BSHG) geregelt ist, an die übrigen Rehabilitationsleistungsarten wegen der unterschiedlichen Leistungsprinzipien (z.B. Bedürftigkeitsprinzip) bislang nicht möglich war. Auch wenn also im RehaAnglG die soziale Rehabilitation nicht geregelt ist, besteht sie dennoch als Leistungsart neben der medizinischen und der beruflichen Rehabilitation.

Somit ist nach unserer Rechtsordnung das Ziel der Rehabilitation Behinderter die Eingliederung in die Gemeinschaft bzw. die Gesellschaft, insbesondere in das Arbeitsleben, und zwar unabhängig von der Ursache der Behinderung. Die Mittel, mit denen dieses Ziel erreicht werden soll, sind Leistungen der medizinischen, beruflichen (schulischen) und sozialen Rehabilitation.

2 Das gegliederte System der Rehabilitation

2.1 Allgemeines

Die Leistungen zur medizinischen, beruflichen und sozialen Rehabilitation Behinderter werden in Deutschland von verschiedenen *Rehabilitationsträgern* erbracht. Es handelt sich dabei um Sozialleistungsträger, deren Leistungsprogramm auch andere Sozialleistungen umfaßt wie z.B.

- Rentenleistungen (gesetzliche Renten- und Unfallversicherung, Kriegsopferversorgung)
- Gesundheitsförderung, Krankheitsverhütung, Früherkennung und Krankenbehandlung (gesetzliche Krankenversicherung)
- Berufsberatung, Arbeitsvermittlung und Förderung der beruflichen Bildung (Bundesanstalt für Arbeit)
- Hilfe zum Lebensunterhalt (Träger der Sozialhilfe).

Das deutsche Rehabilitationsrecht beschreibt sieben Rehabilitationsträgergruppen. Die Rehabilitationsmöglichkeiten dieser Trägergruppen unterscheiden sich:

- Die gesetzliche Krankenversicherung (GKV) und die landwirtschaftliche Altershilfe (LwAH) können nur medizinische Rehabilitation durchführen.
- Die Möglichkeiten der Bundesanstalt für Arbeit (BA) beschränken sich auf die berufliche Rehabilitation.
- Beide Rehabilitationsarten, nämlich sowohl medizinische als auch berufliche Rehabilitation, sind möglich in der gesetzlichen Rentenversicherung (GRV), der gesetzlichen Unfallversicherung (GUV) und der Kriegsopferversorgung/Kriegsopferfürsorge (KOV/KOF).
- Die Sozialhilfe schließlich kann medizinische, berufliche und soziale Rehabilitation durchführen.

Dieses sog. *gegliederte System der Rehabilitation* ist in Deutschland historisch gewachsen. Die Sozialgesetzgebung Bismarcks, mit der die Sozialversicherung in ganz Deutschland erstmals auf eine gesetzliche Grundlage gestellt wurde, konzentrierte sich zunächst auf die Bereiche, in denen vorrangiger Handlungsbedarf bestand. Das waren die Bereiche Krankenversicherung, Rentenversicherung und Unfallversicherung. Die anderen Bereiche, wie insbesondere die Arbeitslosenversicherung, kamen erst später hinzu.

Dementsprechend wurden auch die Rehabilitationsaufgaben der einzelnen Sozialleistungsträger nicht aus einem Guß formuliert, sondern in den verschiedensten Gesetzen innerhalb eines 100jährigen Zeitraums.

Dennoch folgen die Regelungen über die Zuordnung von Rehabilitationsleistungen zu einzelnen Sozialleistungsträgern einem Grundgedanken, nämlich dem *Prinzip der Risikozuordnung*. Dieses Prinzip besagt, daß derjenige Sozialleistungsträger für die Rehabilitation zuständig sein soll, der das finanzielle Risiko eines Scheiterns der Rehabilitationsleistungen zu tragen hat. Denn gerade dieser Träger hat ein besonderes Interesse daran, eine Rehabilitationsmaßnahme erfolgreich abzuschließen, um weitere Leistungsansprüche überflüssig zu machen.

Dies läßt sich am besten am *Beispiel der GRV* verdeutlichen. Nach dem Prinzip Rehabilitation vor Rente, das im Gesetz mehrfach umschrieben worden ist, wird in der GRV mit Rehabilitationsleistungen angestrebt, die Erwerbsfähigkeit des Versicherten günstig zu beeinflussen, um eine Eingliederung in das Erwerbsleben zu erreichen und damit gleichzeitig Rentenleistungen hinauszuschieben oder zu vermeiden. Führt eine Rehabilitationsleistung des Rentenversicherungsträgers nicht zu dem angestrebten Erfolg, so wird in aller Regel im Anschluß an die Rehabilitation eine Rente wegen Berufs- oder Erwerbsunfähigkeit zu gewähren sein. Hieraus ergibt sich ein besonderes Interesse der GRV an einem Erfolg der Rehabilitation, so daß es angemessen erscheint, der GRV auch die Verantwortung für die Rehabilitation ihrer Versicherten zuzuweisen (vgl. § 7 RehaAnglG, §§ 9 Abs. 1 Satz 2, 116 SGB VI).

2.2 Gesetzliche Grundlagen der Rehabilitation

2.2.1 Sozialgesetzbuch

Wesentliche Teile des deutschen Sozialrechts sind im Sozialgesetzbuch (SGB) geregelt. Das Sozialgesetzbuch gliedert sich nach derzeitigem Sachstand in 11 Bücher (SGB I bis SGB XI). Bislang sind von den geplanten 11 Büchern 7 Bücher in Kraft getreten, nämlich die *Bücher*

- *I* (Allgemeiner Teil)
- *IV* (Gemeinsame Vorschriften für die Sozialversicherung)
- *V* (Gesetzliche Krankenversicherung)
- *VI* (Gesetzliche Rentenversicherung)
- *VIII* (Kinder- und Jugendhilfe)
- *X* (Verwaltungsverfahren)
- *XI* (Pflegeversicherung).

Allgemeine Vorschriften über die Rehabilitation finden sich im SGB I und IV, spezielle Rehabilitationsvorschriften für die GKV im SGB V und für die GRV im SGB VI.

Die gesetzlichen Vorschriften über die Rehabilitation in der GUV ergeben sich aus dem noch geltenden dritten Buch der Reichsversicherungsordnung (RVO); die Vorschriften für die BA sind im Arbeitsförderungsgesetz (AFG) enthalten, die Vorschriften über die Rehabilitation in der LwAH im Gesetz über eine Altershilfe für Landwirte (GAL), in der KOV/KOF im Bundesversorgungsgesetz (BVG) und in der Sozialhilfe im Bundessozialhilfegesetz (BSHG). Eine Einbeziehung dieser Vorschriften in das SGB ist geplant.

Es ist in der Vergangenheit immer wieder darüber nachgedacht worden, ob und inwieweit das Rehabilitationsrecht in einem besonderen Buch des SGB zusammengefaßt werden kann. Diese Überlegungen haben dazu geführt, daß im Jahre 1993 ein Referentenentwurf eines SGB IX vorgelegt wurde, in den ein Teil der Rehabilitationsvorschriften aus den vorgenannten Gesetzen, insbesondere der RVO, des AFG, des SGB V und des SGB VI übernommen wurde und der zugleich eine begrenzte Sachreform enthielt. Ein wesentliches Merkmal dieses gesetzgeberischen Vorhabens war, daß nicht alle Rehabilitationsvorschriften aus den verschiedenen Leistungsgesetzen herausgelöst werden konnten. Vielmehr war es wegen des engen inneren Zusammenhangs der Rehabilitationsleistungen mit den anderen Leistungen der jeweiligen Rehabilitationsträgergruppe geboten, insbesondere die Vorschriften über die Voraussetzungen für einen Leistungsanspruch in den Leistungsgesetzen zu belassen. Das SGB IX konnte in der bis 1994 laufenden Legislaturperiode nicht mehr verabschiedet werden.

2.2.2 Rehabilitations-Angleichungsgesetz (RehaAnglG) [1]

Ein gegliedertes Leistungssystem, in dem verschiedene Leistungsträger für den von ihnen betreuten Personenkreis Rehabilitationsleistungen erbringen, kann nur dann reibungslos funktionieren, wenn die Leistungen vor allem an den Schnittstellen der Zuständigkeiten koordiniert werden. Eine solche Koordinierung kann durch Gesetz oder Verordnung, aber auch durch Vereinbarungen oder gemeinsame Richtlinien der Rehabilitationsträgergruppen erfolgen.

Dementsprechend haben die einzelnen Rehabilitationsträgergruppen mehrere für die Rechtsanwendung bedeutsame Vereinbarungen abgeschlossen, auf die später näher eingegangen wird.

Eine gesetzliche Koordinierung erfolgte in erster Linie durch das RehaAnglG.

Dieses Gesetz enthält *allgemeine Vorschriften* und Vorschriften über *Leistungen zur Rehabilitation*. Das Gesetz findet keine Anwendung auf die Sozialhilfe, weil es seinerzeit nicht möglich war, die besonderen Probleme, die sich aus dem in der Sozialhilfe geltenden Bedürftigkeitsprinzip ergeben, auszuräumen.

Die Vorschriften des RehaAnglG über die *Leistungen zur Rehabilitation*, also über Voraussetzungen, Art und Umfang der Leistungen, über medizinische Leistungen und über berufsfördernde Leistungen, haben lediglich deklaratorische Bedeutung. Sie sind weitgehend wortgleich mit den jeweils entsprechenden Vorschriften in den Leistungsgesetzen der Rehabilitationsträgergruppen – insbesondere drittes Buch der RVO, AFG, SGB V und SGB VI –, aus denen die Regelungen über Rehabilitationsleistungen der GUV, BA, GKV und GRV unmittelbar abzuleiten sind.

Dagegen sind die *allgemeinen Vorschriften* des RehaAnglG unmittelbar anwendbar. Es handelt sich dabei um Regelungen über Einleitung der Rehabilitationsmaßnahmen, Zusammenarbeit der Rehabilitationsträger, Auskunft und Beratung, Vorleistung, Vorrang der Rehabilitation vor Rente und um Durchführungsbestimmungen.

Einleitung der Rehabilitationsmaßnahmen und Zusammenarbeit der Rehabilitationsträger

Die Vorschriften der §§ 4 und 5 RehaAnglG enthalten einige grundlegende Forderungen des Gesetzgebers an die Rehabilitationsträger, die die Koordination der verschiedenen Leistungsbereiche im gegliederten System der Rehabilitation verbessern sollen.

Eine Grundforderung ist die, daß die Rehabilitationsträger auf die *frühzeitige Einleitung* und die *zügige Durchführung* der gebotenen Leistungen der Rehabilitation hinzuwirken haben. Insbesondere hat der zuständige Träger gleichzeitig mit der Einleitung einer medizinischen Maßnahme zur Rehabilitation, während ihrer Durchführung und nach ihrem Abschluß zu prüfen, ob durch geeignete berufsfördernde Maßnahmen die Erwerbsfähigkeit des Behinderten erhalten, gebessert oder wiederhergestellt werden kann.

Von Bedeutung ist in diesem Zusammenhang die Vorschrift über die Aufstellung eines *Gesamtplans* zur Rehabilitation. Nach § 5 Abs. 3 RehaAnglG ist in allen geeigneten Fällen, insbesondere, wenn das Rehabilitationsverfahren mehrere Maßnahmen umfaßt oder andere Träger und Stellen daran beteiligt sind, ein Gesamtplan aufzustellen. Dieser Gesamtplan soll alle Maßnahmen umfassen, die im Einzelfall erforderlich sind, um eine vollständige und dauerhafte Eingliederung zu erreichen.

Den Rentenversicherungsträgern wird immer wieder vorgeworfen, daß sie diese Vorschrift nicht beachten. Dieser Vorwurf erscheint nicht gerechtfertigt, wenn man bedenkt, daß das Gesetz über die Form eines solchen Gesamtplans keine näheren Hinweise enthält. Die Rehabilitationsträgergruppen haben zur Umsetzung der gesetzlichen Vorschrift eine Gesamtvereinbarung [2] abgeschlossen, in der das Verfahren zur Aufstellung des Gesamtplans näher geregelt wird. Diese Gesamtvereinbarung geht von der Vorstellung aus, daß ein Gesamtplan zur Rehabilitation nicht in einem bestimmten Zeitpunkt für den gesamten weiteren Rehabilitationsverlauf erstellt werden kann, sondern daß ein solcher Plan von dem jeweils für die anstehende Rehabilitationsphase zuständigen Rehabilitationsträger aufgestellt und dann entsprechend von den weiteren zuständigen Rehabilitationsträgern fortgeschrieben wird. Dies wird in der Praxis durchgeführt. So enthalten beispielsweise die Entlassungsberichte der Rehabilitationsfachkliniken Hinweise über weitere erforderliche Maßnahmen, vor allem auch über erforderliche berufsfördernde Maßnahmen oder über Nachsorgeleistungen. Ferner wird beispielsweise die BA von den anderen Rehabilitationsträgern vor der Einleitung berufsfördernder Maßnahmen zur Rehabilitation beteiligt, wie es in § 5 Abs. 4 RehaAnglG vorgesehen ist, und zwar nach Maßgabe einer von den Rehabilitationsträgern geschlossenen weiteren Gesamtvereinbarung [3]. Diese Gesamtvereinbarung enthält ausführliche Regelungen über das Verfahren der Beteiligung der BA mit entsprechenden Vordruckmustern. Damit wird erreicht, daß in den Beratungsgesprächen mit dem Versicherten über berufsfördernde Leistungen frühzeitig alle beteiligten Fachkräfte, insbesondere die Beratungskräfte des Arbeitsamtes einschließlich des Arbeitsamtsarztes und der Fachberater des zuständigen Rentenversicherungsträgers zusammenwirken, um die weitere Rehabilitation im Rahmen der Gesamtplanung zu konzipieren. Schließlich soll als weiteres Beispiel auf die *Zusammenarbeit zwischen der GRV und GKV bei der Rehabilitation Suchtstoffabhängiger* hingewiesen werden: Verschiedene zwischen diesen beiden Versicherungszweigen abgeschlossene Vereinbarungen sind nicht nur Grundlage für die Abgrenzung der Leistungsbereiche, sondern auch für das Zusammenwirken bei der Entgiftungs- und Entwöhnungsbehandlung. [4]

Auskunfts- und Beratungsstellen für Rehabilitation

Nach § 5 Abs. 1 Satz 2 RehaAnglG ist die umfassende Beratung der Behinderten durch die Einrichtung von Auskunfts- und Beratungsstellen zu gewährleisten.

Es war seit jeher eine wesentliche Aufgabe der einzelnen Rehabilitationsträger, die Behinderten über ihre Rechte und Pflichten zu beraten. Eine generelle Auskunfts- und Beratungspflicht ergibt sich bereits aus den Vorschriften der §§ 14 und 15 SGB I. Die spezielle Regelung des RehaAnglG hat dazu geführt, daß die Rehabilitationsträger in einer Gesamtvereinbarung [5] Regelungen über die Errichtung spezieller Auskunfts- und Beratungsstellen der Rehabilitation getroffen haben und daß daraufhin ein flächendeckendes Netz solcher Stellen entstanden ist.

In der Gesamtvereinbarung werden die Aufgaben wie folgt beschrieben:

Auskunfts- und Beratungsstellen sind die Rehabilitationsträger. Sie sind als Auskunftsstellen verpflichtet, Auskunftssuchende an den für sie zuständigen Rehabilitationsträger weiterzuleiten, sind also die Anlaufstellen der Rehabilitation. Intensive Beratungen im Einzelfall können die Auskunftsstellen allerdings nicht erteilen. Hierzu bedarf es näherer Informationen, über die nur der jeweils für die Leistung zuständige Rehabilitationsträger verfügt. Deshalb sind die Rehabilitationsträger Beratungsstellen jeweils nur für den von ihnen betreuten Personenkreis, also z.B. die GRV für Rentenversicherte und die GUV für Unfallversicherte.

Vorleistung

Von Bedeutung für die Versicherten ist es nicht nur, daß sie sich unter Inanspruchnahme von Auskunftsstellen schnell über den für sie zuständigen Rehabilitationsträger informieren können, sondern daß sie dann auch nach Antragstellung ohne Verzögerung einen Leistungsbescheid des zuständigen Rehabilitationsträgers erhalten und daß dann ggf. unverzüglich die Rehabilitation eingeleitet wird. Es bleibt aber nicht aus, daß im Einzelfall der zuständige Rehabilitationsträger nicht sofort feststellbar ist, weil zur Prüfung der Zuständigkeit weitere Ermittlungen erforderlich sind oder weil ein negativer Kompetenzkonflikt vorliegt. Um Verzögerungen dieser Art nicht auf dem Rücken des Versicherten austragen zu müssen, hat der Gesetzgeber in verschiedenen Vorschriften unserer Rechtsordnung vorläufige Leistungen vorgeschrieben.

Die Grundregelung über *vorläufige Leistungen* ergibt sich aus § 43 SGB I:

> Besteht ein Anspruch auf Sozialleistungen und ist zwischen mehreren Leistungsträgern streitig, wer zur Leistung verpflichtet ist, so kann der unter ihnen zuerst angegangene Leistungsträger vorläufig Leistungen erbringen. Den Umfang dieser vorläufigen Leistungen bestimmt der vorleistende Träger nach pflichtgemäßem Ermessen.

Für den Bereich der Rehabilitation gilt diese Vorschrift grundsätzlich nicht. Denn hierfür gibt es in § 6 Abs. 2 RehaAnglG eine Spezialvorschrift.

> Danach sind die Voraussetzungen für eine vorläufige Leistung erfüllt, wenn ungeklärt ist, welcher Rehabilitationsträger zuständig ist, oder wenn die unverzügliche Einleitung der erforderlichen Maßnahmen aus anderen Gründen gefährdet ist.

Zu beachten ist, daß diese Vorschrift nicht auf die Sozialhilfe Anwendung findet, weil Vorschriften über die Sozialhilfe im RehaAnglG nicht enthalten sind. Geht es somit um soziale Rehabilitation, so findet die allgemeine Vorschrift des § 43 SGB I Anwendung.

Ist ein Vorleistungsfall im Bereich der medizinischen oder beruflichen Rehabilitation gegeben, so ist für die Durchführung der vorläufigen Leistungen der Träger der GRV zuständig, wenn es sich um medizinische Leistungen zur Rehabilitation handelt. Handelt es sich um berufsfördernde Leistungen zur Rehabilitation, so ist die BA für die Vorleistung zuständig. Die vorläufigen Leistungen beginnen längstens nach Ablauf einer Frist von 6 Wochen. Die Frist beginnt mit dem Zeitpunkt, an dem der vorleistungspflichtige Träger von dem Antrag und von den die Vorleistungspflicht begründenden Tatsachen Kenntnis erlangt.

Über das Verfahren zur Vorleistung im einzelnen wurde zwischen allen Rehabilitationsträgergruppen eine Gesamtvereinbarung abgeschlossen [6]. Aus dieser Gesamtvereinbarung ergibt sich das Vorleistungsverfahren im einzelnen:

> Liegt eine ungeklärte Zuständigkeit vor oder kann der zuständige Träger die ihm obliegende Leistung nicht erbringen und ist dadurch die unverzügliche Einleitung erforderlicher Maßnahmen gefährdet, so ist der vorleistungspflichtige Träger – also entweder der Träger der GRV oder die BA – unverzüglich zu unterrichten. Gleichzeitig sind die vorliegenden Unterlagen zu übersenden und der Behinderte zu informieren.

Der vorleistungspflichtige Träger hat nicht nur vorläufige Leistungen zu gewähren, sondern muß sich auch um die Feststellung des zuständigen Trägers bemühen und den Zeitpunkt der Übernahme der Leistungen mit dem Träger vereinbaren, der sich nachträglich als zuständig erklärt hat.

Der endgültig zuständige Leistungsträger hat dem vorleistenden Träger die Aufwendungen für die Vorleistung zu erstatten. Dies ergibt sich aus § 102 SGB X. Der Umfang des Erstattungsanspruchs richtet sich jeweils nach den für den vorleistenden Leistungsträger geltenden Rechtsvorschriften.

Rehabilitation vor Rente

Ein Grundprinzip im Rehabilitationsrecht ist der Grundsatz Rehabilitation vor Rente.

In unserer Gesellschaftsordnung wird der Eingliederung ins Erwerbsleben ein besonders hoher Stellenwert beigemessen. Vorrangiges Ziel der Sozialleistungen ist es daher, Arbeitsplätze zu erhalten, die Gefährdung der Erwerbsfähigkeit zu beseitigen und eine geminderte Erwerbsfähigkeit möglichst zu bessern oder voll wiederherzustellen. Diese Maßnahmen haben deshalb Vorrang vor den Rentenleistungen, die einen eingetretenen und nicht mehr zu beseitigenden Verlust des Erwerbsvermögens ausgleichen sollen. Es ist an verschiedenen Stellen unserer Rechtsordnung festgelegt, daß Renten wegen verminderter Erwerbsfähigkeit erst dann bewilligt werden, wenn zuvor Leistungen zur Rehabilitation durchgeführt worden sind oder wenn der Erfolg solcher Leistungen nicht zu erwarten ist. Dieser Grundsatz, der allerdings nicht für Renten nach dem Bundesversorgungsgesetz gilt, weil diesen ein Entschädigungsprinzip zugrunde liegt, findet sich in § 7 RehaAnglG und ist im Leistungsrecht der GRV nochmals besonders betont worden (§ 9 Abs. 1 letzter Satz SGB VI). Die Umsetzung dieses Grundsatzes ist in § 116 SGB VI geregelt. Danach wird vor Entscheidung über einen Rentenantrag wegen verminderter Erwerbsfähigkeit geprüft, ob Leistungen zur Rehabilitation voraussichtlich erfolgreich sind. Werden Leistungen zur Rehabilitation bewilligt, besteht während dieser Leistungen neben einem Anspruch auf Übergangsgeld grundsätzlich kein Anspruch auf Rente.

2.2.3 Rehabilitationsvorschriften im spezifischen Leistungsrecht der einzelnen Rehabilitationsträgergruppen (Überblick)

Neben den vorgenannten trägerübergreifenden gesetzlichen Bestimmungen des Sozialgesetzbuchs und des RehaAnglG finden sich im spezifischen Leistungsrecht der einzelnen Rehabilitationsträgergruppen weitere Vorschriften zur Rehabilitation. Es handelt sich dabei vor allem um Vorschriften über die Voraussetzungen und über Art, Dauer und Umfang der Rehabilitationsleistungen. Diese Vorschriften sollen an dieser Stelle nur zusammengefaßt werden. Vertiefende Ausführungen zum Regelungsinhalt folgen an anderer Stelle.

Gesetzliche Krankenversicherung (GKV)

Wie bereits erwähnt, ergeben sich die wesentlichen gesetzlichen Grundlagen für die Rehabilitation in der GKV aus dem SGB V.

Schon hier muß darauf hingewiesen werden, daß im Bereich der GKV zwischen Akutbehandlung und Rehabilitation unterschieden wird. Die im folgenden zitierten Vorschriften betreffen daher nicht ausschließlich die medizinische Rehabilitation, sondern den gesamten Bereich der Leistungen der GKV bei Krankheit.

Die Bestimmungen über die Krankenbehandlung einschließlich der medizinischen und ergänzenden Leistungen zur Rehabilitation finden sich in §§ 27 bis 43b SGB V, die Vorschriften über Barleistungen (Krankengeld) in §§ 44 bis 51 SGB V. Hervorzuheben ist aus diesem Katalog § 27 SGB V, in dem die einzelnen Bestandteile einer Krankenbehandlung aufgezählt sind, sowie die Vorschriften über Krankenhausbehandlung (§ 39), medizinische Rehabilitation (§ 40) und ergänzende Leistungen (§ 43).

Gesetzliche Rentenversicherung (GRV)

Das Recht der GRV ist im SGB VI geregelt. Die Rehabilitationsvorschriften ergeben sich aus §§ 9 bis 32, 111, 116 SGB VI. Hervorzuheben sind die Bestimmungen über die persönlichen und versicherungsrechtlichen Voraussetzungen für Rehabilitationsleistungen (§§ 10 und 11), über den Leistungsumfang (§ 13), über die Leistungsabgrenzung gegenüber der GKV (§ 13 Abs. 2 bis 4) sowie über den Inhalt der medizinischen Leistungen (§ 15) und der berufsfördernden Leistungen zur Rehabilitation (§ 16). Die Barleistungen (Übergangsgeld) sind in §§ 20 bis 27 SGB VI geregelt, die weiteren ergänzenden und sonstigen Leistungen zur Rehabilitation in §§ 28 ff. SGB VI.

Altershilfe für Landwirte (LwAH)

Die Rehabilitationsleistungen der LwAH ergeben sich aus dem Gesetz über eine Altershilfe für Landwirte (GAL). Die Rehabilitation ist in §§ 6 und 7 GAL geregelt. Die landwirtschaftliche Alterskasse kann danach Leistungen zur medizinischen Rehabilitation entsprechend den in der GRV geltenden persönlichen Voraussetzungen für selbständige Landwirte erbringen, also bei Gefährdung oder Minderung der Erwerbsfähigkeit. Es gelten weitgehend die Bestimmungen des SGB VI über die medizinischen Leistungen zur Rehabilitation.

Gesetzliche Unfallversicherung (GUV)

Das Leistungsrecht der GUV findet sich im dritten Buch der Reichsversicherungsordnung (RVO). Es soll demnächst in das Sozialgesetzbuch übernommen werden, wie dies bereits mit den Vorschriften der Kranken- und Rentenversicherung geschehen ist. Die Rehabilitation ist geregelt in §§ 556 bis 569c RVO. Die Barleistungen (Übergangsgeld) ergeben sich aus §§ 568 und 568a RVO.

Kriegsopferversorgung, Kriegsopferfürsorge (KOV/KOF)

Die Vorschriften über Rehabilitation und Krankenbehandlung/Krankenhausbehandlung (Akutbehandlung) finden sich in §§ 10 bis 24a BVG. Hervorzuheben sind die Grundvorschriften des § 10 (Personenkreis der Leistungsempfänger von Heilbehandlung und Krankenbehandlung) sowie § 11 (Umfang und Voraussetzungen der Heilbehandlung). Die Leistungen der Kriegsopferfürsorge, zu denen insbesondere die berufliche Rehabilitation zählt, sind in §§ 25 bis 27i BVG geregelt.

Bundesanstalt für Arbeit (BA)

Das Recht der BA ist im Arbeitsförderungsgesetz (AFG) niedergelegt. Die berufliche Rehabilitation durch die BA ist in §§ 56 bis 62 AFG geregelt.

Sozialhilfe

Das Sozialhilferecht ist im Bundessozialhilfegesetz (BSHG) geregelt. Leistungen zur Rehabilitation werden von der Sozialhilfe als Eingliederungshilfe gewährt. Die Leistungsvorschriften finden sich in §§ 39 bis 47 BSHG.

Tabelle 3-1 Rehabilitationsträger.

Gesetzliche Krankenversicherung (GKV)
- Ortskrankenkassen, die für bestimmte abgegrenzte Regionen errichtet worden sind
- Betriebskrankenkassen, die von Arbeitgebern für einen oder mehrere Betriebe errichtet werden können, wenn in diesen Betrieben regelmäßig mindestens 1000 Versicherungspflichtige beschäftigt werden
- Innungskrankenkassen, die von Handwerksinnungen für die Handwerksbetriebe ihrer Mitglieder errichtet werden können, wenn in den Handwerksbetrieben regelmäßig mindestens 1000 Versicherungspflichtige beschäftigt werden
- Seekrankenkasse als Abteilung der für die Rentenversicherung der Seeleute zuständigen Seekasse
- landwirtschaftliche Krankenkassen, die die Krankenversicherung der Landwirte durchführen
- die Bundesknappschaft, die neben der Rentenversicherung auch die Krankenversicherung für Bergleute durchführt
- Ersatzkassen

Gesetzliche Rentenversicherung (GRV)
- Arbeiterrentenversicherung
  - Landesversicherungsanstalten
  - Bahn-Versicherungsanstalt als Sonderanstalt für Arbeitnehmer der Bahn-AG
  - Seekasse als Sonderanstalt für Seeleute
- Angestelltenversicherung
  - Bundesversicherungsanstalt für Angestellte, zentrale Zuständigkeit für das gesamte Bundesgebiet
- knappschaftliche Rentenversicherung
  - Bundesknappschaft, zentrale Zuständigkeit für das gesamte Bundesgebiet

Landwirtschaftliche Altershilfe (LwAH)
- landwirtschaftliche Alterskassen, die als Träger der Altershilfe bei jeder landwirtschaftlichen Berufsgenossenschaft errichtet worden sind.

Gesetzliche Unfallversicherung (GUV)
- Berufsgenossenschaften
- Unfallversicherungsträger der öffentlichen Hand
  - Bund
  - Bundesanstalt für Arbeit
  - Länder
  - Gemeinden/Gemeindeunfallversicherungsverbände
  - Eisenbahn-Unfallkasse

Kriegsopferversorgung/Kriegsopferfürsorge (KOV/KOF)
- Versorgungsämter
- Hauptfürsorgestellen

Bundesanstalt für Arbeit (BA)
Die BA führt die Arbeitslosenversicherung und die Arbeitsförderung einschließlich der beruflichen Rehabilitation zentral für das gesamte Bundesgebiet durch. Sie gliedert sich in:
- Hauptstelle
- Landesarbeitsämter
- Arbeitsämter

Sozialhilfe
- örtliche Träger
  - Kreise
  - kreisfreie Städte
- überörtliche Träger
  - Länder
  - Kommunalverbände wie z.B. Landschaftsverbände und Landeswohlfahrtsverbände

2.3 Organisation der Rehabilitationsträger

Die Rehabilitationsleistungen in den 7 Rehabilitationsträgergruppen werden von öffentlich-rechtlich organisierten Rehabilitationsträgern erbracht.

2.3.1 Rehabilitationsträger

Im einzelnen sind für die Durchführung der Rehabilitation die in Tabelle 3-1 aufgeführten Träger zuständig.

2.3.2 Die Rehabilitationsträger als Körperschaften des öffentlichen Rechts mit Selbstverwaltung

Die Träger der GKV, GRV, LwAH und GUV sowie die BA *(Sozialversicherungsträger)* sind Körperschaften des öffentlichen Rechts. Sie unterliegen als ausgegliederte Staatsverwaltung der staatlichen Rechtsaufsicht und haben eine Selbstverwaltung.

Die *Rechtsaufsicht* wird von den Aufsichtsbehörden wahrgenommen. Zur Durchführung der Aufsicht haben die Aufsichtsbehörden das Recht, die Rehabilitationsträger zu prüfen und rechtsfehlerhaftes Verhalten zu beanstanden. Die Aufsicht ist keine Fachaufsicht. Rein fachbezogene Entscheidungen unterliegen der Kontrolle der Aufsichtsbehörde somit nicht. Sie kann insbesondere nicht ihr Ermessen an die Stelle des Ermessens des Rehabilitationsträgers setzen.

Aufsichtsbehörden sind für bundesunmittelbare Rehabilitationsträger, d.h. für Träger, deren Zuständigkeitsbereich über die Grenzen eines Bundeslandes hinausgeht, das Bundesversicherungsamt, für landesunmittelbare Versicherungsträger, also Träger, deren Zuständigkeitsbereich innerhalb der Grenzen eines Bundeslandes angesiedelt ist, das Bundesland (Sozialministerium). Eine Ausnahme gilt für die BA, die der unmittelbaren Rechtsaufsicht des Bundesministers für Arbeit und Sozialordnung unterliegt.

Die *Selbstverwaltung* wird von den Versicherten und den Arbeitgebern, bei der BA zusätzlich von öffentlich-rechtlichen Körperschaften wahrgenommen. Die Notwendigkeit der Selbstverwaltung ergibt sich aus der Überlegung, daß diejenigen, die die Sozialversicherung finanzieren, nämlich insbesondere die Versicherten und die Arbeitgeber, auch die Möglichkeit haben sollen, an der Willensbildung der Sozialversicherungsträger mitzuwirken.

Die Selbstverwaltung wird in Selbstverwaltungsorganen ausgeübt. *Selbstverwaltungsorgane* sind in der GKV der Verwaltungsrat, in der GRV und der GUV eine Vertreterversammlung und ein Vorstand, bei der Hauptstelle der BA ein Verwaltungsrat und ein Vorstand sowie bei den Landesarbeitsämtern und Arbeitsämtern Verwaltungsausschüsse. Die Selbstverwaltungsorgane sind bei der Krankenkasse, der Berufsgenossenschaft und dem Rentenversicherungsträger in der Regel paritätisch besetzt, d.h. zu 50% mit Versichertenvertretern und zu 50% mit Arbeitgebervertretern. In den Organen der BA sind zu je einem Drittel Arbeitnehmer, Arbeitgeber und öffentliche Körperschaften vertreten. Die Mitglieder der Selbstverwaltungsorgane werden gewählt. In Sozialversicherungswahlen bestimmen die Versicherten und die Arbeitgeber die Vertreter ihrer Gruppen in der Vertreterversammlung.

Aufgabe der Vertreterversammlung ist insbesondere, die Satzung und den Haushalt des Versicherungsträgers zu beschließen. Der Vorstand verwaltet den Versicherungsträger und vertritt ihn gerichtlich und außergerichtlich, soweit diese Aufgaben nicht dem Geschäftsführer übertragen sind. Neben den Selbstverwaltungsorganen hat jeder Versicherungsträger einen Geschäftsführer bzw. eine Geschäftsführung mit der Aufgabe, hauptamtlich die laufenden Verwaltungsgeschäfte zu führen.

2.3.3 Verbände der Rehabilitationsträger

Zur Wahrnehmung gemeinsamer Angelegenheiten haben sich die Träger der GKV, der GRV, der GUV und der LwAH jeweils für ihren Zuständigkeitsbereich zu Verbänden zusammengeschlossen.

In der GKV bestehen Bundesverbände – zum Teil auch Landesverbände – bei jeder Kassenart (ausgenommen Bundesknappschaft und Seekrankenkasse). Die Rentenversicherungsträger haben sich zu einem Bundesverband zusammengeschlossen, dem Verband Deutscher Rentenversicherungsträger. In der GUV bestehen Verbände der gewerblichen und der landwirtschaftlichen Berufsgenossenschaften sowie der Unfallversicherungsträger der öffentlichen Hand. Die landwirtschaftlichen Alterskassen sind Mitglieder des Gesamtverbandes der landwirtschaftlichen Alterskassen. Im Bereich der Sozialhilfe werden überregionale Fragen im Deutschen Städtetag, im Landkreistag und in der Arbeitsgemeinschaft der überörtlichen Träger der Sozialhilfe erörtert.

Ein wesentliches Ziel in der Arbeit der Verbände ist, die Gleichbehandlung der Versicherten im gegliederten Leistungssystem sicherzustellen. Sie stehen daher in enger Kooperation miteinander und erörtern insbesondere auf Bundesebene Koordinierungsprobleme und rechtliche Zweifelsfragen. Die Arbeitsergebnisse der Verbände werden in aller Regel durch Verbandsempfehlung an die Mitglieder weitergegeben. Durch verbandsinterne Absprachen ist sichergestellt, daß die für die Versicherten wesentlichen Fragen einheitlich für die gesamte Bundesrepublik geregelt werden. Der Verband Deutscher Rentenversicherungsträger z.B. hat für die GRV in diesem Zusammenhang ein Verfahren der Selbstbindung der Träger entwickelt: Sie verpflichten sich in Fällen, in denen es um Gleichbehandlung der Versicherten geht, die erarbeiteten Rechtsauffassungen für alle Rentenversicherungszweige einheitlich umzusetzen.

2.4 Zuständigkeiten im gegliederten System der Rehabilitation

2.4.1 Zuständigkeitsbereiche

In einem gegliederten Rehabilitationssystem, in dem die Leistungen zur Rehabilitation von verschiedenen Leistungsträgern erbracht werden, ist es von besonderer Bedeutung, die Zuständigkeitsbereiche der einzelnen Rehabilitationsträgergruppen möglichst eindeutig voneinander abzugrenzen. Gelingt dies nicht, ergeben sich an den Schnittstellen Zuordnungsprobleme, die u.U. zu Verzögerungen im Verfahrensablauf und damit zu Nachteilen und Schwierigkeiten für den Versicherten führen.

Die Definition der Zuständigkeitsbereiche und damit die Beschreibung der Kriterien, nach denen die Zuordnung von Rehabilitationsanträgen zu bestimmten Bereichen beurteilt werden kann, ergibt sich in erster Linie aus den gesetzlichen Vorschriften. Soweit diese Vorschriften nicht ausreichen, haben die Rehabilitationsträger ergänzend Zuständigkeitsvereinbarungen abgeschlossen.

Man kann in diesem Zusammenhang allgemeine Systeme und Sondersysteme unterscheiden.

Sondersysteme bestehen für bestimmte Personenkreise entweder aufgrund ihrer besonderen Eigenschaften oder im Hinblick auf die Ursache der Behinderung. Danach können als Sondersysteme angesehen werden: die GUV, deren Zuständigkeit sich auf Arbeitsunfälle und Berufskrankheiten beschränkt, die KOV/KOF, die ausschließlich den Bereich der Kriegs- und Wehrdienstbeschädigten und einige weitere Bereiche wie Impfschäden abdeckt, sowie die LwAH, die eine Sonderversicherung für selbständige Landwirte darstellt. Demgegenüber sind die GRV, die GKV, die BA und die Sozialhilfe allgemeine Systeme.

2.4.2 Abgrenzung der allgemeinen Systeme von den Sondersystemen

Die Abgrenzung der allgemeinen Systeme von den Sondersystemen erfolgt nach dem Grundsatz, daß die Sondersysteme, wenn ihre Leistungsvoraussetzungen erfüllt sind, vorrangig vor den allgemeinen Systemen mit Leistungen eintreten. Ist z.B. eine Rehabilitation wegen eines Arbeitsunfalls erforderlich, so ist die GUV leistungspflichtig, wenn ihre sonstigen Voraussetzungen erfüllt sind, auch wenn gleichzeitig die versicherungsrechtlichen Voraussetzungen in der GKV oder in der GRV vorliegen. Entsprechendes gilt für das Verhältnis KOV und LwAH zu den allgemeinen Systemen. Dieser *Abgrenzungsgrundsatz* hat auch Eingang in das Gesetz gefunden:

> Nach § 12 Abs. 1 Nr. 1 SGB VI werden von der GRV Leistungen zur Rehabilitation nicht erbracht, wenn der Versicherte wegen eines Arbeitsunfalles, einer Berufskrankheit oder einer Schädigung im Sinne des sozialen Entschädigungsrechts gleichartige Leistungen eines anderen Rehabilitationsträgers erhalten kann.

2.4.3 Die Zuständigkeitsbereiche der allgemeinen Systeme

Die Zuständigkeitsbereiche der allgemeinen Systeme ergeben sich ebenfalls grundsätzlich aus dem Gesetz. Ergänzend wurden zwischen den Rehabilitationsträgergruppen Vereinbarungen abgeschlossen. Abgrenzungsbedarf bestand zwischen GRV und GKV im Bereich der medizinischen Rehabilitation, zwischen GRV und BA im Bereich der beruflichen Rehabilitation sowie zwischen GRV, GKV, BA einerseits und Sozialhilfe andererseits.

Gesetzliche Rentenversicherung/gesetzliche Krankenversicherung (GRV/GKV)

Zentrale Vorschrift für die Abgrenzung der Leistungsbereiche der GRV und der GKV im Bereich der medizinischen Rehabilitation ist § 40 Abs. 4 SGB V. Danach ist der Rentenversicherungsträger, wenn seine Leistungsvoraussetzungen erfüllt sind, gegenüber der Krankenkasse in der medizinischen Rehabilitation vorrangig zur Leistung verpflichtet. Es ist daher in jedem Fall zunächst zu prüfen, ob die persönlichen und versicherungsrechtlichen Voraussetzungen für eine Rehabilitationsleistung der GRV erfüllt sind. Erst wenn dies nicht der Fall ist, kommt eine Rehabilitationsleistung durch die GKV in Betracht, wenn deren Leistungsvoraussetzungen erfüllt sind.

Von diesem Grundsatz des Vorranges der Leistungen der GRV gibt es allerdings zwei Ausnahmen: Die vorrangige Leistungsverpflichtung besteht nicht, wenn Rehabilitation anstelle einer sonst erforderlichen Krankenhausbehandlung durchgeführt wird; sie besteht ebenso dann nicht, wenn sonstige Leistungen nach § 31 SGB VI in Betracht kommen. In diesen beiden Fällen stehen somit die Leistungsmöglichkeiten der GKV und der GRV gleichrangig nebeneinander.

Gesetzliche Rentenversicherung/Bundesanstalt für Arbeit (GRV/BA)

Die Abgrenzung zwischen diesen beiden Sozialversicherungszweigen ergibt sich aus der gesetzlichen Regelung der versicherungsrechtlichen Voraussetzungen in § 11 Abs. 1, Abs. 2 a und Abs. 3 SGB VI sowie aus § 56 AFG. Danach ist die BA für berufsfördernde Leistungen zur Rehabilitation nur zuständig, wenn kein anderer Rehabilitationsträger derartige Leistungen erbringen kann. Ob ein anderer Rehabilitationsträger Leistungen erbringen kann, richtet sich nach dessen Rechtsvorschriften. Die Zuständigkeit der GRV ist danach gegeben, wenn die Voraussetzungen der GRV für berufsfördernde Leistungen [7] erfüllt sind.

Sind diese Voraussetzungen nicht gegeben, so tritt subsidiär die BA ein.

GRV, GKV, BA/Sozialhilfe

Die Sozialhilfe ist ein eigenständiger Träger der sozialen Rehabilitation. Die Sozialhilfeträger sind nach §§ 28, 29 Abs. 1 Nr. 3 SGB I, 39 ff. BSHG für Leistungen zur allgemeinen sozialen Eingliederung, insbesondere für Hilfe zur Teilnahme am Leben in der Gemeinschaft, zuständig. Zwar gilt für die Sozialhilfe generell das Subsidiaritätsprinzip (§ 2 BSHG). Da jedoch weder GRV, GKV noch BA in diesem Bereich Leistungen zu übernehmen haben, ist die allgemeine soziale Eingliederung, also die soziale Rehabilitation, im Verhältnis zu diesen Trägergruppen alleinige Aufgabe der Sozialhilfe.

Als Träger der medizinischen und beruflichen Rehabilitation hingegen ist die Sozialhilfe nur subsidiär zuständig. Es ist daher immer erst festzustellen, ob eine medizinische oder berufliche Rehabilitation durch die GKV, die GRV oder die BA in Betracht kommt. Erst wenn dies zu verneinen ist, ist zu prüfen, ob die Sozialhilfe entsprechende Leistungen erbringen kann.

3 Voraussetzungen für die medizinischen Leistungen zur Rehabilitation

Die Zuordnung einer Rehabilitationsleistung im gegliederten Leistungssystem erfolgt, soweit es sich bei den Rehabilitationsträgern um Versicherungsträger handelt, nach der Versicherungszugehörigkeit. Liegt ein Antrag auf Durchführung einer Rehabilitationsmaßnahme vor, so muß daher zunächst die Versicherungszugehörigkeit geprüft werden. Zu diesem Zweck sind in unserer Rechtsordnung versicherungsrechtliche Voraussetzungen für Leistungen der einzelnen Versicherungszweige festgelegt worden.

Es wurde bereits dargelegt, daß im Bereich der medizinischen Rehabilitation die GRV vorrangig vor der GKV und diese wieder vorrangig vor der Sozialhilfe eintritt, falls nicht Leistungen der drei definierten Sondersysteme (LwAH, GUV, KOV) zustehen. Daher werden im folgenden zunächst die versicherungsrechtlichen Voraussetzungen in der GRV, danach die in der GKV dargestellt.

Neben den versicherungsrechtlichen Voraussetzungen sind in diesen beiden Versicherungszweigen auch persönliche Voraussetzungen zu beachten, die erfüllt sein müssen, um eine Rehabilitation durchführen zu können. Im folgenden sollen daher zunächst die versicherungsrechtlichen Voraussetzungen der GRV und der GKV und im Anschluß daran die persönlichen Voraussetzungen in diesen beiden Versicherungszweigen dargestellt werden.

3.1 Versicherungsrechtliche Voraussetzungen für medizinische Rehabilitation in der gesetzlichen Rentenversicherung

Die versicherungsrechtlichen Voraussetzungen für medizinische Rehabilitationsleistungen in der GRV ergeben sich aus § 11 Abs. 1, 2 und 3 SGB VI.

Sie sind erfüllt, wenn einer der folgenden sieben Tatbestände vorliegt:

1. *Die Wartezeit von 15 Jahren ist erfüllt.* Auf die Wartezeit von 15 Jahren werden Kalendermonate mit Beitragszeiten und mit Ersatzzeiten angerechnet. Dabei sind Beitragszeiten diejenigen Zeiten, für die nach Bundesrecht Pflichtbeiträge oder freiwillige Beiträge gezahlt worden sind. Für Zeiten der Erziehung eines Kindes in dessen ersten drei Lebensjahren gelten Pflichtbeiträge als gezahlt. Ersatzzeiten sind insbesondere Zeiten vor dem

1. Januar 1992, in denen Versicherungspflicht nicht bestanden hat und der Versicherte nach vollendetem 14. Lebensjahr militärischen oder militärähnlichen Dienst geleistet hat oder Kriegsgefangener gewesen oder interniert oder verschleppt worden ist (§ 250 SGB VI).

2. *Der Versicherte bezieht eine Rente wegen verminderter Erwerbsfähigkeit.* Renten wegen verminderter Erwerbsfähigkeit sind Renten wegen Berufsunfähigkeit, Erwerbsunfähigkeit oder im Bergbau verminderter Berufsfähigkeit.
3. *In den letzten zwei Jahren vor der Antragstellung sind 6 Kalendermonate mit Pflichtbeiträgen belegt.* Hier handelt es sich um den Personenkreis der sogenannten aktiv Versicherten. Unter diese Vorschrift fallen vor allem Versicherte, die im Zeitpunkt der Antragstellung noch berufstätig sind, deren Erwerbsfähigkeit aber erheblich gefährdet ist.
4. *Innerhalb von zwei Jahren nach Beendigung einer Ausbildung wurde eine versicherte Beschäftigung oder selbständige Tätigkeit aufgenommen und bis zum Antrag ausgeübt,* bzw. nach einer solchen Beschäftigung oder Tätigkeit bestand bis zum Antrag Arbeitsunfähigkeit oder Arbeitslosigkeit. Bei Berufsanfängern kurz nach Beendigung einer Ausbildung reicht die Aufnahme einer Beschäftigung oder Tätigkeit, also im Extremfall ein Beitrag, aus, um die Voraussetzungen für eine medizinische Rehabilitation zu erfüllen. Berufsanfänger sollen nicht dadurch benachteiligt werden, daß sie faktisch keine Gelegenheit haben, die geforderten sechs Pflichtbeiträge zu entrichten.
5. *Der Versicherte ist vermindert erwerbsfähig und hat die allgemeine Wartezeit erfüllt.* Vermindert erwerbsfähig ist, wer berufsunfähig, erwerbsunfähig oder im Bergbau vermindert berufsfähig ist. Die allgemeine Wartezeit ist erfüllt, wenn 5 Jahre Beitragszeiten einschließlich Kindererziehungszeiten oder Ersatzzeiten zurückgelegt sind.
6. *Verminderte Erwerbsfähigkeit ist in absehbarer Zeit zu erwarten, die allgemeine Wartezeit von 5 Jahren ist erfüllt.*
7. *Der Antragsteller ist der überlebende Ehegatte des Versicherten und hat Anspruch auf große Witwen-/Witwerrente wegen verminderter Erwerbsfähigkeit.*

3.2 Versicherungsrechtliche Voraussetzungen für medizinische Rehabilitation in der gesetzlichen Krankenversicherung

Nach § 11 SGB V bestehen Leistungsansprüche gegen die GKV, wenn der Behinderte in der GKV versichert ist. Dabei kann entweder Versicherungspflicht nach § 5 SGB V bestehen, wie z.B. bei allen Arbeitern, Angestellten und zu ihrer Berufsausbildung Beschäftigten, die gegen Arbeitsentgelt beschäftigt sind, oder es kann eine freiwillige Versicherung oder eine Familienversicherung nach §§ 9 und 10 SGB V vorliegen.

3.3 Persönliche Voraussetzungen für Rehabilitationsleistungen in der gesetzlichen Rentenversicherung

Neben den versicherungsrechtlichen Voraussetzungen müssen sowohl in der GRV als auch in der GKV persönliche Voraussetzungen erfüllt sein, um Rehabilitationsleistungen zu erlangen.

In der GRV sind die persönlichen Voraussetzungen – im Gegensatz zu den versicherungsrechtlichen Voraussetzungen – für Leistungen zur medizinischen Rehabilitation und zur beruflichen Rehabilitation identisch.

Wie bereits dargestellt ist das Rehabilitationsziel der GRV die Eingliederung ins Erwerbsleben. Bevor Maßnahmen zur Eingliederung ins Erwerbsleben bewilligt werden, ist daher zu prüfen, ob es erforderlich und möglich ist, die Erwerbsfähigkeit des Versicherten zu erhalten, wesentlich zu bessern oder wiederherzustellen.

Deshalb müssen – kumulativ – die folgenden persönlichen Voraussetzungen vorliegen (§ 10 SGB VI):

- Es muß eine Krankheit oder eine körperliche, geistige oder seelische Behinderung vorliegen.
- Diese Krankheit oder Behinderung muß ursächlich sein für eine erhebliche Gefährdung oder eine Minderung der Erwerbsfähigkeit.
- Ist die Erwerbsfähigkeit erheblich gefährdet, so muß durch die Rehabilitation voraussichtlich eine Minderung der Erwerbsfähigkeit abgewendet werden können.
- Ist die Erwerbsfähigkeit bereits gemindert, so muß durch die Rehabilitation voraussichtlich
  - entweder die vorhandene Erwerbsfähigkeit wesentlich gebessert werden können;
  - oder die volle Erwerbsfähigkeit wiederhergestellt werden können;

- oder der Eintritt von Berufsunfähigkeit, Erwerbsunfähigkeit oder im Bergbau verminderter Berufsfähigkeit abgewendet werden können.

Die Prüfung dieser persönlichen Voraussetzungen wird bei den Rentenversicherungsträgern von den ärztlichen Diensten durchgeführt, die entweder beim Rentenversicherungsträger selbst angesiedelt sind oder Vertragsgutachten erstellen. Dabei sind die vorgenannten unbestimmten Rechtsbegriffe wie folgt zu interpretieren:

- *Krankheit* ist ein regelwidriger körperlicher, geistiger oder seelischer Zustand.
- Eine *Behinderung* liegt vor, wenn gesundheitliche Schäden oder Normabweichungen körperlicher, geistiger oder seelischer Art zu einer Einschränkung oder dem Verlust von Fähigkeiten geführt haben, die Voraussetzung für eine normale Lebensführung sind.
- *Erwerbsfähigkeit* ist die Fähigkeit des Versicherten, sich unter Ausnutzung der Arbeitsgelegenheiten, die sich ihm nach seinen Kenntnissen und seinen körperlichen und geistigen Fähigkeiten im ganzen Bereich des wirtschaftlichen Lebens bieten, einen Erwerb zu schaffen.
- Die Erwerbsfähigkeit ist *erheblich gefährdet*, wenn nach ärztlicher Feststellung durch die gesundheitlichen Beeinträchtigungen und die damit verbundenen Funktionseinschränkungen in absehbarer Zeit mit einer Minderung der Leistungsfähigkeit im Erwerbsleben zu rechnen ist.
- *Minderung der Erwerbsfähigkeit* ist jede nicht unwesentliche Einschränkung der vollen Leistungsfähigkeit im Erwerbsleben.
- Eine *wesentliche Besserung* bedeutet, daß die Minderung der Leistungsfähigkeit im Erwerbsleben zumindest teilweise und nicht nur vorübergehend behoben oder eine erhebliche Gefährdung der Erwerbsfähigkeit beseitigt werden kann; sie ist nicht gegeben, wenn nur eine Linderung des Leidens oder eine sonstige Erleichterung in den Lebensumständen erreicht werden kann.
- *Wiederherstellung der Erwerbsfähigkeit* bedeutet, daß nach durchgeführter Rehabilitation der Versicherte wieder in das Erwerbsleben eingegliedert werden kann.
- Eine Rehabilitationsleistung kommt nur dann in Betracht, wenn eine hinreichende Erfolgsaussicht besteht. Die zu erstellende Erfolgsprognose liegt vor, wenn der angestrebte Erfolg *„voraussichtlich“* erreicht werden kann. Mit dem Begriff „voraussichtlich“ ist gemeint, daß eine überwiegende Wahrscheinlichkeit vorliegen muß.

3.4 Persönliche Voraussetzungen für Rehabilitationsleistungen in der gesetzlichen Krankenversicherung

Auch in der GKV hängt die Durchführung von Rehabilitation – hier ausschließlich medizinische Rehabilitation – von persönlichen Voraussetzungen ab:

- Nach dem Recht der GKV im SGB V gehören die Rehabilitationsleistungen zur Krankenbehandlung, die in § 27 SGB V geregelt ist. Voraussetzung für einen Anspruch auf Krankenbehandlung generell ist nach dieser Vorschrift, daß die Krankenbehandlung notwendig ist, um eine Krankheit zu erkennen, zu heilen, ihre Verschlimmerung zu verhüten oder Krankheitsbeschwerden zu lindern.
- Die medizinischen und ergänzenden Leistungen zur Rehabilitation müssen darüber hinaus notwendig sein, um einer drohenden Behinderung vorzubeugen, eine Behinderung zu beseitigen oder zu verbessern oder eine Verschlimmerung zu verhüten oder Pflegebedürftigkeit zu vermeiden oder zu mindern (§ 11 Abs. 2 SGB V).

3.5 Voraussetzungen für Rehabilitationsleistungen in der gesetzlichen Unfallversicherung

Nach dem Recht der GUV in der RVO ist es erforderlich, daß ein Arbeitsunfall vorliegt. Arbeitsunfall ist ein Unfall, den ein Versicherter bei einer bestimmten Tätigkeit erleidet. Die in Betracht kommenden Tätigkeiten sind in §§ 539 ff. RVO aufgezählt. Eine Berufskrankheit gilt als Arbeitsunfall. Was unter Berufskrankheiten zu verstehen ist, ist gemäß § 551 RVO durch Rechtsverordnung festgelegt.

Weitere Voraussetzung ist, daß durch den Arbeitsunfall eine Körperverletzung oder Gesundheitsstörung verursacht worden ist; Ziel der Heilbehandlung ist, diese Körperverletzung oder Gesundheitsstörung sowie eine Minderung der Erwerbsfähigkeit zu beseitigen oder zu bessern, ihre Verschlimmerung zu verhüten und die Auswirkungen der Unfallfolgen zu erleichtern (§ 556 RVO).

3.6 Voraussetzungen für Rehabilitationsleistungen in der landwirtschaftlichen Altershilfe

In der landwirtschaftlichen Altershilfe gelten die gleichen persönlichen Voraussetzungen wie in der GRV.

Versicherungsrechtliche Voraussetzung ist, daß Beitragspflicht besteht. Beitragspflichtig sind insbesondere die landwirtschaftlichen Unternehmer.

3.7 Voraussetzungen für Rehabilitationsleistungen in der Kriegsopferversorgung

Voraussetzung für eine Versorgung nach dem BVG ist, daß durch eine militärische und militärähnliche Dienstverpflichtung oder durch einen Unfall während der Ausübung des militärischen oder militärähnlichen Dienstes oder bestimmte andere im Gesetz aufgezählte Ereignisse wie z.B. Kriegsgefangenschaft eine Schädigung eingetreten ist. Den Beschädigten wird Heilbehandlung gewährt für Gesundheitsstörungen, die als Folge der Schädigung anerkannt oder durch eine anerkannte Schädigungsfolge verursacht worden sind, um die Gesundheitsstörungen oder die durch sie bewirkte Beeinträchtigung der Berufs- oder Erwerbsfähigkeit zu beseitigen oder zu bessern, eine Zunahme des Leidens zu verhüten, körperliche Beschwerden zu beheben, die Folgen einer Schädigung zu erleichtern oder um den Beschädigten auf Dauer in Arbeit, Beruf und Gesellschaft einzugliedern.

4 Art und Umfang der medizinischen Leistungen zur Rehabilitation

4.1 Leistungsüberblick

Medizinische Leistungen zur Rehabilitation werden von der GKV, der GRV, der LwAH, der GUV, der KOV und der Sozialhilfe erbracht. Eine gesetzliche Umschreibung dieser Leistungsart findet sich in den entsprechenden Leistungsgesetzen dieser Trägergruppen sowie im RehaAnglG. Dabei werden die medizinischen Leistungen zur Rehabilitation im Recht der GRV, LwAH, GUV und KOV sowie im RehaAnglG durch einen Leistungskatalog definiert.

Im Recht der GKV dagegen besteht zwar in § 27 SGB V für die gesamte Krankenbehandlung, zu der auch die Rehabilitation zählt, ein Leistungskatalog. Die Rehabilitation selbst wird aber allgemeiner umschrieben, nämlich als „medizinische Leistungen zur Rehabilitation sowie Belastungserprobung und Arbeitstherapie“ (§ 27 Abs. 1 Nr. 6 SGB V) bzw. „ambulante Rehabilitationsmaßnahmen, ambulante Rehabilitationskur oder stationäre Behandlung in einer Rehabilitationseinrichtung, mit der ein Versorgungsvertrag besteht“ (§ 40 Abs. 1 und 2 SGB V).

Eine Interpretation dieser im Gesetzeswortlaut zum Teil abweichenden Definitionen führt dazu, *daß die medizinischen Leistungen zur Rehabilitation bei allen genannten Trägergruppen insbesondere umfassen*:

- Behandlung durch Ärzte und Angehörige anderer Heilberufe, soweit deren Leistungen unter ärztlicher Aufsicht oder auf ärztliche Anordnung durchgeführt werden, einschließlich der Anleitung der Versicherten, eigene Abwehr- und Heilungskräfte zu entwickeln,
- Arznei- und Verbandmittel, Heilmittel einschließlich Krankengymnastik, Bewegungstherapie, Sprachtherapie und Beschäftigungstherapie,
- Belastungserprobung und Arbeitstherapie,
- Körperersatzstücke, orthopädische und andere Hilfsmittel einschließlich der notwendigen Änderung, Instandsetzung und Ersatzbeschaffung sowie der Ausbildung im Gebrauch der Hilfsmittel.

Für alle Trägergruppen der medizinischen Rehabilitation besteht die Möglichkeit, diese Leistungen stationär, teilstationär oder ambulant zu erbringen.

4.2 Besonderheiten

Darüber hinaus gelten für die einzelnen Rehabilitationsträgergruppen vor allem die folgenden Besonderheiten:

- Die GKV kann aus medizinischen Gründen erforderliche Maßnahmen in Form einer *ambulanten Rehabilitationskur* erbringen. Zu den übrigen – nicht medizinisch begründeten – Kosten dieser Rehabilitationskur kann die Satzung der Krankenkasse einen Zuschuß bis zu DM 15,– täglich vorsehen.
- In der GUV wird im Rahmen der Heilbehandlung als medizinische Rehabilitation zusätzlich *zahnärztliche Behandlung* und *Pflege* gewährt.
- In der GRV besteht bei ambulanten Rehabilitationsleistungen eine gewisse Einschränkung. *Ambulante Leistungen* sind zwar gesetzlich vorgesehen; in der Rehabilitation der GRV soll aber die stationäre Maßnahme die Regel sein.

Dies ist der Formulierung des § 15 Abs. 2 Satz 1 SGB VI zu entnehmen, wo es heißt, daß die medizinischen Leistungen zur Rehabilitation *vor allem* stationär erbracht werden.

- *Wiederholungs-Heilbehandlungen* sind in der GKV, der GRV und der LwAH nur eingeschränkt möglich:
  Medizinische Leistungen zur Rehabilitation werden von diesen Rehabilitationsträgergruppen nicht vor Ablauf von 3 Jahren nach Durchführung solcher oder ähnlicher Leistungen zur Rehabilitation erbracht, wenn deren Kosten aufgrund öffentlich-rechtlicher Vorschriften getragen oder bezuschußt worden sind. Dies gilt allerdings nicht, wenn vorzeitige Leistungen aus gesundheitlichen Gründen dringend erforderlich sind.
- Bei medizinischen und bei sonstigen Leistungen zur Rehabilitation besteht in der GKV, der GRV und der LwAH – ebenso wie bei Krankenhausbehandlung – eine *Zuzahlungspflicht* des Versicherten. Dieser hat bei Rehabilitationsleistungen für jeden Kalendertag – längstens 14 Tage im Kalenderjahr – einen Zuzahlungsbetrag zu entrichten, wenn die stationäre Heilbehandlung der Krankenhausbehandlung vergleichbar ist oder sich an diese ergänzend anschließt. Unter bestimmten Voraussetzungen kann von der Zuzahlung abgesehen werden, wenn sie den Versicherten unzumutbar belasten würde. Wer das 18. Lebensjahr noch nicht vollendet hat oder wer ein Übergangsgeld bezieht, ist unter bestimmten Voraussetzungen nicht zuzahlungspflichtig.

4.3 Abgrenzung Akutbehandlung/Rehabilitation

In der Diskussion über den Inhalt der medizinischen Rehabilitation ist immer wieder zu erkennen, daß zur Definition des Rehabilitationsbegriffs medizinisch und verwaltungsrechtlich unterschiedliche Denkansätze bestehen.

Aus medizinischer Sicht wird die Rehabilitation als eine zusammenhängende Behandlungsfolge angesehen, die bereits mit dem Schadensereignis – Eintritt der Krankheit, Unfall – beginnt und über die Akutbehandlung sowie rehabilitationsmedizinische Therapien zur Verbesserung des Leistungsvermögens bis hin zur gesellschaftlichen Eingliederung reicht. Diese ganzheitliche Betrachtungsweise kann bei der Prüfung der Frage des zuständigen Leistungsträgers im gegliederten System der Rehabilitation nicht zum Ergebnis führen. Um hier Lösungen näherzukommen, ist es erforderlich, entsprechend den gesetzlich oder in der Rechtsprechung vorgegebenen Definitionen einzelne Behandlungsabläufe zu unterscheiden und den jeweiligen Rehabilitationsträgergruppen zuzuordnen. Dabei muß in Kauf genommen werden, daß sich an den Schnittstellen der Zuständigkeitsbereiche oftmals Definitionsschwierigkeiten ergeben.

Rechtlich werden insbesondere die folgenden Teilabläufe einer medizinischen Behandlung oder einer Rehabilitation unterschieden, weil sie unterschiedliche rechtliche Konsequenzen auslösen:

- Akutbehandlung/medizinische Rehabilitation; denn die GRV ist zwar für Rehabilitation, nicht aber für Akutbehandlung zuständig;
- ambulante medizinische Rehabilitation/stationäre bzw. teilstationäre medizinische Rehabilitation; denn nur für stationäre und teilstationäre Rehabilitation gibt es einen Anspruch auf Übergangsgeld;
- medizinische Rehabilitation/sonstige Leistungen z.B. im Nachsorgebereich; denn die Ausgaben der GRV für sonstige Leistungen sind – anders als bei allgemeiner medizinischer Rehabilitation – gedeckelt.

An dieser Stelle soll auf die Abgrenzung zwischen Akutbehandlung und medizinischer Rehabilitation näher eingegangen werden. Die weiteren Abgrenzungsfragen werden später erörtert.

Nach § 13 Abs. 2 Nr. 1 SGB VI werden vom Rentenversicherungsträger medizinische Leistungen zur Rehabilitation in der Phase akuter Behandlungsbedürftigkeit einer Krankheit nicht erbracht, es sei denn, die Behandlungsbedürftigkeit tritt während der medizinischen Leistungen zur Rehabilitation ein. Darüber hinaus erbringt der Rentenversicherungsträger nach Nr. 2 der o.a. Vorschrift auch nicht medizinische Leistungen zur Rehabilitation anstelle einer sonst erforderlichen Krankenhausbehandlung. Für den Ausnahmefall, daß eine akute Behandlungsbedürftigkeit während der medizinischen Leistungen zur Rehabilitation eintritt, sieht das Gesetz vor, daß der Rentenversicherungsträger im Benehmen mit dem Krankenversicherungsträger für diesen Krankenbehandlung und Leistungen bei Schwangerschaft und Mutterschaft erbringt. Der Träger der GRV kann dann von dem Träger der GKV Erstattung der hierauf entfallenden Aufwendungen verlangen (vgl. § 13 Abs. 3 SGB VI).

Diese Bestimmungen enthalten folgende Kernaussagen:

- In einer Phase akuter Behandlungsbedürftigkeit einer Krankheit tritt grundsätzlich nicht die GRV mit Leistungen ein, sondern die GKV. Eine Ausnahme hiervon ist nur möglich, wenn eine sog. interkurrente Erkrankung vorliegt, d.h. eine Akuterkrankung während einer stationären medizinischen Leistung zur Rehabilitation.

- Ist eine Krankenhausbehandlung erforderlich, leistet die GRV nicht.

Das bedeutet für die Abgrenzung zwischen GRV und GKV:

Akutbehandlung und Krankenhausbehandlung sind nicht medizinische Leistungen zur Rehabilitation. Sie gehören deshalb nicht zum Leistungsspektrum der GRV, sondern zum Leistungsspektrum der GKV. Von der Unterscheidung, ob im Einzelfall Akutbehandlung bzw. Krankenhausbehandlung oder aber medizinische Rehabilitation in Betracht kommt, hängt es somit ab, ob der Träger der GKV leistungspflichtig ist (Akutbehandlung, Krankenhausbehandlung) oder vorrangig der Träger der GRV (medizinische Rehabilitation).

GRV und GKV haben auf Spitzenverbandsebene zu dieser Problematik – entsprechend der gesetzlichenVorgabe in § 13 Abs. 4 SGB VI – eine Vereinbarung abgeschlossen. In dieser Vereinbarung [8] ist insbesondere geregelt, daß im Falle interkurrenter Erkrankung der Rentenversicherungsträger die akute Erkrankung auf seine Kosten mitbehandelt, wenn diese Behandlung mit den Mitteln der Rehabilitationsklinik bzw. der Abteilung, in der die medizinische Rehabilitation durchgeführt wird, möglich ist (§ 2 Abs. 2 der Vereinbarung).

4.4 Medizinische Rehabilitation bei Abhängigkeitskranken

Seitdem das Bundessozialgericht in den 60er Jahren die Suchtstoffabhängigkeit ohne weitere Voraussetzungen als Krankheit im Sinne der Sozialgesetze bewertet hat, werden Suchtstoffabhängige, also Alkohol-, Medikamenten- und Drogenabhängige sowie Mehrfachabhängige, in die Krankenbehandlung und die Rehabilitation einbezogen. Die Spitzenverbände der GRV und GKV haben hierüber 3 Vereinbarungen abgeschlossen, die im folgenden kurz erläutert werden. Darüber hinaus haben die Rehabilitationsträger auf regionaler Ebene verschiedene Arbeitsgemeinschaften zur Suchtbekämpfung gegründet, die Anträge Suchtstoffabhängiger entgegennehmen und Entgiftungs- bzw. Entwöhnungsbehandlungen einleiten.

4.4.1 Gesamtkonzept

Die Behandlung Suchtstoffabhängiger erfolgt im Rahmen eines Gesamtkonzepts [9], auf das sich die Spitzenverbände der GRV und GKV geeinigt haben und das im Rahmen der Beratungen eines Kosten- und Finanzierungsausschusses zur Suchtbehandlung beim BMA den Entscheidungsträgern in Bund und Ländern sowie den Vertretern der Rehabilitationseinrichtungen vorgestellt worden ist.

Nach diesem Gesamtkonzept werden in der Behandlung Suchtstoffabhängiger grundsätzlich 4 Phasen unterschieden:

- In der *Kontakt- und Beratungsphase* erfolgt in der Regel der Erstkontakt zwischen dem Suchtkranken und dem Berater. Im Verlauf der Beratung wird mit dem Abhängigkeitskranken und ggf. seinem Umfeld die Einsicht in seine Krankheit und die Erstmotivation zur Therapie erarbeitet. Ferner erfolgt eine umfassende Diagnosestellung im Hinblick auf psychische, somatische und soziale Störungen.
- In der *Entzugsphase* (Entgiftung) werden die Suchtmittel abgesetzt und die Entzugserscheinungen ärztlich behandelt. Der Entzug erfolgt in Form einer Akutbehandlung in der Regel in Akutkrankenhäusern, zum Teil auch in besonders qualifiziert ausgestatteten Entwöhnungseinrichtungen.
- In der *Entwöhnungsphase* wird – ambulant oder stationär – mit Mitteln insbesondere der Psychotherapie und der Beschäftigungstherapie eine Stabilisierung der Patienten eingeleitet mit dem Ziel einer Entwöhnung.
- Die *Nachsorgephase* dient der Sicherstellung des Ergebnisses der vorangegangenen Entwöhnung.

4.4.2 Suchtvereinbarung

In der Suchtvereinbarung von 1978 haben sich die Spitzenverbände der GRV und GKV auf eine Leistungsabgrenzung im Bereich der stationären Entzugs-(Entgiftungs-) und Entwöhnungsbehandlungen geeinigt sowie ein Verfahren zur Einleitung entsprechender Maßnahmen festgelegt. Kernpunkt ist die Aussage, daß der Entzug als Akutbehandlung anzusehen ist und daher die GKV die Entzugsbehandlung zu tragen hat, während die Entwöhnung eine medizinische Rehabilitation darstellt, für die nach § 40 Abs. 4 SGB V vorrangig der Träger der GRV zuständig ist und nachrangig, falls die Zugangsvoraussetzungen der GRV nicht erfüllt sind, der Träger der GKV.

In den Fällen, in denen erst in der Entwöhnungseinrichtung festgestellt wird, daß noch eine vorgezogene Entgiftung erforderlich ist, werden die Kosten für diese Entgiftung von dem für die Entwöhnung zuständigen Rentenversicherungsträger mit übernommen, wenn die Entgiftung in der gleichen Einrichtung wie die Entwöhnung stattfindet.

Hinsichtlich des Verfahrens wurde in der Suchtvereinbarung festgelegt, daß Rehabilitationsmaßnahmen auf der Grundlage eines sozialmedizinischen Gutachtens und eines von einer Suchtberatungsstelle erstellten Sozialberichts durchgeführt werden. Für den Sozialbericht wurde ein Formblatt entwickelt, das mit den Vertretern der Suchtberatungsstellen und dem Bundesdatenschutzbeauftragten abgestimmt wurde. Dieses Formular ist der Suchtvereinbarung als Anlage beigefügt.

Eine weitere Anlage zur Suchtvereinbarung enthält Anforderungskriterien für die Ausstattung von Entwöhnungseinrichtungen. Danach wird insbesondere erwartet, daß die Entwöhnungseinrichtung ein wissenschaftlich begründetes Therapiekonzept vorlegt, das u.a. Aussagen zur Anfangsdiagnostik, zum Behandlungsplan und zur Epikrise enthält und damit die Effektivität der Gesamtbehandlung überprüfbar macht. Die Einrichtung muß außerdem bereit sein, sich an Effektivitätskontrollen zu beteiligen. Zur personellen Ausstattung wird in den Kriterien festgelegt, daß Ärzte, Diplom-Psychologen, Sozialarbeiter/Sozialpädagogen sowie Arbeits- und Beschäftigungstherapeuten zur Verfügung stehen müssen. Diese Therapeuten sollen eine geeignete Zusatzausbildung z.B. zum Suchtkrankentherapeuten vorweisen.

4.4.3 Vereinbarung über ambulante Entwöhnungsbehandlung

Seit 1991 sind die Rechtsgrundlagen für Entwöhnungsbehandlung ergänzt worden um eine Vereinbarung zwischen GRV und GKV über ambulante Entwöhnungsbehandlung für Suchtstoffabhängige [10]. In dieser Vereinbarung werden die Voraussetzungen für eine ambulante Entwöhnungsbehandlung umschrieben. Die Zuständigkeitsabgrenzung zwischen GRV und GKV im Bereich der ambulanten Entwöhnung entspricht der Abgrenzung im stationären Bereich: Die Rentenversicherungsträger sind für ambulante Entwöhnungsbehandlung vorrangig zuständig, wenn ihre Eingangsvoraussetzungen erfüllt sind. Sind diese Voraussetzungen nicht erfüllt, so tritt nachrangig die GKV ein, wenn der Abhängige gesetzlich krankenversichert ist. Ist dies nicht der Fall, so muß letztlich der Betreute selbst die Kosten tragen bzw. für ihn die Sozialhilfe eintreten. *Voraussetzung für ambulante Leistungen* ist nach der Vereinbarung, daß aufgrund des bisherigen Krankheitsverlaufs und der sozialen Situation eine stationäre Entwöhnung nicht indiziert oder daß eine stationäre Entwöhnung zwar noch nicht abgeschlossen, aber so weit fortgeschritten ist, daß sie nicht mehr stationär erfolgen muß. Ferner muß Bereitschaft und Fähigkeit zur aktiven Mitarbeit und regelmäßiger Teilnahme an der ambulanten Entwöhnung gegeben sein; schließlich müssen erforderlichenfalls Entzugsbehandlung, Beratung und Motivation vorangegangen sein. *Kontraindikationen* für ambulante Leistungen sind schwere Störungen auf seelischem, körperlichem oder sozialem Gebiet, die eine erfolgreiche ambulante Rehabilitation in Frage stellen.

Auch für die Einrichtungen zur ambulanten Entwöhnung haben die Spitzenverbände der GRV und GKV einen *Anforderungskatalog* festgelegt. Danach muß die Einrichtung ein wissenschaftlich begründetes Therapiekonzept vorlegen, das vor allem auch Aussagen zum diagnostischen Vorgehen, zu den Leistungen und zu den therapeutischen Zielen einschließlich der Leistungsdauer enthält. Ferner muß die Einrichtung unabhängig von dem im Rahmen der Rehabilitation finanzierten Leistungsspektrum über ein integriertes Programm zur Betreuung Abhängigkeitskranker im ambulanten Bereich verfügen. Schließlich müssen in der Einrichtung auf dem Gebiet der Suchtkrankenarbeit qualifizierte und erfahrene Ärzte, Diplom-Psychologen und Sozialarbeiter/Sozialpädagogen regelmäßig und verantwortlich mitarbeiten. Dabei müssen mindestens drei therapeutische Mitarbeiter hauptamtlich in der Einrichtung tätig sein; diese Therapeuten müssen eine geeignete Zusatzausbildung auf psychotherapeutischer Grundlage haben, z.B. zum Suchtkrankentherapeuten/Sozialtherapeuten.

Während stationäre Entwöhnungsbehandlungen von den Rehabilitationsträgern voll über einen Pflegesatz finanziert werden, werden bei ambulanten Leistungen nur die therapeutischen Anteile von GRV und GKV finanziert. Ambulante Leistungen zur Rehabilitation werden für einen Zeitraum von bis zu 18 Monaten erbracht, und zwar in diesem Zeitraum grundsätzlich bis zu 80 therapeutische Einzel-/Gruppengespräche.

4.4.4 Kontakt- und Nachsorgephase

In den bisherigen Ausführungen wurde die Kontaktphase und die Nachsorgephase nicht näher behandelt.

Die *Kontaktphase*, die im wesentlichen der Beratung und Motivation des Suchtstoffabhängigen dient, befaßt sich nicht mit Akutbehandlung oder medizinischer Rehabilitation. GRV und GKV sind daher nicht in der Lage, bereits in diesem Bereich Kosten zu übernehmen. Die entsprechenden Kosten der Behandlungs- und Beratungsstellen tragen die Träger der Grundfinanzierung dieser Einrichtungen, also insbesondere die Träger der freien Wohlfahrtspflege wie u.a. Caritas, Diakonie, Arbeiterwohlfahrt, sowie die Kommunen und die Sozialhilfeträger. GRV und GKV beteiligen sich an den Kosten der Behandlungs-

und Beratungsstellen lediglich im Rahmen der ambulanten Entwöhnungsbehandlung.

Nachsorgemaßnahmen im Bereich der Betreuung Suchtstoffabhängiger sind nur in Form ambulanter Leistungen denkbar. Sie werden von GRV und GKV im Rahmen der Vereinbarung über die ambulante Entwöhnung übernommen. Eine besondere Problematik in diesem Zusammenhang ergibt sich bei der Entwöhnungsbehandlung für Drogenabhängige: Diese Entwöhnung, die in der Regel bis zu 12 Monate dauert, dient zum Teil bereits der Anpassung des Rehabilitanden an das künftige soziale Umfeld. Der letzte Teil der stationären Entwöhnung wird als Adaptionsphase bezeichnet. Mit der Adaption wird das Ziel verfolgt, unter Zurücknahme therapeutischer Elemente die Selbständigkeit und das Selbstbewußtsein des Versicherten zu stärken. Dazu gehört vor allem die aktive Auseinandersetzung mit der Alltags- und Arbeitsrealität. Die Adaption wird als Teil der stationären Entwöhnung von den Rehabilitationsträgern mitfinanziert.

Die nach der Adaption noch erforderlichen Maßnahmen wie z.B. Wohnungsbeschaffung bzw. betreutes Wohnen können nicht mehr der medizinischen Rehabilitation zugerechnet werden. Sie sind Maßnahmen der sozialen Rehabilitation, für die bei Vorliegen von Bedürftigkeit entsprechend den Vorschriften des BSHG die Sozialhilfe einzutreten hat.

4.4.5 Vorleistungen bei Rehabilitation Drogenabhängiger

Eine weitere Vereinbarung für den Bereich der Entwöhnungsbehandlung, die zwischen GRV, GKV, LwAH und Sozialhilfe abgeschlossen wurde [11], befaßt sich mit Vorleistungen bei Rehabilitation Drogenabhängiger. Anders als bei anderen Gruppen Abhängigkeitskranker bereitet bei Drogenabhängigen die Feststellung des für die Gewährung der Entwöhnungsbehandlung zuständigen Leistungsträgers wegen der besonderen Sozialstruktur dieses Personenkreises häufig Schwierigkeiten. Vielfach kann erst nach intensiven und zeitraubenden Bemühungen festgestellt werden, ob Ansprüche gegenüber der GRV oder der GKV bestehen oder Ansprüche nach dem BSHG gegeben sind. Um sicherzustellen, daß dadurch nicht die Einleitung einer erforderlichen Entwöhnungsbehandlung verzögert wird, haben die vorgenannten Partner eine Vorleistungsregelung getroffen. Kern dieser Regelung ist die Festlegung, daß bei Zweifel über die Zuständigkeit der Sozialhilfe oder eines anderen Sozialleistungsträgers der Rentenversicherungsträger mit vorläufigen Leistungen eintritt. Die grundsätzliche Bedeutung dieser Vereinbarung liegt darin, daß die Rehabilitationsträgergruppen hier über die Vorschriften des RehaAnglG hinaus eine bundesweit geltende Verfahrensabsprache mit der Sozialhilfe abschließen konnten.

4.5 Anschlußheilbehandlung

Eine besondere Bedeutung in der medizinischen Rehabilitation durch die GRV hat die sog. Anschlußheilbehandlung (AHB) erlangt. Es handelt sich bei der AHB nicht, wie manche annehmen, um eine besondere Form der Rehabilitation. Die AHB ist vielmehr eine stationäre medizinische Rehabilitationsleistung nach § 15 SGB VI, die in der Regel in Schwerpunktkliniken, aber auch in Fachkliniken durchgeführt wird, und die sich von anderen Heilbehandlungen der GRV lediglich dadurch unterscheidet, daß für sie ein besonderes Verfahren entwickelt wurde:

> Mit der AHB soll ein unmittelbarer Anschluß der medizinischen Rehabilitation an eine Akutbehandlung im Krankenhaus sichergestellt werden.

Dementsprechend unterliegt sie besonderen Verfahrensregelungen, die der Nahtlosigkeit zwischen Akutbehandlung und Rehabilitation dienen: In der Bundesrepublik haben sich zwei AHB-Verfahren entwickelt, die beide zu einem unmittelbaren Anschluß der Rehabilitation – je nach Belegungssituation in einem Zeitraum bis zu 14 Tagen nach der Akutbehandlung – führen.

Das sog. *Direktverfahren* beruht auf dem Prinzip, daß der Arzt des abgebenden Akutkrankenhauses mit dem Arzt der aufnehmenden Rehabilitationsklinik rechtzeitig vor dem Abschluß der Akutbehandlung den Aufnahmezeitpunkt in der Rehabilitationsklinik vereinbart. Dabei wird der Rehabilitationsantrag während des Aufenthaltes in der Akutklinik gestellt. Die persönlichen und versicherungsrechtlichen Voraussetzungen für eine medizinische Rehabilitation werden vom Rentenversicherungsträger später geprüft, in der Regel parallel zur Rehabilitationsbehandlung. Sollte sich dabei herausstellen, daß die rentenversicherungsrechtlichen Voraussetzungen für die Rehabilitation nicht erfüllt waren, so werden die Kosten nachträglich – aufgrund von Absprachen zwischen GRV und GKV – von der GKV getragen.

Ein anderes Verfahren, das sog. *Schnellverfahren*, entspricht im Grundsatz dem Verfahren bei allgemeinen medizinischen Rehabilitationsleistungen der GRV. Während der Akutbehandlung im Krankenhaus wird ein Antrag gestellt; dieser Antrag wird dem Rehabilitationsträger zugeleitet, der unverzüglich – in speziell hierfür eingerichteten Sonderarbeitsgruppen – die Voraussetzungen für eine Rehabilitation prüft und über die Rehabilitation entscheidet. Diese Entscheidung erfolgt rechtzeitig vor der vorgesehenen Verlegung in die Rehabilitationsklinik, so daß der nahtlose Anschluß gewährleistet ist. Dieses Verfahren verzichtet darauf, ohne vorherige Verwaltungsentscheidung bereits aufgrund einer Absprache zwischen den Ärzten der beiden Kliniken die Einweisung vorzunehmen. Es kommt bei diesem Verfahren auch nicht dazu, daß die GKV in bestimmten Fällen rückwirkend mit Leistungen eintreten muß.

5 Einrichtungen der medizinischen Rehabilitation

Die stationären Leistungen der medizinischen Rehabilitation werden von den zuständigen Rehabilitationsträgergruppen in Rehabilitationskliniken durchgeführt. Rehabilitationskliniken unterscheiden sich von Akutkrankenhäusern im wesentlichen dadurch, daß sie in aller Regel auf bestimmte Einrichtungen der Intensivmedizin verzichten können, und daß sie in ihrer Personalausstattung weniger Pflegeaufgaben, dafür aber mehr außermedizinische Aufgaben zu berücksichtigen haben, wie z.B. Aufgaben im Bereich der Krankengymnastik, Psychologie und Psychotherapie, physikalischen Therapie und Diätetik. Von besonderer Bedeutung im Rahmen der Rehabilitation ist die Gesundheitsbildung, die das Ziel hat, verhaltensabhängige Risikofaktoren abzubauen.

Wegen des geringeren Pflegeaufwands und der Unterschiede in der apparativen Ausstattung liegen die *Pflegesätze* in Rehabilitationskliniken in aller Regel niedriger als in Akutkrankenhäusern. Die Rentenversicherungsträger unterhalten eigene Rehabilitationskliniken, belegen aber auch Rehabilitationskliniken anderer Träger, wie z.B. private Rehabilitationseinrichtungen. Bei der Auswahl der Einrichtungen legen die Rentenversicherungsträger besonderen Wert auf eine hohe Qualität in Ausstattung und Therapiekonzept. Die Rehabilitationsmaßnahmen finden zwar zum großen Teil in Heilbädern und Kurorten statt, weil viele Rehabilitationskliniken dort angesiedelt sind, lassen sich jedoch mit den herkömmlichen Kuren, insbesondere den früher weit verbreiteten Badekuren, in keiner Weise vergleichen. Es handelt sich vielmehr um hoch qualifizierte medizinische Maßnahmen, deren Qualität im Rahmen spezifischer Qualitätssicherungsmaßnahmen von der GRV ständig kontrolliert wird.

Im Bereich der *Entwöhnungsbehandlung* bei Suchtstoffabhängigen haben sich inzwischen qualifizierte Facheinrichtungen entwickelt, in der Regel in freier Trägerschaft. Das Therapeutenteam in diesen Kliniken unterscheidet sich grundlegend von dem Therapeutenteam in den für die anderen Indikationsgruppen angebotenen Rehabilitationskliniken. In der Entwöhnungsbehandlung tritt der ärztliche Therapeut in aller Regel gleichberechtigt neben andere Therapeuten wie Diplom-Psychologen, Sozialpädagogen und Sozialarbeiter. Vielfach besteht ein Leitungsteam, das sich aus Mitarbeitern verschiedener Fachbereiche zusammensetzt. Oftmals werden solche Einrichtungen auch nicht vom Arzt geleitet, sondern von einem Therapeuten einer anderen Fachrichtung.

In den einzelnen Leistungsgesetzen sind zum Teil Regelungen über die Einrichtungen, in denen medizinische Rehabilitation durchzuführen ist, vor allem auch über die personelle Ausstattung enthalten.

Für die *GKV* ist vorgeschrieben, daß die Rehabilitationseinrichtung, die sie belegt, mit der Krankenkasse einen *Versorgungsvertrag* nach § 111 SGB V abgeschlossen hat (vgl. § 40 Abs. 2 SGB V). Das bedeutet, daß die Krankenkassen Maßnahmen in Einrichtungen, mit denen kein Versorgungsvertrag besteht, nicht durchführen dürfen. Dabei ist der Inhalt der Versorgungsverträge in § 111 SGB V eingehend umschrieben. Von besonderer Bedeutung ist in diesem Zusammenhang die Verweisung in § 111 SGB V auf die Vorschrift des § 107 Abs. 2 SGB V. Danach müssen die Rehabilitationseinrichtungen, die die GKV belegt, fachlich-medizinisch unter ständiger ärztlicher Verantwortung stehen und unter Mitwirkung von besonders geschultem Personal darauf eingerichtet sein, den Gesundheitszustand der Patienten nach einem ärztlichen Behandlungsplan zu verbessern.

Demgegenüber heißt es in der entsprechenden Vorschrift für die *GRV* (§ 15 Abs. 2 Satz 2 SGB VI), daß die Einrichtungen nicht unter ständiger ärztlicher Verantwortung zu stehen brauchen, wenn die Art der Behandlung dies nicht erfordert.

Mit dieser Vorschrift ist der Gesetzgeber im SGB VI einer Rechtsprechung des Bundessozialgerichts zur Entwöhnungsbehandlung bei Suchtkrankheiten gefolgt: Es ging dabei um die Auslegung des Begriffs medizinische Rehabilitation. Das Bundessozialgericht hat – entgegen der Auffassung der GRV – in dem sog. Jork-Urteil [12] die Auffassung vertreten, daß medizinische Rehabilitation auch ohne Arzt möglich ist, weil auch z.B. pädagogische Maßnahmen als medizinische Maßnahmen angesehen werden könnten. In diesem Zusammenhang ist die Vorschrift des § 13 Abs. 1 SGB VI von besonderer Bedeutung. In dieser Vorschrift ist das sog. *Bestimmungsrecht des*

Rentenversicherungsträgers niedergelegt: Der Rentenversicherungsträger bestimmt danach im Einzelfall unter Beachtung der Grundsätze der Wirtschaftlichkeit und Sparsamkeit Art, Dauer, Umfang, Beginn und Durchführung der Rehabilitationsleistungen sowie die Rehabilitationseinrichtung nach pflichtgemäßem Ermessen. Dieses Bestimmungsrecht gibt den Rentenversicherungsträgern insbesondere die Möglichkeit, den Ort der Rehabilitationsmaßnahme festzulegen. Dabei wird in jedem Einzelfall zu prüfen sein, inwieweit eine ärztliche Betreuung erforderlich ist, um das Ziel der Rehabilitation zu erreichen.

Auch im Recht der *GUV* gibt es einen Hinweis auf die personelle Ausstattung der zu belegenden Einrichtungen. Die Träger der Unfallversicherung haben nach § 557 Abs. 2 RVO alle Maßnahmen zu treffen, durch die eine möglichst bald nach dem Arbeitsunfall einsetzende, schnelle und sachgemäße Heilbehandlung, insbesondere auch, soweit nötig, eine fachärztliche oder besondere unfallmedizinische Versorgung gewährleistet wird. An der Durchführung der Heilbehandlung sind die Ärzte zu beteiligen, die dazu fachlich befähigt, entsprechend ausgestattet und zur Übernahme der damit verbundenen Pflichten bereit sind.

6 Berufsfördernde Leistungen zur Rehabilitation

6.1 Voraussetzungen für die berufsfördernden Leistungen zur Rehabilitation

Die persönlichen Voraussetzungen für Leistungen zur beruflichen Rehabilitation in der GRV unterscheiden sich nicht von denen zur medizinischen Rehabilitation (vgl. Tz. 3.3).

Die versicherungsrechtlichen Voraussetzungen für berufsfördernde Leistungen zur Rehabilitation in der GRV sind erfüllt, wenn entweder die Wartezeit von 15 Jahren erfüllt ist (vgl. Tz. 3.1.1) oder der Versicherte eine Rente wegen verminderter Erwerbsfähigkeit bezieht (vgl. Tz. 3.1.2) oder wenn der Antragsteller der überlebende Ehegatte des Versicherten ist und Anspruch auf große Witwenrente/Witwerrente wegen verminderter Erwerbsfähigkeit hat (vgl. Tz. 3.1.7).

Die versicherungsrechtlichen Voraussetzungen sind darüber hinaus erfüllt, wenn ohne Berufsförderung Berufs- oder Erwerbsunfähigkeit vorliegt oder unmittelbar bevorsteht oder wenn die Berufsförderung unmittelbar im Anschluß an medizinische Leistungen der Träger der GRV erforderlich ist.

Sind diese Voraussetzungen nicht erfüllt, so tritt subsidiär die BA mit berufsfördernden Leistungen ein.

6.2 Art und Umfang der berufsfördernden Leistungen zur Rehabilitation

Sind medizinische Leistungen zur Rehabilitation nicht erforderlich oder nicht erfolgversprechend, so muß geprüft werden, ob eine Eingliederung ins Erwerbsleben durch berufsfördernde Leistungen zur Rehabilitation erreicht werden kann.

Wie bereits dargestellt, sind für die Durchführung berufsfördernder Leistungen die GRV, die KOF, die BA und die Sozialhilfe zuständig.

Leistungen zur beruflichen Rehabilitation umfassen insbesondere

- Leistungen zur Erhaltung oder Erlangung eines Arbeitsplatzes einschließlich der Leistungen zur Förderung der Arbeitsaufnahme
- Berufsvorbereitung einschließlich der wegen einer Behinderung erforderlichen Grundausbildung
- berufliche Anpassung, Fortbildung, Ausbildung und Umschulung einschließlich eines zur Inanspruchnahme dieser Leistungen erforderlichen schulischen Abschlusses *sowie*
- Arbeits- und Berufsförderung im Eingangsverfahren und im Arbeitstrainingsbereich einer anerkannten Werkstatt für Behinderte.

Bei der Auswahl der berufsfördernden Leistungen sind Eignung, Neigung und bisherige Tätigkeit angemessen zu berücksichtigen. Soweit erforderlich, ist eine Berufsfindung oder Arbeitserprobung durchzuführen, deren Kosten ebenfalls vom zuständigen Rehabilitationsträger getragen werden.

Die Berufsförderung wird erforderlichenfalls stationär in Einrichtungen der beruflichen Rehabilitation erbracht. Sie umfaßt die erforderliche Unterkunft und Verpflegung, wenn eine Unterbringung außerhalb des eigenen oder elterlichen Haushalts erforderlich ist.

Über den Umfang der Leistungen zur Erhaltung oder Erlangung eines Arbeitsplatzes haben die BA und der Verband Deutscher Rentenversicherungsträger eine Vereinbarung [13] abgeschlossen, durch die ein einheitlicher Leistungsrahmen beider Trägergruppen sichergestellt wird.

Die berufliche Ausbildung und Umschulung erfolgt betrieblich oder überbetrieblich. Überbetriebliche Rehabilitationseinrichtungen sind insbesondere die Berufsförderungswerke für Erwachsene und die Berufsbildungswerke für Jugendliche. In den Berufsförderungswerken werden außer Rehabilitations-Vorbereitungslehrgängen, Berufsfindungen und Arbeitserprobungen vor allem Umschulungen in neue Berufe durchgeführt. Die Umschulungen laufen in der Regel über einen Zeitraum von 2 Jahren und schließen ab mit einer Prüfung vor einer Industrie- und Handelskammer oder Handwerkskammer.

Die Rentenversicherungsträger und die BA wirken zum Teil in den Trägergesellschaften oder Trägervereinen der Berufsförderungswerke mit und tragen insoweit unmittelbare Verantwortung für die Arbeit dieser Einrichtungen. Hinsichtlich der Rehabilitationsleistungen besteht zwischen den Rehabilitationsträgern und den Berufsförderungswerken ein privatrechtlich ausgestalteter Werkvertrag: Das Berufsförderungswerk verpflichtet sich, die berufliche Umschulung im Auftrag des Rehabilitationsträgers durchzuführen, und erhält dafür einen Tageskostensatz. Dieser Tageskostensatz wird aufgrund der von der BA und dem Verband Deutscher Rentenversicherungsträger gemeinsam verabschiedeten Kostengrundsätze zwischen den Rehabilitationsträgern und den Berufsförderungswerken ausgehandelt.

Berufsfördernde Leistungen in anerkannten Werkstätten für Behinderte werden erbracht im Eingangsverfahren, um die Eignung der Versicherten für die Aufnahme in die Werkstatt festzustellen, und im Arbeitstrainingsbereich der Werkstätten, um die Versicherten zu befähigen, ihre Erwerbsfähigkeit zu erhöhen oder wiederzugewinnen, so daß sie danach wenigstens ein Mindestmaß wirtschaftlich verwertbarer Arbeitsleistung erbringen können. Die Rehabilitation im Eingangsverfahren und im Arbeitstrainingsbereich dauert in der Regel 2 Jahre. Danach wird der Versicherte, wenn die Rehabilitation zum Erfolg geführt hat, in der Lage sein, in der Produktionsstufe der Werkstatt für Behinderte einen Arbeitsplatz auszufüllen. Die Produktionsstufe der Werkstatt ist gegenüber dem allgemeinen Arbeitsmarkt als besonderer Arbeitsmarkt anzusehen. Rehabilitationsziel im Eingangs- und Trainingsbereich ist die Eingliederung auf den besonderen Arbeitsmarkt der Werkstatt. Eine Durchlässigkeit zum allgemeinen Arbeitsmarkt wird angestrebt, ist aber bei den für eine Werkstatt für Behinderte in Betracht kommenden Versicherten zur Zeit noch die Ausnahme.

7 Ergänzende Leistungen zur Rehabilitation

Ergänzende Leistungen zur Rehabilitation sind Leistungen, die im Zusammenhang mit der Grundleistung – medizinische oder berufsfördernde Leistung – zu erbringen sind. Hierzu gehören:
- Barleistungen (Krankengeld, Versorgungskrankengeld, Verletztengeld, Übergangsgeld)
- Beiträge zur gesetzlichen Kranken-, Unfall- und Rentenversicherung sowie zur BA
- Übernahme der erforderlichen Kosten, die mit einer berufsfördernden Leistung in einem unmittelbaren Zusammenhang stehen
- Übernahme der erforderlichen Reisekosten, auch für Familienheimfahrten
- ärztlich verordneter Rehabilitationssport in Gruppen unter ärztlicher Betreuung
- Haushaltshilfe.

7.1 Barleistungen

Der Behinderte erhält während medizinischer Maßnahmen zur Rehabilitation Krankengeld, Versorgungskrankengeld, Verletztengeld oder Übergangsgeld, während berufsfördernder Maßnahmen zur Rehabilitation Übergangsgeld. Diese Leistungen kommen nur in Betracht, wenn der Behinderte arbeitsunfähig ist oder wegen Teilnahme an der Rehabilitation keine ganztägige Erwerbstätigkeit ausüben kann. Im einzelnen gilt folgendes:

Das Krankengeld (Barleistung der GKV), das Versorgungskrankengeld (Barleistung der KOV bei medizinischer Rehabilitation) und das Verletztengeld (Barleistung der GUV bei medizinischer Rehabilitation) betragen 80% des entgangenen regelmäßigen Arbeitsentgelts (Regelentgelt) und dürfen das entgangene regelmäßige Nettoarbeitsentgelt nicht übersteigen.

Übergangsgeld wird als Barleistung in der beruflichen Rehabilitation gezahlt, von der GRV darüber hinaus auch bei medizinischen Leistungen zur Rehabilitation.

Das Übergangsgeld ist niedriger als das Krankengeld. Es wird als Vomhundertsatz des Regelentgelts bzw. des regelmäßigen Nettoarbeitsentgelts im Bemessungszeitraum berechnet.

Dieser Prozentsatz unterscheidet sich, je nachdem ob eine medizinische oder eine berufsfördernde Leistung zur Rehabilitation durchgeführt wird und ob bestimmte zusätzliche Voraussetzungen erfüllt sind.

Hat der Behinderte mindestens ein Kind, oder kann sein Ehegatte, mit dem er in häuslicher Gemeinschaft lebt, eine Erwerbstätigkeit nicht ausüben, weil er den Behinderten pflegt oder selbst der Pflege bedarf, so beträgt das Übergangsgeld bei medizinischen Rehabilitationsleistungen 90%, bei berufsfördernden Rehabilitationsleistungen 80% des vorgenannten Regelentgelts bzw. Nettoarbeitsentgelts. Bei den übrigen Behinderten beträgt der Prozentsatz bei medizinischen Rehabilitationsmaßnahmen 75%, bei berufsfördernden Rehabilitationsmaßnahmen 70% des vorgenannten Regelentgelts bzw. Nettoarbeitsentgelts.

In der GRV beträgt das Übergangsgeld für die Zeit einer an die berufsfördernde Leistung anschließenden Arbeitslosigkeit – bis zu 6 Wochen – 68% bei Vorhandensein eines Kindes bzw. bei Pflegebedürftigkeit, für die übrigen Versicherten 63% der maßgebenden Berechnungsgrundlage.

Das Übergangsgeld in der GRV wird nicht nur während einer Rehabilitationsleistung gezahlt, sondern unter bestimmten Voraussetzungen auch für Zeiträume vor einer Rehabilitationsleistung (vorgezogenes Übergangsgeld), für Zeiten im Anschluß an eine abgeschlossene berufsfördernde Leistung bis zu 6 Wochen, wenn in dieser Zeit Arbeitslosigkeit vorliegt, ferner für eine Zeit nach Abschluß von medizinischen oder berufsfördernden Leistungen, wenn anschließend berufsfördernde Leistungen erforderlich sind (Zwischenübergangsgeld), und im Anschluß an berufsfördernde Leistungen bis zu 6 Wochen, wenn die Berufsförderung aus gesundheitlichen Gründen unterbrochen wurde.

7.2 Beiträge

Während der Rehabilitationsleistung sind unter bestimmten Voraussetzungen Beiträge zur GKV, GUV und GRV sowie zur BA zu entrichten (vgl. § 12 Nr. 2 RehaAnglG). Voraussetzungen und Höhe der Beiträge sind in den Leistungsgesetzen dieser Trägergruppen im einzelnen festgelegt.

7.3 Kosten im Zusammenhang mit der Berufsförderung

Es gibt bestimmte Kosten, die mit einer berufsfördernden Leistung in unmittelbarem Zusammenhang stehen, die aber nicht zu den berufsfördernden Leistungen selbst gezählt werden. Dabei handelt es sich um Kosten für Prüfungsgebühren, für Lernmittel, für Arbeitskleidung und für Arbeitsgerät sowie Ausbildungszuschüsse an Arbeitgeber, wenn die Maßnahme im Betrieb durchgeführt wird. Diese Kosten werden von den Trägern der beruflichen Rehabilitation als ergänzende Leistungen übernommen.

7.4 Reisekosten

Aus Anlaß von Rehabilitationsleistungen entstehen Reisekosten, insbesondere auch Kosten für Familienheimfahrten, wenn es sich um stationäre Rehabilitationsleistungen handelt. Diese Kosten werden unter bestimmten gesetzlich festgelegten Voraussetzungen von den Rehabilitationsträgern als ergänzende Leistungen übernommen.

7.5 Rehabilitationssport

Die meisten Rehabilitationsträger gewähren als ergänzende Leistungen zur Rehabilitation Rehabilitationssport.

Die GRV, GUV, GKV, KOV/KOF sowie die kassenärztliche Bundesvereinigung haben mit Wirkung vom 1. Januar 1994 eine Gesamtvereinbarung über den Rehabilitationssport und das Funktionstraining abgeschlossen. Diese Gesamtvereinbarung enthält im wesentlichen die folgenden Regelungen:

- Der *Rehabilitationssport* muß ärztlich verordnet werden. Er hat das Ziel, insbesondere die Ausdauer, Flexibilität und Kraft des Behinderten zu stärken. Rehabilitationssport umfaßt bewegungstherapeutische Übungen, die als Gruppenbehandlung unter ärztlicher Betreuung bzw. Überwachung im Rahmen regelmäßig abgehaltener Übungsveranstaltungen durchgeführt werden.
- *Funktionstraining* wird besonders mit den Mitteln der Krankengymnastik und der Ergotherapie durchgeführt. Es dient dem Erhalt von Funktionen, der Beseitigung oder Verbesserung von Störungen der Funktionen sowie dem Hinauszögern von Funktionsverlusten einzelner Organsysteme. Die Notwendigkeit von Funktionstraining ist vom behandelnden Arzt zu bescheinigen.

Rehabilitationssportarten sind vornehmlich Gymnastik, Leichtathletik, Schwimmen und Bewegungsspiele. Funktionstrainingsarten sind u.a. Trockengymnastik und Wassergymnastik. Für die Teilnahme am Rehabilitationssport und am Funktionstraining werden den Sportgemeinschaften bzw. Funktionstrainingsgruppen von den Rehabilitationsträgern Vergütungen gezahlt, deren Höhe in besonderen Verträgen festgelegt ist.

Die GRV übernimmt Rehabilitationssport und Funktionstraining in unmittelbarem Anschluß an eine Rehabilitationsleistung, wenn bereits während dieser Leistung die Notwendigkeit von dem Arzt der Rehabilitationseinrichtung festgestellt worden ist. Diese Bestimmung dient der eindeutigen Abgrenzung der Leistungsbereiche der GRV und GKV. Für die GRV hat der Koronarsport eine besondere Bedeutung erlangt, der nur bei ständiger Anwesenheit des betreuenden Arztes durchgeführt wird.

7.6 Haushaltshilfe

Haushaltshilfe wird als ergänzende Leistung zur medizinischen und beruflichen Rehabilitation gewährt, wenn der Behinderte wegen der Teilnahme an einer Maßnahme zur Rehabilitation außerhalb des eigenen Haushalts untergebracht ist und ihm aus diesem Grunde die Weiterführung des Haushalts nicht möglich ist; weitere Voraussetzung ist, daß eine andere im Haushalt lebende Person den Haushalt nicht weiterführen kann und im Haushalt ein Kind lebt, das das 12. Lebensjahr noch nicht vollendet hat oder das behindert und auf Hilfe angewiesen ist.

8 Sonstige Leistungen zur Rehabilitation

8.1 Leistungsgruppen

Die sog. sonstigen Leistungen zur Rehabilitation im Recht der GRV unterteilen sich in 5 Leistungsgruppen, die in keinem inneren Zusammenhang stehen. Sie sind in dieser Form erstmals in § 31 SGB VI zusammengefaßt worden. Es handelt sich dabei teils um Leistungen, die vor 1992 zu den sog. zusätzlichen Leistungen der GRV gehörten, teils um Leistungen zur Sicherung des Rehabilitationserfolgs und teils um neu entwickelte Leistungsformen.

Als sonstige Leistungen zur Rehabilitation können danach erbracht werden:
- Leistungen zur Eingliederung von Versicherten
- Leistungen zur Sicherung der Erwerbsfähigkeit
- Nach- und Festigungskuren wegen Geschwulsterkrankungen
- Kinderheilbehandlung
- Zuwendungen für Einrichtungen.

8.2 Leistungen zur Eingliederung

Nach § 31 Abs. 1 Nr. 1 SGB VI können als Leistungen zur Rehabilitation Leistungen zur Eingliederung erbracht werden. Darunter versteht man Leistungen zur Eingliederung von Versicherten in das Erwerbsleben, insbesondere nachgehende Leistungen zur Sicherung des Rehabilitationserfolges.

Nach den gemeinsamen Richtlinien der GRV [14] und den hierzu ergangenen Anwendungsempfehlungen erbringt die GRV als Leistungen zur Eingliederung ambulante, teilstationäre und stationäre Leistungen zur Rehabilitationsvorbereitung und zur Rehabilitationsnachsorge sowie weitere Leistungen, die erforderlich sind, um das Ziel der Rehabilitation zu erreichen oder zu sichern. Die Rehabilitationsvorbereitung umfaßt u.a. Information über den Ablauf der Rehabilitation sowie Leistungen zur Steigerung der Motivation und zum Abbau von Risikoverhalten. Dazu gehören vorbereitende Informationsveranstaltungen vor einer Heilbehandlung, Kosten für Vorgespräche in der Rehabilitationseinrichtung, Kosten für eine Gewichtsreduktion oder Nikotinentwöhnung. Als Rehabilitationsnachsorge kommen vor allem Leistungen zur Erhaltung der erzielten Funktionsverbesserung und zur Stabilisierung der eingeleiteten Verhaltensänderungen sowie Anregungen für weitere therapeutische Maßnahmen in Betracht.

Voraussetzung für diese Leistungen ist, daß der Versicherte die persönlichen Voraussetzungen nach § 10 SGB VI und die versicherungsrechtlichen Voraussetzungen nach § 11 SGB VI erfüllt.

8.3 Leistungen zur Sicherung der Erwerbsfähigkeit

Für Versicherte, die eine besonders gesundheitsgefährdende, ihre Erwerbsfähigkeit ungünstig beeinflussende Beschäftigung ausüben, können stationäre medizinische Leistungen zur Sicherung der Erwerbsfähigkeit erbracht werden (§ 31 Abs. 1 Satz 1 Nr. 2 SGB VI).

Zur Entstehungsgeschichte dieser Vorschrift ist zu sagen, daß zunächst im Bereich der knappschaftlichen Rentenversicherung Leistungen zur Sicherung der Erwerbsfähigkeit, also Leistungen, die der Prävention dienen, für Versicherte unter Tage erbracht werden konnten, weil die Arbeitsbedingungen unter Tage als besonders gesundheitsgefährdend angesehen wurden. Diese Möglichkeit wurde durch das SGB VI auf alle Versicherten der GRV ausgedehnt.

Nach den gemeinsamen Richtlinien der GRV [15] kommen als Leistungen zur Sicherung der Erwerbsfähigkeit medizinische Basistherapie, aktive Bewegungstherapie, Vermittlung von Entspannungstechniken, Anleitung zu gesundheitsbewußtem Verhalten und Physiotherapie in Betracht. Voraussetzung ist, daß der Versicherte zwar noch nicht organisch erkrankt ist, jedoch nach ärztlicher Feststellung erste Störungen vorliegen, und daß er über eine längere Zeit eine Beschäftigung mit besonders schwerer körperlicher Belastung oder mit erheblicher mechanischer Beanspruchung, unter erheblicher Einwirkung von Lärm, Hitze, Kälte, Nässe, Stäuben, Gasen, Dämpfen oder Temperaturschwankungen ausgeübt hat.

Leistungen werden nur erbracht, wenn der Versicherte die versicherungsrechtlichen Voraussetzungen für medizinische Rehabilitationsleistungen erfüllt hat.

8.4 Nach- und Festigungskuren wegen Geschwulsterkrankungen

Die Nach- und Festigungskuren wegen Geschwulsterkrankungen – kurz auch Ca-Nachbehandlung genannt – fallen ebenfalls unter die sonstigen Leistungen (§ 31 Abs. 1 Satz 1 Nr. 3 SGB VI). Derartige Kuren können für Versicherte, für Bezieher einer Rente sowie für die Angehörigen dieser beiden Personenkreise bewilligt werden. Nach den gemeinsamen Richtlinien der GRV [16] umfassen diese Leistungen diagnostische und therapeutische Maßnahmen, die geeignet sind, zur Stabilisierung oder Besserung des Gesundheitszustandes beizutragen und insbesondere Funktionsstörungen zu beseitigen oder auszugleichen. Sie können auch als Anschlußheilbehandlungen durchgeführt werden.

Voraussetzung ist insbesondere, daß die operative Behandlung abgeschlossen und die Strahlenbehandlung vorläufig abgeschlossen ist.

8.5 Kinderheilbehandlung

Stationäre Heilbehandlungen für Kinder können nach § 31 Abs. 1 Satz 1 Nr. 4 SGB VI als sonstige Leistungen gewährt werden, wenn hierdurch voraussichtlich eine erhebliche Gefährdung der Gesundheit beseitigt oder die beeinträchtigte Gesundheit wesentlich gebessert oder wiederhergestellt werden kann. Ziel der Kinderheilbehandlung ist es, die künftige Erwerbsfähigkeit günstig zu beeinflussen.

Nach den gemeinsamen Richtlinien der GRV [17] werden Kinderheilbehandlungen insbesondere bei Krankheiten der Atemwege, allergischen Krankheiten, Hautkrankheiten, Herz-Kreislauf-Krankheiten, Leber-Magen-Darm-Krankheiten, neurologischen und psychosomatischen Erkrankungen erbracht. Die Unterbringung einer Begleitperson auf Kosten der GRV ist möglich, wenn sie aus medizinischen Gründen erforderlich ist.

8.6 Zuwendungen für Einrichtungen

Nach § 31 Abs. 1 Satz 1 Nr. 5 SGB VI können Zuwendungen für Einrichtungen erbracht werden, die auf dem Gebiet der Rehabilitation forschen oder die Rehabilitation fördern. Die Förderungsbedingungen im einzelnen ergeben sich aus Zuwendungsrichtlinien der Rentenversicherung. [18]

8.7 Finanzielle Deckelung

Die sonstigen Leistungen dienen der Abrundung des Leistungsangebots der GRV auf dem Gebiet der Rehabilitation. Um eine unverhältnismäßige Ausweitung dieser Leistungsform im Vergleich zu den Grundleistungen der Rehabilitation zu verhindern, wurden die Möglichkeiten für einige dieser Leistungen durch Festsetzung finanzieller Grenzen gesetzlich eingeschränkt.

Einer finanziellen Deckelung unterliegen die sonstigen Leistungen zur Eingliederung, soweit es sich um nichtstationäre Leistungen handelt (§ 31 Abs. 1 Nr. 1 SGB VI), die stationären Leistungen zur Sicherung der Erwerbsfähigkeit (Nr. 2 der Vorschrift), die Kinderheilbehandlungen (Nr. 4 der Vorschrift) sowie die institutionelle Förderung (Nr. 5 der Vorschrift). Die Aufwendungen für diese Leistungen dürfen im Bereich der einzelnen Rentenversicherungszweige im Kalenderjahr 7,5% der Haushaltsansätze für medizinische, berufsfördernde und ergänzende Rehabilitationsleistungen nicht übersteigen.

Keiner Beschränkung unterliegen die Ausgaben für Nach- und Festigungskuren wegen Geschwulsterkrankungen, denen eine besondere gesundheitspolitische Bedeutung zukommt, sowie für Leistungen zur Eingliederung in stationärer Form, weil die GRV auch in diesem Bereich vornehmlich stationäre Leistungen erbringen soll.

9 Leistungen zur sozialen Rehabilitation

Die Leistungen zur sozialen Rehabilitation werden in der Bundesrepublik von den Trägern der Sozialhilfe erbracht. Zwar enthalten auch die Leistungen zur medizinischen und beruflichen Rehabilitation eine Vielzahl von sozialen Elementen. Hier ist vor allem der Bereich der psychosozialen Leistungen zu nennen, die im Rahmen der medizinischen Rehabilitation psychisch Kranker einschließlich Abhängigkeitskranker zum Teil von den Sozialversicherungsträgern, insbesondere von GRV und GKV, mit übernommen werden.

Auch ist festzustellen, daß vor allem die höchstrichterliche Rechtsprechung in der großen Tendenz dazu neigt, möglichst weitgehend Leistungsbereiche der sozialen Eingliederung den Sozialversicherungsträgern zuzuweisen.

Dennoch muß klar gesehen werden, daß nach unserer Rechtsordnung neben der medizinischen und beruflichen Rehabilitation ein eigenständiger Bereich der sozialen Rehabilitation besteht.

Für diesen Bereich gilt folgendes:

Im SGB I sind in den §§ 18 ff. die Sozialleistungen und die zuständigen Leistungsträger im

Überblick zusammengestellt. Neben den Leistungen, insbesondere der Ausbildungsförderung, Arbeitsförderung, GKV, GUV, GRV und Versorgungsverwaltung, werden dort die Leistungen der Sozialhilfe und die Leistungen zur Eingliederung Behinderter umschrieben. Nach § 29 Abs. 1 Nr. 3, Abs. 2 i.V.m. § 28 SGB I sind die Sozialhilfeträger für Leistungen zur allgemeinen sozialen Eingliederung zuständig. Dazu gehört die Eingliederungshilfe für Behinderte – nach § 27 BSHG eine Form der Hilfe in besonderen Lebenslagen –, soweit es sich nicht um Leistungen der medizinischen, schulischen oder beruflichen Rehabilitation handelt. Dies trifft insbesondere zu für die Hilfe zur Teilnahme am Leben in der Gemeinschaft nach § 40 Abs. 1 Nr. 8 BSHG.

Hieraus folgt, daß die Sozialhilfe eigenständiger Träger der sozialen Rehabilitation ist. Der Subsidiaritätsgrundsatz des § 2 BSHG steht dem nicht entgegen [19].

10 Mitwirkung des Versicherten

Das Ziel der Rehabilitation, die Eingliederung des Behinderten in Arbeit, Beruf und Gesellschaft, kann nur erreicht werden, wenn nicht nur die Rehabilitationsträger, sondern auch die Behinderten selbst alles tun, um einen Rehabilitationserfolg herbeizuführen. Aus diesem Grund hat es der Gesetzgeber für erforderlich gehalten, Mitwirkungspflichten des Versicherten im Gesetz festzulegen. Diese Mitwirkungspflichten sind in §§ 60 bis 67 SGB I geregelt. Danach soll sich derjenige, der wegen Krankheit oder Behinderung Sozialleistungen beantragt oder erhält, auf Verlangen des zuständigen Leistungsträgers einer Heilbehandlung unterziehen, wenn zu erwarten ist, daß sie eine Besserung seines Gesundheitszustands herbeiführen oder eine Veschlechterung verhindern wird. Ferner soll derjenige, der wegen Minderung der Erwerbsfähigkeit oder wegen Arbeitslosigkeit Sozialleistungen beantragt oder erhält, auf Verlangen des zuständigen Leistungsträgers an berufsfördernden Maßnahmen teilnehmen, wenn bei angemessener Berücksichtigung seiner beruflichen Neigung und seiner Leistungsfähigkeit zu erwarten ist, daß sie seine Erwerbs- oder Vermittlungsfähigkeit auf Dauer fördern oder erhalten werden. Eine Mitwirkung in diesem Sinne kann nur in Einzelfällen und bei Vorliegen bestimmter Voraussetzungen – z.B. Unzumutbarkeit einer Behandlung – entfallen. Im übrigen kann der Leistungsträger, wenn der Behinderte seinen Mitwirkungspflichten nicht nachkommt, Leistungen bis zur Nachholung der Mitwirkung ganz oder teilweise versagen oder entziehen.

Anmerkungen

1. Gesetz über die Angleichung der Leistungen zur Rehabilitation (RehaAnglG) vom 7. August 1974 (BGBl. I, Seite 1881)
2. Gesamtvereinbarung über den Gesamtplan, in Kraft getreten am 1. Juli 1978, Kugler: Rehabilitation in der Rentenversicherung 1984, Anhang 1.5
3. Gesamtvereinbarung über die Beteiligung der Bundesanstalt für Arbeit bei beruflicher Rehabilitation, Kugler a.a.O., Anhang 1.6
4. Empfehlungsvereinbarung über die Zusammenarbeit der Krankenversicherungsträger und der Rentenversicherungsträger bei der Rehabilitation Abhängigkeitskranker (Suchtvereinbarung) vom 20. November 1978 (Kugler a.a.O., Anhang 1.11);
   Empfehlungsvereinbarung über die Leistungen zur ambulanten Rehabilitation Alkohol-, Medikamenten- und Drogenabhängiger (Empfehlungsvereinbarung Ambulante Rehabilitation Sucht) vom 29. Januar 1991 (DRV 1991, Seite 413);
   Vereinbarung Vorleistung/ Drogen vom 22. Oktober 1981 (Kugler a.a.O., Anhang 1.12)
5. Gesamtvereinbarung über Auskunft und Beratung, Kugler a.a.O., Anhang 1.2
6. Gesamtvereinbarung über die Gewährung vorläufiger Leistungen, Kugler a.a.O., Anhang 1.4
7. Vgl. Tz. 5
8. Vereinbarung zur Leistungsabgrenzung nach § 13 Abs. 4 SGB VI vom 21. Januar 1993
9. Gesamtkonzept zur Rehabilitation von Abhängigkeitskranken (Alkohol-, Medikamenten- und Drogenabhängige) vom 15. Mai 1985, Anlage zur Empfehlungsvereinbarung Nachsorge vom 18. März 1987, abgedruckt in DRV 1988, Seite 93)
10. Vgl. 4.
11. Vgl. 4.
12. BSG 11 RA 62/81 vom 12. August 1982, BSGE 54, 54
13. Vereinbarung über berufliche Rehabilitation (Vereinbarung '93)
14. Gemeinsame Richtlinien der Träger der Rentenversicherung nach § 31 Abs. 1 Satz 1 Nr. 1 SGB VI für Leistungen zur Eingliederung von Versicherten in das Erwerbsleben, Stand: 27. November 1991, DRV 1992, Seite 22
15. Gemeinsame Richtlinien der Träger der Rentenversicherung nach § 31 Abs. 2 Satz 2 SGB VI über stationäre medizinische Leistungen für Versicherte, die eine besonders gesundheitsgefährdende, ihre Erwerbsfähigkeit ungünstig beeinflussende Beschäftigung ausüben (Richtlinien zur Sicherung der Erwerbsfähigkeit) vom 5. September 1991, DRV 1992, Seite 12
16. Gemeinsame Richtlinien der Rentenversicherung nach § 31 Abs. 2 Satz 2 SGB VI für Nach- und Festigungskuren bei malignen Geschwulst- und Systemerkrankungen (Ca-Richtlinien) vom 4. Juli 1991, DRV 1992, Seite 14
17. Gemeinsame Richtlinien der Träger der Rentenversicherung nach § 31 Abs. 2 Satz 2 SGB VI für Kinderheilbehandlungen (KiHB-Richtlinien) vom 5. September 1991, DRV 1992, Seite 16
18. Muster-Richtlinien über Zuwendungen durch die Träger der gesetzlichen Rentenversicherung an Einrichtungen, die auf dem Gebiet der Rehabilitation forschen oder die Rehabilitation fördern, nach § 31 Abs. 1 Satz 1 Nr. 5 SGB VI (Zuwendungsrichtlinien) vom 30. September 1991, DRV 1992, Seite 19
19. Vgl. Tz. 2.4.3

4 Einleitung und Durchführung der Rehabilitation

Ferdinand Schliehe und Elisabeth Röckelein

1 Einleitung

In der Bundesrepublik Deutschland umfaßt die Rehabilitation medizinische, berufliche und soziale Leistungen zur Rehabilitation, die durch unterschiedliche Sozialleistungsträger erbracht werden. Jährlich werden in der Bundesrepublik Deutschland über 1,2 Mio. Maßnahmen zur medizinischen Rehabilitation durchgeführt, für die rund 12 Mrd. DM (1993) aufgewandt werden. In der medizinischen Rehabilitation ist die gesetzliche Rentenversicherung mit rund 70 v.H. der Leistungen der Hauptträger. Die berufliche Rehabilitation wird überwiegend durch die Bundesanstalt für Arbeit durchgeführt (über 80 v.H. der Maßnahmen). Die Leistungen zur sozialen Eingliederung werden in erster Linie durch die Kriegsopferversorgung/Kriegsopferfürsorge (60 v.H.) sowie durch die Sozialhilfeträger (36 v.H.) erbracht (Tab. 4-1).

Der *Schwerpunkt der medizinischen Rehabilitation* liegt darin, die Folgen von Krankheiten (Diseases) zu behandeln. Ihr Schwerpunkt liegt deshalb in der Behandlung von bereits eingetretenen Gesundheitsschäden (Impairments) und Funktionseinschränkungen bzw. Fähigkeitsstörungen (Disabilities). Wesentliches Ziel der Rehabilitation ist es, eine soziale und berufliche Desintegration (Handicaps) zu vermeiden. Je nach Schweregrad der bereits eingetretenen Gesundheitsschäden und Funktionseinschränkungen bzw. Fähigkeitsstörungen besteht ihre Aufgabe auch darin, irreversible Krankheitsfolgen zu kompensieren und dem Patienten geeignete Strategien der

Tabelle 4-1 Rehabilitationsleistungen 1991 nach Trägerschaft und Art der Leistung.

Träger der Reha-Leistungen	*Leistungen insgesamt*		*Medizinische Leistungen*		*Berufsfördernde Leistungen*		*Leistungen zur sozialen Eingliederung*	
	n	%	*n*	%	*n*	%	*n*	%
Gesetzliche Krankenversicherung	271 523	16,4	271 523	22,0				
Gesetzliche Unfallversicherung	79 406	4,8	67 691	5,5	8 708	2,5	3 007	4,1
Gesetzliche Rentenversicherung	917 685	55,6	867 377	70,3	50 308	14,6		
Kriegsopferversorgung und Kriegsopferfürsorge	65 321	4,0	21 010	1,7	506	0,2	43 805	60,0
Arbeitsförderung	283 742	17,2			283 742	82,5		
Sozialhilfe	34 036	2,1	7 172	0,6	699	0,2	26 165	35,9
Insgesamt	1 651 713	100,0	1 234 773	100,0	343 963	100,0	72 977	100,0

Quelle: Stat. Bundesamt VII D-S, Statistik der Rehabilitationsmaßnahmen 1991, Tab. 1, Wiesbaden, November 1993

Anpassung und des Umgangs mit der Krankheit zu vermitteln. Die medizinische Rehabilitation ist oft die Voraussetzung für weiterführende Leistungen zur beruflichen oder sozialen Rehabilitation.

Umfang und Vielfalt der Leistungen zur Rehabilitation sowie der gesetzliche Auftrag der Rehabilitationsträger, angemessene Rehabilitationsleistungen zu erbringen, haben dazu beigetragen, daß sich die Rehabilitation, die auch wesentliche präventive Aufgaben zu erfüllen hat (Vermeidung von vorzeitiger Frühberentung und Pflege), in der Bundesrepublik Deutschland zu einem eigenständigen und spezialisierten Teilsystem der gesundheitlichen Versorgung entwickelt hat. Im folgenden sollen die Einleitung und Durchführung der medizinischen Rehabilitation in ihren wesentlichen Aspekten näher erläutert werden. Die Einleitung der beruflichen Rehabilitation wird nur insoweit erwähnt, als diese im Zusammenhang mit der Durchführung der medizinischen Rehabilitation eine Rolle spielt. Da die Rehabilitationseinrichtungen in einem gesonderten Kapitel ausführlich behandelt werden (vgl. Kap. 5), werden Unterschiede und Besonderheiten der Einrichtungen, die Rehabilitationsleistungen erbringen, hier nicht näher beschrieben.

Eine wesentliche Aufgabe in der Einleitungsphase besteht zunächst darin, die *Rehabilitationsbedürftigkeit* eines Versicherten rechtzeitig zu erkennen und frühzeitig geeignete Rehabilitationsmaßnahmen anzuregen und einzuleiten. Je rechtzeitiger im Bedarfsfalle die Rehabilitation eingeleitet wird, desto größer wird auch der zu erwartende Rehabilitationserfolg sein. Zunächst werden deshalb die verschiedenen Einleitungsverfahren (Anregung zur Antragstellung, Antrag und Einleitung durch die Rehabilitationsträger) beschrieben.

An die Anregung bzw. Beantragung einer Rehabilitationsleistung schließt sich als weitere Phase die *Bearbeitung des Antrages durch den Rehabilitationsträger und die Entscheidung (Bewilligung) darüber* an. Dabei kommt es zum einen auf eine sachgerechte Entscheidung an. Nur Personen, bei denen eine Rehabilitationsbedürftigkeit tatsächlich gegeben ist, sollen eine Maßnahme erhalten. Zum anderen müssen Bearbeitung und Entscheidung auch zeitgerecht sein, um eine Zuweisung in die Rehabilitationseinrichtung zum optimalen Zeitpunkt zu gewährleisten. In diesem Zusammenhang spielen auch Wartezeiten in den Rehabilitationseinrichtungen eine Rolle.

Die Durchführung der medizinischen Rehabilitation beginnt mit der *Zuweisung in eine geeignete Rehabilitationsrichtung*. Sie ist deshalb besonders wichtig, weil von ihr beispielsweise das Ausmaß der Fehlbelegungen abhängt. In vielen Fällen bietet es sich an, vor der Zuweisung bzw. Einweisung in eine Rehabilitationseinrichtung den Patienten gezielt darauf vorzubereiten, um so den Erfolg der Maßnahme zu erhöhen (Rehabilitationsvorbereitung).

Die Phase der *Durchführung der Rehabilitation* bezieht sich vor allem auf die internen Abläufe und Prozesse in der Rehabilitationseinrichtung, auf die hier nur idealtypisch eingegangen werden kann. Bei gegebener Strukturqualität hängt der unmittelbare Rehabilitationserfolg hiervon ganz entscheidend ab (Prozeßqualität). An die Durchführung der Rehabilitation schließt sich die Weiterbehandlung beim niedergelassenen Arzt oder die Einleitung weiterführender Rehabilitationsmaßnahmen nahtlos an. Gerade für den langfristigen Erfolg der Rehabilitation ist eine enge Abstimmung mit dem niedergelassenen Arzt eine der wichtigsten Voraussetzungen.

Die dargestellten Phasen in der Einleitung und Durchführung der medizinischen Rehabilitation werden zunächst am Beispiel der allgemeinen Heilbehandlungen erläutert. Die für bestimmte Indikationen entwickelten speziellen Verfahren sowie die Anschlußheilbehandlung werden in einem eigenen Abschnitt behandelt. Aufgrund des gegliederten Systems mit unterschiedlichen Zuständigkeiten zwischen den Kosten- und Leistungsträgern sowie durch die hohe Spezialisierung der Einrichtungen im Gesundheitswesen ist eine enge Kooperation und eine dichte Information zwischen allen Beteiligten gerade bei der Einleitung und Durchführung der medizinischen Rehabilitation unbedingt erforderlich.

2 Einleitungsverfahren

2.1 Anregung von Rehabilitationsleistungen

Anregung zur Antragstellung

Soweit die Rehabilitationsleistungen auf Antrag des Versicherten eingeleitet werden [vgl. Abschn. 2.2], ist die gezielte Anregung zur Antragstellung für die rechtzeitige Einleitung und Durchführung von großer Bedeutung. Aus wissenschaftlichen Untersuchungen ist bekannt, daß das Antragsverhalten der Versicherten von vielen Einflußfaktoren abhängt [1]. Dazu gehören z.B. Kenntnisse über den Gesundheitszustand, das Krankheitsverständnis und die Anspruchserwartungen des Versicherten, aber auch die Arbeitsmarktlage, die Familiensituation oder besondere finanzielle Belastungen [5]. Deshalb kann nicht von vornherein unterstellt werden, daß der Versicherte von sich aus den optimalen Zeitpunkt wählt, zu dem er einen Antrag auf Rehabilitationsleistungen stellt. Aus diesem Grunde ist die Mitwirkung der niedergelassenen Ärzte, der Krankenhausärzte und der Betriebsärzte bei der Anregung von Rehabilitationsleistungen von entscheidender Bedeutung für das gesamte Rehabilitationsverfahren.

Der *niedergelassene Arzt* ist häufig der erste, der eine drohende oder bereits bestehende Einschränkung der Gesundheit oder Erwerbsfähigkeit erkennt. Ihm kommt deshalb die wichtige Aufgabe zu, den Patienten dazu anzuregen, rechtzeitig einen Antrag auf Rehabilitationsleistungen zu stellen.

Wenn nach Einschätzung des behandelnden Arztes die gesundheitliche Situation des Patienten voraussichtlich Rehabilitationsleistungen erfordert, sollte er deshalb den Patienten über vorhandene Rehabilitationsleistungen beraten und ihn veranlassen, einen Antrag beim zuständigen Rehabilitationsträger zu stellen.

Aus diesem Grunde stellen Rehabilitationsträger auch Informationsmaterialien für den niedergelassenen Arzt zur Verfügung.

Auch die *Ärzte in Krankenhäusern* sollten sich neben der Einleitung von Anschlußheilbehandlungen (vgl. Abschn. 5.1) an der rechtzeitigen Einleitung einer allgemeinen Heilbehandlung beteiligen. Darüber hinaus kommt dem Betriebsarzt bei der Anregung von Rehabilitationsleistungen eine wichtige Aufgabe zu. Gerade *Betriebsärzte* erfahren im Rahmen von arbeitsmedizinischen Vorsorgeuntersuchungen häufig sehr früh, daß die Erwerbsfähigkeit des Versicherten gefährdet oder gar eingeschränkt ist.

Neben den Ärzten können auch *nichtärztliche Einrichtungen* Versicherte beraten und dazu anregen, daß sie im Bedarfsfall einen Antrag auf Rehabilitationsleistungen stellen. Bei Abhängigkeitserkrankungen können beispielsweise Beratungsstellen und Selbsthilfegruppen wichtige Informations- und Motivationsarbeit leisten.

Besondere Mitteilungsverfahren

Neben der Anregung zur Antragstellung durch Ärzte und nichtärztliche Einrichtungen sind in diesem Zusammenhang einige besonders vereinbarte Mitteilungsverfahren zu erwähnen. So ist zwischen der Kassenärztlichen Bundesvereinigung und den Spitzenverbänden der Krankenkassen vereinbart worden, daß der niedergelassene Arzt im Zusammenhang mit seinen Beratungsaufgaben der Krankenkasse mitteilt, wenn ein Versicherter rehabilitationsbedürftig sein könnte oder sogar bestimmte Rehabilitationsleistungen für notwendig erachtet werden. Selbstverständlich kann die Mitteilung an die Krankenkassen nur erfolgen, wenn der Patient damit einverstanden ist.

Um das Verfahren zu erleichtern, ist dafür ein eigener Vordruck entwickelt worden. Darin kann der behandelnde Arzt auch Vorschläge zur Behandlung machen. Die Krankenkasse leitet nach einer entsprechenden Mitteilung im Zusammenwirken mit dem niedergelassenen Arzt bzw. auch dem Medizinischen Dienst der Krankenversicherung notwendige Maßnahmen unverzüglich ein. Da das Mitteilungsverfahren unabhängig von der

Zuständigkeit der Krankenkasse ist, wird diese die Mitteilung des Arztes weitergeben, wenn ein anderer Rehabilitationsträger zuständig ist. Nur bei Arbeits- und Schulunfällen ist das Mitteilungsverfahren nicht anzuwenden.

Das Mitteilungsverfahren ist im Gesundheitsreformgesetz in § 92 SGB V geregelt. Zur Zeit gelten die Rehabilitations-Richtlinien vom 17. Dezember 1975.

Ein Beratungs- und Mitteilungsverfahren ist auch für den Krankenhausarzt vorgesehen. Hierzu haben die Deutsche Krankenhausgesellschaft und die Spitzenverbände der Krankenkassen eine Rahmenempfehlung (für die Durchführung auf Länderebene) getroffen. Wenn eine Rehabilitationsbedürftigkeit besteht, soll der Krankenhausarzt den Patienten umfassend beraten und in diesem Zusammenhang der Krankenkasse darüber, mit seinem Einverständnis, eine Mitteilung machen. Darin können auch Vorschläge über notwendige Behandlungsmaßnahmen enthalten sein. Zugleich wird auch der behandelnde Arzt darüber informiert. Grundlage für die Rahmenempfehlung über ein Mitteilungsverfahren im Krankenhausbereich ist § 112 SGB V.

Ein Mitteilungsverfahren ist auch zwischen dem Verband deutscher Betriebs- und Werksärzte e.V. und einzelnen Spitzenverbänden der Krankenkassen (Bundesverbände der Betriebs- und Innungskrankenkassen) für den Betriebs- bzw. Werksarzt vereinbart worden. Das Verfahren ist ähnlich wie die übrigen Mitteilungsverfahren geregelt. Die Vereinbarung wurde im September 1985 geschlossen.

Verfahren in der Unfallversicherung

Die Unfallversicherung hat den gesetzlichen Auftrag, über die Akutbehandlung hinaus umfassende Hilfe zur Wiedereingliederung in das Berufsleben zu leisten, sobald sie über die Rehabilitationsbedürftigkeit eines Versicherten informiert ist. Um dies zu gewährleisten, sind besondere Verfahren in der Unfallversicherung vorgesehen. Bei Arbeits- und Schulunfällen besteht die Verpflichtung, den Verletzten einem Durchgangsarzt oder einem Beratungsfacharzt vorzustellen (bei Arbeitsunfähigkeit oder bei Behandlungsbedürftigkeit von voraussichtlich mehr als einer Woche). Der Durchgangsarzt beurteilt, ob der Verletzte in hausärztlicher Behandlung bleiben kann oder besondere Maßnahmen notwendig sind. Bei Augen-, Hals-, Nasen- oder Ohrenverletzungen ist eine Vorstellung bei dem entsprechenden Facharzt vorgesehen. Bei besonders schweren Verletzungen findet eine stationäre Behandlung in ausgewählten Einrichtungen statt (Verletzungsartenverfahren) [4].

Anregung durch Sozialleistungsträger

Auch die Sozialleistungsträger sind verpflichtet, die Versicherten umfassend zu beraten und ggf. einen Antrag auf Rehabilitationsleistungen anzuregen. Auch die neuen Pflegekassen (vgl. Pflegeversicherungsgesetz vom 26. Mai 1994) sollen dafür Sorge tragen, daß Prävention und Rehabilitation Vorrang haben vor Pflege. Die Pflegekassen, die selbst keine Leistungen zur Rehabilitation erbringen, sollen bei den zuständigen Leistungsträgern (vor allen bei den Krankenkassen) darauf hinwirken, daß frühzeitig alle geeigneten Maßnahmen eingeleitet werden, um den Eintritt von Pflegebedürftigkeit zu verhindern (§ 5 SGB XI). Die Pflegekassen können unter Umständen ambulante Leistungen zur Rehabilitation vorläufig erbringen, wenn dies erforderlich ist und der zuständige Leistungsträger trotz Aufforderung nicht rechtzeitig tätig wird (§ 32 SGB XI).

2.2 Antrag auf Rehabilitationsleistungen

Die Leistungen zur Rehabilitation (ambulante, teilstationäre und stationäre) werden – wie andere Sozialleistungen – auf Antrag beim zuständigen Leistungsträger gewährt. Die Anträge werden auch von allen anderen Leistungsträgern, den kommunalen Gemeinden und im Ausland auch von den amtlichen Vertretungen der Bundesrepublik Deutschland entgegengenommen (§ 16 Abs. 1 SGB I). Als antragaufnehmende Stellen wirken weiterhin die Versicherungsämter, die Auskunfts- und Beratungsstellen der Rentenversicherung sowie auch die Versichertenältesten mit (Tab. 4-2).

In der *Kranken- und Rentenversicherung* werden Rehabilitationsleistungen grundsätzlich auf Antrag erbracht (§ 19 SGB IV). Mit dem Antrag beginnt das formal-rechtliche Einleitungsverfahren (vgl. für die Rentenversicherung § 115 Abs. 1 SGB VI), mit dem auch der Anspruch auf Leistungen entsteht. Das Antragsprinzip gilt auch in der Kriegsopferversorgung/Kriegsopferfürsorge. Dadurch soll das eigenverantwortliche und

Tabelle 4-2 Antragsaufnehmende Stellen.

- alle Leistungsträger (z.B. Krankenkassen, Rentenversicherungsträger)
- Auskunfts- und Beratungsstellen
- Versichertenälteste
- Versicherungsämter
- Orts- und Gemeindebehörden
- deutsche Konsulate

selbstbestimmte Handeln des Versicherten soweit wie möglich unterstützt werden.

In der *Unfallversicherung* (Rehabilitationsbedürftigkeit als Folge von Arbeits-, [Schul-] und Wegeunfällen oder aufgrund von Berufskrankheiten) und in der Sozialhilfe (§ 5 BSHG) besteht die Verpflichtung, notwendige Rehabilitationsleistungen ohne Antrag („von Amts wegen") einzuleiten. Die Träger der Rehabilitation sind dann von sich aus verpflichtet, Rehabilitationsleistungen einzuleiten, sobald ihnen bekannt wird, daß die Leistungsvoraussetzungen dafür vorliegen (z.B. nach einer Unfallmeldung). Bei nicht akuten Erkrankungen empfiehlt sich jedoch stets ein schriftliches Verfahren. Die Einleitung durch den Unfallversicherungsträger steht im übrigen in einem engen Zusammenhang mit der Anzeigepflicht des Unternehmers bei Unfällen im Betrieb.

Auch die *Rentenversicherungsträger* sind dazu angehalten, bei Bedarf unabhängig von einem Antrag Leistungen zu erbringen (§ 115 Abs. 4 SGB VI). Dies kann der Fall sein, wenn die Auswertung vorhandener medizinischer Unterlagen aus bereits durchgeführten medizinischen oder beruflichen Maßnahmen zu dem Ergebnis führt, daß medizinische Rehabilitationsleistungen erforderlich sind. Dazu ist die Zustimmung des Versicherten erforderlich. Seine Zustimmung gilt dann als Antrag auf eine Leistung zur Rehabilitation (§ 115 Abs. 4 SGB VI).

Jede mündliche oder schriftliche Erklärung des Versicherten, die auf eine Inanspruchnahme von Rehabilitationsleistungen abzielt, ist unabhängig von ihrer Form als Antrag zu werten. Da die Rehabilitationsträger für die Prüfung der Anspruchsvoraussetzungen bestimmte Informationen benötigen, bieten sie Formulare an, um die Informationen im erforderlichen Umfang zu erhalten und um Rückfragen weitgehend zu vermeiden. Der Antrag kann durch den Versicherten selbst oder einen Bevollmächtigten gestellt werden. Bei Minderjährigen ist der Antrag in der Regel vom gesetzlichen Vertreter zu stellen.

Datenschutzerklärung im Antrag auf Rehabilitationsleistungen

Im Antrag auf Rehabilitationsleistungen werden verschiedene Informationen über den Antragsteller erfragt. Zu den erforderlichen Informationen gehören neben den persönlichen Basisdaten (Name, Anschrift, Versicherungsnummer usw.) alle Angaben, die zur Prüfung der versicherungsrechtlichen und persönlichen Voraussetzungen, zur Erhebung von Daten für die Bundesgesundheitsstatistik sowie für die geregelte Abwicklung von Lohnersatzleistungen (Krankengeld, Übergangsgeld) erforderlich sind.

Die medizinische Befunderhebung, die für die Prüfung der persönlichen Leistungsvoraussetzungen erforderlich ist, erweist sich aus datenschutzrechtlicher Sicht als besonders sensibel. Neben den medizinischen Unterlagen, die dem Antrag beigefügt sind, kann es sich im Verlauf des Bewilligungsverfahrens als notwendig erweisen, weitere ärztliche oder psychologische Unterlagen in die Entscheidung einzubeziehen. Darüber hinaus kann es erforderlich sein, auch Sozialdaten anderer Sozialleistungsträger heranzuziehen.

Der *Schutz von Sozialdaten* ist im Sozialgesetzbuch X (§ 79–85) geregelt. Durch das Zweite Gesetz zur Änderung des Sozialgesetzbuches vom 1. Juli 1994 wurden die Vorschriften über den Schutz der Sozialdaten aktualisiert. Wesentlicher Kern der Bestimmungen ist, daß die für die Gewährung von Leistungen erforderlichen Sozialdaten grundsätzlich unmittelbar beim Betroffenen erhoben werden sollen, um die Selbstbestimmung des Versicherten sicherzustellen. Dies betrifft auch schutzwürdige Sozialdaten, die bei medizinischen Gutachtern, Ärzten oder Krankenhäusern sowie bei anderen Sozialleistungsträgern erhoben werden. Ohne die Mitwirkung des Antragstellers dürfen Sozialdaten bei den in § 35 SGB I oder § 69 Abs. 2 SGB X genannten Sozialleistungsträgern nur erhoben werden, wenn die Erhebung beim Betroffenen einen unverhältnismäßig großen Aufwand erfordern würde.

Der Sozialleistungsträger ist verpflichtet, den Antragsteller über diese datenschutzrechtlichen Bestimmungen und das damit verbundene *Widerspruchsrecht* aufzuklären.

Die Antragsvordrucke enthalten daher Hinweise und Erklärungen zum Datenschutz, in denen die Erhebung von Sozialdaten begründet und der Antragsteller auf seine Mitwirkungspflicht hingewiesen wird. Ferner wird der Antragsteller darüber informiert, daß, wenn eine Erhebung bei anderen Sozialleistungsträgern und nicht beim Betroffenen erfolgt, der Betroffene von der erhebenden Stelle in geeigneter Form schriftlich auf die Erhebung, sein Widerspruchsrecht und die Konsequenzen eines Widerspruchs hinzuweisen ist. Für den Fall, daß die Erhebung weiterer medizinischer Untersuchungsunterlagen erforderlich ist, sieht der Reha-Antrag eine schriftliche Einverständniserklärung des Antragstellers vor.

2.3 Besondere Einleitungsverfahren

Für die Rentenversicherung gilt der Grundsatz „Rehabilitation vor Rente" (§ 9 Abs. 1 Satz 2 SGB VI). Sie hat deshalb bei einem Antrag auf Frühberentung (Rente wegen Berufs- oder Erwerbsunfähigkeit) zunächst zu prüfen, ob diese durch eine Rehabilitationsmaßname abgewendet werden kann. Bei einem Rentenverfahren ist eine Rehabilitation dann nicht durchzuführen, wenn ein Erfolg nicht zu erwarten ist. Eine Zustimmung des Versicherten ist erforderlich.

Die Krankenkassen können den Versicherten in bestimmten Fällen auffordern, einen Antrag auf Rehabilitationsleistungen zu stellen, mit der Folge, daß sonst der Krankengeldanspruch entfällt (§ 51 SGB V). Dies ist dann der Fall, wenn die Erwerbsfähigkeit des Versicherten nach ärztlichem Gutachten erheblich gefährdet oder gemindert ist. Die Krankenkassen können eine Frist von 10 Wochen setzen, innerhalb der ein Antrag auf Rehabilitation oder auf Rente zu stellen ist. Für Versicherte, die den Antrag nicht fristgerecht stellen, entfällt der Anspruch auf Krankengeld.

Die Arbeitsverwaltung kann einen Arbeitslosen mit Anspruch auf Arbeitslosengeld oder Arbeitslosenhilfe auffordern, einen Antrag auf eine Rehabilitationleistung zu stellen, wenn gleichzeitig seine Leistungsfähigkeit nicht nur vorübergehend gemindert ist (§ 105 a Abs. 2 AFG). Die Frist, nach Aufforderung einen Antrag zu stellen, beträgt einen Monat. Wenn der Antrag nicht gestellt wird, ruht der Anspruch auf Arbeitslosengeld oder Arbeitslosenhilfe.

2.4 Neue Wege des Zugangs

In den letzten Jahren hat sich immer mehr die Erkenntnis durchgesetzt, daß es viele rehabilitationsbedürftige Versicherte gibt, die keinen oder nicht rechtzeitig einen Antrag auf Rehabilitationsleistungen stellen (Unterinanspruchnahme), und daß die bestehenden Einleitungsverfahren offenbar nicht ausreichen, die Inanspruchnahme für diese (nicht genau bekannte) Personengruppe wesentlich zu verbessern (Tab. 4-3) [12]. Deshalb werden zunehmend neue Wege des Zugangs – zum Teil mit wissenschaftlicher Unterstützung – erprobt. Diese Wege, die sich durchaus ergänzen, lassen sich bezeichnen als

- bessere Auswertung der bei den Sozialleistungsträgern (insbesondere den Krankenkassen) vorliegenden Routinedaten über das Krankheitsgeschehen oder über Versicherungsverläufe der Versicherten,
- gezielte Befragung von Versichertengruppen zur aktuellen Gesundheit und deren Gefährdung [3].

Tabelle 4-3 Zugangswege zur medizinischen Rehabilitation.

a) Antrag des Versicherten
Anregung durch
- Hausarzt
- Betriebsarzt
- Krankenhaus
- Selbsthilfegruppen
- MDK
- Arbeitsämter
- Gesundheitsämter
- Krankenkassen
- Pflegekassen
- Sozialämter
- Versorgungsämter

Aufforderung durch
- Krankenkassen (§ 51 SGB V)
- Arbeitsämter (§ 105a Abs. 2 AFG)
- Rentenversicherungsträger: aus Rentenverfahren (§ 9 Abs. 1 Satz 2 SGB VI)

b) Einleitung durch den Sozialleistungsträger
- Rentenversicherungsträger: aus Rehabilitationsverfahren
- Unfallversicherungsträger
- Sozialämter

Die Methoden und Instrumente stützen sich im wesentlichen auf Indikatoren der Rehabilitationsbedürftigkeit, die im Rahmen wissenschaftlicher Untersuchungen entwickelt wurden.

Im folgenden wird auf eine Auswahl von Projekten hingewiesen: Zunächst ist ein vom Medizinischen Dienst der Krankenversicherung durchgeführtes Modellprojekt zur Verbesserung der Beurteilung der Arbeitsunfähigkeit zu erwähnen. Ziel des Projektes ist es, geeignete Kriterien für die Einleitung weiterführender Maßnahmen, insbesondere auch von Maßnahmen zur medizinischen Rehabilitation, als Grundlage für Verwaltungsentscheidungen der Krankenkassen zu entwickeln. In einer von Behrens u.a. 1994 durchgeführten Analyse von Routinedaten der Krankenkassen (u.a. Diagnosen, Arbeitsunfähigkeitszeiten, Arbeitnehmerstatus) wurde ermittelt, daß bereits eine ununterbrochene Dauer der Arbeitsunfähigkeit von 6 Wochen (bzw. 112 Arbeitsunfähigkeitstagen über das gesamte Jahr) einen deutlichen Indikator für potentielle Rehabilitationsbedürftigkeit darstellt. Vergleichbares gilt für Versicherte, die längere Zeit arbeitslos waren (9 Monate).

In einer weiteren Untersuchung konnte aufgezeigt werden, daß durch eine gezielte Befragung von Versicherten zum subjektiven Gesundheitszustand mittels erprobter Befragungsinstrumente tatsächlich ein relevanter Personenkreis erreicht werden kann, der nach einer anschließenden Begutachtung als rehabilitationsbedürftig anzusehen war [8]. Diese Verfahren werden gegenwärtig noch nicht routinemäßig eingesetzt.

3 Begutachtungs- und Bewilligungsverfahren

Anträge auf Rehabilitationsleistungen werden vom Rehabilitationsträger sowohl auf ihre sozialmedizinischen als auch auf ihre versicherungsrechtlichen Voraussetzungen geprüft.

Dabei sind weder die sozialmedizinischen noch die versicherungsrechtlichen Voraussetzungen für die verschiedenen Rehabilitationsträger identisch, da sie von ihrem spezifischen, gesetzlich geregelten Auftrag abhängen.

Als Ergebnis der sozialmedizinischen Beurteilung ergibt sich entweder eine Empfehlung für den Rehabilitationsträger, die Rehabilitationsleistung zu gewähren (wenn Rehabilitationsbedürftigkeit nach den sozialmedizinischen Kriterien vorliegt), oder eine Empfehlung, die beantragte Rehabilitationsleistung aus medizinischen Gründen nicht zu gewähren (wenn nach sozialmedizinischer Beurteilung keine Rehabilitationsbedürftigkeit oder Rehabilitationsfähigkeit vorliegt). Das Ergebnis der administrativen Prüfung wird dem Versicherten schriftlich mitgeteilt. Sind die Leistungsvoraussetzungen erfüllt, erhält der Versicherte einen formellen Bewilligungsbescheid, bei Nichtvorliegen der medizinischen und/oder versicherungsrechtlichen Voraussetzungen einen Ablehnungsbescheid. Im folgenden sollen die zugrundeliegenden Verfahren näher beschrieben werden.

3.1 Begutachtungsverfahren

Im folgenden werden unter dem Begriff des Begutachtungsverfahrens alle Verfahrensaspekte zusammengefaßt, die dazu dienen, die Rehabilitationsbedürftigkeit des Versicherten aus medizinischer und sozialmedizinischer Sicht zu beurteilen. Der Schwerpunkt liegt bei der sozialmedizinischen Beurteilung des Gesundheitszustandes und des Leistungsvermögens durch den Medizinischen Dienst der Krankenversicherung sowie der Ärztlichen Dienste der Rentenversicherung (einschließlich der von der Rentenversicherung beauftragten Ärzte). In der Unfallversicherung wird die Rehabilitationsbedürftigkeit im Rahmen der unter Abschnitt 2.1 genannten Verfahren beurteilt.

3.1.1 Verfahren in der Krankenversicherung

In der gesetzlichen Krankenversicherung wird die Kur- bzw. Rehabilitationsbedürftigkeit sowie die Beurteilung der notwendigen Rehabilitationsleistungen durch den Medizinischen Dienst der Krankenversicherung (MDK) durchgeführt. Die Krankenkassen sind verpflichtet, die Notwendigkeit von Leistungen vor Bewilligung bzw. Verlängerung prüfen zu lassen (§ 275 Abs. 2 Nr. 1 Satz 1 SGB V). Die Beurteilung geschieht auf der Basis eines vom niedergelassenen Arzt ausgestellten Befundberichtes zur Anregung einer Kurmaßnahme bzw. deren Verlängerung.

Grundlage für die Beurteilung der Kur- bzw. Rehabilitationsbedürftigkeit durch den MDK stellt die „Begutachtungsanleitung Kuren“ dar, die mit dem 1. März 1993 als Richtlinie nach § 282 Satz 3 SGB V beschlossen wurde. Die Begutachtungsanleitung bezieht sich auf alle von der Krankenkasse durchgeführten „Vorsorge- und Rehabilitationskuren“ einschließlich Kuren für Mütter. Sie soll insbesondere auch den in der Krankenversicherung geltenden Grundsatz „ambulant vor stationär“ berücksichtigen.

Da die Krankenkassen stationäre Rehabilitationsmaßnahmen nur (subsidiär) erbringen, soweit keine anderen Leistungsträger zuständig sind (§ 40 Abs. 4 SGB V), prüft der MDK auch, ob aufgrund der gesundheitlichen Beeinträchtigung Leistungen anderer Rehabilitationsträger, bei Erwerbstätigen insbesondere Leistungen der Rentenversicherung, in Frage kommen. Diese Prüfung entfällt bei Kinderheilbehandlungen oder „Nach- und Festigungskuren“ wegen Krebserkrankungen.

Die Begutachtung kann je nach Bedarf als Begutachtung nach Aktenlage oder im Rahmen einer körperlichen Untersuchung stattfinden. Die Art der Begutachtung richtet sich nach dem Bedarf im Einzelfall. Über Verlängerungsanträge wird in der Regel nach Aktenlage entschieden. Neben den bereits genannten Aspekten werden Art und Ort der Maßnahme sowie der zeitliche Bedarf beurteilt. Darüber hinaus werden auch konkrete Vorschläge zur Behandlung gemacht. Zu beurteilen ist ferner, ob der Versicherte aktiv an den vorgesehenen Behandlungsprogrammen teilnehmen kann.

3.1.2 Verfahren in der Rentenversicherung

Die Rentenversicherungsträger verfügen über eigene sozialmedizinische Dienste, die im Grundsatz alle Aufgaben für die Rentenversicherung wahrnehmen, die der MDK für die Krankenkassen übernimmt. In Abhängigkeit von regionalen

Bedingungen und Erfahrungen haben sich zum Teil unterschiedliche Verfahren der sozialmedizinischen Begutachtung entwickelt. Alle Verfahren dienen dazu, die qualitativen Grundlagen für sozialmedizinische Entscheidungen zu gewährleisten.

Befundbericht als Entscheidungsgrundlage

Grundlage für die sozialmedizinische Beurteilung der Rehabilitationsbedürftigkeit ist zunächst der vom niedergelassenen Arzt erstellte ärztliche Befundbericht, der ein notwendiger Bestandteil des Antrags auf eine Rehabilitationsleistung darstellt. Er bildet eine der wichtigsten medizinischen Grundlagen für die Beurteilung der Rehabilitationsbedürftigkeit durch den Ärztlichen Dienst der Rentenversicherung. Aus diesem Grund wird der behandelnde Arzt gebeten, die ihm bekannten Informationen über den Gesundheitszustand des Versicherten und die notwendigen Maßnahmen anzugeben. Dazu gehören zunächst die Anamnese, die Befunde sowie die Diagnose (auch mehrere).

Die Anamnese soll neben den Vorerkrankungen und vorangegangenen Behandlungen und Risikofaktoren auch Hinweise auf die Arbeitssituation sowie Familiensituation enthalten. Dem Arzt bekannte Belastungen im Beruf oder Alltagsleben sollten deshalb ebenso angegeben werden wie auch besondere psychosoziale Belastungen im familiären Umfeld. Um die Rehabilitationsbedürftigkeit bereits auf der Grundlage eines Befundberichtes beurteilen zu können, sollten über die Diagnosen hinaus auch Hinweise auf Funktionseinschränkungen angegeben werden. Auch Hinweise auf die Rehabilitationsfähigkeit sind von Bedeutung. Dazu gehören beispielsweise Aussagen über die Reisefähigkeit, die Belastbarkeit in der Therapie oder Einschränkungen, die den Ablauf der Therapie beeinflussen könnten. Von Interesse sind auch Anregungen für konkrete therapeutische Maßnahmen. Dies gilt insbesondere dann, wenn diese in einem engen Zusammenhang mit dem Therapieplan des behandelnden Arztes stehen. Schließlich sollten auch wichtige medizinische Unterlagen beigefügt werden.

Die Rentenversicherungsträger gehen davon aus, daß der behandelnde Arzt für die Erstellung eines Befundberichtes keine zusätzlichen Untersuchungen durchführt, sondern diesen auf der Grundlage bereits vorhandener Befunde anfertigt. Ist dies nicht möglich, so sollte der Arzt den Träger darauf hinweisen. Für die Vergütung des Befundberichtes vereinbart die Rentenversicherung jährlich neue Honorare mit der Bundesärztekammer.

Hausarztverfahren

Einige Rentenversicherungsträger führen in der medizinischen Rehabilitation das sog. Hausarztverfahren durch. Grundlage des Hausarztverfahrens ist ein erweiterter Befundbericht, in dem der Arzt sich auch zur Leistungsfähigkeit des Versicherten im Erwerbsleben äußert. Für die Erstellung des erweiterten Befundberichtes können ggf. auch notwendige Untersuchungen durchgeführt werden.

Dem Hausarztverfahren liegt die Erkenntnis zugrunde, daß der behandelnde Arzt in der Regel am besten den Gesundheitszustand des Versicherten kennt und beurteilen kann. Das Hausarztverfahren hat auch den Vorteil, daß die Rehabilitation stärker in den Behandlungsplan des behandelnden Arztes eingebunden ist.

Vertragsarztverfahren

Das in der Angestelltenversicherung durchgeführte Vertragsarztverfahren zur Einleitung von Rehabilitationsleistungen beruht darauf, daß mit ausgewählten niedergelassenen Ärzten Verträge zur Durchführung von Begutachtungen bei Rehabilitations- und Rentenverfahren abgeschlossen werden. Das Verfahren ist flächendeckend eingeführt. Der Versicherte kann aus einer Liste von Vertragsärzten einen Arzt auswählen, der auf der Grundlage einer körperlichen Untersuchung ein Gutachten über die Rehabilitationsbedürftigkeit erstellt.

Behandelnder Arzt und begutachtender Arzt sind in diesem Verfahren nicht identisch. Neben dem Gutachten des Vertragsarztes werden nur in Ausnahmefällen weitere fachärztliche Gutachten angefordert. Den Vertragsärzten werden von der Angestelltenversicherung regelmäßig sozialmedizinische Fortbildungskurse angeboten.

Gutachterstellen der Rentenversicherung

Ein Teil der Rentenversicherungsträger hat eigene regionale Gutachterstellen eingerichtet. Neben Begutachtung im Rentenverfahren werden diese Gutachterstellen auch bei Anträgen auf Rehabilitationsleistungen eingesetzt. Der Vorteil dieses Verfahrens liegt darin, daß in den Gutachterstellen sozialmedizinisch ausgebildete Ärzte tätig sind, die die Anforderungen zur Beurteilung des Leistungsvermögens genau kennen.

Prüfärztlicher Dienst der Rentenversicherung

Die Aufgabe des prüfärztlichen Dienstes der Rentenversicherung besteht darin, auf der Grundlage der vorhandenen medizinischen Unterlagen eine sozialmedizinische Empfehlung über die Durchführung der Rehabilitation abzugeben. Ein erster Schritt besteht zunächst darin, eine sozialmedizinische Sachaufklärung durchzuführen und ggf. unvollständige oder fehlende Unterlagen anzufordern. Der prüfärztliche Dienst hat auch darüber zu entscheiden, ob weitere Gutachten in unklaren Fällen hinzuzuziehen sind.

Anhand der Aktenlage äußert sich der prüfärztliche Dienst u.a. zu folgenden für die Durchführung der Rehabilitation wichtigen Fragen:

- Liegt eine erhebliche Gefährdung oder Minderung der Erwerbsfähigkeit als Anspruchsvoraussetzung in der Rentenversicherung vor?
  Grundlage ist die Beurteilung des Leistungsvermögens bzw. der Leistungsfähigkeit des Versicherten. Art und Ausmaß der funktionellen Einschränkungen ist für die Beurteilung eine wichtige Grundlage. Dabei ist ein Bezug zur beruflichen Tätigkeit des Versicherten herzustellen.
- Ist der Versicherte rehabilitationsfähig?
  Es ist zu beurteilen, ob der Versicherte reisefähig ist (in der Regel mit öffentlichen Verkehrsmitteln) und für die Durchführung der Rehabilitation ausreichend belastet werden kann. Die Beurteilung der Belastbarkeit ist auch vor dem Hintergrund zu sehen, daß viele therapeutische Maßnahmen in der Rehabilitation eine aktive Mitwirkung des Versicherten erfordern.
- Ist zu erwarten, daß durch die Rehabilitationsleistung eine wesentliche Besserung bzw. völlige Wiederherstellung der Erwerbs- bzw. Leistungsfähigkeit zu erreichen ist?
  Der prüfärztliche Dienst hat also eine Prognose über den voraussichtlichen Erfolg der Rehabilitation abzugeben. Nur wenn eine wesentliche Besserung bezüglich der Erwerbsfähigkeit voraussichtlich eintreten wird, kann die Rentenversicherung eine Rehabilitationsleistung bewilligen. Diese Frage hat auch eine besondere Bedeutung, wenn Rehabilitationsleistungen aus Rentenverfahren eingeleitet werden.
- Sind die ambulant durchführbaren Behandlungen bezüglich des Behandlungszieles ausgeschöpft?
  Hier geht es um die im Rahmen der Krankenbehandlung durch den niedergelassenen Arzt zu erbringenden oder verordneten Leistungen einschließlich rehabilitativer Leistungen, die von der Krankenversicherung erbracht werden. Soweit auch ambulante Rehabilitationsangebote der Rentenversicherung bestehen (z.B. in der Suchtbehandlung), sind auch diese mit zu berücksichtigen.
- In welcher Rehabilitationseinrichtung sollte die Rehabilitation durchgeführt werden, und welche speziellen therapeutischen Maßnahmen werden empfohlen?
  Für die Auswahl ist eine genaue Kenntnis der Leistungsstruktur der in Frage kommenden Rehabilitationskliniken notwendig.
- Wie dringlich ist die Rehabilitation?
  Der prüfärztliche Dienst stellt fest, ob aufgrund der medizinischen Voraussetzungen ein möglichst unmittelbarer Beginn der Rehabilitation erfolgen sollte.

Die Beantwortung der Fragen durch den prüfärztlichen Dienst der Rentenversicherung setzt voraus, daß die vorhandenen medizinischen Unterlagen vollständig und aussagekräftig sind. Die Qualität der sozialmedizinischen Beurteilung einer Rehabilitationsleistung hängt deshalb entscheidend von der Qualität der vorbegutachtenden Stellen ab. Die Rentenversicherung hat einen umfassenden Leitfaden für die sozialmedizinische Begutachtung entwickelt, der sowohl in Rehabilitations- als auch in Rentenverfahren eingesetzt werden kann [15].

3.2 Bewilligungsverfahren

Die Entscheidung über einen Antrag auf Rehabilitationsleistungen erfordert neben der Beurteilung der sozialmedizinischen Voraussetzungen durch den MDK oder den ärztlichen Dienst der Rentenversicherung eine Prüfung der versicherungsrechtlichen Voraussetzungen durch die für die Rehabilitation zuständige Sachbearbeitung (Krankenversicherung: Leistungsabteilung; Rentenversicherung: in der Regel die Rehabilitationsabteilung des Rentenversicherungsträgers). Durch die Sachbearbeitung wird auch die sozialmedizinische Empfehlung der ärztlichen Dienste unter rechtlichen Aspekten abschließend bewertet. Die Entscheidung über den Antrag wird dem Versicherten in Form eines Bescheides mitgeteilt.

In dem Bewilligungsbescheid wird die Rehabilitationsklinik, in der die Maßnahme durchgeführt werden soll, angegeben und gleichzeitig darauf hingewiesen, daß die Klinik die Einberufung vornimmt. Gleichzeitig erklärt der Rehabilitationsträger sich bereit, die Kosten der Maßnahme zu tragen, und informiert teilweise auch über die Reisekostenerstattung. Dem Bescheid wird ggf. ein Vordruck für die Verdienstbescheinigung des Arbeitgebers beigefügt, um das Übergangsgeld berechnen zu können. Ferner erhält der Versicherte mit dem Bescheid verschiedene praktische Informationen und Hinweise zur Durchführung der Maßnahme.

Mit der Entscheidung über die Durchführung der Rehabilitation sind durch die Sachbearbeitung weitere Vorbereitungen zu treffen. Dazu können beispielsweise gehören:

- die vorläufige Feststellung des Anspruchs auf Übergangsgeld

- die Abwicklung der Lohnausfall- und Fahrtkosten für das Antragsverfahren (z.B. wegen Begutachtung)
- die Prüfung der Zuzahlungsverpflichtung bzw. der Befreiung davon
- die Berücksichtigung weiterer Sachverhalte, die die Durchführung betreffen (z.B. Haushaltshilfe, Reise- und Transportkosten)
- die Prüfung von Erstattungsverfahren, wenn der endgültig zuständige Leistungsträger ein anderer ist.

Wenn ein Antrag auf eine Rehabilitationsleistung abgelehnt wird, ist die Ablehnung in einem Bescheid zu begründen. Gegen den Bescheid kann der Versicherte innerhalb eines Monats Widerspruch erheben. Der Bescheid muß eine entsprechende Rechtsmittelbelehrung enthalten.

Eilverfahren in der Rentenversicherung

Die Antragsbearbeitung bei allgemeinen Heilbehandlungen geht in der Regel davon aus, daß die Rehabilitationsmaßnahme zwar unverzüglich durchgeführt werden sollte, aber keine besondere Dringlichkeit besteht. Unabhängig von den Anschlußheilbehandlungen, bei denen die Rehabilitationsmaßnahme möglichst im unmittelbaren Anschluß (Unterbrechung in der Regel nicht länger als vierzehn Tage) an die Krankenhausbehandlung erfolgen sollte, kann auch in anderen Fällen besondere Eile geboten sein (akuter Reha-Bedarf, lange Arbeitsunfähigkeit, drohende Frühberentung). Ist dies der Fall, so sollte möglichst schon der behandelnde Arzt bei der Antragstellung auf die Dringlichkeit hinweisen, damit eine bevorzugte Antragsbearbeitung sowie Zuweisung in eine geeignete Rehabilitationseinrichtung *(Eileinweisung)* erfolgen kann.

Anwendung der Vorleistungsregeln in der medizinischen Rehabilitation

Zur Prüfung des Antrages durch die Sachbearbeitung gehört es auch, die Zuständigkeit des Leistungsträgers zu klären. Ist ein anderer Leistungsträger zuständig, wird der Antrag an den zuständigen Träger weitergegeben. Wie bereits ausgeführt (vgl. Kap. 3), hat der Gesetzgeber für die verschiedenen Leistungsarten in der Rehabilitation Vorleistungsregelungen eingeführt, damit im Falle unklarer Zuständigkeit, oder wenn die unverzügliche Einleitung aus anderen Gründen gefährdet ist, keine Verzögerungen in der Durchführung der Rehabilitation eintreten.

Für die medizinische Rehabilitation liegt die Vorleistungsverpflichtung bei der gesetzlichen Rentenversicherung.

Diese Regelung gilt für alle Zuständigkeitsfragen innerhalb der Rentenversicherung, im Verhältnis der Rentenversicherung zu anderen Rehabilitationsträgern sowie auch zwischen dritten Rehabilitationsträgern (Ausnahmen bestehen in der Sozialhilfe, vgl. Kap. 3).

An dieser Stelle können nicht alle Beispiele genannt werden, in denen die Rentenversicherung die Vorleistung übernimmt. Damit eine adäquate Anwendung der Vorleistung gewährleistet ist, wurde bereits 1978 eine Gesamtvereinbarung zwischen den Rehabilitationsträgern getroffen. Zusätzlich hat die Rentenversicherung aufgrund von Empfehlungen der Reha-Kommission gemeinsame Anwendungsempfehlungen für die Sachbearbeitung beschlossen (20. April 1994). Danach übernimmt die Rentenversicherung beispielsweise auch für nicht rentenversicherte Personen (z.B. Kinder, Jugendliche oder Altersrentner) oder wenn ungeklärt ist, ob eine Leistung Teil der medizinischen Rehabilitation oder der Krankenbehandlung zuzurechnen ist, zunächst die Rehabilitationsleistungen, wenn sonst eine Verzögerung eintreten würde. Die Anwendung der Vorleistungspflicht bedeutet auch, daß die speziellen Anspruchsvoraussetzungen der Rentenversicherung nicht allein anzuwenden sind, sondern die jeweiligen Leistungsgesetze der beteiligten Rehabilitationsträger mit berücksichtigt werden müssen.

Die konsequente Anwendung der Vorleistungsregelungen stellt sicher, daß in der medizinischen Rehabilitation keine Verzögerungen in der Durchführung der Rehabilitation wegen unklarer Zuständigkeiten auftreten. Gerade in einem gegliederten System der Rehabilitation ist die Vorleistungsregelung deshalb unverzichtbar.

3.3 Entwicklung der Anträge und Bewilligungen am Beispiel der Rentenversicherung

Der Umfang der Rehabilitationsleistungen ist abhängig vom Antragsvolumen und Bewilligungsumfang. Wie aus der Abbildung 4-1 zu ersehen ist, verlaufen Anträge, Bewilligungen und durchgeführte Leistungen weitgehend parallel. Bei den Anträgen und Bewilligungen war 1983 ein wesentlicher Einschnitt zu verzeichnen. Dieser war darauf zurückzuführen, daß aufgrund gesetzlicher Regelungen die medizinischen Anspruchsvoraus-

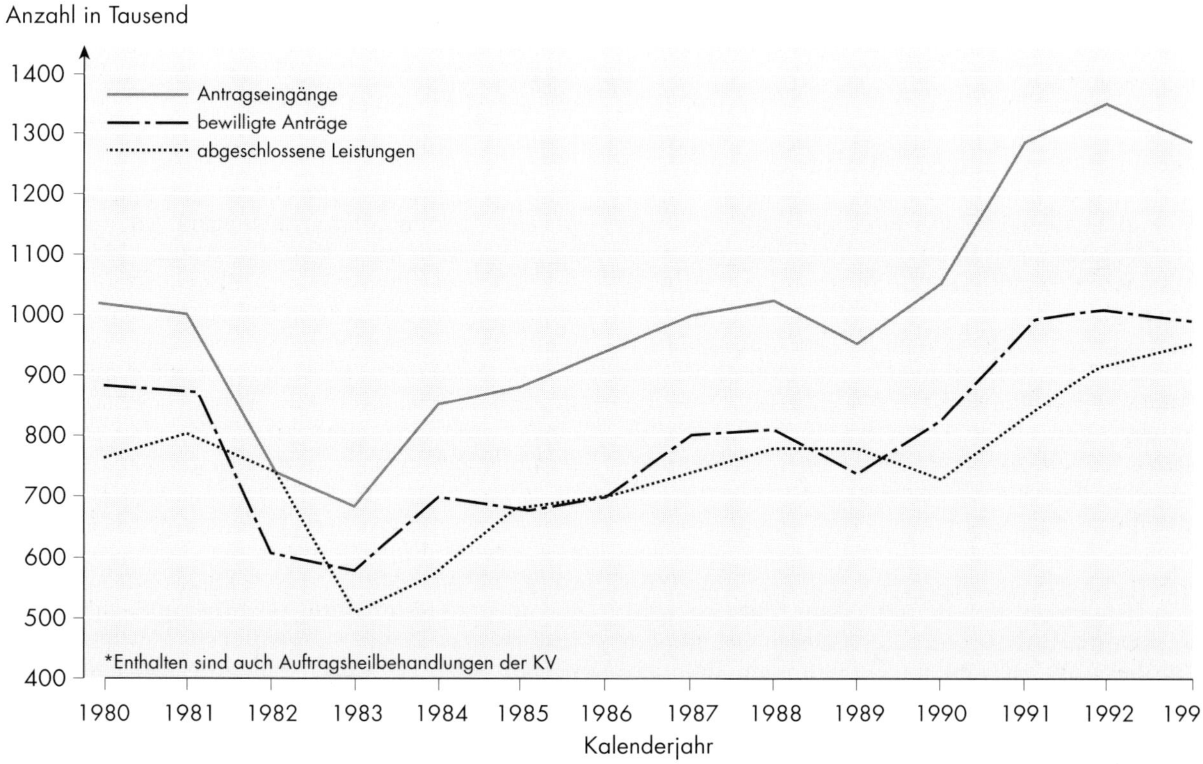

Abb. 4-1 Anträge, Bewilligungen und durchgeführte Leistungen.

setzungen eingeengt wurden. Nach dem Haushaltsstrukturgesetz von 1981 ist für einen Anspruch auf Rehabilitationsleistungen in der Rentenversicherung nicht mehr die einfache Gefährdung der Erwerbsfähigkeit ausreichend. Seitdem ist vielmehr eine „erhebliche Gefährdung" Voraussetzung, um Rehabilitationsleistungen in der Rentenversicherung gewähren zu können.

Seit 1983 sind Antrags- und Bewilligungsvolumen ständig angestiegen. Nur im Jahre 1989 sowie nunmehr auch im Jahre 1993 waren die Zahlen rückläufig. Der zu verzeichnende Anstieg stellt keine Anpassung an das frühere Inanspruchnahmeverhalten dar. Er ist im wesentlichen altersabhängig und auf das Anwachsen der in der Rehabilitation der Rentenversicherung wichtigsten Altersgruppe der 45- bis 55jährigen Versicherten zurückzuführen.

Die Differenz zwischen den Anträgen und Bewilligungen ergibt sich im wesentlichen aus den abgelehnten Anträgen. Die Ablehnungsquote aus medizinischen Gründen liegt aktuell zwischen 17 und 18 %. Sie hat damit im Vergleich zu früheren Jahren eher etwas zugenommen. Die abgelehnten Anträge begründen sich meistens daraus, daß die Rehabilitationsleistungen nicht für medizinisch notwendig erachtet werden. Zu einem erheblichen Anteil wird eine Maßnahme nicht mehr für erfolgversprechend angesehen, oder es wird sogar eine Umdeutung des Antrags auf eine Rehabilitationsleistung in einen Rentenantrag vorgenommen. Dies deutet darauf hin, daß viele Anträge zu spät gestellt werden.

Zusätzlich zu den Ablehnungen aus medizinischen Gründen erklärt sich die Differenz auch dadurch, daß Anträge an andere Rehabilitationsträger abgegeben werden oder auch durch den Versicherten zurückgenommen werden (6 bis 7 %). Bei der Differenz zwischen Bewilligung und Durchführung ist u.a. zu berücksichtigen, daß Maßnahmen nicht angetreten oder noch nicht abgeschlossen wurden.

An dieser Stelle ist abschließend darauf hinzuweisen, daß sich das Antragsverhalten der Versicherten in Ostdeutschland und in Westdeutschland unterscheidet. Zwar sind in Ostdeutschland höhere Zuwachsraten zu verzeichnen, jedoch ist das in Westdeutschland anzutreffende Antragsniveau noch nicht erreicht.

4 Durchführung der Rehabilitation

Mit der formellen Entscheidung über einen Rehabilitationsantrag und der Mitteilung an den Versicherten ist das Antrags- und Bewilligungsverfahren abgeschlossen, die konkrete Durchführung der Rehabilitation in einer Rehabilitationseinrichtung kann beginnen. Als Übergang zur eigentlichen Durchführung ist einerseits das Zuweisungsverfahren zu betrachten, andererseits sind hierunter auch die Maßnahmen einzuordnen, die den Versicherten gezielt auf die Rehabilitation vorbereiten sollen. Unter „Durchführung" der Rehabilitation sollen an dieser Stelle eher allgemeinere Aspekte der Durchführung behandelt werden, da die konzeptuellen Fragen zum einen im sich anschließenden Kapitel über die Rehabilitationseinrichtungen angesprochen werden, zum anderen Bestandteil der krankheitsspezifischen Konzepte sind. Zuvor sollen noch einige Grundlagen zu den quantitativen und qualitativen Rahmenbedingungen der Durchführung von Rehabilitationsmaßnahmen behandelt werden.

4.1 Grundlagen für die Durchführung der medizinischen Rehabilitation

Der größte Teil der Leistungen in der medizinischen Rehabilitation wird in der Bundesrepublik Deutschland in stationären Einrichtungen erbracht. Diese Rehabilitationseinrichtungen sind Spezialeinrichtungen und von Krankenhäusern der Akutbehandlung zu unterscheiden. Die Planung von Rehabilitationskliniken fällt deshalb auch nicht in die Zuständigkeit der Krankenhausplanung der Länder. Wie bereits ausgeführt, liegt der Sicherstellungsauftrag bei den Rehabilitationsträgern. Sie haben dafür Sorge zu tragen, daß in quantitativer wie in qualitativer Hinsicht eine ausreichende Zahl von Betten in Rehabilitationseinrichtungen zur Verfügung steht und damit eine bedarfsgerechte Versorgung gewährleistet ist.

Die Sicherstellung der Versorgung erfolgt in der *Rentenversicherung* durch eigene Kliniken sowie durch Vertragskliniken. In Verträgen mit privaten Klinikträgern werden die Strukturqualität der Rehabilitationskliniken sowie die Pflegesätze festgelegt. Darüber hinaus werden auch über die Belegungskontingente Vereinbarungen getroffen. Grundsätzlich hat jeder Rentenversicherungsträger für seine eigenen Versicherten den Sicherstellungsauftrag zu erfüllen. Zugleich bestehen in der Rentenversicherung jedoch auch trägerübergreifende quantitative und qualitative Planungsgrundlagen.

Die gesetzliche Grundlage für die Rentenversicherung bildet zum einen § 13 SGB VI. Danach bestimmt der Träger der Rentenversicherung im Einzelfall über Art, Dauer, Umfang und Durchführung der Leistungen und legt fest, in welcher Rehabilitationseinrichtung die Leistung erbracht wird. Er hat dabei die Grundsätze der Wirtschaftlichkeit und Sparsamkeit zu beachten (§ 13 Abs. 1 SGB VI). Diesem Auftrag kann der Rentenversicherungsträger praktisch nur nachkommen, wenn er zugleich dafür Sorge trägt, daß entsprechende eigene oder Vertragseinrichtungen vorgehalten werden. Für die eigenen Einrichtungen ist zum anderen § 221 SGB VI in Verbindung mit der Bauausgaben-Dringlichkeitsverordnung vom 8. Juli 1970 von Bedeutung. Für eigene Einrichtungen der Rentenversicherung dürfen Mittel nur aufgewandt werden, wenn diese unter Berücksichtigung des Gesamtbedarfs aller Träger notwendig sind. Deshalb sind beim Verband Deutscher Rentenversicherungsträger dazu Grundsätze entwickelt worden, die gleichzeitig auch als Orientierung für Belegungsvereinbarungen mit Vertragskliniken gelten (zu dem von der Rentenversicherung entwickelten qualitativen Leistungsstufenmodell vgl. auch Kap. 3).

Für die *Krankenkassen* ist das Vertragsrecht mit Rehabilitationseinrichtungen mit dem Gesundheitsreformgesetz vom 20. Dezember 1988 neu geregelt worden. Sie dürfen danach ihre Rehabilitationsleistungen nur in Einrichtungen durchführen, mit denen ein Versorgungsvertrag besteht (§ 111 Abs. 2 SGB V). Es muß sich um Einrichtungen handeln, die „fachlich-medizinisch unter ständiger ärztlicher Verantwortung und unter Mitwirkung von besonders geschultem Personal darauf eingerichtet sind, den Gesundheitszustand der Patienten nach einem ärztlichen Behandlungsplan vorwiegend durch Anwendung von Heilmitteln einschließlich Krankengymnastik, Bewegungstherapie, Sprachtherapie oder Arbeits- und Beschäftigungstherapie..." zu behandeln (§ 107 Abs. 2 SGB V).

Die Rehabilitationseinrichtungen sind jeweils für die *Dauer des Versorgungsvertrages* zugelassen. Die Einrichtungen, mit denen ein Versorgungsvertrag abgeschlossen wurde, verpflichten sich gleichzeitig, sich an Maßnahmen zur Qualitätssicherung zu beteiligen. Solche Maßnahmen beziehen sich auf die Qualität der Behandlung, der Versorgungsabläufe und der Behandlungsergebnisse. Vergleiche zwischen Rehabilitationseinrichtungen müssen möglich sein (§ 137 SGB V). Mit einer vergleichbaren Zielsetzung ist auch das seit dem 1. Januar 1994 schrittweise eingeführte, gemeinsame Qualitätssicherungsprogramm der Rentenversicherung angelegt.

Wenn die Voraussetzungen für einen Abschluß nicht mehr gegeben sind, können *Versorgungsverträge* mit einer Frist von einem Jahr gekündigt werden. Die Versorgungsverträge werden schriftlich abgeschlossen und regeln auch die Vergütungen bzw. Pflegesätze. Sie beziehen sich dabei auf die Landesebene.

Da die Rehabilitationseinrichtungen in der Praxis häufig gemeinsam von Krankenkassen und Rentenversicherungsträgern belegt werden, wird für die Verhandlungen mit Rehabilitationseinrichtungen überwiegend das *„Federführungsprinzip“* angewandt. Das bedeutet, daß in der Regel derjenige Rehabilitationsträger Verhandlungen über die Strukturqualität sowie über Pflegesätze – ggf. unter Beteiligung anderer Beleger – führt, der regelmäßig die meisten Betten in einer Einrichtung belegt.

Zu erwähnen ist noch, daß die Spitzenverbände der Krankenkassen, der Verband Deutscher Rentenversicherungsträger und die Deutsche Gesellschaft für Sozialpädiatrie 1989 gemeinsame Anforderungsprofile für Vorsorge- und Rehabilitationseinrichtungen für Kinder und Jugendliche vereinbart haben. Die Unfallversicherung hat die qualitativen Anforderungen im Zusammenhang mit den von ihr entwickelten Behandlungsverfahren festgelegt (vgl. Abschn. 2.1).

4.2 Zuweisungssteuerung

Die adäquate Zuweisung zu einer Rehabilitationseinrichtung setzt im Einzelfall voraus, daß qualitativ und quantitativ hinreichend Bettenkapazitäten, die den jeweiligen Behandlungsanforderungen genügen, vorhanden sind. Die Rehabilitationseinrichtung wird im Einzelfall vom Rehabilitationsträger ausgewählt unter Berücksichtigung der Empfehlungen der am Antragsverfahren beteiligten Ärzte. Dabei werden auch Patientenwünsche einbezogen, wenn sie sich mit den Empfehlungen des ärztlichen Dienstes in Übereinstimmung bringen lassen. In der Regel werden folgende Auswahlkriterien berücksichtigt:

- Indikation bzw. bei Multimorbidität die Indikationskombination
- Schweregrad der Erkrankung
- Rehabilitationsziel (Beseitigung der Funktionsstörung oder Anpassung an bleibende Funktionseinschränkungen)
- Spezielle Therapieanforderungen bzw. Therapieangebote
- Entfernung vom Wohnort
- Wünsche des Patienten (z.B. bezüglich Klinikauswahl, Therapiezeitpunkt, Mitbehandlung des Partners)
- Wartezeit.

Die ausgewählte Klinik erhält eine *Mitteilung über die Bewilligung* einer Maßnahme mit der Bitte, den Patienten zum nächstmöglichen Termin einzubestellen.

> Nicht der Rehabilitationsträger, sondern die behandelnde Rehabilitationseinrichtung beruft den Patienten ein.

Dieses Verfahren wurde gewählt, weil die einzelne Rehabilitationsklinik ihre Belegungssituation unmittelbarer übersehen kann als der Rehabilitationsträger. Die *Terminierung des Rehabilitationsbeginns* nimmt somit die Rehabilitationsklinik vor. Sie beruft den Patienten nicht nur bei Normalverfahren ein, sondern auch bei Eileinweisungen, Vorabaufnahmen oder Wiederaufnahmen. Die Rehabilitationsklinik führt ggf. auch notwendige Anfragen zur Terminabstimmung bei dem Patienten durch (z.B. Aufenthalt an den Weihnachtstagen).

Damit der Rehabilitationsträger die Zuweisung von Patienten steuern kann und einzelne Rehabilitationseinrichtungen nicht zuviele Patienten zugewiesen bekommen, erhält der Rehabilitationsträger regelmäßig Informationen über die aktuellen Belegungszahlen. Er führt dazu ggf. auch *Wartezeitlisten.* Der Rehabilitationsträger steuert die Zuweisung zu einer Rehabilitationseinrichtung so, daß das bestehende Kontingent nicht zu unnötigen Wartezeiten führt. Der Bettenbedarf wird in der Regel anhand der Erfahrungswerte in der Vergangenheit indikationsspezifisch geplant und durch entsprechende Belegungsabsprachen mit den Leistungsanbietern sichergestellt. Die Zuweisung erfolgt im Einzelfall in die Einrichtung, die nach dem individuellen Rehabilitationsbedarf am besten geeignet ist.

Da die Anzahl der bewilligten Maßnahmen verschiedenen kurz- und mittelfristigen Schwankungen unterliegt und auch innerhalb der Indikationsbereiche Abweichungen auftreten, variiert die Belegungssituation in den Rehabilitationseinrichtungen ständig. Um nun einerseits die Vermittlung von Rehabilitationsplätzen zu gewährleisten, die den medizinischen Vorgaben entsprechen, und andererseits eine möglichst wirtschaftliche Nutzung der Kliniken zu erreichen, sind laufende *Informationen über die aktuelle Belegungssituation* notwendig.

Die Zuweisung in die Rehabilitationsklinik wird zunehmend auch durch EDV unterstützt. Dabei werden unterschiedliche *Steuerungsparameter* einbezogen. Zu den nichtmedizinischen Parametern gehören beispielsweise die Entfernung vom Wohnort, der Auslastungsgrad der Einrichtung, der Pflegesatz, RV-eigene oder Vertragseinrichtung, zu den medizinischen Parametern u.a. Schweregradeinteilungen oder besondere therapeutische Anforderungen, die eine Klinik erfüllen muß. Häufig wird mit der EDV-Unterstützung eine Auswahl von mehreren geeigneten Kliniken getroffen, aus der die endgültige Klinik dann festzulegen ist.

Im Idealfall soll das Verhältnis von Zuweisungskontingenten und Belegungszahlen so sein, daß keine unzumutbaren Wartezeiten entstehen. Wird die Diskrepanz zu groß, ist zu prüfen, ob die Belegungskapazitäten erweitert werden müssen. Die Rehabilitationsträger haben hier eine erhebliche Verantwortung, weil zu große Belegungskapazitäten auch zu Fehlinvestitionen führen können.

4.3 Vorbereitung auf die Rehabilitation

Chronische Erkrankungen hängen zu einem erheblichen Teil vom individuellen Verhalten der Betroffenen und ihrer psychosozialen Situation ab. Die Progression chronischer Erkrankungen wird deshalb wesentlich dadurch bestimmt, ob es gelingt, durch Verhaltensänderungen und adäquates Verhalten im Umgang mit einer Krankheit Risiken ab- bzw. Kompetenzen aufzubauen. Dies bedingt eine hohe Motivation und aktive Mitarbeit des Patienten in der Therapie. Die Versicherten sind zwar verpflichtet, aktiv an der Rehabilitation mitzuwirken (§ 9 Abs. 2 Satz 2 SGB VI). Die aktive Mitwirkung kann aber nicht ohne weiteres immer vorausgesetzt werden. So ist in der Praxis beispielsweise festzustellen, daß Patienten häufig mit Erwartungen in die Rehabilitationsklinik kommen, die sich an der traditionellen Kur orientieren und einer aktivierenden Rehabilitation entgegenstehen.

Die Rehabilitationsträger gehen deshalb zunehmend dazu über, den Versicherten gezielt auf die Rehabilitation vorzubereiten, z.B. durch geeignete Informationsbroschüren oder Informationsveranstaltungen. Auch die Beratungsdienste vor Ort widmen sich verstärkt dieser Aufgabe. Darüber hinaus ist die umfassende Information des Patienten ebenso Aufgabe des behandelnden Arztes. Eine der wichtigsten Voraussetzungen für den Rehabilitationserfolg ist ein intensives Arzt-Patienten-Gespräch, in dem die individuell erreichbaren Therapieziele gemeinsam besprochen werden. Da die Information des Versicherten im Vorfeld der Rehabilitation immer nur von einer begrenzten Reichweite sein kann, ist Motivationsarbeit immer auch eine zentrale Aufgabe der Rehabilitationsklinik.

Die Rehabilitationskliniken machen häufig die Erfahrung, daß ein krankheitsadäquates Verhalten (z.B. Gewichtsreduktion) im praktischen Alltag von den Patienten nur schwierig dauerhaft umgesetzt werden kann. Aus diesem Grunde erwarten die Rehabilitationsträger vor allem bei Wiederholungsbehandlungen zunehmend, daß der Versicherte sich bereits vor Beginn der Rehabilitation gezielt darauf vorbereitet, um so einen Erfolg der Rehabilitation zu gewährleisten. So übernehmen beispielsweise die Rentenversicherungsträger Kurse der Krankenkassen oder Volkshochschulen, wenn diese der Gewichtsreduktion dienen oder eine Nikotinentwöhnung zum Ziele haben.

4.4 Behandlungsdauer in der Rehabilitation

Die Rehabilitation besteht aus einer Vielzahl sehr unterschiedlicher therapeutischer Maßnahmen, die sich gegenseitig ergänzen und nach dem individuellen Therapiebedarf im Einzelfall festgelegt werden. Aufgrund der Intensität und Komplexität der Behandlung hat es sich als zweckmäßig erwiesen, allgemeine Heilbehandlungen in der Regel für einen Zeitraum von vier Wochen durchzuführen und zu bewilligen. Längere Behandlungsdauern sind besonders in der Psychosomatik (6 Wochen) und in der Entwöhnungsbehandlung (3 Monate und länger) vorgesehen. Während Verlängerungen individuell beantragt werden, ergeben sich in der Praxis bei einmal festgelegter Behandlungsdauer selten Verkürzungen.

Auch wenn vieles dafür spricht, eine Basisbehandlung von 4 Wochen beizubehalten, steht gegenwärtig zugleich eine stärkere Flexibilisierung der Behandlungszeiten zur Diskussion. Flexibilisierung kann dabei sowohl Verkürzung als auch Verlängerung bedeuten. Kürzere Behandlungsdauern als 4 Wochen kommen zum Beispiel in Betracht, wenn Schulungsmaßnahmen aktualisiert oder die Therapie optimiert werden soll sowie zum Teil auch bei Wiederholungsheilbehandlungen.

Nach einer Pilotstudie sowie Expertenbefragungen werden nunmehr einzelne Rentenversicherungsträger (Bundesversicherungsanstalt für Angestellte) in einem begrenzten Umfang die Behandlungszeiten flexibilisieren und auf 3 Wochen verkürzen. Dazu gehören vorläufig folgende Fallgestaltungen:

- Anträge auf Heilbehandlung, bei denen keine schwerwiegenden Funktionseinschränkungen, keine Multimorbidität und geringer Schulungsbedarf bestehen. Die Vordiagnostik soll abgeschlossen sein.
- Wiederholungsheilbehandlungen innerhalb eines Jahres, die von den Rehabilitationskliniken angeregt wurden;

- Verkürzung im Einzelfall auf Anregung der Rehabilitationsklinik.

Darüber hinaus zeichnen sich Ansätze zur Flexibilisierung auch im Zusammenhang mit Modellerprobungen zur ambulanten bzw. teilstationären Rehabilitation ab.

Die Flexibilisierung der Rehabilitationsdauer bedeutet für die Rehabilitationskliniken einen organisatorischen Mehraufwand. Deshalb soll der Umfang der Maßnahmen mit 3 Wochen pro Rehabilitationsklinik so begrenzt sein, daß eine normale Durchführung der Rehabilitation gewährleistet ist.

4.5 Organisation des therapeutischen Prozesses

Die Durchführung der Rehabilitation wird im wesentlichen durch die diagnostischen Anforderungen und therapeutischen Konzepte bestimmt. Besondere Anforderungen entstehen auch dadurch, daß Mehrfacherkrankungen der Patienten differenzierte und zugleich integrierende Konzepte erfordern, die sich auch auf die Organisationsstruktur von Einrichtungen auswirken. Um diesem Rechnung zu tragen, sind verschiedene *Organisationsmodelle* möglich:

- Rehabilitationsklinik mit verschiedenen fachlich differenzierten Abteilungen (z.B. orthopädische und kardiologische Abteilung);
- Rehabilitationsklinik mit Gebietsärzten verschiedener Fachrichtungen (z.B. orthopädische Rehabilitationsklinik mit internistischem Oberarzt);
- Konsiliarische Mitwirkung externer Spezialisten [11].

Neben der Berücksichtigung der Multimorbidität ist vor allem eine klinikinterne Integration der verschiedenen Therapieelemente anzustreben. Dazu ist es erforderlich, die therapeutischen Bemühungen der Mitarbeiter zu koordinieren und aufeinander abzustimmen. Grundlage dafür ist Zusammenarbeit im Rehabilitationsteam.

4.6 Rehabilitationsmedizinische Dokumentation

Die medizinische Dokumentation während der Rehabilitation ist eine Aufgabe mit zunehmender Bedeutung. Mit der Dokumentation werden in der Regel unterschiedliche Funktionen verbunden. Sie dient zunächst der Organisation und Durchführung des therapeutischen Prozesses (Therapieplanung und -steuerung). Darüber hinaus müssen die dokumentierten Informationen so umfassend sein, daß am Ende der Behandlung eine sozialmedizinische Beurteilung der Leistungsfähigkeit möglich ist und der ärztliche Entlassungsbericht erstellt werden kann. Anforderungen an die Dokumentation entstehen auch durch die Aufgabe der Qualitätssicherung sowie durch die Nutzung der Daten für wissenschaftliche Untersuchungen.

Die Güte der Dokumentation hängt wesentlich von der Akzeptanz bei den Mitarbeitern in den Rehabilitationskliniken ab, die die Dokumentation durchführen. Aus diesem Grund muß die Praktikabilität in der Anwendung gewährleistet sein. Art und Umfang der Dokumentation darf den therapeutischen Prozeß nicht beeinträchtigen, so daß der technische, personelle und zeitliche Aufwand zu beachten ist. Zur Akzeptanz gehört ferner, daß der Zweck- und Funktionsbezug der Daten gewährleistet ist.

Zu den wichtigsten Merkmalen und Dimensionen sind u.a. zu rechnen:

- die Ausgangssituation (familiäre und berufliche Situation, Krankheitsgeschichte)
- die Ergebnisse der rehabilitationsspezifischen Diagnostik (Funktions- und Leistungseinschränkungen)
- die Festlegung der Therapieziele
- die therapeutischen Leistungen
- die Ergebnisse der Rehabilitationsbehandlung einschließlich Leistungsbeurteilung.

Aufgrund der hohen Anforderungen an die Dokumentation, aber auch beispielsweise um Arztberichte zu erstellen und Auswertungen für die interne oder externe Qualitätssicherung zu ermöglichen, bietet sich eine EDV-Unterstützung an.

4.7 Ärztlicher Entlassungsbericht

Zum Abschluß der stationären Rehabilitation werden Behandlungsverlauf und Behandlungsergebnis in einem ärztlichen Entlassungsbericht zusammengefaßt. Der Entlassungsbericht dient vor allem der Feststellung des Patientenstatus, der Erfolgskontrolle und der Empfehlung von Nachsorgemaßnahmen. Deshalb wird eine Abschlußuntersuchung durchgeführt, deren Ergebnis ebenfalls im Entlassungbericht dokumentiert wird. Darüber hinaus führt der Rehabilitationsarzt mit dem Patienten ein Abschlußgespräch, in dem der erreichte Erfolg und die Vorschläge für die Weiterbehandlung am Wohnort im einzelnen erläutert werden.

> Wesentlicher Bestandteil des ärztlichen Entlassungsberichtes ist die sozialmedizinische Beurteilung der Leistungsfähigkeit.

Dazu wird ein negatives und positives Leistungsbild erstellt und beurteilt, wie die Arbeits- und

Leistungsfähigkeit des Patienten vor allem im Hinblick auf seine beruflichen Anforderungen zu bewerten ist.

Da die Rehabilitation insbesondere bei chronischen Erkrankungen während einer zeitlich begrenzten stationären Behandlung in der Regel nicht vollständig abgeschlossen werden kann, werden in dem Entlassungsbericht auch gezielte Anregungen für die Weiterbehandlung am Wohnort des Patienten, für Nachsorgemaßnahmen oder auch für die Einleitung beruflicher Leistungen zur Rehabilitation gegeben.

Die Rehabilitationsklinik übersendet den Entlassungsbericht an den Leistungsträger, der die Rehabilitationsmaßnahme bewilligt hat, zur weiteren Auswertung. Der behandelnde Arzt erhält den Teil des Entlassungsberichtes, der sich auf die medizinischen Inhalte bezieht (Anamnese, Befund, Therapie, Verlauf, Komplikationen, Arbeits- und Leistungsfähigkeit, Angaben zur Weiterbehandlung, z.B. Medikation, Reha-Sport, Selbsthilfegruppe), wenn der Patient zustimmt. Die Mitteilung an den behandelnden Arzt ist besonders wichtig, da sonst die notwendige Kontinuität und Abstimmung der Maßnahmen nicht möglich ist.

Galt der Entlassungsbericht ursprünglich als Mitteilung an den Leistungsträger, der die Rehabilitationsmaßnahme durchführte, so erhält der Entlassungsbericht zunehmend Mehrfachfunktionen. Der Rehabilitationsträger kann daraus entnehmen, ob und inwieweit Rehabilitationsleistungen den erwünschten Erfolg gebracht haben oder Anlaß besteht, weiterführende Maßnahmen einzuleiten. Der behandelnde Arzt kann die Vorschläge der Rehabilitationskliniken für die Weiterbehandlung in seinen Behandlungsplan integrieren und so für die Kontinuität der Behandlung sorgen. Zunehmend wird auch diskutiert, ob der Betriebsarzt ebenfalls die für ihn relevanten Teile erhalten sollte (bei Zustimmung des Versicherten). Daraus ergibt sich allerdings die Frage, ob die bisherigen Inhalte des Entlassungsberichtes betriebsärztlichen Belangen entsprechen.

4.8 Datenfernübertragung zwischen Rehabilitationseinrichtungen und Rehabilitationsträger

In den Rehabilitationseinrichtungen wird zur Unterstützung der Abläufe im administrativen und medizinischen Bereich zunehmend EDV eingesetzt. Im medizinischen Bereich gilt dies beispielsweise für die Terminplanung der Patienten und die Auslastung der Mitarbeiter, für die Unterstützung der Dokumentation und der darauf aufbauenden klinikinternen Auswertungen sowie auch für die automatisierte Erstellung des ärztlichen Entlassungsberichtes. Die Entwicklung ist weiter dadurch gekennzeichnet, daß auch der Datenaustausch zwischen den Rehabilitationseinrichtungen und Rehabilitationsträgern zukünftig verstärkt über Datenfernübertragung erfolgt.

So ist beispielsweise durch das Gesundheitsstrukturgesetz vorgeschrieben, daß die Leistungsdaten auch von Rehabilitationseinrichtungen durch eine Übermittlung maschinenlesbarer Daten erfolgen muß (§§ 294 bis 298 SGB V). In der Rentenversicherung sind die Voraussetzungen dafür geschaffen worden, daß die für die Durchführung der Rehabilitation wichtigen Daten durch Datenfernübertragung zwischen den Rehabilitationseinrichtungen und den Rehabilitationsträgern ausgetauscht werden können. So kann der Rentenversicherungsträger die Bewilligungsdaten der Rehabilitationseinrichtung über Datenfernübertragung mitteilen. Ebenso kann die Rehabilitationseinrichtung den Entlassungsbericht auf diesem Wege dem Rehabilitationsträger zukommen lassen. Dieses Verfahren bringt für die Beteiligten unmittelbare organisatorische und zeitliche Vorteile. Dabei unterliegt die Datenfernübertragung sowie die Auswertung der übermittelten Daten strengen datenschutzrechtlichen Bestimmungen.

4.9 Weiterbehandlung und Nachsorge

Im Anschluß an die Einleitung und Durchführung der vorwiegend stationären Rehabilitation werden im folgenden einige Aspekte der sich daran anschließenden Behandlungsphase erläutert. Da es sich in der medizinischen Rehabilitation vorwiegend um chronische Krankheiten, verbunden mit andauernden Einschränkungen, handelt, hat in der Regel bereits vor Durchführung der Maßnahme eine Behandlung beim niedergelassenen Arzt stattgefunden, die anschließend fortgesetzt wird. Dabei sind nicht in jedem Falle zusätzliche Nachsorgeleistungen notwendig.

Die *Kontinuität der Behandlung* wird deshalb zunächst durch den *behandelnden Arzt* gewährleistet. Eine wichtige Voraussetzung für Kontinuität ist, daß die Rehabilitationsklinik einerseits die bisherige Behandlung des niedergelassenen Arztes sowie seine Vorschläge in ihr Therapiekonzept einbezieht. Andererseits sollten die Ergebnisse der Rehabilitation sowie die Vorschläge zur Weiterbehandlung auch in den Behandlungsplan des niedergelassenen Arztes aufgenommen werden. Um dies zu gewährleisten, wird häufig die Übersendung des Entlassungsberichtes nicht ausreichen, sondern eine persönliche Kontaktaufnahme zwischen Rehabilitationsklinik und behandelndem Arzt anzustreben sein. Eine persönliche Kontaktaufnahme ist immer dann zu empfehlen, wenn eine Überstimmung mit den Behandlungszielen des behandelnden Arztes nicht von vornherein gegeben ist oder unterstellt werden kann.

Um die Behandlungsergebnisse der medizinischen Rehabilitation langfristig zu sichern, können die Rehabilitationsträger *Nachsorgeleistungen* erbringen. Die Rentenversicherungsträger haben zur Durchführung von Nachsorgeleistungen gemeinsame Richtlinien erlassen (vgl. Kap. 3). Danach bildet die medizinische Rehabilitation mit der Rehabilitationsvorbereitung und Nachsorge eine konzeptionelle Einheit.

Anlaß zur Durchführung von Nachsorgeleistungen sind in der Regel die Anregungen der Rehabilitationsklinik. Sie empfiehlt diese insbesondere dann, wenn mit der Fortführung der in der Rehabilitation erlernten Übungen Rückfällen vorgebeugt und Risikoverhalten abgebaut werden kann. Nachsorgeleistungen wie Rehabilitationssport und Funktionstraining können aber auch vom behandelnden Arzt verordnet werden. In jedem Fall kommt dem behandelnden Arzt eine wichtige Rolle bei der nachgehenden Betreuung zu, indem er die Nachsorge begleitet.

In der Nachsorgephase sollen verstärkt *Eigenaktivitäten gefördert* und das *Selbsthilfepotential gestärkt* werden. Zu den wichtigsten Nachsorgemaßnahmen gehören der Behindertensport, das Rheumafunktionstraining, die ambulanten Herzgruppen sowie Suchtnachsorge. Der *Umfang der Nachsorgeleistungen* ist im Vergleich zu den stationär durchgeführten Rehabilitationsleistungen noch nicht sehr hoch. In der Rentenversicherung werden beispielsweise bei rund 5% der durchgeführten Maßnahmen Nachsorgeleistungen (Behindertensport, Rheumafunktionstraining, Suchtnachsorge) von den Rehabilitationskliniken angeregt bzw. verordnet [14]. Bei einzelnen Indikationen, bei denen eine Nachsorge besonders angezeigt ist, liegt der Anteil allerdings wesentlich höher (z.B. Sucht = ein Drittel).

Die Rentenversicherung übernimmt nach der Gesamtvereinbarung Rehabilitationssport und Funktionstraining in unmittelbarem Anschluß an eine Leistung zur Rehabilitation, wenn bereits während dieser Leistung die Notwendigkeit von dem Arzt der Rehabilitationseinrichtung festgestellt worden ist. Andere Rehabilitationsträger übernehmen die Leistungen, wenn der für die Behandlung zuständige Arzt eine Verordnung ausstellt. Die Verordnung soll die Diagnose, die Gründe, die zeitliche Dauer sowie eine Empfehlung für die Auswahl der Sportart bzw. Trainingsart enthalten. Die Maßnahmen (2–3 Übungsveranstaltungen pro Woche) sollen sich auf einen Zeitraum von längstens 6 Monaten beziehen. Verlängerungen bzw. auch Wiederholungsverordnungen sind möglich. Die verordneten Maßnahmen bedürfen vor Beginn einer ausdrücklichen Bewilligung durch den Rehabilitationsträger.

In der Rentenversicherung wurde die Erfahrung gemacht, daß Versicherte häufig eine empfohlene Nachsorgemaßnahme nicht antreten. Nach Beurteilung von Experten ist auch die Teilnahme mit einer geschätzten Quote von 20–40% der geeigneten Patienten zu gering (ambulante Herzgruppen). Aus diesem Grunde sind hier Überlegungen anzustellen, wie die Akzeptanz bei den Versicherten verbessert werden könnte. Dies erscheint um so wichtiger, als in empirischen Untersuchungen nachgewiesen wurde, daß sich die Teilnahme z.B. an ambulanten Herzgruppen positiv auf die gesundheitliche Entwicklung des Versicherten auswirkt.

Da die Stabilisierung des langfristigen Erfolges der Rehabilitation eine wichtige Aufgabe der Weiterentwicklung darstellt, werden verschiedene Ansätze diskutiert. So soll die Nachsorge nicht nur organisatorisch (z.B. Ausbau und Erweiterung), sondern auch konzeptionell erweitert werden. So sollten die überwiegend bewegungstherapeutischen Schwerpunkte der ambulanten Herzgruppen durch verhaltensmedizinische Angebote ergänzt werden (Entspannungstechniken, Streßbewältigungsverfahren, Methoden der Lebensstiländerung) [11]. Des weiteren soll die Nachsorge bei ausgewählten Indikationen auch stärker in (professionellen) ambulanten Rehabilitationseinrichtungen durchgeführt werden.

5 Spezielle Rehabilitationsverfahren

5.1 Anschlußheilbehandlung

Als Anschlußheilbehandlung (AHB) werden stationäre Leistungen zur Rehabilitation bezeichnet, die sich unmittelbar oder in engem zeitlichem Zusammenhang an eine Krankenhausbehandlung anschließen und für die vereinfachte Einleitungsverfahren gelten. Das Verfahren der Anschlußheilbehandlung wurde entwickelt, um einen möglichst frühen Beginn der Rehabilitation sowie einen nahtlosen Übergang von der Akutbehandlung im Krankenhaus zur Rehabilitation zu gewährleisten. Grundsätzlich soll eine Anschlußheilbehandlung nicht später als 14 Tage nach Beendigung des Krankenhausaufenthaltes beginnen. Bei bestimmten Indikationen kann es sinnvoll sein, die Anschlußheilbehandlung auch kurzfristig zu unterbrechen.

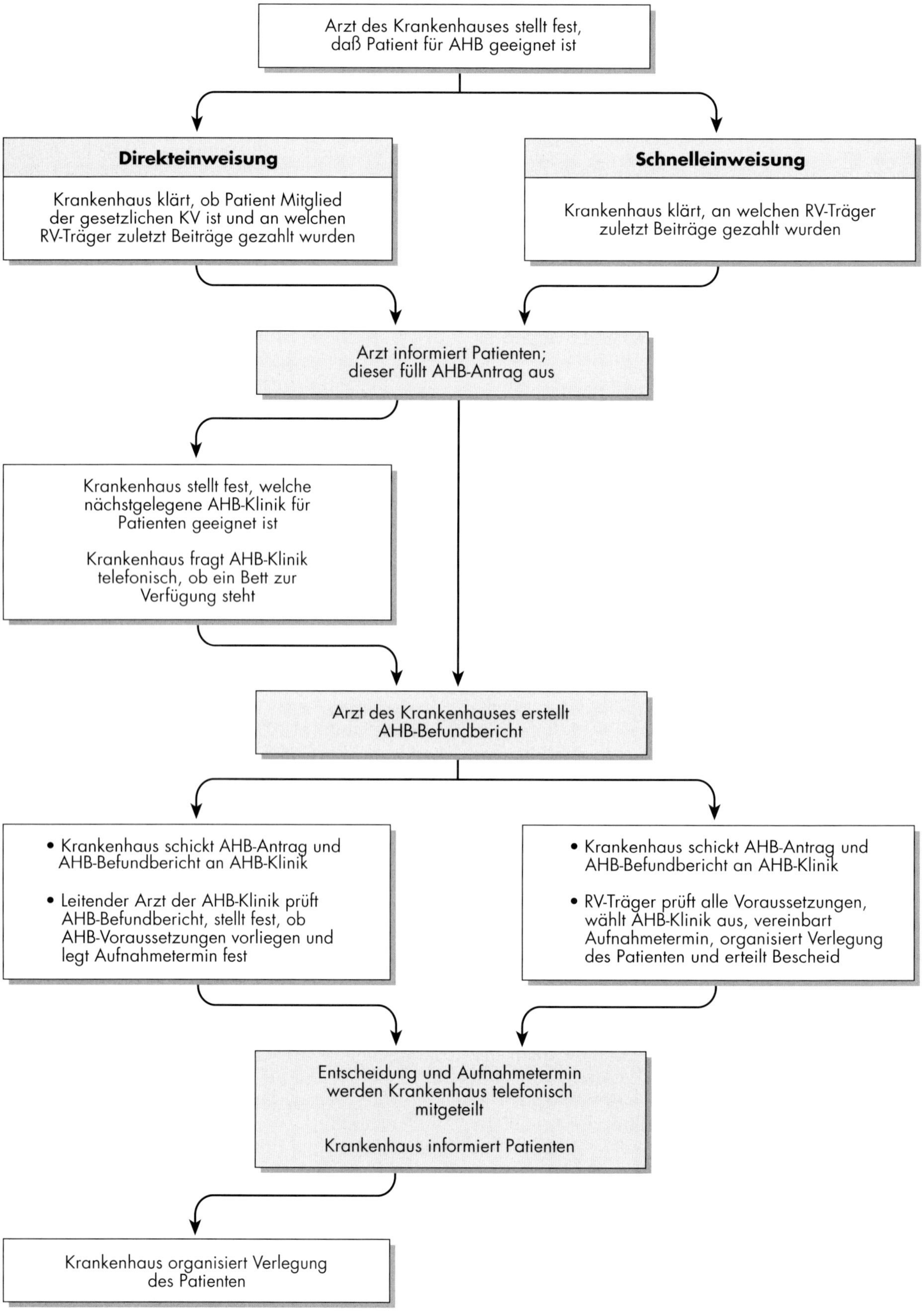

Abb. 4-2 Verfahrensablauf für die Anschlußheilbehandlung.

Um einen einheitlichen Zugang zu der Anschlußheilbehandlung zu gewährleisten, haben sich die beteiligten Rehabilitationsträger auf inhaltliche und formale *Rahmenbedingungen* verständigt. Hierzu gehören vor allem:
- Abstimmung eines einheitlichen Indikationskataloges
- Qualifizierung der AHB-Klinik
- rechtzeitige Einleitung während des stationären Krankenhausaufenthalts
- Beginn in zeitlicher Nähe zur Krankenhausbehandlung
- Festlegung der Kriterien der Rehabilitationsfähigkeit (Abschluß der Frühmobilisation)
- wohnortnahe bzw. regionale Auswahl der Rehabilitationskliniken.

Die Anschlußheilbehandlung unterscheidet sich von der Zielsetzung und Durchführung her grundsätzlich nicht von der herkömmlichen stationären Rehabilitation. In der Regel liegt aber bei Erkrankungen, die einen Krankenhausaufenthalt erfordern, ein höherer Schweregrad vor. Anschlußheilbehandlungen werden daher in speziell dafür ausgestatteten Rehabilitationseinrichtungen durchgeführt (Fachkliniken, Schwerpunktkliniken).

Aufgrund der gewonnenen Erfahrungen wurde der *Indikationskatalog für Anschlußheilbehandlungen* auf mittlerweise über 70 Indikationen aus allen wichtigen Diagnosegruppen erweitert [13]. Der Katalog enthält neben den Indikationen auch Hinweise zu den speziellen indikationsspezifischen Voraussetzungen und Kontraindikationen. Die Rehabilitationskliniken erhalten regelmäßig Informationsbroschüren, die über das Verfahren informieren und ein Verzeichnis der Indikationen sowie Rehabilitationskliniken enthalten, die Anschlußheilbehandlungen durchführen. Zu den allgemeinen medizinischen Voraussetzungen für die Einleitung von AHB-Maßnahmen gehören u.a.:
- abgeklungene Akutphase
- abgeschlossene Wundheilung
- erfolgte Frühmobilisation
- Selbsthilfetätigkeit
- zumindest begrenzte Gehfähigkeit.

Um die rasche Verlegung der Patienten sicherzustellen, wurden vereinfachte *Entscheidungsverfahren* über die medizinischen und versicherungsrechtlichen Voraussetzungen sowie beschleunigte *Zuweisungsverfahren* entwickelt. Grundsätzlich werden zwei Verfahrenswege angeboten, die beide den erwünschten nahtlosen Übergang sicherstellen können: das Direktverfahren und das Schnellverfahren (Abb. 4-2).

Beim *Direktverfahren* wird die Anschlußheilbehandlung direkt vom Krankenhaus eingeleitet, indem es sich mit Zustimmung des Patienten unmittelbar mit der in Frage kommenden Rehabilitationsklinik in Verbindung setzt und die Übernahme durch die Rehabilitationsklinik einleitet. Häufig übernimmt der Sozialdienst des Krankenhauses die notwendigen Vorbereitungen. Das Direktverfahren ist mit den Krankenkassen abgestimmt, so daß die Rentenversicherungsträger auch die Anschlußheilbehandlungen für nicht rentenversicherte Personen (insbesondere ältere Menschen) im Auftrag durchführen. Eine Kostenabrechnung wird nachträglich durch den Rentenversicherungsträger vorgenommen.

Beim *Schnellverfahren* leitet der Rentenversicherungsträger die Anschlußheilbehandlung aufgrund eines Kurzantrages noch während des Krankenhausaufenthaltes ein. Für die Krankenhäuser liegt der Vorteil darin, daß sie von den organisatorischen Aufgaben entlastet werden. Häufig hat auch der Rentenversicherungsträger einen besseren Überblick über die in Frage kommenden Rehabilitationskliniken und deren Auslastung. Zukünftig werden der Antrag auf Anschlußheilbehandlung sowie der Befundbericht für alle Rentenversicherungsträger einheitlich sein, so daß sich der Aufwand für das Krankenhaus bzw. den Patienten in beiden Verfahren nicht unterscheidet.

Der Umfang der Anschlußheilbehandlungen hat seit ihrer Einführung Mitte der 70er Jahre ständig zugenommen (Tab. 4-4). Der Anteil der Anschlußheilbehandlungen an allen Rehabilitationsleistungen der Rentenversicherung beträgt rund 11% (1993 West). Eine Zunahme hat es auch bei den Anschlußheilbehandlungen gegeben, die die Rentenversicherung im Auftrag der Krankenkasse durchführt. Die wichtigsten Indikationen sind: Herz-Kreislauf-Erkrankungen (Herzinfarkt, Bypass-Operationen), Erkrankungen des Bewegungsapparates (Gelenkoperationen, Bandscheibenvorfälle) und Neubildungen.

Tabelle 4-4 Umfang der Anschlußheilbehandlungen im Zeitraum von 1983 bis 1993 (Quelle: VDR-Statistik Rehabilitation 1993, Tab. 4G, 7 Z).

Jahr	*Anzahl*
1984	62 308
1985	71 244
1986	78 400
1987	67 411
1988	68 026
1989	72 169
1990	77 102
1991*	85 757
1992*	92 072
1993*	101 734

* einschl. Neue Bundesländer

5.2 Suchtentwöhnungsbehandlungen

Suchtentwöhnungsbehandlungen können als spezielle Rehabilitationsverfahren bezeichnet werden, da die Einleitung und Durchführung durch besondere Vereinbarungen zwischen den Krankenkassen und den Rentenversicherungsträgern geregelt wurden und auch die Versorgungsstruktur Besonderheiten aufweist.

5.3 Krebsnachsorgebehandlungen

Zur Behandlung von gravierenden Therapiefolgezuständen nach Krebsoperationen und zur Nachsorgeüberwachung können Kranken- und Rentenversicherung Nach- und Festigungskuren für Versicherte, Rentner und ihre Angehörigen durchführen (vgl. Kap. 3). Nach Abschluß der Akutbehandlung ist häufig eine konsequente Nachsorge für Krebspatienten erforderlich. Die tiefgreifende Lebensveränderung, die eine Krebserkrankung nach sich zieht, erfordert neben der laufenden ärztlichen Betreuung und Kontrolle auch Hilfestellungen bei Fragen zum familiären, beruflichen und gesellschaftlichen Leben. In onkologisch ausgerichteten Rehabilitationskliniken wird daher großer Wert auf die psychosoziale Nachbetreuung gelegt. Zu den medizinischen *Voraussetzungen* für eine Nachsorgemaßnahme gehören:
- abgeschlossene operative Behandlung
- vorläufig abgeschlossene Strahlenbehandlung
- ausreichende Belastbarkeit und Reisefähigkeit.

Im Unterschied zu allgemeinen Heilbehandlungen der Rentenversicherung, die auf die Erhaltung oder Wiederherstellung der Erwerbsfähigkeit abzielen, können Rehabilitationsleistungen für Krebspatienten im Rahmen der „sonstigen Leistungen" nach § 31 SGB VI bereits dann erbracht werden, wenn die Gesundheit voraussichtlich positiv beeinflußt werden kann. Rehabilitationsbehandlungen bei Krebserkrankungen werden bis zu 3 Jahre nach Abschluß der Primärbehandlung erbracht. Bei medizinischer Notwendigkeit können Nachbehandlungen wiederholt gewährt werden.

Bei ambulanter Behandlung erfolgt die Antragstellung in Abstimmung mit dem behandelnden Hausarzt. Im Anschluß an eine Krankenhausbehandlung kann auch eine Anschlußheilbehandlung eingeleitet werden, wenn eine maligne Erkrankung besteht und die primäre Behandlung abgeschlossen ist. In Nordrhein-Westfalen werden die Anträge zur Einleitung von Nachsorgemaßnahmen von der Arbeitsgemeinschaft zur Krebsbekämpfung bearbeitet, in der die Träger der Renten- und Krankenversicherung eng zusammenarbeiten. Anträge sind in diesem Fall über die zuständige Krankenkasse bei der Arbeitsgemeinschaft einzureichen [10].

Onkologische Rehabilitationsleistungen werden in speziellen onkologischen Kliniken und in indikationsspezifischen Fachkliniken, die über einen onkologischen Schwerpunkt und eine entsprechende Ausstattung verfügen, erbracht. Die medizinisch-onkologische Nachsorge ist gekennzeichnet durch rezidivvermeidende, diagnostische und therapeutische Maßnahmen. Die rehabilitations-onkologische Betreuung schließt die Erkennung und Behandlung von Therapiefolgeerscheinungen auf der somatischen, psychischen, sozialen und beruflichen Ebene ein [9].

5.4 Kinderheilbehandlungen

Rehabilitationsleistungen werden bei schweren körperlichen oder seelischen Erkrankungen auch für Kinder von Versicherten erbracht (vgl. Kap. 13). In der Regel gelten vergleichbare sozialmedizinische Leistungsvoraussetzungen wie bei Erwachsenen. Da die langfristigen Auswirkungen der Rehabilitation auf die Erwerbsfähigkeit bei Kindern kaum prognostiziert werden können, genügt im Bereich der Rentenversicherung, im Gegensatz zu allgemeinen Heilbehandlungen, die Aussicht auf Besserung. Zu den *häufigsten Erkrankungen* bei Minderjährigen zählen Atemwegserkrankungen, Hautkrankheiten, Erkrankungen des Bewegungsapparates und des Stoffwechsels sowie psychosomatische Leiden und Verhaltensstörungen. Heilbehandlungen bei Krebserkrankungen werden nach den allgemeinen Richtlinien für Rehabilitation bei Krebserkrankungen erbracht.

Die *Altersgrenze* für Kinderheilbehandlungen liegt bei 27 Jahren. Neben Kindern in Berufsausbildung können auch erwachsene Kinder, die wegen körperlicher oder seelischer Einschränkungen ihrer Gesundheit außerstande sind, sich selbst zu unterhalten, bis zum Erreichen der Altersgrenze Kinderheilbehandlungen erhalten. Altersbedingt und wegen anderer Erkrankungsschwerpunkte (z.B. Sucht) werden volljährige Kinder überwiegend in Einrichtungen für Erwachsene rehabilitiert.

Für die Rehabilitation von Kindern werden eigene Rehabilitationskliniken unterhalten, die auf die *spezifischen Anforderungen* von Kindern eingerichtet sind. Dazu gehören eine kindgerechte Gestaltung der Rehabilitationseinrichtung und der Therapie sowie schulische Angebote. Der Ermessensspielraum der Rentenversicherungsträger wurde 1992 durch das Inkrafttreten gemeinsamer Richtlinien für die Kinderheilbehandlung dahingehend konkretisiert, daß erwachsene Begleitpersonen (z.B. Mütter) gemeinsam mit dem Kind in der Reha-Klinik untergebracht und in die Therapie einbezogen werden können, wenn dies medizinisch angezeigt ist [6].

Die Einleitung der Kinderheilbehandlung erfolgt – wie bei stationären Maßnahmen für Erwachsene – auf Anregung des behandelnden Arztes und einen entsprechenden Antrag hin. Für Kinderheilbehandlungen werden bei der Rentenversicherung spezielle Antragsformulare verwendet. Neben der Rentenversicherung kann auch die Krankenversicherung Rehabilitationsleistungen für Kinder und Jugendliche erbringen (§ 40 Abs. 2 und 4 SGB V). Sie hebt besonders folgende Erkrankungen hervor:

- Neigung zu umweltbedingten, rezidivierenden somatischen Erkrankungen
- Verhaltensabweichungen vor dem Hintergrund einer schwierigen familiären Situation
- Häufung verhaltensabhängiger Risikofaktoren
- manifeste psychosoziale Probleme in Verbindung mit einem Krankheitsrisiko [7].

5.5 Leistungen zur Sicherung der Erwerbsfähigkeit

Für Versicherte, die eine besonders gesundheitsgefährdende, ihre Erwerbsfähigkeit ungünstig beeinflussende Beschäftigung ausüben, können die Rentenversicherungsträger seit 1992 präventiv, also noch vor der Manifestation organischer bzw. funktioneller Einschränkungen, stationäre medizinische Leistungen erbringen. Ziel der Maßnahmen ist die Verringerung von Risikofaktoren, die Verbesserung der physischen und psychischen Belastbarkeit sowie die Vermittlung von gesundheitsfördernden Verhaltensweisen im Rahmen eines aktivierenden Beratungs- und Trainingsprogramms.

In den Richtlinien der Rentenversicherung wurde den individuellen Voraussetzungen ein großer Stellenwert eingeräumt. Eine bloße Auflistung von gesundheitsgefährdenden Berufen reicht als Definition der Leistungsvoraussetzungen nicht aus, vielmehr müssen *konkrete berufliche Belastungen* vorliegen. Dazu gehören:

- besondere körperliche Belastung (z.B. schwere Hebe- und Tragearbeit, Erschütterung, Zwangshaltung)
- ungünstige Umgebungsbedingungen (z.B. Lärm, Hitze, Kälte, Nässe, Einfluß chemischer Noxen)
- besonders hohe Anforderungen an Konzentration, Reaktionsvermögen und Verantwortung
- wechselnde Arbeitsschichten, erhebliche Anforderungen an das Anpassungsvermögen.

Neben Belastungen müssen konkrete gesundheitliche Gefährdungen erkennbar sein. Die präventive Rehabilitationsleistung wird wie eine allgemeine Heilbehandlung beantragt. Die Leistungsdauer beträgt im Unterschied zu den übrigen stationären Rehabilitationsleistungen regelmäßig drei Wochen.

Erste Erfahrungen der Rentenversicherungsträger haben gezeigt, daß diese neue Leistungsart bisher wenig bekannt ist und nur in geringem Umfang in Anspruch genommen wird. Es ist zu hoffen, daß die Chancen dieser präventiven Maßnahme zukünftig stärker wahrgenommen wird.

5.6 Geriatrische Rehabilitation

Die geriatrische Rehabilitation, deren primäres Ziel die *Vermeidung von Pflege* darstellt, unterliegt keinem besonderen Antrags- bzw. Einleitungsverfahren, jedoch gibt es dafür zunehmend spezielle Rehabilitationseinrichtungen. Die geriatrische Rehabilitation ist nicht generell identisch mit der Rehabilitation älterer Menschen. Mit ihr wird das Ziel verfolgt, körperlichen und seelischen Behinderungen entgegenzuwirken und den Betroffenen eine möglichst selbständige sowie selbstbestimmte Lebensführung zu ermöglichen und die Lebensqualität zu erhalten.

In der geriatrischen Rehabilitation wird den Veränderungen des Bewegungsapparates und dem Abbau mentaler Fähigkeiten besondere Aufmerksamkeit gewidmet. Neben alterstypischen Erkrankungen, die mentale Fähigkeiten beeinflussen, wird auch dem fortschreitenden Abbau der Lernfähigkeit und der Fähigkeit zur Alltagsbewältigung entgegengewirkt. Da der Erfolg der Rehabilitation von der Lernfähigkeit des Patienten beeinflußt wird, stellen sich geriatrische Rehabilitationskliniken in besonderem Maße darauf ein. Durch den wachsenden Anteil der älteren Bevölkerung wird die Bedeutung der geriatrischen Rehabilitation weiter zunehmen. Die Rolle der Pflegekassen als anregende Stellen nach dem Pflegeversicherungsgesetz entspricht dieser Entwicklung. Leistungsträger ist die Krankenversicherung.

5.7 Vorsorgekuren für Mütter/Müttergenesungskur

Der Gesetzgeber mißt der Vorsorge und Rehabilitation bei Müttern ausdrücklich einen besonderen Stellenwert zu. Er sieht für Mütter Vorsorgekuren (§ 24 SGB V) und Müttergenesungskuren (§ 41 SGB V) vor, die von der Krankenkasse in Einrichtungen des Müttergenesungswerks erbracht werden können [7].

Vorsorgekuren für Mütter sind angezeigt, wenn der Allgemeinzustand der Mutter so labil ist, daß in absehbarer Zeit eine Krankheit droht.

Für Müttergenesungskuren gelten vergleichbare Voraussetzungen wie bei allgemeinen stationären Rehabilitationsmaßnahmen der Krankenversicherung.

Die Krankenkassen erbringen in Zusammenarbeit mit dem Müttergenesungswerk darüber hinaus sogenannte Schwerpunktkuren, z.B. für sinngeschädigte Mütter oder Mütter nach Krebsbehandlung, Mütter mit chronisch kranken, behinderten oder dauernd pflegebedürftigen Angehörigen bzw. Kindern und für alleinerziehende Mütter.

Für Mütter, deren Kinder nicht älter als 12 Jahre sind, besteht grundsätzlich die Möglichkeit, die Kur in Begleitung der Kinder durchzuführen (sogenannte Mutter-Kind-Kuren).

5.8 Stufenweise Wiedereingliederung

Mit der stufenweisen Wiedereingliederung in den Arbeitsprozeß sollen arbeitsunfähige Versicherte nach länger andauernder, schwerer Krankheit (auch nach einer Rehabilitationsmaßnahme) schrittweise an die volle Arbeitsbelastung am bisherigen Arbeitsplatz herangeführt werden. Sie soll es damit ermöglichen, die Leistungsfähigkeit durch zunehmende Belastung zu erproben und zu trainieren. Ein ärztlich überwachter Stufenplan, der medizinische, arbeitsphysiologische und psychologische Aspekte berücksichtigt, ist dafür Voraussetzung.

Die stufenweise Wiedereingliederung ist keine Rehabilitationsleistung im engeren Sinne und deshalb von der medizinischen und beruflichen Rehabilitation (Belastungserprobung, Arbeitstherapie, Berufsfindung oder Arbeitserprobung) zu unterscheiden. Sie hat aber eine rehabilitative Zielsetzung unter Mitwirkung der kassen- bzw. vertragsärztlichen Versorgung und wird als Leistung der Krankenversicherung übernommen (§ 74 SGB V).

Für die Dauer der stufenweisen Wiedereingliederung gilt der Versicherte als arbeitsunfähig und erhält weiterhin Krankengeld von der Krankenkasse unter Anrechnung eines ggf. erzielten Arbeitsentgeltes. Zu beachten ist allerdings, daß die Dauer der stufenweisen Wiedereingliederung auf die maximale Krankengeldbezugsdauer angerechnet wird. Selbstverständlich ist die Teilnahme stets freiwillig. Auch muß der Arbeitgeber zustimmen.

Zur Durchführung der stufenweisen Wiedereingliederung wurden verschiedene Finanzierungsmodelle entwickelt, um die Motivation arbeitsunfähiger Versicherter zu erhöhen. Darüber hinaus sind von der Bundesarbeitsgemeinschaft für Rehabilitation die detaillierten Verfahren zur Anregung, Einleitung und Durchführung in einer Arbeitshilfe zusammengefaßt worden.

Literatur

1. Barth, M., U. Koch, A. Hoffmann-Markwald, W. Wittmann: Das Antragsverhalten hinsichtlich medizinischer Maßnahmen zur Rehabilitation (Teil II) – die Sicht der Versicherten. Dtsch. Rentenversicherung 2–3 (1991) 120–140.
2. Bundesarbeitsgemeinschaft für Rehabilitation (BAR): Arbeitshilfe für die stufenweise Wiedereingliederung in den Arbeitsprozeß. Frankfurt 1992.
3. Gerdes, N., W. Jäckel: Indikatoren des Reha-Status (IRES) – ein Patientenfragebogen zur Beurteilung von Rehabilitationsbedürftigkeit und -erfolg. Rehabilitation 31 (1992) 73–79.
4. Hauptverband der gewerblichen Berufsgenossenschaften (HVBG): Reha '90 – Rehabilitation und Rehabilitationsstatistik in der gesetzlichen Unfallversicherung. Bonn 1991.
5. Institut für empirische Soziologie Nürnberg (IFESN): Zugang zu Kuren. In: Schriftenreihe des Instituts für empirische Soziologie Nürnberg, Band 7. Nürnberg 1987.
6. Lauinger, H., K. Melchior: Kinderheilbehandlungen der Rentenversicherung. Mitteilungen der LVA Baden (Stuttgart) 1 (1992) 2–8.
7. Medizinischer Dienst der Spitzenverbände der Krankenkassen (MDS): Begutachtungsanleitung Kuren. Essen 1993.
8. Potthoff, P., S. Biefang, E.-M. Menschenmoser: Abschluß des Projekts „Identifizierung eines Hochrisikoprofils der Frühberentung". Mitteilungen der LVA Württemberg (Stuttgart) 10 (1992) 317–327.
9. Reinhard, G.: Psychosoziale Probleme in der Rehabilitation von Tumorpatienten. In: Delbrück, H.: Tumornachsorge, S. 108–138: Thieme, Stuttgart 1994.
10. Schnipper, H.-J.: Voraussetzung und Verfahren für stationäre Nachsorgeleistungen der Arbeitsgemeinschaft für Krebsbekämpfung Nordrhein-Westfalen. In: Arbeitsgemeinschaft für Krebsbekämpfung: Kampf dem Krebs, S. 137–146. Bochum 1992.
11. Verband Deutscher Rentenversicherungsträger (VDR) (Hrsg.): Reha-Kommission – Abschlußberichte Band III „Rehabilitationskonzepte". Frankfurt 1991.
12. Verband Deutscher Rentenversicherungsträger (VDR) (Hrsg.): Bericht der Reha-Kommission des Verbandes Deutscher Rentenversicherungsträger. Frankfurt 1992.
13. Verband Deutscher Rentenversicherungsträger (VDR): Aktualisierter Katalog für Anschlußheilbehandlungen des VDR. Deutsche Rentenversicherung (Frankfurt) 7 (1994) S. 527–534.
14. Verband Deutscher Rentenversicherungsträger (VDR) (Hrsg.): VDR-Statistik Rehabilitation. Frankfurt 1994a.
15. Verband Deutscher Rentenversicherungsträger (VDR) (Hrsg.): Sozialmedizinische Begutachtung in der gesetzlichen Rentenversicherung. Stuttgart 1995 5. völlig neubearbeitete Auflage.

5 Einrichtungen der Rehabilitation und ihre Aufgaben

Rolf Buschmann-Steinhage

1 Einleitung

Das Spektrum der Einrichtungen, die an der Durchführung der Rehabilitation beteiligt sind, ist groß, denn es sind keineswegs nur die bekannten Reha-Kliniken, die Rehabilitationsleistungen erbringen bzw. dabei eine wichtige Rolle spielen. Im folgenden soll deshalb unterschieden werden nach

- Rehabilitationseinrichtungen im engeren Sinne, die Leistungen zur (insbesondere medizinischen) Rehabilitation selbst erbringen (Abschn. 2) und
- anderen Einrichtungen, die selbst zwar keine Rehabilitationsmaßnahmen durchführen, aber für die Rehabilitation dennoch wichtig sind (Abschn. 3).

Die Abschnitte 4 und 5 gehen auf die Zusammenarbeit zwischen Rehabilitationseinrichtungen sowie auf Zukunftsperspektiven ein.

Bezogen auf die Rehabilitationseinrichtungen bzw. Rehabilitationsleistungen kann man Einrichtungs-, Kosten- und Leistungsträger unterscheiden:

- Die Eigentümer der Reha-Kliniken sind die Einrichtungs- oder Klinikträger.

- Die Kostenträger sind die Institutionen, die – wie der Name schon sagt – die Kosten der Rehabilitation übernehmen.
- Der Leistungsträger ist Herr des Verfahrens, bestimmt also über Art, Ort, Zeitpunkt und Dauer der Rehabilitation.

Natürlich können diese Trägerarten im Einzelfall zusammenfallen, zum Beispiel dann, wenn der Rentenversicherungsträger als Kosten- und Leistungsträger eine Rehabilitationsmaßnahme in einer rentenversicherungseigenen Klinik erbringt.

2 Rehabilitationseinrichtungen im engeren Sinne

Die Rehabilitationseinrichtungen im engeren Sinne, also solche Institutionen, die selbst Rehabilitationsmaßnahmen durchführen, sollen zunächst nach der Art der dort erbrachten Rehabilitationsleistungen differenziert werden. Im Vordergrund der Betrachtung stehen Einrichtungen zur medizinischen Rehabilitation (Abschn. 2.1); kürzer wird auf die Institutionen für die berufliche Rehabilitation (Abschn. 2.2) und die soziale Rehabilitation sowie auf Sonderformen (Abschn. 2.3) eingegangen.

2.1 Einrichtungen zur medizinischen Rehabilitation

2.1.1 Stationäre Rehabilitationseinrichtungen (Rehabilitationskliniken)

Medizinische Rehabilitationsleistungen (*synonym*: medizinische Rehabilitationsmaßnahmen) werden in Deutschland überwiegend stationär erbracht, das heißt in Rehabilitationskliniken (Reha-Kliniken). Auf den Briefbögen und Klingelschildern dieser Kliniken findet man oft auch andere Bezeichnungen: „Kurklinik", „Fachklinik für ...", „Klinik für ...", „Sanatorium" usw.

Historische Entwicklung der Reha-Kliniken

Für die Geschichte dieser Rehabilitationseinrichtungen sind vor allem zwei Stränge bedeutsam:
- die Tuberkuloseкliniken
- das Kurwesen.

Bereits 1885 wurde die erste Heilstätte der Rentenversicherung geschaffen, es war eine Tuberkuloseheilstätte. 1913 verfügte die Rentenversicherung über 84 Heilstätten, von denen 42, also die Hälfte, mit 5075 Betten für die Behandlung der Tuberkulose vorgesehen waren. Bis Ende 1983 waren die Rentenversicherungsträger weitgehend für die stationäre Krankenhausbehandlung bei Tuberkulose zuständig. Noch 1956 diente die Hälfte der „Heilstätten" der Rentenversicherung der Behandlung dieser Krankheit. Zu diesem Zweck besaß sie eine ganze Reihe von klimatisch günstig gelegenen Tbc-Kliniken, die später, als die Häufigkeit der Tuberkulose drastisch zurückging (und die Krankenversicherung für deren Behandlung zuständig wurde), oft in Rehabilitationskliniken für andere Indikationen umgewandelt wurden. 1990 wurde nur noch jede tausendste Rehabilitationsmaßnahme für Tuberkulosekranke durchgeführt (1058 von 1023488 [6, S. 47]).

Eigene Heilstätten/Sanatorien der Rentenversicherungsträger von 1895–1961:
1895 **(1)** 1900 **(16)** 1910 **(74)** 1920 **(101)** 1930 **(128)** 1940 **(411)** 1956 **(186)** 1961 **(212)**. [27].

Als die Rehabilitationsträger nach dem Zweiten Weltkrieg einen wachsenden Bedarf an Rehabilitationsmaßnahmen befriedigen mußten, errichteten sie neue Reha-Kliniken zunächst vorwiegend in Kurorten, so daß heute noch die Mehrzahl der Rehabilitationseinrichtungen in Kurorten anzutreffen ist. Im Zuge der in den vergangenen Jahren zunehmenden konzeptuellen Abgrenzung der medizinischen Rehabilitation von der klassischen Kur (s. Abschn. 2.1.3), werden in jüngerer Zeit auch Reha-Kliniken außerhalb von Kurorten errichtet. Außerdem wurden – wie erwähnt – viele der außerhalb von Kurorten gelegenen Tbc-Kliniken zu Reha-Kliniken fortentwickelt.

Zahlenmäßiger Überblick

1991 gab es in den alten Bundesländern insgesamt 1074 medizinische Vorsorge- und Rehabilitationseinrichtungen mit 134546 Betten, in den neuen Bundesländern 107 Einrichtungen mit 9626 Betten, zusammen also 1181 Einrichtungen mit 144172 Betten [6, S. 270]. Dem standen 2411 Akutkrankenhäuser mit insgesamt 665565 Betten gegenüber. Nach einer aktuelleren Erhebung gab es im Februar 1994 in Deutschland 1305 Rehabilitationseinrichtungen mit 162181 Betten [3]. Der Vergleich mit den Akutkrankenhäusern läßt erkennen, daß die Rehabilitation auch rein quantitativ einen wesentlichen Beitrag zur gesundheitlichen Versorgung der Bevölkerung leistet.

Die Vorsorge- und Rehabilitationseinrichtungen verteilen sich regional nicht gleichmäßig auf das Bundesgebiet: So findet man allein 549 Einrichtungen (= 46,5%) in Baden-Württemberg und Bayern (bei einem Einwohneranteil dieser Länder von 26,9%). Die Bettenziffer (Anzahl der Reha-Betten auf 10000 Einwohner) schwankt in den Bundesländern zwischen 0,0 und 38,1 [3].

Tabelle 5-1 Verteilung der Vorsorge- und Rehabilitationseinrichtungen nach Größenklassen.

Bettenzahl	*Einrichtungen*	*in %*	*Betten*	*in %*
unter 50	301	25,5	9 012	6,3
50–99	333	28,2	23 857	16,5
100–149	160	13,5	19 125	13,3
150–199	180	15,2	31 250	21,7
200–249	106	9,0	23 556	16,3
über 249	101	8,6	37 372	25,9
Summe:	1 181	100,0	144 172	100,0

Über die Verteilung der Vorsorge- und Rehabilitationseinrichtungen nach *Größenklassen* und *Krankheitsgruppen* geben die Tabellen 5-1 und 5-2 Auskunft [6, S. 268]. Unter der Rubrik „sonstige" sind hier insbesondere die Vorsorgeeinrichtungen mit krankheitsgruppenübergreifender Aufnahme von Patienten subsumiert.

Die Teams in den Vorsorge- und Rehabilitationseinrichtungen waren 1991 wie in Tabelle 5-3 zusammengesetzt.

1990 wurden im früheren Bundesgebiet insgesamt *1 023 488 medizinische Maßnahmen zur Rehabilitation* durchgeführt. Davon entfielen

- 154 777 Maßnahmen (= 15,1%) auf die gesetzliche Krankenversicherung
- 77 059 Maßnahmen (= 7,5%) auf die gesetzliche Unfallversicherung
- 759 957 Maßnahmen (= 74,3%) auf die gesetzliche Rentenversicherung
- 23 442 (= 2,3%) auf die Kriegsopferversorgung und -fürsorge
- 8 253 (= 0,8%) auf die Sozialhilfe [6, S. 46].

Tabelle 5-3 In den Vorsorge- und Rehabilitationseinrichtungen arbeiteten 1991 insgesamt 87809 Personen, davon (Statistisches Bundesamt 1993, S. 486 f):

6 372	Ärzte und Ärztinnen	7,3%
14 828	Mitarbeiter(innen) im Pflegedienst	16,9%
1 599	Psychologen/innen	1,8%
694	Sozialarbeiter(innen)	0,8%
3 729	Krankengymnasten/innen	4,2%
5 112	Masseure (und medizinische Bademeister)	5,8%
7 234	als klinisches Hauspersonal	8,2%
2 974	im Funktionsdienst	3,4%
19 745	im Wirtschafts- und Versorgungsdienst	22,5%
8 724	im Verwaltungsdienst	9,9%
3 646	im technischen Dienst	4,2%

Auf dem Gebiet der stationären medizinischen Rehabilitationsleistungen werden also rund drei Viertel aller Heilbehandlungen von den gesetzlichen Rentenversicherungen erbracht.

Die Mehrzahl der Reha-Kliniken ist nicht im *Besitz* der Rehabilitationsträger (RV, KV, UV usw.), sondern gehört privaten Klinikträgern, die mit den Leistungsträgern (mehr oder weniger explizite) Belegungsverträge abgeschlossen haben. Von den 1 181 Vorsorge- und Rehabilitationseinrichtungen, die es 1991 in Deutschland gab, standen

- 250 (= 21,2%) in öffentlicher
- 224 (= 19,0%) in freigemeinnütziger
- 707 (= 59,9%) in privater Trägerschaft [6, S. 268].

Tabelle 5-2 Vorsorge- und Rehabilitationseinrichtungen und deren Betten sowie die mittlere Verweildauer nach Krankheitsgruppen [6].

Fachrichtung	*Einrichtungen*	*Betten*	*in %*	*Verweildauer*
Dermatologie	26	1 841	1,3	31,3
Innere Medizin	464	57 793	40,1	28,8
darunter:				
Kardiologie	62	7 564	5,2	28,5
Gastroenterologie	25	2 242	1,6	29,6
Pneumologie	48	3 630	2,5	29,1
Rheumatologie	72	8 317	5,8	29,1
Pädiatrie	71	6 106	4,2	36,8
Neurologie	60	5 368	3,7	41,2
Orthopädie	201	24 066	16,7	30,0
darunter:				
Rheumatologie	32	2 456	1,7	28,8
Psychiatrie	113	7 217	5,0	106,3
darunter:				
Sucht	98	5 983	4,1	113,2
Psychosomatik	94	8 401	5,8	45,8
sonstige	424	33 380	23,2	26,6

Die Rentenversicherung besaß am 1. Januar 1992 insgesamt 121 Rehabilitationseinrichtungen mit zusammen 22677 Betten.

Die Sozialgesetze nennen bzw. beschreiben die verschiedenen medizinischen Rehabilitationseinrichtungen für die Krankenversicherung in § 107 Abs. 2 SGB V, für die Rentenversicherung in § 15 Abs. 2 SGB VI und für die Unfallversicherung in § 559 RVO (sowie für Kinder und Jugendliche auch in § 35a SGB VIII).

Verschiedene Arten von Reha-Kliniken

Die Reha-Kliniken der Rentenversicherung werden (im Rahmen der sog. Bettengesamtplanung) bislang in drei Leistungsstufen unterteilt:
- Sanatorium
- Fachklinik, Kurklinik
- Schwerpunktklinik.

Der Einteilung liegt vor allem der Schweregrad der zu behandelnden Krankheiten und der damit zusammenhängende Grad der erforderlichen diagnosebezogenen Spezialisierung zugrunde. Zukünftig – so ist es jedenfalls vorgesehen – soll je nach Indikation von maximal zwei Leistungsstufen ausgegangen werden. Gleichzeitig soll das multifaktorielle Krankheitsgeschehen noch stärker als bisher in den Klinikkonzepten berücksichtigt werden, so daß sich insgesamt ein höherer Differenzierungsgrad der Rehabilitationskliniken ergeben wird.

Die gesetzliche Unfallversicherung betreibt eigene berufsgenossenschaftliche *Unfallkliniken*, die besonders ausgerichtet sind auf die (ambulante und stationäre) Behandlungen nach Unfällen, vor allem bei Verletzungen am Stütz- und Bewegungsapparat, am Schädel, bei Hand- und Brandverletzungen, Querschnittslähmungen sowie bei Polytraumen. Außerdem erbringt die Unfallversicherung Rehabilitationsleistungen in Vertragskliniken als Berufsgenossenschaftliche Stationäre Weiterbehandlung [20], ein Verfahren das dem AHB-Verfahren der Kranken- und Rentenversicherung ähnelt.

Auch die *Kriegsopferversorgung* verfügt über eigene und vertraglich gebundene Rehabilitationseinrichtungen, die speziell auf die Bedürfnisse der von ihr zu rehabilitierenden Personen (Kriegs-, Wehrdienst- und Zivildienstopfer, Opfer von Gewalttaten usw.) zugeschnitten sind. Es sind dies die Versorgungskuranstalten bzw. die Kurabteilungen mancher Versorgungskrankenhäuser sowie private Kliniken und Sanatorien.

In den letzten Jahren an Bedeutung gewonnen haben Einrichtungen zur *geriatrischen Rehabilitation* [12, 13, 14, 19], zunächst vor allem als Modelleinrichtungen.

Der Aufbau der geriatrischen Rehabilitationseinrichtungen geschieht in Form unterschiedlicher Modelle:
- Rehabilitationsabteilung am Akutkrankenhaus
- Reha-Klinik, die mit einem Akutkrankenhaus zusammenarbeitet
- Rehabilitationseinrichtung, die an eine Pflegeeinrichtung angebunden ist
- Verbund aus Rehabilitationseinrichtung am Krankenhaus und Rehabilitationseinrichtung an einem Alten- und Pflegeheim.

Viele Reha-Kliniken haben sich – in unterschiedlichem Grade – auf bestimmte Indikationen spezialisiert. So gibt es Einrichtungen, die fast ausschließlich Querschnittsgelähmte behandeln oder sich auf Patienten mit der Parkinson-Krankheit konzentrieren. Andere Einrichtungen nehmen Patienten aus fast allen Krankheitsgruppen auf oder schließen nur bestimmte Schweregrade und Erkrankungen aus. Am deutlichsten ausgeprägt ist die Spezialisierung der Rehabilitationseinrichtungen in den Bereichen Sucht, Psychiatrie, Psychosomatik, Querschnittslähmung. Daneben gibt es spezielle Kliniken für die Rehabilitation von Kindern und Jugendlichen [15], die insbesondere Erkrankungen der Atmungsorgane, allergische und Stoffwechselkrankheiten (Adipositas) behandeln.

Auch spezialisierte Reha-Kliniken müssen allerdings angesichts der wachsenden Multimorbidität insbesondere älterer Menschen die wichtigsten Erkrankungen außerhalb ihres speziellen Indikationsspektrums ebenfalls behandeln können, eine Rheumaklinik also beispielsweise auch den Diabetes mellitus oder eine kardiologische Klinik chronische Rückenschmerzen. Besonders leicht ist dies möglich, wenn die Rehabilitation bei verschiedenen Krankheiten – in der Regel allerdings in mehreren Klinikabteilungen – unter einem Dach stattfindet, hilfsweise werden Ärzte anderer Fachrichtungen konsiliarisch hinzugezogen.

Aufgaben der Reha-Klinik

Chronische Erkrankungen stellen heute den Schwerpunkt der medizinischen Rehabilitation dar.

> Da chronische Krankheiten in der Regel nicht mehr vollständig geheilt werden können, ist nicht die Wiederherstellung der Gesundheit („restitutio ad integrum") das primäre Ziel der Rehabilitation, sondern die Besserung des Gesundheitszustandes und das Verhindern des Fortschreitens des Krankheitsprozesses auf der einen Seite sowie die Förderung der Fähigkeit des Betroffenen, mit seiner Erkrankung und ihren Folgen adäquat umzugehen und trotz einer Behinderung seine Rollen in Beruf, Familie und Gesellschaft so weit wie möglich auszufüllen.

Etwas konkreter lassen sich die Aufgaben der medizinischen Rehabilitation wie folgt beschreiben [26]:
- *Diagnostik* der Erkrankung selbst und des Gesundheitsschadens (falls noch nicht ausreichend erfolgt oder falls die vorliegenden Befunde nicht mehr aktuell sind), Funktionsdiagnostik (körperliche, mentale und psychische Leistungsmöglichkeiten und -grenzen) und psychosoziale Diagnostik
- Erstellung eines *Rehabilitationsplans* für den Patienten, der auf Behandlungskonzepten der Vorbehandler, auf den Ergebnissen der (Verlaufs-)Diagnostik in der Rehabilitationseinrichtung aufbaut und die individuellen Voraussetzungen und Möglichkeiten des Patienten sowie die besonderen Anforderungen an ihn in Beruf und Alltag berücksichtigt
- *Information* des Patienten über die Erkrankung und deren Folgen
- Optimierung der medizinischen *Therapie* und Durchführung von physikalischen, psychologischen und anderen Therapiemaßnahmen
- Förderung einer angemessenen *Einstellung zur Erkrankung:* Akzeptanz der Behinderung, Motivation zur aktiven Krankheitsverarbeitung (Wandel vom Behandelten zum Handelnden) und Aufbau eines eigenverantwortlichen Gesundheitsbewußtseins
- *Verhaltensmodifikation* mit dem Ziel der Ausbildung eines krankheitsadäquaten Ernährungs-, Bewegungs- und Freizeitverhaltens und des Abbaus von gesundheitsschädlichen sowie des Aufbaus von gesundheitsförderlichen Verhaltensweisen
- Training von Restfunktionen und Ausbildung neuer Fertigungen zur *Kompensation* von Funktionseinschränkungen
- *Anleitung/Schulung* in den Möglichkeiten der Selbstkontrolle und Selbstbehandlung der Erkrankung
- *Beratung von Bezugspersonen* über den adäquaten Umgang mit dem Rehabilitanden und seiner Erkrankung/Behinderung
- *Sozialmedizinische Beurteilung* der Leistungsfähigkeit des Rehabilitanden
- *Beratung des Patienten* im Hinblick auf die berufliche Tätigkeit und das Alltagsleben auf der Basis des erreichten Leistungsvermögens
- Planung und Anregung weiterer Maßnahmen (*Nachsorge*, Berufsförderung) und die Vorbereitung des Patienten darauf
- *Qualitätssicherung.*

Teile dieser Aufgaben fallen für bestimmte Rehabilitanden weg, so sind zum Beispiel Fragen der beruflichen Wiedereingliederung für Altersrentner und Kinder in der Regel irrelevant.

Was gehört zu einer Reha-Klinik?
Die Reha-Kliniken müssen nicht nur die Diagnose und Therapie der Hauptbehandlungsleiden leisten können, sondern auch die Erkennung, Überwachung und ggfs. Basistherapie der häufigsten Grund- und Begleiterkrankungen.

Personal: Das Personal der Reha-Kliniken (Zusammensetzung s. Tab. 5-3) unterscheidet sich erheblich von dem der Akutkrankenhäuser, korrespondierend zu den verschiedenen Aufgaben der beiden Einrichtungen. Verglichen mit dem Krankenhaus sind in Reha-Kliniken vor allem die nicht dem ärztlich-pflegerischen Bereich angehörigen Berufsgruppen (Krankengymnasten, Masseure und medizinische Bademeister, Psychologen, Logopäden, Diätassistenten und Sozialarbeiter) viel stärker vertreten. Dem ganzheitlichen und interdisziplinären Therapieansatz der medizinischen Rehabilitation folgend, findet man in Rehabilitationseinrichtungen – abhängig von der Indikation – all die Fachleute, die für die Arbeit an den Krankheitsfolgen auf den verschiedenen Ebenen (und an der Erkrankung selbst) erforderlich sind (vgl. Kap. 6).

Räumliche Ausstattung: Reha-Kliniken sehen äußerlich und vor allem von innen ganz anders aus als Akutkliniken. Da die allermeisten Patienten tagsüber nicht an das Bett gebunden sind, finden die Therapien nicht im Krankenzimmer, sondern in den jeweiligen Funktionsräumen statt. Die meisten Reha-Kliniken verfügen dementsprechend über ein Bewegungsbad, eine Gymnastikhalle, Gruppenräume für Gruppenangebote, eine Lehrküche, Räume für die Ergotherapie, einen Freizeitbereich, einen Patientenspeisesaal usw. Die Patienten sind in der Mehrzahl in Einbettzimmern untergebracht, die erheblich wohnlicher sind als Krankenzimmer in Akutkliniken. „Der bauliche Standard der Vorsorge- und Rehabilitationseinrichtungen übersteigt – auch bedingt durch die Aufgabenstellung – vielfach den Standard der geförderten Krankenhäuser (überwiegend Einbettzimmer mit Duschen, umfangreiche physikalisch-therapeutische Einrichtungen, behindertengerechte Vorhaltungen)." [3, S. 235].

Hinzu kommen die Arbeitsräume der Ärzte, Psychologen, Sozialarbeiter usw. sowie die Räume für die speziellen diagnostischen und therapeutischen Verfahren (Belastungs-EKG, Ultraschall, Bäder, Krankengymnastik usw.).

Medizinisch-technische Ausstattung: Für die medizinisch-technische Ausstattung haben die Rehabilitationsträger mehr oder weniger explizit Regelausstattungen festgelegt, die von den in der Reha-Klinik behandelten Krankheiten (und ihren Folgen) und der sog. Leistungsstufe (vgl. Abschn. Arten von Reha-Kliniken) der Klinik abhängen. Zur Regelausstattung gehört auch eine ausreichende Notfalleinrichtung. Die medizinische und apparative (diagnostische) Ausstattung der Reha-Kliniken hat zum Teil den der Akutkrankenhäuser erreicht. Das könnte auch damit zusammenhängen, daß die Finanzierung der Investitionskosten der Rehabilitationseinrichtungen über den Pflegesatz infolge der Finanzknappheit der Länder leichter zu bewerkstelligen ist als im Rahmen der dualen Finanzierung der Krankenhäuser.

Konzept: Grundlage der Arbeit einer Reha-Klinik ist ein Rehabilitationskonzept, das auf dem aktuellen Stand der für die medizinische Rehabilitation relevanten Wissenschaften (Medizin, Psychologie, Pädagogik usw.) basiert. Als „Philosophie des Hauses" charakterisiert es die grundlegende Herangehensweise an die Probleme und Bedürfnisse der Patienten. Ein allgemeines, d.h. krankheitsgruppenübergreifendes, Rehabilitationskonzept (insbesondere, aber nicht nur für die Rentenversicherung) wurde im Rahmen der Reha-Kommission des VDR erarbeitet [26].

Gemischte Krankenanstalten

Für manche Indikationen (z.B. Psychosomatik, Neurologie) und insbesondere in Bayern gibt es Einrichtungen, die innerhalb eines Hauses Krankenhausbehandlung *und* medizinische Rehabilitationsleistungen erbringen. Es gibt in diesen Kliniken also sowohl Krankenhausbetten (in den Krankenhausbedarfsplan aufgenommen oder mit Versorgungsvertrag nach § 109 SGB V) als auch Reha-Betten, die über die Rehabilitationsträger (vor allem Kranken- und Rentenversicherung) belegt werden. Bei manchen dieser Einrichtungen sind die in den verschiedenen Bereichen erbrachten Leistungen in der Praxis sehr ähnlich, so daß die Zuordnung eines Patienten zur Rehabilitation versus Krankenhausbehandlung primär verwaltungsmäßigen Praktikabilitätsüberlegungen entspringt.

2.1.2 Ambulante und teilstationäre Rehabilitationseinrichtungen

Bei den nichtstationären Rehabilitationsleistungen (genauer wäre: nicht*voll*stationären) lassen sich ambulante und teilstationäre Maßnahmen unterscheiden. *Ambulante* Rehabilitation erlaubt (wie die ambulante kurative Behandlung durch den niedergelassenen Arzt) prinzipiell eine Berufstätigkeit des Rehabilitanden parallel zur Rehabilitation – sofern nicht Arbeitsunfähigkeit vorliegt. *Teilstationäre* Rehabilitation (z.B. in einer Tagesklinik), die in der Regel rund 6–8 Stunden pro Tag erfordert, macht hingegen eine Arbeitstätigkeit des Patienten während der Rehabilitation unmöglich.

Der Übergang zwischen ambulanter und teilstationärer Rehabilitation ist fließend. Manche als „ambulante Rehabilitation" firmierenden Konzepte stellen bei näherer Betrachtung eine quasi teilstationäre Form der Rehabilitation dar, weil ein Patient, der an fünf Tagen in der Woche halbtags an der Rehabilitationsmaßnahme teilnimmt, nur in Ausnahmefällen in der Lage sein wird, parallel dazu seine Berufstätigkeit auszuführen.

Bislang werden die meisten medizinischen Rehabilitationsleistungen noch stationär erbracht. Aber im Sinne eines abgestuften Systems könnten die ambulante und die teilstationäre Rehabilitation stationäre Maßnahmen in bestimmten Fällen (abhängig von Art und Schwere der Erkrankung, Motivation und Belastbarkeit des jeweiligen Patienten etc.) ergänzen oder gar ersetzen. Damit ließe sich ein Teil der stationären Rehabilitationsleistungen zugunsten ambulanter (oder teilstationärer) verkürzen sowie der Übergang zwischen Rehabilitation und privatem bzw. beruflichem Alltag bzw. zwischen ambulanter kassenärztlicher Versorgung und Rehabilitation flexibler gestalten. Neben der ambulanten Rehabilitation im eigentlichen Sinne ist auch die Nachsorge nach vorausgegangener stationärer Heilbehandlung für den langfristigen Rehabilitationserfolg von besonderer Bedeutung.

Für die Rehabilitation der Krankenversicherung hat der Gesetzgeber den Vorrang der ambulanten vor der stationären Rehabilitation in § 40 SGB V bereits eindeutig formuliert, indem er stationäre Rehabilitationsmaßnahmen nur zuläßt, wenn ambulante nicht ausreichen. Für die Rentenversicherung besteht eine analoge explizite Rechtsvorschrift (noch) nicht.

Ambulante Rehabilitation

Da die medizinische Rehabilitation – wie erwähnt – bislang ganz überwiegend stationär stattfindet, sind ambulante Rehabilitationseinrichtungen eher selten.

Es gibt zum einen sog. ambulante Reha-Zentren, die – meistens in privater Trägerschaft – sich insbesondere auf die Physiotherapie bei Erkrankungen des Skeletts, der Muskeln und des Bindegewebes konzentrieren.

Die gesetzliche Unfallversicherung hat ab 1. Januar 1994 die *„Erweiterte Ambulante Physiotherapie (EAP)"* als ambulante Rehabilitationsleistung eingeführt. Deren Vorläufer war (seit 1983) die sog. *„Besonders indizierte Therapie (BiTh)"*. Bei der EAP sollen die sonst eher isoliert voneinander eingesetzten Verfahren der Krankengymnastik und der physikalischen Therapie durch eine medizinische Aufbautherapie ergänzt werden. Der Hauptverband der gewerblichen Berufsgenossenschaften hat für Einrichtungen, welche die EAP erbringen sollen, ein spezielles Anforderungsprofil veröffentlicht. Derzeit gibt es etwa 100 von der Verwaltungs-Berufsgenossenschaft für die besonders indizierte Therapie zugelassene Einrichtungen, die zunächst auch die erweiterte ambulante Physiotherapie durchführen werden.

Wie die Unfallversicherung beginnt auch die Krankenversicherung mit der Realisierung ambulanter Rehabilitationsleistungen, vor allem bei Erkrankungen des Skeletts, der Muskeln und des Bindegewebes (geregelt z.B. in einem Vertrag der Hanseatischen Ersatzkasse mit dem Zentrum Reha-Hamburg). An einem Modellversuch zur ambulanten Rehabilitation nach Herzinfarkt an der Deutschen Sporthochschule in Köln beteiligt sich neben den Krankenkassen auch die Rentenversicherung.

Zum andern gibt es den Spezialfall der *ambulanten Rehabilitation im Suchtbereich*, wo Renten- und Krankenversicherung nach der Empfehlungsvereinbarung Ambulante Rehabilitation Sucht vom 29. Januar 1991 in geeigneten Suchtberatungs- und -behandlungsstellen ambulante Entwöhnungsbehandlungen als medizinische Leistungen zur Rehabilitation erbringen lassen.

Die Rehabilitation im Suchtbereich besteht in der (ambulant oder stationär durchgeführten) Entwöhnung, während die Entgiftung nach der Suchtvereinbarung zwischen Kranken- und Rentenversicherung von 1978 zur Akutbehandlung gerechnet wird. Auch wenn die Suchtentwöhnung selbst bislang noch überwiegend stationär durchgeführt wird, spielen die ambulanten Beratungs- und Behandlungsstellen für Suchtkranke in den Phasen vor und nach der stationären Rehabilitation eine große Rolle: In der Kontakt- und Beratungsphase übernehmen sie vor allem Aufgaben der Kontaktaufnahme, Beratung, Motivation und Diagnostik, nach der eigentlichen Entwöhnung tragen sie die Nachsorgeangebote. Aufgaben und (grobe) Anforderungsprofile für solche Einrichtungen beschreibt das Gesamtkonzept zur Rehabilitation von Abhängigkeitskranken vom 15. Mai 1985.

Die Rehabilitation im Suchtbereich zeichnet sich verglichen mit der bei anderen Erkrankungen dadurch aus, daß sowohl die ambulante Durchführung der Rehabilitation geregelt und institutionalisiert ist, als auch die Rehabilitationsvorbereitung und Nachsorge konzeptuell und praktisch in viel stärkerem Ausmaß in den Gesamtrehabilitationsprozeß integriert ist.

Rehabilitationssport und Funktionstraining

Zur ambulanten Rehabilitation im weiteren Sinne gehören der Rehabilitationssport und das Funktionstraining, geregelt durch die 1993 neu gefaßte „Gesamtvereinbarung über den Rehabilitationssport und das Funktionstraining", die unter anderem die ambulanten Herzgruppen, das Funktionstraining in Rheumatherapiegruppen und den Rehabilitationssport bei anderen Erkrankungen (z.B. Asthma, Diabetes, Krebs) zusammenfaßt.

Grundsätzlich kommen Rehabilitationssport und Funktionstraining bei jeder Behinderungsart in Betracht. Dabei wirkt der *Rehabilitationssport* mit den Mitteln des Sports und sportlich ausgerichteter Spiele ganzheitlich auf den Teilnehmer ein, um insbesondere Ausdauer, Koordination, Flexibilität und Kraft zu stärken. Das *Funktionstraining* arbeitet hingegen besonders mit den Mitteln der Krankengymnastik und der Ergotherapie gezielt an der Beseitigung oder Verbesserung von Störungen der Funktionen einzelner Organsysteme oder Körperteile.

Rehabilitationssport im Sinne der Gesamtvereinbarung liegt nur vor, solange der Teilnehmer während der Übungen der Überwachung durch den Arzt und der Anleitung durch den Übungsleiter bedarf. Auch beim Funktionstraining muß eine Anleitung durch den Therapeuten erforderlich sein.

Der Rehabilitationssport erfolgt in der Regel in Sportgemeinschaften, die über die Landesbehindertensportverbände dem Deutschen Behindertensportverband angehören.

Beim Funktionstraining liegt die Durchführung meist in den Händen der örtlichen Organisationen der Verbände für die betreffenden Behinderungsarten (z.B. der Deutschen Rheuma-Liga).

Für den Bereich der Kardiologie gibt es – oft organisiert über die Deutsche Gesellschaft für Prävention und Rehabilitation von Herz-Kreislauf-Erkrankungen – rund 3 000 ambulante *Herzgruppen* mit rund 60 000 Teilnehmern. Nach ärztlicher Verordnung und unter ärztlicher Überwachung geht es in diesen Gruppen darum, unter Anleitung eines Übungsleiters und in der Regel unter Anknüpfung an die vorangegangene stationäre Rehabilitation durch Bewegungstherapie, Entspannungstraining und Gruppengespräche den Rehabilitationserfolg zu sichern, d.h. die Folgen der Krankheit zu kompensieren und vor allem weitere Schädigungen zu vermeiden. Bei den ambulanten Herzgruppen geht der Trend weg vom reinen Rehabilitations*sport* hin zu einem umfassenden Konzept von Gruppenarbeit, das dann beispielsweise auch Ernährungsberatung und Streßbewältigungsprogramme einschließt.

Teilstationäre Rehabilitation

Erst seit wenigen Jahren und nur in geringem Umfang gibt es auch teilstationäre Rehabilitationseinrichtungen, sog. *Tageskliniken*. Eine gewisse Tradition haben solche Einrichtungen in der Psychiatrie; inzwischen gibt es geriatrische und neurologische Tageskliniken und Modelle der teilstationären kardiologischen Rehabilitation. 1991 gab es in den alten Bundesländern 28 (psycho-)geriatrische Tageskliniken mit 552 Plätzen [10, S. 87].

Tageskliniken lassen sich vereinfacht als Reha-Kliniken minus Hotelleistungen beschreiben, das heißt, die diagnostischen und therapeutischen Leistungen entsprechen im Prinzip denen der (voll-)stationären Rehabilitation. Da die Patienten während der teilstationären Rehabilitation zu Hause wohnen und täglich in die Klinik fahren müssen, ist Rehabilitation in der teilstationären Form nur wohnortnah möglich. Andererseits kann die Tagesklinik die Angehörigen des Rehabilitanden, sein soziales Umfeld und seine Belastungen im Alltag viel stärker in die Rehabilitation einbeziehen, als eine – oft eher wohnortfern gelegene – Reha-Klinik.

2.1.3 Exkurs: Kuren

Im allgemeinen Sprachgebrauch werden die Rehabilitationsleistungen von Kranken- und Rentenversicherung ganz überwiegend als Kuren bezeichnet. Dazu paßt, daß eine Reihe von Rehabilitationseinrichtungen immer noch „Kurklinik" heißt. Auf der anderen Seite bemühen sich die Reha-Kliniker seit Jahren, ihre Tätigkeit von der (klassischen) Kur abzugrenzen. Im Rahmenkonzept des Arbeitsbereichs „Rehabilitationskonzepte" der *Reha-Kommission des VDR* heißt es dazu beispielsweise:

> „Medizinische Rehabilitation ist etwas anderes als eine Kur im traditionellen Sinne. Bei Kuren steht die Anwendung von ortsgebundenen Heilmitteln wie Quellen, Salinen, Höhen- oder Meereslagen, Sonneneinstrahlung und guter Luft im Vordergrund. Vom Ziel her betrachtet steht bei Kuren die Stärkung der Gesundheit durch unspezifische Reize im Mittelpunkt. Bei der medizinischen Rehabilitation finden zwar auch ortsgebundene Heilmittel Anwendung, im Zentrum steht aber die gezielte diagnostische und therapeutische Arbeit an den Funktionseinschränkungen in Beruf und Alltag sowie die Motivation zur aktiven Krankheitsbewältigung und der Aufbau eines eigenverantwortlichen Gesundheitsbewußtseins." [26, S. 446, 29].

Der *Deutsche Bäderverband* (DBV) tendiert hingegen dazu, Kurmedizin und medizinische Rehabilitation weitgehend gleichzusetzen. Er definiert die Kur so allgemein, daß sie tatsächlich nur schwer von der Rehabilitation abzugrenzen ist:

> „Die Kur umfaßt eine systematisch gegliederte Allgemeintherapie mit Anwendung natürlicher Kurmittel und ergänzender Verfahren der physikalischen Medizin, die Bewegungstherapie, die Ruhe- und Entspannungsbehandlung, die Diät und gesunde Ernährung, häufig die kleine Psychotherapie und die Gesundheitsinformation und -beratung auch mit Anregungen zu sinnvoller Freizeitgestaltung. Die Kurortbehandlung dient der Vorbeugung von Krankheiten (Prävention), der Nachsorge (Rehabilitation) und der Behandlung von chronischen Krankheiten durch ein methodisch vielfältiges Funktions- und Regulationstraining des menschlichen Organismus und des Menschen in seinen sozialen Beziehungen im lebensgeschichtlichen Prozeß des einzelnen, in den die Krankheitsrisiken und Krankheiten eingebunden sind." [9, S. 14]

Die der Rehabilitation zugrundeliegenden Gesetzestexte sind, was die Definition von Rehabilitation und Kur angeht ebenfalls alles andere als eindeutig:

- Das Recht der *Krankenversicherung* kennt „ambulante Rehabilitationskuren" (§ 40 Abs. 1 SGB V) und Müttergenesungskuren (§ 41) sowie ambulante Vorsorgekuren (§ 23 Abs. 2) und Vorsorgekuren für Mütter (§ 24).
- Bei den *stationären medizinischen Rehabilitationsmaßnahmen* spricht § 40 Abs. 2 SGB V von „stationärer Behandlung mit Unterkunft und Verpflegung in einer Rehabilitationseinrichtung". Die Begutachtungsanleitung Kuren des Medizinischen Dienstes der Spitzenverbände der Krankenkassen (MDS) verwendet die Begriffe „stationäre Rehabilitationsmaßnahme" und „stationäre Rehabilitationskur" dagegen synonym [17, z.B. S. 26].
- Das Recht der *Rentenversicherung* kennt keine Kuren, sondern nur medizinische Leistungen zur Rehabilitation (§ 15 SGB VI).

Als wesentliche Merkmale der medizinischen Rehabilitation, die heute den Unterschied zur üblichen Kurbehandlung deutlich machen, sind zu nennen:

- krankheitsgruppenspezifische Behandlungskonzepte in (überwiegend) spezialisierten Kliniken
- intensivierte Gesundheitsbildung in Kursen, Seminaren und Einzelberatungen

- Zusammenarbeit der Mitarbeiter aus unterschiedlichen Fachbereichen in einem Reha-Team
- Möglichkeiten zur psychologischen und sozialen Beratung und Betreuung
- Therapiemaßnahmen, ärztliche Betreuung und Unterbringung im selben Haus, die eine beträchtliche Verbesserung des synergistischen Effektes der Einzelmaßnahmen und der Gesamtintensität der Behandlung erlaubt
- aktivierende Maßnahmen (Bewegungstherapie, Krankengymnastik, Sporttherapie) stehen im Vordergrund der physikalischen Therapien
- spezielle Möglichkeiten zur Verlaufsbeobachtung und zur qualifizierten sozialmedizinischen Begutachtung.

Will man die Begriffe „Medizinische Rehabilitation" und „Kur" nicht miteinander vermischen, kommen zwei Definitionen des Begriffs „Kur" in Frage:

- „Kur" = Leistung im Sinne von § 23 Abs. 2, § 24 und § 40 Abs. 1 SGB V, d.h. Beschränkung des Begriffs „Kur" auf die (ambulanten oder stationären) Vorsorgekuren, die Müttergenesungskuren und die *ambulanten* Rehabilitationskuren am Kurort. Die stationären medizinischen Rehabilitationsmaßnahmen der Krankenversicherung nach § 40 Abs. 2 sind dann ebenso wie die Rehabilitationsleistungen der Rentenversicherung keine Kuren.
- „Kur" = ambulante oder stationäre Vorsorge- oder Heilbehandlung, bei der die natürlichen Heilmittel des Bodens, des Klimas und des Meeres im Rahmen des Aufenthalts in einem Kurort im Vordergrund stehen, d.h. Definition der Kur über die Verwendung der ortsspezifischen natürlichen Heilmittel (Quellen, Peloide, Klima usw.) Auch dann wären die stationären medizinischen Rehabilitationsmaßnahmen der Krankenversicherung nach § 40 Abs. 2 ebenso wie die Rehabilitationsleistungen der Rentenversicherung in aller Regel keine Kuren.

Bei der ambulanten Vorsorge- oder Rehabilitationskur finanziert die Krankenkasse (als Sachleistung) die kurärztliche Behandlung, die kurortspezifischen Heilmittel (mit einer Selbstbeteiligung des Versicherten) und spezielle Maßnahmen zur Unterstützung der medizinischen Anwendungen. Zu den übrigen Kosten der Kur (Unterkunft, Verpflegung, Fahrtkosten usw.) zahlt die Krankenkasse in der Regel einen Zuschuß von DM 15,– pro Tag (Stand 1995).

Quantitativ betrachtet spielen die Kuren – genauer: die ambulanten Vorsorge- und Rehabilitationskuren – der Krankenversicherung für die Gesundheitsversorgung im übrigen eine erhebliche Rolle [5]: Im Jahr 1991 trugen die Krankenkassen die Kosten (zum Teil) für 215 784 Vorsorge- und für 328 421 Rehabilitationskuren sowie für 52 417 Müttergenesungskuren, zusammen also für 596 522 Kuren. Die Aufwendungen der Krankenversicherung dafür betrugen 1991 DM 674 Mio.

2.2 Einrichtungen zur beruflichen Rehabilitation

Zwar zählen die berufsfördernden Leistungen zur Rehabilitation nicht zur Rehabilitationsmedizin, der Rehabilitationsmediziner tut aber gut daran, sich über die wichtigsten Arten solcher Leistungen zu informieren, da für viele Rehabilitanden im erwerbsfähigen Alter nach einer medizinischen Rehabilitation eine gezielte Hilfe für die berufliche Wiedereingliederung notwendig ist.

Zu den *berufsfördernden Leistungen*, die von der Rentenversicherung, der Bundesanstalt für Arbeit oder der gesetzlichen Unfallversicherung erbracht werden, gehören unter anderem:

- berufliche Anpassung und Fortbildung
- berufliche Ausbildung und Umschulung
- blindentechnische und vergleichbare spezielle Grundausbildungen
- Maßnahmen im Eingangsverfahren und im Arbeitstrainingsbereich einer Werkstatt für Behinderte (WfB)
- Fahrkostenbeihilfe und Kraftfahrzeughilfe
- Kosten für Arbeitsausrüstung, Hilfsmittel und technische Arbeitshilfen
- Leistungen an Arbeitgeber (z.B. Umschulungszuschuß, Zuschüsse für Arbeitshilfen und Einrichtungen im Betrieb).

Während die medizinischen Leistungen zur Rehabilitation ganz überwiegend in speziellen Rehabilitationseinrichtungen direkt am Patienten „durchgeführt" werden, bestehen die berufsfördernden Leistungen oft in Geldleistungen oder werden am Arbeitsplatz erbracht. Dennoch gibt es natürlich auch spezielle berufliche Rehabilitationseinrichtungen. Drei wichtige Arten davon werden in den folgenden Abschnitten kurz dargestellt.

2.2.1 Berufsbildungswerke zur Erstausbildung

Berufsbildungswerke sind überbetriebliche Einrichtungen zur beruflichen Rehabilitation (Erstausbildung) von jugendlichen Behinderten [11]. Sie führen vor allem Maßnahmen der Berufsfindung und Arbeitserprobung, berufsvorbereitende Fördermaßnahmen sowie die berufliche Erstausbildung in für den einzelnen Behinderten geeigneten und auf dem Arbeitsmarkt gefragten Berufen durch. Neben modernen Ausbildungswerkstätten, einer angegliederten Berufsschule, gehören zu den Berufsbildungswerken begleitende Dienste (ärztlicher Dienst, psychologischer Dienst, Sozialdienst) sowie Freizeiteinrichtungen. Die Ausbildung dauert wie sonst auch zwischen zwei und dreieinhalb Jahren und wird mit Prüfungen vor der Industrie- und Handelskammer bzw. der Handwerkskammer abgeschlossen.

In den westlichen Bundesländern gibt es derzeit 38 Berufsbildungswerke mit rund 10 000 Plätzen. In den neuen Bundesländern werden z.Zt. acht Berufsbildungswerke einschließlich Spezialeinrichtungen für Blinde und wesentlich Sehbehinderte sowie für Hör- und Sprachgeschädigte mit rund 2 300 Ausbildungsplätzen aufgebaut, von denen 1993 bereits 1 694 Plätze – zum Teil noch in Provisorien – zur Verfügung standen [10, S. 43].

2.2.2 Berufsförderungswerke zur Fortbildung und Umschulung

Während Berufsbildungswerke der erstmaligen Ausbildung in der Regel junger Behinderter dienen, besteht der Auftrag der Berufsförderungswerke insbesondere in der Umschulung erwachsener Behinderter [16]. Dazu führen sie Berufsfindung und Arbeitserprobung, berufsvorbereitende Maßnahmen sowie Umschulung zu für den einzelnen Kranken oder Behinderten geeigneten und zukunftsträchtigen Berufen durch. Neben der Ausbildung in eigenen Werkstätten steht eine theoretische Unterweisung, die mit der praktischen Ausbildung eng verzahnt ist. Zu den Berufsförderungswerken gehören medizinische, psychologische, pädagogische und soziale Fachdienste sowie Freizeiteinrichtungen und Internate. Die Umschulungsdauer beträgt in der Regel zwei Jahre und wird mit entsprechenden Prüfungen vor den zuständigen Kammern abgeschlossen.

In den westlichen Bundesländern bestehen 21 Berufsförderungswerke mit insgesamt 12 000 Plätzen. In den neuen Bundesländern werden sieben Berufsförderungswerke mit im Endausbau rund 3 000 Umschulungsplätzen aufgebaut, davon eine Spezialeinrichtung für Blinde und Sehbehinderte. Alle Einrichtungen haben – wenn auch z.T. noch provisorisch – ihren Betrieb bereits aufgenommen.

Die Absolventen von Berufsbildungs- und Berufsförderungswerken sind nach regelmäßigen Erhebungen ein Jahr nach Abschluß der beruflichen Rehabilitation zu über 80% in einem Beschäftigungsverhältnis [10, S. 44; 24; 31].

2.2.3 Werkstätten für Behinderte

Seit der Mitte der 60er Jahre wurden, vor allem von freien und kirchlichen Trägern der Behindertenhilfe, sogenannte beschützende Werkstätten für Behinderte gegründet, für Behinderte, die wegen Art und Schwere ihrer Behinderung nicht, noch nicht oder noch nicht wieder auf dem allgemeinen Arbeitsmarkt tätig sein können [1]. Hier finden Behinderte einen Arbeitsplatz oder zumindest Gelegenheit zur Ausübung einer für sie geeigneten Tätigkeit.

Werkstätten für Behinderte (definiert in § 54 SchwbG) sollen allen Behinderten – unabhängig von der Art und Schwere der Behinderung – offenstehen, sofern diese in der Lage sind, ein Mindestmaß an wirtschaftlich verwertbarer Arbeitsleistung zu erbringen. Den Behinderten soll dort ermöglicht werden, ihre Leistungsfähigkeit zu entwickeln, zu erhöhen oder wiederzugewinnen und ein dem Leistungsvermögen angemessenes Arbeitsentgelt zu erreichen.

In den westlichen Bundesländern gibt es inzwischen ein Netz von 417 anerkannten Werkstätten für Behinderte mit rund 120 000 Plätzen. In den neuen Bundesländern stehen rund 170 Werkstätten für Behinderte mit rund 17 000 Plätzen zur Verfügung.

2.3 Weitere Rehabilitationseinrichtungen

Eine Reihe von Rehabilitationseinrichtungen läßt sich den vorangegangenen Abschnitten nicht eindeutig zuordnen, zum Beispiel weil sie medizinische *und* berufsfördernde Leistungen zur Rehabilitation erbringen:

2.3.1 Einrichtungen der medizinisch-beruflichen Rehabilitation (Phase-II-Einrichtungen)

Diese Einrichtungen vereinigen unter einem Dach medizinische und bestimmte berufliche Rehabilitationsangebote. Sie sollen eine Lücke schließen zwischen der Akutbehandlung (*Phase I*) und der beruflichen Rehabilitation in Form der Ausbildung, Fortbildung oder Umschulung (*Phase III*). Dementsprechend erfolgen hier sowohl die medizinische Rehabilitation als auch erste Schritte der beruflichen Rehabilitation. Bei bestimmten, insbesondere neurologischen Erkrankungen werden in diesen Einrichtungen also schon während und in Verbindung mit der medizinischen Rehabilitation Elemente der beruflichen Rehabilitation (z.B. Berufsfindung und Arbeitserprobung, Vorbereitungsmaßnahmen zur Wiederaufnahme beruflicher Tätigkeit oder zur Umschulung) durchgeführt.

In den alten Bundesländern bestehen inzwischen 17 medizinisch-berufliche Rehabilitationseinrichtungen mit 2780 Plätzen, die sich zu einer Arbeitsgemeinschaft zusammengeschlossen haben. In den neuen Bundesländern sind solche Zentren ebenfalls geplant bzw. im Bau.

2.3.2 Rehabilitationseinrichtungen für psychisch Kranke (RPK) und Behinderte nach der Empfehlungsvereinbarung RPK vom 17. November 1986

Ziel dieser Rehabilitationseinrichtungen ist es, die Fähigkeiten des psychisch Kranken oder Behinderten zur Wiedereingliederung durch Aktivierung, körperliche und psychische Stabilisierung, Training der Fähigkeit zur selbständigen Lebensführung, Heilung, Besserung oder Verhütung der Verschlimmerung von Krankheit zu erreichen. Außerdem werden soweit erforderlich durch Abklärung von beruflicher Eignung und Neigung sowie Hinführung zu beruflichen Maßnahmen die Voraussetzungen für eine möglichst weitgehende und dauerhafte Wiedereingliederung auf dem allgemeinen Arbeitsmarkt – auch in Selbsthilfefirmen – oder auf „beschützten Arbeitsplätzen" oder in Werkstätten für Behinderte geschaffen.

Die RPK ist eine möglichst gemeindenahe stationäre Einrichtung und erbringt sowohl medizinische als auch berufliche Rehabilitationsmaßnahmen bei begleitender psychosozialer Betreuung. Gegenwärtig bestehen allerdings erst zehn dieser Rehabilitationseinrichtungen mit rund 360 Behandlungsplätzen. Das Konzept der RPK geht davon aus, psychisch kranke Menschen aufzunehmen und sie nach medizinischer und beruflicher Rehabilitation gesund und arbeitsfähig zu entlassen. Daneben gibt es Berufliche Trainingszentren (BTZ), in denen die Betroffenen von Beginn an als gesund und arbeitsfähig angesehen werden und somit weniger behandelt als trainiert werden.

Für die Rehabilitation psychisch Kranker ebenfalls wichtig sind die mehr als 250 psychosozialen Dienste, die 1992 mehr als 15000 psychisch Behinderte berieten und mehr als 8000 Behinderte langfristig betreuten [10, S. 25], sowie spezielle Tagesstätten und Kontaktstellen.

2.3.3 Einrichtungen der sozialen Rehabilitation

Übergangseinrichtungen

Übergangseinrichtungen gehören zu den Institutionen, deren Standort innerhalb des gegliederten Systems der sozialen Sicherung nicht einfach zu bestimmen ist. Strittig ist, ob und inwieweit sie neben den sozialen auch medizinische Rehabilitationsleistungen erbringen. Aufgenommen werden insbesondere psychisch Kranke und Behinderte, die noch arbeitsunfähig, teilarbeitsfähig oder bereits wieder arbeitsfähig sein können und nicht mehr im Krankenhaus behandelt werden müssen. Andererseits bedürfen sie (neben der medizinischen Versorgung bzw. Kontrolle) vor allem psycho- und sozialtherapeutischer Betreuung, so daß eine Rückkehr nach Hause (in die volle Selbständigkeit oder in die Familie) noch nicht möglich ist. Das Ziel der Rehabilitation in Übergangseinrichtungen besteht dann in der Wiederherstellung der zu einer Entlassung notwendigen Selbständigkeit [2, S. 53].

Wohnheime

Wohnheime gehören zu den Einrichtungen, die soziale Rehabilitationsleistungen erbringen. Sie nehmen Körperbehinderte, psychisch Kranke und Behinderte, geistig Behinderte sowie Behinderte infolge Alters auf unbestimmte Zeit auf. Für die Bewohner ist keine medizinische Behandlung im engeren Sinne erforderlich. Aufgrund ihrer mangelnden Selbständigkeit im Bereich des Wohnens und der Freizeit oder aufgrund ihrer sozialen Anpassungsschwierigkeiten sind sie jedoch nicht in der Lage, selbständig zu wohnen. Die Bewohner können (aber müssen nicht) arbeitsfähig sein [2, S. 53].

Neben der Aufnahme in ein Wohnheim bestehen, insbesondere für psychisch Kranke und Behinderte, auch Möglichkeiten des betreuten Wohnens in Wohngemeinschaften, Wohngruppen und Einzelwohnungen.

3 Für die Rehabilitation wichtige andere Einrichtungen

Jede medizinische Rehabilitation ist darauf angewiesen, daß – neben den Reha-Kliniken selbst – die zahlreichen, im Vor- und Umfeld arbeitenden Dienste und Einrichtungen mitwirken.

3.1 Beratungsdienste der Rehabilitationsträger

Zu den Aufgaben der Rehabilitationsträger gehört nicht nur die Durchführung der eigentlichen Rehabilitationsleistungen, sondern auch die Auskunft und Beratung über Rehabilitation (§ 14f. SGB I). Die Behinderten haben nach § 3 Abs. 2

RehaAnglG einen Anspruch auf alle sachdienlichen Auskünfte über die Möglichkeiten medizinischer, berufsfördernder und ergänzender Rehabilitationsleistungen und auf rechtzeitige und umfassende Beratung.

Bei den Rentenversicherungsträgern gibt es zu diesem Zweck besondere Auskunfts- und Beratungsstellen, Reha-Fach- und Sozialberater sowie Versichertenälteste. Auch die Krankenkassen verfügen über entsprechende Beratungsdienste, die Unfallversicherung zusätzlich über die sog. Berufshelfer. Die Beratung findet dabei nicht nur in den Verwaltungen der Reha-Träger statt, sondern oft auch vor Ort, in Reha-Kliniken, Berufsförderungswerken, Betrieben usw. Wenn erforderlich, werden weitere Fachleute, wie z.B. Ärzte, hinzugezogen. Zu den Aufgaben der Auskunftsstellen gehört auch die Entgegennahme von Rehabilitationsanträgen und die Weiterleitung an den zuständigen Rehabilitationsträger.

Eine Besonderheit sind die erwähnten Berufshelfer der gesetzlichen Unfallversicherung, die den Rehabilitanden (und ggf. seine Familie) während des gesamten Rehabilitationsprozesses begleiten und für ein nahtloses Ineinandergreifen der medizinischen und beruflichen (betrieblichen und außerbetrieblichen) Rehabilitationsleistungen sorgen sollen.

3.2 Einrichtungen aus dem Bereich der Krankenbehandlung

3.2.1 Niedergelassene Ärzte und andere Therapeuten (Logopäden, Ergotherapeuten, Krankengymnasten)

Niedergelassene Ärzte, insbesondere die hausärztlich tätigen, erbringen zwar selbst keine Rehabilitationsleistungen im eigentlichen Sinne, sind aber für die Anregung von Rehabilitationsmaßnahmen sowie für die Fortführung der im Rahmen der medizinischen Rehabilitation eingeleiteten Therapien, Verhaltensänderungen usw. von entscheidender Bedeutung.

Hausärzte, die ihre Patienten regelmäßig und über lange Zeit betreuen, können rechtzeitig erkennen, wann eine medizinische Rehabilitation notwendig, der Patient rehabilitationsbedürftig wird. Der behandelnde Arzt kann (und sollte) dann den Patienten anregen, einen Rehabilitationsantrag zu stellen. Ein beigefügter ärztlicher Befundbericht liefert dem Rehabilitationsträger wichtige Informationen über die gesundheitliche Situation des Patienten und kann die Funktion eines kleinen Gutachtens erfüllen, wenn über den Rehabilitationsantrag entschieden werden soll.

Eine weitere wichtige, aber auch schwierige Aufgabe für den behandelnden niedergelassenen Arzt eines Rehabilitanden ist die Koordination, Begleitung und Überwachung der verschiedenen, im jeweiligen Einzelfall erforderlichen rehabilitativen, betreuenden und unterstützenden Leistungen. Bislang gibt es in der Regel keine andere Instanz, welche diese Aufgaben des Case managements umfassend wahrnimmt, so daß hier der Hausarzt tätig werden sollte – soweit er dazu in der Lage ist.

Auf die Mitwirkung niedergelassener Krankengymnasten, Ergotherapeuten, Logopäden usw. kommt es vor allem nach einer stationären medizinischen Rehabilitation an, wenn es darum geht, das erzielte Rehabilitationsergebnis zu sichern oder auszubauen.

3.2.2 Krankenhäuser

Auch Krankenhäuser haben Aufgaben im Bereich der Rehabilitation, und zwar in zweierlei Hinsicht:

- Zum einen müssen sie bei rehabilitationsbedürftigen Krankenhauspatienten (z.B. nach schweren Operationen) rechtzeitig eine Rehabilitationsmaßnahme in die Wege leiten (oft als Anschlußheilbehandlung – AHB, siehe Kap. 4).
- Zum andern ist es ihre Aufgabe, das Postulat „Rehabilitation von der ersten Stunde an“ in die Tat umzusetzen. Selbst bei Patienten, die noch auf der Intensivstation behandelt werden müssen, fallen bereits erste, rehabilitativ orientierte Aufgaben an. Nach Schädel-Hirn-Verletzungen oder Schlaganfällen beispielsweise gehören die Lagerung, erste krankengymnastische Maßnahmen und die Förderung der Kommunikationsfähigkeit schon sehr früh zu den Aufgaben des Krankenhauses.

Leider sind viele Krankenhäuser von ihrer Ausstattung und ihrem akutmedizinischen Behandlungskonzept her kaum in der Lage, die notwendigen rehabilitationsorientierten Aufgaben zu erfüllen. Dies haben zwei Studien im Auftrag der Bundesarbeitsgemeinschaft für Rehabilitation (BAR) über „Medizinische Rehabilitation im Krankenhaus“ und „Inanspruchnahme von Leistungen zur Rehabilitation in Allgemeinkrankenhäusern“ belegt [2, 23]. In den Akutkliniken fehlt in aller Regel das notwendige Reha-Basisteam, fehlen apparative Übungseinrichtungen und die erforderlichen speziellen Fachkenntnisse der Ärzte.

3.3 Selbsthilfegruppen

„Als Selbsthilfegruppen werden Kleingruppen verstanden, in denen die Mitglieder ihre persönlichen Probleme, soziale, psychische oder körperliche, selbst und gemeinsam bewältigen wollen. Selbsthilfegruppen entstehen insbesondere dort, wo Bedürfnisse von Menschen mit chronischen Krankheiten, Behinderungen oder psychischen Problemen sowohl von Familie und Nachbarschaft als auch vom professionellen Versorgungssystem nicht oder nicht ausreichend abgedeckt werden.
Wesentliches Merkmal ist die kontinuierliche Arbeit in der regionalen Kleingruppe, deren Gruppengeschehen insbesondere folgende Inhalte hat: Information, Beratung, Erfahrungsaustausch, gegenseitige praktische Hilfe, Gespräche zur emotionalen Unterstützung, Förderung gesundheitsbezogener Aktivitäten, Kontakte und Geselligkeit, auf Einflußnahme gerichtete Außenaktivitäten." [28, S. 36 f.]

In Deutschland bestehen nach aktuellen Schätzungen [10, 28] rund 50 000 – 60 000 Selbsthilfegruppen. Dazu kommen 60 Bundesverbände chronisch kranker oder behinderter Menschen, die sich in der Bundesarbeitsgemeinschaft „Hilfe für Behinderte" (BAGH, Sitz: Düsseldorf) zusammengeschlossen haben. Die Nationale Kontakt- und Informationsstelle zur Anregung und Unterstützung von Selbsthilfegruppen (NAKOS, Sitz: Berlin) informiert, berät und unterstützt Selbsthilfegruppen und die an einer Mitarbeit Interessierten. Der Gesetzgeber hat die wachsende Bedeutung der Selbsthilfegruppen erkannt und den Krankenkassen in § 20 Abs. 3a SGB V erlaubt, Selbsthilfegruppen und -kontaktstellen mit gesundheitsfördernder oder rehabilitativer Zielsetzung durch Zuschüsse zu fördern. An dieser Stelle hat das Gesundheitsstrukturgesetz (GSG) die Leistungsmöglichkeiten der Krankenversicherung einmal nicht beschränkt, sondern ausgeweitet.

Neben den Selbsthilfegruppen selbst gibt es Selbsthilfeorganisationen als Zusammenschlüsse von Selbsthilfegruppen und inzwischen über 200 Selbsthilfekontaktstellen, die als professionell arbeitende Dienste Selbsthilfegruppen und daran Interessierte beraten und unterstützen. Außerdem existieren Kooperationsstellen für Ärzte und Selbsthilfegruppen (KOSA) bei den Kassenärztlichen Vereinigungen.

Bekannte Selbsthilfegruppen sind etwa die Anonymen Alkoholiker (AA), die Gruppen der Deutschen Rheuma-Liga, die Frauen-Selbsthilfe nach Krebs e.V., die Deutsche Morbus Crohn/Colitis ulcerosa Vereinigung (DCCV), die Deutsche Ileostomie-Colostomie-Urostomie-Vereinigung (ILCO), der Allergiker- und Asthmatikerbund, der Deutsche Psoriasisbund usw.

Informationen über die in einer Region arbeitenden Selbsthilfegruppen geben kommunale Broschüren „Ratgeber für Behinderte", die Sozial- und Gesundheitsämter der Städte und Kreise, die Wohlfahrtsverbände und die Selbsthilfekontaktstellen [7 mit nach Postleitzahlgebieten geordneten Anschriften].

Selbsthilfegruppen können die Arbeit der professionell im Rehabilitationswesen Tätigen nicht ersetzen, aber ganz wesentlich ergänzen. Gerade bei chronisch kranken Menschen sollte der rehabilitativ tätige Arzt prüfen, inwieweit es sinnvoll, wenn nicht notwendig ist, den Patienten auf die Möglichkeiten der Mitarbeit in Selbsthilfegruppen hinzuweisen und ihn zu einer – zumindest probeweisen – Teilnahme zu ermutigen.

3.4 Hauptfürsorgestellen

Die begleitende Arbeit im Arbeits- und Berufsleben (nach dem Schwerbehindertengesetz) hat das Ziel, die berufliche (Wieder-)Eingliederung unter anderem von Schwerbehinderten, die aus Rehabilitationseinrichtungen kommen, zu fördern [16]. Zuständig dafür sind die Hauptfürsorgestellen oder – in ihrem Auftrag – örtliche Fürsorgestellen in enger Zusammenarbeit mit der Bundesanstalt für Arbeit.

Die begleitende Hilfe will erreichen, daß Schwerbehinderte in ihrer sozialen Stellung nicht absinken, auf Arbeitsplätzen beschäftigt werden, auf denen sie ihre Fähigkeiten und Kenntnisse voll verwerten und weiterentwickeln können sowie befähigt werden, sich am Arbeitsplatz und im Wettbewerb mit Nichtbehinderten zu behaupten. Bei der individuellen Förderung im Rahmen der begleitenden Hilfe werden technische Arbeitshilfen, Hilfen zum Erreichen des Arbeitsplatzes, zur wirtschaftlichen Selbständigkeit, zu einer behinderungsgerechten Wohnung sowie zur Erhaltung der Arbeitskraft, Hilfen in besonderen, behinderungsbedingten Lebenslagen, Leistungen an Arbeitgeber zur Schaffung und zur behindertengerechten Einrichtung von Arbeits- und Ausbildungsplätzen sowie Leistungen für die Durchführung von Aufklärungs-, Schulungs- und Bildungsmaßnahmen gewährt.

Weitere Aufgaben der Hauptfürsorgestellen sind die Beratung Schwerbehinderter, überwiegend am Arbeitsplatz, und der Arbeitgeber sowie Betriebsbesuche. Die fachliche Beratung bereitet oft die Gewährung finanzieller Hilfen an die Arbeitgeber zur Förderung der Einstellung und Beschäftigung Schwerbehinderter (z.B. durch behinderungsgerechte Einrichtung von Arbeitsplätzen) vor. An der psychosozialen Betreuung durch Psychosoziale Dienste (PSD) als Teil der begleitenden Hilfe im Arbeits- und Berufsleben (zu der auch die sog. „Arbeitsassistenten für psychisch Behinderte" gehören) können die Hauptfürsorgestellen auch freie Träger beteiligen; sie ist von Bedeutung nicht nur für psychisch Behinderte, sondern für alle Schwerbehinderten (und diesen Gleichgestellte), bei denen eine solche Betreuung nach den Umständen des Einzelfalles nötig ist.

Finanziert wird die Arbeit der Hauptfürsorgestellen aus der Ausgleichsabgabe, die Arbeitgeber abführen müssen, wenn sie ihre Pflicht zur Beschäftigung Schwerbehinderter nicht oder nicht in ausreichendem Umfang erfüllen.

3.5 Sonstige Einrichtungen

3.5.1 Sozialeinrichtungen

Leistungen zur allgemeinen sozialen Wiedereingliederung bestehen aus einem weiten Spektrum verschiedenster Leistungen, die dementsprechend auch von ganz unterschiedlichen Einrichtungen und Diensten erbracht werden können: kommunale Beratungsdienste, Hilfevermittlungsdienste, Behindertenclubs und Selbsthilfevereine, Kommunikations- und Freizeitzentren, integrierte Wohnangebote für Behinderte und Nichtbehinderte, ambulante Pflegedienste (Sozial- und Gemeindepflegestationen), Zentralen für Nachbarschaftshilfen, mobile soziale Hilfsdienste (Fahrdienste, Mahlzeitendienste usw.), Behindertensportgemeinschaften, Ferienangebote für Behinderte usw. [4]. Eine in der Praxis oft noch nicht gelöste Aufgabe besteht in der umfassenden Beratung der Behinderten über die bestehenden Hilfsmöglichkeiten und deren Koordination.

Es gibt knapp 900 *Sozialstationen;* die Bundesarbeitsgemeinschaft für Rehabilitation (BAR) läßt prüfen, inwieweit dort ambulante Rehabilitation durchgeführt werden könnte. Zum Aufgabenspektrum der Sozialstationen gehört beispielsweise die aktivierende Krankenpflege, deren Ziel u.a. darin besteht, den Betroffenen soweit wie möglich wieder selbständig und unabhängig von den pflegerischen Leistungen werden zu lassen. Das betrifft beispielsweise subkutane Injektionen (bei Diabetes mellitus), selbständiges Katheterisieren, die Versorgung von Wunden und künstlichen Darm- sowie Harnausgängen (Kolostoma, Ileostoma, Urostoma) sowie die Nahrungsaufnahme und die Körperpflege [4, S. 32].

3.5.2 Einrichtungen für Kinder und Jugendliche

Es gibt – neben den Reha-Kliniken für Kinder und Jugendliche – eine Reihe von Einrichtungen, die speziell für die *Rehabilitation von Kindern und Jugendlichen* relevant sind:

Dazu gehören die etwa 750 ambulanten Frühförderstellen für behinderte oder von Behinderung bedrohte Kinder in den alten Bundesländern sowie die rund 70 sozialpädiatrischen Zentren (§ 119 SGB V [21]). Die Frühförderstellen bieten vor allem psychologische, pädagogische und soziale Hilfen für die Kinder und ihre Eltern an, die sozialpädiatrischen Zentren breitgefächerte diagnostische und medizinisch-therapeutische Leistungen für schwerere Fälle [10, S. 12]. Für behinderte oder von Behinderung bedrohte Kinder ebenfalls vorgesehen sind Sonderkindergärten und die verschiedenen Arten der Sonderschulen.

Die Sozial- und Jugendämter der Kommunen sind für die Eingliederungshilfe nach dem Bundessozialhilfegesetz (BSHG) zuständig. Außerdem sind die Träger der öffentlichen Jugendhilfe seit 1993 (§ 35a SGB VIII) für seelisch behinderte Kinder und Jugendliche Rehabilitationsträger geworden.

4 Zusammenarbeit der Einrichtungen

> „Für den erfolgreichen Verlauf der Rehabilitation ist Koordination und Zusammenwirken der am Rehabilitationsprozeß Beteiligten von ausschlaggebender Bedeutung." [10, S. 23]

Diese Zusammenarbeit findet auf zwei Ebenen statt:
- patientenbezogen bei der Rehabilitation eines bestimmten Kranken bzw. Behinderten
- patientenübergreifend direkt zwischen den Institutionen.

4.1 Patientenbezogene Zusammenarbeit

Da chronische Krankheiten und deren Folgen den Schwerpunkt der medizinischen Rehabilitation darstellen, findet Rehabilitation in der Regel als langandauernder Prozeß statt, an dem verschiedene Einrichtungen beteiligt sind. Gebräuchlich ist das *Modell der „Rehabilitationskette"*, in dem die verschiedenen Elemente des Rehabilitationsprozesses (vom Krankenhaus über Reha-Klinik und Hausarzt bis zur Sozialstation) ineinandergreifen.

Der Gesetzgeber hat versucht, das nahtlose Ineinandergreifen der Maßnahmen durch das Aufstellen eines Gesamtplanes sicherzustellen (§ 5 Abs. 3 RehaAnglG). Auch wenn sich dieses Instrument bislang nicht bewährt hat, bleibt es die Aufgabe vornehmlich der Ärzte und der Leistungsträger, für den einzelnen zu rehabilitierenden Kranken ein Rehabilitationsgeschehen zu planen bzw. zu organisieren, das an seine jeweiligen Bedürfnisse angepaßt, die verschiedenen Einzelleistungen zu einem geordneten Bündel von Reha-Maßnahmen zusammenschnürt. Dazu gehört beispielsweise, daß der Arzt in der Reha-Klinik zusammen mit dem Patienten konkret plant, wie die weitere krankengymnastische Versorgung am Wohnort aussehen kann, und daß er sich mit dem Hausarzt des Rehabilitanden über die weitere medikamentöse Behandlung verständigt.

Diese Zusammenarbeit zwischen den an der Rehabilitation beteiligten Institutionen setzt voraus, daß entsprechende Kommunikationsformen entwickelt und auch angewandt werden:
- Kommunikation durch festgelegte und funktionierende Informationswege
- Kontaktaufnahme zumindest in allen Problemfällen
- kontinuierlicher Erfahrungs-/Informationsaustausch der Beteiligten.

4.2 Patientenübergreifende Zusammenarbeit

Entscheidend ist aber auch die Zusammenarbeit auf der Ebene der beteiligten Einrichtungen. Hier liegen die Dinge zum Teil noch im argen, zum Beispiel beim Zusammenspiel von Akut- und Reha-Kliniken:

„Die Zusammenarbeit wird nach wie vor überwiegend von der Einstellung der Chefärzte der Krankenhäuser zur medizinischen Rehabilitation geprägt. Krankenhäuser verstehen sich häufig noch nicht als eigenständiges erstes Glied in der Rehabilitationskette, sondern sehen die Rehabilitation als eine Behandlungsphase, die zeitlich in aller Regel erst nach Abschluß der Akutbehandlung Platz greift" [3, S. 238].

Für eine wirksame Zusammenarbeit notwendig sind folgende Voraussetzungen
- mehr rehabilitatives Verständnis der akutmedizinisch orientierten Institutionen, mehr akutmedizinisches Verständnis in der Rehabilitationseinrichtung
- Konsens über die Arbeitsteilung und die spezifischen Aufgaben innerhalb der Rehabilitationskette
- Transparenz des Leistungsspektrums der jeweiligen Einrichtung
- gemeinsame Standards hinsichtlich der Diagnostik und Therapie [26].

> „Gute Erfahrungen werden vor allem dort gemacht, wo nicht Teilprobleme isoliert betrachtet und ‚gelöst', sondern ‚Rehabilitationsketten' ineinandergreifender Konzepte durchdacht und konkret organisiert werden; dies erfordert in der Regel ein ‚Case management' mit entsprechenden Kompetenzen." [16, S. 6]

5 Zukunftsperspektiven

5.1 Ambulante und teilstationäre Rehabilitation

Vermutlich werden ambulante und teilstationäre Formen der Rehabilitation an Bedeutung zunehmen. Um die Qualität der medizinischen Rehabilitation bei diesen neuen Durchführungsformen nicht zu gefährden, sollten die in der stationären Rehabilitation entwickelten Grundsätze (ganzheitlicher, interdisziplinärer und aktivierender Ansatz) auch Grundlage für Konzepte in der ambulanten bzw. teilstationären Rehabilitation sein. Folgende Kriterien müßten dann berücksichtigt werden:
- Rehabilitationskonzept
- Konzentration der Angebote an einem Ort
- ausreichendes Patientenaufkommen
- Rehabilitationsteam (Arzt/Ärztin, Physiotherapeut/in, Psychologe/in, Ernährungsberater/in u.a.)
- ausreichende Häufigkeit und Intensität der Behandlungsmaßnahmen
- Bezugsarzt/-therapeut als ständiger Ansprechpartner
- Einrichtung unter ärztlicher Verantwortung
- sozialmedizinische Qualifikation
- Dokumentation, Verlaufskontrolle und Evaluation
- psychologische und soziale Beratung sowie qualifizierte Gesundheitsbildung [26].

Nach dem gegenwärtigen Diskussionsstand kommen Einrichtungen der ambulanten und teilstationären Rehabilitation am ehesten in Ballungsgebieten in Frage. Dabei dürfte es sinnvoll sein, geeignet gelegene Rehabilitationskliniken für die ambulante und teilstationäre Rehabilitation zu öffnen.

5.2 Regionalisierung

Bislang ist die stationäre medizinische Rehabilitation (ebenso wie die berufliche in Berufsbildungs- und -förderungswerken) weitgehend überregional organisiert. Abweichend von dieser Regel wird die geriatrische Rehabilitation vorwiegend wohnortnah aufgebaut; auch die Rehabilitationseinrichtungen für psychisch Kranke (RPK, siehe Abschn. 2.3.2) sind regional orientiert.

Wenn es stimmt, daß zukünftig ambulante und teilstationäre Rehabilitation an Bedeutung zunehmen wird, dann muß auch die Diskussion über die Regionalisierung der stationären Rehabilitation neu geführt werden. Denn dic Ergänzung der Behandlungsmöglichkeiten der Reha-Kliniken um teilstationäre und/oder ambulante Angebote ist nur wohnortnah realisierbar. Außerdem ist die Zusammenarbeit mit niedergelassenen Ärzten (und Betriebsärzten, Krankenhäusern etc.) sowie mit anderen wohnortnahen Einrichtungen (z.B. für die Nachsorge) über eine persönliche und/ oder regelmäßige Kontaktaufnahme nur bei regional arbeitenden Reha-Kliniken realistisch. Auch die Einbeziehung der Angehörigen in die Rehabilitation ist bei Wohnortnähe leichter möglich.

Darüber soll allerdings nicht vergessen werden, daß auch die wohnortferne Durchführung der Rehabilitation Vorteile haben kann: Manchmal ist die (vorübergehende) Herauslösung aus dem häuslichen bzw. heimatlichen Milieu therapeutisch sinnvoll. Heilbehandlungen in – eher wohnortfernen – klassischen Kurorten stoßen eher auf Akzeptanz bei den Patienten als wohnortnah durchgeführte Rehabilitationsmaßnahmen. Außerdem spielen bei manchen Indikationen ortsgebundene Heilmittel (z.B. Klima) eine Rolle.

5.3 Rehabilitation am/im Krankenhaus

In Deutschland werden seit Jahren Krankenhausbetten abgebaut, unter anderem wegen der Verkürzung der Verweildauern in den Akutkliniken. In diesem Zusammenhang stellt sich die Frage, ob es sinnvoll ist, durch Umwidmung von vorhandenen Kapazitäten in Akutkliniken in Reha-Abteilungen aus Akutbetten Reha-Betten zu machen. Dies wird in aller Regel nicht zielführend sein, denn: „In den meisten Fällen sind in den Krankenhäusern weder die baulichen Voraussetzungen noch das entsprechend qualifizierte Personal, noch das Bewußtsein für eine qualifizierte Rehabilitation vorhanden" [3, S. 241].

Will man die rehabilitative Orientierung bereits im Akutkrankenhaus fördern (siehe Abschn. 3.2.2), könnte vielmehr der umgekehrte Weg gangbar sein: die Umwidmung vorhandener Kapazitäten in Rehabilitationseinrichtungen in Krankenhausbetten [3].

5.4 Konzeptuelle Weiterentwicklung

Auf der konzeptuellen Ebene scheinen mir zwei Trends beobachtbar und notwendig zu sein:
- Weiterentwicklung der Konzepte inter- und transdisziplinärer Teamarbeit in der Rehabilitation (siehe dazu ausführlicher Kap. 6)
- stärkere Integration beruflicher Aspekte in die medizinische Rehabilitation bei Erwerbstätigen.

Die medizinische Rehabilitation von Renten- und Unfallversicherung setzt sich bekanntlich zum Ziel, den Versicherten möglichst langfristig und in vollem Umfang wieder in das Erwerbsleben einzugliedern. Angesichts dieses Zieles ist es verwunderlich, einen wie geringen Stellenwert die jeweiligen beruflichen Anforderungen an den Rehabilitanden bei der konkreten Therapieplanung haben und wie selten etwa Maßnahmen der Belastungserprobung und Arbeitstherapie (die ja zu den medizinischen Leistungen zur Rehabilitation gehören) in den Reha-Kliniken durchgeführt werden. Analog sollten auch die praktischen Anforderungen des Alltagslebens (Activities of Daily Living – ADL) in der Rehabilitation (insbesondere älterer) Menschen stärker berücksichtigt werden.

Literatur

1. Badelt, I.: Die Werkstatt für Behinderte: Geschütztes Arbeiten und Integration im Sonderarbeitsmarkt. In: Mühlum, A. & H. Oppl (Hrsg.): Handbuch der Rehabilitation. Luchterhand, Darmstadt 1992, S. 289–304.
2. Biene-Dietrich, P., M. Gabanyi (BASYS): Inanspruchnahme von Leistungen zur Rehabilitation in Allgemeinkrankenhäusern. Bericht für die BAR. Augsburg, Dezember 1990.
3. Bruckenberger, E.: Markt oder staatliche Planung? Die pragmatische Alternative heißt Zusammenarbeit. Koordinierung und Regionalisierung des stationären Rehabilitationsangebotes in Niedersachsen. Krankenhausumschau (April 1994) S. 230–243.
4. Bundesarbeitsgemeinschaft für Rehabilitation (BAR) (Hrsg.): Die Rehabilitation Behinderter. Wegweiser für Ärzte. 2. neubearbeitete Aufl. Deutscher Ärzte-Verlag, Köln 1994.
5. Bundesminister für Arbeit und Sozialordnung (BMA) (Hrsg.): Die gesetzliche Krankenversicherung in der Bundesrepublik Deutschland im Jahre 1991. Stollfuß, Bonn 1992.
6. Bundesminister für Gesundheit (BMG) (Hrsg.): Daten des Gesundheitswesens. Nomos, Baden-Baden Ausgabe 1993.
7. Bundesverband der Betriebskrankenkassen (BKK)/ Bundesarbeitsgemeinschaft Hilfe für Behinderte/NAV-

Verband der niedergelassenen Ärzte Deutschlands (Hrsg.): Reha-Helfer. Leitfaden für die Zusammenarbeit mit Selbsthilfegruppen. Verlag für moderne Kommunikation, Essen o.J.
8. Bundesverband der Betriebskrankenkassen (BKK): Arbeitshilfe für Rehabilitations-Berater bei Betriebskrankenkassen. 2. Aufl. BKK, Essen 1990.
9. Deutscher Bäderverband e.V.: Begriffsbestimmungen für Kurorte, Erholungsorte und Heilbrunnen. Bonn 1991.
10. Deutscher Bundestag: Dritter Bericht der Bundesregierung über die Lage der Behinderten und die Entwicklung der Rehabilitation. Bundestagsdrucksache 12/7148 vom 24.03.1994.
11. Dieterich, M.: Berufliche Vorbereitung und Berufsbildung (Berufsbildungswerke). In: Mühlum, A., H. Oppl (Hrsg.): Handbuch der Rehabilitation. Luchterhand, Darmstadt 1992, S. 121–138.
12. Füsgen, I.: Geriatrische Rehabilitation. Psycho 17 (1991) 603–609.
13. Gadomski, M.: Medizinische Rehabilitation des geriatrischen Patienten. Mü. Med. Wschr. 131 (1989) 328–332.
14. Görres, St.: Stationäre Rehabilitation und Nachsorge älterer Menschen. In: Mühlum, A., H. Oppl (Hrsg.): Handbuch der Rehabilitation. Luchterhand, Darmstadt 1992, S. 401–423.
15. Hellbrügge, Th. (Hrsg.): Kinderkuren und Kinderheilverfahren. Hansisches Verlagskontor, Lübeck 1988.
16. Kemper, E.: Berufliche Rehabilitation in Berufsförderungswerken. In: Mühlum, A., H. Oppl (Hrsg.): Handbuch der Rehabilitation. Luchterhand, Darmstadt 1992, S. 205–225.
17. Medizinischer Dienst der Spitzenverbände der Krankenkassen (MDS) (Hrsg.): Begutachtungsanleitung Kuren. 1. Aufl. MDS, Essen April 1993.
18. Mühlum, A.: Begleitende Hilfen für Schwerbehinderte im Arbeitsleben. In: Mühlum, A., H. Oppl (Hrsg.): Handbuch der Rehabilitation. Luchterhand, Darmstadt 1992, S. 255–271.
19. Platt, D. & J.-D. Summa: Rehabilitation im Alter – andere Ziele als bei Jüngeren. Dtsch. Ärztebl. 86 (1989) B 1192–1196.
20. Schmitt, K.-H.: Berufsgenossenschaftliche Stationäre Weiterbehandlung (BGSW) – eine neue Heilverfahrensart in der gesetzlichen Unfallversicherung. Die Berufsgenossenschaft Heft 10/1990, S. 623–632.
21. Speck, O.: Rehabilitation durch Frühförderung. In: Mühlum, A., H. Oppl (Hrsg.): Handbuch der Rehabilitation. Luchterhand, Darmstadt 1992, S. 33–40.
22. Statistisches Bundesamt (Hrsg.): Statistisches Jahrbuch 1993 für die Bundesrepublik Deutschland. Wiesbaden 1993.
23. Steinke, B. & G. Schäfer: Frührehabilitation im Krankenhaus. Die Krankenversicherung 44 (1992) 168–171.
24. Thrun, M. & U. Wittwer: Berufliche Rehabilitation gestern, heute und morgen am Beispiel der Berufsförderungswerke. Die Rehabilitation 29 (1990) 67–75.
25. Verband Deutscher Rentenversicherungsträger (VDR): Empfehlungen zur Weiterentwicklung der medizinischen Rehabilitation in der gesetzlichen Rentenversicherung. Bericht der Reha-Kommission des VDR. VDR, Frankfurt 1992b.
26. Verband Deutscher Rentenversicherungsträger (VDR): Rahmenkonzept für die medizinische Rehabilitation in der gesetzlichen Rentenversicherung. Deutsche Rentenversicherung 7–8/1992a, 441–467.
27. Verband Deutscher Rentenversicherungsträger: Rehabilitation durch die Rentenversicherung. 4. Aufl. Wirtschaftsdienst Verlag, Frankfurt 1962.
28. Wenig, M.: Hilfe zur Selbsthilfe – Selbsthilfeförderung durch Innungskrankenkassen und ihre Verbände. Die Krankenversicherung 46 (1994) 32–40.
29. Wirth, A.: Rehabilitation statt Kur. Dtsch. Ärztebl. 87 (1990) B 1628–1630.
30. Wittwer, U.: Rehabilitation in Berufsförderungswerken. Die Rehabilitation 39 (1991) VII–XXII.

6 Berufsgruppen in der medizinischen Rehabilitation*

Heiner Vogel

1 Medizinische Rehabilitation als interdisziplinäre Aufgabe

In der medizinischen Rehabilitation sind entsprechend dem breiten Aufgabengebiet verschiedenartige Berufsgruppen aus dem medizinischen, psychologischen, pädagogischen, sozialen, physiotherapeutischen und anderen Bereichen tätig. Nach einer Aufstellung von H. Schipperges [23] können etwa 85% der insgesamt weit über 100 medizinischen, medizinnahen und nichtmedizinischen Berufe, die im Gesundheits- und Sozialbereich zu finden sind, auch im Rehabilitationsbereich tätig sein. Von ihnen sind einige als ausgesprochene Rehabilitationsberufe anzusehen, wie etwa Arbeits- und Beschäftigungstherapeuten (Ergotherapeuten) oder Heilpädagogen. Die meisten Berufe im Bereich der Rehabilitation sind aber in unterschiedlichen Tätigkeitsfeldern zu finden, die Rehabilitation ist für sie eines von verschiedenen Vertiefungs- oder Schwerpunktfeldern. Dabei ist die Spezialisierung auf einzelne Praxisfelder innerhalb der jeweiligen Ausbildungsgänge unterschiedlich.

Eine wichtige Voraussetzung für die partnerschaftliche Zusammenarbeit im Rehabilitations-

* Im gesamten Kapitel wurde bei den Berufsbezeichnungen die männliche Formulierung verwendet, um eine übersichtliche Darstellung zu ermöglichen. Zwar gibt es in einigen Berufen gegenwärtig ein Übergewicht von Männern, in anderen ein Übergewicht von Frauen. Dieses Zahlenverhältnis soll jedoch durch die geschlechtsspezifische Bezeichnung nicht *festgeschrieben* werden, grundsätzlich stehen alle Berufe in der Rehabilitation sowohl Männern als auch Frauen offen.

team besteht in der Kenntnis der Fähigkeiten und Grenzen der beteiligten Berufsgruppen, ihrer jeweiligen Beiträge zur Rehabilitationsbehandlung, der Ansatzpunkte und der jeweiligen Problemfelder. Im folgenden soll dementsprechend eine Übersicht zu den wichtigsten Berufsgruppen in der medizinischen Rehabilitation gegeben werden, um gerade dem (zukünftigen) Arzt, der häufig eine Koordinations- und Leitfunktion im Reha-Team ausüben wird, zu einer sachgerechten Einschätzung der Kompetenzen der beteiligten Berufsgruppen zu verhelfen.

Dabei erfolgt eine pragmatische Unterscheidung der Berufsgruppen nach Tätigkeitsfeldern innerhalb der medizinischen Rehabilitation. Sie ist einerseits dadurch eingeschränkt, daß die Berufsgruppen in den verschiedenen Feldern der medizinischen Rehabilitation teilweise voneinander abweichende Aufgaben und Schwerpunkte haben, andererseits zeigt sich, daß unter systematischen Gesichtspunkten eine gewisse Überschneidung in den Aufgabenfeldern für verschiedene Berufsgruppen festzustellen ist [24].

Da in der nachfolgenden Zusammenstellung beabsichtigt ist, knapp und übersichtlich die wichtigsten Punkte zu den einzelnen Berufen darzustellen, ergibt sich unvermeidbar, daß stellenweise auch Vereinfachungen und Verkürzungen auftreten. Zur Vertiefung sei hinsichtlich der berufsspezifischen Anforderungen und Voraussetzungen auf die angegebene Literatur hingewiesen, hinsichtlich der indikationsspezifischen Schwerpunkte in der Tätigkeit der Berufsgruppen sei auf die entsprechenden Kapitel dieses Buches verwiesen.

2 Berufsbild, Ausbildung und Kompetenzen der Gesundheitsberufe im Rehabilitationsbereich

2.1 Ärzte

Die Wahrnehmung rehabilitativer Aufgaben gehört in einem gewissen Ausmaß zu dem Berufsbild jedes therapeutisch tätigen Arztes, insbesondere in seiner Funktion als Hausarzt. In der medizinischen Rehabilitation nimmt die rehabilitative Aufgabenstellung dagegen das Schwergewicht seiner Tätigkeit ein. Zu seinen Aufgaben zählt hier die Diagnostik, insbesondere als rehabilitationsbezogene Funktions- und Leistungsdiagnostik, die Feststellung des individuellen Behandlungsbedarfs, die Planung und Anwendung der medizinischen Therapie sowie die Leitung und Überwachung des Rehabilitationsablaufs und die Übernahme koordinierender und anleitender Aufgaben. Im Rahmen des Rehabilitationsteams nimmt der Arzt somit in der Regel die Schlüsselstellung ein.

Im Gegensatz zu ihrer Bedeutung im Gesundheitssystem spielt die Rehabilitation innerhalb der Hochschulausbildung für Ärzte eine absolut untergeordnete Rolle, sowohl hinsichtlich ihres Umfanges als auch hinsichtlich ihres Stellenwertes gegenüber der Vermittlung akut- bzw. kurativmedizinischer Kenntnisse und Kompetenzen. Die Medizin verfügt zwar in unterschiedlichen Bereichen über rehabilitatives Wissen, etwa Sozialmedizin, Arbeitsmedizin, Physikalische Medizin, Medizinische Psychologie, Sportmedizin oder Medizinische Soziologie. Dieses wird jedoch nur in unsystematischer Form und ohne einheitliche Lehrprogramme vermittelt. Berufsanfänger unter Ärzten haben deshalb in der Regel nur geringe Kenntnisse in bezug auf Aufgaben, Ziele und Inhalte der medizinischen Rehabilitation. Auch liegen die persönlich angestrebten Tätigkeitsfelder der Ärzte im allgemeinen eher im nichtrehabilitativen Bereich.

Seit Jahren werden von verschiedenen Seiten Verbesserungen der rehabilitationsspezifischen Ausbildung von Ärzten gefordert. Sie richten sich insbesondere auf eine stärkere Gewichtung entsprechender Themen im sogenannten Gegenstandskatalog für die ärztliche Ausbildung sowie eine ausdrückliche Berücksichtigung rehabilitativer Themen in den Weiterbildungsordnungen der verschiedenen ärztlichen Fachgebiete [6, 12]. Die in der Approbationsordnung von 1970 bereits eingeleitete Orientierung von Medizinstudenten auf dem Gebiet der Rehabilitation soll danach so vervollständigt werden, daß jede der klassischen Disziplinen neben Diagnostik und Therapie auch die rehabilitativen Anteile des Faches vermittelt, dies müßte dann auch Bestandteil der jeweils zu erbringenden Prüfungsleistungen sein [7]. Nach dem Medizinstudium sollte jeder Arzt somit über Grundkenntnisse in der Rehabilitation verfügen.

Seit 1992 gibt es nunmehr die *Gebietsbezeichnung „Physikalische Medizin und Rehabilitation“*, die aus dem Gebiet „Physikalische Medizin“ hervorgegangen ist:

> *Sie „umfaßt die sekundäre Prävention, Erkennung, fachbezogene Diagnostik, Behandlung und Rehabilitation bei Krankheiten und Schädigungen und deren Folgen mit den Mitteln der Physikalischen Medizin, der manuellen Therapie, der Naturheilverfahren und der Balneo- und Klimatherapie sowie der Gestaltung des Rehabilitationsplanes.“*

Obgleich die Gebietsbezeichnung nicht ausdrücklich auf bestimmte Indikationen festgelegt ist, dürfte sich aus der inhaltlichen Beschreibung ergeben, daß das neue Gebiet vorwiegend rehabilitative Kompetenzen bei Krankheiten des Haltungs- und Bewegungsapparates, der zahlenmäßig bedeutendsten Indikationsgruppe in der medizinischen Rehabilitation, umfaßt.

Ebenfalls 1992 wurde die *Zusatzbezeichnung „Rehabilitationswesen"* eingeführt:

> *Sie „umfaßt neben den Grundlagen der Rehabilitationsmedizin insbesondere die rehabilitativen Verfahrensweisen und Arbeitstechniken im ambulanten und stationären Bereich sowie die Einleitung und Durchführung von Rehabilitationsmaßnahmen in Zusammenarbeit mit anderen Rehabilitationseinrichtungen."*

Während die Einführung der Zusatzbezeichnung unter Fachleuten schon seit langem einhellig gewünscht wurde, ist die Gebietsbezeichnung „Physikalische Medizin und Rehabilitation", ohne daß ihr ausdrücklich ein Indikationsgebiet zugeordnet wird, aus verschiedenen Gründen umstritten. Unter anderem wird befürchtet, daß sie einer Tendenz zur Ausgliederung rehabilitativer Anteile aus den anderen Gebieten der Weiterbildung Vorschub leistet. Eigentlich müsse aber gerade das Gegenteil angestrebt werden: Die in den Weiterbildungsordnungen der verschiedenen medizinischen Fächer lediglich pauschal genannten Rehabilitationsanteile müssen inhaltlich beschrieben, in curriculare Module umgesetzt und in der Abschlußprüfung entsprechend berücksichtigt werden. Nach v. Ferber [7] sollten sie dabei den „Operationskatalogen operativer Fächer nicht nachstehen".

Unabhängig von einer rehabilitativen Spezialisierung kommen jedem niedergelassenen Arzt und jedem im Krankenhaus tätigen Arzt wichtige rehabilitative Funktionen zu. Bei der zunehmenden Bedeutung chronischer Erkrankungen im Krankheitsspektrum sowie von Krankheiten, die zu bleibenden Gesundheitsstörungen und Einschränkungen führen, muß jede kurative Therapie auch darauf gerichtet sein, zu prüfen, ob rehabilitativer Behandlungsbedarf besteht. Die zweckmäßigen Maßnahmen reichen über die ärztliche Beratung bei der Suche nach Betreuungsinstitutionen, die Verordnung spezieller rehabilitativer Behandlungsmaßnahmen wie Ergo- oder Physiotherapie bis zur Einleitung ausgesprochener medizinischer oder berufsfördernder Rehabilitationsleistungen [21].

2.2 Psychologen

Psychologische Leistungen sind in der Rehabilitation vorwiegend erforderlich bei der Leistungs- und Fähigkeitsdiagnostik, bei Fragen der Anpassung an die erkrankungsbedingten Veränderungen oder Einschränkungen, bei emotionalen Problemen in der Bewältigung der Gesundheitsstörung und ihrer Folgen („Coping") sowie nicht selten auch in Fragen der sozialen Anpassung [15, 17, 18, 19, 21].

Diplompsychologen haben in Rehabilitationseinrichtungen zunächst die Aufgabe, therapeutische Leistungen in Form von Einzeltherapie oder Beratung zu erbringen. Daneben führen sie Gruppenmaßnahmen mit psychotherapeutischer Zielsetzung durch, etwa zur Vermittlung von Entspannungsfähigkeiten, Hilfen zur Krankheitsbewältigung, Streßverarbeitung u.a. Wichtige koordinierende Funktionen erfüllen sie in der Gesundheitsbildung, in die aber auch andere Berufsgruppen eingebunden sind [22]. In der Rehabilitation von psychischen Störungen einschließlich Suchterkrankungen arbeiten Psychologen ebenso wie Ärzte als Psychotherapeuten und damit als „Bezugstherapeuten" für die Patienten.

Ein spezielles Feld, welches in den vergangenen Jahren in der neurologischen Rehabilitation an Bedeutung gewonnen hat, ist die *Neuropsychologie.* Sie umfaßt eine Reihe komplexer Methoden zur Diagnose und Therapie von Störungen höherer Hirnleistungen, wie Gedächtnis- und Aufmerksamkeitsstörungen, zerebralen Sehstörungen, Neglect oder Apraxien.

Notwendige Voraussetzungen für die Tätigkeit eines Diplompsychologen in der Rehabilitation werden in der Regel im Schwerpunktstadium „Klinische Psychologie" (in zwei Hochschulen auch im Schwerpunkt „Rehabilitationspsychologie") vermittelt, wobei die genauen Studieninhalte entsprechend den jeweiligen Angeboten und Interessen variieren können [50]. Strukturierte Weiterbildung für Psychologen in der medizinischen Rehabilitation geschieht in der Regel im Rahmen von Psychotherapie-Weiterbildungen. Wenngleich diese durchgängig nicht auf die speziellen Anforderungen in der Rehabilitation zugeschnitten sind, so qualifizieren sie doch für einen wichtigen, grundlegenden Bereich der Tätigkeit von Psychologen.

Psychologen sind in der Rehabilitation gegenwärtig vorwiegend im stationären und teilstationären Bereich tätig. Ihre Einbeziehung im ambulanten Kontext, die bislang nur in den Bereichen Suchtrehabilitation und sozialpsychiatrische Versorgung geregelt ist, ist innerhalb der kassenärztlichen Versorgung noch nicht hinreichend gesichert. Sie geschieht bislang entweder über individuell zu beantragende Einzelregelungen (z.B. für neuropsychologische Leistungen) oder über den Umweg der Verordnung psychotherapeutischer Leistungen.

2.3 Berufe in der Physiotherapie

Physiotherapie oder Physikalische Therapie meint die Behandlung gestörter physiologischer Funktionen mit physikalischen Mitteln, wie Wärme und Kälte (Thermotherapie), Licht (Phototherapie), Luft (Klimatherapie), statisch-mechanische Kräfte (Massage), dynamische Kräfte (Krankengymnastik, Ergotherapie), Heilquellen (Balneotherapie), Elektrizität (Elektrotherapie). Die nachfolgend näher beschriebenen Berufe in diesem Bereich beziehen sich jeweils auf bestimmte Methoden der physikalischen Therapie und haben hier spezielle Behandlungstechniken und Durchführungsformen entwickelt. Physikalische Therapien können – mit Ausnahme der therapeutischen Anwendung bestimmter ortsspezifischer Heilmittel (Klima und Heilquellen) – im Prinzip sowohl im stationären als auch im ambulanten Bereich, d.h. wohnortnah, durchgeführt werden. Physiotherapie (Krankengymnastik) und Massage können bei Bedarf – allerdings unter einschränkenden Bedingungen – auch im Rahmen der ambulanten kurativen Versorgung verordnet werden. Gleiches gilt für Ergotherapie, hier ist allerdings gegenwärtig der Bedarf an qualifizierten niedergelassenen Ergotherapeuten nicht gedeckt.

2.3.1 Physiotherapeut (Krankengymnast)

Mit dem Gesetz über die Berufe in der Physiotherapie vom 26. Mai 1994 wurde u.a. die Berufsbezeichnung „Krankengymnast/in" durch die international und auch in der früheren DDR übliche Berufsbezeichnung „Physiotherapeut/in" ersetzt. Wer nach bisherigem Recht die Ausbildung in der Krankengymnastik abgeschlossen hat, darf allerdings weiterhin die Berufsbezeichnung „Krankengymnast/in" führen.

Der Physiotherapeut ist dazu ausgebildet, um mit den Mitteln der physikalischen Therapie gestörte Körperfunktionen wiederherzustellen bzw. verlorengegangene Funktionen zu kompensieren sowie verbliebene Fähigkeiten optimal zu nutzen. Dabei steht die Verbesserung von Koordination, Kraft und Ausdauer im Mittelpunkt. Dazu wird die Bewegung zur Unterstützung von Heilungsprozessen oder zur Verhinderung von Fehlentwicklungen genutzt. Bevorzugt werden aktive Methoden der Bewegungs- und Atemtherapie eingesetzt. Sie werden vorbereitet, unterstützt und ergänzt durch die passiven Techniken der Massage, der Wärme- und Kältetherapie, der Wasser- und Elektrotherapie. Von besonderer Bedeutung in der Behandlung ist die Fähigkeit des Therapeuten, den Patienten zur Mitarbeit zu gewinnen und seine Selbständigkeit anzuregen.

Jede Behandlung beginnt mit der Erarbeitung eines auf den Patienten angepaßten Behandlungsprogrammes. Neben einem Übungsprogramm, das von der passiv geführten Bewegung über die Bewegung gegen Widerstand bis zur vom Patienten frei geführten Bewegung in Einzelarbeit oder in Gruppen reicht, stehen die physikalisch-therapeutischen Anwendungen und apparativen Hilfen wie Bälle, Keulen, Ringe, Sprossenwand, Schlingentische oder Traktionsgeräte. Diese können die Bewegung erleichtern oder erschweren und damit gezielt zur Verstärkung oder Förderung einzelner Muskelgruppen eingesetzt werden [5c].

Die *Ausbildung* zum Physiotherapeuten dauert drei Jahre. Davon sind zwei Jahre als Lehrgang an staatlich zugelassenen Fachschulen durchzuführen. Ein Jahr dient als Praktikum, es wird von Unterricht begleitet. Die Ausbildung endet mit einer staatlichen Prüfung.

2.3.2 Masseur und medizinischer Bademeister

Mit dem Gesetz über die Berufe in der Physiotherapie vom 26. Mai 1994 wurde u.a. die bis dahin übliche Zweiteilung in die Berufsbilder „Masseur" bzw. „Masseur und medizinischer Bademeister" aufgehoben, da sich der Unterschied zwischen beiden im wesentlichen auf Art und Umfang des Praktikums beschränkte. Die Ausbildung zum Masseur und medizinischen Bademeister soll dazu befähigen, durch geeignete Methoden der physikalischen Therapie Hilfen zur Heilung und Linderung, zur Wiederherstellung oder Verbesserung von Leistungsfähigkeit, Gesundheit und Wohlbefinden zu geben. Schwerpunkte der Tätigkeit liegen in der Massage, der Bewegungstherapie (früher als Heilgymnastik bezeichnet) und dem medizinischen Bäderwesen [5a].

Neben der allgemeinen, der sogenannten *klassischen Massage* mit ihren fünf Elementarbegriffen (Streichen, Reiben, Kneten, Klopfen, Erschüttern) muß der Masseur die wichtigsten Spezialmassagetechniken beherrschen. Wird die Massage großflächig angelegt, wirkt sie allgemein über die Muskulatur auf Kreislauf und Stoffwechsel. In kleinflächiger bis punktförmiger Anwendung mit den Fingerkuppen wirkt die Massage unter systematischer Ausnutzung reflektorischer Zusammenhänge auf das Nervensystem. Dann ist sie eine gezielte Neuraltherapie und übt über den Reflexweg Fernwirkungen auf innere Organe wie auf Bereiche des Bewegungsapparates aus.

Zur *Bewegungstherapie* gehören passive, aktive oder Widerstandsübungen. Wie bei der Massage gibt es auch hier besondere Methoden, z.B. für Personen mit bestimmten körperlichen Einschränkungen wie Skoliotiker, Spastiker oder Patienten mit Kinderlähmung. Sie stellen vielfach eine Ergänzung der klassischen Massage dar.

Wärme- und Kältebehandlungen mit Packungen mit Peloiden, Paraffin, Moorparaffin und anderen Ingredienzien oder als Wärmebestrahlungen (mit unterschiedlichen Techniken) dienen vielfach als vorbereitende Maßnahmen für die weitere Behandlung. Sie werden zur Hyperämisierung, Entkrampfung und Schmerzlinderung eingesetzt. Zur Behandlung von Lähmungen, Erschlaffungen usw. werden galvanisch-faradische Reizströme, für Gefäßentkrampfungen und zur Verbesserung der Durchblutung der Extremitäten werden hydroelektrische Behandlungen (Zwei- und Vierzellenbäder) genutzt. Ferner werden diverse elektrotherapeutische Verfahren eingesetzt.

Ein weiteres umfangreiches Behandlungsgebiet sind *medizinische Bäder*. Je nach Zielsetzung werden Bäder mit vegetabilischen Extrakten, ätherischen Ölen oder Huminsäuren verordnet. Ferner werden Moorschlamm- und Moorextraktbäder, Kohlensäure-, Sauerstoff-, Kohlendioxidgas-, Sole- und Schwefelbäder genutzt. In diesen Bereich gehören auch die verschiedenen hydrotherapeutischen Anwendungen nach Kneipp sowie diverse Sonderverfahren, wie Unterwasser-Strahl- (oder Druck-)Massage, die häufig besonderer Einrichtungen bedürfen.

Die *Ausbildung* umfaßt seit dem 1. Juni 1994 einen Lehrgang von zwei Jahren Dauer, der theoretischen und praktischen Unterricht, eine praktische Ausbildung sowie eine sechsmonatige praktische Tätigkeit (Praktikum) einschließt.

2.3.3 Bewegungs- und Sporttherapeuten, Gymnastiklehrer

Für den Bereich der „aktiven bzw. aktivierenden Verfahren", die auch einen pädagogischen Auftrag umfassen, sind in der Regel ebenfalls Bewegungs- und Sporttherapeuten sowie Gymnastiklehrer mit jeweils unterschiedlichen Schwerpunkten ausgebildet.

Sportlehrer haben ihre wichtigste Aufgabe in der Motivation zur sportlichen Betätigung. Die – im Rahmen unterschiedlicher Sportarten – vermittelbaren Körper- und Bewegungserfahrungen haben neben dem Training von Ausdauer und Leistungsfähigkeit auch wichtige psychosoziale Zielsetzungen, indem sie zur Stabilisierung von Selbstwertgefühl und zur Vermittlung von sozialen Erfahrungen beitragen. Gerade im Rahmen der Rehabilitation steht daneben das Ziel der Gesundheitsförderung und Gesundheitserhaltung durch Bewegungsschulung im Vordergrund. Dazu ist es wichtig, grundlegende Informationen über angemessene sportliche Übungen und sinnvolle Durchführungsformen vermitteln zu können [5e]. Sportwissenschaft ist in der Regel ein achtsemestriges Hochschulstudium, welches als Hauptfach im Rahmen des Lehramtsstudiums oder als Diplom- oder Magisterstudiengang studiert werden kann.

Gymnastiklehrer sind dazu ausgebildet, einzelnen oder Gruppen, entsprechend ihrem Alter und der physischen und psychischen Belastbarkeit gezielte bewegungspädagogische Anregungen zu geben. Damit sollen Bewegungs- und Wahrnehmungsfähigkeit, Ausdruckskraft und Körpergefühl gesteigert sowie insgesamt die Kondition verbessert werden. Im Rahmen von Trainingsgymnastik geht es darum, in allen Leistungs- und Altersstufen gezielt Flexibilität, Koordination, Kraft, Schnelligkeit und Ausdauer zu schulen. Die Ausbildung dauert drei Jahre und umfaßt praktische und theoretische Teile sowie didaktische Grundlagen und Praktika. Sie erfolgt an staatlich zugelassenen Berufsfachschulen und endet mit einer staatlichen Prüfung [5k].

Die Bezeichnung „*Bewegungstherapeut*" wird zwar häufig benutzt, ist aber verhältnismäßig allgemein und unklar. Oft werden damit Übungsleiter für ambulantes Funktionstraining oder Rehabilitationssport gemeint, welche entsprechend der Vorschriften der Gesamtvereinbarung über den Rehabilitationssport und das Funktionstraining vom 1. Januar 1994 eine spezielle Fortbildung des Deutschen Sportbundes, des Deutschen Behindertensportverbandes oder vergleichbarer Organisationen durchlaufen haben.

2.3.4 Ergotherapeuten (Arbeits- und Beschäftigungstherapeuten)

Beschäftigungs- und Arbeitstherapie, auch Ergotherapie genannt, strebt die Wiederherstellung oder erstmalige Herstellung verlorengegangener oder noch nicht vorhandener körperlicher, geistiger oder seelischer Funktionen an. Dies steht unter dem übergeordneten Ziel, größtmögliche Selbständigkeit und Unabhängigkeit des Patienten im täglichen Leben zu erreichen.

In der Rehabilitation geht es dabei häufig um die Hilfe zur Kompensation ausgefallener Funktionen oder die Adaptation an Behinderungen im Alltag. Der Behandlungsplan, die spezielle Zielsetzung, die Auswahl der Behandlungsform und der Therapiemittel werden aufgrund der ärztlichen Verordnung, der Diagnose, der Anamnese und des ergotherapeutischen Befundes vom Ergotherapeuten eigenverantwortlich erstellt und entschieden. Die Behandlungsschwerpunkte können je nach Ausfällen und Erkrankungsformen mehr auf motorischer, geistig-(kognitiver) oder psychischer Ebene liegen. In der Behandlung wird mit Methoden und Medien gearbeitet, die praktische Aktivitäten erfordern und ermöglichen. So werden lebenspraktische Handlungen, handwerkliche Aktivitäten und gestalterische Prozesse als gezielte therapeutische Maßnahmen wirksam.

Darüber hinaus ist es eine häufige Zielsetzung, den Weg der beruflichen und sozialen (Wieder-) Eingliederung vorzubereiten. Auf der Grundlage von Belastungserprobungen werden dazu gezielte Fördermaßnahmen erarbeitet, um Grundarbeitsfähigkeiten im instrumentellen (Handlungsfertigkeit oder kognitive Leistungsfähigkeit) und sozioemotionalen Bereich zu verbessern. Konkrete Maßnahmen lassen sich in der Regel den folgenden Bereichen zuordnen:

- funktionelle Ergotherapie
- Selbsthilfetraining (Aktivitäten des täglichen Lebens)
- Haushaltstraining
- Konzentrations- und Stabilisationstraining
- Gruppenverfahren.

Von besonderer Bedeutung ist schließlich die Beratung über eine adäquate Hilfsmittelversorgung und die Unterstützung und Anleitung zum Gebrauch derselben, ggf. auch die diesbezügliche Beratung von Angehörigen [5i].

Die *Ausbildung*, die in staatlich zugelassenen Fachschulen möglich ist, umfaßt theoretische und praktische Anteile. Sie dauert drei Jahre und schließt mit einer staatlichen Prüfung.

Die Ergotherapie hat besondere Bedeutung in den Bereichen Orthopädie/Unfallchirurgie und Neurologie, darüber hinaus – mit etwas anderer Zielsetzung – in der Geriatrie, der Psychiatrie bzw. der psychosomatisch-psychotherapeutischen Behandlung.

2.4 Logopäden

Bei neurologischen Störungen finden sich ebenso wie bei Entwicklungsstörungen von Kindern häufig Stimm-, Sprech- und Sprachstörungen, die einer gezielten logopädischen Behandlung bedürfen. Wegen der Komplexität der Störungen steht am Beginn der Behandlung eine gezielte logopädische Untersuchung, in die auch Ergebnisse der Beratungen mit weiteren Therapeuten im Rehabilitationsteam eingehen. Je nach Ergebnis der Diagnostik kann die Therapie, die oft auch die Beratung von Angehörigen einschließt, sehr unterschiedlich aussehen. Während bei bestimmten Stimmstörungen eine kurze Beratung ausreichen kann und bei Dysarthrien ggf. nur wenige Therapiesitzungen zum Einüben veränderter Sprechtechniken erforderlich sind, kann – etwa bei Aphasien – eine intensive und längerdauernde Einzeltherapie mit psychotherapeutischen Elementen erforderlich sein.

Die *Ausbildung* zum Logopäden dauert drei Jahre und erfolgt an den zur Zeit etwa 40 staatlich zugelassenen Fachschulen. Daneben existiert an der Technischen Universität Aachen ein achtsemestriges Studium zum Diplomlogopäden [5m].

2.5 Krankenpflegekräfte und Krankenpflegehelfer

Krankenschwestern und -pfleger sind eigenverantwortlich für die an den Zustand des Patienten angepaßte Pflege zuständig. Nach Anweisung des Arztes führen sie Untersuchungs- und Behandlungsmaßnahmen durch und sind auch für die organisatorische Koordination des Behandlungsablaufs zuständig. Sie

- beobachten Veränderungen am Patienten (Puls, Atmung etc.)
- helfen bei der Körperpflege, Nahrungsaufnahme, bei Ausscheidungen sowie beim Aufstehen und Gehen
- verabreichen Arzneien, geben Spritzen, legen Verbände an
- begleiten den Arzt bei Visiten, unterstützen ihn bei den Behandlungen und bereiten den Patienten auf Untersuchungen und Behandlungen vor
- erkennen Nöte und Schwierigkeiten des Patienten und helfen Probleme und Belastungen zu verarbeiten
- dokumentieren die Pflege und Behandlung des Patienten
- beraten und leiten Patienten und Angehörige in der Pflege und – soweit möglich – Selbstbehandlung
- darüber hinaus erledigen sie alle notwendigen schriftlichen Arbeiten auf der Station wie Kurven und Karteien führen, Berichte schreiben etc.

Pflegekräfte sind in den meisten Fällen die ersten Ansprechpartner des Patienten. Von besonderer Bedeutung ist daher ihre Fähigkeit zum Kontaktaufbau mit dem Patienten und zur unterstützenden und motivierenden Gesprächsführung [5g].

Pflegekräfte haben in der Rehabilitation neben den speziellen pflegerisch/betreuenden auch anleitende und motivierende Aufgaben. Dabei üben sie einerseits beaufsichtigende Funktionen aus (Einhaltung des therapeutischen Programms), andererseits sind sie Ansprechpartner für den Patienten. Einen besonderen Stellenwert nimmt nicht selten das Training lebenspraktischer Fähigkeiten und die Unterstützung bei Maßnahmen zur praktischen Krankheitsadaptation (z.B. Anleitung zur Selbstkontrolle, etwa bei der Blutdruck- oder Blutzuckerbestimmung) ein.

Die *Ausbildung* erfolgt in staatlich zugelassenen Krankenpflegeschulen, die zumeist an Krankenhäusern angesiedelt sind. Sie dauert drei Jahre, umfaßt zu zwei Dritteln praktische und zu einem Drittel theoretische Anteile und schließt mit einer staatlichen Prüfung.

Die Ausbildung zum *Krankenpflegehelfer bzw. zur Krankenpflegehelferin* ist hinsichtlich Umfang und Inhalt deutlich eingeschränkter als die Krankenpflege-Ausbildung. Zentrale Aufgabe ist die Unterstützung der Krankenschwester bzw. des Krankenpflegers bei der Pflege und Betreuung des kranken Menschen [51].
Schwerpunktmäßig geht es um

- hauswirtschaftliche Aufgaben zur Gewährleistung von Sauberkeit und Ordnung im engeren Pflege- und Therapiebereich (nicht jedoch grobe Reinigungsarbeiten)
- Durchführung der Grundpflege
- Patientenbeobachtung und Berichterstattung
- Durchführung von Maßnahmen der Physikalischen Therapie (Verabreichen von Eisbeutel, Wärmflaschen, Wickel und Umschlägen, evtl. auch Inhalationen oder Rotlichtbestrahlungen)
- Ausführen einfacher ärztlicher Verordnungen
- Mithilfe bei der Aufnahme, Verlegung, Entlassung von Patienten
- Mithilfe bei der speziellen Pflege und bei besonderen Aufgaben (Notfälle, Betreuung Sterbender u.ä.)
- Vorbereitung, Mithilfe und Nachbereitung bei diagnostisch-therapeutischen Maßnahmen.

Die *Ausbildung* zum Krankenpflegehelfer erfolgt in einjährigen Lehrgängen an Krankenpflegeschulen, sie endet mit einer staatlichen Prüfung.

In der Rehabilitation werden an die Mitarbeiter des Pflegebereiches teilweise andere Anforderungen gestellt als im kurativen Bereich (Krankenhaus), auf den ihre Ausbildung eigentlich ausgerichtet ist. Die Ausbildungseinrichtungen für Krankenpflege- und Pflegehilfskräfte können, da sie zumeist an Krankenhäuser angegliedert sind, vielfach nur bedingt die besonderen Aufgaben in der Rehabilitation berücksichtigen. Dies gilt in besonderem Maße für die Rehabilitation bei neurologischen, psychiatrischen oder im weiteren Sinne psychosomatischen Erkrankungen, trifft aber im Prinzip für alle Indikationsbereiche zu. Um so wichtiger ist eine spezielle berufliche Qualifizierung für Pflegekräfte in der Rehabilitation, bei der insbesondere Fähigkeiten zur aktivierenden Pflege und zum Training in lebenspraktischen Fähigkeiten verbessert werden.

2.6 Sozialarbeiter, Sozialtherapeuten und Sozialpädagogen

Sozialarbeit und Sozialpädagogik sind darauf gerichtet, dem einzelnen bei der Daseinsvorsorge, d.h. der sozialen, beruflichen, familiären und gesellschaftlichen Integration zu helfen, soweit er hier einer Unterstützung bedarf.

Ausgangspunkt der Beratungsgespräche ist eine Sozialanamnese mit dem Ziel, die individuelle Lebens- (und Berufs-)Situation des Patienten sowie seine Bewältigungskompetenzen und -ressourcen und seine Leistungsfähigkeit in motorischer, kognitiver und psychosozialer Hinsicht besser einzuschätzen. Sodann werden auf die individuelle Situation abgestellte Hilfen zur Überwindung bestehender Problemlagen entwickelt, und es werden – ggf. in weiteren Beratungsgesprächen – die Erfahrungen mit der Umsetzung besprochen [18].

Im Bereich der Rehabilitation geht es häufig um den Weg in eine neue Normalität mit verändertem Gesundheitsverhalten und mit der Notwendigkeit, Anpassungsleistungen hinsichtlich der eigenen Leistungsfähigkeit zu berücksichtigen. Besondere Bereiche können sein:

- Fragen der beruflichen Wiedereingliederung
- Schritte zur Wiederaufnahme der Arbeit
- Vorbereitung auf berufsfördernde Leistungen (Berufsfindung, Arbeitserprobung, Arbeitshilfen u.a.)
- Probleme im häuslichen Umfeld (z.B. Haushaltshilfe, häusliche Krankenpflege)
- Probleme der finanziellen Sicherung und Fragen zu speziellen Rehabilitationsleistungen.

Die Berufe des Sozialarbeiters/Sozialpädagogen sind aus verschiedenen Entwicklungslinien Ende des letzten und zu Beginn dieses Jahrhunderts entstanden. Unterschiedliche Berufsbezeichnungen („Jugendleiterin", „Wohlfahrtspfleger", „Fürsorgerin") wurden nach dem Zweiten Weltkrieg sukzessive ersetzt, und die Lehrpläne wurden zunehmend vereinheitlicht. Die Ausbildung erfolgt seit 1971 überwiegend als grundständiges Studium an Fachhochschulen für Sozialwesen und endet mit der Diplomprüfung. Die historisch erklärbare Unterscheidung von Sozialarbeitern und Sozialpädagogen wird zunehmend als überholt angesehen, sie hat in der Ausbildung und der Berufsausübung kaum noch eine Bedeutung [5b].

In stationären Rehabilitationseinrichtungen sind inzwischen vielfach eigene Sozialarbeiter/Sozialpädagogen beschäftigt, deren Tätigkeit ggf. durch regelmäßige Besuche von Rehabilitationsberatern der Rehabilitationsträger unterstützt wird. Demgegenüber ist der Zugang hierzu im ambulanten Bereich schwieriger. In den meisten Fällen wird eine Beratung durch die Reha-Berater der jeweils zuständigen Institutionen, z.B. die Krankenkassen, angeregt werden müssen.

Die Krankenkassen verfügen ebenso wie Rentenversicherungsträger inzwischen regelmäßig auch über einen *Reha-Fachberatungsdienst*, der in der Regel das Gesamtfeld der möglichen Hilfen – auch von anderen Trägern – überblickt und dementsprechend umfassend beraten kann. Gelegentlich handelt es sich bei den Reha-Beratern der Sozialleistungsträger allerdings nicht um gezielt für den Beratungsbereich ausgebildete Mitarbeiter, sondern um Verwaltungskräfte, die besondere Schulungen erhalten haben.

Eine besondere Funktion haben Sozialarbeiter/Sozialtherapeuten in vielen Kliniken zur Rehabilitation bei psychischen und neurologischen Erkrankungen einschließlich Suchterkrankungen. Hier ist die *Soziotherapeutische Abteilung* ein zentraler Funktionsbereich, in dem es darum geht, den Rehabilitanden gestuft – z.B. durch Belastungserprobungen – an die Belastungen des Alltags heranzuführen und die in diesen Bereichen auftretenden Erfahrungen mit ihm zu besprechen; ferner werden hier häufig Maßnahmen zur beruflichen Rehabilitation mit dem Rehabilitanden vorbereitet. Speziell in der Suchtrehabilitation sind Sozialarbeiter/Sozialpädagogen darüber hinaus häufig auch therapeutisch tätig und arbeiten hier als Bezugstherapeuten oder Gruppentherapeuten.

2.7 Pädagogen

In die Rehabilitation von Kindern und Jugendlichen werden häufig *Lehrkräfte* einbezogen, um schulische Nachteile oder Verzögerungen, die sich durch eine erforderliche medizinische Rehabilitation ergeben könnten, zu verhüten oder um schulische Benachteiligungen, die sich aufgrund bestehender Gesundheitsschäden ergeben haben, auszugleichen.

In der Rehabilitation von Erwachsenen sind schließlich zunehmend auch *Diplompädagogen* beteiligt. Sie sind besonders qualifiziert, um Maßnahmen der Gesundheitsbildung durchzuführen und hier konzeptionell mitzuwirken. In der universitären Ausbildung liegen die Schwerpunkte dann in den Bereichen Erwachsenenpädagogik, verhaltensorientierte Pädagogik, Gesundheitsvorsorge und Gesprächsführung (an einer Universität auch: Rehabilitationspädagogik). Hier bestehen in der Ausbildung jedoch beträchtliche Unterschiede je nach dem individuellen Studienschwerpunkt.

2.8 Heil- und Sonderpädagogen

Heil- und Sonderpädagogik umfaßt erzieherisches Handeln bei Menschen, die in körperlicher, geistig-intellektueller, sensorischer oder sozialer Hinsicht schwer benachteiligt oder geschädigt sind. Sie zielt durch fördernde oder unterstützende Maßnahmen auf eine Verbesserung der Befähigung zum mitmenschlichen Zusammensein und die Teilhabe an der soziokulturellen Umwelt in der Gesellschaft. Die Heilpädagogik macht sich dabei Erkenntnisse der Psychologie, der Erziehungswissenschaft, der Medizin und Soziologie zunutze. Heilpädagogik geht insofern über die Pflege und Versorgung hinaus und strebt ein ganzheitliches, zielgerichtetes pädagogisches Handeln an. Der Begriff der „Sonderpädagogik" wird mehr im schulischen Kontext gebraucht und orientiert sich an „besonderen" Aufgabenfeldern wie geistige Behinderung, Körperbehinderung u.a., während im außerschulischen Bereich und insbesondere im Bereich der Jugendhilfe und der Behindertenhilfe der Begriff „Heilpädagogik" bevorzugt wird [5p].

Die heilpädagogische Ausbildung geschieht einerseits im Sinne einer Aufbau-Ausbildung an Fachschulen bzw. Fachakademien für Heilpädagogik und dauert hier 1 1/2 bis 2 Jahre. Sie soll auf der Basis einer sozialpädagogischen oder sozialpflegerischen Grundausbildung, in der Regel aber Erzieherausbildung, und einer dementsprechenden mehrjährigen Berufserfahrung für die heilpädagogische Arbeit mit behinderten/beeinträchtigten Menschen befähigen. Andererseits ist auch eine grundständige Ausbildung als Fachhochschulstudium über sieben bis acht Semester möglich.

2.9 Ernährungsberater

Rehabilitationsbezogene Aufgaben von Diätberatern bzw. Ökotrophologen in der Rehabilitation liegen in der qualifizierten und patientenzentrierten Beratung über Fragen einer angemessenen Ernährung. Dabei sind in der Regel die individuellen Lebensgewohnheiten und die allgemeine familiäre, soziale und berufliche Situation zu berücksichtigen. Dies erfordert eine hohe Kompetenz in der Gesprächsführung [16].

Die Ausbildung zum *Diätassistenten bzw. zur Diätassistentin* soll insbesondere die Kenntnisse, Fähigkeiten und Fertigkeiten vermitteln, die zur eigenverantwortlichen Durchführung diätetischer und ernährungsmedizinischer Maßnahmen auf ärztliche Anordnung oder im Rahmen ärztlicher Verordnung erforderlich sind. Hierzu gehören das Erstellen von Diätplänen sowie das Planen, Berechnen und Herstellen wissenschaftlich anerkannter Diätformen, ferner die Mitwirkung in der Prävention und Therapie von Krankheiten und die Durchführung ernährungsbezogener Beratungen und Schulungen [5j]. Die Ausbildung erfolgt an staatlich zugelassenen Fachschulen und dauert (seit Juni 1994) drei Jahre. Sie umfaßt praktische und theoretische Ausbildungsteile und schließt mit einer staatlichen Prüfung ab.

Der relativ junge Studiengang der *Ökotrophologie bzw. Ernährungswissenschaft* bereitet die Studenten darauf vor, sich auf wissenschaftlicher Grundlage mit Fragen der richtigen, vollwertigen Ernährung des Menschen zu befassen. Die Ausbildung ist dabei sehr breit ausgerichtet, um dem Absolventen den Zugang zu verschiedenen Gebieten zu eröffnen. Neben Lehrtätigkeiten, Verwaltungs- und Koordinationsaufgaben kommen Forschung und in einigen Ausbildungseinrichtungen auch der Bereich „Ernährungsberatung“ als Berufsfelder in Frage. Je nach Ausbildungsstätte sind hierfür allerdings nur beschränkte Spezialisierungsmöglichkeiten gegeben. Das Studium der Ökotrophologie dauert acht Semester und kann an Fachhochschulen und Universitäten erfolgen [5f, 5h].

2.10 Weitere Berufsgruppen

Orthoptisten arbeiten gemeinsam mit Fachärzten in augenärztlichen Praxen oder Augenkliniken. Sie stellen die Sehschärfe fest und führen therapeutische Schulungen (z.B. Augenmuskeltraining) und Beratungen durch. Die Ausbildung erfolgt in speziellen Fachschulen und dauert drei Jahre [5n].

Kunsttherapeuten arbeiten vorwiegend im Bereich der Rehabilitation bei psychischen Störungen, z.T. auch bei Suchterkrankungen. Sie sind dazu ausgebildet, mit künstlerischen Mitteln (Malerei, Plastik, Graphik) zur Eigenaktivität anzuregen, eine Harmonisierung zu bewirken und damit gesundende Kräfte zu fördern bzw. zu reaktivieren. Insgesamt soll eine Stabilisierung der Persönlichkeit angestrebt werden, um Belastungen durch Krankheiten oder körperliche Einschränkungen besser zu bewältigen. Der Einsatz künstlerischer Mittel setzt eine Ausbildung als bildender Künstler voraus und erfolgt unter Nutzung relevanter Kenntnisse aus Pädagogik, Psychologie und Medizin und weiteren angrenzenden Fachgebieten. Die grundständige Ausbildung an den beiden staatlich anerkannten Fachhochschulen für Kunsttherapie ist überwiegend anthroposophisch ausgerichtet. Sie setzt neben Interesse am künstlerischen Gestalten und der Befähigung zum künstlerischen Arbeiten die Fachhochschulreife voraus, dauert vier Jahre (12 Trimester) und endet mit einer Diplomprüfung und -arbeit [5d].

Stomatherapeuten sind speziell weitergebildete Fachkräfte (zumeist Krankenpflegekräfte), die bei Anus-praeter- und Urostoma-Patienten eine Anleitung zur Stomaversorgung geben und ihnen helfen, sich selbst zu versorgen. Hierzu gehört u.a. die Irrigation. Zu den Aufgaben der Stomatherapeuten gehört auch die Fistelversorgung und vor allem die Inkontinenzbetreuung. Diese sehr zeitaufwendige und nicht leicht zu vermittelnde Fähigkeit ermöglicht es vielen Stomapatienten, ohne offensichtliche Einschränkungen am beruflichen Leben teilzunehmen und damit ein hohes Maß an Lebensqualität zu erhalten.

Es gibt daneben eine Vielzahl *weiterer Berufsausbildungen*, die unter anderem auch zur Tätigkeit in der Rehabilitation hinführen können. Dies sind neben den bereits genannten sowie einer Reihe von medizinischen Assistenzberufen auch bereichsspezifische Ausbildungsgänge, so z.B. Erzieher und Kinderkrankenpflegekräfte in der Rehabilitation bei Kindern oder Altenpflegekräfte in der geriatrischen Rehabilitation, darüber hinaus aber auch Berufe des Gesundheitshandwerks sowie Spezialtherapeuten (Musiktherapeut, Gestaltungstherapeut u.a.).

3 Fort- und Weiterbildung der Mitarbeiter in der Rehabilitation

Qualität, Erfolg und auch die Anerkennung der medizinischen Rehabilitation hängen entscheidend von der Qualifikation der Mitarbeiter im therapeutischen Bereich ab. Sie müssen die grundlegenden Ziele der Rehabilitation und ihre Bedeutung für die eigene Aufgabenstellung zur Leitlinie ihres Handelns machen, auf dieser Grundlage die Beziehung zum Rehabilitanden gestalten und die einzelnen therapeutischen Maßnahmen umsetzen. Die Anforderungen, die sich daraus für die Aus-, Fort- und Weiterbildung der einzelnen Berufsgruppen ergeben, sind unterschiedlich weit umgesetzt [20].

Das primär kurativ-medizinisch geprägte Ausbildungssystem im Gesundheitswesen vermittelt derzeit nur selten ausreichendes rehabilitatives Wissen. Auch wenn rehabilitative Inhalte in den Ausbildungsprogrammen verschiedentlich vorhanden sind, so nehmen sie innerhalb der einzelnen Lehrpläne oft nur einen geringen Stellenwert ein. Dies ist u.a. auf die traditionelle Struktur der Ausbildung der verschiedenen Gesundheitsberufe mit ihrer weitgehenden Einbindung in das überwiegend somatisch orientierte Medizinsystem zurückzuführen. Damit verbunden ist, daß die rehabilitativen Inhalte – soweit es den Bereich der Medizin betrifft – unter den Lernenden zu wenig Attraktivität und unter den Lehrenden zu wenig Reputation besitzen.

Während es in der berufsqualifizierenden *Ausbildung* um die Grundlagen zur fachgerechten

Ausübung eines Berufes geht, bilden *Weiterbildungsgänge* darauf aufbauende Spezialisierungen oder Zusatzqualifikationen mit spezifischer Graduierung oder Anerkennung. *Fortbildungsangebote*, die nicht selten auch berufsgruppenunabhängig erfolgen, zielen hingegen auf die Vermittlung spezieller Fähigkeiten und Kenntnisse und sind häufig auf bestimmte Tätigkeitsfelder bezogen.

Die allgemeine *Zielsetzung rehabilitationsbezogener Aus-, Fort- und Weiterbildung* läßt sich so umschreiben: Die Qualifikation für rehabilitative Tätigkeit umfaßt Kenntnisse, Fähigkeiten und Fertigkeiten, die erforderlich sind, um rehabilitative Maßnahmen in der Gesundheitsversorgung sachgerecht und patientenorientiert durchzuführen. Entsprechend der jeweiligen beruflichen Ausrichtung geht es dabei um Kompetenzen, die es dem einzelnen Mitarbeiter ermöglichen, im Rahmen des therapeutischen und betreuenden Netzwerkes (Rehabilitationsteam) an der Durchführung der Rehabilitation mitzuwirken.

Zu den zentralen (berufsgruppenübergreifenden) Lerninhalten für alle Gesundheits- und Sozialberufe in der Rehabilitation werden folgende Bereiche gezählt [13]:
- klientenzentrierte Kommunikation
- ethische Grundlagen der Rehabilitation
- Kenntnis der häufigsten Behinderungsarten aus dem jeweiligen Tätigkeitsfeld
- Struktur- und Überblickswissen zum Rehabilitationswesen
- Techniken der Teamarbeit.

Sie müssen ergänzt werden um die für jeden Beruf spezifischen allgemeinen und rehabilitationsbezogenen Kompetenzen.

Ein wichtiges Lernziel ist bei allen beteiligten Berufen die Fähigkeit, den Patienten als Subjekt seines Rehabilitationsprozesses zu verstehen und ihm auch in dieser Rolle gegenüberzutreten.

> „Die Fähigkeit der Profis, mit dem Rehabilitanden, dem einzigen ‚Non-Professional' in der Gruppe, so umzugehen, daß er einerseits eigene Vorstellungen frei einzubringen vermag und sich respektiert fühlt, andererseits aber unter dem Eindruck der Vertrauenswürdigkeit seiner Gesprächspartner deren Vorstellungen zu bedenken und zu akzeptieren bereit ist, stellt eine der wichtigsten Voraussetzungen dar, die eine im Team arbeitende Rehabilitationsfachkraft erfüllen muß. Dazu gehört eine einfache und klare Sprache, die deshalb weder undifferenziert noch fachlich ungenügend sein muß!" [23].

In der medizinischen Rehabilitation liegt – mehr als in anderen Bereichen der Gesundheitsversorgung – ein übergreifendes therapeutisches Ziel bei der Anleitung des Patienten zur aktiven Mitarbeit in der Rehabilitation sowie zur Umsetzung des Gelernten in den Alltag und zur Beibehaltung von Veränderungen im Anschluß an die Behandlung [1]. Da die aktive Beteiligung des Patienten in allen Therapie- oder Funktionsbereichen der Rehabilitation entscheidend ist, kann dieses Ziel nur erreicht werden, wenn es von allen Mitarbeitern des therapeutischen Teams verstanden wird und im Hintergrund ihrer therapeutischen Bemühungen steht. Das bedeutet, daß jeder therapeutische Mitarbeiter in der Lage sein sollte, dem Patienten zu erklären, welchen Zweck bestimmte Interventionen verfolgen, und daß er ihn motivieren kann, eigene Bemühungen in den Behandlungsablauf einzubringen. Schließlich sollte er Probleme im Behandlungsablauf und im Kontakt mit dem Patienten erkennen und damit förderlich umgehen können. Die Fähigkeit zur patientenzentrierten Ge- sprächsführung sowie zum konstruktiven Umgang mit Konflikten und Belastungen, welche die Therapeut-Patient-Beziehung in allen Therapiebereichen beeinträchtigen können, sind somit wichtige psychosoziale Lernziele berufsbegleitender Fort- und Weiterbildung aller rehabilitativen Mitarbeiter. Neben speziellen Fortbildungsmaßnahmen zu diesen Themen sind *Teambesprechungen und Balint-Arbeit oder begleitende Supervision* der therapeutischen Mitarbeiter notwendige Maßnahmen, die einer kontinuierlichen Förderung der rehabilitativen Kompetenzen der Mitarbeiter dienen.

In den größeren Rehabilitationseinrichtungen findet vielfach eine regelmäßige *einrichtungsinterne Fortbildung* der Mitarbeiter statt, die sich am Tätigkeitsfeld und Aufgabenspektrum der Institution orientiert. Sie ist in vielen Fällen berufsgruppenübergreifend ausgerichtet und trägt so zu einem besseren Verständnis der verschiedenen Fachbereiche der Einrichtung untereinander bei. Für die meisten Berufsgruppen besteht jedoch darüber hinausgehend ein fachspezifischer Fort- und Weiterbildungsbedarf, der sich auf die Vermittlung spezieller Fähigkeiten richtet und zudem notwendig ist, um die Qualität der beruflichen Kompetenzen der Mitarbeiter zu sichern bzw. kontinuierlich weiterzuentwickeln [19].

Die bestehenden Weiterbildungsangebote für die verschiedenen Berufsgruppen in der Rehabilitation sind derzeit jedoch wenig übersichtlich und strukturiert. Einerseits fehlt es (bei verschiedenen Berufsgruppen) an Qualifizierungsangeboten, andererseits nicht selten an klaren Zielsetzungen. Gleichzeitig gibt es in manchen Bereichen eine Reihe von Zusatzqualifikationen und Zertifikaten, die aufgrund unterschiedlicher Inhalte nicht zu vergleichen sind [3].

Je nach Berufsgruppe liegen die Schwerpunkte unterschiedlich: Im ärztlichen Bereich wurden mit der Einführung der Gebiets- und Zusatzbezeichnungen zur Rehabilitation (siehe oben) zunächst Qualifizierungsziele geschaffen, die in einem zweiten Schritt auch zu einem Ausbau der rehabilitationsorientierten Fort- und Weiterbildung führen werden. Im Bereich der Physiotherapie, der per se rehabilitationsorientiert ist, richtet sich die Fort- und Weiterbildung häufig auf spezielle Techniken (z.B. Lymphdrainage). In der Psychologie finden sich zweckmäßige Fort- und Weiterbildungen entweder in der Vertiefung spezieller therapeutischer Methoden oder in der Anwendung therapeutischer Kompetenzen auf die Besonderheiten des rehabilitativen Feldes.

Spezielle Weiterbildungsangebote werden gegenwärtig für den Bereich der Pflegekräfte entwickelt. Die seit langem diskutierte begrenzte Eignung des Lehrplans der Pflegekräfte für die Anforderungen in der Rehabilitation hat dazu geführt, daß verschiedentlich Weiterbildungskonzepte zur Qualifizierung in *„Rehabilitationspflege“* erarbeitet wurden, um Vertiefungen und Spezialisierungen etwa in den Bereichen Training von Alltagsfertigkeiten und psychosoziale Betreuung zu ermöglichen (siehe oben).

Ein weiterer spezieller Bereich der Fort- und Weiterbildung ist die *Gesundheitsbildung*. Mit dieser in den meisten Feldern der medizinischen Rehabilitation zentralen Aufgabe sind zumeist unterschiedliche Berufsgruppen befaßt, die aber nur selten in ihrer Ausbildung speziell darauf vorbereitet wurden. Die Angebote der Gesundheitsbildung, d.h. geschlossene und teiloffene Gruppen zu bestimmten Themen, Seminare oder Einzelberatungen, setzen spezielle Kenntnisse, Kompetenzen und angeleitete Erfahrungsbildung in diesen Bereichen voraus. Die entsprechenden Fortbildungsmaßnahmen umfassen dementsprechend neben praktischen Übungsteilen u.a. Themen wie Gruppendynamik, Erwachsenenbildung, Rhetorik und patientenzentrierte Gesprächsführung.

Berufsgruppen an den ‚Schnittstellen‘ zur Rehabilitation: Detaillierte Kenntnisse über Aufgaben und Ziele der Rehabilitation sind auch bei den Berufsgruppen notwendig, die an den Schnittstellen zur medizinischen Rehabilitation tätig sind und insbesondere an der Einleitung medizinischer Rehabilitationsmaßnahmen sowie der begleitenden Betreuung und in der Nachsorge mitwirken. Dies gilt etwa für Gutachter, niedergelassene Ärzte und Krankenhausärzte, Betriebsärzte, Ärzte der Rentenversicherung, Rehabilitationssachbearbeiter und Reha-Fachberater der Sozialversicherungsträger sowie die Sozialdienste an Akut-Kliniken. Hier ist bislang vielfach ein unzureichendes Verständnis für die Belange der Rehabilitation bzw. für die Erfordernisse einer umfassenden rehabilitativen Behandlung im Interesse des Patienten festzustellen. Die Gründe sind dafür sicher vielfältig und teilweise historisch erklärbar (Verwechslung von Kur und Rehabilitation etc.). Eine nachhaltige Verbesserung der Situation, die eine frühzeitigere und umfassendere Nutzung der rehabilitativen Ressourcen nach sich ziehen dürfte, wird vor allem auch davon abhängen, wie weit es den Mitarbeitern in der Rehabilitation gelingt, ihre therapeutischen Ziele, ihre Arbeitsweise und die erreichbaren Ergebnisse einer qualifizierten Rehabilitation den Außenstehenden nachvollziehbar zu vermitteln.

4 Teamarbeit in der Rehabilitation – die tägliche Herausforderung

4.1 Voraussetzungen

Eine wichtige Voraussetzung für eine erfolgreiche Behandlung in der Rehabilitation besteht in der Art und Intensität der interdisziplinären Zusammenarbeit innerhalb der Rehabilitationseinrichtung. Die enge Kooperation in der Rehabilitation ist wesentliches Qualitätsmerkmal und damit auch ein Ziel der Fortbildung in der medizinischen Rehabilitation.

Die Tatsache, daß dabei viel von Teamarbeit gesprochen wird, heißt noch nicht, daß Teamarbeit auch tatsächlich stattfindet. In der Praxis findet man sehr unterschiedliche Arten von Zusammenarbeit. Teilweise wird sie weitgehend vermieden bzw. auf das Notwendigste reduziert, teilweise gab es vielversprechende Ansätze, die aber im Sande verlaufen sind. Kooperative Prozesse benötigen Zeit, erfordern Geduld, Frustrationstoleranz und Kompromißfähigkeit. Sie sind aber gleichwohl notwendig, weil sonst die Gefahr besteht, daß unterschiedliche Vorstellungen von der Rehabilitation an den einzelnen Patienten herangetragen werden und er hierdurch verunsichert wird. Dies kann im einfachsten Fall therapeutische Bemühungen nutzlos ‚verpuffen‘ lassen, im schlimmsten Fall den Patienten in seiner Bereitschaft behindern, sich als Subjekt in die Rehabilitation einzubringen und aktiv an der Rehabilitation mitzuwirken. Unzureichende Kooperation erschwert es schließlich auch, daß die Erfahrungen der verschiedenen beteiligten Therapeuten zusammengeführt und zur Planung der Behandlung genutzt werden können.

4.2 Belastungen der Zusammenarbeit

Die Berufsgruppen in der Rehabilitation unterscheiden sich nicht nur durch ihre Ausbildung und ihre Tätigkeitsfelder, sondern in erheblichem Maße auch durch ihr berufliches Selbst- und Fremdbild, ihre formale Stellung in der Einrichtung sowie durch weitere strukturelle Merkmale, nicht zuletzt auch durch das Einkommen. Je größer die Diskrepanz zwischen formalen, fachlichen und persönlichen Voraussetzungen ist, desto eher kann es auch zu unterschiedlichen Auffassungen, Mißverständnissen und letztlich Kommunikationsproblemen mit nachhaltigen Folgen für die Zusammenarbeit kommen.

Ein weiterer bedeutsamer Einflußfaktor auf die Zusammenarbeit ergibt sich aus den Anforderungen an die Rehabilitanden, die in den einzelnen Therapiebereichen naturgemäß voneinander abweichen und für den Patienten unterschiedlich leicht zu erfüllen sind. Dies wird in der Regel dazu führen, daß der Rehabilitand zu den therapeutischen Mitarbeitern in unterschiedlicher Weise Kontakt sucht, einzelne eher als Vertrauensperson ansieht, andere dagegen als verständnislos einschätzt und ihnen entsprechend reserviert gegenübertritt. Deutliche oder subtile Rückwirkungen auf das Verhältnis der Mitarbeiter zueinander sind dabei nicht zu vermeiden.

Spannungen in der interdisziplinären Zusammenarbeit sind durch die besonderen Bedingungen der rehabilitativen Behandlung vielleicht nicht vorprogrammiert, aber doch denkbar bzw. voraussehbar. Erfolgreiche Teamarbeit, die ein hohes Maß an Kooperation und gegenseitigem Vertrauen zuläßt, ist insofern eine tägliche Herausforderung, als sie durch vielfältige strukturelle und situativ-aktuelle Bedingungen ständig bedroht ist.

4.3 Formen der Teamarbeit

Die Begriffe „Kooperation“ und „Teamarbeit“ werden teilweise für jegliche Form der Zusammenarbeit verwendet, wenn sie die Minimalbedingung „gemeinsame Zielsetzung oder Aufgabe“ erfüllt. Häufig wird aber darunter auch nur die Form der Zusammenarbeit gekennzeichnet, die durch ein hohes Ausmaß gemeinsamer Kontakte und eine enge kooperative und konstruktive Zusammenarbeit gekennzeichnet ist.

Hinsichtlich der strukturellen Voraussetzungen und der Organisationsform der Kooperation lassen sich unterschiedliche qualitative Formen von Kooperation beschreiben. Wöhrl [24] unterscheidet *„berufsstrukturell bzw. konzeptionell geregelte Kooperation“*, *„zuarbeitende Kooperation“*, *„konsultative Kooperation“*, *„teamartige Kooperation“* und *„partizipative Kooperation“* [14]. Ausschlaggebend für die Unterscheidung sind der Grad der Integration der Leistungen, der Stellenwert verschiedener Abstimmungsmodalitäten und das Ausmaß der Partizipation der Rehabilitanden.

Während bei der *„berufsstrukturell bzw. konzeptionell geregelten Kooperation“* die einzelnen Berufsgruppen entsprechend ihrer Ausbildung und Funktion in der Einrichtung ihre Tätigkeit verrichten und keine regelmäßigen Absprachen stattfinden, erfolgen bei der *„zuarbeitenden Kooperation“* einzelfallbezogene Arbeitsaufträge. Die *„konsultative Kooperation“* (oder „multidisziplinäre Teamstruktur“) ist durch die gelegentliche bedarfsorientierte Einbeziehung weiterer Therapeuten in die Abstimmung über den Behandlungsplan gekennzeichnet (Abb. 6-1), während bei der *„teamorientierten Kooperation“* (oder „interdisziplinären Teamstruktur“) die Zusammenarbeit und wechselseitige Abstimmung der beteiligten Therapeuten über das therapeutische Vorgehen im Rahmen von Teambesprechungen etc. die Regel darstellt (Abb. 6-2). Letzteres ist immer dann anzustreben, wenn es darum geht, für

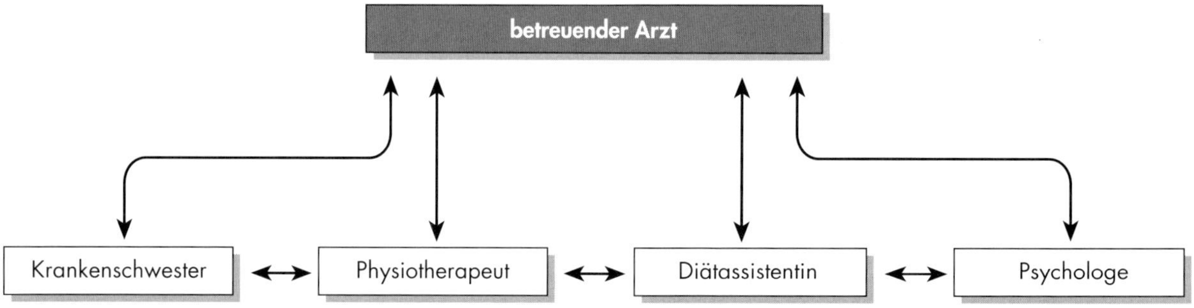

Abb. 6-1 Multidisziplinäre Teamstruktur in der Rehabilitation (nach [14]).

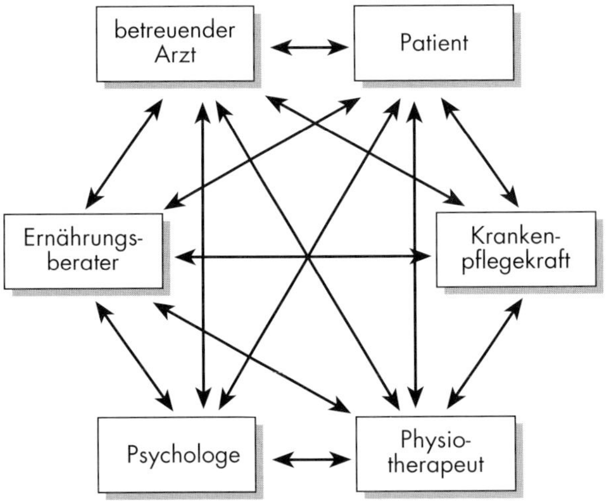

Abb. 6-2 Interdisziplinäre Teamstruktur in der Rehabilitation unter Einbeziehung des Patienten (nach [14]).

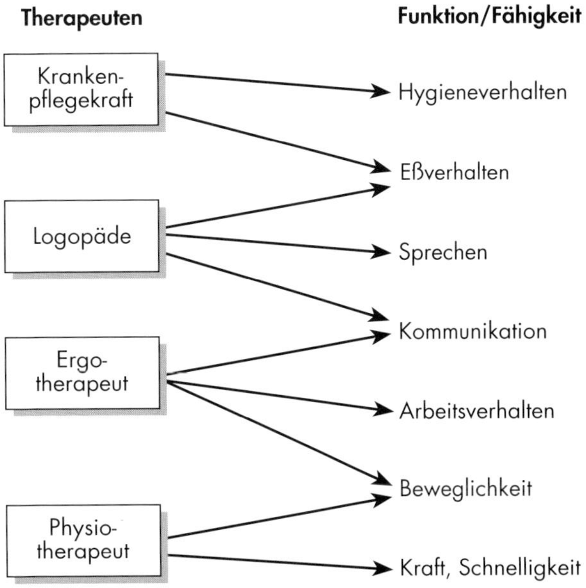

Abb. 6-3 Transdisziplinäre Aufgabenteilung in einem Rehabilitationsteam (nach [14]).

die Lösung anstehender Probleme die Kompetenz aller beteiligten Disziplinen und die Erfahrungen der beteiligten Mitarbeiter optimal zu nutzen und in den Problemlöseprozeß einfließen zu lassen.

Eine besondere Form der Zusammenarbeit, die häufig in der psychiatrischen Rehabilitation angestrebt wird, bildet die *„partizipative Kooperation"*. Hier wird die Besprechung und die Art der Kooperation zwischen den Mitarbeitern als Modell für die Gestaltung zwischenmenschlicher Beziehungen und Konfliktlösungsmechanismen und als Bestandteil des therapeutisch-rehabilitativen Prozesses verstanden. Der Patient wird dabei häufig als wichtigstes Mitglied des Teams bezeichnet und möglichst weit in die Teamstrukturen einbezogen.

Je nach Einrichtung, Organisationsstruktur und Art der zu erbringenden Leistungen werden unterschiedliche Formen der Zusammenarbeit zweckmäßig und überhaupt erreichbar sein. So wird in einer Klinik zur Behandlung von psychischen Störungen oder Abhängigkeiten eine intensivere Zusammenarbeit zwischen den verschiedenen Disziplinen erforderlich sein als in einer Klinik zur Rehabilitation bei Krankheiten der Haltungs- und Bewegungsorgane. In der ambulanten Rehabilitation werden, besonders wenn verschiedene Stellen beteiligt sind, häufig nur zuarbeitende oder im besten Falle konsultative Kooperationsformen umsetzbar sein. In einer größeren Einrichtung, beispielsweise einer Klinik, können wiederum auf den verschiedenen Ebenen und in verschiedenen Abteilungen unterschiedliche Formen der Teamarbeit angemessen sein. Ein höherer Grad an Integration und an Transparenz ist immer dann erforderlich, wenn – im Sinne einer „transdisziplinären Aufgabenteilung" [14] wie in der neurologischen Rehabilitation – verschiedene Therapeuten mit ihren jeweiligen Fachkompetenzen gleiche Funktionen und Fähigkeiten trainieren (Abb. 6-3).

4.4 Bedingungen produktiver Zusammenarbeit

Ansätze zur *Analyse der Interaktionsqualität* gehen davon aus, daß zur optimalen Erfüllung der anstehenden Aufgaben die Klärung von Beziehungsaspekten und die Aufrechterhaltung eines günstigen Arbeitsklimas erforderlich ist. Die Anstrengungen zur Aufgabenbearbeitung und zur Beziehungsklärung stehen dabei in einem Konkurrenzverhältnis. Die Zeit, die z.B. in Teamsitzungen zur Beziehungsklärung benötigt wird, geht für die Sacharbeit verloren. Die Qualität der Sacharbeit bzw. die erarbeiteten Lösungen können wiederum durch Beziehungsprobleme eingeschränkt sein. Beiträge einzelner Mitglieder werden dann beispielsweise nicht aus sachlichen, sondern aus persönlichen Gründen abgelehnt. Werden Inhalts- und Beziehungsaspekte vermischt, ist eine wichtige Voraussetzung für produktives Problemlösen nicht gegeben [8, 10, 11].

Produktive Zusammenarbeit in einem Team ist aber nicht das zufällige Zusammentreffen besonderer Bedingungen, sondern das Ergebnis eines gemeinsamen Entwicklungsprozesses der Teammitglieder. Wöhrl [23] beschreibt hierzu fünf Dimensionen, die für das Zustandekommen produk-

tiver Zusammenarbeit wesentlich sind (Tab. 6-1). Daneben lassen sich auch persönliche Voraussetzungen der Beteiligten beschreiben, die eine produktive Teamarbeit erleichtern [9, 24]:
- die Kenntnis der Arbeit der anderen Mitarbeiter und ihrer Erwartungen
- das Gespür dafür, wenn jemand anderes zuständig ist und was man von ihm erwarten kann
- die Integration der eigenen Leistungen in ein übergreifendes Gesamtkonzept
- das Verständnis des Konzeptes
- die Erfahrung der eigenen Person in Gruppen
- die Herausbildung von Interaktionskompetenz (z.B. die Fähigkeit, seinen Standpunkt darzustellen, die Bereitschaft und Fähigkeit, auf andere einzugehen, Gemeinsamkeiten herauszuarbeiten und Unterschiede konstruktuv zu besprechen).

Die strukturellen und organisatorischen Regelungen sollten so formuliert werden, daß die genannten Bedingungen für produktive Zusammenarbeit ermöglicht sind. So ist es beispielsweise wichtig, daß der Charakter von Besprechungen und Sitzungen definiert wird. Geht es um Informationsaustausch, eine wechselseitige Beratung oder um für alle verbindliche Entscheidungen? Um die Produktivität von Sitzungen zu gewährleisten, ist es ferner sinnvoll, klare Regeln für den Ablauf festzulegen, z.B. daß zunächst jeder Beteiligte berichtet, daß die Diskussionsleitung wechselt, daß jeder seine Auffassung von Entscheidungen vertreten kann und daß wichtige Vereinbarungen schriftlich festgehalten werden. Für den konkreten Ablauf von Besprechungen sind explizite Gesprächsregeln hilfreich; sie werden beispielsweise häufig von der themenzentrierten Interaktion (TZI) abgeleitet oder sie richten sich nach den Schemata der problemlösenden Gesprächsführung [8].

Für die Qualität der Zusammenarbeit ist die fachliche Fortbildung ebenso wichtig wie die persönliche und soziale Qualifikation. Hierzu können eine Reihe von Maßnahmen beitragen, wie Konzeptdiskussionen, Fallbesprechungen und die damit einhergehende Erarbeitung von Kriterien für gute und schlechte Arbeit, Hospitationen, Supervision, gruppendynamische Trainings, Selbsterfahrungsgruppen und die Mitarbeit in interdisziplinären Arbeitsgruppen [24].

Die für die Rehabilitation notwendige Zusammenarbeit der Berufsgruppen kann nur teilweise im Rahmen der Ausbildung oder der berufsgruppenspezifischen Weiterbildung vermittelt werden. „Teamfähigkeit" muß auch eine wichtige Zielsetzung der berufsgruppenübergreifenden Fortbildungsmaßnahmen in den Rehabilitationseinrichtungen darstellen, bei denen ein gemeinsames Verständnis des Aufgabenfeldes als Grundlage effektiver Zusammenarbeit erarbeitet und vertieft wird. Darüber hinaus ist die fallbezogene interdisziplinäre Zusammenarbeit im Sinne von Balint-Gruppen oder berufsgruppenübergreifenden, angeleiteten Supervisionsgruppen eine wichtige Maßnahme zur Förderung zur produktiven Zusammenarbeit in der Rehabilitation.

Ferner sind organisatorische Vorkehrungen notwendig, um Zusammenarbeit in hinreichendem Ausmaß zu ermöglichen. Rehabilitationsziele und -pläne müssen schriftlich formuliert sein, so daß sie transparent und diskussionsfähig sind. Die verschiedenen Teilziele sollten weitestgehend expliziert werden, und es sollten Zuständigkeiten geklärt sein. Teamgespräche und/oder Besprechungen müssen einen festen Bestandteil des Ta-

Tabelle 6-1 Bedingungen produktiver Zusammenarbeit (nach [23]).

zu vermeidende Extremvariante	*ausgewogenes Verhältnis zwischen...*			*zu vermeidende Extremvariante*
Verselbständigung	**Eigenständigkeit und Wahrung der beruflichen Identität**	↔	**Aufeinanderbezogensein, Entwicklung gemeinsamer Identität**	Verantwortungsdiffusion, Uniformität
Ablehnung jeglicher Führung	**Anspruch auf Gleichberechtigung**	↔	**Anerkennung notwendiger Führung**	genereller Führungsanspruch
Überstrapazierung persönlicher Beziehungen	**Vertrauen**	↔	**Achten auf die Äquivalenz von Leistungen**	Gegeneinanderaufrechnen von Leistungen
Versachlichung von Beziehungen	**Sachorientierung**	↔	**Beziehungsorientierung**	Verpersönlichung von Beziehungen
Formalisierung jeglicher Kontakte	**Festlegung von Kontakten**	↔	**Spontaneität**	Unverbindlichkeit der Zusammenarbeit

ges- oder Wochenplans der Einrichtung darstellen und bei Bedarf müssen kooperationsfördernde Maßnahmen, wie die Hinzuziehung außenstehender Supervision, möglich sein.

Eine zentrale Funktion bei der Förderung produktiver Kooperationsbeziehung kommt dem Leiter einer Abteilung, einer Einrichtung oder einer Station (z.B. Stationsarzt) zu. Die Regeln der Zusammenarbeit in „seinem" Team müssen von ihm wesentlich formuliert und vertreten werden. Im Sinne der Glaubwürdigkeit und Überzeugungskraft kommt es dann darauf an, wie weit er selbst bereit und in der Lage ist, sich an formulierte Regeln zu halten.

4.5 Zusammenarbeit mit vor- und nachbetreuenden Stellen

Von großer Bedeutung für die Erreichung der langfristigen Ziele der Rehabilitation ist die einzelfallbezogene, wechselseitige Verknüpfung der medizinischen Rehabilitationsbehandlung mit der Tätigkeit der vor- und nachbehandelnden Ärzte und weiteren Therapeuten. Dazu gehören zunächst der (Haus-)Arzt des Patienten, aber auch – bei Zustimmung des Patienten – Betriebs- und Arbeitsmediziner sowie ggf. weitere einzuschaltende Stellen wie der betriebliche Sozialdienst oder Rehabilitationsberater der Krankenkasse oder Rentenversicherung. Wichtig ist häufig auch die Motivierung und Anleitung des Patienten, jene Stellen aufzusuchen bzw. in Anspruch zu nehmen, die ihm in seiner Situation bzw. bei seinen Belastungen Unterstützung und Hilfestellung geben können, wie z.B. Beratungsstellen, Selbsthilfegruppen, und ihm entsprechende Kontaktanschriften mitzuteilen.

5 Perspektiven

Die medizinische Rehabilitation ist ein noch verhältnismäßig junges Gebiet in der Gesundheitsversorgung, das erst sukzessive an Profil gewinnt. Daraus ergibt sich, daß in vielen Bereichen mehr Fragen und Probleme beschrieben werden können als feste Antworten und gesicherte Verhältnisse. Gerade die berufliche Qualifizierung der therapeutischen Mitarbeiter ist ein Feld mit beträchtlichem Entwicklungsbedarf.

So ist insgesamt festzustellen, daß die rehabilitationsspezifische Ausbildung der meisten Berufe in der Rehabilitation unzureichend ist, gleichzeitig fehlt es auch an Empfehlungen und Strukturierungsvorgaben von Trägern und Einrichtungen für die notwendigen Weiterqualifizierungen. Die Schaffung einer rehabilitationsspezifischen Gebiets- und Zusatzbezeichnung im ärztlichen Sektor sowie die Entwicklung von rehaspezifischen Qualifizierungslehrgängen für Pflegekräfte sind, wenn sie auch mit speziellen Anreizen (Höhergruppierungen o.ä.) verbunden werden, sicher ernstzunehmende Anfänge. In anderen Berufsgruppen sind spezielle fachliche Fortbildungen, die teilweise schon vorhanden sind, wichtige Hilfen zu rehaspezifischen Qualifizierungen. Es fehlt allerdings bis heute einerseits an einer ausreichenden Weiterbildungsinfrastruktur und andererseits oft auch noch am Verständnis für die Notwendigkeit kontinuierlicher rehabilitationsspezifischer Weiterbildung.

Die intensive Zusammenarbeit unterschiedlicher Fachdisziplinen in der Rehabilitation ist ein Kennzeichen qualifizierter rehabilitativer Behandlung. Die meisten Berufsgruppen in der Rehabilitation sind jedoch nicht auf kooperatives Handeln, die Darstellung eigener Tätigkeitsziele und Erwartungen an sich selbst und andere Mitarbeiter vorbereitet. Eine zentrale übergreifende Anforderung an die Mitarbeiter im Rahmen der Rehabilitation muß daher in der Fähigkeit zur Zusammenarbeit und Vermittlung zwischen den verschiedenen Fachdisziplinen, Zuständigkeiten und Kompetenzen innerhalb und außerhalb des Rehabilitationsgeschehens gesehen werden.

Literatur

1. Badura, B.: Rehabilitation – eine krankheitsübergreifende Aufgabe. Deutsche Rentenversicherung (1991) 115–119.
2. Baumann, W.: Zum beruflichen Strukturwandel im Gesundheitswesen der Bundesrepublik Deutschland 1955–1985. Diss. Fachbereich Humanmedizin der Johann Wolfgang Goethe-Universität, Frankfurt am Main 1990.
3. Baumann, W.: Strukturprobleme von Ausbildung und Lehre in der Rehabilitation. In: Verband Deutscher Rentenversicherungsträger/Reha-Kommission (Hrsg.). Abschlußberichte der Kommission zur Weiterentwicklung der Rehabilitation in der gesetzlichen Rentenversicherung. Bd. VI: Arbeitsbereich „Forschung und Lehre". pp. 399–410. 1991. Selbstverlag, Frankfurt/M.
4. Bundesarbeitsgemeinschaft für Rehabilitation (Hrsg.): Rehabilitation Behinderter – Wegweiser für Ärzte und weitere Fachkräfte der Rehabilitation. 2. völlig neubearbeitete Auflage. Deutscher Ärzte-Verlag, Köln 1994.
5. Bundesanstalt für Arbeit (Hrsg.): Blätter zur Berufskunde, diverse Titel. W. Bertelsmann, Bielefeld:
   a Masseur(in)/Masseur(in) und medizinische(r) Bademeister(in) 1984
   b Diplomsozialpädagoge/Diplomsozialpädagogin/Diplomsozialarbeiter/Diplomsozialarbeiterin (Fachhochschule) (2-IV A 30) 1986a
   c Krankengymnast/Krankengymnastin (2-II A24) 1986b
   d Diplom-Kunsttherapeut/Diplom-Kunsttherapeutin (2-II A 29) 1989a
   e Sportlehrer/Sportlehrerin (akad.), Sportwissenschaftler/Sportwissenschaftlerin (3-III C 04) 1989b

f Diplom-Oecotrophologe/Diplom-Oecotrophologin Fachrichtung Ernährungswissenschaft und Diplom-Ernährungswissenschaftler/Diplom-Ernährungswissenschaftlerin (3-V A 02) 1991a
g Krankenschwester/Krankenpfleger (2-II A 20) 1991b
h Diplom-Oecotrophologe/Diplom-Oecotrophologin Fachrichtung Ernährungsökonomie (3-V A 03) 1992
i Beschäftigungs- und Arbeitstherapeut/Beschäftigungs- und Arbeitstherapeutin (2-II A 23) 1993a
j Diätassistent/Diätassistentin (2-II A 28) 1993b
k Gymnastiklehrer/Gymnastiklehrerin (2-II A 20) 1993c
l Krankenpflegehelferin/Krankenpflegehelfer (2-II A 10) 1993d
m Logopäde/Logopädin (2-II A 25) 1993e
n Orthoptistin/Orthoptist (2-II A 26) 1993f
o Diplom-Psychologe/Diplom-Psychologin (3-II B 01) 1993g
p Heilpädagoge/Heilpädagogin (2-II B 30) 1994

6. Diehl, H.J., K.-A. Jochheim, M. Moleski-Müller (Hrsg.): Ausbildung, Weiterbildung und Fortbildung von Fachkräften in der Rehabilitation. Deutsche Vereinigung für die Rehabilitation Behinderter, Heidelberg 1975.
7. Ferber, v. C.: Rehabilitation aus sozialepidemiologischer Sicht – Was sollten, was müssen wir ändern? Rehabilitation 30 (1991) 212–217.
8. Fittkau, B., H.-M. Müller-Wolf, F. Schulz von Thun (Hrsg.): Kommunizieren lernen (und umlernen). Westermann, Braunschweig 1977.
9. Forster, J.: Teamarbeit. Sachliche, personelle und strukturelle Aspekte einer Kooperationsform. In: Grunwald, W., H.G. Lilge (Hrsg.): Kooperation und Konkurrenz in Organisationen. pp. 143–168. Haupt, Bern 1981.
10. Gebert, D., L. v. Rosenstiel: Organisationspsychologie. Kohlhammer, Stuttgart 1981.
11. Grunwald, W., H.G. Lilge (Hrsg.): Kooperation und Konkurrenz in Organisationen. Haupt, Bern 1981.
12. Heipertz, W., K.-A. Jochheim, G. André, M. Schmollinger (Hrsg.): Die Aus-, Weiter- und Fortbildung für die Aufgaben der Rehabilitation (Interdisziplinäre Schriften zur Rehabilitation, Band 2). Universitätsverlag Ulm, 1992.
13. Jochheim, K.-A.: Ziele der Beratungen des 30. Kongresses. In: Heipertz, W., K.-A. Jochheim, G. André, M. Schmollinger (Hrsg.): Die Aus-, Weiter- und Fortbildung für die Aufgaben der Rehabilitation (Interdisziplinäre Schriften zur Rehabilitation, Bd. 2), pp. 41–43. Universitätsverlag Ulm, 1992.
14. King, J.C., M.N.D. Titus: Prescriptions, Referrals, and the Rehabilitation Team. In: Delisa, J.A., B.M. Gans (eds.): Rehabilitation Medicine, Principles and Practice. 2nd edition pp. 227–239. J.B. Lippincott Co, Philadelphia 1993.
15. Koch, U., G. Lucius-Höhne, G.R. Stegie (Hrsg.): Handbuch der Rehabilitationspsychologie. Springer, Berlin 1988.
16. Pudel, V.: Praxis der Ernährungsberatung. Springer, Berlin 1993.
17. Verband Deutscher Rentenversicherungsträger (Hrsg.): Reihe „Klinische Psychologie in der Rehabilitationsklinik". Selbstverlag, Frankfurt/M. 1988 ff.
18. Verband Deutscher Rentenversicherungsträger (Hrsg.): Sozialarbeit in der Rentenversicherung. Aufgaben, Schnittstellen, Kooperationen. Selbstverlag, Frankfurt/M. 1989.
19. Verband Deutscher Rentenversicherungsträger/Reha-Kommission (Hrsg.): Abschlußberichte der Kommission zur Weiterentwicklung der Rehabilitation in der gesetzlichen Rentenversicherung. Bd. III. Arbeitsbereich „Rehabilitationskonzepte". Selbstverlag, Frankfurt/M. 1991.
20. Verband Deutscher Rentenversicherungsträger (Hrsg.): Abschlußberichte der Kommission zur Weiterentwicklung der Rehabilitation in der gesetzlichen Rentenversicherung. Bd. VI. Arbeitsbereich „Forschung und Lehre". Selbstverlag, Frankfurt/M. 1991.
21. Verband Deutscher Rentenversicherungsträger (Hrsg.): Bericht der Reha-Kommission des Verbandes Deutscher Rentenversicherungsträger. Empfehlungen zur Weiterentwicklung der medizinischen Rehabilitation in der gesetzlichen Rentenversicherung. Selbstverlag, Frankfurt/M. 1992.
22. Vogel, H.: Gesundheitsbildung in der medizinischen Rehabilitation der Rentenversicherung. Situation und Zukunftsperspektiven. Prävention und Rehabilitation 5 (1991) 1–13.
23. Wiedemann, E.: Voraussetzungen berufsübergreifender Teamarbeit in der Rehabilitation. In: Heipertz, W., K.-A. Jochheim, G. André, M. Schmollinger (Hrsg.): Die Aus-, Weiter- und Fortbildung für die Aufgaben der Rehabilitation (Interdisziplinäre Schriften zur Rehabilitation, Bd. 2), pp. 206–211. Universitätsverlag Ulm, 1992.
24. Wöhrl, H.-G.: Berufsgruppen in der Rehabilitation: Funktionen und Kooperationsmodelle. In: Koch, U., G. Lucius-Höhne, R. Stegie (Hrsg.): Handbuch der Rehabilitationspsychologie. pp. 212–249. Springer, Berlin 1988.

III. Diagnostik und Therapie in der medizinischen Rehabilitation

7 Diagnostische Verfahren in der medizinischen Rehabilitation

Hermann Delbrück und Ekke Haupt

1 Prinzipien, Zielsetzungen und Inhalte

Therapieplanung, Beurteilung des Verlaufs und nicht zuletzt die Überprüfung des Therapieerfolgs bei einem Patienten erfordern in der kurativen wie auch in der rehabilitativen Medizin eine umfassende und gezielte Diagnostik.

Die in der Rehabilitation angewandte Diagnostik orientiert sich an den besonderen Zielsetzungen, d.h. Art und Ausmaß der Behinderung müssen bestimmt und Aussagen zur Rehabilitationsbedürftigkeit, Rehabilitationsfähigkeit und Rehabilitationsbereitschaft getroffen werden. Letztendlich soll die Rehabilitationsdiagnostik eine auf individuelle Bedürftigkeiten ausgerichtete Rehabilitationsmaßnahme ermöglichen.

Die Bedeutung der Diagnostik in der Rehabilitation wurde in der Vergangenheit häufig unterschätzt oder falsch eingeschätzt. Dies führte häufig zu falsch indizierten und wenig spezifischen Rehabilitationsmaßnahmen, deren Aufwand und Nutzen Gegenstand vieler kritischer Ausführungen war [5].

Voraussetzung für die Durchführung gezielter rehabilitationsdiagnostischer Maßnahmen ist eine umfassende abgeschlossene medizinische Beurteilung des Krankheitsbildes. Auf ihr baut die Rehabilitationsdiagnostik auf.

Aufgabe der Rehabilitationsdiagnostik ist nicht nur die Erkennung der sich aus der Krankheit ergebenden Störungen, Funktionsbeeinträchtigungen und Handicaps. Sie soll den Umfang der Funktionseinschränkung darüber hinaus beurteilen, Restfunktionen bestimmen und eine Aussage darüber ermöglichen, durch welche rehabilitative Maßnahmen (Training, psychosoziale Maßnahmen, Hilfsmittel usw.) die Behinderungen beseitigt, gelindert oder kompensiert werden können.

Allgemein muß in der Rehabilitationsdiagnostik eine Stellungnahme erfolgen, ob
- überhaupt eine (z.B. berufliche) Rehabilitationsbedürftigkeit vorliegt
- wenn ja, ob der Betroffene überhaupt (z.B. beruflich) rehabilitationsfähig ist
- wenn ja, ob auch die Bereitschaft des Betroffenen zur (z.B. beruflichen) Rehabilitation vorliegt.

Die in der Rehabilitation durchgeführte Diagnostik ist durch folgende Schwerpunkte charakterisiert:
- Sie ist in erster Linie eine *Funktionsdiagnostik*, wohingegen in der Kurativmedizin vorrangig eine Organdiagnostik stattfindet. In manchen Bereichen der kurativen Medizin wird unter Funk-

tionsdiagnostik ausschließlich die Diagnostik der Funktion von bestimmten Organen oder Organsystemen (z.B. Atmung, Herz-Kreislauf-System) verstanden. In der Rehabilitation bezieht sich die Funktionsdiagnostik mehr auf die Objektivierung von Beeinträchtigungen alltäglicher Funktionen infolge der vorliegenden gesundheitlichen Schädigungen.

- Es geht in der Rehabilitationsdiagnostik im wesentlichen um die *Erkennung von Krankheitsfolgen*. In der Kurativmedizin geht es primär um eine Augenblicksbeschreibung des Gesundheitsschadens, in der Rehabilitationsdiagnostik hingegen eher um eine Beurteilung dynamischer Vorgänge und um die Prävention eventueller Handicaps.
- In der Rehabilitationsdiagnostik werden *Restfunktionen* bestimmt und auf ihre Verbesserungsmöglichkeiten hin überprüft. Dies ist wichtig für die (tertiäre) Prävention, die mit der Rehabilitation eng verwoben ist.
- Die Rehabilitationsdiagnostik umfaßt im besonderen Maße auch die *Erkennung psychischer und sozialer Behinderungen und Belastungssituationen*. Hierbei gehen die subjektiven Angaben der Betroffenen mit in die Gesamtbeurteilung ein.
- Zu den Aufgaben der Rehabilitationsdiagnostik gehört die *Analyse des Grades der Krankheitsbewältigung und deren Einflußfaktoren*. Die psychische und soziale Belastung im Alltagsleben und am Arbeitsplatz, in der Familie, in der Freizeit und im Beruf müssen festgestellt werden. Eine besondere Berücksichtigung finden die Anforderungen an den Rehabilitanden im Alltagsleben und Arbeitsplatz. Die Familie, Angehörige und im Idealfall auch das berufliche Umfeld werden mit in die Gesamtbeurteilung einbezogen.
- Die *Berufsanamnese* sowie die *Feststellung der beruflichen Leistungsfähigkeit*, also die Leistungsbeurteilung, haben einen hohen Stellenwert. Hierbei werden nicht nur die zum Zeitpunkt der Untersuchung bestehende Leistungsminderung mit ihren Auswirkungen, sondern auch die später zu erwartenden Folgen unter Berücksichtigung der sich hieraus ergebenden Handicaps in der Rehabilitationsdiagnostik analysiert. Die Gefährdung des Arbeitsplatzes und der generellen Erwerbstätigkeit ist einzuschätzen. In der Kurativmedizin hat die sozialmedizinische Begutachtung im Vergleich zur Rehabilitationsmedizin nur eine marginale Bedeutung erlangt.

2 Koordination und zeitlicher Ablauf der Rehabilitationsdiagnostik

Bei Krankheiten mit Ereignischarakter (z.B. Schlaganfall, Herzinfarkt, Krebsleiden) ist am ehesten eine zeitliche Trennung von Organ- und Rehabilitationsdiagnostik möglich. Bei chronischen Erkrankungen (z.B. Diabetes mellitus, rheumatische Erkrankungen, koronare Herzerkrankung) ist dies schwerer. Hier überschneiden sich krankheits- und rehabilitationsorientierte Diagnostik inhaltlich und zeitlich.

Auch bei Krankheiten mit Ereignischarakter kommen der Akutklinik rehabilitative Aufgaben zu. So muß beispielsweise der in der Akuttherapie tätige Abdominalchirurg beim Patienten mit Rektumkarzinom schon präoperativ die für einen späteren künstlichen Darmausgang günstigste Position im Stehen, Sitzen und Liegen herauszufinden versuchen, um so die spätere Stomaeigenversorgung zu erleichtern und die Handicaps im Alltagsleben des Patienten zu reduzieren. Zahllose Beispiele lassen sich auch bei anderen Erkrankungen dafür anführen, daß rehabilitative Gesichtspunkte schon vor und während der Akuttherapie und nicht erst in der Rehabilitationsklinik berücksichtigt werden müssen.

In der Rehabilitationsklinik liegen die Prioritäten anders. Hier findet eine besondere Konzentration und Bündelung rehabilitationsdiagnostischer Maßnahmen statt, die in der Akutphase nur beiläufig und nicht selten unkoordiniert von den verschiedenen Fachdisziplinen in die Wege geleitet werden. Parallel zur Reha-Diagnostik müssen jedoch auch hier u.U. kurativ orientierte diagnostische Maßnahmen nachgeholt werden.

Auch in der ambulanten Phase, d.h. nach der Entlassung aus der Akut- und Rehabilitationsklinik müssen rehabilitationsdiagnostische Maßnahmen erfolgen und koordiniert werden. Es handelt sich hierbei vorrangig um *Verlaufskontrollen*.

Verlaufsuntersuchungen während des Rehabilitationsablaufs müssen vorgenommen werden, um über eine eventuelle Verschlechterung oder auch Verbesserung der Funktionsausfälle zu informieren. Sie sind notwendig, um eventuelle Veränderungen der Rehabilitationsbedürftigkeit, -fähigkeit und -bereitschaft zu objektivieren.

3 Diagnostik vor Aufnahme in eine Rehabilitationsklinik

Die Diagnostik vor Aufnahme soll entscheiden, ob die Aufnahme notwendig und – wenn ja – welche prästationären Therapiemaßnahmen erforderlich sind.

Hierdurch soll erreicht werden, daß der „richtige Patient zum richtigen Zeitpunkt in die richtige Rehabilitationsklinik“ kommt. Häufig sind gar keine stationären Rehabilitationsmaßnahmen notwendig, möglicherweise reichen ein Kuraufenthalt, ambulante oder teilstationäre Rehabilitationsmaßnahmen aus. Möglicherweise stellt sich bei der Diagnostik heraus, daß andere medizinische Maßnahmen vorgeschaltet werden müssen, um den Erfolg der stationären Reha-Maßnahme zu sichern. „Overusers“ von Rehabilitationsmaßnahmen müssen ebenso wie „Underusers“ im Vorfeld erkannt werden. Durch eine sorgfältige Diagnostik kann ein Mißbrauch von Rehabilitationsvergünstigungen vermieden werden.

Der einweisende Arzt sollte eine gründliche Anamnese erhoben und eine sorgfältige körperliche und klinisch-chemische Untersuchung durchgeführt haben. Der Feststellung von Risikofaktoren und -indikatoren kommt dabei eine besondere Bedeutung zu. Die von ihm erhobenen Untersuchungsbefunde (z.B. Ruhe- und Belastungs-EKG sowie Röntgenthorax bei kardiologischer Rehabilitation, Nachsorgeuntersuchungsergebnisse bei Krebspatienten oder Röntgenaufnahmen bei orthopädischer Rehabilitation etc.) müssen bei Antritt der stationären Rehabilitation vorliegen. Die Berufsanamnese und Problematik sollten von der einweisenden Institution zumindest in groben Zügen schon „prästationär“ erhoben sein, um die sozialmedizinische Beurteilung während der Rehabilitation zu erleichtern.

Neben dem vom überweisenden Arzt erstellten Befundbericht und den sozialmedizinischen Daten braucht die Rehabilitationsklinik frühere Arztberichte, Berichte von vorherigen stationären Heilverfahren sowie den Entlassungsbericht des Akutkrankenhauses. Aus ihnen sind die Ergebnisse vorheriger Untersuchungen sowie der bisherige Verlauf der Erkrankung einschließlich Prognose, eventueller Komplikationen, Risikoprofil des Patienten und zuletzt eingenommene Medikamente zu ersehen. Vorschläge, die für das weitere Vorgehen mit dem Patienten besprochen oder terminiert werden, müssen in diesen Berichten ebenfalls festgehalten werden.

Für die stationäre Rehabilitation ist es wichtig zu wissen, ob und wie der Patient über seine Krankheit, seine Behinderungen und Risiken aufgeklärt wurde. Ideal wäre auch die Information, welche Erwartungen der Patient an die stationäre Rehabilitation hat. Eine Kurerwartung ist einem Rehabilitationserfolg nicht förderlich [15, 16]. In Tabelle 7-1 sind eine Reihe von Unterscheidungsmerkmalen von Rehabilitation und Kur aufgeführt.

Tabelle 7-1 Die wichtigsten Unterscheidungsmerkmale von Rehabilitation und Kur (unvollständig) [15, 16].

	Rehabilitation	*Kur*
Therapiemittel	ortsgebundene Heilmittel nur bei bestimmten Indikationen	ortsgebundene Heilmittel (z.B. Heilwässer, Moor, Klima usw.) obligat
Pharmakotherapie	kein Unterschied zu anderen Medizinbereichen	häufig Naturheilmittel (z.B. Phytotherapeutika)
Physikalische Therapie	Bewegungstherapie als Funktionsgymnastik, Ausdauertraining, isokinetisches Training usw. „Badeanwendungen“ nur bei ausgewählten Krankenheiten	Bewegungstherapie meist in Form von Terrainkuren, Gymnastik, Übungen – Hydro-, Thermo-, Balneotherapie, Massagen usw. obligat
Psychotherapie	bei psychosomatischen Krankheiten, Suchtproblemen, zur Krankheitsbewältigung usw.	
Gesundheitsbildung	Vorträge, Gesprächsrunden, Schulung, Kurse, um mit den chronischen Krankheiten zurechtzukommen (obligat)	meist als Rahmenprogramm
Tagesablauf	angepaßt an alltägliche Situationen	Kurregime, festgelegte Ruhe- und Erholungszeiten

Fortsetzung Tabelle 7-1 Seite 112

Tabelle 7-1 (Fortsetzung von Seite 111)

	Rehabilitation	*Kur*
Ernährung	meist nach Richtlinien der Deutschen Gesellschaft für Ernährung	oft Außenseiterdiäten, Mangeldiäten, ideologisch geprägt
Therapiedauer	nicht auf den Klinikaufenthalt beschränkt, Nachsorge, Vermittlung an Selbsthilfegruppen	beschränkt auf die Kur, Mindestdauer 4 Wochen
Ärzte (Teilgebietsbezeichnungen usw.)	häufig Kardiologie, Pulmonologie, Rheumatologie, Psychotherapie, Sportmedizin, Sozialmedizin	Badearzt, Rheumatologie, physikalische Medizin, Naturheilverfahren
Klinik-Bezeichnung	Reha-Klinik, Schwerpunktklinik, Fachklinik, Kurklinik	Kurklinik, Sanatorium, Reha-Klinik, Fachklinik

4 Diagnostik während der stationären Rehabilitation

Liegt bei Antritt des stationären Heilverfahrens keine exakte Abklärung des Organschadens vor, so übernimmt die Rehabilitationsklinik diese Aufgabe. Die Untersuchungen sollten aber nur eine möglichst geringe Zeitdauer in Anspruch nehmen, da die Rehabilitationsdiagnostik und die rehabilitationstherapeutischen Maßnahmen in der Klinik eindeutig Vorrang haben. Hierbei hat weniger die Artdiagnostik als die Funktionsdiagnostik Vorrang. Auch müssen für die Reha-Planung wichtige soziale Informationen gewonnen werden (Tab. 7-2). Je nach Indikationsbereich hat diese Rehabilitationsdiagnostik unter-

Tabelle 7-2 Diagnostische Angaben für die Reha-Planung.

- Vorgeschichte
  - Schule, Ausbildung, soziale Einbindung
  - bisherige Entwicklung der Krankheits-/Verletzungsfolgen
  - bisher durchgeführte medizinische/rehabilitative Maßnahmen (in Stichworten)
- gegenwärtiger Befund
  - Diagnose(n), Schädigungen im Hinblick auf med. Interventionen
  - Fähigkeitsstörungen in Anlehnung an FIM (siehe Anlage)
  - Selbstversorgung, Kontinenz, Transfer, Fortbewegung
  - Kommunikation, Kognition
  - gegenwärtig benutzte Hilfsmittel
- Beschäftigung
  - lohnbringende Tätigkeit (allgemeiner Arbeitsmarkt)
  - geschützter Arbeitsplatz
  - Heimarbeit
  - arbeitslos
  - in Berufsfindung/Ausbildung
  - beruflicher Einsatz nicht möglich/nicht gewünscht
  - Rentenbezug
  - z. Zt. noch Schüler (welcher Zweig?)
- Haushaltstätigkeit
  - unabhängig in allen Aufgabenstellungen
  - nur in Teilbereichen möglich (welche?)
  - Aufsicht erforderlich
  - nicht möglich/nicht erwünscht
- ehrenamtliche Tätigkeiten
  - voll eingebunden
  - begrenzte Tätigkeiten (welche?)
  - bereit zur ehrenamtlichen Mitarbeit
  - Tätigkeit unmöglich, unerwünscht
- Wohnsituation
  - eigene Wohnung mit/ohne Familienangehörige
  - Wohnanpassung erforderlich
  - auf Wohnungssuche
  - Wohnheimunterbringung erforderlich/gewünscht
- Transport
  - reist unabhängig in öffentlichen Verkehrsmitteln
  - benötigt Aufsicht/Unterstützung beim Reisen
  - benötigt entsprechendes Training
  - Reisen nicht möglich/nicht gewünscht
- Kraftfahren
  - nimmt am motorisierten Straßenverkehr als ... teil
  - nimmt Fahrunterricht
  - zu Fahrstunden bereit nach entsprechender Eignungsprüfung
  - Teilnahme nicht möglich/nicht erwünscht
- gegenwärtige finanzielle Absicherung?
- besonders geschätzte Freizeitaktivitäten

Tabelle 7-3 Psychometrische Eigenschaften eines LQ-Fragebogens [26].

Reliabilität

Genauigkeit bzw. Zuverlässigkeit der Messung: Der Fragebogen soll das Konzept LQ möglichst meßfehlerfrei und konsistent messen.
Methoden der Reliabilitätsbestimmung
- Korrelation wiederholter Testanwendung (Retest-R.)
- Korrelation zweier paralleler Tests (Paralleltest-R.)
- Korrelation zwischen Testhälften (Split-Half-R.)
- Analyse der internen Konsistenz

Validität

Gültigkeit bzw. Aussagekraft der Messung: Inwieweit erfaßt der Fragebogen das, was er erfassen soll, nämlich LQ?
Methoden der Validitätsbestimmung
- Korrelation mit einem Außenkriterium (Kriteriums-V.)
- repräsentative Itemauswahl (inhaltliche V.)
- Faktorenanalyse, MDS, Korrelation zu weiteren Variablen, Gruppenvergleiche, etc. (Konstrukt-V.)

Änderungssensitivität

Es muß geprüft werden, ob „reale" Veränderungen im Erleben des Patienten sich in entsprechend veränderten Testwerten widerspiegeln.

schiedliche Schwerpunkte [4, 6, 9, 10, 11, 12, 13, 14].

Am Anfang des Aufenthalts ist eine ausreichende Abklärung der sozialen Versorgung notwendig. Die Kontaktaufnahme mit Angehörigen und die Einschaltung des Sozialdienstes können hierfür eventuell notwendig werden. Die häusliche Situation muß ebenso wie das berufliche Umfeld während der Anamneseerhebung analysiert werden. Einschränkungen der beruflichen Leistungsfähigkeit müssen festgestellt werden. Funktionseinschränkungen sind sozialmedizinisch als Normabweichungen auf der Ebene der beruflichen Leistungsfähigkeit zu verstehen. Sie können reversibel oder permanent, ja sogar progredient sein. Diese gilt es frühzeitig zu erkennen. Funktions- und Leistungsdiagnostik in der Rehabilitation erfassen neben Beeinträchtigungen der beruflichen und alltäglichen Funktionen auch Probleme der sozialen Integration.

Die Erfassung psychischer Probleme kann prinzipiell durch die Befragung des Patienten selbst geschehen, mittels Fragebogen oder in Interviews. Auch eine Fremdbeurteilung mit Hilfe von Rating-Skalen ist möglich. Da dieser Urteilsprozeß relativ störanfällig ist, hat man sich in den Sozialwissenschaften auf die Einhaltung bestimmter biometrischer Spielregeln festgelegt, die sogenannten Testgütekriterien, wie Validität, Reliabilität und Veränderungssensitivität (Tab. 7-3, [1, 7, 8]).

5 Diagnostik nach der stationären Rehabilitation

Um den während des stationären Aufenthaltes erzielten Rehabilitationserfolg langfristig zu überprüfen und zu sichern, sind spätere Verlaufskontrollen notwendig. Diese können auch zur Evaluation und Qualitätskontrolle der stationären Reha-Maßnahmen benutzt werden [2, 3, 11].

Art und Zeitplan der Kontrolluntersuchungen sollten schon in den Entlassungsbriefen der Rehabilitationsklinik festgehalten werden. Die Koordination dieser ambulanten Verlaufs- und Kontrolluntersuchungen sollte durch einen in der Rehabilitation erfahrenen Arzt erfolgen.

6 Untersuchungen zur Bestimmung der Pflegebedürftigkeit

Zunehmend werden Rehabilitationsärzte mit in die Frage einbezogen, ob eine Pflegebedürftigkeit vorliegt. Zur Beurteilung und Feststellung der Pflegebedürftigkeit ist eine Stellungnahme notwendig, die ohne vorherige zielgerichtete Untersuchungen nicht möglich ist. In ihr muß aufgrund der medizinischen und pflegerischen Feststellungen differenziert zu folgenden Sachverhalten Stellung genommen werden:
- erforderliche Maßnahmen zur Prävention und Rehabilitation
- Vorliegen der Voraussetzungen für Pflegebedürftigkeit und Beginn der Pflegebedürftigkeit
- Ursache für die Pflegebedürftigkeit (Krankheit, Arbeitsunfall, Versorgungsleiden)
- Pflegestufe
- Art und Umfang der erforderlichen Pflegeleistungen
- Umfang der Pflegetätigkeit
- sonstige für die Pflege bedeutsame Hinweise (individueller Pflegeplan).

Beantragt der Pflegebedürftige Pflegegeld, hat sich die Stellungnahme auch darauf zu erstrecken, ob die häusliche Pflege in geeigneter Weise sichergestellt ist.

Tabelle 7-4 § 13 Stufen der Pflegebedürftigkeit.
(1) Für die Gewährung von Leistungen nach diesem Gesetz sind pflegebedürftige Personen (§ 12) einer der folgenden drei Pflegestufen zuzuordnen:

> Pflegebedürftige der *Pflegestufe I* (erheblich Pflegebedürftige) sind Personen, die bei der Körperpflege, der Ernährung oder der Mobilität für wenigstens zwei Verrichtungen aus einem oder mehreren Bereichen mindestens einmal täglich der Hilfe bedürfen und zusätzlich mehrfach in der Woche Hilfen bei der hauswirtschaftlichen Versorgung benötigen.
>
> Pflegebedürftige der *Pflegestufe II* (Schwerpflegebedürftige) sind Personen, die bei der Körperpflege, der Ernährung oder der Mobilität mindestens dreimal täglich zu verschiedenen Tageszeiten der Hilfe bedürfen und zusätzlich mehrfach in der Woche Hilfen bei der hauswirtschaftlichen Versorgung benötigen.
>
> Pflegebedürftige der *Pflegestufe III* (Schwerstpflegebedürftige) sind Personen, die bei der Körperpflege, der Ernährung oder der Mobilität täglich rund um die Uhr, auch nachts, der Hilfe bedürfen und zusätzlich mehrfach in der Woche Hilfen bei der hauswirtschaftlichen Versorgung benötigen.

Aufgabe der Diagnostik ist also nicht nur eine Festsetzung der Pflegestufe (Tab. 7-4), sondern auch eine Beurteilung, ob sich durch Rehabilitationsmaßnahmen eine geringere Pflegebedürftigkeit (Reduktion der Pflegestufe) ermöglichen läßt und ob Maßnahmen zur Prävention einer weiteren Verschlimmerung bzw. zur Verhinderung der Pflegebedürftigkeit notwendig sind (Reha vor Pflege).

Literatur

1. AMA (American medical association): Guides to the Evaluation of Permanent Impairment, 3. ed. AMA, Chicago 1990.
2. Biefang, S., P. Potthoff: Quantitative Verfahren der Funktions- und Leistungsdiagnostik in der amerikanischen Rehabilitation. In: Deutsche Rentenversicherungsträger (Hrsg.): Rehabilitationswissenschaftliches Kolloquium – Befundung, Diagnostik, Interventionen. Verband Deutscher Rentenversicherungsträger, Frankfurt 1994.
3. Erickson, R.P., N.C. McPhee: Clinical evaluation. In: De Lisa, J.A., B.M. Gans (eds.): Rehabilitation Medicine, Principles and Practice, 2. ed. Lippincott & Co., Philadelphia 1993.
4. Finlayson, M.A.J., S.H. Garner (eds.): Brain Injury Rehabilitation. Clinical Consideration. Williams & Wilkins, Baltimore – Philadelphia 1994.
5. Fliedner, T., N. Gerdes: Wissenschaftliche Grundlagen der Rehabilitation bei chronischen Krankheiten – Situationsanalyse und Zukunftsperspektiven. Dtsch. Rentenversicherung 4/5 (1988) 227.
6. Gamble, G.L., M.R. Lie: Cancer rehabilitation in the elderly. In: Felsenthal, G., S.J. Garrison, F.U. Steinberg (ed.): Rehabilitation of the Aging and Elderly Patient. William & Wilkinson, Baltimore 1994.
7. Herschbach, P.: Möglichkeiten der Erfassung von Lebensqualität bei gastroenterologischen Krebspatienten. In: Delbrück, H. (Hrsg.): Krebsnachsorge und Rehabilitation. Magenkarzinom, 3. Aufl. Zuckschwerdt, München 1991.
8. Hinderer, St. R., K.A. Hinderer: Quantitative methods of evaluation. In: Lisa, J.A. De, B.M. Gans (Hrsg.): Rehabilitation Medicine, Principles and Practice, 2. ed. Lippincott & Co., Philadelphia 1993.
9. Hochschuler, S.H., H.B. Cotler, R.D. Guyer: Rehabilitation of the Spine. Mosby, St. Louis – Baltimore 1993.
10. Kendall, F.P., E.K. Mc Creary, P.G. Provance: Muscles testing and function. William & Wilkens, Baltimore – Philadelphia 1993.
11. Lisa, J.A. De, B.M. Gans (Hrsg.): Rehabilitation medicine, principles and practice, 2 ed. Lippincott, Philadelphia 1993.
12. Oler, M.N., R.S. Materson, L.R. Caplan: Management of Persons with Stroke. Mosby, St. Louis – Baltimore 1994.
13. Pashkow, F.J., Wa.A. Dafoe (eds.): Clinical Cardiac Rehabilitation. Williams & Wilkinson, Baltimore 1993.
14. Sinaki, M. (ed.): Basis Clinical Rehabilitation Medicine. Mosby, St. Louis – Baltimore 1993.
15. Wirth, A.: Grundbegriffe und Ziele der medizinischen Rehabilitation: Kritik und Ausblick. In: Verband Deutscher Rentenversicherungsträger (Hrsg.): Aktuelle Trends in der Rehabilitation. Verein Deutscher Rentenversicherungsträger, Frankfurt, Eyssenek-Str., 1993.
16. Wirth, A.: Rehabilitation statt Kur. Dtsch. Ärztebl. 87 (1990) 1628.

8 Therapeutische Verfahren in der medizinischen Rehabilitation

Hermann Delbrück und Ekke Haupt

1 Prinzipien, Zielsetzungen und Inhalte

Je nach Zuständigkeit kommen die verschiedensten Rehabilitationsträger für die Rehabilitationsleistungen in Betracht (Tab. 8-1). Diese Reha-Träger haben teilweise unterschiedliche Zielsetzungen.

Der in § 9 SGB VI und § 10 SGB VI festgelegte Auftrag der medizinischen Rehabilitation durch die *Rentenversicherung* verpflichtet diese zu Leistungen, die einer (drohenden oder eingetretenen) Minderung der Leistungsfähigkeit im Erwerbsleben entgegentreten [12]. Die bloße Linderung von Krankheitsbeschwerden und die Vermeidung bzw. Minderung von Pflegebedürftigkeit gehören zwar nicht zu den gesetzlich festgelegten Verpflichtungen der Rentenversicherung (§ 31, Abs. 1 in SGB VI), werden jedoch zumeist gleichzeitig durchgeführt. Dies wird unter anderem damit begründet, daß es nahezu unmöglich ist, Rehabilitationsmaßnahmen bei Behinderten isoliert von medizinischen Maßnahmen durchzuführen.

In der *Krankenversicherung* hat der Begriff der Rehabilitation erst mit dem Rehabilitationsangleichungsgesetz von 1973 Eingang in die Leistungsverpflichtungen gefunden. Die Krankenversicherungen, die bislang ihre Zielsetzungen eher in der Ermöglichung von Kuren und Vorsorgemaßnahmen sahen, bieten sich seit dem Gesundheitsreformgesetz zunehmend als Leistungserbringer der ambulanten Rehabilitation an. Auch werden ergänzende Angebote zur Rehabilitation, wie Rehabilitationssport, erbracht.

Eine strikte Trennung oder Abgrenzung „kurativer“ und „rehabilitativer“ Therapien auf der einen Seite und von Kuren sowie Vorsorgemaß-

Tabelle 8-1 Reha-Träger.

Reha-Träger	*med. Reha*	*schulische Reha*	*berufliche Reha*	*soziale Reha*
Krankenversicherung	§§ 21, 29 I Nr. 1 SGB I, 27, 40, 44 ff. SGB V			
Unfallversicherung	§§ 22, 29 I Nr. 1 SGB I, 556–566 RVO	§§ 22, 29 I Nr. 3 SGB 1, 567–569a RVO	§§ 22, 29 I Nr. 2 SGB 1, 567–569a RVO	§§ 22, 29 I Nr. 3 SGB 1, 569a Nr. 5 RVO
Rentenversicherung	§§ 23, 29 I Nr. 1 SGB I, 15, SGB VI, 6 ff. GAL		§§ 23, 29 I Nr. 2 SGB 1, 16–19 SGB VI, 6 ff. GAL	§ 28 Ziff. 3, SGB VI
Kriegsopferversorgung Kriegsopferfürsorge (KFürs)	§§ 24, 29 I Nr. 1 SGB I, 9 Nr. 1, 10–24, 26b, 26c BVG	§§ 27 BVG, 9, 18–23 KFürsVO	§§ 26, 26a BVG, §§ 2–8, 10, 12 KFürsVO	§§ 26e, 27e BVG, 28 KFürsVO
Bundesanstalt für Arbeit			§§ 19, 29 I Nr. 2 SGB 1, 56–61 AFG, Anordnung Reha i.d.F. v. 1. 10. 1986, § 33 I Nr. 3, II SchwbG	
Sozialhilfe	§§ 28 I Nr. 2b, 29 I Nr. 1 SGB 1, 27, 36, 37, 39, 40 I Nr. 1 u. 2, 43, ggf. 46 BSHG, 79 BSHG	§§ 28 I Nr. 2c u. h, 29 I Nr. 3, 27, 39, 40 I Nr. 2a u. 3, 43 II Nr. 1 u. 2, ggf. 46, 79 BSHG	§§ 28 I Nr. 2c u. h. 29 I Nr. 2 SGB 1, 27, 39, 40 I Nr. 4 u. 5, 43 II Nr. 4, ggf. 46, 79 BSHG	§§ 28 I Nr. 2c u. h SGB 1, 27, 39, 40 I Nr. 8, 43 II Nr. 3, ggf. 46, 72, 79 BSHG
Schwerbehindertenfürsorge			§ 31 I Nr. 3, III SchwbG	
Kinder- u. Jugendhilfe		§§ 27, 29 I Nr. 3 SGB 1, 1 I, 5 I, 27 KJHG		§§ 27, 29 I Nr. 3 SGB 1, 1 I, 5 I, 6, 27 KJHG

nahmen auf der anderen Seite ist weder inhaltlich, methodisch noch zeitlich leicht zu vollziehen. Unterschiedlich sind lediglich die Zielsetzungen und Schwerpunkte (s. Kap. 7, Tab. 7-1).

Während das zentrale Anliegen der kurativen Medizin die Heilung oder zumindest doch der Versuch einer Lebensverlängerung des Erkrankten ist, zielen die in der medizinischen Rehabilitation (rehabilitare = wiederherstellen) durchgeführten Maßnahmen schwerpunktmäßig auf den Erhalt bzw. auf eine Verbesserung der Lebensqualität des Behinderten ab.

Die Rehabilitation soll körperlich, geistig oder seelisch beeinträchtigten Menschen dazu verhelfen, ihre persönliche und soziale Rolle im Leben in bestmöglicher Weise ausfüllen zu können.

Durch die Rehabilitation soll einer drohenden Verschlimmerung entgegengewirkt werden, was durch (tertiär) prophylaktische Maßnahmen geschieht.

Die *Tertiärprävention* hat zum Ziel, ein Fortschreiten der Krankheit bzw. der Leistungsverminderung zu verhindern (z.B. durch adjuvante und additive Therapien bei geheilten Krebspatienten). Die Tertiärprävention hat sowohl in der kurativ als auch in der rehabilitativ orientierten Medizin einen hohen Stellenwert.

Die Rehabilitation ist vom Prinzip her ganzheitlich angelegt, obwohl das in der Bundesrepublik Deutschland praktizierte gegliederte System der sozialen Sicherheit mit unterschiedlichen Rehabilitationsschwerpunkten je nach Sozialleistungsträger die Gefahr in sich birgt, diesem Prinzip in der Praxis entgegenzuwirken.

2 Therapieplan und Stellenwert der Therapieinhalte

Auf der Grundlage eines allgemeinen Reha-Plans sowie einer individuell bei jedem Patienten zu ermittelnden Rehabilitationsbedürftigkeit wird das angestrebte Ziel der Rehabilitation definiert. Der Maßnahmenbedarf, der Zeitplan sowie der Ablauf werden festgestellt.

Die notwendigen Rehabilitationsmaßnahmen müssen in ihrer Vielfalt zu einem ganzheitlichen Konzept zusammengeführt werden. Die schwierige Aufgabe der Koordination erfolgt in der Regel durch den behandelnden Arzt in Abstimmung mit den übrigen Mitgliedern des therapeutischen Teams. Die Therapie orientiert sich wesentlich an den Funktionseinschränkungen (Disabilities), die als Folge der Krankheit eingetreten sind oder drohen und die die Fähigkeit des Individuums darin einschränken, die als normal geltenden Aktivitäten zu entfalten bzw. aufrechtzuerhalten.

Der Verlauf chronischer Erkrankungen und langwährender Behinderungen hängt in hohem Maße davon ab, wie der Betroffene mit seiner Krankheit und Behinderung umgeht. Eine günstige Voraussetzung für den Erfolg der Rehabilitation liegt dann vor, wenn die Bereitschaft zur Änderung seines Risikoverhaltens vorhanden ist. Eine Rehabilitationsbereitschaft sollte vorliegen. Bei den anderen Patienten muß *Motivationsarbeit* geleistet werden, um die gesetzten Ziele zu erreichen. Dies geschieht unter anderem durch das *Gesundheitstraining*. Der Motivationsarbeit kommt besonders bei chronisch Erkrankten eine zentrale Bedeutung in der Rehabilitation zu.

Auch die *Prävention* von Handicaps hat eine große Bedeutung. Sie wird teilweise durch das Gesundheitstraining *(primäre Prävention)*, teilweise aber auch durch die Früherkennung drohender Schäden *(sekundäre Prävention)* und durch adjuvante und additive Therapien *(tertiäre Prävention)* ermöglicht.

Viele krankheitsspezifische *Schulungs-* und *Trainingsmaßnahmen* können in Form von Gruppenunterricht, Gruppengesprächen oder Seminaren stattfinden. Die *Gruppenarbeit* ist somit ein wesentliches Therapieelement. Sie erfolgt zweckmäßigerweise krankheits- bzw. behinderungsspezifisch, z.B. bei Diabetikern, bei Patienten mit chronisch-entzündlichen Darmerkrankungen mit künstlichem Darmausgang, mit Bluthochdruck, Mammakarzinom, bei gastrektomierten Patienten nach Krebs bzw. bei Patienten mit Adipositas, Atemstörung, Ängsten, Stoma etc. durch eine strukturierte Schulung. Sie umfaßt die Vermittlung und den gegenseitigen Austausch von Kenntnissen und Fähigkeiten. Die aktive Einbeziehung des Betroffenen ist in diesen Gruppen unabdingbar. Dabei geht es neben dem Verständnis von Art, Entstehung und Verlauf der Erkrankung, Wirkungsweise und Nebenwirkungen der Therapie, auch um die Akzeptanz und die gegenseitige Motivation. Die Patienten sollen ihre Probleme und Erfahrungen verbalisieren und sich gegenseitig bei der Auseinandersetzung mit der Behinderung behilflich sein. Wesentliches Ziel der Gruppenarbeit ist die Übertragung eines Teils der Verantwortung vom Therapeuten auf den Patienten.

3 Koordination

Somatische, psychische, soziale und berufliche Hilfen sowie Information und Schulung von Betroffenen und Angehörigen, Beratung mit den Leistungsträgern und alle sonstigen Aktivitäten sind sich ergänzende und aufeinander abzustimmende Maßnahmen. Dies verlangt eine straffe und zielgerichtete Koordination. Sie erfolgt in der Regel durch den Rehabilitationsmediziner. Er ist der zentrale Ansprechpartner (Bezugstherapeut) für den Rehabilitanden, die Angehörigen und für die Leistungsträger; er ist der Sprecher des „Rehabilitationsteams“ (Abb. 8-1).

Zum Rehabilitationsteam im weiteren Sinne gehören nicht nur die professionellen Helfer, sondern auch der Patient selber. Die Therapieziele und der Therapieplan müssen mit ihm abgesprochen werden. Ohne die aktive Mitwirkung des Patienten ist eine erfolgreiche Rehabilitation nur schwer möglich.

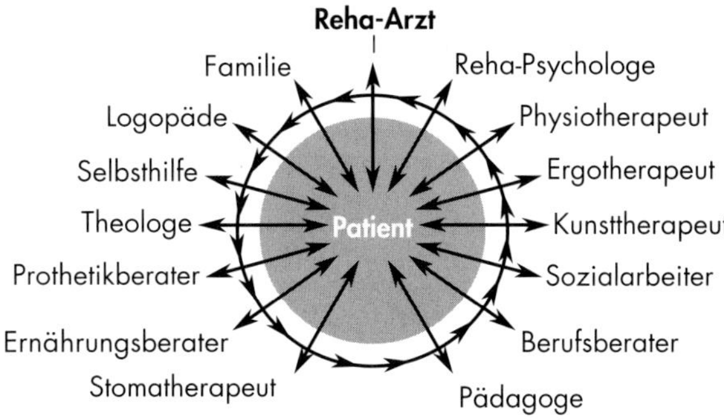

Abb. 8-1 Schematische Darstellung der Beziehungen der Mitglieder des Reha-Teams untereinander und zum Patienten.

4 Therapeutische Elemente

Grundlage der medizinischen Rehabilitation ist die Integration der Therapieelemente in der Praxis. Hier zeigt sich der ganzheitliche rehabilitative Ansatz (biopsychosoziales Modell nach Engels).

Die Integration ist nur dann möglich, wenn alle Behandelnden diesen Ansatz zu verwirklichen versuchen. Jedem Reha-Therapeuten muß klar sein, daß seine Behandlung in der Regel auf mehr als nur einer Ebene der Rehabilitation wirkt. Die Bewegungstherapie soll z.B. nicht nur die körperliche Belastbarkeit des Patienten verbessern (somatische Ebene), sondern auch sein Körpergefühl und die Selbstwahrnehmung günstig beeinflussen (psychische Ebene) und ihm ggf. den Kontakt zu anderen Menschen erleichtern (soziale Ebene).

Im folgenden sollen einige in der Rehabilitation typische Therapieelemente erwähnt und kommentiert werden.

4.1 Medizinische Basistherapie

Zur medizinischen Therapie im engeren Sinne gehören die medikamentösen Behandlungen und interventionellen Therapien, die sich primär am Organschaden orientieren. Diese eigentlich kurativen Therapieelemente müssen häufig gleichzeitig mit den Rehabilitationsmaßnahmen erfolgen. Bei Krankheiten mit Ereignischarakter, wie z.B. beim Krebs, bestehen diese kurativen Therapieelemente aus der Rezidivprophylaxe und der Rezidivtherapie (Abb. 8-2). Diese Maßnahmen sind im Rahmen der allgemeinen medizinischen Nachsorge notwendig.

Bei chronischen Erkrankungen sind diese „kurativ orientierten" Therapiemaßnahmen weitgehend identisch mit den „rehabilitationsorientierten" Maßnahmen. Hierzu gehört beispielhaft die Insulintherapie von Diabetikern oder die Verbesserung der Herzleistung in der kardiologischen Rehabilitation. Hierzu gehören auch die additiven Chemo- und Hormontherapien sowie die palliativen Behandlungen in der onkologischen Rehabilitation.

4.2 Physiotherapie

Hierzu zählen Krankengymnastik, Bewegungstherapie, Massagen, Balneo- und Hydrotherapien und Elektrotherapien. Alle diese Maßnahmen haben nicht nur eine somatische, sondern auch eine psychosoziale Stabilisierung und Aktivierung zum Ziel.

Während die *Bewegungstherapie* eher präventive Ziele verfolgt und eine stabile organische Gesamtverfassung voraussetzt, hat es die *Krankengymnastik* vorrangig mit kranken Menschen zu tun. Bei ihr steht die Verbesserung organischer Funktionsstörungen im Mittelpunkt [5]. Sie ist auf die jeweils aktuelle Symptomatik und Leistungsfähigkeit des Patienten ausgerichtet und dient der Stabilisierung von Funktionen oder der Herstellung von Ersatzfunktionen. Dies geschieht ggf. mit Unterstützung von Hilfsmitteln. Hierzu werden vor allem aktive und passive Bewegungsübungen sowie ein Funktionstraining auf neurophysiologischer Grundlage eingesetzt.

Indikationen für krankengymnastische Behandlungen sind unter anderem Folgezustände im Rahmen degenerativer und entzündlicher Veränderungen sowie Verletzungen, Schlaganfallfolgen, operative und strahlentherapeutisch bedingte Therapiefolgestörungen sowie Fehlhaltungen. Die

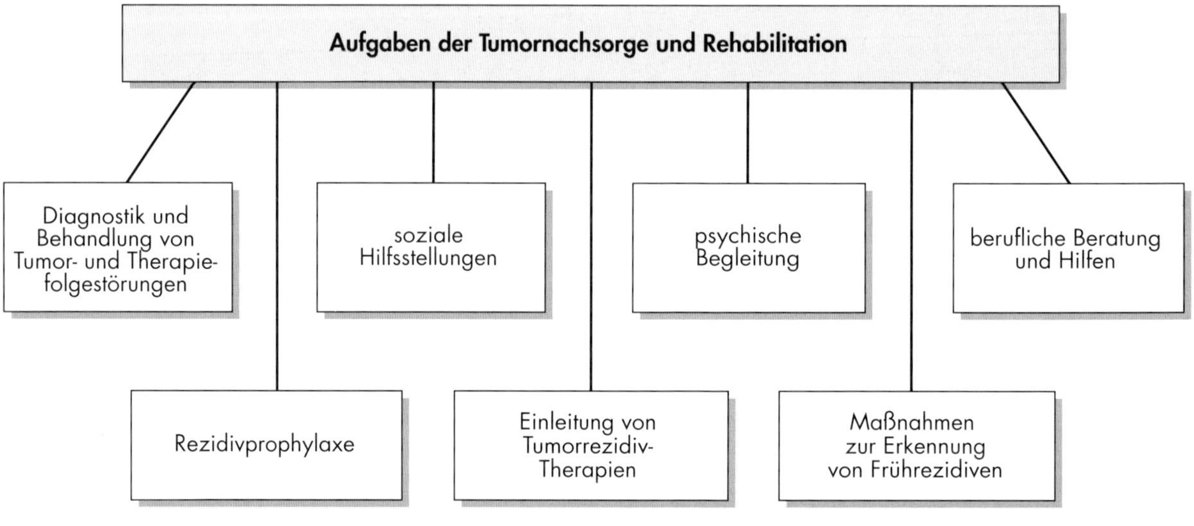

Abb. 8-2 Therapieelemente bei der Nachsorge und Rehabilitation von Tumorpatienten.

Krankengymnastik ist unentbehrlich bei der postoperativen Mobilisierung und Thromboseprophylaxe. Sie wird ferner additiv eingesetzt bei inneren Erkrankungen und psychosomatischen Störungen.

Angesichts der weiten Verbreitung von Rükken- und Gelenkbeschwerden und der Häufigkeit degenerativer Wirbelsäulenerkrankungen gilt die *„Rückenschule“* als ein wichtiges physiotherapeutisches Therapieelement, das zeigt, wie eng Rehabilitation und Prävention beieinander liegen. Die Rückenschule sollte zum Routineangebot von Rehabilitationseinrichtungen gehören. Grundsätzlich sollten die Patienten zur aktiven Muskeltätigkeit (Bewegungstherapie, Krankengymnastik) angeregt werden.

Bei der *Bewegungstherapie* geht es vorwiegend um die den ganzen Körper beanspruchende Bewegung mit dem Ziel der Steigerung der Ausdauer, Koordination, Flexibilität und Kraft zur Erhaltung bzw. Verbesserung der Leistungsfähigkeit. Gleichzeitig dient die Bewegungstherapie der Erprobung der körperlichen Belastbarkeit im Hinblick auf die Anforderungen des Alltagslebens. Sie kann in verschiedenen Formen erfolgen als Ergometertraining, Lauftraining, Gymnastik, Schwimmen, „entschärfte Spiele“ und ähnliches. Sie orientiert sich stets an dem Krankheits- und Leistungsbild des Rehabilitanden.

Mit dem Begriff *Balneo- und Klimatherapie* wird die Heilbehandlung mit ortsspezifischen Heilmitteln bezeichnet. Das Kurverständnis ist eng mit dieser Therapieart verbunden. Ihr Stellenwert und ihre Methoden sind in der Rehabilitation nicht unumstritten. Sie sind ein wesentlicher Bestandteil der Kur, in der passive „Anwendungen“ und nicht – wie in der Rehabilitation – aktivierende Behandlungen im Vordergrund stehen [11]. Allerdings können die örtlichen Gegebenheiten, wie z.B. eine schöne Waldregion mit Möglichkeiten zum Wandern, die Motivation des Rehabilitanden zur körperlichen Aktivität und zum Ausdauertraining verstärken und zu einer gewünschten Entspannung beitragen.

Passive physikalische Therapien (Anwendungen), wie *Massagen, Packungen und Bäder* wirken vorwiegend entspannend und lockernd. Sie können zur Schmerzlinderung sowie zur Einleitung einer aktivierenden Therapie dienen. Speziell hydrotherapeutische Anwendungen tragen durch adaptative Effekte auch zu einer allgemeinen Stabilisierung von Körperfunktionen bei. Massagen wirken je nach Durchführung tonisierend bzw. detonisierend und werden zur Durchblutungsverbesserung, Entstauung sowie zur lokalen Muskelrelaxation eingesetzt.

Bei bestimmten Indikationen sind passive physikalische Anwendungen und speziell die Balneo- und Hydrotherapie krankheitsspezifische Therapiemaßnahmen, wie beispielsweise bei rheumatischen und orthopädischen Erkrankungen die Kältetherapie. In der neurologischen Rehabilitation gehören schmerzlindernde und/oder muskelaktivierende *elektrotherapeutische Verfahren,* wie die transkutane Nervenstimulation, das EME-Biofeedback und/oder die funktionelle Elektrostimulation zum selbstverständlichen Bestandteil des Therapiespektrums.

Ein zusätzliches Therapieziel der physikalischen Therapie ist die Selbstwahrnehmung und das Erleben eines positiven Körpergefühls. Die körperliche Belastung und Aktivierung wirken therapeutisch einer Immobilität und unerwünschten Schonhaltung entgegen. Sie fördern über eine Stärkung des Selbstwertgefühls die Integration in die Gemeinschaft.

4.3 Unkonventionelle Therapieverfahren – alternative Heilverfahren

Die „unkonventionellen medizinischen Richtungen“ umfassen eine Vielzahl diagnostischer und therapeutischer Verfahren, die nicht zur konventionellen, etablierten wissenschaftlichen Medizin gerechnet, in universitär-akademischen Bereichen nur ganz vereinzelt in Forschung und Lehre thematisiert werden und bei den Vertretern der konventionellen Medizin nicht über hinreichende Akzeptanz verfügen. Von seiten der konventionellen Medizin werden sie daher gemeinhin als „paramedizinisch“ eingestuft, was gleichbedeutend ist mit „parawissenschaftlich“ [6].

Diese unkonventionellen Heilmaßnahmen haben in der Rehabilitationsmedizin keinen Platz. Hier sollten ausschließlich objektivierbare und reproduzierbare diagnostische und therapeutische Maßnahmen stattfinden. Dies bedeutet allerdings nicht, daß in den Rehabilitationskliniken keine neuartigen Rehabilitationsmaßnahmen entwickelt und erprobt werden sollten. Die Erprobung und Evaluation neuer, bislang nicht als Standard geltender Maßnahmen ist im Gegenteil eine Verpflichtung der modernen Rehabilitationsmedizin, die allerdings nur im Rahmen kontrollierter Studien erfolgen soll [10, 4].

4.4 Ergotherapie

Die Ergotherapie zielt sowohl auf eine Verbesserung motorischer als auch sensorischer, perzeptiver, geistiger und seelischer Funktionen ab.

Besonders bei neurologischen Störungen und bei Erkrankungen der Haltungs- und Bewegungsorgane erfüllt sie wichtige Aufgaben.

Ein spezielles Feld ergotherapeutischer Aufgaben ist der berufstherapeutische Bereich. Andere Bereiche der Ergotherapie sind die Kunst- und Beschäftigungstherapie. Hier geht es um die Förderung von Kreativität und die Steigerung des Selbstwertgefühls der Rehabilitanden sowie um die Anregung zu Freizeitaktivitäten. Gruppenerlebnisse sollen helfen, Hemmungen vor sozialen Kontakten abzubauen. Die Eigenaktivität und „Selbstheilungskräfte" sollen angeregt werden. Besonders in der Krebsrehabilitation, aber auch in der geriatrischen Rehabilitation ist dies ein Schwerpunkt der Arbeit.

Durch den spielerischen, kreativen Umgang mit Materialien werden die meist verschütteten, teilweise nicht entdeckten kreativen Fähigkeiten des Patienten geweckt und gefördert. Freude und Erfolgserlebnisse werden vermittelt, innere Spannungen werden abgebaut.

4.5 Arbeitstherapie

In Suchtkliniken mit längerfristiger Behandlungsdauer wird oft eine Arbeitstherapie angeboten. Sie trägt durch gegenständliches und zweckgebundenes Arbeiten zum Erreichen individueller Rehabilitationsziele bei und bietet eine Alternative zu den stark reflexiv und verbal ausgerichteten psychotherapeutischen Verfahren. Die Arbeitstherapie stellt den Patienten vor Aufgaben mit „Ernstcharakter". Sie fordert den Patienten heraus, sich auf neue und für ihn eventuell schwierige Aufgaben einzulassen, dient aber auch zur Hilfe, seine ihm zur Verfügung stehende Zeit strukturieren zu lernen. Die Arbeitstherapie läßt die Einstellung des Patienten zur Arbeit und seine Fähigkeiten zur Bewältigung alltäglicher Belastungen im Arbeitsleben erkennen.

Die Arbeitstherapie hat im Rahmen der beruflichen Rehabilitation eine andere Bedeutung.

4.6 Gesundheitsbildung – Gesundheitstraining – Gesundheitsberatung

Die Gesundheitsbildung hat die Beeinflussung von negativen Verhaltensweisen durch eigenverantwortliches Handeln des Patienten zum Ziel. Sie soll einerseits die Entstehung und die Progression von Krankheiten verhindern helfen, andererseits Hilfen zur Krankheitsbewältigung vermitteln.

Typische Angebote sind die Beratungsangebote zur gesunderhaltenden Ernährung, die strukturierte Diabetikerschulung, die Einweisung von Hypertonie- und Asthmapatienten in die Selbstkontrollmöglichkeiten, die Rückenschule von Patienten mit degenerativen Wirbelsäulenveränderungen oder die Suchtberatung und Raucherentwöhnung.

Die Angebote zur Gesundheitsbildung richten sich nicht nur an die Patienten, bei denen das bisherige Risikoverhalten (z.B. Rauchen, Fehlernährung, Adipositas, Bewegungsarmut, Streß etc.) bereits zu entsprechenden Organschäden führte und damit die Leistungsminderung verursachte. Es müssen auch Betroffene aus anderen Indikationsbereichen, d.h. „noch Gesunde" angesprochen werden. Bei Patienten mit bereits vorhandenen Organschäden ist die Gesundheitsbildung eine Maßnahme der *tertiären Prävention*, die der Verschlimmerung der Behinderung vorbeugen soll, bei den „noch Gesunden" ist es eine Maßnahme der *primären Prävention* zur Verhinderung späterer gesundheitlicher Beeinträchtigungen.

Die Gesundheitsbildung muß der Problematik des jeweiligen Krankheitsbildes angepaßt werden. In der geriatrischen und onkologischen Rehabilitation nimmt sie nicht die gleiche zentrale Bedeutung ein, die ihr bei anderen chronischen Erkrankungen und Behinderungen zukommt. Hier sind andere Schwerpunkte zu setzen.

4.7 Patientenschulung

Von besonderer Bedeutung sind die Rehabilitationsangebote und patientenorientierte Hilfen zum besseren Umgang mit der Behinderung. Sie werden je nach Problemstellung individuell oder in speziellen Kleingruppen durchgeführt.

Die *krankheitsspezifischen Programme* sollen den Rehabilitanden befähigen, mit seiner chronischen Erkrankung besser umzugehen, um so drohenden Folgeerkrankungen vorzubeugen.

Hierzu gehört beispielsweise die Diabetikerschulung, die den Patienten durch die Selbstkontrolle seines Harn- und Blutzuckers aktiviert und ihn motiviert, sich seinen Bedürfnissen entsprechend nach bestem Wissen und Gewissen zu ernähren. Die Patientenschulung spielt eine große Rolle bei Herz-Kreislauf-Erkrankungen und Erkrankungen der Atmungsorgane, wo sie auf das persönliche Risikoprofil ausgerichtet sein sollte. Weiterhin sind zu erwähnen Hilfen zur Krankheitsbewältigung bei Tumorpatienten, die Beratung von Stomapatienten, der Diät-Unterricht (u.a. in Lehrküchen), das Hirnleistungstraining in der geriatrischen Rehabilitation.

Zahlreiche Ratgeber für Patienten mit Hinweisen für Hilfen der Angehörigen unterstützen diese Aufgaben [3, 4].

Die *problembezogenen Programme* richten sich auf den Abbau von Risikoverhalten, den Ausgleich von Behinderungen und den Aufbau gesundheitsfördernden Verhaltens. Sie sind in der

Regel verhaltenstherapeutisch orientiert und stellen eine Kombination aus kognitiven und übenden Verfahren dar. Ein wesentlicher Punkt der oft beklagten Ineffizienz solcher Programme liegt in der mangelnden Ausbildung der Therapeuten in der Methodik der Erwachsenenbildung.

Bei der Bewältigung krankheitsbedingter Einschränkungen können Therapiegruppen sehr hilfreich sein, wie z.B. die zum Erlernen von Entspannungstraining (Tiefenmuskelentspannung, progressive Muskelrelaxation und autogenes Training). Andere Programme dienen zur Stabilisierung bei Übergewicht oder zur Schmerzbewältigung, zur Lymphödemprophylaxe bei mammaamputierten Frauen, zur Ernährung bei gastrektomierten oder darmoperierten Tumorpatienten, zur Raucherentwöhnung, als soziales Kompetenztraining, zur Angst-, Konflikt- und Streßbewältigung.

Da sich bei diesen Programmen die Gruppendynamik positiv auf den Lern- und Erfahrungsprozeß der Teilnehmer auswirken soll, müssen sie in möglichst geschlossenen Gruppen durchgeführt werden.

4.8 Psychologische/psychotherapeutische Maßnahmen

Manche Behinderungen haben „psychosomatische" Ursachen oder „psychosomatische" Auswirkungen. Häufig können psychische Hilfen lindernd oder gar heilend wirken.

Alle somatisch-rehabilitativen Bemühungen bleiben letztlich erfolglos, wenn der Betroffene nicht bereit ist, sich auf seine Krankheit oder Behinderung einzustellen. Dies gilt insbesondere für chronisch Erkrankte, bei denen der weitere Krankheitsverlauf in hohem Maß von einer krankheitsgerechten Lebensweise abhängt. Die Betroffenen müssen diese neue Lebensweise akzeptieren lernen.

Neben der Rehabilitationsbedürftigkeit, der Rehabilitationsfähigkeit ist auch die Rehabilitationsbereitschaft eine der wichtigen Grundvoraussetzungen für das Gelingen einer Rehabilitation. Sie gilt es zu fördern. Deshalb liegt eine Hauptaufgabe der psychologischen Rehabilitation in der Motivation der Betroffenen.

Ein Bedarf für darüber hinausgehende fachpsychologisch begründete Interventionen und psychotherapeutische Maßnahmen ist bei den Problemen der Krankheitsverarbeitung gegeben. Hierzu gehören:
- emotionale Störungen, wie Angst und Depression
- Konflikte in Partnerschaft und Familie
- Beeinträchtigungen des Sozialverhaltens, z.B. soziale Rückzugstendenzen
- psychische Beeinträchtigungen, welche die körperliche Leistungsfähigkeit beeinflussen
- Probleme mit der Akzeptanz der Erkrankung
- Diskrepanzen zwischen Behandlungserwartung und Behandlungsangebot
- inadäquates Krankheitsverhalten.

Die psychotherapeutischen Techniken orientieren sich selbstverständlich auch hier primär an den Behandlungszielen, obwohl in der Praxis natürlich auch die Erfahrung des Therapeuten, der mögliche Aufwand für den Patienten mit die Wahl der Intervention beeinflussen (Tab. 8-2). Das Ziel der *supportiven Psychotherapie* ist es, die Compliance (z.B. Zusammenarbeit Arzt – Patient) zu verbessern und das Coping, d.h. die Entwicklung neuer Bewältigungsstrategien durch den Patienten zu fördern. *Übende Verfahren*, wie autogenes Training oder Entspannungstraining nach Jacobson, eignen sich nicht nur für Patienten mit chronischen Darmerkrankungen (Morbus Crohn, Colitis ulcerosa), sondern für alle Patienten mit körperlichen Beschwerden, ohne daß sich hier ein Rezidiv oder eine organische Ursache für die Beschwerden objektivieren ließe.

Grundsätzlich muß die Entscheidung darüber getroffen werden, ob Einzel- und Gruppentherapien indiziert sind. Die Behandlungen können sich auf die verbale Kommunikation beschränken, können aber auch körperliche und gestalterische Wirkmechanismen einbeziehen. Das Maßnahmenspektrum umfaßt – wie im Falle der Entspannungstherapie – eher breitere Bereiche, es kann aber auch sehr spezifisch auf ein Symptom ausgerichtet sein.

Psychotherapeutische Angebote im engeren Sinne, d.h. Einzel- oder Gruppenpsychotherapien, werden in erster Linie von Ärzten oder Psychologen mit psychotherapeutischer Weiterbildung erbracht.

4.9 Diätetik und Ernährungsberatung

Nahezu alle sogenannten Zivilisationskrankheiten hängen mit falschen Ernährungsgewohnheiten zusammen. Ernährungsberatung und Diätetik sind daher ein wichtiger Baustein in der Prävention, Nachsorge und Rehabilitation. Dies trifft nicht

Tabelle 8-2 Psychotherapeutische Techniken.

supportive Psychotherapie
übende Verfahren
Verhaltenstherapie
Selbsthilfegruppen
Familientherapie
psychodynamisch orientierte Psychotherapie

nur für Erkrankungen des Stoffwechsels zu, wo die diätetische Schulung, Ernährungsberatung und Ausbildung im praktischen Umgang mit Lebensmitteln einen besonders hohen Stellenwert im Rahmen der Rehabilitationsmaßnahmen haben. Grundlegende Kenntnisse für eine gesunde Ernährung müssen auch in den anderen Rehabilitationsindikationen vermittelt werden. Dies kann im Rahmen der Gesundheitsbildung geschehen, aber auch in speziellen Diät- und Ernährungsgruppen und sollte in allen Rehabilitationskliniken jedweder Indikation angeboten werden.

Häufig hängen Ernährungsfehler weniger mit fehlendem Wissen über die richtige Menge und Zusammensetzung der Ernährung als vielmehr mit mangelnder Kraft zur Umsetzung im Alltagsleben zusammen. Der Ernährungsberater muß daher nicht nur über diätetische Fachkenntnisse verfügen, sondern auch psychologisch geschult sein, über Kenntnisse der Erwachsenenpädagogik verfügen und zu motivieren verstehen.

Übergewicht als eine der wichtigsten Folgen von Ernährungsfehlern ist unter anderem auch vor dem Hintergrund von Belastungssituationen zu sehen. Einzelberatung und Gruppenprogramme müssen deshalb nicht nur die psychischen, sondern auch die sozialen Bedingungen der Betroffenen berücksichtigen. Die persönliche Ernährungsanamnese ist von entscheidender Bedeutung, geht allerdings auch mit einem hohen Zeitaufwand und großer fachlicher Kompetenz einher.

4.10 Schmerztherapie

Schmerzen zu beseitigen, zu lindern oder zumindest ein möglichst optimales Leben mit/trotz Schmerzen zu ermöglichen, ist eine wesentliche rehabilitative Aufgabe. Sie läßt sich nicht nur mit Medikamenten lösen.

In der Rehabilitation gibt es zusätzlich zu der differenzierten medikamentösen Therapie viele physikalische, psychotherapeutische, diätetische Schmerzbehandlungsmöglichkeiten. Durch psychosoziale Maßnahmen läßt sich zumindest die Schmerzschwelle positiv beeinflussen (Abb. 8-3).

4.11 Hilfsmittelversorgung und Hilfsmittelgebrauchsschulung

In einigen Indikationsbereichen stellt die individuell angepaßte Versorgung mit Hilfsmitteln eine wichtige Möglichkeit dar, beeinträchtigte Funktionen auszugleichen und somit einer Rehabilitations- oder gar Pflegebedürftigkeit vorzubeugen.

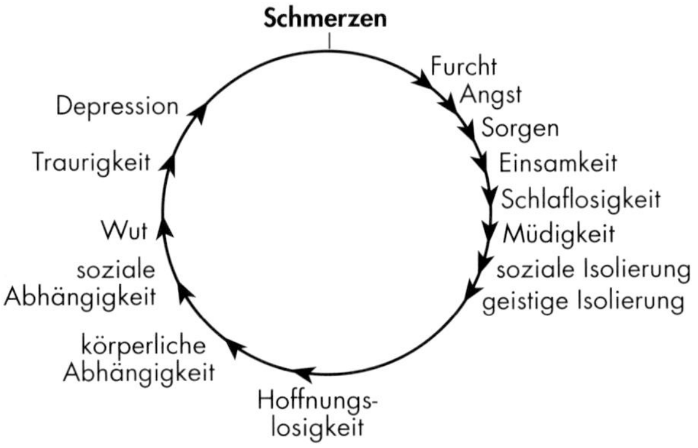

Abb. 8-3 Der Teufelskreis bei Schmerzen. Welches sind die Ursachen, welches die Folgen der Schmerzen? – Die Möglichkeiten, durch psychosoziale Maßnahmen die Schmerzschwelle zu beeinflussen.

Während des Krankenhausaufenthaltes, besser noch während der teilstationären oder stationären Heilbehandlung, kann der Patient am besten in den Umgang mit diesen Hilfsmitteln eingewiesen werden. Er kann während der stationären Rehabilitation z.B. die verschiedenen Prothesen erproben. Zur Überprüfung und Abänderung stehen ihm fachkundige Hilfen zur Seite. Vorteile der wohnortnahen Rehabilitation sind, daß die Hilfsmittelversorgung besser auf die Verhältnisse vor Ort abgestimmt werden kann.

Die Versorgung mit Körperersatzstücken, orthopädischen und anderen Hilfsmitteln ist eine wichtige Rehabilitationsmaßnahme, die spezielle Kenntnisse und Erfahrungen sowie psychisches Einfühlungsvermögen der Therapeuten verlangt. Dies hat zur Ausbildung qualifizierten Personals in einigen Bereichen, so z.B. der Stomaversorgung, der Orthopädieberatung, der Prothetikberatung geführt.

Die *hilfsmittelbezogene Unterrichtung* sollte sowohl in Kleingruppen als auch individuell angeboten werden. Hierzu gehören beispielsweise die in der pneumologischen Rehabilitation notwendige Schulung des zweckmäßigen Einsatzes von Inhalationsgeräten und der Umgang mit Dosieraerosolen, Sauerstoffinsufflationsgeräten, Atemhilfen, Flutterpfeifen oder die korrekte Nutzung von Peak-flow-Metern als Selbstkontrollmöglichkeit. Sowohl hier als auch bei den krankheitsbezogenen oder problembezogenen Programmen ist ein aktiver Einbezug des Rehabilitanden in die Schulung notwendig. Der Erfolg der Schulungen muß ständig durch Patiententests evaluiert werden.

Je nach Ursache der Behinderung und je nach Reha-Ziel kommen die gesetzlichen Krankenkassen, gesetzlichen Unfallversicherungen, Rentenversicherungsträger, Arbeitsämter, die Pflegeversicherung oder die Sozialhilfe für die Kosten auf.

4.12 Neuropsychologisches Training

Störungen höherer Hirnleistungen, wie Gedächtnis-, Konzentrations- und Aufmerksamkeitsstörungen, zerebrale Sehstörungen, Neglekt oder Apraxien, die unter anderem bei Schäden des zentralen Nervensystems häufig auftreten, bedürfen einer gezielten neuropsychologischen Diagnostik und Therapie. Ein pauschal für alle Hirnleistungsstörungen gleichermaßen valides Testsystem und erfolgversprechendes Training gibt es nicht. Bei Demenz sind andere diagnostische Tests und Übungen notwendig als bei Neglekt, Aphasien oder Merkfähigkeitsstörungen.

Mit Hilfe differenzierter Trainingsverfahren geht es in der gerontopsychiatrischen Rehabilitation um eine Verbesserung eingeschränkter Hirnleistungen, um das Einüben von „Ersatzstrategien“ (Umweltstrategien, Orientierungstraining, Konzentrationstraining, Merkfähigkeitstraining) und nötigenfalls auch um die Vermittlung von Adaptationsfertigkeiten und den Ersatz durch Hilfsmittel zur Kompensation der ausgefallenen Funktionen. Sind die Funktionen so eingeschränkt, daß ein Training nicht mehr durchgeführt werden kann und eine Verbesserung der Hirnleistung nicht mehr zu erwarten ist, so bleibt nur noch eine verbesserte Anpassung der Umwelt an den Patienten, die eine intensive Angehörigenarbeit erforderlich macht.

4.13 Stimm-, Sprech- und Sprachtherapie

Bei neurologischen Erkrankungen, aber auch nach Laryngektomie wegen Kehlkopfkarzinom, können Sprach- und Sprechstörungen auftreten, die einer gezielten logopädischen Behandlung bedürfen. Art und Aufwand der Therapie hängen vom Schweregrad der Störung ab. Während bei bestimmten Stimmstörungen eine kurzzeitige Betreuung ausreichen kann und bei Dysarthrien ggf. nur wenige Therapiesitzungen zum Einüben veränderter Sprachtechniken erforderlich sind, ist – etwa bei Aphasien oder Laryngektomierten – eine intensive und längerdauernde Einzeltherapie mit psychotherapeutischen Elementen erforderlich. Zweckmäßig ist eine Ergänzung der Einzeltherapie durch Gruppensitzungen.

4.14 Sozialberatung und soziale Hilfen

Das Ziel der Sozialberatung ist die Aufrechterhaltung oder Wiedergewinnung der sozialen Integration hilfsbedürftiger Patienten. Eine Pflegebedürftigkeit, speziell die Krankenhauspflegebedürftigkeit soll verhindert werden. In zweiter Linie umfaßt die Sozialberatung auch die Beratung und die Einleitung beruflicher Hilfen. Im Sozialgesetzbuch sind die „Leistungen zur allgemeinen Eingliederung“ verzeichnet.

Besondere Bereiche der Beratung und Unterstützung können somit sein:
- Probleme im häuslichen Bereich (z.B. Haushaltshilfe, häusliche Krankenpflege)
- Probleme der finanziellen Sicherung und Fragen zu speziellen Rehabilitationsleistungen
- Hilfen zur Entwicklung der geistigen und körperlichen Fähigkeit
- berufliche Wiedereingliederung
- Hilfen zur Ermöglichung und Erleichterung der Verständigung mit der Umwelt
- Hilfen zur Freizeitgestaltung
- Vorbereitung auf berufsfördernde Leistungen.

Je nach Rehabilitationsindikation verschieben sich die Schwerpunkte. Steht bei Jugendlichen und Erwerbstätigen häufig die berufliche Beratung im Vordergrund, so haben in der onkologischen und erst recht der geriatrischen Rehabilitation Hilfen zur sozialen Sicherheit eine besondere Bedeutung. Bei psychisch Behinderten, geistig Behinderten sowie Schwerstbehinderten liegt eine besonders hohe Hilfs- und Pflegebedürftigkeit vor, die durch aktivierende und andere rehabilitative Elemente der Pflege reduziert werden können.

Das Spektrum der angebotenen sozialen ambulanten Hilfen ist weit gefächert [8]:
- Hilfen bei der Haushaltsführung
- Einkaufen durch Zivildienstleistende
- Haushaltshilfen durch Fachkräfte
- medizinische Hilfe durch examinierte Kräfte
- Mahlzeitendienste (Essen auf Rädern)
- Hausnotrufdienst
- Behindertenindividualbetreuung.

Die Dienste und Einrichtungen der sozialen Rehabilitation werden in der Regel entweder von örtlichen Trägern der Sozialhilfe (Gemeinden, Kreisen) oder von den Trägern der Freien Wohlfahrtspflege, von privaten oder kirchlichen Vereinen und Verbänden, aber auch von Behinderungsorganisationen und Selbsthilfeinitiativen zur Verfügung gestellt.

Die spezielle Sozialberatung wird von Sozialarbeitern, Sozialstationen und Sozialämtern durchgeführt. Dies bedeutet jedoch nicht, daß nicht auch den Ärzten, Psychologen, Ergotherapeuten, Diätassistenten und den anderen Mitgliedern des Reha-Teams soziale Rehabilitationsaufgaben zukämen.

Gerade bei sozialen Fragen, aber auch bei anderen Lebensfragen stellen *Selbsthilfegruppen* eine große Hilfe für Betroffene dar. Einige dieser Selbsthilfegruppen haben einen hohen medizinischen und sozialrechtlichen Wissensstand [1].

Das Wesen der Selbsthilfe ist allen Selbsthilfegruppen gemeinsam. Durch die Gemeinsamkeit soll das Selbstwertgefühl der Patienten gestärkt und eine soziale Isolierung vermieden werden; die Patienten sollen eine aktive Haltung zu ihrer Erkrankung und der Umwelt einnehmen. Da die Mitglieder der Selbsthilfegruppen die jeweilige Erkrankung bzw. die sich hieraus ergebenden Behinderungen aus eigenem Erleben kennen, gelingt es ihnen häufig besser, Mitbetroffenen bei seelischen und sozialen Problemen beizustehen. Selbst nahe Angehörige, Verwandte oder Bekannte – und natürlich auch Ärzte, Psychologen und Sozialarbeiter – stoßen hier häufig auf Grenzen.

4.15 Angehörigenarbeit

Die Integration der Angehörigen in das Rehabilitationsgeschehen erhöht die Erfolgsaussichten von Rehabilitationsmaßnahmen. Diese Einbeziehung kann durch Ratgeber, Angehörigengespräche oder Angehörigenseminare geschehen. Es gibt zahlreiche mehr oder weniger informative und differenzierte Ratgeberreihen für Patienten mit den unterschiedlichsten Behinderungen.

In den *Angehörigengesprächen* muß konkret auf die individuelle Situation des Betroffenen eingegangen werden. Hier ist die Möglichkeit gegeben, auf drohende zukünftige Funktionseinbußen und Handicaps hinzuweisen. In den Akutkliniken und wohnortnahen Rehabilitationskliniken hat sich die Anwesenheit des Partners bei der Abschlußuntersuchung als vorteilhaft erwiesen.

Hilfen zur Planung der notwendigen und realisierbaren Veränderungen im familiären Alltag können gegeben und praktische Probleme der alltäglichen Rehabilitation gelöst werden.

Die Arbeit mit Angehörigen sollte deutlich über eine Beratung hinausgehen, wenn bei den Rehabilitanden bleibende Behinderungen zu erwarten sind, die Pflege- und/oder Betreuungsbedürftigkeit bedingen oder eine Adaptation des familiären Umfeldes an die Behinderung notwendig machen. Es müssen konkrete Hilfen angeboten, mit den Angehörigen durchgesprochen und in die Wege geleitet werden.

Angehörigenseminare als mehr oder weniger strukturierte Gruppenangebote bieten sowohl im ambulanten als auch stationären Bereich die Möglichkeit, genauer und umfassender auf indikationsspezifische und indikationsübergreifende Fragen einzugehen, die den Betroffenen und seine Angehörigen unmittelbar betreffen. Solche Angebote kommen auch während der stationären Rehabilitationsmaßnahmen durchaus in Betracht, wenn die Angehörigen besonders betroffen sind und ihre Mitwirkung für einen langfristigen Rehabilitationserfolg unentbehrlich ist (z.B. bei psychischen Beeinträchtigungen, Demenz, Suchterkrankungen, Diabetes mellitus aber auch bei Inkontinenz, Stomaanlage etc.). Sie sind auch im ambulanten Bereich in regelmäßigen Abständen sinnvoll (z.B. bei Anfallsleiden von Kindern oder bei chronischer Schwerpflegebedürftigkeit).

5 Sozialmedizinische Beurteilung und Beratung sowie Hilfen für die weitere berufliche Tätigkeit

5.1 Beurteilung

Die sozialmedizinische Beurteilung hat im deutschsprachigen Raum insofern eine eigene Entwicklung genommen als hiermit nicht die Beurteilung der sozialen, sondern der beruflichen Hilfs- und Rehabilitationsbedürftigkeit gemeint ist. Es geht um die bestehende bzw. zu erwartende Leistungsfähigkeit/-minderung.

Der Begriff der Rehabilitationsbedürftigkeit ist in Deutschland eng mit dem Begriff der Leistungsfähigkeit (auch Leistungsvermögen) verbunden. Eine Rehabilitationsbedürftigkeit im sozialmedizinischen Sinne liegt somit dann vor, wenn ein Gesundheitsschaden und/oder eine Funktionseinschränkung die Fähigkeit, die bisherige berufliche Tätigkeit auszuüben (Leistungsfähigkeit), begrenzt oder dies in absehbarer Zeit erwarten läßt. Die Beurteilungskriterien der sozialen Hilfs- und Pflegebedürftigkeit richten sich hingegen nach anderen Gesichtspunkten (vgl. Kap. 7).

Die gesetzliche Grundlage für die stationären Heilverfahren der in Deutschland in der Rehabilitation besonders engagierten Rentenversicherung ist die Wiederherstellung bzw. der Erhalt der Erwerbsfähigkeit. Daraus läßt sich die Bedeutung der Hilfen zur Verbesserung der beruflichen Leistungsfähigkeit in die Rehabilitation erkennen.

Eine Notwendigkeit zur *beruflichen Rehabilitation* liegt dann vor, wenn die Leistungsfähigkeit im Erwerbsleben beeinträchtigt ist und eine Gefährdung der Erwerbsfähigkeit vorliegt oder droht.

Die *berufliche Leistungsbeurteilung*, Beratung und Hilfen zur Wiedereingliederung in das Erwerbsleben sind ein unverzichtbares Therapieelement einer ganzheitlichen Rehabilitation von Patienten im erwerbsfähigen Alter. Hierbei ist zu berücksichtigen, daß Arbeit für die Behinderten mehr als wirtschaftliche Existenzsicherung bedeutet. Arbeit hat eine wesentliche seelische und soziale Dimension gerade für den Behinderten.

Um eine geminderte Leistungsfähigkeit ermitteln zu können, werden entsprechend vorhande-

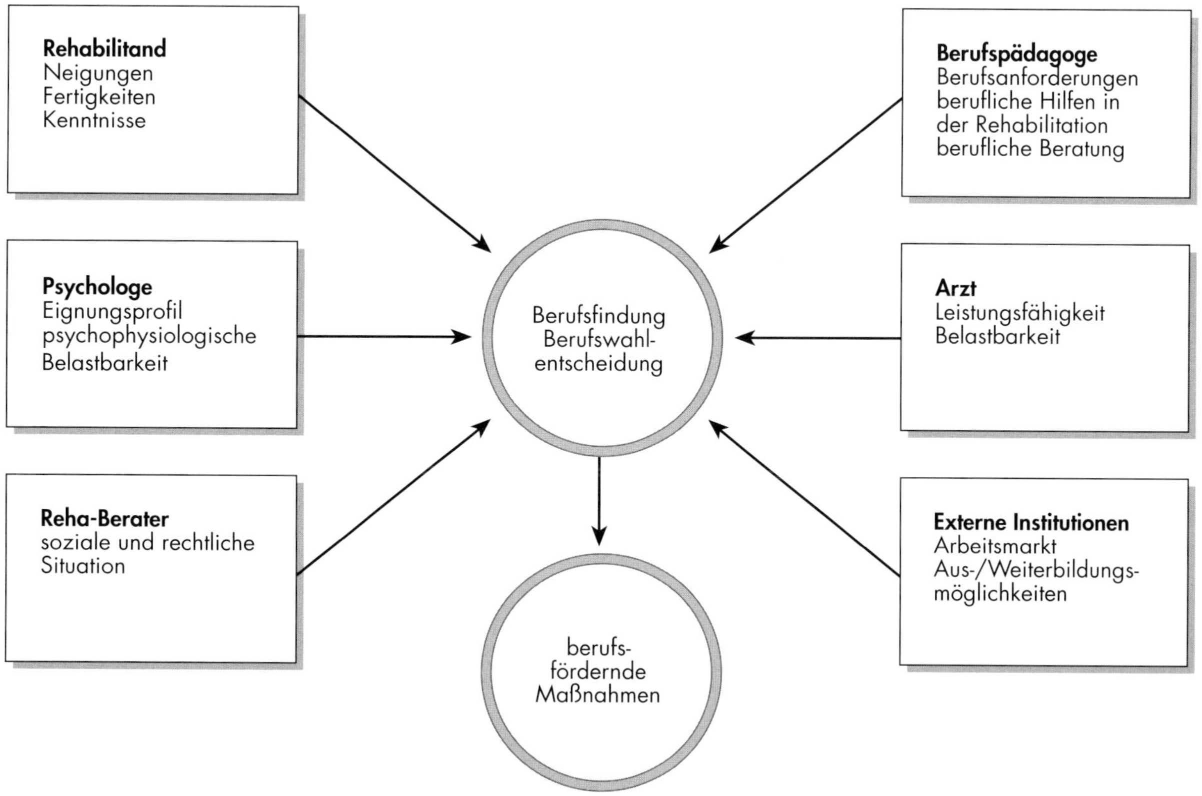

Abb. 8-4 Interdisziplinäre Zusammenarbeit in der Berufsfindung.

ne Funktionseinschränkungen zu den beruflichen Anforderungen ins Verhältnis gesetzt. Im Idealfall werden dazu individuelle „Fähigkeitsprofile" mit „Anforderungsprofilen des Arbeitsplatzes" verglichen [9, 2]. Die fehlende Übereinstimmung läßt dann auf eine Minderung der Erwerbsfähigkeit schließen.

Anhand der objektiven sozialmedizinischen Beurteilung und der subjektiven Angaben des Patienten zu seiner Leistungsfähigkeit können vom Reha-Team ein positives Leistungsbild erstellt und berufliche Rehabilitationsmaßnahmen in die Wege geleitet werden. Eine ständige Absprache des Rehabilitationsmediziners mit den anderen Mitgliedern des Rehabilitationsteams (Abb. 8-4) [7] und den verschiedenen Kosten- und Leistungsträgern der beruflichen Rehabilitation ist hierbei notwendig. Ein Vorteil der stationären und teilstationären Rehabilitation besteht darin, daß hier in der interdisziplinären Zusammenarbeit regelmäßige berufliche Rehabilitationskonferenzen stattfinden können. An ihnen nehmen die Rehabilitationsmediziner, Sozialarbeiter, Berufspädagogen, Reha-Berater, Psychologen, Vertreter der Rentenversicherungen, Berufsgenossenschaften, Arbeitsverwaltung etc. und der Patient selber teil. Der Patient sollte möglichst frühzeitig mit in den Beratungsprozeß einbezogen werden. Ohne die aktive Mitarbeit und Motivation des Patienten wird eine berufliche Rehabilitation außerordentlich erschwert.

Häufig muß eine Überprüfung der individuellen beruflichen Situation mit Arbeitsplatzbesichtigung und Arbeitsplatzanalyse erfolgen. Der jeweilig zuständige Betriebsarzt bzw. Werksarzt sollte grundsätzlich mit in den Beratungsprozeß eingeschlossen werden.

5.2 Beratung und Hilfe

Berufsberatung, Arbeitserprobung, Berufsfindung und Belastungserprobung können in speziellen Rehabilitationskliniken parallel zur medizinischen Rehabilitation durchgeführt werden. In diesen Rehabilitationskliniken der Phase II können das arbeitsrelevante Leistungsprofil, die soziale Anpassungsfähigkeit und die besondere Gefährdung durch Einwirkungen am Arbeitsplatz ermittelt werden. Die Phase III wird in den Berufsförderungswerken durchgeführt.

Bei der *Arbeitstherapie* wird eine Steigerung der Belastbarkeit angestrebt im Sinne der Stabilisierung und Verbesserung der Arbeitsfähigkeit und spezieller Fähigkeiten für die berufliche bzw.

schulische Eingliederung unter Berücksichtigung der individuellen Behinderung. In den Suchtkliniken und den psychiatrischen Reha-Institutionen hat die Arbeitstherapie insofern eine andere Bedeutung, als man hier durch Arbeit die Krankheit zu beeinflussen versucht.

Die *Ergotherapie* ist eine besondere Form von Arbeitstherapie. Sie ermöglicht eine berufsbezogene Anpassung und psychosoziale Wiedereingliederung, unter Umständen mit Werkzeug- und Hilfsmittelgebrauchsschulung und gezielter Durchführung von Belastungserprobungen.

Bei der *Berufsfindung* werden Berufsvorschläge erarbeitet, die für den Behinderten geeignet sind und von ihm akzeptiert werden.

Bei der *Belastungserprobung* (Arbeitsbelastungserprobung) (Abb. 8-5) geht es um die Ermittlung eines arbeitsrelevanten Leistungsprofils, um die soziale Anpassungsfähigkeit und um die besondere Gefährdung durch Einwirkungen am Arbeitsplatz. Diagnostische Aspekte überwiegen also.

Bei der Arbeitserprobung geht es um die praktische Abklärung der Fähigkeiten und der Eignung des Behinderten. Diese Erprobung kann intern in Werkstätten der Kliniken oder extern an auswärtigen Arbeitsplätzen zunächst halbtägig, später ganztägig erfolgen.

Berufsfindung sowie Arbeitserprobung gehören zu den berufsfördernden Leistungen der Rehabilitation. Diese können nur in speziellen Institutionen, wie den medizinisch-beruflichen Rehabilitationszentren, durchgeführt werden. Manche Rehabilitationskliniken verfügen über einen berufsbezogenen Bereich mit entsprechenden Werkstätten, andere Kliniken bieten sogar externe Erprobungen am Ort an mit der Möglichkeit einer realistischen Belastungserprobung und Arbeitstherapie.

Die begleitenden Hilfen im Arbeitsleben umfassen ein breites Spektrum persönlicher und materieller Hilfen. An *materiellen Hilfen* stehen zur Verfügung:
- technische Arbeitshilfen
- Hilfen zur Erleichterung am Arbeitsplatz
- Hilfen zur Beschaffung eines behindertengerechten Wohnens
- Hilfen zur wirtschaftlichen Selbständigkeit
- Hilfen zur Erhaltung der Arbeitskraft
- Hilfen in besonders behinderungsbedingten Lebenslagen.

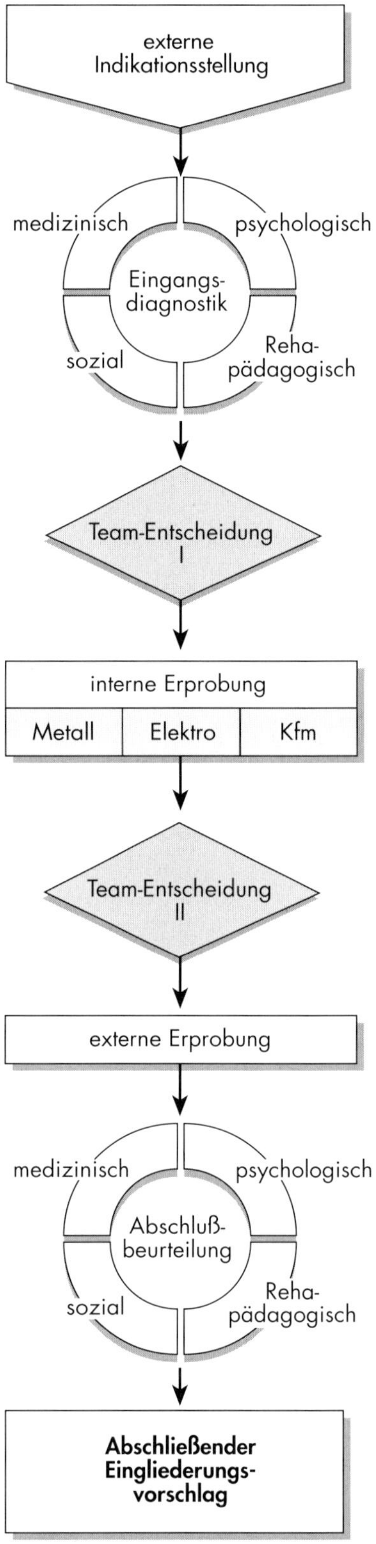

Abb. 8-5 Ablauf einer Arbeitsbelastungserprobung.

6 Verfahren zur Feststellung der Pflegebedürftigkeit

Vor Beurteilung der Pflegebedürftigkeit und Einstufung des Pflegegrades muß in einem Gutachten differenziert aufgrund der medizinischen und pflegerischen Feststellungen auch Stellung zu den erforderlichen Maßnahmen zur Prävention und Rehabilitation genommen werden.

Die 11 im Sozialgesetzbuch festgelegten Richtlinien bestimmen die Merkmale der Pflegebedürftigkeit (§ 12 SGB XII) und die Pflegestufen (§ 13 SGB XI) sowie das Verfahren zur Feststellung der Pflegebedürftigkeit (§ 16 SGB XI). Sie sind für die Pflegekassen (§ 42 SGB XI) sowie für den medizinischen Dienst der Krankenversicherung (NDK) verbindlich (§§ 213, 282 SGB V).

Pflegebedürftig im Sinne dieses Gesetzes sind Personen, die wegen einer körperlichen, geistigen oder seelischen Krankheit oder Behinderung für die gewöhnlichen und regelmäßig wiederkehrenden Verrichtungen im Ablauf des täglichen Lebens auf Dauer, voraussichtlich für mindestens 6 Monate, in erheblichem oder höherem Maße der Hilfe bedürfen.

Literatur

1. Asam, G.A., M. Eck: Selbsthilfegruppen und Rehabilitation. In: Mühlum, H., H. Oppl (Hrsg.): Handbuch der Rehabilitation. Luchterhand, Neuwied 1992.
2. Biefang, S., P. Potthoff: Quantitative Verfahren der Funktions- und Leistungsdiagnostik in der amerikanischen Rehabilitation. In: Deutsche Rentenversicherungsträger (Hrsg.): Rehabilitationswissenschaftliches Kolloquium – Befundung, Diagnostik, Interventionen. Verband Deutscher Rentenversicherungsträger, Frankfurt 1994.
3. Bundesarbeitsgemeinschaft für Behinderte: Hilfe für Behinderte. Schriftenreihe der Bundesarbeitsgemeinschaft. Bundeszentrale für gesundheitliche Aufklärung des Bundesministeriums für Gesundheit.
4. Delbrück, H. (1991–1995): Ratgeberserie für Krebspatienten und deren Angehörige. Brustkrebs (1994), Magenkrebs (1991), Darmkrebs (1994), künstlicher Darmausgang (1992), Lungenkrebs (1994), Prostatakrebs (1994), Ernährung (1995), Schmerzen (1993). Kohlhammer-Verlag, Stuttgart.
5. Hochschuler, S.H., H.B. Cotler, R.D. Guyer: Rehabilitation of the Spine. Mosby, St. Louis – Baltimore 1993.
6. Matthiessen, P., B. Roßlenbroich, S. Schmidt: Unkonventionelle medizinische Richtungen. Materialien zur Gesundheitsforschung. Forschung im Dienst der Gesundheit (FDG). Wirtschaftsverlag Nordrhein-Westfalen, Verlag für neue wissenschaftliche Forschungsvorhaben 1992.
7. Otto, R.: Einleitung beruflicher Rehabilitationsmaßnahmen. Berufsfindung und Arbeitserprobung. In: Mühlum, H., H. Oppl (Hrsg.): Handbuch der Rehabilitation. Luchterhand, Neuwied 1992.
8. Reinhard, G.: Psychosoziale Probleme in der Rehabilitation von Tumorpatienten. In: Delbrück, H. (Hrsg.). Tumornachsorge, 3. Aufl. Thieme, Stuttgart 1994.
9. Schian, H.M.: Rehabilitationswissenschaftliche Aspekte und Forschungsbedarf aus arbeitsmedizinischer Sicht. VDR/Reha-Kommission VI (1991) 83.
10. Verband Deutscher Rentenversicherungsträger (VDR): Bericht der Rehabilitationskommission des Verbandes Deutscher Rentenversicherungen. Empfehlungen zur Weiterentwicklung der medizinischen Rehabilitation in der gesetzlichen Rentenversicherung. Profilberatungs- und Vertriebsgesellschaft. Rodgau 1992.
11. Wirth, A.: Rehabilitation statt Kur. Dtsch. Ärztebl. 87 (1990) 1628.
12. Wolber, K.: Rechtsgrundlagen der Rehabilitation. In: Mühlum, H., H. Oppl (Hrsg.): Handbuch der Rehabilitation. Luchterhand, Neuwied 1992.

9 Qualitätsmanagement in der medizinischen Rehabilitation

Ulrich Dorenburg und Ferdinand Schliehe

1 Einleitung

Die Sicherstellung einer qualitativ hochwertigen medizinischen Versorgung stellt eine ökonomisch und ethisch hochrangige Aufgabe für das Gesundheitssystem nicht nur der Bundesrepublik Deutschland dar.

Neben der durch die ärztlichen Berufsordnungen und das Heilberufegesetz festgeschriebenen allgemeinen Verpflichtung, die Qualität der medizinischen Behandlung durch geeignete eigenverantwortliche Maßnahmen zu gewährleisten, ist die grundsätzliche Bedeutung der Qualitätssicherung in der ärztlichen Versorgung auch durch die Sozialgesetzgebung vorgegeben. Mit Inkrafttreten des Gesundheitsreformgesetzes im Jahre 1989 wurde die Qualitätssicherung als unverzichtbarer Bestandteil der medizinischen Versorgung festgeschrieben. Im V. Sozialgesetzbuch, §§ 135–139, werden Krankenhäuser, Vorsorge- und Rehabilitationseinrichtungen dazu verpflichtet, sich an Qualitätssicherungsmaßnahmen zu beteiligen. Die Maßnahmen sollen sich auf die Qualität der Behandlung, der Versorgungsabläufe und der Behandlungsergebnisse erstrecken. Sie sollen so gestaltet werden, daß vergleichende Prüfungen ermöglicht werden.

War bisher die Qualitätskontrolle und -sicherung in der medizinischen Rehabilitation der Initiative einzelner Träger oder Leistungsanbieter überlassen, so erfordert die Gesetzgebung nun ein konzeptionelles Umdenken in der Qualitätssicherung. Die bisher überwiegend punktuell durchgeführten Maßnahmen sind weiterzuentwickeln im Sinne eines umfassenden Systems der Qualitätssicherung, das wissenschaftlich fundiert sein und den Grundsätzen eines modernen Qualitätsmanagements entsprechen muß. Dabei sollen die Leistungserbringer systematisch und regelmäßig über die Ergebnisse der eingesetzten Maßnahmen informiert werden. Es wird also ein kontinuierlicher Prozeß der Rückkoppelung von Informationen zwischen den Rehabilitationsträgern und den Leistungserbringern angestrebt.

Die ersten Ansätze einer Qualitätssicherung im Gesundheitswesen waren eher auf Kontrollaspekte ausgerichtet mit der immanenten Gefahr, über Ausgrenzungen lediglich eine geringe Qualitätsverbesserung zu erreichen.

Moderne Konzepte der Qualitätssicherung leiten insofern einen Paradigmenwechsel ein, als nun die Motivation zu einer ständigen Qualitätsverbesserung und -entwicklung in den Vordergrund rückt. Dabei hat die interne Qualitätssicherung Vorrang vor externen Maßnahmen. Fort- und Weiterbildung sowie die Bereitschaft, Lernprozesse zu initiieren, sind weitere zentrale Aspekte.

Qualitätsentwicklung stellt auf die Orientierung an den Besten (im Sinne von „Benchmarking"), die Einführung von Qualitätsmanagement und eine kontinuierliche Qualitätsverbesserung ab. Hierfür sind effektive Strukturen erforderlich, die allgemein als „Total Quality Management (TQM)" bezeichnet werden [1, 4, 7].

2 Zum Prinzip des Qualitätsmanagements

Die Schaffung effektiver Strukturen zur kontinuierlichen Qualitätsentwicklung, deren Unterstützung und Weiterentwicklung ist eine Führungsaufgabe (vgl. hierzu DIN/ISO 9004 [2], die sich auf den Dienstleistungssektor bezieht und explizit das Gesundheitswesen miteinschließt).

Qualitätssicherung muß als eine umfassende Aufgabe der Klinikleitung verstanden und zugleich von allen Mitarbeiterinnen und Mitarbeitern getragen werden.

Wichtige Voraussetzungen sind dabei Qualifikation und Motivation sowie eine effektive Personalentwicklung. Qualitätsmanagement soll also auf einer Führungsstrategie beruhen, die sämtliche Mitarbeiterinnen und Mitarbeiter sowie alle Aktivitäten darauf ausrichtet, die vorgegebenen Qualitätsziele zu erfüllen. Die Impulse hierfür müssen vom Management ausgehen und die gesamte Einrichtung durchdringen *(Top-down-Strategie)*. Erst dies gewährleistet, daß auch alle nachgeordneten Ebenen im Sinne der Qualitätsverbesserung kreativ und innovativ tätig werden können *(Bottom-up-Strategie)*.

Ein wesentliches Führungsinstrument stellt nach DIN/ISO 9004 das *Audit* dar. Man versteht darunter moderne Informationssysteme, die Aussagen über Wirksamkeit und Problemangemessenheit qualitätssichernder Aktivitäten zulassen. Genutzt werden dazu systematische, unabhängige Untersuchungen, durch die das Vorhandensein und die sachgerechte Anwendung spezifizierter Anforderungen beurteilt und dokumentiert werden können (vgl. hierzu Kamiske und Brauer 1993 [6] sowie DIN/ISO 9004 [2]). Unterschieden werden dabei Produkt-, Verfahrens- und Systemaudits. Das Systemaudit dient dabei dem Nachweis der Wirksamkeit des Qualitätsmanagementsystems als solchem und wird als externe Maßnahme entweder vom Leistungsnachfrager oder von einer neutralen Zertifizierungsstelle durchgeführt.

3 Ziele der Qualitätssicherung

Qualitätssicherung stellt prinzipiell ein eigenes Versorgungsziel in der medizinischen Rehabilitation dar. Als Hauptziele sind zu nennen:

- Gewährleistung einer bedarfs- und patientengerechten Versorgung
- Verbesserung der Wirksamkeit der Leistungen
- höhere Transparenz der Leistungserstellung.

Qualitätssicherung zielt auf eine nach dem gegenwärtigen Kenntnisstand erreichbare Qualitätsverbesserung und damit auf Optimierung von Leistungen.

Sie beruht in der Praxis auf einem Routine-Monitoring, das sowohl den Leistungserbringer als auch den Leistungsnachfrager in die Lage versetzt, anhand qualitätsrelevanter Indikatoren Qualitätsmängel frühzeitig zu identifizieren. Nur insofern sind Kontrollverfahren in Verbindung mit zeitnahen Rückmeldungen an den Leistungserbringer eine unverzichtbare Voraussetzung für eine effektive Qualitätsentwicklung.

Auch wenn Qualitätssicherung nicht mit Wirtschaftlichkeit gleichzusetzen ist, besteht dennoch ein enger Zusammenhang zwischen beiden Bereichen: Wirtschaftlichkeit setzt effektive Leistungen und damit Qualität voraus und Qualitätssicherung kann Leistungsreserven erschließen.

Im Unterschied zur Forschung stellt Qualitätssicherung auf in der Praxis anwendbare Routineverfahren ab, während Forschung primär auf die Gewinnung neuer Erkenntnisse gerichtet ist. Es handelt sich also im einen Fall um eine Optimierung und im anderen um eine längerfristige Maximierung der Qualität. Allerdings bilden Ergebnisse aus Wissenschaft und Forschung eine wesentliche Grundlage der Qualitätssicherung.

4 Dimensionen der Qualität

Qualität läßt sich umfassend beschreiben, indem man ihre Dimensionen als Struktur-, Prozeß- und Ergebnisqualität gesondert betrachtet [3]. Darüber hinaus wird zwischen interner und externer Qualitätssicherung unterschieden.

Strukturqualität bildet die Grundlage für die Prozeß- und Ergebnisqualität. Sie umfaßt Einrichtungsmerkmale wie personelle und apparative Ausstattung, das generelle Behandlungskonzept sowie Kooperationsbeziehungen mit Versorgungsbereichen, die der Rehabilitation vor- und nachgelagert sein können. Die Erhebung der Strukturqualität ist ein wesentliches Element externer Qualitätssicherung, mit dem die Einhaltung von Standards der rehabilitativen Versorgung gewährleistet werden soll.

Die *Prozeßqualität* bestimmt unmittelbar die Ergebnisqualität. Sie umfaßt neben den spezifischen, auf die zu behandelnden Patientengruppen ausgerichteten Therapiekonzepten die Regelhaftigkeit der Behandlung und eine Erfassung des Grades der Zielerreichung. In der Entwicklung der Prozeßqualität liegt ein entscheidender Ansatzpunkt für die Qualitätsverbesserung. Das wichtigste Instrument zur Entwicklung der Prozeßqualität ist die Therapieplanung und Therapiesteuerung, die sich am Rehabilitationsziel des einzelnen Rehabilitanden orientiert. Neben der Zieldefinition sind die Strukturierung des therapeutischen Prozesses, das Zusammenwirken der an der Therapie beteiligten Mitarbeiterinnen und Mitarbeiter (Reha-Team) und schließlich auch die Qualität der Leistungserbringung entscheidend. Die Beurteilung der Prozeßqualität – aber auch der Ergebnisqualität – setzt voraus, daß der Ablauf des therapeutischen Prozesses nachvollzogen werden kann. Aus diesem Grunde ist die klinikinterne Dokumentation von erheblicher Bedeutung für die Qualitätssicherung. Eine wichtige Grundlage stellt dabei der ärztliche Entlassungsbericht dar, da er neben dem Therapieergebnis auch den therapeutischen Ablauf sowie die erbrachten Leistungen dokumentiert. Gerade im Ablauf der Therapie ist ein zentraler Ansatzpunkt zu sehen. Soweit zwischen den verschiedenen therapeutischen Maßnahmen sachliche Zusammenhänge bestehen, ist deren Abfolge auch Qualitätsmerkmal. Da Therapiepläne jedoch keine unmittelbare Aussage über die Qualität der tatsächlich erbrachten Leistungen erlauben, kommt der Erfassung der Ergebnisqualität eine besondere Bedeutung zu.

Mit der Erfassung und Analyse der *Ergebnisqualität* soll dokumentiert werden, in welchem Ausmaß und mit welchen therapeutischen Mitteln das individuelle Rehabilitationsziel erreicht wurde. Die Messung der Ergebnisqualität dient dabei insbesondere der Überprüfung und Bewertung qualitätssichernder Maßnahmen im Bereich der Struktur- und Prozeßqualität. Für diese Aufgaben stehen allerdings derzeit für den Bereich der Rehabilitation noch unzureichend entwickelte Methoden und Verfahren zur Verfügung. Daher besteht ein vorrangiger Forschungsbedarf hinsichtlich der Entwicklung von Indikatoren der Ergebnisqualität sowie der entsprechenden Erhebungsinstrumente. In diesem Zusammenhang ist zu prüfen, inwieweit zur Verfügung stehende Modelle (z.B. Audits) eine Grundlage bilden können.

Für den Erfolg der Rehabilitation und für die Wiedereingliederung in das Erwerbsleben ist die Bewertung durch den Rehabilitanden von erheblicher Bedeutung, da er diese Einschätzung auch zu seiner Handlungsgrundlage machen wird. Dies kann beispielsweise sein gesundheitsgerechtes Verhalten beeinflussen. Deshalb sollte das individuelle Ergebnis der Rehabilitation nicht nur aus ärztlicher, sondern auch aus Sicht der Rehabilitanden erfaßt werden.

Interne Qualitätssicherung obliegt den Einrichtungen selbst und soll die Ergebnisse der externen Qualitätssicherung einbeziehen. Voraussetzung für eine effektive interne Qualitätssicherung ist die Schaffung von Qualitätsmanagement-Strukturen (Total Quality Management – TQM) in den Einrichtungen.

Externe Qualitätssicherung soll vor allem die (Weiter-)Entwicklung, Vorgabe und Einhaltung von Qualitätsstandards der drei genannten Dimensionen gewährleisten. Hier sind vergleichende Verfahren erforderlich, welche die Rückmeldungen aus den Analysen der Prozeß- und Ergebnisqualität dem Leistungserbringer in Form unmittelbar verwertbarer Informationen für die Qualitätsentwicklung zur Verfügung stellen können. Hierfür sind Kriterien beispielsweise für die Strukturgleichheit von Kliniken und Einrichtungen sowie geeignete Parameter zur Bildung vergleichbarer Patientengruppen erforderlich. Mit den jeweiligen Fachverbänden ist eine Kooperation hinsichtlich der Entwicklung solcher Kriterien wünschenswert.

5 Das Qualitätssicherungsprogramm der gesetzlichen Rentenversicherung

Die gesetzliche Rentenversicherung hat innerhalb des gegliederten Systems der Sozialversicherung der Bundesrepublik Deutschland die Aufgabe, die Erwerbsfähigkeit ihrer Versicherten zu erhalten oder wiederherzustellen. Daraus ergibt sich – wie bei allen anderen Rehabilitationsträgern – ein Sicherstellungsauftrag für die bedarfsgerechte rehabilitative Versorgung (Strukturverantwortung).

Die Rentenversicherung erbringt etwa 70 % aller medizinischen Rehabilitationsleistungen in der Bundesrepublik.

Um ihrer damit verbundenen besonderen Verantwortung hinsichtlich der quantitativen und qualitativen Weiterentwicklung der Rehabilitation Rechnung zu tragen, hat die Rentenversicherung 1993 ein Qualitätssicherungsprogramm beschlossen. Dieses wird auf der Grundlage der Konzepte der Reha-Kommission und der Rentenversicherungsträger sowie neuer wissenschaftlicher Methoden und Verfahren in einer mehrjährigen Entwicklungs- und Erprobungsphase seit Anfang 1994 eingeführt. Das Programm soll vor allem interne Qualitätssicherungsmaßnahmen der Kliniken fördern und mittelfristig wissenschaftlich fundierte Methoden der Evaluation aller drei Dimensionen der Qualität zur Verfügung stellen. Eingebunden sind dabei sowohl anerkannte wissenschaftliche Institute als auch indikationsspezifische Expertengruppen aus der Rehabilitationspraxis. Ein weiterer wichtiger Aspekt bei der Entwicklung des Programms ist die Einbeziehung der anderen Rehabilitationsträger, um zu vermeiden, daß sich auf lange Sicht unterschiedliche Qualitätsstandards in der Bundesrepublik herausbilden.

Das Programm umfaßt fünf Schwerpunkte, die sich auf alle drei Dimensionen der Qualität beziehen:
- Erfassung der Strukturqualität
- Therapiepläne
- Qualitäts-Screening
- Patientenbefragung
- Förderung der internen Qualitätssicherung.

Programmpunkt 1 dient der Erfassung der Strukturqualität. Diesem Programmpunkt kommt insbesondere deshalb eine herausragende Bedeutung zu, als in der Entwicklungs- und Erprobungsphase indikationsspezifische Standards für die Eckpunkte der Strukturqualität erstellt werden müssen. Die Datenbasis aus der Strukturerhebung ist gleichzeitig Voraussetzung für Klinikvergleiche, die eine wichtige Rückkoppelung für die interne Qualitätssicherung darstellen. Die hierfür erforderlichen Kriterien für Strukturgleichheit werden derzeit entwickelt. Sie werden für die Kliniken transparent und nachvollziehbar gestaltet.

Programmpunkt 2 befaßt sich mit den jeweiligen indikationsspezifischen Therapieplänen und beinhaltet daher Elemente sowohl der Struktur- als auch der Prozeßqualität. Ein Hauptanliegen ist in diesem Zusammenhang, Standards für die jeweiligen Behandlungskonzepte relevanter Patientengruppen zu erstellen.

Programmpunkt 3 – das Qualitäts-Screening – erfaßt die Prozeß- und Ergebnisqualität, indem nicht nur die Regelhaftigkeit der Behandlung stichprobenartig überprüft wird, sondern auch eine am Einzelfall orientierte Definition der Rehabilitationsziele und der jeweilige Grad der Zielerreichung miteinbezogen werden. Neben der routinemäßigen Erfassung der ärztlichen Entlassungsberichte auf EDV-Basis wird dabei auch an eine Einzelfallprüfung durch Fachkollegen (*peer-review*) gedacht. Die Ergebnisse sollen insbesondere der internen Qualitätssicherung der Kliniken dienen.

Programmpunkt 4 – die Patientenbefragung – dient der Erfassung der Behandlungsergebnisse aus Patientensicht und der Patientenzufriedenheit. Zusammen mit Programmpunkt 3 stellen die Ergebnisse ebenfalls eine wichtige Grundlage für die interne Qualitätssicherung der Kliniken dar. Im späteren Routineverfahren werden den Kliniken vergleichende Auswertungen auf der Basis strukturgleicher Kliniken zur Verfügung gestellt, die Anreize für die interne Qualitätsentwicklung geben können. Während der Erprobungsphase steht neben der Entwicklung der Fragebögen die Ermittlung des optimalen Befragungszeitpunktes im Vordergrund. Hierzu sind auch Mehrpunkterhebungen (vor und nach der Rehabilitation) vorgesehen.

Programmpunkt 5 – Förderung der internen Qualitätssicherung – ist der zentrale Ansatzpunkt für eine effektive Qualitätsentwicklung. Durch die Implementation von Qualitätsmanagementstrukturen werden die Kliniken in die Lage versetzt, mit Hilfe der Rückmeldungen aus dem 5-Punkte-Programm eine kontinuierliche Qualitätsverbesserung zu erreichen. Dabei sind klinikinterne Qualitätszirkel unverzichtbare Strukturen. Der Programmpunkt sieht auch die Einrichtung klinikübergreifender Qualitätszirkel vor, die zusätzlich die Leitungsebene bei der Weiterentwicklung von Ziel, Methodik und Praxis der Rehabilitation unterstützen.

Die Einrichtung von Qualitätszirkeln bereits in einer frühen Phase der Erprobung des Programms dient einerseits dazu, eine empirische Basis für die Entwicklung von Handlungsstrategien für die Kliniken zu bekommen, andererseits gibt sie den Kliniken die Möglichkeit, im Vorfeld der Routinisierung des Qualitätssicherungsprogramms Strukturen zu erproben, die eine Voraussetzung für effektives Qualitätsmanagement darstellen. Die Unterstützung durch die wissenschaftlichen Institute konzentriert sich dabei auf die Durchführung von Informationsveranstaltungen, die Entwicklung eines Manuals für Qualitätszirkel und auf Praxisstudien, die Aufschluß geben sollen über die konkrete Arbeit der Qualitätszirkel. Dabei werden Themenfindung, Arbeitstechniken, die Umsetzung der erarbeiteten Vorschläge sowie mögliche Probleme und Hindernisse erfaßt und die Ergebnisse allen am Programm beteiligten Kliniken zur Verfügung gestellt.

6 Ausblick

Qualitätsentwicklung und Qualitätssicherung werden auch in Zukunft die Weiterentwicklung der medizinischen Rehabilitation mitbestimmen. Aus heutiger Sicht besteht, bezogen auf das bereits laufende Qualitätssicherungsprogramm der Rentenversicherung, vor allem in den folgenden Bereichen noch weiterer Entwicklungsbedarf:

- Ausdifferenzierung der Kriterien für Qualitätsmerkmale der Struktur-, Prozeß- und Ergebnisqualität
- Methoden der Erfassung von Prozeßqualität
- Methoden der Ergebnismessung und -bewertung
- Schaffung der Voraussetzungen für vergleichende Analysen
- Weiterentwicklung des Qualitätsmanagements
- institutionelle Weiterentwicklung der externen Qualitätssicherung.

Darüber hinaus müssen im Gesundheitswesen die Voraussetzungen dafür geschaffen werden, daß vor allem die Qualifikation der an der Rehabilitation unmittelbar beteiligten Berufsgruppen weiter verbessert wird. Zu denken ist insbesondere an eine

- stärkere Integration der Rehabilitationsmedizin in die Ausbildungsgänge aller an der Versorgung beteiligten Berufsgruppen und die
- weitere Förderung der Rehabilitationsforschung an den Hochschulen.

Die Sicherstellung einer bedarfsgerechten und qualifizierten rehabilitativen Versorgung kann somit nicht allein auf der Einführung von Qualitätsmanagement in den Einrichtungen selbst beruhen. Eine effektive Qualitätsentwicklung hängt auch davon ab, inwieweit innerhalb des Gesundheitswesens die Lösung übergreifender Problemstellungen gelingt. Der Forschung kommt dabei eine herausragende Bedeutung zu. Ansätze hierfür sind seit einigen Jahren in der Bundesrepublik erkennbar. Zu nennen sind insbesondere die finanzielle Förderung der Rehabilitationsforschung, die Schaffung von Lehrstühlen an einigen Universitäten sowie eine zunehmende institutionelle und inhaltliche Organisation der Forschungsaktivitäten.

Literatur

1. Böselt, G., K. Piwernetz: Total Quality Management in der stationären Rehabilitation; f&w – führen und wirtschaften im Krankenhaus 6/94, 11. Jahrg. (1994).
2. DIN – Deutsches Institut für Normung (Hrsg.): DIN/ISO 9000-9004: Qualitätsmanagement- und Qualitätssicherungsnormen. Beuth, Berlin 1990.
3. Donabedian, A.: Evaluating the Quality of Medical Care; in: Milbank Memorial Fund Quarterly, Vol. 4, No. 2 (1966) 66–206.
4. Hildebrand, R.: Total Quality Management; f&w – führen und wirtschaften im Krankenhaus 1/95, 12. Jahrg. (1995) 31–42.
5. Kaltenbach, T.: Qualitätsmanagement im Krankenhaus; Bibliomed, Melsungen 1993.
6. Kamiske, G., J.-P. Brauer: Qualitätsmanagement von A bis Z. Hauser, München 1993.
7. Pinter, E. et al.: DIN/ISO 9004 Teil 2 als Leitlinie für ein zeitgemäßes Qualitätsmanagement im Krankenhaus; Krankenhaus-Umschau Nr. 2–3/95 (1995) 22–32.
8. Selbmann, H.-K.: Blick und Ausblick auf das Qualitätsmanagement im Krankenhaus; Krankenhaus-Umschau Nr. 2–3/95 (1995) 2–5.
9. Verband Deutscher Rentenversicherungsträger: Kommission zur Weiterentwicklung der Rehabilitation in der gesetzlichen Rentenversicherung – Abschlußberichte, Band III und IV, Frankfurt am Main 1991.
10. Verband Deutscher Rentenversicherungsträger: Das Reha-Qualitätssicherungsprogramm der gesetzlichen Rentenversicherung – Perspektiven und Ziele. Deutsche Rentenversicherung 11/94 (1994) 745–750.

IV. Rehabilitation spezieller Krankheitsbilder

10 Rehabilitation bei Herz-Kreislauf-Erkrankungen

Ingomar-Werner Franz

Teil I Allgemeine kardiologische Rehabilitation

Teil II Spezielle Krankheitsbilder

Teil I
Allgemeine kardiologische Rehabilitation

1 Aufgaben und Ziele der kardiologischen Rehabilitation

Nach dem gesetzlichen Auftrag der Rentenversicherung ist Aufgabe und Ziel der kardiologischen Rehabilitation die Abwendung einer erheblich gefährdeten Erwerbsfähigkeit sowie die Eingliederung in das Erwerbsleben und das soziale Umfeld (Abb. 10-1). Auch wenn nach dem Gesetzgeber somit das primäre Ziel nicht die Heilung einer Krankheit oder die Besserung einer Behinderung schlechthin ist, so muß die Begrenzung einer möglichen Progredienz einer Erkrankung eine wesentliche Aufgabe sein, um das Gesamtziel möglichst langfristig zu sichern.

> Der Patient muß in die Lage versetzt werden, nicht nur die Folgen einer Erkrankung zu überwinden, sondern in der Zukunft verantwortungsbewußt mit ihr umzugehen, um eine frühzeitige Berentung zu verhindern und einen möglichst langen Verbleib des Versicherten im Erwerbsleben zu gewährleisten.

Nach der Definition der WHO bedeutet Rehabilitation: „Die Gesamtheit aller Maßnahmen, die notwendig sind, um die bestmöglichen körperlichen, seelischen und gesellschaftlichen Bedingungen zu schaffen, die es dem Patienten mit subakuter und chronischer Erkrankung ermöglicht, aus eigener Kraft einen möglichst normalen Platz im Leben wieder einzunehmen.“ Diese Aufgabe der kardiologischen Rehabilitation ist dabei nur durch die Zusammenarbeit eines aus verschiedenen Fachdisziplinen bestehenden therapeutischen Teams und mit Hilfe eines individuell angepaßten Therapieplans erreichbar, wobei ein Mindestmaß an apparativen und räumlichen Voraussetzungen unverzichtbar ist.

Am Anfang aller Maßnahmen muß eine präzise *Eingangsdiagnostik* des Patienten möglichst frühzeitig nach Aufnahme in der Klinik erfolgen. Diese muß sowohl eine möglichst genaue Einschätzung des Funktionsverlustes ermöglichen als auch die Evaluierung des kardiovaskulären Risikoprofils beinhalten. Nur hierdurch läßt sich ein individueller Therapieplan entwickeln, dem dann die Umsetzung in verschiedene Therapiemaßnahmen folgen muß. Zur Erreichung der Therapieziele werden prinzipiell fünf verschiedene Therapie-

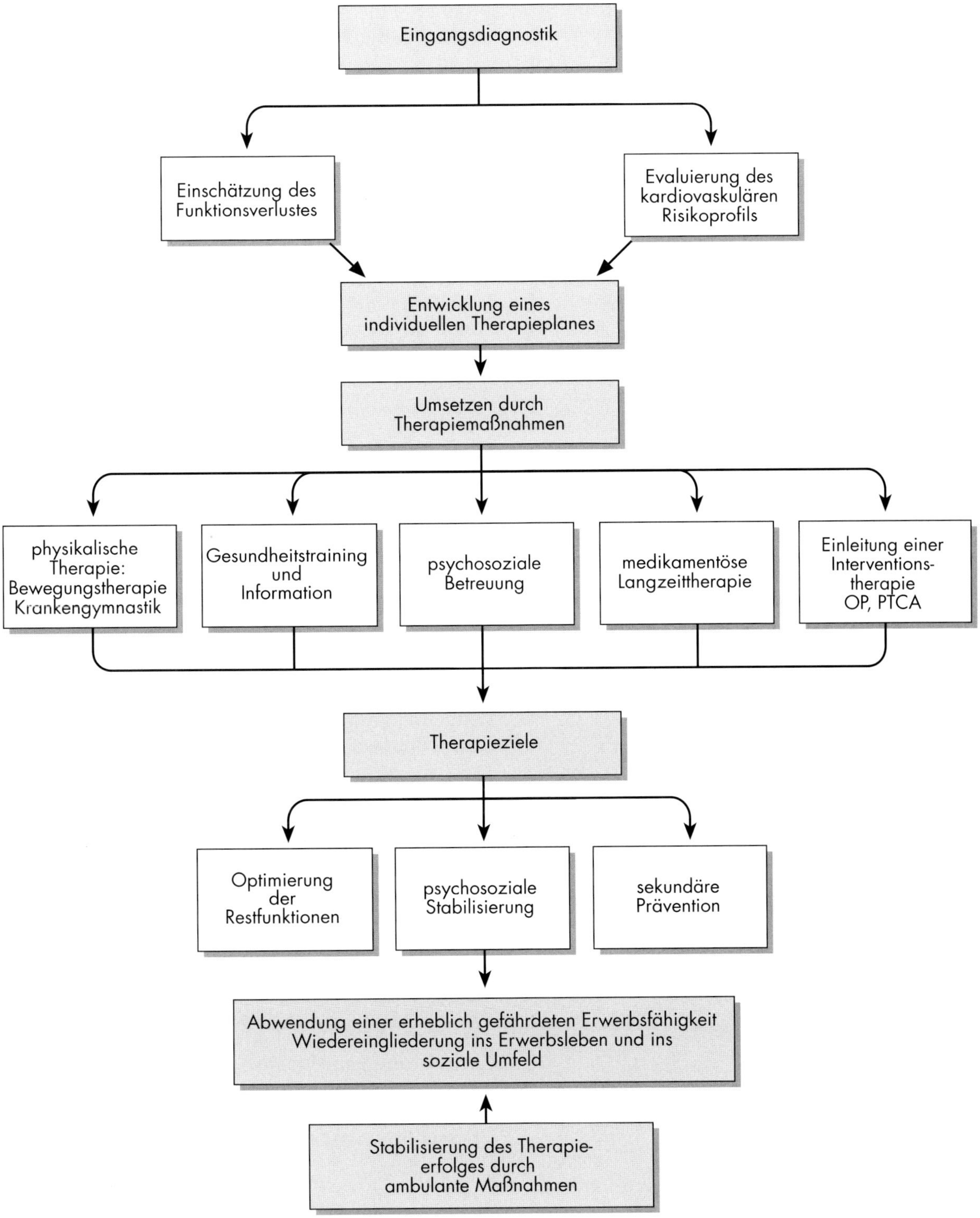

Abb. 10-1 Aufgaben und Ziele der kardiologischen Rehabilitation.

maßnahmen in der kardiologischen Rehabilitation durchgeführt (Abb. 10-1). Herzerkrankungen führen häufig zu einer Behinderung (nach dem Gesetz: Einschränkung oder Verlust von Fähigkeiten), d.h. zu einer Einschränkung der Pumpleistung, die es gilt, durch Optimierung der Restfunktion (z.B. Verminderung der Ischämiereaktion) und Ausnutzung kompensatorischer Mechanismen (z.B. Training der Skelettmuskulatur) auszugleichen. Die Wiedereingliederung wird häufig durch eine gestörte Krankheitsverarbeitung erschwert, die es gilt, positiv zu beeinflussen.

Je nach dem Ergebnis der Eingangsdiagnostik wird die individuelle Bedeutung der *Therapieziele* unterschiedlich sein. Bei dem einen wird besonders die Optimierung der Restfunktion zur Anhebung der aeroben Leistungsfähigkeit wichtig sein, bei dem anderen die psychosoziale Stabilisierung und die verbesserte Krankheitsverarbeitung oder aber die Einsicht auf den Erfolg einer sekundären Prävention zur Verbesserung der Prognose. Das heißt, der Patient muß die gesundheitsgefährdenden Verhaltensweisen nicht nur während der Rehabilitationsmaßnahme, sondern auch darüber hinaus im späteren Alltag verändern. Neben der Vermittlung langfristig angelegter glaubhafter und praxisorientierter Konzepte muß es durch ambulante Maßnahmen zu einer *Stabilisierung des Therapieerfolges* kommen. Hierzu bieten sich neben den ambulanten Herzgruppen andere, regional unterschiedliche Angebote zur Lebensstiländerung an.

2 Indikationen und Abgrenzung, Reha-Bedürftigkeit und Reha-Fähigkeit

Grundvoraussetzung für eine sinnvolle und erfolgreiche kardiologische Rehabilitation ist, den bedürftigen Patienten zum richtigen Zeitpunkt in die richtige Rehabilitation einzuweisen.

Hier kommt es vor allen Dingen auf die fachliche Kompetenz des zuweisenden Arztes an. Dabei darf die Zuweisung zu einer allgemeinen Heilbehandlung nicht als reiner Verwaltungsakt verstanden werden.

Grundvoraussetzung für eine sachgerechte Zuweisung ist, daß der ambulante Gutachter über die aufgeführten Ziele und Aufgaben einer kardiologischen Rehabilitation orientiert ist.

Nach dem gemeinsam von der Renten- und Krankenversicherung 1993 erarbeiteten Diagnoseschlüssel kommen die ICD-Schlüssel 391, 393-98, 401–05, 410–17, 420–29 für die kardiologische Rehabilitation in Frage.

Eine *Reha-Bedürftigkeit* im Rahmen der allgemeinen Heilbehandlung besteht prinzipiell bei jenen Patienten, bei denen manifeste kardiale Erkrankungen diagnostisch gesichert wurden, die bereits zu einer Funktionseinschränkung geführt haben. Eine Reha-Bedürftigkeit kann auch bereits dann vorliegen, wenn aufgrund eines komplexen kardiovaskulären Risikoprofils (Hypertonie, Fettstoffwechselstörung, Diabetes mellitus, Nikotinabusus) in absehbarer Zeit eine drohende Funktionseinschränkung und somit eine Gefährdung der Erwerbsfähigkeit durch atherosklerotische Gefäßerkrankungen zu erwarten ist. Eine Reha-Bedürftigkeit kann auch dann vorliegen, wenn funktionelle Störungen, deren Ursachen nicht adäquat geklärt sind, zur Einschränkung der Leistungsfähigkeit geführt haben. Im Rahmen des AHB-Verfahrens der Rentenversicherung ergibt sich die Reha-Bedürftigkeit aus den im AHB-Katalog beschriebenen Indikationen, Voraussetzungen und Kontraindikationen.

Bezüglich der *Reha-Fähigkeit* muß eine ausreichende mentale Leistung und zumindest auch der Wille und Vorsatz zu einer aktiven Mitarbeit im Rahmen der therapeutischen Maßnahmen vorausgesetzt werden. Im letzten Sinne können sich besonders bei Patienten, die bereits einen BU-/EU-Rentenantrag gestellt haben, Schwierigkeiten ergeben. Hier sollte aber dennoch stets nach dem Grundsatz „Rehabilitation vor Rente" verfahren werden. Im Rahmen des AHB-Verfahrens ist die Feststellung der Reha-Fähigkeit zum Zeitpunkt des Aufenthalts in der Akutklinik manchmal nur schwer möglich. Im Zweifelsfalle sollte erst in der Rehabilitationsklinik über die Reha-Fähigkeit entschieden werden.

Bei der Zuweisung im Rahmen der allgemeinen Heilbehandlung, aber auch im AHB-Verfahren, muß die häufige *Multimorbidität* von Herz-Kreislauf-Erkrankten bei der Auswahl der optimalen Rehabilitationsklinik berücksichtigt werden. Dies gilt sowohl für das Vorliegen von Erkrankungen anderer Organsysteme (z.B. bronchopulmonale Erkrankungen) als auch für das Vorhandensein besonders ausgeprägter Risikofaktoren (z.B. Diabetes mellitus). Da auch bei Herz-Kreislauf-Erkrankten aus sozialmedizinischer Sicht orthopädische Erkrankungen oder psychosomatische Störungen von größerer Bedeutung sein können, muß in diesen Fällen individuell über die Zuweisung in die jeweils günstigste Rehabilitationsklinik entschieden werden.

3 Besondere Aspekte der kardiologischen Rehabilitation

Die multifaktorielle Krankheitsursache der koronaren Herzerkrankung (KHK) als die Hauptgruppe der kardiovaskulären Rehabilitation bedeutet eine besondere Herausforderung. Das heißt, bei

Patienten mit KHK bzw. nach Myokardinfarkt kann es nicht nur darum gehen, den vorhandenen Schaden diagnostisch zu erfassen bzw. einer Intervention zuzuführen (wie z.B. die Aufgabe einer Akutklinik) oder nur die Funktionsreserven zu kompensieren, sondern die Erkrankung als chronisch fortschreitend mit starker Tendenz zur Progression zu begreifen. Dies macht es erforderlich, dem Patienten durch ein strukturelles Schulungsprogramm die Entstehungsmechanismen seiner Behinderung und die Chance der persönlichen Einflußnahme auf den Verlauf zu verdeutlichen. Gerade die kardiologische Rehabilitation kann sich zum einen dabei auf fundierte wissenschaftliche Grundlagen bezüglich der Genese der Arteriosklerose (s. Teil II, Abschn. 1.2.1) berufen. Zum anderen liegen gesicherte wissenschaftliche Untersuchungen vor, die sowohl den Sinn von Lebensstil-verändernden Maßnahmen durch den Patienten selbst, wie körperliche Aktivität, Änderung des Eßverhaltens, Einstellung des Nikotinkonsums belegen, als auch die Wertigkeit einer medikamentösen Langzeitbehandlung bezüglich der Prognoseverbesserung nachweisen.

Der Erfolg wird nicht selten erschwert durch eine *gestörte Krankheitseinsicht bzw. -verarbeitung*: „Warum hat man mir das nicht schon früher gesagt?“, und „So wie mein Leben abläuft, kann ich diese Ratschläge gar nicht umsetzen!“ Diese Vorwurfshaltung bzw. Nichtakzeptanz der Eigenverantwortung erschwert das Erreichen des Therapieziels erheblich und muß möglichst frühzeitig erkannt sowie geduldig und ohne Vorwurfshaltung aufgearbeitet werden, und zwar bei *jedem* sich in der Klinik ergebenden Kontakt. Die Wiederaufnahme der Arbeit wird nicht nur durch die Einschränkung der Funktion bestimmt, sondern auch dadurch, daß sehr häufig die „Seele“ miterkrankt ist. Die Patienten haben besonders nach akuten Ereignissen ein deutlich gestörtes Selbstwertgefühl (Was bin ich denn noch wert?) und geraten in eine Identitätskrise, die trotz gutem organischem Befund eine schlechte subjektive Befindlichkeit bewirkt. Hinzu kommt, daß Herzerkrankte auch nach der Stabilisierung, zumindest potentiell, in bestimmten Situationen lebensgefährdet sind (Was darf ich noch tun?; Wie kann ich mich belasten?). Hierzu ist eine Umorientierung des Lebens mit Rückbesinnung auf sich selbst, auf die verbliebenen Leistungsreserven, aber auch auf die eigenen Werte und Wünsche, auf die eigene Rolle im beruflichen Leben und im sozialen Umfeld nötig. Einen solchen Denkprozeß in Gang zu setzen, kann schwierig sein, und kann nur durch das gesamte Reha-Team und durch stete Wiederholung geleistet werden.

Ein anderes Problem stellt die *Multimorbidität* dar. Diese erstreckt sich aber nicht nur auf unterschiedliche Manifestationen der Arteriosklerose und ihre Ursachen, sondern vor allen Dingen auch auf die Miterkrankung des muskuloskelettalen Systems. Auch eine kardiologische Rehabilitationsklinik muß hier vor allen Dingen die diesbezüglichen aktiven Maßnahmen zur Therapie anbieten. Eine besondere Aufmerksamkeit muß sich auch auf die Erkennung und Mitbetreuung insbesondere von obstruktiven Lungenerkrankungen richten, da diese eine der Herzerkrankung ähnliche Symptomatik (z.B. Belastungsdyspnoe) aufweisen können.

4 Standort der kardiologischen Rehabilitation (Ist-Zustand) und zukünftige Orientierung (Soll-Zustand)

Die kardiologische Rehabilitation hat in Deutschland eine bereits nahezu 25jährige Tradition [57] und kann wohl zu Recht durch die Entwicklung von Modellen und durch Ausbildung von Qualitätsstandards in einer Vorreiterfunktion für die gesamte Rehabilitation gesehen werden. Nachdem erkannt worden war, daß die frühzeitige Mobilisation nach Herzinfarkt den weiteren Krankheitsverlauf günstig beeinflußt, entstanden Ende der 60er Jahre die ersten Rehabilitationskliniken für Herz-Kreislauf-Erkrankungen, die allerdings damals in der Regel die Patienten erst 6 Monate nach Myokardinfarkt aufnahmen. Einen besonderen Aufschwung nahm die stationäre kardiologische Rehabilitation sowohl durch die Definierung des Rehabilitationsverlaufs nach Herzinfarkt (*Phase 1*: Akutbehandlung im Krankenhaus; *Phase 2*: stationäre Rehabilitation in einer Reha-Klinik; *Phase 3*: weitere Betreuung in ambulanten Herzgruppen) als auch durch die Entwicklung eines Konzeptes zur nahtlosen Umsetzung, nämlich der Anschlußheilbehandlung durch die BfA im Jahre 1976. Die allein durch die BfA durchgeführten kardiologischen AHB von 3600 im Jahre 1977 [85] wuchsen 1984 schnell auf 15000 an. Nach der VDR-Statistik wurden 1992 von der gesetzlichen Rentenversicherung 32843 Männer und 6097 Frauen wegen Herz-Kreislauf-Erkrankung in AHB-Verfahren rehabilitiert.

Wurden zunächst nur Patienten nach Myokardinfarkt stationär rehabilitiert, so hat sich das Spektrum durch die rasante Entwicklung der Möglichkeiten und der Zahlen in der Herzchirurgie, aber auch der Zunahme der Katheterdilatationen, deutlich verändert. Da zum einen diese Entwicklung sicher noch nicht abgeschlossen ist (es werden zunehmend immer ältere Patienten operiert), und zum anderen ein deutlicher Rückgang der kardiovaskulären Morbidität in der BRD im Gegensatz zu den USA und Australien nicht zu erkennen ist, wird der Bedarf an kardiologischen AHB-Maßnahmen wahrscheinlich in der Zukunft ansteigen. Ob hier die ambulante Rehabilitation in der Phase 2, zumindest bei ausgewählten Patienten einen Beitrag leisten kann, wird kontrovers diskutiert. Für die Phase 3 der Rehabilitation stehen in der BRD zur Zeit ca. 3000 ambulante Herzgruppen zur Verfügung, die den momentanen Bedarf aber nur dadurch decken, daß leider ein nicht unerheblicher Teil der die Phase 2 durchlaufenden Patienten zumindest auf Dauer das Angebot der Phase 3 nicht wahrnehmen.

Im Rahmen der allgemeinen Heilbehandlung wurden von der gesetzlichen Rentenversicherung 1978 73822 Verfahren für Männer und 32913 für Frauen durchgeführt. Nach einer vorübergehenden Zunahme 1981/82 sind die Zahlen für 1991 mit 74702 Verfahren für Männer konstant und mit 21623 für Frauen deutlich rückläufig. Zahlenmäßig lagen sie 1991 mit 13 % an zweiter Stelle. Hier ist eher von einem konstanten Bedarf auszugehen. Schlüsselt man die allgemeinen Heilverfahren 1992 nach Diagnosegruppen auf, so waren ischämische Herzerkrankungen mit 47991 und Hypertonie und Hochdruckkrankheiten mit 29404 deutlich führend und sollen deshalb bevorzugt und detailliert abgehandelt werden.

5 Koordination und zeitlicher Ablauf der Rehabilitationsmaßnahmen

Sowohl im Rahmen der allgemeinen Heilbehandlung als auch im AHB-Verfahren wird in der überwiegenden Mehrheit die stationäre Heilbehandlung in 28 Tagen erfolgreich abzuschließen sein. Dabei sollte zwischen Antragstellung und Aufnahme, aber vor allen Dingen auch zwischen Entlassung aus dem Akutkrankenhaus und Beginn des AHB-Verfahrens, eine möglichst kurze Zeit verstreichen. Wünschenswert wäre auch die in den Akutkliniken nach wie vor zu lange Verweildauer nach akutem Myokardinfarkt sowie nach herzchirurgischen Eingriffen zu verkürzen und für eine möglichst frühzeitige Übernahme in eine Reha-Klinik Sorge zu tragen. Eine Verlängerung der Behandlung über 28 Tage hinaus ist immer dann zu diskutieren, wenn eine erheblich eingeschränkte Belastbarkeit, ein komplizierter klinischer Verlauf oder aber eine ausgeprägte Multimorbidität vorliegen und bezüglich der sozialmedizinischen Begutachtung ein weiterer diagnostischer Abklärungsbedarf besteht. Prinzipiell ist auch eine Verkürzung auf weniger als 28 Tage möglich, wenn es bei Wiederholungsbehandlungen darum geht, die Therapie zu optimieren, die Patientenschulung zu intensivieren oder die sozialmedizinische Begutachtung zu aktualisieren.

6 Aufgaben der stationären Rehabilitation unter besonderer Berücksichtigung der Anschlußheilbehandlung

Auch für das AHB-Verfahren gilt als Voraussetzung, daß eine wesentliche Besserung bzw. Wiederherstellung der Leistungsfähigkeit im Erwerbsleben erwartet werden muß. Eine bloße Linderung des Leidens oder eine sonstige Erleichterung in den Lebensumständen zu erzielen, ist nicht Sinn der AHB seitens der Rentenversicherer [85]. Der Patient muß frühmobilisiert und rehabilitationsfähig sein und dem AHB-Verfahren zugestimmt haben. Der Erfolg der Rehabilitation hängt dabei nicht nur davon ab, wie es gelingt, das in der Funktion eingeschränkte Herz diagnostisch und therapeutisch zu versorgen, sondern wie der zusätzliche Funktionsverlust durch die lange Immobilisation (nach Herzoperation bzw. Myokardinfarkt) aufgefangen und die direkten Folgen eines operativen Eingriffs überwunden werden können. Zusätzlich wird der Erfolg ganz wesentlich dadurch bestimmt, wie es gelingt, den Patienten bei der Überwindung seines gestörten Selbstwertgefühls und seiner gestörten Krankheitsverarbeitung zu helfen.

Die BRD verfügt schon jetzt über eine große Anzahl von kardiologischen Rehabilitationskliniken, die sowohl aufgrund ihrer jahrelangen Erfahrungen und der dadurch erworbenen fachlichen Kompetenz (einschließlich sozialmedizinischer Begutachtung) als auch aufgrund ihrer räumlichen und apparativen Voraussetzungen die Qualitätskriterien der Deutschen Gesellschaft für Prävention und Rehabilitation von Herz-Kreislauf-Erkrankungen [21] und der Kommission zur Weiterentwicklung der Rehabilitation des Verbandes der Rentenversicherungsträger [178], erfüllen.

Die Effektivität der AHB ist hoch: Bei unter 60jährigen fiel die Berentungsquote von 1976 bis 1986 von primär 50 auf 20 % [85], die Krankheitsdauer von durchschnittlich einem Jahr auf 3 Monate. Bei einer nicht nach Altersgruppen aufgeschlüsselten 3-Jahres-Nachbetrachtung der BfA fand sich eine Wiedereingliederung in das Erwerbsleben von 65 % [192]. Bei einer Nachbetrachtung von 536 Herzinfarktpatienten, allerdings ohne gravierende Funktionseinschränkung, fand sich nach 4 Jahren, daß noch 80 % berufstätig waren [9], wobei ein Alterseinfluß deutlich wurde (über 60 Jahre nur 33 %). Untersucht man jedoch ein unausgewähltes Kollektiv von Patienten nach Herzinfarkt, so ließ sich feststellen, daß unter den eher ungünstigen Arbeitsbedingungen im Bereich der Stadt Hamburg etwa 2 Jahre nach dem Myokardinfarkt von den berufstätigen Patienten, die eine Anschlußheilbehandlung durchgeführt hatten, 53 % noch arbeiteten, aus der Patientengruppe, bei denen keine Anschlußheilbehandlung vorgenommen worden war, aber nur 20 % [186].

Die Hamburger Infarkt-Nachsorge-Studie [186] zeigte, daß Alter und soziale Schicht eine wichtige Rolle bei der beruflichen Wiedereingliederung spielen. Bei den bis zu 50jährigen betrug sie 67 %, bei den 51- bis 55jährigen 58 % und bei den 56- bis 60jährigen 42 %. Besonders niedrig lag die Arbeitswiederaufnahme mit 38 % bei Arbeitern (bei den bis zu 55jährigen) und fiel weiter auf 7 % bei den über 55jährigen. Liegt jedoch eine Belastbarkeit von ≥ 120 Watt [46] vor, so sind auch Arbeiter 5 Jahre nach einer Bypass-Operation zu 75 % wieder eingegliedert.

Es muß ein vorrangiges Ziel sein, den Prozentsatz von ca. 20 % in der Angestelltenversicherung und den noch höheren Prozentsatz in der Arbeiterrentenversicherung, die trotz erfolgreicher AHB-Maßnahme eine BU-, EU-Rente erhalten, möglichst zu reduzieren. Dies kann jedoch durch die jeweilige Arbeitsmarktlage erheblich erschwert sein. Die von Badura et al. [5] aufgrund ihrer Herzinfarktstudie gezogene Schlußfolgerung, daß der körperliche Zustand eines chronisch Herzkranken keinen Einfluß auf die Rückkehr zur Arbeit habe, ist in einer derartigen Verallgemeinerung jedoch nicht zulässig [47, 184].

Anders ist die Zielsetzung bei der Rehabilitation älterer Patienten. Hier steht die Vermeidung bzw. Verminderung von Pflegebedürftigkeit im Vordergrund.

7 Diagnostische Maßnahmen in der kardiologischen Rehabilitation

7.1 Allgemeines

Ausmaß und Schweregrad des gesundheitlichen Schadens und der funktionellen Einschränkung sowie der sozialen Beeinträchtigung sollten im Vorfeld der stationären kardiologischen Rehabilitation bereits soweit abgeklärt sein, wie es zur Feststellung der Rehabilitationsbedürftigkeit und Zuweisung in eine geeignete Rehabilitationsklinik notwendig ist. Aber selbst im Rahmen einer Anschlußheilbehandlung zeigt sich [184], daß nur bei 48,2 % in der Akutklinik ein Belastung-EKG, in 43,2 % ein Echokardiogramm und in 31,9 % eine Koronarangiographie durchgeführt worden waren. Schon deshalb muß eine kardiologische Rehabilitationsklinik ein abgestuftes diagnostisches Instrumentarium unter besonderer Berücksichtigung der Funktionsdiagnostik vorhalten. Sie dient dabei nicht nur zur Sicherung der Diagnose, sondern vor allen Dingen zur Objektivierung von Funktionseinschränkungen, der Belastbarkeit und Arbeitsfähigkeit und zur Einschätzung der allgemeinen Prognose. Das heißt, die isolierte Bestimmung der Funktionsreserve (z.B. die Höhe der Belastbarkeit in Watt) ist nicht die einzige diagnostische Aufgabe des Reha-Kardiologen bzw. Sozialmediziners, sondern er muß durch eine umfassende Stufendiagnostik die Arbeitsfähigkeit langfristig sichern.

Gerade in der Rehabilitation ist es wichtig, die mit den verschiedenen diagnostischen Maßnahmen gewonnenen Ergebnisse zu einem Ganzen zusammenzuführen und in einer abschließenden Beurteilung (sozialmedizinische Begutachtung) diesbezüglich zu würdigen. Hierbei müssen auch die im Vorfeld erhobenen Befunde, die leider häufig nicht zur Verfügung stehen, mitberücksichtigt werden. Die Rehabilitationskliniken müssen in der Lage sein, die notwendigen Untersuchungen selbst oder in Kooperation durchzuführen. Dabei sollten die diagnostischen Maßnahmen in den ersten Tagen nach Aufnahme in die Rehabilitationsklinik erfolgen, um möglichst frühzeitig mit dem Therapieangebot beginnen zu können. Im Rahmen der Anschlußheilbehandlung sollte es aufgrund einer noch durchzuführenden Diagnostik nicht zu einer Verzögerung der Verlegung von der Akut- in die Reha-Klinik kommen.

Neben einer ausführlichen Anamnese einschließlich Sozial- und Berufsanamnese lassen sich die diagnostischen Maßnahmen in der kardiologischen Reha prinzipiell in vier unterschiedliche Aufgabenstellungen gliedern:

- Diagnostik zur Einschätzung der körperlichen Belastbarkeit und der Prognose (Abschn. 7.2)
- Diagnostik zur Einschätzung des kardiovaskulären Risikoprofils (Abschn. 7.3)
- Diagnostik zur Einschätzung wesentlicher Begleiterkrankungen und der Gesamtprognose (Abschn. 7.4)
- Diagnostik zur Einschätzung der psycho-physiologischen Belastbarkeit (Abschn. 7.5).

Im Rahmen dieser Abhandlung kann es nicht zu einer ausführlichen Diskussion der einzelnen diagnostischen Maßnahmen kommen, sondern es soll vielmehr versucht werden, die Wertigkeit diesbezüglicher Verfahren zur Beantwortung Reha-spezifischer Fragen in ihrer Wertigkeit zu diskutieren.

7.2 Diagnostik zur Einschätzung der körperlichen Belastbarkeit und der Prognose

Die Einschränkung der Belastbarkeit eines Patienten mit Herzerkrankung wird im wesentlichen bestimmt entweder durch

- den Grad der *Myokardischämie*
- das *Ausmaß der myokardialen Schädigung*
- das *Ausmaß der Klappendysfunktion*
- das *Ausmaß der Herzrhythmusstörung*
- den *Zustand der Skelettmuskulatur*
- das *Zusammenwirken der verschiedenen Faktoren.*

7.2.1 Beurteilung des Grades der Myokardischämie

Belastungs-EKG

> 50–70% der Patienten mit einer Belastungsangina weisen ein normales Ruhe-EKG auf, und bei ihnen wird erst durch eine vermehrte Herzarbeit aufgrund von körperlichem oder psychischem Streß eine myokardiale Hypoxie hervorgerufen.

Somit kommt der Aufzeichnung des Elektrokardiogramms während ergometrischer Leistung (Ergo-EKG) als nichtinvasivem Provokationstest nach wie vor eine vorrangige Bedeutung zu. Ergometrische Untersuchungen haben sich zum Nachweis und zur Einschätzung des Schweregrads der koronaren Herzerkrankung, zur Beurteilung der Belastbarkeit von Patienten und zur Aufdeckung von Herzrhythmusstörungen weltweit durchgesetzt, was in zunehmendem Maße auch für die Beurteilung der Hochdruckkrankheit gilt. Der Hauptgrund hierfür dürfte sein, daß dieses Testverfahren bei richtiger Methodik reproduzierbare und vergleichbare Ergebnisse gewährleistet und den Untersucher schnell und ohne großen apparativen Aufwand objektiv informiert (Übersicht bei [34, 38]).

Bei der Beurteilung ist es wichtig zu dokumentieren, bei welcher Leistungsstufe bereits Zeichen der Koronarinsuffizienz nachweisbar werden, weil sich hieraus wichtige Informationen für die körperliche Belastbarkeit des Patienten in Beruf und Freizeit ergeben. Eine Überprüfung der koronaren Durchblutungsverhältnisse ist aber auch nach durchgemachtem Herzinfarkt besonders sinnvoll, da überprüft werden soll, ob neben der zum Infarkt führenden Stenose weitere kritische Koronarstenosen vorhanden sind, die die Prognose des Patienten wesentlich beeinflussen.

In der schriftlichen Befundung eines Ergo-EKG sollte neben dem Ausmaß und der Lokalisation der ST-Streckensenkung auch stets die dabei erreichte Leistungsstufe in Watt und vor allem auch die Herzschlagfrequenz angegeben werden. Darüber hinaus ist zu protokollieren, ob der Patient auch subjektive Anzeichen einer koronaren Herzerkrankung im Sinne einer pektanginösen Symptomatik aufwies. Im Falle einer Ischämie kommt es typischerweise in den ersten 30 Sekunden nach Abbruch zu einem deutlichen Nachlassen der Beschwerdesymptomatik.

Grundsätzlich sollte vermerkt werden, aus welchem Grund der Abbruch der ergometrischen Leistung erfolgt (z.B. subjektive bzw. objektive Kriterien der Koronarinsuffizienz, Auftreten von Rhythmusstörungen oder abnormales Blutdruckverhalten).

Ein normales Ergo-EKG bei pathologischem Koronarangiogramm wird es dann geben, wenn die Ausbelastungsfrequenz nicht erreicht wird. Das heißt, auch bei körperlicher Belastung wird dem Myokard bei mäßiger Stenosierung trotz Durchblutungseinschränkung eine ausreichende Koronarreserve zur Verfügung gestellt, so daß die Belastung sehr hoch sein muß, wenn eine mittelgradige Stenose erfaßt werden soll. Für die ergometrische Funktionsdiagnostik sind Kontraindikation, Abbruchkriterien und Notfallmaßnahmen [38] zu berücksichtigen.

Während das Belastungs-EKG eine Funktionsstörung der koronaren Durchblutung aufzeichnen soll, stellt die Koronarangiographie nach wie vor die einzige Technik dar, die eine genaue Lokalisation und Ausdehnung von Koronarstenosen exakt erfassen und den Patienten einer gezielten Interventionstherapie zuführen kann. Eine vollkommene Übereinstimmung der Ergebnisse der Koronarangiographie und des Ergo-EKG ist nicht zu erwarten. Dennoch herrscht eine gute Korrelation zwischen dem Ausmaß der ST-Streckensenkung und der Anzahl der befallenen Gefäße:

- Bei einer ST-Streckensenkung von 0,2 mV liegen in über 50 % Stenosen von 90 % vor und es ist bei 55 % mit einer 2- oder 3-Gefäß-Erkrankung zu rechnen.
- Bei ST-Streckensenkungen von 0,2–0,3 mV im Ergo-EKG ist in 80 % der Fälle von einer 2- und in 60 % von 3-Gefäß-Stenose auszugehen.
- ST-Streckensenkungen von über 0,3 mV lassen in 90 % der Fälle eine 3-Gefäß-Erkrankung erwarten.

Unter Berücksichtigung der Klinik weisen Patienten mit ST-Senkungen und fehlender Angina-pectoris-Symptomatik während der Belastung überwiegend eine 1-Gefäß-Erkrankung auf.

Eine falsch-positive Aussage, d.h. positive EKG-Kriterien bei unauffälligem Koronarangiogramm, ergibt sich besonders dann, wenn ST- und QRS-Veränderungen bereits in Ruhe von der Beurteilung nicht ausgeschlossen werden. Es können sich allerdings in 5 % der 20–29jährigen, in 20 % der 30–39jährigen und in 38 % der 40–49jährigen Frauen eine für myokardiale Ischämie typische EKG-Veränderung trotz unauffälligem Koronarangiogamm ergeben [38].

Eine ST-Streckensenkung im Ergo-EKG mit pektanginöser Symptomatik, aber unauffälligem Koronarangiogramm bedeutet aber nicht stets einen falsch-positiven Befund. In eigenen Untersuchungen konnte gezeigt werden [41], daß es besonders bei Hypertonikern, auch ohne Vorliegen einer linksventrikulären Hypertrophie (mit einer Häufung des weiblichen Geschlechts) zu einer ausgeprägten ischämievermittelten Pumpfunktionsstörung unter Belastung kommt, die sich im Ausmaß nicht unterscheidet von denen einer 2- und 3-Gefäß-Erkrankung.

Prinzipiell muß als wesentlich festgestellt werden, daß das Ausmaß einer Ischämiereaktion und somit die funktionelle Auswirkung arteriosklerotisch veränderter Koronararterien mit der vereinfachten Beschreibung einer KHK in 1-, 2- oder 3-Gefäß-Erkrankung nicht gut übereinstimmen muß. Dabei wird das funktionelle Resultat nicht nur vom Grad der jeweiligen Stenose, sondern auch von der Lokalisation (proximal oder distal) und der vorhandenen Kollateralisierung bestimmt. Aber auch dann, wenn man diese Faktoren bei der Beurteilung eines Koronarangiogramms berücksichtigt, kann es aufgrund der anatomischen Beschreibung zu einer deutlichen Über- oder Unterschätzung einer zu erwartenden Ischämiereaktion kommen. Ein Grund hierfür ist, daß die normale Erweiterung des Koronarlumens auf 123 % des Basiswerts während einer körperlichen Belastung im Bereich von Stenosen auf 71 % des Wertes unter Ruhebedingungen abnehmen kann [43]. Das heißt, je nach funktionellem Zustand der endotheleabhängigen Vasodilatation und dem Vorhandensein lokaler Vasokonstriktoren wird der regionale Fluß unterschiedlich stark eingeschränkt und medikamentös beeinflußbar sein. Dabei ist zu berücksichtigen, daß auch in Gefäßregionen ohne manifeste Stenosen die endotheleabhängige Vasodilatation und somit die Zunahme des myokardialen Blutflusses, z.B. in Abhängigkeit vom Plasma-LDL-Cholesterin [199] reduziert sein kann. Deshalb sollte zur funktionellen Beurteilung eines Koronarangiographiebefundes stets auch ein Funktionstest zur Verfügung stehen.

Myokardszintigraphie

Zum Ischämienachweis hat sich die Myokardszintigraphie bewährt. Dabei muß berücksichtigt werden, daß bei einer Mehrgefäßerkrankung überwiegend die „limitierende Stenose" in ihrer Funktionseinschränkung als Defekt zur Darstellung kommt. Das heißt, bei einer 90 %igen LAD-Stenose wird die Belastbarkeit des Patienten durch diese Stenose limitiert, wobei eine z.B. 70 %ige Stenose der rechten Kranzarterie nicht erkannt oder unterschätzt wird. Die Myokardszintigraphie wird heute vor allen Dingen zur Entscheidungshilfe bei geplanten interventionellen Verfahren (PTCA, Bypass-Operation) eingesetzt, wobei es zum einen um die „führende Stenose", aber auch um die Größe einer Narbe und deren mögliche Randischämie geht.

Einschwemmkatheter

Auch die Einschwemmkatheteruntersuchung unter Belastung kann mit Erfolg eingesetzt werden. Nach venöser Herzkatheterisierung und Plazierung eines Ballonkatheters ist die Beurteilung des linken Ventrikels indirekt dadurch möglich, daß bei ausreichendem Füllungszustand des Herzens eine lineare Beziehung zwischen dem enddiastolischen linksventrikulären Druck als zuverlässigem Parameter für die Pumpfunktion und dem venös meßbaren diastolischen Pulmonalarteriendruck und dem Pulmonalkapillardruck (PCPm) besteht [34]. Es muß aber berücksichtigt werden, daß ein pathologischer Anstieg des PCPm auch ischämieunabhängig durch eine gestörte Kontraktilität (Myokardinfarkt, disseminierte Narben, Myokardinsuffizienz anderer Genese) oder eine gestörte Compliance (z.B. ausgeprägte linksventrikuläre Hypertrophie), aber auch durch perikardiale Faktoren (Pericarditis constrictiva), intermittierende Herzrhythmusstörungen und vor allen Dingen durch zusätzliche Vitien (vor allen Dingen Mitralvitien) zustande kommen kann. Ein pathologischer PCPm-Anstieg sollte deshalb nur als Ischämieparameter gewertet werden, wenn gleichzeitig ein weiterer Ischämieindikator im Sinne einer ST-Streckensenkung bzw. dem Auftreten einer zunehmenden Angina pectoris besteht. In über 95 % der Fälle findet sich eine mindestens 50 %ige Stenose, wenn gleichzeitig der PCPm erhöht und eine ST-Streckensenkung bzw. Angina pectoris vorhanden ist. Die Wahrscheinlichkeit liegt noch über 90 % bei pathologischem PCPm-Anstieg und ST-Streckensenkung und bei 80 % bei alleinigem pathologischem PCPm-Druckanstieg. Auch bei Patienten mit Linksschenkelblock oder jenen mit nicht eindeutig beurteilbaren ST-Streckensenkungen hat die Kombination aus pathologischem PCPm und Auftreten von Angina pectoris eine 85 %ige Wahrscheinlichkeit, daß eine Stenose = > 50 % vorliegt. Es gilt, daß das Ausmaß der Gefäßveränderungen und die Wahrscheinlichkeit einer Mehrgefäßerkrankung um so größer ist, je höher der PCPm-Druckanstieg ausfällt, je niedriger dabei die erreichte Leistungsstufe in Watt und je ausgeprägter die ST-Streckensenkung ist. Auch nach Herzinfarkt, ohne zusätzliche Ischämie, ist die Einschwemmkatheteruntersuchung von größter Bedeutung, weil die Kompensationsfähigkeit des Restmyokards beurteilt werden kann und damit zuverlässige Aussagen zur Belastbarkeit und Prognose möglich sind.

Langzeit-EKG

Zur Erkennung einer Myokardischämie kann auch das Langzeit-EKG mit ST-Streckenanalyse eingesetzt werden. Sie ist der Ergometrie grundsätzlich nicht gleichwertig, kann aber immer dort eingesetzt werden, wo eine Ergometrie nicht möglich ist oder wo es gilt, eine unter körperlichen Ruhebedingungen (z.B. emotionaler Streß) oder nachts auftretende Angina-pectoris-Symptomatik zu objektivieren. Dabei ist von einem positiven Ischämienachweis auszugehen, wenn die Episodendauer der ST-Streckensenkung mindestens eine Minute beträgt und anschließend von mindestens einer Minute mit normalem EKG gefolgt wird. In seltenen Fällen kann es auch zu einer ST-Streckenanhebung im Sinne einer Prinzmetal-Angina kommen. Darüber hinaus kann das Verfahren bei bekannter symptomatischer KHK zur Aufdeckung von „asymptomatischen“ stummen Ischämien, z.B. am Arbeitsplatz, eingesetzt werden.

Belastungsechokardiographie

Durch die Möglichkeit der digitalen Bildverarbeitung hat in den letzten Jahren auch die Belastungsechokardiographie deutlich an Wert für die Diagnostik einer KHK gewonnen. Durch die EKG-getriggerte Digitalisierung einzelner Herzzyklen wird eine vergleichende Darstellung von Wandbewegung in Ruhe und unter Belastung (Ergometrie) möglich. Dabei lassen sich ischämiebedingte Wandbewegungsstörungen unter Belastungsbedingungen mit hoher Sensitivität (87 %) und Spezifität (85 %) erfassen [114]. Selbst für die 1-Gefäß-Erkrankung lag die Sensivität bei 85 %, wobei allerdings die Erfassung von Stenosen des Ramus interventricularis anterior mit einer Sensivität von 97 % im Vergleich zum Ramus circumflexus (80 %) und der RCA (83 %) wesentlich günstiger ausfiel. Einschränkungen ergeben sich verständlicherweise bei allen primär schlecht beschallbaren Patienten. Als Ersatz für die körperliche Belastung wurde zunehmend auch die intravenöse Gabe von Dopamin empfohlen. Es scheint dabei eine der Ergometrie entsprechende Sensivität und Spezifität erreicht zu werden. Die Wertigkeit des Streßechos hängt aber wesenlich von der Erfahrung des Untersuchers ab.

7.2.2 Beurteilung der Belastbarkeit in Abhängigkeit vom Ausmaß der myokardialen Schädigung

Linksherzkatheter

Die exakte Einschätzung der myokardialen Schädigung spielt in der Rehabilitation (bei allen Krankheitsbildern) eine wesentliche Rolle, weil hierdurch nicht nur Aussagen über die Belastbarkeit, sondern vor allen Dingen auch über die Prognose der jeweiligen Patienten getroffen werden können. Als goldener Standard gilt nach wie vor die invasive Beurteilung des Herzens mit Hilfe der Linksherzkatheterisierung, weil hierdurch die Funktion des Herzens sowohl durch die intrakardiale Druckmessung als auch durch die globale bzw. regionale Wandbewegungsanalyse mit Hilfe der Ventrikulographie exakt beschrieben werden können. Anhand des enddiastolischen Drucks im linken Ventrikel (< 12 mmHg), der Höhe des Herzindex (> 2,7 l/min/m^2), des Schlagvolumenindex (> 38 ml/m^2) und der maximalen Druckanstiegsgeschwindigkeit (> 1 400 mmHg/sec) läßt sich die Funktion des linken Ventrikels exakt beschreiben. Als Einschränkung gilt, daß die Belastungsfunktion des Ventrikels nur begrenzt abschätzbar ist. Mit Hilfe der Ventrikolographie läßt sich die Morphologie der linken Herzkammer nach Injektion eines Kontrastmittels gut darstellen.

Aus dem angiographischen Bild können die enddiastolischen (< 90 ml/m^2) und endsystolische (< 35 ml/m^2) Volumina, mit deren Hilfe die Ejektionsfraktion (EF = EDV – ESV/EDV × 100; > 60 %) berechnet werden. Neben der Beschreibung der globalen Funktion sind insbesondere regionale Kontraktionsanomalien von Bedeutung. Hierbei unterscheidet man zwischen einer Hypokinesie (10 – 29 %) der regionalen Wandverkürzung (normal > 30 %), einer Akinesie (0 – 9 %) und einer Dyskinesie (< 0 %) sowie einem Aneurysma. Die jeweilige regionale Wandbewegungsstörung wird dann je nach Projektion (RAO: anterobasal, anterolateral, apikal, diaphragmal, posterobasal; LAO: septal, posterolateral) einem bestimmten Segment zugeordnet.

Echokardiographie

Die M-Mode-Echokardiographie erlaubt unter zweidimensionaler Kontrolle nicht nur die exakte Bestimmung der systolischen und diastolischen

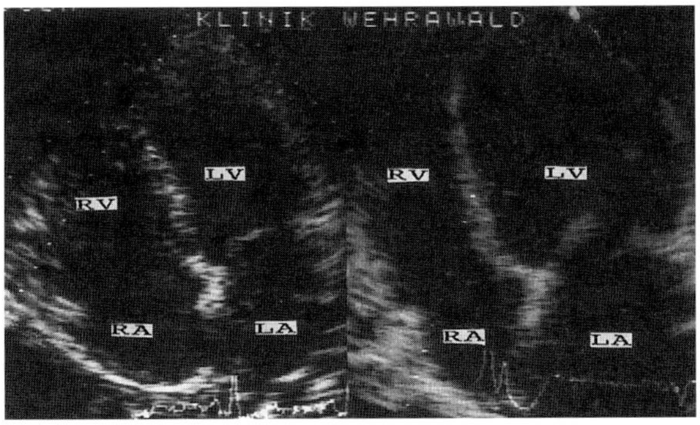

Abb. 10-2 Gestörtes (sonst harmonisches) Verhältnis zwischen Ventrikel- und Vorhofgrößen im sogenannten 4-Kammer-Blick. *Links* bei einem Patienten mit Cor pulmonale bei respiratorischer Insuffizienz und einem PAPm von 40 mmHg bei deutlich erweitertem rechtem Ventrikel sowie auch erweitertem rechtem Vorhof. *Rechts* bei ausgedehntem Vorderwandinfarkt ein deutlich erweiterter linker Ventrikel mit konsekutiver Erweiterung des linken Vorhofs auf dem Boden einer relativen Mitralinsuffizienz (nach [42]).

Dimension und Funktion des linken und rechten Ventrikels, sondern durch die Messung der Wanddicken auch eine exakte Bestimmung der linksventrikulären Muskelmasse (Übersicht [42]). Abbildung 10-2 zeigt den sogenannten 4-Kammer-Blick des Herzens, der eine gute Beurteilung der Größe des linken und rechten Ventrikels sowie des linken und rechten Vorhofs und vor allen Dingen deren Verhältnisse zueinander erlaubt. Gerade das Verhältnis von Ventrikel und Vorhofgröße ist ein wichtiger Hinweis auf die jeweilige hämodynamische Situation (relative Mitral- bzw. Trikuspidalinsuffizienz), die selbstverständlich durch eine dopplerechokardiographische Untersuchung zusätzlich verifiziert werden muß. Darüber hinaus erlaubt der 4-Kammer-Blick bzw. das RAO-Equivalent das Erkennen von regionalen Wandbewegungsstörungen im Sinne von Myokardinfarktnarben (analog der Ventrikulographie). Des weiteren werden Informationen über die Klappenfunktion, über globale bzw. regionale Wandverdickungen und über die Veränderung des Aortenrohres gewonnen. Allerdings kann durch die Echokardiographie die Pumpfunktion unter Belastungsbedingungen sowohl unter- als auch überschätzt werden.

Einschwemmkatheter

Das gesunde Herz kann unter Belastung das Schlagvolumen und Herzzeitvolumen steigern, ohne daß es zu einem wesentlichen Anstieg des enddiastolischen Drucks im linken Ventrikel kommt, welcher mit Hilfe des PCP erfaßt wird. Liegt eine Kontraktilitätsstörung (global oder regional) unter Belastung vor, so kann zwar noch das Herzzeitvolumen gesteigert werden, aber auf Kosten eines erhöhten PCPm (>20 bzw. 23 mmHg) (*Stadium I* nach Roskamm/Reindell [148]). Das *Stadium II* ist durch die Erhöhung des PCPm schon unter Ruhebedingungen gekennzeichnet, wobei allerdings das Herzzeitvolumen bei Belastung noch normal ist. Im *Stadium III bzw. IV* ist neben der PCPm-Erhöhung auch das HZV bei Belastung bzw. schon in Ruhe reduziert. Mittels der Einschwemmkathetertechnik läßt sich nicht nur die globale Pumpfunktion beurteilen, sondern getrennt die linksventrikuläre Funktion in PCP-Position, sowie nach Öffnung des Ballons der Pulmonalarteriendruck, und nach Rückzug des Katheters in den rechten Ventrikel auch die rechtsventrikuläre Funktion. Nach weiterem Rückzug in den rechten Vorhof ist zusätzlich eine Aussage möglich, ob die primäre oder sekundäre pulmonale Hypertonie rechtsventrikulär kompensiert ist (Druck RA < 10 mmHg).

Herzbinnenraumszintigraphie

Auch die sogenannte EKG-getriggerte Herzbinnenraumszintigraphie ist geeignet, in Enddiastole und Endsystole mit ausreichender Sicherheit Ventrikelvolumina, Auswurffraktion und regionale Wandbewegungen unter Ruhebedingungen darzustellen, wobei die Funktion des rechten Ventrikels prinzipiell schlechter beurteilbar ist. Darüber hinaus ist auch eine Ventrikelwandbwegungsanalyse möglich. Radionukleidventrikulogramme lassen sich prinzipiell auch unmittelbar nach Ergometrie erstellen, wobei allerdings das Verhalten der Auswurffunktion stark altersabhängig ist und dadurch Schwierigkeiten bei der Verwertung der Ergebnisse auftreten können.

7.2.3 Beurteilung der Belastbarkeit in Abhängigkeit vom Ausmaß der Klappendysfunktion

Linksherzkatheter

Bei Stenosen wird neben der Messung des jeweiligen Druckgradienten, der sehr abhängig ist von der Herzfrequenz, dem Herzzeitvolumen und der jeweiligen Kontraktilität, vor allen Dingen auch die Klappenöffnungsfläche errechnet. Für die Aortenklappe gilt eine normale Öffnungsfläche von 2,6–3,5 cm^2, die bei leichter bis mittelschwerer Stenose auf 0,8–2,5 cm^2 und im Falle einer schweren Stenose auf < 0,8 cm verringert ist. Eine normale Mitralklappe weist eine Öffnungsfläche von 4–6 cm^2 auf und ist bei leichter Stenose bis >2,5 cm^2, bei mittelgradiger auf 1–2,5 cm^2 und bei schwerer Stenose auf <1 cm^2 verkleinert. Die Quantifizierung von Insuffizienzen, z.B. an der Aorten- bzw. Mitralklappe erfolgt durch die Beurteilung des Kontrastmittelübertritts über die insuffiziente Klappe nach Injektion in die Aorta ascendens bzw. in den linken Ventrikel. Bei der *Aorteninsuffizienz* entspricht ein diskreter Reflux dem *Grad I*, ein diastolischer Reflux, der nicht vollständig in jeder Systole ausgewaschen wird, dem *Grad II*, eine vollständige und gleichmäßige Kontrastierung von linkem Ventrikel und Aorta ascendens dem *Grad III* und der *Grad IV* ist durch einen Kontrastmittelstrom in den linken Ventrikel während der ersten Diastole und einer verzögerten Auswaschung gekennzeichnet.

Bei einer *Mitralinsuffizienz* bedeutet ein diskreter Reflux *Grad I*, ein systolischer Reflux mit nahezu vollständiger Kontrastierung des linken Vorhofs *Grad II*, eine vollständige Anfärbung des LA mit gleicher Dichte wie LV *Grad III* und vollständige, zunehmende Anfärbung des LA bis in die Pulmonalvene hinein, *Grad IV*.

Dopplerechokardiographie

Zur exakten Quantifizierung einer Aortenklappenstenose ist die Echokardiographie nicht geeignet, auch wenn die dopplerechokardiographische Ermittlung des Druckgradienten eng mit invasiv ermittelten Werten korreliert (Standardschätzfehler zwischen 10 und 25 mmHg). Allerdings muß vorausgesetzt werden, daß es sich um einen geschulten, erfahrenen Untersucher handelt und das Strömungsprofil von möglichst verschiedenen Anschallrichtungen erfaßt wird, und zwar proximal der Stenose (apikales Fenster) und distal der Stenose (von rechts parasternal und suprasternal). Wurden verwertbare Flußkurven gewonnen, so lassen sich nach der vereinfachten Bernouille-Gleichung maximale und mittlere systolische Gradienten errechnen. Dabei entspricht der mittlere systolische Gradient dem mit der Katheterisierung gewonnenen Druckgradienten.

Die gemessenen Druckgradienten charakterisieren den Schweregrad einer Stenose nicht immer zuverlässig, da sie bei abnehmendem Schlagvolumen und ansteigender Herzfrequenz deutlich kleiner werden. Der Druckgradient ist deshalb zur Verlaufsbeurteilung nicht geeignet. Die Bedeutung der Berechnung der Aortenklappenöffnungsfläche, die eine schlechte Reproduzierbarkeit zur klinischen Einschätzung aufweist, wird unterschiedlich beurteilt. Wichtig sind neben der Beurteilung des klinischen Bildes vor allen Dingen die hämodynamischen Rückwirkungen auf den LV (Septumdicke, enddiastolische Dimension).

Die *Erkennung einer Mitralstenose* gelingt schon durch die „Domstellung" der Klappe im 2-D-Bild, während im M-Mode der abgeflachte EF-SLOP des vorderen Segels und die eingeschränkte oder sogar parallele Bewegung des hinteren Segels auffällig ist. Eine gewisse Quantifizierung kann mittels zweidimensionaler Echokardiographie durch planimetrische Vermessung des im Querschnitt dargestellten Mitralostiums erfolgen, wobei allerdings die Meßgenauigkeit sehr schwankt in Abhängigkeit von der Echoverstärkung, von dem Grad der Verkalkung bei bizarrer Konfiguration und natürlich bei ungünstigen Untersuchungsbedingungen.

Zum Versuch der *Quantifizierung der Mitralstenose* ist die dopplerechokardiographische Untersuchung bei apikaler Anlotung besser geeignet, wobei die Farbkodierung das Auffinden eines exzentrischen Jets sehr erleichtern kann. Die Bestimmung des maximalen Gradienten ist wenig hilfreich, wohl aber des mittleren Gradienten, der mit invasiven Daten gut korrelieren kann. Bewährt hat sich auch die Errechnung der Druckgradienten-Halbwertszeit, mit der man zusätzlich, unter Berücksichtigung gewisser Einschränkungen, (z.B. Faktoren, die die diastolischen Eigenschaften des linken Ventrikels beeinflussen) die Mitralöffnungsfläche errechnen kann.

Eine exakte *Quantifizierung von Klappeninsuffizienzen* durch die Dopplerechokardiographie ist schwierig und nur eingeschränkt möglich. Während durch die M-Mode- und zweidimensionale Echokardiographie nur indirekte Hinweise möglich waren, wie z.B. Oszillationen des Mitralsegels und des Septums und Dilatation des LV bei Aortenklappeninsuffizienz oder Größenveränderungen des LA bei Mitralinsuffizienz, so gelang durch die Doppler- und vor allen Dingen Farbdopplerechokardiographie eine zumindest semiquantitative Beurteilung vorzunehmen.

Zur Beschreibung einer *Aorteninsuffizienz* ist die Ausdehnung der maximalen Rückstromfläche mit Hilfe der Farbdopplerechokardiographie am besten geeignet (Schweregrad I: klappenassoziierte Insuffizienz, Schweregrad II: Insuffizienz bis zum vorderen Mitralsegel, Schweregrad III: bis zum vorderen Papillarmuskel und Schweregrad IV: bis zur Spitze des linken Ventrikels). Analog kann die Abschätzung der Regurgitation an der Mitralklappe erfolgen:

- Eine leichte Mitralinsuffizienz wäre bei einer Regurgitationsfläche von 3 cm^2, wobei das gepulste Signal nur frühsystolisch nachweisbar ist.
- Eine mittelgradige Insuffizienz bestünde bei einer Regurgitationsfläche von 5 cm^2, und das Signal wäre bis zur Mitte des LA nachweisbar, wogegen eine schwere Regurgitation einer Flä-

che von > 5 cm² und einem gepulsten Signal bis zum Erreichen des Vorhofdaches entspräche.

Einschwemmkatheter

Die Rechtsherzkatheterisierung in Ruhe und bei Belastung ist für die Beurteilung von Vitien sehr hilfreich. Bei Shunt-Vitien auf Vorhof und Ventrikelebene kann der Links-rechts-Shunt, aber vor allen Dingen auch der pulmonale Gefäßwiderstand bestimmt werden, was auch für die Einschätzung einer Mitralstenose wichtig sein kann. Wenn auch unter Ruhebedingungen zum Schweregrad einer Mitralinsuffizienz bzw. Aortenstenose oder -insuffizienz keine exakten Aussagen gemacht werden können, so hilft doch das Verhalten des PCPm-Druckes unter Belastung bei der Indikation zur Operation. Insgesamt liegt der Wert einer Rechtskatheterisierung aber vor allen Dingen in der prä- und postoperativen Verlaufskontrolle (Verhalten des pulmonalen Gefäßwiderstandes, des Herzzeitvolumens und der Drucke).

7.2.4 Beurteilung der körperlichen Belastbarkeit in Abhängigkeit vom Ausmaß der Herzrhythmusstörung

Ruhe- und Langzeit-EKG

Die Beurteilungen von Herzrhythmusstörungen sind zum einen aus prognostischer Sicht unter gleichzeitiger Bewertung der kardialen Grunderkrankung, zum anderen aber auch aus hämodynamischer Sicht sehr wichtig. Liegt z.B. kein stabiler Sinusrhythmus vor und besteht eine Vorhofarrhythmie, so kommt es durch die zeitliche Dissoziation zwischen Vorhof- und Kammeraktion zu einer beeinträchtigten Füllung der Ventrikel und somit zu einer Behinderung der Pumpleistung und damit der Belastbarkeit in Beruf und Freizeit. Dieses gilt auch, wenn frühzeitig einfallende ventrikuläre Extrasystolen eine Kammerkontraktion einleiten, bevor eine adäquate Füllung des Ventrikels vorliegt.

Dem Ruhe-EKG kommt im Rahmen der Rhythmusdiagnostik zur Erkennung bradykarder Rhythmusstörung eine Bedeutung zu, genügt aber nicht bei der Abklärung von z.B. unklaren Schwindelzuständen. Sollen ein Sinusstillstand bzw. eine sinusaurikuläre Blockierung oder höhergradige atrioventrikuläre Blockierung sicher erfaßt werden, so ist in diesen Fällen, wie auch bei der Aufdeckung von Extrasystolen bzw. tachykarden Ereignissen, ein Langzeit-EKG notwendig. Die benötigte Aufzeichnungsdauer wird in der Regel 24 Stunden betragen, wobei jedoch berücksichtigt werden muß, daß die Aussagekraft bezüglich der Erkennung höhergradiger Rhythmusstörungen nach 24 bzw. 72 Stunden Aufzeichnung zunimmt. Zur genauen Beurteilung der aufgezeichneten Rhythmusstörungen ist es notwendig, einen möglichen Bezug zur vom Patienten beklagten Symptomatik herstellen zu können. Von Lown wurde eine Klassifizierung von Rhythmusstörungen im Langzeit-EKG vorgeschlagen. Dabei müssen neben der Festlegung des Grundrhythmus aber nicht nur die Gradeinteilung, sondern vor allen Dingen auch die Häufigkeit von Grad III und IV und der mögliche Zusammenhang mit klinischen Ereignissen berücksichtigt werden. Soll mittels des Langzeit-EKG die Effektivität einer medikamentösen Therapie überprüft werden, so muß die große Spontanvariabilität berücksichtigt werden. Eine effektive Unterdrückung kann nur angenommen werden, wenn es zu einer mindestens 60–70%igen Reduktion (bei zuvor 20 bis 30 VES/Stunde) von Ereignissen kommt.

Belastungs-EKG

Bei allen in Ruhe auftretenden bradykarden Formen kann (vor allem bei Ausdauertrainierten) überprüft werden, ob es unter sympathischer Stimulation zur Veränderung bzw. Normalisierung im Sinne eines adäquaten Anstiegs der Herzfrequenz, Verkürzung der PQ-Überleitungszeit oder zu einer normalen Überleitung bei einer Wenckebach-Periodik kommt. Dieses gilt auch für unter Ruhebedingungen nachweisbare VES, die unter Sympatikuseinfluß nicht mehr nachweisbar sind und überwiegend als prognostisch günstig angesehen werden können. Auf der anderen Seite können reproduzierbare, belastungsabhängige (ischämiebedingte) Schenkelblockierungen (besonders das Auftreten eines Linksschenkelblocks) erfaßt oder aber das belastungsabhängige Auftreten von VES dokumentiert werden. In letzerem Fall kann der Erfolg einer therapeutischen Intervention (antiarrhythmische Therapie bzw. Therapie der Grunderkrankung) zuverlässig erfaßt werden.

Invasive Methoden

Die invasive elektrophysiologische Untersuchung zur Erkennung von bradykarden Störungen im Bereich des Sinusknotens und des AV-Knotens bzw. His-Bündels haben insgesamt etwas an Bedeutung verloren, weil eindeutige elektrophysiologische Kriterien bezüglich der Sinusknotenerholungszeit und des HV-Intervalls im His-Bündel-EKG als sichere Indikation zur Schrittmacherimplantation nicht vorliegen. Bei der individuellen Bewertung dieser Befunde spielen die

Symptomatik des Patienten, zusätzliche Veränderungen im Langzeit-EKG, aber auch die Grunderkrankung eine wesentliche Rolle. Eine gewisse Ausnahme hiervon ist die prophylaktische Schrittmacherimplantation beim AV-Block zweiten Grades (Typ Mobitz II), der im His-Purkinje-System lokalisiert ist bzw. bei einem eindeutig verlängerten HV-Intervall (> 80 mm) und gleichzeitigem Rechtsschenkelblock und linksanteriorem bzw. linksposteriorem Hemiblock.

Demgegenüber hat die invasive elektrophysiologische Untersuchung zur Überprüfung der Effektivität einer medikamentösen antiarrhythmischen Therapie bei Risikopatienten mit rezidivierenden Kammertachykardien bzw. Kammerflimmern an Bedeutung gewonnen, obwohl nach neueren Daten der Effektivitätsnachweis einer Therapie mit Hilfe des Langzeit-EKG dem einer invasiven Überprüfung bezüglich der Prognose der Patienten nicht unterlegen war.

Die *Wertigkeit der invasiven elektrophysiologischen Untersuchung* ist darin zu sehen, jene Patienten, bei denen eine adäquate medikamentöse Unterdrückung von malignen Rhythmusstörungen nicht gelingt, zu klassifizieren und sie einer Implantation eines automatischen implantierbaren Kardioverters bzw. Defibrillators zuzuführen [166].

7.2.5 Beurteilung der Belastbarkeit in Abhängigkeit vom Trainingszustand der Skelettmuskulatur

Die physiologische Anpassung an körperliche Belastungen erfordert nicht nur eine adäquate Pumpfunktion des Herzens, sondern eine Steigerung der Ventilation der Lunge und vor allen Dingen auch eine intakte (trainierte) Skelettmuskulatur (Abb. 10-3). Ist diese oder jene Funktion gestört, so kommt es bei alltäglichen Verrichtungen (z.B. Treppensteigen) zu subjektiven Beschwerden wie Dyspnoe, die es gilt, differentialdiagnostisch abzuklären. Dabei setzt eine Steigerung der Sauerstoffaufnahme während körperlicher Arbeit neben einem adäquaten Verhalten der Herzfrequenz und des Schlagvolumens auch ein normales Blutvolumen und vor allen Dingen eine physiologische Ventilations- und Diffusionskapazität der Lunge voraus. Für das O_2-Aufnahmevermögen eines Probanden, besonders im maximalen Bereich, ist es von großer Bedeutung, ob der im arteriellen Blut herbeigeschaffte Sauerstoff während der Passage durch die tätige Skelettmuskulatur auch in optimaler Weise extrahiert werden kann. Dieses hängt wiederum von der Steuerung der Durchblutung und der Kapillardichte ab.

Eine Muskeltätigkeit ist ohne energiereichen Prozeß nicht möglich. Je nach Art und Dauer der

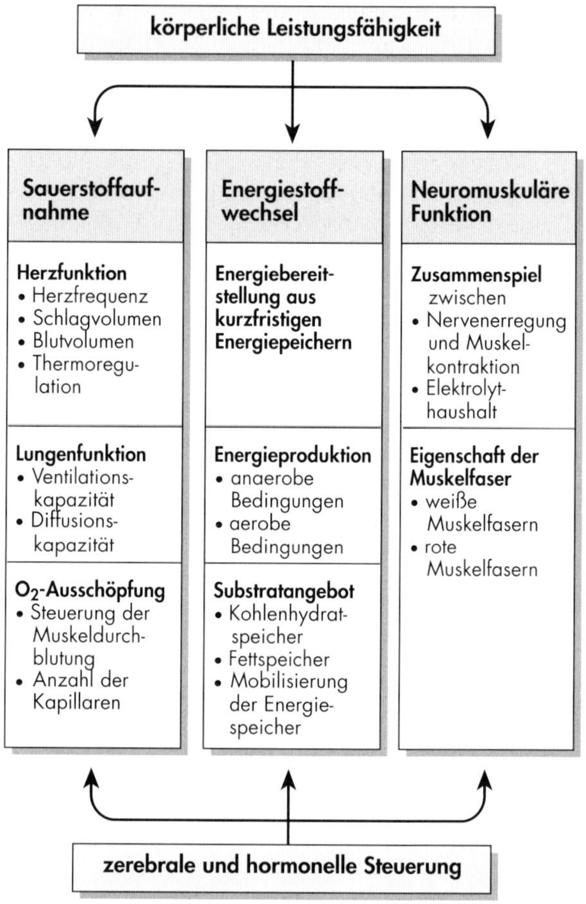
körperliche Leistungsfähigkeit
Sauerstoffaufnahme
Energiestoffwechsel
Neuromuskuläre Funktion
Herzfunktion
• Herzfrequenz
• Schlagvolumen
• Blutvolumen
• Thermoregulation
Energiebereitstellung aus kurzfristigen Energiepeichern
Zusammenspiel zwischen
• Nervenerregung und Muskelkontraktion
• Elektrolythaushalt
Lungenfunktion
• Ventilationskapazität
• Diffusionskapazität
Energieproduktion
• anaerobe Bedingungen
• aerobe Bedingungen
Eigenschaft der Muskelfaser
• weiße Muskelfasern
• rote Muskelfasern
O_2-Ausschöpfung
• Steuerung der Muskeldurchblutung
• Anzahl der Kapillaren
Substratangebot
• Kohlenhydratspeicher
• Fettspeicher
• Mobilisierung der Energiespeicher
zerebrale und hormonelle Steuerung

Abb. 10-3 Parameter, die die körperliche Leistungsfähigkeit bestimmen (nach [34]).

Kontraktionen werden als Energiequelle die energiereichen Phosphate, die Glykolyse oder unter aeroben Bedingungen die Verbrennung von Glukose und freien Fettsäuren herangezogen. Die aerobe Energiegewinnung ist bei länger dauernden Leistungen begrenzt durch die Größe der vorhandenen Kohlenhydratspeicher und die Fähigkeit zur Mobilisation von Fetten. Aber auch bei großem Sauerstoffaufnahmevermögen und bei einem intakten Energiestoffwechsel ist für eine körperliche Leistung eine gute muskuläre Funktion notwendig. Dieses gilt besonders für komplizierte Bewegungsabläufe, wo ein optimales Zusammenspiel zwischen Nervenerregung und Muskelkontraktion erforderlich ist.

Für ergometrische Untersuchungen ist entscheidend, ob der Skelett- und Herzmuskulatur in adäquater Weise Sauerstoff zur Energiegewinnung bereitgestellt wird. Während der Arbeit ist deshalb die Muskulatur auf eine intakte Herzfunktion angewiesen, denn ein vermehrtes Sauerstoffangebot im submaximalen Bereich wird überwiegend durch die Steigerung des Herzzeitvolumens bewirkt, das ein adäquates Verhalten der Herzfrequenz und des Schlagvolumens voraussetzt. Aufgrund dieser physiologischen Gesetzmäßigkeiten wird es zwar verständlich, daß z.B. eine latente Herzinsuffizienz unter den Bedingungen einer körperlichen Belastung besser diagnostiziert und eingestuft werden kann [34]. Auf der anderen Seite kann nur anhand einer Leistungsstufe in Watt im Falle einer reduzierten Leistung nicht auf eine schlechte Herzfunktion rückgeschlossen werden, da das erzielte Resultat auch durch eine untrainierte Skelettmuskulatur oder eben eine Einschränkung der Lungenfunktion zustande gekommen sein kann. Auch aus dem Ergebnis einer normalen ergometrischen Belastbarkeit kann im Umkehrschluß nicht prinzipiell auf eine intakte Herzfunktion geschlossen werden, da eine trainierte Skelettmuskulatur eine Pumpfunktionsstörung des Herzens kompensieren kann.

7.2.6 Beurteilung der globalen Belastbarkeit

Die Herzfrequenz ist aufgrund der einfachen Bestimmbarkeit und ihrer Linearität zur ansteigenden ergometrischen Leistung zur Beurteilung der kardiopulmonalen Leistungsbreite geeignet. Verschiedene ergometrische Methoden wurden entwickelt, von denen sich die Bestimmung der Physical Working Capacity 170 (PWC_{170}) als zweckmäßig erwiesen hat [29, 35]. Dabei wird bestimmt, wieviel ein Proband bei einer Herzfrequenz von 170 Schlägen/min leistet oder leisten würde. Die mit Steigerungsstufen von 25 Watt/2 min gemessene PWC_{170} stellt eine objektive und reproduzierbare Meßangabe für die kardiopulmoskelettale Leistungsfähigkeit dar [35].

Die kardiale Diagnostik wird jedoch stark eingeschränkt, da ein schlechtes PWC_{170}-Ergebnis keine Aussage darüber erlaubt, ob das unökonomische Herzfrequenzverhalten durch eine reduzierte Pumpfunktion oder aber nur durch einen schlechten körperlichen Trainingszustand des Untersuchten hervorgerufen wurde. Auch im Falle eines guten PWC_{170}-Testergebnisses ist besonders bei koronarer Herzerkrankung die kardiopulmonale Leistungsbreite allein mittels des Herzfrequenzverhaltens im Vergleich zu den Normalwerten meist nicht beurteilbar. So kann eine Hypoxie bzw. narbige Veränderung im Bereich des Sinusknotens zu einem bradykarden, nicht adäquaten Herzfrequenzanstieg während Ergometrie führen, so daß ein ökonomisches Herz-Kreislauf-Verhalten nur vorgetäuscht wird, in Wirklichkeit aber eine deutlich gestörte Hämodynamik vorliegt. Diese gilt auch unter physiologischen Bedingungen bei älteren Probanden. Doch eignet sich auch bei diesen Patienten die Bestimmung der PWC_{170} zum intraindividuellen Vergleich im Sinne einer Verlaufskontrolle.

Die Bestimmung der auf maximaler Leistungsstufe erreichten O_2-Aufnahme ($\dot{V}O_{2\,max}$) ermöglicht eine zuverlässige Beurteilung der kardiopulmonalen Funktion eines Probanden und auch bei Herzpatienten [134] besteht eine Beziehung zwischen der maximalen O_2-Aufnahme und dem klinischen Schweregrad der Herzinsuffizienz. Sie ist in der kardiologischen Funktionsdiagnostik jedoch häufig nicht anwendbar und kann darüber hinaus risikovoll sein, da Ausbelastungskriterien erreicht werden müssen. Die alleinige Messung der O_2-Aufnahme auf submaximaler Leistungsstufe eignet sich weder für Gesunde noch für Kranke. Der maximalen Leistungsstufe kommt jedoch dann eine diagnostische Wertigkeit in der Kardiologie zu, wenn man den gemessenen Wert in Beziehung zur Leistung der Herzfrequenz setzt und die Sauerstoffaufnahme pro Pulsschlag, den sogenannten O_2-Puls, bestimmt [90].

7.3 Diagnostik zur Einschätzung des kardiovaskulären Risikoprofils

Eine individualisierte Risikoabschätzung bei der Fettstoffwechselstörung kann nur nach Kenntnis des Gesamtcholesterins, des LDL-Cholesterins, des HDL-Cholesterins, der Triglyceride und bei Hochrisikopatienten des Lpa erfolgen. Neben der Beurteilung des Glukosestoffwechsels (HbA_1, Tagesprofil, Zucker-Urinausscheidung, gegebenenfalls nüchtern Insulinspiegel) ist eine Kenntnis des Fibrinogenspiegels ebenso erforderlich wie eine adäquate Beurteilung der Hypertonie (durch Ergometrie, ABDM, Echokardiographie) (Tab. 10-1 und 10-2). Eine semiquantitative Abschätzung bzw. der Nachweis eines Nikotinabusus kann durch kleine nichtkostenintensive CO-Monitore erfolgen.

7.4 Diagnostik zur Einschätzung wesentlicher Begleiterkrankungen

Herz-Kreislauf-Kranke sind häufig multimorbid und durch Begleiterkrankungen zum Teil ebenso oder gar stärker in ihrer Belastbarkeit eingeschränkt und somit bezüglich einer drohenden Berufsunfähigkeit gefährdet als durch die kardiologische Erkrankung selbst. Je nach Patientenstruktur einer Rehabilitationsklinik mag die Notwendigkeit zur zusätzlichen Untersuchungsmöglichkeit variieren. Zur sozialmedizinischen Begutachtung unbedingt erforderlich sind die Dopplersonographieuntersuchung der hirnversorgenden und peripheren Gefäße sowie eine Oberbauchsonographie zur Beurteilung der abdominalen Aorta. In der pulmologischen Diagnostik ist zur Beurteilung der Volumina und der Atemwegswiderstände eine Spirometrie (besser Bodyplethysmographie) und die Möglichkeit zur Bestimmung der arteriellen Blutgase (auch unter Belastungsbedingungen zum Nachweis eines Anstrengungsasthmas als Differentialdiagnose zur kardialen Dyspnoe) notwendig. Unter Berücksichtigung der erfolgten individuellen kardiovaskulären Diagnostik muß dann versucht werden, die für die eingeschränkte Belastbarkeit „führende" Erkrankung zu präzisieren und einen hieran sich orientierenden Therapieplan zu erstellen.

Tabelle 10-1 Wichtigste Risikofaktoren im Rahmen der Prävention verschiedener atherosklerotischer Folgekrankheiten (nach [155]).

Myokard-infarkt (MI)	*Schlag-anfall*	*PAVK*
LDL-Cholesterin	Blutdruck	Blutdruck
familiäre MI-Disposition	Fibrinogen	Rauchen
Fibrinogen	Plasmaglukose	Plasmaglukose
Lp(a)	Rauchen	LDL-Cholesterin
HDL-Cholesterin (invers)	Lp(a)	(Lp[a])

altersadj. univariaten Ergebnissen aus GRIPS: Prospektive Kohortenstudie, > 5000 Männer, 5-J.-Follow-up.

7.5 Diagnostik zur Einschätzung der psychovegetativen Belastbarkeit

Neben der kardialen Funktionsdiagnostik ist vor allen Dingen bei jenen Patienten eine Abklärung der psychophysiologischen Belastbarkeit erforderlich, die im Alltag intensiven konzentrativen oder emotionalen Belastungen ausgesetzt sind. Dazu ist zunächst erforderlich, die vorhandenen psychischen Belastungen am Arbeitsplatz, aber auch im Bereich der Familie und im erweiterten sozialen Umfeld, z.B. Freizeitaktivitäten, Ehrenämter, zu erfassen. Zur Einschätzung können Belastungsstimulationen von Zeitdruck, Leistungsdruck und Untersuchungen zur intellektuellen Kapazität helfen. Von besonderer Bedeutung ist die Beurteilung der Krankheitsverarbeitung. Dazu müssen erfaßt werden, die Angaben des Patienten zur Einstellung zur Erkrankung, die Abschätzung

Tabelle 10-2 Bewertung des individuellen kardiovaskulären Risikos und die durch die Therapie zu erreichenden Zielwerte (nach [141]).

Risiko	*Gesamtcholesterin auf*	*LDL auf*
leicht erhöhtes Risiko – Gesamtcholesterin vor Therapiebeginn 200–300 mg/dl – Keine KHK-Risikofaktoren – Verhältnis Gesamtcholesterin zu HDL 4,5–5,0	195–230 mg/dl	155–175 mg/dl
moderat erhöhtes Risiko – Gesamtcholesterin vor Therapiebeginn 200–300 mg/dl – PLUS ein KHK-Risikofaktor oder – PLUS HDL < 35 mg/dl	195 mg/dl	135–155 mg/dl
sehr hohes Risiko – KHK oder periphere Gefäßerkrankungen oder – familiäre Hypercholesterinämie oder Gesamtcholesterin > 300 mg/dl oder – Gesamtcholesterin 200–300 mg/dl PLUS zwei KHK-Risikofaktoren oder Gesamtcholesterin 200–300 mg/dl – PLUS ein schwerwiegender KHK-Risikofaktor	175–195 mg/dl	115–135 mg/dl bei KHK-Patienten wird ein Zielwert von 95–115 mg/dl empfohlen

eines krankheitsadäquaten Verhaltens, und die Erfassung von Verleugnung, Aggressivität, Angst, Depression und die Akzeptanz der Erkrankung. Hierzu gehört auch eine Abschätzung des Typ-A-Verhaltens und der Leistungsorientierung. Die Beurteilung des Patienten und die psychosoziale Therapie bzw. die Hilfestellung können dabei in einer Rehabilitationsklinik nicht allein den Psychologen übertragen werden, sondern stellen eine kontinuierliche permanente und gemeinsame Aufgabe des interdisziplinären Teams dar. Die Gesamtheit der betreffenden Befunde ist für die sozialmedizinische Beurteilung und damit die Wiedereingliederung in das Berufs- bzw. Erwerbsleben von großer praktischer Bedeutung und muß bei der Beurteilung der Arbeitsfähigkeit und der Empfehlung zur stufenweisen Eingliederung berücksichtigt werden.

8 Therapeutische Maßnahmen in der kardiologischen Rehabilitation

Die Therapiemaßnahmen in einer kardiologischen Rehabilitationsklinik orientieren sich an einer langfristigen Strategie zur Bewältigung einer chronischen Erkrankung, wogegen in einer Akutklinik die schnelle Behebung eines kurzfristig und vital bedrohlich eingetretenen Schadens (medizinisches Krisenmanagement) im Vordergrund steht. Dieses therapeutische Ziel (s. Abb. 10-1) wird erreicht durch einen individuell angepaßten Therapieplan, der Maßnahmen der physikalischen Therapie, der Gesundheitsbildung, der psychosozialen Betreuung, der medikamentösen Langzeittherapie und ggf. Maßnahmen zur Einleitung einer Interventionstherapie beinhaltet. Dabei wird der therapeutische Erfolg nur durch die komplexe Anwendung gewährleistet.

8.1 Physikalische Therapie

8.1.1 Bewegungstherapie

Die Bewegungstherapie hat sich weltweit durchgesetzt und gilt heute als ein unverzichtbarer Bestandteil der kardiovaskulären Therapie. Nach akutem Herzinfarkt oder herzchirurgischen Eingriffen zielt sie darauf hin, den durch die vorausgegangene Immobilisierung entstandenen Funktionsverlust zu überwinden und zur psychosozialen Stabilisierung beizutragen. Sie gilt als kontinuierliche Fortsetzung der bereits in der Akutklinik eingeleiteten Frühmobilisierung und soll Elemente des Ausdauertrainings (Ergometertherapie im niedrigen Intensitätsbereich), der Flexibilität und des Koordinationstrainings beinhalten. Die *Ergometertherapie* bietet durch eine exakte Vorgabe der Intensität die größtmögliche Sicherheit und den höchsten zu erwartenden Therapieerfolg. Dazu sind exakte Kenntnisse über das Resultat des Belastungs-EKG (maximale Belastungsstufe, maximale Herzfrequenz, Nachweis von ST-Streckensenkungen und Angina pectoris ab welcher Leistungsstufe und Herzfrequenz, Auftreten von Herzrhythmusstörungen, Verhalten des Blutdrucks, Art der Medikation) unerläßlich (ggf. Echokardiographie). Die festzulegende Belastungsintensität muß während des Ergometertrainings durch ein kontinuierliches Monitoring der Herzfrequenz, ST-Strecke und Rhythmusanalyse überwacht werden. In der Regel gilt es, die Intensität der Belastung individuell so zu wählen, daß sie 70–80 % der Leistung in Watt entspricht, auf der bei der Eingangsdiagnostik objektive und/oder subjektive Zeichen einer Funktionseinschränkung des Herzens nachweisbar waren. Die Gesamtdauer der Ergometertherapie (als Ausdauermethode) sollte 15–20 min betragen mit einer vorausgehenden Aufwärmphase (5 min) bei zweimaliger täglicher Anwendung. Diese Empfehlungen gelten grundsätzlich für *KHK-Patienten mit und ohne Myokardinfarkt* oder auch nach ACVB (bei stabilem Sternum) und finden auch Anwendung für Patienten nach Herzklappenoperation. Diese Empfehlungen gelten jedoch nicht für Patienten mit schwer gestörter, linksventrikulärer Funktion, obwohl bei ihnen durch eine dosierte Bewegungstherapie prinzipiell die Belastungstoleranz durch periphere Effekte [24, 51] angehoben werden kann.

Wissenschaftliche Untersuchungen zum optimalen Belastungsmodus bei diesen Patienten liegen bisher nicht vor und aufgrund der deutlich erhöhten Gefährdung durch akute Komplikationen und der chronischen Gefahr einer Progression der Herzinsuffizienz [54], sollten diese Patienten nur nach langjähriger Erfahrung und mit äußerst großer Aufmerksamkeit bewegungstherapeutisch behandelt werden, wobei ein Intervalltraining von 20–60 sec und Erholungsphasen von 60–90 sec im Leerlauf (ggf. 25 Watt) gewählt werden sollten.

Auch *Patienten nach Herztransplantation* sind einer Bewegungstherapie zuzuführen [53], wobei in der Anfangszeit ein deutlich verzögerter Herzfrequenzanstieg erfolgt und zum anderen durch das Fehlen eines Angina-pectoris-Schmerzes besonders auf eine ST-Streckensenkung geachtet werden muß.

Im Rahmen des allgemeinen Heilverfahrens können die Ziele der Bewegungstherapie im Sinne einer trainingswirksamen (morphologisch nachweisbaren Anpassung) Ausdauerbelastung wesentlich weiter gesteckt werden. Neben der

Steigerung der Leistungsfähigkeit der Skelettmuskulatur und des kardiopulmonalen Systems soll eine günstige Beeinflussung der kardiovaskulären Risikofaktoren und der Anstoß zu einer vernünftigen Lebensführung (Vehikelfunktion des Sports) erreicht werden.

Als Basis für die Indikationen, Kontraindikationen und die Durchführung dieser Form der Bewegungstherapie sei auf Übersichten verwiesen [25, 185]. Patienten, die bereits auf einer Leistungsstufe von 75 Watt bzw. 1 Watt/kg Körpergewicht subjektive und objektive Zeichen einer Koronar- bzw. Myokardinsuffizienz, bzw. höhergradige Herzrhythmusstörungen, überschießende Belastungsdrucke aufweisen, sollten in Übungsgruppen mit niedriger Belastungsintensität behandelt werden. Alle anderen Patienten können Trainingsgruppen unterschiedlicher Belastungsintensität zugeordnet werden. In diesen Gruppen kann das Ausdauertraining in verschiedener Form, wie Ergometertraining, Lauftraining, geführte Wanderungen, je nach örtlichen Gegebenheiten auch Radfahren oder Skilanglauf, durchgeführt werden. In den Trainingsgruppen steht eine 15- bis 20minütige Ausdauerbelastung im Mittelpunkt mit einer individuell festgelegten Trainingsherzfrequenz. Allerdings müssen auch hier wieder das individuelle Herzfrequenzverhalten, die Schwere der Erkrankung und vor allen Dingen auch die medikamentösen Einflüsse (z.B. β-Rezeptorenblocker) berücksichtigt werden.

Zur Vermeidung von Unter- oder besonders Überbelastungen sollten *leistungsdifferenzierte Gruppen* angeboten werden. Hierzu ist neben einer großzügigen Sporthalle besonders auch ein geeignetes und ansprechendes Terrain im Freien erforderlich. Das Lauftraining kann ergänzt werden durch geführte Wanderungen mit leichten Steigerungen, die bei der üblicherweise eingeschränkten körperlichen Belastbarkeit der Patienten ebenfalls trainingswirksam sind. Bei Patienten mit niedrigem Risiko (gute linksventrikuläre Funktion, keine Rhythmusstörungen, keine Restischämie) können auch *„entschärfte Spiele“* angeboten werden.

Das *Schwimmen* ist im Prinzip eine günstige Belastungsform, die jedoch bei Herzpatienten einer besonderen Vorsicht bedarf wegen der Möglichkeit der Auslösung von Herzrhythmusstörungen sowie eines Herzversagens. In Frage kommen sollte das Schwimmtraining nur für gute Schwimmer und für solche Patienten, deren ergometrische Belastbarkeit > 1,5 Watt/kg Körpergewicht beträgt ohne einen dabei nachweisbaren pathologischen Befund bzw. bei guter linksventrikulärer Pumpfunktion. Im Einzelfall muß telemetrisch entschieden werden, welchen Patienten das Schwimmen erlaubt werden kann. Für die Übungsgruppen kommen nur solche zusätzlichen Aktivitäten in Frage, die nicht herz- und kreislaufbelastend sind, wie z.B. gymnastische Übungen, „kleine Spiele“ sowie geführte Wanderungen. Nicht empfohlen werden kann ein Ausdauertraining im eigentlichen Sinne wie Ergometertraining, Laufen bzw. Schwimmen.

8.1.2 Krankengymnastik

Spezielle krankengymnastische Aufgaben stellen sich vorrangig bei Patienten nach kardiochirurgischen Eingriffen und bei multimorbiden Patienten. Die *postoperative Thoraxgymnastik* sollte bei sternotomierten Patienten in Einzelbehandlung und anschließend in Gruppenform erfolgen. Ziele der Behandlung sind dabei das Aufrichten der Brustwirbelsäule, der Abbau muskulärer Verspannung im thorakalen Bereich sowie eine verbesserte Beweglichkeit thorakaler Gelenke. Bei multimorbiden, oft älteren Patienten sollten schmerzhafte Bewegungseinschränkungen des muskuloskelettalen Systems durch gezielte Gymnastik verbessert werden. Hierbei ist auf die Vermeidung von Muskelkontraktionen mit hohem Krafteinsatz und längerer zeitlicher Dauer sowie einer Preßatmung zu achten.

8.1.3 Balneophysikalische und Elektrotherapie

Grundsätzlich sollten die Patienten zur aktiven Muskeltätigkeit (Bewegungstherapie, Krankengymnastik) angeregt und die balneophysikalische Therapie in Form von Massagen, Packungen, Bäder, Kneipp-Hydrotherapie, Inhalationen usw. unterstützend eingesetzt werden. Allerdings ist nach kardiochirurgischen Eingriffen die Massage sowie die Wärmeanwendung zur Schmerzlinderung und Lockerung sowie Kräftigung der Thoraxmuskulatur ein wesentlicher Bestandteil der Behandlung. Die balneophysikalische Therapie kommt darüber hinaus vor allen Dingen auch bei multimorbiden Patienten schwerpunktmäßig zum Einsatz.

Im Rahmen der kardiologischen Reha kommt den ortsgebundenen Heilmitteln keine wesentliche Rolle zu. Allerdings können die örtlichen Gegebenheiten (z.B. land- schaftlich schöne Waldregionen mit Möglichkeiten zum Wandern) die Motivation der Patienten zur eigenen Realisierung eines Ausdauertrainings verstärken und zur Entspannung beitragen.

8.2 Gesundheitstraining und Information

Die Entstehung atherosklerotischer Gefäßveränderungen wird durch das Vorliegen kardiovaskulärer Risikofaktoren begünstigt, die wiederum eng assoziiert sind mit Fehlernährung, Bewegungsmangel und psychosozialen Gegebenheiten. In diesem Zusammenhang stellt ein umfassendes Gesundheitstraining, das hier nicht adäquat dargestellt werden kann, eine wesentliche Hauptaufgabe der kardiologischen Rehabilitation dar. Diese gelingt nur durch eine Motivation zur aktiven Mitarbeit bei der Erarbeitung von Wissen und Fähigkeiten mit dem Ziel, langfristig eine Lebensstiländerung hervorzurufen. Dabei soll der Patient nicht nur Zusammenhänge über die Entstehungsmechanismen seiner Erkrankung und deren Beeinflussung durch ihn selbst erfahren, sondern auch erkennen, daß gesundes Leben nicht Verzicht bedeutet, sondern auch ein Stück neue Lebensqualität. Im Rahmen von Visiten, diagnostischen Maßnahmen, aber auch strukturiert durch Vorträge, Gruppenarbeit und Einzelgespräche sollten die in Tabelle 10-3 aufgeführten Inhalte glaubhaft, praxisorientiert, ohne wesentlichen „Ballast" und ohne erhobenen Zeigefinger vermittelt werden.

Eine Beratung über *gesunde Ernährung* muß neben der Theorie (in Gruppenschulung und Einzelberatung durch die Diätassistentin) auch ein praktisches Üben beinhalten. Dazu sollte eine Diätküche zur Verfügung stehen und vor allen Dingen dem Patienten die Möglichkeit geboten werden, sich seine Mahlzeit nach z.B. Kalorien und Gehalt an tierischem Fett unter Beratung einer Diätassistentin, zum Frühstück und Abendessen an einem Buffet eigenverantwortlich zusammenzustellen. Da die Eßgewohnheiten auch durch psychosoziale Einflüsse gesteuert werden, kann gerade auch hier eine erfolgreiche Arbeit nur durch gemeinsame Anstrengungen des Reha-Teams gewährleistet werden. Auch vom Arzt muß Sachkompetenz in der Beratung gefordert werden, und diese Aufgaben dürfen nicht allein an die Diätassistentin bzw. Psychologen delegiert werden. In diesem Zusammenhang muß immer wieder und überzeugend folgendes vermittelt werden:

Tabelle 10-3 In der kardiologischen Reha durch Vorträge und Gruppenarbeiten zu vermittelnde Kenntnisse und Einsichten (keine Rangordnung).

- Aufbau und Bedeutung des Herz-Kreislauf-Systems
- Zusammenhänge zwischen Fehlernährung, Bewegungsmangel, Streß und kardiovaskulären Risikofaktoren
- Arteriosklerose: Wo, mit welchem Resultat und zeitlicher Verlauf?
- Bewegung und gesunde Ernährung bei Herz-Kreislauf-Erkrankung. Warum, wie und mit welchem Erfolg?
- Herz-Kreislauf-Erkrankungen und Belastbarkeit im Alltag
- Selbstwertgefühl und Krankheitsverarbeitung
- Medikamente: Wirkung und Nebenwirkung

> Gesunde Ernährung gelingt durch Umstellung im Sinne einer Reduktion von tierischen Fetten und dadurch auch an Kalorien. Sie bedeutet deshalb nicht den absoluten Verzicht auf irgendein Nahrungsmittel. Gesunde Ernährung ist nicht schwierig zu erlernen und erfordert vor allen Dingen den gesunden Menschenverstand und eine ehrliche Selbstbeobachtung durch den Patienten. Sie muß aber eingeübt werden und kann nur über eine langfristige Ernährungsumstellung unter Vermeidung „periodischer Diäten" und unter Einbeziehung der Partner bzw. der Familie erfolgreich sein.

Praktische Schulungen müssen darüber hinaus angeboten werden bezüglich der Blutzuckerselbstbestimmung (für Diabetiker), der Quickwert-Selbstbestimmung (bei Zustand nach Herzklappenersatz) und der Blutdruckselbstmessung (für Hypertoniker).

8.3 Medikamentöse Langzeittherapie und Einleitung einer Interventionstherapie

Die medikamentöse Therapie wird nach dem jeweiligen Stand der Wissenschaft und den Empfehlungen der Fachgesellschaften unter Entwicklung eines individuellen Langzeitbehandlungskonzeptes durchgeführt. Dabei ist besonders im AHB-Verfahren darauf zu achten, ob zum einen nach Stabilisierung des Krankheitsbildes und nach erfolgreicher Mobilisation und Erreichen von nahezu Alltagsbelastungen eine spezifische Herzmedikation intensiviert oder aber, wie häufig möglich, reduziert oder gar abgesetzt werden kann. Zum anderen muß aber auch bedacht werden, ob nach Durchführung von Allgemeinmaßnahmen zusätzlich eine medikamentöse Therapie zur Korrektur von Risikofaktoren initiiert werden muß. Darüber hinaus muß eine kardiologische Rehabilitationsklinik fachlich, apparativ und räumlich zur (zumindest kurzfristigen) intensivmedizinischen Betreuung in der Lage sein.

Wenn im Verlauf der weiteren Mobilisation und nach Durchführung der Diagnostik abzusehen ist, daß eine konservative medikamentöse Therapie langfristig nicht ausreichend sein kann, so muß von der Rehabilitationsklinik in enger Zusammenarbeit mit Herzzentren die Indikation zu einer möglichst frühzeitigen Intervention im Sinne eines koronarchirurgischen Eingriffes bzw. einer PTCA erfolgen, um eine schnelle Wiedereingliederung zu ermöglichen [45].

9 Berufliche Maßnahmen in der kardiologischen Rehabilitation

Die Beratung über berufliche Maßnahmen ist ein Teil der sozialmedizinischen Betreuung (s. Abschn. 11) und kann in großen Reha-Kliniken nicht allein vom Reha-Team, sondern nur mit gleichzeitiger Hilfe eines Rehabilitationsberaters erbracht werden. Unter Würdigung der körperlichen und psychischen Leistungseinschränkung bezüglich des zuletzt ausgeübten Berufes berät und vermittelt dieser die Einleitung eines Arbeitsversuches oder eine stufenweise Wiedereingliederung. Letztere ist seit 1989 eine Regelleistung der gesetzlichen Krankenkassen. Während der Dauer einer stufenweisen Wiedereingliederung besteht Arbeitsunfähigkeit. In der BASF [179] konnte der Erfolg einer solchen Maßnahme nach Myokardinfarkt (92% der Wiedereingliederungen wurden erfolgreich abgeschlossen; 72% auch im Schichtdienst) durch ein dreimonatiges Programm, beginnend mit vierstündiger Arbeit und Steigerung um zwei Stunden im Abstand von 4 Wochen, nachgewiesen werden. In Frage kommen auch innerbetriebliche Umsetzung (Wegfall von Gruppenakkord) bzw. Entlastung von schweren Arbeitsanteilen und technische Hilfsmittel.

Darüber hinaus kommen berufsfördernde Maßnahmen in Betracht, wenn der bisher ausgeübte Beruf aufgrund der vorliegenden Funktionseinschränkung nicht mehr ausgeübt werden kann, aber prinzipiell vollschichtiges Leistungsvermögen vorliegt. Anzustreben ist eine Umsetzung am Arbeitsplatz, ggf. Aufnahme einer anderen Tätigkeit im alten Betrieb, für die eine berufliche Anpassung oder Fortbildung ausreichend sein kann. Dabei sind Arbeiten unter Zeitdruck, Lärm, Hitze, Kälte auch in Verbindung mit Schichtarbeit bzw. Überstunden möglichst zu vermeiden. Psychische Überforderung am Arbeitsplatz kann resultieren aus dem Nicht-Schritthalten mit der technischen Entwicklung, besonders bei Älteren und mangelhafter Vorbildung. Hier können spezielle Schulungsmaßnahmen Entlastung schaffen.

Die wirtschaftliche Sicherstellung des Rehabilitanden mit Hilfe von Krankengeld, Übergangsgeld, Sozialhilfe oder Rente fällt in den Aufgabenbereich des Sozialarbeiters, wie die Beratung über erforderliche Vergünstigung aus dem Schwerbehindertengesetz oder dem sozialen Entschädigungsrecht. Auch berät er bei Problemen, die sich aus häuslichen Verhältnissen ergeben, und erwirkt erforderliche Hilfen am Heimatort durch Kontaktaufnahme mit dortigen Sozialeinrichtungen bzw. Selbsthilfegruppen. Diese Aufgaben stellen sich besonders häufig bei Patienten der Arbeiterrentenversicherung, aber auch bei älteren Patienten.

10 Psychologische Maßnahmen in der kardiologischen Rehabilitation

In Abschnitt 7.5 wurde schon auf die Notwendigkeit einer Diagnostik zur psychovegetativen Belastbarkeit des Patienten und in Abschnitt 8.2 auf die besondere Rolle des Reha-Psychologen im Rahmen des Gesundheitstrainings und der Information hingewiesen. Hier liegt der Schwerpunkt in der Gruppenarbeit, die folgende Programme beinhalten sollte:

- Entspannungstraining
- Streßbewältigungstraining
- Gewichtsreduktionstraining
- Nichtrauchertraining.

Ein absolutes Rauchverbot in der Klinik ist unverzichtbar, um das notwendige und glaubhafte therapeutische Milieu zu schaffen. Zusammen mit dem Arzt sind Gesprächsgruppen für Patienten nach Herzinfarkt bzw. kardiochirurgischen Eingriffen anzubieten, um die medizinischen und psychologischen Fragen zusammenzuführen und als ein Ganzes abzuhandeln, um eine langfristige Wirkung von Reha-Maßnahmen zu ermöglichen. Psychologische Einzelberatung und -therapie (eher selten) sind immer dann durchzuführen, wenn psychische Prozesse den Krankheitsverlauf durch eine gestörte Krankheitsverarbeitung und/oder durch psychovegetative Symptomatik wesentlich mitbestimmen und somit den Rehabilitationsverlauf beeinflussen. Dies gilt auch besonders dann, wenn es bei der notwendigen Anpassung an krankheitsbedingte Funktionseinschränkung zu Schwierigkeiten kommt oder wenn es gilt, Probleme im psychosozialen Umfeld zu analysieren und Lösungsmöglichkeiten anzubieten. Insgesamt soll im Rahmen der psychosozialen Betreuung eine gezielte Hilfestellung bei der Krankheitsverarbeitung, eine emotionale Entlastung bzw. die Vermittlung von Hoffnung und Zuversicht sowie die Beurteilung von aktuellen Konflikten (Identifikation der realen Anlässe) und eine

Beratung bei widersprüchlichen oder beunruhigenden Informationen angeboten werden.

11 Sozialmedizinische Maßnahmen in der kardiologischen Rehabilitation

Die Anamneseerhebung darf sich nicht nur auf das internistisch-kardiologische Fachgebiet beschränken, sondern muß alle Begleiterkrankungen und Beschwerden erfragen, um zu einer Beurteilung der Gesamtleistungsfähigkeit zu kommen. Erfragt werden muß auch der Erfolg bereits ambulant durchgeführter Therapiemaßnahmen, einschließlich derer, die der Patient bereits in Eigeninitiative realisiert hat. Weiterhin gilt es zu klären:

- Wie ist die Krankheitsverarbeitung, u.a. Erklärungsmodelle, Strategien der Krankheitsbewältigung?
- Wie ist die private Situation?
- Wie ist die berufliche Situation?
  - Ausbildung und beruflicher Werdegang
  - Berufswechsel
  - Umschulung
  - Fragen zur aktuellen Situation: Arbeitsplatz- und Tätigkeitsbeschreibung, Notwendigkeit von schwerem Heben und Tragen (Preßatmung), Anforderung an Dauerkonsultationen, hohe Verantwortung, Arbeit unter Zeitdruck mit ständiger Ablenkung, Arbeitsrhythmus, insbesondere Schichtdienst mit Nachtdienst, Beschreibung des Weges zur Arbeitsstätte, Arbeitsklima, Betriebsgröße, Vertretungsmöglichkeiten, subjektives Belastungs- und Beanspruchungsgefühl, berufliche Zufriedenheit?
- Wie ist die soziale Sicherung? U.a. Arbeitsunfähigkeit, Rentenantragsstellung (Zeitrentenbezug)
- Grad der Behinderung
- finanzielle Unterstützung
- bereits erfolgte Rehabilitationsmaßnahmen (gutachterliche Untersuchung)
- Anträge auf Leistung bei anderen Sozialversicherungsträgern?

Diese Informationen müssen nicht nur epikritisch gewertet, sondern auch im *Entlassungsbericht* aufgenommen werden. Dieser stellt eine gutachterliche Äußerung dar und muß deshalb zügig verfaßt werden (spätestens innerhalb von 14 Tagen nach Entlassung). Er enthält zusätzliche Angaben zum klinischen Befund, zu den diagnostischen Maßnahmen, zum Verlauf, und vor allen Dingen enthält er die sozialmedizinische Beurteilung. Bezüglich Therapie und Verlauf sollte der Entlassungsbrief detaillierte Angaben enthalten, welche Therapiemaßnahmen (s. Abschn. 8) warum und mit welchem Erfolg durchgeführt wurden und wie man die Mitarbeit des Patienten beurteilt. Darüber hinaus ist zu begründen, warum gegebenenfalls Medikamente reduziert, abgesetzt, verändert bzw. neu verabreicht wurden. In der Epikrise müssen noch einmal kurz, aber charakterisierend, die wesentlichen diagnostischen Ergebnisse und therapeutischen Maßnahmen, vor allen Dingen unter Berücksichtigung des „führenden“ Krankheitsbildes und der sozial-medizinischen Beurteilung zusammenfassend gewürdigt werden. Hier muß auch kurz Stellung genommen werden zu folgenden Fragen:

- Besteht eine Über- bzw. Unterschätzung der Belastbarkeit durch den Patienten selbst im Vergleich zu den objektiv erhobenen Befunden (und zwar bezogen auf die kardiale und globale Leistungsfähigkeit)?
- Wie wird die psychische Belastbarkeit eingeschätzt?
- Welche Vorschläge für die Langzeitbetreuung (z.B. in bezug auf medikamentöse Therapie, Kontrolluntersuchung, ambulante Nachsorgemaßnahmen) sind nötig?

Von ganz besonderer Bedeutung ist die *sozialmedizinische Beurteilung*, die nur bei Altersruhegeldempfängern, Hinterbliebenen, Rentnern, Nichtversicherten und Kindern nicht erfolgen muß. Sie beinhaltet die Beurteilung der Leistungsfähigkeit im Erwerbsleben. Sowohl das positive als auch das negative Leistungsbild müssen beschrieben werden. Zu beurteilen ist, welche körperlich-geistigen Funktionen zur Ausübung beruflicher Tätigkeit erhalten oder eingeschränkt sind (qualitative Beurteilung) und in welchem zeitlichem Umfang sie ausgeübt werden können (quantitative Beurteilung). Die Angaben dienen späteren Entscheidungen (berufsfördernde Maßnahmen, Wiedereingliederungsmaßnahmen, Rentenverfahren) als verbindliche Grundlage. Alle zur Beurteilung führenden Gründe müssen daher sorgfältig abgewogen werden. Bei Vorliegen leistungseinschränkender Erkrankungen, die nicht zum Indikationsspektrum der Reha-Klinik gehören, muß die diagnostische Klärung und Leistungsbeurteilung durch den Arzt der entsprechenden Fachrichtung erfolgen. Die Einstufung der Leistungsfähigkeit auf unter 4 Stunden täglicher Arbeitszeit in der letzten beruflichen Tätigkeit veranlaßt automatisch die spätere Prüfung der möglicherweise vorliegenden Berufs- oder Erwerbsunfähigkeit sowie die Umdeutung des Reha-Antrags in einen Rentenantrag bei erfolglos abgeschlossener Rehabilitationsmaßnahme. Bei der Beschreibung der beruflichen Tätigkeit ist immer die zuletzt ausgeübte Tätigkeit anzugeben, auch dann wenn zur Zeit keine Er- werbstätigkeit besteht (Arbeitslose, Hausfrauen, Sozialhilfeempfänger) oder wenn die zuletzt ausgeübte Tätigkeit nicht mit dem erlernten Beruf übereinstimmt. Dabei sind Angaben zur konkreten Tätigkeit und zu besonderen Arbeitsplatzbedingungen zu berücksichtigen. Die Beurteilung des zeitlichen Umfangs (vollschichtig, halb- bis unter vollschichtig, 2 Stunden bis unter halbschichtig, weniger als 2 Stunden) bezieht sich ausschließlich auf die letzte berufliche Tätigkeit unter Berücksichtigung der angegebenen besonderen Belastung am Arbeitsplatz. Liegt bei Beendigung der stationären Heilbehandlung eine Arbeitsunfähigkeit aufgrund der Leiden vor, die Anlaß zur Durchführung der Reha-Maßnahmen waren (z.B. Herzinfarkt), so ist nach ärztlichem Ermessen festzustellen, ob die Arbeitsunfähigkeit in absehbarer Zeit beendet sein wird. Ist mit ausreichender Sicherheit zu erwarten, daß die Arbeitsfähigkeit wieder eintritt, so wird der Patient zwar arbeitsunfähig entlassen, kann jedoch trotzdem als vollschichtig leistungsfähig beurteilt werden.

Eine eingehende Beurteilung des positiven und negativen Leistungsbildes hat in jedem Fall zu erfolgen, wenn der Patient in seiner letzten beruflichen Tätigkeit nicht vollschichtig leistungsfähig ist oder eine körperlich-geistige Behinderung mit Auswirkung auf das berufliche Leistungsvermögen vorliegt. Besondere berufliche Leistungsanforderungen müssen – wie bereits aufgeführt – in detaillierter Form berücksichtigt werden. Der Arzt benötigt somit eine eingehende Beschreibung der Tätigkeitsmerkmale, bei der gelegentlich die subjektiv gefärbte Beschreibung des Patienten mit ausreicht. Deshalb sollte, wenn immer möglich, der Betriebsarzt frühzeitig eingeschaltet werden, um eine innerbetriebliche Klärung zu ermöglichen. Hierdurch kann auch einer fixierten Vorstellung des Patienten über seinen zukünftigen Arbeitsplatz, vor allen Dingen im Rahmen der Wiedereingliederung, vorgebeugt werden. Ergänzend sind auch Sonderbedingungen und Möglichkeiten eines bereits vorhandenen leidensgerechten Arbeitsplatzes zu erörtern. Ist die Leistungsfähigkeit im Erwerbsleben eingeschränkt, so ist zusätzlich zu prüfen, ob begründete Aussicht besteht, daß diese Einschränkung in absehbarer Zeit behoben ist. Auf die besondere Erörterung von Wiedereingliederungsmaßnahmen bzw. berufsfördernden Leistungen wurde bereits in Abschnitt 9 eingegangen.

12 Personelle Voraussetzung, Kompetenzverteilung und Funktionen (Reha-Team)

Bezüglich der Strukturqualität müssen besondere Qualitätsansprüche an das Personal gestellt werden, denn Grundvoraussetzungen für die Umsetzung des klinikspezifischen Reha-Konzeptes und für das Erreichen des Reha-Zieles ist ein Funktionieren des Reha-Teams, in dem jeder seine Aufgaben und Kompetenzen kennt, aber auch die Arbeit der Teamkollegen richtig einschätzen und in seine Überlegungen einbeziehen kann. Auf eine detaillierte Beschreibung des Personalschlüssels der geforderten Qualifikationen sei auf den Bericht der Reha-Kommission im VDR [178] verwiesen.

So sollte der Chefarzt Kardiologe, möglichst mit einer der Zusatzbezeichnungen Sozialmedizin, Sportmedizin, physikalische Therapie sein. Da sich die Arbeit des Pflegepersonals von der einer Akutklinik deutlich unterscheidet, wäre ein Ausbildungsgang zur Rehabilitationsschwester/-pfleger wünschenswert. Die Abwendung von der „passiven Therapie“ der früheren Kurmedizin zur aktiven Behandlung im Rahmen der physikalischen Bewegungstherapie erfordert ein Verlassen der starren Unterteilung in Masseure/Bademeister und Krankengymnasten und Gymnastiklehrer. Hier muß strukturell eine Zusammenführung in einer Abteilung erfolgen, wobei auch auf die Integration speziell für die kardiologische Rehabilitation ausgebildeteter Diplomsportlehrer nicht verzichtet werden kann. Wünschenswert wäre ein spezieller Ausbildungsgang „Physiotherapeut für kardiologische Rehabilitation“, weil weder der Ausbildungskatalog zum Krankengymnasten noch zum Masseur bzw. Bademeister die wesentlichen Elemente der kardiologischen Rehabilitation beinhaltet. Zur psychologischen Betreuung muß ein in der klinischen Psychologie ausgebildeter Therapeut gefordert werden, was auch besonders für eine ausreichende Anzahl an Diätassistentinnen gilt.

13 Dokumentation und Evaluation

Neben den soeben diskutierten personellen Voraussetzungen sind auch qualitätssichernde Maßnahmen in der Rehabilitationsklinik zu leisten. Diese Anforderungen bezüglich der Prozeßqualität zielen auf:

- die Integration und Durchführung diagnostischer Maßnahmen, die eine adäquate Eingangs- und Abschlußdiagnostik erbringen muß

- die strukturellen Angebote der Therapiemaßnahmen und besonders deren umfassende individuelle Durchführung und Akzeptanz durch den Patienten
- die genügend große Anzahl an Rehabilitanden mit vergleichbaren Krankheitsbildern, die kontinuierlich betreut werden.

Nur so können adäquate Therapiegruppen zusammengestellt und die Fachkompetenz des Personals gesichert werden. Die Anforderung an die Ergebnisqualität beinhaltet auch die Frage nach beruflicher und sozialer Reintegration.

14 Zugangswege, Finanzierung und Organisation

Voraussetzung für die Durchführung einer Rehabilitationsmaßnahme ist ein Versicherungsverhältnis des Betroffenen bei einem Träger der Rehabilitation. Im Rahmen der allgemeinen Heilbehandlung geschieht diese nach Antragstellung und Begutachtung (s. Abschn. 2). Im AHB-Verfahren kann direkt durch den behandelnden Arzt bzw. Sozialarbeiter des Akutkrankenhauses nach Abgabe eines kurzen Befundberichts ein Bett in der jeweiligen Reha-Klinik bestellt werden, wobei die Aufnahme spätestens zwei Wochen nach Entlassung aus dem Akutkrankenhaus erfolgen sollte. Ein Verzeichnis der AHB-Kliniken liegt jedem Krankenhaus vor. Die Kosten der Anschlußheilbehandlung werden für berufstätige Patienten in der Regel von den Rentenversicherungen übernommen. Bei nicht mehr im Berufsleben stehenden Patienten ist die Krankenkasse in der Regel der Kostenträger, bei Beamten die entsprechende Versicherung. Wird die rechtzeitige Beantragung einer AHB versäumt, so kann noch bis zu drei Monaten nach Verlassen des Krankenhauses die kurzfristige Einberufung in eine Reha-Klinik der BfA in Form der sogenannten Anschlußgesundheitsmaßnahme (AGM) erfolgen. Dazu wird ein spezielles Formular mit der Aufschrift AGM und „eilt" unter Beifügung eines Krankenhausentlassungsbriefes per Eilboten an die BfA geschickt. Die Genehmigung erfolgt dann kurzfristig nach 2–3 Wochen.

Teil II
Spezielle Krankheitsbilder

1 Koronare Herzkrankheit und Myokardinfarkt

1.1 Epidemiologie

Nach einer aktuellen Bestandsaufnahme der WHO-Datenbank [97] betrug von 1985 bis 1989 für die Altersgruppe 35–64 Jahre die Sterberate an KHK 147/100 000 Männer und 32/100 000 Frauen in der BRD bzw. 146/100 000 Männer und 32/100 000 Frauen in der DDR. Faßt man alle Altersgruppen zusammen, so waren die entsprechenden Raten 149 für Männer und 62 für Frauen. Der Alterseinfluß auf die KHK-Mortalität bei Frauen ist in der Statistik deutlich. Diese Zahlen entsprechen einem Mittelplatz mit der höchsten Rate in Schottland (315 für Männer, 97 für Frauen) und der niedrigsten Rate in Japan (26,5 bei Männern und 7,8 bei Frauen). Das heißt, es bestand ein erhebliches Gefälle bezüglich der Todesrate an KHK, die 11,9mal (für Männer) bzw. 12,5mal (für Frauen) in Schottland höher war als in Japan. Aber auch in Europa besteht ein solches Gefälle mit den niedrigsten Raten für Männer von 47 in Frankreich bzw. Portugal von 84 und den schon erwähnten Raten in Schottland bzw. Nordirland mit 303. Dabei ist in der BRD die KHK-Mortalität wesentlich höher als die Mortalität an zerebrovaskulären Ereignissen (für die Altersgruppe 35–64 Jahre: 33/100 000 Männer und 18,7/100 000 Frauen). Vergleicht man die Entwicklung in den letzten Dekaden, so zeigte sich im Zeitraum von 1953 bis 1967 in allen Ländern mit Ausnahme von Japan und Spanien ein deutlicher Anstieg der KHK-Mortalität für Männer, der in der BRD 55% betrug. In den letzten Dekaden waren zwei unterschiedliche Entwicklungen feststellbar: In Westeuropa blieb die Rate bis Mitte der 70er Jahre stabil mit einem danach folgenden geringen Abwärtstrend (in der BRD von 1970–1985 -9% für Männer bzw. -11% für Frauen, wogegen in Osteuropa bis zum heutigen Tag eine ständige Zunahme zu verzeichnen war.

Nach Schätzungen gibt es zur Zeit in der Bundesrepublik Deutschland 5 Mio. KHK-Patienten, und jährlich kommt es zu 250 000 Myokardinfarkten.

Wesentlich günstiger war der Verlauf der KHK-Mortalität in den USA, wo sich erfreulicherweise in den letzten zwei Dekaden eine 50%ige Reduktion (Ende der 60er Jahre: 330/100 000 für Männer, 166/100 000 für Frauen) nachweisen ließ. Auch in Australien kam es zwischen 1967 und 1988 zu einer 60%igen Reduktion der KHK-Mortalität [67]. Diese unterschiedlichen Verläufe in West- und Osteuropa, aber auch in den USA und Australien, lassen sich durch eine komplexe Modifikation von Risikofaktoren und dem Einsatz therapeutischer Innovationen erklären.

Von der gesetzlichen Rentenversicherung wurden 1992 47 991 Heilbehandlungen wegen ischämischer Herzerkrankung (42 007 Männer, 5 984 Frauen) durchgeführt, davon 2 292 nach akutem, 13 559 nach altem Myokardinfarkt und 7 806 nach aortokoronarer Bypass-Operation. 13 723 Männer und Frauen wurden 1992 wegen ischämischer Herzkrankheiten frühberentet.

1.2 Bedeutung kardiovaskulärer Risikofaktoren

1.2.1 Pathogenese der Atherosklerose

Durch eine Vielzahl experimenteller, klinischer und epidemiologischer Untersuchungen konnte für die Entstehung der KHK die Bedeutung bestimmter Risikofaktoren zweifelsfrei erwiesen werden. Heute können als beeinflußbare *Risikofaktoren* betrachtet werden:
- Plasmalipide
- Bluthochdruck
- Zigarettenrauchen
- Diabetes mellitus
- Übergewicht
- körperliche Inaktivität
- erhöhtes Fibrinogen.

Weitere Faktoren, die das Risiko beeinflussen, sind:
- positive Familienanamnese
- Alter
- Geschlecht.

Für die Pathogenese der Atherosklerose gilt heute die von Ross [149] aufgestellte *„Response-to-injury"-Hypothese* als allgemein akzeptiert. Demnach kommt es zunächst unter der Einwirkung von Risikofaktoren zu einer Verletzung des Endothels, welches normalerweise eine Barriere zwischen Blutstrom und Gefäßwand darstellt, gleichzeitig aber auch die Sekretion von vasokonstringierenden bzw. vasorelaxierenden Substanzen ermöglicht, die den lokalen Gefäßtonus regulieren. Diese Sekretion kann z.B. durch eine erhöhte Cholesterinkonzentration, durch gesteigerte Schwerkräfte bei Hypertonie oder durch Einwirkung von Nikotin stimuliert werden und führt wiederum zu einer Durchlässigkeit des Endothels. Dadurch dringen vermehrt LDL-Partikel in die Gefäßwand ein. Gleichzeitig werden auch vermehrt Monozyten und Lymphozyten an das Endothel gebunden. Diese Phase entspricht nach Fuster et al. [44] der *„type I injury“*, die nur durch die Funktionsänderung der Endothelzellen ohne morphologische Veränderung charakterisiert ist. Nach Durchtritt der oben beschriebenen Zellen durch das Endothel werden die Monozyten in hochaktive Makrophagen und die Lymphozyten in immunologisch aktive T-Lymphozyten umgewandelt und führen zu einer Entzündungsreaktion in der Intima. Die Makrophagen können nun z.B. durch Lipoproteine oder glykolysierte Proteine stimuliert werden. Liegt eine erhöhte LDL-Konzentration vor, so nehmen sie vermehrt LDL auf, bis die Kapazität der rezeptorvermittelten Endozytose überschritten ist. Die extrazellulär verbliebene LDL oxidiert, wird damit toxisch und vermehrt von Makrophagen aufgenommen und führt zur Schaumzellbildung. Als Konsequenz dieser Veränderung in der Intima kommt es über Wachstumsfaktoren und Zytokine (aus Makrophagen, Endothelzellen und aus den glatten Muskelzellen selbst) zu einer Einwanderung von glatten Muskelzellen der Media in die Intima und zu einer vermehrten Proliferation. Darüber hinaus sezernieren die stimulierten Muskelzellen vermehrt Matrixproteine, die wiederum zu einer Zunahme der extrazellulären Matrix führen. Es kommt zur Plaquebildung. Später kommt es dann zur vermehrten Ablagerung von Thrombozyten. Diese komplexen Prozesse führen dann zur Entstehung einer „fibrointimal lesion“ oder zu einer „lipid lesion“, die durch eine Kapsel die Lipideinlagerungen gegen das Lumen abgrenzt (*„type II injury“*). Diese dünne Kapsel der lipidreichen Läsion kann einreißen und führt dann zu einer Thrombusbildung (*„type III injury“*). Ist der Thrombus klein, kann er organisiert werden und somit zum Wachstum des atherosklerotischen Plaques beitragen. Wenn der Thrombus zu groß ist oder gar verschließend, kann dieses zu einem akuten Koronarsyndrom im Sinne einer instabilen Angina pectoris, eines Myokardinfarkts oder eines plötzlichen Herztodes führen.

Es ist wichtig, darauf hinzuweisen, daß in der Regel die Bildung von Plaques unter Einwirkung von Risikofaktoren mehrere Dekaden in Anspruch nimmt, ohne daß es zu Symptomen kommt.

Dies erklärt auch, daß prospektive Studien zur Bedeutung von Risikofaktoren und besonders solche zum Nachweis von Interventionen selbst einen sehr langen Verlauf haben müssen, um eine zuverlässige Aussage machen zu können. Dies ist nicht immer der Fall. Außerdem muß berücksichtigt werden, daß der „Endpunkt“ der Koronarsklerose, der Myokardinfarkt, zwar durch die Risikofaktoren begünstigt wird (über die Förderung der Atherogenese), letztendlich der Myokardinfarkt aber ein thrombotisches Ereignis darstellt, welches eben nicht nur von der Art, Größe und jeweiligen Fissur des Plaques, sondern eben auch von der jeweiligen Gerinnungsneigung abhängt. Diese die *Thrombogenese* begünstigende Situation kann aber auch dann noch zum Myokardinfarkt führen, wenn der oder die jeweiligen Risikofaktoren bereits erfolgreich korrigiert wurden. Deshalb erlauben die überwiegend zu kurzen und am Endpunkt Myokardinfarkt orientierten Studien oft nur im Rahmen von Metaanalysen (durch Erhöhung der Patientenjahre) eine adäquate Aussage. Deshalb ist besonders begrüßenswert, daß durch neue Untersuchungstechniken (wie z.B. die computergesteuerte Vermessung von Koronararterien bzw. Ultraschall der zuleitenden Hirngefäße) die Beurteilung des Verlaufs der Arteriosklerose durch Beurteilung der Anzahl von Plaqueneubildungen oder -wachstum bzw. Regression möglich wurde.

Im folgenden soll auf die Bedeutung der einzelnen Risikofaktoren für die Atherosklerose, soweit dies in diesem Rahmen möglich ist, eingegangen werden. Bezüglich des Diabetes mellitus wird auf das Kapitel 12 verwiesen. Auch wenn nachfolgend nur die Koronarsklerose abgehandelt werden soll, so ist es doch wichtig, darauf hinzuweisen, daß die Risikofaktoren in den verschiedenen Gefäßregionen unterschiedliche Rangordnung besitzen (Vgl. Tab. 10-1).

1.2.2 Fettstoffwechselstörung

Die *Bedeutung des Cholesterins* für die Entstehung der KHK wurde nicht nur in vielen Untersuchungen nachgewiesen [2, 3, 19, 53, 68, 79, 88, 123, 136, 155, 171], sondern auch durch Expertengremien bestätigt [141, 170]. Die *Framingham-Studie* hat prospektiv seit über mehr als 30 Jahren an 1959 Männern und 2415 Frauen den Zusammenhang zwischen Cholesterin und KHK unter Berücksichtigung anderer Risikofaktoren aufgezeigt [2]. Allgemein steigt das Risiko progressiv ab *140 mg/dl* an mit zunehmender Steilheit im oberen Teil der Verteilung, ohne daß es aber zu einem eigentlichen Schwellenwert kommt. So stieg bei den 360 000 untersuchten Männern der *MRFIT-Studie* [171] das Risiko einer koronaren Herzerkrankung mit steigendem Cholesterinwert gleichförmig an, besonders wenn die Werte über 200 mg/dl lagen:

- bei Werten über 240 mg/dl war das Risiko im Vergleich zu niedrigen Cholesterinkonzentrationen ungefähr doppelt so hoch
- bei Werten über 300 mg/dl viermal so hoch.

Insgesamt zeigt sich ein paralleler Verlauf zwischen KHK-Mortalität und Gesamtmortalität mit der Ausnahme für sehr tiefe Cholesterinwerte (ab ca. 160 mg/Tag).

Eine solche Beziehung besteht aber auch für den *diastolischen Blutdruck* und zeigt somit keinen kausalen Zusammenhang. Dieses wird auch deutlich in der finnischen Kohorte der *Seven Countries Study*. Die Autoren begannen 1959 eine Studie [136] mit 1426 Männern zwischen 40 und 59 Jahren, die frei von Krankheitszeichen waren. Es ereigneten sich innerhalb der folgenden 25 Jahre 748 Todesfälle (53 % der Teilnehmer). Die hohe koronare Mortalität bei hohem Cholesterin war ebenfalls verbunden mit einer höheren allgemeinen Sterblichkeitsrate aus nicht koronaren Ursachen. Besonders überzeugend ist die 1993 publizierte Studie von Klag et al. [88], die prospektiv den Verlauf bei 1 017 jungen Männern (mittleres Alter 22 Jahre) mit einem Follow-up von 27–42 Jahre bezüglich Gesamtmortalität, kardiovaskulären Ereignissen und Cholesterin beschrieben. Nach im Mittel 30,5 Jahren kam es zu 125 kardiovaskulären Ereignissen. Dabei war das zu Beginn gemessene Serumcholesterin signifikant assoziiert mit der Häufigkeit kardiovaskulärer Ereignisse, aber auch mit der Gesamtmortalität und der kardiovaskulären Mortalität. Auch bestand kein Zusammenhang zwischen niedrigem Cholesterin und gewaltsamem Tod oder vermehrten Unfällen. Bezüglich der KHK-Inzidenz, aber auch der Gesamtmortalität, zeigte sich – bezogen auf den Ausgangscholesterinwert mit zunehmenden Werten, und zwar auch noch im Normalbereich von 118–172, 173–189, 190–208 und 209–315 mg/dl – auch im Vergleich der Untergruppen eine stete Zunahme. Diese Dissoziation der Untergruppen begann jedoch erst nach 20 Jahren, um dann steil zuzunehmen, was auch auf den schon diskutierten langen Verlauf der Atherosklerose hinweist. Auch in den zwei großen deutschen Studien, nämlich der *Göttinger GRIPS-Studie* [155] (bei über 5 000 40–60jährigen Männern über 5 Jahre, Tab. 10-2) und der Münsteraner *PROCAM-Studie* [3] (über 4 000 Männer im Alter von 40–64 Jahren, über 6 Jahre) ließ sich der Zusammenhang zwischen Inzidenz der KHK und dem Gesamtcholesterin nachweisen. Beide Studien zeigten, daß die alleinige Bestimmung des Gesamtcholesterins nicht ausreicht. So hatte das LDL-Cholesterin in der GRIPS-Studie die größte Aussagekraft in der Vorhersage des Risikos für eine KHK. So kam es in der GRIPS-Studie innerhalb von 5 Jahren

- bei den 1 253 Personen mit einem LDL von < 120 mg/dl nur zu einem Myokardinfarkt (0,08 %)
- bei den 3 535 Personen mit einem LDL-Cholesterin von 120–190 mg/dl zu 62 Myokardinfarkten (1,8 %)
- hingegen bei den 463 Personen mit einem LDL-Cholesterin > 190 mg/dl zu 44 Myokardinfarkten (9,5 %).

Es besteht eine inverse Beziehung zwischen HDL-Cholesterin und der Inzidenz der KHK. Ein HDL-Cholesterin < 35 mg/dl gilt als kausaler Risikofaktor, selbst bei normalem Gesamtcholesterin (< 200 mg/dl).

Dieser Zusammenhang [117] konnte auch bei Patienten mit angiographisch gesicherter KHK in einer Nachfolgeuntersuchung über 13 Jahre gesichert werden. So kam es bei den Patienten mit einem HDL-Cholesterin < 30 mg/dl trotz normalem Gesamtcholesterin (< 200 mg/dl) in 75 % zu einem kardiovaskulären Ereignis, verglichen mit 45 % bei jenen mit HDL-Cholesterin > 35 mg/dl.

Dieser Zusammenhang besteht vor allen Dingen in Verbindung mit erhöhten Triglyzeridwerten (> 200 mg/dl). In der *Bronx-Aging-Study* [200] konnte über 10 Jahre sogar bei 75–85jährigen Männern eine signifikante Assoziation zwischen erniedrigtem HDL- (< 30 mg/dl) und der Entwicklung eines Myokardinfarkts sowie Gesamttodesfälle gezeigt werden. Bei den Frauen dagegen war altersentsprechend ein erhöhtes LDL-Cholesterin (> 171 mg/dl) mit dem Auftreten eines Myokardinfarkts assoziiert. Nach der PROCAM-Studie weisen Patienten mit einem erhöhten LDL-Cholesterin/HDL-Cholesterin Quotienten (> 5,0) in Verbindung mit erhöhten Triglyzeriden ein besonderes Risiko auf.

Die Bedeutung der Triglyzeriderhöhung bei niedrigem HDL und erhöhtem LDL-Cholesterin ist gesichert.

Neuere Untersuchungen aus Norwegen an 24 533 Frauen über 14,6 Jahren belegten, daß auch die

Serumtriglyzeride (allerdings nicht nüchtern, sondern zwischen den Mahlzeiten gemessen) einen unabhängigen Risikofaktor für die KHK darstellen. So war das relative Risiko, an einer KHK zu sterben, für Frauen mit einem Triglyzeridwert >350 mg/dl fast 5fach erhöht.

Das *Lipoprotein (a)* als genetisch determinierter Risikofaktor von >34 mg/dl erhöht ebenfalls signifikant das Myokardinfarktrisiko. Dabei könnte dem Lipoprotein (a) eine besondere Rolle bei der Thrombogenese zukommen. So bindet sich LPa über Apo (a) nicht nur an Thrombozyten (und aktiviert sie), sondern auch an Lysinreste des Fibrins und verdrängt damit teilweise Plasminogen und die Aktivierung zu Plasmin. Nach den GRIPS-Daten wird das Risiko eines Myokardinfarkts aber nur bei gleichzeitig erhöhtem LDL-Cholesterin (ab 170 mg/dl) erhöht mit dann allerdings exponentiellem Verlauf. Interessanterweise gilt dieser Zusammenhang auch für die familiäre KHK-Belastung, allerdings steigt hier das Risiko bereits ab einem LDL-Cholesterin von >140 mg/dl steil an. Die Europäische Atherosklerose-Gesellschaft hat Zielwerte definiert (Tab. 10-2), die durch eine Therapie erreicht werden müssen, in Abhängigkeit eines weiteren Risikofaktors oder einer bereits manifesten Atherosklerose.

1.2.3 Arterielle Hypertonie

Die Bedeutung der Hypertonie als wesentlicher Risikofaktor für die KHK ist in zahlreichen Studien [19, 76, 77, 124, 171, 172] zweifelsfrei belegt. Dabei steigt das Risiko nahezu linear mit dem diastolischen Blutdruck an; auch hier gibt es keinen eigentlichen Schwellenwert [107].

Nach einer Analyse von McMahon ist ein diastolischer Blutdruckanstieg von 5 mmHg jeweils mit einem bis zu 20%ig höheren Risiko verbunden [107].

Dieser Zusammenhang läßt sich für Frauen und Männer sichern. Eine Ausnahme hiervon machen nur Patienten nach Myokardinfarkt, bei denen ein U-förmiger Verlauf bestehen kann [17]. Bei ihnen kann es unterhalb von 80 mmHg wieder zu einer Zunahme des kardiovaskulären Risikos kommen. Ab dem mittleren Alter scheint die Höhe des systolischen Blutdrucks noch enger mit der koronaren Herzerkrankung assoziiert zu sein. Auf die Bedeutung der linskventrikulären Hypertrophie wird in Abschnitt 2 eingegangen.

1.2.4 Nikotinabusus

In einer Vielzahl epidemiologischer Studien [22, 80, 172, 176] wurde übereinstimmend das Rauchen als wesentlicher Risikofaktor für die KHK nachgewiesen. Dabei scheinen das Zigaretten- und Pfeifenrauchen ähnlich gefährlich zu sein [11, 56]. In der Framingham-Studie hatten Zigarettenraucher bei einem Konsum von einer Schachtel täglich ein doppelt so hohes Risiko. In einer schwedischen Untersuchung [144] über 11,8 Jahre an 6879 Männern kam es schon bei nur 1–4 Zigaretten pro Tag in 11% zu einem koronaren Ereignis im Vergleich zu 3,7% der Nichtraucher. In der „Copenhagen City-Heart-Study" [126] an 20000 Männern und Frauen erhöhte sich das Risiko eines Myokardinfarkts um 2–3% pro Gramm Tabak täglich. Dabei war das relative Risiko bei den Frauen deutlich höher [193]. Es wirkt synergistisch mit anderen koronaren Risikofaktoren, auch mit oralen Kontrazeptiva, in dem bei stark rauchenden Frauen das Risiko um 39mal erhöht ist [64, 126].

Rauchen von >40 Zigaretten/Tag verlagert den Manifestationszeitpunkt einer KHK um im Mittel 9,2 Jahre nach vorne [89].

Im Rahmen des „MONICA-Projekts" der WHO in Augsburg nahm die Mortalität und Morbidität an KHK bei Frauen zu und korrelierte dabei sehr eng mit der Zunahme des Rauchens [84]. Nikotinabusus begünstigt die Atherosklerose durch Aufhebung der Endothelbarrierenfunktion und durch die katecholaminvermittelte Zunahme der Thrombozytenaggregation, Vasokonstriktion und des Fibrinogens. Tabakrauch steigert auch den Verbrauch an Antioxydanzien und verstärkt somit die Oxydation von LDL-Cholesterin. In der „INTACT-Studie" [104] zeigte sich, daß bei KHK-Patienten die Neubildung von Stenosen gravierend vom Rauchverhalten bestimmt wurde. So kam es bei Nichtrauchern zu 0,4, bei Exrauchern zu 0,6, bei täglich <10 Zigaretten zu 1,14 und bei >10 Zigaretten/Tag zu 1,419 Stenosen pro Patient. Darüber hinaus erniedrigt Rauchen die Transportkapazität für Sauerstoff und die Flimmerschwelle des Myokards.

1.2.5 Plasmafibrinogen

In mehreren epidemiologischen Studien [81, 82, 98, 113, 194] konnte der Zusammenhang zwischen erhöhten Fibrinogenwerten und KHK gesichert werden. In der Framingham-Studie zeigte sich eine weitgehend lineare Beziehung. Im Beobachtungszeitraum (bis zu 18 Jahre) kam es bei

61 % jener Männer zu einer kardiovaskulären Erkrankung, deren Fibrinogenspiegel zwischen 312 und 396 mg/dl (oberes Drittel) lag, aber nur in 41 % bei denjenigen, deren Fibrinogenwert zwischen 126 und 146 mg/dl (unteres Drittel) lag. Ähnliche Beziehungen galten auch für die Frauen, allerdings war hier das absolute Risiko bei hohem Fibrinogenspiegel um 30 % geringer ausgeprägt. In der „Northwick-Park-Heart-Study" [113] war die Beziehung enger als die des Cholesterins und auch in der GRIPS- und PROCAM-Studie [3, 155] ließ sich der Zusammenhang zwischen der Fibrinogenerhöhung und KHK sichern, und zwar mit ähnlichem prädiktivem Wert wie das HDL-Cholesterin. Interessanterweise zeigte sich in der PROCAM-Studie, daß ein niedriges Fibrinogen das Risiko eines erhöhten LDL-Cholesterins kompensieren kann. Das ohnehin erhöhte kardiovaskuläre Risiko von Rauchern und Hypertonikern wurde noch einmal deutlich angehoben, wenn ein erhöhtes Fibrinogen vorlag [3, 82]. Die pathophysiologischen Mechanismen, die die Atherosklerose durch erhöhtes Fibrinogen begünstigen, sind eine Steigerung der Plasma- und Blutviskosität und der Permeabilität des Endothels, eine begünstigte Anlagerung und Aktivierung von Thrombozyten, die Wirkung als Wachstumsfaktor und die erhöhte Gerinnungsbereitschaft.

1.2.6 Bewegungsmangel

Seit 1953 sind zahlreiche Untersuchungen publiziert worden, die übereinstimmend zeigen, daß das Beibehalten eines körperlich aktiven Lebensstils zu einer beträchtlichen Reduktion der KHK-Inzidenz führt [7, 27, 78, 99, 105, 133, 137, 159, 161]. Nach einer Metaanalyse [6] betrug das relative Risiko, an einer KHK zu versterben, bei bewegungsarmen im Vergleich zu körperlich aktiven Personen 1,9. Besonders eindrucksvoll sind die neuen Daten bei 10 000 Absolventen der Harvard-Universität [133], die selbst bei Männern mit einer nur mittleren körperlichen Aktivität eine um 23 % geringere Sterblichkeit im Vergleich zu den Untrainierten zeigte. Die körperlich besonders Aktiven (> 3 500 kcal/Woche) wiesen nur die halbe Sterberate auf im Vergleich zu jenen mit < 500 kcal/Woche. Ein besonders bemerkenswertes Ergebnis war, daß auch jene Personen bezüglich Koronartod profitierten, die erst im mittleren Alter mit der körperlichen Aktivität begannen, wogegen jene, die zuvor aktiv waren und dann aufhörten, einen signifikanten Anstieg der KHK-Mortalität aufwiesen.

Eine prospektive Studie aus Norwegen [152] ergab, daß die Testung der körperlichen Fitneß eine Aussage über die spätere kardiovaskuläre Mortalität erlaubt. So war bei den Patienten, die sich im oberen Fünftel der Fitneßskala befanden, die Gesamtsterblichkeit im Vergleich zum unteren Fünftel weniger als halb so hoch, was durch einen Rückgang an kardiovaskulärer Sterblichkeit bedingt war. Die Gründe, wie körperliche Aktivität das KHK-Risiko senken kann, sind vielfältig. Sport senkt den Blutdruck, die Herzfrequenz und somit den myokardialen O_2-Verbrauch auf konstanter Leistungsstufe. Er führt zur Gewichtsabnahme, Anstieg des HDL-Cholesterins, Veränderung der LDL-Cholesterindichteklassen zu höheren Partikelgrößen [58], senkt erhöhte Triglyzeride und die Insulinresistenz [188], reduziert die Thrombozytenaggregation, erhöht die Fibrinolyse und verringert die Katecholaminanstiege bei Belastung [111].

1.2.7 Übergewicht

In zwei großen prospektiven amerikanischen Studien [70, 102] wurde ein enger Zusammenhang zwischen Körpergewicht und Herzerkrankung, und zwar für Männer und Frauen, aufgezeigt. Dabei kam es zu einer Verdopplung des Risikos bei Übergewichtigen im Vergleich zu solchen mit Normalgewicht. In einer Studie an 115 000 Frauen über acht Jahre [110] war das alters- und nikotinkorrigierte relative Risiko für eine KHK 3,3 bei den besonders übergewichtigen Frauen (Body-Mass-Index > 29). Sogar ein leichtes bis mittleres Übergewicht (25 – 28,9) war mit einem um 80 % höheren Risiko behaftet. Dabei wurde das kardiovaskuläre Risiko durch andere koronare Risikofaktoren verstärkt, wobei sich 40 % der koronaren Ereignisse durch das Übergewicht erklärten. Weitere Studien lassen vermuten, daß vor allen Dingen die Verteilung (an Bauch und Oberkörper) einen besonderen Einfluß auf das Myokardrisiko hat [94].

1.2.8 Psychosozialer Streß

In den letzten drei Dekaden ist das Typ-A-Verhalten als möglicher Risikofaktor für die KHK untersucht worden. So war das Auftreten einer KHK für Männer mit Typ-A-Verhalten ungefähr doppelt so hoch wie bei Typ-B-Verhalten in der über 8,5 Jahre dauernden „Western-Collaborative-Group-Study" [147]. Die Ergebnisse wurden jedoch angezweifelt, weil sie in der MRFIT-Studie [171] nicht reproduziert werden konnten. Eine Nachfolgeuntersuchung der in der Western-Collaborative-Group-Study den Myokardinfarkt überlebenden Patienten ergab dann auch, daß bezüglich der KHK-Mortalität überraschenderweise die Typ-A-Patienten die bessere Prognose aufwiesen [139]. In der Northwick-Park-Heart-Study [113] konnte allerdings gezeigt werden, daß phobische

Angst eng mit dem Auftreten tödlicher und nicht-tödlicher koronarer Ereignisse (nicht mit der Gesamtsterblichkeit) auch dann assoziiert ist, wenn andere Varianten berücksichtigt wurden. Im Rahmen der prospektiven schwedischen „Multifactor Primary Prevention Trial" [146] wurden die nahezu 7 000 Teilnehmer auch hinsichtlich des vermuteten Risikofaktors „psychischer Streß" befragt. Die Teilnehmer beschrieben ihren Streß am Arbeitsplatz und zu Hause anhand einer von 1 (niedrigster Level) bis zu 6 reichenden Skala. Für Männer, die sich auf der angeführten Streßskala in die Kategorien 1–4 eingeordnet hatten, ergab sich kein erhöhtes Risiko für eine KHK oder einen Myokardinfarkt. Demgegenüber hatten die Teilnehmer aus den beiden höchsten Streßkategorien 5 und 6 ein signifikant erhöhtes Risiko. Nach durchschnittlich 11,8 Jahren hatten 6 % der Männer aus der Streßkategorie 1–4 (n = 5, 865) einen nicht-tödlichen Myokardinfarkt oder einen KHK-bedingten Tod erlitten, während es bei den Männern der Kategorie 5 und 6 (n = 1,070) 10 % waren. Die weitere Auswertung ergab allerdings, daß die Männer der Kategorie 5 und 6 häufiger rauchten, vermehrt Alkohol tranken, erhöhte Blutdruckwerte hatten und sich weniger körperlich betätigten. Darüber hinaus zeigte sich in der Studie, daß wichtige negative Lebensereignisse, wie beispielsweise eine Scheidung oder der Tod eines Angehörigen weniger mit starkem Streß einhergingen, als ernsthafte finanzielle Sorgen, Schwierigkeiten am Arbeitsplatz oder ein gerichtliches Anklageverfahren. Schwere Sorgen scheinen daher eher mit der Inzidenz einer KHK in Verbindung zu stehen als schicksalshafte Verluste. Die Ursachen für diese Zusammenhänge sind bisher nicht klar. Zu diskutieren wären Koronarspasmen (durch Hyperventilation), die Wirkung erhöhter Plasmakatecholamine und möglicherweise eine größere Vulnerabilität gegen Triggermechanismen für letale Arrythmien.

1.2.9 Gemeinsame Bewertung von Risikofaktoren

Das kardiovaskuläre Risiko des Patienten wird in der Regel nicht durch die Schwere *eines* koronaren Risikofaktors bestimmt, sondern durch das gleichzeitige Vorliegen verschiedener sich potenzierender Risikofaktoren. Diese Tatsache erfordert gerade für die kardiologische Reha ein minutiöses Erfassen der verschiedenen Risiken und ein sich hieraus ergebender umfassender, alle Risikofaktoren gleichwertig angehender Behandlungsansatz.

1.3 Pathophysiologie der KHK

1.3.1 Myokardiale O_2-Bilanz

Bei der stabilen KHK liegt eine gestörte myokardiale O_2-Bilanz mit Ischämiereaktion und konsekutiv gestörter diastolischer und systolischer Funktion sowie verzögerter Erholungsphase immer dann vor, wenn der O_2-Verbrauch, z.B. bei körperlicher Belastung ansteigt und nicht durch ein adäquates O_2-Angebot gedeckt werden kann. Dabei wird der O_2-Verbrauch bestimmt durch das Doppelprodukt und den Myokardfaktor (LVH, Kontraktionsverhalten, Wandspannung). Unter physiologischen Bedingungen kann bei erhöhtem O_2-Bedarf die Myokarddurchblutung durch Steigerung des Perfusionsdrucks, der dem diastolischen Blutdruck entspricht und/oder durch gleichzeitige Vasodilatation des Koronarsystems erhöht und hierdurch das O_2-Angebot adäquat gehalten werden. Bei der Makroangiopathie [42] hängt die Einschränkung des O_2-Angebotes von der Zahl, Lokalisation und dem Grad der Stenosierung ab. Bei den hämodynamisch wirksamen Stenosen wird das Ausmaß der regionalen Ischämie auch von der Höhe des poststenotischen Perfusionsdrucks mitbestimmt. Wird z.B. der systemische Blutdruck in Ruhe und bei Belastung unter der Vorstellung der O_2-Einsparung zu stark gesenkt und damit auch der Perfusionsdruck, so kann die regionale Durchblutung hinter der Stenose überproportional abnehmen. Hinzu kommt, daß die normale Erweiterung der Koronarlumens auf 123 % des Basiswertes während Belastung, im Bereich von Stenosen auf 71 % des Wertes unter Ruhebedingungen abnimmt. Auch „freie" Koronarien, z.B. beim Syndrom X, können in ihrer Dilatationsfähigkeit deutlich eingeschränkt sein. Die Störung dieser Koronarreserve trotz unauffälligem Koronarangiogramm kann bei Hypertonikern so ausgeprägt sein, daß die Patienten über typische pektanginöse Beschwerden klagen und signifikante ST-Streckensenkungen im Belastungs-EKG [41, 42] aufweisen. Daß diese Veränderungen auch im Sinne einer echten Hypoxiereaktion zu werten sind, konnte an koronarangiographisch unauffälligen Hypertonikern (ohne LVH) bei gleichzeitiger ST-Streckensenkung und Angina pectoris durch einen pathologischen Anstieg des pulmonalkapillären Verschlußdrucks im Sinne einer linksventrikulären Funktionsstörung schon bei 50 bzw. 75 Watt nachgewiesen werden, der sich nicht von einem altersentsprechenden Kollektiv mit angiographisch gesicherter überwiegender Mehrgefäßerkrankung unterschied. Da diese Funktionsstörung durch Nifedipin reversibel war, kommt sie überwiegend durch eine funktionelle Störung zustande und manifestiert sich beim

Hochdruckkranken frühzeitig als eigenständige Erkrankung [42], auch ohne das Vorliegen einer LVH. Diese eingeschränkte Koronardilatation kommt höchstwahrscheinlich durch eine Störung der endothelvermittelten [199] Vasodilatation bzw. endothelabhängigen lokalen Vasokonstriktion der Mikrozirkulation zustande.

Derartige Mechanismen dürften auch bei KHK zusätzlich zu Perfusionsstörungen führen (funktionelle Komponente im Bereich der Stenose, aber auch in stenosefreien Segmenten). Unter mentalem Streß kommt es zu einer paradoxen Konstriktion [195] arteriosklerotischer Gefäße, die mit dem Ausmaß der Atherosklerose und der endothelabhängigen Antwort auf intrakoronare Gabe von Acetylcholin korrelierte. Die durch mentalen Streß ausgelöste Ischämie ist oft stumm und tritt im Vergleich zu körperlichen Belastungen schon bei niedrigeren Herzfrequenzen auf [150], und kann zu potentiellen malignen Arrhythmien führen [121].

Auch zirkardiane Rhythmen spielen bei der KHK bezüglich des Auftretens von Ischämien, akutem Myokardinfarkt und plötzlichen Herztod eine Rolle. So ist das Risiko eines akuten Myokardinfarkts oder des plötzlichen Herztodes in den frühen Morgenstunden überproportional gesteigert.

Nach neuen Untersuchungen [118, 191] scheinen auch plötzliche schwere körperliche Belastungen das Auftreten eines Myokardinfarkts zu triggern, vor allen Dingen bei solchen Personen, die keine regelmäßige körperliche Aktivität betreiben.

Die bloße Vorstellung, daß die myokardiale Ischämie nur als ein Mißverhältnis zwischen Energieangebot und dem Energiebedarf angesehen wird, hat in letzter Zeit eine Erweiterung erfahren. So geht jede Reduktion in der Durchblutung auch mit einer Reduktion der kontraktilen Funktion einher, d.h. bei jeder Einschränkung des Energieangebotes kommt es auch zu einer Einschränkung des Energiebedarfs. Es könnte sich so ein regionales Gleichgewicht einstellen, allerdings mit zunehmender Ischämie auf niedrigerem Niveau. Eine Erklärung hierfür könnte sein, daß die primäre Minderdurchblutung einen aktiven regulatorischen Prozeß bewirkt, um das Überleben der Myokardzellen sicherzustellen. Eine verzögerte funktionelle Erholung nach einer Ischämie *(stunned myocardium)* und eine chronisch reduzierte Funktion von minderperfundiertem Myokard *(hibernating myocardium)* wurde kürzlich als klinische Erscheinungsform erkannt. Die einzige sinnvolle Therapie des „hibernating" Myokards ist die Reperfusion durch chirurgische oder interventionelle Maßnahmen, die zu einer Besserung der ischämischen Dysfunktion, manchmal zeitlich verzögert, führt. Auch deshalb lassen sich die hämodynamischen Resultate nach PTCA erst nach Wochen abschließend beurteilen.

1.3.2 Instabile Angina pectoris

Die stabile KHK kann in eine instabile Form übergehen. Von Braunwald [8] wurde eine Klassifikation in drei Schweregrade vorgeschlagen:
- Schweregrad 1: Neubeginn einer AP, Zunahme einer AP, keine Ruhe-AP
- Schweregrad 2: Letzte Ruhe-AP vor weniger als einem Monat, aber vor über 48 Stunden
- Schweregrad 3: Ruhe-AP vor weniger als 48 Stunden.

Zugrunde liegt oft eine Ruptur einer schon bestehenden milden atherosklerotischen Plaque mit nachfolgender Einblutung und intermediärer Thrombusbildung. Es wurden aber auch Steigerungen des Vasomotorentonus im Bereich exzentrischer Stenosen beschrieben.

1.4 Beeinflussung kardiovaskulärer Risikofaktoren

1.4.1 Fettstoffwechsel

Es gilt als gesichert, daß die KHK-Inzidenzrate durch diätetische Maßnahmen allein und in Verbindung mit cholesterinsenkenden Medikamenten reduziert werden kann. Neuere Metaanalysen [68] von 20 Präventionsstudien (von ausreichend langer Dauer, geeignetem Design und hinreichender Größe) haben den schlüssigen Beweis erbracht, daß tatsächlich ein lineares Verhältnis besteht zwischen der Senkung des Cholesterinspiegels und der KHK-Inzidenz, und daß sich dieser Effekt ab einer Cholesterinsenkung von 1 % eindeutig vorteilhaft auswirkt. Diskutiert wird allerdings um die in einigen Studien beobachtete erhöhte Gesamtmortalität. Metaanalysen haben jedoch gezeigt, daß auch in dieser Hinsicht der Nutzen linear mit dem Ausmaß der Cholesterinsenkung ansteigt [52, 68]. Es kann deshalb kein Zweifel darüber bestehen, daß Diät und Gewichtsabnahme und ihr Einfluß auf den Fettstoffwechsel in der Primärprävention eine wesentliche Bedeutung besitzen, was besonders in der Sekundärprävention auch für die medikamentöse Intervention gilt [141, 170]. Es wurde oft angeführt [140], daß in Interventionsstudien über einen Zeitraum von 6 Montaten bis 6 Jahren durch Diät Senkungen des Gesamtcholesterins nur zwischen 0 und 4 % erzielt wurden.

Dabei wird oft nicht hinterfragt, welchen Effekt die Compliance der Patienten auf dieses Ergebnis hatte und welche Strategien zu entwickeln sind, diese zu verbessern, was eine wesentliche Aufgabe der Rehabilitation darstellt. Wurden „strenge" Diäten umgesetzt, wie in der Oslo-Studie [66] und vor allen Dingen KHK-Patienten einbezogen (mit wohl höherer Motivation), die darüber hinaus einen hohen Cholesterinausgangswert aufwiesen, so ließ sich noch nach 5 Jahren eine 13 %ige Senkung des Cholesterins zeigen, die in Verbindung mit der Reduktion des Rauchens zu einer Senkung der Inzidenz des Herzinfarkts und plötzlichem Herztod um 47 % führte. Interventionen durch Diät führten bei KHK-Patienten trotz relativ geringer Änderung des LDL und HDL zu reduzierten Koronarereignissen und geringerem Atheroskleroseprozeß in den Koronarien [182]. Bei sehr strenger Führung (nur 10 % der Kalorien durch Fett) in dem Lifestyle Heart Trial [131] war noch nach einem Jahr das LDL um 32 % gesenkt, und 37 % dieser Patienten wiesen eine Regression der Koronarsklerose auf. Zwar kommt es bei reduzierter Fettzufuhr auch zu einer gewissen Abnahme des HDL, aber stets verbesserte sich das Verhältnis LDL- zu HDL-Cholesterin signifikant [131, 182]. Bei der Empfehlung zur Ernährungsumstellung sollte nie vergessen werden, daß das Ziel der Therapie nicht ein „ideales Fettprofil", sondern die Senkung der KHK-Mortalität ist. Die Ernährungsumstellung auf eine fettarme Diät mit mehr Früchten und Gemüse sowie komplexeren Kohlenhydraten wird bereits die KHK-Inzidenz vielfältig beeinflussen (z.B. auch durch Antioxydanzien wie Vitamin E), nicht nur eine Cholesterinsenkung. Nach einer Übersicht von Yussuf [196] über 22 Studien zur diätetischen und medikamentösen Senkung des Cholesterins ergab sich eine 23 %ige Reduktion des KHK-Risikos, welches direkt korrelierte zu Ausmaß und Dauer der Cholesterinreduktion. Für 14 Studien mit einer Laufzeit von weniger als 4 Jahren entsprach eine 10 %ige Cholesterinsenkung einer 10 %igen Senkung des KHK-Risikos bzw. einer 20 %igen Reduktion bei den acht Studien mit einer längeren Verlaufsdauer. Die angiographisch kontrollierten Interventionsstudien ermöglichen eine Beurteilung des Atheroskleroseverlaufs in Abhängigkeit von Veränderungen des Fettstoffwechsels. Nach einer Übersicht von Gohlke [49] besteht eine übereinstimmende Beziehung zwischen der Progression-/Regression-Ratio und dem LDL/HDL- Quotienten sowohl in Kontroll- als auch in Interventionsgruppen:

- Gruppen mit einem LDL-/HDL-Cholesterin-Quotienten von 5 zeigen sechsmal mehr Progression als Regression.
- Wenn der LDL-/HDL-Cholesterin-Quotient weniger als 2,5 betrug, war eine Regression häufiger festzustellen als eine Progression.

Besonders bei Patienten mit KHK sollte deshalb ein LDL-/HDL-Quotient von unter 2,5 erreicht werden, wenn eine Regression der Koronarsklerose angestrebt werden soll. Bei Patienten mit KHK wurde durch diese Studien somit auch eindrucksvoll die Wirksamkeit einer medikamentösen Intervention belegt. Aber nicht nur die morphologisch faßbaren Veränderungen der Koronararterien lassen sich beeinflussen, sondern auch eine gestörte Vasomotorik [100], die sich bei Erhöhung des LDL-Cholesterins als paradoxe Engstellung der Koronarien nach Acetylcholingabe [199] zeigt. Eine sechsmonatige Therapie mit Diät und Cholestyramin führte zu einer Absenkung des LDL um 36 % und stellte die physiologische Dilatation wieder her.

1.4.2 Arterielle Hypertonie

Eine Gewichtsabnahme senkt besonders bei adipösen hypertensiven Patienten den Blutdruck erheblich [72, 96]; dieses gilt auch für die Langzeittherapie, wenn die Gewichtsreduktion bestehen bleibt [43]. Wirksam ist auch ein richtig dosiertes Ausdauertraining [39, 125], wenn auch im Vergleich zur Gewichtsabnahme weniger ausgeprägt. Gleiches gilt auch für die kochsalzarme Diät [106]. In einer großangelegten multizentrischen Studie an 2200 Männern und Frauen im Alter von 30–45 Jahren führte eine salzarme Ernährung und eine Gewichtsreduktion zu einer signifikanten Senkung des systolischen und diastolischen Blutdrucks, wogegen andere Maßnahmen wie Streßbewältigungstraining oder Einnahme von verschiedenen Mineralien bzw. ω-3-Fettsäuren kein signifikantes Ergebnis erbrachten [71]. Das Hypertension Control Program [75] untersuchte die Effektivität einer gemeinsamen Reduktion von Kalorien, Salz und Alkohol und konnte nach vier Jahren zeigen, daß 39 % in der aktiven Gruppe und nur 4 % in der Kontrollgruppe ohne Medikation normale Blutdruckwerte aufwiesen. In der TOHMS-Studie [124] wurden die Patienten in der Placebogruppe (auch in der medikamentös behandelten Gruppe) angehalten, das Gewicht, den Alkoholkonsum und den Salzverbrauch zu reduzieren und sich vermehrt körperlich zu aktivieren. Sie erzielten hierdurch nach vier Jahren nicht nur eine um 8,6 mmHg systolische und diastolische Blutdrucksenkung, sondern auch eine signifikante Verbesserung des Fett- und Kohlenhydratstoffwechsels.

> Es steht außer Frage, daß Allgemeinmaßnahmen grundsätzlich die Basis der Hypertoniebehandlung darstellen [75]. Es kann aber auch kein Zweifel darüber bestehen, daß durch eine medikamentöse Therapie die Morbidität und Mortalität bei maligner und nicht-maligner Hypertonie

gesenkt werden kann [61], wobei die Ergebnisse der Studien um so eindrucksvoller sind, je höher der jeweilige Ausgangsdruck und damit das kardiovaskuläre Risiko ist.

In einer Metaanalyse von 14 randomisierten Studien mit insgesamt 37 000 eingeschlossenen Patienten zum Nachweis einer medikamentösen Therapie auf das kardiovaskuläre Risiko bei milder Hypertonie kommt Collins et al. [14] zu dem Schluß, daß durch eine mittlere Senkung des diastolischen Blutdrucks um 5–6 mmHg über fünf Jahre eine Reduktion an Koronarereignissen um 14 % und das Auftreten des Apoplex um 42 % erzielt werden kann. Aus anderen Studien geht hervor, daß von einem größeren Effekt auszugehen ist, wenn der Blutdruck stärker gesenkt wird [61] und vor allen Dingen, wenn andere Risikofaktoren (was überwiegend nicht der Fall war) ebenfalls mitbehandelt werden. Auch für die Behandlung des Bluthochdruckes im Alter konnte neuerdings die Effektivität einer medikamentösen Therapie gezeigt werden. In der SHEP-Studie [157] bei Patienten mit isolierter systolischer Hypertonie (2 400 Patienten, mittleres Alter 72 Jahre, Studiendauer 4,5 Jahre) wurde die Häufigkeit von Myokardinfarkt und Koronartod um 27 % und Apoplex um 36 % reduziert. Ähnliche Ergebnisse erbrachten das MRC-Trial [122] (4 400 Patienten, mittleres Alter 70 Jahre, Studiendauer 5,8 Jahre), indem die Koronarereignisse um 19 % und der Apoplex um 25 % gesenkt wurden, und die STOP-Studie [18] (815 Patienten, 76 Jahre, Studiendauer 25 Monate) mit einer Reduktion des Myokardinfarkts um 11 % und des Apoplex um 45 %.

1.4.3 Nikotinabusus

In kontrollierten Studien bei Männern [144] und Frauen [145] konnte gezeigt werden, daß schon drei Jahre nach Einstellen des Rauchens das koronare Risiko dem von Nichtrauchern entspricht, unabhängig wieviel und wie lange man zuvor geraucht hat. Ähnliche Ergebnisse liegen auch für ältere Personen vor [95].

1.4.4 Bewegungsmangel

In der Studie bei Harvard-Absolventen [133] konnte gezeigt werden, daß selbst der erstmalige Beginn eines Bewegungsprogamms im mittleren Alter das koronare Risiko deutlich senken kann. Auch in der British Regional Heart Study [181] reduzierte die mittlere körperliche Aktivität bei Patienten mit und ohne KHK das Risiko kardialer Ereignisse und besonders Schlaganfälle. Erstmals konnte von Hambrecht et al. [59] bei Patienten mit angiographisch gesicherter KHK gezeigt werden, daß sich „dosisabhängig“ deutlich unterschiedliche Effekte erzielen lassen. Der Verbrauch von 1 400 kcal pro Woche war nötig, um eine Steigerung der kardiorespiratorischen Fitneß zu erzielen. 1 533 kcal pro Woche waren nötig, um eine Progression der atherosklerotischen Plaques in den Koronarien aufzuhalten, wogegen es nur ab einem Verbrauch von 2 092 kcal pro Woche (entspricht 5–6 Stunden Training pro Woche) zu einer Rückbildung von Läsionen kam.

1.4.5 Umfassende Interventionen

Manson et al. [111] haben die verfügbaren Daten zur *Primärprävention* des Myokardinfarkts zusammengetragen. So ist fünf Jahre nach Einstellen des Rauchens mit einem 50–70 % geringeren Risiko im Vergleich zu Rauchern zu rechnen. 1 % Reduktion des Cholesterins entspricht einem um 2–3 % niedrigeren Risiko. Dabei werden durchschnittlich durch Diät 10 % und durch Medikamente 20 % und mehr Reduktion des Cholesterins erreicht. Die Senkung des diastolischen Blutdrucks um 1 mmHg führt zu einer Abnahme des Risikos um 2–3 %. Eine Reduktion des diastolischen Blutdrucks um 5–6 mmHg wird sowohl durch Allgemeinmaßnahmen als auch durch Medikamente erreicht, wobei im klinischen Alltag nicht selten eine Senkung des diastolischen Blutdrucks um 20 mmHg möglich ist. Bei Personen, die körperlich aktiv bleiben, findet sich im Vergleich zu den Bewegungsarmen ein um 45 % geringeres Risiko und jene, die ein Idealgewicht beibehalten, ein um 35–55 % geringeres Risiko. Nicht so zuverlässig sind die Daten für die Östrogengabe in der Postmenopause [111, 164], (44 % geringeres Risiko im Vergleich zur Nichteinnahme), die geringe Aufnahme von Alkohol (24–45 % geringeres Risiko im Vergleich zu Nichttrinkern) und für die Einnahme von Low-dose-Aspirin (33 %). In den schon angesprochenen „Life Style Heart Trial“ und der „Heidelberger Studie“ [59, 131] konnte ein direkter Einfluß auf die Koronarmorphologie erzielt werden.

Auch die unterschiedliche *Entwicklung der KHK-Mortalität* in Europa läßt sich plausibel erklären durch eine Ernährungsumstellung mit Cholesterinsenkung, geringerem Nikotinabusus, bessere Hypertoniebehandlung und zunehmende körperliche Aktivität [97]. In Island z.B. nahm Ende der 80er Jahre die Koronarsterblichkeit bei Männern um 17 % und bei Frauen um 12 % ab [158]. Parallel zur Abnahme der Inzidenz und Mortalität an kardiovaskulären Ereignissen war in der Zeit eine Abnahme der drei wichtigsten kardiovaskulären Risikofaktoren zu verzeichnen. In einer Modellrechnung ergab sich, daß durch den Rückgang des mittleren systolischen Blutdrucks eine 17 %ige Reduktion bei Männern und eine 24 %ige Reduktion des Koronarrisikos bei Frauen erklärt werden konnte. Die Abnahme des Cholesterinspiegels erklärte eine 14 %ige Risikominderung bei Männern und eine 17 %ige bei Frauen. Die Änderung der Rauchgewohnheiten schließlich trug zu einer Risikominderung um 13 bzw. 18 % bei. Insgesamt errechnete sich aus den beobachteten Veränderungen der drei wichtigsten Risikofaktoren eine Minderung des kardiovaskulären Risikos um 34 % bei Männern und um 37 % bei Frauen. Diese Daten der Modellrechnung standen in bemerkenswerter Übereinstimmung mit der im gleichen Zeitraum beobachteten Abnahme der Todesfälle an Myokardinfarkten und plötzlichem Herztod um 34 %. Auch für Rehabilitationsprogramme nach etablierter Erkrankung konnte ein signifikanter Einfluß auf die Morbidität und Mortalität nachgewiesen werden. In einer Übersicht [128] über 22 Studien mit insgesamt 4 500 Postinfarktpatienten ergab sich für ein überwiegend bewegungsorientiertes Programm eine 20 %ige Reduktion der Gesamtsterblichkeit. Diese kam zustande durch eine signifikante Abnahme der kardiovaskulären Mortalität und tödlicher Reinfarkte über wenigstens drei Jahre und eine Abnahme des plötzlichen Herztodes über wenigstens ein Jahr nach Myokardinfarkt. In einer ähnlichen Übersicht [129] über zehn Studien mit umfassenderen Reha-Programmen zeigte sich ebenfalls ein signifikanter Effekt auf die Mortalität, der anderen akzeptierten Therapien (z.B. prophylaktische Betarezeptorenblockade) entsprach.

1.5 Prognose bei KHK und nach Myokardinfarkt und deren Beeinflussung

1.5.1 Prognose nach konservativer Therapie und Bypass-Chirurgie

Die Prognose einer KHK ist nicht als maligne anzusehen [1, 28, 174, 177].

Die Überlebenszeit betrug in einer großen Studie für die konservativ behandelte Gruppe nach fünf Jahren noch 82 % (94 % bei den chirurgisch behandelten Patienten) und lag noch nach 12 Jahren bei 67 % (chirurgisch 71 %) [28, 177]. Dabei wurde die Überlebensrate wesentlich vom Alter bestimmt:

- bei unter 47jährigen lag die Rate bei 80 % (operierte 79 %)
- im Alter zwischen 47–53 Jahren bei 74 % (operierte 78 %)
- bei über 53jährigen bei 57 %.

Nur in letzterer Altersgruppe konnte durch die Bypass-Chirurgie eine signifikante Besserung auf 73 % erzielt werden. Das Vorliegen einer Mehrgefäßerkrankung allein hatte keinen signifikanten Einfluß, wohl aber das gleichzeitige Vorliegen einer proximalen LAD-Stenose (nach 10 Jahren: 67 % konservativ, 76 % operiert). Eine Hauptstammstenose zeigte eine vierjährige Überlebensrate von 70 % und 60 % nach zehn Jahren, wobei die chirurgische Intervention nur in den ersten Jahren eine verbesserte Prognose ermöglichte (90 % nach vier Jahren). In der CASS-Studie hatten operierte Patienten mit 3-Gefäß-Erkrankung, Ejektionsfraktion < 50 % und mit ausgeprägter Angina-pectoris-Symptomatik mit 82 % (konservativ 59 %) eine bessere Überlebensrate [1].

Der Verlauf der Atherosklerose und die Durchgängigkeit der Bypässe waren wesentlich von der Beeinflussung der bestehenden koronaren Risikofaktoren [189] abhängig. Dabei war das Plasmafibrinogen, gefolgt von Rauchen, von besonderer Bedeutung [189]. In einer Metaanalyse [63] konnte der positive Effekt einer frühzeitigen Gabe von Thrombozytenaggregationshemmern und Antikoagulanzien auf die Durchgängigkeit der Bypässe nachgewiesen werden. Leider konnte durch keine der chirurgischen Interventionsstudien eine Senkung der Myokardrate [91] erzielt werden.

Neben diesen Daten ist für die sozialmedizinische Begutachtung von allergrößter Bedeutung, daß die Prognose auch anhand von Funktionsuntersuchungen gut vorhergesagt werden kann. In der Europäischen Studie [177] konnte gezeigt werden, daß die Prognose unter konservativer Therapie und der Effekt der Bypass-Chirurgie durch Belastungstests vorhergesagt werden können. Die Ergebnisse dieser Studien waren:

- Patienten mit cinem geringen positiven Test (HF_{max} > 120 min, $Watt_{max}$ > 100 W ST-Streckensenkung 0–1 mm) hatten eine Lebenserwartung von 78 % (konservativ) bzw. 80 % (chirurgisch).
- Patienten mit einem positiven Test (HF_{max} > 120 min^{-1}, $Watt_{max}$ > 100 W, ST-Streckensenkung > 1,5 mm) wiesen in 10 Jahren eine Sterblichkeit von 72 % (konservativ) bzw. 82 % (chirurgisch) auf.
- War der Test ausgeprägt positiv (HF_{max} < 120 min, $Watt_{max}$ < 100 Watt, ST-Streckensenkung > 1,5 mm), so war die 10-Jahres-Überlebensrate 63 % (konservativ) bzw. 76 % (chirurgisch).

Nach Gohlke [47] ist die Prognose einer 3-Gefäß-Erkrankung schlecht, wenn die Belastbarkeit < 70 Watt liegt und/oder dabei eine ST-Streckensenkung von mehr als 1,5 mm auftritt. Bei symptomlimitiertem Belastungstest [74] stellt die ST-Strecke einen signifikanten Indikator für das Auftreten kardialer Ereignisse nach Myokardinfarkt dar. Kommt es zu einer ST-Senkung erst oberhalb einer HF von 130/min^{-1}, so liegt die Ereignisrate bei 14 % unterhalb jedoch bei 29 %. Bei Untersuchungen an 1 183 Koronarpatienten hatte das maximale Herzminutenvolumen bei der uni- und multivarianten Analyse den höchsten Vorhersagewert für die Prognose, gefolgt von der Arbeitstoleranz, dem angiographischen Befund und der Herzgröße, auch weitgehend unabhängig davon, ob es sich in den Untergruppen um Patienten mit und ohne Belastungskoronarinsuffizienz bzw. mit und ohne transmuralen Infarkt handelte. Konnte das maximale Herzvolumen auf über 12,5 l/min gesteigert werden, so war die Prognose mit einer 5-Jahres-Überlebensrate von etwa 94 % in allen Untergruppen gut, bei einem Maximalwert von 10–12,5 l/min bzw. unter 10 l/min mit 86 bzw. 73 % deutlich eingeschränkt [47].

Bei einer unveränderten Prähospital-Mortalität konnte die Infarktmortalität während des Klinikaufenthalts durch eine bessere Intensivbetreuung gesenkt werden. Die Thrombolyse hat einen wesentlichen Anteil an dieser Verbesserung. Sowohl die Hospital- als auch die Posthospitalsterblichkeit wird nicht durch die Größe des Infarktareals, sondern auch durch das Alter des Patienten beeinflußt [108]. Auch die Langzeitprognose nach Myokardinfarkt verbesserte sich. In einer 5jährigen Nachfolgeuntersuchung an Myokardinfarktpatienten in Hamburg [186] starben innerhalb von fünf Jahren nach Entlassung aus dem Krankenhaus 18,7 %. Die kardiale Sterblichkeit betrug im ersten Jahr 5,8 %, in den folgenden vier Jahren 1,5–3,3 %. Die Letalität der über 60jährigen war dreimal höher als die der Jüngeren, bei denen die Sterberate in den einzelnen Altersgruppen gleich war. Nicht-kardiale Todesfälle nehmen im Verlauf der Jahre zu; insgesamt starben 25 % aus nicht-kardialer Ursache. Die Prognose jüngerer Frauen war signifikant schlechter als die der gleichaltrigen Männer. Die höchste 5-Jahres-Überlebensrate hatten Patienten mit einer Ejektionsfraktion von über 40 % (ca. 90 %), die schlechteste solche nach Myokardinfarkt mit einer Ejektionsfraktion von < 30 % (40 %).

Die Prognose wird zusätzlich verschlechtert, wenn ein besonders großes endsystolisches Volumen nachweisbar ist. In diesem Zusammenhang sei auf die deutliche Prognoseverbesserung durch die Gabe eines ACE-Hemmers nach Myokardinfarkt [135] durch Verlangsamung der Progression bzw. Verhinderung einer Herzinsuffizienz hingewiesen. Unerwartet zeigte sich in mehreren Studien auch eine Reduktion an Reinfarkten.

Darüber hinaus scheint die Prognose bei 1-Gefäß-Erkrankung und Vorderwandinfarkt [48] auch vom Stenosegrad abhängig zu sein. Bei 102 Patienten mit Vorderwandinfarkt und isolierter proximaler RIVA-Stenose (> 50 %) betrug während acht Jahren die kardiale Letalität 15 %. Kein Patient verstarb allerdings mit einer Stenose < 75 %, aber 25 % bei höherem Stenosegrad und 17 % bei Totalverschluß. Der Grad der Kollateralisierung hatte hierauf keinen Einfluß. Es sprechen einige Daten dafür, daß durch die Beseitigung einer höhergradigen Stenose bzw. Wiedereröffnung eines verschlossenen Infarktgefäßes der Infarktverlauf und im chronischen Stadium eine Verbesserung der Ventrikelperfusion und Funktion [153] günstig beeinflußt wird.

Zur Einschätzung der Prognose von Patienten mit angiographisch gesicherter Diagnose, die trotz reproduzierbarer Myokardischämie keine Angina pectoris bemerken, liefert die Studie von Droste et al. [25] wichtige Hinweise. Asymptomatische Patienten hatten eine schlechte Prognose und verstarben mit 9 % nach fünf, mit 26 % nach zehn Jahren und wiesen in 19 bzw. 46 % der Fälle ein nicht-tödliches koronares Ereignis auf. Die stumme Ischämie ist auch als ein Marker für eine schlechte Prognose bei instabiler Angina pectoris gesichert [51]. Auf die schlechte Prognose bei gleichzeitigem Vorliegen einer linksventrikulären Hypertrophie bei KHK-Patienten wird bei der Besprechung der arteriellen Hypertonie eingegangen. Es wurde bereits darauf hingewiesen, daß phobische Angst einen Einfluß auf die Myokardinfarktrate hat [113]. Auch ist die Mortalitätsrate nach Myokardinfarkt bei Depression erhöht. Diese Beobachtung ist insofern von Bedeutung, weil durch ein umfassendes Reha-Programm ein Rückgang der Ängstlichkeit und der Depression [23] nachgewiesen werden konnte.

1.5.2 Prognose nach perkutaner transluminaler Koronardilatation

Auch die Prognose nach PTCA ist gut [86]. Von 133 Patienten mit primär erfolgreicher PTCA blieben 65 % im Verlauf von 10 Jahren ohne kardiales Ereignis (1-Gefäß-Erkrankung 74 %, Mehrgefäßerkrankung allerdings nur 52 %). 79 % der 1-Gefäß-Erkrankten und 69 % der Mehrgefäßerkrankten beklagten nach 10 Jahren keine Angina pectoris.

1.5.3 Prognose bei KHK und Herzrhythmusstörungen

Die Prognose einer KHK mit und ohne Myokardinfarkt wird auch durch das Auftreten von Rhythmusstörungen bestimmt. Meist handelt es sich um Patienten mit großem Vorderwandinfarkt und Aneurysmabildung, wobei dann neben der Frequenz der Tachykardie auch die Funktion des Restventrikels sowie die Ausdehnung des jeweiligen Koronarbefundes darüber entscheidet, ob eine solche Tachykardie in Kammerflimmern degeneriert und zum akuten Herztod führt. Ein erhöhtes Risiko ist gesichert, wenn eine Kammertachykardie nachgewiesen wurde oder es gar zu einem Herz-Kreislauf-Stillstand im Verlauf der Erkrankung gekommen war. Die häufigste Ursache für den plötzlichen Herztod (nach der WHO-Definition: weniger als eine Stunde zwischen Beginn des Symptoms und Eintreten des Todes) ist die KHK, erst an zweiter Stelle die dilatative Kardiomyopathie, und es folgen mit großem Abstand Erkrankungen wie hypertrophe Kardiomyopathie bzw. Klappenerkrankung. In Deutschland rechnet man mit 50 000 – 100 000 Todesfällen durch plötzlichen Herztod. Bei diesen Patienten werden sehr häufig rupturierte Koronararterien bzw. Plaques mit Bildung von Thrombozytenaggregationen gefunden. Für den Sekundenherztod spielen arrhythmogene Wirkungen gerade bei Antiarrhythmika der sogenannten Klasse 1, ebenfalls eine Rolle. Diese sind möglicherweise die Ursache für die erhöhte Sterblichkeit unter Flecainid und Encainid sowie Moricizin in der CAST-Studie. Prognoseverbessernd scheint nur die Gabe eines Betarezeptorenblockers zu sein [112].

Spätpotentiale sind das elektrophysiologische Korrelat morphologisch veränderten Myokardgewebes, können Reentry-Mechanismen begünstigen und finden sich am häufigsten bei KHK-Patienten. Im akuten Infarkt sind sie häufig (63 %) und können im späteren Verlauf bei der Identifizierung arrhythmiegefährdeter Patienten helfen, da das Auftreten von tödlichen Rhythmusstörungen nach Infarkt bei Fehlen von Spätpotentialen äußerst gering ist [183].

Die Hoffnung, daß Antiarrhythmika den plötzlichen Herztod verhüten können, hat sich nicht erfüllt [112]. Trotz konventioneller antiarrhythmischer Therapie bleibt die Prognose von Patienten mit ventrikulären Tachykardien und Kammerflimmern nach Myokardinfarkt schlecht [196].

1.5.4 Prognose nach medikamentöser Prävention

Auch die prognoseverbessernde Wirkung verschiedener medikamentöser Therapien bei KHK-Patienten ist nachgewiesen [190, 196]. Die in der kardiovaskulären Behandlung häufig eingesetzten Medikamente, wie Betarezeptorenblocker, Nitrate, Kalziumantagonisten und Thrombozytenaggregationshemmer unterscheiden sich deutlich bezüglich ihrer Beeinflussung der Prognose.

Am besten diesbezüglich untersucht sind die *Betarezeptorenblocker*, die möglicherweise auch in der Primärprävention bei Rauchern [190] die Mortalität senken und vor einem Myokardinfarkt schützen [196]. Auch die Infarktverhütung bei instabiler Angina gelingt [196] nach einer Metaanalyse in 13 %. Betarezeptorenblocker reduzieren [90, 196] bei akutem Myokardinfarkt sowohl die Reinfarktrate (um ca. 20 %) als auch die Gesamtsterblichkeit (20 – 30 %) in der Postinfarktperiode. Die positive Wirkung gilt auch für die Gesamtsterblichkeit im Krankenhaus, die bei den 16 000 Patienten in der ISIS-I-Studie [73] unter Atenolol im Vergleich zu Placebo um 15 % niedriger lag. Betarezeptorenblocker gelten deshalb als Standardmedikamente nach Myokardinfarkt.

Kalziumantagonisten können möglicherweise in der Primärprävention wirksam sein. In der Intact-Studie [104] konnte die Entstehung neuer Läsionen signifikant verringert werden. Bei der instabilen Angina pectoris konnten Kalziumantagonisten zwar die Symptomatik bessern, nicht jedoch das Auftreten eines Myokardinfarkts [190]. Bei akutem Herzinfarkt konnte unter Diltiazem und Verapamil lediglich ein Trend zu geringerer Reinfarktrate gezeigt werden [190, 196]. Verapamil hatte bei Patienten mit Herzinsuffizienz keine und ohne Herzinsuffizienz eine kumulutiv geringere Sterblichkeit. Ähnlich war es in der Diltiazem-Studie.

Thrombozytenaggregationshemmer haben sich in einer Studie in der Primärprävention bei 20 000 männlichen Probanden gegen Placebo als wirksam erwiesen, indem sie eine um 44 % geringere Herzinfarktrate bewirkten [138]. Dabei senkte Acetylsalicylsäure (ASS) die Herzinfarktrate vor allen Dingen in den Morgenstunden um 60 %, in den Nachmittagsstunden um 20 % [142]. Bei der instabilen Angina pectoris verringert ASS das Risiko eines Myokardinfarkts und die Gesamtsterblichkeit um ungefähr 40 % [103]. Beim akuten Herzinfarkt senkte ASS in der ISIS-II-Studie die kardiovaskulären Todesfälle um 23 %, wobei Streptokinase einen ähnlichen Effekt aufwies und durch die Kombination die kardiovaskulären Todesfälle sogar um 42% reduzierte. In einer Metaanalyse [165] konnte in der Sekundärprävention durch ASS eine 20 %ige Reduktion der Gesamtsterblichkeit und eine 30 %ige Reduktion der Reinfarktrate errechnet werden. 75 mg ASS reduzierte auch das Risiko eines folgenden Myokardinfarktes bei Patienten, die bei der Ergometrie eine stumme oder symptomatische Ischämiereaktion aufwiesen [127].

Die Bedeutung von *oralen Antikoagulanzien* nach Myokardinfarkt wurde lange kontrovers diskutiert. In einer randomisierten, gegen Placebo kontrollierten Studie an 1 214 Patienten über eine Laufzeit von 3 Jahren konnte gezeigt werden, daß es unter Warfarin zu einer 24%igen Reduktion der Sterblichkeit kam. Die Reinfarktrate konnte dabei um 34% reduziert werden. Überraschenderweise konnte in dieser Studie auch eine 55%ige Senkung der zerebrovaskulären Ereignisse nachgewiesen werden, wobei die Rate an gravierenden Blutungen bei 0,6% pro Jahr lag [160].

1.6 Therapiemaßnahmen bei KHK

Bei KHK-Patienten kommt die ganze Breite der bereits diskutierten Therapiemaßnahmen zur Anwendung. Da die Wertigkeit der verschiedenen Maßnahmen beim einzelnen Patienten unterschiedlich ist, dürfen sich in einer kardiologischen Reha-Klinik keine „Hausschwerpunkte" entwickeln, indem mit besonderer Aufmerksamkeit überwiegend die Allgemeinmaßnahmen oder die medikamentöse Therapie oder die interventionelle Kardiologie bevorzugt werden. Als wichtigstes Ziel gilt, die Prognose des Patienten zu verbessern und damit auch seine Erwerbsfähigkeit zu erhalten. So müssen besonders in der *Primärprävention* die Durchführung von Allgemeinmaßnahmen wie körperliche Aktivität, Ernährungsumstellung und Einstellung des Rauchens gefördert werden. In der *Sekundärprävention* aber, z.B. nach großem Vorderwandinfarkt mit vergrößertem linkem Ventrikel und höhergradiger Arrhythmie, wird in den unmittelbar folgenden Jahren die Prognose vor allen Dingen durch eine optimierte medikamentöse Langzeittherapie oder eine einzuleitende Vaskularisierungsmaßnahme beeinflußbar sein, ohne daß dabei selbstverständlich auf eine Lebensstiländerung verzichtet werden kann. Wird z.B. nach akuten Ereignissen der klinische Verlauf besonders durch eine gestörte Krankheitsverarbeitung bestimmt, so wird die Therapiemaßnahme schwerpunktmäßig auf die psychosoziale Betreuung zu richten sein.

Im Rahmen der Therapieplanung muß dieser individuelle Aspekt möglichst frühzeitig erkannt, mit dem Patienten unmißverständlich besprochen und behandelt werden. Oberstes Gebot bei allen Therapiemaßnahmen ist, daß der Patient über den Sinn orientiert ist und ihn auch verstanden hat.

Bei der zeitlichen Aufteilung der Therapiemaßnahmen über den Tag muß darauf geachtet werden, genügend Ruhephasen zur körperlichen und geistigen Erholung einzubauen. Es müssen ausreichende Zeiträume für die Reflexion und Eigenrealisierung des Erlernten zur Verfügung stehen. Gerade bei den oft verunsicherten KHK-Patienten kann eine Therapiemaßnahme nur dann voll wirksam werden, wenn sie vom ganzen Reha-Team in der Durchführung und Bewertung verstanden und voll akzeptiert und getragen wird. Dieses läßt sich nur durch hausinterne Mitarbeiterschulung erzielen. Auch müssen alle Team-Mitglieder eine Vorbildfunktion erfüllen.

1.7 Sozialmedizinische Begutachtung bei KHK

Mit Hilfe der im Diagnostikkapitel beschriebenen Untersuchungsverfahren und den stabilen Daten zur Prognosebeurteilung bei KHK und nach Myokardinfarkt läßt sich eine mögliche Funktionseinschränkung exakt beschreiben und die Belastbarkeit im ausgeübten Beruf aus kardiovaskulärer Sicht solide beurteilen.

Nach Gohlke [47] bestimmt im wesentlichen die Leistungsfähigkeit acht Tage nach PTCA und sechs bis acht Wochen nach Bypass die Wiedereingliederung. So haben 66% nach PTCA und nur 2% nach Bypass-Operation ihre Arbeit einen Monat nach dem Eingriff aufgenommen, wobei bei postoperativen Patienten vorrangig auch die Thoraxstabilität bzw. -instabilität berücksichtigt werden muß.

Auf die Wichtigkeit einer Arbeitsplatzanalyse und auf die sich hieraus ergebenden Schwierigkeiten wurde schon in Teil I, Abschnitt 11, hingewiesen. Zu berücksichtigen ist eine möglicherweise erhöhte Blutungsgefahr bei Marcumar®-Patienten. Darüber hinaus sollte die Begutachtung immer gezielte Angaben zur abgestuften Wiedereingliederung beinhalten.

> Bei Patienten nach PTCA ist der endgültige Erfolg erst nach einem halben Jahr durch einen abschließenden Belastungstest zu beurteilen.

Dilatierte Gefäße, die bis zu diesem Zeitpunkt nicht restenosiert sind, haben eine außerordentlich geringe Rezidivwahrscheinlichkeit. Bei Patienten mit deutlicher Angina pectoris und ischämischen ST-Streckensenkungen beim Belastungstest vor der PTCA und normalem Belastungstest danach kann von einem rezidivfreien Verlauf ausgegangen werden. Bei Mehrgefäßerkrankungen ist häufig eine Koronarangiographie unumgänglich.

Müller-Fahrnow [120] hat in der Berliner KHK-Studie gezeigt, daß im 3-Jahres-Zeitraum nach Rehabilitation nur 20% frühberentet werden mußten, mit dem größten Anteil in der Gruppe mit Infarkt und Bypass-Operation. Betrachtet man nur die Gruppe der Erwerbstätigen im ersten Jahr nach der Rehabilitation, so zeigt sich, daß rund 70% in das Erwerbsleben zurückgekehrt sind. Differenziert man nach einem Sozialschichtindex, so erhöht sich die Quote auf 80% in der höheren und erniedrigt sich auf 64% in der Gruppe mit niedrigerem Sozialschichtindex.

2 Arterielle Hypertonie

2.1 Einteilung und Klassifizierung

Nach den überarbeiteten Empfehlungen der WHO und der International Society of Hypertension von 1993 gelten folgende Definitionen:
- Normotension < 140 und < 90 mmHg
- milde Hypertonie mit 140 – 180 und/oder 90 – 105 mmHg (Untergruppe Grenzwerthypertonie 140 – 160 / 90 – 95)
- mittelschwere bis schwere Hypertonie > 180 und/oder > 105 mmHg
- isolierte systolische Hypertonie > 160 und < 90 mmHg (Untergruppe)
- grenzwertisolierte systolische Hypertonie 140 – 160 und < 90 mmHg.

Allen diesen Klassifikationen liegt die Forderung zugrunde, daß der Blutdruck mindestens dreimal an verschiedenen Tagen innerhalb von 4 Wochen gemessen wurde. Bei wiederholten Messungen über die Zeit von 3 – 6 Monaten normalisiert sich der Druck in der Hälfte der Fälle. Von den Personen, bei denen der diastolische Blutdruck > 90 mmHg verbleibt, entwickelt sich in 12 – 15 % eine mittelschwere bis schwere Hypertonie innerhalb der nächsten 3 – 5 Jahre [75]. Die arterielle Hypertonie wird auch nach der Ursache unterteilt in primäre oder essentielle Hypertonie (95 %) und in sekundäre Hypertonie (etwa 5 %) (renale Hypertonie, endokrine Hypertonie, Aortenisthmusstenose).

Die Klassifizierung in drei Schweregrade in Anlehnung an die WHO richtet sich ausschließlich nach dem Vorhandensein und der Schwere begleitender Organkomplikationen:
- Grad I, keine Organveränderungen
- Grad II, Vorliegen entweder einer LVH, Retinopathie, einer Proteinurie und/oder einer leichten Kreatininerhöhung oder sonographisch nachweisbare Plaques in den Gefäßen
- Grad III, Organschäden am Herzen (KHK, Myokardinfarkt, Herzinsuffizienz), am Gehirn (TIA, Apoplex, hypertensive Enzephalopathie), am Augenhintergrund (Blutungen und Exsudate, Pupillenödem), an der Niere (Plasmakreatin > 2 mg/dl, Niereninsuffizienz) und an den Gefäßen (Aortendissektion, arterielle Verschlußerkrankung).

2.2 Epidemiologie

Legt man die Daten der Lübecker Hochdruckstudie zugrunde, so findet man eine Hypertonieprävalenz von 25,6 % in der deutschen Bevölkerung mit einer deutlichen Altersabhängigkeit (um 30 Jahre nur 16 %; um 70 Jahre 40 %). Nach Angaben des WHO-Monica-Projektes liegt die Prävalenz für Männer zwischen 12,7 % (Rhein-Neckar-Region) und 24,7 % (Augsburg-Stadt) und für Frauen zwischen 9,1 % (Rhein-Neckar-Region) und 20 % (Bremen). Davon haben 85 % der Hypertoniker eine milde Hypertonie. Von der gesetzlichen Rentenversicherung wurden 1992 29 404 (18 481 Männer; 10 923 Frauen; 52,9 Jahre) Heilmaßnahmen wegen Hypertonie durchgeführt, davon nur 227 mit sekundärer Hypertonie.

Die Hypertonie ist ein wichtiger kardiovaskulärer Risikofaktor. Das relative Risiko steigt von Normotonie über Grenzwerthypertonie bis Hypertonie um das Dreifache an. Für die KHK ist der Faktor 2,2 (Vergleich Normotonie und Hypertonie), für den Schlaganfall und die Herzinsuffizienz sogar 8,2 bzw. 6,7. Im Vergleich zum durchschnittlichen Risiko ist bei Vorliegen einer linksventrikulären Hypertrophie die kardiovaskuläre Mortalität um das 8- bis 10fache erhöht, nicht nur für Herzinsuffizienz und Schlaganfall, sondern auch für die KHK-Mortalität und den plötzlichen Herztod.

Die 5-Jahres-Rate für das Auftreten einer KHK bei Personen mit LVH ist annähernd 30 %. Bei Patienten mit KHK erhöht der Nachweis einer LVH das Risiko für einen Koronartod auf das Dreifache, mit Zustand nach Herzinfarkt auf das Vierfache [42, 43]. Daß das Vorliegen einer LVH bei gleichzeitiger KHK bzw. Zustand nach Myokardinfarkt die Prognose bestimmt, belegen auch neue Studien [101, 168]. Von den echokardiographisch untersuchten Patienten wiesen 16 % der Männer und 21 % der Frauen eine LVH auf (Framingham-Herzstudie [101]). Die für vier Jahre ermittelte Rate an kardiovaskulären Ereignissen zeigte einen Anstieg von 4,7 % bei den mit einem LVMI von < 90 g/m^2 auf 12,2 % bei solchen mit einer linksventrikulären Muskelmasse von > 140 g/m^2 für Männer, die entsprechenden Werte für Frauen waren 4,1 bzw. 16,1 %.

Bei Hochdruckkranken, die eine LVH aufweisen [42], kommt es zu einem vermehrten Auftreten von Herzrhythmusstörungen. Das Ausmaß der linksventrikulären Muskelmasse korreliert gut mit dem Anstieg des systolischen Blutdrucks während der Ergometrie, was auch für das Blutdrucktagesprofil gilt [42, 43].

Überhöhte systolische Belastungsblutdrucke bedeuten einen erheblich gesteigerten myokardialen O_2-Verbrauch, der bei reduziertem O_2-Angebot (Mikroangiopathie, koronare Herzerkrankung), die Gefahr einer myokardialen Ischämiereaktion in sich birgt [42, 43]. So wiesen normotensive Herzinfarktpatienten mit überhöhten systolischen Drucken während der Ergometrie innerhalb von sechs Jahren nach Infarkt eine etwa viermal höhere kardiale Komplikationsrate (kardialer Tod,

Reinfarkt) auf [43]. Darüber hinaus konnte in einer Verlaufsuntersuchung über 9,5 Jahre [43] gezeigt werden, daß die Höhe des systolischen Blutdrucks während der Ergometrie den signifikant höchsten prädiktiven Wert für das Auftreten kardiovaskulärer Erkrankungen aufwies. Kjeldsen et al. [87] konnten in einer Nachfolgeuntersuchung über 16 Jahre an 1 999 gesunden Männern (40–59 Jahre) zeigen, daß der systolische Belastungsblutdruck von prognostischer Bedeutung für die kardiovaskuläre Mortalität ist. Diejenigen 304 Personen, die einen systolischen Blutdruck von >200 mmHg bei 100 Watt aufwiesen, hatten eine kardiovaskuläre Todesrate von 16,1 %, verglichen mit 6 % bei einem Belastungsblutdruck <200 mmHg.

2.3 Diagnostik der arteriellen Hypertonie

Die Diagnostik der Hypertonie muß folgende Fragen adäquat beantworten:
- Ist der Blutdruck überhaupt erhöht?
- Liegt eine sekundäre Hypertonie vor?
- Bestehen schon typische Organkomplikationen?
- Bestehen andere kardiovaskuläre Risikofaktoren?

2.3.1 Blutdruckmessung

Die äußerst große Blutdruckvariabilität (Übersicht [35, 38, 43]) erfordert ein standardisierbares Testverfahren, welches reproduzierbare und damit vergleichbare Blutdruckwerte gewährleistet. Weiterhin sollte eine standardisierte Überprüfung während sympathischer Aktivitäten möglich sein, um erhöhte Belastungsblutdrucke, die die Prognose der Patienten mitbestimmen, besser abschätzen zu können. Beide Voraussetzungen werden durch die Messung des Blutdrucks wärend einer standardisierten ergometrischen Untersuchung weitgehend erfüllt (s. Übersicht).

> Bei in Ruhe noch normotensiven Erwachsenen haben zahlreiche Autoren zeigen können, daß die Messung des Belastungsblutdrucks die Entwicklung einer späteren Hypertonie voraussagen kann, während ein normaler Belastungsblutdruck eine spätere Hochdruckentwicklung nahezu ausschließt [43].

In der Framingham-Studie konnte an einem Kollektiv von 1 184 Männern (17–77 Jahre) gezeigt werden [43], daß Personen mit einem erhöhten Belastungsblutdruck nach vier Jahren ein vierfach höheres Risiko der Hochdruckentwicklung aufwiesen. Schon bei Beginn der Hochdruckform ist kein dem Anstieg des Herzzeitvolumens adäquater Abfall des peripheren Gefäßwiderstandes nachweisbar. Die pathophysiologische Grundlage der Hochdruckdiagnostik durch Ergometrie ist somit die Überprüfung, ob ein Patient während einer dynamischen Belastung seinen totalen peripheren Gefäßwiderstand adäquat senken kann (Normotension) oder ob bereits eine eingeschränkte Möglichkeit zur endothelvermittelten, metabolischen Gefäßweitstellung nachweisbar ist (arterielle Hypertonie). Aus einem derartig veränderten dynamischen Verhalten müssen im Gegensatz zu Normalpersonen bei ansteigendem Herzzeitvolumen während der Ergometrie nicht nur höhere systolische, sondern auch deutlich erhöhte diastolische Blutdruckwerte resultieren, wie es bei Hochdruckkranken obligat ist [35, 43]. Patienten mit unter Ruhebedingungen grenzwertig erhöhten Blutdruckwerten können eindeutig einem normotensiven oder hypertensiven Kollektiv zugeordnet. Ein späterer Übergang in eine manifeste arterielle Hypertonie kann bei ihnen weitgehend vorausgesagt werden. Somit gelingt auch auf diese Weise die Aufdeckung einer *„Weißkittelhypertonie“*.

In Anbetracht der großen Häufigkeit und des Ausmaßes belastungsinduzierter Blutdruckanstiege im Verlauf eines normalen Tages muß an blutdrucksenkende Medikamente die Anforderung gestellt werden, daß sie neben der Normalisierung des Blutdrucks unter Ruhebedingungen auch überhöhte Belastungsblutdrucke zufriedenstellend senken [35, 37]. Dies ist nicht bei allen unter Ruhebedingungen antihypertensiv wirkenden Medikamenten in gleichem Maße der Fall. Mit Hilfe der Ergometrie kann gut kontrolliert werden, ob ein Antihypertensivum die kardiale und vaskuläre Belastung auch unter Belastungsbedingungen optimal zu reduzieren vermag. Aufgrund der guten Reproduzierbarkeit kann eine Therapieoptimierung durch Vermeidung einer Über- bzw. Unterbehandlung erfolgen.

Nachdem eine Übereinkunft bezüglich der Normalwerte des Blutdrucks während Ergometrie erzielt werden konnte [43], hat sich der submaximale Bereich von 50–100 Watt (entspricht Alltagsbelastung) zur Diagnostik der Hypertonie bewährt. Es wurden Referenzwerte für den systolischen und diastolischen Blutdruck sowie für die Herzfrequenz für den Bereich von 50–100 Watt und auch für die fünf folgenden Erholungsminuten erhoben, so daß für jede Leistungsstufe erkannt werden kann, ob die Werte erhöht oder normal ausfallen (Abb. 10-4). Aufgrund der sehr guten Reproduzierbarkeit und auch der Praktikabilität hat es sich bewährt, die Werte bei 100 Watt heranzuziehen, wobei die Blutdrucke im gesam-

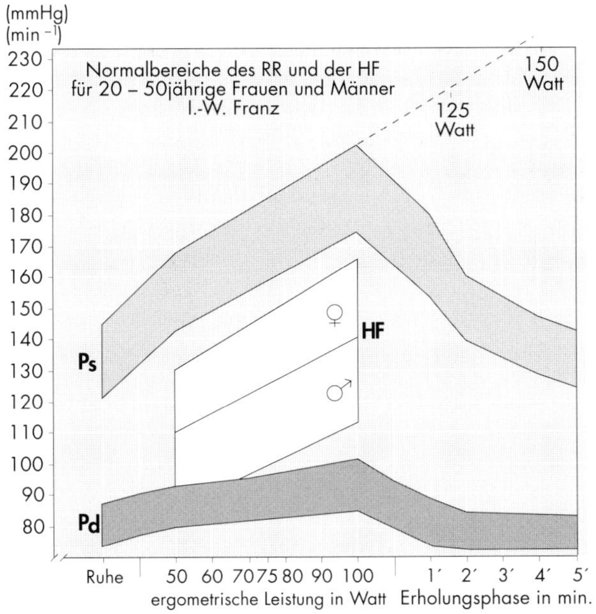

Abb. 10-4 Formblatt zur Beurteilung des systolischen (P_s) und diastolischen (P_d) Blutdrucks und der Herzfrequenz (HF) (jeweils Mittelwert ± 1 Standardabweichung) während und nach Ergometrie für 20- bis 50jährige Frauen und Männer (nach [43]).

ten Leistungsbereich und danach die Diagnose arterielle Hypertonie zusätzlich stützen. Als oberer normaler Grenzwert bei 100 Watt gilt ein Blutdruck von 200/100 mgHg (20–50 Jahre, Männer und Frauen gemeinsam). Die Beurteilung des Blutdrucks auf niedriger Leistungsstufe (z.B. bei 75 Watt 185/100 mmHg) empfiehlt sich dann, wenn es zu steil ansteigenden, überschießenden Herzfrequenzerhöhungen kommt bzw. wenn bei 100 Watt bereits eine Ausbelastung vorliegt, wie es besonders bei Frauen der Fall sein kann. Ein normales Blutdruckverhalten in der Erholungsphase ist dadurch gekennzeichnet, daß der Blutdruck spätestens am Ende der 5. Erholungsminute auf = < 140/90 mmHg abfällt. Für über 50jährige Männer und Frauen müssen höhere Grenzwerte für das Blutdruckverhalten während und nach Ergometrie verwendet werden. Folgende Faustregeln haben sich als praktikabel erwiesen:

- für 50- bis 60jährige
  - 195/105 mmHg bei 75 Watt
  - 210/105 mmHg bei 100 Watt
- 61- bis 70jährige
  - 205/110 mmHg bei 75 Watt
  - 220/110 mmHg bei 100 Watt.

In der 5. Erholungsminute sollte bei derartigen Patienten der Blutdruck < 150/90 mmHg sein.

Die ambulante Langzeitblutdruckmessung über 24 Stunden (ABDM) stellt, ähnlich wie die Blutdruckselbstmessung, eine wertvolle Ergänzung der Gelegenheitsblutdruckmessung dar. Sie ermöglicht in der Diagnostik z.B. den Ausschluß einer Praxishypertonie und die Erfassung von episodischen Blutdruckerhöhungen bzw. eine Beurteilung des nächtlichen Blutdruckprofils und somit einen möglichen Hinweis auf eine sekundäre Hypertonie. Sie erlaubt auch eine optimale Anpassung der Medikation an die individuelle Blutdrucksituation und hilft Überbehandlungen, ungünstige Dosisintervalle oder mangelnde Beeinflussung des nächtlichen Blutdrucks aufzudecken. Als oberer Grenzwert für den Tagesmittelwert (ca. 7–22 Uhr ± 2 Std.) gelten 135/85 mmHg. Das entspricht einem Gelegenheitsblutdruck von 140/90 mmHg. Normalerweise fallen der systolische und diastolische Blutdruck in der Nacht um ca. 15 % ab. Ein Absinken auf weniger als 10 % bzw. ein Blutdruckanstieg ist auffällig und sollte weiter abgeklärt werden. Bei Normotonikern besteht in der Regel kein Unterschied zwischen der Praxismessung und der ABDM. Letztere stimmen auch bei Hypertonikern gut überein mit gehäuften Selbstmessungen. Anhand normaler Tagesmittelwerte in der ABDM gegenüber erhöhten Gelegenheitsblutdruckwerten zeigte sich, daß bei etwa 20–30 % der Patienten mit hypertensiven Werten in der Sprechstunde nur in dieser Situation eine Hypertonie vorlag, die im Alltag dagegen nicht nachweisbar war.

2.3.2 Sekundäre Hypertonie

Die renale Hypertonie ist die häufigste Form der sekundären Hypertonie (s. Kap. 18). Beim *Phäochromozytom* können im Intervall die Blutdruckwerte normal sein, jedoch besteht in ca. der Hälfte der Fälle ein Dauerhochdruck. Mit Sicherheit kann die Diagnose nur durch den Nachweis einer erhöhten Ausscheidung von Katecholaminen und ihrer Metabolite im Urin gestellt werden. Neben dem klinischen Bild eignet sich zum Ausschluß des Cushing-Syndroms der Dexamethason-Kurztest.

Biochemische Leitsymptome eines *primären Hyperaldosteronismus* sind Erhöhung von Plasmaaldosteron bei suprimierter Plasmareninaktivität und Hypokaliämie. Neben den bereits angesprochenen Befunden sollte allgemein an das Vorliegen einer sekundären Hypertonie gedacht werden

- bei jungen Patienten (besonders ohne familiäre Belastung) mit deutlichen Blutdruckerhöhungen und plötzlichem Beginn
- bei schlechtem Ansprechen auf medikamentöse Therapie
- bei Anstieg des Drucks nach bisheriger guter Einstellung.

2.3.3 Diagnostik der Folgeerkrankungen

Im Verlauf der arteriellen Hypertonie kommt es zu typischen funktionellen und strukturellen Veränderungen des linken Ventrikels und der Koronargefäße, die unabhängig voneinender zu einer gestörten Pumpfunktion führen können. Es gilt, diese exakt zu erfassen. Die Echokardiographie ermöglicht dabei nicht nur eine exakte Bestimmung der linksventrikulären Muskelmasse (Übersicht [42]), sondern auch eine Beurteilung der Kontraktilität, der Volumina und der diastolischen Funktion. Auf die diagnostischen Möglichkeiten zur Erkennung einer KHK bzw. Mikroangiopathie wurde bereits eingegangen. Mit Hilfe der transösophagealen Echokardiographie gelingt es sicher, Erkrankungen des Aortenrohres (Erweiterungen, Dissektionen, Plaques) zu beurteilen und mit der Farbdopplersonographie atherosklerotische Veränderungen in der Arteria carotis oder der femoralis aufzuzeigen. Bezüglich der Diagnostik von Nierenschäden sei auf Kapitel 18 verwiesen.

2.4 Therapeutische Maßnahmen

Ziel der Therapie sollte zumindest ein Blutdruckwert < 140/90 mmHg sein, was gerade bei der milden Hypertonie nicht selten durch eine konsequente Anwendung von *Allgemeinmaßnahmen* zu erreichen ist. An erster Stelle ist die Gewichtsabnahme zu nennen. In der Lübecker Blutdruckstudie hatten 67,4 % der Männer mit Bluthochdruck und 55,5 % der Frauen zwischen 30 und 69 Jahren Übergewicht (BMI > 25). Zusätzlich gilt es, den täglichen Alkoholkonsum auf 20–30 g und das Kochsalz auf 5 g zu beschränken und regelmäßige körperliche Aktivität durchzuführen. Wurden orale Kontrazeptiva eingenommen, so sollten diese mindestens für drei Monate probeweise abgesetzt werden.

Die Auswahl des jeweiligen *Antihypertensivums* sollte nach den Empfehlungen der Deutschen Liga zur Bekämpfung des hohen Blutdrucks erfolgen. Sie richtet sich dabei auch nach den schon bestehenden Hochdruckfolgen bzw. Begleiterkrankungen. Für eine frühzeitige Indikation zur medikamentösen Therapie spricht das Vorliegen von kardialen, renalen bzw. zerebrovaskulären Vorschäden, Diabetes mellitus, eine Fettstoffwechselstörung und eine familiäre Häufung von Schlaganfällen bzw. Herzinfarkt. Bei der milden Hypertonie kann in Einzelfällen (besonders nach Durchführung von Allgemeinmaßnahmen) nach einjähriger Blutdrucknormalisierung ein Auslaßversuch gerechtfertigt sein. Bei der Mehrzahl der Patienten ist aber mit einem Wiederanstieg des Blutdrucks nach 1–6 Monaten zu rechnen.

Die bei körperlichen Belastungen überproportionalen Blutdruckanstiege bei Hochdruckkranken können prinzipiell zu akuten kardiovaskulären Komplikationen führen, weswegen eine vorherige ergometrische Überprüfung des Belastungsblutdrucks vor einem Trainingsprogramm notwendig ist [35, 43]. Betarezeptorenblocker haben sich besonders wirksam bei der Reduzierung der Belastungshypertonie erwiesen [35, 37].

2.5 Sozialmedizinische Begutachtung

Da sowohl emotionaler Streß als auch besonders isometrische Belastungen zu deutlichen Blutdruckanstiegen führen können und Schichtarbeit das nächtliche Absinken des Blutdrucks abschwächen kann, sollten Hypertoniker (vor allem mit bereits bestehenden Organmanifestationen) solchen Belastungen nicht ausgesetzt werden. Allgemein ist die Belastbarkeit abhängig vom Grad einer bereits bestehenden kardiovaskulären Erkrankung.

3 Herzklappenerkrankung und Herzklappenersatz

3.1 Häufigkeit und Prognose

1992 erhielten 2266 Patienten mit Mitral- und Aortenklappenfehlern ein Heilverfahren der gesetzlichen Rentenversicherung. Exakte Angaben zur Inzidenz und zur Prognose sind nicht möglich, weil diese Angaben stark abhängig sind vom Zeitpunkt der Diagnosestellung und dem Schweregrad der Erkrankung.

Patienten mit Mitralinsuffizienz hatten ein Jahr nach Diagnosestellung eine Überlebensrate von 64 % und nach fünf Jahren von nur 27 %, bei der Mitralstenose waren es 78 bzw. 45 %. Die kumulative Überlebensrate kann durch den Klappenersatz deutlich verbessert werden: 82 % bei Mitralstenose und 76 % bei Mitralinsuffizienz nach fünf Jahren, wobei das Resultat unabhängig ist von der Wahl des Klappenersatzes. Die 5-Jahres-Überlebensrate ist bei konservativ behandelter Aortenstenose 18 % und 39 % bei Insuffizienz. Durch Klappenersatz steigt die Rate bei überwiegender Stenose auf 86 % und bei Insuffizienz auf 87 % [69].

> Klappenersatz verbessert nicht nur die Lebensqualität und Leistungsfähigkeit, sondern auch die Prognose.

In einer Nachfolgeuntersuchung über 11 Jahre an 575 Männern (Alter 59 Jahre) und im Vergleich von mechanischer und Bioprothese [60] kamen die Autoren zu dem Schluß, daß sich bezüglich Gesamtsterblichkeit und kardiovaskulären Todesfällen keine Unterschiede finden im Hinblick auf den Prothesenersatzort, die gewählte Prothesenart oder einer begleitenden KHK, die Embolierate (insgesamt 65, davon 10 letal) und dem Auftreten einer Prothesenendokarditis (n = 42). 155 Patienten hatten klinisch bedeutsame Blutungen (19 davon letal), strukturelle Veränderungen der Klappen waren nur bei der Bioprothese (n = 21) nachweisbar. Bei 506 Patienten mit Klappenersatz fanden sich [60] über 6,6 Jahre in 6,7 % strukturelle Veränderungen für die Bioprothese und keine bei Björk-Shily. Die Thromboembolierate liegt bei 3,4 pro 100 Patientenjahre [62] für Björk-Shily und 1,8 für Doppelflügelklappen. 11,7 % der Thromboembolien nach Aortenklappenersatz und 14,1 % nach Mitralklappenersatz gehen letal aus [60]. Nach Aortenklappenersatz kommt es zu etwa 1,5 – 4,9 Blutungen und bei Mitralklappenersatz zu 0,6 bis 1,3. In 1,9 bis 4,1 % kommt es zur Infektion der implantierten Klappenprothese mit allerdings hoher Letalität [60]. Periprothetische Dehiszenzen finden sich in 2 % bei Mitral- und in 1,7 bis 5 % bei Aortenklappenprothese [60].

3.2 Pathophysiologie vor und nach Klappenersatz

Die Pathophysiologie wird zum einen durch den Klappenfehler selbst, zum anderen aber auch wesentlich durch die Anpassung des linken Ventrikels, des linken Vorhofs und der Lungenstrombahn bestimmt, wobei Komplikationen das Krankheitsbild zusätzlich mitbestimmen. Bei der *Stenosierung der Mitralklappe* kommt es in Abhängigkeit von der noch vorhandenen Öffnungsfläche nicht nur zu einer Abnahme des Herzzeitvolumens, sondern auch zu einer Erhöhung des linksatrialen Drucks und somit der Drücke im Lungenkreislauf mit daraus resultierender Zunahme des Lungengefäßwiderstandes. Letzterer führt wiederum zu einer weiteren Pulmonalarteriendruckerhöhung mit konsekutiver Zunahme der Nachlast für den rechten Ventrikel und somit zu einer potentiellen Entwicklung einer Rechtsherzinsuffizienz. Der linke Ventrikel ist weniger beeinflußt, und wenn im Sinne einer Abnahme der Auswurffraktion, die wiederum von der gleichzeitigen rheumatischen Myokardschädigung abhängt.

Bei der *Mitralinsuffizienz* kommt es dagegen trotz Regurgitation in der Regel nicht zu einer wesentlichen Drucksteigerung im Pulmonalkreislauf, weil der linke Vorhof durch Größen- und Complianceзunahme als „Puffer" fungiert. Auch wenn es aufgrund der Regurgitation zu einer Nachlaßsenkung kommt, resultieren aus dem kompensatorisch erhöhten Schlagvolumen eine Dilatation und exzentrische Hypertrophie des linken Ventrikels. Dieser Prozeß führt jedoch wiederum zu einer Steigerung der linksventrikulären Nachlast und im Sinne eines Circulus vitiosus zu einer zunehmenden Dilatation des LV. Nach Klappenersatz persistiert in Abhängigkeit vom Operationszeitpunkt eine erniedrigte linksventrikuläre Auswurffraktion, weil jetzt der LV nicht die Möglichkeit hat, sich eines großen Teils seines erhöhten enddiastolischen Volumens gegen geringen Widerstand in den linken Vorhof zu entledigen.

Bei der *Mitralstenose* sind durch den Klappenersatz in Abhängigkeit vom klinischen Schweregrad nicht nur in Ruhe, sondern ganz besonders auch während Belastung, eine signifikante Absenkung des Pulmonalarteriendrucks und ein Anstieg des HZV zu erzielen. Eine mögliche Funktionsverbesserung wird begrenzt durch ein nicht selten bestehendes, nichtkorrigierbares Vorhofflimmern und gegebenenfalls durch eine rheumatische Pankarditis. Biologische wie künstliche Herzklappen haben eine eingeschränkte Öffnungsfläche, die eine normale Ruhe- aber eingeschränkte Belastungshämodynamik zuläßt. Bei stärkerer Belastung und entsprechendem Anstieg des Herzzeitvolumens bzw. Schlagvolumens kommt es zu einem Anstieg des transvalvulären Gradienten, d.h. die Prothese wirkt wie eine Mitralstenose. Bei gleichzeitigem Anstieg der Herzfrequenz verkürzt sich naturgemäß die Diastolendauer, was sich zusätzlich negativ auf die linksventrikuläre Füllung auswirkt; das Herzzeitvolumen kann nicht mehr gesteigert werden, sondern fällt im Gegenteil ab.

Bei der *Aortenklappenstenose* kommt es in Anpassung an die durch die Druckbelastung (abhängig vom Druckgradienten) erhöhte Nachlast zur Ausbildung einer zunächst konzentrischen Hypertrophie, wodurch die Nachlast normalisiert wird. Nur wenn die linksventrikuläre Hypertrophie aufgrund einer Progredienz der Stenose die zunehmende Nachlast nicht „kompensieren" kann, kommt es zu einer Zunahme der Wandspannung und zu einer Größenzunahme des LV und Abnahme der Auswurffraktion. Dieser Prozeß wird begünstigt durch die unzureichende Kapilarisierung des Myokards und eine gleichzeitige Fibrosierung.

Eine auch hämodynamisch relevante *Aorteninsuffizienz* hat über viele Jahre einen günstigen Spontanverlauf, da über eine Zunahme des linksventrikulären enddiastolischen Volumens das Regurgitationsvolumen ausgeglichen wird, ohne daß es aufgrund der sich entwickelnden exzentrischen Hypertrophie des linken Ventrikels zu einer wesentlichen enddiastolischen Druckerhöhung kommt. Erst später kommt es auch durch eine Nachlaßsteigerung und weitere Vergrößerung des

LV zu einer Einschränkung der linksventrikulären Funktion. Bei Aortenklappenersatz ist in der Regel die postoperative Zunahme der funktionellen Leistungsreserve größer als nach Mitralklappenersatz und wird nur in geringem Maße von der hämodynamischen Qualität der Prothese bestimmt. Zwar sind die Grundeigenschaften der implantierten Prothesen prinzipiell dieselben, jedoch kann ein noch suffizienter linker Ventrikel eine relative Stenose auch bei erhöhtem Schlagvolumen und höheren Frequenzen unter Belastungen überwinden. Dies mag von einem nur gering hypertrophierten und fibrosierten Ventrikel gut toleriert werden, nicht jedoch von einem Ventrikel mit starker Vorschädigung.

Nach erfolgreichem Aortenklappenersatz kann innerhalb eines Jahres von einem deutlichen Rückgang der linksventrikulären Hypertrophie und langfristig auch der Fibrosierung ausgegangen werden [93].

3.3 Besondere diagnostische und therapeutische Maßnahmen vor und nach Klappenersatz

Nach Klappenersatz zielt die Diagnostik zum einen auf die Beurteilung einer möglichen Funktionsverbesserung, wobei neben der Echokardiographie die Einschwemmkatheteruntersuchung zur Beurteilung der Belastungshämodynamik hilfreich ist; zum anderen müssen durch sie mögliche Komplikationen möglichst frühzeitig erkannt werden. Die Inzidenz von Prothesendysfunktionen, Thromboembolien und Blutungskomplikationen während des ersten postoperativen Jahres beträgt

- bei Mitralklappenersatz 3,9 und 12,1 % nach zehn Jahren (kumulative Reoperationsrate 6,3 %)
- bei Aortenklappenprothesen 4,2 bzw. 9,9 % (Reoperationsinzidenz 5,9 %) [60].

Auf eine periprothetische Dehiszenz weist neben einem Protheseninsuffizienzgeräusch eine abnorm hohe intravasale Hämolyse hin. Zum Nachweis ist die gepulste und farbkodierte Dopplerechokardiographie (setzt große Erfahrung voraus) vor allen Dingen in der transösophagealen Anwendung geeignet. In der Durchleuchtungsuntersuchung kann eine abnorme Kippbewegung der Prothesenbasis beweisend sein. *Dysfunktionen an mechanischen Klappen* sind sehr selten. Bei *Bioprothesen* wird jedoch nach zehn Jahren eine Dysfunktion in Mitralposition von 23–32 % und bei Aortenklappen von 14–58 % angegeben [60].

Besonders schwierig ist das rechtzeitige Erkennen einer Prothesenendokarditis, was auch für die echokardiographische Untersuchung gilt. Trotz Antikoagulanzienbehandlung sind thromboembolische Ereignisse die häufigsten Morbiditätsursachen nach mechanischem Klappenersatz (jährliche Inzidenz 1,2 % nach Aorten-, 1,9 % nach Mitral- und 2,2 % nach mehrfachem Klappenersatz). Therapeutisch muß besonders bei mechanischem Klappenersatz auf eine konsequente Antikoagulanzientherapie geachtet werden, wobei die zusätzliche Gabe von 100 mg Acetylsalicylsäure bei Patienten mit mechanischem Klappenersatz oder Bioprothesen mit begleitendem Vorhofflimmern die Prognose deutlich verbessert [175]. Die Gesamtmortalität war mit 2,8 % unter zusätzlich verabreichter Acetylsalicylsäure (ASS) signifikant niedriger im Vergleich zu 7,4 % und zusätzlicher Placebogabe. Auch das nichtrheumatische Vorhofflimmern (bei 2–5 % der Bevölkerung über 60 Jahre) weist ein 5fach erhöhtes Apoplexrisiko auf. In einer Übersichtsarbeit [92] wurde auf fünf Studien zur Thromboembolieprophylaxe eingegangen. Die prophylaktische Effektivität (37–87 %ige Risikoreduktion) war dabei sowohl bei hoher Antikoagulanzienintensität (International Normalized Ratio [INR] 2,8–4,2 als auch bei der sogenannten Low-dose-Antikoagulation [INR 1,5–2,7] gleich gut. Tödliche und/oder intrazerebrale Blutungen dagegen traten nur bei INR-Werten >2,6 auf. In zwei der fünf Studien wurde zusätzlich ASS randomisiert appliziert. Wegen widersprüchlicher Ergebnisse muß die Bedeutung von ASS zur Thromboembolieprophylaxe bei Vorflimmern derzeit noch offenbleiben.

Folgendes *praktisches Vorgehen* kann heute empfohlen werden:

- Bei hohem Embolierisiko (Klappenprothesenträger, Patienten mit hochgradiger Mitralstenose, schwerem Ventrikelschaden und Embolieanamnese) sollte eine strenge Antikoagulation auch nach erfolgreicher Rhythmisierung durchgeführt werden.
- Bei Patienten mit mittlerem Embolierisiko (Patienten mit mittlerem linksventrikulärem Schaden, noch geringen Klappenveränderungen, Mitralklappensegelprolaps und bei Alter über 75 Jahren) ist eine mildere Antikoagulation (Quickwerte zwischen 35 und 45 %) ausreichend.
- Bei Patienten mit geringem Embolierisiko (geringer Ventrikelschaden, geringe Klappenfibrosierung, arterielle Hypertonie, Alter unter 75 Jahren) ist eine ASS-Therapie mit 300 mg/Tag ausreichend.

Neben der Frage der Antikoagulation stellt sich die Frage der Wiederherstellung eines Sinusrhythmus.

Die Möglichkeit einer Wiederherstellung des Sinusrhythmus steigt, wenn das Vorhofflimmern weniger als zwei Jahre besteht, der LV normal oder nur gering vergrößert und die linksventrikuläre Funktion mäßiggradig eingeschränkt ist und ein gutes postoperatives Ergebnis vorliegt.

Bei diesen Patienten sollte eine medikamentöse oder elektrische Kardioversion versucht werden. Eine Voraussetzung für die Kardioversion ist jedoch eine effiziente, bereits zwei Wochen zuvor einsetzende Antikoagulation mit Quickwerten um 30 %. In Ausnahmefällen kann dies nach vorheriger transösophagealer Echokardiographie [109] entfallen. Alle Patienten, bei denen eine Antikoagulation durchgeführt wird, sollten ausführlich über die Bedeutung dieser Maßnahme, mögliche Veränderungen durch die Ernährung und auf die erhöhte Blutungsgefahr in Beruf und Freizeit hingewiesen, und in die „Quick-Selbstbestimmung" eingeführt werden.

3.4 Besonderheiten in der sozialmedizinischen Begutachtung

Von Gohlke-Bärwolf [50] wurde bei 1270 Patienten mit einfachem Klappenersatz der Einfluß verschiedener Parameter auf die berufliche Wiedereingliederung untersucht. Danach waren
- 62 % der Patienten, die zum Zeitpunkt des Klappenersatzes 56 Jahre und jünger waren, berufsfähig
- 2 % in Ausbildung
- 16 % Hausfrauen
- 4 % arbeitslos
- nur 16 % berentet oder erwerbsunfähig.

Neben dem präoperativen beruflichen Status und dem Geschlecht ist das postoperative funktionelle Ergebnis der wichtigste Faktor für die berufliche Wiedereingliederung.

Die Belastbarkeit nach Mitralklappenersatz ist außer vom Trainingszustand der Patienten von der Normalisierung einer präoperativ gestörten linksventrikulären Funktion, einer eventuell persistierenden Erhöhung des Lungengefäßwiderstandes und einer Verbesserung der rechtsventrikulären Funktion, aber auch von der hämodynamischen Qualität der Klappe abhängig.

Ergometrisch sind Patienten nach Mitralklappenersatz sehr unterschiedlich belastbar (auch sehr abhängig vom Trainingszustand der Skelettmuskulatur). Eine Objektivierung der Belastbarkeit gelingt oft nur exakt durch eine Einschwemmkatheteruntersuchung. Bei Patienten mit präoperativer Aortenstenose kann durch den Klappenersatz in mehr als 80 % eine altersentsprechende Leistungsfähigkeit wiederhergestellt werden [60], wogegen nach Aorteninsuffizienz das Ergebnis von der Normalisierung der linksventrikulären Funktion bestimmt wird. Wegen der weiterbestehenden Klappenobstruktion muß Patienten mit Mitral- oder mehrfachem Klappenersatz von höhergradigen körperlichen Belastungen abgeraten werden. Grundsätzlich muß bei Patienten mit Zustand nach Sternumspaltung berücksichtigt werden, daß zwar aufgrund der Draht-Cerclagen relativ schnell eine stabile Osteosynthese vorliegt und nur geringe Beschwerden auftreten. Dies aber darf nicht darüber hinwegtäuschen, daß die Knochenheilung mehrere Wochen und altersabhängig, je nach Beschaffenheit des Sternums, auch mehrere Monate in Anspruch nehmen kann. Demzufolge darf der Schultergürtel in der Frühphase nur vorsichtig belastet werden, wobei gebrochene Drähte meist Ausdruck einer zu frühen Belastung sind.

4 Kardiomyopathie und Herzinsuffizienz

4.1 Häufigkeit und Ätiologie

Von der gesetzlichen Rentenversicherung wurden 1992 nur 2400 Heilmaßnahmen wegen Kardiomyopathie durchgeführt. Eine genaue Aufschlüsselung der verschiedenen Formen ist nicht bekannt. Bei den Kardiomyopathien unterscheidet man zwischen der dilatativen, hypertrophen und restriktiven Form.

Die *primäre dilatative Kardiomyopathie (DCM)* ist als Herzmuskelerkrankung unbekannter Ätiologie definiert. Man kann in der Bundesrepublik Deutschland von einer Neuerkrankungsrate von 36,5 pro 100000 Einwohner pro Jahr ausgehen [115], wobei dies jedoch möglicherweise eine Unterschätzung beinhaltet. Es scheint so zu sein, daß zumindest in einigen Fällen eine genetische bzw. eine Autoimmunerkrankung [65] ursächlich eine Rolle spielt. Häufiger sind die *sekundären DCM*, die nach der Framingham-Studie in nahezu zwei Dritteln bei Männern und Frauen mit einer Hypertonie assoziiert waren, gefolgt von der KHK und anderen Ursachen (metabolische, endokrine, toxische Einflüsse).

Bei der *primär hypertrophen Kardiomyopathie (HCM)* handelt es sich um eine ätiologisch unklare pathologische Hypertrophie der Ventrikelwände (bevorzugt des Septums) mit (obstruktive Form) oder ohne Gradient in der linksventrikulären Ausflußbahn. Bei einem Drittel besteht eine familiäre Disposition.

Bei der *restriktiven Form* kommt es durch Einlagerung von Eisen, Amyloid und Glykogen, aber auch im Rahmen von Kollagenosen zu einer vermehrten Steifigkeit der Herzkammer.

4.2 Pathophysiologie und Prognose

Der entscheidende pathophysiologische Reiz in der Entwicklung einer chronischen *Herzinsuffizienz bei DGM* ist die Erhöhung der myokardialen Wandspannung und eine daraus folgende myokardiale Hypertrophie. Die Überforderung des Frank-Starling-Mechanismus und eine sich entwickelnde Fibrose führt zu einer systolischen und diastolischen Funktionsstörung und durch neuroendokrine Anpassungsvorgänge zu einer Erhöhung der Vorlast und Nachlast des Herzens. Zunächst kommt es zu einer vermehrten Sekretion des atrialen natriuretischen Faktors und zu einer Steigerung der Synthese vasodilatatorisch wirksamer Prostaglandine. Zusätzlich folgt eine Sympathikusaktivierung mit Steigerung der myokardialen Kontraktilität. Bei unzureichendem Effekt wird dann das Renin-Angiotensin-Aldosteron-System aktiviert, wobei vasokonstriktorische, natrium- und wasserretinierende Mechanismen überwiegen. Dies führt zu einem Anstieg des peripheren arteriellen Widerstandes, einer Einschränkung der Nierendurchblutung und einer vermehrten Flüssigkeitsretention. In einem Circulus vitiosus wird die zunehmende Entwicklung der Herzinsuffizienz durch Überforderung der endokrinen Regulationssysteme verstärkt, begünstigt durch eine sich entwickelnde relative Mitralinsuffizienz. Durch eine chronisch gesteigerte adrenerge Stimulation kommt es zur Verminderung der β_1-Rezeptoren des Herzens mit verminderter Ansprechbarkeit auf kontraktionsfördernde Reize. Die Erhöhung der Plasmakatecholamine korreliert dabei mit dem Schweregrad und der Prognose der sich entwickelnden chronischen Herzinsuffizienz und steht möglicherweise auch mit dem erhöhten Risiko des plötzlichen Herztodes durch ventrikuläre Arrhythmien in einem kausalen Zusammenhang.

Die bei Herzinsuffizienz eingeschränkte Belastbarkeit kann keinesfalls nur durch das reduzierte Herzminutenvolumen erklärt werden. Bei Herzinsuffizienz liegt eine verringerte Durchblutungsrate der Skelettmuskulatur sowie eine erniedrigte Mitochondriendichte und metabolische Kapazität vor.

Therapeutisch standen lange Zeit Diuretika sowie Digitalisglykoside an erster Stelle. In der Consensus-Studie konnte gezeigt werden, daß Enalapril, zusätzlich zur Standardmedikation bei Herzinsuffizienz im NYHA-Stadium IV die Mortalität um 31 % nach 12 Monaten senkte. In der SOLVED-Studie [173] (NYHA-Stadium II–III, Ejektionsfraktion <35 %) wurde gezeigt, daß Enalapril (zusätzlich zur Standardtherapie) zu einer Senkung der Mortalität um 18 %, der progredienten Herzinsuffizienz um 22 % und des Herzinfarktes um 28 % führte. In der SAVE-Studie [135] bewirkte die Therapie mit Captopril bei Postinfarktpatienten mit eingeschränkter linksventrikulärer Funktion (< 40 %) eine signifikante Abnahme der Gesamtmortalität um 19 %, der kardiovaskulären Mortalität um 21 % und der progredienten Herzinsuffizienz um 36 % sowie der Häufigkeit der Reinfarkte um 25 %. Daß auch über eine Beeinflussung des erhöhten Sympatikotonus durch Betarezeptorenblockade eine verbesserte Prognose bei DCM erreicht werden kann, wurde von Waagstein et al. [180] gezeigt.

Bei der dilatativen Kardiomyopathie können mit dem Langzeit-EKG in ca. 80 % multiforme VES, in ca. 50 % nicht anhaltende ventrikuläre Tachykardien aufgezeichnet werden [120]. Ca. 50 % der Patienten versterben plötzlich. Studien an kleinen Patientengruppen mit DCM zeigten zwar eine signifikante Reduktion von komplexen VES unter dem Einsatz von Amiodaron, in bezug auf den plötzlichen Herztod ergab sich aber nur ein nicht signifikanter Vorteil [120].

Nur durch die Herztransplantationen können Patienten mit einer DCM längerfristig gerettet werden. Da die Betroffenen meist jung sind und die übrigen Organsysteme gut funktionieren, werden sie am häufigsten für diesen Eingriff vorgesehen. Bei ihnen kann von einer 5-Jahres-Überlebensrate bis zu 75 % ausgegangen werden.

Die *hypertrophe Kardiomyopathie* mit verdickten Wänden und kleinem Cavum ist pathophysiologisch charakterisiert durch eine beeinträchtigte diastolische Funktion, so daß die Symptome der Patienten mit und ohne Auswurfobstruktion sehr ähnlich sind. Die Füllung des Herzens erfolgt vorrangig während der Vorhofkontraktion unter erhöhtem Druck und führt zur typischen Vergrößerung des linken Vorhofs. Tritt Vorhofflimmern hinzu, verschlechtert sich die Hämodynamik gravierend.

Bei symptomatischen Patienten beträgt die jährliche Mortalität 2–4 % [156]. Die Mehrzahl dieser Patienten verstirbt unerwartet und plötzlich. Als Ursache werden supraventrikuläre und ventrikuläre Tachyarrhythmien vermutet. Prospektive, randomisierte Untersuchungen zur Prävention des plötzlichen Herztodes bei HCM existieren nicht. In einer Langzeitstudie zeigten Patienten unter niedrig dosierter Amiodaron-Therapie einen vergleichsweise günstigen Verlauf [112]. Es konnte gezeigt werden, daß durch Verapamilgabe die 10-Jahres-Überlebensrate auf 80 % gesteigert wurde im Vergleich zu 67 % unter Propranolol und 65 % bei Unbehandelten [156]. Bei mit Verapamil behandelten Patienten nach septaler Myektomie war die 10-Jahres-Überlebensrate 100 % gegenüber 78 % bei Operierten ohne eine solche Nachbehandlung.

4.3 Besondere diagnostische und therapeutische Maßnahmen

Auch wenn die Größe des linken Ventrikels bei der DCM eine prognostische Aussage ermöglicht, wird die hämodynamische Einschränkung anhand einer Ruheuntersuchung jedoch manchmal über- bzw. unterschätzt. Die Beurteilung der Belastbarkeit ist nicht selten nur durch eine Einschwemmkatheteruntersuchung möglich. Bei den therapeutischen Maßnahmen steht die Optimierung einer medikamentösen Langzeittherapie im Vordergrund. Durch eine Bewegungstherapie [151] ließ sich bei einem überwiegend auf die Transplantation wartenden Patientenkollektiv nicht nur eine Steigerung der maximalen Leistungsfähigkeit, sondern auch ein signifikant verbesserter Blutfluß in die Beinmuskulatur durch das Intervalltraining nachweisen.

Diese Ergebnisse zeigen auf, daß selbst bei Patienten mit schwerer Dysfunktion des linken Ventrikels durch ein modifiziertes „Trainingsprogramm" eine Belastungssteigerung erzielt werden kann.

Es muß in diesem Zusammenhang jedoch deutlich darauf hingewiesen werden, daß eine solche Maßnahme ein großes diagnostisches und therapeutisches Know-how voraussetzt und bei nicht adäquater Dosierung eine Verschlechterung der linksventrikulären Funktion eintreten kann [54].

Es konnte gezeigt werden, daß bei Herztransplantierten, die ja von einer direkten sympathischen nervalen Versorgung des Herzens abgeschnitten sind, nicht nur die Herzfrequenz im submaximalen Bereich gesenkt, sondern daß durch das Ausdauertraining auch eine signifikant höhere maximale Herzfrequenz und Belastungsstufe erreicht wurde. Dabei ging die verbesserte Herzfrequenzregulation mit einer signifikanten Verbesserung der Borg-Skala einher (Bewertung der subjektiven Belastbarkeit) [83].

Patienten nach Herztransplantationen müssen selbstverständlich spezifisch betreut werden. Besondere Probleme stellen die erhöhte Infektionsgefährdung und die Überprüfung der immunsuppressiven Therapie (auf Einnahmetreue und Verträglichkeit) sowie das Erkennen einer möglichen Abstoßungsreaktion dar. Die Überwachung sollte nur in enger Verbindung mit dem Transplantationszentrum geschehen. Eine besonders gefürchtete Komplikation stellt die Transplantationsvaskulopathie dar, die die Koronargefäße betrifft und zu einer schnell sich entwickelnden Koronarsklerose führen kann, was auch durch den nicht selten sich entwickelnden Hypertonus ohne nächtliche Blutdrucksenkung begünstigt wird. Unter diesem Aspekt gilt es, konsequent das kardiovaskuläre Risikoprofil zu normalisieren.

4.4 Besonderheiten in der sozialmedizinischen Begutachtung

Aufgrund der begrenzten Beeinflußbarkeit des Krankheitsverlaufs und der zunehmenden Progredienz bei Kardiomyopathie sind diese Patienten im allgemeinen nur begrenzt im Erwerbsleben zu halten, wobei nur eine überwiegend sitzende Tätigkeit in Betracht kommt. Im Einzelfall muß dieses jedoch genau überprüft werden, wobei der Belastungshämodynamik während der Einschwemmkatheteruntersuchung eine besondere Bedeutung zukommt. Zum einen sind die Spontanverläufe bei der primären DCM und HCM sehr unterschiedlich in ihrer Progredienz, zum anderen lassen sich nach Alkoholabstinenz oder bei Zustand nach Myokarditis zum Teil überraschende Rekompensationen erreichen.

Literatur

1. Aldermann, E., S. Corley, L. Fisher, B. Chaitmann, D. Faxon, E. Foster, T. Killip, J. Gosa, M. Bourassa: Five-year angiographic follow-up of factors associated with progression of coronary artery disease in the Coronary Artery Surgery Study (CASS). J. Amer. Coll. Cardiol. 22 (1993) 1141.
2. Anderson, K.M., W.P. Castelli, D. Levy: Cholesterol and mortality. J. Amer. med. Ass. 257 (1987) 2176.
3. Assmann, G., H. Schulte: Ergebnisse der prospektiven kardiovaskulären Münster (PROCAM) Studie. Dtsch. Ärztebl. 90 (1993) 2057.
4. Berghoff, A., W. Koenig, M. Neudert, E. Buschmann, S. Philipp: Rehabilitation bei Erkrankungen des Herzkreislaufsystems/Kardiologie. – Ein Diskussionsvorschlag. Anlage 2, GBV-Nr. VII (1993) 76.
5. Badura, B., G. Kaufhold, H. Lehmann, H. Pfaff, T. Schott, M. Waltz: Leben mit dem Herzinfarkt – eine sozialmedizinische Studie, S. 55. Springer, Berlin–Heidelberg 1987.
6. Berlin, J.A., G.A. Colditz: A meta-analysis of physical activity in the prevention of coronary heart disease. Amer. J. Epidem. 132 (1990) 612.
7. Blair, S.N., H.W. III. Kohl, R.S. Paffenbarger, D.G. Clark, K.H. Cooper, L.W. Gibbons: Physical fitness and all-cause mortality: a prospective study of healthy men and women. J. Amer. med. Ass. 262 (1989) 2395.
8. Braunwald, E.: Unstable angina. A classification. Circulation 80 (1989) 410.

9. Buchwalsky, R.: Stellenwert kardiologischer Untersuchungen für die Beurteilung der Leistungsfähigkeit nach Herzinfarkt. Z. Med. Sch. Verst. 80 (1984) 46.
10. Burg, M., D. Jain, R. Soufer, R. Kerns, B. Zaret: Role of behavioral and psychological factors in mental stress-induced silent left ventricular dysfunction in coronary artery disease. J. Amer. Coll. Cardiol. 22 (1993) 440.
11. Carstensen, J.M., G. Pershagen, G. Eklund: Mortality in relation to cigarette and pipe smoking: 16 year observation of 25,000 Swedish men. J. Epidem. Community Health 41 (1987) 166.
12. Casale, P. H., R. B. Devereux, M. Milner et al.: Value of echocardiographic measurement of left ventricular mass in predicting cardiovasular morbid events in hypertensive men. Ann. intern. Med. 105 (1986) 173.
13. CASS: Principal investigators and their associates. Coronary Artery Surgery Study (CASS): A randomized trial of coronary artery bypass surgery: survival data. Circulation 68 (1983) 939.
14. Collins, R., R. Peto, S. MacMahon et al.: Blood pressure, stroke, and coronary heart disease: part 2, short-term reductions in blood pressure: overview of randomized drug trials in their epidemiologic context. Lancet 335 (1990) 827.
15. Copeland, J.G., R.W. Emery, M.M. Levinson, T.B. Icenogle, M. Carrier, R.A. Ott, J.A. Copeland, A. McAleer-Rhenman, S.M. Nicholson: Selection of patients for cardiac transplantation. Circulation 75 (1987) 2.
16. Cruickshank, J.M., J.M. Thorp, F.J. Zacharias: Benefits and potential harm of lowering blood pressure. Lancet 1 (1987) 581.
17. Agostino, R. D', A. Belanger, W. Kannel, J. Cruickshank: Relation of low diastolic blood pressure to coronary heart disease death in presence of myocardial infarction: The Framingham Study. Brit. med. J. 303 (1991) 985.
18. Dahlöf, B., L.H. Lindholm, L. Hansson: Morbidity and mortality in the Swedish trial in old Patients with hypertension (STOP-Hypertension). Lancet 338 (1991) 1281.
19. Davey Smith, G., M.J. Shipley, M.G. Marmot, G. Rose: Plasma cholesterol concentration and mortality: the Whitehall Study. J. Amer. med. Ass. 267 (1992) 70.
20. Dennis, C., N. Housten-Micler, R. Schwartz, D. Ahn, H. Kraemer, D. Gossard, M. Juneau, B. Taylor, R. De Busk: Early return to work after uncomplicated myocardial infarction. J. Amer. med. Ass. 260 (1988) 214.
21. Deutsche Gesellschaft für Prävention und Rehabilitation von Herz-Kreislauf-Erkrankungen: Richtlinien zur Methodik der Bewegungstherapie in stationärer Rehabilitation von Herzpatienten. Herz/Kreisl. 25 (1993) III.
22. Doll, R., R. Peto: Mortality in relation to smoking: 20 years' observation on male British doctors. Brit. med. J. 2 (1976) 1525.
23. Drarup, K., D. Moser, C. Marsden, S. Taylor, P. Guzy: Effects of a multidimensional cardiopulmonary rehabilitation program on psychosocial function. Amer. J. Cardiol. 68 (1991) 31.
24. Drexler, H., F. Fauck, S. Höring, H. Just: Bloodflow distribution within skeletal muscle during exercise in the presence of chronic heart failure: effect of milrone. Circulation 76 (1987) 1344.
25. Droste, C., G. Ruf, M. Greenlee, H. Roskamm: Development of angina pectoris pain and cardiac events in asymptomatic patients with myocardial ischemia. Amer. J. Cardiol. 72 (1993) 121.
26. Echt, D.S., P.R. Liebson, L.B. Mitchell, R.W. Peters, D. Obias-Manno, A.H. Barker, D. Arensberg and the CASI Investigators: Mortality and morbidity in patients receiving encainide, flecainide or placebo. The Cardiac Arrhythmia Suppression Trial. New Engl. J. Med. 323 (1991) 781.
27. Ekelund, L.G., W.L. Haskell, J.L. Johnson, F.S. Whaley, M.H. Criqui, D.S. Sheps: Physical fitness as a predictor of cardiovascular mortality in asymptomatic North American men: The Lipid Research Clinics mortality follow-up study. New Engl. J. Med. 319 (1988) 1379.
28. European Coronary Surgery Study Group: Long-term results of prospective randomized study of coronary artery bypass surgery in stable angina pectoris. Lancet 2 (1982) 1173.
29. Franz, I-W., H. Mellerowicz: Vergleichende Messungen der PWC_{170} mit Leistungsstufen von unterschiedlicher Größe und Dauer. Z. Kardiol. 66 (1977) 670.
30. Franz, I-W., F.W. Lohmann: Die Bedeutung der ergometrischen Untersuchung zur Beurteilung der antihypertensiven Therapie. Dtsch. med. Wschr. 38 (1978) 1478.
31. Franz, I-W.: Untersuchungen über das Blutdruckverhalten während und nach Ergometrie bei Grenzwerthypertonikern im Vergleich zu Normalpersonen und Patienten mit stabiler Hypertonie. Z. Kardiol. 68 (1979) 107.
32. Franz, I-W.: Differential antihypertensive effect of acebutolol and the fixed combination hydrochlorothiazide/amiloridehydrochloride on elevated exercise blood pressures in hypertensive patients. Amer. J. Cardiol. 46 (1980) 301.
33. Franz, I-W.: Belastungsblutdruck bei Hochdruckkranken. Springer, Berlin–Heidelberg–New York 1981.
34. Franz, I-W., W. Disselhoff: Diagnostische Möglichkeiten zur Unterscheidung von latenter und manifester Herzinsuffizienz. In: Lohmann, F.W. (Hrsg.): Herzinsuffizienz – Aktuelle Gesichtspunkte zur Pathophysiologie, Diagnostik und Therapie, S. 25. Mohndruck, Gütersloh 1982.
35. Franz, I-W.: Ergometrie bei Hochdruckkranken. Springer, Berlin–Heidelberg–New York 1982.
36. Franz, I-W., Lohmann, F.W.: Reproduzierbarkeit des Blutdruckverhaltens während und nach Ergometrie bei Hochdruckkranken. Dtsch. med. Wschr. 107 (1982) 1379.
37. Franz, I-W.: β-Rezeptorenblocker in der Hochdrucktherapie. Hämodynamische und metabolische Aspekte und Kombinierbarkeit mit anderen Antihypertensiva. Springer, Berlin–Heidelberg–New York 1986.
38. Franz, I-W.: Ergometrische Diagnostik bei Koronar- und Hochdruckpatienten. Med. Welt 39 (1988) 230.
39. Franz, I-W., R. Ketelhut, W. Meyer-Sabellek, R. Gotzen: Gelegenheits-, Belastungs- und 24-h-Blutdruck bei Hypertonikern unter regelmäßigem Lauftraining. In: Meyer-Sabellek, W., R. Gotzen (Hrsg.): Indirekte 24-Stunden-Blutdruckmessung, S. 203. Steinkopff, Darmstadt 1990.
40. Franz, I-W., R. Ketelhut, U. Behr, U. Tönnesmann: Long-term studies on regression of left ventricular hypertrophy. J. cardiovasc, Pharmacol, 17 (Suppl. 2) (1991) 87.
41. Franz, I-W., U. Tönnesmann, D. Erb, R. Ketelhut: Impaired left ventricular function during exercise in hypertensives with normal coronary arteriograms. J. cardiovasc. Pharmacol. 17 (Suppl. 12) (1991) 133.
42. Franz, I-W.: Hypertonie und Herz. Springer, Berlin–Heidelberg–New York 1993.
43. Franz, I-W.: Belastungsblutdruck bei Hochdruckkranken. Diagnostische, prognostische und therapeutische Aspekte. Springer, Berlin–Heidelberg 1993.

44. Fuster, V., L. Badimon, J. Badimon, J. Chesebro: The pathogenesis of coronary artery disease and the acute coronary syndromes. New Engl. J. Med. 326 (1992) 242.
45. Gleichmann, K., H. Mannebach: 20 Jahre Kardiologie 1973 – 1993. Steinkopff, Darmstadt 1993.
46. Gohlke, H., Schnellbacher, K., Samek, L., Stürzenhofecker, P., Roskamm, H.: Long-term improvement of exercise tolerance and vocational rehabilitation after bypass surgery: a 5 year follow up. J. cardiac. Rehab. 2 (1982) 53.
47. Gohlke, H., P. Betz, H. Roskamm: Improved risk stratification in patients with coronary artery disease. Application of a survival function using continuous exercise and angiographic variables. Europ. Heart J. 9 (1988) 427.
48. Gohlke, H., E. Heim, H. Roskamm: Bedeutung von Stenosegrad und Kollateralisierung des Infarktgefäßes für die Prognose nach Q-Zeichen-Vorderwandinfarkt. RHZ Aktuell 5 (1990) 11.
49. Gohlke, H.: Der Einfluß des LDL/HDL-Cholesterin-Quotienten auf die Progression und Regression von arteriosklerotischen Läsionen. Wien klin. Wschr. 103 (1992) 309.
50. Gohlke-Bärwolf, C., H. Gohlke, K. Peters, J. Petersen, E. Eschenbruch, D. Birnbaum, H. Roskamm: Welche Faktoren beeinflussen die berufliche Wiedereingliederung nach Klappenersatz? RHZ Aktuell 5 (1990) 12.
51. Gottlieb, S., M. Weisfeldt, P. Quyang, D. Mellits, G. Gerstenblith: Silent ischemia as a marker for early unfavorable outcomes in patients with unstable angina. New Engl. J. Med. 314 (1986) 1214.
52. Gould, A.L., N.C. Santanello, J.F. Heyse: Cholesterol reduction confers clinical benefit: A meta-analysis. Circulation 87 (1993) 700.
53. Greenland, P., J.S. Chu: Efficacy of cardiac rehabilitation services. With emphasis on patients after myocardial infarction. Ann. intern. Med. 109 (1988) 650.
54. Grodzinski, E., F. Kreutz, G. Blümchen, J.S. Borer: Über das Verhalten der Ruhe- und Belastungs-Auswurffraktion (EF) bei Herzinfarktpatienten vor und nach vierwöchigem Training. Z. Kardiol. 72 (1983) 105.
55. Grundy, S.M.: Cholesterol and coronary heart disease. J. Amer. med. Ass. 256 (1986) 2849.
56. Gyntelberg, F., L. Lauridsen, P.B. Pedersen, K. Schubell: Smoking and risk of myocardial infarction in Copenhagen men aged 40 – 59, with special reference to cheroot smoking. Lancet 1 (1981) 987.
57. Halhuber, M.J.: Für und Wider „Anschluß"-Heilverfahren nach akutem Herzinfarkt. Dtsch. Rentenversicherung 1 (1969) 30.
58. Halle, M., A. Berg, J. Keul: Einfluß von körperlicher Aktivität auf den Stoffwechsel und das atherogene Fettprofil. In: Meyer, K., O.A. Brusis (Hrsg.): Körperliche Aktivität und Stoffwechsel, S. 20. Beltz, Weinheim 1993.
59. Hambrecht, R., J. Niebauer, C. Marburger: Various intensities of leisure time physical activity in patients with coronary artery disease: effects on cardiorespiratory fitness and progression of coronary arterosclerotic lesions. J. Amer. Cardiol. 22 (1993) 468.
60. Hammermeister, K.E.: A comparison of outcomes in men 11 years after heart-valve replacement with a medical valve or bioprothesis. New Engl. J. Med. 328 (1993) 1289.
61. Hansson, L.: Cardiovascular risk factors and antihypertensive treatment. Europ. Heart J. 13 (Suppl. A) (1992) 49.
62. Hellberg, K.: Probleme und Ergebnisse nach Herzklappenersatzoperation. Dtsch. med. Wschr. 112 (1987) 1790.
63. Henderson, W., S. Goldman, J. Copeland, T. Moritz, L. Harker: Antiplatelet or anticoagulent therapy after coronary artery bypass surgery. Ann. intern. Med. 111 (1989) 743.
64. Hennekens, C.H., D. Evans, R. Peto: Oral contraceptive use, cigarette smoking and myocardial infarction. Brit. J. Fam. Plann. 5 (1979) 66.
65. Herskowitz, A., D. Neumann, A. Ansari: Concepts of autoimmunity applied to idiopathic dilated cardiomyopathy. J. Amer. Coll. Cardiol. 22 (1993) 1385.
66. Hiermann, I.: Smoking and diet intervention in healthy coronary high risk men. Methods and 5-year follow-up of risk factors in a randomized trial. The Oslo study. J. Oslo City Hospital 30 (1980) 3.
67. Hodge, R.L.: Facts that convinced me. WHL-Newsletter 19 (1991) 3.
68. Holme, I.: Relation of coronary heart disease incidence and total mortality to plasma cholesterol reduction in randomized trials: use of meta-analysis. Brit. Heart J. 69 (1993) 42.
69. Horstkotte, D., H.D. Schulte, W. Bircks, B.E. Strauer: Prognose, Komplikationen und Funktionsbeurteilung nach Herzklappenersatz. Internist 30 (1989) 511.
70. Hubert, H.B., M. Feinleib, P.M. McNamara, W.P. Castelli: Obesity as an independent risk factor for cardiovaskular disease: a 26-year follow-up of participants in the Framingham Heart Study. Circulation 67 (1983) 968.
71. Hypertension Prevention Trial Research Group. The Hypertension Prevention Trial: three-year effects of dietary changes on blood pressure. Arch intern. Med. 150 (1990) 153.
72. Imai, Y., S. Ko, K. Abe, S. Sasaki, M. Nihei, K. Yoshinaga, H. Sekino: Effect of weight loss on blood pressure and drug consumption in normal weight patients. Hypertension 8 (1986) 223.
73. ISIS-I (First International Study of Infarct Survival): Randomized trial of intravenous atenolol among 16027 cases of suspected acute myocardial infarction. Lancet II (1986) 57.
74. Jespersen, C.M., L. Hagerup, N. Holländer, J. Launbjerg, N. Linde, E. Steinmetz: Exercise-provoked ST-segment depression and prognosis in patients recovering from acute myocardial infarction. Significance and pitfalls. J. intern. Med. 233 (1993) 27.
75. Joint National Committee: The Fifth Report of the Joint National Committee on the Detection, Evaluation, and Treatment of High Blood Pressure (JNC V). Arch. intern. Med. 153 (1993) 154.
76. Kannel, W.B., J.M. Schwartz, P.M. McNamara: Blood pressure and the risk of coronary heart disease: The Framingham Study. Dis. Chest 65 (1969) 43.
77. Kannel, W.B., T. Gordon, M.J. Schwartz: Systolic versus diastolic blood pressure and the risk of coronary heart disease: The Framingham Study. Amer. J. Cardiol. 27 (1971) 335.
78. Kannel, W.B., P. Sorlie: Some health benefits of physical activity: The Framingham Study. Arch. intern. Med. 139 (1979) 857.
79. Kannel, W.B., T. Gordon, W.P. Castelli: Role of lipids and lipoprotein fractions in atherogenesis: The Framingham Study. Progr. Lipid Res. 20 (1981) 339.
80. Kannel, W.B., D.L. McGee, W.P. Castelli: Latest perspectives on cigarette smoking and cardiovascular disease. The Framingham Study. J. cardiac. Rehabil. 4 (1984) 267.
81. Kannel, W.B., P.A. Wolf, W.P. Castelli, R.B. D'Agostin: Fibrinogen and risk of cardiovascular disease. The Framingham Study. J. Amer. med. Ass. 258 (1987) 1183.

82. Kannel, W.B., R.B. D'Agostino: Update on fibrinogen as a major cardiovascular risk factor. The Framingham Study. J. Amer. Coll. Cardiol. 15 (1990) 156A (Abstract).
83. Kavanagh, T., M.H. Yacoub, D.J. Mertens, J. Kennedy, R.B. Campbell, B. Sawyer: Cardiorespiration responses to exercise training after orthotopic cardiac transplantation. Circulation 77 (1988) 162.
84. Keil, U.: Monica-Projekt der WHO. Hochdruck 12 (1992) 7.
85. Kertzendorff, K.: Erfahrungen mit der Anschlußheilbehandlung bei Krankheiten des Herzens aus der Sicht des Rentenversicherungsträgers. In: Loskot, F. (Hrsg.): Herzerkrankungen, S. 349. Steinkopff, Darmstadt 1986.
86. King III, S.P., M. Schlumpf: Ten-year completed follow-up of percutaneous transluminal coronary angioplasty: The early Zurich experience. J. Amer. Coll. Cardiol. 22 (1993) 353.
87. Kjeldsen, S., R. Mundal, L. Sandvik, G. Erikssen, E. Thanlow, J. Erikssen: Exercise blood pressure as a predictor of cardiovascular mortality. Sixth European Meeting on Hypertension. Milan Universita degli Studi di Milano (1993) (Suppl. 95) 355.
88. Klag, M., D. Ford, L. Mead, J. He, P. Wekelton, K.Y. Kiang, P. Levine: Serum cholesterol in young men and subsequent cardiovascular disease. New Engl. J. Med. 328 (1993) 313.
89. Köhler, E., R. Fenzl, R. Schönfeld, M. Tataru: Untersuchung über den Zusammenhang zwischen Risikoprofil und dem Schweregrad bzw. dem Manifestationsalter der koronaren Herzkrankheit. Z. Kardiol. 81 (1992) 310.
90. König, K., H. Reindell: Über die Bedeutung der korrelativen Betrachtung bei der ergometrischen Funktionsdiagnostik. In: Mellerowicz, H., E. Jokl, G. Hansen: Ergebnisse der Ergometrie, S. 101. Perimed, Erlangen 1975.
91. Korb, H., A. Borowski, K. Christof, M. Deimel, E. de Vivie: Die chirurgische Myokardrevaskularisation. Versicherungsmed. 43 (1991) 3.
92. Kottkamp, H., S. Willems, G. Hindricks, X. Chen, W. Haverkamp, M. Hasfeld, M. Borggrefe, G. Breithandt: Orale Antikoagulation zur Thromboembolieprophylaxe bei nicht rheumatischem Vorhofflimmern: Indikation, Effektivität und Risiko. Z. Kardiol. 82 (1993) 667.
93. Krayenbuehl, H.P., O.M. Hess, J. Schneider, M. Turina: Regression der Myokardhypertrophie bei Aortenvitien nach Aortenklappenersatz. Schweiz. med. Wschr. 118 (1988) 517.
94. Krotkiewski, M., P. Björntorp, L. Sjöström, U. Schmith: Impact of obesity on metabolism in men and women importance of regional adipose tissue distribution. J. clin. Invest. 72 (1983) 1150.
95. Croix, A.Z. La, J. Lang, P. Scherr: Smoking and mortality among older men and women in three communities. New Engl. J. Med. 324 (1991) 1619.
96. Langford, H.G., M.D. Blaufox, A. Obermann: Dietary therapy slows the return of hypertension after stopping prolonged medication. J. Amer. med. Ass. 253 (1985) 657.
97. Vecchia, C. La, F. Levi, F. Lucchini, E. Negri: Trends in mortality from cardiovascular and cerebro-vascular disease. Soz. Präventivmed. 28. (Suppl. 1) (1993) 3.
98. Lee, A., G. Lowe, M. Woodward, H. Tunstall-Pedol: Fibrinogen in relation to personal history of prevalent hypertension, diabetes, stroke, intermittens claudication, coronary heart disease and family history: The Scottish Heart Health Study. Brit. Heart J. 69 (1993) 338.
99. Leon, A.S., J. Connet, D.R. Jacobs, R. Raumaraa: Leisure-time physical activity levels and risk of coronary heart disease and death: the Multiple Risk Factor Intervention Trial. J. Amer. med. Ass. 258 (1987) 2388.
100. Leung, W.-H., C.-P. Lau, C.-K. Wong: Beneficial effects of cholesterol-lowering therapy on coronary endothelium-dependent relaxation in hypercholesterolaemic patients. Lancet 341 (1993) 1496.
101. Levy, D., K.M. Anderson, D.D. Savage, W.B. Kannel, J.C. Christiansen, W.P. Castelli: Echocardiographically detected left ventricular hypertrophy: prevalence and risk factor. Ann. intern. Med. 1089 (1988) 7.
102. Lew, E.A., L. Garfinkel: Variations in mortality by weight among 750,000 men and women. J. chron. Dis. 32 (1979) 563.
103. Lewis jr., H.D., J.W. Davis, D.G. Archibald, W.E. Steinke, T.C. Smitherman, J.E. Doherty, H.W. Schnaper, M.M. LeWinter, E. Linares, J.M. Pouget, S.C. Sabharwal, E. Chesler, H. Demots: Protective effects of aspirin against acute myocardial infarction and death in men with unstable angina. Results of a Veterans Administration Cooperative Study. New Engl. J. Med. 309 (1983) 396.
104. Lichtlen, P.R., P.G. Hugenholtz, W. Rafflenbeul, H. Hecker, S. Jost, J.W. Deckers: On behalf of the INTACT Group Investigators. Lancet 335 (1990) 1109.
105. Lie, H., R. Mundal, J. Erikssen: Coronary risk factors and incidence of coronary death in relation to physical fitness: seven-year follow-up study of middle-aged and elderly men. Europ. Heart J. 6 (1985) 147.
106. Luft, F.C.: Salzempfindlichkeit beim Gesunden und beim Hypertoniker. Nieren-Hochdruckkrankheiten 22 (1993) 448.
107. MacMahon, S., R. Peto, J. Cutler, R. Collins, P. Sorlie, J. Neaton, R. Abbott, J. Godwin, A. Dyer, J. Stamler: Blood pressure, stroke, and coronary heart disease. Part 1: Prolonged differences in blood pressure. Prospective observational studies corrected for the regression dilution bias. Lancet 335 (1990) 765.
108. Maggioni, A.P., A. Maseri, C. Fresco, M.G. Franzosi, F. Mauri, E. Santoro, G. Tognnoin: Age-related increase in mortality among patients with first myocardial infarctions treated with thrombolysis. New Engl. J. Med. 329 (1993) 1442.
109. Manning, W., D. Silverman, S. Gordon, H. Krumholz, P. Douglas: Cardioversion from atrial fibrillation without prolonged anticoagulation with use of transesophageal echocardiography to exclude the presence of atrial thrombi. New Engl. J. Med. 328 (1993) 750.
110. Manson, J.E., G.A. Colditz, M.J. Stampfer: A prospective study of obesity and risk of coronary heart disease in women. New Engl. J. Med. 322 (1990) 882.
111. Manson, J., H. Tosteson, P. Ridker, S. Satterfield, P. Herbert, G. O'Connor, J. Buring, C. Hennekens: The primary prevention of myocardial infarction. New Engl. J. Med. 326 (1992) 1406.
112. Manz, M., B. Lüderitz: Der plötzliche Herztod – Möglichkeiten und Grenzen der medikamentösen Therapie. Z. Kardiol. 81 (1992) 237.
113. Meade, T.W., S. Mellows, M. Brozovic: Haemostatic function and ischemic heart disease: principal results of the Northwick Park Heart Study. Lancet 11 (1986) 533.
114. Mertes, H., R. Erbel, U. Nixdorf, S. Mohr-Kahaly, D. Wolfinger, J. Meyer: Belastungsechokardiographie: Eine sensitive Methode in der Diagnostik der koronaren Herzkrankheit. Herz 16 (1991) 355.

115. Michels, V., P. Moll, F. Miller, A. Tajik, J. Chu, D. Driscoll, J. Burnett, R. Rodeheffer, J. Chesebro, H. Tazelaar: The frequency of familial dilated cardiomyopathy in a series of patients with idiopathic dilated cardiomyopathy. New Engl. J. Med. 326 (1992) 77.
116. Milano, A., U. Bortholotti, A. Mazzucco, F. Guerra, A. Magni, V. Galbucci: Aortic valve replacement with the Hancock standard, Björk-Shiley and Lillehei-Kaster protheses. J. thorac. cardiovasc. Surg. 98 (1989) 37.
117. Miller, M., A. Seidler, P.O. Kwiterovich, T.A. Pearson: Longterm predictors of subsequent cardiovascular events with coronary artery disease and desirable levels of plasma total cholesterol. Circulation 86 (1992) 1165.
118. Mittleman, M., M. Maclure, G. Tofler, J. Sherwood, R. Goldberg, J. Muller: Triggering of acute myocardial infarction by heavy physical exertion. New Engl. J. Med. 329 (1993) 1677.
119. Morris, J.N., J.A. Heady, P.A.B. Raffle, C.G. Roberts, J.W. Parks: Coronary heart disease and physical activity of work. Lancet 2 (1953) 1111.
120. Müller-Fahrnow, W.: Die Berliner KHK-Studie – eine empirische Untersuchung zur Versorgungsphase I – III bei koronarer Herzerkrankung. In: Müller-Fahrnow, W. (Hrsg.): Medizinische Rehabilitation, S. 144. Juventa, Weinheim–München 1994.
121. Myerburg, R., K. Kessler, S. Mallon, M. Cox, E. Marchena, A. Interian, A. Castellanos: Life-threatening ventricular arrhythmias in patients with silent myocardial ischemia due to coronary artery spasm. New Engl. J. Med. 326 (1992) 1451.
122. MRC Working Party: Medical research council trial of treatment of hypertension in older adults: principal results. Brit. med. J. 304 (1992) 405.
123. Neaton, J.D., D. Wentworth: Serum cholesterol, blood pressure, cigarette smoking, and death from coronary heart disease: Overall findings and differences by age for 316,099 white men. Arch. intern. Med. 152 (1992) 56.
124. Neaton, J.D., R.H Jr. Grimm, R.J. Prineas: Treatment of Mild Hypertension Study (TOMHS): Final results J. Amer. med. Ass. 270 (1993) 713.
125. Nelson, L.: Effect of changing levels of physical activity on blood pressure and hemodynamics in essential hypertension. Lancet II (1986) 473.
126. Nyboe, J., G. Jensen, M. Appleyard, P. Schnohr: Smoking and the risk of first acute myocardial infarction. Amer. Heart J. 122 (1991) 438.
127. Nyman, J., H. Larsson, L. Wallenstein: Prevention of serious cardiac events by low-dose aspirin in patients with silent myocardial ischemia. Lancet 340 (1992) 497.
128. O'Connor, G.T., J.E. Buring, S. Yusuf, S.Z. Joldhager, E.M. Olmstead, R.S. Paffenbarger, C.H. Hennekens: An overview ov randomized trials of rehabilitation with exercise after myocardial infarction. Circulation 80 (1989) 234.
129. Oldridge, N.B., G.H. Guyatt, M.D. Fischer, AA. Rimm: Cardiac rehabilitation after myocardial infarction: Combined with experience of randomized clinical trials. J. Amer. med. Ass. (1988).
130. Oliver, M.F., J.A. Heady, J.N. Morris, J. Cooper: A cooperative trial in the primary prevention of ischemic heart disease using clofibrate. Brit. Heart J. 40 (1978) 1069.
131. Ornish, D., S.E. Brown, L.W. Scherwitz et al.: Can lifestyle changes reverse coronary heart disease? Lancet 336 (1990) 129.
132. Paffenberger, R.S. Jr., R.T. Hyde, A.L. Wing, C-C. Hsieh: Physical activity, allcause mortality, and longevity of college alumni. New Engl. J. Med. 314 (1986) 605.
133. Paffenbarger, R.S Jr., P.H. Robert, T. Hyde, A.L. Wing, I-M. Lee, D.L. Jung, J.B. Kampert: The association of changes in physical activity level and other lifestyle characteristics with mortality among men. New Engl. J. Med. 328 (1993) 538.
134. Patterson, J.A., J. Naughton, R.J. Pietras, R.M. Gunnar: Treadmill exercise in assessment of the functional capacity. Amer. J. Cardiol. 30 (1972) 757.
135. Pfeffer, M.A. on behalf of the SAVE Investigators: Effect of captopril on mortality and morbidity in patients with left ventricular dysfunction after myocardial infarction. Results of the Survival and Ventricular Enlargement Trial. New Engl. J. Med. 327 (1992) 669.
136. Pekkanen, J., A. Nissinen, S. Punsar, M.J. Karvonen: Short and long-term association of serum cholesterol with mortality – The 25-year follow-up of the Finnish cohorts of the Seven Countries Study. Amer. J. Epidem. 135 (1992) 1251.
137. Peters, R.K., L.D. Jr. Cady, D.P. Bischoff, L. Bernstein, MC. Pike: Physical fitness and subsequent myocardial infarction in healthy workers. J. Amer. med. Ass. 249 (1983) 3052.
138. Physicians' Health Study Research Group (The Steering Committee): Final report on the aspirin component of the ongoing Physicians' Health Study. New Engl. J. Med. 321 (1989) 129.
139. Ragland, D., R. Brand: Type A behaviour and mortality from coronary heart disease. New Engl. J. Med. 318 (1988) 65.
140. Ramsey, L., W. Yeo, P.I. Jackson: Reduction in serum cholesterol by dietary therapy. Brit. med. J. 303 (1991) 953.
141. Recommendations of the European Arterosclerosis Society prepared by the International Task Force for Prevention of Coronary Heart Disease. Nutr. Metab. cardiovasc. Dis. 2 (1992) 113.
142. Ridker, P.M., J.E. Manson, J.E. Buring, J.E. Muller, C.H. Hennekens: Circardian variation of acute myocardial infarction and the effect of low-dose aspirin in an randomized trial of physicians. Circulation 82 (1990) 897.
143. Rogers, M.A., C. Yamamoto, J.M. Hagberg, J. Holloszy, A. Ehsani: The effect of 7 years of intense exercise training on patients with coronary entery disease. J. Amer. Coll. Cardiol. 10 (1987) 321.
144. Rosenberg, L., D.W. Kaufmann, S.P. Helmrich, S. Shapiro: The risk of myocardial infarction after quitting smoking in men under 53 years of age. New Engl. J. Med. 313 (1985) 1511.
145. Rosenberg, L., J.R. Palmer, S. Shapiro: Decline in the risk of myocardial infarction among women who stop smoking. New Engl. J. Med. 322 (1990) 213.
146. Rosengreen, A., G. Tibblin, L. Wilhelmsen: Self-perceived psychological stress and incidence of coronary artery disease in middle-aged men. Amer. J. Cardiol. 68 (1991) 1171.
147. Rosenman, R.H., R.J. Brand, R.I. Sholtz, M. Friedman: Multivariate prediction of coronary heart disease during 8.5 year follow-up in the Western Collaborative Group Study. Amer. J. Cardiol. 37 (1976) 903.
148. Roskamm, H., H. Reindell: Herzkrankheiten, 3. Aufl. Springer, Berlin–Heidelberg 1989.
149. Ross, R.: The pathogenesis of arterosclerosis – an update. New Engl. J. Med. 314 (1986) 488.

150. Rozanski, A., N. Bairey, D. Krantz, J. Friedman, K. Kesser, M. Morell, S. Hilton-Chalfen, L. Hestrin, J. Bietenderf, D. Berman: Mental stress and the induction of silent myocardial ischemia in patients with coronary disease. New Engl. J. Med. 318 (1988) 1005.
151. Samek, L., G.F. Hauf, H. Roskamm: Interval training in candidates of heart transplantation. Europ. Heart J. 11 (1990) 319.
152. Sandvik, L. J. Erikssen, E. Thaulow, G. Erikssen, R. Mundal, K. Rodahl: Physical fitness as a predictor of mortality among healthy, middle-aged Norwegian men. New Engl. J. Med. 328 (1993) 533.
153. Schacherer, C., H. Klepzig, Ch. Heck, M. Gyöngyösi, C. Vollbracht, F. Maul, G. Hör: Verbesserung der Myokardfunktion und -perfusion nach Wiedereröffnung eines chronischen Koronararterienverschlusses. Z. Kardiol. 82 (1993) 531.
154. Schuler, G., G. Schlierf, A. Wirth: Low-fat diet and regular supervised physical exercise in patients with symptomatic coronary artery disease: reduction of stress-induced myocardial ischemia. Circulation 77 (1988) 172.
155. Seidel, D.: Risikofaktoren der Atherogenese. Mechanismen, ihre Wirkung und klinische Bewertung. Dtsch. Ärztebl. 90 (1993) 1714.
156. Seiler, C., O. Hess, J. Turina, M. Schoenbeck, R. Jenni, M. Rothlin, A. Senning, M. Turina, H.B. Krayenbühl: Langzeitverlauf bei hypertropher Kardiomyopathie: medikamentöse versus operative Therapie. Schweiz. med. Wschr. 119 (1989) 1511.
157. SHEP Cooperative Research Group: Prevention of stroke by antihypertensive drug treatment in older persons with isolated systolic hypertension. Final results of the Systolic Hypertension in the Elderly Program (SHEP). J. Amer. med. Ass. 265 (1991) 3255.
158. Sigfusson, N.: Decline in ischemic heart disease in Iceland and change in risk factor levels. Brit. med. J. 302 (1991) 6789.
159. Slattery, M.L., D.R. Jr. Jacobs, M.Z. Nichaman: Leisure time physical activity and coronary heart disease death: the US Railroad Study. Circulation 79 (1989) 304.
160. Smith, P., H. Arnesen, I. Holme: The effect of Warfarin on mortality and reinfarction after myocardial infarction. New Engl. J. Med. 323 (1990) 147.
161. Sobolski, J., M. Kornitzer, G. De Backer: Protection against ischemic heart disease in the Belgian Physical Fitness Study: physical fitness rather than physical activity? Amer. J. Epidem. 127 (1987) 601.
162. Sprint Study Group: Long-term prognosis after acute myocardial infarction in patients with left ventricular hypertrophy on the electrocardiogram. Amer. J. Cardiol. 69 (1992) 985.
163. Stampfer, M.J., F.M. Sacks, S. Salvini, W.C. Willett, C.H. Hennekens: A prospective study of cholesterol, apolipoproteins, and the risk of myocardial infarction. New Engl. J. Med. 325 (1991) 373.
164. Stampfer, M.J., G.A. Colditz, W.C. Willett, J.E. Manson, B. Rosner, F.E. Speizer, C.H. Hennekens: Postmenopausal estrogen therapy and cardiovaskular disease. New Engl. J. Med. 325 (1991) 756.
165. Stein, B., V. Fuster, D.H. Israel, M. Cohen, L. Badimon, J.J. Badimon, J.H. Chesebro: Platelet inhibitor agents in cardiovascular disease. An update. J. Amer. Coll. Cardiol. 14 (1989) 831.
166. Steinbeck, G., D. Andresen, P. Bach, R. Haberl, M. Oeff, E. Hoffmann, E.R. von Leitner: A comparison of electrophysiologically guided antiarrhythmic drug therapy with beta-blocker therapy in patients with symptomatic sustained ventricular tachyarrhythmias. New Engl. J. Med. 327 (1992) 987.
167. Stone, A.C., J.M. Thorp: Plasma fibrinogen a major coronary risk factor. J. Coll. Gen. Pract. 35 (1985) 656.
168. Sullivan, J., R. Zwaag, F. El-Zeky, K. Ramanathan, D. Mirvis: Left ventricular hypertrophy: Effect on surival. J. Amer. Coll. Cardiol. 22 (1993) 508.
169. The CONSENSUS Trial Study Group: Effects of enalapril on mortality in severe congestive heart failure: Results of the Cooperative North Scandinavian Enalapril Survival Study (CONSENSUS). New Engl. J. Med. 316 (1987) 1429.
170. The Expert Panel: Report of the National Cholesterol Education Program Expert Panel on detection, evaluation, and treatment of high blood cholesterol in adults. Arch. intern. Med. 148 (1988) 36.
171. The Multiple Risk Factor Intervention Trial Research Group: Mortality rates after 10,5 years for participants in the MRFIT Trial. J. Amer. med. Ass. 263 (1990) 1795.
172. The Pooling Project Research Group: Relationship of blood pressure, serum cholesterol, smoking habit, relative weight and ECG abnormalities to incidence of major coronary events: final report of the Pooling Project. J. chron. Dis. 31 (1978) 201.
173. The SOLVD Investigators: Effect of enalapril on survival in patients with reduced left ventricular ejection fractions and congestive heart failure. New Engl. J. Med. 325 (1991) 293.
174. The Veterans Administration Coronary Artery Bypass Surgery Cooperative Study Group: Eleven-year survival in the Veterans Administration randomized trial of coronary bypass surgery for stable angina. New Engl. J. Med. 311 (1984) 1333.
175. Turpie, A., M. Gent, A. Canpacis, Y. Latour, J. Gunstensen, F. Basile, M. Kleniek, J. Hirsch: A comparison of aspirin with placebo in patients treated with Wafarin after heartvalve replacement. New Engl. J. Med. 329 (1993) 524.
176. United States Department of Health and Human Services: Cardiovascular disease. A report of the Surgeon General. The health consequences of smoking. Public Health Service (1983).
177. Varnauskas, E.: Twelve-year follow-up of survival in the randomized European coronary Surgery Study Group. New Engl. J. Med. 319 (1988) 332.
178. Verband Deutscher Rentenversicherungsträger (VDR) Kommission zur Weiterentwicklung der Rehabilitation in der gesetzlichen Rentenversicherung. Abschlußberichte-Band III. Dissertationsdruck Darmstadt (1991).
179. Vetter, L, A. Zober: Berufliche Rehabilitation nach Herzinfarkt. Arbeitsmed. Sozialmed. Umweltmed. 28 (1993) 38.
180. Waagstein, F., K. Caidahl, I. Wallentin, C.H. Bergh, A. Hjalmarson: Long-term beta-blockade in congestive cardiomyopathy. Effects of acute and chronic metoprolol treatment followed by withdrawal and readministration of metoprolol. Circulation 80 (1989) 551.
181. Wannamethee, G., A.G. Shaper: Physical activity and stroke in British middle-aged men. Brit. med. J. 304 (1992) 597.
182. Watts, GG., B. Lewis, J.N.H Brunt, E.S. Lewis, D.J. Coltart, L.D.R. Smith, J.I Mann, A.V. Swan: Effects of coronary artery disease of lipid-lowering diet, or diet plus cholestyramine, in the St. Thomas' Arterosclerosis Regression Study (STARS). Lancet 339 (1992) 563.

183. Weber, K., M. Bergbauer: Nicht-invasive Registrierung von Spätpotentialen zur Feststellung einer erhöhten ventrikulären Vulnerabilität. Dtsch. med. Wschr. 116 (1991) 665.
184. Weidemann, H.: Anschlußheilbehandlung bei kardiologischer Indikation. Perfusion 4 (1990) 144.
185. Weidemann, H., K. Meyer: Lehrbuch der Bewegungstherapie mit Herzkranken. Steinkopff, Darmstadt (1992).
186. Weiß, B., K. Donat, W. Ziegler: Langzeitbeobachtung nach Herzinfarkt. Sterblichkeit und Reinfarktrate in 5 Jahren nach dem ersten Herzinfarkt. Herz/Kreisl. 19 (1987) 450.
187. Wilhelmsen, I., K. Svärdsudd, K. Korsan-Bengsten, B. Larsson, I. Welin, G. Tibblin: Fibrinogen as a risk factor for stroke and myocardial infarction. New Engl. J. Med. 311 (1981) 501.
188. Wirth, A., W. Krone: Therapie der Insulinresistenz bei metabolischem Syndrom durch körperliches Training. Dtsch. Z. Sportmed. 44 (1993) 350.
189. Wisemann, S., G. Kenchington, R. Dain, L. Marshall, C. McCollum, R. Greenhalgh, J. Powell: Influence of smoking and plasma factors on patency of femoropopliteal vein grafts, Brit. med. J. 299 (1989) 643.
190. Willich, S.N.: Medikamentöse Prävention der koronaren Herzkrankheit. Dtsch. med. Wschr. 118 (1993) 270.
191. Willich, S., M. Lewis, H. Löwel, H.-R. Arntz, F. Schubert, R. Schröder: Physical exertion as a trigger of acute myocardial infarction. New Engl. J. Med. 329 (1993) 1684.
192. Wille, S.: Anschlußheilbehandlung. Z. Angestelltenvers. 30 (1983) 345.
193. Willett, W.C., A. Green, M.J. Stampfer: Relative and absolute excess risks of coronary heart disease among women who smoke cigarettes. New Engl. J. Med. 317 (1987) 1303.
194. Yannell, J.W.G., I.A. Baker, P.M. Sweetnam: Fibrinogen viscosity and white blood cell cout are major risk factors for ischemic heart disease. The Caerphilly and Speedwell Collaborative Heart Disease Studies. Circulation 83 (1991) 836.
195. Yeung, A., V. Vekshtein, D. Krantz, J. Vita, T. Ryan, P. Ganz, A. Selwyn: The effect of a arterosclerosis on the vasomotor response of coronary arteries to mental stress. New Engl. J. Med. 325 (1991) 1551.
196. Yusuf, S., J. Wittes, L. Friedman: Overview of results of randomized clinical trials in heart disease. J. Amer. med. Ass. 260 (1988) 2088.
197. Yusuf, S., J. Wittes, L. Friedman: Overview of results of randomized clinical trials in heart disease. II. Unstable angina, heart failure, primary prevention with aspirin, and risk factor modification. J. Amer. med. Ass. 260 (1988) 2259.
198. Zahka, K.G.: Risk of cardiac involvement in essential hypertension. Cardiol. Clin. 4 (1986) 81.
199. Zeiher, A.M., H. Drexler, H. Wollschlaeger, B. Saurbier, H. Just: Coronary vasomotion in response to sympathetic stimulation in humans: Importance of the functional integrity of endothelium. J. Amer. Coll. Cardiol. 14 (1989) 1181.
200. Zimetbaum, P. W.H. Frishman, W.L. Ooi, M.P. Derman, M. Aronson, L.I. Gidez, H.A. Eder: Plasma lipids and lipoproteins and the incidence of cardiovascular disease in the very elderly – The Bronx Aging Study. Arteriosclerosis and Thrombosis 12 (1992) 416.

11 Rehabilitation bei angiologischen Krankheiten

Horst Rieger

Teil I
Vorbemerkungen zur Rehabilitation bei angiologischen Krankheiten

Die klinische Angiologie umfaßt im wesentlichen
- arterielle Gefäßkrankheiten der infrarenalen Bauchaorta und Extremitäten einschließlich der hieraus resultierenden Durchblutungsstörungen
- Strombahnhindernisse im Bereich der hirnversorgenden Halsarterien
- Erkrankungen der peripheren Venen und Lymphgefäße einschließlich der korrespondierenden venösen Rückfluß- und peripheren Lymphabflußstörungen.

Diesem Spektrum angiologischer Krankheitsbilder entsprechen die ICD-Ziffern 433, 435, 440, 441, 443–448, 451, 453, 454, 456, 457.

Im folgenden sollen die rehabilitativen Aspekte der peripheren arteriellen Durchblutungsstörungen (periphere arterielle Verschlußkrankheit) sowie der venösen Rückfluß- und Lymphabflußstörungen dargestellt werden.

Teil II
Rehabilitation spezieller angiologischer Krankheitsbilder

1 Periphere arterielle Verschlußkrankheit

1.1 Periphere arterielle Verschlußkrankheit im engeren Sinne (pAVK)

Definition: Es handelt sich um chronische arterielle Durchblutungsstörungen infolge organischer Arterienwandveränderungen, die generalisiert auftreten und ausgedehnte Bereiche des arteriellen Systems betreffen.

Arteriosclerosis obliterans: Die Arteriosklerose ist die weitaus häufigste Ursache der AVK (>90%). Führt die im Prinzip schicksalshafte Arteriosklerose zu hämodynamisch wirksamen und damit klinisch manifesten Verschlüssen, so spricht man auch von „Arteriosclerosis obliterans" oder „obliterierende Arteriosklerose".

Im Gegensatz zur obliterierenden Arteriosklerose kommt es bei der dilatierenden Arteriosklerose durch die arteriosklerotische Gefügestörung der Gefäßwand zu einer pathologischen Erweiterung des Gefäßrohres (dilatierende Arteriopathie). Die Übergänge zum arteriosklerotischen Aneurysma (lokalisierte Arteriosclerosis dilatans) oder zu einer Vielzahl hintereinanderliegender kleiner Aneurysmen (diffuse Aneurysmatose) sind fließend. Die typische Komplikation der dilatierenden Arteriopathie ist die akute bis subakut auftretende, ortsständige Thrombose durch entstandene Gerinnungsthromben.

Endangiitis obliterans: Die Endangiitis obliterans (Winniwarter-Buerger-Syndrom) ist eine nicht-arteriosklerotisch bedingte Form der arteriellen Verschlußkrankheit mit herdförmig-segmentärer entzündlicher Reaktion vorwiegend der Intima mittelgroßer, muskulärer Extremitätenarterien und -venen.

1.2 Arterielle Verschlußkrankheit im weiteren Sinne

Hier werden Arterienkrankheiten zusammengefaßt, die zwar auch zu chronischen arteriellen Durchblutungsstörungen führen können, aber mehr lokalisiert und weniger generalisiert auftreten:

- entzündliche, hyperergische Gefäßerkrankungen
- fibromuskuläre Dysplasie
- zystische Adventitiadegeneration
- arterielle Kompressionssyndrome
- traumatische Gefäßschäden
- hämatologische Grundkrankheiten
- vasospastische Syndrome.

1.3 Epidemiologie

Die epidemiologischen Daten lassen sich in etwa wie folgt zusammenfassen:

- Die mittlere Prävalenz der pAVK beträgt 13,7%.
- Die mittlere Wahrscheinlichkeit eines Gefäßgesunden, während der nächsten 5 Jahre an einer asymptomatischen oder symptomatischen pAVK zu erkranken, beträgt bei 40jährigen 5% und bei 70jährigen 18% (5-Jahres-Inzidenz).
- Die *individuelle* Erkrankungswahrscheinlichkeit hängt von der Anzahl intraindividuell kumulierter vaskulärer Risikofaktoren ab und steigt bei einem Risikofaktor um 4,3%, bei zwei Risikofaktoren um 7,7%, und bei dreien um 11,4%.
- Die Amputationsinzidenz aus vaskulärer Ursache bei Nichtdiabetikern bewegt sich zwischen 150 und 280 pro 1 Mio. Einwohner und Jahr (12 000–22 000 pro Jahr in der BRD).
- Die Amputationsinzidenz bei Diabetikern ist um das 5–10fache größer.

> Weit über 80% der peripheren Durchblutungsstörungen sind im Sinne einer AVK Folge der obliterierenden Arteriosklerose.

Das Winniwarter-Buerger-Syndrom dagegen macht in Mitteleuropa lediglich 4–6% aus. In Osteuropa, Nahost, Südostasien und im Orient wird die Häufigkeit der Erkrankung mit zwischen 50 und 60% angegeben.

Die dilatierende Arteriosklerose (Arteriosclerosis dilatans) ist selten. Man kann sie auf 1–2% der Ursachen arterieller Durchblutungsstörungen schätzen. Die Häufigkeit arterieller Durchblutungsstörungen außerhalb des Formenkreises der AVK ist ebenfalls vergleichsweise gering. Insgesamt machen diese Formen etwa 5–8% aus.

1.4 Lokalisation

Die Lokalisationsverteilung im Extremitätenbereich ist wie folgt:
- Arm: 10% (Oberarm 25%, Unterarm 5%, Hand und Finger 70%)
- Bein: 90% (Becken 35%, Oberschenkel 50%, Unterschenkel- und Fußarterien 15%).

1.5 Reha-Ziel

Ziel der *medizinischen Rehabilitation* ist es, mit Mitteln der Schulmedizin und ihrer assoziierten, nichtärztlichen Fachbereiche (z. B. Krankengymnastik) die funktionellen Auswirkungen peripherer Arterienverschlüsse soweit wie möglich wieder an die ursprüngliche Funktionalität anzugleichen. Dieser funktionelle Wiederangleich kann entweder durch völlige Wiederherstellung der arteriellen Durchblutung erreicht werden oder – was häufiger ist – durch Wiedererlangung nur einer Teilfunktion. In diesen Fällen besteht die Hauptaufgabe der Rehabilitation darin, Kompensationsmöglichkeiten zu nutzen, die entweder an der Durchblutung selbst ansetzen oder durch andere Organbereiche (Muskulatur) übernommen werden.

Je vollständiger eine *medizinische Rehabilitation* Gefäßkranker gelingt, desto vollständiger sind auch die *berufliche, psychosoziale* und *gesellschaftliche* Wiedereingliederung möglich. Je unvollständiger das angiologische Rehabilitationsziel erreicht werden kann, desto mehr müssen das persönliche und familiäre Umfeld des Rehabilitanden die verbliebenen Defizite auffangen, um eine insgesamt erträgliche Lebensqualität zu etablieren.

1.6 Reha-Maßnahmen in Abhängigkeit vom klinischen Stadium der pAVK

Inwieweit ein Gefäßkranker medizinisch rehabilitiert werden kann, hängt vom Krankheits- und Behinderungsgrad auf der einen Seite und den privaten bzw. beruflichen individuellen Bedürfnissen des Patienten auf der anderen Seite ab. Das den Behinderungsgrad bestimmende Ausmaß der Gefäßkrankheit wird in vier klinische Stadien eingeteilt:

1.6.1 Behinderungsgrad im klinischen Stadium I

Aufgrund der in diesem Stadium noch fehlenden klinischen Symptomatik ist ein Behinderungsgrad nicht gegeben. Eine Rehabilitation im engeren Sinne erübrigt sich somit. Allerdings sind gerade in diesem Stadium *(tertiäre) Präventivmaßnahmen* gefordert, um die in aller Regel bestehende Progredienz der arteriosklerotischen Grundkrankheit so gering wie möglich zu halten. Institutionalisierte Konzepte zur tertiären Prävention bei arterieller Verschlußkrankheit im Stadium I liegen in endgültiger Form noch nicht vor, so daß derzeit die Behandlung der üblichen vaskulären Risikofaktoren (Nikotinabusus, arterielle Hypertonie, Diabetes mellitus und Hypercholesterinämie üblicherweise der Betreuung durch die Hausärzte anvertraut wird.

1.6.2 Behinderungsgrad im klinischen Stadium II

In diesem Stadium besteht definitionsgemäß zwar noch keine Gefährdung der betroffenen Extremität. Es geht aber um die Frage, inwieweit die persönliche Lebensqualität des Patienten bzw. die berufliche Einsatzfähigkeit durch die schmerzhaft limitierte Gehstrecke eingeschränkt ist.

Liegen keine Einschränkungen dieser Art vor, besteht trotz vorhandener und objektivierbarer arterieller Durchblutungsstörungen kein Rehabilitationsbedarf im engeren Sinne.

Mit anderen Worten: die medizinische Ausgangssituation führt – bezogen auf die privaten oder beruflichen Bedürfnisse des Patienten – nicht zu einer beruflichen oder sozialen Desintegration, die einer reintrigierenden Rehabilitation zugeführt werden müßte. Allerdings sind diejenigen Präventivmaßnahmen notwendig, die oben bereits angeführt sind.

Anders liegen die Dinge, wenn private oder berufliche Defizite auftreten, z. B. bei Betroffenen, die trotz längerer schmerzfreier Gehstrecke ihren persönlichen Ambitionen (z. B. sportliche Betätigung) oder beruflichen Verpflichtungen vor allem bei gehbetonter Tätigkeit (z. B. Postzusteller, Vertreter etc.) nicht mehr genügen können. In diesen Fällen gibt es in Abhängigkeit von dem durch die Krankenhausbehandlung erreichten Wiederherstellungsgrad drei in der Rangfolge unterschiedliche Qualitätskategorien:
- Das arterielle Strombahnhindernis konnte vollständig beseitigt werden.

- Das arterielle Strombahnhindernis wurde nur unvollständig beseitigt.
- Das arterielle Strombahnhindernis konnte nicht beseitigt werden.

Vollständige Beseitigung des arteriellen Strombahnhindernisses

Die komplette Beseitigung arterieller Strombahnhindernisse (Stenosen, Verschlüsse) ist die beste Voraussetzung für eine Fortführung des privaten und beruflichen Lebens in der gewohnten Form. Im günstigsten Fall ist eine stationäre Rehabilitation z. B. in Form einer Anschlußbehandlung gar nicht erst notwendig.

Eine Thrombendarteriektomie, eine Thrombolyse, eine Katheterbehandlung oder eine Implantation einer endovasalen Prothese (Stent) ist – wenn keine anderen Verschlußlokalisationen vorliegen – per se nicht rehabilitationsbedürftig, da in der Regel keine sozialen, beruflichen oder gesellschaftlichen Defizite zurückbleiben. Daß die Prophylaxe eines Reverschlusses sowie tertiär präventive Maßnahmen zur Progressionshemmung der arteriosklerotischen Grunderkrankung lebenslang notwendig sind, versteht sich von selbst.

Allerdings gibt es unter den zunächst günstig erscheinenden Umständen einer selbst vollständigen Beseitigung des arteriellen Strombahnhindernisses z. T. erhebliche Einschränkungen, die letzten Endes doch eine angiologische Rehabilitation notwendig machen. Dies ist vor allem der Fall nach größeren Operationen, die – selbst bei vollständiger anatomischer oder funktioneller Beseitigung des Strombahnhindernisses – eine rehabilitationswürdige Situation schaffen. Letztere wird durch folgende Umstände gegeben:

Medikamentöse Prophylaxe

Die medikamentöse Therapie zur Verhinderung eines Reverschlusses ist eine prophylaktische mittel- bis langfristig durchzuführende Maßnahme. Abgesehen von der auch hier als Basisforderung anzusetzenden Bekämpfung der atherogenen Begleit- bzw. Grundkrankheiten kommen vor allem die Antikoagulation und die Plättchenfunktionshemmung in Betracht. Welcher therapeutische Weg in dieser Situation beschritten wird, hängt von der Art der Lumeneröffnung, der Art des Prothesenmaterials und der Lokalisation des eröffneten Gefäßsegmentes ab.

Narbenbeschwerden

Nach Implantation aorto-bifemoraler Prothesen mit Untertunnelung des Leistenbereichs kann es zu dauerhaften Leistenschmerzen, Mißempfindungen und Parästhesien kommen. Gleiches gilt für femoro-popliteale Bypässe mit entsprechend langer Schnittführung und Irritation der traumatisierten Haut- und Nervenbereiche. In diesem Zusammenhang sind häufige, z. T. gehlimitierende Kniebeschwerden bei femoropoplitealer Überbrückung zu beklagen. Diese sind möglicherweise ebenfalls Folge narbiger Veränderungen und nervaler Traumatisierungen im Weichteil- und Kapselapparat des Kniegelenks.

Therapeutisch können aufgrund empirischer Beobachtungen physikalische Maßnahmen eingesetzt werden.

In hartnäckigen Fällen kann versucht werden, die Beschwerden durch Infiltration eines Anästhetikums zu reduzieren. In anderen Fällen ist die Ursache derartiger Beschwerden ein Narbenneurinom, welches sekundär entfernt werden muß. Auch eine medikamentös unterstützende Behandlung mit Neuroleptika (z. B. Tegretal®) kann versucht werden.

Insgesamt aber sind postoperative Narbenbeschwerden pathophysiologisch schwer einzuordnen und vergleichsweise therapieresistent. Inwieweit hierdurch dauerhafte berufliche und/oder gesellschaftliche Defizite entstehen, hängt auch von der Persönlichkeitsstruktur, der Intelligenz und dem sozialen Status des Patienten ab.

Postoperative Ödeme

Gerade bei langer und diagonaler Schnittführung, zumal unter Einbezug der Leistenregion, kommt es zur Unterbrechung kutaner Lymphbahnen und zu sekundären Lympödemen.

Das postoperative Lymphödem ist in aller Regel durch die operationsbedingte Traumatisierung kutaner Lymphgefäße, in manchen Fällen auch ischämisch bedingt, z. B. dann, wenn präoperativ eine kritische Ischämie vorgelegen hat. Nach Wiederherstellung der Durchblutung können die ischämisch entstandenen Kapillarschäden zu einem Ödem führen.

Die Therapiegrundlage ist die Kompression. Bei ausgeprägten postoperativen Ödemen wird zunächst die Wickelkompression mit nichtelastischen Kurzzugbinden die Methode der Wahl sein. Als Dauertherapie kommen Kompressionsstrümpfe verschiedener Kompressionsklassen in Betracht. Die Kompressionsbehandlung postoperativer Schwellungszustände wird dann schwierig, wenn femoro-popliteale Umleitungen auf das 3. Popliteasegment oder gar femoro-akruale Rekonstruktionen vorgenommen worden sind. In diesen Fällen kann der Bypass – je nach topographischer Anordnung – durch die Kompression mechanisch gefährdet werden.

Postoperative Situation und Berufsfähigkeit

Trotz erfolgreicher Rekonstruktion kann bei speziellen Berufen mit häufiger Zwangshaltung (z. B. dauerhaft kniende Position etc.) die Bypass-Funktion gefährdet sein. In diesen Fällen kann zwar die Lebensqualität des Patienten deutlich angehoben oder gar normalisiert sein, aber trotz nunmehr wiederhergestellter Durchblutung eine berufliche Rehabilitation – zumindest bezogen auf die zuletzt ausgeübte Tätigkeit – nicht erreicht werden. Eine solche Situation entsteht beispielsweise dadurch, daß nach Anlage eines kniegelenksüberschreitenden Bypass die kniende Tätigkeit eines Fliesenlegers oder nach Anlage einer aorto-bifemoralen Y-Prothese, die mit einer Zwangshaltung verbundenen Tätigkeit eines Tiefbauarbeiters, muß versucht werden, durch eine Arbeitsplatzumsetzung die beruflichen Umstände an die patientenbezogenen Gegebenheiten anzupassen. Hier müssen Ärzte, Sozialberater, ggf. der betriebsärztliche Dienst und Personalrat des arbeitgebenden Betriebes sowie die Familie des Patienten zusammenarbeiten, um eine Lösung herbeizuführen. Mitunter ist eine Arbeitsplatzumsetzung oder gar Umschulung nicht möglich und trotz erfolgreicher Operation mit vollständiger Wiederherstellung der Durchblutung wird eine Berentung unumgänglich.

Das arterielle Strombahnhindernis kann nur teilweise beseitigt werden

Bei nur teilweiser Beseitigung des arteriellen Strombahnhindernisses geht es um die möglichst weitgehende Restaurierung der noch verbliebenen schmerzfreien Gehstrecke.

Ziel dieser Bemühungen ist es, trotz noch bestehenden arteriellen Strombahnhindernisses die Gehfunktion des Patienten insoweit zu stabilisieren, daß die soziale, berufliche und gesellschaftliche Behinderung des Patienten auf ein Minimum reduziert und möglichst vollkommen kompensiert werden.

Hierzu stehen nichtinvasive und invasive Rehabilitationsmaßnahmen zur Verfügung.

Nichtinvasive Maßnahmen sind

- Verbesserung der bestehenden Restdurchblutung des betroffenen Beines
- Verbesserung der Sauerstoff- und Substratutilisation der beteiligten bzw. betroffenen Muskelgruppen
- Ökonomisierung des Gehaktes
- krankengymnastische Behandlung ggf. vorliegender Gelenkhypomotilitäten oder Myogelosen
- ggf. orthopädische Zusatzversorgung.

Invasive Maßnahmen: Entgegen noch bestehender herkömmlicher Auffassungen ist es durchaus sinnvoll, innerhalb einer umschriebenen angiologischen Rehabilitationseinheit auch solche Behandlungsmethoden vorzuhalten, die landläufig der sog. Akutmedizin bzw. dem Bereich der Krankenhausleistungen vorbehalten sind.

Stellt sich beispielsweise heraus, daß die noch verbliebene Restgehstrecke des Patienten durch einen begrenzt invasiven Ergänzungseingriff, z. B. in Form der PTA, die z. T. ambulant durchgeführt werden kann, erheblich verbessert und damit das Rehabilitationsziel ungleich effektiver erreicht werden kann, sollte eine solche Maßnahme – wenn die Ausstattung und das Know-how dies zulassen – im Rahmen der Rehabilitation von der rehabilitierenden Klinik durchgeführt werden. Dies entspricht dem finalistischen Prinzip moderner Rehabilitationskonzepte, das sich nicht in herkömmliche Vorstellungen darüber eingrenzen läßt, welche Untersuchungs- und Behandlungsmethoden auf dem Gebiet der Angiologie in welcher Art Klinik vorgehalten werden dürfen.

Eine Beseitigung des arteriellen Strombahnhindernisses ist nicht möglich

Ist im Stadium II der peripheren arteriellen Verschlußkrankheit die Beseitigung der zugrundeliegenden arteriellen Strombahnhindernisse nicht möglich, muß mit rein konservativ-rehabilitativen Maßnahmen versucht werden, die schmerzfreie Gehstrecke soweit zu verbessern, daß die hieraus resultierenden beruflichen, sozialen und gesellschaftlichen Defizite möglichst geringgehalten werden.

Neben der Kontrolle der vaskulären Risikofaktoren, welche Grundlage aller rehabilitativen Maßnahmen Gefäßkranker ist, muß eine konsequente Anwendung der o.g. therapeutischen Möglichkeiten erfolgen (s. teilweise Beseitigung des arteriellen Strombahnhindernisses). Insbesondere sind die rehabilitativen Bemühungen nicht nur auf die Phase der stationären Patientenbetreuung zu begrenzen. Vielmehr ist es wichtig, dem Patienten gerade für die kommenden Jahre eine lückenlose und komplexe Betreuungskette anzubieten. Hierzu gehören u. a. der Anschluß an eine AVK-Gruppe, welche – analog den sog. Koronargruppen – den Patienten dauerhaft ärztlich, psychologisch und krankengymnastisch, in enger Zusammenarbeit mit dem verantwortlichen Hausarzt, betreut. Durch die konsequente Durchführung geeigneter Trainingsprogramme ist im Lauf der Zeit mit einer weiteren, z. T. erheblichen Gehstreckensteigerung zu rechnen, so daß in einigen Fällen die Wiederaufnahme der beruflichen oder einer vergleichbaren Tätigkeit möglich ist. Allerdings sieht die Realität häufig anders aus: Patienten im Stadium II, also mit limitierter Gehstrecke, bei denen rekonstruktive oder Kathetermaßnahmen aus technischen Gründen nicht in Betracht kommen, sind häufig multimorbide und erfahrungsgemäß nicht immer ausreichend motiviert. Die Annehmlichkeiten einer Rente können für viele ein Grund sein, die zur Rehabilitation notwendige Mitarbeit und Kooperation vermissen zu lassen.

1.6.3 Behinderungsgrad im Stadium III/IV

In diesen Stadien geht es meist um den Erhalt bzw. die anatomische Integrität der betroffenen Extremität.

In allen Fällen wird man versuchen, zunächst die Durchblutungssituation durch lumeneröffnende Maßnahmen (Kathetertechniken, Thrombolyse, operative Rekonstruktion) zu verbessern, um eine Amputation abzuwenden oder eine solche zu begrenzen. Im Stadium IV liegt praktisch nie ein singuläres arterielles Strombahnhindernis vor, sondern es bestehen in den meisten Fällen Mehretagenverschlüsse (Beckenetage, Oberschenkel- und Unterschenkeletage), wobei aus technischen Gründen kaum eine generelle Strombahnwiederherstellung gelingt. Wenn überhaupt, kann meist nur eine Teilsanierung erfolgen. Hierdurch ist zwar häufig die Amputationsgefahr zunächst abzuwenden. Postoperativ verbleiben aber zunächst mehr oder minder ausgeprägte ischämische *Gewebedefekte* sowie eine mehr oder minder *ausgeprägte Gehstreckenlimitierung*. Beide Morbiditäten sind anspruchsvolle Aufgaben für die Rehabilitation.

Die Abheilungsbedingungen der Hautdefekte können zwar durch die teilweise Wiederherstellung der Strombahn verbessert worden sein, die noch bestehenden Strombahnhindernisse sowie die in aller Regel bestehende bakterielle Superinfektion machen eine vollständige Abheilung jedoch nicht selbstverständlich. Aufgaben der Rehabilitation sind dann
- subtile Wundbehandlung
- Beseitigung nekrotischen Gewebes
- Eröffnung noch verbliebener eitriger Retentionen
- Behandlung der Wundinfektion
- Schmerzbehandlung
- Ödembehandlung
- Wiederherstellung der durch die Ruhigstellung der Extremität eingeschränkten Funktion des Bewegungsapparates des betroffenen Beines
- Thromboseprophylaxe.

Die übliche vierwöchige stationäre Rehabilitation reicht meist nicht aus. In diesen Fällen muß mit dem ärztlichen und medizinischen Dienst der Rentenversicherungsträger bzw. Krankenkassen eine im Einzelfall angepaßte Lösung gefunden werden.

Können die Gewebeläsionen zur Abheilung gebracht werden, bleibt häufig als Dauermorbidität die schmerzhaft eingeschränkte Gehstrecke, die bei den weitergehenden und auch außerhalb der stationären Behandlung stattfindenden Rehabilitationsmaßnahmen berücksichtigt werden muß. In den meisten Fällen handelt es sich hier um multimorbide Patienten mit Gefäßerkrankungen auch anderer Regionen (koronare Herzkrankheit, zerebrale Durchblutungsstörungen) sowie orthopädischen Gebrechen, so daß eine berufliche Volleingliederung nur selten gelingt. Durch die Vermeidung der Amputation sind allerdings die soziale und gesellschaftliche Wiedereingliederung in der Regel besser zu erreichen.

1.6.4 Amputation

Im schlimmsten Fall ist eine Amputation unvermeidlich. Die Indikation zur Amputation ist mit absteigender Dringlichkeit und unter folgenden Umständen gegeben:
- einschmelzende Läsion (feuchte Gangrän) mit lokaler, klinisch bedeutsamer Superinfektion mit Aszension (Lymphangiitis) und klinischen Zeichen der Sepsis (z.B. bei Diabetikern)
- fortschreitende ischämische Defekte im Sinne des progredienten Stadiums IV bei absolut unzureichender Perfusion ohne Möglichkeiten rekonstruktiver Maßnahmen und ohne konservativen Therapieerfolg.

Da die Amputation umfassende und einschneidende Auswirkungen auf den Betroffenen hat, kann hier rehabilitativ viel geleistet werden.

Die Amputation *einzelner Zehen oder des Vorfußes* ist funktionell (orthopädisch) meist kompensierbar, so daß in günstigen Fällen keine beruflichen oder sozialen Defizite auftreten müssen. Allerdings ist meist die zugrundeliegende arterielle Verschlußkrankheit des betroffenen, aber auch die des „Gegenbeines" so einschneidend, daß eine dauerhafte Behinderung erheblichen Ausmaßes nicht zu vermeiden ist.

Die *Unterschenkelamputation* – ob durch Exartikulation oder in proximaler Höhe (ca. 10 cm unterhalb des Kniegelenkes) – kann in günstigen Fällen (Alter < 60 Jahre, keine arterielle Verschlußkrankheit des Gegenbeines, keine limitierende koronare Herzkrankheit, persönliche Motivation, beruflich keine körperliche Belastung) ebenfalls kompensiert werden. Mindestens 40–80% der Unterschenkelamputierten werden ohne Gehstütze selbständig gehfähig (Stirnemann), wobei die Erhaltung des Kniegelenks allgemein als Vorteil hinsichtlich der späteren Prothesenversorgung bzw. des persönlichen Behinderungsgrades angesehen werden.

Bei *hoher Amputation* (Oberschenkel) ist eine berufliche Rehabilitation meist nicht zu erreichen. Was die soziale Rehabilitation angeht, so hängen die persönlichen, familiären und gesellschaftlichen Folgen vor allem vom biologischen Alter und Kraftzustand des Patienten ab. Nach einer Studie von Hep und Myser (1988) waren von 79 hochamputierten Patienten prothesen- und gehfähig

- nur 16,5% ohne Stütze
- 5,1% mit einer Stütze
- 16,5% mit zwei Stützen.

Nicht prothesen- aber gehfähig waren 20,3%. Rollstuhlgebunden waren 24,1%, bettlägerig 10,1%.

Doppelseitig Oberschenkelamputierte gelten – zumindest in bezug auf ihre Gehfähigkeit – in der Regel als nicht rehabilitierbar.

2 Venöse Rückflußstörungen

2.1 Epidemiologie

Die Häufigkeit klinisch manifester venöser Rückflußstörungen wird mit 12–15% angegeben (van den Berg, 1994). Die Prävalenz des Ulcus cruris wird auf 5% geschätzt (Fischer, 1981). Etwa die Hälfte aller venösen Ulzera ist Folge einer primären Varikosis, die andere Hälfte entsteht im Rahmen eines postthrombotischen Syndroms.

Venöse Rückflußstörungen manifestieren sich klinisch als chronische venöse Insuffizienz. Diese ist bedingt entweder durch eine vorausgegangene tiefe Bein-/Beckenvenenthrombose (postthrombotisches Syndrom) oder durch eine primäre Varikosis mit multiplen Insuffizienzen der V.-saphena magna- bzw. V.-saphena-parva-Mündungsklappe und/oder multiplen Insuffizienzen der Perforansvenen. Folgende Stadien werden unterschieden:

- *Stadium I:* gering- bis mittelgradig ausgeprägte Stauungszeichen: lageabhängige Ödembildung, Corona phlebectatica paraplantaris, fleck- bis kleinflächenförmige Hyperpigmentationen, keine trophischen Störungen, kein Ulcus cruris
- *Stadium II:* zusätzlich trophische Störungen wie Induration, (papillomatöse) Hyperkeratose, Atrophie blanche (durch hyaline Kapillarverschlüsse bzw. fehlende Kapillaren weiß erscheinende Hautbezirke), kein Ulkus
- *Stadium III:* zusätzlich abgeheiltes oder florides Ulcus cruris.

Die chronische venöse Insuffizienz ist in allen Fällen ein chronisches Krankheitsbild, welches – nach Ablauf der akuten Krankheitsphase – sowohl einer unmittelbar anschließenden Rehabilitation als auch einer lebenslangen (rehabilitativen) Nachsorge bedarf.

2.2 Reha-Maßnahmen in Abhängigkeit vom klinischen Stadium

Im Vordergrund der rehabilitativen Behandlung steht die *Beseitigung des Kardinalsymptoms Ödem*. Bei tiefen Beinvenenthrombosen ohne Beteiligung der Beckenvene sowie bei chronischer venöser Insuffizienz aus Gründen einer primären Varikosis mit multiplen Klappeninsuffizienzen handelt es sich ausschließlich um Unterschenkelödeme. Sind die Beckenvenen beteiligt, kann es zur Ödembildung auch des Oberschenkels, also des gesamten Beines kommen.

Die zentrale Behandlungsmaßnahme ist die *Kompression*. Letztere wird im Initialstadium sowohl in Form der Wickelkompression als auch der intermittierenden maschinellen Kompression durchgeführt. Die Wickelkompression wird mit hierzu geeigneten uneleastischen Kurzzugbinden durchgeführt, wobei sich die zusätzliche Wickelkompression mit einer elastischen Langzugbinde bewährt hat. Die intermittierende maschinelle Kompressionsbehandlung basiert auf druckausübenden Manschetten, welche die zur Entstauung anstehenden Beinsegmente umhüllen.

Auch die chronische venöse Insuffizienz wird in klinische Stadien eingeteilt (CVI I–III).

2.2.1 CVI-Stadium I und II

Die Rehabilitation der Patienten mit chronischer venöser Insuffizienz in den Stadien I und II geschieht in drei Phasen, die mehr oder weniger parallel bzw. überlappend wirksam werden:
- *Phase I:* Beseitigung des initialen Ödems durch Wickelkompression und intermittierende maschinelle Kompression sowie Behandlung weiterer sekundärer Stauungszeichen (Hypodermitis, sekundäre Ekzeme, Juckreiz).
- *Phase II:* Schulung des Patienten (Selbstwickelschulung und Training zum Heimgebrauch maschineller Kompressionsgeräte).
- *Physe III:* Anpassung eines nach Körpermaßen und Anlagedruckklasse individuell ausgelegten Kompressionsstrumpfes.

Das Rehabilitationsergebnis hängt – mehr noch als bei Rehabilitation arterieller Krankheiten – von der Motivation und Mitarbeit des Patienten ab. Bei guter Kompression, die von seiten des Patienten konsequent angewendet und akzeptiert wird, ist trotz fehlender Beseitigung venöser Strombahnhindernisse bzw. fehlender Sanierung der insuffizienten Klappensysteme eine hohe berufliche Rehabilitationsrate erzielbar. Eine gewisse Reduktion der Lebensqualität (Vermeidung längerer Hitzeeinwirkung, Sauna, Kraftsportarten) muß in Kauf genommen werden. Diese Einschränkungen führen jedoch praktisch niemals zu einer sozialen oder gesellschaftlichen Desintegration.

2.2.2 CVI-Stadium III

Venöse Ulzera sind in der Regel hartnäckig und nicht selten über Jahrzehnte intermittierend existent. Zusätzlich zu den o.g. Maßnahmen sind zur Abheilung derartiger Ulzera folgende Therapieelemente notwendig:
- sorgfältige tägliche instrumentelle Wundrevision
- Absetzen möglichst aller Externa, die in vielen Fällen bereits zu einer persistierenden sekundären Ekzematisierung geführt haben
- lokale Kompression des periulzerösen Bereichs mit individuell zugeschnittenen Kompressionsmaterialien (z. B. Schaumgummi etc.)
- konsequente Gewichtsabnahme
- Sklerosierung drainierender periulzeröser Venen
- Mobilisationserhalt bzw. Remobilisierung des Fußgelenks zur Aktivierung bzw. Reaktivierung der venösen peripheren Muskelpumpe.

3 Lymphabflußstörungen

3.1 Definition

Die Genese eines Lymphödems unterscheidet sich von anderen Ödemen vor allem dadurch, daß es nicht – wie z.B. ein „venöses" Ödem – durch eine venoläre bzw. kapilläre Hypertonie transkapillär in das Interstitium filtriert wird *(eiweißarm),* sondern mangels ausreichender Lymphdrainage direkt im Interstitium entsteht *(eiweißreich).*

Das *primäre* Lymphödem (familiär kongenital, familiär nicht-kongenital oder sporadisch) ist Folge nicht ausreichend angelegter Lymphbahnen (Lymphgefäßhypoplasie oder Agenesie), während das *sekundäre* Lymphödem durch eine exogene Behinderung des Lymphabstroms zustande kommt (Tumoren, postoperativ, nach Bestrahlung, traumatisch, in Folge eines Erysipels oder einer Lymphangiitis etc.).

3.2 Epidemiologie

Über die Häufigkeit des Lymphödems liegen nur spärliche Angaben vor. Ca. 90% der Patienten mit primärem Lymphödem sind Frauen. Ca. 80% der primären Lymphödeme beginnen vor dem 35. Lebensjahr (Lymphoedema praecox). Bei einem kleineren Teil kann sich ein Ulkus ausbilden (lymphostatisches Ulkus).

3.3 Reha-Maßnahmen bei chronischen Lymphödemen

Vor allem das sekundäre Lymphödem ist eine rehabilitative Herausforderung. Die häufigsten in der Angiologie auftretenden ätiologischen Formen sind das postoperative Lymphödem des Beines und das Postmastektomielymphödem des Armes.

Es werden folgende klinische Stadien unterschieden:
- *Stadium I:* Reversible Schwellung am Fußrücken, die sich über Nacht zurückbildet.
- *Stadium II:* Ausbildung einer säulenförmigen Konfiguration des Beines (vor allem des Unterschenkels) mit Verlust der typischen Knöchelkonturen.
- *Stadium III:* Beindeformitäten größeren Ausmaßes mit Bildung entstellender Weichteilwülste, Lappen und Furchen sowie überhängender Falten über den Gelenken (Elephantiasis).

Folgende therapeutische bzw. rehabilitative Maßnahmen kommen in Betracht:
- Entwässerung und periodische Beinhochlagerung

- intermittierende pneumatische Kompression auch als Langzeitmaßnahmen unter häuslichen Bedingungen
- Wickelkompression
- adäquate Bestrumpfung, wobei – wesentlich häufiger als beim Phlebödem – Kompressionsstrümpfe der oberen Druckstufe (III und IV) eingesetzt werden müssen
- manuelle Lymphdrainage, die allerdings nur dann sinnvoll ist, wenn sie – zumindest initial – 2× täglich für jeweils 30–40 Minuten durchgeführt wird
- bei Armlymphödem ebenfalls „Kompressionsstrumpf"; zusätzlich können Hand- und Fingerschwellungen mit einem Kompressionshandschuh behandelt werden
- penible Bein- und Fußhygiene zur Vermeidung komplizierender Infektionen (Erysipel).

Das Ausmaß der Rehabilitation ist vom klinischen Stadium des Lymphödems abhängig sowie von der Regelmäßigkeit, mit der die o.g. Behandlungsmethoden im Rahmen der häuslichen Nachsorge beibehalten werden. In den Stadien I und II ist meist mit einer gewissen bis umfassenden sozialen, beruflichen und gesellschaftlichen Rehabilitation zu rechnen. Im Stadium III ist dies eher die Ausnahme.

Weiterführende Literatur

Alexander, K.: Gefäßkrankheiten. Urban & Schwarzenberg, München 1994.

Baumgartner, R., P. Botta (Hrsg.): Amputation und Prothesenversorgung der unteren Extremitäten. Enke, Stuttgart 1989.

Büchner, M., T. Weiss, L.K. Widmer (Hrsg.): Die sozioökonomische Relevanz der peripheren arteriellen Verschlußkrankheit in der Bundesrepublik Deutschland. Springer, Berlin–Heidelberg–New York 1992.

Bundesarbeitsgemeinschaft für Rehabilitation (Hrsg.): Die Rehabilitation Behinderter. Deutscher Ärzteverlag, Köln 1984.

Földi, M., S. Kubik (Hrsg.): Lehrbuch der Lymphologie. Fischer, Stuttgart 1989.

Hepp, W., M. Müser: Langzeitverlauf nach Amputation der unteren Extremität wegen AVK unter dem Gesichtspunkt der Rehabilitation. Vasa 17 (1988) 186.

Rieger, H.: Angiologie, Hypotonie, Hypertonie. Urban & Schwarzenberg, München 1993.

Schütz, R.M., H.P. Bruch, H.D. Weiss (Hrsg.): Rehabilitation des gefäßkranken Menschen – Faktum, Falle, Phantasie? Tomkewicz, Lübeck 1994.

Stirnemann, P., L. Bertsch, G. Nachbür: Gegenüberstellung von einseitig unterschenkel- und oberschenkelamputierten Gefäßkranken bezüglich Mortalität, Wundheilung, Zeit und Grad der Rehabilitation, Wertigkeit des Kniegelenkes. Vasa 7 (1978) 167.

Widmer, L. K., H. B. Stähelin, C. Nissen, A. da Silva (Hrsg.): Prospektive epidemiologische Untersuchung von Venen-, Arterien- und koronarer Herzkrankheit bei Berufstätigen – Balser Studie I–III. Huber, Bern 1981.

12 Rehabilitation bei Stoffwechselkrankheiten und endokrinen Krankheiten

Ekke Haupt

Teil I Allgemeine Rehabilitation bei Stoffwechsel- und endokrinen Krankheiten

Die klassischen Stoffwechselerkrankungen und das häufigste endokrinologische Krankheitsbild – die endemische Struma mit oder ohne Entgleisungen des Hormonhaushaltes – gehören zu den typischen ernährungsabhängigen Erkrankungen. Sie sind besonders in den westlichen Industrienationen weit verbreitet und richten alljährlich enormen volkswirtschaftlichen Schaden an [6].

1 Epidemiologie

Für besonders gut untersuchte Stoffwechselkrankheiten, wie für den *Diabetes mellitus Typ II*, ist in der Bundesrepublik eine ständig steigende Inzidenz nachweisbar. Zwischen 1960 und 1987 haben sich die Zahlen verdreifacht [19]. Die Prävalenz beträgt derzeit 4,1 % der Bevölkerung (4,9 % Frauen, 3,3 % Männer) [15].

Zur Inzidenz und Prävalenz der *Gicht* liegt in Deutschland kein Zahlenmaterial vor. Vom Nationalen Survey der Deutschen Herz-Kreislauf-Präventionsstudie (DHP) wurde aber bei 4 % der Frauen und 19 % der Männer eine Hyperurikämie ermittelt [8].

Die Prävalenz der *Hypercholesterinämie* beträgt in der deutschen Bevölkerung nach dem Nationalen Survey der DHP für Frauen 35,6 % und für Männer 31,4 % [14]. Angaben über erhöhte Triglyzeridspiegel sind problematisch, da die Werte stark vom Zeitpunkt der letzten Nahrungsaufnahme abhängig sind.

Schließlich sind gemessen an einem Körpergewicht nach dem Body-Maß-Index (BMI) (Frauen >24 kg/m^2, Männer >25 kg/m^2) 56,1 % der bundesdeutschen Frauen und 77,3 % der Männer übergewichtig [2].

Für die einzige endokrinologische Erkrankung mit nennenswerter volkswirtschaftlich epidemiologischer Bedeutung – die endemische Struma – liegen keine bevölkerungsrepräsentativen Prävalenzstudien in Deutschland vor. Nach sonographischen Messungen einer nicht repräsentativen Stichprobe in Hessen liegt die Prävalenz bei 38,5 % [22].

2 Reha-Bedürftigkeit, Reha-Fähigkeit, Voraussetzungen

Bei der weiten Verbreitung von Stoffwechselerkrankungen ist die Reha-Bedürftigkeit enorm groß. Sie muß deshalb zum ganz überwiegenden Teil von ambulanten Strukturen getragen werden. Sowohl ambulante als auch stationäre Behandlungsstrategien der Rehabilitation werden aber durch den oft schleichenden und symptomlosen Beginn vieler Stoffwechselkrankheiten erschwert. Die Nachfrage ist gering und die Sorglosigkeit auch bei bereits diagnostizierter Störung groß. Nicht wenige übergewichtige Patienten leiden beispielsweise an Erkrankungen der Bewegungsorgane. Degenerative Wirbelsäulen- und Gelenkerkrankungen können subjektiv einen viel größeren Leidensdruck hervorrufen, auch wenn sie prognostisch unter Umständen als weniger gravierend einzuschätzen sind als eine Hyperlipoproteinämie, ein Typ-II-Diabetes oder ein initiales Hochdruckleiden. Solche Risikokonstellationen sind aber nach wie vor die wichtigsten Mediatoren für Erkrankungen des Herz-Kreislauf-Systems, die in Deutschland wie in vielen entwickelten Industrieländern nach wie vor die häufigste Todesursache stellen.

1990 waren 43,8 % aller Todesfälle auf potentielle ernährungsabhängige Herz-Kreislauf-Erkrankungen zurückzuführen [6].

Damit haben sie höchste gesundheitspolitische Bedeutung.

Darüber hinaus ist in Deutschland eine Versorgung von Stoffwechselkranken, die die Bezeichnung rehabilitativ verdient, im ambulanten Sektor erst langsam im Entstehen begriffen. Ein präventives Leistungsangebot bieten die gesundheitlichen Fachkreise, z.B. niedergelassene Ärzte mit interdisziplinär arbeitenden Schwerpunktpraxen, beispielsweise für die Behandlung von Diabetikern, aber auch Apotheker, psychologische Beratungsstellen, Psychotherapeuten, Diätassistenten und Sportlehrer.

Bundesweit entwickelt sich ein Netz institutioneller Leistungsangebote. Hier sind Einrichtungen des öffentlichen Gesundheitsdienstes zu nennen, die Bundeszentrale für gesundheitliche Aufklärung in Köln und die Gesundheitsämter. Öffentliche Förderung ihrer präventiven Tätigkeit erhalten z.B. die Bundesvereinigung für Gesundheit in Bonn, die einzelnen Landeseinrichtungen für Gesundheitserziehung bzw. -förderung und die Beratungsstellen der Krankenkassen. Bei freien Initiativen, Selbsthilfegruppen, Sportvereinen, Volkshochschulen, Gemeinden, betrieblichen Gesundheitszirkeln und Krankenversicherern gibt es inzwischen Angebote für die meisten Bereiche der Prävention, Gesundheitsförderung und Nachsorge von Stoffwechselerkrankungen.

Die Rentenversicherungsträger haben eine weitgespannte Versorgungsstruktur im stationären Bereich ausgebaut. Die gesetzliche Definition der persönlichen Voraussetzungen für ihre Leistungen sind in § 10 des SGB VI niedergelegt:

Für Leistungen zur Rehabilitation haben Versicherte die persönlichen *Voraussetzungen* erfüllt,

- deren Erwerbsfähigkeit wegen Krankheit oder körperlicher, geistiger oder seelischer Behinderungen erheblich gefährdet oder gemindert ist und
- bei denen voraussichtlich die Leistungen
  - bei erheblicher Gefährdung der Erwerbsfähigkeit eine Minderung der Erwerbsfähigkeit abwenden kann
  - bei geminderter Erwerbsfähigkeit diese wesentlich gebessert oder wiederhergestellt werden kann oder der Eintritt von Erwerbsfähigkeit, Berufsunfähigkeit abgewendet werden kann.

Rehabilitationsbedürftigkeit liegt vor,

- wenn morphologische Veränderungen beispielsweise am Herz-Kreislauf-System zu Funktionseinschränkungen oder Folgeerkrankungen geführt haben
- wenn nachgewiesene morphologische Veränderungen in Verbindung mit ausgeprägter Risikokonstellation vorliegen, so daß in absehbarer Zeit erhebliche Funktionseinschränkungen oder Folgeerkrankungen zu erwarten sind
- wenn funktionelle Störungen, deren Ursache nicht ausreichend geklärt sind, zu einer Leistungsbeeinträchtigung geführt haben.

Rehabilitationsfähigkeit setzt voraus,

- daß der Patient für aktive Rehabilitationsmaßnahmen belastbar ist
- daß positive Prognose hinsichtlich der Leistungsfähigkeit im Erwerbsleben gestellt werden kann
- daß der Patient ausreichend motiviert und mental in der Lage ist, das Therapieangebot anzunehmen und umzusetzen.

Stationäre Rehabilitationsleistungen der Rentenversicherungsträger greifen bei Stoffwechselerkrankungen somit erst zu einem sehr späten Zeitpunkt ein, wenn bereits schwere Beeinträchtigungen und Folgeschäden aufgetreten sind. Nichtsdestoweniger wird ein frühzeitiger, präventiver Ansatz in allen Rehabilitationskliniken auch mit anderer Hauptindikation (z.B. degenerative Gelenkerkrankungen, psychosomatische Störungen, gastroenterologische Erkrankungen u.a.) realisiert.

3 Aufgaben und Ziele der Rehabilitation

Der übergeordneten Zielvorstellung der Rehabilitation, die die Gesamtheit aller Maßnahmen umfaßt, die erforderlich sind, um für den Behinderten die bestmöglichen körperlichen, seelischen und sozialen Bedingungen zu schaffen, die ihn befähigen, aus eigener Kraft einen möglichst normalen Platz in der Gesellschaft zu behalten oder wiederzuerlangen, kann bei Stoffwechselerkrankungen oft nur durch die Realisierung einer Reihe von Teilaspekten Rechnung getragen werden. Dazu gehören:

- Anpassung der medikamentösen Therapie an alltägliche Bedingungen
- Funktionsverbesserung und Milderung der subjektiven Beeinträchtigung
- Motivation und Anleiten zur Änderung von Lebensgewohnheiten, insbesondere zur Gewichtsreduktion, Ernährungsumstellung, Nikotinabstinenz, Streßbewältigung und zu regelmäßigem körperlichem Training
- Förderung einer angemessenen Krankheitsbewältigung, Stärkung der Eigenverantwortung
- Erkennen von spezifischen Belastungen, Anforderungen und Interaktionen im privaten und beruflichen Umfeld
- Berücksichtigung der für eine Wiedereingliederung in das soziale Umfeld notwendigen Hilfen auf der Basis einer sachgerechten sozialmedizinischen Beurteilung
- Erreichen einer größtmöglichen Unabhängigkeit von der Erkrankung bei der Bewältigung der Anforderung des täglichen Lebens
- Beeinflussung der Progredienz der Stoffwechselstörung und somit der drohenden Folgeerkrankungen.

4 Diagnostik

Eine umfassende und gleichzeitig gezielte Diagnostik bildet die Grundlage für jede therapeutische Maßnahme. Am Anfang steht eine sorgfältige

Anamneseerhebung, die bei den vorwiegend ernährungsabhängigen Stoffwechselerkrankungen selbstverständlich auch die Nahrungsaufnahme umfassen muß, da sich nur daraus die individuelle und damit sehr gezielte therapeutische Intervention ableiten kann.

4.1 Ernährungsanamnese

Obwohl die individuelle Erhebung der Ernährungssituation der Angelpunkt für die gezielte Ernährungsberatung des einzelnen Stoffwechselkranken darstellt, ist sie aus vielerlei Gründen unbeliebt und wird deshalb sowohl bei stationären Rehabilitationsmaßnahmen selbst in Fachkliniken und natürlich noch mehr im ambulanten Bereich vernachlässigt. Oft reduziert sich ein Beratungsgespräch auf die Abgabe von „Verboten-erlaubt"-Listen oder auf die Abgabe eines Diätplans mit sehr pauschalem Charakter, der den Bedürfnissen des einzelnen Patienten nicht entgegenkommt.

Vielerorts hat noch nicht einmal die Krankenhauskost Vorbildcharakter umd muß teilweise sogar als Risikofaktor eingestuft werden.

> Trotz wachsenden Bewußtseins für Ernährungsfragen in der Bevölkerung ist die ärztliche Ausbildung in Ernährung und Ernährungsmedizin in Deutschland außerordentlich schlecht.

Dabei gilt nach wie vor der Arzt in der Bevölkerung als erster Ansprechpartner in Ernährungsfragen, obwohl er von seiner Ausbildung her nicht kompetent sein kann. Es überrascht deshalb nicht, daß an keiner deutschen medizinischen Fakultät ein Lehrstuhl für Ernährungsmedizin vorhanden ist. Die „lästige" Beratungspflicht des Arztes wird deshalb oft auf Diätassistentinnen und Ökotrophologinnen übertragen, die selten Zeit und auch nicht die notwendige Erfahrung haben, eine individuelle Ernährungsanamnese zu erheben, da sie vom küchentechnischen Ablauf zu sehr absorbiert werden und oft als „Diätköchinnen" mißbraucht sind.

4.2 Allgemeine Diagnostik bei Stoffwechselkrankheiten und endokrinen Krankheitsbildern

Sie ist bei Stoffwechselerkrankungen einfach und mittlerweile auch weitverbreitet, da das Bewußtsein, Risikokonstellationen für Herz-Kreislauf-Erkrankungen frühzeitig aufzudecken, erfreulicherweise auch bei uns gewachsen ist. In anderen, fortschrittlicheren Ländern haben allgemeine, gesundheitspolitische Programme zum Umdenken der Ernährungssituation in weiten Bevölkerungskreisen schon eher gegriffen. In der Bundesrepublik wird dies in erster Linie verhindert durch staatlich geförderte Marketing-Organisationen, die sich bemühen, den Agrarüberschuß an tierischen Lebensmitteln (Butterberg, Milchsee, Schweinefleisch- und Rinderfleischberg u.a.) zu fördern, obwohl in der übrigen europäischen und außereuropäischen Welt die Diskussion über die Gesundheitsschädlichkeit eines aus überwiegend tierischen Produkten geprägten Ernährungsverhaltens schon abgeschlossen ist.

Die Diagnostik in der rehabilitativen Versorgung von stoffwechselkranken Patienten kann sich aber nicht nur auf die Erkennung des Primärrisikos beschränken. Vielmehr müssen rechtzeitig Parameter bestimmt werden, die das Ausmaß des Risikos für die zahlreichen Folgeschäden feststellen. Dies ist beispielsweise *bei Diabetikern* die Bestimmung des HbA_1-Wertes, der Mikroalbuminausscheidung im Urin sowie die augenärztliche Funduskontrolle und die Belastungsergometrie in ca. einjährigen Abständen, diagnostische Maßnahmen, die in der Bundesrepublik noch nicht zum Versorgungsalltag gehören.

Gleiches gilt für die HDL-/LDL-Diskrimination *bei grenzwertigen Gesamtcholesterinbefunden*. Der Prävention dient auch die Bestimmung des Lp(a), um ein familiäres Risiko für die Entwicklung einer KHK frühzeitig zu erkennen und bereits im Vorfeld dieser Risikokonstellation Maßnahmen (Vermeiden von Übergewicht, Beibehaltung der körperlichen Aktivität junger, gefährdeter Nachkommen etc.) frühzeitig zu erkennen.

> In der stationären Rehabilitation gehören solche Untersuchungstechniken zum Standard, ambulant sind sie jedoch noch wenig verbreitet.

Die *Diagnostik von Folgeerkrankungen* stoffwechselgestörter Patienten findet im stationären Bereich am besten in Kliniken statt, die über das angemessene Repertoire von Herz-Kreislauf-Krankheiten verfügen. Die tradierte Zuordnung zum gastroenterologischen Bereich ist überkommen und kann nicht der notwendigen Behandlungskette bei der Versorgung der Folgeschäden dienlich sein.

Die *Diagnostik endokrinologischer Parameter* ist teuer und wird deshalb im ambulanten Bereich oft eher stiefmütterlich behandelt. In der Rehabilitation spielt sie aber eine Rolle, beispielsweise bei hypophysektomierten Patienten zur Adaptation der notwendigen Substitutionstherapie. Häufig sind bei solchen Patienten alle 3 hypophysär-peripheren Achsen gestört, so daß ein sehr subtiler Ausgleich erforderlich ist.

Der überwiegende Anteil endokrinologischer Patienten in der Rehabilitation wird allerdings von *Schilddrüsenpatienten* gestellt. Im Jodmangelgebiet Deutschland, ohne eine gesetzlich geregelte Jodprophylaxe, stellen Störungen der Schilddrüsenfunktion große Herausforderungen an die Ressourcen des Gesundheitssystems wegen einer aufwendigen Hormon-, Sonographie- und nuklearmedizinischen Diagnostik. Die enormen Gesundheitskosten hierfür sind in fortschrittlicheren Ländern durch eine frühzeitig eingeführte Jodprophylaxe bereits minimiert worden [24]. Auch behindern überzogene Strahlenschutzgesetze die adäquate Versorgung hyperthyreoter Patienten mit Schilddrüsenautonomien bei der Radiojodbehandlung, die in der Bundesrepublik nur in teueren stationären Behandlungszentren durchgeführt werden kann und anderenorts sogar ambulant abläuft.

Der stationären Rehabilitation wurde vielfach der Vorwurf gemacht, daß es sich hierbei um eine „klinifizierte Kur" handele. Oft werden aber sogar Patienten nach einem akuten Ereignis in Rehabilitationskliniken eingewiesen, ohne Abschluß der präklinischen Diagnostik durch die Akuthäuser. Gerade für die vielen kardiologischen Patienten mit Stoffwechselproblemen bedeutet dies, daß beispielsweise nach Myokardinfarkt noch nicht einmal eine abschließende Ergometrie oder ein UKG-Befund vorliegen. Solche Versäumnisse müssen dann in der Rehabilitation zum möglichst frühzeitigen Zeitpunkt nachgeholt werden, um die therapeutische Intervention nicht zu verzögern und zu gefährden.

5 Therapie

Die Therapie von Stoffwechselerkrankungen erfordert oft eine Langzeitstrategie, deren Grundlagen nur durch ein komplexes Therapiekonzept, das den individuellen Bedürfnissen angepaßt ist, gelegt werden können [11]. Dazu gehört auch die Festlegung auf individuell abzustimmende Therapieziele. Stoffwechselkranke unterscheiden sich nämlich beträchtlich hinsichtlich ihres Wissensstandes, der Therapiefom, der aktuellen Problemsituation, des Ausmaßes eventuell bereits vorhandener Folgeerkrankungen und ihrer Alltagsbedingungen. Es bedarf deshalb eines individuellen Therapieplanes, der die jeweiligen Ausgangsbedingungen maßgeschneidert erfüllen muß.

Das Reha-Team muß gemeinsam einen solchen Therapieplan erarbeiten, der die individuell erreichbaren Ziele vorgibt, gleichzeitig aber den Patienten nicht überfordert.

5.1 Gesunde Ernährung und Diät

Eine 1993 publizierte, sehr umfangreiche Studie des Bundesgesundheitsministeriums beziffert die jährlichen Ausgaben für ernährungsbedingte Erkrankungen auf insgesamt 83,5 Mrd. DM, d.h. mehr als 30% aller Kosten des Deutschen Gesundheitswesens [6].

Diese Zahl illustriert die herausragende Rolle der Ernährung im Therapiekonzept von Stoffwechselerkrankungen.

In den letzten 100 Jahren sind in allen Industrienationen erhebliche Veränderungen der Nahrungsmittelverfügbarkeit und der Essensgewohnheiten eingetreten. Parallel hierzu hat sich mit der zunehmenden Technisierung, Rationalisierung und Automatisierung der Energiebedarf durch körperliche Aktivität drastisch verringert. Alle epidemiologischen Untersuchungen belegen eindeutig eine Zunahme des Übergewichtes, der Arteriosklerose, insbesondere der koronaren Herzkrankheit und der Zerebralsklerose, des Typ-II-Diabetes, der Hypertonie, der Fettstoffwechselstörungen, aber auch der degenerativen Skeletterkrankungen, des Gallensteinleidens, der Leberzirrhose und einiger Malignome, besonders dem Kolon- und Mammakarzinom. Diese Erkrankungen sind für den weitaus größten Teil vorzeitiger Todesfälle verantwortlich.

Die derzeitige Ernährungssituation in Deutschland wird analysiert durch drei Verzehrstudien:
- die nationale Verzehrstudie (NVS) [21]
- die Verbundstudie Ernährungserhebung und Risikofaktorenanalytik (VERA) [18]
- das International Monitoring of Trends and Determinants in Cardiovascular Disease (MONICA-Projekt) [3].

Aufgrund der vorliegenden Erhebungen läßt sich die derzeitige Ernährungssituation in Deutschland folgendermaßen beschreiben [28]:
1. Die tägliche Energieaufnahme ist bei beiden Geschlechtern ab dem 18. Lebensjahr wesentlich zu hoch. Weite Bevölkerungskreise nehmen 1000 kcal/Tag mehr auf als dem Bedarf entspricht. Man kann davon ausgehen, daß die kalorische Überversorgung durchschnittlich 25–30% beträgt. Alkohol trägt dazu mit 5–6% bei. Bei jungen 15- bis 18jährigen Männern ist die Energiebilanz ausgeglichen, während bei jungen Frauen in diesem Lebensabschnitt eine z.T. erhebliche energetische Unterversorgung vorliegt.
2. Die wünschenswerte Nährstoffverteilung von 10–12 kcal-%/Eiweiß, 25–35 kcal-%/Fett und 50–60 kcal-%/Kohlenhydrate wird nicht

erreicht. In Deutschland wird zuviel Eiweiß, vor allem aber wesentlich zuviel Fett gegessen. Verantwortlich hierfür ist in erster Linie der immer noch viel zu hohe Konsum an Fleisch- und Wurstwaren, nicht entrahmter Molkereiprodukte und der hohe Verbrauch an Streichfetten und Ölen. Demgegenüber ist der Kohlenhydratverzehr, insbesondere was komplexe Kohlenhydrate betrifft, zu gering. Dies ist vor allem auf den Rückgang nicht ausgemahlener Ceralienprodukte zurückzuführen.

3. Der Verzehr tierischer Produkte ist viel zu hoch. Dadurch ist nicht nur die Proteinzufuhr überhöht, sondern wegen der typischen „Schlepperfunktion" von tierischem Eiweiß für Fette, Cholesterin und Purinkörper die Zufuhr auf das Doppelte des wünschenswerten Konsums erhöht.
4. Durchschnittlich werden in allen Altersgruppen (einschließlich Kleinkinder und Säuglinge!) über 20 g Alkohol/Kopf und Tag konsumiert. Unter der Annahme, daß ein Teil der Bevölkerung (Frauen) keinen oder nur gelegentlich Alkohol in moderaten Mengen trinkt, ergibt sich, daß in weiten Kreisen ein erheblich erhöhter Konsum alkoholischer Getränke angenommen werden muß.
5. Die Fettzufuhr ist nicht nur auf etwa das Doppelte des wünschenswerten Konsums erhöht, es werden vor allem auch zuviel gesättigte Fettsäuren durch den hohen Verzehr an tierischen Produkten gegessen. Die empfohlene Relation von gesättigten Fettsäuren zu einfach und mehrfach ungesättigten Fettsäuren von 1:1:1 wird nicht erreicht.
6. Der Anteil des Kohlenhydratverzehrs ist viel zu gering und erreicht nicht die empfohlene Menge von 50–60 kcal-%. Außerdem nimmt der Konsum komplexer Kohlenhydrate weiter ab zugunsten eines Verzehrs leicht resorbierbarer Oligo-, Di- und Monosaccharide. Im Mittel verzehrt der Bundesbürger 90 g Haushaltszucker pro Tag! Ein nicht unerheblicher Teil des hohen Zuckerkonsums ist auf den sorglosen Konsum großer Mengen von Erfrischungsgetränken zurückzuführen.
7. Der Verzehr ballaststoffhaltiger Getreideprodukte ist in den letzten Jahren deutlich zurückgegangen. Hülsenfrüchte als Ballaststoffträger spielen in der deutschen Bevölkerung praktisch keine Rolle mehr.
8. Der Verbrauch an Kochsalz, der in Deutschland derzeit über 12 g/Kopf und Tag beträgt, ist deutlich überhöht. Wünschenswert wäre eine Zufuhr von 5–6 g/Tag. Verantwortlich hierfür ist nicht nur das veränderte „Salzverhalten" (z.B. Nachsalzen am Tisch), sondern auch der hohe Konsum an stark gesalzenen Lebensmitteln (z.B. Wurstwaren, Käse, Pommes frites etc.).
9. Trotz der erheblichen kalorischen Überbelastung sind teilweise auch defizitäre Mangelsituationen erkennbar. Dies gilt in erster Linie für Kalzium und teilweise auch bei jungen Frauen für Eisen und für wasserlösliche Vitamine der B-Gruppe. Nach den bislang vorliegenden Daten scheint auch die Jodzufuhr, zumindest in den südlichen Gegenden Deutschlands defizitär zu sein. Sie beträgt nur 60–90 % der Empfehlungen.

5.1.1 Richtlinien einer gesunden Ernährung

Die Richtlinien einer gesunden wünschenswerten Ernährung sind in ihren Grundzügen erarbeitet und werden seit 1955 von der Deutschen Gesellschaft für Ernährung regelmäßig aktualisiert und publiziert [5]. Trotzdem gibt es auf keinem anderen Gebiet so viele unterschiedliche Meinungen, Anpreisungen und Versprechungen, Widersprüche und Betrachtungsweisen wie bei der Frage nach dem richtigen Ernährungsverhalten. Verantwortlich hierfür ist, daß die Ernährung und das Ernährungsverhalten in komplexer Weise mit traditionellen, gesellschaftlichen, sozialen, kulturellen, weltanschaulichen und religiösen Elementen verknüpft sind.

> Die Ernährung muß vollwertig sein, d.h. alle Nährstoffe in dem Verhältnis enthalten, die zu einer ungestörten Aufrechterhaltung der Organfunktionen notwendig sind. Eine vollwertige Ernährung ist nicht identisch mit der heute so weit verbreiteten Vollwertkost, die in wesentlichen Punkten von ideologischen Vorstellungen geprägt und rational nicht begründbar ist.

Im folgenden sollen die wissenschaftlich abgesicherten Grundzüge einer wünschenswerten, vollwertigen Ernährung dargestellt werden [28]:

Energiemenge

Der Energiebedarf errechnet sich aus dem Grundumsatz + Arbeitsumsatz (Tab. 12-1).

> Die durchschnittliche tägliche Energiezufuhr sollte für den Normalgewichtigen 2000 kcal nicht übersteigen. Bei übergewichtigen Patienten liegt sie bei weniger als 1200 kcal.

Nur in Ausnahmefällen und nur unter engmaschiger metabolischer Kontrolle darf eine Energiezu-

Tabelle 12-1

Grundumsatz (kcal)		
Alter (Jahre)	männlich	weiblich
15	1 890	1 490
25	1 750	1 430
45	1 620	1 330
65	1 480	1 240
75	1 380	1 190
Arbeitsumsatz (kcal/h)		
leichte Arbeit	< 75	< 60
mittelschwere Arbeit	75–150	60–120
schwere Arbeit	150–200	> 120
schwerste Arbeit	> 200	

fuhr von weniger als 1000 kcal/Tag erfolgen. Bei weniger als 1000 kcal ist auch zu bedenken, daß eine solche Ernährungform im häuslichen und beruflichen Alltag nicht realistisch ist und auch kein pädagogischer Effekt erzielt wird. Allerdings darf eine Reduktionskost entsprechend den Vorschriften der gültigen Diätverordnung nicht mehr als 1200 kcal pro Tag betragen.

Vorteilhaft ist die Verteilung der Energiezufuhr auf mehr als drei Mahlzeiten pro Tag. Nach den Empfehlungen der Deutschen Gesellschaft für Ernährung darf die Energiezufuhr des Mittagessens 30 % der Tagesenergiemenge nicht übersteigen und liegt dementsprechend bei 650–850 kcal [5]. Auf keinen Fall sollte das Mittagessen in der Gemeinschaftsverpflegung mehr als 1000 kcal betragen.

Nährstoffrelationen

Von der Deutschen Gesellschaft für Ernährung sowie von anderen nationalen und internationalen Gesellschaften wird eine Nährstoffrelation von 10–12 kcal-% Eiweiß, 25–35 kcal-% Fett und 50–60 kcal-% Kohlenhydrate empfohlen [5, 20].

Die Nährstoffrelation für sich allein betrachtet ist jedoch unzureichend, da sie nur eine quantitative, nicht aber eine qualititative Aussage über die Nährstoffe zuläßt.

Die empfohlene Eiweißzufuhr beträgt 0,8 g/kg Körpergewicht bezogen auf das Normalgewicht. Dies bedeutet ca. 10 % der täglichen Energiezufuhr oder ca. 55 g für den „Standardmann" bzw. 45 g für die „Standardfrau". 50 % der Proteinzufuhr sollte aus tierischen, 50 % aus pflanzlichen Produkten stammen. Die Kombination von tierischen mit pflanzlichen Eiweißen steigert deren biologische Wertigkeit erheblich.

Der Fettverzehr sollte auf 1 g/kg Normalgewicht reduziert werden, d.h. auf einen Verzehr von 60–80 g/Tag. Nur durch Ausnutzung aller fettarmen bzw. fettfreien Garmethoden, durch sorgfältige Auswahl fettarmer Produkte, vor allem aber durch eine konsequente und dauerhafte Motivation der Patienten ist eine tägliche Fettzufuhr von unter 80 g zu erreichen. Die Aufteilung der Fette sollte nach der Dreierregel erfolgen:

- 1/3 Streichfett
- 1/3 Kochfett
- 1/3 verstecktes Fett.

Eine weitere Dreierregel bezieht sich auf die Verteilung der einzelnen Fettsäuren:

- 1/3 gesättigte Fettsäuren (tierische Produkte, Kokosfett)
- 1/3 einfach ungesättigte Fettsäuren (Ölsäure, z.B. Olivenöl)
- 1/3 mehrfach ungesättigte Fettsäuren (Sonnenblumen-, Maiskeimöl u.a., Diätmargarine).

Kohlenhydrate

Bei einer anzustrebenden Energiezufuhr von 2000 kcal beträgt die absolute Kohlenhydratzufuhr 250–300 g.

Diese Menge wird derzeit praktisch nie erreicht. Gute Kohlenhydratträger stellen Getreideprodukte, Kartoffeln, Reis, Teigwaren, Hülsenfrüchte, Obst und Gemüse dar. Rasch resorbierbare Kohlenhydrate (Oligo-, Di- und Monosaccharide) sind als „leere" Ernährungsprodukte nicht wünschenswert.

Cholesterin

Die alimentäre Cholesterinzufuhr sollte 250 mg/Tag nicht übersteigen.

Cholesterin ist ausschließlich in tierischen Lebensmitteln enthalten, für den Aufbau der Zellmembranen vital notwendig, gehört aber dennoch nicht zu den lebensnotwendigen Nährstoffen. Der menschliche Organismus ist in der Lage, selbst bei völlig cholesterinfreier Ernährung auch dauerhaft das benötigte Cholesterin aus einfachen ubiquitär vorkommenden Vorstufen (Acetyl-CoA) in praktisch allen Körperzellen endogen in ausreichenden Mengen zu synthetisieren.

Ballaststoffe

Eine ballaststoffarme Ernährung ist immer eine fett-, eiweiß- und zuckerreiche Ernährung.

Die Ballaststoffzufuhr sollte wegen des hohen Sättigungswertes bei gleichzeitig niedriger Energieaufnahme wegen der günstigen metabolischen Effekte und wegen der Wirkung auf die Darmfunktion wenigstens 30 g/Tag entsprechen.

Mineralstoffzufuhr

Die tägliche *Kalziumzufuhr* sollte über 1000 mg/Tag betragen, d.h. es sollte wenigstens 250 g eines entrahmten Molkereiproduktes täglich auf dem Speiseplan stehen. Der tägliche *Eisenbedarf* beträgt 1 mg, da aber weniger als 10 % der zugeführten Menge resorbiert wird, muß die Zufuhr wenigstens 20 mg/Tag betragen.

Die wünschenswerte Zufuhr von *Natrium* beträgt 2–3 g. Unter anderem bedeutet dies, daß grundsätzlich nur Mineralwässer mit einer Natriumkonzentration von weniger als 100 mg/l bei einem hohen Gehalt von Kalium und Magnesium verwandt werden sollen.

Vitamine

Fettlösliche Vitamine (A, D, E, K) werden üblicherweise in ausreichenden Mengen aufgenommen. Demgegenüber ist die Versorgung mit wasserlöslichen Vitaminen bei weitem nicht so gut. Dies betrifft vor allem Vitamine der B-Gruppe und hat seine Ursache in dem zu geringen Verzehr von Vollkornerzeugnissen. Darüber hinaus sind die meisten wasserlöslichen Vitamine hitzeempfindlich. Lange Zubereitungs- und Warmhaltezeiten in der Gemeinschaftsverpflegung müssen deshalb vermieden werden.

Spurenelemente

Kupfer, Selen, Mangan und Zink scheinen in der Versorgung ausreichend zu sein. Nur für Jod ist die Zufuhr defizitär. Zahlreiche Länder schützen ihre Bürger durch eine allgemeine Jodprophylaxe. Erst seit Änderung der Diätverordnung von 1988 ist jodiertes Speisesalz in Gemeinschaftsverpflegungen ohne Kennzeichnungspflicht erlaubt. Würden alle gewerbemäßig hergestellten Lebensmittel (Wurstwaren, Käse und Brot) mit jodiertem Speisesalz hergestellt, würde sich die Jodversorgung um 80–100 µg erhöhen und wäre damit in einem etwa ausgeglichenen Zustand.

5.1.2 Regeln für das Ernährungsverhalten

Die deutsche Gesellschaft für Ernährung hat schon vor Jahren verständliche Regeln für das Ernährungsverhalten aufgestellt. Diese 10 Regeln lauten:

1. vielseitig – aber nicht zu viel
2. weniger Fett und fettreiche Lebensmittel
3. würzig, aber nicht salzig
4. wenig Süßes
5. mehr Vollkornprodukte
6. reichlich Gemüse, Kartoffeln und Obst
7. weniger tierisches Eiweiß
8. trinken mit Verstand
9. öfter kleine Mahlzeiten
10. schmackhaft und schonend zubereiten.

Sie müssen auch in der *stationären Gemeinschaftsverpflegung für Rehabilitationspatienten* realisiert werden und sind zu quantifizieren und ergänzen:

1. auch für die Vollkost müssen genaue Rezepturen vorliegen, die die Empfehlungen der DGE berücksichtigen
2. mindestens 1–2 Seefischmahlzeiten pro Woche
3. ausschließliche Verwendung von jodiertem Speisesalz
4. besondere Berücksichtigung der Fettqualität
5. schonende Garmethoden und kurze Warmhaltezeiten
6. täglich mindestens 250 g eines entrahmten Molkereiproduktes.

Die Deutsche Arbeitsgemeinschaft für klinische Diätetik (DAKED) hat bereits 1978 die *Grundverpflegung (Vollkost) für Klinik- und Krankenhauspatienten* definiert [26]. Eine Vollkost ist eine Kost die

1. den Bedarf an essentiellen Nährstoffen deckt
2. in ihrem Energiegehalt den Energiebedarf berücksichtigt
3. präventiv-medizinische Erkenntnisse berücksichtigt
4. in ihrer Zusammensetzung den üblichen Ernährungsgewohnheiten angepaßt ist, soweit 1. bis 3. nicht tangiert werden.

Die leichte Vollkost (gastroenterologische Basiskost) sollte der Standard für jeden Patienten in der stationären Rehabilitation sein [17]. Die leichte Vollkost unterscheidet sich von der Vollkost lediglich durch Nichtverwendung von Lebensmitteln oder Speisen, die erfahrungsgemäß häufig

Unverträglichkeiten auslösen. Um die Ernährungssituation in den Kliniken zu verbessern, müssen diese als selbstverständlich anzusehenden Forderungen Tag für Tag umgesetzt werden. Dazu bedarf es eines vielfältigen administrativen, technischen und personellen Aufwandes und der kooperativen Mit- und Zusammenarbeit qualifizierter und ernährungskompetenter Mitarbeiter.

5.1.3 Ernährungsteam

Diese sehr hohen Anforderungen an die Ernährung besonders in Rehabilitationskliniken können nur gemeinsam in einem Ernährungsteam, bestehend aus einem ernährungskompetenten Arzt, der Diätassistentin und dem Küchenleiter realisiert werden. Jedes Mitglied des Ernährungsteams hat dabei fest umrissene Aufgaben und Funktionen. Nur so ist gewährleistet, daß wissenschaftlich erarbeitete Ernährungsempfehlungen umgesetzt und über entsprechende Beratungen und Schulungen dem Patienten vermittelt werden können.

Schon 1978 hat die Deutsche Arbeitsgemeinschaft für klinische Ernährung und Diätetik den „ernährungsbeauftragten Arzt" gefordert. Sein Aufgabenkatalog wurde 1983 festgelegt [4].

1. Einrichtung oder Übernahme eines wissenschaftlich begründeten Ernährungs- und Diätkataloges
2. Etablierung und Koordinierung von Schulungskonzepten
3. regelmäßige Überprüfung der Tagespläne
4. Qualitätssicherung unter Zuhilfenahme anerkannter Methoden
5. ärztliche und organisatorische Leitung des diätetischen Dienstes (der Diätassistentin in der Küche, auf der Station und der ambulanten Ernährungsberatung)
6. Beratung der Verwaltung in Diät- und Ernährungsfragen
7. Betreuung von Diätpatienten aller medizinischen Disziplinen.

> Ein effektives Arbeiten des ernährungsbeauftragten Arztes ist nur dann realistisch, wenn ihm die fachliche, personelle und organisatorische Verantwortung für den gesamten ernährungsberatenden Dienst unterstellt ist.

Nur durch enge, kooperative Zusammenarbeit mit der Küche, der Ernährungsberatung, aber auch mit den Ärzten, dem Stationspersonal und der Verwaltung ist der Aufgabenkatalog zu realisieren [10]. Die Vorteile liegen aber auf der Hand. Die Ernährungstherapie in der Klinik und das Ernährungsverhalten der Patienten werden dadurch dramatisch verbessert.

Für die Umsetzung, für die Patientenberatung und für die Kontrolle der Diäten ist die Diätassistentin für den ernährungsbeauftragten Arzt die wichtigste Partnerin, während die Ökotrophologin, wenn sie ernährungswissenschaftlich und nicht hauswissenschaftlich ausgebildet ist, als Fachkraft zur Verfügung steht, wenn es um die Ausarbeitung wissenschaftlicher Zielsetzungen geht.

Dem Küchenleiter obliegen die organisatorischen, logistischen, küchentechnischen und zusammen mit der Verwaltung die einkaufstechnischen Aufgaben der Klinikküche. Während der Küchenleiter seine Hauptdomäne in der Vollkost und der leichten Vollkost hat, ist die Diätassistentin im Bereich der Diätetik verantwortlich. Die partnerschaftliche, kooperative und konstruktive Zusammenarbeit im Ernährungsteam ist Grundvoraussetzung für die Verbesserung der Ernährungssituation in der Klinik.

5.2 Bewegungstherapie

Der Großteil der Patienten mit Stoffwechselkrankheiten, insbesondere adipöse Personen, ist durch mangelndes muskuläres Training gekennzeichnet.

> Ein besseres Ernährungsverhalten, kombiniert mit einem intensivierten, aber den individuellen Fähigkeiten angepaßten Muskeltraining, beispielsweise Schwimmen, Gymnastik, Muskelsequenz- und Ergometertraining, würde den größten Teil der Stoffwechselpatienten von ihren Problemen befreien und damit die Gefahr von Folgeerkrankungen drastisch reduzieren.

Beispielsweise ist die primär hereditäre Insulinresistenz des Typ-II-Diabetikers in erster Linie eine muskuläre. Durch körperliche Aktivierung läßt sie sich hervorragend abbauen, was die Wirksamkeit des von diesen Patienten meist noch reichlich produzierten endogenen Insulins verbessert. Die Bewegungstherapie ist neben den Ernährungsmaßnahmen ein gleichrangiger Pfeiler des Therapiekonzeptes in der Rehabilitation von Stoffwechselkranken.

In der Diskussion um eine gesundheitsbewußte Lebensführung in unserer technisierten Umwelt nehmen Begriffe wie Bewegung, Sport und aktive Freizeitgestaltung einen zentralen Stellenwert ein. Sie werden seit Jahren als die geeigneten Mittel gesehen, um den aufgrund der heutigen Lebensweise einseitigen und oft auch stark verminderten Beanspruchungen unseres Bewegungsapparates zu begegnen. Die Initiativen, Gesundheit und Wohlbefinden mit Bewegung und sportlicher Aktivität zu verbinden, halten nicht nur unvermindert an, sie sind in den letzten Jahren noch weiter ausgebaut worden. Im Zuge dieser Entwicklung haben sich neben dem Ausdauertraining auch verschiedene Gymnastikformen etabliert, da der Bewegungsmangel und die einseitigen Alltagsbelastungen immer häufiger in Beziehung auch mit den stoffwechselbedingten Funktionsstörungen des Bewegungsapparates gebracht werden. All dies sind empfehlenswerte Trends, die es in der Rehabilitation nach Kräften zu unterstützen gilt.

Die aktive Bewegungstherapie wird in Übungs- und Trainingsgruppen durchgeführt.

- Für Patienten in den *Übungsgruppen* mit einer Belastbarkeit unter 75 Watt kommen nur Aktivitäten in Frage, die nicht herz- und kreislaufbelastend sind, wie zum Beispiel gymnastische Übungen und auch geführte Wanderungen. Nicht empfohlen werden kann Ausdauertraining im eigentlichen Sinne.
- Patienten mit einer Belastbarkeit ab 75 Watt können *Trainingsgruppen* unterschiedlicher Belastungsintensität zugeordnet werden. Im Vordergrund steht hier das Ausdauertraining, daneben Beweglichkeits- und Koordinationsverbesserung, z.B. durch Gymnastik. In den Trainingsgruppen kann das Ausdauertraining in verschiedener Form, z.B. als Ergometertraining, Lauftraining, geführte Wanderungen, Spiele ohne Wettkampfcharakter, Schwimmen und je nach örtlichen Gegebenheiten auch Radfahren oder Skilanglauf durchgeführt werden. Eine 15- bis 20minütige Ausdauerbelastung mit einer individuell festgelegten Herzfrequenz steht im Mittelpunkt. Die Teilnehmerzahl sollte 10–12 betragen und auf keinen Fall 15 Patienten überschreiten.
- Ein weiterer Bereich ist die *Sequenztherapie* an speziellen Therapiegeräten. Für die Muskelsequenztherapie ist ärztlicherseits die genaue Definition eines Therapiezieles erforderlich (z.B. welche Muskelgruppen gezielt zu trainieren sind). Die Sequenztherapie sollte von Krankengymnasten durchgeführt werden, von Diplomsportlehrern und Gymnastiklehrern nur nach spezieller Einarbeitung.

Die *Ziele* lassen sich sowohl krankengymnastisch als auch sporttherapeutisch erreichen. Beide Berufsgruppen können ihre Aufgabe entsprechend ihrer Ausbildung in unterschiedlichem Maße durchführen. Während der Krankengymnast einen höheren Ausbildungsstand in Krankheitslehre und spezieller Einzeltherapie hat, ist die Ausbildung bei Sporttherapeuten in pädagogischen und psychologischen Aspekten überlegen. Hierbei sind die für Stoffwechselkranke wichtigen Aspekte der Verhaltensschulung, der Motivierung unter Ausnutzung gruppendynamischer Einflüsse zu nutzen.

5.3 Ernährungsberatung, Gesundheitstraining, Schulung

In unserer Gesellschaft ist all das, was wir als Fortschritt schätzen und was Wohlstand und Zivilisation bedeutet, zu einem großen Teil durch einen ungesunden Lebensstil – besonders durch einseitige und ungesunde Ernährung – definiert.

> Es sind nicht Dummheit oder Trägheit, die den Menschen in seiner Verhaltensweise verharren lassen, es sind die Selbstverständlichkeit des ungesunden Lebensstils, der Glaube an die Reparierbarkeit aller Defizite und die Macht der sozialen Norm, die Verhaltensänderungen so sehr erschweren [33].

An diesen sozialen Gegebenheiten kann zwar auch in der Rehabilitation nicht viel geändert werden. Sie erschweren die Arbeit, sind aber deshalb unbedingt zu berücksichtigen. Die Rahmenbedingungen der Rehabilitation setzen zur Zeit häufiger noch andere Schwerpunkte, die der Ernährungsberatung und Schulung nicht den Raum lassen, den die weitreichende Aufgabe erfordert. Einige ganz entscheidende Aspekte der Ernährungsberatung und -schulung müssen stärker berücksichtigt werden:

> - Die Ernährungsberatung und -schulung muß institutionell eine größere Bedeutung erhalten, damit sie der Patient als Therapie erlebt. Die Arbeit mit dem Patienten muß so intensiv gestaltet werden, daß Lernen stattfinden kann und dem emotionalen Prozeß der Verhaltensänderung genügend Zeit eingeräumt wird.
> - Die Methodik der Beratung und Schulung muß an moderne Erkenntnisse der Lernpsychologie und Erwachsenenpädagogik angepaßt und das Personal mit diesen Methoden vertraut gemacht werden. Gegenwärtig dominiert die kognitive Informationsvermittlung. Der emotionale Teil des Lernens wird stark vernachlässigt, weil er sehr zeitaufwendig ist [25].

5.3.1 Ernährungsverhalten von Patienten mit Eß-, Übergewichts- und Stoffwechselproblemen

Zunächst ist festzustellen, daß das subjektive Ernährungsverhalten einen sehr persönlichen Bereich darstellt, mit dem ein entsprechend sensibler Umgang erwartet werden muß. Ein großer Problembereich ist die nahezu regelmäßig anzutreffende überzogene und passive Therapieerwartung der Patienten und die ausgeprägte Neigung, die Verantwortung für sich an Therapeuten oder Institutionen abzugeben. In einer auffallend selbstbegünstigenden Wahrnehmung machen solche Patienten vielfältige äußere Faktoren – nur nicht sich selbst – für die Übergewichtsentwicklung verantwortlich [33].

Das unrealistische Ziel, das persönliche Traumgewicht möglichst schnell zu erreichen, führt bei Konfrontationen mit der Realität nach den ersten erfolgreichen Schritten sehr oft zu massiven Enttäuschungsreaktionen und zu Rückfällen.

5.3.2 Wertigkeit etablierter Schulungskonzepte, die „klassische" Ernährungsberatung

Schon das Aufsuchen einer Ernährungsberatung, freiwillig oder verordnet, ist für viele Betroffene mit Ängsten verbunden, da der Ratsuchende in der Regel nicht weiß, was ihn im Detail erwartet. So ist das Eingeständnis, daß das Problem, beispielsweise einer Gewichtsabnahme, allein nicht zu lösen ist, oft eine bittere Erkenntnis, die verletzbar macht.

Therapeuten können zur Verstärkung dieses Druckes beitragen durch apodiktische, realitätsfremde und allein deshalb nicht erfüllbare Forderungen. Wird in dieser Weise vorgegangen, darf es nicht verwundern, daß beispielsweise übergewichtige Patienten oft eine extreme Diät nach der anderen machen, da ihre Hoffnungen auf unrealistische Ziele gesetzt sind. Zu hohe Ansprüche, verbunden mit zu hohen Anforderungen an die Betroffenen (z.B. Protokollführung, BE-Berechnung übergewichtiger Typ-II-Diabetiker ohne Insulinbehandlung und Energieberechnung), können zu Motivationseinbrüchen führen. Im Vorfeld (Erstgespräch) müssen deshalb erst einmal die gegenseitigen Erwartungen geklärt werden, um Überforderung und daraus resultierende Enttäuschungen zu vermeiden [31].

Ein großes Handicap der bisher praktizierten Ernährungsberatung liegt in der Erwartung, daß der Patient seine Lebensmittelauswahl künftig ausschließlich am Bedarf und am gesundheitlichen Nutzen orientieren soll. Dabei wird leicht vergessen, daß sich der Entscheidungsspielraum nicht ausschließlich auf „gesunde und kalorienarme" Nahrungsmittel begrenzen kann. Der Stoffwechselpatient lebt nicht in einem Vakuum, fernab von den täglichen Verlockungen. Er muß deshalb lernen, mit seinen tatsächlichen Bedürfnissen umzugehen.

Dies bedeutet, daß der Betroffene den angemessenen Umgang mit den sogenannten „verbotenen" Lebensmitteln und Getränken erlernen muß. Ernährungsberatung muß sich unbedingt am Alltag orientieren. Dazu gehört auch die Berücksichtigung von Essen in der Kantine und vom Essen bei Einladungen etc. Praxisbezogene Handlungsmöglichkeiten, keine wissenschaftlich geprägten Ernährungslehren sind gefordert [31].

Wie ist heute oftmals die Situation: Der Problempatient hört sich zwar geduldig die Sachinformationen an, sie gehen aber an seinem eigentlichen Problem vorbei. Dem Beratenden fehlt es häufig an Zeit zum aktiven Zuhören und an der Fähigkeit, sich in die Situation des Betroffenen hineinzuversetzen. Dies aber würde das Verstehen fördern und Vorurteile gegenüber dem Stoffwechselpatienten vermindern.

5.3.3 Praktische Konsequenzen

Für das Gesundheitstraining ist ein interdisziplinäres Team von Therapeuten erforderlich. Mitarbeiter aller Disziplinen arbeiten dabei eng zusammen, insbesondere

- Ärzte
- Psychologen
- Diätassistentinnen
- Krankengymnasten bzw. Diplomsportlehrer.

Die Basisinformation sollte strukturiert im Rahmen von Vortragsreihen erfolgen.

Spezielle Seminare und Schulungsprogramme werden in Form von therapeutischen Gruppen durchgeführt. Hierfür sind geeignete Anschauungsmaterialien und die apparativen Voraussetzungen bereitzustellen.

Zum Gesundheitstraining gehören auch themenzentrierte Gruppengespräche, die als halboffene Gruppen, in der Regel vom Arzt und in Zusammenarbeit mit dem Psychologen gestaltet werden.

Die gezielte Einzelberatung erfolgt durch die Diätassistentin, die anhand einer Ernährungsanamnese das bisherige Verhalten analysiert und bezüglich der notwendigen Modifikationen berät.

Um die Effektivität der interdisziplinären Zusammenarbeit abschätzen zu können, ist eine Überprüfung notwendig, was beim Stoffwechselpatienten an Lehrinhalten angekommen ist. Dies geschieht am besten im Rahmen von Lehrküchenprogrammen sowie in einem abschließenden Wissenstest.

5.4 Psychologische Betreuung

Psychologische Betreuung ist immer dann erforderlich, wenn psychische Prozesse den Rehabilitationsverlauf beeinflussen bzw. den Erfolg in Frage stellen.

Sie soll außerdem dazu beitragen, die längerfristige Wirkung einer Rehabilitationsmaßnahme zu unterstützen. Dies erfordert eine enge Zusammenarbeit aller Therapeuten mit dem Psychologen. Regelmäßige Fallbesprechungen im therapeutischen Team machen die unterschiedlichen Sicht- und Annäherungsweisen an ein psychisches Problem deutlich und tragen dazu bei, die Grenzen und Möglichkeiten psychologischer Betreuung realistisch einzuschätzen.

Es soll eine Veränderung in der Wahrnehmung und Interpretation von Erlebnissen, im Denken, Fühlen und Verhalten bewirkt werden, wenn bewußte oder unbewußte Prozesse zu beeinträchtigenden Störungen geführt haben und der Patient diese Prozesse aus sich heraus nicht oder nur ungenügend beeinflussen kann. In diesen Fällen soll der Psychologe anhand seiner diagnostischen Erkenntnisse und in Absprache mit dem Arzt tätig werden, z.B.

- wenn psychische Prozesse die Entstehung und den Verlauf des aktuellen Beschwerdebildes erheblich mitbestimmen.
- wenn psychische Begleiterscheinungen und Folgen des Grundleidens zu Krisen führen, die nicht selten Ausgangspunkt von Fehlentwicklungen sind.
- wenn psychologische Hilfen bei der notwendigen Anpassung an die krankheitsbedingten Funktionseinschränkungen und den damit verbundenen Problemen, speziell auch im sozialen Bereich, erforderlich sind.

Die psychologische Arbeit basiert auf standardisierten Methoden. Der Schwerpunkt liegt in der Gruppenarbeit, z.B. psychologisch-therapeutische Gruppen für Patienten, die sich unter einer gemeinsamen Zielsetzung zusammenfassen lassen (Patienten mit Übergewicht, junge Typ-I-Diabetiker und Krankheitsbewältigung, Herzinfarktgruppen etc.).

Weitere wichtige Gruppenprogramme umfassen das Entspannungstraining, die Streßbewältigung sowie das Nichtrauchertraining.

Selbstverständlich sind auch psychologische Einzelgespräche mit gesprächstherapeutischer Orientierung bei speziellen Stoffwechselpatienten von Bedeutung.

5.5 Beschäftigungstherapie

Besonders in der stationären Rehabilitation etablieren sich immer mehr beschäftigungstherapeutische Abteilungen. Die Beschäftigungstherapie soll das kreative Potential der Patienten fördern und dazu beitragen, die Fixierung auf Krankheit und Leid zu lösen. Die Entspannung im Rahmen einer Beschäftigungstherapie kann die Verarbeitung von Schulungsinhalten fördern, den Alltagsstreß vergessen helfen, dazu beitragen, in Gesprächen persönliche Probleme einer Lösung näherzubringen.

5.6 Soziale Beratung und Angehörigenarbeit

Die Sozialberatung dient der Wiedereingliederung in das soziale Umfeld und hat besonders bei Stoffwechselpatienten mit schweren Folgeerkrankungen besondere Bedeutung (bereits eingetretene oder drohende Erblindung von Diabetikern, Zustand nach Amputationen bei diabetischem Fuß, kardiopulmonale Funktionseinschränkungen bei KHK etc.). Dies ist gelegentlich mit einem beträchtlichen organisatorischen Aufwand verbunden. Daher wird neben der speziellen Berufsberatung durch den Rehabilitationsberater oft auch die Tätigkeit eines Sozialarbeiters erforderlich. Themen können sein:

- wirtschaftliche Sicherstellung (Krankengeld, Übergangsgeld, Sozialhilfe, Rente)
- gesetzliche Vergünstigungen als Schwerbehinderter oder aus dem sozialen Entschädigungsrecht
- Kontakt zu Sozialeinrichtungen, Diabetikerselbsthilfegruppen, ambulanten Herzgruppen u.a.
- bei Leistungseinschränkung im zuletzt ausgeübten Beruf, die Einleitung eines Arbeitsversuchs, einer stufenweisen Wiedereingliederung, Belastungserprobung, Umsetzung im Betrieb, technische Hilfe u.a.
- Unterbringung und Versorgung zu Hause.

Die Umstellung des Lebensstils hängt in vielen Fällen von der Mitarbeit des sozialen Umfeldes ab. Deshalb sollte einem motivierten Partner die Möglichkeit gegeben werden, an Maßnahmen des Gesundheitstrainings, der Ernährungsberatung und Lehrküche und dem Nichtrauchertraining teilzunehmen.

6 Sozialmedizin

6.1 Sozialanamnese

In der medizinischen Rehabilitation hat die Sozialanamnese einen besonders hohen Stellenwert. Es werden Aussagen zu einer Reihe zusätzlicher Aspekte gefordert, die sonst in der normalen Krankenanamnese nicht so sehr im Vordergrund stehen, unter anderem zur

- beruflichen Situation (insbesondere die Beschreibung der Tätigkeit)
- privaten Situation (Belastungs- und Versorgungssituation)
- Krankheitsverarbeitung
- soziale Sicherung (Einkommen, Rentenantrag, Arbeitsunfähigkeit etc.).

Da Stoffwechselerkankungen medizinische Auswirkungen auf alle Organe und somit auch auf die verschiedensten Lebensbereiche haben können und Ansprüche an die gesamte Lebensführung stellen, müssen spezielle Fragenkomplexe beantwortet werden.

- Funktionsstörungen, die z.B. bei Diabetikern Folge von Makro- und Mikroangiopathie, Polyneuropathie, Retinaveränderungen (Beeinträchtigung der Sehfähigkeit, der Koordination, des Tastsinns, des Gehens und Stehens)
- Reaktionsfähigkeit, eventuell auftretende Bewußtseinsstörungen durch die Hypoglykämie bei insulinpflichtigen Diabetikern, Gedächtnisleistungs- und Konzentrationsstörungen (besonders wichtig, wenn Verantwortung auf die eigene Sicherheit oder die Sicherheit anderer oder großer Sachwerte zum Berufsbild gehören)
- Art des Tagesablaufs, des Rhythmus, der Möglichkeit zur geregelten Nahrungsaufnahme, der Selbstkontrolle
- Informations- und Schulungsstand bezüglich der Erkrankung und ihrer möglichen Folgeschäden
- Ausmaß der körperlichen Bewegung
- bisheriges Ernährungsverhalten
- Umgehen mit beruflichen Belastungen
- Art der Krankheitsbewältigung, Anzeichen für Fehlverarbeitung.

In vielen Fällen werden zusätzliche Informationen im Rahmen einer Fremdanamnese (Partner) Aufschlüsse geben. Eine genaue Tätigkeitsbeschreibung mit Angabe der beruflichen Belastungen und Anforderungen des Arbeitsplatzes, der Arbeitsumgebung, der Arbeitsform und des Arbeitsrhythmus sowie eventuell vorhandene Kompensations- und Hilfsmöglichkeiten ist unerläßlich.

6.2 Sozialmedizinische Beurteilung

In der stationären Rehabilitation bildet die sozialmedizinische Beurteilung am Ende einer medizinischen Rehabilitation die verbindliche Grundlage für Entscheidungen des Rentenversicherungsträgers über weitere Leistungen, die der Versicherte beantragt oder die ihm von Amts wegen angeboten (z.B. berufsfördernde Maßnahmen) werden.

Auch in Sozialgerichtsverfahren wird ihr von den Richtern große Bedeutung beigemessen. Deshalb muß die sozialmedizinische Beurteilung mit großer Sorgfalt erstellt werden.

Beurteilt wird die Leistungsfähigkeit im Erwerbsleben, und zwar

- in der letzten beruflichen Tätigkeit
- auf dem allgemeinen Arbeitsmarkt
- sowohl qualitativ als auch quantitativ.

Es wird ein sogenanntes positives und negatives Leistungsbild erstellt, aus dem hervorgehen muß, welche Tätigkeiten der Versicherte unter welchen Bedingungen in welchem zeitlichem Umfang ausführen kann. Darüber hinaus muß die Wegefähigkeit beurteilt werden.

Grundlage für die Leistungsbeurteilung bilden die krankheitsbedingte Funktionsbeschränkung und die Informationen zur beruflichen Tätigkeit, zu den Belastungen und zum Dienstweg aus der Sozialanamnese.

Für die Leistungsbeurteilung eines Stoffwechselpatienten, z.B. mit Diabetes mellitus, sind folgende Aspekte von besonderer Bedeutung:

- die erreichte Stoffwechseleinstellung
- das Vorhandensein von Folgeschäden, ihre Ausprägung und die daraus resultierenden Funktionseinschränkungen und Handicaps (Sehfähigkeit, Tastsinn, Koordination im Gehen und Stehen, allgemeine Belastbarkeit)
- die Fähigkeit des Patienten, bereits vorliegende Einschränkungen unter Zuhilfenahme von Hilfsmitteln zu kompensieren
- Begleiterkrankungen und eventuell daraus resultierende zusätzliche Einschränkungen
- die Beurteilung des bisherigen Verlaufes (Stoffwechseleinstellung, Entgleisungen, Führung und Folgeschäden, Coping) für eine begründete Prognose
- die beruflichen Belastungen und Anforderungen in der bisher ausgeübten Tätigkeit (angestrengtes Lesen, schlechte Beleuchtung, manuelle Geschicklichkeit, Verantwortung für die Sicherheit anderer, für die eigene Sicherheit, für große Sachwerte, Arbeitsrhythmus und Arbeitsform, Dienstweg)
- Aussagen zum Beginn einer Leistungsminderung und zur Frage, ob die begründete Aussicht besteht, daß eine Besserung des Leistungsvermögens eintritt
- die Notwendigkeit weitergehender Maßnahmen (Nachsorge, berufsfördernde Maßnahmen).

Der Entlassungsbericht stellt die Weichen für das weitere medizinische Procedere. Hier sollten detaillierte Hinweise zum empfohlenen Therapieregime, insbesondere auch zu den für die Selbstkontrolle erforderlichen Hilfsmitteln, zu den Eigenaktivitäten, die dem Patienten empfohlen wurden und zu eventuell erforderlichen Nachsorgeleistungen enthalten sein.

7 Behandlungsform

Patienten mit fortgeschrittener Erkrankung, insbesondere wenn bereits gravierende Folgeerkrankungen und Komplikationen bestehen, müssen *stationär* rehabilitiert werden. Neben somatischen Kriterien sind bei solchen Stoffwechselkranken auch folgende Aspekte zu berücksichtigen:

- besonders ausgeprägtes Risikoprofil
- negative berufliche Perspektiven
- gestörte häuslich-familiäre Verhältnisse
- emotionale Instabilität (oft verbunden mit Krankheitsverleugnung).

Wohnortnahe *teilstationäre Rehabilitation* kommt für Stoffwechselpatienten in Betracht, wenn die konzeptionellen Anforderungen an die stationäre kardiologische Rehabilitation in solchen Einrichtungen zusätzlich erfüllt werden. Bei dem multifaktoriellen Geschehen von Stoffwechselkrankheiten ist das Herausgreifen einzelner Teilaspekte des stationären Rehabilitationskonzeptes oft nicht ausreichend. Neben den konzeptionellen Voraussetzungen stellen Wirtschaftlichkeit, Erreichbarkeit der Qualitätssicherung für den Patienten wichtige Prüfkriterien dar.

Patienten mit weniger schweren Funktionseinschränkungen und Risikokonstellationen benötigen neben aktiver Bewegungstherapie ein ebenso umfassendes Gesundheitstraining wie alle anderen Stoffwechselpatienten. Die *ambulanten Rehabilitationen* müßten zumindest diese Einzelbausteine des stationären Rehabilitationskonzeptes bieten. Eine solchermaßen beschaffene ambulante Rehabilitation wird ideal ergänzt durch die Arbeit von Selbsthilfegruppen (Übergewichts-, Diabetiker- und Koronargruppen).

8 Berufliche Rehabilitation von Stoffwechselkranken

Folgeerkrankungen (z.B. der diabetische Fuß) erfordern gelegentlich Leistungen zur beruflichen Rehabilitation (orthopädische Schuhe, Kfz- und Arbeitsplatzhilfen, Rollstuhl). Visusbeeinträchtigungen (z.B. durch die diabetische Retinopathie) machen Sehhilfen, Sehbehinderten- und Blindenausbildung notwendig. Oft besteht eine besondere Schwierigkeit darin, daß kein statisches Restsehvermögen zu erreichen ist, da die Erkrankung fortschreitet. Bei der Blindenausbildung erschwert der polyneuropathisch reduzierte Tastsinn das beruflich verwertbare Lesen der Punktschrift [12].

Im Vordergrund der berufsfördernden Leistungen stehen bei Stoffwechselkranken mit Spätschäden die Leistungen zur Erhaltung oder zur Erlangung eines Arbeitsplatzes einschließlich der Leistung zur Förderung der Arbeitsaufnahme. Qualifizierende Maßnahmen, wie die berufliche Anpassung, Fortbildung, Ausbildung und Umschulung einschließlich eines zur Inanspruchnahme dieser Leistungen erforderlichen schulischen Abschlusses, kommen vor allen Dingen für junge Stoffwechselkranke in Frage, die aufgrund ihrer reduzierten Leistungsfähigkeit in dem bisher ausgeübten Beruf nicht mehr eingesetzt werden können.

9 Qualitätssicherung und Dokumentation

Interne Qualitätskontrolle in der stationären Rehabilitation bedeutet ständige Überprüfung der Effektivität des Kontaktes aller Mitglieder des Rehabilitationsteams mit dem Patienten. Besonders wichtig (u.a. bei Stoffwechselkranken) ist die „einheitliche Sprache". Dies wird erreicht durch regelmäßige Visiten, an denen auch immer wieder andere Mitglieder des Reha-Teams teilnehmen müssen. Dadurch wird deren therapeutischer Stellenwert innerhalb des Gesamtkonzepts gegenüber dem Patienten demonstriert.

Die Effektivität der Veranstaltungen im Rahmen des Gesundheitstrainings und der Schulung muß ständig überprüft werden. Notwendig ist eine ausreichende allgemeine und fachspezifische Basisdokumentation patientenbezogener Abläufe, die eine ergänzende externe Qualitätssicherung ermöglicht. Inhalte der Qualitätssicherung beziehen sich unter anderem auf die in Tabelle 12-2 aufgeführten Punkte [12].

> Die wissenschaftliche Begleitung der medizinischen Rehabilitation ist seit Jahrzehnten vernachlässigt worden. Demgegenüber sind in einigen europäischen Ländern und in den USA repräsentative Studien erstellt worden, die zeigen, daß durch eine adäquate Rehabilitationsbehandlung unter aktiver Einbeziehung der Kranken in das Behandlungskonzept, ganz erhebliche Einsparungen von Kosten im Gesundheitssystem möglich sind.

Tabelle 12-2 Inhalte der Qualitätssicherung beziehen sich unter anderem auf:

Patienten
- Behandlungseffekte
- Nebenwirkungen
- Abbruch/Verlegung
- Akzeptanz des Therapiekonzepts
- Patientenzufriedenheit

Mitarbeiter
- Stellenplan
- funktioneller Einsatz
- fachliche Kompetenz
- Fort- und Weiterbildung

soz.-med. Verfahren
- soz.-med. Beurteilung
- Beurteilung der Arbeitsfähigkeit einschließl. Schonungszeit
- Nachsorge
- berufsfördernde Maßnahmen
- Diagnosenverschlüsselung

Teil II
Spezielle Krankheitsbilder

1 Alimentäre Adipositas

Für zahlreiche Krankheitsbilder des Indikationsgebietes Stoffwechsel ist die Adipositas ein ätiologisch und prognostisch wesentlicher Einflußfaktor, der eine hohe Therapierelevanz besitzt. Adipositas als ein Ausdruck des *metabolischen Syndroms* ist bei Fettstoffwechselstörungen, beim Typ-II-Diabetes, bei der Hyperurikämie und bei den Hochdruckerkrankungen von Bedeutung.

Je nach dem Ausprägungsgrad der Adipositas und den diagnostischen Befunden ergeben sich teilweise Überschneidungen mit dem Indikationsgebiet der Psychosomatik. Hierbei sind Patienten betroffen, bei denen die Fettsucht eher Ausdruck oder Folge einer behandlungsbedürftigen Störung des Erlebens und Verhaltens darstellt.

Nach dem heutigen Stand der Therapieforschung wirft das Krankheitsbild der Adipositas sowohl hinsichtlich der Pathogenese, wie auch der Diagnostik und Therapie noch immer eine Reihe von Fragen auf [16]:

- Eine allgemein akzeptierte Definition der Adipositas fehlt ebenso wie eindeutige, wissenschaftlich belegte Kriterien, für welche Patienten, in welchem Ausmaß, mit welchen Therapiemethoden und welchen langfristigen Effekten eine Gewichtsreduktion sinnvoll ist.
- Eine zunehmende Differenzierung der Adipositas in Hinblick auf ihre Ätiologie, sieht Übergewicht nicht mehr einfach als bloße Folge von Überessen, sondern als Resultat mehrerer Determinanten: Psychologische Aspekte, kognitive Strukturen, Verhaltensmuster, kulturelle Bedingungen, soziale Standards und Persönlichkeitsmerkmale spielen hierbei eine Rolle. Gleichwohl muß sich die Therapie der Adipositas an der langfristigen Reduktion der (im Vergleich zum individuellen Verbrauch) inadäquat hohen Kalorienzufuhr orientieren, was eine Modifikation grundlegender Ernährungsgewohnheiten erfordert.
- In der derzeitigen Rehabilitationspraxis sind große Unterschiede in der Beurteilung der Rehabilitationsbedürftigkeit, den Zugangsvoraussetzungen für eine medizinische Rehabilitation sowie den therapeutischen Zielsetzungen und Behandlungskonzepten zu finden.

1.1 Diagnostik

Vor der Einleitung einer Rehabilitationsmaßnahme ist eine gründliche diagnostische Abklärung erforderlich, durch die geklärt werden muß, ob die Adipositas im Einzelfall den Charakter einer behandlungsbedürftigen Krankheit darstellt bzw. welche therapierelevante Bedeutung sie als Begleiterkrankung besitzt. Im Vorfeld einer Rehabilitation ist es notwendig, die Frage zu klären, ob der Rehabilitand abnehmen kann und ob es medizinisch zweckmäßig und sinnvoll ist. Die Festlegung der individuellen Therapieziele des Patienten sollte sorgfältig getroffen werden.

> Von Adipositas mit Krankheitswert wird üblicherweise gesprochen, wenn das Normalgewicht um mehr als 20 % überschritten wird (Abweichung nach Broca).
> Eine bessere Methode zur Beschreibung von Übergewicht stellt der „Body-mass-Index" (BMI) dar. Er ist definiert als:
> BMI = (Gewicht in kg) : (Größe in m)^2 [Sollwert: 21–24].

Der psychosozialen Diagnostik kommt ein besonderer Stellenwert zu. Sie umfaßt eine detaillierte Verhaltens- und Problemanalyse. Dabei geht es um die Klärung therapierelevanter Faktoren, wie z.B. Körperschemastörungen, Angst, Selbstwertproblematik, Depression oder auch um psychosomatische Begleiterkrankungen.

Eine qualifizierte Ernährungsanamnese die sowohl die Art, Menge, Zusammensetzung, Zeitpunkte und auch Anlässe des Essens und Trinkens umfaßt, ist bei der Behandlung der Adipositas von großer Wichtigkeit (s.o.).

1.2 Therapie

Übergeordnetes Therapieziel der Adipositastherapie sollte die Vermittlung von Kenntnissen, Fertigkeiten und Problemlösungsstrategien sein, die es dem Patienten ermöglichen, langfristig und eigenverantwortlich abzunehmen. Dies setzt voraus, daß der Patient akiv am Rehabilitationsprozeß teilnimmt, um entsprechende Selbstmanagementfähigkeiten für die Bewältigung seines täglichen Umgangs mit Ernährungssituationen zu erlernen.

Passive Therapieverfahren, die häufig noch auch aus der Tradition der Kurmedizin stammen und eine kurzfristige rasche Gewichtsreduktion zum Ziel haben, sind obsolet.

1.3 Ambulante und teilstationäre Rehabilitation

Stationäre Formen der Adipositastherapie sind aufwendig und können allenfalls eine grundlegende „Lern- und Startfunktion" für eine langfristige Gewichtsreduktion darstellen. Es besteht deshalb die dringende Notwendigkeit, alternative Behandlungsmodelle zu erproben. Sinnvoll wäre die Behandlung der Adipositas in speziellen, verhaltensmedizinisch orientierten Kliniktypen und darüber hinaus die Schaffung von ambulanten sowie teilstationären Therapiemöglichkeiten. Die Empfehlung, sich einer Selbsthilfegruppe anzuschließen und dafür eine Motivation aufzubauen, darf bei keiner Rehabilitationsmaßnahme fehlen.

Dies dürfte zu einer besseren Umsetzung von therapeutisch sinnvollen, längerfristigen Therapiekonzepten führen und im übrigen nicht unerhebliche wirtschaftliche Vorteile bringen.

2 Diabetes mellitus

Unter dem Begriff Diabetes mellitus werden verschiedene Formen einer chronischen Hyperglykämie subsumiert, die auf einem absoluten Insulinmangel (Typ I) oder einer veränderten Empfindlichkeit für dieses Hormon (Typ II) beruhen. Beide Diabetestypen führen durch die Auswirkungen des erhöhten Blutzuckers und der damit verbundenen sonstigen Stoffwechselstörungen zu diabetischen Folgeschäden. Diese sind durch eine normoglykämische Stoffwechseleinstellung größtenteils vermeidbar. Der schleichende und oft symptomarme Beginn des Typ-II-Diabetes ist mit einer hohen Zahl an manifesten, aber bisher noch nicht einmal erkannten Fällen verbunden.

Bei der weiten Verbreitung dieser Zivilisationskrankheit spielt die stationäre Rehabilitation eine erstaunlich geringe Rolle. So entfielen nur 2 % aller 1991 durchgeführten Heilverfahren der BfA auf Ernährungs- und Stoffwechselkrankheiten. Für diese Unterrepräsentation ist sicherlich die mangelnde Information über die Möglichkeiten der modernen diabetologischen Rehabilitation hauptverantwortlich. Vielfach sind die betreuenden Ärzte am Heimatort auch dadurch enttäuscht worden, daß während eines stationären Heilverfahrens zwar kurzfristige Erfolge bei ihren Patienten erzielt wurden (z.B. Gewichtsreduktion), diese aber wegen unzureichender Schulungs- und Motivierungsbemühungen und weil der Patient nicht eigenverantwortlich in die Bewältigung seiner chronischen Erkrankung eingebunden wurde, rasch wieder zunichte gemacht werden (Tabelle 12-3) [12].

Tabelle 12-3 Ziele der diabetologischen Rehabilitation.

- Ein flexibles, berufstaugliches Insulinregime etablieren, damit ein dauerhaft stabiles Stoffwechselgleichgewicht resultiert.
- Durch Normoglykämie Folgeschäden möglichst vermeiden und so ein langes Verbleiben im Berufsleben garantieren.
- Bei bereits vorhandenen Folgeschäden, deren Fortschreiten verhindern, und Funktionseinschränkungen durch Versorgung mit Hilfsmitteln und ggf. berufsfördernden Maßnahmen ausgleichen.

2.1 Therapieziele

Die Ziele der diabetologischen Rehabilitation sind klar definiert:

- Bei Typ-I-Diabetikern muß das Insulinregime so flexibel auf das normale Leben abgestimmt sein, daß ein dauerhaft stabiles Stoffwechselgleichgewicht resultiert. Typ-I-Diabetiker müssen mit individuell angepaßten, maßgeschneiderten Insulinbehandlungsstrategien vertraut gemacht werden. Es muß erprobt werden, ob sie damit in der Praxis umgehen können.
- Bei Typ-I-Diabetikern muß die Normoglykämie erreicht werden, um die sonst drohenden Folgeschäden zu vermeiden.
- Typ-II-Diabetiker mit Insulinbehandlung sollten grundsätzlich wie Typ-I-Diabetiker behandelt werden, jedoch müssen die individuellen Fähigkeiten und Bedürfnisse von älteren Patienten besondere Beachtung finden.
- Bei bereits vorliegenden Folgeschäden muß deren Fortschreiten verhindert werden und Funktionseinschränkungen durch die Versorgung mit Hilfsmitteln und berufsfördernden Maßnahmen ausgeglichen werden.
- Bei Typ-II-Diabetikern ohne Insulinbedürftigkeit hat die Ernährung vorrangige Bedeutung, da praktisch immer ein pathologisches Übergewicht besteht. Die Ziele der diabetologischen Rehabilitation lassen sich in einer 7-Punkte-Sequenz zusammenfassen (Tab. 12-4) [12].

Tabelle 12-4 Ziele der Diabetesbehandlung (7-Punkte-Sequenz).

1. Krankheitsbewußtsein erzeugen (Typ-II-Diabetes) Krankheitsakzeptanz erzielen
2. Motivation zum eigenverantwortlichen Handeln
3. Wissensvermittlung
4. Verhaltensänderungen bewirken (Ernährung, Selbstkontrolle, Fußpflege, Denkweise usw.)
5. Auswahl des geeigneten Behandlungskonzeptes (Ernährungsschwerpunkte, Tabletten, Insulinstrategien usw.)
6. Gute Stoffwechseleinstellung
7. Diagnostik und Therapie von Folgeerkrankungen und anderen Risikofaktoren

2.2 Diagnostik

Geradezu exemplarisch läßt sich beim Krankheitsbild des Diabetes aufzeigen, daß somatische, verhaltensbezogene und psychosoziale Faktoren in stetiger Wechselbeziehung Entstehung, Verlauf, Behandlung und Bewältigung der Krankheit bestimmen. Daher ist eine multidisziplinäre, rehabilitationsspezifische Funktionsdiagnostik unerläßlich.

- *Stoffwechsel*: Tag- und Nachtprofile des Blut- und Urinzuckers, HbA_1-Verlauf während der Beobachtungszeit, Glukosebelastungstests, evtl. C-Peptid-Bestimmungen.
- *Auge*: Fundusuntersuchung, eventuell mit Funktionsdiagnostik in der Retina (Fluoreszenzangiographie) und Klärung der Indikation zur Koagulationstherapie (Laser, Xenon, Kryokoagulation).
- *Herz und Gefäße*: Ruhe-EKG, Belastungs-EKG, Echokardiographie, Dopplersonographie. Bei Verdacht auf Vorliegen einer autonomen Polyneuropathie Nachweis der Herzfrequenzstarre (Fehlen von RR-Variationen).
- *Niere*: Screening von pathologischen Mikro-/Makroalbuminurien, Ausschluß von Blasenmotilitätsstörungen durch Restharnbestimmung, Frage nach einer erektilen Dysfunktion.
- *Nervensystem*: Prüfung der Vibrationsempfindung, Temperaturdiskrimination und Berührungssensibilität.
- *Diabetischer Fuß*: Pedographie, Doppler-Untersuchungen, eventuell Röntgen.
- *Magen-Darm-Trakt*: Funktionsdiagnostik bei polyneuropathiebedingter Gastroparese.
- *Psyche*: Die Diagnostik muß häufig zu hirnorganischen Störungen besonders älterer Diabetiker nach häufigen Hypoglykämien Stellung nehmen. Einsatz des klinischen Psychologen zur Erkennung von psychischen Verhaltens- bzw. Verarbeitungsstörungen, Beurteilung der Lern- und Konzentrationsfähigkeit. Analyse der Art der Krankheitsbewältigung und die Identifikation von psychischen und sozialen Faktoren, die dafür von Bedeutung sind.
- *Ernährungsanamnese*: Für die Erstellung des Therapieplanes ist eine qualifizierte Ernährungsanamnese durch die Diätassistentin besonders wichtig, die Fehler bei der Ernährung zu Hause oder am Arbeitsplatz aufdeckt und eine individuelle Optimierung ermöglicht (s.o.).

2.3 Therapie

Diabetiker unterscheiden sich hinsichtlich ihres Wissensstandes, der Therapieform, der aktuellen Problemsituation und bezüglich ihrer Alltagsbedingungen. Es bedarf deshalb eines individuellen Therapieplanes, der die jeweiligen Ausgangsbedingungen maßgeschneidert erfüllt.

Das Schulungsteam muß gemeinsam einen solchen Therapieplan erarbeiten, der die individuell erreichbaren Ziele vorgibt und gleichzeitig den Patienten nicht überfordert.

2.3.1 Ernährung

Eine Überprüfung und Korrektur der bisherigen Ernährungsgewohnheiten aller Diabetiker, insbesondere beim Typ II, und Erstellung eines individuellen Ernährungsplanes durch Ärzte in enger Zusammenarbeit mit Diätassistentinnen, sind erste und wichtige Schritte zur Normoglykämie. Allein hierdurch kommt es immer zu einer Verbesserung der Stoffwechselparameter, so daß die medikamentöse Therapie rechtzeitig angepaßt, das heißt meist vermindert werden muß. Alle Diabetiker in der stationären Rehabilitation sollten wenigstens beispielhaft in der Lehrküche, aber zumindest beim Frühstücks- und Abendessenbuffet unter Präsenz der Diätassistentinnen gelernt haben, wie man selbst einen Tagesdiätplan in der Praxis realisiert (s.o.).

2.3.2 Blutzuckersenkende Medikamente

Insulin- und blutzuckersenkende Tabletten müssen bereits mit der ersten Änderung des Diätplans während der Rehabilitation täglich an die aktuellen Blutzuckerwerte, das Ausmaß der körperlichen Bewegung und die Diät angepaßt werden. Viele Typ-I-Diabetiker sind mit starren, konventionellen Insulinregimen schlecht auf die wechselnden Anforderungen des täglichen Lebens eingestellt. Hier muß das Rehabilitationsteam versuchen, nach intensiver Aufklärung und Schulung eine intensivierte Insulintherapie, ggf. mit Injektionshilfen oder einer Insulinpumpe einzuleiten.

2.3.3 Schulung und Gesundheitsbildung

Eine erfolgreiche Behandlung setzt die aktive Mitarbeit des Patienten voraus. Das Erlernen von Kenntnissen über die Erkrankung und Selbstbehandlungstechniken sowie Hilfen zur Krankheitsbewältigung und Verhaltensänderung sind heute Bestandteil jeder modernen Diabetestherapie. Ihre Ziele sind in Tabelle 12-5 zusammengefaßt [12].

Das Schulungsteam setzt sich zusammen aus Ärzten, Diätassistentinnen, Schwestern, Psychologen, Diabetesberaterinnen, Krankengymnasten, Bewegungstherapeuten und Sozialpädagogen. Die Schulung muß strukturiert in einzelnen Modulen angeboten werden und die in Tabelle 12-5 aufgelisteten Inhalte umfassen.

Jedem Diabetiker müssen entsprechend seinen Schulungsdefiziten die für ihn wichtigsten Themenbereiche individuell zusammengestellt werden. Der Erfolg von Schulungsmaßnahmen muß durch Tests (Fragebögen etc.) evaluiert werden.

2.3.4 Psychologische Betreuung

Psychologen sind aus der rehabilitativen Betreuung von Diabetikern nicht wegzudenken, weil trotz ausreichender Kenntnis über die Erkrankung keine befriedigenden Behandlungserfolge erzielt werden können, solange psychisches Fehlverhalten vorliegt. Die Mehrzahl der Patienten mit psychischen Störungen verschleiert die Problematik. Dies betrifft unter anderem:
- Patienten mit Schwierigkeiten bei der Krankheitsbewältigung
- Patienten mit gesundheitsschädlichem Verhalten und Compliance-Problemen
- Patienten, die berufliche oder private Probleme haben oder unter Überlastungssituationen leiden.

2.3.5 Hilfsmittel

Alle Typ-I-Diabetiker und zumindest alle insulinbehandelten Typ-II-Diabetiker müssen lernen, ihre Blutzuckerwerte zu bestimmen. In der Regel ist dazu die visuelle Auswertung der farblichen Veränderung von Teststreifen ausreichend. Bei Vorliegen einer diabetischen Retinopathie kommt es häufig zu Einbußen des Visus und zu Farbsehschwächen. Hier muß die Schulung dann an *Blutzuckermeßgeräten* (Kleinphotometer zur Evaluation von Teststreifen) erfolgen, wobei die fehlerfreie Bedienung überprüft werden muß.

Tabelle 12-5 Checkliste von notwendigem Grundwissen bei Diabetikern.

- einfache Erklärung über pathogenetische Zusammenhänge
- individuelle Ernährung bei Diabetes mellitus
- Selbstkontrolle von Blut-, Urinzucker und Blutdruck
- Diabeteseinstellung, Langzeitkontrolle des Diabetes
- Blutzuckersenkung bei Übergewicht, orale Therapien
- individuell angepaßte Insulinstrategien
- Selbstanpassung der Insulindosis im tägl. (Berufs-)Leben
- Hypoglykämie – Hyperglykämie
- interkurrierende Ereignisse und Erkrankungen
- Augenfürsorge bei Diabetikern
- Fußpflege
- Niereninsuffizienz und andere Folgenschäden
- Diabetes und Beruf
- Diabetes und Schwangerschaft, Schwangerschaftsverhütung
- Insulinpumpen
- Diabetes und Impotenz
- Diabetes und Hypertonus
- Diabetes und Sport, Urlaub, Reisen
- genetische Beratung, Prävention

Ein sehr großer Teil der Diabetiker leidet aufgrund der diabetischen Nephropathie und insbesondere bei metabolischem Syndrom mit Übergewicht gleichzeitig auch an einer Hypertonie. Zur Selbstkontrolle des Blutdrucks müssen die Patienten in der sachgerechten Bedienung von *Blutdruckmeßgeräten* unterwiesen werden. Auch müssen die RR-Werte vom Patienten sorgfältig protokolliert werden. Sie bilden zusammen mit Blut- und Harnzuckerwerten eine wichtige Kontroll- und Entscheidungshilfe für die Therapeuten sowie für die Selbstadaptation von Medikamenten.

2.4 Behandlungsform

Typ-I-Diabetiker, bei denen intensivierte Insulinregimes erprobt und eingeübt werden müssen, sowie alle Diabetiker mit fortgeschrittenem Schweregrad ihrer Erkrankung, insbesondere wenn bereits gravierende Folgeerkrankungen und Komplikationen vorliegen, müssen *stationär* rehabilitiert werden. Nur hier ist neben den personalintensiven multiprofessionellen Schulungsaufgaben auch die Therapieabsicherung durch Blutzuckerkontrollen während des Tages und der Nacht gegeben. Ohne sie wäre jede Umstellung auf ein neues, flexibles Insulinregime ein Risiko.

Für eine *teilstationäre Behandlung* sind geeignete Einrichtungen in Ballungszentren denkbar, die ein der stationären Rehabilitation vergleichbares Konzept haben.

Rehabilitationsbedürftigkeit schließt eine genuine *ambulante Rehabilitation* aus. Die ambulante Behandlung müßte zumindest Einzelbausteine des stationären Behandlungskonzepts bieten. Dies wird realisiert in einzelnen Schwerpunktpraxen niedergelassener Ärzte, die bereits multidisziplinär arbeiten und strukturierte Schulungsangebote praktizieren. Die Zahl derart spezialisierter Einrichtungen ist angesichts des großen Bedarfs in Deutschland aber leider noch viel zu gering. Bei dem größten Teil, insbesondere der Typ-II-Diabetiker, finden derzeit noch wenig befriedigende Therapiestrategien Anwendung.

Alle Diabetiker in der Rehabilitation sollten angehalten werden, einer *Selbsthilfeorganisation*, beispielsweise dem Deutschen Diabetikerbund, beizutreten. Dieser Verband steht im ständigen Austausch mit der Deutschen Diabetes-Gesellschaft, der Fachgesellschaft Deutscher Diabetologen, und initiiert und fördert lokale Selbsthilfegruppen, die sich in Deutschland praktisch schon in jeder größeren Stadt etabliert haben. In der Eingebundenheit solcher Gruppen erfährt das in der Rehabilitation induzierte Bewußtsein zur Eigenverantwortlichkeit und die Motivation Verstärkung. Bei den regelmäßigen Zusammenkünften können individuelle und allgemeine Probleme im Kreis der Betroffenen erörtert und einer Lösung nahegebracht werden. Oft sind Ärzte eingeladen, die über diabetologische Themen referieren und mit Rat und Tat wertvolle Unterstützung leisten.

2.5 Fachkompetenzen

Die Vielfalt der Probleme beim Diabetes mellitus erfordert ganz erhebliche fachliche und menschliche Qualifikationen in allen Leistungsebenen. Sozialpädagogische Fähigkeiten und Einfühlungsvermögen sind in diesen Bereichen in besonderem Maße gefragt.

Die Deutsche Diabetes-Gesellschaft bietet seit mehr als 10 Jahren *Spezialausbildungen zum Diabetesberater* an, wobei sich Krankenschwestern und Diätassistentinnen dieser Spezialausbildung in entsprechenden, sehr aufwendigen und anerkannten Kursen unterziehen können. Hier werden nicht nur die sachlichen Inhalte weitergegeben, sondern auch großer Wert auf die Vermittlung von psychologischen, pädagogischen und verhaltenstherapeutischen Weiterbildungselementen gelegt. Solche Zusatzausbildungen schaffen wichtige Kompetenzen und fördern neue Impulse.

Entscheidend wichtig in einer diabetologischen Rehabilitationsklinik ist die professionelle Kenntnis und Ausbildung in der medizinischen Fußpflege und die enge Zusammenarbeit mit einem qualifizierten orthopädischen Schuhmacher.

3 Störungen des Lipidstoffwechsels

3.1 Risikofaktoren atherogener Herz-Kreislauf-Erkrankungen

Hyperlipoproteinämien kommen unter primär rehabilitativen Gesichtspunkten nur eine untergeordnete Bedeutung zu. Bei der Primär- und insbesondere bei der Sekundärprävention atherogener Herz-Kreislauf-Erkrankungen spielen sie aber eine große Rolle. Diese stellen in Deutschland – wie in vielen entwickelten Industrieländern – nach wie vor die häufigste Todesursache dar. 1990 waren 43,8 % aller Todesfälle auf potentielle ernährungsabhängige Herz-Kreislauf-Erkrankungen zurückzuführen [6]. Damit hat diese Gruppe von Erkrankungen höchste gesundheitspolitische Bedeutung. Hyperlipoproteinämien verlaufen im Gegensatz zu anderen Stoffwechselerkrankungen (Coma diabeticum, Gichtanfall) selten mit dramatischen, den Patienten beeindruckenden Zwischenfällen ab. Nach jahrzehntelangem symptomlosem Verlauf sind dann aber oft irreparable Schäden an lebensnotwendigen Gefäßen nachweisbar.

Das atherogene Risiko von Lipiden oder Lipoproteinen resultiert immer aus dem Zusammenwirken von genetischen und erworbenen Faktoren. Eine große Zahl genetischer Varianten konnte identifiziert werden, die den Lipidstoffwechsel zum Teil dramatisch beeinflussen. Einige dieser Varianten sind so häufig, daß mehr als die Hälfte der Deutschen mindestens eine davon aufweisen (Tab. 12-6) [30].

Die unterschiedliche individuelle Reaktion auf vergleichbar ungünstige Verhaltensmuster (Ernährungsgewohnheiten, körperliche Aktivität, Genußmittel) und Grunderkrankungen (Diabetes mellitus, Niereninsuffizienz etc.) war immer wieder Anlaß für Ärzte und Patienten, die Bedeutung dieser Faktoren bei der Prävention und Therapie der Hyperlipidämie in Frage zu stellen. Es ist aber unbestritten, daß die bekannten Einflußfaktoren des Lipidstoffwechsels trotz quantitativer Unterschiede letztlich bei fast allen wirksam sind. Daher kann eine bestehende Hyperlipidämie nahezu immer durch die Korrektur ungünstiger Einflußfaktoren gebessert werden. Langfristig ist damit auch eine Verminderung des Atheroskleroserisikos zu erwarten [30].

Tabelle 12-6 Häufigkeit von genetischen Varianten mit Auswirkungen auf Lipoproteinkonzentrationen im Blut.

Bezeichnung	*Prävalenz (%)*	*Einfluß auf*	*Literatur*
Lp(a)	30,0	Lp(a) (Cholesterin)	(Seed et al., 1990)
ApoE2/ApoE4	14/20	LDL, Remnants	(Boerwinkle und Utermann, 1988)
FCHL	0,6	VLDL, LDL	(Fredrickson et al., 1978)
FH	0,2	LDL, Remnants	(Fredrickson et al., 1978)
B3500	0,2	LDL	(Rauh et al. 1991)
LPL/CII	0,2	Chylomikronen, Remnants	(Nikkilä, 1982)

Bei der komplexen Ätiologie von Herz-Kreislauf-Erkrankungen sind mitbestimmende *Risikofaktoren* im Ernährungsverhalten [13]:

- *Gesättigte Fettsäuren:* Hoher Konsum gesättigter Fettsäuren führt zu erhöhten Serum- und LDL-Cholesterinspiegeln im Blut und erhöht damit das Risiko für die koronare Herzkrankheit.
- *Gesamtfettverzehr:* Der Gesamtfettverzehr (unabhängig von der Zusammensetzung des Fettes) ist nicht unmittelbar mit dem Risiko der koronaren Herzkrankheit verbunden, kann aber über die Energiezufuhr zu Übergewicht und Fettsucht führen. Zusammenhänge zwischen dem Gesamtfettverzehr und dem Risiko einer koronaren Herzkrankheit sind zum überwiegenden Teil auf den Anteil gesättigter Fettsäuren zurückzuführen.
- *Cholesterinkonsum:* Hoher Konsum von Cholesterin kann den Serumcholesterinspiegel erhöhen.
- *LDL-Cholesterinspiegel:* Ein hoher LDL-Cholesterinspiegel erhöht das Erkrankungs- und Mortalitätsrisiko für Herz-Kreislauf-Erkrankungen.
- *Übergewicht und Fettsucht:* Adipositas erhöht das Risiko einer koronaren Herzerkrankung.

Risikosenkend wirken:

- *Omega-6 mehrfach ungesättigte Fettsäuren:* Hoher Konsum von *Omega*-6 mehrfach ungesättigten Fettsäuren senkt den Cholesterinspiegel.
- *Omega-3 mehrfach ungesättigte Fettsäuren (Fischöle):* Hoher Konsum von *Omega*-3 mehrfach ungesättigten Fettsäuren senkt den Serumtriglyzeridspiegel sowie die Thromboseneigung und damit das Risiko der koronaren Herzkrankheit.
- *Einfach ungesättigte Fettsäuren:* Hoher Konsum von einfach ungesättigten Fettsäuren senkt den Cholesterinspiegel.
- *HDL-Cholesterinspiegel:* Ein hoher HDL-Cholesterinspiegel schützt vor Arteriosklerose und ischämischen Herzkrankheiten.
- *Vegetarische Ernährungsweise:* Vegetarische Kost senkt das Risiko für koronare Herzkrankheiten durch Abnahme der Cholesterinwerte und Senkung des Blutdrucks.
- *Alkoholkonsum:* Akoholkonsum reduziert das Risiko einer koronaren Herzkrankheit gegenüber Abstinenzlern.

3.2 Therapieziele

Die Kombination des Lipidrisikos mit weiteren Risikofaktoren wie Hochdruck, Rauchen, Diabetes mellitus führt nicht nur zur Addition, sondern zur Vervielfältigung des Arterioskleroserisikos. Deshalb und weil statistisch gesehen das Koronarrisiko mit zunehmender Höhe des Cholesterinspiegels bereits im „normalen Bereich" ansteigt, ist die Festlegung auf allgemein verbindliche Grenzbereiche schwierig. Dabei ist außerdem noch die individuelle HDL/LDL-Relation zu beachten. Die Festlegung auf Grenzbereiche muß demnach individuell vorgenommen werden. Sie richtet sich nach Anamnese, eventuell durchgemachten arteriosklerotischen Herz-Kreislauf-Erkrankungen, arteriosklerosefördernden Begleiterkrankungen (Hypertonie, Diabetes mellitus) oder sonstigen Risikokonstellationen (Rauchen, körperliche Inaktivität etc.). Die Europäische Arteriosklerosegesellschaft hat 1988 Empfehlungen für die Therapieziele bei Hyperlipidämie formuliert. Nach diesen sollen bei Patienten ohne weitere Risikofaktoren Cholesterin und Triglyzeride auf Werte unter 200 mg/dl und LDL-Cholesterin auf weniger als 155 mg/dl gesenkt werden. Bei Patienten mit zusätzlichen Risikofaktoren wird eine Senkung des LDL-Cholesterins auf weniger als 135 mg/dl als notwendig erachtet. Diese Empfehlungen gehen streng von den epidemiologischen Befunden aus, daß das Koronarrisiko bei Cholesterinkonzentrationen unter 200 mg/dl am niedrigsten ist [7].

3.3 Therapie der Hyperlipoproteinämien

Die *richtige Ernährung* (s.o.) ist die Grundlage einer erfolgreichen Therapie der Hyperlipoproteinämien. Sie erfordert die aktive Mitarbeit des Patienten, der gründlich unterwiesen, motiviert und kontrolliert werden muß (s.o.).

Körperliche Bewegung kann VLDL- und LDL-Werte senken sowie HDL-Cholesterinwerte ansteigen lassen. Allerdings muß dafür dreimal pro Woche für mindestens 15 min die Pulsfrequenz auf 180 minus Lebensalter angehoben werden. Eine derartige Belastung des Kreislaufs sollte beim älteren Menschen ohne ausreichendes Training nur nach vorheriger ärztlicher Untersuchung und mit langsamer Steigerung durchgeführt werden.

Fettsucht belastet den Fettstoffwechsel. Deshalb wirkt eine *Gewichtsreduktion* bei einer Hyperlipoproteinämie im Sinne einer Entlastung und einer Senkung von VLDL-Triglyzeriden und LDL-Cholesterin bei gleichzeitigem Anstieg des HDL-Cholesterins.

Ballaststoffreiche Lebensmittel begünstigen wegen ihrer geringen Energiedichte die Gewichtsabnahme. Man sollte jedoch keine zu großen direkten Wirkungen der Ballaststoffe auf die Plasmalipide erwarten. Lediglich für Pectin und Guar in angereicherter Form wurde eine senkende Wirkung nachgewiesen [32].

4 Gicht

Die Gicht ist eine Erkrankung, die als akute Monoarthritis beginnt, nach symptomfeien Intervallen rezidiviert und allmählich in eine chronische, destruierende Gelenkerkrankung übergeht. Die Gicht war während der Kriegsjahre nahezu verschwunden, mit zunehmendem Wohlstand in den Nachkriegsjahren hat die Häufigkeit jedoch deutlich zugenommen. Ursache der Gicht ist die angeborene Stoffwechselstörung einer familiären Hyperurikämie (dominant vererbt, bei Frauen erst nach der Menopause manifest). Wie bei allen klassischen stoffwechselbedingten Zivilisationskrankheiten stellt die Gicht somit eine sowohl endogene als auch umweltbedingte Krankheit dar.

Die Hyperurikämie per se spielt in der Rehabilitation keine große Rolle. Ähnlich wie bei den Hyperlipoproteinämien hat sie aber eine große Bedeutung für die Primär- und Sekundärprävention. Die Rehabilitation muß sich, weil es hieran mangelt, mit den Folgeschäden und Spätkomplikationen dieser Stoffwechselstörung auseinandersetzen.

Überernährung, Alkoholabusus, körperliche Inaktivität und die dadurch begünstigte Entwicklung einer Adipositas fördern die Manifestation der Krankheit, Faktoren, die von den Rehabilitationskonzepten der Orthopädie (s. Kap. 14) und bei den hyperurikämiebedingten Nierenerkrankungen (s. Kap. 18) berücksichtigt werden müssen.

Die Diagnose der Gicht beruht auf der typischen Anamnese, dem Nachweis von Uratablagerungen, dem Ansprechen auf Colchizin während des Anfalls sowie der Feststellung einer Hyperurikämie.

> Jede akute Monoarthritis des erwachsenen Mannes ist gichtverdächtig, besonders wenn sie ein Großzehengrundgelenk, ein Sprunggelenk, ein Kniegelenk oder ein Gelenk der Hand betrifft.

Die Diättherapie verfolgt drei Ziele:
- Verringerung der Purinzufuhr mit der Nahrung
- Einschränkung des Alkoholverbrauchs
- Normalisierung des Körpergewichts.

Alkohol führt zu einem Anstieg der Serumharnsäurespiegel durch Verminderung der renalen Harnsäureausscheidung sowie durch vermehrte Harnsäurebildung. Besonders der Puringehalt des Bieres trägt zu einer Erhöhung des Serumharnsäurespiegels bei.

Die Reduktion von *Übergewicht* und die körperliche Aktivierung sind wichtige Faktoren im Rehabilitationskonzept jeder Stoffwechselerkrankung, so auch der Gicht. Das Einschmelzen körpereigenen Fettes führt jedoch über die Ketoazidose des Hungernden zunächst zu einem Anstieg des Serumharnsäurespiegels. Dadurch und durch Mikrotraumata infolge einer unkontrollierten Steigerung der körperlichen Aktivität des Ungeübten während der Rehabilitation sind akute Gichtanfälle vorprogrammiert, wenn dem nicht durch eine vermehrte Flüssigkeitszufuhr zur verbesserten Harnsäureausscheidung Rechnung getragen wird. Der Rehabilitationsmedizin sind solche Zusammenhänge wohl bekannt. Trotzdem erfreuen sich auch heute noch Außenseiterdiäten (Schroth-Kur) großer Beliebtheit, deren Vorschriften mit sogenannten „trockenen Tagen" und Tagen mit fest vorgesehenem Alkoholkonsum einhergehen und damit akute Komplikationen bei der Gicht geradezu provozieren.

Unter einer konsequenten Therapie werden die Patienten nach wenigen Monaten anfallsfrei. Weichteiltophi verschwinden, Knochentophie können sich unter Wiederherstellung des Gelenks ebenfalls zurückbilden. Meist ist dies jedoch mit einer Defektheilung verbunden. Die Bildung von Harnsäuresteinen kann unter einer Allopurinoltherapie verhindert werden, Harnsäuresteine können sich auflösen.

5 Rehabilitationsrelevante endokrinologische Krankheiten

5.1 Schilddrüsenkrankheiten

Obwohl etwa jeder sechste Einwohner der Bundesrepublik Deutschland eine Struma hat – ein Symptom, hinter dem sich vielfältige Krankheiten der Schilddrüse verbergen können –, ist die Bedeutung dieser Krankheitsgruppe für die Rehabilitation nur gering. Sie beschränkt sich auf schwere Fälle der Immunthyreopathie, meist vom Typ des Morbus Basedow mit oder ohne endokrine Orbitopathie, Patienten mit Schilddrüsenoperationen nach Neoplasien oder Komplikationen nach Eingriffen wegen anderer Schilddrüsenerkrankungen (Rekurrenzparese, parathyreoprive Tetanie).

Demgegenüber spielen Schilddrüsenerkrankungen eine besonders große Rolle bei der *Prävention*. Zu hoffen ist, daß durch die seit einiger Zeit verbesserten Möglichkeiten einer Jodprophylaxe auch in der Bundesrepublik Deutschland die hohe Prävalenz der endemischen Struma und ihrer vielfältigen Folgekrankheiten deutlich reduziert werden kann, so daß sich das diagnostische und therapeutische Handeln auf die relativ wenigen Schilddrüsenerkrankungen, die eine andere Genese als den alimentären Jodmangel haben, beschränkt. Der Jodmangel führt zunächst zu einer diffus hyperplastischen Struma, die in allen Anteilen vergrößert ist und in eine adenomatöse Struma mit Knoten übergehen kann. Die Fehlanpassung des Schilddrüsengewebes an den endemischen Jodmangel kann dazu führen, daß sich in einem Knoten oder über die Schilddrüse verteilt autonome Follikel bilden, die als Kompensation gegen den alimentären Jodmangel bevorzugt das jodärmere und stoffwechselaktivere der beiden Schilddrüsenhormone, das T_3 bilden. Wie die disseminierte Schilddrüsenautonomie, entsteht das autonome Adenom durch Proliferation einzelner hyperplastischer Follikelgruppen, deren Hormonproduktion nunmehr ohne Beziehung zum peripheren Bedarf an Schilddrüsenhormon erfolgt.

Die Entwicklung der endemischen Struma könnte weitestgehend vermieden werden, wenn durch zusätzliche Gabe von Jod das alimentäre Joddefizit ausgeglichen würde. Die Effektivität der *Jodprophylaxe* ist weltweit belegt. In allen Kontinenten der Erde haben viele Staaten erfolgreiche Programme zur vorbeugenden Bekämpfung der endemischen Struma realisiert. Hierbei hat sich jodiertes Speisesalz als Vorbeugemittel am besten bewährt. Jodiertes Kochsalz enthält im Mittel 20 mg Jod als Kaliumjodat/kg. Bei einer durchschnittlichen Zusalzmenge von 5 g pro Tag und Kopf kann das Joddefizit von täglich etwa 100 μg sicher ausgeglichen werden. Überträgt man die weltweit positiven Erfahrungen der Jodprophylaxe auf die Verhältnisse in der Bundesrepublik, kann mit einer Reduktion der Kropfhäufigkeit von derzeit im Mittel 15 % auf 3 % gerechnet werden.

Im Gegensatz zu unseren Nachbarländern wurde jedoch das jodierte Speisesalz nicht als Regelsatz eingeführt [23]. Es hängt von der kontinuierlichen Aufklärung der Bevölkerung, insbesondere in Rehabilitationsmaßnahmen, ab, ob es gelingt, vor allem die jüngeren Menschen zur Benutzung von Jodsalz zu bringen und damit die in der Bundesrepublik so überflüssige Strumaendemie weitgehend zu beseitigen.

Rehabilitationskonzepte der Immunthyreopathien, insbesondere bei gleichzeitiger endokriner Orbitopathie, zielen vor allem auf Bewältigungsstrategien ab, da die typischen klinischen Symptome wie innere Unruhe, Schlaflosigkeit, Neigung zu Durchfällen, heftigen Gemütsreaktionen und plötzlichen Schwächezuständen auch dann noch lange persistieren, wenn die medikamentöse, nuklearmedizinische oder operative Therapie bereits zu einer Euthyreose geführt hat. Gleiche Therapieziele hat auch die Intervention bei Patienten nach Operationen von Neoplasien oder wenn Operationen zu Rekurrenzparesen oder parathyreopriver Tetanie geführt haben.

Bei solchen Kranken ist immer ein großer diagnostischer Aufwand in Form eines Hormonlabors notwendig, wie er in einzelnen hierfür spezialisierten Rehabilitationskliniken vorgehalten wird, wo man auch über das notwendige endokrinologische Fachwissen verfügt.

5.2 Osteoporose

Für das überdurchschnittliche Absinken des Knochenmineralgehaltes in verschiedenen Lebensabschnitten liegt noch keine eindeutige Erklärung vor. Mitursache ist der Östrogenabfall bei der postklimakterischen Osteoporose vom Typ I. Aber nicht jede Frau in der Menopause bekommt eine Osteoporose. Genetische und exogene Faktoren spielen eine Rolle.

Als *exogene Faktoren* für das Auftreten einer Osteoporose sind mitbestimmend:

- zu geringer Knochenaufbau in der Jugend und im frühen Erwachsenenalter
- mangelnde Kalziumaufnahme
- zu wenig Bewegung in allen Lebensabschnitten.

Mit der *Östrogen-Gestagen-Prophylaxe* sind geeignete präventive Maßnahmen möglich. Hierbei ist wichtig, daß die Verabreichung der Östrogenpräparate über einen Zeitraum von 10 Jahren erfolgt, wenn eine deutliche Senkung der Frakturen gelingen soll [27], da an unterschiedlichen Modellen überzeugend nachgewiesen ist, daß der größte Verlust bei der postmenopausalen Osteoporose in den ersten 5 Jahren über einen erhöhten Knochenumsatz stattfindet [17]. Die beste Therapie der Osteoporose bleibt damit die Prävention. Daß sie durch langfristige Östrogen-Gestagen-Substitution bei postmenopausalen Frauen gelingt, wird nicht mehr bestritten. Eine zusätzliche hohe Kalziumzufuhr nach den Empfehlungen der Deutschen Gesellschaft für Ernährung von 1500 mg mit der täglichen Nahrung zur Osteoporoseprävention muß sichergestellt sein. Die Kalziumaufnahme wird beim Menschen zu 75 % durch Milchprodukte gedeckt, der Rest stammt aus Gemüsen, Früchten und Getreideprodukten.

100 g fettarmer Käse oder 1/4 l eines entrahmten Molkereiproduktes täglich (zur Vermeidung zusätzlicher Kalorienprobleme) enthalten schon die erforderliche Tagesdosis an Kalzium.

5.3 Hypophysentumoren

Patienten mit Hypophysentumoren entwickeln eine Vielzahl von Symptomen, die auf eine Raumforderung und auf die endokrine Fehlfunktion zurückzuführen ist. Am häufigsten ist eine Beeinträchtigung der Sehfähigkeit durch Kompression des Chiasmas mit bitemporalen Gesichtsfeldausfällen. Die häufigsten Tumoren sind Prolaktinome und endokrininaktive Tumoren.

Einer der größten Erfolge der klinischen Endokrinologie ist der Einsatz von Dopaminantagonisten bei Prolaktinomen, durch den nicht nur in den allermeisten Fällen eine Normalisierung der Prolaktinkonzentrationen erreicht wird, sondern auch eine Regression der Tumorgröße [1]. Bei klinisch endokrininaktiven Tumoren konnte nachgewiesen werden, daß die Mehrzahl Gonadotropine sezerniert [29].

Die klinische Rehabilitation solcher Patienten umfaßt Bewältigungsstrategien nach den heute glücklicherweise nicht mehr so belastenden transsphenoidalen Eingriffen, die Korrektur und Schulung bei der häufig notwendigen Substitution und Ausfällen anderer hypophysär-glandulärer Achsen (adrenokortikotrop, thyreotrop oder gonadotrop) an die alltäglichen Bedingungen sowie die Eingliederung solcher Kranker in das Berufsleben. Bei allen rehabilitativen Maßnahmen muß sehr individuell vorgegangen werden. Ein hoher diagnostischer und therapeutischer Aufwand sowie viel Spezialwissen kennzeichnen die Rehabilitation dieser Patienten.

Literatur

1. Allolio, B., M. Reincke: Update Endokrinologie. Med. Clin. 89 (1994) 268–276.
2. Bormann, C., L. Heinemann, J. Hoeltz (Hrsg.): Epidemiologie und Gesundheitsforschung. Kardiovaskuläre Risiken in Deutschland Ost und West. Gesundheitsberichterstattung auf der Basis des Nationalen Untersuchungs-Survey der „Deutschen Herz-Kreislauf-Präventionsstudie!“ 1984 bis 1986 und des Bevölkerungssurvey des DDR-Monica-Projekts 1983 bis 1985. München–Berlin 1991.
3. Colling, M.: Ernährungserhebung bei Erwachsenen mit 7-Tages-Protokollen – eine Pilotstudie im MONICA-Projekt Augsburg. Öffentl. Gesundheitswesen 51 (1989) 94–97.
4. Deutsche Arbeitsgemeinschaft für klinische Ernährung und Diätetik: Aufgabenkatalog und Qualifikation des Ernährungsbeauftragen Arztes. Akt. Ernähr.-Med. 8 (1983) 59–62.
5. Deutsche Gesellschaft für Ernährung: Empfehlungen für die Nährstoffzufuhr. 5. Überarbeitung (1991). Umschau Frankfurt/Main 1991.
6. Ernährungsabhängige Krankheiten und ihre Kosten. Schriftenreihe des Bundesministeriums für Gesundheit. 27, Nomos Verlag Baden-Baden 1993.
7. European Atherosclerosis Society: The recognition and management of hyperlipidemia in adults: A policy statement of the European Atherosclerosis Society. Europ. Heart J. 9 (1988) 571–600.
8. Forschungsverbund Deutsche Herz-Kreislauf-Präventionsstudie (Hrsg.): DHP-Forschungskonzept und Ergebnisse zur Studienmitte. Bonn 1991.
9. Götz, M.L., A. Michelsen: Das Rationalisierungsschema – Basis für Diättherapie in der Gastroenterologie. Akt. Berliner Fortbildungsreihe 4 (1982) 22–25.
10. Hamann, V.: Das Aufgabengebiet des ernährungsbeauftragten Arztes. Akt. Ernähr.-Med. 16 (1991) 316–317.
11. Haupt, E.: Rehabilitationskonzepte und ihre Weiterentwicklung. BfA aktuell, Schriftenreihe der Bundesversicherungsanstalt für Angestellte. In: Rehabilitation 1992. Berlin 1992.
12. Haupt, E., D. Look: Rehabilitation bei Diabetes mellitus. BfA aktuell, Schriftenreihe der Bundesversicherungsanstalt für Angestellte. In: Rehabilitation 1993. Berlin 1993.
13. Herz-Kreislauf-Erkrankungen im Überblick. In: Ernährungsabhängige Krankheiten und ihre Kosten. Schriftenreihe des Bundesministeriums für Gesundheit. Bd. 27, pp. 14–21. Nomos Verlag, Baden-Baden 1993.
14. Hoffmeister, H., W. Thefeld, H. Stolzenberg, D. Schön: Untersuchungsbefunde und Laborwerte. Gesundheitsberichterstattung. Nationaler Gesundheits-Survey 1984–1986. BGA-Schriften 1992.
15. Jahresgesundheitsbericht 1989: Das Gesundheitswesen. Berlin 1990.
16. Kommission zur Weiterentwicklung der Rehabilitation in der gesetzlichen Rentenversicherung. Abschlußberichte Band III. Arbeitsbereich „Rehabilitationskonzepte“ Teilband 2, pp. 435–444. Verband Deutscher Rentenversicherungsträger (VDR), Franfurt/Main 1991.
17. Krämer, J.: Osteoporose. Diagnostik, Therapie und Prophylaxe. Wissenschaftliche Verlagsgesellschaft Stuttgart 1991.
18. Kübler, W., H.-J. Anders, W. Heeschen, M. Kohlmeier (Hrsg.): VERA-Schriftreihe. Wissenschaftlicher Fachverlag Dr. Fleck, Niederkleen 1992.

19. Michaelis, D., E. Jutzi: Epidemiologie des Diabetes mellitus in der Bevölkerung der ehemaligen DDR: Alters- und geschlechtsspezifische Inzidenz- und Prävalenztrends im Zeitraum von 1960–1987. Z. Klin. Med. 46 (1991) 59–64.
20. National Research Council: Recommended dietary allowance. 10th ed., p. 296. National Academy Press, Washington DC 1989.
21. Die Nationale Verzehrstudie: Schriftenreihe zum Programm der Bundesregierung Forschung und Entwicklung im Dienst der Gesundheit. Bd. 18. Verlag für neue Wissenschaften, Bremerhaven 1991.
22. Olbricht, T., H.G. Hoff: Faktoren mit Einfluß auf das Schilddrüsenvolumen. Med. Klin. 83 (1988) 279–284.
23. Pfannenstiel, P.: Schilddrüsenkrankheiten. Diagnose und Therapie. Grosse, Berlin 1985.
24. Pfannenstiel, P., F.A. Horster: Jodmangel in der Bundesrepublik; Effektivität (und Risiko) einer Jodprophylaxe durch jodiertes Speisesalz. Dtsch. med. Wschr. 107 (1982) 867–871.
25. Pudel, V.: Ernährungsberatung. Deutsches Ärzteblatt 90 (1993) 1400–1402.
26. Rationalisierungsschema der Arbeitsgemeinschaft für klinische Ernährung für die Ernährung und Diätetik im Krankenhaus. Akt. Ernähr.-Med. 4 (1978) 144–148.
27. Rudy, D.: Osteoporosis – overcoming a costly and debilitating disease. Postgrad. Med. 86 (1989) 151–158.
28. Sailer, D.: Stand der Ernährungssituation in Deutschland. In: Ernährung in Rehabilitationskliniken. Schriftenreihe der Bundesversicherungsanstalt für Angestellte Berlin, im Druck.
29. Snyder, P.J.: Gonadotroph cell adenomas of the pituitary. Endocr. Rev. 6 (1985) 552–563.
30. Störungen des Lipidstoffwechsels. In: Ernährungsabhängige Erkrankungen und ihre Kosten. Schriftenreihe des Bundesministeriums für Gesundheit. Bd. 27, S. 126–139. Nomos Verlag Baden-Baden 1993.
31. Wienken, E., M.-L. Kolmhorst: Was macht Ernährungsberatung bei Adipositas so schwierig? Ernährungs-Umschau 40 (1993) 476–479.
32. Wolfram, G.: Hyperlipoproteinämien. In: H. Mehnert (Hrsg.) Stoffwechselkrankheiten. 4. Aufl. 00 (Seite) Thieme Stuttgart 1990.
33. Zielke, M., J. Sturm (Hrsg.): Handbuch stationäre Verhaltenstherapie. Belz, Psychologie Verlags-Union, Weinheim 1994.

13 Rehabilitation bei entzündlichen rheumatischen und anderen systemischen Krankheiten

Wolfgang Miehle

Teil I
Allgemeine Rehabilitation bei internistisch-rheumatologischen Erkrankungen

Die 9. Revision der *Internationalen Klassifikation der Krankheiten (ICD)* listet *Arthropathien, Dorsopathien und „Rheumatismus, ausgenommen des Rückens“* auf. Die Gegenüberstellung der ICD-Klassifikation (Tab. 13-1) und einer *differenzierten Einteilung* (9., Tab. 13-2) zeigt, daß die ICD-Klassifikation stark vereinfacht: „Dorsopathien“ = „Low-back-pain“? Sie sollte deshalb nur Verschlüsselungszwecken dienen, nicht aber Grundlage eines Rehabilitationskonzepts sein.

1 Besondere Aspekte der internistisch-rheumatologischen Rehabilitation

Die internistische Rheumatologie hat einen engen Bezug zur Rehabilitation: Im deutschsprachigen Raum entwickelten sich Einrichtungen zur Behandlung internistisch-rheumatischer Systemerkrankungen überwiegend in Rehabilitationszentren der BfA, der LVA und einiger freier Träger, meist fern von Universität und Akuthaus. Bestehende Rheumazentren und -kliniken sind daher die wichtigsten Institutionen zur Versorgung von „Rheumatikern“. *„Rheumazentrum“* ist ein substratreicher Begriff, der auch auf einige – aber bei weitem nicht alle – *„Rheumakliniken“* zutrifft. Ein „Rheumazentrum“ oder eine „Rheumaklinik“ muß über rheumatologisch-medikamentöses, internistisch-immunologisches, unspezifisch entzündungs-laborchemisches, krankengymnastisches, ergotherapeutisches, psychologisches, balneophysikalisches und rehabilitatives Spezialwissen verfügen. Bei der Behandlung *ergeben sich einige spezielle rehabilitative Aspekte*:

- Eine *primäre* (= Krankheitsverhütung), meist auch eine *sekundäre Prävention* (= Krankheitsfrüherkennung) ist häufig nicht möglich.
- Bereits *unmittelbar nach Krankheitsbeginn* stehen *Erhaltung bzw. Verbesserung der Funktionen* auf unterschiedlichen Ebenen im Mittelpunkt aller Bemühungen.
- Nur „im Team“ mit ständig aktualisiertem und auf hohem Standard stehendem Wissen gelingt es, diese Patienten im Erwerbs- bzw. Berufsleben zu halten.
- Da personelle und apparative Infrastrukturen der internistisch-rheumatologischen Versorgung in Deutschland (immer noch) erhebliche Lücken aufweisen und es häufiger die Ausnahme als die Regel ist, daß Patienten am Heimatort ähnlich günstige Voraussetzungen antreffen wie während der Heilverfahren, sind *engmaschige Heilverfahren* notwendig, um den mittel- bis langfristigen Rehabilitationserfolg zu sichern.

2 Rehabilitationsbedürftigkeit und -fähigkeit, Indikationen (Epidemiologie)

Es besteht dann *Rehabilitationsbedürftigkeit*,

- wenn der Patient an Funktionseinschränkungen oder Funktionsverlusten der Gelenke, Wirbelsäule, Weichteile und des Bindegewebes leidet
- wenn innere Organe durch die jeweilige entzündliche Systemerkrankung gefährdet sind und daraus resultierend (z.B. durch pulmonale, renale, dermatologische oder ophthalmologische Miterkrankungen) Funktionseinschränkungen bzw. ein berufs- oder erwerbsfähigkeitsbezogenes Handicap entstehen
- wenn die Grundkrankheit erhebliche Funktionsstörungen (Schonhaltungen, fixierte Fehlhaltungen, muskuläre Insuffizienzen) verursacht, denen
- punktuelle bzw. chronische Schmerzen folgen, die die Leistungen des Patienten beeinträchtigen
- wenn chronischer Schmerz – via psychosomatische oder somatopsychische Interaktionen – z.B. in Form reaktiver Depressionen, Leistungen beeinträchtigt.

Rehabilitationsfähig ist jeder, bei dem eine erhebliche Gefährdung/Minderung der Erwerbsfähigkeit abgewendet oder eine geminderte Erwerbsfähigkeit wesentlich gebessert/wiederhergestellt werden kann und dadurch eine Erwerbs- bzw. Berufsunfähigkeit vermieden wird. Die auf die jeweilige Krankheit zugeschnittenen Rehabilitations- und -therapieziele müssen (zumindest teilweise) erreicht werden können. Weitere Voraussetzungen sind: körperliche und seelische Belastbarkeit, Operationsfähigkeit, Motivation.

Tabelle 13-1 Internationale Klassifikation der Krankheiten (ICD) (gekürzt).

a) Arthropathien (Gelenkleiden) und verwandte Affektionen.

diffuse Krankheiten des Bindegewebes
- Lupus erythematodes disseminatus
- Systemsklerose (generalisierte Sklerodermie)
- Sicca-Syndrom (Sjögren-Syndrom)
- Dermatomyositis, Polymyositis
- Mischkollagenosen

Arthropathien in Verbindung mit Infektionen
- Arthropathie beim Reiter-Syndrom und verwandten Affektionen
- postdysenteritische Arthropathie
- Arthropathie in Verbindung mit sonstigen bakteriellen Krankheiten

Arthropathien durch Steine und Kristalle
- Arthritis urica
- Chondrokalzinose
- N.n. bez. Arthropathien durch Steine und Kristalle

Arthropathien in Verbindung mit sonstigen endokrinen und metabolischen Affektionen
- Hämochromatose, Hyperparathyreoidismus, Ochronose

Arthropathien in Verbindung mit gastrointestinalen Affektionen
- Colitis ulcerosa, Enteritis regionalis

Arthropathien in Verbindung mit dermatologischen Affektionen
- wie: Erythema nodosum, Psoriasis (Schuppenflechte)

(primär-)chronische Polyarthritis und sonstige entzündliche Polyarthropathien
- Polymyalgia rheumatica
- (primär-)chronische Polyarthritis (rheumatoide Arthritis)
- lupoide Arthritis (viszerale oder Systembeteiligung)
- Polyarthritis chronica infantis (juvenile Arthritis)

(Osteo)arthrose (Verschleißkrankheiten und entsprechende Affektionen)
- generalisierte Arthrose (Heberden-Arthrose, Bouchard-Arthrose)
- lokalisierte Arthrose (primär/sekundär: Coxarthrose, Gonarthrose)

sonstige nicht näher bezeichnete Arthropathien

b) Dorsopathien

ankylosierende Spondylitis und sonstige entzündliche Spondylopathien
- Spondylitis ankylopoetica (Morbus Bechterew)
- spinale Enthesopathie (Spondylitis ankylopoetica) ohne Iliosakralarthritis
- Sakroiliitis, anderweitig nicht klassifiziert
- sonstige entzündliche (nichtinfektiöse) Spondylopathien

Spondylosis (Spondylarthrose, Osteochondrose der WS) und ähnliche Affektionen
- zervikale Spondylose ohne/mit Myelopathie
- thorakale Spondylose ohne/mit Myelopathie
- lumbosakrale Spondylose ohne/mit Myelopathie

ankylosierende vertebrale Hyperostose (Morbus Forestier) intervertebrale Diskopathien (Bandscheibenschäden)
- Diskusprolaps, zervikaler, thorakaler oder lumbaler ohne Myelopathie
- Degeneration der zervikalen, thorakalen oder lumbalen Intervertebralscheiben

Affektionen (nach Diskusprolaps) der Intervertebralscheiben mit Myelopathie
- Affektionen (Diskusprolaps, -degeneration) der zervikalen, thorakalen oder lumbalen Intervertebralscheiben mit Myelopathie

sonstige Affektionen im zervikalen Bereich (Halswirbelsäulenbereich)
- Zervikalgie (lokales Zervikalsyndrom)
- zervikokraniales Syndrom
- Zervikobrachialsyndrom (diffuses)

sonstige und nicht näher bezeichnete Affektionen des Rückens
- Schmerzen in der Brustwirbelsäule (Dorsalsyndrom)
- Lumbago (lokales Lumbalsyndrom, Hexenschuß)
- Ischialgie (pseudoradikuläres Lumbalsyndrom)
- Läsion der Nervus ischiadicus
- N.n. bez. Affektionen des Rückens (Affektionen der Iliosakralgelenke, Ankylose der Wirbelkörper)

c) Rheumatismus, ausgenommen des Rückens (Enthesopathie, Tendopathie)

- Polymyalgia rheumatica
- periphere Enthesopathien (Tendopathie) und ähnliche Syndrome
- sonstige Affektionen der Schulterregion, anderweitig nicht klassifiziert (Periarthrosis humeroscapularis)
- Enthesopathie (Tendopathie) der Ellenbogenregion (Epikondylopathie)
- Enthesopathie (Tendopathie) des Handgelenks und der Handwurzel
- Enthesopathie (Tendopathie) der Hüftregion
- Enthesopathie (Tendopathie) des Knies
- Enthesopathie (Tendopathie) des Knöchels und Tarsus
- sonstige Affektionen der Synovialis, Sehne und Bursa
- Affektionen der Muskeln, Bänder und Faszien
- sonstige Affektionen der Weichteile

Nicht alle Krankheiten des entzündlich-rheumatischen Formenkreises sind rehabilitationsbedürftig: So z.B. die mit Glukokortikoiden eingestellte Polymyalgia arteriitica (rheumatica). *Rehabilitationsbedürftige Krankheiten* sind

- adulte chronische Polyarthritis (c.P.)
- juvenile chronische Arthritiden
- Arthritis psoriatica (A.ps.)
- alle reaktiven, HLA-B27-vermittelten Arthritiden (einschließlich des chronisch-rezidivierenden Reiter-Syndroms)
- andere chronische reaktive Arthritiden

Tabelle 13-2 Klassifikation rheumatischer Erkrankungen (nach [9]).

a) Entzündliche Gelenk- und Wirbelsäulenerkrankungen

Arthritiden und Spondylitiden unklarer Ätiologie
- chronische Polyarthritis (c.P.)
- juvenile chronische Arthritiden
- Arthritis psoriatica (A.ps.)
- Spondylitis ankylosans (Sp.a.)

reaktive Arthritiden
- Streptokokkenrheumatismus (rheumatisches Fieber)
- Reiter-Syndrom
- Arthritiden bei und nach unterschiedlichen bakteriellen bzw. viralen Infektionen (z.B. Shigellen, Yersinien, Chlamydien, Borrelien)

transitorische Arthritiden
- HLA-B27-assoziierte Oligarthritis
- palindromer Rheumatismus
- „Hydrops intermittens"
- transitorische Koxitis
- Coxitis fugax

Konnektivitiden
- systemischer Lupus erythematodes (SLE)
- Polymyositis-/Dermatomyositis-Syndrom
- progressive systemische Sklerose (PSS; Sklerodermie)
- eosinophile Fasziitis
- Mixed Connective Tissue Disease (MCTD; Sharp-Syndrom; Mischkollagenose)
- nekrotisierende und leukoklastische Arteriitiden/Vaskulitiden: Panarteriitis nodosa; Wegener-Granulomatose; Riesenzell-Arteriitis; Hypersensitivitätsangiitis
- Polymyalgia arteriitica (PMA)

b) Erkrankungen, die „rheumatische" Schmerzen am Bewegungsapparat verursachen

Erkrankungen, die häufig mit einer Arthritis oder Spondylitis verbunden sind
- Sjögren-Syndrom
- Sarkoidose
- Enteropathien (Colitis ulcerosa; Enteriitis regionalis; Morbus Whipple)
- Morbus Behçet
- Acne vulminans
- palmaroplantare Pustulosis

Stoffwechsel- und endokrine Erkrankungen einschließlich Defektproteinämien als Ursache von Schmerzen am Bewegungsapparat
- Arthritis urica (Gicht)
- Chondrokalzinose (Pseudogicht)
- Ochronose (Alkaptonurie)
- Hämochromatose

Schmerzen bei Knorpel- und Knochenerkrankungen
- Osteoporose
- Osteomalazie
- Hyperparathyreoidismus
- Morbus Paget

durch allergische Reaktionen induzierte Arthritiden
- Arthritis durch spezifische Allergien (Serumkrankheit)
- Arthritis durch Medikamente
- Arthritis bei anaphylaktischer Purpura (Schönlein-Henoch)

Schmerzen im Rahmen hämatologischer Erkrankungen, von Neoplasmen, bei neurogenen Erkrankungen
- Hämophilie
- Hämoglobinopathie
- Leukämie
- Plasmozytom
- Morbus Hodgkin
- maligne und benigne Tumoren des Stützgewebes
- paraneoplastische Syndrome (hypertrophische Osteoarthropathie)
- neuropathische Arthropathie
- Algodystrophie

andere Erkrankungen, die am Bewegungsapparat Schmerzen verursachen
- Marfan-Syndrom
- Homozystinurie
- Ehlers-Danlos-Syndrom (Hypermobilitätssyndrom)
- Osteogenesis imperfecta
- Erythema exsudativum multiforme
- multizentrische Retikulohistiozytose

c) Extraartikulärer „Rheumatismus". Degenerative Gelenk- und Wirbelsäulenkrankheiten

Krankheiten des subkutanen Binde- und Fettgewebes
- entzündlich (z.B. Pannikulitis)
- nicht-entzündlich (Pannikulose und Lipomatosen)

Erkrankungen der Muskulatur
- entzündlich (Myositiden)
- nicht-entzündlich (Myalgie, Myopathie, Myosen, Tendomyosen)

Erkrankungen der Sehnen, Sehnenscheiden und Sehneninsertionsstellen
- entzündlich (Tendinitiden, Tendovaginitiden, Insertionstendinitiden: Enthesitiden)
- nicht-entzündlich (Tendinosen, Insertionstendinosen, Enthesopathien)

Erkrankungen der Faszien und Bursen

Erkrankungen der Nerven (Neuropathien)

kombinierte Weichteilerkrankungen (Periarthropathien)
- z.B. Periarthropathia humeroscapularis

systemische Weichteilerkrankungen
- z.B. Fibromyalgie-Syndrom

Arthrosen der Extremitätengelenke
- primäre Arthrosen
- sekundäre Arthrosen

degenerative Wirbelsäulenprozesse
- Chondrose und Osteochondrose mit/ohne Bandscheibenvorfall
- lokalisierte/generalisierte Spondylose und Spondylarthrose
- Spondylosis hyperostotica (Morbus Forestier)

- die chronisch-rezidivierende Arthritis urica und andere kristallinduzierte Arthropathien/Arthritiden (z.B. Hämochromatose, Chondrokalzinose)
- Arthropatien aus dem Formenkreis der sogenannten Kollagenosen: der systemische Lupus erythematodes (SLE), die progressiv-systemische Sklerose (PSS), die Mischkollagenose (MCTD), die Panarteriitis nodosa, Myositiden, andere Vaskulitiden, das weite Feld der sogenannten Overlap-Syndrome und primäre bzw. sekundäre Sjögren-Syndrome (SS).
- Als Hauptvertreter der seronegativen Spondarthritiden ist insbesondere die Spondylitis ankylosans (Sp.a.) rehabilitationsbedürftig.

Die in der Literatur angegebenen Zahlen zur Prävalenz und Inzidenz schwanken sehr stark. Das liegt an ethnischen Differenzen, am Erkrankungsalter, an der Geschlechtsgebundenheit und der weltweit unterschiedlichen genetisch verankerten Disposition. Die Zahlen der Tabelle 13-3 beruhen auf gemittelten Werten der Literatur und beziehen sich auf Kaukasier. Nicht in diesen Angaben berücksichtigt sind seltenere systemisch-entzündliche Erkrankungen, wie Vaskulitiden, Arthritiden bei Enteropathien (z.B. Morbus Whipple) und – bei Stoffwechselkrankheiten (z.B. Ochronose) usw. Tabelle 13-3 kann daher nur einen „groben" Überblick vermitteln. Dennoch weist die niedrig angesetzte Gesamtzahl dieser Krankheitsbilder – zwischen 1,8 und 2,1 Mio. liegend – auch rein numerisch auf die Bedeutung der Rehabilitation dieser Krankheiten hin.

3 Aufgaben und Therapieziele

Aufgabe der Rehabilitation ist, den Patienten zu helfen, eine Behinderung abzuwenden, zu beseitigen, ihre Verschlimmerung zu verhüten oder ihre Folgen zu vermindern und bereits Behinderten einen ihren Neigungen und Fähigkeiten entsprechenden Arbeitsplatz im Arbeitsleben zu sichern.

Tabelle 13-3 Epidemiologie entzündlich-rheumatischer Krankheiten (Mittelwerte und Schätzungen aus der Literatur, bezogen auf Deutschland).

Krankheit		*A: Prävalenz (%)* *B: Inzidenz (n/100 000)*	*Zahl* *(ca.)*
Arthritis psoriatica[1]		A: 0,1 B: –	80 000 –
adulte chronische Polyarthritis[2]		A: 0,8–1,4 B: 40	660 000 24 000
juvenile chronische Arthritiden[3]		A: 0,016 B: 2,5	2 750 420
systemischer Lupus erythematodes		A: 0,02–0,1 B: 5–8	42 000 5 200
progressiv-systemische Sklerose		A: 0,031 B: 0,6	2 480 480
Sjögren-Syndrom • primär (P) • sekundär (S)[4]	P	A: 0,1 B: –	80 000 –
	S	A: 20 % B: –	146 500 –
Polymyalgia arteriitica (+ Riesenzellarteriitis)[5]		A: 0,055 B: 3	9 350 510

[1] 2 % Psoriasis; davon 5 % Arthritis psoriatica
[2] bezogen auf ca. 60 Mio. (> 16 Jahre)
[3] bezogen auf ca. 17 Mio. (< 16 Jahre)
[4] bezogen auf alle Kollagenosen, einschließlich vor allem der chronischen Polyarthritis
[5] bezogen auf 20 Mio. > 50 Jahre

Fortsetzung Tabelle 13-3

Fortsetzung von Tabelle 13-3

Krankheit	*A: Prävalenz (%)* *B: Inzidenz (n/100 000)*	*Zahl* *(ca.)*
Myositiden	A: 0,063 B: –	5 040 –
Panarteriitis nodosa, Morbus Wegener	A: 0,0005 – 0,0007 B: 0,07	800 56
Mixed Connective Tissue Disease (inklusive Overlap-Syndrome)	A: B: geschätzt	1 200
alle reaktiven, B27-vermittelten Arthritiden (7 % B27-Träger, davon 2 % Arthritiden) (einschl. Reiter-Syndrom)	A: B: geschätzt	112 000
andere reaktive Arthritiden (Lyme, viral, usw.)	A: B: geschätzt	5 000
Spondylitis ankylosans	A: 0,4 B: 15	320 000 12 000
Arthritis urica	A: 0,3 B: 30	240 000 2 400
Hämochromatose, Chondrokalzinose usw.	A: geschätzt	10 000

Eine genaue Abgrenzung der kurativen Behandlung, Aufgaben der Akutmedizin und Rehabilitation ist bei rheumatischen Erkrankungen nicht möglich.

Alle Behandlungsformen müssen sich ergänzen und sollen ineinander übergehen.

Im Mittelpunkt der Therapie- und Rehabilitationsziele stehen

- die überwiegend medikamentöse Suppression der systemischen Entzündungsaktivität
- die Erhaltung, Normalisierung bzw. Verbesserung der Funktion von Gelenken und Wirbelsäule sowie innerer Organe
- das Verlangsamen der Krankheitsprogression auf den Ebenen der radiologisch nachweisbaren Destruktion und der Lebensqualität.

Schmerzbefreiung und *Schmerzreduktion* durch medikamentöse Maßnahmen, krankengymnastische, ergotherapeutische und passiv-analgetische Physiotherapie sowie *Schmerzbewältigung bzw. -verarbeitung* durch psychologische Strategien (Coping usw.) sind weitere wichtige therapeutische und rehabilitative Ziele. Viele Menschen leben trotz ihrer ausgeprägten funktionsbehindernden Einschränkungen lange. Der internistische Rheumatologe muß sich mit den *Behinderungen* der Patienten und deren Behandlung intensiv auseinandersetzen. Die Analyse funktioneller Einschränkungen, die immer im Zusammenhang mit dem Lebensalter, der Lebensart, dem Beruf des Patienten durchgeführt werden muß, bestimmt als „*Handicap-Graduierung*" auch das *Rehabilitationskonzept*:

- Sie macht *Kompensationsstrategien zur Bewältigung des Alltagslebens* nötig.
- Sie erfordert die (weitgehende) *Normalisierung motorischer Funktionen, die Verbesserung der Mobilität* (Erweiterung des Aktionsradius) und der *Ausdauerleistung.*
- Sie bestimmt den Umfang der Anleitungen *(Indoktrination!)* auf *krankengymnastischem* Gebiet und erfordert die *Verbesserung der Patientencompliance* für die täglich durchzuführenden Übungen sowie – soweit möglich – die *Vermittlung sportlicher oder sinnvoller Freizeitaktivitäten* zur Verbesserung der Lebensqualität und Stabilisierung des in der Rehabilitation Erreichten.

Ein Rehabilitationskonzept entzündlich-rheumatischer Erkrankungen soll auch die richtige Einstellung zur Erkrankung förden, Belastungen, Anforderungen und Abläufe im beruflichen und sozialen Umfeld identifizieren und alle für eine erfolgreiche Wiedereingliederung notwendigen Hilfen bei langfristiger Arbeitsunfähigkeit berücksichtigen.

4 Voraussetzungen

Entzündlich-rheumatische Erkrankungen sind analog zu ihren Manifestationen nur komplex und auf dem Boden einer *speziellen Hausstruktur* zu behandeln. Der *internistische Rheumatologe* koordiniert federführend die Mitbehandlung durch andere Internisten, den chirurgisch (Rheumachirurgie) und vor allem konservativ tätigen Orthopäden, den Facharzt für Physikalische Behandlung und Rehabilitation sowie evtl. konsiliarisch den Neurologen oder Dermatologen. Akutem und/oder chronischem Schmerz folgen häufig „reaktive Depressionen", weswegen manchmal die Hilfe des Psychiaters notwendig wird. Schmerzbewältigung und -verarbeitung sowie Krankheitsakzeptanz sind Domänen des klinischen Psychologen. Der internistische Rheumatologe bezieht Mitarbeiter *aller* Reha-Disziplinen (nicht nur der therapeutischen!) – Krankenschwestern, Diätassistenten, Krankengymnasten, Balneologen, Ergotherapeuten usw.) – mit in die Patientenbetreuung ein.

Da die Funktionseinschränkungen einer c.P. von Fall zu Fall verschieden sind und letztlich durch komplexe *pathokinesiologische Verläufe* entstehen, brauchen sie *individuelle Gegenstrategien*: „Rheumazentren, Rheumakliniken" beherrschen diese! Eine Ausnahme von dieser Regel gibt es nicht. Diese Krankheiten erfordern die *Spezialisierung auf die Diagnosegruppe „systemische entzündlich-rheumatische Erkrankungen"*. Das angestrebte Rehabilitationsziel im Visier, muß das Spektrum diagnostischer und therapeutischer Möglichkeiten entsprechend breit sein:

> Personelle Infrastruktur + apparative Infrastruktur + räumliche Infrastruktur = konzeptionelle Infrastruktur.

5 Zeitlicher und inhaltlich koordinierter Ablauf der stationären Rehabilitation

Grundlage ist die drei-/vierwöchige Dauer des Heilverfahrens mit der Möglichkeit zur Verlängerung bzw. zur Verkürzung: Sind Rehabilitationsziele *vor* Ablauf dieser Frist erreicht, kann eine *Verkürzung* erwogen werden. Ist z.B. bei einem Rentenbewerber nach einer angemessenen Zeit keine ausreichende Mitwirkung zu erreichen und steht die sozialmedizinische Beurteilung zweifelsfrei fest, so ist eine vorzeitige Entlassung des Versicherten aus der Rehabilitationsklinik möglich. Eine kürzere Heilverfahrensdauer (z.B. drei Wochen) könnte für Patienten mit Spondylitis ankylosans (Sp.a.) erwogen werden, bei denen die jährliche Wiederholung des Heilverfahrens erwiesenermaßen die Berufs- und Erwerbsfähigkeit sichert. Für eine auf 3 Wochen verkürzte Heilverfahrensdauer – bei kurzen Heilverfahrensintervallen (12 Monate) – spricht, daß die bei der Sp.a. nötige Krankengymnastik subtil strukturiert ist. Übt der Patient zu Hause allein und ohne Anleitung, werden sich nach einiger Zeit Abweichungen und Fehler der krankengymnastischen Übungen entwickeln: Ein *„Booster- oder Auffrischheilverfahren"* ist dann sehr wichtig. Gerade bei Sp.a.-Patienten ist der Erfolg kurzfristig wiederholter Heilverfahren erwiesen [3].

Viele internistisch-rheumatologische Therapie- und Rehabilitationsziele sind erst in längeren Zeiträumen (bis zu 6, seltener bis zu 8 Wochen) erreichbar. Gründe dafür sind vorbehandlungs-, verlaufs- und krankheitsimmanent. So ist es nicht selten, daß chronische Arthritiden zu Beginn eines Heilverfahrens inaktiv sind – im weiteren Verlauf aber aktiv werden. Bis zur diagnostischen Klarheit vergehen häufig zwei oder mehr Wochen: Die Stabilisierung dank neuer medikamentöser, krankengymnastischer oder anderer rehabilitationsimmanenter Konzepte (Information, Motivation, psychologischer Begleitschutz) ist meist zeitaufwendig. Das gilt besonders für die medikamentöse Therapie, die häufig aggressiv und eingreifend ist. Wegen ihres Nebenwirkungspotentials sind vor allem die ersten Therapiewochen kontroll- und überwachungspflichtig. Es entspricht auch der Realität, daß viele Patienten, nach Entlassung, in eine Art „Versorgungsdiaspora" geraten.

Schwere Funktionseinschränkungen und *muskuläre Defizite* erfordern meist Zeiträume über 4 Wochen, um behoben oder deutlich verbessert zu werden.

Patienten, die im Rahmen von *Anschlußheilbehandlungen (AHB)*, nach Synovialektomie, nach Endoprotheseneinbau (Hüft-, Kniegelenke; zementfrei usw.) oder operativen Eingriffen an gewichttragenden Gelenken behandelt werden, sind häufig innerhalb von vier Wochen nicht zufriedenstellend zu behandeln (Funktion, Belastbarkeit, Kompensationsmechanismen).

Die Rehabilitation von *Rentenantragstellern* verläuft häufig unter ungünstigen Ausgangsbedingungen. Hierfür sind verantwortlich:

- fehlende Motivation zur Mitwirkung *(Rentenwunsch)*
- längere Abwesenheit vom Arbeitsleben und „Vergessen" des Arbeitsrhythmus
- geringe oder falsche und zu hohe Erfolgserwartungen
- drohende Aussteuerung und daraus resultierend in Frage gestellte soziale Absicherung.

Während der Rehabilitation muß eine exakte Aussage zur objektiven Leistungsfähigkeit getroffen werden. Die abschließende sozialmedizinische Beurteilung ist verbindliche Grundlage für weitere Entscheidungen im Rentenverfahren und muß deshalb äußerst sorgfältig erfolgen. Das kann während des Heilverfahrens nur in einem inhaltlich strukturierten und zeitlich festgelegten Procedere geschehen.

6 Internistisch-rheumatologische diagnostische Maßnahmen

Untersuchungen über Ausmaß und Schwere des gesundheitlichen Schadens, der funktionellen Einschränkung und der sozialen Beeinträchtigung sollten bereits im *Vorfeld* der stationären Rehabilitation durchgeführt und gut dokumentiert werden. Sie sollten Informationen geben über *Rehabilitationsbedürftigkeit* und *-fähigkeit,* die *geeignete Klinik* und den *richtigen Einweisungszeitpunkt* in die Reha-Klinik. Um u.a. die Aufnahme von Pflegefällen zu vermeiden, muß *vor einer Anschlußheilbehandlung* ein aussagekräftiger Befundbericht vorliegen. Der Operationsbericht und die Ergebnisse der im operierenden Krankenhaus durchgeführten Untersuchungen müssen der Reha-Klinik mitgeteilt werden.

6.1 Apparative Voraussetzungen

Diagnostische Schwerpunkte *während der Rehabilitation* sind die Objektivierung und Einschätzung der aktuellen systemischen entzündlichen Aktivität und der Funktionskapazität *(Querschnitt).* Festzulegen sind krankheitsbedingte Schäden und Folgen an inneren Organen, die Einschätzung und Graduierung der funktionellen Minderung und ihre Auswirkung auf das Leistungsvermögen des Patienten *(Längsschnitt).* Hierbei sind zu berücksichtigen:

- Kardiale Manifestationen der c.P. (z.B. Perikarditis), des SLE (z.B. Endokarditis), der PSS (Perikarditis), des (seltenen) Streptokokkenrheumatismus erfordern neben allen Möglichkeiten der *Elektrokardiographie* auch die *Echokardiographie.*
- Viele dieser Krankheiten involvieren die Leber, die Milz und auch Lymphknoten (Felty-Syndrom, SS, c.P., SLE und andere Kollagenosen): Zwingend notwendig ist deshalb die *abdominelle Sonographie* sowie auch die *Sonographie der Schilddrüse* (z.B. Autoimmunthyreoiditis mit Gelenkbeteiligung).
- *Arthrosonographisch* lassen sich der Palpation schwer zugängliche anatomische Substrate gut beurteilen: Synovialitis – Erguß – Pannusdicke? Diese Methode gewinnt zunehmend an Boden.
- Um eine Amyloidose auszuschließen, ist u.a. die *rektale Dickdarmbiopsie* nötig.
- Um – als Zweiterkrankung oder medikamenteninduziert – Magen-Dünndarm-Ulzerationen zu objektivieren, müssen Vorrichtungen zur *Gastroskopie und Duodenoskopie* vorhanden sein. Um nicht selten mit gastrointestinalen Grunderkrankungen verknüpfte Gelenk- und Wirbelsäulenentzündungen (z.B. Colitis ulcerosa) nosologisch zuordnen zu können, sind eine *Sigmoidoskopie und Koloskopie* nötig.
- Die arterielle Kompression der Arteria vertebralis bei atlantodentaler Dislokation kann durch eine *Gefäß-Doppler-Sonographie* diagnostiziert werden.
- Häufig finden sich restriktive und/oder obstruktive Ventilationsstörungen (Sp.a., PSS, c.P. usw.). Ihre Objektivierung sowie die Verlaufskontrolle mit oder ohne Therapie erfordern die Bestimmung der *Lungenfunktion.*
- In frühen Stadien und im Verlauf vieler Kollagenosen kann die *Nagelfalzmikroskopie* diagnostisch wegweisend sein.
- *Röntgenologisch* stehen Befundung, Dokumentation und Verlaufsbeurteilung der Erkrankungen des Bewegungsapparats und die Objektivierung von Herz- und Lungenveränderungen (zentrale Pneumonie z.B. unter MTX-Therapie, fibrosierende Alveolitis bei c.P., Bienenwabenbild bei PSS oder SLE, Morbus Wegener, kavernöse Oberlappenfibrose bei Sp.a.) im Vordergrund der notwendigen Untersuchungen. In Einzelfällen können ein i.v. Pyelogramm oder die Darstellung von Galle, Gefäßen notwendig werden.

  Neuere bildgebende Verfahren, wie z.B. die *Densitometrie,* die *Computertomographie* und die *Magnetresonanztomographie* können in Kooperation mit externen Instituten notwendig werden. Die Magnetresonanztomographie ermöglicht, den Zustand des hyalinen Knorpels, die Pannusdicke und das Ausmaß bestehender Schäden zu objektivieren. Aktivität und Destruktionspotential von Pannus im C0/C1/C2-Bereich sind von großer Bedeutung für die präoperative Planung. *Thermographische* und *szintigraphische* Verfahren haben, verglichen mit früher, heute in der internistisch-rheumatologischen Diagnostik weitgehend an Bedeutung verloren.
- Die Vaskulitis als Grundlage vieler gefäß- und nicht gefäßbezogener Organmanifestationen (Morbus Wegener, Rheumaknoten usw.) kann häufig durch *Hautbiopsien* objektiviert werden.

- Zur *Punktion* der Gelenke, der Leber (häufig ultraschallgezielt durchgeführt) sind ebenso wie Sternal-, Beckenkamm- und Feinnadelpunktionen (Lymphknoten) entsprechende Einrichtungen nötig, über die eine Reha-Klinik verfügen sollte.
- Die Untersuchungen eines breit angelegten *klinisch-chemischen Labors* (Nierenfunktion, Harnsäure usw.) sind ebenso unabdingbare Voraussetzung wie die Bestimmung von Parametern *akuter unspezifischer Entzündungen* (C-reaktives Protein, Haptoglobulin, andere Akute-Phase-Proteine usw.) und *chronisch-persistierender Entzündungen* (Komplement, Immun- globuline usw.), der *„Rheumaserologie“* (unbedingt quantitativ: Rheumafaktoren, eventuell Rheumafaktorisotypen, Antistreptolysintiter usw.), der *Abgrenzung seltener Krankheiten dienende Parameter* (z.B. Ferritin, Fe, EBK bei Hämochromatose-Arthropathie) und der Bestimmung von *Medikamentenspiegeln* (z.B. Cortisol, Ciclosporin).
  Die routinemäßige *Analyse der Synovia* (Zellverteilung, Viskosität usw.) oder anderer *serositisch induzierter Ergüsse* (Lunge: glukosearm, -reich; Zellverteilung) muß Teil des Spektrums labordiagnostischer Möglichkeiten sein. Immer wichtiger werden *immunologische* Methoden: So z.B. antinukleäre Antikörper (ANA), ds-DNS-Antikörper, SS-A- und SS-B-Antikörper, U1-nRNP-Antikörper und andere extrahierbare nukleäre Antikörper wie z.B. Sc1-70, Antizentromer, Anti-Sm usw. Die HLA-Diagnostik hat zunehmend an Bedeutung gewonnen (HLA-B27, HLA-DR1, HLA-DR4, HLA-DRB1*-Allele).

6.2 Klinische Untersuchungen

Neben der sehr wichtigen *Anamnese* haben *klinische Untersuchungen* – die mit der *Inspektion* (Gelenk-, Wirbelsäulenhaltung, Schonhaltung oder Fehlstellung, Haut- und Nagelbefunde usw.) beginnen – einen hohen Stellenwert. Die *Beurteilung der Wirbelsäule* ist beim entkleideten Patienten am besten von dorsal und von der Seite her möglich, und zwar am günstigsten bei natürlichem Licht oder bei diffusem Kunstlicht. Zu beachten sind der Verlauf der Dornfortsatzreihe, die Symmetrie der Taillendreiecke, ein möglicher Beckenschiefstand sowie seitliche Verbiegungen der Wirbelsäule. Zu suchen ist nach anatomisch verkürzten oder funktionell kürzeren Beinen, Beugekontraktur am Hüftgelenk, asymmetrischem Taillendreieck, Flachrücken, Schiefhals und Hyperkyphosen der Brustwirbelsäule. Das Gang- und Bewegungsbild des Patienten ist genau zu beobachten. Aufschlußreich kann es sein, *dem Patienten beim Auskleiden* zuzusehen. Dabei kommen vor allem Funktionsstörungen der oberen Extremitäten oft sehr deutlich zum Vorschein.

Die Prüfung der *aktiven Beweglichkeit (rheumatologische Funktionsdiagnostik)* schließt die Funktion der Motoren, das heißt der Muskeln und Sehnen ein. Sie wird von der Schmerztoleranz und der Kooperation des Patienten beeinflußt. Die Untersuchung der *passiven Beweglichkeit* läßt lediglich eine Beurteilung der maximalen Bewegungsmöglichkeit des Gelenks zu. Messung und Dokumentation erfolgen mit der sogenannten Null-Durchgangsmethode: Dabei bezieht sich die Nullstellung auf die anatomische Normalstellung (aufrechter Stand, hängende Arme, Daumen nach vorne gerichtet, geschlossen und parallel gehaltene Füße, Blick nach vorne). Das Bewegungsausmaß wird durch drei Zahlen definiert. Passiert das Gelenk bei der Bewegung die Nullstellung, so steht die Null in der Mitte. Passiert das Gelenk die Nullstellung nicht, so wird die Nullstellung als letzte der drei Zahlen eingesetzt. Erreicht das Gelenk die Nullstellung, ohne sie zu passieren, so wird die Null am Ende zweimal notiert.

6.3 Spezielle rheumatologische Untersuchungen

Einige in der internistischen Rheumatologie spezielle Untersuchungsmethoden seien erwähnt. Um zu eruieren, wie beweglich ein Spondylitis-ankylosans-Erkrankter noch ist, werden Kinn-Sternum-Abstand des Hinterhaupts von einer Wand, die Zeichen nach Schober, Ott und nach Macrae und Wright gemessen. Eine *Einschränkung der thorakolumbalen Rotation* ist als Frühzeichen der Sp.a. interpretierbar. Durch den *Mennell-Handgriff* lassen sich Erkrankungen der Iliosakralgelenke objektivieren. *Globale Funktionsprüfungen* der *Schultergelenke* sind der *Hinterkopf-Nakken-Griff* und der *Schürzengriff*. Bei einer Omarthritis ist der *Gelenkspalt druckschmerzhaft*. Ein erster *schmerzhafter Bogen* im Rahmen degenerativer Veränderungen der Rotatorenmanschette bzw. ein zweiter schmerzhafter Bogen bei Erkrankung des Akromioklavikulargelenks können diagnostisch wegweisend sein. Bewegungsschmerzen, Stabilität und Instabilität, die Greifkraft der Hände sind wichtig für die c.P. Die *palmare Flexion* im Handgelenk *schmerzt* bei der c.P. häufig bereits im *frühen* Verlauf. Die Stabilitätslockerung des distalen Radioulnargelenks kann die Diagnose einer *„federnden Ulna“* objektivieren lassen.

Nicht umsonst wird die Hand „als Visitenkarte“ des Rheumatikers bezeichnet. An globalen Funktionsprüfungen haben verschiedene Greifqualitäten Bedeutung: Der *Präzisiongriff* (Daumen gegen Zeigefingerkuppe), der *Schlüsselgriff*

(Daumenkuppe gegen Radialseite des zweiten Fingers), der *Faustschluß*, der *Hammer-* und der *Zylindergriff* sowie der diagnostische Händedruck *(Gaenslen-Zeichen)*, die Querkompression der Metakarpophalangealgelenke, die bei Entzündung schmerzt. Dieses Zeichen ist auch positiv beim Querdruck der Metatarsophalangealgelenke und muß am Vorfuß vom Schmerz auf vertikalen Druck (Mortons-Erkrankung) abgegrenzt werden.

Die *Palpation* erfordert die Wahrnehmung, Übermittlung und Interpretation aller Tasteindrücke. Beurteilt werden *Knochen und Gelenke* (Gelenkspalt: druckschmerzhaft, nicht schmerzhaft? Gelenkspaltweite; Gelenkkapsel: fluktuierend weich, pannös federnd, verdickt, druckempfindlich oder derb verändert? Bandansätze schmerzhaft, nicht schmerzhaft?). Ist das *Unterhautbindegewebe* gegenüber der Haut verschiebbar? Selbstverständlich beinhaltet jede Untersuchung des Bewegungsapparats auch die genaue Untersuchung der *Muskulatur*, die Aufschluß über den Muskeltonus, die Muskelkraft, Schmerzen bei Palpation und Myogelosen gibt.

6.4 Personelle Voraussetzungen

Überleitend zur notwendigen personellen Infrastruktur sind noch einige *Voraussetzungen* für *interdisziplinäre Konsiliaruntersuchungen* zu erwähnen: So z.B. der Multimerieux-, der Prick- und der RAST-Test bzw. bestimmte Injektionsnadeln zur Schmerzdiagnostik.

Koordinierender Leiter eines Rheumazentrums/einer rheumatologischen Fachklinik ist der *internistische Rheumatologe*. Die Mitarbeit weiterer Internisten ist notwendig. Die Orthopädie muß konservativ und chirurgisch vertreten sein. Ein dermatologisches, neurologisches und ein Schmerzkonsil sind von Vorteil. Weitere externe Unterstützung bieten Orthopädie-Mechaniker und Orthopädie-Schuhmacher. Einen sehr großen Stellenwert im gesamten Rehabilitationsplan bei entzündlich-rheumatischen Erkrankungen haben Psychologen, Krankenschwestern, Krankengymnasten, Balneologen und Ergotherapeuten. Diätassistenten, Sportlehrer und (ausgebildete) manuelle Therapeuten runden die notwendige personelle Infrastruktur ab.

7 Therapeutische Maßnahmen in der internistisch-rheumatologischen Rehabilitation

Der meist chronische Verlauf aller systemisch-entzündlich-rheumatischen Erkrankungen erfordert einen möglichst frühen Beginn der *medizinischen Rehabilitation*. Empfehlenswert ist, möglichst bald einen Antrag auf eine stationäre Rehabilitation oder Überweisung in ein „Rheumazentrum/eine Rheumaklinik" zu stellen.

> Da entzündlich-rheumatische Erkrankungen schon in frühen Krankheitsphasen schnell progredient sein und sich Funktionsverluste früh entwickeln können, dürfen längere Rehabilitationspausen nicht entstehen.

Da in der Regel die Möglichkeiten für eine intensive ambulante Rehabilitation fehlen, sollen die Intervalle zwischen den stationären Rehabilitationsmaßnahmen kurz sein. Wird ein Patient wegen einer schweren systemisch-entzündlichen rheumatischen Erkrankung in einem Akut-/Versorgungskrankenhaus aufgenommen, sollte dieses Krankenhaus noch vor Abschluß der Krankenhausbehandlung über einen *AHB-Antrag* die stationäre Rehabilitation in einem „Rheumazentrum" einleiten. Das gilt vor allem für Patienten, die wegen Gelenkentzündungen operiert wurden. Gerade bei ihnen ist die internistisch-rheumatologisch qualifizierte *Anschlußheilbehandlung* dringend nötig.

Medikamentöse Behandlung

Für die sachgerechte, häufig aggressive, medikamentöse Therapie ist der internistische Rheumatologe unabdingbar. Er, aber auch der Patient, müssen um Wirkung und Nebenwirkung eingesetzter Medikamente wissen. *Nichtsteroidale Antiphlogistika* (NSA) wirken antiphlogistisch, analgetisch, teilweise auch antipyretisch. Nicht selten setzt der internistische Rheumatologe *Glukokortikoide* (als Puls-, Low-dose-, Stoßtherapie usw.) ein. Viele Phasen einer c.P. sind nur dadurch beherrschbar. Beim SLE und bei anderen Kollagenosen können sie lebenserhaltend sein.

Eine wesentliche Rolle im Rahmen des Rehabilitationskonzepts spielen auch *intraartikuläre Therapien*, z.B. mit wasserlöslichen oder an Kristalle gebundenen Glukokortikoiden oder in Form eines reinen Betastrahlers (z. B. Yttrium, Erbium). Auch die *Infiltrationstherapie* hat ihren Stellenwert. *Langsamwirkende Antirheumatika* (LAR; z.B. Antimalariamittel, Sulfasalazin, parenterales Gold, D-Penicillamin und Methotrexat) müssen meist über Jahre hinweg gegeben werden. Indikationsbereiche sind: adulte c.P., juvenile chronische Arthritiden, Sp.a. mit peripherer Gelenkdominanz, A.ps., chronisch-rezidivierendes Reiter-Syndrom, Kollagenosen usw.

Die medikamentöse Therapie ist mit der nichtmedikamentösen Therapie/Rehabilitation untrennbar verflochten.

Operative Behandlung

Operative Interventionen haben einen festen Platz im Rehabilitationskonzept. Sie sind unter palliativen, präventiven, progressionshemmenden und Funktion, Kraft sowie Beweglichkeit wiederherstellenden bzw. schmerzbefreienden Aspekten zu sehen: Früh- und Spätsynovialektomie, Arthrolyse, Arthrodese, Resektionen, Resektionsarthroplastiken, partieller oder totaler Gelenkersatz bzw. Tenosynovialektomien und die Kombinationen dieser Methoden können indiziert sein. Für diese Therapie bedarf es eines mit der rheumatologischen Problematik vertrauten Orthopäden.

Konservative Behandlung

Auch die internistische Rheumatologie muß sich mit der „statischen" Seite des Bewegungsapparats befassen. Der konservative orthopädische Rheumatologe versorgt den „rheumatischen Vorfuß" mit Einlagen und berät vor „rheumachirurgischen" Eingriffen. Er plant gemeinsam mit Orthopädie-Mechanikern, Orthopädie-Schuhmachern und Ergotherapeuten statische und dynamische Orthesen sowie Orthesen, die Fehlstellungen verhindern bzw. korrigieren sollen. Er ist eng in die Betreuung und Versorgung von AHB-Patienten nach operativen Eingriffen eingebunden.

Krankengymnastik und Ergotherapie

Die *krankengymnastische Therapie* entzündlich-rheumatischer Erkrankungen wendet Elemente unterschiedlicher Richtung an: Manuelle Medizin, Maitland, Klein-Vogelbach, Cyriax, Skoliose-Therapie nach Schroth und Klapp, c.P.-Gruppen für Patienten mit hypo- und hypermobilen MCP-Gelenken, c.P.-Gruppen für Patienten mit belastbaren bzw. nicht belastungsfähigen gewichttragenden Gelenken, eine stadienorientierte Sp.a.-Gymnastik, das Klappsche Kriechen, die Atemtherapie usw.

In der *Ergotherapie* werden Werkzeuge so angepaßt und verändert, daß der Kranke durch seine handwerkliche Arbeit die Wiederherstellung der gestörten Funktion seiner Gelenke selbst üben kann. Eine weitere Aufgabe ist die individuelle Schienenversorgung. Die Ergotherapie macht sich die Neigung zur Kreativität zunütze, die in jedem Menschen steckt: Weben, Überkopfweben, Töpfern, Arbeiten mit Peddigrohr. Eine Domäne der Ergotherapie ist der *Gelenkschutz*. Zu Demonstrationszwecken dient eine Gelenkschutzwand, zu Übungszwecken kann eine ergotherapeutische Küche eingesetzt werden. Das Angebotsspektrum von Hilfsmitteln und Gelenkschutztechniken muß sehr groß sein: Jeder Patient braucht *sein spezielles* Hilfsmittel.

Balneologische Methoden treten bei entzündlich-rheumatischen Erkrankungen gegenüber der aktiven krankengymnastischen und ergotherapeutischen Therapie in den Hintergrund: Dennoch spielen viele balneologische Behandlungen (z.B. als Bestandteil des sogenannten Bentheimer Konzepts – Behandlung der PSS: Lymphdrainage, Bindegewebsmassage usw.) eine wichtige Rolle. In der Therapie der Sp.a. haben sich überwärmende Moorvollbäder sehr bewährt.

Ernährung

In der *Ernährungsberatung* kann *themenorientiert* (Kaloriengehalt einzelner Nahrungsmittel) bzw. *krankheitsorientiert* (z.B. arachidonsäurearme, an ungesättigten Fettsäuren reiche Ernährung bei c.P.) oder *diagnostisch orientiert* (Arthritis urica, Fettstoffwechselstörungen) vorgegangen werden. Eine interdisziplinäre Zusammenarbeit zwischen Diätassistenten, Psychologen und Ergotherapeuten kann notwendig werden bei der verhaltenstherapeutisch orientierten Gewichtsabnahme oder in der ergotherapeutischen Lehrküche.

Psychotherapie

Im Mittelpunkt stehen psychologische Explorationstechniken und Anamneseerhebungen, Verhaltensbeobachtung, Verhaltens- und Problemanalyse sowie psychophysiologisch diagnostische Verfahren. *Verhaltenspsychologische Konzepte* haben sich bei Patienten, die an entzündlich-rheumatischen Erkrankungen leiden, bewährt. Folgende psychotherapeutische Verfahren stehen im Vordergrund:

- Verhaltenstherapie
- kognitive Verhaltenstherapie
- Gesprächspsychotherapie
- psychologische Beratung
- psychotherapeutische Verfahren der psychologischen Schmerztherapie zur Schmerzbewältigung
- kognitive Verfahren zur Schmerzbewältigung.

Krankheitsspezifisches Schmerzbewältigungstraining wird in Gruppen für c.P.- und Sp.a.-Patienten, Rückenschmerz- und Fibromyalgie-Patienten angeboten.

Auch mit verschiedenen *Biofeedback-Verfahren* lassen sich positive Ergebnisse erzielen: EMG-Muskel-Biofeedback, EDA-Hautwiderstand-Biofeedback, RSP-respiratorischer Biofeedback und Temperatur-Biofeedback – z.B. bei PSS oder bei Patienten, die unter einem Raynaud-Syndrom leiden.

Die *Entspannungstherapie* hat einen hohen Stellenwert, z.B. mit Hilfe der Tiefenmuskelentspannung, der progressiven Muskelentspannung nach Jakobson oder von Körperwahrnehmungsübungen.

Patientenschulung

Information = Motivation!

Informationen über die Krankheitsbilder chronische Polyarthritis, Spondylitis ankylosans, systemischen Lupus erythematodes usw., z.B. durch *Vorträge* oder durch *verständlich geschriebenes Informationsmaterial*, spielen eine große Rolle. Im Rahmen einer *c.P.-Schule* werden in sechs Sitzungen Krankheitsbild, Krankheitsverlauf, Krank- heitsursache, Diagnostik – medikamentöse und operative Therapie – Krankengymnastik, psychologische Schmerzbewältigung – Alltagsbewältigung, mit der Krankheit leben lernen – durchgeführt. Die Teilnehmerzahl im Kurs sollte maximal 10 Personen betragen. Der Kurs wird durch ein interdisziplinär besetztes Team aus Ärzten, Psychologen, Krankengymnasten und Ergotherapeuten mit einer durchgehenden Gruppenleitung (internistischer Rheumatologe, Psychologe) durchgeführt. Die c.P.-Schule verfolgt drei Ziele:
- Wissensvermittlung
- Erlernen von Fähigkeiten und Fertigkeiten
- Hilfestellung zur Krankheitsbewältigung.

Ähnliches gilt für „Sp.a.-Schulen" und „Rückenschulen".

8 Berufliche und soziale Maßnahmen

Sind die Aussichten des Patienten, beruflich tätig zu werden oder zu bleiben, durch die Behinderung nicht nur vorübergehend wesentlich gemindert, ist besondere Hilfe erforderlich: Berufsfördernde Leistungen von der krankheitsangepaßten Modifikation des Arbeitsplatzes bis zur Umschulung. Bei entzündlich-rheumatischen Erkrankungen müssen im Rahmen der beruflichen Rehabilitation folgende Kriterien berücksichtigt werden:
- *prognostisch unsicherer Verlauf* (Ausmaß und Art der Progression, Zahl und Dauer der Remissionen, Spontanverlauf!): akute Exazerbationen; manchmal günstige, stabile oder remissionsreiche Verläufe (z.B. Arthritis psoriatica, Spondylitis ankylosans, Sharp-Syndrom)
- *Arbeitsunterbrechungen* durch *therapeutische Maßnahmen, stationäre Heilverfahren, Arbeitsunfähigkeit* bei akuten Krankheitsepisoden
- *Morgensteife,* zum Teil über mehrere Stunden (c.P.)
- *rasche Ermüdbarkeit der Muskulatur* (c.P., Myopathien, Kollagenosen), *sehr schlechte Belastbarkeit,* Leistungsinsuffizienz, Müdigkeit, Schlappheit (Kollagenosen)
- *„geringes psychisches Pufferungsvermögen".*

Individuell zu beurteilen sind Allgemeinbefinden, Trainingszustand, Lokalisation der akuten Manifestationen, positives und negatives Leistungsbild und berufliche Konstellationen, die die Krankheit verschlimmern können.

Das positive Leistungsbild ist für die Beurteilung der beruflichen Situation entscheidend – nicht das negative!

Wichtig ist die individuelle Analyse eines jeden Patienten mit c.P., Sp.a., SLE, aber auch mit anderen Arthritiden, Spondylitiden oder Kollagenosen.

9 Dokumentation und Qualitätssicherung

Dokumentiert werden müssen
- *Behandlungserfolge/-mißerfolge*
- Akzeptanz des Therapiekonzepts
- *Motivation, Compliance* und Zufriedenheit *des Patienten.*

Neben einem entsprechenden Stellenplan sind die *fachliche Kompetenz* und die *stetige Fort- und Weiterbildung* der Mitarbeiter von großer Bedeutung bei der Aufrechterhaltung der Qualität. Wichtig sind Dokumentationen zur Beurteilung der Leistungsfähigkeit, der Arbeitsfähigkeit, des Einsatzes berufsfördernder Maßnahmen und schließlich die Diagnoseverschlüsselung, um das Ergebnis der Rehabilitationsbemühungen zu evaluieren.

Klinikintern sichern Mitarbeiterfortbildungen, Visiten, Röntgenbesprechungen, Qualitätszirkel sowie Patientenschulung und -information (z.B. c.P.-, Sp.a.- und Rückenschule) die Qualität der Arbeit.

Dokumentationen in der Patientenakte, im transparenten Krankenblatt und im qualitativ guten sowie didaktisch durchdachten Entlassungsbericht und letztlich in einem aufeinander abgestimmten Organisationsablauf für Mitarbeiter und Patienten sind *formale* Kriterien zur Qualitätssicherung. *Inhaltliches* Kriterium ist die personelle, apparative, räumliche und organisatorische Infrastruktur, die über aktuelle Klassifikationen den diagnostischen Standard erfassen und über entsprechende Schulungen den Standard therapeutischer Leistungen und funktionsdiagnostischer Verlaufsdaten sichern kann. *Externe qualitätssichernde Instrumente* stellen Konsiliardienste, Patientenbefragungen, Hausstatistiken, prospektive Feldstudien zur Ergebnisqualität und die Interaktion auf allen denkbaren Ebenen mit Kliniken gleicher Indikation dar.

Teil II
Rehabilitation systemisch-entzündlich-rheumatischer Erkrankungen

1 Chronische Polyarthritis, juvenile chronische Arthritiden

1.1 Chronische Polyarthritis

1.1.1 Prognose und Verlauf

Epidemiologisch ist die chronische Polyarthritis (c.P.) die häufigste entzündlich-systemische Gelenkerkrankung (s. Tab. 13-3). Unter den 80 Mio. Deutschen leiden etwa 600 000 – 800 000 Patienten daran. Meist entscheidet sich die *Prognose* einer c.P. bereits in den ersten Jahren nach Krankheitsbeginn. Dabei sind *„Extremvarianten"* am einfachsten einzuschätzen [7]:

- *Günstige Prognosefaktoren sind:* initial und im weiteren Verlauf erhaltene Funktionen, Rheumafaktor und Rheumafaktorisotypen immer negativ, initial und im weiteren Verlauf kaum Erosionen, vielleicht arrosiv oder zystoid, viele kurze und/oder lange Remissionen, keine immunologische Prägung, günstiges genetisches Terrain (fehlende HLA-DRB1*-Allele), ein persistierend niedriges humorales Profil sowie die fehlende Entwicklung viszeraler Manifestationen.
- *Ungünstige Prognosefaktoren sind:* initialer Funktionsverlust, Rheumafaktor und Rheumafaktorisotypen initial hochtitrig nachweisbar, schnelle Erosionsentwicklung, keine oder nur sehr kurze Remissionen, ausgeprägte immunologische Prägung, ungünstiges genetisches Terrain (HLA-DRB1*-Allele), persistierend hohes humorales Entzündungsprofil und die Entwicklung viszeraler Manifestationen.

Die erste Gruppe macht 10 – 25 %, die zweite 25 – 40 % aller c.P.-Verläufe aus.

> Schwierigkeiten bei der prognostischen Einschätzung bereiten etwa 50 % aller chronischen Polyarthritiden.

Prognose der frühen c.P.

Eine symmetrisch-polyartikulär schleichend beginnende, die proximalen Interphalangealgelenke erfassende und/oder die Gelenke der oberen Extremität involvierende Ausgangssituation, ebenso wie frühe Funktionseinbußen (Health Assessment Questionnaire: HAQ; Modified Assessment-Questionnaire: MHAQ; Arthritis Impact Measurement Scale: AIMS), ein im weiteren Verlauf persistierend hohes CRP, verknüpft mit bereits früh objektivierbaren Erosionen sind *prognostisch ungünstig*. Das gilt auch für den in Frühstadien einer c.P. nachweisbaren hochtitrigen Rheumafaktor, sich früh entwickelnde Rheumaknoten und im Frühstadium bestehende Raynaud-ähnliche Symptome. Auch frühe viszerale Manifestationen (Vaskulitis, Organbeteiligung) und die Erkrankung der oberen Halswirbelsäule wirken sich negativ auf die Prognose aus.

Die sowohl initial als auch später ohne Rheumafaktor verlaufende c.P. mit mon- oder pauci-/oligartikulärem Beginn, die in den ersten Jahren nach Krankheitsbeginn keine oder nur diskrete Funktionseinbußen entwickelt und die radiologisch auch nach 2 Jahren nicht erosiv verläuft, hat dagegen eine *gute Prognose.*

Prognose der c.P. im weiteren Verlauf

Die Prognose der c.P. ist ungünstiger, als in den letzten Jahrzehnten postuliert wurde. Jede c.P., die zwei Jahre lang andauert, wird kaum noch remittieren und so zur schweren Krankheit.

Die Prognose der seronegativen und seropositiven Verläufe muß getrennt betrachtet werden.

Die aktuelle Aktivität der c.P., die Entzündungskomponente, wird durch die BSG, den Hb, die Thrombozyten, den Ritchie-Index, die Zahl geschwollener Gelenke, die Morgensteife und die Griffstärke objektiviert. Ursache für Negativentwicklungen bei der c.P. ist wahrscheinlich eine persistierende Entzündungsaktivität. Longitudinalmessungen sind die entscheidenden Prädiktoren des endgültigen Verlaufs. Nicht so verläßlich sind initiale oder einzelne Messungen (sei es bei der frühen c.P. oder im späteren Verlauf der Krankheit). Longitudinalbestimmungen, die Mittelwerte einer bestimmten Meßanzahl in einer bestimmten Zeit, oder „Area-under-the-curve-Werte“ sind aussagekräftiger.

„Outcome-Measures“ reflektieren die Ergebnisse persistierender Entzündungsaktivität und umfassen Verluste der funktionellen Kapazität, die Arbeitsfähigkeit, Schmerz und Mortalität. Auch Auswirkungen therapeutischer Maßnahmen und viszerale Manifestationen bestimmen die Langzeitprognose. Durch die Summe dieser Werte kann eine Progression objektiviert werden. Die Minderung der Funktionskapazität und der Schmerz gehören zu beiden Beurteilungsspektren: Schmerz – sowohl physischer als auch psychischer – ist ein Zeichen der Krankheitsaktivität und kann nach langem Verlauf kumulativ als „Area-under-the-curve-Parameter“ betrachtet werden. Von großer Bedeutung ist die Zeitspanne, in der eine c.P. „ihr Endstadium“ erreicht: Studienergebnisse nach drei Jahren müssen von denen nach 20 Jahren unterschieden werden.

Der Einfluß verschiedener *Behandlungsformen* auf die Langzeitprognose der c.P. wird kontrovers diskutiert. Meist haben Patienten nach langem Krankheitsverlauf mehrere langsamwirkende Langzeittherapeutika, NSA und Glukokortikoide eingenommen, physiotherapeutische Behandlungen erhalten und häufig auch chirurgische Eingriffe gehabt. Generell beeinflussen *NSA* die Langzeitprognose der c.P. offensichtlich nicht. Bisherige Daten und laufende Untersuchungen lassen für *Glukokortikoide* eine eindeutige Aussage ebenfalls (noch) nicht zu. Untersuchungen mit *langsamwirkenden Langzeittherapeutika* zeigen, daß diese Substanzen zwar Placebo überlegen sind, beweisen jedoch über längere Zeiträume nicht ihre krankheitsmodifizierende Wirkung. Unabhängig von der Art des langsamwirkenden Langzeittherapeutikums unterbrechen/beenden die meisten Patienten die Therapie mit diesen Substanzen schon vor Ablauf von $1^1/_2$ Jahren [17].

Während für die *Synovialektomie* nicht bewiesen ist, daß sie die Langzeitprognose der c.P. entscheidend beeinflußt, gilt dies jedoch für den *totalen Gelenkersatz der Hüft- und Kniegelenke.* Es gibt keine Langzeituntersuchungen, die die Wirkung der *physikalischen oder krankengymnastischen Therapie* beschreiben. Daten aus Kurzzeituntersuchungen zeigen unterschiedlich positive Effekte. *Patientenerziehung und Selbstbehandlungsprogramme* – das wachsende Patientenwissen um die c.P. und ihre Behandlung – können Schmerzen und Funktionsverluste reduzieren.

Die c.P. ist mit einer *erhöhten Mortalität* verbunden. Die mittlere Lebenserwartung ist um 5 Jahre bei Männern und um bis zu 15 Jahre bei Frauen verkürzt [16]. Sowohl männliche als auch weibliche c.P.-Patienten haben ein erhöhtes Risiko, an Hodgkin- oder Non-Hodgkin-Lymphom, Leukämie oder Myelom zu erkranken. Das bezieht sich, therapieunabhängig, nur auf die c.P. [8]. Pulmonale Infektionen oder eine generelle Sepsis – besonders im Alter zwischen 50 und 70 Jahren – können vermehrt auftreten und zum *Tod* führen. Ein Drittel aller Todesfälle wird durch *c.P.-immanente Gründe* wie Vaskulitis, Amyloidose und zervikale Subluxationen verursacht. Auch Hautulzerationen, Neuropathien und Skleritiden sind mit *erhöhter Sterblichkeit* verbunden. Etwa 10 % der Todesfälle können auf Nebenwirkungen von Medikamenten zurückgeführt werden. Die c.P. verkürzt – bei Frauen ausgeprägter als bei Männern – die *Lebenserwartungszeit. Gleichzeitig bestehende Krankheiten* (Hochdruck, Allergien, Magengeschwüre, Diabetes, chronische Bronchitis usw.) verschlechtern die Prognose und erhöhen die *Mortalität.* Die individuelle – vom Patienten selbst festgehaltene – *Funktionskapazität* hat eine größere prognostische Bedeutung als radiologische und laborchemische Parameter.

Die *gewählte c.P.-Klassifikation* ist entscheidend für die Langzeitprognose: Umspannt sie ein weites Spektrum (wie die „alten“ ARA-Kriterien), sind darin sehr viele „Borderline-Polyarthritiden“ und viele Gelenkerkrankungen, die letztlich nicht zum Formenkreis der c.P. gehören: Im Gegensatz zur klassifikationsbedingten Bildung von c.P.-Untergruppen, mit ungünstiger Prognose, entsteht dann das Bild der „benignen c.P.", die freundlich verläuft und nicht lebensbedrohend ist. *Stadieneinteilungen* orientieren sich an der Funktion (Tab. 13-4), an Art und Dauer von Remissionen, am radiologische und andere Parameter berücksichtigenden Verlauf (Tab. 13-5).

1.1.2 Rehabilitationsziele und Rehabilitationsmaßnahmen

Ziele der Rehabilitation sind
- Evaluation und Überwachung der Therapie
- Funktionsverbesserung und -erhaltung
- Information, Motivation, Compliance-Steigerung
- Adaption an die c.P. und Alltagsbewältigung.

Alle *diagnostischen* (Tab. 13-6) und *differentialdiagnostischen* Maßnahmen sind darauf ausgerichtet, die spezielle Verlaufsform einer c.P. so exakt wie möglich zu erfassen, um dann *diese* adäquat therapieren zu können. Dabei sind frühe chronische Polyarthritiden (Dauer ≤ 2 Jahre) von der c.P. im weiteren Verlauf abzugrenzen. Je länger die Retrospektive, um so sicherer die Prospektive: Diese Aussage erleichtert Diagnose und Verlaufszuordnung der späteren c.P.

Therapeutisch ist die *Kontrolle der aktuellen Entzündungsaktivität* kurz-, mittel- und auch langfristig erstes Ziel. Das gelingt in vielen Fällen durch *nichtsteroidale Antiphlogistika* (NSA), wenn nötig *Glukokortikoide*, selten zusätzlich reine Analgetika. Mittel- bis langfristig werden *langsamwirkende Antirheumatika (LAR)* eingesetzt (Sulfasalazin, Antimalariamittel, parenterales Gold und Methotrexat). Alle diese Medikamente werden stadien- und phasenangepaßt appliziert. Schmerzlinderung, Entzündungshemmung ermöglichen häufig erst die Krankengymna-

Tabelle 13-4 Klassifikationskriterien zur Einschätzung der globalen Funktion bei der chronischen Polyarthritis [4].

Stadium I	Die Aktivitäten des täglichen Lebens – Beruf, Freizeit, Selbstversorgung – sind uneingeschränkt durchführbar.
Stadium II	Selbstversorgungs- und berufliche Aktivitäten sind uneingeschränkt – Freizeitaktivitäten nur eingeschränkt möglich.
Stadium III	Berufliche und Freizeitaktivitäten sind eingeschränkt, die Selbstversorgung ist noch vollständig möglich.
Stadium IV	Alle Aktivitäten sind eingeschränkt.
Selbstversorgung	Anziehen, Essen, Baden, Haarpflege, Toilette.
berufliche und Freizeitaktivitäten	sind patientenspezifisch, alters- und geschlechtsabhängig.

Tabelle 13-5 Verlaufsformen der chronischen Polyarthritis [7].

a) pseudo-linear-progressiv (50–70%)	
davon ein Viertel rapid, der Rest schleichend progredient; progredient an einzelnen und/oder mehreren Gelenken, nur (kurze) Teilremissionen • *schwer, final schwer* • immer „LAR-pflichtig"	überwiegend hochtitrig RF-positiv (auch Isotypen); überwiegend HLA-DRB1*Allele nachweisbar (homozygot); (früh) erosiv, destruierend, mutilierend
b) mild-mäßig-progredient (15–30%)	
chronisch-rezidivierend, längere Teilremissionen *und* kurze Vollremissionen, 30% davon sind ausschließlich mit NSA behandelbar	überwiegend RF-negativ, oder niedrig-titrig-positiv (auch Isotypen); HLA-DRB1*Allele heterozygot oder nicht nachweisbar, HLA-DR2+; mild erosiv oder zystoid
c) nicht progredient (< 10%)	
unregelmäßig rezidivierend mit längeren Vollremissionen. *Nach „klassischem" c.P.-Beginn* palindromer, *selbstlimitierender (?)*, atypischer Verlauf, alleine mit NSA therapierbar	RF-negativ (auch Isotypen), HLA-DRB-1*Allele nicht nachweisbar; HLA-DR2+; nicht erosiv, eventuell zystoid

Tabelle 13-6 ACR-Kriterien zur Diagnose „chronische Polyarthritis" [2].

Kriterium	*Definition*
1. Morgensteifigkeit	Morgensteife in einem Gelenk von mindestens einer Stunde Dauer bis zum vollständigen Abklingen
2. Arthritis in drei oder mehr Gelenkregionen	fluktuierende Kapselschwellung (nicht knöcherne Verdickung) in mindestens drei Gelenkregionen, objektiv beobachtet. Die 14 möglichen Gelenkregionen sind: proximale Interphalangealgelenke, Metakarpophalangealgelenke, Hand-, Ellenbogen-, Knie-, Sprunggelenke und Metatarsophalangealgelenke
3. Arthritis an Hand- oder Fingergelenken	Befall mindestens eines Hand-, Metakarpophalangeal- oder proximalen Interphalangealgelenks
4. symmetrische Arthritis	gleichzeitiger beidseitiger Befall derselben Gelenkregion
5. Rheumaknoten	subkutane Knoten über Knochenvorsprüngen oder gelenknahen Streckseiten, objektiv beobachtet
6. Rheumafaktornachweis	jegliche Methode, deren positiver Rheumafaktornachweis <5 %, bei einer normalen Kontrollgruppe liegt
7. radiologische Veränderungen	typische Röntgenveränderungen in der dorsopalmaren Handaufnahme mit gelenknaher Osteoporose und (oder) Erosionen der betroffenen Gelenke. Arthrotische Veränderungen allein reichen nicht

Vier der 7 Kriterien müssen zur Klassifikation erfüllt sein, die Kriterien 1–4 müssen für mindestens 6 Wochen bestehen.

stik, die die Therapie der c.P. wie ein roter Faden durchzieht (Tab. 13-7). Unterstützend soll der *Kryotherapie* in all ihren Formen breiter Raum eingeräumt werden.

Eine wichtige Aufgabe der *Ergotherapie* ist, innere oder äußere Kompensationsmöglichkeiten zu erarbeiten. Im Verlauf einer c.P. betreffen die wichtigsten Funktionseinschränkungen Gehen, Stehen, Greifen (fein-, grobmotorisch), Kraft und Ausdauer, Bewegungsumfang und Reichweite sowie Ökonomie und Bewegungsharmonie. Alle diese Funktionseinschränkungen wirken sich z.B. aus beim Treppensteigen, bei Körperpflege und Haushaltsführung, beim An- und Ausziehen, bei der Toilettenbenutzung bzw. der Benutzung öffentlicher Verkehrsmittel. So können bei der Bewältigung des Wegs zur Arbeitsstelle, durch Fehlzeiten und durch die eingeschränkte Belastbarkeit am Arbeitsplatz große Probleme entstehen.

Erwähnt werden müssen auch *operative Interventionen*. Dazu zählen Synovialektomien in ihrer frühen Form (prognostisch günstig) oder in ihrer späten Form. Osteotomien, Arthrodesen, Resektions- und Resektionsinterpositionsarthroplastiken bzw. Alloarthroplastiken (Endoprothesen).

Orthopädische Mechaniker, Schuhmacher und Ergotherapeuten versorgen den chronischen Polyarthritiker mit *Hilfsmitteln*. Dazu zählen z.B. bei den Schuhen Einlagen, Schuhzurichtungen, orthopädische Maßschuhe oder aber auch Schienen und Apparate (Nachtlagerungs- oder Funktionsschienen, stabilisierende Orthesen usw.). Um

Tabelle 13-7 Krankengymnastischer Plan: chronische Polyarthritis [12].

Übungen für den Gesamtkörper: 50 % der Zeit
- aktive/passive Gelenkbeweglichkeit (Wirbelsäule, Schulter, Hüft-, Kniegelenke)
- Ausdauertraining (3 × 1 Stunde pro Woche)

Übungen für die Hände: 50 % der Zeit
- Einzeltherapien (z.B. Kontrakturbehandlungen)
- prophylaktische Handübungen (Hausprogramm, Gruppengymnastik)

Thermotherapie
- milde Wärme (Heublumen)
- Kälte

Alltagsanforderungen
- Funktionsruhe: entzündungsdämpfend
- physiologische Belastungen: Trophik verbessernd

Ergotherapie
- Nachtschienen
- Hilfsmittel
- Schuhe

die Mobilität zu fördern, können Gehstützen verschiedener Art eingesetzt werden. Andere Hilfen bestehen z.B. in Arthrodesekissen, Spezialstühlen, Tisch-Stuhl-Kombinationen, in Greifhilfen mit vergrößerten Hebeln, in einem Badewannenlifter oder einem Toilettenaufsatz.

1.1.3 Psychologische Maßnahmen

Da Depression, Angst und soziale Unsicherheit Schmerzen auslösen oder sie verstärken können, sollten psychologische Therapiestrategien wie Verhaltens- und Entspannungstherapie, Schmerz- und Bewältigungstraining möglichst früh einsetzen. Das Erlernen aktiver Bewältigungsmöglichkeiten (z.B. Körperwahrnehmungsübungen), Schmerzprotokolle zur differenzierten Selbstbeobachtung, weitere Therapiebausteine wie Selbstbehauptungs- und Streßbewältigungstraining, Relaxation, oder EMG-Biofeedback sowie psychologische Strategien der Schmerzbewältigung können hilfreich sein. Für den c.P.-Kranken von besonderer Bedeutung ist das Erlebnis des Kontrollverlusts über Konstellationen, die den Schmerz verstärken oder ihn hemmen. Spezielle *Coping-Strategien* werden im Rahmen dieser Bemühungen eingesetzt.

1.1.4 Soziale Maßnahmen

Die soziale Rehabilitation soll dem c.P.-Kranken die Teilnahme am allgemeinen sozialen Leben (beruflich, kulturell, politisch, weltanschaulich, in der Freizeit, im familiären Bereich) ermöglichen. Fokussiert auf den einzelnen Verlauf kann soziale Rehabilitation in *persönlicher Hilfe* (die auch die nächsten Angehörigen als wichtige Partner des Patienten einbeziehen muß), in der *Einleitung, Vermittlung oder Bewilligung sozialer Hilfen* und in der *Beratung und Auskunft über verschiedene Hilfsmöglichkeiten* bestehen. Bei jedem Patienten mit c.P. ist zu prüfen, welche Hilfe in Frage kommen könnte und wer die anfallenden Kosten übernimmt. Einige Beispiele:
- Hilfen zur Weiterführung des Haushalts
- Hilfen bei der Beschaffung einer behindertengerechten Umrüstung vorhandenen Wohnraums
- Hilfen zur Durchsetzung finanzieller Leistungen bei Krankenkassen und Rentenversicherungsträgern oder Sozialämtern
- Essen auf Rädern
- Begleitung bei Arztbesuchen und Behördengängen usw.
- Einrichtung von Krankenbesuchsdiensten und Telefonkontakten.

Die Information über Selbsthilfe-, Behindertensport- und Freizeitgruppen kann das Leben des c.P.-Patienten sehr erleichtern. Hauptansprechpartner – um diese Maßnahmen zu realisieren – sind der Sozialarbeiter und der Sozialpädagoge.

1.1.5 Berufliche Maßnahmen

Die berufliche Rehabilitation des Patienten mit chronischer Polyarthritis muß die jeweils individuelle Progredienz der Erkrankung, die Phase, in der sich der Patient im Augenblick befindet, dominierende Symptome seiner Erkrankung (zum Beispiel Morgensteife) usw. berücksichtigen. Besonders wichtig ist, nicht nur ein negatives, sondern auch ein positives Leistungsbild zu erstellen. Da für den chronischen Polyarthritiker der häßliche Satz gilt: „Einmal draußen, immer draußen“, kann es auf keinen Fall das Ziel des Rehabilitationsplans sein, den Patienten vorzeitig berufs- oder erwerbsunfähig zu berenten. Auch sollte immer versucht werden, den c.P.-Patienten am alten Arbeitsplatz zu lassen. Die Verbesserung der Arbeitsplatzbedingungen (technische Hilfen wie vergrößerte Griffe an Werkzeugen, Beseitigung negativer Umweltfaktoren usw.) kann in diesem Sinn helfen.

In Tabelle 13-8 werden positive und negative Eigenschaften von Arbeitsplätzen für c.P.-Patienten zusammengefaßt. Erst wenn alle Möglichkeiten einer Arbeitsplatzumsetzung ausgeschöpft sind, ist an eine Umschulung zu denken.

Tabelle 13-8 Der Arbeitsplatz des Patienten mit chronischer Polyarthritis.

negative Eigenschaften
- schwere, mittelschwere, körperliche Arbeit (Akkord- und Fließbandarbeit), Haltearbeit ohne Unterbrechung in Zwangshaltungen, Schichtarbeit usw.
- hoher Zeit- und Verantwortungsdruck
- langer Weg zur Arbeit usw.

positive Eigenschaften
- Unterbrechbarkeit der Arbeit für einige Stunden (Therapie)
- variabler Beginn der Arbeitszeit, Pausen
- Unterstützung durch Kollegen
- geringer Leistungsdruck
- optimierte ergonomische Arbeitsplatzgestaltung (z.B. Sitzmöbel, Arbeitsgerät usw.)
  - technische Hilfen, auch bei körperlich leichten Arbeiten
  - Beachtung des Gelenkschutzes
- kurzer Weg zur Arbeit
- Physiotherapie in der Nachbarschaft
- Pauseneinteilung individuell möglich
- Bewegung während der Arbeit möglich
- ebener Boden, behindertengerechte Toilette, Automatiktüren usw.

1.2 Juvenile chronische Arthritiden

1.2.1 Formen

Juvenile chronische Arthritiden sind nicht selten (Tab. 13-3). Sie haben eine *günstigere Prognose* als die des Erwachsenenalters. Juvenile Arthritiden treffen – je nach Alter bei Krankheitsbeginn – auf ein *unterschiedliches anatomisches Reaktionspotential* und auf ein *wachsendes Skelett*: Beide Kriterien beeinflussen Art und Schwere entstehender/bleibender Fehlstellungen. Je nach Prognose und Typ der juvenilen chronischen Arthritis unterscheiden sich die *Rehabilitationsziele*: Die (früh) eingreifende Medikation steht bei der systemischen juvenilen Arthritis (Polyserositis!), der seropositiven juvenilen Polyarthritis (radiologische Destruktion!) und der frühkindlichen Oligarthritis Typ I (Iritiden!) im Vordergrund. Juvenile chronische Arthritiden werden in *5 Untergruppen* eingeteilt [14]:

- Die *systemische juvenile chronische Arthritis* beginnt im Kleinkindesalter und betrifft Mädchen und Jungen gleichermaßen. Immer besteht hohes, intermittierendes Fieber, häufig mit einem Gipfel in den frühen Morgenstunden. Meist ist ein kleinfleckiges Exanthem zu beobachten, das häufig nur flüchtig während der Fieberphasen in Erscheinung tritt. Die systemische Beteiligung – Hepatosplenomegalie, Lymphadenopathie, Polyserositis (Bauch- und Thoraxschmerzen), Perikarditis, Myokarditis – steht anfangs im Vordergrund. Arthritiden können im ersten halben Jahr ganz fehlen oder sich zu 40 % oligartikulär, zu 60 % polyartikulär entwickeln. Im Gegensatz zur adulten c.P. sind die Hüftgelenke besonders zu beachten. Der Krankheitsbeginn im Wachstumsalter und eine persistierend aggressive Krankheitsaktivität mit Glukokortikoidbedürftigkeit können das Wachstum verzögern. Die systemische juvenile chronische Arthritis gefährdet die Kinder im akuten Stadium durch Herzbeteiligung und Infektionsanfälligkeit.
- Die *seronegative Polyarthritis* manifestiert sich, über das gesamte Kindesalter, symmetrisch an großen und kleinen Gelenken (auch Halswirbelsäule und Kiefergelenke). Arthritiden der Hand- und Fingergelenke prägen den Verlauf. Häufig sind Tenosynovialitiden der Handflexoren. Die seronegative Polyarthritis ist langsam progredient.
- In der Pubertät erkranken Mädchen an einer der adulten c.P. ähnelnden *seropositiven Polyarthritis*. Der IgM-Rheumafaktor ist meist hochtitrig nachweisbar. Bis zu 70% aller Patienten entwickeln antinukleäre Antikörper. Analog zur adulten c.P. entsteht eine Handskoliose mit Radialdeviation der Mittelhand und Ulnardeviation in den Fingergrundgelenken. Da die seropositive Polyarthritis progredient und knöchern destruierend verläuft, ist ein früher Therapiebeginn für die Prognose entscheidend.
- An *frühkindlicher Oligarthritis (Typ I)* erkranken Kinder vor dem 6. Lebensjahr mit einem Gipfel bei 1- bis 3jährigen. Mädchen sind 2–3mal häufiger betroffen als Jungen. Die initial häufige Monarthritis (Knie- und Sprunggelenke) entwickelt sich zu einer Oligarthritis mit asymmetrischem Muster. Besonders zu beachten ist, daß in der Hälfte der Fälle dieser Arthritis eine chronisch-rezidivierende Iridozyklitis auftreten kann, die ohne Rötung oder Schmerzen einhergeht, andererseits aber schnell Synechierung und weitere bleibende Schäden am Auge zur Folge hat (regelmäßige Spaltlampenuntersuchung!). In bis zu 100 % (!) der Fälle finden sich antinukleäre Antikörper.
- HLA-B27-positive Kinder im Schulalter (zu 80–90 % Jungen) erkranken an der HLA-B27-*assoziierten Oligarthritis (Typ II)*. Die Erkrankung einzelner Zehen-, Knie- oder auch Sprunggelenke leitet nach einem möglichen Prodromalstadium mit Arthralgien das Krankheitsbild ein. Über die Hälfte der Patienten zeigen Enthesopathien. Auch bei dieser Oligarthritis kann eine Iridozyklitis auftreten, die jedoch meist akut mit Rötung und Schmerzen verläuft und bleibende Schäden verursacht. Schmerzen im Iliosakralbereich sind häufig. Diese Form der juvenilen Arthritis scheint das Entwicklungspotential für Erkrankungsformen darzustellen, die im Erwachsenenalter mit dem Oberbegriff „seronegative Spondarthritiden" bezeichnet werden (Sp.a., enteropathische Spondarthritiden usw.).

1.2.2 Maßnahmen der Rehabilitation

Zur *Diagnostik* müssen alle verfügbaren Möglichkeiten ausgeschöpft werden, um Risikopatienten früh zu erkennen (besonders ist zu achten auf Hüftgelenke, Iritiden und knöcherne Destruktionsprogression!). Der Streptokokkenrheumatismus („rheumatisches Fieber") ist eine seltene *Differentialdiagnose* geworden. Etwas häufiger sind die juvenilen Verläufe der Arthritis psoriatica, des Reiter-Syndroms, von Kollagenosen (SLE) und insbesondere der Sp.a.

Die *medikamentöse Therapie* nützt NSA (z.B. Acetylsalicylsäure, Ibuprofen, Naproxen), LAR (parenterale Goldsalze, Antimalarika, Sulfsalazin), wenn nötig auch Azathioprin oder Methotrexat. Sowohl für diese Medikamente als auch für die nicht selten eingesetzten Glukokortikoide sind speziell auf das Kind fokussierte Dosierungen nötig. Neben *Entzündungskontrolle und Schmerzlinderung* sind die tägliche Krankengymnastik und Ergotherapie wichtige Ziele. Sie sollen Funktionen verbessern oder erhalten und Fehlbzw. Minderentwicklungen eines wachsenden Gelenkes vermeiden. Entwicklungsbesonderheiten (Ulnardeviation der Mittelhand) und spezieller Gelenkbefall (Hüftgelenke!) erfordern spezifische krankengymnastische Strategien. Die für alle chronisch-entzündlichen Gelenkerkrankungen so wichtige Information muß die Eltern miteinbeziehen – vor allem im Hinblick auf die vielschichtig problematische Compliance der Kinder. Das gilt im besonderen Maße für die Krankengymnastik: Verlauf und Prognose werden von der Mitarbeit und dem Verständnis der Eltern beinflußt – sie sind wichtige Mittherapeuten!

Von großer Bedeutung ist die *frühzeitige schulisch-pädagogische Rehabilitation*: Juvenile chronische Arthritis-Kinder sind häufig so behindert, daß der Besuch von Regeleinrichtungen (Kindergärten, Schulen) nicht möglich ist. Der Besuch von Sonderkindergärten und Sonderschulen kann nötig werden. Ziel der schulisch/pädagogischen und berufsausbildenden Rehabilitation ist eine weitgehend selbständige Lebensgestaltung.

2 Primäres und sekundäres Sjögren-Syndrom, systemischer Lupus erythematodes, progressiv-systemische Sklerose, Mischkollagenose

2.1 Sjögren-Syndrom

Primäres und sekundäres Sjögren-Syndrom (SS; früher Sicca-Syndrom) sind häufige Erkrankungen (s. Tab. 13-3).

Im Verlauf des *primären SS* können sich *benigne Lymphoproliferationen* – meist in den großen und kleinen Speicheldrüsen und den Tränendrüsen – entwickeln. *Pseudolymphome* entwikkeln sich häufig in den Lungen, Nieren und Speicheldrüsen. Manchmal kommt es zu generalisiertem Lymphknotenbefall mit Fieber und Gewichtsverlust. Das Risiko eines SS-Patienten, ein (malignes) Lymphom zu entwickeln, ist 44mal höher als in der gesunden Bevölkerung. Da der Verlauf nicht immer voraussagbar ist, ist es sehr wichtig, *die extraglanduläre Lymphproliferation im Verlauf des SS früh zu diagnostizieren* (lokale/generalisierte Lymphadenopathie, Hepatosplenomegalie, Lungeninfiltrate, Niereninsuffizienz, Purpura, Leukopenie, Hypergammaglobulinämie, erhöhter Serum-β_2-Mikroglobulinspiegel). Ein niedriger IgM-Spiegel kann die Entwicklung einer malignen Lymphproliferation ankündigen.

Die *Zielsetzungen der Rehabilitation* bestehen in der medikamentösen *Kontrolle von Entzündung und autoimmunen Prozessen* sowie der *Schmerzlinderung* durch Immunsuppressiva und/oder Glukokortikoide. Beim primären Sjögren-Syndrom, das meist nur mit Arthralgien bzw. flüchtigen, nicht destruierenden Arthritiden einhergeht, spielen *Krankengymnastik und Ergotherapie* zur *Funktionserhaltung* und -verbesserung nicht die Rolle wie beim sekundären, sehr oft mit einer c.P. verknüpften SS.

Das SS, eine *autoimmune Exokrinopathie*, ist durch eine *verminderte Ausscheidung von Tränen und Speichelflüssigkeit*, und schließlich Keratoconjunctivitis sicca oder Xerostomie charakterisiert. Über 50% aller an *Keratoconjunctivitis sicca* leidenden Patienten haben zusätzliche Zeichen eines SS. Die Patienten beschreiben folgende Symptome:

- (tägliches) Trockenheits- und *Fremdkörpergefühl im Auge* (Sandkorn!)
- *Augenbrennen*
- *verminderten Tränenfluß*
- *Verklebtsein, besonders nach dem Aufwachen*
- *Augenrötung*
- *Photosensitivität*
- *schnelle Ermüdbarkeit der Augen*
- *Sensationen, die mit dem Sehen interferieren.*

Die Patienten erzählen, daß sie schwer lesen oder fernsehen können. Ulzera und Vaskularisation der Kornea, selten Perforation sind Folgen.

Jede ausgeprägte *Mundtrockenheit* führt zu chronischen Ulzerationen der Lippen, einer Mundwinkelstomatitis, Mundsoorfissuren und Ulzerationen der Zunge. Atrophien der Mundschleimhaut und eine sekundäre Candidiasis können entstehen. *Patienten mit SS haben Schwierigkeiten beim Kauen und Sprechen.* Das Essen bleibt ihnen zwischen den Zähnen hängen, sie haben Geschmacksschwierigkeiten, Zungenfissuren, Aphthen an der Wangenschleimhaut und den Lippen, besonders in den Mundecken. Karies, *Trockenheit von Haut und Vagina* sowie die erhöhte Neigung, allergisch auf Medikamente zu reagieren, sind häufig [15].

Trockenheit der Nasenschleimhäute, auch der Luftröhre, wird beim primären SS gefunden. Die Hälfte dieser Patienten zeigt eine *Vergrößerung der Parotis*, oft rezidivierend und symmetrisch, manchmal begleitet von Fieber, Druckempfindlichkeit oder Erythem.

Das *zentrale Nervensystem* erkrankt in etwa 25% aller Verläufe des primären SS: Schlaganfälle, Bewegungs- und Koordinationsstörungen bis hin zum „Bild einer multiplen Sklerose" [1].

Viele Patienten mit primärem SS klagen über *Myalgien*. Das primäre Sjögren-Syndrom zeigt *Arthralgien, Morgensteife* und *„sanft" chronisch-rezidivierende, sich selbst limitierende nichterosive Polyarthritiden*, die meist die größeren Gelenke angreifen, ohne einen Gelenkschaden zu hinterlassen.

Das *sekundäre Sjögren-Syndrom* ist gekennzeichnet durch Keratokonjunktivitis sicca und/oder Xerostomie und Kollagenose (SLE, PSS, Polymyositis, Panarteriitis nodosa) – *am häufigsten c.P.*

Bis zu 25% aller chronischen Polyarthritiker leiden unter einem sekundären Sjögren-Syndrom.

Eine Keratokonjunktivitis sicca entwickelt sich in etwa 10–15% aller chronischen polyarthritischen Verläufe. Die mit einem *sekundären SS* verknüpfte c.P. verläuft – wenn auch im Gegensatz zu den Arthritiden des primären SS *erosiv* – meist mild. Die *Speicheldrüsenschwellung* ist häufig einseitig und episodisch.

Ein milde normozytäre normochrome Anämie und eine Eosinophilie ist bei 25% und eine Leukopenie bei 30% der Patienten feststellbar. Neben der meist deutlich beschleunigten BSG und erhöhten Fibrinogenspiegeln ermöglicht *das CRP eine Unterscheidung zwischen c.P. mit oder ohne SS*: Beim sekundären mit einer c.P. verknüpften SS sind CRP-Spiegel signifikant höher als bei c.P.-Verläufen ohne Sjögren-Syndrom [18]. Etwa die Hälfte aller Patienten hat eine *Hypergammaglobulinämie*, die meist allen Immunglobulinklassen zugerechnet werden muß. *Sie kann der Entwicklung des SS um Jahre vorausgehen.* Immundiagnostisch können bei 50–70% aller Sjögren-Syndrome antinukleäre Antikörper nachgewiesen werden. Markerantikörper des primären SS sind SS-A- und SS-B-Antikörper (40–80%).

Mit dem *Schirmer-Test* kann die *Tränensekretion* geprüft werden: Im lateralen Drittel des unteren Augenlids werden Filterpapierstreifen eingehängt. Sind sie nach 5 Minuten weniger als 5 mm naß, ist das deutlich pathologisch (Norm: >15 mm/5 min). Schwieriger ist es, die Trockenheit des Mundes zu graduieren. Beim *Saxon-Test* kaut der Patient eine sterile Wundkompresse. Diese Kompresse wird vor und nach einem exakt 2minütigen Kauvorgang gewogen. Die Differenz gilt als Maß für die Speichelproduktion und muß mindestens 2,5 g betragen. Eine Xerostomie besteht bei weniger als 1,5 g/2 min [13]. Einfacher ist der sogenannte *Zuckerwürfel-Test*: Es wird die Zeit gemessen, die vergeht, bis der Patient ein Stück Würfelzucker im Mund aufgelöst hat (Kontrollperson). Der Speichelfluß aus der Parotis, stimuliert durch eine auf der Zunge liegende *Zitronenscheibe*, kann gemessen werden. Er sollte 0,5–1,0 ml/min pro Drüse liegen. Mit Hilfe der *Sialographie* läßt sich die Morphologie der Drüsengänge beurteilen. Nach der Applikation von 99m-Technetium-Pertechnetat werden Aufnahme, Konzentration und Ausscheidung des Radionukleids durch die Speicheldrüsen gemessen. Die *Biopsie der Speicheldrüsen* sollte nur dann durchgeführt werden, wenn der Verdacht auf Malignität oder ernsthafte diagnostische Zweifel bestehen. Da die kleineren Speicheldrüsen in der Unterlippe auch betroffen sind, ist es üblich geworden, aus diesem Lippenanteil Biopsien zu nehmen und die Diagnose histologisch zu sichern [10].

Großen Stellenwert haben die *Information über das Vermeiden exogener Noxen* wie z.B. Rauch, trockene Luft, Zugluft usw. (an Arbeitsplatz denken). Auch die *symptomatische Therapie* der Sicca-Symptome ist wertvoll: künstliche Tränen und Speichelsubstitution sowie die Information über die Unterschiede zwischen primärem und sekundärem SS und deren Bedeutung und prognostischer Grundlage.

Die Sicca-Symptome bedeuten für die SS-Patienten nahezu in jeder sozialen, gesellschaftlichen und beruflichen Situation ein Handicap. Neben den im Rahmen der c.P. angesprochenen unterstützenden *psychologischen* Hilfen müssen häufig auch berufliche Reha-Maßnahmen erfolgen: Kein zugiger Arbeitsplatz, kein Raucher im Zimmer (!) usw.

2.2 Systemischer Lupus erythematodes

Der systemische Lupus erythematodes (SLE) ist häufiger als vermutet, jedoch erheblich seltener als die c.P. (s. Tab. 13-3). Die *Prognose* des SLE hat sich in den letzten 10 bis 15 Jahren erheblich verbessert: Sie richtet sich nach der Art des Organbefalls.

Bei frühzeitiger Diagnose und konsequenter Behandlung beträgt die 5-Jahres-Überlebensrate beim SLE mehr als 85%.

Rehabilitationsziele sind die medikamentöse Kontrolle der autoimmunen Vorgänge und der Entzündung, die Funktionserhaltung und -verbesserung, das Vermeiden exogener zu Exazerbation führender Noxen und Krankheitsakzeptanz, Schmerzbewältigung, Prophylaxe reaktiver Depressionen. Ein wichtiger Teil des rehabilitativen

Plans ist es, den Patienten so intensiv wie möglich über diejenigen exogenen Noxen zu informieren, die seine „friedliche" Erkrankung exazerbieren lassen können (z.B. Exposition gegenüber UV-Anteilen des Sonnenlichts).

Neben klinischen Befunden (Pleuritis, Perikarditis, Perimyokarditis, Polyserositis, generalisierte Lymphadenopathie, ZNS-Beteiligung mit zerebralen Anfällen, organischem Psychosyndrom und Polyneuropathien), dem schmetterlingsförmigen Hauterythem, einem Raynaud-Syndrom, dem nicht seltenen Haarausfall, der sehr häufigen Photosensitivität und in über 90 % auftretenden *(nicht-destruierenden)* Polyarthritiden sind es insbesondere immunologische Blutbefunde, die zur Diagnose SLE führen: Im akuten Stadium findet sich ein subakut entzündliches Eiweißbild mit ausgeprägter Hypergammaglobulinämie. Die Serumkomplemente C3, C4 fallen ab. Immer sind antinukleäre Antikörper von hohem Titer (>1:160 im Immunfluoreszenztest) und von ds-DNS-Antikörpern – neben zahlreichen anderen Autoantikörpern zu finden.

Auch im Verlauf eines SLE kann sich ein Rheumafaktor entwickeln, kann es zu einer ulnaren Deviation der langen Finger kommen, können Myalgien und Arthralgien bestehen. Im Gegensatz zur chronischen Polyarthritis ist die Vaskulitis deutlich häufiger – ebenso wie das Raynaud-Syndrom und die Alopezie. Ein wichtiges Differenzierungskriterium ist die radiologisch nachweisbare Progression, die – falls vorhanden – einen SLE (fast) ausschließt. Sehr typisch (wie für andere Kollagenosen auch) sind erhebliches Krankheitsgefühl, Müdigkeit und Leistungsabfall.

Leichtere Fälle von SLE (ohne Beteiligung kritischer Organe wie Niere, ZNS und Herz) können mit einer Monotherapie mit Glukokortikoiden, Chloroquin bzw. Hydroxychloroquin (Langzeittherapie zur Reduzierung des Exazerbationsrisikos) therapiert werden. Schwerere Fälle müssen initial kombiniert immunsuppressiv, z.B. Azathioprin/Glukokortikoide bzw. Cyclophosphamid/Glukokortikoide therapiert werden. Therapieresistente schwere Verläufe erfordern die Synchronisation von Plasmapheresen mit nachfolgendem Cyclophosphamidstoß. Je nach Gelenkbefall kann aber auch hier die funktionserhaltende und -verbessernde krankengymnastische und ergotherapeutische Therapie im Vordergrund stehen. Da der systemische Lupus erythematodes – nicht selten auch vital gefährdend – das zentrale Nervensystem, die Blutgefäße (Vaskulitis), die Nieren und das Herz (z.B. Libman-Sacks) in den Krankheitsverlauf einbezieht, ist auch die Behandlung betroffener Organe wesentlich.

Psychologische, soziale und berufliche Maßnahmen decken sich mit denen bei der chronischen Polyarthritis. Hervorzuheben ist beim systemischen Lupus erythematodes, daß diese Patienten weit über das Objektivierbare hinaus „schlapp", müde, leistungsinsuffizient sind.

2.3 Progressiv-systemische Sklerose

Die progressiv-systemische Sklerose (PSS) ist eine seltene Erkrankung (s. Tab. 13-3). Betroffen sind überwiegend Frauen mittleren Lebensalters (6:1). Die Prognose richtet sich nach dem Subtyp der PSS (Tab. 13-9).

Rehabilitative Ziele beinhalten die Kontrolle der Kollagensynthese und Fibroblastenaktivität (medikamentös), die Erhaltung von Funktion bzw. Funktionsverbesserung und das Verlangsamen pathologischer Prozesse an inneren Organen (Ösophagus, Blutgefäße, Intestinaltrakt, Lunge, Nieren).

Diagnosesichernd sind Hautsymptome, Raynaud-Syndrom, Involvierung des Ösophagus, immunpathologische Phänomene (antinukleäre Antikörper, SCl-70-Antikörper, Antizentromerantikörper) und viszerale (insbesondere pulmonale) Manifestationen.

Da nichtsteroidale Antiphlogistika und auch Glukokortikoide häufig nur symptomatisch in Frühstadien wirksam sind, sind medikamentöse Versuche mit D-Penicillamin, Pentoxifyllin oder die (noch experimentelle) extrakorporale Photopherese aktivitätsabhängig angezeigt.

Pathophysiologische Ansätze zur physikalischen Therapie bietet die gesteigerte, nicht kontrollierte Bindegewebssynthese. Die enge Korrelation von Kollagenproduktion und Krankheitsakuität spiegelt sich in der Hautdicke wider, die im Stadium oedematosum am ausgeprägtesten ist. Erst im Stadium sclerosum kommt es zur gespannten atrophischen Haut. In Frühphasen der PSS ist Lymphdrainage, konsequente Fingergymnastik und Handgelenksgymnastik (*cave*: Schmerzgrenze) indiziert. Mundöffnungsdehnungsübungen, Bewegungsübungen der Zunge sowie Atemgymnastik bei Bedarf, ergänzen alle anderen funktionserhaltenden bzw. -verbessernden krankengymnastischen, ergotherapeutischen und balneologischen Anwendungen. PSS-Patienten sind außerordentlich kältesensibel. Wärme wird in der Regel bis 35 °C gut vertragen. CO_2-Bäder sind geeignet, die periphere Durchblutung zu steigern.

Sklerodermiepatienten empfinden sich selbst oft als „eingemauert". Die Hoffnungslosigkeit, die Angst mit der Krankheit nicht fertigzuwerden, den Teufelskreis von Schmerz und Depression zu

Tabelle 13-9 Progressiv-systemische Sklerose: Nomenklatur, Klassifikation, Verknüpfung mit Autoantikörpern und HLA-Antigenen (mod. nach [5, 6, 11]).

internationale Nomenklatur	*deutschsprachige Nomenklatur*	*Symptome Prognose*	*Antikörper HLA-Antigene*
limited cutaneous systemic sclerosis (LSSC)	Typ I Sonderform CREST-Syndrom	Akrosklerose, auf Hände beschränkt Prognose: gut	Anticentromer-AK (ACA) DR1, -DR4, (DR5)
		C.R.E.S.T Prognose: gut	ACA – DR1 (DR5)
diffuse cutaneous systemic sclerosis (DSSC)	TYP II + TYP II –	von den Händen proximal aszendierende Sklerose langsam progredient Prognose: schlecht wie II +	Anti-Scl 70 – DR2, (DR5) (Anti-Scl 70)
	Sonderformen, TYP II	mit Polymyositis mit ausgeprägten Teleangiektasien und Lungenbeteiligung	– DR5 PM-Scl 70 – DR3 Fibrillarin-Ak
	TYP III +	proximal und/oder zentral beginnende Sklerose; ausgeprägte interne Beteiligung, rasche Progression Prognose: schlecht	Anti-Scl 70 – DR2, DR5
	(Männer)		– B8, – DR3, – DR5

+ = mit entzündlicher Aktivität, – = ohne entzündliche Aktivität

durchbrechen und die (funktionell) meist sehr ausgeprägte Einschränkung der Lebensqualität, erfordern in hohem Maß ärztliches und *psychologisches Engagement.*

Krankheitsverarbeitungsstrategien, Schmerzbewältigungsprogramme haben einen hohen Stellenwert. *Soziale und berufliche* Maßnahmen ähneln denen bei der c.P. beschriebenen.

2.4 Mischkollagenose

Betroffen sind meist Frauen mittleren Lebensalters. Die *Prognose* der Mischkollagenose (MCTD) hängt von den „Anleihen" ab, die sich dieses Krankheitsbild von verschiedenen anderen Kollagenosen (SLE, PSS usw.) nimmt. Die *Rehabilitationsziele* decken sich mit denen des SLE.

Die *Symptome* des MCTD sind häufig von Symptomen der PSS und des SLE schwer abgrenzbar. Es kommt zur Schwellung distaler Extremitäten (besonders Handschwellung). Pleuritiden und Perikarditiden sind möglich. Symmetrische Polyarthritiden können zur Verwechslung mit einer c.P. führen. Im Labor finden sich typische antinukleäre Antikörper mit RNP-Spezifität (gesprenkelter Typ in der Immunfluoreszenz) sowie hochtitrig extrahierbare antinukleäre Antikörper (ENA). Übergänge zwischen dem SLE und dem MCTD sind zu beobachten: Die serologische Differenzierung der antinukleären Antikörper ist oft hilfreich.

Im akuten Stadium steht die *Therapie* mit Glukokortikoiden im Vordergrund. Auch das MCTD kann eine Kombinationsbehandlung mit Immunsuppressiva nötig machen.

3 Spondylitis ankylosans, Arthritis psoriatica

3.1 Spondylitis ankylosans

Die Spondylitis ankylosans (Sp.a.) ist die häufigste entzündliche Wirbelsäulenerkrankung (s. Tab. 13-3). Es handelt sich um eine chronisch-entzündliche Erkrankung unbekannter Ätiologie, die an den kleinen Wirbelgelenken, den Sakroiliakalgelenken, und dem Bandapparat der Wirbelsäule beginnt und überwiegend Männer vor dem 40. Lebensjahr befällt (4:1).

In der Mehrzahl der Fälle ist die *Prognose* gut. Sie hängt zum einen vom individuellen Krankheitsverlauf ab, zum anderen von Extremverläufen der Sp.a. – wie dem sogenannten „Gammatyp“ – der in relativ kurzer Zeit zur völligen Versteifung der Wirbelsäule führen kann, und schließlich auch von möglichen viszeralen Komplikationen (Herz, Lunge), chronisch-rezidivierenden Iritiden sowie der Dominanz eines peripheren Gelenkbefalls.

Für die Prognose der Sp. a. ist deren frühzeitige Erkennung wichtig und wie intensiv und kontinuierlich dann die „semikausale" krankengymnastische Therapie erfolgt.

Es gibt verwirrend viele Versuche einer *Stadieneinteilung/Klassifikation*: So gibt es eine von I bis IV reichende radiologische Graduierung der Veränderungen an Iliosakralgelenken und Wirbelsäule sowie eine Einteilung, die eine Mischung von Röntgenveränderungen und Funktionsauswirkungen darstellt. Am besten erscheint eine Stadieneinteilung, die sich an der noch vorhandenen/schon fehlenden Funktionskapazität der Wirbelsäule orientiert.

Im Vordergrund des *Rehabilitationsziels* stehen alle Maßnahmen, die die Funktion der Wirbelsäule (und eventuell der Gelenke) der Sp.a. erhalten bzw. verbessern. Natürlich müssen auch bei der Sp.a. die Entzündung kontrolliert, Schmerzen gelindert, der Alltag erleichtert und Informationsdefizite vermindert werden.

Im Mittelpunkt *diagnostischen Bemühens* stehen klinische und bildgebende Untersuchungen und der Nachweis von HLA-B27.

Nach wie vor sind die Iliosakralgelenke der Schlüssel zur Diagnose der Sp.a. Sie sind durch einen tiefsitzenden Schmerz in der LWS charakterisiert, der wechselseitig in die Beine ausstrahlen kann und in den Kniekehlen „wie abgeschnitten“ aufhört. Schmerzen in den Iliosakralgelenken kann man durch das Mennell-Zeichen provozieren. Der klinische und radiologische (oder durch ein anderes bildgebendes Verfahren wie die Computertomographie bzw. die Magnetresonanztomographie objektivierte) Nachweis einer iliosakralen Arthritis ist Basis für das weitere Suchen nach der Krankheit Sp.a.!

In den letzten Jahren nehmen „reine“ iliosakrale Arthritiden zu: Bei ihnen entstehen keine Kastenwirbelkörper, Syndesmophyten (zuerst am thorakolumbalen Übergang!) – die Wirbelsäule erkrankt nicht im Sp.a.-spezifischen Sinn. Die Krankheit verläuft in Schüben. Eine Beteiligung peripherer Gelenke läßt sich in 30–50% objektivieren. Am häufigsten sind stammnahe Gelenke wie Hüft-, Knie- und Schultergelenke involviert. Das „typische humorale Entzündungsprofil“ der Sp.a. zeigt eine mäßig beschleunigte BSG (<45 mm/h), eine subakut entzündliche Konstellation in der Elektrophorese. Der Rheumafaktor ist nicht nachweisbar.

In der Konstellation „HLA-B27 nachgewiesen, tiefsitzender Kreuzschmerz, junger Mensch, unergiebige radiologische Aussagen über die Iliosakralgelenke“ liegt ein in der täglichen Praxis wachsend großes Problem: Von 1000 Menschen sind etwa 70 HLA-B27-Träger von ihnen erkranken nur etwa 6 an einer HLA-B27-assoziierten Erkrankung und etwa 4 an einer Spondylitis ankylosans bzw. an einer „reinen“ Sakroiliitis. Da Kreuzschmerzen – auch bei jüngeren Menschen – nicht selten sind, HLA-B27 häufig ist und die radiologische Beurteilung der Iliosakralgelenke nicht einfach ist, werden durch den skizzierten diagnostischen Weg viele Patienten zu Unrecht als Sp.a.-Kranke diagnostiziert.

Eine frühere Stadieneinteilung, die eine präspondylitische Phase, den *reinen iliosakralen Befall*, vorsah, hat natürlich ihre Teilberechtigung: Sie gilt für all die Verläufe, die dann später die Wirbelsäule in den Krankheitsverlauf einbeziehen. Andererseits: Besteht eine iliosakrale Arthritis schon mehr als 3 Jahre, ohne daß es zu einem Mitreagieren der Wirbelsäule gekommen ist, darf man nicht von einer Spondylitis ankylosans sprechen.

Die *klinische Untersuchung* kann die Schmerzhaftigkeit der iliosakralen Gelenke bei unterschiedlichen Manipulationen objektivieren. Bei ihr wird die Ante- und vor allem Retroflexionsfähigkeit der Brust- und Lendenwirbelsäule bestimmt und vor allem die Rotationsmöglichkeit im „thorakolumbalen Übergangsbereich“ geprüft.

Differentialdiagnostische Überlegungen müssen sich vorwiegend mit degenerativen Wirbelsäulensyndromen, lokalen oder pseudoradikulären Ursachen und der Spondylosis hyperostotica beschäftigen.

Wenn periphere Gelenke nicht involviert sind, keine floride Spondylodiszitis und keine Iritis bestehen, ist das humorale Entzündungsprofil der Sp.a. (besonderes Akute-Phase-Protein: Haptoglobulin) von geringerer Bedeutung als bei den beschriebenen chronisch-entzündlichen Erkrankungen. Auch bei ihnen ist die medikamentöse Kontrolle der Entzündung von Bedeutung (NSA). Immer wenn der Befall der Gelenke – stammnah oder peripher – dominiert, stehen langsamwirkende Antirheumatika als Therapeutika zur Diskussion. Schmerzen zu lindern, Gelenkversteifungen zu verhindern, Haltungsschäden und Muskelatrophien zu vermeiden, insgesamt die Funktion zu erhalten sind wichtige *therapeutische Ziele*. Dazu zählen auch Maßnahmen, die den Alltag erleichtern und stereotype Fehlbewegungen ausschalten.

Um die wichtigste Therapie – die Krankengymnastik – mit ihren Hauptelementen Aufrichten, Strecken, Dehnen durchführen zu können, sind Schmerzlinderung durch Medikamente oder balneologische Maßnahmen wichtig.

Der muskuläre Schmerz steht häufig im Vordergrund der Beschwerden. Die Muskulatur nachhaltig zu lockern, wie es zum Beispiel durch Moorvollbäder sehr gut gelingt, ist eine ausgezeichnete Möglichkeit der Schmerzlinderung. Ausgeklügelte Gruppen- und Einzelprogramme krankengymnastischer Art, die auf die jeweilig ermittelte Funktion der Sp.a. eingehen (Orientierung: Extensionsmöglichkeit der BWS/LWS in Be- und Entlastung ohne kompensatorische Hilfe der Hüft- bzw. Kniegelenke), spezielle Angebote (z.B. Klappsches Kriechen) und die – wenn nötig – Einzeltherapie (z.B. im Schlingenkäfig) runden die therapeutischen Maßnahmen ab. Als ergotherapeutische Therapie kann z.B. Überkopfweben zur Aufrichtung der Wirbelsäule und gleichzeitigem Training der Schultergelenke dienen.

Die den Sp.a.-Patienten zueigene spezielle *psychische Struktur* unterscheidet sich grundsätzlich von der bei c.P.-Patienten: Sp.a.-Kranke sind meist positive, nach vorne gerichtete, von innen heraus fröhliche Menschen. Nicht selten tröstet bei einer Visite der Sp.a.-Patient den Arzt. Krankheitsakzeptanz und -bewältigung stellen daher geringere Probleme dar als bei den anderen Patienten. Psychologische Hilfen können dann notwendig werden, wenn die Patienten – prognostisch noch nicht auf sicherem Boden stehend – den versteiften, gebeugten „Sp.a.-Mann" sehen, der für einen Patienten mit einer initialen Sp.a. eine erschreckende Zukunftsperspektive darstellt.

Positive und negative Eigenschaften eines *„Sp.a.-Arbeitsplatzes* zeigt Tabelle 13-10.

Tabelle 13-10 Der Arbeitsplatz des Patienten mit Spondylitis ankylosans.

negative Eigenschaften
- Haltearbeit ohne Unterbrechung, eventuell in Zwangshaltungen
  - Kälte, Zugluft
  - Akkord- und Fließbandarbeit
- schwere Arbeit
- schweres Heben und Tragen
- Schichtarbeit
- langer Weg zur Arbeit

positive Eigenschaften
- Bewegung bei der Arbeit möglich
- optimierte ergonomische Arbeitsplatzgestaltung (z.B. Sitzmöbel)
- Möglichkeit zur eigenen Arbeitszeitgestaltung
- technische Hilfen
- ebener Boden

3.2 Arthritis psoriatica

An Arthritis psoriatica (A.ps.) erkranken gleichviele Männer wie Frauen. Etwa 2% aller Deutschen leiden unter einer Psoriasis (s. Tab. 13-3). Früheren Schätzungen nach erkranken davon 5% an einer A.ps. Schätzungen der letzten Zeit liegen erheblich höher. Die überdurchschnittliche Koinzidenz von Psoriasis und Polyarthritis bezieht sich ausschließlich auf das Zusammentreffen seronegativer Polyathritiden mit der Psoriasis. Eine Spondylitis psoriatica findet sich 10fach seltener als die Arthritis.

Die *Prognose* ist heterogen. Erkrankungen, bei denen die Arthritis auf die Gelenke der Finger und Zehen beschränkt bleibt, neigen zu längeren Remissionen und langsamerer Progredienz. Im Gegensatz zur c.P. ist die Arthritis psoriatica remissionsreicher, verursacht weniger Schmerzen und Bewegungseinschränkung. Der Verlauf ist meist mild. In den Remissionsphasen sinkt die systemische Aktivität oft auf Null.

Die axiale Beteiligung verschlechtert die Prognose. Wie bei der c.P. können atlantoaxiale Gelenke erkranken. Eine kleine Gruppe von Patienten, charakterisiert durch eine ausgedehnte generalisierte pustulöse Psoriasis oder Erythrodermie und/oder eine Arthritis mutilans (in ca. 5% aller Fälle), hat eine schlechte Prognose. Insgesamt ist die Prognose der Arthritis psoriatica deutlich günstiger als die der c.P.

Die *Ziele der Rehabilitation* sind – was Gelenk- und/oder Wirbelsäulenbefall angeht – identisch mit denen der c.P. und/oder der Sp.a. Die Verbesserung/Linderung der durch die Psoriasis verursachten somatischen und psychischen Beschwerden gehören zu den angestrebten Zielen.

Charakteristisch ist das gleichzeitige Vorhandensein von Arthritis und Psoriasis. Da aber in einem geringen Prozentsatz die Arthritis vor der Psoriasis erscheinen kann, ist die Kombination Arthritis und Psoriasis für die Diagnosestellung nicht unerläßlich. Überwiegend beginnt die A.ps. mon- oder oligartikulär, am häufigsten am Kniegelenk. Fingerend- und Zehenend- sowie -mittelgelenke werden früh angegriffen. Charakteristisch ist der Befall im Strahl, der zum Bild der Wurstfinger und Wurstzehen führt, und der Transversalbefall. Prädilektionsstellen der Psoriasis sind der behaarte Kopf, die Streckseiten der Ellbogen und der ventrale Rumpf. Auch retroaurikuläre Stellen, die Analfalten, der Nabelbereich und die Gehörgänge sollten untersucht werden. Oft sind Nagelerscheinungen die einzigen psoriatischen Veränderungen. „Rheumaknoten" schließen eine A.ps. aus. Ein Frühzeichen ist der Fersenschmerz. Klinisch und anamnestisch kann eine Iritis bestehen. Ein remissionsreicher Verlauf läßt an Händen und Füßen regellose Deviationen entstehen. Iliosakralgelenke und Wirbelsäule sind häufig mitbefallen. Das Röntgenbild ist durch das Nebeneinander von proliferativen und destruierenden Prozessen charakterisiert. Die Iliosakralarthritis ist von der der Sp.a. nicht zu unterscheiden. Bei der Spondylitis psoriatica finden sich Parasyndesmophyten. Immer ist der Rheumafaktor negativ. Ein für die Arthritis psoriatica charakteristisches HLA-Muster zeigt die Konstellation HLA-B13, -Bw38, -Bw39, bei Axialbefall HLA-B27 und (deutlich erhöhtes relatives Risiko für die Psoriasis) HLA-Cw6. Alle anderen laborchemischen Untersuchungen verhalten sich phasengerecht.

Differentialdiagnostisch ist die Arthritis psoriatica vor allem von der *c.P.* abzugrenzen. Die charakteristische Gelenktopologie, ein häufig akuter mon- oder oligartikulärer Beginn, die Bevorzugung von Fingerend- und/oder Zehenend- bzw. Zehenmittelgelenken, die Daktylitis, die axiale Manifestation helfen bei der Diagnosefindung. Die *Arthritis urica* beginnt oft als akute Monarthritis. In kurzer Zeit entwickelt sich die Attacke zur vollen Stärke. Der Harnsäurespiegel ist in der Regel hoch. In chronischen Fällen finden sich Tophi (z.B. in der Ohrmuschel). Differentialdiagnostisch bedacht werden müssen auch *„frische" Fingermittel- und Fingerendgelenkarthrosen* sowie – vor allem in Initialstadien – *Kollagenosen*. Die Abgrenzung zum *Reiter-Syndrom* kann schwierig sein: Beide Krankheiten können Nagelveränderungen und auch histologisch nicht voneinander zu differenzierende Fußsohlenmanifestationen zeigen. Die Arthritis psoriatica hat jedoch ein anderes Gelenkbefallmuster als das Reiter-Syndrom. Entscheidende Bedeutung kommt der Anamnese zu. Urethritis, Konjunktivitis und Polyarthritis in zeitlich enger Korrelation fehlen bei der Arthritis psoriatica. Die Reiter-Spondylitis ähnelt der Spondylitis der Arthritis psoriatica sehr: Allerdings sind die Parasyndesmophyten im Rahmen der Spondylitis psoriatica in der Regel zarter und graziler. Nicht zu differenzieren ist zwischen der Iliosakralgelenksbeteiligung beider Krankheiten. Laborchemisch fehlt bei beiden der Rheumafaktor. Beim Reiter-Syndrom gelingt der Nachweis des HLA-B27 in 60–80 % aller Verläufe, also deutlich häufiger als bei der Arthritis psoriatica.

Nichtsteroidale Antiphlogistika wirken schmerzstillend und ausschließlich symptomatisch. Glukokortikoide sollen zurückhaltend eingesetzt werden (Haut). Bei entsprechender Progredienz der Erkrankung ist die Gabe von langsamwirkenden Antirheumatika indiziert. Parenterale Goldsalze, Methotrexat sowie Immunsuppressiva (z.B. Azathioprin) können verwendet werden. Die – auch hier sehr wesentliche – krankengymnastische und ergotherapeutische Therapie muß den Gelenkbefall und eine eventuelle axiale Beteiligung berücksichtigen. Immer parallel hierzu muß die Psoriasis behandelt werden.

Psychologische Therapiestrategien entsprechen denen bei der c.P., müssen jedoch die „Dimension Psoriasis" bedenken. Nicht selten fühlen sich Psoriatiker durch ihre Krankheit (z.B. in Bewegungsbädern) stigmatisiert und isoliert. Sie müssen deshalb in Selbstbewußtsein, Krankheitsakzeptanz und Krankheitsbewältigung (sowohl der Gelenk- als auch der Hauterkrankung) stabilisiert werden. Auch soziale und berufliche Maßnahmen decken sich mit denen bei der c.P. beschriebenen.

4 Reaktive Arthritiden, Arthritis urica, hämophile Arthropathien

Reaktive Arthritiden, z.B. das Reiter-Syndrom, *Arthropathien bei metabolischen Störungen* (z.B. Arthritis urica, Chondrokalzinose) und – als seltene Krankheitsbilder – *hämophile Arthropathien* sind ebenfalls rehabilitationsbedürftige Krankheitsbilder.

Abgesehen von *Unterschieden in der medikamentösen Behandlung* (Antibiotika bei reaktiven Arthritiden, Urikosurika bzw. Urikostatika bei der Arthritis urica, Substitution von Faktor VII oder Faktor VIII bei hämophilen Arthropathien), dem unterschiedlich zu dosierendem Einsatz von Funktionserhaltung und Funktionsverbesserung durch Krankengymnastik und Ergotherapie (reaktive Arthritiden limitieren sich häufig selbst, die Arthritis urica führt in seltenen Fällen zu bleibenden Funktionsstörungen; Blutergelenke müssen intensiv behandelt werden) sowie *verhaltensmodifizierenden therapeutischen Maßnahmen* (Ernährung bei der Arthritis urica) gleichen rehabilitative Ziele und Maßnahmen dieser Krankheiten den bereits ausführlich beschriebenen.

Literatur

1. Alexander, E.L.: Central nervous system (CNS) manifestations of primary Sjögren's syndrome: an overview. Scand. J. Rheum. 61 (Suppl.) (1986) 161–165.
2. Arnett, F.C., S.M. Edworthy, D.A. Bloch et al.: The american rheumatism association 1987 revised criteria for the classification of rheumatoid arthritis. Arthr. and Rheum. 31 (1988) 315–324.
3. Binzus, G., G. Josenhans: Sozialmedizinische Effektivität stationärer Heilbehandlungen bei rheumatischen

Erkrankungen (1967–1979). pp. 1–83. Nicht veröffentlicht (1984).
4. Hochberg, M.C., R.W. Chang, I. Dwosh, S. Lindsey, T. Pincus, F. Wolfe: The American College of Rheumatology 1991 revised criteria for the classification of global functional status in rheumatoid arthritis. Arthr. and Rheum. 35 (1992) 498–502.
5. Krieg, T., O. Braun-Falco, M. Meurer, R. Hein, B. von Gizycki-Nienhaus: Die systemische Sklerodermie. Dt. Ärztebl. 89, 4 (1992) (35), 147–151.
6. Luderschmidt, C.: In: „Ungebändigtes Bindegewebe". Mü. med. Wochenschrift 133 (1991) 45, 26–32.
7. Miehle, W.: Chronische Polyarthritis: Diagnose und Therapie. EULAR, Basel 1994.
8. Mitchell, J.M., R.V. Burkhauser, T. Pincus: The importance of age, education, and comorbidity in the substantial earnings losses of individuals with symmetric polyarthritis. Arthr. and Rheum. 31 (1988) 348–357.
9. Müller, W., F. Schilling: Differentialdiagnose rheumatischer Erkrankungen. pp. 4–6. Aesopus, Basel–Wiesbaden 1982.
10. Pennec, Y.L., J.P. Leroy, J. Jouquan, A. Lelong, P. Katsikis, P. Youinou: Comparison of labial and sublingual salivary gland biopsies in the diagnosis of Sjögren's syndrome. Ann. rheum. Dis. 49 (1990) 37–49.
11. Rothfield, N.F.: Autoantibodies in Scleroderma. In: Pisetsky, D.S. (ed.): Rheumatic Disease Clinics of North America. pp. 483-495. Saunders Company, Philadelphia–London–Toronto–Montreal–Sydney–Tokyo 1992.
12. Senn, E.: Physikalische Therapie. In: Fehr, K., W. Miehle, M. Schattenkirchner, K. Tillmann (Hrsg.): Rheumatologie in Praxis und Klinik. pp. 6.1–6.29. Thieme, Stuttgart-New York 1989.
13. Shiozawa, S., I. Morimoto, Y. Tanaka, K. Shiozawa: A preliminary study on the interferon-alpha treatment for xerostomia of Sjögrens-syndrome. Brit. J. Rheum. 32 (1993) 52–54.
14. Truckenbrodt, H., R. Häfner: Juvenile chronische Arthritis. Dt. Ärzteblatt 88/36 (1991) B 1958–1964.
15. Tzloufas, A.G., M.N. Manoussakis, R. Costello et al.: Cryoglobulinemia in autoimmune rheumatic diseases. Evidence of circulating monoclonal cryglobulins in patients with primary Sjögren's syndrome. Arthr. and Rheum. 29 (1986) 1098–1104.
16. Wolfe, F.: Rheumatoid arthritis. In: Bellamy, N. (ed.): Prognosis in the rheumatic diseases. pp. 37–82. Kluwer Academic Publishers, Dordrecht–Boston–London 1991.
17. Wolfe, F., D.J. Hawley, M.A. Cathey: Termination of slow acting antirheumatic therapy in rheumatoid arthritis: A 14-year prospective evaluation of 1017 consecutive starts. J. Rheum. 17 (1990) 994–1002.
18. Youinou, P., P. Fauquert, Y.L. Pennec, B. Bendaoud, P. Katsikis, P. Le Goff: Raised C-reactive protein response in rheumatoid arthritis patients with secondary Sjögren's syndrome. Rheum. Int. 10 (1990) 39–41.

14 Rehabilitation bei Krankheiten der Haltungs- und Bewegungsorgane

Günther F. Finkbeiner*

* Meiner Frau Karin

Teil I
Allgemeine medizinische Rehabilitation bei Krankheiten und Behinderungen der Haltungs- und Bewegungsorgane

1 Begriffliche Abgrenzung

Rehabilitation ist historisch und rechtlich gewachsener Bestandteil des gegliederten Sozialsystems, ausdrücklich auch im Gesetz über die Invaliden- und Altersversorgung von 1889 enthalten und in der Folgezeit weiterentwickelt [18]. Dies läßt – über unterschiedliche Regierungssysteme hinweg – die Tendenz des Gesetzgebers zur Einbindung in das gesamtmedizinische und soziale Geschehen klar erkennen. Begrifflich muß aber zwischen Rehabilitation, Reha-Medizin und medizinischer Rehabilitation unterschieden werden [15]:

- *Rehabilitation* umfaßt als Oberbegriff neben medizinischen auch schulische, berufliche und finanzielle Leistungen.
- Die *Reha-Medizin* ist die Koordinierung medizinischer und schulisch-beruflicher Maßnahmen mit Blick auf ein angestrebtes Reha-Ziel.
- *Medizinische Rehabilitation* ist ein Teil der Gesamtrehabilitation; sie befaßt sich mit der Gesundung durch funktionelles Training zur Adaptation und Readaptation, übrigens auch unter Einschluß der akutmedizinisch erfolgten Diagnostik und Therapie; so ordnet sie sich in das gesamtmedizinische Geschehen ein [10, 15].

2 Einbindung in das medizinische Geschehen

In diesem Kontext werden nachfolgend allgemeine und spezifische Konditionen, Abläufe und Probleme der medizinischen Rehabilitation und der Reha-Medizin bei Erkrankungen der Halte- und Bewegungsorgane beschrieben.

Wir wissen, die Traumatologie verfolgt zielorientiertes medizinisches Handeln vom ersten Tag an; mit dem Begriff „Rehabilitation von der ersten Stunde an“ meinen wir schlichtweg ärztliches Bemühen, den Zustand „quo ante“ meist „ad integrum“ zu erreichen. Wir können dabei der Sequenz eines Präventionsschemas folgen [10]:

- Primärprävention
- Akutmedizin
- Sekundär-, Tertiärprävention.

Von anderen medizinischenn Fachdisziplinen wird unter *Tertiärprävention* die Rückfallvermeidung verstanden, von orthopädischer Seite meist die Vermeidung von Zweiterkrankungen, die sich aus den verbliebenen Behinderungen ergeben könnten. Verwaltungen sehen darin die Vermeidung des sozialen Handicaps.

Diese unterschiedliche Begriffsbestimmung hängt mit der schweren Übersetzbarkeit der WHO-Formel (Impairment-Disability-Handicap) zusammen und dem deutschen Begriff der Behinderung, der mehrere Anteile dieser Sequenz abdeckt und nicht unbedingt deckungsgleich ist mit der Formel der WHO [10].

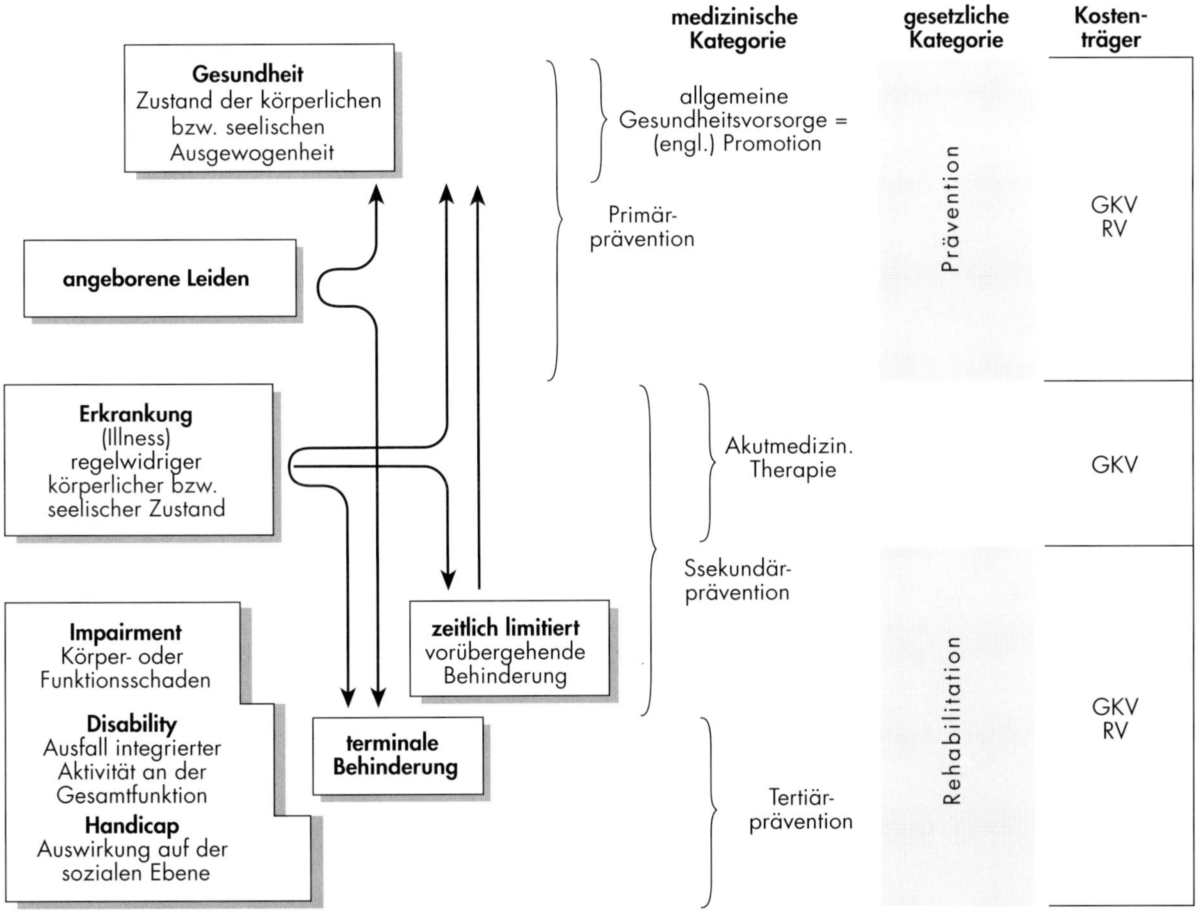

Abb. 14-1 Präventionsschema. Abfolge von Erkrankung und Behinderung; Erkrankung und Behinderung können vorübergehender oder endgültiger Art sein, mit den entsprechenden individuellen Auswirkungen (WHO-Sequenz). Zugeordnet sind die Präventions- bzw. Rehabilitationsstufen und die Kostenträger [10].

Keinesfalls erschöpft sich aber Rehabilitation ausschließlich darin, den Zustand „quo ante“ erreichen zu wollen. Zielgröße ist zwar – sofern möglich – die Beseitigung einer körperlichen Störung durch Aufarbeiten von Funktionsdefiziten, aber auch das Training von Ersatzfunktionen, um bei verbliebener Beeinträchtigung der normalen Rollenverpflichtung nachkommen zu können [11].

Reha-Strategien können einerseits auf einzelne Erkrankungs- und Behinderungsfälle abgestimmt, andererseits aber auch für vergleichbare Krankheitsfolgen konzipiert werden. Aus dem Präventionsschema ergeben sich logisch, praktisch und zeitlich vernünftige Sequenzen mit Einbindung der medizinischen Rehabilitation in das gesamtmedizinische Geschehen und Zuordnung des jeweiligen Kostenträgers (Abb. 14-1).

3 Epidemiologie und Differenzierung

Die Orthopädie hat ihren besonderen Bezug zur Rehabilitation erfahren durch ihre historische Entwicklung in der „Krüppelversorgung“, um Funktionsveränderungen der Haltungs- und Bewegungsorgane zu verbessern.

Neben angeborenen und erworbenen Fehlstellungen, posttraumatischen Schäden, den zahlreichen degenerativen Erkrankungen, einschließlich der Stoffwechselstörungen der Knochen und des Bindegewebes, den neurologisch induzierten Störungen der Haltungs- und Bewegungsorgane sowie episodischen, akuten, funktionellen Erkrankungen bemüht sich die Orthopädie auch um den Bereich der entzündlich rheumatischen Erkrankungen.

Im ärztlichen Alltag dominieren – bei steigender Lebenserwartung altersstrukturell bedingt – Leiden mit prozeßhaftem Charakter und deren

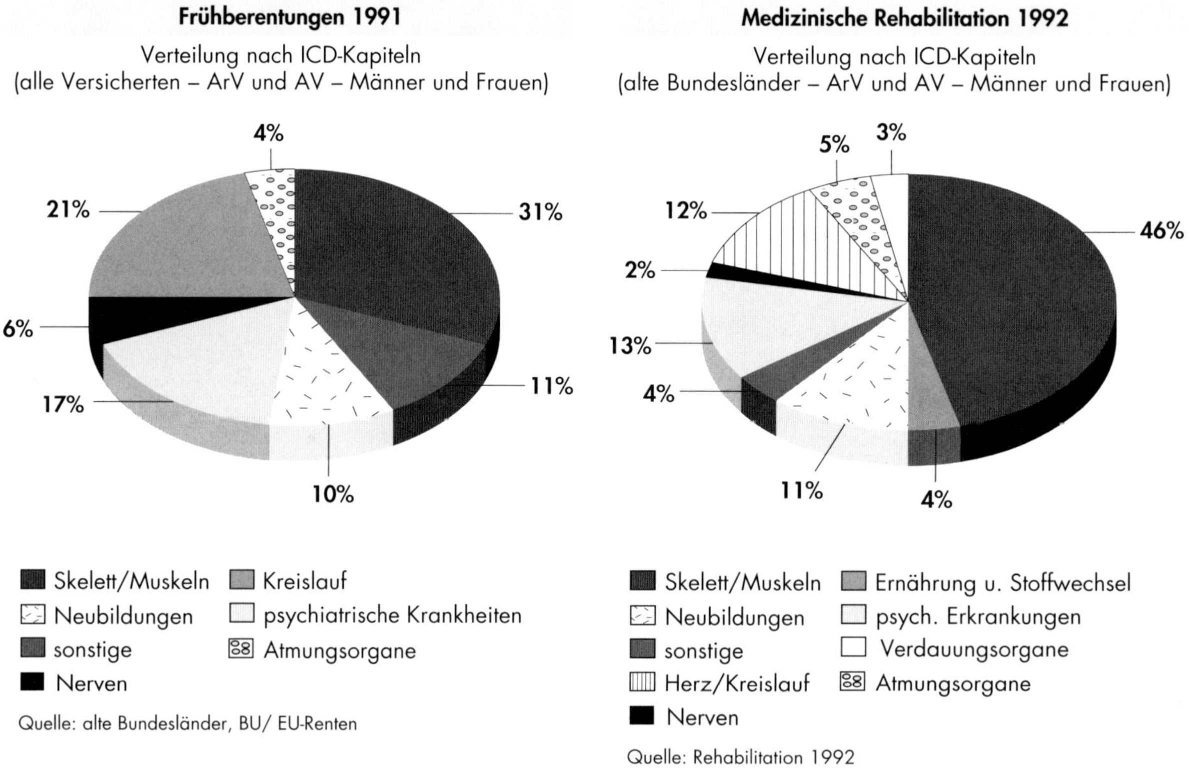

Abb. 14-2 Frühberentung (a) und medizinische Rehabilitation (b) bei Krankheiten der Haltungs- und Bewegungsorgane.

Folgezustände, z. B. *Arthrosen* und *Gelenkersatzoperationen*.

Bei den noch Erwerbstätigen nehmen – epidemiologisch wie volkswirtschaftlich bedeutsam – neben Unfällen auch typische („Zivilisations-") Erkrankungen zu, z. B. *Überlastungstendomyopathien, Rückenerkrankungen* [7, 9].

Episodische Erkrankungen gehen immer häufiger in chronische Leiden über, wobei mit steigender Dauer der Arbeitsunfähigkeit die Motivation zur Wiederaufnahme einer Tätigkeit abnimmt.

Etwa die Hälfte aller Rehabilitationsmaßnahmen und ein Drittel aller Frühberentungen erfolgen wegen Erkrankungen der Haltungs- und Bewegungsorgane (Abb. 14-2) [5, 16].

Die Abgrenzung der degenerativen von den entzündlichen Erkrankungen der Halte- und Bewegungsorgane geht auf den Internisten von Müller (1913) zurück und fand Eingang in die nationale und internationale Klassifizierung (Schweizerische Klassifikation 1953, Deutsche Gesellschaft für Rheuma [1939], Englisches Gesundheitsministerium 1924, New York Rheumatism Association 1948, WHO 1954) [12].

So werden die schmerzbehafteten Krankheitsbilder der Halte- und Bewegungsorgane von der WHO unter den Begriff „Rheuma" subsumiert; es ist eine Sammelbezeichnung für völlig heterogene Erkrankungen mit großer Bereitschaft zur Manifestation am Bewegungsapparat, ohnehin seit der Jahrhundertwende Tätigkeitsfeld der Orthopädie [12].

Entzündlich-rheumatische Erkrankungen machen dabei nur einen geringen Anteil von ca. 10%, im Reha-Bereich unter 5%, aus. Nach Schaffung einer Teilgebietsbezeichnung für Orthopäden und Internisten werden die entzündlich-rheumatischen Erkrankungen von beiden Rheumatologen in Kooperation mit unterschiedlichen Schwerpunkten abgedeckt. So sind mit der medizinischen Rehabilitation von Erkrankungen des Haltungs- und Bewegungssystems orthopädisch/rheumatologische Kliniken betraut [8, 10].

4 Rehabilitationsziele

Ziele der Rehabilitation bei Erkrankungen des Haltungs- und Bewegungssystems sind:
- Rückgewinnung oder weitgehende Normalisierung motorischer Funktionen für Statik und Dynamik
- Verbesserung verbliebener Funktionsstörungen
- Behinderungskompensation durch Training von Ersatzfunktionen zur Bewältigung des Alltags (ADL = activity of daily living)
- Schmerzbefreiung bzw. -reduktion
- Motivation zur eigenen Sekundärprävention
- individuelle Rückführung in das soziale Umfeld ggf. ins Erwerbsleben mit leistungsgerechtem Arbeitsplatz durch sozialmedizinische Begleitung
- Information und Anleitung zu adäquatem Sport- und Freizeitverhalten zur Sicherung des Rehabilitationsergebnisses und zur Besserung der Lebensqualität
- Einleitung ambulanter Nachsorge und Information über Selbsthilfegruppen.

Rehabilitation der Haltungs- und Bewegungsorgane ist nicht das Ergebnis, sondern grundsätzlich die Zielsetzung, ein dynamischer Prozeß, der sich am jeweils Erreichten und der Zielperspektive orientiert [17].

5 Differenzierung und Integration

Die Differenzierung der heutigen Rehabilitation von der ehemaligen Kur geht auf einen Paradigmawandel bei Krankheitsbildern und Rehabilitationszielen zurück: Die Dominanz chronisch-prozeßhafter Leiden [20], Altersstrukturen und Zunahme der Altersleiden, verbunden mit Multimorbidität und geriatrischen Problemen zwang und zwingt das Gesundheitssystem zur Umstrukturierung von ausschließlicher Anwendung ortsgebundener Heilmittel, wie z. B. der Kur, zu medizinisch-definierten Reha-Konzepten, von passiven zu aktiven Maßnahmen, vor allem auch unter Einbindung und Fortführung bisher erfolgter hausärztlicher und akutmedizinischer Maßnahmen und unter Einschluß weiterer nichtärztlicher Komponenten, wie psychologische Mitbetreuung, soziale Beratung in einem bio-psycho-sozialen Kontext [13].

Andererseits ist eine strikte Trennung und Abgrenzung gegenüber der Akutmedizin nicht möglich und wurde in der Praxis auch nie vollzogen; so sind die wissenschaftlichen Grundlagen beider Behandlungsebenen weitgehend die gleichen, ebenso sind Diagnostik und Therapiemethoden der Akut- und Reha-Medizin identisch, verfolgen lediglich unterschiedliche Ziele [7]. Folglich ist vom Handlungsansatz orthopädisch/rheumatologische Rehabilitation nicht streng von konservativen akutmedizinischen Maßnahmen zu trennen.

6 Diagnostik

Die Reha-spezifische Diagnostik unterscheidet sich von der akutmedizinischen in der Zielsetzung: Akutmedizinisch geht es um die ätiologische Fragestellung mit möglichst krankheitsbezogener Therapie; in der Rehabilitation rückt der Organismus Mensch als Ganzes in den Aufgabenmittelpunkt. Die Reha-Diagnostik dient einer Leistungseinstufung und einer kontinuierlichen Funktions- und Verlaufskontrolle zur therapeutischen Abstimmung. Es werden Gelenkfunktionen klinisch nach der Neutral-0-Methode erfaßt, Streßtests durchgeführt, seitenvergleichende muskuläre Kraftentfaltung überprüft und nach Paresegraden eingestuft. Diese vorwiegend klinisch manuelle Untersuchung wird ergänzt durch Laboruntersuchungen und bildgebende Verfahren (radiologisch, nuklearmedizinisch, sonographisch).

Funktions- und Verlaufskontrollen können auch mit isokinetisch arbeitenden Geräten erfolgen sowie durch Verfahren zur semiquantitativen Schmerzprüfung, Erfassung der Steig- und Laufleistung auf Treppen, im Gelände oder auf dem Laufband, ggf. auch Therapiekontrollen durch eingegrenzte körperliche Leistungen (definierte Hubleistung definierter Gewichte innerhalb definierter Zeit). Daher ist auch für die orthopädisch/rheumatologische Rehabilitation das Instrument der apparativen und labortechnischen Diagnostik vorzuhalten [7].

Grundsätzlich sollen aber diese einzeldiagnostischen Maßnahmen dazu dienen, das Gesamtleistungsvermögen des Behinderten, seine individuelle rehabilitative Kapazität zu ermitteln; hierzu zählen auch nichtfachärztliche Methoden wie die soziale und psychische Beurteilung.

7 Therapie

Die Therapie in der medizinischen Rehabilitation von Erkrankungen und Behinderungen der Haltungs- und Bewegungsorgane ist identisch mit den konservativen akutmedizinischen Behandlungsverfahren; dies wird besonders bei Erkrankungen mit prozeßhaftem Charakter deutlich, bei denen neben finalen Behinderungsstadien stets interkur-

Tabelle 14-1 Therapeutische Maßnahmen bei der Rehabilitation von Erkrankungen des Halte- und Bewegungsapparates.

a) ärztliche Maßnahmen
- Untersuchung, Diagnostik
- Therapieplan und Koordination therapeutischer Leistungen
- ärztliche Supervision und Verlaufskontrolle
- Chirotherapie
- Infusions- und Injektionsbehandlung, TLA und intraartikuläre Injektionen
- ggf. weitere Behandlungsmaßnahmen wie Wundversorgung, Wundbehandlung und Teilimmobilisierung durch Gips und Gipskorsette
- ggf. Akupunktur und Naturheilverfahren
- ärztliche Notfallbehandlung
- konsiliarische Mitbetreuung
- sozialmedizinische Einstufung
- Beratung und Motivation

b) krankengymnastische Behandlungsmethoden
- aktive und passive mobilisierende Techniken
- Übungen zum Kraftgewinn (isometrisch, isodynamisch, isokinetisch)
- Übungen auf neurophysiologischer Grundlage nach Bobath, PNF, Vojta, Brunkow
- funktionelle Behandlung, movement-patterns (z.B. FBL, Metamer-Gymnastik)
- dosiertes Belastungstraining, ggf. mit Hilfsmittelbenutzung
- Dehntechniken
- Schlingen- und Thomsen-Tisch-Behandlung
- medizinische Trainingstherapie
- Übungen im Bewegungsbad
- manuelle Behandlung und manuelle sowie apparative Traktion
- Atemtherapie
- Koordinations- und Gleichgewichtsübungen
- Erlernung der ADL (Activity of Dayly Living)
- adjuvante Anwendung von Kälte und Wärme
- Verhaltensschulung (z.B. Rückenschule, Rheumafunktionstraining)

c) Maßnahmen der Massage- und Bädertherapie
- klassische und spezielle Massagen (z.B. Extensionsmassage n. Domnick, Marnitz-Massage, Zentrifugalmassage, Bindegewebs-, Fußreflexzonen- und Akupunktmassage, manuelle Lymphdrainage)
- Elektrotherapie (im Nieder-, Mittel- und Hochfrequenzbereich) einschließlich der Lähmungsbehandlung und der hydroelektrischen Therapie (Zweizellen-, Vierzellen- und hydroelektrische Vollbäder [= Stangerbäder])
- Kälte- und Wärmetherapie (trocken und feucht)
- Badeanwendungen mit Zusätzen
- Bäder mit Peloiden (Naturmoor- und Solebäder)
- lokale Anwendung von Peloiden wie Naturmoor und Fango sowie Heublumenpackungen
- Inhalationen
- Anwendungen Kneippscher Verfahren (aufsteigende Arm- und Fußbäder, Wechselstrahlarm-/-fußbäder, Blitzgüsse, Arm- und Beingüsse, Sitzbäder)

d) ergotherapeutische Maßnahmen
- spezifische Übungsbehandlung bei Einzelerkrankungsbildern
- neurophysiologische Techniken
- Hilfsmittel- und Schienenversorgung
- Erprobung und Versorgung mit Hilfsmitteln für den Alltag
- Prothesen- und Rollstuhltraining
- Selbsthilfetraining (ADL)
- Gelenkschutzberatung
- Hirnleistungstraining

rent und parallel Situationen auftreten, die den Einsatz akutmedizinischer Maßnahmen erfordern. Im übrigen ist der therapeutische Effekt iterativer, physikalischer Reize ebenso beabsichtigt wie auch die Synergie unterschiedlicher Maßnahmen. Unter anderem begründet dies auch die Arbeit im Reha-Team:
- ärztliche Aufgaben (Tab. 14-1a)
- physikalische Therapie nach individuell gestuftem Therapiekonzept
- orthopädie- und schuhtechnische Mitbetreuung und Adaptation
- Pflege und Überwachung durch das Pflegepersonal
- psychologische Mitbetreuung mit Aufdeckung spezieller psychologischer Begleitkomponenten und zusätzlichen therapeutischen Strategien
- Mitbetreuung durch den Sozialdienst (Hilfe und Beratung bei der Wahrung sozialer Interessen, häusliche und anderweitige Unterbringung und Versorgung, Lösung von Schnittstellenproblemen im Sinne des Patienten)
- abschließende sozialmedizinische Beurteilung, die von entscheidender Bedeutung ist für die soziale und berufliche Wiedereingliederung.

Die *krankengymnastische Behandlung* dient der Schmerzreduktion, dem Kraft- und Mobilitätsgewinn, dem Ausdauertraining und der Koordinationsverbesserung (Tab. 14-1b).

Die *Massage- und Bädertherapie* soll im wesentlichen muskeldetonisierend wirken. Sie soll die Funktionsbereitschaft der Muskulatur und der zugehörigen Gelenke vorbereiten und verbessern, Zirkulationsstörungen beseitigen und durch interaktive physikalische Reize eine Gesamtumstimmung, ggf. auch Roborierung, erreichen (Tab. 14-1c).

Die *Ergotherapie* erfolgt zur Mobilisation und Funktionsschulung, zum Training bestimmter Bewegungsmuster, zur Verbesserung der Feinmotorik, der Sensibilität und der Koordination und zum Hirnleistungstraining (Tab. 14-1d).

Initiale Gesundheitsstörungen mit drohender Einschränkung der Erwerbsfähigkeit fordern ebenso wie chronisch prozeßhafte Leiden das Bewußtsein zum „lifestyle changing" und damit zusätzlich *verhaltenstherapeutische Ansätze* im Therapieprogramm.

Gezielte Anwendung physikalischer Therapie verdrängt polypragmatisches Handeln.

Ortstypische Heilmittel können auch ortsfern eingesetzt werden; gerade dies ist bedeutungsvoll für die wohnortnahe Rehabilitation und den Standort von Reha-Einrichtungen.

8 Kompetenz und Qualitätssicherung

Kompetenz und Leistungsfähigkeit der medizinischen Rehabilitation von Erkrankungen und Behinderungen des Haltungs-/Bewegungsapparates gründen sich auf

- kompetente Fachmediziner/(Orthopäden/Rheumatologen)
- den mit der täglichen Beschäftigung verbundenen Wissens-, Erfahrungs- und Anwendungsstandard
- geschultes Personal, das im Reha-Team arbeitet
- die Kooperation und interdisziplinäre Arbeit
- das Angebot einer kontinuierlichen Therapiekette für Kranke und Behinderte.

Gerade letzteres ist von großer Bedeutung bei chronisch-prozeßhaften Leiden, aber auch bei der zunehmenden Zahl älterer Patienten und bei den jüngeren Patienten im Hinblick auf eine effektive Rückführung ins Erwerbsleben.

Mit der stationären orthopädisch/rheumatologischen Rehabilitation sind professionell organisierte stationäre Einrichtungen aufgebaut worden, die durch eine klare Beschränkung auf bestimmte Indikationsgruppen, bei entsprechender Gruppengröße, vorhandenem speziellem, medizinischem Know-how und demzufolge zielgerichteten apparativen und personellen Investitionen ein optimales Reha-Programm kostengünstig anbieten können.

Eine adäquate orthopädisch/rheumatologische Rehabilitation steht und fällt mit qualifiziertem Personal, das darüber hinaus bereit ist, im Team zu arbeiten. Sie bedarf einer fachärztlichen Leitung (Orthopäden/Rheumatologen, möglichst mit der Zusatzbezeichnung „Physikalische Therapie" und sozialmedizinischen Kenntnissen).

Das notwendige Therapieangebot erfordert eine entsprechende Personalstruktur bei Krankengymnasten, Ergotherapeuten, Masseuren und medizinischen Bademeistern, Sporttherapeuten, Schwestern, Psychologen und Sozialarbeitern [4].

> Standardisiertes profundes Wissen, die Fähigkeit edukativ und motivierend zu wirken sowie der Wille zur persönlichen und weiteren Fortbildung sind wichtige Anforderungen an die Team-Mitglieder. Der gezielte und ökonomische Einsatz therapeutischer Maßnahmen ist eng verknüpft mit der Forderung nach Qualitätssicherung; entsprechende Qualitätssicherungsmodelle sind bereits entwickelt.

9 Nichtstationäre Rehabilitation

Ambulante Rehabilitation steht nicht im Gegensatz zur stationären. Sie soll ergänzen und kann in einem abgestuften System bei bestimmten Erkrankungen, entsprechender Motivations- und Leistungslage des Patienten, bei entsprechenden Ressourcen in wohnortnaher Anbindung erfolgen. Sie ist nur denkbar, wenn sie die im stationären Bereich entwickelte Logistik anwendet, keine „Schmalspur-Rehabilitation" zu Lasten des Patienten darstellt. Grundsätzlich sind daher von der ambulanten Rehabilitation die in Tabelle 14-2 genannten Voraussetzungen zu fordern [10].

Eine *berufsbegleitende*, ambulante Rehabilitation ist bei Erkrankungen der Halte- und Bewegungsorgane problematisch; meist bestehen eine Immobilität und körperliche Leistungs-

Tabelle 14-2 Voraussetzungen ambulanter Rehabilitation.

– regionale Anbindung
– wesentliche therapeutische und ggf. auch diagnostische Möglichkeiten, wie sie in der stationären Rehabilitation vorgehalten werden
– gebündeltes Therapieangebot und kurze Wege
– ärztliche Supervision
– psychologische und soziale Begleitung
– Konzentration des Patienten auf die Reha-Therapie unter weitgehender Ausschaltung oder Reduktion der Alltagsprobleme
– vorhandenes Reha-Konzept und Qualitätssicherung

minderung mit der Folge der Arbeitsunfähigkeit. Denkbar wären berufsbegleitende Maßnahmen zur Sicherung des Reha-Erfolges als sog. „nachgehende Rehabilitation“ oder Nachsorge (z. B. Rheumafunktionstraining, Rückenschule) [8, 10, 21].

Eine teilstationäre, wohnortnahe Rehabilitation in Ergänzung oder Nachfolge zur stationären Maßnahme mit gebündeltem Therapieangebot und ärztlicher Supervision ist denkbar. Es müssen strukturelle und organisatorische Bedingungen geschaffen werden, die es dem Behinderten und prozeßhaft Kranken ermöglichen, auf kürzestem Wege, möglichst an einem Ort, bei qualifizierten Therapeuten mit häufigem und intensivem Therapieangebot, ohne wesentliche Therapieverluste, Rehabilitation zu betreiben, realisierbar tagesklinisch in entspechenden Zentren [8, 10].

10 Leistungen zur medizinischen Rehabilitation

Gesetzliche Grundlage für Rehabilitationsmaßnahmen der Rentenversicherungsträger §§ 9 bis 31, SGB VI und § 4 Reha-Angleichungsgesetz, für die gesetzliche Krankenversicherung §§ 23 und 40 SGB V [5, 19].

Medizinische Rehabilitation und präventive Maßnahmen werden bei Erkrankungen der Haltungs- und Bewegungsorgane von den Rentenversicherungsträgern als Heilverfahren oder allgemeine Heilbehandlung bei drohender oder eingetretener Erwerbsunfähigkeit erbracht. Dabei setzt das allgemeine Heilverfahren neben physikalisch-therapeutischen Maßnahmen und, bei aktuellen Gesundheitsdefiziten, akutmedizinischen Medikationen, vor allem auch auf edukative Prinzipien zur Gesundheitsförderung. So ist das Heilverfahren präventiv orientiert, soll Risikofaktoren beseitigen und einer drohenden Behinderung im Erwerbsleben entgegenwirken. Die Distanzierung vom Alltags- und Berufsleben ist dabei gewünscht; dagegen fordert zur schlüssigen Wiedereinbindung in Familie und Beruf die Anschlußheilbehandlung (AHB) und Anschlußgesundheitsmaßnahme (AGM) möglichst die wohnortnahe Rehabilitation.

Analog sind allgemein präventive Maßnahmen der gesetzlichen Krankenversicherung, so auch die ambulante Badekur, wohnortfern orientiert, fachklinisch stationäre Behandlung nach vorausgegangener Akuttherapie, z. B. im Anschluß an Operationen, erfolgen möglichst wohnortnah [8, 19].

11 Schnittstellenprobleme

Trotz der dargestellten Verflechtungen von Akut- und Reha-Medizin bei Erkrankungen der Haltungs- und Bewegungsorgane sind Schnittstellenprobleme in der Kritik; Kontinuität und Integration sind gefordert.

- Eine *Zugangserleichterung* für den Patienten wird gewünscht; dies setzt verantwortungsvolle aktive Einbindung des behandelnden Haus- oder Betriebsarztes voraus.
- Eine *Verfahrensflexibilisierung* in bezug auf Dauer der Maßnahme, Unterbrechungs- und Wiederholungsmöglichkeit ist erwünscht. In diesem Kontext standen die Überlegungen zur ambulanten Rehabilitation.
- Ein zügiger *Informationsfluß* über die Vordiagnostik und bessere Einbindung des Hausarztes in den Reha-Therapieplan durch Fortführung bisher erfolgreicher Maßnahmen und Medikationen ermöglicht erst eine bündige und umfassende Rehabilitation. Dem dient auch die zügige Berichterstattung nach der Reha-Maßnahme mit Leistungsbeurteilung und sozialmedizinischer Einschätzung.
- Für *multimorbide* und *geriatrische Patienten* müssen entsprechende Angebotsstrukturen geschaffen werden, sie bieten sich in Kliniken mit mehreren Fachkombinationen und der Möglichkeit zu interdisziplinärer Betreuung an.
- Bei den Erkrankungen der Haltungs- und Bewegungsorgane besteht ein Mangel an ambulanten *Nachsorgemaßnahmen* [21]. So bietet sich derzeit lediglich die Rückenschule als nachsorgende Sekundärprävention an. In Analogie zum Rheumafunktionstraining müßte für die nachgehende ambulante Rehabilitation ein Funktionstraining der Haltungs- und Bewegungsorgane geschaffen werden [8, 21].

12 Fortbildung, Evaluation und Reha-Forschung

Bundesweit stehen für die Behandlung von Erkrankungen der Haltungs- und Bewegungsorgane 741 orthopädische, neuroorthopädische bzw. rheumatologische Kliniken zur Verfügung (nach anderen Angaben 274 orthopädische und 23 neuroorthopädische Rehabilitationskliniken, die allerdings überwiegend für den Rentenversicherungsträger zuständig sind [17]). Daneben werden solche Erkrankungen aber auch in internistischen Kliniken und Sanatorien behandelt. Zweifellos ergibt sich hieraus und im Rahmen der Qualitätssicherung die Notwendigkeit strukturell einheitlicher Behandlungskonzepte. Die Evaluation der Therapiegänge und der Outcome-Qualität sind ebenso bedeutsam wie der Wille aller am Reha-Geschehen Beteiligten zur steten Fortbildung. So kann eine Zusatzausbildung in „Reha-Wesen“ oder „Reha-Sport“ oder zur „Reha-Schwester“ die Qualifikation für diese speziellen Aufgaben verbessern. Die Orthopädie ist vorwiegend operativ orientiert, auch in der wissenschaftlichen Literatur. Die Zahl nichtoperativer wissenschaftlicher Arbeiten hat in den Jahren von 1964 bis heute in Fachorganen von 18% auf 4% abgenommen [3, 14].

Raffinierte diagnostische und vorwiegend operativ therapeutische Ergebnisse, vorgehensorientierte und präklinische Grundlagenforschung sind insgesamt beliebter [14]. Für die Zukunft kommt für Verfahrensmodifikationen, für die Therapie von morgen auch der Outcome-Evaluation im Hinblick auf eine zeitgemäße, effektive, kostengünstige Versorgung der Patienten eine große Bedeutung zu. Patientenorientierte klinische Forschung ist der Nerv der klinischen Medizin und damit auch und gerade für den konservativen Bereich der Rehabilitation bedeutsam. Die Krise in der klinischen Forschung und die Gründung einer Abteilung für Resultateforschung der Academy of Orthopaedic Surgeons im Jahre 1992 unterstreichen die Bedeutung und Notwendigkeit von Wissenschaft und medizinischer Forschung in der Rehabilitation der Haltungs- und Bewegungsorgane [1, 2, 14].

13 Diagnosen nach ICD-9

Orthopädisch/rheumatologische Rehabilitation erfolgt bei folgenden Erkrankungen (gemeinsamer ICD-9-Schlüssel von Renten- und Krankenversicherungen):
- 710 Kollagenosen
- 711–712 Arthropathien
- 713 Psoriasisarthritis
- 714 primär chronische Polyarthritis
- 715 degenerative rheumatische Erkrankungen
- 716–719 übrige Gelenkschädigungen
- 720 Morbus Bechterew
- 721 degenerative rheumatische Erkrankungen der Wirbelsäule
- 722 Bandscheibenschäden
- 723 zervikale Syndrome
- 724 übrige Erkrankungen des Rückens
- 725–729 Weichteilrheumatismus und Erkrankungen der Gelenkkapseln und Sehnen
- 730 Knochen- und Knochenhautentzündungen
- 731–739 übrige Knochenkrankheiten und erworbene Deformitäten der Gliedmaßen und der Wirbelsäule
- 755–756 angeborene Deformitäten des Muskel- und des Skelettsystems
- 805–848 Unfallfolgen (Brüche, Verrenkungen, Verstauchungen an den Stütz- und Bewegungsorganen)
- 170–171 bösartige Neubildungen.

Teil II
Rehabilitation spezieller Krankheitsbilder der Haltungs- und Bewegungsorgane

1 Arthrosen (degenerative Gelenkerkrankungen)

1.1 Definition und Epidemiologie

Die Arthrose ist eine fortschreitende, nichtentzündliche Gelenkzerstörung, die vom Gelenkknorpel ausgeht und dabei alle am Gelenkaufbau beteiligten Strukturen alteriert [8, 11].

Viele Entstehungsfaktoren werden diskutiert: Neben alters-, belastungs-, berufs-, sport- und ernährungsbedingten auch klimatische und ethnische Faktoren [8, 17]. Überwiegend wird zweifelsohne eine belastungs- und altersabhängige Zunahme beobachtet [8].

Meist sind die tragenden Gelenke der unteren Extremität betroffen, allen voran das *Kniegelenk*, das in der Prävalenzskala – klinisch wie pathologisch-anatomisch – Platz 1 bzw. 2 einnimmt [17, 22, 23].

Eine deutliche Alterskorrelation zeigt z. B. die *Hüftarthrose*, steigend vom 3. Dezennium mit 1% auf 50% jenseits des 60. Lebensjahres bis zu 90% im 9. Dezennium. Sie nimmt als zweithäufigste Arthrose der unteren Extremität nach Wagenhäuser Platz 4 und nach Lawrence Platz 6 ein [12,

13, 17, 23]. Die unterschiedliche Beobachtung klinischer und radiologischer Arthrosehäufigkeit liegt darin begründet, daß strukturelle Veränderungen im Nativröntgenbild verzögert erfaßt werden.

Die Einteilung in eine primäre bzw. genuine Arthrose unbekannter Herkunft und sekundäre mit erkennbaren Ursachen, erlaubt zwar eine kausale Differenzierung, orientiert sich aber nur am gegenwärtigen Kenntnisstand kausaler Arthroseforschung und ist künftig in dem Maße revisionsbedürftig wie faßbare Ursachen für die Arthrose (sekundäre Arthrose), zunehmend auch für den Bereich der bis jetzt noch genuinen aufgedeckt werden [8].

Dabei ist die Arthrose – wie experimentelle Untersuchungen zeigen – ein multifaktorielles Leiden, bei der Kongruenzstörungen (sog. präarthrotische Deformität) eine häufige Ursache der sekundären Arthrosebildung sind, so bei der Hüfte mit 20–30% (durch Dysplasie, Epiphysiolyse, Morbus Perthes, Koxitiden und Frakturen) [3, 5, 7, 8, 9, 11].

Für die idiopathische Hüftarthrose wird eine Häufigkeit von 20–25% angenommen; Frauen sind häufiger als Männer betroffen (3:1) [17]. Die primäre Arthrose des Kniegelenkes tritt oft bilateral auf, ebenfalls bevorzugt bei Frauen, oft schon im 3. bis 4. Lebensjahrzehnt beginnend [8].

Neben monoartikulären gibt es symmetrisch monartikuläre Arthrosen. 70–80% aller Koxarthrosen sind bilateral. Polyartikuläre Formen betreffen verschiedene Gelenke, gelegentlich auch Polyarthrosen mit mehrfachem buntem Befall der Extremitätengelenke (angloamerikanisch GOA = generalisierte Osteoarthrose) [8].

Kennzeichnend ist ein schleichender Beginn mit fortschreitender Dysfunktion bis zu mehr oder weniger vollständiger Gelenkzerstörung mit schwerem Funktionsverlust im Endstadium (Tab. 14-3). Dabei kann infolge der Kompensationsfähigkeit der artikulären und periartikulären Strukturen die Arthrose lange stumm bleiben (ruhende Arthrose).

Das klinisch manifeste Krankheitsbild mit synovialitischer Reizung ist die aktivierte (Otte, 1969), dekompensierte (Wagenhäuser, 1971) oder irritierte (Susta, 1975) Arthrose [8, 15, 16, 21, 23]. Klinische Symptome sind Krepitation, Druckempfindlichkeit, Schwellung, belastungsabhängige Beschwerden, objektiv meßbare Funktionsstörungen, Überwärmung, später Kontrakturen und Wackelsteife.

Es kann zur Beinverkürzung mit statischen Störungen und sekundärer Mitbeteiligung anderer Gelenke und statisch bedingten Rückenbeschwerden kommen mit Dysfunktion der Iliosakralgelenke. Begleitend treten noch Muskelatrophien an den betroffenen Partien, Muskelhärten und dystrophische Gewebsveränderungen im Gelenkbereich auf.

Tabelle 14-3 Stadien der arthrotischen Gelenkveränderung.

Stadium I vorübergehende Symptomatik und frühzeitige Ermüdung
Stadium II deutlich stetige Verschlechterung, schmerzhafte Bewegungsbehinderung, Ruheschmerzen und zunehmende Funktionsstörung
Stadium III Dauerschmerz und erhebliche Funktionseinschränkung, Gelenkkörperdeformierung, Kontrakturen, Wackelsteife

Da die Arthrose mit zunehmendem Alter gehäuft auftritt, liegt oft Multimorbidität vor.

1.2 Diagnostik

Die Anamnese, insbesondere die Schmerzanamnese (Tab. 14-4), klinische Funktionskontrolle, Prüfung von Gang, Gehstrecke, Kraftentfaltung der gelenkübergreifenden Muskulatur und die klassische Röntgenuntersuchung führen zur Diagnose. Gelegentlich sind spezielle Verfahren wie Bein-Langaufnahmen, Defilé-Aufnahmen des Kniegelenkes oder – in Anfangsstadien, z. B. bei Verdacht auf Hüftkopfnekrose – auch kernspintomographische Untersuchungen und Szintigraphien erforderlich [6, 14, 18]. Die Funktionsveränderung wird im Verlauf klinisch nach der Neutral-0-Methode dokumentiert.

Von Laboruntersuchungen sind nur wenig Aufschlüsse zu erwarten, bestenfalls Blutsenkungsveränderungen bei synovialitischen Reaktionen, Harnsäureerhöhung bei Gicht oder rheumatische Parameter bei entzündlich-rheumatischen Erkrankungen.

Die durchaus spezifische Keratansulfatbestimmung als Serumnachweis spezifischen Kollagenabbaus sprengt die Möglichkeiten des Routinelabors [11, 18].

1.3 Therapie

Zunächst ist zu entscheiden, ob vorrangig operative gelenkerhaltende Maßnahmen notwendig

Tabelle 14-4 Bewertung der Hüftgelenksfunktion bei Arthrose (aus[14]).

Schmerzen	*Motilität*	*Gang*
0 Schmerzen sehr stark und dauernd	Ankylose in schlechter Stellung	unmöglich
1 Schmerzen sehr stark, stören den Schlaf	Ankylose in günstiger Stellung	nur mit Krücken
2 starke Schmerzen beim Gehen hindern jede nützliche Aktivität	Flexion < 40 Grad, Abduktion = 0 Grad oder leichte Fehlstellung	nur mit 2 Stöcken
3 starke Schmerzen, erträglich, eingeschränkte Aktivität	Flexion 40–60 Grad	weniger als 1 Std. mit 1 Stock sehr schwierig ohne Stock
4 Schmerzen gering beim Gehen, verschwinden in Ruhe	Flexion 60–80 Grad, Schuhbinden möglich	mit 1 Stock 1 Std., kurze Zeit ohne Stock (mit Hinken)
5 leichte Schmerzen, inkonstant, hindern die normale Aktivität nicht	Flexion 80–90 Grad, Abduktion > 25 Grad	ohne Stock mit leichtem Hinken
6 keine Schmerzen	Flexion > 90 Grad, Abduktion > 25 Grad	normal

wären. Ist ein gelenkerhaltender Eingriff nicht mehr indiziert, so kann durch konservative Therapie der Gelenkersatz zeitlich prolongiert werden, vorausgesetzt es entstehen dadurch nicht zusätzlich erhebliche Folgeschäden an Muskulatur, anderen Gelenkabschnitten oder der Statik. Die konservative Therapie richtet sich ihrerseits nach dem ruhenden oder aktivierten Stadium, danach, ob es sich um eine beginnende oder „ausgebrannte Arthrose" handelt.

Die Ziele der Arthrosebehandlung sind in Tabelle 14-5 aufgeführt.

An *konservativen Behandlungsmöglichkeiten* stehen zur Verfügung [1, 2, 4, 10]:
- medikamentöse Schmerzbekämpfung, Myotonolyse, Antiphlogese (NSAR und SAR),
- periartikuläre Infiltrationen (Lokalanästhesie, Kortikoide, umstimmende Substanzen)
- Segmenttherapie, Plenosolbehandlung
- intraartikuläre Injektionen (Kortikoid, umstimmende Substanzen, Chondrotrophika)
- Plexusanästhesie, Obturatoriusblockade
- lokale antiphlogistische und hyperämisierende Externa

Tabelle 14-5 Ziele der Arthrosebehandlung.

- Schmerzreduktion
- Funktionsverbesserung bei gleichzeitiger Kontrakturbehebung
- Steigerung der Belastungsfähigkeit durch Aufkräftigung der gelenkstabilisierenden Muskulatur
- Verbesserung der Gelenktrophik

- Belastungsregulation (so wenig Belastung wie nötig, so viel Bewegung wie möglich)
- in akuten Fällen Ruhigstellung und Bettruhe
- Gewichtsreduktion
- Gehstockentlastung
- Pufferabsätze
- kontralaterale Schuhranderhöhung bei einseitig lokalisierten Kniegelenksarthrosen
- fixierende oder stützende Verbände und Bandagen
- intermittierende (Geräte-)Extensionen
- manuelle Piccolotraktion
- Schlingentischbehandlung
- Thermotherapie (Wärme auf kontrakte Muskulatur), im subakuten und chronischen Stadium auch auf das Gelenk
- Moorbreibäder, Naturmoor und Fango lokal
- heiße Rolle und feuchte Wärme auf die umgebende Muskulatur
- orthopädietechnische Versorgung (Gehstock, Pufferabsatz, Fersenkeil, Toilettensitzerhöhung, Erlanger-Bandage für die Hüfte bei Sprunggelenksarthrosen, Arthrodeseschuh)
- krankengymnastische Kräftigung der gelenkstabilisierenden Muskulatur
- aktiv geführte Bewegungen, je nach Stadium auch mit vorsichtigem Nachdehnen in der postisometrischen Relaxationsphase
- Dehntechniken zur Kontrakturbehandlung
- Bewegungsbad, ggf. auch Schwimmen
- krankengymnastisches und ergotherapeutisches Erlernen gelenkschonender Alltagsbewegungen und Gelenkschutz im allgemeinen
- Abbau pathologischer Stereotypen
- CPM (continuous passive motion; fremdkraftbetriebene Schienenbehandlung)

- Fahrradergometer
- Ultraschall auf tendopathische periartikuläre Strukturen
- Iontophorese und diadynamische Strombehandlung
- Interferenzstrom mit resorptiver Wirkung
- Stangerbad, ersatzweise 2-Zellen-Bad.

Im aktivierten Stadium erfolgen zunächst Entlastung und Ruhigstellung des betroffenen Gelenkes in funktionsadäquater Position, Antiphlogese und Kältetherapie, erst danach Gelenkmobilisation und Aufkräftigung.

Die aufgeführten Maßnahmen sind stadiengerecht, individuell als gebündeltes Maßnahmenpaket auszurichten und orientieren sich an Alter, Mobilität und Multimorbidität des Patienten unter Beachtung möglicher Kontraindikationen.

1.4 Sozialmedizin

Bei Hüft- und Kniegelenksarthrose sollte für eine adäquate Adaptierung des Arbeitsplatzes gesorgt werden. Eine Umsetzung auf leichtere körperliche Arbeit soll erfolgen, die vorwiegend in sitzender Position verrichtet werden kann. Vermieden werden müssen schweres Heben und Tragen, Kälte- und Nässeexposition, häufiges Treppensteigen und Zwangshaltungen für Hüft- und Kniegelenke.

Dies ist aber in ganz erheblichem Maße von der Motivation des Betroffenen abhängig und von der betrieblichen Kooperation. Bei schweren Arthrosen läuft es in aller Regel auf die Invalidisierung hinaus, zumal es sich auch noch um ein chronisch prozeßhaftes Leiden handelt mit fortschreitender Tendenz, nachfolgenden operativen Eingriffen und häufig längerfristiger Arbeitsunfähigkeit.

Prävention ist auf die Beseitigung oder Minderung ursächlicher Faktoren (alimentäre Faktoren, Gewichtsreduktion, Arbeitsplatz usw.) gerichtet [3, 4, 10].

Nicht der Schmerz, sondern die meßbare Funktionsstörung ist das Kriterium in der sozialmedizinischen Begutachtung.

Funktionsstörungen bei einseitiger Koxarthrose von 0° – 0° – 90° entsprechen einer Minderung der Erwerbsfähigkeit (MdE) von 10 v.H., von 0° – 30° – 90° einer MdE von 20 v.H. [19, 20].

2 Umstellungsosteotomien

2.1 Indikationen und Formen

Als gelenkerhaltende, korrigierende Eingriffe kommen Umstellungsoperationen in Betracht

- bei noch ausreichender Funktion des Gelenkes, aber schon erkennbarer Arthroseprogredienz und bestehenden Beschwerden
- bei jüngeren Patienten [5].

Umstellungen können im Hüftbereich valgisierend, varisierend, derotierend und flektierend erfolgen [1, 3]; zusätzlich kann die druckaufnehmende Pfannengelenkfläche durch eine Chiari-Osteotomie, appositionelle Pfannendachplastik oder andere operative Methoden (nach Pemberton, Salter oder Tönnies) verbessert werden.

Umstellungsosteotomien am Kniegelenk können suprakondylär am distalen Femur oder infrakondylär an der proximalen Tibia erfolgen, ebenfalls im Sinne der Valgus- oder Varusumstellung, je nach zu entlastendem Gelenkkompartiment; Flexionsosteotomien erfolgen gelegentlich bei Genu recurvatum.

2.2 Therapie

Die Aufbelastung bei Gelenkumstellungen ist durch die allgemeine Heilungstendenz der betroffenen osteotomierten Knochen vorgegeben.

So ist eine Umstellung im Bereich des Kniegelenkes etwa nach 8 – 10 Wochen voll belastungsfähig, eine Hüftumstellung nach 12 Wochen. Zwischenzeitlich erfolgt die *Aufbelastung:* in beiden Fällen bis zur 6. Woche mit ausschließlicher Abrollimitation im sogenannten 3-Punkte-Gang mit Stock- oder Gehwagenentlastung.

Nach erneuter röntgenologischer Kontrolle nach der 6. Woche erfolgt dann eine *Belastungssteigerung* auf 25 kp, zunehmend schneller für Kniegelenksumstellungen, Übergang auf den 2-Punkte-Gang bis hin zur Belastung mit einem Gehstock.

Die Aufbelastung bei Hüftgelenksumstellungen erfolgt wie bei zementfrei implantierten Hüftgelenksendoprothesen:

- 2-Punkte-Gang mit zwei Gehstützen ab der 10. postoperativen Woche
- volle Belastung nach erneuter Röntgenkontrolle, in der Regel nach der 12. postoperativen Woche.

Krankengymnastisch erfolgt ein dynamisches Training der knie- oder hüftstabilisierenden Muskulatur, anfangs geführte Gelenkbewegungen, Gangschulung im entlastenden Gang, Übungen im Bewegungsbad und im Schlingentisch, unterstützt durch CPM (continuous passive motion) und Fahrradergometertraining.

Dabei ist zu beachten, daß keine Widerstandsübungen am „langen Hebel“ erfolgen, die zur Lockerung oder Aufbiegung des Osteosynthesematerials und zum Klaffen der Osteotomie führen könnten.

Bei weitgehender knöcherner Konsolidierung können auch Übungen im Kufen- und Abduktionswebstuhl und Walking im Schlingentisch erfolgen.

Der flankierende Einsatz elektrotherapeutischer Maßnahmen bei Muskelatrophie oder passageren motorischen Störungen kann im Hüftgelenksbereich problemlos, am Kniegelenk metallfern durchgeführt werden. Hochfrequenztherapie verbietet sich am operierten Bein. Zusätzlich als entstauende Maßnahme manuelle Lymphdrainage; der gleichzeitige günstige Einfluß auf die Funktionsverbesserung ist immer wieder erstaunlich. CO_2-Bäder wirken trophikverbessernd und muskelstimulierend.

2.3 Sozialmedizin

Die gelenkerhaltende, umstellende Operation bessert lediglich die Prognostik, nicht den aktuell bestehenden Gelenkbefund, so daß die zu diesem Zeitpunkt bestehenden Leistungseinschränkungen auch sicher fortbestehen.

Eine leichte körperliche Arbeit, ohne schweres Heben und Tragen, vorwiegend im Sitzen, ohne langes Stehen, ohne Treppen- und Gerüststeigen, und unter Vermeidung von stetiger Kälte- oder Nässeexposition ist möglich. Diese Tätigkeiten sind vollschichtig durchführbar.

Je nach Ausprägung der Arthrose und Funktionsstörung sowie begleitender weiterer Gelenkarthrosen fällt die sozialmedizinische Beurteilung weiter einschränkend aus. Ggf. ist bei Polyarthrosen großer Gelenke eine Erwerbstätigkeit fraglich.

Am Arbeitsplatz empfehlen sich Zurichtungen (Stuhl, ggf. Arthrodesestuhl, rückengerecht angepaßter Arbeitstisch, möglichst stufenfreies Gehen, weiche Bodenqualität, Kunststoff-, Gummi-, Holz-, Teppichböden, keine Stein-, Pflaster-, Fliesen-, Betonböden). Bei der Leistungsbeurteilung sind auch Anmarschwege zu berücksichtigen, die bei ausgeprägten Arthrosen, auch nach gelenkerhaltenden Umstellungsoperationen, oft deutlich kürzer sein müssen.

3 Hüftgelenksendoprothetik

Die meisten endoprothetischen Implantate erfolgen am Hüftgelenk. Nach Marktanalysen sind in den letzten Jahren in der Bundesrepublik etwa 55 000 Hüftgelenksprothesen jährlich implantiert worden, weltweit 500 000 pro Jahr mit steigender Tendenz [7].

3.1 Material und Methoden

Aktuell gebräuchlichste Paarungen zwischen Hüftkopf und -pfanne sind Keramik/Keramik, Polyäthylen/Keramik, Polyäthylen/Metall. Dabei sind drei Verankerungssysteme im Knochen möglich:

- Zementiert verankerte Totalendoprothesen (sowohl Schaft als auch Pfanne); das Hauptproblem liegt dabei in der dauerhaften Verankerung der Implantate, was heute bei vollzementierten Endoprothesen mit einem nur sehr dünnen Palacossaum erfolgt. Andererseits existieren über die zementierten Endoprothesen die längsten klinischen Beobachtungszeiträume.
- Teilzementiert (Schaft), um eine frühe Mobilität bei älteren Patienten zu erreichen
- Zementlose Verankerung der Totalendoprothese (in der Regel bei jüngeren Patienten).

Die zementfreie Pfannenverankerung erfolgt nach zwei Prinzipien:

- schraubenfixierte Press-Fit-Pfanne
- Schraubpfannen mit Gewindegestaltung mit einer hohen Primärstabilität [7].

Die Schaftimplantate, häufig aus Titanschmiedelegierung, haben verschiedene Verankerungstypen:

- distale Schaftfixation
- proximale Schaftfixation
- anatomische Fixation mit weitgehendem knöchernem Kontakt, vollstrukturierter Oberfläche (Rechts-/Links-Modell) bis hin zu sogenannten CAD-Prothesen (computer-assisted-designed) mit Anpassung des Prothesenschaftes an individuelle knöcherne Verhältnisse.

Nach Willert wird die Hüftgelenkstotalendoprothese des Jahres 2000 weitestgehend der heutigen entsprechen. Vermutlich werden wir auch in Zukunft nebeneinander die verschiedenen Verankerungstypen sehen, überwiegend wohl teilzementierte und zementfreie Endoprothesen [7].

3.2 Postoperativer Zustand

In der postoperativen Frühphase bestehen häufig noch Schmerzen und die Wundheilung läuft ab, gelegentlich mit Wundheilungsstörungen. Überhaupt sind in der Frühphase Komplikationen wie Stauungen, Thrombosen, Embolien möglich. Hierauf ist zu achten, die Therapie entsprechend auszurichten und ggf. sind frühzeitig Gegenmaßnahmen zu ergreifen. Es bestehen verminderte Belastungsfähigkeit, Gangunsicherheit, häufig muskuläre Atrophien, Tendomyopathien und Insertionstendopathien und die Gefahr der heterotopen paraartikulären Verkalkung; zusätzlich kann es infolge Längendifferenz zu Begleittendomyopathien in der Lenden-Becken-Hüft-Region kommen.

3.3 Therapie

Die Ziele der Therapie nach Hüftgelenksendoprothesenimplantation sind in Tabelle 14-6 aufgeführt. Die krankengymnastische Behandlung ist immer befund- und individuell leistungsangepaßt, dabei im Hinblick auf den Implantattermin zeitorientiert [2, 4].

- Anfangs geführte aktive Bewegungen, dynamische Aufkräftigung der hüftstabilisierenden Muskulatur, Gangschulung, zusätzlich Übungen im entlastenden Bewegungsbad ab der 3. Woche
- mit zunehmender Kraftentfaltung Übungen auch gegen Widerstand am „kurzen Hebel" (!)
- bei Innervationsstörungen Übungsaufbau über PNF-Muster, zusätzlich Übungen im entlastenden Schlingentisch, später bei unproblematischem Verlauf auch Walking im Schlingentisch gegen dosierte Widerstände zum weiteren Kraftgewinn
- vorsichtige Dehntechniken bei Kontrakturen (auch Bauchlagerung), Ausnutzung der postisometrischen Relaxationsphase, Unterstützung durch CPM und frühzeitiges Üben auf dem Fahrradergometer, ohne wesentlichen Widerstand (50 Watt), flankierend Wärmetherapie der Oberschenkel- und Gesäßmuskulatur (nicht im Wundbereich) zur Detonisierung
- Eisapplikation und Kaltlufttherapie im OP-Bereich im Anschluß an die Krankengymnastik
- Wärmetherapie muß bei Verdacht auf beginnende paraartikuläre Ossifikationen grundsätzlich unterbleiben; hier erfolgt Stoffwechselreduktion durch Kältetherapie (oral: Diphos bzw. Amuno)
- Höhenausgleich bei Beinlängendifferenz (frühzeitig bei verlängertem operiertem Bein, verzögert bei verkürztem operiertem Bein)
- manuelle Lymphdrainage zur Zirkulationsverbesserung mit komprimierendem Auswickeln
- Elektrotherapie zur Aufarbeitung von neuromuskulären Störungen: Exponentialstrom zur Lähmungsbehandlung, ggf. auch stabile Galvanisation bei Dysästhesien

Tabelle 14-6 Behandlungsziel nach Hüftgelenkstotalendoprothesen.

– regulärer Abschluß der Wundheilung und Behebung von Zirkulationsstörungen – Funktionsverbesserung der operierten Hüfte – Beseitigung von Kontrakturen – Aufkräftigung der hüftübergreifenden Muskulatur – Herstellung der Gangsicherheit (auch im entlastenden Gang) – zeitgerechte, prothesenadaptierte Aufbelastung – Minderung/Beseitigung passager auftretender neurologischer Störungen (Femoralisparese, Peronäusparese)

3.4 Differenzierte Aufbelastung

Die Angaben operierender Kliniken zur postoperativen Aufbelastung zeigen außerordentlich wenig Übereinstimmung [3]. Für Therapeuten wie Patienten sind aber verläßliche einheitliche Vorgaben wichtig. Im folgenden werden jahrelang bewährte Richtlinien dargestellt (Tab. 14-7). Dabei gelten nach wie vor differenzierte Aufbelastungsschemata für zementierte, teilzementierte und zementfrei implantierte Prothesen. Diese gelten selbstverständlich nur für die problemfreie Implantation und bei postoperativ unproblematischem Verlauf. Auf aktuell durchaus andere Vorstellungen mit früherer Aufbelastung sei in diesem Zusammenhang hingewiesen [1].

3.5 Weitere Beobachtungen und Kontrollen während der Rehabilitation

- Röntgenkontrolle der operierten Hüfte nach der 6. und 12. postoperativen Woche bei komplikationslosem Verlauf
- zu beachten: Überwärmung im OP-Bereich, Funktions- oder Druckempfindlichkeit, zunehmender Funktionsschmerz als Zeichen einer Infektion oder Entwicklung einer paraartikulären Ossifikation
- Laborkontrolle
- ggf. frühzeitige Infektbehandlung oder bei heterotoper Ossifikation Reduzierung der Maßnahmen, Kryotherapie, medikamentöse Behandlung (Indometacin, Diphos); häufig wird heute perioperativ eine Radiatio durchgeführt
- Thromboseprophylaxe: in der frühen Rehabilitationsphase bei verminderter Mobilität und Risikofaktoren, Fortführung der Thromboseprophylaxe mit Heparinpräparaten und regelmäßiger Dekompression (Auswickeln, Kompressionsstrümpfe)

Tabelle 14-7 Richtlinien zur postoperativen Aufbelastung.

zementierte Hüftgelenksendoprothese – zunächst vegetative Gymnastik – frühpostoperatives Aufstehen innerhalb der ersten postoperativen Tage mit Stockentlastung – bis zur 3. postoperativen Woche Abrollimitation (AI = ca. 10 kp) im 3-Punkte-Gang (3-PG) mit zwei Gehstockstützen (2 GSt) – weitere Aufbelastung bis Ende 4. Woche – 2-Punkte-Gang (2-PG) mit 2 GSt (= hälftige Entlastung) ab 5. postoperative Woche – nach der 6. postoperativen Woche Gehen mit 1 GSt oder Handgehstock kontralateral
teilzementierte Hüftgelenksendoprothese – AI (10 kp) bis incl. 6. postoperative Woche – 7. Woche (25 kp) im 3-PG mit 2 GSt – 8. Woche 2-PG (hälftige Belastung) mit 2 GSt – 9.–10. Woche Umstellung auf einen Gehstock, kontralateral
zementfrei implantierte Hüftgelenksendoprothese – AI im 3-PG mit 2 GSt bis einschließlich 6. postoperative Woche – 7.–8. postoperative Woche 25 kp – 8.–9. Woche weitere Aufbelastung im 3-PG mit 2 GSt – ab 10. Woche 2-PG mit 2 GSt – Ende der 12. Woche 1 GSt kontralateral

– weitere Funktionskontrolle zur Beobachtung des Funktionsgewinns oder ggf. – bei Steady state – zur Therapiemodifikation [2, 4].

3.6 Sozialmedizin

Im allgemeinen bestehen dieselben beruflichen Kriterien wie bei der Koxarthrose: Zu vermeiden sind große Wegstrecken, ausschließliches Gehen und Stehen, schweres Heben und Tragen sowie Zwangshaltungen. Leichte körperliche Arbeit, vorwiegend in sitzender Position, sind aber durchaus vollschichtig möglich.

Unproblematisch stellt sich die sozialmedizinische Beurteilung bei Schmerzfreiheit, guter Einheilung und guter Funktion. Reduziert ist die Einsatzfähigkeit – möglicherweise bis zur Erwerbsunfähigkeit – bei fortbestehender Funktionseinschränkung oder begleitenden Arthrosen anderer großer Gelenke. Nach idealem Operationserfolg ergibt sich eine MdE von 20% nach Ablauf des zweiten Jahres nach Protheseninplantation [5, 6].

Bei doppelseitiger Hüftendoprothese ist die Invaliditätseinschätzung uneinheitlich [5]. Wir sind mit Rompe und anderen der Meinung, daß bei doppelseitiger Hüftendoprothetik mit gutem postoperativem Erfolg eine überwiegend sitzende Tätigkeit durchaus vollschichtig zumutbar ist [5].

4 Kniegelenksendoprothetik

4.1 Material und Methoden

Die Kniegelenksendoprothetik stellt sich nicht so problemfrei wie die Hüftprothetik dar. Gründe hierfür sind:
- geringere Weichteildeckung
- physiologisch-polyzentrische Kniegelenksachse
- ausschließliche Bandführung des Kniegelenkes
- am Bewegungsspiel beteiligte größere Anzahl von Gelenkpartnern.

Zur Zeit werden jährlich etwa 17 000 Kniegelenksprothesen implantiert [3].

Dabei kommen die in Abbildung 14-3 dargestellten Möglichkeiten des Gelenkflächenersatzes in Betracht [1].

Zur Vermeidung der Luxation oder Subluxation der Patella erfolgt eine Adaptation der femoralen Patellagleitfläche, bei bestehender femuropatellarer Arthrose auch die Implantation eines Patella-Inlays.

Über die Langzeitprognose der Kniegelenksendoprothese ist noch zu wenig bekannt; damit wird die Indikation im Sinne einer unteren Altersgrenze restriktiv gehalten.

4.2 Wichtige Fakten für die postoperative Rehabilitation

Im wesentlichen wird die Weiterbehandlung davon mitbestimmt, ob noch ein intakter Bandapparat vorhanden ist. Dies wird beim reinen Oberflächenersatz (unikondylär oder bikondylär) vorausgesetzt. Beim *semi-constrained replacement* existieren nur noch extraartikuläre Bandstrukturen, auf die letztendlich auch beim achsengeführten totalen Kniegelenksersatz (fully-constrained replacement) völlig verzichtet wird (s. Abb. 14-3).

Aufgrund der deutlich geringeren Weichteilabdeckung und der ohnehin verminderten Blutzirkulation im peripatellären Bereich werden häufiger Wundheilungsstörungen beobachtet. Außer Infektionen sind vor allem Prothesenlockerungen das größte Problem, wobei der tibiale Gelenkanteil besonders gefährdet ist [1].

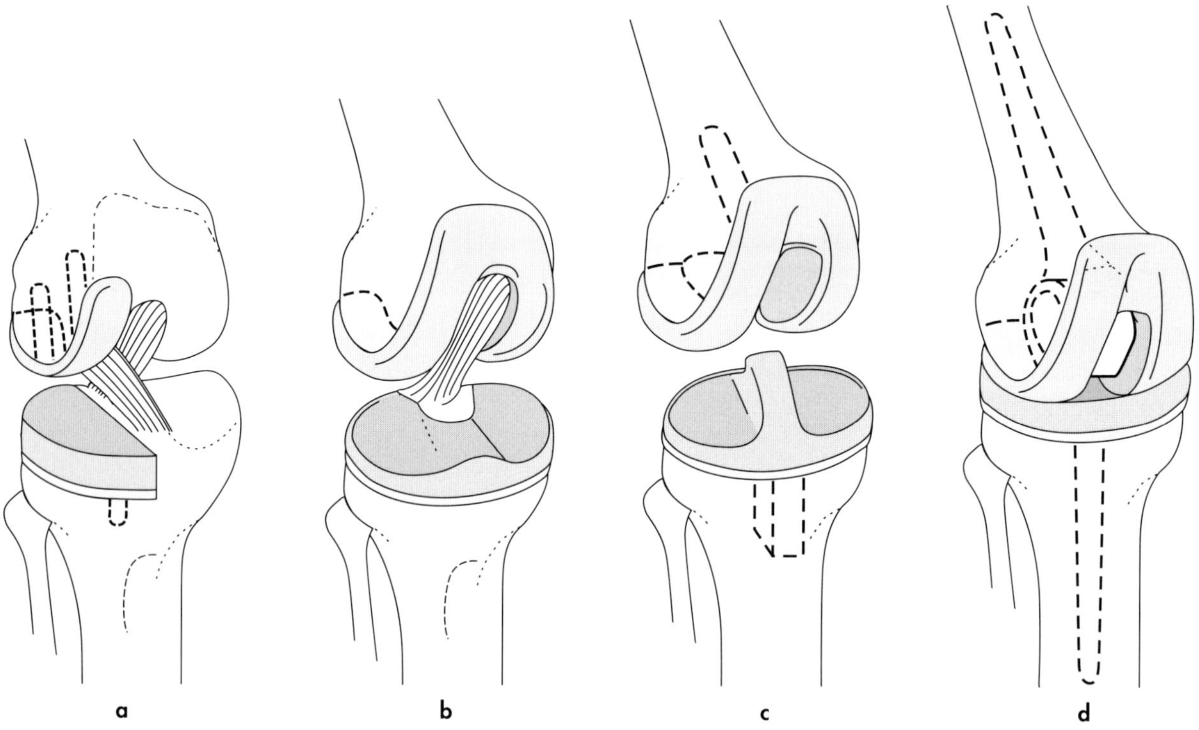

Abb. 14-3 Möglichkeiten des Gelenkflächenersatzes bei Kniegelenksendoprothetik.
a) unikompartimentaler Oberflächenersatz (Schlittenprothese) bei Fehlstellung und betonter Arthrose in einem Kompartiment
b) ungekoppelter Oberflächenersatz für das ganze Kniegelenk (non constrained prothesis) bei noch stabilem Bandapparat
c) kompletter Kniegelenksersatz mit interkondylärer Führung (semi-constrained)
d) achsengeführte totale Kniegelenksendoprothese mit eingebautem Scharniergelenk (fully-constrained)

Die Implantation kann auch hier zementfrei oder zementiert erfolgen; die zementfreie Fixation wird aktuell bei sehr guter Verträglichkeit von Titan zu Knochen bevorzugt. Dennoch ist aus stereoradiographischen Untersuchungen an markierten Kniegelenksendoprothesen eine Migration der Gelenkimplantate nachgewiesen [1].

4.3 Therapie

An *krankengymnastischen Maßnahmen* werden durchgeführt:
- dynamisches Training der kniestabilisierenden Muskulatur, vorwiegend des M. vastus medialis bei gleichzeitiger Stützung der Patella im Gleitlager
- Beübung des Tractus ilio-tibialis und Dehntechniken für die ischiokrurale Muskulatur
- dosierte manuelle Patellamobilisation
- aktiv geführte Bewegungen, später auch vorsichtig passives Nachdehnen [2, 4].

Das Training zielt vor allem auf volle Streckbarkeit hin und auf eine Beugefähigkeit von 90°, unterstützt durch CPM (continuous passive motion). Innerhalb von 4–6 Wochen postoperativ sollte bei Stabilität des Implantates eine Streckung bis nahezu 0° erreichbar sein und die Beugung bis etwa 90° gelingen. Eine übertriebene Mobilisation mit höheren Zielen in kürzerer Zeit stellt die Beschwerdefreiheit und Funktionssicherheit in Frage. Flankierend kann vor der Krankengymnastik peripher auf die unter Umständen kontrakte Oberschenkelmuskulatur eine Wärmeanwendung erfolgen (heiße Rolle, Fango-/Moor-Packung). Während und auch vorwiegend nach der krankengymnastischen Anwendung soll Kälte auf das Gelenk appliziert werden. Dabei muß eine direkte Anwendung der Kälte auf die Patella und peripatelläre Zone wegen der dort ohnehin verminderten Blutzirkulation möglichst vermieden werden [4].

4.4 Aufbelastung

Die Aufbelastung erfolgt analog der Hüftendoprothese unter Entlastung mit zwei Gehstockstützen.

Bei zementierter Implantation ist in der 3.–4. Woche der Wechsel vom 3- zum 2-Punkte-Gang möglich; bei zementloser Implantation ist eine volle Belastbarkeit (wie bei der Hüftendoprothese) erst nach drei Monaten erreicht.

Gangmuster können ohnehin auch in Rückenlage simuliert oder als Walking im Schlingentisch, auf dem Laufband und als Übungen auf dem Fahrradergometer mit geringem Widerstand durchgeführt werden.

4.5 Kontrolle

Frühpostoperativ ist die Thrombose-/Embolie-Gefahr zu beachten, sowie weitere Komplikationen wie Infektionen, Lockerung und paraartikuläre Verkalkung. An Kontrolluntersuchungen müssen durchgeführt werden: regelmäßige klinische Funktionskontrolle zur Adaptation der Therapie, röntgenologische Kontrolle durch Nativ-Röntgenaufnahmen in zwei Ebenen nach der 6. und 12. postoperativen Woche bei sonst unproblematischem Verlauf. Bei Lockerungs- oder Infektionsverdacht empfiehlt sich Szintigramm oder Nanocoll-Szintigramm und entsprechende Laboruntersuchungen (BSG, Blutbild, alkalische Phosphatase).

4.6 Sozialmedizin

Bei guter Einheilung und schmerzfreier guter Funktion ist eine Erwerbsfähigkeit für leichte körperliche Arbeiten, ohne Zwangshaltungen, ohne schweres Heben und Tragen, in vorwiegend sitzender Position, durchaus gegeben. Größere Wegstrecken, Höhenunterschiede, Treppen und Gerüste müssen vermieden werden.

Da eine untere Altersgrenze für den künstlichen Kniegelenksersatz im allgemeinen eingehalten wird, stellt sich das Problem der Wiedereingliederung ins Erwerbsleben aus Altersgründen häufig nicht mehr, sodann auch nicht bei jüngeren Patienten mit komplizierenden Begleitarthrosen anderer großer Gelenke.

5 Amputationen

5.1 Ursachen der Amputation und Amputationshöhe

Amputationen – als Pero- oder Amelie, Folge von Krankheit, Gangrän, Infektion, Erfrierung, Unfall, Krieg und als drastische Strafe – begleiten seit 36 000 Jahren die Menschheitsgeschichte [14]. Höhlenmalereien in Spanien und Frankreich, später auch in Peru, New Mexiko und in den arabischen Ländern zeigen Fehlbildungen und Amputationen. Unsere Kenntnis der prothetischen Versorgung reicht über 2500 Jahre zurück (Aristophanes, Herodotus, erste kosmetische Armprothese einer ägyptischen Mumie 2000 v. Chr.) [14]. Die ersten Amputationen erfolgten in der Guillotine-Technik, später vorwiegend als Gelenkamputation (Ambroise Paré [1536]: erste Ellenbogenexartikulation; Syme [1842]: Amputation im Sprunggelenk) [14].

In der ersten Hälfte dieses Jahrhunderts erfolgten Amputationen noch überwiegend aufgrund von Kriegsverletzungen und schweren Unfällen; bei Dederich valutierten die Kriegsamputationen mit 60% [8]. Entwicklungen in Amputationstechnik und -versorgung waren somit vor allem auch Ergebnisse der Kriegschirurgie eines Jahrhunderts.

Demgegenüber hat sich heute ein Ursachenwandel vollzogen: eine ungleich höhere Zahl an Amputationen erfolgt wegen arterieller Verschlußkrankheiten [9, 10, 11, 17, 21, 23, 26].

Gefäßbedingte Amputationen machen bei Aalam (1993) 88% [1], Baumgartner (1973) 90% [2], Burges 52%, Kristen 57,5% und Hansen 82% [1] aus. Weitere Amputationsursachen sind Tumoren [4, 5]. Dagegen sind unfallbedingte Amputationen durch die Erfolge der Mikrochirurgie und Replantation deutlich rückläufig.

Parallel hierzu vollzog sich ein Wandel in der *Amputationshöhe*, die sich früher neben einer problemlosen Weichteildeckung des Stumpfes überwiegend an den vorhandenen Versorgungsmöglichkeiten orientierte (zur-Verth-Amputationsschema) [31].

Gelenkabsetzungen waren wegen prothetischer Versorgungsschwierigkeiten nicht üblich; heute ist dagegen eine Gelenkamputation (z. B. Kniegelenksexartikulation) prothetisch gut zu versorgen [20, 21, 24]. Aktuell wird die Amputationshöhe bestimmt [3]:
- von der größtmöglichen Stumpflänge
- von der erstrebten Endbelastbarkeit des Stumpfes
- von erkrankungsbedingten Vorgaben (traumatische Amputation, Durchblutungsstörung).

Eine ausreichende Stumpflänge garantiert ein gutes Prothesen-Fitting und -Handling.

Die Endbelastbarkeit eines Beinstumpfes ist proportional der Fläche des knöchernen Querschnitts; so bildet die Knieexartikulation, der Gritti- und Syme-Stumpf, mit elastischer Druckaufnahme im spongiösen bzw. knorpeligen Bereich eine gute Endbelastungsfähigkeit (Abb. 14-4) [3, 10].

Maligne Tumoren im Knochen- und Gelenkbereich – überwiegend bei jungen Patienten, wenn

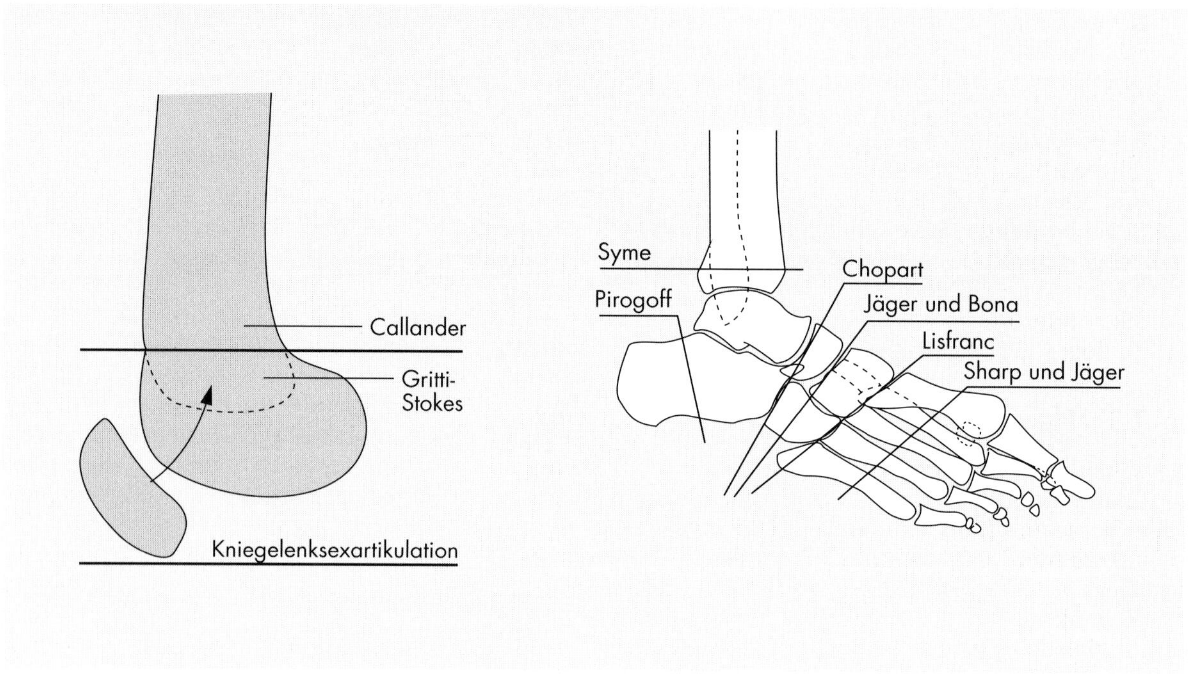

Abb. 14-4 Amputationshöhen in der Fußwurzel und am Kniegelenk und ihre Bezeichnungen (nach [10]).

Enukleation, En-bloc-Resektion und autologe Rekonstruktionen nicht möglich sind [4, 5, 27] – erfordern onkologische Radikalität durch Ablatio im Gesunden [7, 28]. Besonders bei kortikalisperforierenden Chondrosarkomen und Skip-Metastasen der Osteosarkome [12] ist eine ausreichende proximale Distanz zwingend. Seltenere Amputationen bei chronischer Osteomyelitis [1, 19] und bei schwersten Traumatisierungen und Verbrennungen sind in der Höhe bestimmt durch die Vitalität des Knochens und der deckenden Weichteile. Auch bei arteriellen Verschlußkrankheiten [1, 6, 21] stellt die Gangrängrenze bzw. das noch ausreichend vaskularisierte Gewebe die Amputationsgrenze; hier ist jeder Zentimeter Stumpflänge ein Gewinn [2, 3, 21].

5.2 Diagnostik

In der frühen postoperativen Phase ist die Beobachtung des Wundödems und der Wundheilung notwendig; auf evtl. Nachblutungen und Entzündungszeichen ist zu achten.

Zu Rehabilitationsbeginn erfolgt eine Bestandsaufnahme der Haut- und Wundverhältnisse, der Myoplastik und Kraftentfaltung am Stumpf und der Stellung und Funktion angrenzender Gelenke. Insbesondere gilt es, Beugekontrakturen, die eine statisch korrekte Prothesenbelastung stören, zu erfassen.

Eine bereits vorhandene prothetische Versorgung muß daraufhin überprüft werden, ob sie behinderungsadäquat, technisch vollkommen ausgeführt und passend ist.

Ebenso bedeutungsvoll wie der lokale Amputationsbefund ist das Gesamtleistungsvermögen des Betroffenen; dies kann nach längerer Bettlägerigkeit, nach kraftzehrenden Infektionen und Tumoren erheblich eingeschränkt sein. Besonders die Gruppe der AVK-Patienten verdient wegen der Krankheitsmanifestation an zahlreichen anderen Organen [16] mit kardialen und zerebralen Ischämien und Progression des Grundleidens besondere Aufmerksamkeit [1].

Da bei zerebrovaskulärer Insuffizienz bei den meisten älteren Amputierten mit erheblichen Orientierungs-, Aktivitäts- und Lerndefiziten gerechnet werden muß, ist gerade hier die allgemeine Leistungserfassung für die Therapieplanung und den zeitlichen Umfang bedeutungsvoll.

Die apparative Labordiagnostik erfolgt zur Erfassung von Entzündungsparametern, ggf. des Gerinnungsstatus oder der Tumormarker. Insbesondere bei AVK-Patienten müssen Laborparameter der Grundkrankheit (Diabetes, Hyperlipidämie, Hyperurikämie) kontrolliert werden; ebenso notwendig sind Blutdruck- und kardiale Kontrollen durch RR-Messung und EKG.

Röntgen- und weiterführende Strahlendiagnostik ist nur bei Verdacht auf Osteomyelitis, Sequester oder zum Ausschluß von paraartikulären Verkalkungen erforderlich.

Neben der Amputation und dem prothetischen Ersatz sind vor allem die psychischen Probleme des Amputierten bestimmende Faktoren im Rahmen seiner Resozialisierung. Die Amputation ist nicht nur ein somatischer Defekt, sondern sie verursacht auch eine psychische Krise mit persönlichen, gesellschaftlichen, beruflichen und wirtschaftlichen Schwierigkeiten, die der Amputierte bewältigen muß. Diese zweifelsohne problematische psychische Situation und Motivationslage ist zu Beginn der Rehabilitation gemeinsam mit dem Psychologen zu erfassen [1, 8, 18].

5.3 Therapie

Entscheidende Faktoren für die therapeutischen Maßnahmen sind:
- Prognose und Entwicklung der Grundkrankheit
- Umfang und Lokalisation des körperlichen Defektes
- Zeitpunkt und Qualität der umfassenden Rehabilitation (zügige Einleitung und behinderungszentrierte Teamarbeit) [1, 8].

Übergeordnete Reha-Ziele nach Amputation sind:
- Akzeptanz der prothetischen Versorgung
- ausreichender Gliedmaßenersatz für eine eigenständige Bewältigung der ADL (activity of daily living)
- Selbständigkeit im Prothesen-Handling und in der Stumpfpflege
- eigenständige Fortsetzung der Übungen und der Freizeitaktivitäten, soweit im Rahmen der Behinderung möglich, zur Abwendung weiterer Schäden
- Resozialisierung in Familie, Beruf und Gesellschaft.

Die Rehabilitation Amputierter ist der Präzedenzfall des Reha-Teams: Nur ein geschultes Team von Schwestern, Orthopädietechnik, Krankengymnasten, Ergotherapeuten, Psychologen, Sozialarbeitern unter fachlich kompetenter ärztlicher Leitung erreicht ein adäquates Ergebnis [13].

Für die *Rehabilitation von Beinamputierten* (die größte Zahl aller Amputationen) ergeben sich folgende Aufgaben:
- Muskelkräftigung, Funktionstraining und Abhärtung des Amputationsstumpfes zur Vermeidung von trophischen Störungen und Kontrakturen
- Optimierung körperlicher Voraussetzungen durch Schulung und Kräftigung der erhaltenen Extremitäten und der Rumpfmuskulatur sowie Training kompensatorischer Fähigkeiten
- Indikation, Herstellung und Anpassung von technisch einwandfreien Prothesen
- Schulung im Handling und individuelle Prothesengangschulung
- Behindertengerechte Anpassung des Wohn- und Arbeitsumfeldes.

Die Basisrehabilitation beginnt sofort postoperativ; alle unmittelbaren Behandlungsmaßnahmen nach der Amputation zielen darauf, das Auftreten von Ödemen [1, 15], Wundheilungsstörungen, Infektionen und Gelenkkontrakturen zu verhindern und durch Besserung des Allgemeinzustandes und der körperlichen Kondition eine möglichst schnelle postoperative Mobilisierung zu erreichen. In der frühen postoperativen Phase sind dies überwiegend *pflegerische Leistungen*.

Die *medikamentöse Therapie* umfaßt Antiphlogistika, Diuretika (nur selten indiziert), ggf. Antibiotika, gefäßaktive Substanzen und adäquate Behandlung der Grundkrankheit beim AVK-Patienten. Bereits postoperativ ist die *Behandlung der Risikofaktoren* notwendig, die zur Amputation führten, wie Hypertonie, Hypercholesterinämie, Hypertriglyzeridämie, Diabetes mellitus, Hyperurikämie, Durchblutungsstörung, Nikotin, Streß, Adipositas, Bewegungsmangel [16, 22].

Zur *prothetischen Versorgung* sind folgende Anmerkungen zu machen: Von Kostenträgerseite ist einerseits die prothetische Versorgung vor Beginn der Reha-Maßnahme gewünscht; Anpassungen und Reparaturen können dann allerdings umständlich sein, wenn am Rehabilitationsort der Hersteller nicht „vor Ort“ oder zumindest nicht in der direkten Umgebung ist. Optimal ist daher die Erstversorgung in der Reha-Klinik; ohnehin gehört dies zum eigentlichen Reha-Programm; das entsprechende orthopädische Know-how ermöglicht die prothetische Versorgung und notwendige stumpfbedingte Nachbesserungen u. a. auch in Absprache mit den Reha-Therapeuten [13]. Im Hinblick auf eine schlüssige Behandlungskette für den Betroffenen ist die Frage der Kostenzuständigkeit nachrangig und zweifellos lösbar. Somit ist eine frühzeitige Reha-Einleitung innerhalb der ersten beiden Wochen nach der Operation anzustreben.

Die prothetische Versorgung muß technisch den spezifischen Stumpf- und allgemeinen statischen Gegebenheiten entsprechen und die körperliche und mentale Fähigkeit des Betroffenen für das spätere Handling berücksichtigen; direkt postoperativ kann über einen anmodellierten Gipsköcher eine sog. Sofortversorgung (immediate fitting) erfolgen.

Eine weitere Frühversorgung wird mit einer wiederverwendbaren Therapieprothese, die mit einer pneumatischen Manschette jedem Stumpf angepaßt werden kann (Saarbrücker Frühversorgungsprothese, Otto Bock) ermöglicht.

Favorisiert wird heute die sog. *Frühversorgung mit thermoplastisch angeformtem Schaft* (Interimsprothese) und Rohrskelett-Baumodule, welche dann später in der endgültigen Versorgung wiederverwendet werden. In der Folgezeit sind durch Stumpfänderungen häufig Korrekturen durch Korkeinlagen oder thermoplastische Verformung notwendig.

Die endgültige Prothesenversorgung erfolgt erst, wenn keine weitere Stumpfänderung mehr auftritt. Da die Stumpfhaut durch unphysiologisch starke Belastungen und schweißbedingte Irritationen, insbesondere bei Durchblutungsstörungen gefährdet ist, muß frühzeitige Unterrichtung in eigenständiger Hautpflege und Abhärtung des Stumpfes durch Bürsten und kalte Waschungen erfolgen; dies erfordert die eigenverantwortliche Mitarbeit des Amputierten [1].

Die notwendige Kraft und Geschicklichkeit zur Prothesenführung erlangt der Beinamputierte in *krankengymnastischer Einzelbehandlung*. Cotta und Baumgartner [1] empfehlen bei planbaren geriatrischen Amputationen den Beginn der Physiotherapie bereits vor dem Eingriff. Aufgaben der Krankengymnastik sind:
- Förderung der Durchblutung und Kräftigung der Stumpfmuskulatur, Mobilisation angrenzender Gelenke
- Prophylaxe, ggf. Behebung von Gelenkkontrakturen durch Lagerung, Frühbeübung und Dehntechniken
- Kräftigung der Muskulatur der erhaltenen Gliedmaßen und des Rumpfes
- Vermittlung von neuem Gleichgewichtsgefühl nach Gliedmaßenverlust
- Hebung des Allgemeinzustandes durch Beeinflussung des Herz-Kreislauf-Systems.
- Gehschulung
- Selbsthilfetraining und Übung von täglichen Verrichtungen.

Die *Gangschulung* erfolgt bei der Frühversorgung mit der Interims- oder der sog. Frühversorgungsprothese, je nach Alter und Trainingszustand über Gehwagen, Gehbarren, Unterarmgehstöcke bis hin zum freien Gehen. Ziel ist ein harmonischer und vor allem ökonomischer Prothesengang, um die amputationsbedingte Mehrbelastung möglichst geringzuhalten [29]. Ist ausreichend Stand- und Gangsicherheit erreicht, können Alltagssituationen geübt werden, die den Patienten in seiner gewohnten Umgebung von fremder Hilfe möglichst unabhängig machen. Dabei kann bei jüngeren Patienten eine breitere Palette solcher Alltagssituationen geübt werden als bei Altersamputierten. Gerade der Jüngere kann auch erleben, daß sportliche Betätigung durchaus wieder möglich wird.

Der *psychischen Bewältigung und Motivation* dient die Transparenz der Verordnung und die Einsicht in physiologische Zusammenhänge, um eine schnelle Verarbeitung des Verlustes, die Akzeptanz des Hilfsmittels zur Behinderungsbewältigung zu erreichen. Zudem müssen der jüngere Beinamputierte und seine Umgebung in Fragen der Reintegration in Familie und Beruf, des Sexuallebens und der Partnerbeziehung beraten und – bei Tumorerkrankung – geführt werden.

Der ältere, meist hilflosere Amputierte reagiert oft mit Unsicherheit und innerem Rückzug. Er bedarf besonders der psychischen Stützung in Fragen der Eigenständigkeit und Selbstversorgung. Dabei bestehen bei allgemeinen Gefäßerkrankungen mit zerebrovaskulärer Insuffizienz erhebliche mentale Probleme und Lernschwierigkeiten. Hier hilft ein Hirnleistungstraining, das von der Ergotherapie angeboten wird; dort erfolgt auch die Hilfsmittelschulung, die Versorgung mit weiteren kleinen Haushaltshilfen und das Einüben täglicher Fertigkeiten.

5.4 Komplikationen und Probleme

Nach Amputationen können Sensationen und Schmerzen auftreten, die sich – therapeutisch relevant – folgendermaßen differenzieren lassen:
- Stumpfschmerz
- Phantombeschwerden:
  - Sensationen
  - Schmerzen.

Stumpfschmerzen werden am Stumpf empfunden und sind somatisch ausgelöst durch
- Druck- und Scheuerstellen, Prothesenrandknoten, Einschnürungen und Stauungen
- Durchblutungsstörungen, kontrakte Faszien, Exostosen, Neurome, Infekte des Knochenstumpfes oder der Weichteile.

Diese organischen Ursachen ermöglichen einen direkten therapeutischen Zugriff durch konservative oder operative Maßnahmen.

Phantombeschwerden – schmerzfrei als Phantom*sensation* oder, ungünstiger, als Phantom*schmerzen* – sind spezifisch sensorische Realitäten und treten erfahrungsgemäß häufig dann auf, wenn lange vor der Amputation schwere Durchblutungsstörungen oder Infektionen schmerzhaft bestanden haben. Grundsätzlich kann jeder Amputierte Phantombeschwerden bekommen. Handlungsbedarf besteht bei Phantom*schmerzen*; medikamentös kommen zentralwirkende und dämpfende Substanzen in Betracht; eine periphere Analgesie ist in der Regel wirkungslos; transkutane Nervenstimulation oder Akupunktur können als Begleitmaßnahmen helfen. In der Literatur [1, 2, 30] wird folgenden äußeren Maßnahmen eine positive Wirkung beigemessen:
- Stumpfgymnastik
- Behandlung von Kontrakturen
- Verbesserung der Hautverhältnisse und der Durchblutung der Muskulatur
- paßgerechte Prothesen

- Bürstungen
- Kälte- und Wärmeanwendung durch Wechselbäder
- Maßnahmen zur Stumpfabhärtung.

Da physikalische und physiotherapeutische Maßnahmen sowohl bei Stumpf- als auch Phantombeschwerden wirksam sind, kann durch frühzeitig einsetzende Rehabilitation mit den physikalischen Maßnahmen auch das Eskalieren solcher amputationsbedingter Beschwerdebilder verhindert werden.

5.5 Behandlungsdauer

Die Rehabilitation einschließlich der Prothesenerstversorgung erfordert eine Verweildauer von 8–10 Wochen. Sie kann sich bei erheblichen Begleitproblemen, bei Multimorbidität geriatrischer Patienten u. U. auf 12 Wochen verlängern.

Zur Sicherung des Rehabilitationserfolges ist bei Amputierten unbedingt eine Einbindung in weitere ambulante Maßnahmen, Selbsthilfeorganisationen, Behindertensportgruppen notwendig.

5.6 Sozialmedizin

Bei jüngeren Amputierten besteht Bedarf an sozialer Beratung bei berufsbezogenen Fragen, Möglichkeiten des Arbeitsmarktes, der Arbeitsplatzadaptation, auch in Fragen der finanziellen und sozialen Absicherung, Information über Hilfsmittelversorgung und -finanzierung, Empfehlung von Selbsthilfeorganisationen und ambulanten Trainingsgruppen.

Für den älteren Amputierten stellen sich besonders Probleme der Unabhängigkeit und eigenen Haushaltsversorgung oder wohnungsnahen Betreuung.

Bei gutem Allgemeinzustand und gutem Prothesengang ist die Adaptation des Wohnbereiches bei einseitig amputierten jungen Patienten mit relativ geringem Aufwand möglich; Arzt, Sozialarbeiter und Ergotherapeut informieren hierüber; ggf. sind die Bedingungen „vor Ort“ durch einen Hausbesuch abzuklären. Für Doppeltamputierte oder auch einseitig Beinamputierte mit erheblich reduziertem Allgemeinzustand kann ein Wechsel in eine behindertengerechte Wohnung, bei älteren Patienten u. U. auch eine Heimunterbringung notwendig werden. Hilfreich ist in allen Fällen die Einbeziehung der Angehörigen.

Ein beruflicher Einsatz ist bei einseitig Beinamputierten für überwiegend sitzende Tätigkeiten, ohne viel Treppensteigen und unter Ausschluß von Gefahren, wie Arbeiten auf Gerüsten oder Leitern durchaus möglich. Überhitzte Räume sollten wegen höherer Schweißabsonderung in der Prothese vermieden werden.

Bei hoher Oberschenkelamputation und Hüftexartikulation ist die Intimhygiene erschwert und zeitlich aufwendig; hierauf ist betrieblich Rücksicht zu nehmen. Eine Anpassung und Entwicklung von behindertengerechten Arbeitsplätzen ist in Zusammenarbeit mit Arbeitgeber, Kostenträger und Arbeitsverwaltung anzustreben.

Meist stellt sich beim älteren Amputierten diese berufliche Frage nicht mehr. Ist dennoch bei günstigen Verhältnissen und guter Gesundheit – oft bei posttraumatischen Amputationen – ein beruflicher Einsatz für ältere, einseitig Amputierte möglich, so ist dies bei Amputationen infolge AVK im Hinblick auf die zugrundeliegende Erkrankung und die Begleiterscheinungen meist nicht mehr gegeben.

Die Berentungssätze nach dem BVG liegen bei einseitigen Amputationen ohne weitere Erschwernis bei 40–50% (Fuß bis Unterschenkel) bzw. bei 70–80% (Knieexartikulation bis Oberschenkelamputation). Die Berentungssätze des gesetzlichen Unfallversicherungsträgers liegen in aller Regel 10% niedriger.

Bei beidseitiger Unterschenkelamputation liegt eine MdE um 80% vor; bei Doppelamputation an beiden Oberschenkeln oder Oberschenkel/Unterschenkel bzw. ein Bein/ein Arm beträgt die MdE 100% [25]. Der berufliche Einsatz ist für diese Amputierten in aller Regel nicht mehr gegeben.

6 Lumbalgie

6.1 Nomenklatur und Einteilung

Mit „Lumbalgie“ und „Kreuzschmerz“ wird ein Symptom zum Krankheitsbild und damit die diagnosebezogene Differenzierung erstmals verlassen. Die Folge ist eine üppige, teils synonyme Nomenklatur (Lumbalgie, Lumbago, Kreuzschmerz, Hexenschuß, akute Ischialgie, chronische Lumboischialgie, Bandscheibenleiden usw.) und unter den zahlreichen Differenzierungen vordergründig eine eher simple Einteilung nach Chronizität und Schmerzlokalisation (Tab. 14-8).

Der Schmerz kann – je nach betroffener Struktur – unterschiedlich stark ausgeprägt sein. Darüber hinaus steht hinter dem Phänomen „Kreuzschmerz“ eine vielgestaltige Ätiologie [3, 23, 44]:

Der Schmerz kann vom Bewegungssegment selbst oder von den umschlossenen neuralen Strukturen ausgehen, aber auch segmental von inneren Organen in die Kreuzregion projiziert werden oder psychosomatisch induziert sein

Tabelle 14-8 Einteilung der Lumbalgie nach Chronizität und Schmerzlokalisation.

a) Einteilung nach der zeitlichen Ausprägung

- akuter Kreuzschmerz
- rezidivierender Kreuzschmerz
- chronischer Kreuzschmerz

b) Einteilung nach der Schmerzlokalisation

- Kreuzschmerz („low back pain")
- Kreuzschmerz mit
  - pseudoradikulärer Ausstrahlung
  - radikulärer Ausstrahlung („low back pain with sciatic radiation")

(Tab. 14-9). Differentialdiagnostisch sind überwiegend orthopädische und neurologische Krankheitsbilder von Bedeutung (Tab. 14-10) [21, 28].

Sieht man einmal von Störungen der neuralen Strukuren ab, so wird die Mehrzahl der Kreuzbeschwerden von funktionellen und statischen Störungen – muskulären Verspannungen, Gelenkveränderungen, Blockaden – hervorgerufen [12, 25]. Beschwerden von seiten des Bewegungssegments werden entweder arthroligamentär – unter Einschluß tendinöser und myogener Faktoren – oder diskogen verursacht [23]. Ihre Genese liegt in Funktionsstörungen des Bewegungssegmentes, degenerativen Veränderungen und auch psychosomatischen Interferenzen, die sich ihrerseits wieder auf die Funktion auswirken, was ja den ambivalenten Gebrauch des Begriffes „funktionelle Störung" (im mechanischen oder psychosomatischen Sinne) erklärt; vordergründig werden aber unter „funktionellen Störungen" Funktionsdefizite des Bewegungssegments verstanden, ob sie nun primär arthro- oder myogen oder sekundär reflektorisch entstanden sind.

Die verschiedenen, oft synonym verwendeten diagnostischen Begriffe, die das Phänomen „Kreuzschmerz" zum Inhalt haben, wurden vom Arbeitskreis „Degenerative Wirbelsäulenerkrankungen" einheitlich definiert (Tab. 14-11) [24, 33].

Tabelle 14-9 Ätiologie des Kreuzschmerzes.

Krankheitsursachen

- direkt am Bewegungssegment (einschließlich Traumen, Entzündungen und Tumoren)
  → orthopädische Krankheitsbilder
- neuraler Strukturen (primäre und sekundäre spinale Enge, Entzündungen, Tumoren)
  → neurologisch-orthopädische Krankheitsbilder
- ferngeleitet von anderen Organen (referred pain)
  → internistische, angiologische, urologische, gynäkologische Erkrankungen
- im psychischen Bereich
  → psychosomatische Krankheitsbilder

Tabelle 14-10 Differentialdiagnose lokaler und ausstrahlender Kreuzschmerzen.

akut

- lokal, ohne Ausstrahlung
  - Lumbago (auch Muskelverspannung)
  - Gelenkblockade (z.B. ISG)
  - medialer Vorfall
- radikuläre Ausstrahlung
  - medialer und lateraler Vorfall
  - Borellieninfekt (Erythema migrans)
  - idiopathische Polyradikuloneuritis
  - Plexusneuropathie
  - Subarachnoidalblutung
  - epiduraler Abszeß
  - LWK-Fraktur

fluktuierend

(spontan rezidivierend)
- spinales Angiom
- Durafisteln
- enger Spinalkanal
- Lériche-Syndrom
- conjoined nerve roots
- tethered cord syndrome
- Spondylarthrose, S.P.A.
- Nucleus pendulans

chronisch

- chronisches Kompressionssyndrom
- pseudoradikuläres (Facetten-)Syndrom
- Polymyalgia rheumatica
- funktionelle Fehlbelastung
- Störungen der WS-Statik
- Instabilität
- narbige Verwachsungen n. Nukleotomie
- metabolische Osteopathien
- psychogen

progredient chronisch

- spinale Raumforderung (durch intradurale und extramedulläre Tumoren)
- höhersitzende Kompressionen
- Wirbelmetastasen
- Meningiosis carcinomatosa
- Non-Hodgkin-Lymphom
- leukämische Infiltrate
- retroperitoneale Lymphknotenpakete

Tabelle 14-11 Einheitliche Definition des Arbeitskreises „Degenerative Wirbelsäulenerkrankungen".

Lumbalsyndrom (= Lendenwirbelsäulensyndrom, lumbales Bandscheibensyndrom)	Beschwerden durch degenerative Veränderungen der Lendenwirbelsäule
lokales Lumbalsyndrom (= Lumbalgie, Kreuzschmerzen)	auf die Lumbosakralregion beschränkte Beschwerden beim Lumbalsyndrom
Lumbago (= akutes Lumbalsyndrom, Hexenschuß)	akute Form des lokalen Lumbalsyndroms
pseudoradikuläres Lumbalsyndrom (= Facettensyndrom)	von den lumbalen Wirbelgelenken und Bändern ins Bein ausstrahlende Schmerzen, ohne segmentale Ausstrahlung
radikuläres Lumbalsyndrom (= lumbales radikuläres Syndrom)	Lumbalsyndrom mit segmentaler Ausstrahlung ins Bein
Ischialgie (= Ischias, Lumboischialgie, unteres radikuläres Lumbalsyndrom)	Lumbales Wurzelsyndrom mit Beteiligung der Wurzel L4 bis S 2
oberes radikuläres Lumbalsyndrom (= Femoralisneuralgie)	lumbales Wurzelsyndrom unter Beteiligung der Wurzeln L1 bis L4
Kaudasyndrom	lumbosakrales Querschnittssyndrom

Diese Einteilungsvielfalt reduziert sich für die Rehabilitation bei Wirbelsäulenerkrankungen wieder auf wenige therapeutisch relevante Gruppen, da für identische Schmerz- und Behinderungsbilder – auch nach Operationen – einheitliche Therapieangebote bestehen [41]; dabei orientieren sich die Behandlungskonzepte – außer an der Ursache – am Symptom Schmerz, seiner Chronizität und vor allem an den klinisch objektivierbaren Funktionsdefiziten (Tab. 14-12).

6.2 Epidemiologie

Aktuellen Statistiken der Rentenversicherungsträger zufolge sind 60–70% aller Erkrankungen der Haltungs- und Bewegungsorgane Wirbelsäulenerkrankungen (Abb. 14-5) [9, 14, 45]; dies deckt sich mit Beobachtungen anderer Autoren [4, 25]. 93% sind degenerativer Natur, einschließlich der degenerativen Bandscheibenveränderungen. Das bandscheibenbedingte Lumbalsyndrom führt mit 62% vor dem Zervikalsyndrom mit 36% und 2% bandscheibenbedingten BWS-Erkrankungen.

Bei in etwa gleicher Gesamtmorbidität der Geschlechter betrifft das Lumbalsyndrom Männer

Tabelle 14-12 Faktoren, die die Rehabilitation von Wirbelsäulenerkrankungen bestimmen.

– Erkrankungsursache	zur Therapieorientierung, ggf. weiterer Differentialdiagnose oder Verlaufsdiagnostik
– Schmerzlokalisation	Kreuz- oder Kreuz/Beinschmerz
– Schmerzintensität	
– Zeitfaktor	akut, chronisch
– Funktionsdefizite	

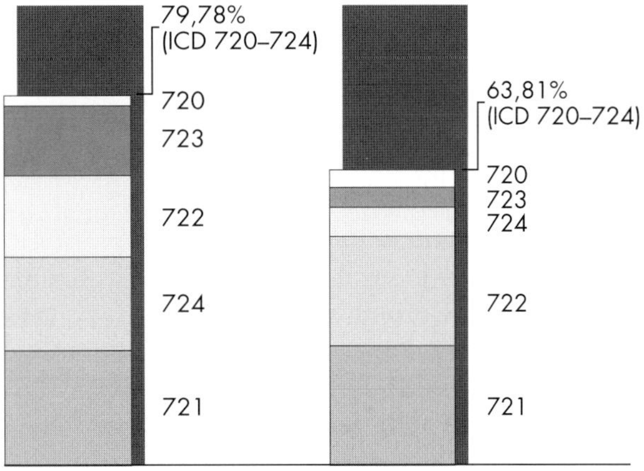

Abb. 14-5 Anteil der Wirbelsäulenerkrankungen an Reha-Maßnahmen (a) und EU/BU-Berentung (b) aller Erkrankungen der Haltungs- und Bewegungsorgane (ICD 710–739) [14].

geringfügig häufiger (52%) und das Zervikalsyndrom vorwiegend Frauen (61%) [23].

Das „Lumbalsyndrom" ist eine Erkrankung des mittleren Lebensalters – also der noch Erwerbstätigen – beginnend mit dem 25. Lebensjahr; die höchste Manifestationsrate liegt bei Männern bei 40 Jahren und bei Frauen bei 50 Jahren [23].

Ursache ist wohl das Mißverhältnis zwischen dem in diesem Alter noch guten intradiskalen Druck des Gallertkerns und bereits bestehender Degeneration des Anulus fibrosus sowie den alterstypischen körperlichen (auch monotonen) Belastungen. Jedenfalls nehmen Bandscheibenvorfälle mit zunehmendem Alter und Dehydratation des Gallertkerns zahlenmäßig wieder ab; dann dominieren degenerative Gelenkveränderungen, sekundäre spinale Stenosen, Osteoporose, Ligamento- und Myopathien.

Für die an sich nur gering unterschiedliche Präferenz bei Männern und Frauen werden neben geschlechtsspezifischen Faktoren vor allem Zusammenhänge mit körperlicher Arbeit und Belastung diskutiert; dennoch läßt sich in den meisten Literaturangaben ein Überwiegen schwerarbeitender Berufsgruppen nicht eindeutig nachweisen [23, 30].

Bemerkenswert ist, daß trotz „Humanisierung der Arbeitswelt" ein Rückgang der Wirbelsäulenerkrankungen nicht eingetreten, eher eine Zunahme zu beobachten ist [2, 13, 22, 32, 36]. Als Ursachen kommen wohl eher Bewegungsdefizite, Zwangshaltungen und monotone Haltungsgewohnheiten in Beruf und Freizeit in Betracht [13, 20, 32]. Die von Nachemson [29] durch intradiskale Messung und von anderen Autoren [17, 27] rechnerisch ermittelten Belastungsdrucke an den Bandscheiben und die fehlende Belastungsrhythmik, die für die Trophik wichtig ist, können dies erklären.

Die Heilungsrate akuter Rückenbeschwerden wird mit 70% innerhalb von 2 Wochen [31] bzw. mit 75% nach 1 Woche [33] und im Laufe von 12 Wochen mit 95% [31] angegeben.

Die Rezidivquote liegt bei 40–50% und die Gefahr einer Chronifizierung bei 4% [31] bzw. 7% [20]. Diese wenigen Patienten verursachen aber fast 80% der Gesamtkosten des Krankheitsbildes Rückenschmerz [20].

Eine Chronifizierung von Kreuzschmerzen wird beobachtet unter gleichzeitiger Koppelung an psychosoziale Prozesse [20, 32, 43]; sie ist eng verbunden mit einem physischen und psychischen Dekonditionierungsprozeß [19, 37].

6.3 Diagnostik

Wegen der Ursachenvielfalt mit Zuordnung zu unterschiedlichen Störfaktoren ist zunächst eine gewissenhafte diagnostische Abklärung erforderlich mit Anamnese, klinischer Untersuchung und stufenförmigem Einsatz apparativer Methoden.

Mit der Schmerzanamnese können bereits 50% der Störfaktoren aufgedeckt werden [23, 25, 33].

Die *Schmerzlokalisation* hilft das Störfeld zu identifizieren:
- Aufgrund der nervalen Versorgung werden isolierte Kreuzschmerzen vom ventralen Pfeiler des Bewegungssegmentes ausgelöst.
- Während Kreuz- und pseudoradikuläre Beinbeschwerden vom dorsalen Pfeiler des Bewegungssegmentes entstehen; dabei spielt das Facettensyndrom der Wirbelsäule ursächlich eine besondere Rolle [15, 33].
- Segmentbezogene Irradiationen in die Beine stehen für radikuläre Kompressionssyndrome, oft auch kombiniert mit weiteren umschriebenen neuralen Ausfällen.

Auch die *Schmerzqualität* kann Hinweise geben:
- dumpf und schwer lokalisierbar, teils pseudoradikulär ausstrahlend → von Bändern, Sehnen, Periost und paraartikulären Gebieten ausgehend [10]
- dumpfer Rückenschmerz → bei muskulärer Leistungserschöpfung, aber auch sekundär im Rahmen pseudoradikulärer Syndrome [8, 23, 28]
- heftiger, dermatombezogener Schmerz (bis zur Anästhesie) → diskogener Wurzelschmerz
- hartnäckig und therapierefraktär → der osteogene Nervenwurzelkompressionsschmerz [23].

Meist entsteht eine Mischsymptomatik aus Funktionsstörungen, pseudoradikulären, myogenen und radikulären Anteilen [23], was in der Bezeichnung „Syndrom" seinen Ausdruck findet.

Für die primäre Diagnostik werden konventionelle *Röntgenaufnahmen* der Lendenwirbelsäule in 2 Ebenen empfohlen, ggf. auch Spezialprojektionen oder Funktionsaufnahmen [18]. Die *Myelographie* liefert zusätzlich präzise Information über den Duralsack und die Wurzeltaschen, ist allerdings durch allergische Reaktionen und mögliche Arachnoiditis belastet; außerdem kommen laterale Vorfälle im Foramen und lateralen Rezessus nicht sicher zur Darstellung. Die Treffsicherheit liegt bei 70% [1, 11, 18].

Gute Darstellung liefern moderne bildgebende Verfahren wie das *CT und NMR*. Die höchste Sensibilität und Spezifität wird mit dem Myelo-CT (91%/75%) und vom Myelo-NMR (95%/83%) erreicht [1, 11]. Die *Diskographie* erfolgt nur bei

Tabelle 14-13 Diagnostisches Vorgehen bei Lumbalgie [11, 18].

Regeldiagnostik

- klinische Untersuchung
- konventionelle Röntgenaufnahmen der WS in 2 Ebenen, ggf. Spezialprojektionen, Funktionsaufnahmen
- *Labor*: BSG, Differentialblutbild, alkalische und saure Phosphatase, Elektrophorese, Bence-Jones-Proteine

Spezialdiagnostik

- Computertomographie
- Kernspintomographie
- Myelo-CT
- Myelo-NMR
- Diskographie (vor Chemonukleolyse)
- *Labor*: Rheumaserologie, Immunologie einschließlich AK, ggf. Liquordiagnostik
- neurophysiologische Untersuchung: EMG, NLG, ggf. SSEP

speziellen Fragestellungen, insbesondere vor der Chemonukleolyse [18].

Weitere Informationen liefern neurophysiologische Untersuchungen und die Labordiagnostik.

Nachemson sieht - zurückhaltend - nur in 2% der Akutfälle eine gesicherte Diagnose innerhalb der ersten Woche [31], außerdem unterliegt das Schmerzbild wechselnder Ausprägung. Meist erfolgt die Diagnostik daher abgestuft nach dem in Tabelle 14-13 aufgeführten Schema.

6.4 Therapie

Die Behandlung von Kreuzschmerzen setzt zunächst mit „Ruhe - Wärme - Antiphlogese“ auf rasche Schmerzlinderung, dann erst auf eine Funktionsverbesserung; *Behandlungsziele* sind:
- Schmerzlinderung/-befreiung
- Muskelentspannung
- Funktions- und Koordinationsverbesserung [42].

Kreuzschmerz ist zunächst nur eine Episode ohne nachfolgende Reha-Konsequenz; in 95% wird im Laufe eines Vierteljahres, in 70% bereits in den ersten beiden Therapiewochen Schmerzfreiheit erreicht [20, 31, 33].

Rehabilitative Behandlung wird erforderlich bei:
- subakuter Beschwerdenpersistenz
- resultierenden Funktionsstörungen
- myostatischer Insuffizienz
- Bandscheibenvorfall ohne OP-Konsequenz mit rückläufiger neurologischer Symptomatik
- rezidivierenden oder chronischen Lumbalgien.

Verfahren der konservativen Akutbehandlung kommen ebenso zum Einsatz wie Reha-spezifische Maßnahmen.

Die *konservative Behandlung* von Kreuzschmerzen umfaßt:
- Medikamente (NSAR, Kortikoide, Myotonolytika, Analgetika, Sedativa), auch Infusionen
- lokale Infiltrationen und Segmenttherapie
- Periduralanästhesie und Facetteninfiltration
- ggf. auch Akupunktur
- Thermotherapie (akut gelegentlich Kälte, subakut Wärme)
- hydroelektrische Bäder (schmerzdämpfend und detonisierend)
- medizinische Bäder und ggf. Güsse
- Hochvolt, Interferenzstrom, Diadynamik und bei umschriebenen, lokalen Schmerzen Ultraschall
- transkutane Elektroneurostimulation (TENS)
- klassische Massage, Bindegewebs-, ggf. Unterwassermassage
- Einzelkrankengymnastik (McKenzie, Maitland, FBL, Brunkow PNF, Konzepte nach Brügger)
- abgestufte Gruppentherapie und Bewegungsbäder
- Lagerung und Extension
- ggf. auch Chirotherapie
- Hilfsmittelversorgung (Kreuzstützmieder, Flexionsorthese) [7, 26, 42].

Neben lindernd eingesetzter Physiotherapie liegt in der Rehabilitation der Akzent vor allem auf:
- Sekundärprävention durch Krankengymnastik und trainierende Maßnahmen (zur Aufkräftigung der primären und sekundären rückenstabilisierenden Muskulatur, Dehnung hypertoner Muskeln zur besseren Haltungs- und Bewegungsrhythmik)
- der Integration psychologischer Konzepte
- adäquater sozialmedizinischer Abstimmung (für den Beruf, einschließlich Ergonomie am Arbeitsplatz).

Der Vollständigkeit halber, seien auch Entwürfe ambulanter Trainingskonzepte - allerdings ohne Reha-spezifisch psychosoziale Anteile - erwähnt [16, 20, 34, 35].

Psychische Komponenten verlängern nicht selten die Behandlungsdauer und Arbeitsunfähigkeit und fördern die Rezidivbereitschaft; erfahrungsgemäß wirkt sich die Krankheitsdauer auch ungünstig aus auf die spätere Leistungsbereitschaft und die Rückkehr in den Arbeitsprozeß [31, 32].

Das *Rezidivrisiko* liegt bei 40-50% [31]; häufigste Ursachen sind psychische Begleitfaktoren, myostatische Insuffizienzen, degenerative Gelenk- und Bandscheibenveränderungen, höheres Lebensalter und begleitende angrenzende Gelenkerkrankungen (z. B. Hüftarthrose).

Die Behandlung rezidivierender und chronischer Lumbalgien erfordert daher neben lindernden, passiv-physikalischen vor allem aktive Maßnahmen, Information und Motivation zu eigenständigen Bewältigungsstrategien.

Im einzelnen sind dies:
- Krankengymnastik zur Beseitigung von eingefahrenen muskulären Defiziten und Fehlmustern und zur Kompensation bestehender degenerativer Veränderungen durch Muskelaufbau und ökonomisches Haltungs- und Bewegungsverhalten
- Verhaltensschulung zur Entlastung in Beruf und Freizeit (Vermeidung belastender körperlicher Arbeit und Zwangshaltungen sowie Gewichtsreduktion)
- Information über das Leiden und Motivation zur eigenständigen Bewältigungsstrategie im Rahmen der Rückenschule [31].

Für den Patienten ist es (unglaublich zwar, aber) wichtig zu wissen, daß im Laufe der Zeit Rückfälle abnehmen, in jedem Fall niemand Rückenschmerz für immer behalten muß [31], wenn er seine Lebensumstände auf den zweifelsohne fortbestehenden degenerativen Schaden einstellt.

6.5 Sozialmedizin

Behandlungsdauer und Arbeitsunfähigkeit können bei Wurzelkompressionssyndromen und gleichzeitig vorliegenden prädiskotischen Deformitäten (wie M. Scheuermann, Spondylolyse und -listhesis, pathologischen Lordosen, fixierten Brustkyphosen, Skoliosen und bei ausgeprägten degenerativen Veränderungen) verlängert sein, ebenso auch bei beruflicher Belastung, Arbeiten in halbgebückter Haltung, und starker mechanischer Beanspruchung des lumbalen Bandscheibenabschnittes [23].

Die Leistungs- und Arbeitsfähigkeit werden aber in der Regel bei Lumbalgien wiederhergestellt [31]. Dennoch können – besonders bei rezidivierenden Lumbalgien – qualitative Einschränkungen bleiben. Die klassische Einteilung in leichte, mittelschwere und schwere körperliche Arbeit wird von Krämer als ungeeignet bemängelt [23, 25]. In die Beurteilung müssen darüber hinaus Arbeiten in Zwangshaltungen, die Ergonomie des Arbeitsplatzes und der Arbeitsrhythmus einfließen. So sind – schon im Sinne der Sekundärprävention – bei Rückenpatienten besonders Sitzberufe (ausschließlich sitzende Bürotätigkeit, Schreibdienst, Bildschirmarbeit), Fließband- und Überkopfarbeiten sowie Tätigkeiten in dauernd gebückter Haltung zu vermeiden [23, 25]. Die Leistungsbeurteilung und qualitative Einschränkung orientieren sich individuell ausschließlich am Funktionsbefund und ggf. vorhandenen neurologischen Ausfällen. Günstig sind Berufe mit leichter bis mittelschwerer körperlicher Belastung in wechselnden Positionen.

Oft ergeben sich aus der qualitativen Einschränkung, vor allem für jüngere Patienten, Umschulungsempfehlungen. Andererseits ist die Vermittlung von ungelernten Arbeitskräften in eine „rückengerechte" Tätigkeit schwer realisierbar.

Eigentlich erfordert dies bei bestehenden prädiskotischen Störungen bereits in der Jugend eine qualifizierte ärztliche Berufsberatung, um den Weg in bandscheibenbelastende schwere oder monotone körperliche Arbeiten zu vermeiden.

Für Berufe mit leichter bis mittelschwerer körperlicher Belastung in wechselnden Positionen liegt Berufsunfähigkeit in der Regel nicht vor [23], kann aber bei rezidivierenden Beschwerden oder Beschwerdenpersistenz eintreten. Völlige Erwerbsunfähigkeit ergibt sich hingegen nicht (lediglich bei Querschnittssyndromen, schwerwiegender dauerhafter Nervenwurzelkompression mit Paresen, Blasen-Mastdarm-Lähmung und bei erheblichem „Postdiskektomiesyndrom" [z. B. nach mehrfacher Bandscheibenoperation]).

Die *Leistungsbeurteilung* ist bei Wirbelsäulenerkrankungen nicht einfach:
- Meist steht die subjektive Klage im Raum, und es fehlen (wie wir wissen) oft harte röntgenologische Kriterien. Sind diese aber – jenseits des 55. Lebensjahres regelmäßig – vorhanden, so kommt ihnen oft nur „Denkmalcharakter" zu. Ihre Koinzidenz mit den vorgebrachten Beschwerden beträgt nämlich nur 50% [33].
- Wirbelsäulenerkrankungen zeigen einen häufig wechselnden Verlauf mit akuten und beschwerdearmen Intervallen; oft liegen zum Untersuchungszeitpunkt nicht die Symptome vor, die beklagt werden.
- Langfristige Beurteilungen sind nur mit Vorbehalt möglich, da mit zunehmendem Alter oft spontane Besserungen eintreten [31].
- Die Psyche ist u. a. bei längerer Erkrankungsdauer erheblich involviert.
- Tendenzielles Verhalten ist nicht immer auszuschließen: so geht es bei Anträgen auf Schwerbehinderung und Erwerbsunfähigkeit um den Nachweis einer erheblichen Einschränkung, bei privaten und berufsgenossenschaftlich abgesicherten Unfällen um die Anerkennung überhaupt. Umgekehrt neigen Mitglieder bestimmter Berufsgruppen und vor allem Sportler zur Dissimulation [23].

Für eine verläßliche *Einschätzung des Grades der Behinderung* (GdB) im Rahmen des Schwerbehindertengesetzes bei dauerhaften lumbalen Schäden mit Behinderungsauswirkung sind nachprüfbar regelmäßige und gleichmäßige Angaben über Frequenz und Intensität der Beschwerden und die Dokumentation objektiver Funktionsbefunde in den Patientenakten zu fordern. Einschätzungen aufgrund der Patientenklage allein sind abzulehnen. Im Einzelfall ist die Funktionseinschränkung zu beschreiben, neurologische Störungen und objektive radiologische Kriterien auf ihre Koinzidenz mit der Beschwerdenklage hin zu prüfen. Dann ergeben sich nach den aktuellen Anhaltspunkten [5] für

- degenerative Veränderungen der Wirbelsäule mit geringen Funktionsbehinderungen → 0–10% GdB
- degenerative Veränderungen mit rezidivierenden langanhaltenden Muskel- und Nervenreizerscheinungen → 20–30% GdB.

Die Empfehlungen für die Eckwerte in der GdB-Einschätzung sind durchaus unterschiedlich [6, 25, 38, 39, 40]. Neue Anhaltspunkte für die ärztliche Gutachtertätigkeit sind in Tabelle 14-14 vorgeschlagen [6].

Tabelle 14-14 Vorschläge für die neuen Anhaltspunkte für die ärztliche Begutachtung bei Erkrankungen der Wirbelsäule.*

– Wirbelsäulenschäden ohne Bewegungseinschränkung oder Instabilität	0%
– mit Verformung, anhaltender Bewegungseinschränkung oder Instabilität geringen Grades	10%
– mit Verformung, anhaltender Bewegungseinschränkung oder Instabilität mittleren Grades, ein- oder mehrsegmentalen Kombinationsformen geringen Grades	20%
– mit Verformung, anhaltender Bewegungseinschränkung oder Instabilität schweren Grades, ein- oder mehrsegmentalen Kombinationsformen mittleren Grades	30%
– ein- oder mehrsegmentale Kombinationsformen schweren Grades	40%
– in besonders schweren Fällen	50–70%

* Sekundäre Funktionsstörung an den Gliedmaßen (z. B. Paresen) sind zusätzlich zu bewerten.

7 Bandscheibenvorfall und Bandscheibenoperation

7.1 Epidemiologie und Operationsindikation

Die Häufigkeit von Bandscheibenoperationen wird – unterschiedlich nach Regionen – mit 15 auf 100 000 Einwohner (England) bis zu 80 auf 100 000 Einwohner (einzelne Staaten in den USA) angegeben [9].

> 98% aller radikulären Bandscheibensyndrome können konservativ behandelt werden; nur etwa 2% erfordern invasive Intervention [6].

In Deutschland erfolgen 40 000 (alte BRD) [6] bzw. 50 000 [16] Bandscheibeneingriffe jährlich, in England ca. 8000 und in den USA bis zu 200 000.

Da es sich beim Eingriff nicht nur um die Entfernung des Bandscheibenkerns (Nucleus) handelt, sondern das Vorfallgewebe alle Bandscheibenelemente enthält [6] ist terminologisch „Diskotomie“ (oder Diskektomie) dem inzwischen „eingebürgerten“ Begriff „Nukleotomie“ vorzuziehen.

Bei Bandscheibenoperationen wird zwischen einer absoluten und relativen Operationsindikation unterschieden:

- Eine *absolute Indikation* liegt vor, wenn primär erhebliche oder zunehmende Paresen wichtiger Muskelgruppen (Fußheber) bestehen oder ein Kaudasyndrom mit sofortiger Interventionskonsequenz vorliegt (Tab. 14-15). Bei inkompletten Paresen kann präoperativ ein konsequenter Behandlungsversuch vorgeschaltet werden; Eile zur Operation ist nicht gegeben. Bei Teilparesen wurden auch über 7 1/2 Wochen nach erstmaligem Auftreten postoperativ noch gute Rückbildungstendenzen beobachtet [6].
- Eine *relative OP-Indikation* besteht bei erheblicher Beschwerdenpersistenz mit Leidensdruck nach erfolglosem, kompetentem, konservativem Behandlungsversuch und bei korrelierendem, positivem CT, MRT und ggf. EMG-Befund. Gerade hier ist abzuwägen zwischen tatsächlich somatisch und schmerzbedingter Einschränkung der Lebensqualität, psychischen Begleitfaktoren und der realen Schmerzursache, die nicht immer identisch sein muß mit dem im bildgebenden Verfahren vorgefundenen Vorfall.

Tabelle 14-15 Indikation zur Bandscheibenoperation [6].

a) absolute Interventionsindikation
- Kaudasyndrom (sofort) - primär erhebliche Parese (Fußheber, Quadrizeps) - zunehmende Parese/Teilparese
b) relative Interventionsindikation
- trotz umfassender konservativer Therapie nicht beeinflußbares und fortbestehendes radikuläres Lumbalsyndrom - positive und zuordnungsfähige CT- und NMR-Befunde - freier und subligamentärer Sequester - diskogen/ossäre Kompression - persistierende Teilparese mit hartnäckigen zuordnungsfähigen segmentalen Schmerzirradiationen mit deutlichem Leidensdruck - ggf. korrelierende EMG-Befunde - Ausschluß anderer Schmerzursachen (manualmedizinische Untersuchung, Probeinfiltration, psychologische Abklärung)

Auf keinen Fall soll die Operation die Kapitulationskonsequenz konservativer Maßnahmen sein und sich ausschließlich auf der apparativen Diagnostik gründen. So lange keine vital beeindruckende Indikation besteht, sollte geduldig eine konservative Behandlung versucht werden; unbefriedigende Operationsergebnisse sind nicht selten auf eine „zu frühe" und inadäquate Indikationsstellung zurückzuführen. Immerhin sind – beim Fehlen einer primären OP-Indikation – die Behandlungsergebnisse nach Bandscheibenoperationen summarisch nach Jahren nicht besser als die konservativer Behandlung [6].

Die Bandscheibenoperation ist seit Love (1939) Therapiestandard [12, 16]. Ihre Einführung wird allerdings in der Literatur unterschiedlich datiert* [6, 10, 16]. Bei der konventionellen Operationstechnik wurde die anfangs praktizierte Laminektomie über die Hemilaminektomie zur Fenestration reduziert, dadurch die anatomisch funktionelle Beeinträchtigung des Bewegungssegmentes verringert. Die Eingriffe wurden schonender, auch was die Größe des Zuganges betrifft, insbesondere durch mikrochirurgische Technik, bis zur minimal invasiven, perkutanen Nukleotomie (endoskopisch oder als Absaugverfahren), Lasernukleotomie und Chemonukleolyse. Verschiedene Behandlungsverfahren bei Bandscheibenvorfall sind in Tabelle 14-16 aufgeführt.

Tabelle 14-16 Behandlungsverfahren bei Bandscheibenvorfall.

- konservative Behandlung - konventionelle Diskotomie - mikrochirurgische Verfahren (Dekompression und Diskotomie) - perkutane Verfahren ohne oder mit Endoskop - Laserverfahren - Chemonukleolyse

Die *Indikation für die konventionelle Technik* oder das mikrochirurgische Verfahren ist der freie Sequester; nur in etwa 10–15% aller operativen Behandlungsfälle kommt die perkutane Nukleotomie beim gedeckten Bandscheibenvorfall in Frage [16].

Das *postoperative Ergebnis* ist bestimmt durch die Art des Vorfalles und das Alter des Patienten; die besten Ergebnisse wurden bei jüngeren Patienten mit freiem Sequester erzielt. Grundsätzlich sind alle operativen Verfahren in der Beseitigung der radikulären Beinsymptomatik erfolgreicher als bei der Behebung der Kreuzbeschwerden. Die Erfolgsquote hat sich – in der Literatur in den letzten Jahrzehnten gleichbleibend – bei 75–90% eingependelt.

Zunehmend seltener wird die Chemonukleolyse praktiziert, die Ergebnisse perkutaner Nukleotomien werden unterschiedlich diskutiert [16]; bei perkutanen Eingriffen wird im übrigen mit 13% Revisionsoperationen gerechnet [16].

Mikrochirurgische Diskektomien zeigen in den letzten Jahren mit 91–96% eine deutlich größere Erfolgsquote [6].

7.2 Postoperative Therapie und Rehabilitation

Die oft unerwartete Heftigkeit von Rücken- bzw. Rücken-Bein-Beschwerden ist ein beeindruckendes Erlebnis, so daß auch postoperativ oft erkennbare Fehlhaltungen oder Fehlmuster fortbestehen, verbunden mit muskulärer Insuffizienz, Verkür-

* 1909 erste Operation durch Krause, Berlin; 1929 Alajouanine, Frankreich und Dandy, USA; 1934 Mixter und Barr, erste Ergebnismitteilungen; 1939 Love [6, 10, 12, 16]; mikrochirurgische Techniken: 1976 Caspar; 1977 Yasargil; 1978 Williams [3, 6, 16, 21]; perkutane Nukleotomieverfahren: 1975 Hijikata; 1983 Suezawa u. Rüttimann; 1987 Onik; 1993 Mayer u. Brock (endoskopisch) [6, 8, 13, 14, 16, 18].

zung einzelner Muskelgruppen und ängstlicher Bewegungszurückhaltung. In der Frühphase bestehen in der Wundumgebung Schmerz, im Lumbalbereich fast immer eine Resttendomyopathie, gelegentlich noch neurologische Störungen.

Die Meinung, Rehabilitation sei nach Bandscheibenoperation nicht notwendig [10] läßt außer acht,
- daß die meisten Menschen Schwierigkeiten haben, die richtige Haltung zu finden
- daß eine gute Vorbereitung auf die private und berufliche Situation zwingend notwendig ist („Sitzgesellschaft")
- daß die von einzelnen Autoren überzeugend vorgetragenen guten Ergebnisse konservativer Behandlung bei Bandscheibenvorfällen [10] einem „postoperativen Nihilismus" entgegenstehen
- daß für die Wiederherstellung der Leistungsfähigkeit auch im Arbeitsleben ein Reha-Auftrag besteht.

Im übrigen wird über gute rehabilitative Ergebnisse nach Nukleotomien berichtet [4].

Es gibt für jede postoperative Phase adäquate Behandlungsprogramme mit einfachstem Übungsbeginn aus stabilen Ausgangslagen unter Aufhebung der Erdschwere und in schmerzfreien Bewegungsgrenzen [5, 17, 19].

Zweifellos ist ein frühzeitiger Aufbau der primären und sekundären Wirbelsäulenstabilisatoren notwendig, der nicht erst nach 6 oder 12 Wochen erfolgen sollte. Insofern gibt es keinen Grund, warum nicht früh postoperativ eine entsprechende Reha-Behandlung beginnen soll. Diese erfolgt zweckmäßigerweise stationär unter Alltagsentlastung und Konzentration auf die Therapie. Der Zustand nach Bandscheibenoperation ist eine typische Indikation für eine stationäre Reha-Behandlung. Ehrgeiziges Ziel sollte dabei aber nicht – unter Mißachtung der Schmerzgrenze – ein möglichst schneller Haltungsaufbau sein; vielmehr steht zu Anfang bereits ein Verhaltenstraining für das Aufstehen aus dem Bett, die richtige Drehung und das Gehen.

Unterschiedliche Vorgaben, wie Entlastung mit Gehstock, ausschließliches Essen und Lesen im Stehen für die ersten 6 Wochen unter Sitzverbot auf der einen, Entlassung in den häuslichen Alltag ohne Einschränkungen und therapeutischer Nihilismus auf der anderen Seite, führen zu Verwirrungen bei der postoperativen Weiterbehandlung.

Nach der Bettmobilisation empfiehlt es sich, monotone Zwangshaltungen wie langes Sitzen und langes Stehen zu vermeiden. Gehen, auch essen und lesen im Stehen unter Wechselentlastung sind zweckmäßig. Nach der anfänglichen vegetativen Gymnastik kann schon in den ersten beiden Wochen mit isometrischen Übungen aus stabiler Ausgangslage für die Rückenstrecker, Bauch-, Thorax- und Beinmuskeln [5, 17, 19] und Dehntechniken, immer orientiert an der Schmerzgrenze, begonnen werden. Die Entlastung mit Gehstockstützen erscheint nicht zwingend notwendig und erschwert nur das Erlernen eines physiologischen Haltungsmusters. Die Nutzung eines einfachen Kreuzstützmieders in der Anfangsphase kann hilfreich und schonend sein.

Ab der 6. Woche wird mit Sitztraining unter krankengymnastischer Kontrolle begonnen (5 Minuten mit täglicher Steigerung). Spätestens jetzt ist bei normalem Verlauf auch ein Übergang zu dynamischen, mobilisierenden Übungen und Erlernen von Alltagsbewegungen möglich.

Dieses zweistufige Vorgehen – stabilisierende Übungen bis zur 6. Woche, mobilisierende Techniken ab der 6. bis zur 12. Woche – hat sich in der Weiterbehandlung nach Nukleotomien bewährt

Tabelle 14-17 Therapie und Rehabilitation nach Bandscheibenoperation [5, 17, 19].*

1. bis 4. Tag (postoperativ)
- vegetative Gymnastik (Mobilisation aus dem Bett)

5. bis 14. Tag (Fädenentfernung)
- (vegetative Gymnastik)
- Mobilisation aus dem Bett unter krankengymnastischer Kontrolle
- (Stehpult/Eßpult)
- Beginn mit isometrisch-stabilisierenden Übungen für die primären und sekundären Rückenstabilisatoren, Dehntechniken (Ischiokrurale, Iliopsoas)

3. bis 6. Woche
- Fortsetzung von Dehnung, stabilisierenden Übungen, Kräftigung
- Beginn mit Koordinationsschulung
- (Stehpult/Eßpult)
- kein Sitzen
- Bewegungsbad, stabilisierende Übungen („Geher-Gruppe", Gehen gegen Wasserwiderstand)
- ggf. Beginn mit Kräftigung der Schulter-Arm- und Becken-Bein-Muskulatur aus stabiler Ausgangslage

6. bis 8. Woche
- Sitztraining, 5 Minuten ansteigend
- dynamische Mobilisation unter krankengymnastischer Kontrolle
- (ab hier auch Gruppenbehandlung möglich)
- Bewegungsübungen im Bewegungsbad (Gruppe)
- Muskelkraftübungen aus stabiler Ausgangslage für Arm- und Beinmuskulatur
- Rückenschwimmen

ab 9. Woche
- weitere Mobilisation und Alltagstraining
- Verhaltensschulung, später Rückenschule

* Fakultative Maßnahmen sind in Klammern aufgeführt.

[5]. Je nach postoperativem Befund und Muskelstatus kann die Mobilisierungsphase variiert werden.

Begleittendomyopathien werden mit Wärme, detonisierenden Stangerbädern, vorsichtiger Massage (allerdings nicht im operativen Bereich) behandelt, neuromuskuläre Defizite elektrotherapeutisch (Exponentialstrom, Schwellstrom) und krankengymnastisch aufgearbeitet. Alltagstraining, Verhaltensschulung und Erlernung der Rückenschule bilden den Abschluß (Tab. 14-17).

7.3 Problematischer Verlauf [7, 11]

Postoperativ hartnäckig persistierende Beschwerden werden dem Begriff „Postdiskektomiesyndrom" (PDS) subsumiert; eine diagnostische Differenzierung ist Voraussetzung für die verschiedenen therapeutischen Ansätze.

Stetige postoperative ärztliche Kontrolle und Weichenstellung ist notwendig, um ggf. Infektionen (Diszitis, Abszeß, Arachnoiditis) klinisch, labor- und apparativdiagnostisch (NMR mit Gadolinium) frühzeitig zu erfassen.

Fortbestehende Paresen wichtiger Muskelgruppen (oft Kniestrecker, Fußheber) müssen ggf. elektromyographisch kontrolliert werden. Gelegentlich werden Re-Vorfälle im selben Fach bei üblicher subtotaler Diskektomie, aber auch Vorfälle in angrenzenden Etagen in der späten postoperativen Phase beobachtet. Instabilitätsbedingte postoperative Beschwerden müssen durch stabilisierende Maßnahmen (stabilisierende krankengymnastische Übungen, temporäre Orthese, Gipskorsett) oder durch Funktionsaufnahmen herausgefiltert werden.

Einer überschießenden, indurierenden Narbenbildung wird durch frühzeitige Krankengymnastik entgegengewirkt. Der häufig genutzte Begriff „Postdiskotomiesyndrom" (PDS) steht nicht für den Rezidivvorfall oder postoperativ noch persistierende radikuläre Syndrome, auch nicht für den durch den operativen Eingriff nicht beeinflußten Kreuzschmerz, sondern für eine Symptomkonstellation mit persistierend oder neu hinzutretenden radikulären, polysegmentalen Beschwerden und oft bilateralen pseudoradikulären Schmerzirradiationen, verbunden mit einer lokalen Instabilität [6, 11]. Das kombinierte Auftreten von epiduraler Fibrose, subduraler adhäsiver Arachnoiditis und segmentaler Instabilität wird diskutiert [6, 11]. Die Erfolgsquote von Re-Interventionen beim Failed-back-Syndrom nimmt mit steigender Zahl stetig ab (unter 50% nach der ersten Re-Operation, unter 20% nach der dritten Re-Intervention) [20]. Eine effektive konservative Behandlung ist schwierig, oft unbefriedigend, in jedem Fall aber, auch nur mit Teilerfolgen, zunächst erneuten operativen Interventionen vorzuziehen.

Neben der üblichen Physiotherapie bei Lumbago erfolgen als zusätzliche Einzelmaßnahmen

- spezifische krankengymnastische Behandlung (Maitland, McKenzie, Isometrik, PNF)
- Rückenschulprogramm
- psychotherapeutische Maßnahmen wie autogenes Training, Muskelentspannung nach Jakobsen, psychotherapeutische Einzel- oder Gruppenbehandlung
- transkutane Elektroneurostimulation (TENS)
- Stimulation mit implantierten Elektroden
- Morphin-„Pumpe".

7.4 Sozialmedizin

Im allgemeinen wird von einer Arbeitsunfähigkeit von etwa 10–12 Wochen postoperativ ausgegangen [7]. Danach gelten bei regulärem postoperativem Verlauf die bereits besprochenen Beurteilungskriterien (s. Abschn. 6) und qualitativen Einschränkungen.

Dreiviertel der operierten Patienten sind weiter in ihrem Beruf tätig, 15% müssen im alten Beruf umgesetzt, bei weiteren 10% ein Berufswechsel eingeleitet werden. Davon sind in absteigender Folge überwiegend Arbeiter und Angestellte, Beamte und zuletzt Selbständige betroffen.

Nach operativen Re-Interventionen werden nur noch 60% im alten Beruf tätig; 20% der reoperierten Patienten werden berentet, also doppelt so viel wie nach dem Ersteingriff [7].

Chronisch persistierende Rückenbeschwerden im Rahmen des sog. Postdiskektomiesyndroms werden in unterschiedliche Beeinträchtigungsgrade (Tab. 14-18) eingeteilt. Dabei ist die Einschätzung der GdB durchaus different. Schröter entwarf Bewertungsvorschläge für die Leistungseinstufung, rehabilitative und sozialmedizinische Maßnahmen und den Grad der Behinderung (GdB) (Tab. 14-19) [15].

8 HWS-„Syndrom"

8.1 Epidemiologie und Einteilung

Funktionell und degenerativ bedingte HWS-Störungen, Tendomyopathien und Schmerzbilder, teils mit radikulärer Ausstrahlung, werden unter dem Begriff „Zervikalsyndrom" zusammengefaßt, wobei durch die Nähe zum Zentralnervensystem, zur A. vertebralis und zum Halssympathikus vielfältige Symptome entstehen [1, 4, 7]. Diese Symptomver-

Tabelle 14-18 Postdiskektomiesyndrom: Schweregrade und Beurteilung [1, 2, 7, 11, 15].

	Grad I	*Grad II*	*Grad III*
Schmerzsymptomatik	leichter Belastungsschmerz	leichte Ruheschmerzen, deutliche Belastungsschmerzen	Persistenz starker Schmerzen
Lasègue	negativ	positiv	unter 30° positiv
Medikamenteneinnahme	gelegentlich	regelmäßig leichte, gelegentlich starke	dauernd starke
Leistungsfähigkeit	eingeschränkt für Schwerarbeit und Leistungssport	keine wirbelsäulenbelastenden Arbeiten, kein Sport	Gehhilfen bzw. Hilfspersonen erforderlich
Gutachten	arbeitsfähig, keine Schwerarbeit	häufig arbeitsunfähig, berufsunfähig für wirbelsäulenbelastende Arbeiten	erwerbsunfähig
GdB – Krämer	<20%	30–80%	100%
GdB – Schröter	<10%	10–30%	40–50% und mehr
GdB – Fritze/Krämer		20–30%	30–50%
GdB – Anhaltspunkte (BMA)	0–10%	20–30%	>30%
GdB – Vogelberg	0–30%	10–40%	30–50%
GdB – Anhaltspunkte (neue Empfehlung)	10–20%	30–40%	50–70%

Tabelle 14-19 Vorschläge zur Bewertung für die Leistungseinstufung, rehabilitative und sozialmedizinische Maßnahmen und Grad der Behinderung [15].

Definition Erkrankung	*psychosomatische Betreuung*	*orthopädische Rehabilitation*	*berufshelfende Maßnahmen*	*GdB (%)*	*Zeit-, BU-, EU- Berentung*
somatoforme Schmerzstörung	+++	0	0	0	Empfehlung zur alsbaldigen Wiederaufnahme einer beruflichen Tätigkeit
myostatische Befindlichkeitsstörungen	++	0 (+)	0	0	
dysfunktionelle Störungen (z.B. Blockierungen)	+	+	+	<10	selten: BU keine EU
segmentale Gefügelockerung und sekundäre Spondylarthrose	(+)	++	++	10	möglich: BU keine EU
segmentale Instabilität (z. B. nach OP)	0	+++	+++	20–30	möglich: BU EU auf Zeit nur mit Reha! selten: EU
neurogenes Defizit	0	(+)	+	10–30	möglich: BU selten: EU
Spinalstenose	(+)	(+)	0 (+)	30 u.m.	BU/EU häufig

BU/EU = Berufs-/Erwerbsunfähigkeit

flechtung findet in einer teilweise unprägnanten Nomenklatur ihren Ausdruck (oberes, mittleres, unteres Zervikalsyndrom, zervikogene Tendomyopathie, Insertionstendopathie, Zervikobrachialgie, Schulter-Arm-Syndrom, Schulter-Nacken-Syndrom, zervikoenzephales Syndrom usw.).

Frauen sind bis zum 60. Lebensjahr häufiger (61%) als Männer betroffen [7], dabei geht der überwiegende Teil der sog. Zervikalsyndrome von der unteren HWS aus. In jüngerem Alter überwiegen solitär Erkrankungen der Segmente C5/6 (41%) und C6/7 (33%). Bei Patienten über 70 Jahren finden sich zu 95% mehr oder weniger stark ausgeprägte degenerative Veränderungen [7, 9]. Psychische Interferenzen werden beim Zervikalsyndrom noch häufiger als bei der Lumbalgie beobachtet.

Bei der asymmetrischen Belastung durch das Kopfgewicht und den Muskelzug ist an der Halsbandscheibe mit intradiskalen Massenverschiebungen zu rechnen, die bei der Genese von Zervikalsyndromen eine Rolle spielen. Infolge der HWS-Mobilität und der relativ hohen Drucke auf die kleinen Halsbandscheiben mit durchschnittlich 5,6 kp/cm^2 [5] sind degenerative Veränderungen zahlreich. Die vergleichsweise engen Foramina intervertebralia begünstigen osteogene Wurzelkompressionen durch Spondylarthrosen und Osteochondrosen.

Lokalen Störungen wie Steifigkeit, Schulter-Nacken-Schmerz, Parästhesien, Hinterkopfschmerz, verbunden mit vegetativen Symptomen wie Schluckbeschwerden, Durstgefühl, Stenokardien, Ohrensausen, zervikale Migräne sind mit allgemeinen Symptomen wie Gereiztheit, Abgeschlagenheit und Leistungseinschränkung zu einem bunten schillernden Bild verwoben [4, 7, 10].

Sinnvollerweise wird nach den betroffenen Strukturen und Spinalnerven differenziert [4, 7]:

- *Lokales Zervikalsyndrom* mit lokalen Funktionsstörungen, Tendomyopathien und Schmerzen im Nacken.
- *Zervikobrachiales Syndrom* als Störung des Ramus ventralis der Spinalnerven mit segmentaler oder diffuser Ausstrahlung in die Nacken-Schulter-Arm-Region (zervikogene Tendomyopathie); es können lokal eine Periarthropathie der Schulter, aber auch Insertionstendopathien der Armmuskulatur imponieren.
- *Brachialgien durch Diskusprotrusion* mit akutem Schmerzauftritt, Verstärkung durch Husten und Niesen und radikulärer Ausstrahlung, ggf. auch neurologischen Ausfällen; vorwiegend betroffen ist die Altersgruppe zwischen dem 30.–50. Lebensjahr.
- *Monoradikuläre segmentale Syndrome* bei Nukleusprolaps mit radikulärer Schmerzausstrahlung, sensiblen, ggf. motorischen Ausfällen.
- *Osteogene Kompressionen* – etwa ab dem 50. Lebensjahr – mit Brachialgia paraesthetica nocturna, hartnäckigen Schmerzen und radikulären Zeichen oder, bei Bedrängung der A. vertebralis, neurovaskulären Symptomen wie Kopfschmerz, Schwindel und Ohrensausen.
- *Posttraumatisch* diffuse oder segmental zuordnungsfähige *Irradiation* nach Beschleunigungs- oder Distorsionsverletzungen der HWS mit mehr oder weniger starker Ausprägung und oft langanhaltender subjektiver Schmerzklage. Außer der Heftigkeit des Traumas wirken die individuelle, psychische Grundkonstellation und/oder ggf. *iatrogene* Faktoren mit [8, 11].

8.2 Diagnostik

Wie beim Lumbalsyndrom dienen Schmerzanamnese und Funktionsprüfungen, bzw. manuelle segmentale Untersuchungen der HWS der Diagnosefindung, gefolgt von Röntgennativaufnahmen, die Einblick in degenerative und statische Veränderungen der HWS (z.B. Güntz-Zeichen = Streckstellung) geben. Ergänzend geben Funktionsaufnahmen über die HWS-Mobilität und -Stabilität, Schrägaufnahmen über relevante oder subrelevante Einengung der Foramina intervertebralia Auskunft. Erst danach ist zur weiterführenden Diagnostik das CT und NMR, ggf. auch – zur präoperativen Höhenlokalisation – die zervikale Myelographie mit wasserlöslichem, gut resorbierbarem Kontrastmittel indiziert.

Neurologische Untersuchung und neurophysiologisch apparative Diagnostik (EMG, NLG, SSEP) dienen selektiv der differentialdiagnostischen Abgrenzung.

8.3 Therapie

Konservative Behandlung

Die zahlreichen Maßnahmen der Physiotherapie bei Rückenbeschwerden kommen auch hier zum Einsatz, insbesondere Wärme, unterschiedliche Massageformen, detonisierende und schmerzlindernde Elektrotherapie (Tab. 14-20) [3]. Im Vordergrund stehen

- Beschwerdenlinderung
- Funktionsverbesserung
- sekundär-präventiv nachhaltige muskuläre Sicherung.

Dies leisten vor allem aktive, trainierende Maßnahmen der Krankengymnastik mit umfassender Haltungsschulung und Erlernung von speziellen Verhaltenstechniken in Freizeit und Beruf. Bei anfänglich starken und hartnäckigen Beschwerden kommen vorwiegend stabilisierende krankengymnastische Übungen und Metamergymna-

Tabelle 14-20 Therapie des Zervikalsyndroms.

- Medikamente (Antiphlogistika, Analgetika, Myotonolytika, Sedativa)
- Infiltrationen (Muskelinfiltrationen), Segmenttherapie, lokale Schmerzinfiltration und Sympathikus- und Nervenwurzelblockaden
- evtl. Akupunktur
- Manualtherapie
- Thermotherapie
- Massage, Reflexzonen- und Bindegewebsmassage, Domnick-Massage,
- Extension
- Elektrotherapie (Diadynamik, Interferenzstrom, 2-Zellen-Armbad, Ultraschall)
- Krankengymnastik, vorwiegend stabilisierend oder Metamergymnastik, subakut oder bei rezidivierender Symptomatik Gruppenbehandlung, Rückenschule
- psychologische Behandlung und Muskelentspannungsverfahren (Jakobsen), autogenes Training
- sozialmedizinische Beurteilung und Beratung (einschließlich Ergonomie des Arbeitsplatzes)

stik in Frage. Bei funktionellen Störungen durch segmentale Blockaden kann die Manualtherapie im Einzelfall erfolgreich sein. Eine Rezidivprophylaxe ist aber nur über eine Eigenstabilisierung im Rahmen der Krankengymnastik erreichbar.

Der häufigen somatisch-psychischen Interferenz entsprechend, sollten eine psychologische Mitbehandlung, autogenes Training und Muskelentspannungstechniken nach Jakobsen erfolgen.

Operative und postoperative Behandlung

Indikationen zur Operation stellen sich – wie bei Erkrankung der übrigen Wirbelsäulensegmente – erst bei zervikaler Myelopathie mit Progredienz und nach frustraner Ausschöpfung aller konservativen Maßnahmen.

Eine monoradikuläre diskogene Kompressionssymptomatik mit neurologischen Ausfällen oder heftig persistierenden Beschwerden, ggf. auch durch osteogene oder diskogen/osteogene Kompression ausgelöst, kann frühzeitig eine operative Revision erforderlich machen (Tab. 14-21) [1].

Eine Bandscheibenausräumung erfolgt überwiegend vom ventrolateralen Zugang, ggf. mit intersomatischer Fusion, u. U. auch bei mehrsegmentaler Ausräumung mit einer ventralen Plattenstabilisierung [1, 7]. Die Fusion erfolgt mit autologem Knochendübel, gelegentlich mit Fremdknochen aus der Knochenbank, oder mit Pallacos

Tabelle 14-21 Operationsindikationen beim Zervikalsyndrom.

- zervikaler Diskusprolaps mit Wurzelkompression
- zervikale Myelopathie (multiple Protrusionen, sekundäre spinale Enge)
- therapieresistentes radikulärbedingtes Zervikobrachialsyndrom
- instabiles Bewegungssegment
- ossäre Kompression und Forameneinengung, Arteria-vertebralis-Syndrom mit Drop attacks

Tabelle 14-22 Operative Verfahren bei Diskusprolaps im HWS-Bereich [1].

lateraler Vorfall	• dorsaler Zugang, Foraminotomie (Frykholm) • ventraler Zugang
medialer Vorfall	• ventraler Zugang (und ggf. Fusion)
multiple Protrusionen und chronische zervikale Myelopathie	• ventraler Zugang (und Fusion nach Cloward), evtl. ventrale Platte (Caspar) • dorsaler Zugang (und ggf. ventrale Fusion)

(Tab. 14-22). In mikrochirurgischer Technik werden dorsale und seitliche Osteophyten entfernt, gelegentlich der Eingriff auch durch die Foraminotomie nach Jung erweitert [6].

Meist wird postoperativ mit einer zervikalen Stütze temporär immobilisiert. Entsprechend kommt frühpostoperativ, bei bestehender Immobilisierung, ausschließlich stabilisierende Krankengymnastik zur Anwendung; bereits ab der 3. postoperativen Woche ist dies ohne „Halskrawatte“ möglich. Flankierend können neurologische Restsymptome der oberen Extremität elektrotherapeutisch und krankengymnastisch, oder Schulter-Arm-Beschwerden physikalisch-therapeutisch behandelt werden [3].

Die eigentliche „Krawatten“-Entwöhnung erfolgt tagsüber ab der 6. Woche; nachts ist Immobilisierung noch notwendig. Bei guter, unverändert stabiler Lage des Knochendübels kann nun auch mit vorsichtiger Mobilisation durch dezente Metamergymnastik begonnen werden.

Wichtig ist ein korrekter Haltungsaufbau der gesamten Wirbelsäule und eine Verhaltensschulung. Das krankengymnastische Programm leitet dann zur Sekundärprävention in die Rückenschule über [3], soll verträgliche Ausgleichsbewegungen zur Entlastung der Halswirbelsäule, gerade bei Sitzberuflern [12], einüben und dient insbesondere der Rezidivprophylaxe.

Posttraumatische Behandlung

In der posttraumatischen Behandlung ist die Immobilisierungsphase so kurz wie nötig zu wählen. Sehr oft führt ärztlich intensives Bemühen in Diagnostik und vor allem polypragmatischer Therapie zu einer individuellen Dramatisierung und nachfolgend psychisch-depressiven Symptomen, nicht selten allerdings auch unterschwellig durch Entschädigungsansprüche zusätzlich gesteuert [8, 11].

Früh postakut kann mit isometrischen Übungen und nachfolgendem systematischem krankengymnastischem Haltungsaufbau baldmöglichst eine Eigenstabilität erreicht werden; flankierend ist ein früher Einsatz von Wärme und Elektrotherapie durchaus möglich. Massagen sollen dagegen erst spät, mit gehörigem Abstand zum eigentlichen Trauma, und nur bei guter Verträglichkeit eingesetzt werden (Tab. 14-23).

Günstig ist, den Betroffenen möglichst wenig aus dem Alltagsablauf herauszunehmen, um eine posttraumatisch psychische Fixierung auf das Ereignis und seine Folgen zu vermeiden.

Eine Anfangsdokumentation funktioneller und neurologischer Befunde und regelmäßige ärztliche Verlaufskontrolle ermöglichen eine angepaßte Therapie und dienen der sachlichen Endbeurteilung.

Tabelle 14-23 Therapie des posttraumatischen Zervikalsyndroms.

- Immobilisierung (restriktiv und zeitlich streng limitiert)
- unbedingt Anfangs- und Verlaufdokumentation und stadienangepaßte Therapie
- Antiphlogistika, Analgetika, Myotonolytika
- schon frühzeitig Alltagsmobilität erhalten
- frühzeitig stabilisierende Krankengymnastik, nachfolgend auch Metamergymnastik
- medikamentöse Injektionsbehandlung
- Einsatz weiterer physiotherapeutischer Maßnahmen (Elektrotherapie, Wärmeanwendung)

8.4 Sozialmedizin

Intradiskale Massenverschiebungen mit passagerem Zervikalsyndrom führen meist nicht zur Arbeitsunfähigkeit oder nur für 1–2 Wochen. Heftige radikuläre Symptome können eine mehrwöchige Arbeitsunfähigkeit nach sich ziehen.

Postoperativ besteht nach Nukleotomien bzw. Neurolysen zervikaler Wurzeln einschließlich intersomatischer Fusionen in der Regel eine Arbeitsunfähigkeit von 12 Wochen.

Die Leistungsbeurteilung bei chronisch rezidivierendem HWS-Syndrom und postoperativen

Tabelle 14-24 Diagnostik und Beurteilung von Beschleunigungsverletzungen der Halswirbelsäule [13].

	Verletzung	*beschwerdefreies Intervall*	*Röntgen*	*Symptom*	*Arbeitsunfähigkeit*	*MdE*
I	leichte Beschleunigungsverletzung der HWS (Grad 1 und 2 nach Erdmann)	0–16 Std.	–	Schluckbeschwerden, HWS-Funktionsstörungen Schmerz, Schwindel	14 Tage – 6 Wochen	2–3 Monate 20% 9–12 Monate 10%
II	Schwere Beschleunigungsverletzung der HWS	–		sofortige Haltungsinsuffizienz, erhebliche Schluckbeschwerden, neurologisch-radikuläre und Rückenmarkssymptome	3–4 Monate	6 Monate 30% 12 Monate 20%
III	sehr schwere Beschleunigungsverletzung der HWS	–	+ knöcherne Verletzung/ Fehlstellung	sofortige Haltungsinsuffizienz, kann nicht selbst aussteigen, schwere lokale und ggf. neurologische Störungen	mehrere Monate	12 Monate 30% danach 20%

Zuständen folgt in etwa den qualitativen Einschränkungen bei Erkrankungen der LWS. Zusätzliche Einschränkungen ergeben sich für monotone Kopfhaltungen bei Sitzberuflern [12], Bildschirmtätigkeit und Überkopfarbeiten. Der GdB bei Funktionsstörungen der HWS wird analog der LWS eingeschätzt, wobei neurologische Störungen zusätzlich berücksichtigt werden müssen.

Verletzungen an der Halswirbelsäule führen je nach Traumatisierung zu unterschiedlich langer Arbeitsunfähigkeit [2, 13]. Dabei ist zur Verhinderung einer psychischen Fixierung möglichst nur eine vertretbar kurze Entfernung aus dem Arbeitsleben anzustreben. Rompe [13] gab eine Bestandsaufnahme der begrifflichen Entwicklung und kritischen Analyse der Beschleunigungsverletzung der HWS. Er sieht, je nach Schweregrad, eine Dauer der Arbeitsunfähigkeit bei leichten Verletzungen (Grad 1 und 2 nach Erdmann) [2] von maximal 6 Wochen bis zu mehreren Monaten bei sehr schweren Verletzungen (Grad 3 nach Erdmann).

Über die posttraumatischen Schäden und die Einschätzung der MdE informiert eine aktuelle Zusammenstellung, wobei die angegebene MdE und die Zeiträume als Höchstwerte gelten (Tab. 14-24) [13].

Tabelle 14-25 Klassifikation der Skoliosen [8].

a) symptomatische Skoliosen		
I	funktionelle Skoliosen	haltungsbedingt ↕
II	fixierte seitliche Fehlstellungen	reversibel Kontraktur Progredienz ↕
III	reaktive strukturelle Skoliosen	Deformität
IV	neuromuskuläre (Lähmungs-)Skoliosen	
V	osteopathische Skoliosen	
VI	Skoliose bei mesenchymalen Systemkrankheiten	
VII	iatrogene Skoliosen (nach Operationen und Bestrahlungen)	
b) idiopathische Skoliosen		
VIII	1. idiopathische infantile Skoliose (progredient benigne und maligne) 2. idiopathische juvenile Skoliose 3. idiopathische Adoleszentenskoliose	

9 Skoliose

9.1 Differenzierung und Epidemiologie

Eine Skoliose ist eine dauernde Seitverbiegung eines oder mehrerer Wirbelsäulenabschnitte – teilfixiert oder fixiert – mit Rotation und mehr oder weniger starker struktureller Wirbelkörperveränderung [5, 9]. Je nach Zeitpunkt des Auftretens wird unterschieden zwischen infantiler, juveniler und Adoleszentenskoliose [12], nach der Ätiologie zwischen symptomatischer und idiopathischer [8, 12]. Dabei weist Mau darauf hin [8], daß die idiopathische Skoliose im Ausschlußverfahren diagnostiziert werden sollte, also nicht jede Skoliose mit derzeit unklarer Genese idiopathisch zu nennen sei. Er teilt daher in symptomatische Skoliose, einschließlich der häufig reaktiv strukturellen Form, und idiopathische Skoliose ein (Tab. 14-25) [8]. Skoliosen und Wirbelkörperanomalien können natürlich im weiten Rahmen Normvarianten sein, so sind beispielsweise bei männlichen Jugendlichen Seitverbiegungen bis 15° statistisch noch „normal"; die Übergänge zu pathologischen Veränderungen sind fließend [9]. Die Inzidenz in der Bevölkerung liegt aufgrund von Schätzungen bei 2–4% [2]. In der Gruppe nicht behandlungsbedürftiger Skoliosen bestehen in der Regel keine Geschlechtsunterschiede, bei idiopathischen Skoliosen mit Krümmungen über 20° sind wohl Mädchen weitaus häufiger als Jungen betroffen (5:1) [2].

Nach Kane sind nur 2,5% der Bevölkerung mit Skoliosen behandlungsbedürftig [6].

Die früher hohe Zahl von 5–10% der behandlungsbedürftigen Skoliosen, die einer operativen Therapie zugeführt wurden, scheint durch Früherfassung und wirksame konservative Therapie abzunehmen [2].

Einerseits erfordert die Skoliose in der Wachstumsphase Behandlung und Sekundärprävention, zum anderen kann sie im Erwachsenenalter fehlstatisch bedingte Beschwerden auslösen mit entsprechender Therapiekonsequenz. Bei erheblicher Seitverbiegung und Rippenbuckel oder starker Progredienz wird eine operative Korrektur und Stabilisierung notwendig [10, 13]. Neben der aktuellen Therapie ist in allen drei Situationen eine umfassende zukunftsorientierte Sekundärprävention wichtig: Rehabilitationsmaßnahmen erfolgen daher

- im Rahmen konservativer Langzeitbehandlung in der Wachstumsphase

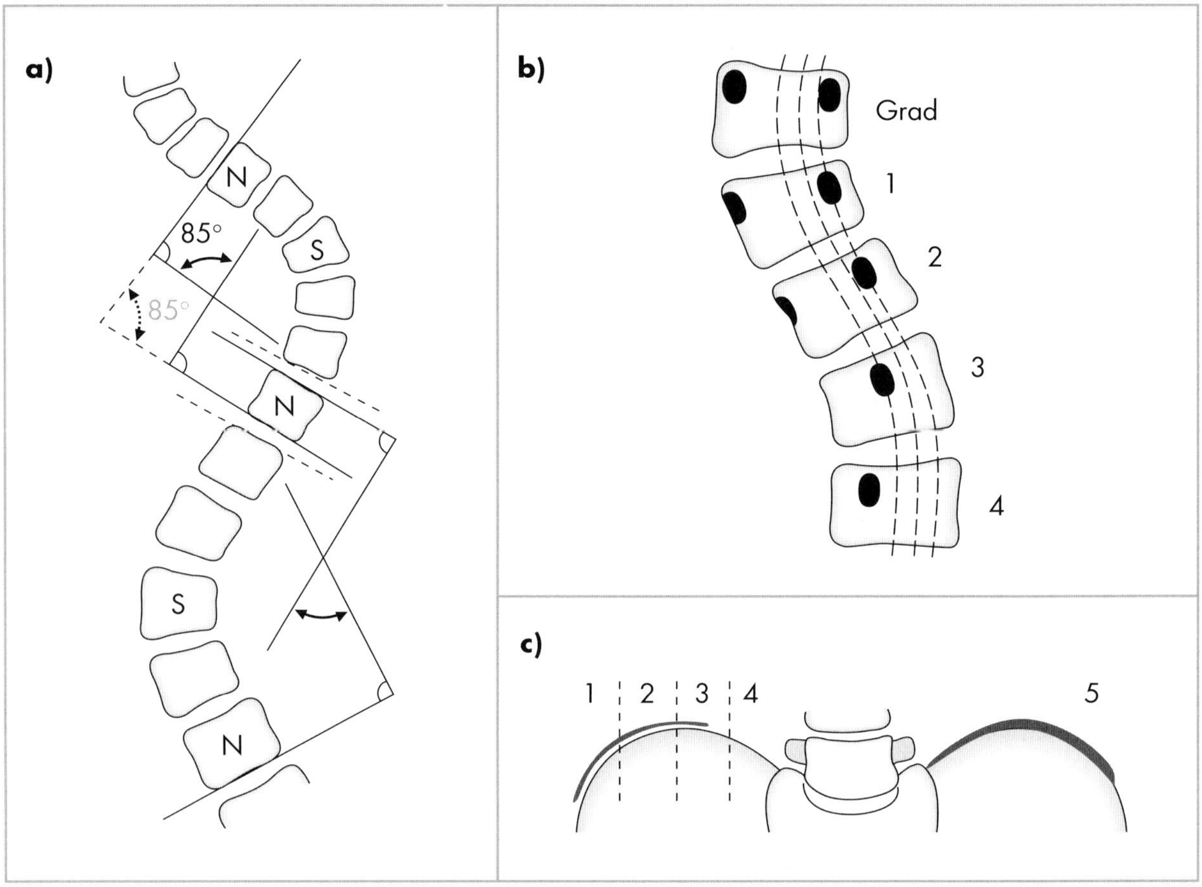

Abb. 14-6
a) Skoliosewinkel nach Cobb b) Rotationsbestimmung nach Nash und Moe (Grade 1 – 4) c) Skelettreifebestimmung nach Risser, Darmbeinkammapophyse (Stadien 1 – 5)

- postoperativ nach Korrektur, Fusion und/oder instrumenteller Stabilisierung
- bei Erwachsenenskoliosen mit statischen und funktionellen Folgen.

9.2 Diagnostik

Diagnostik und Verlaufsbeobachtung während der Behandlung und Rehabilitation bedienen sich abgestuft folgender Verfahren:
- äußere Betrachtung (Körperlot, Taillendreieck, Beinlängendifferenz, Schulterhochstand, Rippenbuckel, Lendenwulst)
- globale und ggf. segmentale Funktionsprüfung (Motilitätsprüfung mit Funktionsdokumentation nach der Neutral-0-Methode, Halteleistungstest)
- ggf. Ausschluß von Hör-, Seh- oder neurologischen Störungen (EMG) als mögliche Ursache
- Röntgenganzaufnahmen der Wirbelsäule (Skoliosewinkel nach Cobb, Rotation nach Nash und Moe [Abb. 14-6a, b])
- Darstellung der Risserfuge (oder Handskelett) zur Wachstumsbestimmung (s. Abb. 14-6c)
- Bending-Aufnahmen
- Fotodokumentation, Optimetrik- oder Moire-Verfahren
- in indizierten Fällen NMR
- bei starker pulmonaler Beeinträchtigung Lungenfunktionsprüfung, Blutgasanalyse
- zur Überprüfung der kardialen Bedrängung seitliche Thoraxaufnahme mit Darstellung des Holzknecht-Raumes [12].

Dabei wird die Progredienz einer Skoliose anhand vieler Faktoren nur mit Wahrscheinlichkeit eingeschätzt; der Krümmungswinkel, die Position der Skoliose, kurzbogige oder doppelbogige Formen, das Risser-Zeichen, familiäre Skoliosebelastung, das Verhalten der Skoliose im Beobachtungszeitraum, Alter des Patienten u. a. spielen dabei eine Rolle [12].

9.3 Therapie und Rehabilitation

Kontinuierliche Behandlung und Überwachung progredienter Adoleszentenskoliosen schließt Sekundärprävention ein, ebenso schmerzhafte und funktionell störende Erwachsenenskoliosen. Bei gleichem Therapieansatz ist höhere Therapiedichte gefordert und edukative Prinzipien.

Behandlungsdomäne ist die Krankengymnastik mit dehnenden und kräftigenden Techniken, Haltungskorrektur und programmatischer Schulung. Muskelkraft, Ausdauer und Koordination werden geschult sowie ein Gefühl für die bestehende Asymmetrie und für die Korrektur vermittelt.

Eine Progredienz wird in der Regel bei Skoliosen unter 15° (nach Cobb) nicht befürchtet; Krankengymnastik erfolgt hier präventiv, um einer möglichen Progredienz entgegenzuwirken. Skoliosen zwischen 20 und 30° nach Cobb erfordern konsequent Krankengymnastik; besonders hier ist Sekundärprävention im Rahmen einer Reha-Behandlung indiziert. Elektrotherapeutische Verfahren werden ebenfalls angegeben [1, 11]. Eine Korsettbehandlung kann notwendig werden; Übungen sollen dabei sowohl im als auch außerhalb des Korsetts erfolgen.

Krankengymnastik und Korsett sind Partner bei der Skoliosebehandlung.

In der Rehabilitation erfordert dies täglich mehrfach ggf. unterschiedliche krankengymnastische Behandlungsverfahren, Information zum Erkrankungsbild und Motivation zur eigenen Prävention. Hier sind naturgemäß in der Wachstumsphase in kürzeren Abständen präventive Maßnahmen notwendig, um die eigenständige Dauerprävention zu stützen.

Zur Aufrichtung und Stabilisierung kommen in der Krankengymnastik vor allem isometrisch, aber auch dynamisch stabilisierende Übungen zum Einsatz unter Anwendung verschiedener Methoden wie FBL, Hettinger, Zielke, Brunkow, PNF, Vojta und vor allem auch die dreidimensionale Skoliosegymnastik nach Lehnert-Schroth [3, 4, 7].

Nach Skolioseoperationen wird mehr oder weniger langfristig ein Vollkontakt- oder ein Kunststoffrahmenkorsett getragen. Nun sind operativ die Skoliosehauptkrümmungen zwar verbessert und versteift, sekundäre Asymmetrien und muskuläre Atrophien müssen jedoch noch aufgearbeitet werden; analog operierter Wirbelbrüche kommen vergleichbare kombinierte Behandlungskonzepte postoperativ zur Anwendung, vorwiegend stabilisierende Krankengymnastik [3, 4].

Bei Erwachsenenskoliosen stehen im allgemeinen Schmerzen im Vordergrund [3, 4], die es zunächst physiotherapeutisch ggf. auch medikamentös zu beheben gilt. Bei erheblichen statischen und degenerativen Veränderungen, u.U. mit radikulärer Symptomatik, kardiopulmonaler Beeinträchtigung und ausgeprägten Tendomyopathien muß über intensive krankengymnastische Behandlung – oft mehrfach am Tag in verschiedenen Techniken (Einzelbehandlung, Gruppenbehandlung, Bewegungsbad) – versucht werden, eine Eigenstabilisierung zu erreichen und schmerzhafte Kontrakturen zu lösen [4]. Ziele der therapeutischen Bemühungen sind:

- Kräftigung der Rumpfmuskulatur
- Schulung des Haltungsbildes, symmetrisch stabilisierende Maßnahmen haben Vorrang
- Schulung und Besserung der Restfunktionen bei Lähmungsskoliosen
- Verbesserung der Atemleistung
- Erziehung zur selbständigen aktiven Übungsbehandlung [3].

9.4 Sozialmedizin

Personen mit Skoliosen zwischen 30 und 60° können noch leichte bis mittelschwere Tätigkeiten verrichten, wenn nicht erhebliche Beschwerden dem entgegenstehen. Häufiges Bücken und schweres Heben müssen allerdings vermieden werden. Bei Skoliosen über 60° sind allerdings nur noch leichte Tätigkeiten vollschichtig möglich, wenn die Voraussetzungen des Wechsels zwischen Sitzen, Gehen und Stehen gegeben sind. Die Minderung der Erwerbsfähigkeit liegt zwischen 10 und 30% bei Skoliosen von 30 bis 60° nach Cobb und zwischen 30 und 50% bei Skoliosen zwischen 61 bis 90°, darüber dann bei

Tabelle 14-26 Minderung der Erwerbsfähigkeit (MdE) und empfohlene Tätigkeiten bei Skoliose [5].

Skoliosewinkel nach Cobb	*MdE**	*empfohlene Tätigkeiten*
30–60°	10–30%	leichte bis mittelschwere Tätigkeit
61–90°	30–50%	leichte Tätigkeit
über 90°	50–70%	vollschichtig nur Tätigkeiten zumutbar, die Wechsel zwischen Sitzen, Stehen und Gehen ermöglichen

* Bei Schmerzen oder Beschwerden kann eine Höhereinstufung erfolgen.

50–70%. Erwerbsunfähig sind Personen, bei denen eine Skoliose nicht mehr besserungs- oder rehabilitationsfähig ist mit sekundären Veränderungen der Wirbelsäule und Einschränkung der pulmonalen Kapazität (Tab. 14-26) [5].

10 Wirbelfrakturen

10.1 Klassifizierung und Operationsindikation

Mit dem Wandel von einer mehr statischen Betrachtung der WK-Fraktur zur Beachtung funktioneller Aspekte und der gleichzeitigen Entwicklung neuer Operationstechniken veränderte sich auch die Behandlungsindikation. Früheren Einteilungen der Wirbelsäulenverletzungen nach dem Unfallmechanismus (Böhler 1951) [4] und den Unfallfolgen (Lob 1954) [20] folgte die Differenzierung nach Stabilität und Einengung des Spinalkanales (Wolter 1985) [12, 24]; eine weitere Differenzierung der Translationsverletzung der Wirbelsäule wurde angefügt (Magerl 1985) [12, 20] und vor allem für klinisch praktische Belange eine Einordnung nach pathogenetischen Hauptgruppen und pathomorphologischen Untergruppen (Magerl/Harms 1987) [12]. Der diskoligamentäre Schaden gewinnt an Bedeutung [20]. Pate stand die Einteilung der Wirbelsäule in drei osteoligamentäre Säulen [7, 14]; die primäre Klassifizierung nach A, B, C wurde um die Schädigung der diskoligamentären Strukturen (D) und die Einengung des Spinalkanals (0, 1, 2, 3) erweitert (Abb. 14-7) [14].

Operative Verfahren entwickelten sich von der Drahtfixation (Hadra, 1981/F. Lange), über Knochenplastiken zur Spondylodese (Albee, 1911/Hibbs), den H-Span (Bosworth, 1942), die Doppelplattenfixation an den Dornfortsätzen (Holdsworth/Hardy, 1953), die Harrington-Instrumentation (1958), Plattenfixation an den Wirbelbögen (Roy-Camille, 1963) mit transpedikulärer Schraubenverankerung zur Stabilisierung mit Fixateur externe (Magerl, 1977) und Fixateur interne (Dick, 1982) [8].

Geschlossene Wirbelverletzungen wurden früher grundsätzlich konservativ behandelt [3, 11, 13, 16, 17], auch unter Belassung einer traumatischen Wirbelsäulendeformität [16, 17]. Über posttraumatische Beschwerden gingen die Meinungen auseinander [16, 17, 23]. Magnus prägte die konservative Wirbelbruchbehandlung vorwiegend durch Lagerung [13], Bürkle de la Camp die frühe funktionelle Krankengymnastiktherapie [1, 5, 9, 15], Böhler die geschlossene Reposition und Retention im Gipsmieder [1, 3, 4, 9].

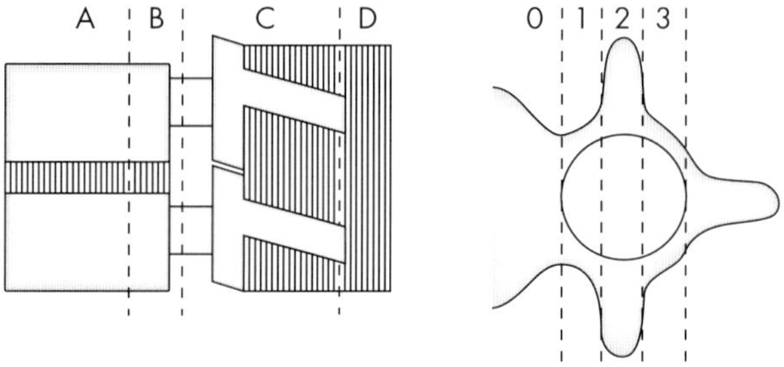

Abb. 14-7 Wirbelfrakturen (links) und Einengung des Spinalkanals (rechts).
Wirbelkörperfrakturen:
A = Wirbelfrakturen
B = Fraktur von Hinterwand und Bogenwurzel
C = Wirbelbogen- und Fortsatzfraktur
D = Beteiligung diskoligamentärer Verletzungen
Einengung des Spinalkanals:
0 = ohne Einengung
1 = Einengung bis zu einem Drittel
2 = Einengung bis zu zwei Dritteln
3 = vollständige Einengung

Unter funktionellen Aspekten ergibt sich heute bereits primär posttraumatisch, zur Vermeidung späterer statischer Insuffizienz und diskoligamentärer Instabilität, eine OP-Indikation zur WK-Aufrichtung, ggf. transpedikulärer Spongiosaauffütterung nach Daniaux [6, 8] und Stabilisierung durch Fixateur interne [8, 12, 20, 25].

10.2 Diagnostik

Für die posttraumatische Behandlung und die spätere Rehabilitation ergeben sich identische diagnostische Schritte:
- klinische Ganzkörperuntersuchung
- Neurostatus, ggf. EMG mit späteren Kontrollen
- Nativröntgenaufnahmen
- zur Differentialdiagnose und präoperativ CT oder NMR.

Zu beachten sind in der posttraumatischen Phase Darmatonie, Nierenbeteiligung bzw. -blutung und Urinretention und Blaseninfekt.

10.3 Frühbehandlung und Rehabilitation

Behandlungsziel

Unkomplizierte Frakturen ohne Beeinträchtigung neuraler Strukturen und späterer Stabilität werden weiterhin konservativ, frühfunktionell behandelt [1, 9, 18, 22]. Nach vegetativer Gymnastik folgen in den ersten Tagen stabilisierende isometrische Übungen aus stabiler Rückenlage, ab der 3. Woche Übergang zum Vierfüßlerstand und bei unversehrter Wirbelkörperhinterkante, ohne Beeinträchtigung des Neuralrohres, erstes Aufstehen in der 3.–4. Woche. Bei Mitbeteiligung der Wirbelkörperhinterkante erfolgt die axiale Belastung erst ab der 5.–6. Woche.

Dabei wird eine posttraumatische Wirbelkörperfehlform in Kauf genommen und besonderer Wert auf eine kompensationsfähige Muskulatur gelegt; es betrifft primär neben der Rücken-, besonders aber auch die Bauch- und Thoraxmuskulatur, den Iliopsoas und die Muskeln der angrenzenden Schulter- und Beckenregion. Das 3-Punkt-Mieder kann als Mahn-Orthese vorübergehend zum Einsatz kommen, nicht ersatzweise für, sondern nur mit gleichzeitiger Krankengymnastik.

Die Rehabilitation setzt entsprechend phasengerecht ein, entweder noch mit ausschließlich stabilisierenden Techniken bis zur 6. posttraumatischen Woche oder danach mit dynamischer Mobilisierung und Funktionsrückgewinn. Sitztraining kann ab der 6. Woche, beginnend mit 5 Minuten und täglicher Steigerung, erfolgen. Stabilität ist in der Regel nach der 10.–12. Woche erreicht. Ein Korsett braucht nach entsprechender Entwöhnung nun nicht mehr getragen zu werden; je nach Frakturstabilität und Entwicklung der Muskelkraft, Entwöhnungsbeginn zwischen der 6. und 10. Woche. Die posttraumatische Weiterbehandlung bzw. Rehabilitation zielt dabei auf

- Herstellung eines Muskelgleichgewichtes
- Erarbeitung einer physiologischen Körperhaltung
- Übertragung der Körperhaltung auf Haltungen im Alltag
- Kraft und Ausdauertraining der Rücken- und Bauchmuskulatur und der angrenzenden Hüft-Bein-Muskulatur [9, 15, 22].

Übungen im Bewegungsbad unter Gewichtsentlastung ermöglichen Stabilisation durch isometrische Techniken und Gehen gegen Wasserwiderstand, vorsichtige Mobilisierung in der zweiten Behandlungsphase bis hin zum Rückenschwimmen.

Vorgehen

> 90% aller Wirbelfrakturen zeigen in der Seitansicht einen Achsenknick von höchstens 15°, meist 8–10°. Nur 10% aller Wirbelbrüche sind instabil [18].

Nach operativer Wiederaufrichtung, transpedikulärer Auffütterung und Stabilisierung durch Fixateur interne erfolgt eine zusätzliche Korsettfixation nicht mehr, wenn doch, dann direkt postoperativ in Form eines 2-Schalen-Vollkontaktkorsettes [10].

Nach anfänglich vegetativer Gymnastik folgt frühzeitig postoperative Bettmobilisation – ggf. im 2-Schalen-Vollkontaktkorsett – und Mobilisierung des Patienten mit Gehübungen unter Kreislaufstabilisierung. Bereits nach Entfernung der Fäden kann – auch im Vollkontaktkorsett – mit Übungen im Bewegungsbad (gegen Wasserwiderstand unter isometrischer Stabilisierung) begonnen werden. Die weitere krankengymnastische Behandlung erfolgt aus stabiler Ausgangslage isometrisch oder nach PNF und mit vorsichtigen Dehntechniken (ggf. Iliopsoas), bei Korsettversorgten ab der 3. Woche ohne Korsett, im Bewegungsbad ab der 6. Woche ohne Korsett. Aufbauendes Sitztraining kann ab der 8. postoperativen Woche begonnen werden und zusätzliche Korsettentwöhnung beim Laufen und Stehen ab der 10.–12. Woche und zum Sitzen nach der 16. Woche erfolgen [10].

Ohne postoperative Korsettversorgung ändert sich die Behandlungsstrategie nicht, es entfallen lediglich die aufgeführten Entwöhnungsphasen [10].

10.4 Sozialmedizin

Über den Wiedereinsatz im Berufsleben kann nicht schematisiert entschieden werden. Nicoll [16] sah keine Beschwerden und Einschränkungen bei erheblichen Wirbelbrüchen mit erheblichen verbliebenen Deformierungen. Watson-Jones geht dagegen von späteren Beschwerden aus [23]. Meist kommt es zu einer qualitativen Einschränkung für leichte bis mittelschwere Arbeiten, wünschenswert sind Tätigkeiten in entlastenden Wechselpositionen und ohne Zwangshaltungen. Andererseits wird in vielen Fällen durchaus die alte Tätigkeit wieder aufgenommen. Eine differenzierte Arbeitsplatzanalyse ggf. auch ergonomische Gestaltung ist daher wichtiger als eine schematisierte Einschätzung [19].

Wirbelbrüche und ihre Folgen werden nach den Anhaltspunkten für die ärztliche Gutachter-

Tabelle 14-27 Begutachtung von Wirbelfrakturen und ihren Folgen [2, 21].

*a) Einschätzung des Behinderungsgrades**	
WK-Fraktur ohne oder mit geringen statischen Auswirkungen	GdB 0–10%
WK-Fraktur mit erheblicher statischer Auswirkung	GdB 20–30%
*b) Einschätzung der Erwerbsfähigkeit**	
isolierte WK-Fraktur	MdE <10%
WK-Fraktur mit Bandscheibenbeteiligung und wirksamem Achsenknick	MdE 10–30%
voll ausgebildete Wirbelsäulenverletzung, instabil mit Bandscheibeninterposition	MdE 20–30%
WK-Fraktur mit erheblicher Instabilität und Persistenz starker Schmerzen	MdE >30%

* Neurologische Störungen sind zusätzlich zu berücksichtigen.

tätigkeit wie in Tabelle 14-27 aufgeführt eingeschätzt [2].

11 Tendomyopathien

11.1 Definition und Einteilung

Die „babylonische" Sprache [6] in der Rheumatologie ist medizingeschichtlich als Begriffskompromiß gewachsen und nicht in der Lage, unter strengen ätiopathogenetischen oder klinisch-nosologischen Aspekten überbegrifflich „Rheuma" als Krankheitseinheit zu definieren [6]. Einzig gemeinsam ist der ziehende Schmerz, häufig begleitet von Bewegungsbehinderung [3, 6, 8]. Entzündliche Krankheitsbilder, arthrogen oder myogen induzierte und u.a. auch psychisch gesteuerte Bilder subsumieren sich unter dem Begriff „Rheuma".

Verlauf und betroffene anatomische Strukturen lagen den Einteilungen zugrunde [6, 9]. Aktuell wird, in Anlehnung an die WHO-Einteilung (1974) und die schweizerische Rheumaklassifikation (1972), zwischen drei Hauptgruppen differenziert [6, 8]:
- entzündliche (Gelenk- und W.S.-)Erkrankungen
- degenerative (Gelenk- und W.S.-)Erkrankungen
- weichteilrheumatische Affektionen.

Dies erfordert eine dezidierte differentialdiagnostische Zuordnung.

Entsprechend schwierig ist aber auch eine Gliederung des Weichteilrheumatismus, „alles dessen, was im Bereich der Weichteile Schmerzen verursacht" [3]; auch diese „Arbeitshypothese" verlangt nach differentialdiagnostischer Abgrenzung [3].

Tendomyopathien sind die häufigste weichteilrheumatische Erkrankung. Es wird formal unterschieden zwischen den lokalen und den generalisierten Formen, ätiopathogenetisch zwischen den entzündlichen und den epidemiologisch bedeutenderen nicht-entzündlichen Formen (Tab. 14-28) [5].

Nicht-entzündliche Tendomyopathien sind meist *reaktiv* von Gelenken (z. B. bei Arthrose) oder Organen ausgelöst und führen zu charakteristischen Sehnen-Muskeln-Schmerzbildern (z. B. HWS- oder omarthrosebedingte Periarthropathie der Schulter, Insertionstendopathie oder Tendomyopathie des Oberschenkels bei Koxarthrose).

Eine *rein tendomyopathische Form* – ohne primär strukturelle Gelenk- oder Muskelveränderungen – ist bedingt durch funktionelle Fehl- oder Überlastungen mit zentralmotorischer Störung des Bewegungsmusters. Nachfolgend entstehen dann dauerhafte Veränderungen durch ausweichende Gelenkfehlstellungen wie Muskelkontrakturen mit Beugestellungen von Gelenken (z. B. Hüfte, Knie). Diese Fehlstellung mit Fehlbelastung und erhöhtem Muskeltonus mündet ihrerseits nach Art einer „Kettenreaktion" ein in einen „Teufelskreis". Enge Beziehungen bestehen zum myofaszialen [1, 5] und sternosymphysalen Syndrom [2]. Durch fortgeleitete Schmerzen kommen nach Art einer Fernzündung so zervikobrachiale und ischialgiforme Beschwerdebilder zustande [2].

Psychovegetativ induzierte Tendomyopathien bestehen nicht infolge eines mechanischen Auslösers, sondern durch zentralnervöse Verarbeitung nozizeptiver Impulse.

Die oft polytopen Schmerzen in Schultern, Armen, Kreuz und Beinen sind häufig von einer inadäquaten Schmerzpräsentation begleitet [4, 5].

Tabelle 14-28 Kausale Einteilung von Tendomyopathien [5].

1. entzündlich bedingte Tendomyopathien
2. nicht-entzündlich bedingte Tendomyopathien
   a) reaktive Form bei strukturellen Erkrankungen der Gelenke, der Wirbelsäule und der inneren Organe
   b) rein tendomyopathische Form bei Funktionskrankheiten mit Entwicklung einer zentralmotorischen Störung des Bewegungsmusters und konsekutiver Muskel- sowie Gelenkfunktionsstörung
   c) psychovegetative Form

Diese polytopen Muskel-Sehnen-Schmerzen sind als generalisierte Tendomyopathie bekannt [4]. In der Kombination mit neurovegetativen Organsymptomen wie Migräne, Herzbeschwerden, Magen-Darm-Störungen, wird dieser Symptomkomplex als *Fibromyalgie* bezeichnet [4, 5, 7, 10]. Die Betroffenen stehen oft unter hohem Leistungsdruck und fühlen sich andererseits in ihrer Aktivität eingeschränkt. Typische Überforderung bei überkorrekten und leistungsorientierten Personen, aber auch Störungen im eigenen sozialen Umfeld können Auslöser sein.

11.2 Diagnostik

Die Diagnostik umfaßt:
- eine körperliche Ganzuntersuchung und lokale manualmedizinische Abklärung zur Aufdekkung strukturell fixierter bzw. funktioneller Störungen
- Aufspürung funktioneller Risikofaktoren
- Ausschluß von Erkrankungen der Inneren Organe, die reflektorisch tendomyopathische Krankheitsbilder auslösen können
- sozialpsychologische Analyse [4, 5].

Neben somatisch-orthopädischer Diagnostik zum Ausschluß von Organerkrankungen und funktionellen Risikofaktoren ist auch eine sozialpsychologische Analyse notwendig.

Funktionelle Risikofaktoren für Tendomyopathien sind [4, 5]:
- Bewegungsmangel
- mangelnde körperliche Fitneß
- strukturell fixierte und funktionelle Fehlhaltungen der Wirbelsäule
- Haltungs- und Bewegungsstereotypien der Extremitäten
- einseitige körperliche Belastungen
- Arbeit in Kälte und Nässe
- körperlicher und psychischer Dauerstreß
- depressive Grundstimmung.

11.3 Therapie und Rehabilitation

> Aufklärung über das Erkrankungsbild und Motivation stehen zu Anfang. Akzeptanz, Aufnahmefähigkeit und Mitarbeit von seiten des Patienten sind Voraussetzung; mentale Defizite und Krankheitsgewinn und schwere psychische Störungen reduzieren die Erfolgschancen [5].

Bei *reaktiven Tendomyopathien* infolge arthrogener Störungen muß zunächst die Gelenkstörung konservativ (medikamentös, physiotherapeutisch und mit Hilfsmitteln) oder durch operative Versorgung reduziert werden. Sodann ist auch die reaktive Tendomyopathie weitgehend behoben, oder lokal verbleibende Beschwerden können gezielt durch Krankengymnastik, Wärme, Elektrotherapie, Massagen oder Injektionen behandelt werden. Nach einem individuellen Stufenplan kommen die physikalische Therapie, insbesondere aber aktive Maßnahmen der Krankengymnastik, zum Einsatz.

Rein tendomyopathische Bilder werden ebenfalls konservativ durch Physiotherapie, aber auch medikamentös und mit Hilfsmittelversorgung angegangen. Dabei werden hypermobile Bilder durch stabilisierende Krankengymnastik, hypomobile Formen mit Dehntechniken, dynamischem Muskeltraining und dosierter Mobilität behandelt [5]. Dies erfolgt durch Krankengymnastik im Trockenen wie im Wasser, u. U. auch mit Geräten und, je nach Erkrankungsfall, in Einzel-, überwiegend wohl aber in Gruppentherapie.

Schwieriger und nur in orthopädisch-psychosomatischer Kooperation ist das *Fibromyalgiesyndrom* zu behandeln. Der oft schmale Grad zwischen eben notwendiger Physiotherapie und Psychotherapie muß dabei gefunden werden, damit der Kranke die psychische Störung erkennt und nicht seiner Neigung folgt, die somatische Störung überzubewerten, die psychische zu verdrängen und gerne nach der „somatischen Krücke" einer weiteren körperlichen Diagnostik und ärztlichen, polypragmatischen Therapie zu greifen. Therapieprinzipien stellen sich in folgender Sequenz dar [5]:
- Psychotherapie (z. B. individuelle Gesprächstherapie und in Gruppen)
- pflegerische Allgemeinmaßnahmen
- Selbsthilfetechniken (Entspannungsverfahren, Schmerzbewältigung)
- Mitbehandlung neurovegetativer Organbeschwerden
- Absetzen überflüssiger Medikationen
- physiotherapeutische Mitbehandlung biomechanischer Begleitfaktoren
  - kräftigende und detonisierende Techniken incl. postisometrischer Relaxation
  - Haltungsschulung und andere verhaltensmedizinische Maßnahmen [5].

Neurovegetative Organbeschwerden müssen in ihrem Ausmaß diagnostisch erfaßt und ernstgenommen werden. Bei den meist nicht bedrohlichen Organmanifestationen helfen einfache Maßnahmen wie Nahrungsumstellung, Verzicht auf Alkohol, genügend Schlaf, reguläre Arbeitspausen bei Rhythmusstörungen des Herzens. Medikamente, oft in Vielzahl jahrelang eingenommen, müssen reduziert oder abgesetzt werden. Die Patienten klammern sich oft an diese „lebensnotwendigen" Medikamente, fühlen sich andererseits oft aber auch als ihr Sklave.

Bedeutsam für den Reha-Erfolg und die Nachsorge ist das Erkennen der Risikofaktoren und die Motivation, sie im beruflichen und privaten Alltag auszuschalten. Dies betrifft Beibehalten eines Normgewichtes, Arbeitspausen, Nachtruhe, körperliche Fitneß, Streßvermeidung, Orientierung an realistischen Lebenszielen [4, 5].

11.4 Sozialmedizin

Bei *arthrogen bedingten Tendomyopathien* bestimmt die Grundkrankheit die qualitative Einschränkung im Berufsleben und den Grad der Behinderung.

Bei *psychisch gesteuerten Tendomyopathien* sollte der Behindertenausweis die Ausnahme bleiben. Allerdings kann eine Wandlung in der beruflichen Tätigkeit notwendig werden, wenn entweder monotone Zwangshaltungen oder Routinearbeiten tendomyopathische Risikofaktoren darstellen oder andererseits Streßsituationen am Arbeitsplatz Auslöser für psychisch induzierte Tendomyopathien darstellen.

Bei schweren psychoneurotischen oder depressiven Störungen werden der berufliche Einsatz, die qualitative oder quantitative Einschränkung durch die psychische Grundkomponente bestimmt. Dies erfordert grundsätzlich die sozialmedizinische Beurteilung im Team zwischen Psychiatern, Psychologen und Orthopäden. Einerseits gilt es, somatische und psychische Faktoren, u. a. besonders auch Krankheitsgewinn, Tendenzverhalten und schwere depressive Störungen, in ihrer auslösenden Wertigkeit zu erfassen, andererseits das Gesamtleistungsbild des Betroffenen unter Einschluß aller Faktoren gemeinsam realistisch einzuschätzen.

Literatur, Teil I

1. Ahrens, E.H. Jr.: The Crisis in Clinical Research, Overcoming Institutional Obstacles. Oxford University Press, Oxford 1992.
2. Amer. Acad. of Orthop. Surg.: Fundamentals of Outcome Research. Commitee on Outcome Studies. American Academy of Orthopaedic Surgeons Dept. of Research. Compiled as background material for the Symposium on Outcomes and Effectiveness in Musculoskeletal Research. Zit. n. Lidgren 1993.
3. Bernau, A.: Orthopädie in der Wandlung – nicht operative Therapie. Orthop. Praxis 8 (1986) 599–620.
4. Best, St.: Empfehlungen über die Mindestanforderungen für Rehabilitationskliniken der Haltungs- und Bewegungsorgane. In: Finkbeiner, G.F. (Hrsg.): Rehabilitation. BVO/Inf. Demeter, Gräfelfing, 4 (1992).
5. Bundesminister für Arbeit und Sozialordnung: Sozialgesetzbuch V und VI. Hrsg. Bundesminister für Arbeit und Sozialordnung SGB VI, 1994, SGB V, 1984. Kohlhammer, Stuttgart.
6. BU/EU-Renten alte Bundesl.: Frühberentung 1991. Verteilung nach ICD-Kapiteln, FRA RV/KL 64. BfA Berlin.
7. Finkbeiner, G.F.: Rehabilitation von Erkrankungen und Behinderungen der Haltungs- und Bewegungsorgane. In: Finkbeiner, G.F. (Hrsg.): Rehabilitation, BV O/Inf. Demeter, Gräfelfing, 1 (1992).
8. Finkbeiner, G.F.: Allgemeine spezielle klinische Rehabilitationskonzepte der Haltungs- und Bewegungsorgane. In: Rehabilitation 1992. BfA aktuell, (1992) 113–126.
9. Finkbeiner, G.F.: Rückenschule Saarland – ein gesundheitliches Präventivprogramm, Weißbuch zur Saarländischen Rückenschule 1993.
10. Finkbeiner, G.F.: Rehabilitation als Partner im Gesundheitswesen. In: Finkbeiner, G.F. (Hrsg.): Akutmedizin und med. Rehabilitation-Abgrenzung oder Kooperation. AKTIV, med. Schriftenreihe, Sonderausgabe Hurrle GmbH, Durbach 1993.
11. Fliedner, T. M., N. Gerdes: Wissenschaftliche Grundlagen der Rehabilitation bei chronischen Krankheiten, Situationsanalyse und Zukunftsperspektiven in DRV (Deutsche Rentenversicherung) 5–6, 1988.
12. Hackenbroch, M.H.: Degenerative Gelenkerkrankungen. In: Witt, A. N., H. Rettig, K. F. Schlegel, M. Hackenbroch, W. Hupfauer (Hrsg.): Orthopädie in Praxis und Klinik. Bd. IV, Allg. Orthopädie, Thieme, Stuttgart 1982.
13. Jungnitsch, G.: Psychologische Maßnahmen in der Rehabilitation bei Erkrankungen des Skeletts, der Muskeln und des Bindegewebes in Reha-Kommission. Abschlußbericht Bd. III, Teilbd. 1. VDR, Dissertationsdruck, Darmstadt 1991.
14. Lidgren, L.: Orthopädische Forschung in Europa – am Verwelken oder Erblühen, Pauwels Gedächtnisvorlesung 1993. Orthopädie-Mitteilungen 24 (1994) 7–12.
15. Muthmann, D.: Rehabilitation in der Orthopädie – medizinische Rehabilitation, Rehabilitationsmedizin. MOT 111 (1991) 8–10.
16. Rehabilitation ’92: Medizinische Rehabilitation 1992, Verteilung nach ICD-Kapiteln, MRABAR ’92 KL 64, BfA Berlin.
17. Reha-Kommission: Rehabilitation bei Krankheiten des Skeletts, der Muskeln und des Bindegewebes. Abschlußberichte, Bd. III, Teilbd. I. VDR, Dissertationsdruck, Darmstadt 1991.
18. Rückert, J.: Entstehung und Vorläufer der gesetzlichen Rentenversicherung. In: Ruland, F. (Hrsg.): Handbuch der gesetzlichen Rentenversicherung. Luchterhand, Frankfurt 1990.
19. Schladitz, G.: Medizinische Prävention und Rehabilitation, insbesondere stationär. In: Finkbeiner, G.F. (Hrsg.): Rehabilitation. BV O/Inf. Demeter, Gräfelfing, 5 (1992).
20. Schmitt, A.: Die Rehabilitation in der Rentenversicherung – Gedanken zur Weiterentwicklung in DRV. Dtsch. Rentenversicherung 4–5 (1988) 519–563.
21. Zietlow, R.: Perspektiven nachgehender (Nachsorge) und ambulanter Rehabilitation. In: Finkbeiner, G.F. (Hrsg.): Rehabilitation BV O/Inf. Demeter, Gräfelfing, 6 (1992).

Teil II, Abschnitt 1, Arthrosen

1. Bernau, A.: Die Behandlung der Coxarthrose beim Erwachsenen. In: Matzen, K.A. (Hrsg.): Das Hüftgelenk des Erwachsenen. Prakt. Orthop., 22 (1990) 125–138.

2. Best, St.: Physikalische Therapie der Coxarthrose. In: Matzen, K.A. (Hrsg.): Das Hüftgelenk des Erwachsenen. Prakt. Orthop. 22 (1990) 139–147.
3. Finkbeiner, G.F.: Prävention der Coxarthrose. In: Matzen, K.A. (Hrsg.): Das Hüftgelenk des Erwachsenen. Prakt. Orthop. 22 (1990) 113–120.
4. Finkbeiner, G.F.: Allgemeine und spezielle klinische Rehabilitationskonzepte der Haltungs- und Bewegungsorgane. In: Rehabilitation. BfA aktuell (1992) 113–126.
5. Francillon, M.R.: Präcoxarthrosen im Kindesalter. Schweiz. med. Wschr. 97 (1967) 770.
6. Glas, K., N. Obletter, R. Krause: CT und MRT in der Hüftdiagnostik. In: Matzen, K.A. (Hrsg.): Das Hüftgelenk des Erwachsenen. Prakt. Orthop. 22 (1990) 103–111.
7. Hackenbroch, sen. M.: Die Arthrosis deformans der Hüfte, Grundlagen und Behandlung. Thieme, Leipzig 1943.
8. Hackenbroch, jun. M.H.: Degenerative Gelenkerkrankungen. In: Witt, A.N., H. Rettich, K.F. Schlegel, M. Hackenbroch, W. Hupfauer (Hrsg.): Orthop. in Praxis und Klinik, Bd. IV. Thieme, Stuttgart 1982.
9. Heisel, J., E. Schmitt: 10-Jahres-Ergebnisse mit der Autophorprothese. In: Mittelmeier, H., J. Heisel (Hrsg.): 10 Jahre Erfahrung mit Hüftendoprothesen. ML-Verlag, Uelzen 1986.
10. Klein, F.: Die Rehabilitation von Patienten mit Gon- und Coxarthrose. In: VDR (Hrsg.): Kommission zur Weiterentwicklung der Rehabilitation in der gesetzlichen Rentenversicherung, Abschlußberichte Bd. III, Teilbd. 1. VDR 1971, 114–124.
11. Kuettner, K.E.: Heutiger Stand der Knorpelforschung im Licht der Arthrose. Pauwels Gedächtnisvorlesung. In: Finkbeiner, G. (Hrsg.): Probleme der Brust- und Lendenwirbelsäule. Prakt. Orthop. 20 (1988) 29–36.
12. Lawrence, J.S., R. de Graaff, V.A.J. Laine: Degenerative Joint Disease in Random Samples and Occupational Groups in the Epidemiology of Chronic Rheumatism. Blackwell, Oxford 1963.
13. Lawrence, J.S.: Rheumatism in Populations. Heinemann, London 1977.
14. Merle d'Aubigne, R.: Rev. Orthop. 35 (1949) 541. zit. n. Debrunner, H.U.: Orthop. Diagnostikum. Thieme, Stuttgart 1993.
15. Otte, P.: Das Wesen der Coxarthrose und die Prinzipien ihrer Behandlung: Dtsch. med. J. 20 (1969) 341–346.
16. Otte, P.: Die Pathogenese der aktivierten Arthrose. In: Mathies, H. (Hrsg.): Arthrosen. Banaschewksy, München-Gräfelfing 1971.
17. Puhl, W., B. Gondolph-Zink: Epidemiologie und Ätiologie der Coxarthrose. In: Matzen, K.A. (Hrsg.): Das Hüftgelenk des Erwachsenen. Prakt. Orthop. 22 (1990) 49–67.
18. Radke, J., B. Klein: Stufendiagnostik des Hüftgelenkes. In: Matzen, K.A. (Hrsg.): Das Hüftgelenk des Erwachsenen. Prakt. Orthop. 22 (1990) 81–101.
19. Rompe, G., A. Erlenkämper: Begutachtung der Haltungs- und Bewegungsorgane. Thieme, Stuttgart 1978.
20. Rompe, G.: Begutachtung des Hüftpatienten im Bereich der Sozialversicherung. In: Matzen, K. A. (Hrsg.): Das Hüftgelenk des Erwachsenen. Prakt. Ortho. 22 (1990) 395–402.
21. Susta, A.: Osteoarthrose und das hohe Alter. Beitr. orthop. Traum. 22 (1975) 566–570.
22. Wagenhäuser, F.J.: Die Rheumamorbidität. Eine klinisch epidemiologische Untersuchung. Huber, Bern 1969.
23. Wagenhäuser, F.J.: Epidemiologie. Handb. d. inn. Med. VI, S. 662–670. In: Mathies, H., B. Rheum (Hrsg.): Springer, Berlin 1984.

Teil II, Abschnitt 2, Umstellungsosteotomie

1. Bombelli, R.: Osteoarthritis of the Hip. Springer, Berlin 1976.
2. Merle d'Aubigne, R.: Rev. Orthop. 35 (1949) 541. zit. n. Debrunner, H.U.: Orthop. Diagnostikum. Thieme, Stuttgart 1993.
3. Pauwels, F.: Neue Richtlinien für die operative Behandlung der Coxarthrose. Verhandlg. d. Dtsch. Orthop. Gesellsch., 48. Kongreß, Berlin 1960. Enke, Stuttgart 1961.
4. Rompe, G.: Begutachtung des Hüftpatienten im Bereich der Sozialversicherung. In: Matzen, K.A. (Hrsg.): Das Hüftgelenk des Erwachsenen. Prakt. Orthop. 22 (1990) 395–402.
5. Willert, H.G.: Ist die intertrochantäre Umstellungsosteotomie bei Coxarthrose noch aktuell? In: Matzen, K.A. (Hrsg.): Das Hüftgelenk des Erwachsenen. Prakt. Orthop. 22 (1990) 207–217.

Teil II, Abschnitt 3, Hüftgelenksendoprothetik

1. Bergmann, G., A. Rahlmann, F. Graichen: In-vivo-Messung der Hüftgelenksbelastung. Z. Orthop. 127 (1989) 672.
2. Finkbeiner, G.F.: Allgemeine und spezielle klinische Rehabilitationskonzepte der Haltungs- und Bewegungsorgane. In: Rehabilitation, BfA aktuell (1992) 113–126.
3. Lang, M.: Die babylonische Verwirrung in der Nachbehandlung von implantierten Totalendoprothesen des Hüftgelenkes. Med. Orthop. Techn. 133 (1993) 40–42.
4. Paes, P.: Maßnahmen zur Rehabilitation von Patienten mit Hüftarthroplastiken. In: Finkbeiner, G.F. (Hrsg.): Rehabilitation. BV O/Inf. Demeter, Gräfelfing, 2 (1992).
5. Rompe, G.: Begutachtung des Hüftpatienten im Bereich der Sozialversicherung. In: Matzen, K.A. (Hrsg.): Das Hüftgelenk des Erwachsenen. Prakt. Ortho. 22 (1990) 395–402.
6. Rompe, G., A. Erlenkämper: Begutachtung der Haltungs- und Bewegungsorgane. Thieme, Stuttgart 1978.
7. Willert, H.G.: Wohin geht die Entwicklung der Hüftendoprothetik? In: Matzen, K.A. (Hrsg.): Das Hüftgelenk des Erwachsenen. Prakt. Orthop. 22 (1990) 355–374.

Teil II, Abschnitt 4, Kniegelenksendoprothetik

1. Debrunner, A.M.: Orthopädie/Orthopädische Chirurgie. Huber, Bern 1994.
2. Finkbeiner, G.F.: Allgemeine und spezielle klinische Rehabilitationskonzepte der Haltungs- und Bewegungsorgane. In: Rehabilitation, BfA aktuell (1992) 113–126.
3. Krämer, K.L., M. Stock, M. Winter: Klinikleitfaden Orthopädie. Reihenhrsg. Schäffler, A., U. Renz. Jungjohann, Neckarsulm 1992.
4. Paes, P.: Maßnahmen zur Rehabilitation von Patienten mit Kniearthroplastiken. In: Finkbeiner, G.F. (Hrsg.): Rehabilitation. BV O/Inf. Demeter, Gräfelfing, 3 (1992).

Teil II, Abschnitt 5, Amputationen

1. Aalam, M: Rehabilitation Beinamputierter. In: Finkbeiner, G.F. (Hrsg.): Rehabilitation. BVO-Info. Demeter, Gräfelfing, 6 (1993).
2. Baumgartner, R.: Beinamputationen und Prothesenversorgung bei arteriellen Durchblutungsstörungen. Bücherei d. Orthopäden, Bd. 11, Enke, Stuttgart 1973.
3. Baumgartner, R.: Amputationen im Bereich der unteren Extremitäten. Aktuelles aus der Klinik. Berichte über die Unfallmed. Tagung in Düsseldorf (1993). In Schriftenreihe: Unfallmed. Tagung der Landesverbände d. gewerblichen Berufsgenossenschaften 82 (1993) 205.
4. Becker, W.: Chirurgische Behandlung bei primären und sekundären malignen Knochentumoren. In: Frommhold, W., P. Gerhardt (Hrsg.): Klinisch-radiologisches Seminar. Knochentumoren. pp. 139, Bd. 10. Thieme, Stuttgart 1980.
5. Bokelmann, D.: Die Indikation zur Operation bei bösartigen Knochentumoren. In: Frommhold, W., P. Gerhardt (Hrsg.): Klinisch-radiologisches Seminar. Knochentumoren. pp. 121, Bd. 10. Thieme, Stuttgart 1980.
6. Burges, E.M.: Amputations. In: Vascular Disorders. Kongreßberichte 1. Internat. Kongr. f. Prothesentechnik und funktionelle Rehabilitation 19–24. März 1973, Wien, Egermann, Wien (1973), Vol-I-Amputationstechniken – 29.
7. Burri, C., M. Betzler: Knochentumoren. Aktuelle Probleme in Chirurgie und Orthopädie 5. Huber, Bern 1977.
8. Dederich, R.: Die muskelplastischen Stumpfkorrekturen bei Amputationen der oberen und unteren Extremitäten einschließlich der prothetischen Sofortversorgung. Kongreßberichte 1. Internat. Kongr. f. Prothesentechnik und funktionelle Rehabilitation 19–24. März 1973, Wien, Egermann, Wien (1973), Vol-I-Amputationstechniken – 13.
9. Dederich, R.: Erfahrungsbericht von 500 prothetischen Sofortversorgungen aus ärztlicher Sicht. O.T. (1976), 164.
10. Dederich, R.: Amputationen der Gliedmaßen. Operationstechnik und prothetische Sofortversorgung. Thieme, Stuttgart 1987.
11. Eichler, J.: Über eine neue „Testprothese" zur Versorgung von ober- und unterschenkelamputierten alten Menschen. Prakt. Orthop. Vordruckverlag, Bruchsal 8 (1978) 295.
12. Enneking, W.F., A. Kagan: Skip-Metastases in Osteosarcoma. Cancer 36 (1975) 2162.
13. Finkbeiner, G.F., Chr. Stöhr: Erfahrungen in der Versorgung mit bioelektrischen Prothesen. OT (1973) 409.
14. Friedmann, L.W.: Amputation, Rehabilitation, and Civilization – a History. Kongreßberichte 1. Internat. Kongr. f. Prothesentechnik und funktionelle Rehabilitation 19–24. März 1973, Wien, Egermann, Wien (1973), Vol-I-Amputationstechniken – 5.
15. Gerhardt, J.J., P.S. King, J.H. Zettl: Amputations – Immediate and Early Prosthetic Management. Huber, Bern 1982.
16. Gordon, T., W.B. Kannel: Predisposition to Atherosclerosis in the Head, Heart and Legs. The Framminghām Study J. Amer. med. Ass. 221 (1972) 661.
17. Hamacher, P.: Die prothetische und apparative Versorgung der unteren Extremität im Alter. O.T. (1970) 30.
18. Knahr, K., H. Kristen, I. Demel: Persönlichkeitsuntersuchungen an Beinamputierten mit Hilfe des Freiburger Persönlichkeitsinventars (FPI). Z. Orthop. 115 (1977) 829.
19. Koch, F., G. Rügener, R. Plaue: Die Behandlung der sekundär chronischen Osteomyelitis. Enke, Stuttgart 1974.
20. Kuhn, G.G.: Derzeitiger Stand der prothetischen Versorgung von Beinamputierten. Bericht über die Unfallmed. Tagung in Düsseldorf, 1981. Schriftenreihe: Unfallmedizinische Tagungen der Landesverbände der gewerblichen Berufsgenossenschaften Neveling, Düsseldorf 44 (1981) 41.
21. Langhagel, J.: Amputationen und Prothesenversorgung beim alten Menschen. Prakt. Orthop. Vordruckverlag, Bruchsal 8 (1978) 287.
22. Leyhe, A.: Risikoprofile bei obliterisierender Arteriosklerose der extrakranialen Arteria carotis. In: Kaffarnik, H., H. Schneider (Hrsg.): Hyperlipoproteinämie. Perimed, Erlangen 1984.
23. Mozer, D.: Der Altersamputierte. O.T. (1976) 209.
24. Neff, G.: Die Amputation im Kniegelenk. Bericht über die Unfallmed. Tagung in Düsseldorf, 1981. Schriftenreihe: Unfallmedizinische Tagungen der Landesverbände der gewerblichen Berufsgenossenschaften Neveling, Düsseldorf 44 (1981) 47.
25. Rompe, G., A. Erlenkämper: Begutachtung der Haltungs- und Bewegungsorgane. Thieme, Stuttgart 1978.
26. Rossak, K.: Altersversorgung mit Kunstbeinen. O.T. (1970) 197.
27. Salzer, M., M. Salzer-Kuntschik: Vergleichende röntgenologisch-pathologisch-anatomische Untersuchungen von Osteosarkomen im Hinblick auf die Amputationshöhe. Arch. orthop. Unfall Chir. 65 (1969) 322.
28. Salzer, M., K. Knahr, M. Salzer-Kuntschik: Indications for Radical Resection of Malignant Bone Tumors. Results in Forty-Six Cases. Ital. J. Orthop. and Traum. 3 (1977) 155.
29. Schädlich, H.: Gangschulung Amputierter und Beinverletzter. Hippokrates, Stuttgart 1976.
30. Siegfried, J., M. Zimmermann: Phantom and Stump Pain. Springer, Berlin 1981.
31. Verth, M. zur: Die biologische Absetzung der menschlichen Gliedmaßen. Münch. med. Wochenschr. (1935) 525.

Teil II, Abschnitt 6, Lumbalgie

1. Armstrong, R.D., S.J. Bailey, R.G. Haddad: The usefullness of CT-scanning and myelography in lumbar disc disease. J. Bone Jt Surg. 69-B (1987) 509.
2. Bardehle, D.: Degenerative Erkrankungen der Wirbelsäule, Bundesrepublik Deutschland und ehemalige DDR. Sozialmedizin 54 (1992) 15.
3. Benini, A.: Ischias ohne Bandscheibenvorfall: Die Stenose des lumbalen Wirbelkanals. Huber, Bern 1986.
4. Biehl, G., G. Peters: Orthop. Krankheitsbefunde bei der Invaliditätsbegutachtung für Sozialgerichte. Z. Orthop. 108 (1970) 277.
5. BMA: Anhaltspunkte für die ärztliche Gutachtertätigkeit. Der Bundesminister für Arbeit und Sozialordnung. Köllen, Bonn 1983.
6. BMA: Anhaltspunkte für die ärztliche Gutachtertätigkeit, neue Einschätzungsvorschläge, persönliche Mitteilung eines Entwurfes. Arbeitskreis (AK) Begutachtungsfragen der DGOT (Deutsche Gesellschaft für Orthopädie und Traumatologie).
7. Brinkmann, Th.: Die Behandlung des akuten Rückenschmerzes. In: Finkbeiner, G. (Hrsg.): Probleme der Brust- und Lendenwirbelsäule. Prakt. Orthop. 20 (1988) 155.

8. Brügger, A.: Das sternale Syndrom. Huber, Bern 1971.
9. Clausing, P.: Aktueller Stand und Entwicklungstrends bis zum Jahre 2000. In: BfA (Hrsg.): Rehabilitation 1992. S. 51. BfA Berlin, 1992.
10. DePalma, A. R.H. Rothman: The intervertebral disc. Saunders, Philadelphia 1970.
11. Eysel, P., J.D. Rompe, J. Heine: Stellenwert bildgebender Verfahren in der Diagnostik des lumbalen Bandscheibenvorfalles. Orthop. Mitteil. 24 (1994) 196.
12. Finkbeiner, G.F.: Der wirbelsäulenbezogene Schmerz. Ärztebl. Rheinl.-Pfalz 27 (1974) 364.
13. Finkbeiner, G.F.: Rückenschule – eine konkrete präventive Aufgabe. Saarl. Ärztebl. 44 (1991) 300.
14. Finkbeiner, G.F.: Allgemeine und spezielle klinische Rehabilitationskonzepte der Haltungs- und Bewegungsorgane. In: BfA (Hrsg.): Rehabilitation 1992, S. 113. BfA Berlin, 1992.
15. Ghormly, R.K.: Low back pain, with special reference to the articular facets, with presentation of an operative procedure. J. Amer. med. Ass. 101 (1933) 1773.
16. Graves, J.E., M.L. Pollock, D.M. Carpenter, S.H. Leggett, A. Jones, M. Mac Millan, M. Fulton: Quantitative assessment of full range-of-motion isometric lumbar extension strength. Spine 15 (1990) 289.
17. Groh, H.: Die Belastung der Bandscheibe der Wirbelsäule. Dtsch. Ärztebl. 65 (1968) 746.
18. Hackenbroich, M.H.: Bildgebende Verfahren bei der Diagnostik des Lumbalsyndroms. In Finkbeiner, G. (Hrsg.): Probleme d. Brust- und Lendenwirbelsäule. Prakt. Orthop. 20 (1988) 39.
19. Hazard, R.G., J.W. Fernwick, S.M. Kalisch: Funktional restoration with behavioral support. A one-year prospective study of patients with chronic low-back pain. Spine 14 (1989) 157.
20. Hildebrand, J., C. Franz, M. Pfingsten: Zum Problem von Diagnostik und Therapie bei chronischem Rückenschmerz. In: Basler, H.D., H.P. Refisch, A. Zink (Hrsg.): Psychologie in der Rheumatologie. Jahrbuch der mediz. Psychologie, Bd. 8, S. 173. Springer, Berlin 1992.
21. Jörg, J., H.P. Breuer, H. Menger: Kreuz- und Beinschmerz („Ischialgie“) aus neurologischer Sicht. Dtsch. Ärztebl. 91. (1994) C-31.
22. Kohlmann, T., H.H. Raspe: Deskriptive Epidemiologie chronischer Schmerzen. In: Geissner, E., G. Jungnitsch (Hrsg.): Psychologie des Schmerzes. S. 11. Psychologie Union, Weinheim 1992.
23. Krämer, J.: Bandscheibenbedingte Erkrankungen. Thieme, Stuttgart 1978.
24. Krämer, J.: Zur Terminologie und Epidemiologie degenerativer Erkrankungen der Brust- und Lendenwirbelsäule. Z. Orthop. 121 (1983) 370.
25. Krämer, J.: Kreuzschmerzen aus orthopädischer Sicht. Dtsch. Ärztebl. 91 (1994) C-198.
26. Krause, W.: Hexenschuß oder Bandscheibenvorfall? Welche therapeutischen Konzepte? In: Finkbeiner, G. (Hrsg.): Probleme der Brust- und Lendenwirbelsäule. Prakt. Orthop. 20 (1988) 159.
27. Matthias, H.H.: Arbeitshaltung und Bandscheibenbelastung. Arch. orthop. Unfall-Chir. 48 (1956) 147.
28. Mummenthaler, M., H. Schliack: Läsionen peripherer Nerven. Thieme, Stuttgart 1993.
29. Nachemson, A., J.M. Morris: In vivo measurements of intradiscal pressure. J. Bone Jt, Surg. 46 A. (1964) 1077.
30. Nachemson, A.: The lumbar spine – an orthopaedic challenge. Spine 1 (1976) 59.
31. Nachemson, A.: Rückenschmerz und Rückenschule. In: Finkbeiner, G. (Hrsg.): Probleme der Brust- und Lendenwirbelsäule. Prakt. Orthop. 20 (1988) 365.
32. Nachemson, A.: Newest Knowledge of low back pain. Spine 279 (1992) 8.
33. Niethard, F.U.: Grundlagen – klinische Diagnostik. In: Finkbeiner, G. (Hrsg.): Probleme der Brust- und Lendenwirbelsäule. Prakt. Orthop. 20 (1988) 39.
34. Pollock, M.L., S.H. Leggett, J.E. Graves, A. Jones, M.N. Fulton, J. Cirulli: Effect of resistance training on lumbar extension strength. Amer. J. of Sports Medicine 17 (1989) 624.
35. Pollock, M.L., J.E. Graves, D.M. Carpenter, D. Foster, S.H. Leggett, M.N. Fulton: Muscle. In: Hochschuler, St. H., H.B. Cotler, R.D. Guyer (Hrsg.): Rehabilitation of the Spine. Science and Practice, St. Louis 1993.
36. Raspe, H.H., A. Wasmus, G. Greif, T. Kohlmann, P. Kindel, M. Mahrenholtz: Rückenschmerzen in Hannover. Akt. Rheum. 15 (1992) 32.
37. Reid, S., R.G. Hazard, J.W. Fernwick: Isokinetik trunk-strength deficits in people with and without low-back pain: a comparative study with consideration of effort. J. Spinal Disorders 4 (1991) 68.
38. Rompe, G., A. Erlenkämper: Begutachtung der Haltungs- und Bewegungsorgane. Thieme, Stuttgart 1978.
39. Schröter, F.: Begutachtung und sozialmedizinische Bewertung des Bandscheibenvorfalles. In: Noack, W.: Prakt. Orthop. 24 (1992) 209.
40. Schröter, F.: Eckwerte zur MdE-Einschätzung, persönliche Mitteilung. (Vorgesehen zur Publikation Unfallchirurg, Januar ’95.)
41. Stabel, H.: Erkrankungen der Lendenwirbelsäule. Vortrag zur „Qualitätssicherung“ BfA Bad Wildungen 1993, persönliches Manuskript.
42. Struck, M.J., W. Gerbig: Behandlungskonzept „Lumbalgie“. In: Kommission zur Weiterentwicklung der Rehabilitation in der gesetzlichen Rentenversicherung, Abschlußberichte Bd. III, 1, S. 128. VDR, Dissertationsdruck, Darmstadt 1991.
43. Turk, D.C., T.E. Rudy: Persistend pain and the injured worker. Integration of biomedical, psychological and behavioral factors. J. Occupat. Rehab. (1991) 159.
44. Wiesel, S.W., Ph. Bernini, R.H. Rothmann: The Aging Lumbar Spine Saunders, Philadelphia 1982.
45. Wille, G.: Medizinische Rehabilitation – mehr als punktuelles Ereignis. In: BfA (Hrsg.): Rehabilitation 1992, S. 25. BfA, Berlin (1992).

Teil II, Abschnitt 7, Bandscheibenvorfall und Bandscheibenoperation

1. BMA: Anhaltspunkte für die ärztliche Gutachtertätigkeit. Der Bundesminister für Arbeit und Sozialordnung, Köllen Druck, Bonn 1983.
2. BMA: Anhaltspunkte für die ärztliche Gutachtertätigkeit, neue Einschätzungsvorschläge, persönliche Mitteilung eines Entwurfes, Arbeitskreis (AK) Begutachtungsfragen der Deutschen Gesellschaft für Orthopädie und Traumatologie (DGOT).
3. Caspar, W.: A new surgical procedure for lumbar disc herniation causing less tissue damage through a microsurgical approach. Advance. Neurosurg. 4 (1977) 74–77.
4. Findeklee, R., K. Büttner: Die Wirksamkeit stationärer Rehabilitationsmaßnahmen in der Nachsorge bandscheibenoperierter Patienten. Orthop. Praxis 24 (1988) 6.
5. Finkbeiner, G.F., K. Thiel: Krankengymnastik in der Rehabilitation Bandscheibenoperierter. Beitrag zur gezielten postoperativen Nachbehandlung am Bei-

spiel der Stemmführung nach Brunkow. Rehabilitation, 19 (1980) 13.
6. Hedtmann, A.: Discotomie und perkutane Discotomie. In: Finkbeiner, G. (Hrsg.): Probleme der Brust- und Lendenwirbelsäule. Prakt. Orthop. 20 (1988) 91.
7. Herter, T.: Die gutachterliche Bewertung von Bandscheibenoperationen einschließlich des Postdiscotomiesyndroms. Versicherungsmedizin 43 (1991) 4.
8. Hijikata, S., M. Yamadishi, T. Nahayama: Percutaneous nucleotomy: A new treatment for lumbar disc herniation. J. Toden Hosp. 5 (1975) 39.
9. Kane, W.J.: World-wide incidence of surgery for lumbar disc herniation. Vortrag 10. Kongreß der Int. Society for the Study of the Lumbar Spine, 1983.
10. Krämer, J.: Bandscheibenbedingte Erkrankungen. Thieme, Stuttgart 1978.
11. Krämer, J., H. Fett: Bandscheiben-Operation – was dann? Dtsch. Ärztebl. 39 (1991) A-2475.
12. Love, J.G.: Protruded intervertebral discs with a not regarding hypertrophy of ligamenta flava. J. amer. med. Ass. 113 (1939) 2029.
13. Mayer, H.M., M. Brock: Percutaneous endoscopic discectomy: Surgical technique and preliminary results compared to microsurgical discectomy. J. Neurosurg. 78 (1993) 216.
14. Onik, G., J. Maroon, C. Helms, J. Schweigl, V. Mooney: Automated percutaneous discectomie: Initial patient experience. Radiology 162 (1987) 129.
15. Schröter, F.: Begutachtung und sozialmedizinische Bewertung des Bandscheibenvorfalles. In: Noack, B. (Hrsg.): Die Bandscheibe. Prakt. Orthop. 24 (1992) 209.
16. Steudel, W.I.: Stellenwert der perkutanen Nucleotomie bei Bandscheibenvorfällen. Q.M. Spezial, S. 285. Quintessenz, Berlin 1994.
17. Struck, M.J., W. Gerbig: Behandlungskonzept „Rehabilitation nach Nucleus Prolaps und Nucleotomie“, in Kommission zur Weiterentwicklung der Rehabilitation der gesetzlichen Rentenversicherung. Abschlußberichte Bd. III, 1, S. 133. VDR, Dissertationsdruck, Darmstadt 1991.
18. Suezawa, Y., B. Rüttimann: Indikation, Methodik und Ergebnisse der perkutanen Nucleotomie bei lumbaler Diskushernie. Z. Orthop. 121 (1983) 25.
19. Thiel, K.: Anleitung zum selbständigen Üben für Patienten nach Bandscheibenoperation im Lumbalbereich. Krankengymnastik 31 (1979) 174.
20. Waddel, G., E.G. Kummel, W.N. Lotto, J.D. Graham, H. Hall, J.A. McCulloch: Faild lumbar disc surgery and repeated surgery following industrial injuries. J. Bone Jt, Surg. 61-A (1979) 201.
21. Williams, R.W.: Microlumbar discectomy. A conservative surgical approach to the virgin herniated lumbar disc. Spine 3 (1978) 175.

Teil II, Abschnitt 8, HWS-Syndrom

1. Braun, W.: Operation des cervicalen Bandscheibenvorfalles. In: Krause, W. (Hrsg.): Die Halswirbelsäule. Prakt. Orthop. 19 (1987) 457.
2. Erdmann, H.: Die Schleuderverletzung der Halswirbelsäule. Hippokrates, Stuttgart 1973.
3. Gerbig, W., M.J. Struck: Behandlungskonzept „HWS-Syndrom“ in Kommission zur Weiterentwicklung der Rehabilitation in der gesetzlichen Rentenversicherung. Abschlußberichte Bd. III, 1, S. 137. VDR, Dissertationsdruck, Darmstadt 1991.
4. Goldhahn, W.E., G. Goldhahn, J. Mohsenipour, D. Zurnedden: Degenerative Erkrankungen der Halswirbelsäule. Hippokrates, Stuttgart 1994.
5. Groh, H.: Die Belastung der Bandscheibe der Wirbelsäule. Dtsch. Ärztebl. 65 (1968) 746.
6. Kehr, P., G. Lang, H. Mattevon, A. Mandelbaum: Uncusektomie und Uncoforaminektomie, 10-Jahres-Resultate. Orthopädie 8 (1979) 215.
7. Krämer, J.: Bandscheibenbedingte Erkrankungen. Thieme, Stuttgart 1978.
8. Krösl, W.: Das sogenannte Schleudertrauma der Halswirbelsäule. „Forschung u. Praxis der Begutachtung“, Heft 30. Kanz-Druck, Wien 1987.
9. Kuhlendahl, H., W. Kunert: Der Aussagewert des Röntgenbildes der Halswirbelsäule. In: Junghans, H. (Hrsg.): Wirbelsäule in Forschung und Praxis. Hippokrates, Stuttgart 1964.
10. Kunert, W.: Wirbelsäule und Innere Medizin. Enke, Stuttgart 1975.
11. Ludolph, E.: Das sogenannte Schleudertrauma der Halswirbelsäule „Schleudertrauma“ als Therapieschaden. Gutachten-Kolloquium IV, S. 25. Springer, Berlin 1989.
12. Mittelmeier, H.: Schulter-Arm-Syndrom bei Büroangestellten. 50. Verh. dtsch. orthop. Ges. Z. Orthop. 97 Beilagenheft (1963) 237.
13. Rompe, G.: Kritische Stellungnahme zum aktuellen Stand der Beschleunigungsverletzung der HWS. In: Krause, W. (Hrsg.): Die Halswirbelsäule, Prakt. Orthop. 19 (1987) 285.

Teil II, Abschnitt 9, Skoliose

1. Axelgaard, J., J. Brown, Y. Harader, D.R. McNeal, A. Nordwall: Lateral Surface Stimulation for the Correction of Scoliosis. Scoliosis Research Society Meeting, Hongkong 1977.
2. Bauer, R.: Die operative Behandlung der Skoliose in Chirurgie und Orthopädie, Bd. 11. Huber, Bern 1979.
3. Gerbig, W., M.J. Struck: Behandlungskonzepte „Skoliose“ in Kommission zur Weiterentwicklung der Rehabilitation in der gesetzlichen Rentenversicherung. Abschlußberichte Bd. III, 1, S. 125. VDR, Dissertationsdruck, Darmstadt 1991.
4. Gruber, H., E. Stefan: Prinzipien der krankengymnastischen Behandlung der Skoliose. In: Brinkmann, Th. (Hrsg.): Die Wirbelsäule des Jugendlichen. Prakt. Orthop. 17 (1985) 293.
5. Hopf, Ch., J. Heine: Neueinteilung der Empfehlungen zur gutachterlichen Bewertung von Personen mit Skoliose. Z. Orthop. 126 (1988) 211.
6. Kane, W.J.: An Analysis of Scoliosis Praevalence Studies. American Scoliosis Research Society, 11th Annual Meeting. Ottawa, Canada 1976.
7. Lehnert-Schroth, Ch.: Die Beeinflussung der Lumbosacral-Skoliose durch dreidimensionale Schroth'sche Skoliosebehandlung. In: Meznik, F., N. Böhler (Hrsg.): Die Skoliose, S. 160. Med. Lit. Uelzen 1982.
8. Mau, H.: Zur Ätiopathogenese der Skoliose. In: Meznik, F., N. Böhler (Hrsg.): Die Skoliose, S. 15. Med. Lit., Uelzen 1982.
9. Menge, M., G. Anders: Häufigkeit und Ausmaß skoliotischer Verbiegungen der Wirbelsäule in einem Normalkollektiv. In: Meznik, F., N. Böhler (Hrsg.): Die Skoliose, S. 19. Med. Lit, Uelzen 1982.
10. Morscher, E.: Operative Therapie der Skoliose. In: Meznik, F., N. Böhler (Hrsg.): Die Skoliose, S. 147. Med. Lit. Uelzen 1982.

11. Schmidt, O.: Ergebnisse der Frühbehandlung der idiopathischen Skoliose mit Hilfe der Elektrostimulation. In: Meznik, F., N. Böhler (Hrsg.): Die Skoliose, S. 126. Med. Lit. Uelzen 1982.
12. Thomas, W.: Diagnose, Therapie und Prävention der Säuglingsskoliose. In: Brinkmann, Th. (Hrsg.): Die Wirbelsäule des Jugendlichen. Prakt. Orthop. 17 (1985) 281.
13. Zielke, K.: Der heutige Stand der operativen Behandlung der Skoliose. In: Brinkmann, Th. (Hrsg.): Die Wirbelsäule des Jugendlichen. Prakt. Orthop. Storck, Bruchsal, 17 (1985) 329.

Teil II, Abschnitt 10, Wirbelfrakturen

1. Beck, E.: Konservative Behandlung von Frakturen und Luxationen von Thorax- und Lendenwirbelsäule. Hefte Unfallheilk. 149 (1980) 119.
2. BMA: Anhaltspunkte für die ärztliche Gutachtertätigkeit. Köllen, Bonn 1983.
3. Böhler, L.: Behandlung der Wirbelbrüche Arch. Klin. Chir. 173 (1932) 842.
4. Böhler, L.: Die Technik der Knochenbruchbehandlung. 1. Band, S. 318. Maudrich, Wien 1951.
5. Bürkle de la Camp, H.: Funktionelle Wirbelbruchbehandlung oder Böhler'sche Wirbelbruchaufrichtung, Langenb. Arch. klin. chir. 200 (1940) 321.
6. Daniaux, H.: Transpedikuläre Reposition und Spongiosaplastik bei Wirbelkörperbrüchen der unteren Brust- und Lendenwirbelsäule. Unfallchir. 89 (1986) 197.
7. Denis, F.: Spinal instability defined by the three-column spine concept in acute spinal trauma. Clin. Orthop. 189 (1984) 65.
8. Dick, W.: Innere Fixation von Brust- und Lendenwirbelfrakturen. In: Burry, C., F. Harder, R. Bauer (Hrsg.): Aktuelle Probleme in Chirurgie und Orthopädie. Huber, Toronto 1987.
9. Dürr, W.: Brust- und Lendenwirbelsäule. Konservative und funktionelle Therapie. Langenb. Arch. Chir. Suppl. II (1988) 255.
10. Finkbeiner, G.F.: Rehabilitation von Patienten mit operativ stabilisierten Wirbelkörperfrakturen. In: Kommission zur Weiterentwicklung der Rehabilitation in der gesetzlichen Rentenversicherung, Abschlußberichte, Band III, 1, S. 159. VDR, Dissertationsdruck, Darmstadt 1991.
11. Guttmann, L.: Surgical aspects of the treatment of traumatic paraplegia. J. Bone Jt. Surg. 31 B (1949) 399.
12. Harms, J.: Die Klassifikation der BWS- und LWS-Frakturen. Fortschr. Med. 105 (1987) 545.
13. Magnus, G.: Die Behandlung und Begutachtung des Wirbelbruches. Arch. Orthop. Unfall-Chir. 29 (1931) 277.
14. McAfee, P.C., H.A. Yuan, B.E. Frederikson, J.P. Lubicky: The value of computed tomography in thoracolumbar fractures. J. Bone Jt. Surg. 65 A (1983) 461.
15. Melzer, B., K. Schubert, G. Müller: Spätergebnisse der frühzeitigen funktionellen Behandlungen von Wirbelfrakturen, Zbl. Chir. 99 (1974) 1324.
16. Nicoll, E.A.: Fractures of the dorsolumbar spine. J. Bone Jt. Surg. 31 B (1949) 376.
17. Plaue, R.: Das Frakturverhalten von Brust- und Lendenwirbelkörpern. Z. Orthop. 110 (1972) 357.
18. Saegesser, M.: Spezielle chirurgische Therapie, S. 1024. Huber, Bern 1972.
19. Schian, H.M.: Grundsätzliche Überlegungen bei der beruflichen Wiedereingliederung Rückenverletzter. In: Hauptverband der gewerblichen Berufsgenossenschaften (Hrsg.): Berichte über die unfallmed. Tagung in Düsseldorf, S. 125. Niessen Druck, Essen 1993.
20. Schneider, M.: Traumatologie der Wirbelsäule. Verlag Gesundheit, Berlin 1990.
21. Schönberger, A., G. Mertens, H. Valentin: Arbeitsunfall und Berufskrankheit. S. 378. Schmidt, Berlin 1981.
22. Stock, D.: Konservative Behandlung von Wirbelsäulenverletzungen. In: Hauptverband der gewerbl. Berufsgenossensch. (Hrsg.): Bericht über die Unfallmed. Tagung in Mainz 36 (1978) 197.
23. Watson-Jones, R.: Fractures and other bone and joint injuries. Williams and Wilkins, Baltimore 1940.
24. Wolter, D.: Vorschlag für eine Einteilung der Wirbelsäulenverletzungen. Unfallchir. 88 (1985) 481.
25. Wolter, D.: Klassifikation und Prognose von Wirbelsäulenverletzungen. Langenb. Arch. Chir. Suppl. II (1988) 237.

Teil II, Abschnitt 11, Tendomyopathien

1. Bennet, R.N.: Myofascial pain syndromes and the fibromyalgia syndrome: A comparative analysis. In: Friction, J.R., E.A. Awad (eds.): Advances in Pain Research and Therapy. Vol. 17, Myofascial Pain and Fibromyalgia, p. 43. Raven, New York 1990.
2. Brügger, A.: Die Funktionskrankheit des Bewegungsapparates: Ein neues Konzept für häufige Schmerzsyndrome Akt. Rheum. 12 (1987).
3. Fricke, R.: Problemkreis extraartikuläres Bindegewebe. In: Fricke, R. (Hrsg.): Erkrankungen extraartikulärer Bindegewebe, Colloquia Rheumatologica, Banaschewski, München-Gräfelfing, 14 (1983) 7.
4. Menninger, H., K. Hiemeyer: Tendomyopathien. In: Zeidler, H. (Hrsg.): Innere Medizin der Gegenwart, Bd. 7: „Rheumatologie". Urban & Schwarzenberg, München – Wien – Baltimore 1990.
5. Menninger, H., J.W. Knorn: Rehabilitation bei Tendomyopathien in Kommission zur Weiterentwicklung der Rehabilitation in der gesetzlichen Rentenversicherung (Hrsg.). Abschlußbericht Band III, 1, S. 182. VDR, Dissertationsdruck, Darmstadt 1991.
6. Miehle, H.W.: Nomenklatur und Geschichte. In: Fehr, K., W. Miehle, M. Schattenkirchner, K. Tillmann (Hrsg.): Rheumatologie in Praxis und Klinik, 1.1.–1.10. Thieme, Stuttgart 1989.
7. Müller, W.: Muskelschmerzen bei lokalisierten und generalisierten Tendomyopathien. Internist 28 (1987) 659.
8. Müller, W., F. Schilling: Differentialdiagnose rheumatischer Erkrankungen. Esopus, Basel 1982.
9. Neergard, v. K.: Die Katarrhinfektion als chronische Allgemeinerkrankung. Steinkopf, Dresden 1939.
10. Yunus, M.B.: Primary Fibromyalgia Syndrome: current concepts. Comprehens. Ther. 10 (1984) 21.

15 Rehabilitation bei Erkrankungen der Atmungsorgane

Ulrich Cegla

Teil I
Vorbemerkungen zur Rehabilitation bei Erkrankungen der Atmungsorgane

Nach dem Rückgang der Lungentuberkulose, dem traditionellen Tätigkeitsgebiet der Pneumologie, beschäftigt sich die moderne Pneumologie überwiegend mit obstruktiven Atemwegserkrankungen, berufsbedingten Atemwegs- und Lungenparenchym- und Pleuraerkrankungen und den bösartigen Neubildungen im Bereich der Atemwege.

Bei allen Krankheitsbildern ist das Ziel der pneumologischen Rehabilitation:
- maximale Besserung der Atemfunktion
- Erlangung maximaler Selbständigkeit und Entwicklung nützlicher Aktivitäten
- Erlangung maximaler Kompetenz im Umgang mit der Erkrankung
- Wiederaufnahme oder Fortsetzung der beruflichen Tätigkeit oder berufliche Neuorientierung
- Minimierung der Krankheitsfolgen für Familie und Gesellschaft.

Um diese Ziele erreichen zu können, ist das nahtlose Ineinandergreifen verschiedener medizinischer Versorgungssysteme und damit auch verschiedener Kostenträger erforderlich.

Je nach Krankheitsbild und Schwere der Erkrankung muß die Rehabilitationsmaßnahme stationär, halbstationär oder nur ambulant erfolgen.

Teil II
Indikationsorientierte Rehabilitation von Erkrankungen der Atmungsorgane

1 Asthma bronchiale

1.1 Definition

Asthma bronchiale ist eine variable und reversible Atemwegsobstruktion infolge Entzündung und Hyperreaktivität der Atemwege [25]. Variabel heißt in diesem Zusammenhang, daß der Grad der Obstruktion spontane Schwankungen zeigt, die am besten mit Hilfe des Peak-flow-Protokolls zu erfassen sind. Fehlen diese spontanen Schwankungen, so lassen sich beim Asthma bronchiale pharmakodynamisch (durch Inhalation von β_2-Sympathomimetika, sog. Bronchospasmolysetest) Erweiterungen der Bronchien erzielen.

Eine bronchiale Überempfindlichkeit, das heißt die Konstriktion der Bronchien auf Reizstoffe (Kälte, Parfum, Kochfettdämpfe, Schuhcreme usw.), die dem Gesunden keine Probleme bereiten, läßt sich pharmakodynamisch mittels Inhalation von Histamin, Carbachol oder Acetylcholin nachweisen.

Die bronchiale Hyperreagibilität ist durch eine geringgradige chronische Entzündung der Bronchien bedingt, die normalerweise noch nicht zur Bronchialobstruktion führt. Bei ihr liegt ebenfalls eine chronische Entzündung in den Bronchien vor.

1.2 Epidemiologie

Asthma gehört von seiner Häufigkeit her zu den „Volkskrankheiten". In Deutschland schwanken die Häufigkeitsangaben zwischen 0,2 und 9,9%. Diese Schwankung erklärt sich zum einen durch die erheblichen Prävalenzdifferenzen in den verschiedenen Regionen und zum anderen aber auch durch die fehlende Standardisierung bei früheren epidemiologischen Untersuchungen. Darüber hinaus ergeben sich erhebliche Unterschiede in der Asthmahäufigkeit, je nachdem ob anamnestisch nach Asthma gefragt wird oder ob eine Bevölkerung mit Provokationstesten untersucht wird. In einer 1990 durchgeführten Longitudinalstudie an 380 australischen Schulkindern wurden nicht nur anamnestische und klinische Daten, sondern auch objektive Parameter einschließlich eines bronchialen Provokationstests erfaßt. Die Untersuchung ergab, daß jedes 6. Schulkind an einer bronchialen Hyperreagibilität leidet und daß 7–10% der Schulkinder ein behandlungsbedürftiges Asthma haben. Jungen sind dabei doppelt so oft betroffen wie Mädchen [28].

In einer deutschen Studie an 704 Schulkindern lag die Prävalenz des vom Hausarzt diagnostizierten Asthma bronchiale mit 5% etwas niedriger als in der genannten australischen Studie [20]. Bei den in dieser Studie als „nicht-asthmatisch" eingestuften Kindern fand sich bei immerhin 22% eine mittels inhalativem Carbachol-Test nachgewiesene bronchiale Hyperreagibilität.

Übereinstimmung herrscht darüber, daß das Asthma bronchiale die häufigste Krankheit des Kindesalters ist. Im Erwachsenenalter scheint die Prävalenz abzunehmen. In Industrieländern sind 5% aller Erwachsenen vom Asthma betroffen [25]. Der Asthmahäufigkeit nach steht Neuseeland an erster Stelle mit 12% [36].

Für Deutschland lassen sich bezüglich der Asthmaprävalenz zur Zeit keine zuverlässigen Zahlen angeben. Eine vom Institut für Sozialwissenschaften (INFAS) durchgeführte Repräsentativumfrage im Jahr 1984 ergab für die alten Bundesländer bei 910 Befragten eine Asthmahäufigkeit von 5%. 1986 waren 6 % von 1174 Befragten Asthmatiker [26].

Außer Zweifel steht, daß die Asthmahäufigkeit seit Ende der 70er Jahre dramatisch zugenommen hat und daß die Asthmamortalität global ansteigt [4]. Dabei bleibt jedoch die Frage unbeantwortet, ob die Krankheit wirklich zunimmt oder ob sie häufiger diagnostiziert wird [2].

1.3 Stadieneinteilung und Prognose

1.3.1 Schweregrade

Nach dem International Konsensus Report of Diagnosis and Treatment of Asthma [24] wird zwischen mildem, mäßigem und schwerem Asthma unterschieden (Tab. 15-1).

Die in dieser Tabelle angegebenen Charakteristika sind „allgemein" gehalten; sie können sich zum Teil überlappen, da das Asthma eine hohe Variabilität aufweist. Auch kann sich der Schweregrad des Asthmas bei jungen Patienten im Lauf der Zeit ändern. Ein oder mehrere Merkmale müssen vorhanden sein, um den Schweregrad beurteilen zu können. Der Patient sollte jeweils dem nächst höheren Asthmagrad zugeordnet werden (Tab. 15-1). Sobald feststeht, welche Minimalmedikation notwendig ist, um das Asthma zu kontrollieren, kann aufgrund der Medikation ebenfalls auf den Schweregrad des Asthmas geschlossen werden. Auch die Vorgeschichte des Patienten sollte bei der Beurteilung des Schweregrades immer berücksichtigt werden.

Tabelle 15-1 Schweregrad des Asthmas (gemäß International Konsensus Report von Diagnosis and Treatment of Asthma) [24].

Asthmaschweregrad	*Klinische Symptome vor Behandlung*	*Lungenfunktion*	*Medikamente, die zur Kontrolle des Asthmas erforderlich sind*
1. Mildes Asthma	intermittierend, kurze Symptome, weniger als 1–2 × pro Woche	Peak flow > 80% des Sollwertes	intermittierende Inhalation von kurz wirkenden β_2-Sympathomimetika, nur nach Bedarf
	nächtliches Asthma weniger als 2 × im Monat	Peak-flow-Variabilität (Spread) < 20%	
	asymptomatisch zwischen den Exazerbationen	Peak flow nach Bronchodilatatoren normal	

Fortsetzung Tabelle 15-1 Seite 298

Tabelle 15-1 (Fortsetzung von Seite 297)

Asthmaschweregrad	*Klinische Symptome vor Behandlung*	*Lungenfunktion*	*Medikamente, die zur Kontrolle des Asthmas erforderlich sind*
2. Mäßiges Asthma	Exazerbationen häufiger als 1–2 × pro Woche nächtliches Asthma häufiger als 2 × im Monat Asthmasymptome, die fast täglich die Einnahme von β_2-Mimetika erfordern.	Peak flow 60–80% des Sollwertes Spread 20–30% Peak flow normal nach Einnahme eines Bronchodilatators	tägl. inhalierte anti-inflammatorische Substanzen (DNCG/Nedocromil, inhalative Steroide); evtl. Inhalation langwirkender Bronchodilatatoren, besonders, um die nächtlichen Symptome zu kupieren
3. Schweres Asthma	häufige Exazerbationen Dauersymptome häufig nächtliches Asthma physikalische Leistung durch Asthma eingeschränkt stationäre Aufenthalte in den vorangegangenen Jahren!!! vorangegangene lebensbedrohliche Exazerbationen!!!	Peak flow < 60% des Sollwertes Spread > 30% Peak flow unter Norm trotz optimaler Therapie	tägl. Inhalation anti-inflammatorischer Substanzen in hohen Dosen tägl. Inhalation langwirkender Bronchodilatatoren, besonders wegen der nächtlichen Symptome; häufige Einnahme von systemischen Steroiden

1.3.2 Mortalität

Die Mortalität des Asthmas hängt von vielen Faktoren ab. Nach den Angaben des Statistischen Bundesamtes verstarben 1989 insgesamt 5115 Patienten an Asthma, was einer Mortalität von 8,7 Personen pro 100 000 Einwohnern entspricht (Abb. 15-1; Statistisches Bundesamt 31. 03. 1991, Wiesbaden). Verglichen mit anderen Ländern ist die Asthmamortalität in Deutschland relativ hoch.

Burney stellt fest, daß die Asthmamortalität bei den 4- bis 45jährigen in London vom Jahreszeitraum zwischen 1975 – 1978 bis 1980 – 1984 von 0,86 auf 1,02/10 000 angestiegen ist, was einem Anstieg der Mortalität um etwa 20% entspricht (Abb. 15-2) [6].

1.3.3 Prognose

Das allergisch bedingte Asthma hat eine günstigere Prognose als das nicht-allergische Asthma (Intrinsic-Asthma) und, Asthma, das im höheren Lebensalter auftritt, hat eine ungünstigere Prognose als Asthma bei Jugendlichen.

Bezüglich des Geschlechtes bleibt festzuhalten:
- In der Altersgruppe bis zu 14 Jahren verläuft das Asthma bei Jungen schwerer als bei Mädchen.
- Im Alter zwischen 14 und 21 Jahren bessert sich das Asthma bei Jungen deutlicher als bei Mädchen.
- Im Alter zwischen 21 und 28 Jahren verläuft das Asthma beim weiblichen Geschlecht günstiger als bei Männern [18, 22, 23].

Was den Einfluß des Alters, in dem es zum ersten Asthmaereignis kommt, auf die Prognose angeht, werden in der Literatur unterschiedliche Angaben gemacht [3, 22, 27].

Einigkeit herrscht darüber, daß schweres Giemen, vor allem im Kindesalter, ein ungünstiger Prognosefaktor ist. Prognostisch ungünstig beurteilt wird das Asthma auch dann, wenn es in der Pubertät zu keiner Besserung kommt [21].

Familiär gehäuftes Auftreten von Asthma und atopische Erkrankungen in der Familie deuten ebenfalls auf eine schlechte Prognose des Asthmas hin [22].

Atopische Hautveränderungen in den ersten Lebensjahren werden ebenfalls als prognostisch ungünstiger Indikator angesehen. Positive Haut-

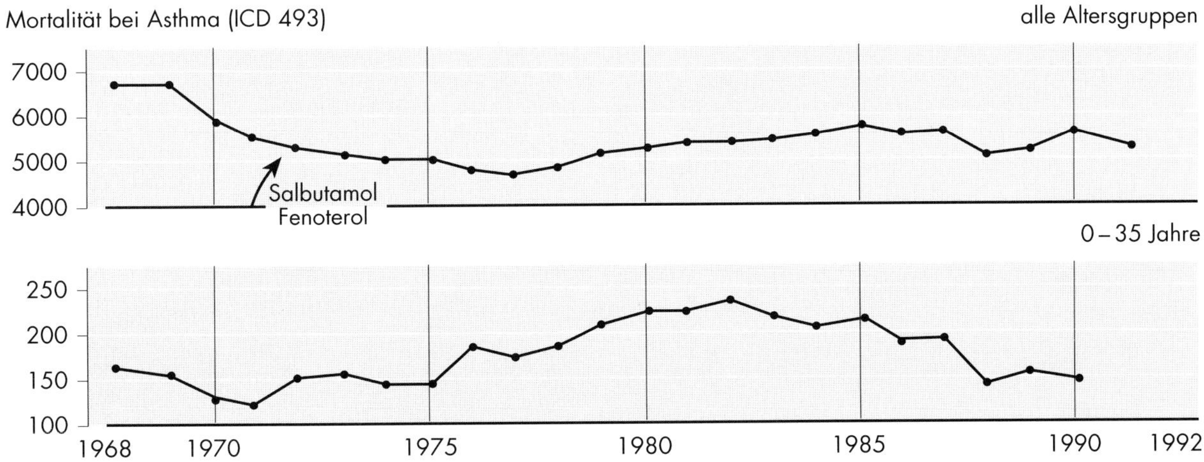

Abb. 15-1 Absolutraten der Mortalitätsangaben für die Totenscheindiagnose „Asthma bronchiale" (ICD 493; Kreise), bezogen auf alle Altersgruppen (obere Kurve) und auf die 0–35jährigen (mittlere Kurve). Im oberen Teil wurde (nach Schultze-Werninghaus) der Zeitpunkt der Einführung des Salbutamol und Fenoterol markiert [30]. Die Graphik verdeutlicht, daß keine Änderung der Mortalitätszahlen folgte.

teste oder eine allergische Rhinitis hingegen sind prognostisch von geringerem Wert.

Zigarettenraucherexposition ist bei Kindern ein asthmaauslösender Faktor und führt zur Verschlechterung eines bestehenden Asthmas [33].

In Melbourne durchgeführte Untersuchungen haben ergeben, daß eine verminderte Sekundenkapazität bei Kindern mit Asthma auf eine Dauerobstruktion im Erwachsenenalter hinweist und damit einen ungünstigen prognostischen Faktor darstellt [22].

1.4 Reha-Ziel, Reha-Planung, Reha-Ablauf

Grundlage für jede effektive therapeutische Rehabilitationsmaßnahme in der Pneumologie ist die Kenntnis der genauen Diagnose und des Schweregrades der Erkrankung, der funktionellen Einschränkung und der Kooperationsfähigkeit und -willigkeit des Patienten.

Über die fachpneumologische Kenntnis hinaus ist eine genaue Kenntnis der individuellen arbeits- und sozialmedizinischen Gegebenheiten sowie der psychosozialen Situation des Patienten von großer Bedeutung.

Bei der Anamnese müssen die Freizeitbeschäftigung (Hobbys, Sportarten, Tierhaltung etc.) sowie die privaten häuslichen Verhältnisse (Art der Unterbringung, Schlafraum, Matratze [Roßhaarmatratze] etc.) berücksichtigt werden.

Bei der Anamneseerhebung darf man sich nicht auf noch so ausführliche, von anderen Personen durchgeführte Voranamnesen verlassen. Der Patient kann sich beispielsweise zwischen Voruntersuchung und Antritt der Rehabilitation Tiere oder neue Wohnungsgegenstände zugelegt

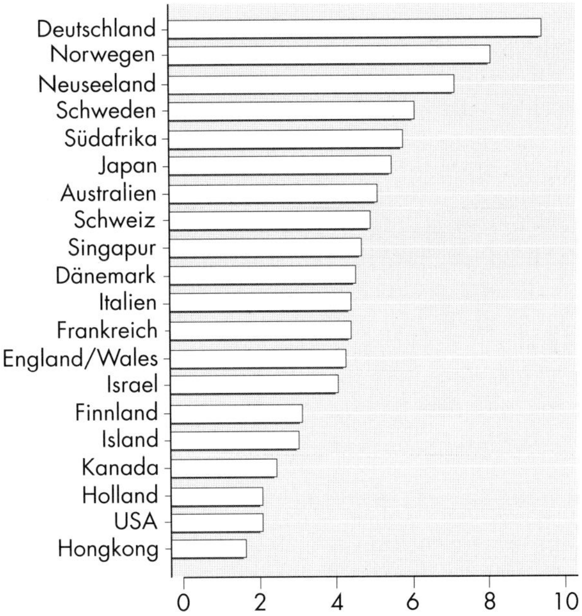

Abb. 15-2 Asthmamortalitätsrate in 20 Ländern, bezogen auf 100000 Einwohner, Mittelwerte für den Zeitraum 1985–1987 (nach [31]).

haben bzw. die Wohnung renoviert und sich damit Umständen ausgesetzt haben, die sein Krankheitsbild deutlich beeinflussen können.

Bei der Erhebung der Vorgeschichte ist auf folgende Faktoren besonders zu achten:
- Bestehen atopische Erkrankungen bei Blutsverwandten?
- Bestehen atopische Erkrankungen beim Patienten?
- Wann haben die asthmatischen Beschwerden begonnen?
- Leidet der Patient an Heuschnupfen?
- Was sind die Auslöser der asthmatischen Beschwerden?
- Besteht ein Zusammenhang zwischen dem Beruf des Patienten und seinen asthmatischen Beschwerden?
- Wann treten die asthmatischen Beschwerden auf?
- Ist das Asthma belastungsabhängig?
- Besteht eine Alkohol- oder Schmerzmittelüberempfindlichkeit?
- Bestehen Probleme von seiten der Nasennebenhöhlen (postnasal drip)?
- Schnarcht der Patient?
- Welche Medikamente wurden in welcher Form bisher eingenommen?
- Welche Tiere werden zu Hause gehalten?
- Mit welchen Tieren wird häufiger Kontakt gepflegt (bei Freunden, Familienangehörigen, am Arbeitsplatz)?
- Werden Medikamente für andere Erkrankungen eingenommen (β-Blocker, auch als Augentropfen, Antirheumatika)?

Die Eruierung psychosozialer Faktoren wie Familienstand, längere Krankheitszeiten, drohende Kündigung, Zeitberentung, Kur vor Rente, familiäre Probleme ist ebenso bedeutsam wie die Beurteilung der Kooperationsfähigkeit und -willigkeit des Patienten. Die Frage nach dem zugegebenen Nikotingenuß bei gleichzeitiger Bestimmung des HbCO ist notwendig.

Ferner sollten bei der Aufnahmeuntersuchung die Diagnose des Asthmas und die Reversibilität der Obstruktion überprüft werden. Der Patient sollte eine Peak-flow-Bestimmung erhalten und täglich Aufzeichnungen durchführen; der Umgang mit dem Peak-flow-Meter muß überwacht werden!

Außer der Überprüfung der Diagnose mit funktionsanalytischen Untersuchungen und Labormethoden (Eosinophile, IgE, Bestimmung der γ-Globuline [Ausschluß einer Hypogammaglobulinämie, IgA-Mangel]), müssen im Zweifelsfall Allergietests, Hauttests, Bestimmung der präzipitierenden Antikörper (exogen allergische Alveolitiden) durchgeführt werden. Andere, von den Atemwegserkrankungen unabhängige Erkrankungen sind auszuschließen (kardiologische Erkrankungen, immunologische Erkrankungen, Neigung zu Hyperventilation; Angstkrankheiten [Zuhilfenahme eines Psychologen]).

Nach Anamnese, körperlicher Untersuchung, Erhebung der klinischen Befunde und den o.g. Einschätzungen erfolgen die Planung des Rehabilitationsablaufs und die „Zielvorgabe".

1.5 Therapeutische Maßnahmen

Die Anwendung von antiasthmatischen Medikamenten hat die Morbidität des Asthmas deutlich gesenkt. Bis heute hat jedoch noch keine Studie ergeben, daß die Therapie den natürlichen Verlauf der Erkrankung nennenswert ändert. Einige Langzeitstudien weisen darauf hin, daß eine „Unterbehandlung" des Asthmas im jugendlichen Alter die Schwere des Asthmas im Erwachsenenalter nicht beeinflußt [22].

Die Therapie stützt sich auf 5 Säulen:
- herkömmliche medikamentöse Therapie
- Inhalationstherapie
- physiotherapeutische Maßnahmen
- psychologische Maßnahmen
- Patientenschulung.

Die Therapieziele und die Therapieplanung werden bei der Eingangsuntersuchung festgelegt und bei den nachfolgenden Visiten überprüft und ggf. angepaßt. Wichtig ist, daß die Erfahrungen und Beobachtungen der Mitarbeiter des psychologischen Dienstes, der Physiotherapie, der Ernährungsberatung und der Patientenschulung in den Rehabilitationsplan miteinfließen. Eine eingehende arbeits- und sozialmedizinische Beurteilung mit Vorschlägen für das weitere Vorgehen ist Teil der Therapieplanung.

1.5.1 Medikamentöse Therapie

Die medikamentöse Therapie orientiert sich an der Symptomatik, der Lungenfunktion und an den Peak-flow-Aufzeichnungen. Die Behandlungsschemata werden dem jeweiligen Schweregrad angepaßt. Einige Fachgremien, so die Deutsche Liga gegen Atemwegserkrankungen, geben in regelmäßigen Abständen Therapieempfehlungen heraus, die dem neuesten Stand des nationalen Konsensus entsprechen (Tab. 15-2).

1.5.2 Inhalationstherapie

Die Inhalationstherapie ist eine Therapieform, die in Akutkrankenhäusern erfahrungsgemäß nicht oder nur ungenügend durchgeführt wird. Sie dient

Tabelle 15-2 Empfehlungen der Deutschen Liga gegen Atemwegserkrankungen e. V. [11].

a) Schweregrade des Asthma bronchiale

Grad 1: leichtes Asthma
- gelegentliche, kurz anhaltende und milde Symptome < 1×/Monat
- Lebensqualität und Schlaf nicht beeinflußt

Grad 2: mittelschweres Asthma
- Symptome < 1×/Woche
- Lebensqualität und Schlaf beeinflußt

Grad 3: schweres Asthma
- kontinuierliche Symptome
- Lebensqualität und Schlaf deutlich beeinträchtigt

b) Stufenplan für die Langzeittherapie des Asthmas bei Kindern

Beginn der Behandlung auf der Stufe, die der augenblicklichen Schwere des Krankheitsbildes entspricht. Je nach Kontrolle der Situation, Übergang auf die darunter- oder die darüberliegende Stufe.

Stufe 1
Kurz wirkende β_2-Agonisten bei Bedarf, ggf. vor körperlicher Belastung.

Stufe 2
wie Stufe 1, zusätzlich regelmäßige Inhalation antientzündlicher Substanzen
- DNCG 15–40 mg/Tag, verteilt auf 2–3 Dosen und/oder
- topisch wirksames Glukokortikoid 200–1000 µg/Tag

Bei ungenügendem Effekt plus eine oder mehrere der folgenden Substanzen:
- kontinuierliche Inhalation von β_2-Agonisten
- Inhalation von Anticholinergika
- retardierte Theophyllinpräparate

Stufe 3
wie Stufe 2, aber Erhöhung der Dosis des topisch wirksamen Glukokortikoids auf 1000–2000 µg/Tag.
Bei ungenügendem Effekt Einnahme eines oralen Glukokortikoids (z. B. Prednisolon)
- intermittierend oder längerfristig unter Ermittlung des Minimalbedarfs
- Initialdosen von 2 mg/kg KG/Tag können erforderlich sein.

der Einbringung von pharmakologisch wirksamen Substanzen in die oberen (Nase und Nasen-Rachen-Raum) und unteren Atemwege (Bronchien). Außer pharmakologischen Substanzen können die Aerosole einfach auch nur natürliche Salzlösungen enthalten, die über osmotische Effekte die mukoziliäre Clearance verbessern und die Schleimhaut abschwellen lassen. Die lokale Konzentration dieser Wirkstoffe im Bronchialbaum hängt im wesentlichen von folgenden Faktoren ab:
- Aerosolerzeugung
- Art des Aerosols
- Applikationsart
- Atemmanöver
- Atemwegsgeometrie
- Inhalationsdauer.

Es sei darauf hingewiesen, daß viele Patienten zu Beginn der Inhalationstechnik hyperventilieren und dann das Gefühl haben, durch das Aerosol schlechter Luft zu bekommen. Eine sorgfältige Anleitung zur Inhalationstherapie ist daher unbedingt erforderlich.

Die Auswahl der Medikamente und Salzlösungen hängt vom Schweregrad der Erkrankung ab. Ziel der Therapie ist, die Atemwegsobstruktion zu beseitigen und eine Entzündungshemmung und Verbesserung der mukoziliären Clearance herbeizuführen.

Den hygienischen Anforderungen muß bei der Inhalationstherapie besonders Rechnung getragen werden. Die Geräte müssen regelmäßig und gründlich gereinigt werden. Gruppeninhalationen in sogenannten Inhalatorien sind heute obsolet.

Die Dauer der therapeutischen Wirksamkeit solcher Inhalationen ist nicht länger als die bei Benutzung eines Dosieraerosols (etwa 3–4 Stunden); aus diesem Grunde muß mehrfach am Tag inhaliert werden.

1.5.3 Physiotherapie

In der *Atemtherapie* erlernt der Patient, den Atemrhythmus und die Bewegung von Brustkorb und Bauchmuskulatur den jeweiligen Gegebenheiten anzupassen. Ferner lernt er, bestimmte Atemformen, wie z.B. Thoraxatmen bei Hyperventilation, zu vermeiden. Auch das Erlernen der Fähigkeit, produktiv zu husten bzw. unproduktives Husten zu unterdrücken, gehört zum Repertoire der Atemtherapie.

Die *krankengymnastischen Maßnahmen* umfassen Techniken zur Erhöhung der Beweglichkeit der Wirbelsäule, zur Vermeidung und zum Abbau von Muskelspasmen und zur Erhöhung der Beweglichkeit sowie das Erlernen atemerleichternder Körperhaltungen. Abgesehen von gymnastischen Übungen kommen hier die verschiedenen Formen der Massage, Wärme-, Hydro- und Elektro- und evtl. Klimatherapien zur Anwendung. Folgende drei Behandlungsschritte werden aufeinander abgestimmt. Nach Regulierung der Ruheatmung (Entlastungsphase) werden dosierte Reize zur Verbesserung der Atmung und der Bewegungsbeanspruchung (dosierte Belastung) bis zur Stabilisierung von Atmung und Kreislauf für bestimmte Leistungen stufenweise angewandt. Bei obstruktiven Atemwegserkrankungen, besonders beim Asthma, steht das Training folgender Atemtechniken im Vordergrund: Training der Inspirationsmuskulatur, Übung einer langsamen Exspiration zur Vermeidung des bronchialen Kollaps und Unterdrückung des Hustenreizes [10].

Durch Entspannungsübungen und bestimmte Grifftechniken, die der Patient selbst ausführen kann (z.B. der Packe-Griff), durch Summübungen und Vibrationstechniken kann der Atemwegswiderstand gesenkt werden [10].

Die Bewegungstherapie, die mit entsprechenden Mitteln des Sports die gestörte körperliche psychische und soziale Funktion kompensieren soll, kann auch Sekundärschäden vorbeugen und gesundheitlich orientiertes Verhalten fördern.

Sie hat folgende Zielsetzungen
- *funktionelle Ziele:*
  - Verbesserung des Atemäquivalents bei Belastung
  - Verbesserung der peripheren O_2-Ausschöpfung
  - Verbesserung der inter- und intramuskulären Koordination
  - Steigerung der Atemnotschwelle vor gesteigerter Belastung
  - Dehnung verkürzter Muskelgruppen
  - Kräftigung der Atemhilfsmuskulatur
- *psychosoziale Ziele:*
  - Verbesserung der Körperwahrnehmung
  - Abbau der Angst vor körperlicher Belastung
  - Erlernen der Belastungsdosierung und Belastungskontrolle (Peak-flow, Pulsmessung)
  - Abbau von Hemmungen bei sozialen Kontakten durch Gruppenerlebnisse
  - Entwicklung eines positiven Körpergefühls.

In diesem Zusammenhang ist eine medikamentöse Prophylaxe gegen Atemnotanfälle bei der Belastung und die Entwicklung eines weiterführenden Freizeit- und Sportprogramms am Wohnort von Bedeutung. Auch muß die berufliche und soziale Situation des Patienten berücksichtigt werden.

1.5.4 Psychologische und psychosoziale Aspekte der Rehabilitation

Zielgruppe für psychotherapeutische Maßnahmen sind Patienten, die Compliance-Probleme mit medizinischen Interventionen und vor allen Dingen mit der medikamentösen Therapie haben. Sie sind auch wichtig für Patienten, die aufgrund ihrer Persönlichkeitsstruktur dazu neigen, das Krankheitsgeschehen zu unterschätzen und immer wieder notfallmäßig behandelt werden müssen. Und sie sind wichtig für Patienten, die das Krankheitsgeschehen überbewerten, ärztliche Leistungen im Übermaß in Anspruch nehmen und durch zahlreiche Krankheitstage auffallen.

Zur Abhilfe kommen Maßnahmen in Frage, die die Kompetenz im Umgang mit der Krankheit fördern und das Arzt-Patient-Verhältnis bessern.

Verhaltenstherapeutische Maßnahmen sind indiziert bei Patienten, deren Erkrankung von auslösenden und/oder aufrechterhaltenden psychosozialen Faktoren geprägt ist. Patienten mit Übergewicht, Alkoholmißbrauch, Nikotinabusus können in Therapiegruppen betreut werden.

Eine intensive individuelle Betreuung ist vor allem bei den Patienten erforderlich, die durch die Erkrankung oder die therapeutischen Maßnahmen erhebliche Einschränkungen der Lebensqualität erleiden mußten.

Problematisch sind diejenigen Patienten, bei denen es im Rahmen ihrer Asthmaerkrankung zu Störungen aus dem Formenkreis der Angstkrankheiten gekommen ist (Agoraphobie, chronische Hyperventilation). Diese Störungen, die ihrerseits durch Atemnot, Beklemmung und Druck im Bereich des Thorax gekennzeichnet sind, können zu einem Circulus vitiosus führen, zumal in diesen Fällen die Anwendung von Asthmasprays keine Besserung der Symptome herbeiführt.

Hier helfen vor allen Dingen die Aufklärung über die Art der vorliegenden Störung und Messungen der Atemwegsweite durch den Patienten selbst, am besten mit Hilfe eines Taschen-Peak-flow-Meters.

Die *psychosoziale Diagnostik* umfaßt:
- psychologische Anamnese
- Verhaltensanalyse
- kriteriumsbezogene Tests (Angst- und Depressionsfragebogen, Asthmasymptomenliste, Asthmaverarbeitungsfragebogen und Fragebogen zur Krankheitsbewältigung)
- Verhaltensbeobachtungen und Verhaltensprotokolle (Symptom-Tagebücher)
- Biofeedback-Verfahren
- Leistungstests (Vigilanztests).

Therapeutische Verfahren der klinischen Psychologie und Psychotherapie sind:
- Einzeltherapie als Gesprächs-Psychotherapie oder Verhaltenstherapie (zur Verbesserung der Patienten-Compliance)
- Gruppentherapie (zur Angst-, Depressions- und Streßbewältigung, Problemlösung)
- Übergangsbehandlung zur Modifikation von Risikoverhalten (Nikotin, Adipositas, Alkohol)

- Entspannungstechniken wie autogenes Training, Yoga, Biofeedback-Verfahren (z.B. Atem-Feedback).

1.5.5 Patientenschulung

Die Patientenschulung, die möglichst auch unter Einbeziehung von Familienangehörigen, zumindest aber der engsten Bezugspersonen (Lebenspartner) durchgeführt werden sollte, stellt eine fundamentale Säule in der Rehabilitation und Langzeitbehandlung der Asthmapatienten dar.

Mit Hilfe der Patientenschulung soll der Patient den Krankheitsprozeß verstehen, die pathogenetischen Grundzüge überblicken, die Symptome der Exazerbation erkennen, die Ziele und die Details und auch die Nebenwirkungen der Therapie begreifen lernen. Er soll Methoden erlernen, die den Umgang mit dem Asthma ohne Medikamente verbessern und erleichtern (Entspannungstechniken und atmungserleichternde Körperstellungen).

Wie zahlreiche Studien nachweisen, sind geschulte Patienten deutlich komplianter, fallen weniger durch Krankheit aus und sind damit auch für die Gesellschaft „billigere" Patienten [37].

Schulung ist als ein dynamischer Lernprozeß anzusehen, der zu einer Verhaltensänderung führt, während die reine Informationsvermittlung einen Wissenzuwachs ergibt, der nicht zwangsläufig zu einer Verhaltensänderung führt. Die Schulungen müssen in kleinen Gruppen mit freiem Informationsfluß und Möglichkeiten zur Interaktion erfolgen, wobei ein angstfreies Arbeits- und Gruppenklima anzustreben ist.

Die Patientenschulung hat vier Schwerpunkte. Im *medizinisch/medikamentösen Bereich* werden nach Erklärung und Kenntnis des persönlichen Behandlungsplanes folgende Fertigkeiten vermittelt:
- korrekte Benutzung des Dosieraerosols
- Selbstkontrolle über Peak-flow-Aufzeichnungen
- situative Dosisanpassung von Medikamenten nach vorgegebenen Richtlinien
- Erarbeitung von Verhaltensregeln in Notfällen.

Mit Hilfe der *Atemtherapie* soll die Atemtechnik verbessert werden:
- Schulung der Körperwahrnehmung im Bereich der Atmungsorgane
- Schulung krankheitsangepaßter Atmungsformen
- Schulung krankheitsangepaßter Körperhaltungen
- Schulung krankheitsangepaßter Hustentechniken
- körperliches Training zur Steigerung der muskulären Atemreserven
- Ökonomisierung der Atmung und der Kreislauffunktionen.

Mit Hilfe *verhaltenspsychologischer Maßnahmen* soll der Patient akzeptieren lernen, daß Asthma eine chronische Krankheit ist. Er soll lernen, sein Verhalten bei Atemnot, seine Erwartungsängste und sein Vermeidungsverhalten zu analysieren und ggf. zu korrigieren. Durch das Erlernen und Einüben von Entspannungstechniken und Streßmanagement wird der Umgang mit der Krankheit erleichtert und können akute Exazerbationen u.U. verhindert werden.

Ein weiterer Schwerpunkt der Patientenschulung ist die *Information* (Gesundheitsbildung, Krankheitslehre). Neben der Vermittlung der Grundzüge von Anatomie, Physiologie und Pathophysiologie der Atmungsorgane sollte der Patient über folgende Informationen verfügen:
- grundsätzliche diagnostische und therapeutische Möglichkeiten
- Grundzüge der Stufentherapie des Asthmas (siehe oben)
- verschiedene Applikationsmöglichkeiten und -hilfen von Medikamenten (z. B. Inhalationshilfen, apparative Inhalationen etc.)
- Wirkung und Nebenwirkung der Medikamente mit angstabbauender Darstellung der Kortisontherapie
- Unterschiede zwischen systemisch applizierten und inhalativen Glukokortikosteroiden,
- allgemeine Grundzüge der Krankheitsvorsorge
- Techniken zur Änderung von krankheitsinduzierenden Verhaltensweisen.

1.5.6 Sozialmedizinische und berufliche Maßnahmen

Diagnostik und Therapie von Erkrankungen der Atmungsorgane und allergisch bedingten Krankheiten sind ohne genaue Kenntnis der individuellen arbeits- und sozialmedizinischen Gegebenheiten und der psychosozialen Situation des Patienten nicht möglich.

Erforderlich ist daher in jedem Fall eine differenzierte soziale, Berufs- und Arbeitsplatzanamnese, wobei respiratorische Risikoprofile (Isozyanat-Asthma, Atemwegserkrankungen durch mehlverarbeitende Berufe, Umgang mit allergisierenden Stoffen) besonders berücksichtigt werden müssen. In Tabelle 15-3 sind die häufigsten Inhalationsallergene, ihr natürliches Vorkommen und besonders gefährdete Berufsgruppen aufgeführt.

Mit Hilfe von Funktionstests, Provokationsmethoden und Allergietests können arbeitsplatzinduzierte Probleme objektiviert werden. Bei der

Tabelle 15-3 zeigt die häufigsten Inhalationsallergene mit Hinweisen zur „natürlichen" und beruflichen Exposition (Stand von Januar 1988) (nach [15]).

Herkunft – Art	*Exposition, Vorkommen und Verwendung*	*Beruf*
a) Tierische Allergene (Haare, Schuppen, Exkremente)		
a) Mensch	Friseurbetrieb, Perücke, Ehepartner	Friseur, Perückenmacher
b) Tier Pferd, Rind, Schaf, Hund, Katze, Ziege, Kaninchen, Meerschweinchen, Ratten, Mäuse, Hamster, Jagdwild, diverse Tiere im Zoo und Zirkus (Elefant, Löwe u.v.a.)	Landwirtschaft, Forstwirtschaft, Tierzucht, biologische Laboratorien, Gerberei, Abdeckerei, Schlachthof, Zirkus, Textilindustrie (Bekleidung), Zoo: Hobby: Tierhaltung	Bauer, Zoologe, Gerber, Polsterer, Teppichweber, wissenschaftl. Experimentatoren (Pharmakologe, Pathologe, Physiologe usw. sowie deren med.-techn. Personal), Schlachter, Viehhändler, Tierärzte, Tierwärter, Förster, Zirkusartisten; Hobby: Reiter, Jäger
Hermelin, Nerz, Marder, Biber u.a. Pelztiere (unverarbeitet, ungefärbt)	Pelztierfarmen, Bekleidungsindustrie	Kürschner, Pelznäherin, Pelztierjäger und -händler
Vögel und Federvieh Hühner, Gänse, Tauben, Ziervögel (Wellensittich, Kanarienvogel, Papagei usw.)	Geflügelfarm, zoologische Handlung, Polstermaterial (Bettfedern) Hobby: Ziervögel im Haushalt	Bettfedernreinigung, Bettenfabrik, Geflügelzucht, Tierhandlung Hobby: Brieftaubensport
Schlangen(-gift) Ascaris-(duft)	zoologische Handlung, Schlangenzucht (Serumgewinnung), biolog. Institute	Zoologe, Tierwärter, biolog.-techn. Assistenten
Insekten (Staub- und Duftantigen): Bienen, Motten, Mehl- und Buckelkäfer, Stubenfliege, Obstfliegen usw., Seidenspinner, Küchenschaben, Heuschrecken, Wanzen, Hausgrillen, Zuckmücken, Silberfische	ubiquitär (saisonal), Imkereibetriebe, Forschungslaboratorien, Mehl- und Kornverarbeitung, Silobetriebe, Rohseidenweberei, Friseurbetriebe, Bäckerei, Haushalt, Fischfutterherstellung	Imker, Mehlberufe, Kammerjäger, Zoologe, Präparator, Bäcker, Müller, Siloarbeiter, Seidenweber, Friseur, Zierfischzüchter (Aquarienhaltung)
Läuse (u.a. Karminrot)	Kosmetika- und Lebensmittelfarbe (Campari)	Getränkeindustrie
Hausstaubmilbe, Vorratsmilbe, Mehlmilbe	ubiquitär, Mehlbetriebe, Landwirtschaft, Futtermittelindustrie	„Haushalt", Bäcker, Müller, Landwirt, Siloarbeiter
Wasserflöhe (Daphnien)	Fischfutterherstellung, zoologische Handlung	Fischfutterverkäufer, Aquarienhalter (Kinder!)
Perlmutterstaub	Schmuck- und Knopfindustrie	Schleifer, Stanzer, Polierer
b) Pflanzliche Allergene (Stäube)		
Baumwolle	Landwirtschaft, Textilindustrie	Weber
Getreidestaub	Landwirtschaft, Mühlenbetriebe, Silobetriebe, Mälzerei, Transportbetriebe (Schiff, Eisenbahn)	Bauer, Müller, Lohndrescher, Verladearbeiter, Schauerleute, Siloarbeiter, Mälzer
Luzerne	Futtermittelherstellung Landwirtschaft	Bauer, Viehzüchter, Futtermüller

Tabelle 15-3 (Fortsetzung)

Herkunft – Art	*Exposition, Vorkommen und Verwendung*	*Beruf*
Mehl und Kleie (Roggen, Weizen, Mais, Buchweizen, Reis, Tapioka, Soja usw.)	Mühlenbetriebe, Brotfabrik, Bäckerei, Futtermittelindustrie, Landwirtschaft, Brauerei	Müller, Bäcker, Bauer, Kolonialwarenhändler, Mälzer
Kaffee- und Kakaobohnen (roh)	Kaffee- und Kakaoplantagen, Kaffesortierung, Kaffee-Rösterei, Transportbetriebe (Schiffe, Eisenbahn), Börse	Kaffeeverlader, Kaffeeverleser, Kaffeeriecher, Kaffeeröster, Verlade-, Transport- und Hafenarbeiter
Flachs, Hanf, Jute, Kapok	Seilerei, Weberei, Zwirnerei, Polsterei: Verpackungsindustrie, ubiquitär als Polstermaterial, Haushalt (Matratzeninhaltsstoffe)	Seiler, Weber, Polsterer, Zwirner, Hausfrau, Raumpflegerin
Rizinusbohnen	Landwirtschaft (Dünger), Ölmühlen, Verladebetrieb, Staub und Abgase in Rizinusmühlen, Düngemittelindustrie	Ölmüller, Bauer, Verlade- und Transportarbeiter sowie endemisch in der Anwohnerschaft von Rizinusmühlen, Hobbygärtner
Holzstäube (einheimische: Eiche, Tanne, Fichte, Buche, Nußbaum usw., exotische: Limba, Abachi, Macoré, Teak, Mansonia, Gabun, Afromosia, Palisander, Ramin (u.a.)	Holzgewinnung und -verarbeitung, Schleiferei, Sägerei, Furnierbetriebe, Möbelindustrie, Schmuckherstellung	Tischler, Parkettleger, Furnierschneider, Waldarbeiter, Goldschmied
Narzissen, Tulpen (Saft der Zwiebeln, flüchtige Duftstoffe, Pollen) u.a.	Gärtnerei	Gärtner, Tulpenzüchter
Pollen	ubiquitär (saisonal) Gärten, Landwirtschaft, botanische Institute, Gewächshäuser, Plantagen Hobby: Haushalt	Botaniker, Biologe, Gärtner, Bauer
Lykopodium	Gummiindustrie, Theater, Apotheke	Gummiwerker, Apotheker, Schauspieler, Theaterfriseur
Pilzsporen (Schimmel, Hefe u.a.)	Haus- oder raumgebunden, ubiquitär (evtl. saisonal): feuchte Wohnung, Getreide und Futtermittel, pharmazeutische Industrie (Antibiotika), Gärungsbetriebe, chemische Industrie, Bäckerei, Lederindustrie, Zuckerindustrie, Gewächshäuser, Weinbau, Molkereibetriebe, Obst- und Gemüsehandlung	Müller, Drescher, Laborant, Bauer, Transport- und Siloarbeiter, Bäcker, Gärtner, Käsewäscher, Zuckerrohrarbeiter, Schuster, Antiquar, Winzer
Gummi arabicum	Druckerei, Apotheke	Buchdrucker, Apotheker
ätherische Öle (Kosmetika, Duftstoffe, Gewürze)	Drogerie, Parfümerie, kosmetische Industrie, Gewürzmühle, Getränkeindustrie	Drogist, Friseur, Kosmetikerin, Gewürzmüller, Gewürzhandel
Latex	Gummiindustrie, ubiquitäre Anwendung	Gummiwerker, Verbraucher von Latexartikeln

Fortsetzung Tabelle 15-3 S. 306

Tabelle 15-3 (Fortsetzung)

Herkunft – Art	*Exposition, Vorkommen und Verwendung*	*Beruf*
Enzyme: a) bakterielle Enzyme (Proteasen)	Waschmittelindustrie, Waschanstalten, chemische Industrie	Fabrikarbeiter, Wäscherinnen, Chemiearbeiter, -laboranten
b) pflanzliche Enzyme, Bromelain (aus Ananas comosus) Papain (aus Carica papaya)	Fleischweichmacher, Küchenbetriebe, pharmazeutische Industrie	Küchenpersonal, Personal der pharmazeutischen Industrie
c) tierische Enzyme (Labferment)	Großbäckerei, Käseherstellung	Abwägerin in Großbäckerei,
	chemische Industrie, Bäckereien u.a.	
c) chemische Allergene		
d) Pilzenzyme (Amylasen) Epoxid-Harze, Phthalsäureanhydrid (Naphthochinon), Formalin, Ursol, Öle (Turbinen), Isozyanate	chemische Industrie, Pelzindustrie, Maschinenindustrie, Mehlbetriebe, Friseur, Desinfektion, Farbenindustrie	Käsereiarbeiter Chemiearbeiter, Bäcker Chemiearbeiter, Maler, Anstreicher, Spritzlackierer, Pelznäherin, Kürschner, Gerber, Friseur, Desinfektor, Zahnärzte
Platin, Chrom, Vanadium, Beryllium, Nickel, Kobalt	chemische Industrie, metallverarbeitende Industrie, Zementfabrikation, Baugewerbe sowie in vielen Spezialbetrieben	Metallarbeiter, Gerber, Maurer, Desinfektor, Galvaniseur und viele Spezialberufe
Arzneimittelstäube u. -aerosole (diverse Drogen, Antibiotika, Chemotherapeutika, Korrigentia, Insektizide u.a.)	pharmazeutische Industrie, Apotheke, Drogerie, Praxis, Krankenhäuser, chem. u. pharmaz. Industrie, Schädlingsbekämpfung, Hühnerfutter	Ärzte und Zahnärzte, Pflegepersonal, Apotheker, Drogisten, Personal der pharmaz. Industrie und Großhandlungen, Kammerjäger, Geflügelzüchter

Arbeitsplatzanamnese ist auf arbeitsmedizinische Unzulänglichkeiten und Verhaltensweisen zu achten und ggf. eine Umsetzung am Arbeitsplatz anzustreben. Gegebenenfalls muß mit dem Rentenversicherungsträger bzw. der Arbeitsverwaltung bezüglich weiterer beruflicher Rehabilitation Kontakt aufgenommen werden.

2 Chronische (obstruktive) Bronchitis

2.1 Definition

Die chronische Bronchitis wird definiert als eine Erkrankung der Atemwege, die mit Husten und Auswurf in zwei aufeinanderfolgenden Jahren während mindestens drei Monaten einhergeht und sich durch keine faßbare andere Ursache erklären läßt [1].

2.2 Epidemiologie

Die chronische Bronchitis ist die häufigste pneumologische Erkrankung; ihre Inzidenz ist abhängig vom Alter, von Umgebungsfaktoren (Luftverschmutzung, ländliche/städtische Gebiete), vom Nikotinabusus und vom ausgeübten Beruf (staubbelastete Berufe). Männer sind häufiger betroffen als Frauen.

Etwa 50% der Raucher entwickeln eine chronische Bronchitis, aber nur 15% der Raucher entwickeln zusätzlich eine Atemwegsobstruktion, die dann die Lebenserwartung verkürzt [34].

Die Fallzahlangaben für die chronische Bronchitis sind schwankend; für die Bundesrepublik wird je nach Altersgruppe mit einer Inzidenz von 15–25% gerechnet. Die chronische Bronchitis ist die häufigste Ursache für eine Berentung vor Erreichen der Altersgrenze und verkürzt, wenn sie mit einer Obstruktion einhergeht, das Leben erheblich.

Die Inzidenz der chronischen Bronchitis nimmt in Deutschland zu. In den USA liegt die COPD in der Todesursachen-Statistik der USA an 5. Stelle.

2.3 Reha-Ziel

Bei der diagnostischen Abklärung müssen folgende Fragen beantwortet werden:
- Finden sich Begleiterkrankungen oder ursächliche Erkrankungen, die die chronische Bronchitis hervorgerufen haben bzw. unterhalten, z. B. Bronchiektasen, Tuberkulose, Immunglobulinmangel, Hypogammaglobulinämie, berufliche Staubexposition, Aspiration, sinubronchiales Syndrom, Dyskinetic-cilia-Syndrom?
- Liegt eine Bronchialobstruktion vor? Wenn ja, ist sie reversibel?

Da der Schweregrad der Erkrankung nicht mit der Beeinträchtigung der Lungenfunktionsparameter korreliert, sind ergometrische Untersuchungen erforderlich (Blutgasbestimmung am arterialisierten Ohrläppchen in Ruhe und unter Belastung, Ergospirometrie), um den Schweregrad und das Leistungsvermögen des Patienten beurteilen zu können [14, 16].

Je nach Fragestellung muß die in Tabelle 15-4 angegebene Belastungsuntersuchung durchgeführt werden, wobei die Echokardiographie in einigen Fällen die Rechtsherzkatheteruntersuchung ersetzen muß.

Eine besondere Bedeutung kommt auch der Beurteilung des Raucherverhaltens durch die Bestimmung des HbCO zu.

Tabelle 15-4 Stufenkonzept für Belastungsuntersuchungen in der Pneumologie (nach [36]).

Stufe	*Fragestellung*	*Methodik*
I	Anstrengungsasthma	Peak flow, FEV_1 oder Raw vor, während und bis zu 30 Minuten nach Belastung
	Gasaustauschstörung Verlaufskontrolle bei interstitiellen Erkrankungen	Blutgase in Ruhe und unter Belastung – Atemfrequenz
II	Dyspnoe ungeklärter Ätiologie DD: kardiale vs. pulmonale Ursache der Dyspnoe	Ergospirometrie + Blutgasanalyse
III	pulmonaler Hochdruck	Rechtsherzkatheter + Blutgasanalyse

2.4 Therapeutische Maßnahmen

Bei kaum einer Erkrankung sind präventive Maßnahmen, auch im Sinne einer Sekundärprävention, so wichtig wie bei der chronischen Bronchitis und beim Lungenemphysem.

Zu *präventiven Maßnahmen* zählen
- Raucherentwöhnung, evtl. auch eine Verminderung der passiven Exposition
- Verbesserung von Bedingungen am Arbeitsplatz
- Verbesserung der körperlichen Leistungsfähigkeit
- Gewichtsreduktion bzw. bei abgemagerten Patienten (pink puffer) hyperkalorische Ernährung
- Training der Inspirationsmuskulatur.

Die Maßnahmen zur Raucherentwöhnung können durch Nikotinpflaster und Nikotinkaugummi, psychologische Maßnahmen und aversive Therapien, etwa durch Gabe von Clonidin oral oder transdermal, unterstützt werden [8].

Zur medikamentösen Therapie werden Anticholinergika, Theophyllin und β_2-Sympathomimetika zur Verbesserung der mukoziliären Clearance eingesetzt.

Die Anwendung von sekretbeeinflussenden Substanzen wird unterschiedlich beurteilt; wir sind der Meinung, daß bei der chronischen Bronchitis, die mit einem Lungenemphysem einhergeht, eine hochdosierte Gabe von Ambroxol vor allem die Fluid-Clearance aktiviert und damit die peripheren Atemwegsanteile stabilisieren kann [9]. Die tägliche Erfahrung zeigt, daß die Gabe von N-Acetylcystein bei diesen Krankheitsbildern ebenfalls induziert ist. Bei Infekten müssen Antibiotika gegeben werden.

Die Gabe von systemischen Glukokortikosteroiden ist bei diesen Krankheitsbildern im Vergleich zur Steroidtherapie bei Asthma bronchiale weniger wirksam (25% gegenüber 100% Besserung bei Asthma). Ob der Patient von der Glukokortikosteroidtherapie profitiert, kann bei einer Akutgabe nicht entschieden werden. Der internationale Konsensus schlägt vor, daß bei COPD-Patienten über 14 Tage 40 mg Prednisolonäquivalent/Tag angeboten werden und daß dann anhand der Lungenfunktion entschieden wird, ob diese Therapie weitergeführt wird.

Die Lungenfunktionsparameter, vor allem die Sekundenkapazität, zeigen außer zirkadianen auch jahreszeitliche Schwankungen, die bei der Beurteilung der Lungenfunktionsparameter beachtet werden müssen. So liegen im Sommer im Vergleich zum Winter die Sekundenkapazitätswerte etwa um 200–300 ml höher [17].

Bei vielen Patienten ist eine Sauerstofflangzeittherapie indiziert; dadurch kann sowohl die Überlebenszeit, als auch die Lebensqualität deutlich verbessert werden. Die Indikation zur Sauerstofflangzeittherapie besteht, wenn bei mehreren Blutgaskontrollen der arterielle Sauerstoffpartialdruck auf Meereshöhe bezogen unter 60 mmHg, liegt und nach Gabe von Sauerstoff (Sauerstoffversuch über 30 Minuten) der arterielle Sauerstoffdruck deutlich ansteigt, ohne daß der Kohlendioxiddruck zusätzlich nennenswert ansteigt.

Durch die Gabe von Flüssigsauerstoff in portablen Geräten können bei einigen Patienten die Mobilität und die Arbeitsfähigkeit erhalten bleiben. Der Sauerstoffverbrauch der Geräte vermindert sich deutlich, wenn Ventilmechanismen, z. B. Oxitron-II, verwendet werden, die nur bei der Inspiration den Sauerstoff freigeben und somit ein dauerndes unnützes Abfließen des Sauerstoffs über entsprechende Brillen verhindert.

Für immobile Patienten ist nach wie vor der Sauerstoffkonzentrator das Gerät der Wahl. Bei ihnen sollten während der Rehabilitationsmaßnahme Inhalationstherapien erfolgen. Falls eine verminderte Retraktion des Lungengewebes vorliegt, kommen hierzu auch IPPB-Geräte in Frage (= Inhalationsgeräte mit einer Exspirationsstenose [intermittent positive pressure breathing]).

Die physikalische Therapie ist bei der Rehabilitation von Patienten mit chronisch obstruktiver Bronchitis von großer Bedeutung: Die Patienten sollen hierbei atemerleichternde Stellungen erlernen und werden angewiesen, bestimmte Atemtechniken, wie etwa die Lippenbremse, einzusetzen, um den Ausatemwiderstand zu senken. Wichtig ist auch das Erlernen adäquater Hustentechniken (sog. huffing). Bestimmte Körperpositionen und Bewegungen zur Sekretlösung (Schraubenbewegungen) und Variationen der autogenen Drainage zur Sekretmobilisation müssen erlernt werden. Wichtig ist das Inspirationsmuskeltraining mit sog. Muscle-Trainern (P-Flex, Threshold). Vibrationsdrainagen, Lagerungsdrainagen, Bindegewebsmassagen, heiße Rollen und konditionierendes Bewegungstraining sind ebenfalls Bestandteil der physikalischen Therapie.

2.5 Patientenschulung

Im Rahmen der Patientenschulung sollen die wichtigsten anatomischen und pathophysiologischen Grundbegriffe vermittelt werden. Der Patient soll den Schweregrad einschätzen und Verschlechterungen erkennen können, um eine möglichst frühe Intervention zu ermöglichen (Beobachtung und Messung von Ödemen; Beurteilung der Sputumfarbe; Peak-flow-Messungen, falls keine nennenswerte Instabilität vorliegt; Augenarztbesuche, falls Steroide genommen werden; Hinweise auf Krämpfe bei Hypokaliämie und Hypomagnesiämie). Darüber hinaus müssen die Patienten auf die Bedeutung des Rauchens und auf die verschiedenen Möglichkeiten der Raucherentwöhnung hingewiesen werden.

Die psychologischen Maßnahmen in Einzel- und Gruppengesprächen zielen auf Minderung der Angst und Stärkung des Selbstwertgefühls. Bei Hyperventilationsneigung können Techniken zur Unterdrückung dieser Zustände erlernt werden. Ferner werden Entspannungstraining, Atem-Feedback und Maßnahmen der Suchtentwöhnung durchgeführt.

Die Einbindung in Selbsthilfegruppen (z. B. für Atemtherapie, Alkohol- und Nikotinentwöhnung, Gewichtsreduktion) am Heimatort kann eine wichtige Rolle spielen.

Je nach Krankheitsbild und beruflichem Umfeld ist eine Umsetzung am Arbeitsplatz in Betracht zu ziehen. Leider kommt es jedoch häufig zur Einleitung eines Rentenverfahrens. Meist gehören die Patienten einer Altersgruppe an, für die Umschulungsmaßnahmen nicht mehr in Betracht kommen.

3 Lungenemphysem

3.1 Definition

Wegen der Therapierbarkeit wird das Antiproteinasenmangelemphysem (früher Antitrypsinmangelemphysem) vorab besprochen. Bei dieser Emphysemform handelt es sich um ein „trockenes“ Emphysem, das heißt ein Emphysem, das ohne Auswurf einhergeht. Es trifft in der Regel Patienten in der 3. bis 4. Lebensdekade und ist häufig familiär bedingt. Vom sogenannten α_1-Antitrypsinmangel gibt es verschiedene Phänotypen, wobei die ZZ- und MZ-Typen eine ungünstige Prognose haben. Die fehlende Antiproteinase kann heute substituiert werden, was jedoch nur im Frühstadium der Erkrankung sinnvoll ist [19].

Bei den übrigen „Emphysemformen“ werden zwei Gruppen unterschieden:
- sog. „pink puffer“, d.h. Patienten mit normalem Kohlendioxiddruck
- sog. „blue bloater“, etwas korpulentere, aufgeschwemmt wirkende Patienten mit Erhöhung des CO_2-Druckes, die sonst jedoch keine Beschwerden haben [7].

3.2 Epidemiologie

Epidemiologische Angaben zum Lungenemphysem sind kaum erhältlich. Häufig ist das Lungenemphysem mit einer chronisch obstruktiven Bronchitis vergesellschaftet.

3.3 Reha-Ziel

Wesentliches Ziel ist, das Fortschreiten des Lungenemphysems zu verhindern. Dies kann erreicht werden durch die Raucherentwöhnung. Durch Vermeiden von Infektionen, Substitution von Gammaglobulinen und durch die Behandlung gleichzeitig bestehender Krankheiten (z. B. chronische Bronchitis).

Um das Reha-Ziel zu erreichen, ist eine effektive Reha-Planung notwendig. Hierfür muß die Diagnostik nach funktionsanalytischen Gesichtspunkten erfolgen. Zur Beurteilung des Typs und des Ausmaßes des Emphysems dient die radiologische Diagnostik.

3.4 Therapeutische Maßnahmen

Die therapeutischen Maßnahmen zielen zunächst auf die Behandlung der Sekundärerkrankung (s. chronische Bronchitis). Weiterhin kann eine Sauerstofflangzeittherapie erforderlich werden. Je nach Hämatokrit (>55%) muß eine Aderlaßbehandlung erfolgen. Eine evtl. begleitende Rechtsherzinsuffizienz muß behandelt werden.

Ganz im Vordergrund der Bemühungen steht die physikalische Therapie. Hier sind vor allem Maßnahmen zu vermitteln, die der Instabilität des Bronchialsystems entgegenwirken: Bei Belastung ist die Lippenbremse einzusetzen. Durch exspiratorische Bauchatmung wird eine vermehrte Wölbung des Zwerchfells bei der Exspiration bewirkt, so daß das Zwerchfell bei der nächsten Inspiration tiefertreten kann und keine paradoxe Atmung entsteht. Inspirationsmuskeltrainer können zusätzlich zum Einsatz kommen (P-Flex, Threshold). Ferner ist ein dem Leistungsrestvermögen des Patienten angepaßtes ergometrisches Training, evtl. unter gleichzeitiger Sauerstoffgabe durchzuführen.

3.5 Psychologische Maßnahmen

Durch psychologische Maßnahmen soll das Selbstwertgefühl des Patienten gestützt und den häufig depressiven Verstimmungen der Pink puffer entgegengewirkt werden. Die sozialen Maßnahmen entsprechen denen bei der chronischen Bronchitis.

3.6 Berufliche Maßnahmen

Der verbliebenen Leistungsfähigkeit des Patienten entsprechend muß eine Umsetzung am Arbeitsplatz bzw. eine Berentung angestrebt werden.

Am Arbeitsplatz muß beachtet werden, daß Patienten mit schwerem Lungenemphysem alle Tätigkeiten, die den Druck im Thorax erhöhen und zu einer zusätzlichen Bronchialobstruktion führen, vermieden werden müssen. Deshalb sind für diese Patientengruppe sitzende Tätigkeiten zu bevorzugen (s.a. Abschnitte Asthma bronchiale und chronische Bronchitis).

4 Fibrosierende Lungenkrankheiten

4.1 Definition

„Fibrosierende Lungenkrankheit" ist der Überbegriff für mehr als 100 verschiedene Krankheiten, die mit einer Fibrosierung des Lungengerüstes einhergehen. Die häufigsten Vertreter dieser Gruppe sind die Sarkoidose, die exogen allergische Alveolitis, die idiopathischen Lungenfibrosen sowie - Sekundärfibrosen bei Kollagenosen (Tab. 15-5).

4.2 Epidemiologie

Häufigkeitsangaben zu diesen Krankheitsbildern fehlen; grob geschätzt ist das Verhältnis obstruktive Lungenkrankheiten zu fibrosierenden Lungenkrankheiten 50:1.

4.3 Stadieneinteilung und Prognose

Eine klare Einteilung in Stadien, wie etwa beim Asthma bronchiale, gibt es für fibrosierende Lungenkrankheiten nicht. Lediglich für die Lungensarkoidose existiert eine radiologische Einteilung in die Stadien I–III nach Wurm:

- Im Stadim I ist die Krankheit auf die hilären Lymphknoten beschränkt.
- Im Stadium II (a und b) Rückgang der hilären Lymphknotenschwellungen mit interstitiellen Veränderungen.
- Im Stadium III kommt es zu interstitiellen Veränderungen bis hin zur Lungenfibrose.

Versuche, mittels Bronchiallavage bzw. Galliumszintigramm oder computertomographischer Befunde bei interstitiellen Lungenkrankheiten eine Stadieneinteilung vorzunehmen, sind fehlgeschlagen, so daß zur Beurteilung der Schwere der Erkrankung die ergometrische Belastbarkeit der „Goldstandard" bleibt.

Tabelle 15-5 Ätiologische Differentialdiagnose interstitieller Lungenerkrankungen (nach [32]).

I. infektiös a) Bakterien b) Pilze c) Viren, Mykoplasmen d) Parasiten	VI. thromboembolisch a) Thrombose, Fettembolie b) iatrogen
II. Lungenödem a) Linksherzinsuffizienz b) Urämie c) rheumatisches Fieber	VII. Fehlbildung (angeboren) a) Phakomatosen b) Wabenlunge c) Mukoviszidose
III. a) Staublungen organisch – anorganisch b) Aspiration c) Gase und Dämpfe	VIII. strahlenbedingt a) Röntgen b) radioaktiv
IV. neoplastisch a) primär neoplastisch b) metastatisch c) Komplikation (Infekt, bei Diagnostik und Therapie)	IX. Paraquat
V. Immunologisch a) Kollagenosen b) Medikamente c) s. III. a) organisch	X. unbekannt – ungewiß a) Sarkoidose b) Histiozytose X c) idiopathisch fibrosierende Alveolitis d) Hyalin Membran Disease e) seltene Alveolarerkrankungen s. Erläuterungen

Auch bei normalem Röntgenbild kann eine schwere fibrosierende Lungenerkrankung vorliegen. Etwa 5–10% aller fibrosierenden Lungenerkrankungen gehen mit normalem Röntgenbild einher.

Über die Prognose lassen sich folgende allgemeine Feststellungen treffen: Die Sarkoidose hat eine gute Prognose: Bei 80% aller Patienten mit Sarkoidose I kommt es ohne Therapie zu einer Rückbildung der Symptome innerhalb von etwa 2 Jahren. Bei den übrigen 20% kommt es zu einem Übergang in das Stadium II. Bei etwa 95% dieser Patienten kommt das Krankheitsbild ebenfalls zum Stillstand (auch ohne Glukokortikosteroidtherapie) und nur bei 5% geht das Krankheitsbild in das Stadium III über und führt trotz therapeutischer Maßnahmen zum vorzeitigen Tod.

Die günstigste Prognose hat die exogen allergische Alveolitis, wenn sie frühzeitig erkannt wird. Wird der Auslöser festgestellt und ausgeschaltet, kommt es häufig zu Komplettremissionen. Die ungünstigste Prognose hat das Hamman-Rich-Syndrom, eine Unterform der idiopathischen Lungenfibrose, die innerhalb von 6 bis 12 Monaten zum Tod führt.

Verläßliche prädiktive Parameter für die Prognose gibt es nicht. Eine Erhöhung der Eosinophilenzahl in der Bronchiallavage spricht bei idiopathischer Fibrose für eine schlechte Prognose.

4.4 Reha-Diagnostik und Reha-Planung

Vor jeder therapeutischen Maßnahme sollte im Regelfall die Diagnose „fibrosierende Lungenkrankheit" histologisch gesichert werden. Eine Sicherung der Diagnose durch die bronchialveoläre Lavage kann nur dann akzeptiert werden, wenn eine zusätzliche Lymphozytensubtypisierung mit Klinik, Röntgenbild und Serumbefunden eine eindeutige Diagnose zuläßt.

Bei eindeutiger Anamnese und Besserung des Beschwerdebildes durch Allergenkarenz (Typ-III-Reaktionen, exogen allergische Alveolitis) kann auf eine histologische Sicherung verzichtet werden. In Zweifelsfällen kann eine inhalative Provokation die Diagnose einer exogen allergischen Alveolitis sichern helfen.

Es ist zu beachten, daß jede inhalative Provokation bei der exogen allergischen Alveolitis eine erhebliche Schädigung des Lungengewebes induziert.

Die histologische Sicherung der Diagnose dient auch dazu, eine Lymphangiosis carcinomatosa frühzeitig zu entdecken und unnötige Therapieversager zu vermeiden.

Vor Beginn der therapeutischen Maßnahmen ist bei interstitiellen Lungenkrankheiten die kardiopulmonale Leistungsfähigkeit festzustellen, damit das körperliche Trainingsprogramm den individuellen Gegebenheiten angepaßt werden kann.

Hierzu eignen sich ergometrische Belastungen mit Blutgaskontrollen am arterialisierten Ohrläppchen, die Ergospirometrie, evtl. auch die Rechtsherzkatheteruntersuchung unter Belastung.

Als Verlaufskontrolle hat sich die Bestimmung des Transferfaktors bewährt. Auf Compliance-Messungen kann wegen der geringen Aussagekraft für die Leistungsfähigkeit und die große Fehlerbreite bei der Bestimmung verzichtet werden.

Im klinischen Alltag hat sich bewährt, dem Patienten eine festgelegte Wegstrecke vorzugeben und ihn zu bitten, die Zeit festzuhalten, die er braucht, um diese Strecke abzugehen. Nach Einleitung der medikamentösen Therapie kann die jeweils erreichte Zeitverkürzung einen guten Hinweis darauf geben, wie effektiv die medikamentöse Therapie ist. Sie hilft ferner, die Compliance des Patienten bei der Steroidtherapie zu erhöhen.

4.5 Therapeutische Maßnahmen

4.5.1 Medikamentöse Therapie und Sauerstofftherapie

An therapeutischen Maßnahmen stehen zur Verfügung:

- medikamentöse Therapie mit Glukokortikosteroiden, Immunsuppressiva (Azathioprin, Cyclophosphamid, Cyclosporin) und bindegewebsbeeinflussende Präparate (D-Penicillamin, evtl. auch Kaliumaminobenzoat)
- Sauerstofflangzeittherapie
- Therapie von Sekundärproblemen (z. B. Cor pulmonale).

Die Indikation zur Einleitung einer Glukokortikosteroidtherapie bei fibrosierenden Lungenkrankheiten ist immer dann gegeben, wenn die kardiopulmonale Leistungsfähigkeit, gemessen am Blutgasverhalten in Ruhe und unter Belastung über 6 Minuten innerhalb von 75 Watt liegt oder wenn sich in kurzer Zeit, das heißt innerhalb von 3–4 Monaten eine kontinuierliche Verschlechterung des Krankheitsbildes, gemessen an der Abnahme der Vitalkapazität und des Transferfaktors und an der Zunahme der Ruhehypoxämie und Atemfrequenz, eingestellt hat.

Bei der Glukokortikosteroidgabe müssen die Anfangsdosen hoch genug gewählt werden. Die minimale Anfangsdosis sollte 40–60 mg Prednisolonäquivalent für 7–14 Tage betragen. In verzweifelten Fällen können tägliche Gaben von 250–500 mg Prednisolonäquivalent erforderlich sein.

In der Regel wird in der Dauerbehandlung eine kombinierte Therapie von Glukokortikosteroiden und einem Immunsuppressivum durchgeführt.

Bei exogen allergischer Alveolitis ist die Allergenkarenz von besonderer Bedeutung. Hierunter können sich, zumindest im Anfangsstadium, die Veränderungen völlig zurückbilden.

Eine Indikation zur Sauerstofftherapielangzeittherapie ist bei Lungenfibrosen dann gegeben, wenn der arterielle Sauerstoffdruck auf Meereshöhe bei wiederholten Messungen unter 60 Torr liegt. Eine solche Sauerstoffgabe sollte mindestens über 12, besser über 24 Stunden erfolgen. Eine Dauer-Sauerstoffgabe kann bei berufstätigen Patienten auch mit Hilfe von Flüssigsauerstoff in einem tragbaren Gerät gewährleistet werden.

4.5.2 Physikalische Therapie

Der physikalischen Therapie kommt bei fibrosierenden Lungenerkrankungen kaum eine Bedeutung zu. Inhalationstherapien sind außer bei Atemwegsobstruktionen mit einer Begleitbronchitis wertlos.

Die physikalische Therapie kann zur Unterdrückung des quälenden Hustenreizes (z. B. auf die Oberlippe beißen) und zum Erlernen von Übungen zur Vermeidung einer steroidbedingten Osteoporose von Nutzen sein.

4.6 Psychologische Maßnahmen und Patientenschulung

Angstbewältigungstechniken können in manchen Fällen erforderlich sein; in der Regel sind Patienten mit fibrosierenden Lungenkrankheiten jedoch, im Gegensatz zu den Patienten mit Bronchialerkrankungen, psychisch ausgesprochen stabil und bedürfen keiner psychologischen Hilfe.

Bei Patienten mit fibrosierenden Lungenkrankheiten ist jedoch eine spezielle Patientenschulung erforderlich. Sie umfaßt die Aufklärung über die Art der Erkrankung, die Notwendigkeit einer konsequenten Medikamenteneinnahme und

Hinweise auf die langsame Progredienz bzw. nur langsame Besserung des Krankheitsbildes.

Der Patient soll seine Belastbarkeit einschätzen können. Er soll das Pulsfühlen und Tasten von Ödemen erlernen, um eine Rechtsherzinsuffizienz frühzeitig erkennen zu können. Er muß tägliche Gewichtskontrollen vornehmen. Ferner müssen der Umgang mit Sauerstoff erlernt und ein körperliches Training unter Sauerstoffgabe geübt werden. Aufenthalte in für ihn ungünstigen Umgebungen (große Höhen, Fliegen mit Verkehrsflugzeugen) sollte er meiden.

4.7 Berufliche Maßnahmen

Entsprechend der Leistungsfähigkeit des Patienten erfolgt eine Umsetzung am Arbeitsplatz, am günstigsten in sitzenden Tätigkeiten (s. Emphysem). Notfalls müssen ein BU-Verfahren und ein Antrag auf Berentung eingeleitet werden.

5 Zustand nach thoraxchirurgischen Eingriffen und onkologischen Interventionen

Eine ausführliche Besprechung der onkologischen Krankheitsbilder findet sich in Kapitel 17.

5.1 Definition und Epidemiologie

Die meisten Thoraxoperationen werden, abgesehen von Pneumothorax, Thoraxtraumen und kardiochirurgischen Eingriffen, zur Behandlung eines Bronchialkarzinoms vorgenommen.

In den westlichen Industrienationen ist das Bronchialkarzinom noch immer die weitaus häufigste Krebsart des Mannes. Von den jährlich neu diagnostizierten malignen Erkrankungen des Mannes macht das Bronchialkarzinom 20–25% aus [5].

In den letzten Jahren tritt auch bei Frauen infolge geänderter Rauchgewohnheiten das Bronchialkarzinom erheblich häufiger auf. Bei den Frauen liegt das Bronchialkarzinom in der Häufigkeit schon an zweiter Stelle hinter dem Mammakarzinom.

Für kleinzellige und Plattenepithelkarzinome besteht eine eindeutige Beziehung zum Zigarettenrauchen. Das Karzinom manifestiert sich etwa 30–40 Jahre nach Beginn des Rauchens.

Bronchialkarzinome bei Nichtrauchern sind in der Regel Adenokarzinome.

Von den zahlreichen Substanzen, die als Karzinogene wirken, aber bei weitem nicht die maligne Potenz des Zigarettenrauchens haben, sind Asbest, Uran, Zink, Arsen, Nickel sowie Chemikalien wie Senfgas, Chlorid, polyzyklische aromatische Kohlenwasserstoffe zu nennen.

Vier Hauptformen epithelialer Neoplasien werden unterschieden:
- Plattenepithelkarzinom
- Adenokarzinom
- großzellige Bronchialkarzinome
- kleinzellige Bronchialkarzinome.

In einer Gewebeprobe bzw. einem Tumor können sich sehr unterschiedlich differenzierte Zellverbände befinden. Es besteht daher keine endgültige Sicherheit, daß die zur Diagnosefindung entnommenen kleinen und häufig gequetschten Gewebestücke den histologischen Typ des Gesamttumors repräsentieren.

Bei 20% der Patienten, die nach einer bronchoskopischen Probeentnahme thorakotomiert werden, muß die ursprüngliche histologische Klassifikation des Tumors einer Revision unterzogen werden.

Trotz der Probleme der Typisierung kommen Plattenepithelkarzinome mit 35–60% gegenüber Adenokarzinomen mit 6–32% vor. Letztere haben in den letzten Jahren deutlich zugenommen und übertreffen in einzelnen Studien schon die Häufigkeit der Plattenepithelkarzinome.

Groß- bzw. kleinzellige Karzinome werden je nach Patientenkollektiv und Untersucher in 10–25% aller Bronchialkarzinome gefunden, wobei der Anteil der kleinzelligen Bronchialkarzinome etwa 10% über dem der großzelligen liegen dürfte [5].

5.2 Stadieneinteilung und Prognose

Die zunächst auf morphologischen Kriterien beruhende Abgrenzung der „Kleinzeller“ von den übrigen histologischen Entitäten konnte in der Folge durch elektronenmikroskopische zytogenetische und zellkinetische sowie klinische Untersuchungen bestätigt werden.

Der Unterteilung kommt für therapeutische Maßnahmen eine klinisch wichtige Bedeutung zu.

Auch nach kompletter Tumorresektion und lokaler Bestrahlung finden sich beim kleinzelligen Bronchialkarzinom deutlich niedrigere Überle-

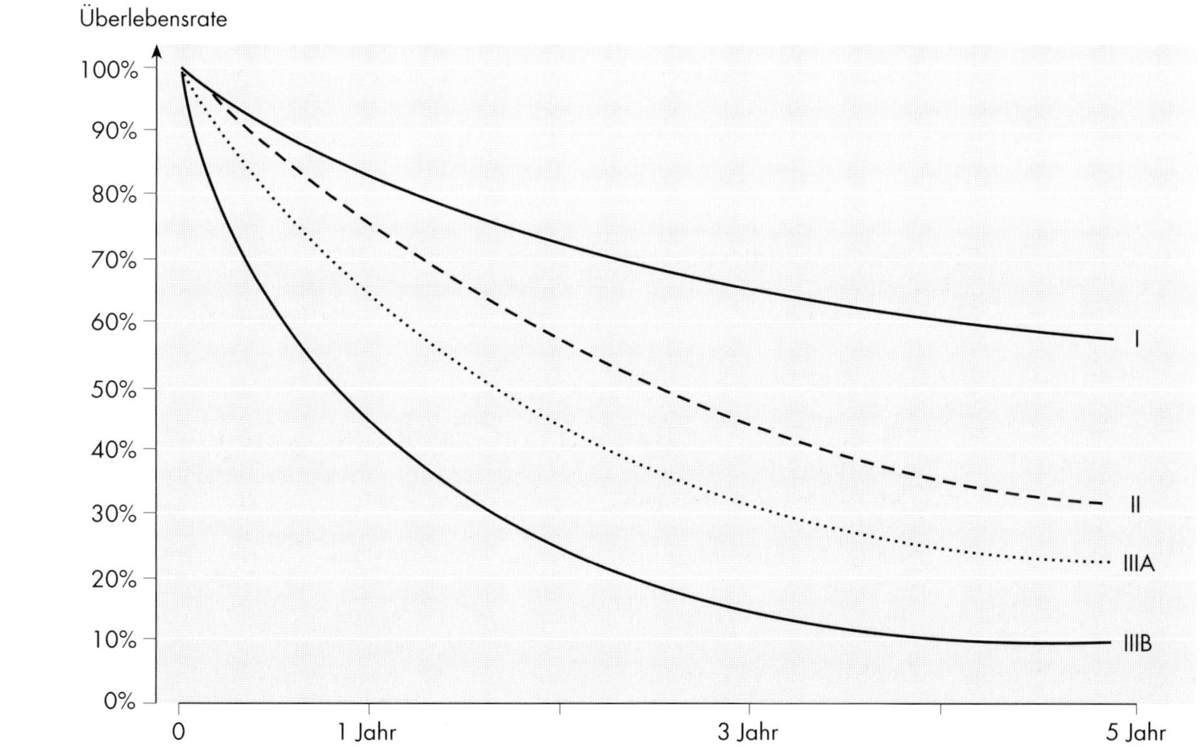

p-Stadium	n			
IA (T_1 N_O M_O)	120	94%	81%	73%
IB (T_2 N_O M_O)	295	83%	65%	63%
II	226	77%	46%	36%
IIA	259	66%	37%	20%
IIB	103	51%	20%	12%
IV (puim. Metast.)	45	56%	38%	20%
IV (andere Metast.)	17	53%	16%	8%

Abb. 15-3 Überlebenszeit-Prognose des nichtkleinzelligen Bronchialkarzinoms (Analyse von 1065 Patienten mit radikaler chirurgischer Therapie. R0).

bensraten als bei den nicht-kleinzelligen Karzinomtypen.

Bei nicht-kleinzelligen Bronchialkarzinomen ist die Überlebenszeit abhängig vom Stadium des Tumors bei der Erstdiagnose.

Die beste Prognose mit etwa 70% 5-Jahres-Heilung haben operierte nicht-kleinzellige Bronchialkarzinome des Stadiums I (Abb. 15-3).

Die Stadieneinteilung der nicht-kleinzelligen Bronchialkarzinome nach TNM berücksichtigt die Größe des Primärtumors und seine Beziehung zur Hilusregion bzw. zum Mediastinum, wobei kontralaterale mediastinale Lymphknoten auf eine ebenso ungünstige Prognose hinweisen wie supraklavikuläre Lymphknoten. Auch eine Fernmetastasierung ist verständlicherweise ein ungünstiges Indiz.

5.3 Reha-Planung und Reha-Ziel

Hier bestehen erhebliche Unterschiede zwischen operierten Patienten und solchen Patienten, bei denen eine zusätzliche onkologische Therapie erforderlich ist.

Für thoraxchirurgisch behandelte Patienten spielt die physikalische Therapie eine entscheidende Rolle: Eine Schwartenbildung muß vermieden und durch aktive Bewegungstherapie einer Skoliose bzw. einer Kyphoskoliose vorgebeugt werden. Außerdem muß eine ausreichende kardiopulmonale Leistungsfähigkeit erreicht werden.

Zur Verhinderung von Schwartenbildungen empfehlen sich mehrere Maßnahmen:

- häufiges schnüffelndes Einatmen
- Arbeiten mit Incentive-Spirometern
- Arbeiten mit dem Giebelrohr
- aktive Bewegungsübungen
- Erlernen von Hustentechniken mit Fixierung des operierten Thoraxanteils zur Schmerzunterdrückung.

In manchen Fällen ist die systemische Gabe von Glukokortikosteroiden zur Verhinderung der Schwartenbildung erforderlich.

Bei Patienten, die nicht oder nicht eindeutig kurativ operiert wurden und somit onkologisch nachbetreut werden müssen, ändern sich Rehabilitationsziel und -aufgabe.

Der Tumorpatient muß nach dem Aufenthalt im Akutkrankenhaus physisch und psychisch betreut werden. Die verbliebene kardiopulmonale Restfunktion muß stabilisiert und gesteigert werden, und es müssen berufliche Rehabilitationsmaßnahmen eingeleitet werden.

Dazu sind folgende medizinische Voraussetzungen notwendig:

- potentiell kurative therapeutische Intervention hinsichtlich des Primärtumors (Primärtumor unter Kontrolle)
- Ausschluß von lokalen Rezidiven
- Ausschluß von Fernmetastasen
- ausreichende kardiopulmonale Restfunktion
- Wille und Mitarbeit des Patienten (depressive Phase muß überwunden sein).

Die Rehabilitatonsfähigkeit hängt weiterhin ab von:

- der Tumorprognose (perspektive Überlebensdauer)
- dem Befindenszustand (Karnofsky-Index)
- dem biologischen Alter des Patienten
- dem Ausmaß der therapeutischen Intervention (Ausmaß der Resektion).

5.4 Therapeutische Maßnahmen

Medikamentöse Therapie: Zu sorgen ist für eine suffiziente analgetische Therapie. Begleitobstruktionen müssen behandelt werden. Die medikamentöse Behandlung dient zur Verbesserung der mukoziliären Clearance und Sekretolyse. Darüber hinaus ist auf einen Ausgleich von Defiziten (postoperative Anämie, Elektrolytstörungen) zu achten. Bei Wundheilungsstörungen und Strahlenschäden an der Haut ist eine Lokalbehandlung erforderlich.

Während der Rehabilitationsmaßnahme sind zur Verlaufsdiagnostik die Überwachung klinischer und serologischer Parameter sowie radiologische und endoskopische Verlaufskontrollen erforderlich.

Maßnahmen der *physikalischen Therapie* sind:

- physikalische Schmerztherapie (Narbenschmerzen, Verspannungen, Par- und Dysästhesien), evtl. Therapie mit TNS(transnervale Stimulation)-Geräten
- Prophylaxe von Deformierungen des Thorax bei Narbenbildungen und schrumpfenden Fibrothorax
- Prophylaxe reaktiver Wirbelsäulendeformierungen
- ökonomisierende Atem- und Hustentechniken
- dosierte körperliche Belastung, Konditionstraining und Bewegungstherapie.

5.5 Psychologische und sozialmedizinische Maßnahmen

Der Patient ist bei der Aufarbeitung von psychogenen Nachreaktionen zu unterstützen. Bedingt durch die Schwere des Krankheitsbildes und seine Prognose ist er mit der Endgültigkeit und dem Tod konfrontiert und muß sich Zukunftsperspektiven (Leben mit der Krankheit) erarbeiten.

Er sollte aktiv in die Tumornachsorge eingebunden werden.

5.6 Patientenschulung

Der Patient muß über seine Krankheit und ihre Auswirkungen informiert und in Fragen der Lebensführung (körperliche Belastbarkeit, Ernährung, Freizeit- und Urlaubsgestaltung) und sozialer Kontakte (Selbsthilfegruppen) beraten werden. Er muß von der Notwendigkeit der Nachsorgeuntersuchungen und vor allem der Raucherentwöhnung überzeugt werden.

5.7 Berufliche Maßnahmen

Entsprechend dem klinischen Befund und der Prognose muß eine Umsetzung am Arbeitsplatz bzw. Berentung erfolgen.

> Der frühere Automatismus „Tumorerkrankung – Berentung" ist heute, vor allem beim nicht-kleinzelligen, kurativ operierten Bronchialkarzinom nicht mehr gerechtfertigt.

6 Nächtliche Atmungs- und Kreislaufregulationsstörungen

6.1 Epidemiologie

Die Atmung ist ein hochintegriertes Funktionssystem, das im Schlaf besonders anfällig für Störungen ist. Es kann dabei zu Störungen der Ventilation und der Interaktion von Herz und Lunge mit entsprechenden Kreislaufveränderungen kommen, die wiederum andere Organsysteme stören können.

> Durch die aus diesen Störungen resultierenden psychischen und physischen Einschränkungen der Leistungsfähigkeit wird die Erwerbsfähigkeit gefährdet oder erheblich vermindert.

Die Diagnostik und Therapie von Störungen der nächtlichen Atemregulation ist daher für die pneumologische Rehabilitation unerläßlich. Auch internistisch und neurologisch bzw. psychosomatisch orientierte Rehabilitationskliniken sollten die Möglichkeiten der einfachen nächtlichen Funktionsdiagnostik zum Ausschluß der Verdachtsdiagnose „Schlafapnoe" besitzen.

6.2 Diagnostische Einordnung

Die schlafbezogenen Atemstörungen (SAS) werden in Störungen mit und ohne Obstruktion der oberen Atemwege eingeteilt (Tab. 15-6). Die verschiedenen Störungen können auch in Kombination auftreten.

> Das obstruktive Schlafapnoesyndrom hat infolge seiner hohen Prävalenz (5 – 10% der männlichen erwachsenen Bevölkerung) und seiner schwerwiegenden kardiopulmonalen Folgeerkrankungen eine hohe klinische Bedeutung.

Mindestens 250 000 Männer (der ehemaligen BRD) sind durch schlafbezogene komplette oder partielle Obstruktion der oberen Atemwege vital gefährdet.

Lebenserwartung und Erwerbsfähigkeit sind durch die kardiopulmonalen Folgeerkrankungen erheblich gemindert und die Unfallgefährdung, sowohl am Arbeitsplatz als auch im Straßenverkehr infolge zerebraler Symptomatik wie Tagesmüdigkeit und Schläfrigkeit hochgradig erhöht.

Die Krankheit kommt bei Männern 10mal häufiger vor als bei Frauen und tritt bei Frauen oft erst nach der Menopause auf. Patienten mit primären Erkrankungen der Atmungsorgane oder des Herz-Kreislauf-Systems bzw. des Nervensystems sind besonders gefährdet.

Tabelle 15-6 Einteilung der schlafbezogenen Atmungsstörungen.

schlafbezogene Atmungsstörungen mit Obstruktion der oberen Atemwege
- partiell (z.B. Schnarchen)
- komplett obstruktive Apnoe

schlafbezogene Atmungsstörungen ohne Obstruktion der oberen Atemwege
- alveoläre Hypoventilation (primär oder sekundär)
- zentrale Apnoe (z. B. Undine-Fluchsyndrom)
- unkoordinierte Atmung

Symptome einer nächtlichen Obstruktion der oberen Atemwege sind Atemstillstand (Apnoe von mindestens 10 Sekunden Dauer) und daraus resultierende häufige Sauerstoffuntersättigungen im Blut, zyklische Schwankungen der Herzfrequenz von Tachyarrhythmie bis zu ausgeprägter Bradykardie bzw. Asystolie, zyklische Druckerhöhungen im kleinen und großen Kreislauf, unruhiger Schlaf, gestörte Schlafarchitektur mit häufigen Weckreaktionen (arousals), Beeinträchtigung der Tiefschlaf- und REM-Phasen.

Differentialdiagnostisch müssen andere Schlaf-/Wachstörungen, die nicht ursächlich mit schlafbezogenen Störungen der Atemregulation im Zusammenhang stehen, abgegrenzt werden.

6.3 Stadieneinteilung und Prognose

Die Stadieneinteilung der Schlafapnoe erfolgt nach dem Apnoeindex und der maximalen Sauerstoffuntersättigung.

> In der Regel gilt die Diagnose als gesichert, wenn während eines 7stündigen Schlafes pro Stunde mehr als 10 Apnoephasen über 10 Sekunden auftreten.

Von einem mittelschweren Apnoesyndrom wird gesprochen, wenn pro Stunde nicht mehr als 30 Apnoephasen auftreten und die Sauerstoffsättigung im Mittel über 85% liegt und 80% nie unterschreitet [35].

Mit der Anzahl der Schlafapnoephasen, besonders aber mit dem Grad der Sauerstoffuntersättigung steigt der Schweregrad der Erkrankung an. Diese Parameter sind auch eng an den Grad einer bestehenden Adipositas gekoppelt und korrelieren mit den klinischen Symptomen, besonders der Tagesmüdigkeit.

Über die Prognose kann wenig ausgesagt werden, da meist nicht bekannt ist, wie lange das Krankheitsbild vor der Diagnosestellung bereits vorhanden war.

Fest steht, daß die obstruktive Schlafapnoe zu plötzlichen nächtlichen Todesfällen führt, so daß die Lebenserwartung der betroffenen Patienten auch bei leichten Apnoeformen um mehrere Jahre verkürzt ist. Dabei tritt der Tod nicht immer und plötzlich in der Nacht ein, sondern ist durch ein erhöhtes Herzinfarktrisiko bedingt, das die Inzidenz beim Gesunden um den Faktor 10–20 übertrifft.

6.4 Reha-Diagnostik und Reha-Planung

Zur Ermittlung der Funktionsstörung und der Begleitumstände sind folgende Untersuchungen erforderlich:

- Lungenfunktionsprüfung
- Röntgen-Thorax, Nasennebenhöhlen
- Ruhe-EKG, unter Umständen unter ergometrischer Belastung
- Langzeit-EKG
- allgemeiner Laborstatus (hämatologische, kardiale und Stauungsparameter)
- Chemosensibilität der Atemregulation (Hyperkapnie-, Hypoxietest)
- Rhinomanometrie
- Schilddrüsendiagnostik
- Vigilanztests
- Messung des Körpergewichtes.

Nach diesen Untersuchungen muß ein nächtliches Schlaf-Monitoring erfolgen, bei dem folgende atemrelevante Meßgrößen zu erfassen und als Zeitverlauf mit tabellarischer Auswertung zu dokumentieren sind:

- Atemstillstände (Häufigkeit, Dauer und Zeitpunkt des Auftretens während der Nacht)
- PaO_2-Abfälle (Häufigkeit, Ausmaß), am günstigsten Pulsoxymetrie mit gleichzeitiger Aufzeichnung der Herzfrequenz
- Schnarchanalyse (Häufigkeit und Intensität), nur in Verbindung mit anderen weiteren atem- und kreislaufrelevanten Meßgrößen.

Die Untersuchung dient als Screening. Hierfür gibt es mehrere Geräte (z.B. MESAM-IV, Apnoe-Check), die über eine rechnergestützte Auswertung verfügen.

Ergibt sich aus diesem Screening der Verdacht auf eine Schlafapnoe und sind die klinischen Symptome mit einer Schlafapnoe vereinbar, ist eine Polysomnographie durchzuführen, bei der folgende Meßgrößen erfaßt werden:

- Schlaftiefe (Non-REM- und REM-Schlafanteile)
- Gesamtschlafzeit
- Schlaffraktionierung
- Atemfluß (Häufigkeitsform von Apnoephasen)
- Atemanstrengung (in Verbindung mit dem Atemfluß zur Unterscheidung von obstruktiven, gemischten und zentralen Apnoen)
- Sauerstoffsättigung und/oder Sauerstoffpartialdruck im arteriellen Blut
- EKG (zur Bewertung von Herzrhythmusstörungen)
- Körperposition und Bewegung.

Bei einem Apnoeindex über 10 pro Stunde und einer Sauerstoffuntersättigung unter 85%, die stellenweise unter 80% abfällt, besteht eine akute Gefährdung des Patienten, die eine therapeutische Intervention erforderlich macht.

6.5 Therapeutische Maßnahmen

Nach Diagnosestellung und Einteilung des Schweregrades sind verschiedene therapeutische Maßnahmen gegeneinander abzuwägen.

Bei einer akuten vitalen Gefährdung des Patienten ist eine nasale kontinuierliche Atemwegsüberdruckbeatmung (n-CPAP) einzuleiten. Sie stellt die effektivste Form der Therapie der schlafbezogenen Atemstörungen mit Obstruktion der oberen Atemwege dar. Der erforderliche Beatmungsdruck muß unter Intensivüberwachung bei polysomnographischer Kontrolle während des Nachtschlafs ermittelt werden. In einer weiteren Kontrollnacht sollte der ermittelte Beatmungsdruck fest eingestellt und auf seine Effektivität überprüft werden.

Der Patient ist in die Anwendung und Reinigung des Gerätes einzuweisen, ehe eine Dauertherapie, die am Heimatort fortgeführt wird, eingeleitet wird.

Bei leichteren Formen der Schlafapnoe kann zunächst eine *medikamentöse Therapie* in Form von niedrig dosiertem Theophyllin (300–500 mg zur Nacht) eingeleitet werden. Selbstverständlich müssen pulmonale und/oder kardiale Begleiterkrankungen mittherapiert werden.

Eine alleinige *Sauerstofftherapie* zur Behandlung der schlafbezogenen Atemstörungen kann nicht empfohlen werden. Bei zusätzlichem Bestehen einer chronisch obstruktiven Atemwegserkrankung kann eine komplementäre Sauerstofflangzeittherapie nach hierfür gültigen Kriterien (s. Abschn. chronische Bronchitis) auf Dauer oder zeitweise indiziert sein.

Bei Versagen der nicht-operativen Therapieformen stellt die Anlage eines Tracheostomas die effektivste *operative Methode* zur Behandlung schlafbezogener Atemstörungen dar. Bei kraniofazialer Anomalie kann unter strenger Indikationsstellung eine maxillo-mandibuläre Umstellungsosteotomie empfohlen werden. Die Uvulo-palato-pharyngo-Plastik (UPPP) ist ein irreversibler Eingriff, dessen Erfolg nicht vorhersagbar ist. Sie kann daher nicht unumschränkt empfohlen werden. Schlafbezogene Atemstörungen mit oberen Atemwegsobstruktionen infolge Tonsillenhypertrophie und nasaler Deformitäten können durch lokale operative Maßnahmen sinnvoll verbessert werden.

Für alle therapeutischen Maßnahmen zur Behandlung schlafbezogener Atmungs- und Kreislaufregulationsstörungen gilt, daß die Effektivität der zur Verfügung stehenden Methoden überprüft werden muß.

6.6 Patientenschulung

Der Gesundheitsbildung und Patientenschulung kommt bei diesen Krankheitsbildern eine entscheidende Rolle zu.

Die übergewichtigen Patienten müssen Gewicht reduzieren, oft bessert sich das Krankheitsbild schon nach einem Gewichtsverlust von 5 – 10 kg. Eine entsprechende Erziehungsberatung ist daher notwendig. Es muß eine absolute Alkoholkarenz eingehalten werden. Viele Patienten haben sich angewöhnt, wegen des unerquicklichen Schlafes Alkohol zu trinken, der das zentrale Krankheitsbild nur verschlechtert. Medikamente, die die Atemfunktion im Schlaf verschlechtern, müssen abgesetzt werden (z. B. Sedativa und Hypnotika).

Der Patient muß über die Art der Erkrankung, die damit verbundenen Folgen sowie mit dem Umgang und der Wartung (z. B. Filterwechsel) der verordneten Geräte vertraut gemacht werden.

Ferner muß er die Symptome des Rebounds kennen und auf Verhaltensweisen während Grippeepidemien hingewiesen werden, damit die Beatmungsmöglichkeit über die Nase nicht durch Schnupfen ausfällt.

6.7 Psychologische und sozialmedizinische Maßnahmen

Eine psychologische Behandlung der betroffenen Patienten ist in der Regel nicht erforderlich, da sich bei Besserung des Schlafapnoesyndroms eine vorbestehende depressive Verstimmung oft schlagartig zurückbildet.

Häufig müssen die Patienten, die wegen ihrer Schläfrigkeit Autounfälle verursacht haben und denen dann der Führerschein entzogen wurde, darin unterstützt werden, diesen wiederzuerlangen, wenn sich das Krankheitsbild nachweislich deutlich gebessert hat.

6.8 Berufliche Maßnahmen

Von Amts wegen muß auf die vorbestehende Erkrankung und die erreichte Besserung hingewiesen werden. Da das Krankheitsbild oft schon längere Zeit besteht, haben diese Patienten beruflich meist einen Abstieg hinter sich und können mit guter Perspektive auf eine Verbesserung der Arbeitsbedingungen blicken. Unbeantwortet bleibt die Frage, ob diese Patienten, auch wenn sich das Krankheitsbild partiell gebessert hat, wegen der Gefahr eines Rückfalls (entweder bei erneuter Gewichtszunahme oder bei Unterlassen der n-CPAP-Beatmung, in der Lage sind, Lkws, Busse oder Verkehrsmittel des Personentransportes zu führen [12].

Literatur

1. American Thoracic Society: Definitions and dessifications of chronic bronchitis, asthma and pulmonary emphysema. Amer. Rev. resp. Dis. 85 (1962) 762.
2. Anderson, H.R.: Increase in hospital admissions from childhood asthma: Trends in referal, severity and readmissions from 1970 to 1985 in a health region of the United Kingdom. Thorax 44 (1989) 614 – 619.
3. Blair, H.: Natural history of childhood asthma: 20 year follow-up. Arch. Dis. Childh. 52 (1977) 613 – 619.
4. Boman, G.: Epidemiology of obstructive lung diseases in the Nordic Countries. Europ. resp. Dis. 1 (1991) 316 – 310.
5. Bronchialcarcinom, Diagnose und Therapie. Konsensus, 1993. Lilly Deutschland GmbH Gießen Onkologieaussendung, 1993.
6. Burney, P.G., J.R. Britton, S. Chinn et al.: Descriptive epidemiology of bronchial reactivity in an adult population: results from a community study. Thorax (42) 38 – 44.
7. Burrows, B., C.M. Fletcher, B.E. Heard et al.: The emphysematous and bronchial types of chronic airways obstruction: A clinicopathological study of patients in London and Chicago. Lancet I (1966) 830 – 835.
8. Canadian Thoracic Society Workshop Group: Guidelines for the assessment and management of chronic obstructive pulmonary disease. Lung & Respiration 10 (1993) 2 – 8.
9. Cegla, U.H.: Atemtechniken, pp. 30–81. Thieme, Stuttgart 1992.
10. Cegla, U.H.: Langzeittherapie über 2 Jahre mit Ambroxol Retardkapseln bei Patienten mit chronischer Bronchitis. Ergebnisse einer Doppelblindstudie an 180 Patienten. Pneumologie 42 (1988) 689 – 734.
11. Deutsche Atemwegsliga e.V.: Empfehlungen zum Asthmamanagement. Münch. med. Wschr. (im Druck).
12. Deutsche Gesellschaft für Pneumologie: Empfehlungen zur Diagnostik und Therapie nächtlicher Atmungs- und Kreislaufregulationsstörungen. Pneumologie 45 (1991) 45 – 48.

13. Fischer, J., U.H. Cegla, P. Kosarz, A. Mikulla, J. Stumpner: Rehakommission, Arbeitsbereich III „Rehabilitationskonzept“ der Kommission zur Weiterbildung der Rehabilitation in der gesetzlichen Rentenversicherung. Abschlußbericht Band III, VDR – Frankfurt/M. (1991) 502–504.
14. Folgering, H., R. Dekhuijzen, N. Cox, C. van Herwaarden: The rationale of pulmonary rehabilitation. Europ. resp. Rev. 6 (1991) 464–471.
15. Gronemeyer, W., E. Fuchs: Karenz und Hyposensibilisierung bei Inhalations- und Insektengiftallergie. In: Schultze-Werninghaus, G., M. Debelic: Asthma, Grundlagen, Diagnostik und Therapie. pp. 152–154. Springer, Berlin – Heidelberg – New York –- London, Paris – Tokyo 1988.
16. Haas, F., K. Axen: Pulmonary Therapy and Rehabilitation. Principles and Practice, 2nd. ed. Williams & Wilkins, Baltimore 1991.
17. Haen, E.: Chronopharmacology of reversible airways obstruction, p. 46. Universimed, Frankfurt 1988.
18. Kelly, W.J.W., I. Hudson, P.D. Phelan, M.C.F. Pain, A. Olinsky: Childhood asthma in adult life: A further study at 28 years of age. Brit. med. J. 294 (1987) 1059–1062.
19. Konietzko, N.: Lungenemphysem bei schwerem Alpha-1-PI-Mangel, Dustri, München-Deisenhofen 1989.
20. Kühr, J., A. Hendel-Kramer, V. Stephan, W. Karmans, R. Urbanek: Epidemiologische Erfassung von Asthma bronchiale beim Schulkind. Pneumologie 43 (1989) 703–709.
21. Martin, A.J., L.I. Landau, P.D. Phelan: Predicting the course of asthma in children. Aust. pediat. J. 18 (1982) 84–87.
22. Martin, A.J., L.A. McLennan, L.J. Landau, P.D. Phelan: The natural history of childhood asthma to adult life. Brit. med. J. 280 (1980) 1397–1400.
23. McNicol, K.N., H.B. Williams: Spectrum of asthma in children. I. Clinical and physiological components. Brit. med. J. 4 (1973) 7–11.
24. National Heart, Lung and Blood Institute, National Institutes of Health, Bethesda, Maryland 20892, Publication-No. 92–3091, 1992. Europ. resp. J. 5 (1992) 602.
25. Nolte, D.: Asthma, 5. Aufl. Urban & Schwarzenberg, München – Wien – Baltimore 1991.
26. Nolte, D.: Manuale Pneumologicum. p. I-3 Dustri, München-Deisenhofen 1992.
27. Park, E.S., J. Golding, F. Carswell, S. Stewart-Brown: Preschool wheezing and prognosis at 10. Arch. Dis. Childh. 61 (1986) 642–646.
28. Peat, J.K., C.M. Salome, A.J. Woolcock: Longitudinal changes in atopy during a 4-year-period: Relation to bronchial hyperresponsiveness and respiratory sample of Australian school children. J. Allergy clin. Immunol. 85 (1990) 65–74.
29. Redline, S.: The epidemiology of COPD. In: Cherniack, N.S.: Chronic Obstructive Pulmonary Disease. pp. 230. Saunders, Philadelphia – London – Toronto – Montreal – Sydney – Tokyo 1991.
30. Schultze-Werninghaus, G. in: VII. Jenaer Colloquium Allergologicum 9.10.1993: Epidemiologie des Asthma bronchiale. Acrons topics 15 (1993) 1.
31. Sears, M. R. in: VII. Jenaer Colloquium Allergologicum 9.10.1993: Epidemiologie des Asthma bronchiale. Acron topics 15 (1993) 1.
32. Snyder, G.L.: Fortbildungsvortrag. Mount Sinai Hospital, Milwaukeee, 1971. In: Cegla, U.H.: Die idiopathisch fibrosierende Alveolitis. p. 64. Thieme, Stuttgart 1977.
33. Tager, I.B.: Passive smoking – bronchial responsiveness and atopy. Amer. Rev. resp. Dis. 138 (1988) 507–509.
34. United States Department of Health and Human Services. The Health Consequences of Smoking: Chronic obstructive lung disease. In: Cherniack, N.S.: Chronic Obstructive Pulmonary Disease, p. 228. Saunders, Philadelphia 1991.
35. Williams, R.L., Karachn, I., More, C.A.: Sleep Disorders, Diagnosis and Treatment. 2nd ed., p. 65. Wiley, New York – Toronto – Singapure 1988.
36. Woolcock, A.: Worldwide differences in asthma prevalence and mortality; why is asthma mortality so low in the USA? Chest 90 (Suppl.) (1986) 40–45.
37. Worth, H.: Educational programmes in asthmatics. Europ. Stat. Bundesamt 31.03.1991 Wiesbaden Resp. J. 5 (1992) 138–140.

16 Rehabilitation bei gastroenterologischen Erkrankungen

Walter Zilly

Teil I
Allgemeine gastroenterologische Rehabilitation

1 Aufgaben und Ziele, auch unter Berücksichtigung der Anschlußheilbehandlung

Aufgabe der Rehabilitation ist die Wiederherstellung der Gesundheit bzw. die Verhinderung der Progredienz eines chronischen Krankheitsprozesses *(Restitution)*. Ist dies nicht mehr möglich, sollen im Rahmen der Rehabilitation die Akzeptanz der Erkrankung und deren Folgen sowie ein adäquater Umgang mit krankheitsbedingten Behinderungen im familiären, gesellschaftlichen und beruflichen Umfeld *(Adaptation)* im Sinne einer aktiven Krankheitsverarbeitung *(Kompensation)* trainiert werden (Tab. 16-1). Vor diesem Hintergrund sind Schwerpunkte der Rehabilitation bei Erkrankungen der Leber und des Magen-Darm-Traktes:

- Ergänzung der medikamentösen Behandlung durch Ernährungs-, psychologische und Bewegungstherapien
- Information über die chronische Erkrankung, ihre Ursache, ihren Verlauf und ihre Folgen
- Umstellung eines Risikoverhaltens (z.B. Raucherentwöhnung)
- Erarbeiten eines krankheitsadäquaten Ernährungs-, Bewegungs- und Freizeitverhaltens (z.B. bei chronischen Lebererkrankungen oder nach operativen Eingriffen am Magen-Darm-Trakt)
- Aufdeckung einer Abhängigkeit von Alkohol oder Medikamenten und Einleitung entsprechender Entwöhnungsmaßnahmen
- Training von Restfunktionen (z.B. Sphinktertraining)
- Anleitung zur Selbstkontrolle und Behandlung der Erkrankung (z.B. nach Operationen, bei Stoma)
- Motivation zur Akzeptanz einer Behinderung (z.B. Stoma, chronische Lebererkrankungen)
- Einbeziehung von Angehörigen oder Bezugspersonen in die Beratung über den Umgang mit der Behinderung
- Vermittlung von Selbsthilfegruppen
- Beratung über die berufliche Reintegration, Einleitung berufsfördernder Maßnahmen
- Erarbeitung von Nachsorgekonzepten zur Langzeitbehandlung.

Tabelle 16-1 Ziele der Rehabilitation bei Erkrankungen des Magen-Darm-Traktes.

Restitution: partielle oder komplette Wiederherstellung des Gesundheitszustandes
Adaptation: Anpassung und Bewältigungshilfe im Umgang mit bleibenden Gesundheitsschäden
Kompensation: Training von Restfunktionen, Umstellung eines Risikoverhaltens

Auch in der Hepatogastroenterologie haben Anschlußheilbehandlungen (AHB) im unmittelbaren Anschluß an den Krankenhausaufenthalt – vor allem nach operativen Interventionen [31] – zunehmend an Bedeutung gewonnen (Abb. 16-1).

Dennoch gelangen aus verschiedenen Gründen noch immer zu wenige Patienten im direkten Anschluß an den Krankenhausaufenthalt in eine hierfür geeignete gastroenterologische Rehabilita-

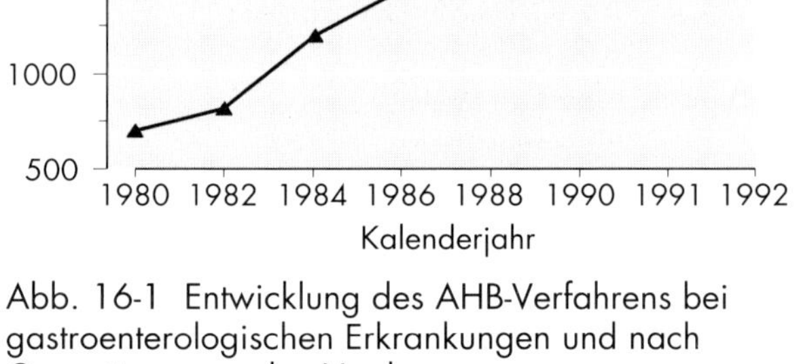

Abb. 16-1 Entwicklung des AHB-Verfahrens bei gastroenterologischen Erkrankungen und nach Operationen an den Verdauungsorganen von 1980–1992.

tionsklinik. Eine frühzeitig durch den Hausarzt veranlaßte stationäre Rehabilitation könnte hier Versäumnisse bei der Einleitung einer Anschlußheilbehandlung kompensieren. In entsprechenden Rehabilitationskliniken kann unter personell, zeitlich und räumlich günstigen Bedingungen und dem besonderen sozialmedizinischen Aspekt einer ganzheitlichen Betrachtung Rechnung getragen werden [70]. Die Erfolgsaussichten z.B. nach Operationen (Magen-Darm-Operationen, Lebertransplantationen), aber auch im konservativen Bereich (z.B. bei chronisch-entzündlichen Darmerkrankungen oder beim Malassimilationssyndrom) lassen sich hier mit Hilfe eines eingespielten therapeutischen Teams verbessern, bereits Erreichtes wird stabilisiert, praktische Fragen der Lebensführung werden in Seminaren und Gruppen gleichartig Betroffener, aber auch in individuellen Einzelgesprächen, bearbeitet.

2 Indikationen, Abgrenzung von Reha-Bedürftigkeit und Reha-Fähigkeit

Das Indikationsspektrum für die Rehabilitation von Erkrankungen der Leber und des Magen-Darm-Traktes ist sehr heterogen. Es beinhaltet chronische Erkrankungen mit bleibenden Gesundheitsschäden, aber auch Erkrankungen, die durch „vegetative Regulationsstörungen" (funktionelle Abdominalbeschwerden) oder durch eine gesundheitsschädigende Lebensführung hervorgerufen sind (z.B. Alkohol- bzw. Nikotinabusus). Indikationen für eine stationäre Rehabilitation sind Funktionseinschränkungen wegen folgender Diagnosen (ICD 9, gemeinsamer einheitlicher Diagnosenschlüssel der Renten- und Krankenversicherung 1993):

- Krankheiten der Speiseröhre, des Magens und des Zwölffingerdarmes (ICD 530–537, 564)
- nicht-infektiöse Enteritis und Kolitis sowie sonstige Krankheiten des Darmes und Bauchfells einschließlich funktioneller Verdauungsstörungen (ICD 555–569)
- chronische Erkrankungen der Leber und des Gallensystems (ICD 571–576)
- Krankheiten der Bauchspeicheldrüse (ICD 577)
- intestinale Malabsorption (ICD 579)
- Zustand nach Operationen der Verdauungsorgane (mit Diagnosenzusatz 5, ICD 530–577)
- Zustand nach Operationen oder akut-medizinischer Therapie bösartiger Neubildungen der Verdauungsorgane und des Bauchfells (mit Diagnosenzusatz 5, ICD 150–159)

> Ein Rehabilitationsbedürfnis liegt dann vor, wenn bei diesen chronischen Erkrankungen körperliche, geistige oder psychische Behinderungen vorliegen.

Durch die Vielzahl und Komplexität funktioneller Störungen sowie alkoholbedingter Erkrankungen entstehen in der Gastroenterologie oft Grauzonen bei der Beurteilung der Rehabilitationsbedürftigkeit. Eine solche besteht nicht bei Erkrankungen, die folgenlos abheilen, nicht zu einem chronisch rezidivierenden Verlauf neigen oder durch rehabilitationsspezifische therapeutische Möglichkeiten nicht zu beeinflussen sind, z.B. nach einem komplikationslos abgeheilten Ulcus duodeni oder nach operativen Eingriffen ohne Folgeerkrankungen oder Beschwerden (z.B. nach Cholezystektomie). Rehabilitationsbedürftigkeit beginnt bei diesen Erkrankungen dann, wenn es zu einer Ulkuskrankheit oder zu Operationsfolgesymptomen, z.B. nach Resektionen am Magen-Darm-Trakt, gekommen ist (Dumping-Syndrom, Stenosen, chronische Diarrhö).

> Rehabilitationsfähigkeit setzt voraus, daß der chronisch Kranke aufgrund seines Gesundheitszustandes die rehabilitationsspezifischen Angebote in Anspruch nehmen kann und hierdurch eine Besserung zu erwarten ist.

Eine Rehabilitationsfähigkeit besteht nicht, wenn den Patienten die Motivation zur aktiven Mitarbeit fehlt. Bei der Vielzahl durch Suchtmittel hervorgerufener Erkrankungen der Leber, der Bauchspeicheldrüse und des Magen-Darm-Traktes stellt sich dieses Problem immer wieder. Aufgabe des Reha-Teams muß es in diesen Fällen sein, Motivationsbereitschaft zu eruieren und zu induzieren. Erweist sich dies als nicht möglich, sollten evtl. bereits eingeleitete Rehabilitationsmaßnahmen konsequent beendet werden. Dies sollte nicht zuletzt auch aus wirtschaftlichen Gründen geschehen.

3 Besonderheiten der Rehabilitation gastroenterologischer Erkrankungen

Die Entwicklung der Rehabilitation bei Leber- und Magen-Darm-Erkrankungen verlief lange in enger und synonymer Verbundenheit mit dem traditionellen Kurwesen. Noch bis Anfang der 70er Jahre unseres Jahrhunderts wurden bei der Behandlung chronischer Erkrankungen der Verdauungsorgane sog. klassische Kurmittel (Trinkkuren, Badekuren, Liegekuren usw.) angewandt, die zu einer „vegetativen Umstellung“ führen sollten [71]. In anderen Indikationsbereichen, bei denen eine Behinderung offensichtlicher ist (z.B. Orthopädie, Neurologie), hat die Rehabilitation eine erheblich längere Tradition. In der Hepatogastroenterologie ist es erst in den letzten Jahren – etwa parallel zur Entwicklung des AHB-Verfahrens – zu einer allmählichen Trennung von der traditionellen Kur mit ihren passiven Behandlungsangeboten gekommen.

Krankheiten des Magen-Darm-Traktes weisen gegenüber anderen rehabilitationsbedürftigen chronischen Erkrankungen oft einen geringeren Bekanntheitsgrad auf, resultierende Behinderungen sind nicht oder spät sichtbar und – unter sozialmedizinischen Gesichtspunkten – schwer meßbar.

Zum Beispiel werden in einer hausärztlichen Praxis nur durchschnittlich 1–2 Patienten mit chronisch-entzündlichen Darmerkrankungen betreut, so daß ein niedergelassener Arzt nur in Ausnahmefällen eigene Erfahrungen mit der Diagnose, Differentialdiagnose, Therapie und Langzeitbetreuung sammeln kann. Die Objektivierung der Schwere der Erkrankung ist problematisch, da oft nur subjektive Beurteilungskriterien zur Verfügung stehen. Leistungsvermögen und Belastbarkeit korrelieren schlecht, sowohl mit geklagten Beschwerden als auch mit objektiven Parametern wie Blutuntersuchungen und anderen Untersuchungsmethoden, die lediglich zur Stellung einer Diagnose geeignet sind.

Trotz einer hohen Prävalenz und Inzidenz chronischer Erkrankungen des Magen-Darm-Traktes und der Leber ist ihr Anteil, wie die Entwicklung im stationären Bereich seit 1982 zeigt (Abb. 16-2), mit 2 % aller stationären Rehabilitationsmaßnahmen noch sehr gering. Eine kontinuierliche Zunahme findet sich bei den „Karzinomen der Verdauungsorgane“ bei „chronisch-entzündlichen Darmerkrankungen“ (Abb. 16-3). Es ist zu erwarten, daß mit einer Verbesserung der Information der Ärzte und der Bevölkerung über Ziele und Möglichkeiten der Rehabilitation auch bei anderen Diagnosegruppen, wie z.B. Lebererkrankungen, eine vermehrte Inanspruchnahme des Rehabilitationsangebotes resultiert.

Neben der Heterogenität ist die Rehabilitation in der Gastroenterologie durch die Multimorbidität des Krankengutes gekennzeichnet [4].

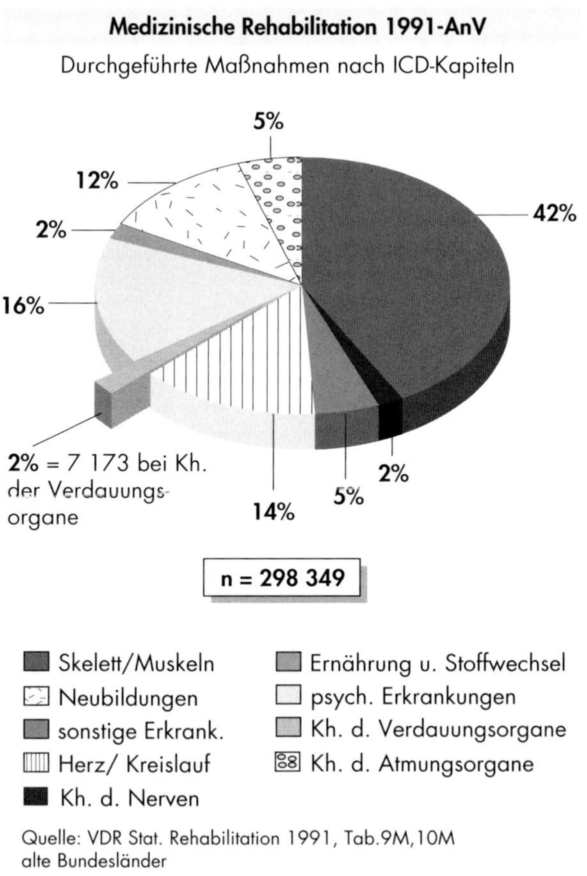

Abb. 16-2 Anteil stationärer Rehabilitationsmaßnahmen bei Erkrankungen der Verdauungsorgane im Vergleich zu anderen Indikationen.

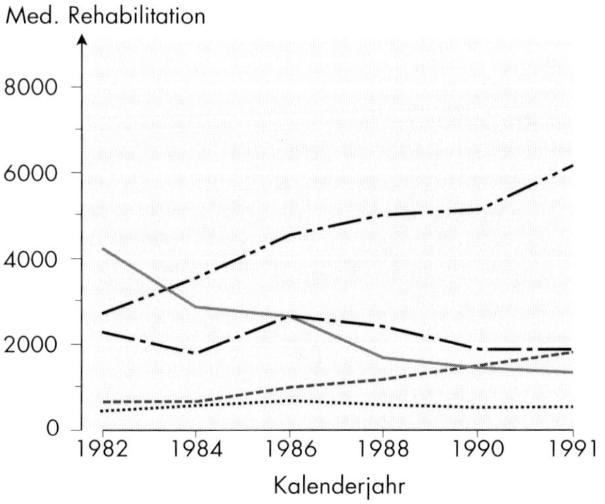

Abb. 16-3 Entwicklung stationärer Rehabilitationsmaßnahmen bei chronischen Erkrankungen der Leber und des Magen-Darm-Traktes von 1982–1991.

Die gastroenterologischen Primärerkrankungen sind häufig kombiniert mit komplizierten Begleiterkrankungen, die entweder Folge der Grunderkrankung sind (z.B. primär biliäre Leberzirrhose mit Malassimilationssymptomatik) oder durch zusätzliche Erkrankungen z.B. kardiologischer, orthopädischer oder immunologischer Ursache bedingt sind. Dies ist unter dem Aspekt einer ganzheitlichen rehabilitativen Betreuung besonders zu berücksichtigen und erfordert eine enge Teamarbeit und Kooperation mit Kollegen und Institutionen anderer Fachrichtungen.

4 Zeitlicher Ablauf der Rehabilitationsmaßnahmen

Während des Aufenthaltes im Krankenhaus können rehabilitative Ziele – meist schon wegen der aus Kostengründen möglichst kurz einzuplanenden Liegedauer – höchstens im Ansatz berücksichtigt werden. Hier stehen in erster Linie kurative Aspekte der Therapie im Vordergrund. Bei gegebener Indikation (Tab. 16-2) sollten aber bereits in der Akutklinik die Weichen für eine sich möglichst nahtlos anschließende Rehabilitation im Sinne einer Anschlußheilbehandlung (AHB) gestellt werden. Während eines Zeitraumes von in der Regel vier Wochen können jetzt – neben der Fortsetzung der im Krankenhaus begonnenen Therapie – Rehabilitationsziele verfolgt werden, die nicht allein die Heilung eines Befundes, sondern vielmehr die Bewältigung von Störungen des Befindens des chronisch-kranken Patienten, vor allem auch im Hinblick auf das berufliche und familiäre Umfeld, beinhalten [77].

In der Gastroenterologie liegen in einer Krankheitsphase, in der Rehabilitationsmaßnahmen zu empfehlen sind, oft bereits bleibende Gesundheitsschäden bzw. Behinderungen vor. Der Patient muß lernen, diese zu akzeptieren und mit ihnen „kompetent" umzugehen, z.B. nach resezierenden Operationen, bei chronisch-entzündlichen und immer wieder rezidivierenden Darmerkrankungen, aber auch bei chronischen Erkrankungen der Leber oder bei einer chronischen, mit einer Maldigestion bzw. Schmerzen einhergehenden Pankreatitis.

Die Dauer einer stationären Rehabilitationsmaßnahme beträgt meist vier Wochen. Gelegentlich ist eine Verlängerung angebracht und hilfreich, um hierdurch eine Stabilisierung zu erreichen, die dem Patienten eine Reintegration in Beruf und Familie ermöglicht. Neben einer Verlängerung erweist sich aber oft auch eine Verkürzung des stationären Aufenthaltes als sinnvoll, nämlich dann, wenn es sich herausstellt, daß das Rehabilitationsziel schon zu einem früheren Zeitpunkt erreicht werden konnte oder daß keine Rehabilitationsfähigkeit vorliegt – z.B. bei fehlender Motivierbarkeit des Patienten.

> Gerade in der Hepatogastroenterologie mit ihrem heterogenen Indikationsspektrum ist die flexible Steuerung der Aufenthaltsdauer eine Möglichkeit, Fehleinschätzungen zu korrigieren.

Der chronische Verlauf einer Vielzahl hepatogastroenterologischer Erkrankungen (z.B. chronische Lebererkrankungen, chronische Pankreatitis, chronische entzündliche Darmerkrankungen, Behinderungen nach Operationen) bedarf einer Langzeitbehandlung, die eine enge Kooperation in der Behandlungskette zwischen dem Arzt im Krankenhaus, in der Rehabilitationsklinik und dem Hausarzt erforderlich macht. Die rechtzeitige und frühzeitige Einleitung einer stationären Rehabilitationsmaßnahme, evtl. auch einer Wiederholungsheilbehandlungsmaßnahme (WHM) innerhalb eines Jahres, ermöglicht es unter günstigen Bedingungen, die Rehabilitationsziele in der therapeutischen Gemeinschaft ähnlich erkrankter Patienten mit Hilfe eines eingespielten multidiszi-

Tabelle 16-2 Indikationen für eine Anschlußheilbehandlung bei Erkrankungen des Magen-Darm-Traktes und der Leber [AHB].

- Zustand nach akuter Virushepatitis (nur schwere bzw. protrahierte Virushepatitis)
- aktive chronische Hepatitis
- Leberzirrhose
- Zustand nach akuter und chronischer Pankreatitis (nur schwere Verlaufsform mit z.B. anhaltenden Schmerzen, ex- und evtl. inkretorischer Insuffizienz)
- Malassimilationssyndrom
- chronisch-entzündliche Darmerkrankungen (Colitis ulcerosa, Morbus Crohn)
- Zustand nach Operationen am Magen-Darm-Trakt, an der Bauchspeicheldrüse, an der Gallenblase und den Gallenwegen (nicht bei komplikationslosem Verlauf), an der Leber (besonders nach einer Lebertransplantation)
- bösartige Geschwulstkrankheiten und maligne Systemerkrankungen der Verdauungsorgane

plinären Teams zu verfolgen und die Fortsetzung ambulanter Rehabilitationsbemühungen zu unterstützen.

5 Diagnostische Maßnahmen

Eine umfassende Diagnostik ist entscheidende Voraussetzung sowohl für eine gezielte Therapie wie für eine fundierte sozialmedizinische Beurteilung. Im Bereich der stationären Rehabilitation [18] erwies sich eine primäre oder aktualisierende Diagnostik aufgrund einer prospektiven Erhebung (insgesamt 992 Patienten) bei 49 % der Patienten mit chronischen Erkrankungen des Magen-Darm-Traktes und bei 39 % mit Lebererkrankungen als erforderlich (Abb. 16-4). In Anbetracht der Heterogenität und Multimorbidität des hepatogastroenterologischen Indikationsbereiches [77] müssen diagnostische Untersuchungsmaßnahmen der Inneren Medizin sowie spezielle Methoden der Gastroenterologie eingesetzt werden – natürlich unter besonderer Beachtung rehabilitationsspezifischer Ziele und Fragestellungen. Gerade im *endoskopischen Bereich* sollte der Grad der Belästigung „so gering wie möglich“ sein. Unter Berücksichtigung eines stufenweisen Vorgehens in der Diagnostik haben aber endoskopische Untersuchungsmethoden auch in der gastroenterologischen Rehabilitation einen festen Platz („soviel wie nötig“).

Bei der Vielzahl funktioneller „vegetativer“ Störungen oder psychosomatischer Auswirkungen gastroenterologischer Erkrankungen kommt der *psychologischen Exploration* eine wesentliche Rolle zu. Eine gründliche Anamnese mit einer detaillierten Beschreibung der Tätigkeit und des Arbeitsplatzes des Patienten ist die Basis für eine Beurteilung der Leistungsfähigkeit und der daraus abzuleitenden psychosozialen Konsequenzen.

Gerade die Diagnostik des Leistungsvermögens ist in der Gastroenterologie besonders problematisch.

Im Gegensatz z.B. zur Orthopädie, Kardiologie oder Pulmonologie sind hier leistungerbringende und direkt beurteilbare Organe oder Organsysteme wie Skelett und Muskulatur, Herz oder Lunge erst in zweiter Linie betroffen [67]. Um so breiter müssen die zur Verfügung stehenden diagnostischen Maßnahmen eingesetzt werden, um zu einem ausgewogenen Urteil über das Leistungsvermögen des Patienten zu gelangen – mit möglichst wenig Subjektivität sowohl des beurteilenden Arztes wie des zu beurteilenden Patienten. Dabei sollte sich die Funktionsdiagnostik entsprechend der Zielsetzung der Rehabilitation auch auf die krankheitsbedingten Beeinträchtigungen beruflicher und alltäglicher Funktionen beziehen. Hier besteht noch ein erheblicher Weiterentwicklungsbedarf. Besondere Probleme ergeben sich beispielsweise bei Patienten mit chronischen Lebererkrankungen, bei dem Beschwerdekomplex funktioneller Magen-Darm-Erkrankungen einschließlich adhäsionsbedingter abdomineller Schmerzen. Auch nach resezierenden Operationen mit hierdurch verursachten und oft bleibenden Behinderungen bestehen häufig große Probleme bei der beruflichen Leistungsbeurteilung.

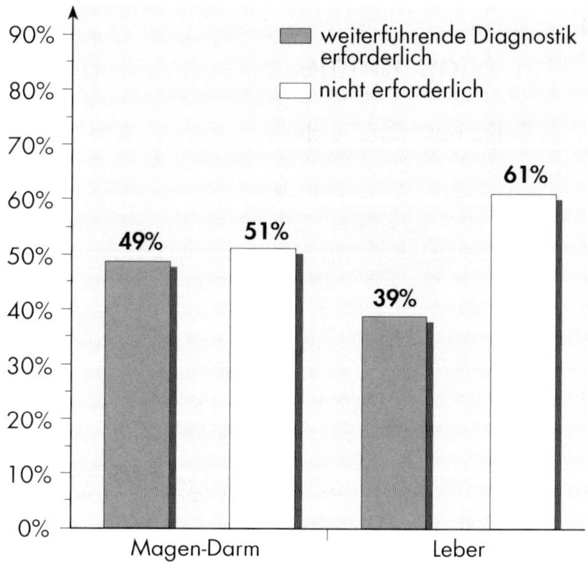

Abb. 16-4 Prospektive Erhebung bei Patienten mit chronischen Erkrankungen des Magen-Darm-Traktes und der Leber zur Frage der Notwendigkeit einer Diagnostik im Rahmen einer stationären Rehabilitationsmaßnahme.

Grundsätzlich darf sich die Diagnostik im Rahmen der Rehabilitation nicht allein auf die Diagnose einer Krankheit bzw. eines Gesundheitsschadens beziehen, d.h. auf das alleinige Erheben eines „Befundes“, z.B. eines Ulkus, einer Refluxösophagitis oder eines Morbus Crohn. Vielmehr muß sie auch die psychischen, sozialen und beruflichen Störungen mit einbeziehen. Hierbei gilt es, nicht nur die objektiven, sondern auch die subjektiv empfundenen Beschwerden zu erfassen.

Gerade für die Beurteilung des Leistungsvermögens und dessen psychosoziale Konsequenzen ist die Erfassung des „Befindens“ von grundlegender Bedeutung.

6 Therapeutische Maßnahmen

Auch unter rehabilitativ-therapeutischen Gesichtspunkten gilt es, nicht nur einen „Befund" zu behandeln, sondern vielmehr Störungen des „Befindens" im Rahmen einer umfassenden ganzheitlichen Betreuung zu beeinflussen.

Die medizinische Basistherapie beinhaltet – wenn nötig – die Einleitung oder die Fortsetzung einer medikamentösen Therapie, oft aber auch bei nicht mehr bestehendem Bedarf eine Beendigung derselben.

Überflüssige Medikamente (z.B. Pankreasenzympräparate bei Blähbeschwerden) oder Medikamente, deren Wirksamkeit nicht erwiesen ist (z.B. „Leberschutzpräparate") werden abgesetzt. Hierfür sind oft aufwendige Einzelgespräche erforderlich, in denen der Patient ausführlich informiert und motiviert werden muß, auf überflüssigen Ballast zu verzichten und z.B. bei chronischer Obstipation Abführpillen durch „Ballast" in der Nahrung zu ersetzen.

Erforderlichenfalls sollte eine stufenweise Schmerztherapie eingeleitet und überwacht werden, z.B. bei der Langzeitbehandlung einer chronischen Pankreatitis. Enterale Sondentherapie, Sphinktertraining, Biofeedback, evtl. auch endoskopische Therapiemaßnahmen (z.B. pneumatische Dilatation von narbigen Stenosen) sind weitere Behandlungsstrategien, die besonders im Rahmen einer stationären Rehabilitation zur Geltung kommen.

Wichtige weitere Stützen der Therapie sind Ernährungsberatung und Ernährungstherapie, Gesundheitstraining („Verstehen hilft Heilen"), psychologische Betreuung, Bewegungstherapie, Krankengymnastik und Beschäftigungstherapie (Tab. 16-3). Auf der Basis einer gründlichen Ernährungsanamnese erfolgen Beratung und evtl. auch Ausbildung im praktischen Umgang mit Nahrungsmitteln (Lehrküche). Subjektive Unverträglichkeiten sind zu berücksichtigen, spezielle Ernährungsformen müssen besprochen werden. Hierzu gehören auch Außenseiterdiäten oder als überflüssig einzustufende Diätempfehlungen (z.B. „Magen-Galle-Schonkost").

Die ausführliche Information über Entstehung, Verlauf und evtl. Komplikationen einer chronischen Erkrankung ist Teil des Gesundheitstrainings, einer weiteren wesentlichen rehabilitativen Aufgabe. Hierdurch sollen Ängste abgebaut, eine angepaßte Einstellung zu der Erkrankung sowie ein angemessener und kompetenter Umgang mit einer Behinderung erlernt und trainiert werden (z.B. Stoma, Sphinktertraining). Erkrankungen der Verdauungsorgane und der Leber mit ihrem chronischen, oft durch Fehl-/Suchtverhalten bestimmten Verlauf und mit ihren psychosomatischen Aspekten (chronisch-entzündliche Darmerkrankungen, Ulkuskrankheit, Reizdarm) erfordern in unterschiedlicher und der Erkrankung angepaßter Intensität eine psychotherapeutische Mitbetreuung (Einzel-/Gruppentherapie). Psychische Faktoren, die den Krankheitsprozeß beeinflussen, psychosoziale Belastungen und Verhaltensprobleme müssen erfaßt und behandelt werden. Bemühungen um die Adaptation an die chronische Erkrankung sowie um die Bewältigung von Krankheitsfolgen und hierdurch hervorgerufene Ängste haben einen nicht zu vernachlässigenden Stellenwert bei der Rehabilitation chronischer Erkrankungen des Magen-Darm-Traktes. Neben psychotherapeutisch weitergebildeten Psychologen und möglichst psychosomatisch erfahrenen Ärzten sind besonders im Rahmen der stationären Rehabilitation auch das Pflegepersonal, Bewegungs- und Beschäftigungstherapeuten als Reha-Team in die psychologische Betreuung involviert.

Tabelle 16-3 Therapeutische Maßnahmen bei Erkrankungen des Magen-Darm-Traktes.

- medizinische Basistherapie: Medikamente, Substitutionsbehandlung, Sondenernährung, Schmerztherapie, endoskopische Therapie, Sphinktertraining (Biofeedback)
- Ernährungsberatung und -therapie
- Gesundheitstraining – Information
- psychologische Betreuung
- Bewegungs- und physikalische Therapie
- Beschäftigungstherapie
- sozialmedizinische Beratung

7 Berufliche und soziale Maßnahmen

Grundlage der Beratung in sozialen Belangen sollte eine möglichst fundierte Beurteilung des Leistungsvermögens sein [40]. Um Möglichkeiten der beruflichen/familiären Wiedereingliederung, der Wiederaufnahme der Arbeit, einer innerbetrieblichen Umsetzung oder evtl. berufsfördernder Maßnahmen [57] beurteilen zu können, sind eine gründliche Sozialanamnese und eine genaue Beschreibung des Arbeitsplatzes sowie der Tätigkeit des Patienten erforderlich. Eine exakte Information über die Schwere der Arbeit (Heben und Tragen), über Belastungen durch Zeitdruck oder Wechsel-/Nachtschicht sowie über Anforderungen an Konzentration und Verantwortung erleichtert die Entscheidung, ob und in welchem Umfang eine Tätigkeit noch ausgeübt werden kann. Oft wird soziale Sicherheit durch die Erkrankung, evtl. auch durch die Therapie beeinträchtigt. Hier muß im Rahmen der Rehabilitation praktische Hilfe angeboten und organisiert werden, z.B. im Umgang mit Behörden (Schwerbehindertenausweis) oder bei Pflege- und Haushaltsfragen (soziale Hilfsdienste, Pflegegeld). Die Kompetenz eines Reha-Fachberaters/-Sozialarbeiters ist hierbei sehr hilfreich. Angehörige sollten gegebenenfalls in die Informations- und Beratungsgespräche mit einbezogen werden, um die rehabilitativen Bemühungen zu unterstützen und zu einer Festigung des Therapieerfolges beizutragen, z.B. bei Alkohol-/Nikotinabusus, bei Ernährungsproblemen, bei der Stomaversorgung oder bei sexuellen Problemen, etwa nach abdominosakraler Rektumresektion [15].

8 Dokumentation und Evaluation

Eine gründliche Dokumentation ist die Basis einer Erfolgsbewertung von Rehabilitationsmaßnahmen einschließlich aller Bemühungen um eine Qualitätssicherung in der Hepatogastroenterologie. Sie ermöglicht einen Vergleich zwischen Soll- und Ist-Zustand. Sie bezieht sich auf die Patientenakte, das Krankenblatt und den Entlassungsbericht (medizinische und soziale Bestandsbeschreibung, Langzeitempfehlungen, Beurteilung des Leistungsvermögens, sozialmedizinische Empfehlungen).

> In der Endoskopie sollte neben der sorgfältigen, aber immer subjektiven Befundbeschreibung des Untersuchers nicht nur eine histologische, sondern auch möglichst eine bildliche Dokumentation erfolgen, nachdem nicht immer eine Übereinstimmung aller Dokumentationsmethoden besteht.

Verlaufsbeobachtungen, aber auch Erfolgsbeurteilungen werden dadurch erleichtert.

Evaluationsergebnisse über Reha-Maßnahmen waren bislang in der Gastroenterologie und Hepatologie nicht oder nur unzureichend vorhanden, sieht man von Erfolgsmeldungen unspezifischer Kurmaßnahmen, besonders bei Lebererkrankungen bis in die siebziger Jahre ab. Eine dringliche Aufgabe im Rahmen der Weiterentwicklung der Rehabilitation hepatogastroenterologischer Erkrankungen ist es, Bewertungskriterien von Rehabilitationsmaßnahmen zu erarbeiten und die entsprechenden Daten zu erheben. Dadurch könnte die Bedeutung der Rehabilitation auch in diesem Indikationsbereich besser unter Beweis gestellt werden.

9 Personelle Voraussetzungen, Kompetenzverteilung und Funktionen (Reha-Team)

Die Rehabilitation in der Gastroenterologie erfordert unter Berücksichtigung der Heterogenität und Multimorbidität sowie des anzustrebenden ganzheitlichen Betreuungsprinzips ein qualifiziertes Team. Das umfangreiche und umfassende diagnostische und therapeutische Behandlungskonzept läßt sich nur durch eine optimale, ärztlich geleitete Koordination und Integration verwirklichen. In regelmäßigen Teambesprechungen sollten gemeinsame Entscheidungen über die Rehabilitationsgestaltung getroffen werden. Die Zusammenarbeit der Ärzteschaft mit anderen Berufsgruppen, die im Reha-Team für die Durchführung der Diagnostik und vor allem der Therapie mitverantwortlich sind, z.B. mit Diätassistenten, Psychologen, Pflegepersonal, speziell ausgebildeten Stomaschwestern oder Krankengymnasten muß sehr eng und kollegial sein. Eine konsequente Weiter- und Fortbildung ist sicherzustellen, um neue Entwicklungen und Erkenntnisse im Bereich der Hepatogastroenterologie und der gesamten Inneren Medizin, aber auch der Psychologie, Diätetik, Physiotherapie, Sozialmedizin usw. bei allen anfallenden diagnostischen und therapeutischen Aufgaben berücksichtigen zu können.

Im Bereich der stationären Rehabilitation sollte der leitende Arzt Facharzt für Innere Medizin mit der Teilgebietsbezeichnung „Gastroenterologie" sein, bei Oberärzten ist eine Gebietsarztbezeichnung (z.B. „Hämatologie – Onkologie", oder „Kardiologie") wünschenswert. Die Zusatzbezeichnung „Sozialmedizin" und „Reha-Wesen" sollten möglichst viele ärztliche Mitarbeiter erwerben. Schwestern und Pfleger müssen neben ihren pflegerischen Aufgaben in das erweiterte rehabilitationsspezifische Programm eingebunden werden und zusammen mit Ärzten, Psychologen und Krankengymnasten an der Gestaltung von Schulungen und Gruppenarbeit mitwirken. Diplompsychologen sollten Erfahrungen in der testpsychologischen Diagnostik (z.B. Beurteilung der zerebralen Leistungsfähigkeit bei latenter portaler Enzephalopathie) sowie eine psychotherapeutische Zusatzausbildung haben. Eine wichtige Ergänzung des Reha-Teams ist ein Reha-Fachberater/-Sozialarbeiter, der bei allen Fragen der beruflichen Reintegration zur Verfügung stehen muß.

Teil II
Rehabilitation spezieller gastroenterologischer Krankheitsbilder

1 Funktionelle Magen-Darm-Erkrankungen

1.1 Epidemiologie

Funktionsstörungen des Magen-Darm-Traktes zählen zu den häufigsten Krankheitsbildern in der allgemeinärzlichen, internistischen und gastroenterologischen Praxis.

- 40–60 % aller Patienten mit Symptomen im gastrointestinalen Bereich leiden an funktionellen Abdominalbeschwerden.
- Nur 30–45 % der Patienten suchen wegen entsprechender Beschwerden einen Arzt auf [60].
- 14–22 % untersuchter „Gesunder" [66] haben Symptome eines Reizdarmes (irritables Darmsyndrom).

Der Häufigkeitsgipfel funktioneller Abdominalerkrankungen liegt zwischen dem 20. und 40. Lebensjahr. Sie führen zu einer Reihe chronischer und rezidivierender Beschwerden, für die weder morphologische noch biochemische oder infektiöse Ursachen gefunden werden können. Leitsymptome sind Diarrhö, Obstipation, Inkontinenz, Unterbauchschmerzen, Meteorismus, Dysphagie, Dyspepsie und Thoraxschmerz – mit einer Prävalenz von 5–38 % [30]. Im psychologischen Test wurde bei Patienten mit funktionellen Abdominalbeschwerden häufig ein abnormes Persönlichkeitsmuster beobachtet [1].

1.2 Prognose

Das Leidensgefühl der Patienten ist ausgeprägt, der Ausfall der Arbeitsleistung entsprechend hoch. Zum Beispiel wurden bei Patienten mit funktioneller Dyspepsie über 2,6mal häufigere Fehltage im Vergleich zur Durchschnittsbevölkerung berichtet [51]. Eine pathologische Krankheitsverarbeitung führt oft zu langwierigen Krankheitsverläufen, die durch herkömmliche Behandlungsprinzipien (z.B. spasmolytische Medikamente, Psychopharmaka) nur kurzfristig und unzureichend beeinflußt werden können.

Gelingt es, den Patienten das Gefühl der Anerkennung ihrer Beschwerden zu vermitteln, reagieren 85 % nach Stellung der Diagnose positiv auf eine konservative Therapie, nach der mindestens eine Erleichterung, evtl. sogar eine Behebung der Symptomatik in Aussicht gestellt werden kann [33].

1.3 Ziele der Rehabilitation

Funktionelle Syndrome im gastrointestinalen Bereich mit ihren komplexen Interaktionen zwischen Motilität, zentralem Nervensystem und Psyche sind im weiteren Sinne als psychosomatische Erkrankungen einzustufen. Ihre Diagnostik und Therapie erfordert eine enge und kompetente Verknüpfung gastroenterologischer und psychotherapeutischer Bemühungen. Die Behandlung sollte einerseits ganzheitlich, andererseits sehr individuell ausgerichtet sein. Informationen über die nahezu unbegrenzte Vielgestaltigkeit des Beschwerdebildes und deren psychosomatische Zusammenhänge müssen vermittelt werden. Ferner ist eine evtl. medikamentöse Behandlung einzelner Symptome durch psychische Hilfestellung (psychotherapeutische Maßnahmen) zu unterstützen. Der Patient muß in einem unter Umständen langwierigen Rehabilitationsprozeß lernen, sich mit lebensbelastenden Situationen auseinanderzusetzen, um wieder in die oft gemiedene soziale Gemeinschaft zurückzufinden. Hier bewährt sich das multidisziplinär kooperierende Team einer Rehabilitationsklinik, in der die genannten Ziele unter günstigen personellen und auch räumlichen Voraussetzungen individuell festgelegt und eingeleitet werden können.

1.4 Diagnostische Maßnahmen

Ziel der diagnostischen Bemühungen sollte es sein, eine „positive" Diagnose zu stellen, um dem Patienten die häufige Wiederholung oft belastender, überflüssiger und teurer Untersuchungen zu ersparen.

Nachdem eine sichere Trennung zwischen funktionellen Beschwerden im oberen und unteren Gastrointestinaltrakt häufig nicht möglich ist, muß ggf. ein breites diagnostisches Instrumentarium eingesetzt werden.

Differentialdiagnostisch ist in erster Linie eine maligne Erkrankung auszuschließen. Folgende weitere Erkrankungen sind unter differentialdiagnostischen Aspekten zu berücksichtigen:
- Refluxkrankheit
- Ulkuskrankheit
- chronische Pankreatitis
- chronische Cholezystitis
- Operationsfolgen z.B. nach Cholezystektomie oder Magen-Darmresektionen
- Adhäsionen
- chronisch-entzündliche Darmerkrankungen
- Laktoseintoleranz
- gastrointestinale Infektionen
- Lambliasis
- Arzneimittelnebenwirkungen am Magen-Darm-Trakt einschließlich Laxanzienabusus.

Eine gründliche Anamnese, bei der der Patient möglichst in eigenen Worten seine Beschwerden und Lebensumstände einschließlich seiner Beziehungen zur Umgebung schildert, deckt bereits Leitsymptome auf und weist auf entsprechende Organe hin [30].

Die weitere Diagnostik sollte dann stufenweise erfolgen und mit einem möglichst wenig belästigenden Minimalprogramm beginnen: z.B. BSG, Blutbild, Urin- und Stuhluntersuchungen, Untersuchung auf okkultes Blut. In Abhängigkeit von Dauer und Schweregrad der Erkrankung gelangen weitere Untersuchungen, orientiert an den genannten Leitsymptomen bzw. differentialdiagnostischen Erwägungen, zum Einsatz: Sonographie, Endoskopien (ÖGD, Koloskopie, ERCP), Manometrie, Langzeit-pH-Metrie, Transitzeit, Röntgen, szintigraphische Untersuchungen, H_2-Atemtest, Messung der Kolonpassagezeit, anorektale Manometrie, Defäkographie.

Neben somatischen müssen aber auch psychische und soziale Faktoren, die zu der Krankheit wesentlich beitragen können, eruiert werden. Unterschiedliche Explorations- und Testverfahren werden mit Hilfe psychotherapeutisch weitergebildeter Psychologen eingesetzt [55], um psychogene Ursachen der Beschwerden zu erkennen und evtl. eine Desomatisierung zu bewirken.

1.5 Therapeutische Maßnahmen

Die Therapie funktioneller gastrointestinaler Syndrome beinhaltet drei Schwerpunkte:
- unspezifische ärztliche Maßnahmen
- medikamentöse Therapie
- Psychotherapie.

Zu den *unspezifischen ärztlichen Maßnahmen* gehört die Information über das Krankheitsbild und dessen Neigung zum Auftreten immer wieder neuer Beschwerden, ohne daß sich darunter eine andere, neue Krankheit verbirgt. Aufgabe des Arztes ist es einerseits, das Ergebnis der Diagnostik, evtl. organpathologische Befunde und Symptome sowie eine psychogene Beteiligung in geduldigen Gesprächen zusammenfassend zu erläutern. Ohne Zweifel wäre es grundlegend falsch, dem Patienten in Anbetracht eines fehlenden pathologischen Organbefundes mitzuteilen, es sei „nichts" gefunden worden [1]. Eine Aufgabe des Arztes muß es andererseits – nach möglichst einmaliger Diagnostik – aber auch sein, dem oft geradezu vorwurfsvollen Verlangen des Patienten nach erneuter Diagnostik, nach überflüssigen Medikamenten und evtl. nach chirurgischen Eingriffen entgegenzutreten und durch eine aufklärende Beratung eine positive Einstellung gegenüber der vorzuschlagenden Therapie zu bewirken. Die Ernährungsberatung beschränkt sich bei funktionellen gastroenterologischen Syndromen auf die Empfehlung einer verträglichen, wenig blähenden Kost. Bewegungs- und balneophysikalische Maßnahmen haben allenfalls einen ergänzenden und aktivierenden Stellenwert.

Im Rahmen der *medikamentösen Therapie* wird meist eine Vielzahl an Arzneimitteln eingesetzt. Ihre Erfolgsbeurteilung ist allerdings gerade bei diesen Patienten durch einen starken Placeboeffekt erschwert. In keiner randomisierten, doppeltblinden, placebokontrollierten Studie ist bisher ein überzeugender Erfolg einer medikamentösen Therapie beschrieben worden [1]. In erster Linie sollten – wenn überhaupt – Medikamente eingesetzt werden, um spezifische Symptome wie Obstipation oder Diarrhö zu behandeln. Das gesamte Krankheitsbild funktioneller Syndrome im gastrointestinalen Bereich wird langfristig nicht durch oft teure und nebenwirkungsreiche Medikamente erfolgreich behandelt. Neben der Aufklärung stehen vielmehr gruppen- und einzeltherapeutische Gespräche im Vordergrund, in denen psychische Belastungen und Konflikte besprochen werden müssen (Streßbewältigung). Wichtig ist das Erlernen einer Entspannungstechnik (z.B. autogenes Training, progressive Muskelentspannung) evtl. unterstützt durch *psychotherapeutische Maßnahmen* wie Verhaltenstherapie oder tiefenspsychologische Fokaltherapie [55].

1.6 Soziale und berufliche Maßnahmen

Die sozialmedizinische Beurteilung ist problematisch; bei funktionellen Syndromen des Magen-Darm-Traktes fehlen Möglichkeiten der

Quantifizierung. Hilfreich für die Beurteilung des Leistungsvermögens ist die Diskussion im multidisziplinären Reha-Team. Hierdurch wird die Problematik subjektiver und auf Intuition ausgerichteter Einschätzungen reduziert und in der Regel eine korrekte und vertretbare sozialmedizinische Beurteilung zu erzielen sein. Tätigkeiten, die mit Zeitdruck, Wechselschicht, Akkordarbeit, viel Publikumsverkehr oder Verantwortung für sich und andere einhergehen, sind ungünstig. Eine Umsetzung am Arbeitsplatz, evtl. auch Umschulungsmaßnahmen sind bei nicht korrigierbarem Leidensdruck oft nicht zu umgehen.

2 Ulkuskrankheit

2.1 Epidemiologie

Geschwüre am Magen und Zwölffingerdarm sind häufig: Etwa jeder 10. Bundesbürger erkrankt einmal im Laufe seines Lebens an einem gastroduodenalen Ulkus.

Die Prävalenz liegt für das Ulcus ventriculi im Mittel bei 0,86 %, für das Ulcus duodeni bei 7,7 %, die Inzidenzrate bei 0,3/1000 respektive 2,9/1000 und Jahr [38]. Moderne konservative Behandlungsmethoden haben zu einem deutlichen Rückgang langwieriger Verläufe des Ulkusleidens geführt. Dies läßt sich z.B. daraus ableiten, daß die Zahl der Frühberentungen infolge eines Magen-/Zwölffingerdarmgeschwüres durch die Rentenversicherung 1976 noch bei 642, 1990 dagegen nur bei 56 lag [40].

Im Gegensatz zum akuten, unkomplizierten Ulkus ist die Ulkuskrankheit charakterisiert durch Chronifizierung und Rezidivneigung über einen längeren Zeitraum, verbunden mit einem erhöhten Risiko für Komplikationen wie Blutungen, Perforationen usw. Hieraus ergibt sich die begründete Indikation für rehabilitative Maßnahmen. Gerade die stationäre Rehabilitation bietet vielseitige Möglichkeiten, um die Auslösungsfaktoren der Ulkuskrankheit zu beeinflussen und damit die Prognose zu verbessern. Leider wird sie zur Unterstützung der ambulanten Therapie zu wenig in Anspruch genommen: So wurden 1990 allein zu Lasten der AOK 122325 AU-Bescheinigungen wegen gastroduodenaler Ulzera ausgestellt und 28926 Krankenhausbehandlungen, aber nur 722 Rehabilitationsmaßnahmen veranlaßt [40].

2.2 Prognose

Die Ulkuserkrankung weist einerseits eine hohe Spontanheilungsquote auf, andererseits aber auch eine Neigung zu Rezidiven. Die Spontanheilung innerhalb von sechs Wochen beträgt für Ulcera ventriculi 83 %, für Ulcera duodeni 73 %, mit einer Halbwertszeit der Abheilung von 1,7 respektive 1,9 Wochen [62]. Bei etwa 30 % aller Ulkuspatienten ist mit der Entwicklung einer Ulkuskrankheit zu rechnen. Das kumulative 9-Jahres-Letalitätsrisiko beträgt 1,8–4,2 % [12]. Zur Verbesserung der Prognose ist nicht allein die Therapie des Ulkus, z.B. in Form einer medikamentösen Langzeitbehandlung, sondern die kontrollierte Überwachung der Ulkuskrankheit erforderlich, d.h. die Vermeidung von auslösenden Ursachen, von Rezidiven und von Komplikationen. Inwieweit eine erfolgreiche Eradikation des Helicobacter pylori zu einer Veränderung prognostischer Beurteilungskriterien – und damit auch der Bedeutung rehabilitativer Maßnahmen für die Ulkuskrankheit führt, bleibt abzuwarten.

2.3 Ziele der Rehabilitation

Eine Reihe von Risikofaktoren werden für die Ulkuskrankheit als begünstigend angesehen, z.B. besondere Lebensgewohnheiten wie Nikotinkonsum, Streß, körperliche Schwerarbeit, Medikamenteneinnahme oder falsche Ernährung. Zweifellos bestehen bei der Ulkuskrankheit sehr enge Beziehungen zu Verhalten und Erleben des Patienten.

Eine konservative Therapie kann ebenso wie eine chirurgische Intervention nur erfolgreich sein, wenn es zusätzlich gelingt, eine psychische Stabilität herzustellen und bestehende Störungen der psychosozialen Situation abzubauen.

Ziel der Rehabilitation der Ulkuskrankheit mit ihrer grundsätzlichen psychosomatischen Komplexität ist es, den Verlauf der chronischen Erkrankung so zu beeinflussen, daß sowohl eine Rezidivprophylaxe bzw. Therapie der organischen Symptome als auch eine Unterstützung bei der Krankheitsbewältigung und der psychosozialen Adaptation bewirkt wird.

2.4 Diagnostische Maßnahmen

Durch eine allgemeine internistisch/gastroenterologische Basisdiagnostik müssen die Beschwerden des Patienten gegenüber anderen differentialdiagnostisch in Frage kommenden Ursachen, z.B. von seiten der Speiseröhre, der Gallenwege oder des Pankreas (laborchemische Untersuchungen, Sonographie, Röntgen) abgegrenzt werden. Hartnäckige und rezidivierende Ulzera erfordern eine weitere ätiologische Klärung z.B. durch die Bestimmung von Gastrin oder Parathormon. Gegebenenfalls sollte der Befund am Magen/Zwölffingerdarm aktualisiert und endoskopisch-bioptisch kontrolliert werden (Besiedlung mit Helicobacter pylori, Ausschluß eines Malignoms). Empfehlenswert ist im Rahmen der Endoskopie auch die Entnahme von Biopsien aus dem tiefen Duodenum, um eine nicht immer typisch verlaufende, mit eindeutigen Malassimilationssymptomen einhergehende Sprue oder Lambliasis zu erfassen [74].

Zur Diagnostik von Entleerungsstörungen des Magens (Motilitätsstörungen, Magenatonie, Stenosen) können Röntgenuntersuchungen im Doppelkontrast, ggf. auch szintigraphische Methoden hilfreich sein. Die organbezogene Diagnostik ist zu ergänzen durch eine gründliche Exploration des psychischen Status und der psychosozialen Verhältnisse des ulkuskranken Patienten. Eine hierauf bezogene sorgfältige Anamnese des gastroenterologisch tätigen Arztes muß ergänzt werden durch eine umfassende Psychodiagnostik (Testverfahren, Explorationsgespräch), die psychosoziale Belastungsfaktoren zu werten und ihre Bedeutung zu beurteilen hat. Wesentliche diagnostische Hinweise ergeben sich oft auch aus Mitteilungen des Reha-Teams während eines stationären Aufenthaltes in einer Reha-Klinik.

2.5 Therapeutische Maßnahmen

Die medikamentöse Therapie peptischer Ulzera hat sich in den letzten Jahren entscheidend gewandelt. Seit der Einführung der H_2-Rezeptorantagonisten 1976/1977 ist es zu einem eindrucksvollen Rückgang chirurgischer Eingriffe wegen Ulzera gekommen. Durch *Protonenpumpenblocker*, die eine längeranhaltende Säurehemmung induzieren, konnte die Behandlung weiter verbessert werden. Auf die übrigen Substanzen (Antazida, Oberflächenprotektiva, Prostaglandinanaloga) kann inzwischen u.a. wegen geringerer Wirksamkeit, höheren Nebenwirkungsraten und geringerer Compliance (bei mehrmaliger täglicher Einnahmeverordnung) weitgehend verzichtet werden. Bei Patienten, bei denen ein Rezidiv ein erhebliches Risiko darstellt (z.B. blutende Ulzera), ist eine *Langzeittherapie mit einem H_2-Rezeptorenblocker* zu empfehlen. Eine rezidiv-verhütende Wirkung beim Ulcus duodeni ist auch von der *Eradikationstherapie des Helicobacter pylori* zu erwarten [68].

Eine *chirurgische Intervention* (z.B. selektive Vagotomie, resezierende Verfahren) ist zwingend bei Komplikationen des Ulkusleidens wie Penetration, Perforation, konservativ/endoskopisch nicht beherrschbarer Blutung, aber auch bei Therapieresistenz oder hoher Rezidivhäufigkeit.

Der Einfluß *diätetischer Maßnahmen* („Magendiäten") auf die Ulkusheilung durch „Ruhigstellung der sekretorischen Funktion des Magens" ist kritisch zu bewerten. Häufige kleine Mahlzeiten haben keinen gesicherten Einfluß auf den Ulkusverlauf, gewürzarme oder „blande" Diätformen sollen sich eher ungünstig auswirken. Der Genuß von Kaffee oder Alkohol muß nicht verboten werden [59]. Demgegenüber ist nach operativen Eingriffen eine spezielle Diättherapie von oft grundlegender Bedeutung (s.u.).

Rehabilitationsspezifische Maßnahmen als wesentlicher Teil der Langzeittherapie der Ulkuskrankheit sind:

- Gesundheitsbildung und autogenes Training zum Abbau eines Risikoverhaltens *(Nichtrauchertraining)* und als Basis psychotherapeutischer Maßnahmen. Einzel- und Gruppenangebote werden zu Beratungs-, Schulungs-, Trainings- und Motivationszwecken eingesetzt.
- Krankheitsbewältigung, aber auch Fragen der Bewältigung von Anforderungen und Belastungen (Streßbewältigung), des Umganges mit Ärger und Aggressionen sowie der Akzeptanz nicht korrigierbarer Zusammenhänge, stehen im Mittelpunkt psychologischer und psychotherapeutischer Bemühungen.
- Im Rahmen einer stationären Rehabilitation, in der sich die o.g. Maßnahmen mit Hilfe des hier zur Verfügung stehenden therapeutischen Teams besonders gut üben bzw. einleiten lassen, können ergänzend Gymnastik, balneophysikalische Therapie und Beschäftigungstherapie eingesetzt werden. Sie sollen spezifische therapeutische Bemühungen unterstützen und zu einer Verbesserung des Körpergefühls, des Wohlbefindens und der Lebensfreude beitragen.

Aufgrund der engen Beziehungen des Vegetativums zum Magen-Darm-Trakt sollten diese unspezifischen Beeinflussungsstrategien, wenn sich die Möglichkeit hierfür bietet, durchaus beibehalten und nicht – vor dem Hintergrund moderner Rehabilitationskonzepte – bedingungslos abgelehnt werden.

2.6 Soziale und berufliche Maßnahmen

Für die Beurteilung der Leistungsfähigkeit und für die sozialmedizinische Beratung sind neben Kenntnissen des somatischen und psychischen Status auch Informationen über die Situation zu Hause sowie am Arbeitsplatz (Arbeitsplatzbeschreibung) von wesentlicher Bedeutung. Gegebenenfalls sind Kontaktaufnahmen zu Angehörigen sowie Haus- und Betriebsärzten hilfreich, um Informationen über evtl. psychosoziale Belastungen im familiären Bereich oder im Beruf (Beziehung zu Arbeitskollegen oder Vorgesetzten) sowie über Probleme bei der Verarbeitung von Leistungsanforderungen zu erhalten. Von beruflichen Tätigkeiten, die durch Zeitdruck und Hektik geprägt sind, Akkordarbeit oder Wechsel-/Nachtschicht beinhalten, sollte Patienten mit einer Ulkuskrankheit abgeraten werden. Umsetzung am Arbeitsplatz, evtl. Umschulung müssen in hartnäckigen Fällen, vor allem, wenn auch chirurgische Interventionen zu keiner Besserung führen, veranlaßt werden.

3 Refluxkrankheit

3.1 Epidemiologie

Die Refluxkrankheit ist die häufigste Erkrankung der Speiseröhre [16].

Sie entsteht durch einen pathologischen Reflux, der zu einem verlängerten Kontakt der Ösophagusschleimhaut mit aggressiven Faktoren des Gastrointestinalinhaltes führt und hierdurch eine morphologische Schädigung der Ösophagusmukosa sowie gastroösophageale Refluxsymptome (Tab. 16-4) verursacht. Allerdings kommt Reflux auch bei völlig gesunden Menschen durch eine spontane, seltene und kurzdauernde Erschlaffung der Druckbarriere vor (physiologischer Reflux).

80 % der Patienten mit Refluxösophagitis haben eine axiale Hiatushernie, andererseits findet sich aber nur bei 5–18 % aller Patienten mit axialer Hiatushernie eine Refluxkrankheit [7]. In einem unausgewählten Kollektiv „Gesunder" hatten 7 % täglich und 14 % wöchentlich Refluxbeschwerden [52]. Die Prävalenz der Refluxkrankheit nimmt mit dem Alter zu, ihre Inzidenz steigt ab dem 40. Lebensjahr exponentionell [17, 72].

Tabelle 16-4 Symptome der Refluxkrankheit.

- Sodbrennen und Säureregurgitation
- epigastrische und retrosternale Schmerzen
- Aufstoßen
- Brechreiz
- Husten
- Heiserkeit
- Dyspnoe

3.2 Prognose

Über den Spontanverlauf der Refluxkrankheit ist relativ wenig bekannt. Im allgemeinen kann man davon ausgehen, daß eine Refluxkrankheit ohne peptische Läsionen mit Hilfe einer konservativen Therapie in 80 % symptomlos wird.

Unbehandelt weist die Refluxösophagitis mit einer Spontanheilungsrate von weniger als 20 % eine relativ schlechte Prognose auf [45].

Leider gibt es trotz der Fortschritte insbesondere der medikamentösen Therapie der letzten Jahre keine optimale konservative oder chirurgische Behandlung der Refluxkrankheit, die eine Heilung garantiert. Insofern wird ihr noch immer zu Recht eine Mittelstellung zwischen einer benignen und einer potentiell malignen Erkrankung zugesprochen [14].

3.3 Ziele der Rehabilitation

Axiale Hiatushernie und Refluxkrankheit sind in industrialisierten Ländern Europas und Nordamerikas weit verbreitet und um nahezu 50 % häufiger als in den Entwicklungsländern. Offensichtlich besteht eine Beziehung [58] zu Wohlstand und Lebensgewohnheiten (faserarme Kost, fettreiche Ernährung, Adipositas, Alkohol- und Nikotinabusus). Hinzu kommt die Beobachtung, daß Streß und chronische Angstzustände zu einer Zunahme empfundener Refluxsymptome führt [16]. Ziel rehabilitativer Bemühungen bei der Refluxkrankheit ist es vor allem, neben einer evtl. erforderlichen aktualisierenden Diagnostik und Therapie Einfluß zu nehmen auf krankheitsfördernde Verhaltens- und Ernährungsgewohnheiten. Insbesondere Gesundheitstraining, Ernährungsberatung und Streßbewältigung stellen eine wichtige Unterstützung der medikamentösen Behandlung dieser unter Umständen recht hartnäckigen chronischen Erkrankung dar.

3.4 Diagnostische Maßnahmen

Durch eine sorgfältige Anamnese mit der Erfassung der subjektiven Symptome kann in vielen Fällen bereits die Diagnose gestellt werden. Die Abgrenzung zu anderen Erkrankungen des oberen Gastrointestinaltrakts und des Thorax erfordert eine exakte Diagnostik. Es müssen Komplikationen der Refluxkrankheit an der Speiseröhre selbst (Stenose, Ulkus, Blutung, Perforation, Endobrachyösophagus als präkanzeröse Kondition) oder außerhalb der Speiseröhre (Husten, Heiserkeit, Bronchitis, Pneumonie, Asthma, Angina pectoris, BWS-Beschwerden) rechtzeitig diagnostiziert werden, um eine adäquate Therapie einleiten zu können [21]. Für den Nachweis und die Stadieneinteilung (z.B. nach Savary und Miller oder nach der MUSE-Klassifikation [5] der Refluxösophagitis) ist die Endoskopie mit Biopsie das wichtigste Verfahren. Eine ergänzende Röntgenuntersuchung (Ösophagusbreischluck) ist vor allem indiziert im Stadium IV der Refluxösophagitis, um Wandveränderungen zu erfassen, die selbst eine Stenosierung einschließen können. Ferner muß ein Ösophagusbreischluck bei oropharyngealer Dysphagie durchgeführt werden (Perforationsgefahr durch das Endoskop, z.B. bei Ösophaguskarzinom oder hochsitzendem Divertikel) sowie nach Operationen z.B. zur Kontrolle der chirurgischen Korrektur einer Hiatushernie.

Die 24-Stunden-Langzeit-pH-Metrie ist besonders dann von Bedeutung, wenn bei nachweisbarem Reflux Beschwerden ohne endoskopisch festzustellende Zeichen einer Wandschädigung vorliegen.

Die Manometrie ist hilfreich zur Unterscheidung von sekundären Formen der Refluxkrankheit (z.B. bei Sklerodermie, nach Myotomie bzw. Dilatation einer Achalasie, nach Sklerosierung von Ösophagusvarizen, bei Magenausgangsstenose) sowie zur Beurteilung von Motilitätsstörungen.

Seltener angewandte Methoden zum Nachweis von Motilitätsstörungen sind der Säureperfusionstest nach Bernstein oder die Ösophagusfunktionsszintigraphie. Nicht zu vergessen ist gerade unter rehabilitativem Aspekt eine psychische Exploration zur Erfassung von Verhaltensstörungen (Übergewicht, Rauchen) sowie von belastenden Streßsituationen und einer damit zusammenhängenden Bewältigungsproblematik.

3.5 Therapeutische Maßnahmen

Basis der Therapie sind allgemeine Maßnahmen: Ernährungsberatung, Gesundheitstraining, Raucherentwöhnung und autogenes Training sind wesentliche Bestandteile der rehabilitativen Therapie. Hierdurch sollen refluxauslösende Risikofaktoren wie Übergewicht, große fett- und kohlenhydratreiche Mahlzeiten – besonders abends – sowie Nikotin- und Alkoholabusus abgebaut werden. Auf Substanzen, die den Sphinkterdruck senken, z.B. Koffein oder Medikamente wie Spasmolytika, Theophyllin, Nitrate oder Kalziumantagonisten muß in Aufklärungs- und Informationsgesprächen hingewiesen werden.

Besonders in frühen Stadien der Refluxkrankheit hat sich die Hochlagerung des Oberkörpers beim Liegen zur Vermeidung nächtlicher Refluxepisoden bewährt [8]. Eine wesentliche Aufgabe der Rehabilitation ist es, den Patienten zu informieren und vor allem zu motivieren, diese wirksamen Basismaßnahmen einzuhalten und besonders auch im weiteren chronischen Verlauf der Erkrankung beizubehalten.

Durch die medikamentöse Therapie soll eine Säureneutralisation bzw. -suppression, eine Motilitätsbeeinflussung sowie eine Zytoprotektion bewirkt werden. Hierfür werden in erster Linie H_2-Rezeptorenblocker, Omeprazol und Prokinetika, z.B. Cisaprid, eingesetzt. Verglichen mit Behandlung von Ulzera des Magens oder Duodenums müssen die Dosierung und Therapiedauer höher veranschlagt werden. Wenn nach z.B. 12wöchiger Therapie mit einem H_2-Blocker (300 mg Ranitidin) ein Therapieerfolg zu verzeichnen ist, wird zur Langzeittherapie und Rezidivprophylaxe des langwierigen Leidens entweder eine intermittierende Therapie oder eine Dauertherapie empfohlen. Die effektivsten Medikamente in der Langzeittherapie der Refluxösophagitis sind zur Zeit Protonenpumpenhemmer. Mit 20 mg Omeprazol ist z.B. bei zwei Drittel aller Patienten eine Rezidivprophylaxe der Refluxösophagitis möglich [42].

Kommt es trotz hochdosierter und intensiver medikamentöser Therapie nicht zu einer Besserung, müssen besonders bei jüngeren Patienten – auch unter wirtschaftlichen Aspekten – operative Antirefluxverfahren erwogen werden.

In Anbetracht des chronischen Charakters der Refluxkrankheit mit ihren häufigen Rezidiven und Komplikationen ist eine frühzeitige Indikation für stationäre Rehabilitationsmaßnahmen gegeben. Hierbei lassen sich die vielseitigen Möglichkeiten einer spezialisierten Rehabilitationsklinik wirkungsvoll einsetzen, um den genannten Komplikationen vorzubeugen oder sie in einer frühen Phase zu behandeln, noch bevor es zu einer Gefährdung oder Minderung der Leistungsfähigkeit im Erwerbsleben gekommen ist. Zu Lasten der gesetzlichen Rentenversicherung wurden 1990 allerdings nur 543 Rehabilitationsmaßnahmen wegen dieser Störung durchgeführt [40].

3.6 Soziale und berufliche Maßnahmen

Wenn die zugrundeliegende Motilitätsstörung fortbesteht, neigt die Refluxösophagitis zu Rezidiven. Neben den genannten Therapiemaßnahmen müssen zur Reduktion der Rezidivhäufigkeit refluxauslösende Tätigkeiten berücksichtigt werden. Arbeiten, die mit einem erhöhten intraabdominellen Druck, mit Pressen, Stemmen oder mit vielem Bücken verbunden sind, müssen gemieden werden. Eventuell sind behindertengerechte Änderungen der Ausstattung des Arbeitsplatzes, eine innerbetriebliche Umsetzung oder auch eine Umschulung einzuleiten. In Berufen ohne refluxfördernde Tätigkeiten kann in der Regel von einer vollschichtigen Leistungsfähigkeit ausgegangen werden.

4 Chronisch-entzündliche Darmerkrankungen

4.1 Epidemiologie

Üblicherweise werden zu den chronisch-entzündlichen Darmerkrankungen die Colitis ulcerosa und der Morbus Crohn gerechnet. Andere ätiologisch definierte entzündliche Darmerkrankungen (Tab. 16-5) sind seltener/unter den Aspekten der Rehabilitation von geringer Bedeutung.

Die Inzidenz/Prävalenz der *Colitis ulcerosa* liegt bei 3–6/*36–70*, des *Morbus Crohn* bei 2–4/*20–40* pro 100 000 Einwohner [24]. Tätigkeiten mit hohen Ausbildungsanforderungen und geistiger Beanspruchung gehen mit einer höheren Prävalenz einher als geistig einfachere Tätigkeiten. Frauen und Männer sind etwa gleich häufig getroffen. Die Erstmanifestation weist einen frühen Häufigkeitsgipfel um das 20. Lebensjahr auf [46]. Im Gegensatz zur Colitis ulcerosa ist es in den 60er und 70er Jahren besonders in Ländern mit westlichen Lebensgewohnheiten zu einer Zunahme des Morbus Crohn gekommen. Die Zahl der Rehabilitationsmaßnahmen hat sich zwischen 1982 und 1991 etwa verdoppelt.

4.2 Prognose

Bis vor 3 Jahrzehnten betrug die Letalität der Colitis ulcerosa noch 27 %. Durch Fortschritte in Diagnostik und Therapie konnte sie erheblich gesenkt werden. Sie liegt inzwischen bei Colitis ulcerosa ähnlich wie bei Morbus Crohn bei ca. 4 % in 10 Jahren [51].

Im Gegensatz zum Morbus Crohn ist die Colitis ulcerosa heilbar, wenn auch durch den radikalen Eingriff einer totalen Kolektomie.

Bei Morbus Crohn ist eine kurative Behandlung nach wie vor – bei unzureichend bekannter Ätiologie – nicht möglich.

Grundsätzlich stellen die chronisch-entzündlichen Darmerkrankungen ein interdisziplinäres Dauerproblem dar. Die in der Regel eher ungünstige Prognose läßt sich nur durch eine sehr enge Zusammenarbeit zwischen Internisten, Psychotherapeuten und – zur Verhütung bzw. Behandlung von Komplikationen – Chirurgen verbessern, wobei rehabilitativen Maßnahmen unter dem Aspekt der gerade hier besonders wichtigen „ganzheitlichen“ Betrachtungsweise eine wesentliche Bedeutung zukommt. Bei der Colitis ulcerosa sind ausgedehnter Befall sowie Erstmanifestation in sehr jugendlichem Alter prognostisch als eher ungünstig zu bewerten, während beim Morbus Crohn die Lokalisation für die Prognose [26] eine größere Rolle spielt (Stenosen bei Ileumbefall; systemische Manifestationen bei isoliertem Kolonbefall häufiger). Bei Morbus Crohn wird eine Operationswahrscheinlichkeit von 50 % innerhalb von 10–15 Jahren und eine Rezidivrate von 75–90 % angegeben [32]. Insgesamt ist die Prognose bei Colitis ulcerosa gegenüber dem Morbus Crohn als günstiger zu bewerten. Dies ergibt sich auch aus einer Befragung über die sozialen Folgen [20]: während sich Patienten mit Colitis ulcerosa zu 50 % im Arbeitsprozeß befanden, waren nur 28 % der Patienten mit Morbus Crohn arbeitsfähig.

Tabelle 16-5 Ätiologisch definierte entzündliche Darmerkrankungen.

- bakterielle Enterokolitiden
  - Campylobacter jejuni
  - Yersinia enterocolitica
  - Salmonellen, Shigellen
  - Escherichia coli
  - Staphylococcus aureus
  - Tuberkulose
  - Chlamydien
- Enterokolitiden bei Immunsuppression
  - durch Zytomegalievirus
  - Kryptosporidien
  - M. avium intracellulare
- medikamentös induzierte Enterokolitiden
  - Zytostatika
  - Antibiotika u.a.
- strahleninduzierte Enterokolitiden
- ischämische Enterokolitiden
- kollagene Kolitis, Diversionskolitis, allergische Proktokolitis

4.3 Ziele der Rehabilitation

Ätiologie und Pathogenese chronisch-entzündlicher Darmerkrankungen sind bis heute nicht geklärt. Diskutiert werden immunologische und genetische Zusammenhänge, Infektionen sowie Ernährungs- und Umweltfaktoren. Bei einem Teil der Patienten lassen sich vor der Erstmanifestation der Erkrankung und vor den Rezidiven belastende Lebensereignisse eruieren. Ob psychische Alterationen als Ursache chronisch-entzündlicher Darmerkrankungen anzusehen sind, wird von

Gastroenterologen und psychosomatisch orientierten Ärzten unterschiedlich beurteilt.

Chronisch-entzündliche Darmerkrankungen zeichnen sich dadurch aus, daß sie über viele Jahre einen chronischen Verlauf nehmen und mit einer endgültigen Ausheilung nicht zu rechnen ist.

Ziel der Rehabilitation ist es, basierend auf einer klaren Diagnose des Stadiums und evtl. aufgetretener Komplikationen möglichst lange mit konservativen Maßnahmen aktive Krankheitsstadien abzukürzen, chronische Komplikationen zu bekämpfen und das Intervall bis zum Auftreten eines Rezidivs zu verlängern.

Die Führung des Patienten durch den Arzt und die Aufklärung über die Art seiner Erkrankung sowie deren Prognose und Verlauf sind dabei ebenso wichtig wie eine symptomatische, diätetische und medikamentöse Therapie. Bestehen Hinweise für einen Zusammenhang zwischen psychischer Belastung und klinischer Verschlechterung, ist eine ergänzende psychotherapeutische Betreuung angebracht und erfolgversprechend [44]. Bei gestörter Familienstruktur ist evtl. eine Familientherapie notwendig. Die immer wieder zu aktualisierende Beurteilung des Leistungsvermögens und die hierauf basierende Berufs- und Sozialberatung sind neben den genannten therapeutischen Prinzipien weitere Schwerpunkte der Rehabilitation bei Patienten mit chronisch-entzündlichen Darmerkrankungen.

4.4 Diagnostische Maßnahmen

Weder für die Colitis ulcerosa noch für den Morbus Crohn gibt es pathognomonische Symptome. Andere Darmerkrankungen verursachen oft gleiche oder ähnliche Symptome, so daß Diagnose und Differentialdiagnose mitunter recht schwierig sind. Durch eine sorgfältige Anamnese mit Erfragen von Leitsymptomen (Tab. 16-6) ist es aber doch möglich, eine Einengung des Krankheitsspektrums zu erzielen und zu einer Verdachtsdiagnose zu gelangen. Eventuell werden auch sog. extraintestinale Manifestationen wie Erythema nodosum, Pyoderma gangraenosum, Iridozyklitis, Uveitis, Arthritis, ankylosierende Spondylitis oder cholestatische Lebererkrankungen als primäre Symptome anamnestisch zu erfragen sein. Sie sollten immer Anlaß sein, an eine chronisch-entzündliche Darmerkrankung zu denken. Anamnestisch erfaßt werden müssen nicht zuletzt auch etwaige Nebenwirkungen einer medikamentösen Therapie, ferner mit Hilfe einer gründlichen Ernährungsanamnese Nahrungsmittelunverträglichkeiten, die zu Beschwerden führen können.

Tabelle 16-6 Leitsymptome bei chronisch-entzündlichen Darmerkrankungen.

Colitis ulcerosa	blutig-schleimige Diarrhö, Bauchschmerzen, Anämie
Morbus Crohn	Bauchschmerzen, Diarrhö, Gewichtsabnahme, Fieber, Analfisteln

Bei der körperlichen Untersuchung ist auf Druckschmerzhaftigkeit und tastbare abdominelle Resistenzen zu achten. Die Inspektion der Perianalregion und digitale rektale Palpation sind nicht zu vergessen.

Einige Laborwerte wie BSG, C-reaktives Protein, Blutbild (Leukozytose, Anämie, Thrombozytose) sollen dazu beitragen, ein Bild über das Ausmaß der vorliegenden Entzündungsreaktion zu bekommen. Erniedrigtes Gesamteiweiß oder Albumin deuten auf einen Eiweißmangel hin, der evtl. durch die Bestimmung des fäkalen α_1-Antitrypsins quantifiziert werden kann.

Unter differentialdiagnostischen Aspekten sind durch die Bestimmung der Schilddrüsenhormone oder der 5-Hydroxyindolessigsäure (Karzinoid) endokrin bedingte Diarrhöen auszuschließen. Auch durch die nicht-invasive Sonographie können bereits wichtige Informationen erhalten werden: z.B. über Dicke und Schichtaufbau der Darmwand und damit über die Ausdehnung des Befalls, über Peristaltik, Abszesse, Fisteln, Lebermetastasen, Lymphknotenvergrößerungen, Gallensteine, Nierensteine. Durch mikrobiologische Stuhluntersuchungen und die Serologie sollen infektionsbedingte Diarrhöen ausgeschlossen werden.

Für die Primärdiagnostik der chronisch-entzündlichen Darmerkrankungen ist die Ileokoloskopie mit Stufenbiopsien zur histologischen Untersuchung und evtl. mikrobiologischen Gewebekultur (Campylobacter, Yersinien, Chlamydien) unverzichtbar.

Bei Morbus Crohn sollte gegebenenfalls zur Feststellung des Befallsmusters eine Ösophagogastroduodenoskopie erfolgen. In der Verlaufsdiagnostik dient die Koloskopie der Beantwortung folgender Fragestellungen:
- Lokalisation der Darmentzündung
- Entzündungsaktivität
- Komplikationen
- Therapieüberwachung
- Rezidiverkennung

- Karzinomfrüherkennung (nach einer Krankheitsdauer von mehr als 10 Jahren).

Auch radiologische Untersuchungsmethoden haben ihre diagnostische Bedeutung: z.B. die Abdomenleeraufnahme bei Verdacht auf Ileus, die Fisteldarstellung zur Topographie der Fisteln, das Enteroklysma zur Erfassung morphologischer Veränderungen des Dünndarmes bei Morbus Crohn, die Computertomographie für die Diagnostik extramuraler abdomineller Komplikationen.

Zur Beurteilung der Aktivität der chronisch-entzündlichen Darmerkrankungen, besonders des Morbus Crohn werden Aktivitätsindices ermittelt [9], denen anamnestische, klinische und laborchemische Symptome zugrunde liegen: z.B. CDAJ nach Best (klinische Symptomatik nach subjektiver Einschätzung des Patienten), nach van Hees (entzündliche Aktivität) oder der Severity-Activity-Index (subjektiv beurteilte Schwere der Erkrankung und Entzündungsaktivität). Bei Morbus Crohn besteht zwischen klinischer Symptomatik und endoskopischem Befund kein obligater Zusammenhang [48].

Die möglichst umfassende Diagnostik muß Basis sein für die Beurteilung des Leistungsvermögens, wobei besonders auch Fragen der psychischen und beruflichen Belastbarkeit zu klären sind. Wichtig ist in diesem Zusammenhang eine gründliche Information über den bisherigen beruflichen und sozialen Werdegang, die Frequenz entzündlicher Schübe und evtl. auslösende Ursachen.

> Auch wenn psychische Alterationen als Ursache chronisch-entzündlicher Darmerkrankungen heute im allgemeinen nicht mehr angenommen werden, müssen auf jeden Fall die Auswirkungen der chronischen Erkrankungen mit ihren Komplikationen und der Vielzahl extraintestinaler Manifestationen auf den psychischen Zustand des Patienten sozialmedizinisch berücksichtigt werden.

Die Psychodiagnostik bedient sich u.a. einer ausführlichen biographischen Anamnese oder einer Problemanalyse, eines Gruppengespräches, evtl. auch eines Gespräches mit Angehörigen, das oft wesentliche Informationen erbringen kann. Rezidivhäufigkeit und Unberechenbarkeit erneuter Krankheitsschübe erfordern immer wieder eine Entscheidung über sinnvolle und notwendige Kontrolluntersuchungen und evtl. Therapieumstellungen.

Die Gefahr einer Überdiagnostik und eines oft allzu raschen Therapiewechsels muß stets kritisch bedacht werden.

4.5 Therapeutische Maßnahmen

Die Langzeittherapie der chronisch-entzündlichen Darmerkrankungen betrifft die Behandlung erneuter Krankheitsexazerbationen und evtl. Komplikationen sowie die Remissionserhaltung und Rezidivprophylaxe. Die *medikamentöse Basistherapie* beruht auf der Verordnung von Kortikosteroiden und Salazosulfapyridin (SASP) bzw. 5-Aminosalicylsäure. SASP wird eine zusätzliche entzündungshemmende Wirkung zugeschrieben, die Nebenwirkungen sind hiernach allerdings höher. Bei der Colitis ulcerosa wird Olsalazin wegen der geringeren Resorptionsquote der 5-Aminosalicylsäure besonders in der Rezidivprophylaxe der Vorzug gegeben. Beim Morbus Crohn wirken SASP und auch die neueren Aminosalicylate weniger sicher [25]. In Anbetracht der systemischen Nebenwirkungen von Glukokortikoiden werden neuerdings topische, hochwirksame Glukokortikoide mit hohem First-pass-Effekt in der Leber (Budesonide) angewandt. Beim Morbus Crohn sind Glukokortikoide nicht nur bei schweren Verlaufsformen Mittel der 1. Wahl, da Salicylate hier weniger wirksam sind.

Bei Therapieversagen gelangen *Medikamente der 2. Wahl* zum Einsatz: z.B. Azathioprin, 6-Mercaptopurin, Metronidazol (bei Fisteln?), Ciclosporin u.a. [28]. Funktionsbeeinträchtigungen wie Störungen der Gallensäuren – oder Vitaminresorption sind durch eine medikamentöse Substitution zu beheben (z.B. Cholestyramin, Vitamin B_{12}, Vitamin A).

Bei Versagen der medikamentösen Therapie, bei Fisteln oder Stenosen kann eine *chirurgische Therapie* erforderlich werden. Die Indikation zu operativen Eingriffen muß in besonders verantwortungsvoller Abstimmung zwischen Internisten und Chirurgen gestellt werden.

Eine gezielte *Ernährungsberatung und -therapie* ist indiziert bei Diarrhöen, Nahrungsmittelunverträglichkeiten (häufig gegen Milchprodukte wegen einer Laktoseintoleranz), Störungen der Passage (Stenosen), nach Operationen, bei Vorliegen eines Enterostomas und bei Untergewicht. Eine an raffinierten Kohlenhydraten arme Kost soll sich günstig auf den Morbus Crohn auswirken, besonders auf die Dauer einer Remission. Rein vegetabile Kostformen, oft aus weltanschaulichen Gründen eingenommen, erhöhen die Gefahr von Mangelerscheinungen. Wenn möglich, sollte sich der Patient mit chronisch-entzündlicher Darmerkrankung – unter Berücksichtigung subjektiver Unverträglichkeiten – normal ernähren. Ihn hierzu zu motivieren, ist eine wesentliche Aufgabe einer oft mühsamen Diätberatung durch gut ausgebildete Diätassistentinnen. Ernährungsdefizite (z.B. Eisen, Vitamin B_{12}, Folsäure,

Zink, Protein) bestehen beim Morbus Crohn häufiger als bei der Colitis ulcerosa. Sie beeinflussen den Verlauf der Erkrankung negativ, begünstigen die Entstehung von Komplikationen [64] und sollten deshalb nicht nur medikamentös, sondern auch unter Berücksichtigung einer geeigneten Kost ausgeglichen werden.

Bei Kolostoma und insbesondere bei einem Ileostoma, aber auch nach ausgedehnten Darmresektionen kommt es zu erhöhtem Flüssigkeits- und Elektrolytverlust über das Stoma mit Reduktion der Ausscheidung über die Nieren. Vermehrte Ausscheidung von Oxalsäure im Urin und zusätzliche Steigerung der Oxalatabsorption bahnen die Entstehung von Nierensteinen. Zu ihrer Vorbeugung sollte eine oxalsäurearme Ernährung empfohlen werden (stark oxalsäurehaltige Nahrungsmittel sind z.B. Rote Bete, Mangold, Rhabarber und Kakao). Bei Mangelernährung oder enterokutanen Fisteln kann der Versuch einer enteralen Sondenernährung mit nährstoffdefinierten oder chemisch definierten Diäten gemacht werden.

Insgesamt haben Diät und evtl. künstliche Ernährung bei der Colitis ulcerosa eine geringere Bedeutung. Information und krankheitsbezogene Schulung (z.B. in Form einer Gruppenveranstaltung) im Rahmen der Rehabilitation sollen helfen, die Compliance bei einer medikamentösen Langzeittherapie und besonders bei der immer wieder erforderlich werdenden Glukokortikoidtherapie zu verbessern und Ängste bezüglich des Verlaufes und evtl. zu erwartender Komplikationen zu reduzieren. Nachdem das Rauchen als ein Risikofaktor für die Entwicklung und den Verlauf des Morbus Crohn angesehen wird [65], sollte bei diesen Patienten eine Raucherentwöhnung angestrebt werden.

Bewegungstherapie, Beschäftigungstherapie und balneophysikalische Maßnahmen unterstützen z.B. im Rahmen einer stationären Rehabilitation ergänzend zur Basistherapie die körperliche und psychische Stabilisierung und tragen damit zu einer Verbesserung des Leistungsvermögens bei.

4.6 Psychologische Maßnahmen

Die psychosomatische Behandlung bei Patienten mit chronisch-entzündlichen Darmerkrankungen hat einen umstrittenen Stellenwert. Bedauerlicherweise stehen sich Befürworter und Gegner meist wenig flexibel gegenüber. Gezeigt werden konnte, daß bei Patienten mit einem Rezidiv einer chronisch-entzündlichen Darmerkrankung psychische Beschwerden deutlich häufiger waren und einen negativen Einfluß auf den Krankheitsverlauf hatten [3]. Hierzu im Widerspruch steht eine prospektive Studie [53], aufgrund derer belastende Änderungen der Lebensumstände oder depressive Verstimmungszustände keine auslösenden Faktoren für das Auftreten von Rezidiven darstellten.

Bei abwägender Betrachtungsweise darf davon ausgegangen werden, daß viele, aber durchaus nicht alle Patienten mit einer chronisch-entzündlichen Darmerkrankung psychopathologisch auffällig sind. Von Patienten mit Colitis ulcerosa und Morbus Crohn werden subjektiv psychische und soziale Krankheitsfolgen als nahezu gleichrangig wie somatische Symptome eingestuft [73]. Die Indikation für eine ergänzende psychosomatische Betreuung ergibt sich aus Auffälligkeiten der Anamnese und der klinischen Verlaufsbeobachtung: z.B. bei psychischen Auffälligkeiten (depressive Zustandsbilder, neurotische Störungen wie Zwänge oder Phobien), bei fehlendem Coping (Probleme bei der Bewältigung von Krankheitsauswirkungen auf Familie, Beruf usw.), bei gestörter Beziehung zwischen Arzt und Patient (Ablehnung von Untersuchungen, häufiger Arztwechsel usw.) oder bei Besonderheiten der familiären Struktur. Verfahren, die bei bestehender Indikation eingesetzt werden können, sind z.B. übende Verfahren (autogenes Training, progressive Muskelentspannung), Verhaltenstherapie, supportive oder psychodynamisch orientierte Psychotherapie, Familientherapie. Auch die Zugehörigkeit zu Selbsthilfegruppen kann sich als hilfreich erweisen.

Unter klinisch-praktischen Aspekten der Rehabilitation sollte berücksichtigt werden, daß keineswegs alle Patienten mit chronisch-entzündlicher Darmerkrankung für eine Psychotherapie geeignet sind, daß es also *den* psychosomatischen Crohn- oder Colitis-ulcerosa-Patienten nicht gibt. Bei kompetenter Diagnostik wird sich aber bei vielen Patienten eine psychosomatische Betreuung – ergänzend zu den anderen therapeutischen Bemühungen – positiv auf das komplexe Krankheitsgeschehen auswirken und wesentlich zur sozialen Reintegration und damit auch zur Erhaltung der Leistungsfähigkeit beitragen.

4.7 Soziale und berufliche Maßnahmen

Bei der sozialmedizinischen Beurteilung ist zu berücksichtigen, daß z.B. unregelmäßige Arbeiten mit häufigem Wechsel des Arbeitsrhythmus einen ungünstigen Einfluß haben, während regelmäßige körperliche Arbeit eine eher positive Wirkung zu haben scheint [63].

In enger Zusammenarbeit mit Betriebsärzten müssen Belastungssituationen am Arbeitsplatz erfaßt und abgebaut werden. Die Möglichkeit zur Unterbrechung des Arbeitsablaufes sollte gegeben sein. Arbeitsschutzkleidungen müssen schnell abgelegt werden können, Toiletten sollten arbeitsplatznahe vorhanden sein.

Durch eine kombinierte konservative Langzeittherapie, die die ganzheitlichen Prinzipien der Betreuung berücksichtigt und neben der medikamentösen Behandlung, evtl. der Substitution von Eiweiß und Elektrolyten und der Ernährungsbehandlung bedarfsweise eine individuell auf den Patienten abgestimmte Entspannungs- und Psychotherapie beinhaltet, ist ein günstiger Einfluß auf die Leistungsfähigkeit des Patienten mit chronisch-entzündlicher Darmerkrankung zu erzielen. So blieben aufgrund einer Langzeitbeobachtung (im Mittel 12,2 Jahre) von 279 Patienten mit schwerer Colitis ulcerosa 75 % arbeits- und berufsfähig [27]. Prinzipiell sollte sich die sozialmedizinische Leistungsbeurteilung variablen Erfordernissen und Erfolgen einer Langzeittherapie flexibel anpassen.

5 Malassimilation

5.1 Definition und Epidemiologie

Malassimilation umfaßt als Oberbegriff Störungen der intraluminalen Verdauungsfunktion (Spaltung von Fett, Kohlenhydraten, Eiweiß = „Maldigestion") sowie Störungen der Resorption aufgespaltener Nahrungsprodukte (= „Malabsorption"). Eine *primäre Malabsorption* ist gekennzeichnet durch das Fehlen von Enzymen oder durch Störungen des Transportmechanismus der Dünndarmschleimhaut ohne nachweisbare morphologische Veränderungen. Eine *sekundäre Malabsorption* ist bedingt durch eine Reduktion der resorbierenden Dünndarmoberfläche, z.B. nach Resektionen oder bei einer Zottenatrophie.
Typisches Beispiel ist
- für Maldigestion die exokrine Pankreasinsuffizienz
- für Malabsorption die einheimische Sprue.

Zahlreiche weitere Primärerkrankungen können zu einem Malassimilationssyndrom führen (Tab. 16-7).

> Es wird angenommen, daß ca. 5 % aller Patienten mit einer mehr als einen Monat anhaltenden chronischen Diarrhö (Definition: mehr als drei Entleerungen/Tag, Stuhlgewicht über 200 g/Tag) an einem Malassimilationssyndrom leiden [19].

Häufigste Ursache einer meist leichten Malabsorption ist die Milchzuckerintoleranz, bedingt durch einen Mangel an Laktase in der Dünndarmschleimhaut. Etwa 10 % der Erwachsenen in Europa sind hiervon betroffen.

Tabelle 16-7 Ursachen eines Malassimilationssyndroms.

Pankreaserkrankungen
- chronische Pankreatitis
- Pankreaskarzinom
- Resektionen am Pankreas

Dünndarmerkrankungen
- Laktoseintoleranz
- Sprue
- Lamblieninfektion
- M. Whipple
- Strahlenenteritis
- Resektionen am Dünndarm (Kurzdarm)

Gallensäurenmangel
- Cholestase
- bakterielle Überwucherung des Dünndarms z.B. bei Fistelbildungen, Blind-loop-Syndrom, Divertikel
- Ileumresektion, Morbus Crohn des Ileums

verschiedene Störungen der Digestion und Resorption
- Magenresektionen
- diabetische Neuroenteropathie
- endokrinologische Erkrankungen (Schilddrüse, M. Addison, Zollinger-Ellison Syndrom, Karzinoid), Sklerodermie

Medikamente
- Abführmittel
- Zytostatika
- Kolchizin
- Neomycin
- Biguanide
- Colestyramin

Leichter ausgeprägte Malassimilationssyndrome können weitgehend asymptomatisch bleiben und bedürfen in der Regel keiner Rehabilitation. Leitsymptome eines fortgeschrittenen Malassimilationssyndroms sind chronischer Durchfall, Gewichtsverlust und voluminöse Stühle ohne Blut, ohne Fieber und meist ohne Schmerzen. Bei diesen Patienten ist eine Langzeitbetreuung erforderlich, um Spätfolgen einer Malassimilation vorzubeugen oder gezielt zu behandeln. Die Prognose ist besonders dann als günstig anzusehen, wenn nicht nur eine symptomatische, sondern auch eine kausale Behandlung möglich ist und diese zu einem Zeitpunkt erfolgt, an dem es noch nicht zu Komplikationen, z.B. in Form von Spontanfrakturen in Folge einer Kalziumresorptionsstörung gekommen ist.

5.2 Ziele der Rehabilitation

Schwerpunkt der Rehabilitation im Rahmen der Langzeitbetreuung ist neben der Überwachung der medikamentösen Therapie eine fundierte Ernährungsbehandlung, die eine Verbesserung der Nahrungsaufnahme und eine Reduktion des Nahrungsmittelverlustes bzw. einer Nahrungsfehlverwertung bewirken soll. Informationen über die Ursache der Erkrankung und die Bedeutung einer unter Umständen lebenslang einzuhaltenden Kostform (z.B. bei Sprue), psychologische Mitbetreuung der oft durch einen langwierigen Krankheitsverlauf entmutigten und depressiven Patienten und sozialmedizinische Beratung sind weitere wesentliche Aufgaben der Rehabilitation. Unter Berücksichtigung des Ernährungszustandes und der körperlichen Belastbarkeit sollte eine stufenweise angepaßte Bewegungstherapie erfolgen. Im Rahmen einer stationären Rehabilitation lassen sich diese Ziele unter Ausnutzung der dort vorhandenen Möglichkeiten unter besonders günstigen zeitlichen und personellen Bedingungen (multidisziplinäres Reha-Team – bestehend aus Ärzten, Schwestern, Diätassistentinnen, Physiotherapeuten, Psychologen, Beschäftigungstherapeuten und Sozialarbeitern) verfolgen.

5.3 Diagnostische Maßnahmen

Anamnese und klinischer Befund sind vielfach bereits richtungweisend für eine weiterführende Diagnostik. Im Rahmen der Eigenanamnese müssen Fragen nach evtl. auslösenden Primärerkrankungen (s. Tab. 16-7) berücksichtigt werden. Erfragt werden sollten ferner die Stuhlfrequenz, der zeitliche Zusammenhang von Nahrungsaufnahme und Durchfällen (enterokolische Fisteln, chologene Diarrhö) sowie durchfallverursachende Nahrungsmittel (Fett, Milchprodukte). Anamnestische Angaben über individuelle Veränderungen der Stuhlgewohnheiten geben erste Hinweise z.B. auf einen erhöhten Fettgehalt des Stuhles (fettglänzend) oder eine Kohlenhydratmalabsorption (gärend). Nach Auslandsaufenthalten ist eine Infektion z.B. mit Salmonellen, Shigellen, Campylobacter, Lamblien oder Würmern zu bedenken. Anamnestische Hinweise auf frühere Operationen sind für die Klärung einer postoperativen Nahrungsfehlverwertung von wesentlicher Bedeutung. Zum Beispiel muß bei Patienten, die nach einer Magenoperation Gewicht verlieren und Durchfälle bekommen, an ein Malassimilationssyndrom gedacht werden. Nach Dünndarmresektionen sollte möglichst das Ausmaß der Resektion bekannt sein. Bei einer Resektion von mehr als 100 cm kann es zu einem dekompensierten Gallensäureverlustsyndrom und einer Fettsäurendiarrhö kommen. Bei chronischer Pankreatitis ist ein evtl. Alkoholmißbrauch in Betracht zu ziehen. Dringend zu klären ist, ob eine alkohol- oder schmerzmittelbedingte Suchtproblematik vorliegt. Eine gründliche Information über das soziale Umfeld ist erforderlich, um hier begründete Ursachen einer Sucht zu erfassen.

Wichtig ist eine ausführliche Medikamentenanamnese, da auch Medikamente zu einem Malassimilationssyndrom führen können (z.B. Zytostatika, Neomycin, Colchicin). Nicht zuletzt ist in diesem Zusammenhang auch an einen Laxanzienabusus zu denken.

Im frühen Stadium eines Malassimilationssyndroms sind meist nur diskrete Veränderungen des klinischen Befundes nachweisbar (z.B. Parästhesien, Mundwinkelrhagaden). Deutlichere klinische Befunde wie Anämie oder Tetanie und Spontanfrakturen stellen bereits Spätveränderungen dar (Tab. 16-8). Ein stark reduzierter Ernährungszustand ist oft nicht allein durch eine Fehlresorption (Malassimilation), sondern zusätzlich durch eine verminderte Nahrungszufuhr (Malnutrition) infolge resorptionsbedingter Beschwerden wie Blähungen, Völlegefühl oder Flatulenz verursacht (bei Kohlenhy- dratmalabsorption, Zöliakie, Kurzdarmsyndrom). Schmerzhafte Koliken sind nicht typisch für das Malassimilationssyndrom. Sie sind meist durch eine andere Grunderkrankung verursacht (z.B. chronische Pankreatitis oder Pankreaskarzinom).

Die Erfassung des Ernährungszustandes (neben dem Körpergewicht z.B. durch Messung der Trizepsfaltendicke, des Kreatininindexes, des Albumins oder der Cholinesterase) ermöglicht eine Überwachung des Therapieerfolges und ist ein wichtiger Parameter für die Beurteilung des Leistungsvermögens.

Eine wesentliche diagnostische Basismaßnahme ist – in Ergänzung zur Anamnese – die Bestimmung des Stuhlgewichtes (mittleres Stuhlgewicht an drei aufeinanderfolgenden Tagen) und die „Stuhlvisite", die bereits bei der Abgrenzung z.B. gegen Durchfälle bei chronisch-entzündli-

Tabelle 16-8 Klinische Befunde bei fortgeschrittenem Malassimilationssyndrom.

- Gewichtsverlust, Fettstühle
- Ödeme, Aszites
- Osteomalazie, Tetanie, Parästhesien
- Anämie
- Hämatome, Petechien
- Flatulenz und wäßrige Durchfälle
- Polyneuritis, Konjunktivitis, Glossitis
- Depression
- Nierenkoliken (nach Ileumresektion)

chen Darmerkrankungen oder dickdarmbedingten Durchfällen hilfreich ist. So läßt sich der pankreasbedingte Fettstuhl von dem großvolumigen, übelriechenden „Dünndarmstuhl" leicht unterscheiden.

Bei Spätveränderungen können die Folgen einer chronischen Nahrungsfehlverwertung durch Veränderungen von *Laborparametern* erfaßt werden. Bestimmt werden sollten z.B.: Blutbild (Hämoglobin, Erythrozyten, HBE, Retikolozyten), β-Carotin im Serum, Kalzium, Phosphat, Quick-Wert, Serumeisen, Ferritin, alkalische Phosphatase, Gesamteiweiß, Elektrophorese, Cholesterin und Triglyzeride, Schilddrüsenwerte, Vitamin B_{12}, Folsäure.

Mikroskopische (Lamblien, Würmer) und *bakteriologische Untersuchungen* (Salmonellen, Shigellen, Campylobacter) des Stuhles, Untersuchungen auf okkultes Blut im Stuhl und der Urinstatus sollten die labor-chemischen Untersuchungen ergänzen.

Die wichtigste globale Funktionsprüfung zum Nachweis eines Malassimilationssyndroms ist die *quantitative Stuhlfettbestimmung* (z.B. nach van de Kamer oder infrarotspektroskopisch), die auch zur Beurteilung eines Therapieerfolges eingesetzt werden kann. Sie beträgt bei Steatorrhö mehr als 7 g/Tag. Eine einfache Methode zur Abschätzung einer Malassimilation ist die Bestimmung des β-Carotins im Serum. Werte unter 50 ng/100 ml machen eine Malabsorption wahrscheinlich [19]. Mit Hilfe des H_2-Atemtestes kann eine Milchzuckerintoleranz als Ursache einer Malabsorption von Laktose leicht erfaßt werden.

Ist die Diagnose „Malassimilation" gestellt, kommen weitere organbezogene Untersuchungen zur Abklärung der Ursachen zum Einsatz. Zur Diagnostik des Pankreas gehören: Pankreolauryltest, Sekretin-Pankreozymin-Test, Aminosäurenkonsumptionstest, Sonographie, Röntgen-Zielaufnahme des Pankreas, Computertomogramm, ERCP usw. Zur Diagnostik des Dünndarmes gehören: Magen-Darm-Passage, Dünndarmbiopsien, Schilling-Test, H_2-Atemtest zur Erfassung einer bakteriellen Überbesiedlung des Dünndarmes oder der orozökalen Passagezeit. In Anbetracht der zahlreichen Ursachen eines Malassimilationssyndroms ist ein abgestuftes diagnostisches Vorgehen erforderlich, das unter Umständen sehr umfangreich sein muß, um bei der Vielschichtigkeit der pathophysiologischen Zusammenhänge eine gezielte und wirksame Therapie durchführen zu können.

5.4 Therapeutische Maßnahmen

Im Vordergrund therapeutischer Bemühungen steht die Beseitigung der auslösenden Ursachen der Malassimilation, z.B. einer enterokolischen Fistel, eines Blind-loop-Syndroms oder einer Glutenunverträglichkeit. Häufig ist allerdings lediglich eine symptomatische Behandlung möglich, die irreversible Defizite der Malassimilation durch medikamentöse und diätetische Substitution ausgleichen muß. Bei einer Fettresorptionsstörung infolge einer exkretorischen Pankreasinsuffizienz sind Pankreasenzympräparate erforderlich, in schweren Fällen (mehr als 40 g Stuhlfettausscheidung pro Tag) muß das Nahrungsfett durch mittelkettige Triglyzeride (MCT) ersetzt werden. Bei chologener Diarrhö hilft Colestyramin, Stuhlfrequenz und Stuhlvolumen zu reduzieren. Bedarfsweise müssen Flüssigkeit, Elektrolyte (Kalium, Kalzium, Magnesium), Eisen, Vitamin B_{12} oder fettlösliche Vitamine ersetzt werden; bei Vorliegen einer bakteriellen Überbesiedlung des Dünndarmes ist eine antibiotische Therapie indiziert. Bei beschleunigter Darmpassage sind Anticholinergika, evtl. Tinctura opii nicht immer zu vermeiden.

Nach Pankreasresektionen ist ein pankreopriver Diabetes mellitus, gekennzeichnet durch erhöhte Insulinempfindlichkeit und verstärkte Hypoglykämieneigung, zu behandeln. Hier muß eine gezielte Diätberatung, evtl. ein Diabetesschulungsprogramm eingesetzt werden. Eine qualifizierte Ernährungsberatung und -therapie ist auch bei zusätzlicher Malnutrition erforderlich.

Um der Bildung von Oxalatnierensteinen nach Ileumresektion vorzubeugen, ist eine Reduktion der Oxalsäurezufuhr angebracht. Die Fettzufuhr muß eingeschränkt werden. Darüber hinaus ist die Gabe von Colestyramin und von Kalzium zu empfehlen.

Durch Gesundheitstraining und eine psychologische Mitbetreuung soll der Patient auf der Basis einer ausführlichen Information über krankheitsauslösende Ursachen motiviert werden und lernen, einerseits krankheitsfördernde Verhaltensweisen aufzugeben (Alkohol) und andererseits mit nicht korrigierbaren Behinderungen adäquat umzugehen.

Eine an den Kräftezustand angepaßte Bewegungstherapie soll die oft untrainierten Patienten wieder körperlich reaktivieren und so zu einer Verbesserung ihrer Leistungsfähigkeit beitragen.

5.5 Soziale und berufliche Maßnahmen

Häufig gelingt es nach Beseitigung der auslösenden Ursachen oder einer erfolgreichen symptomatischen Therapie, den Patienten wieder soweit zu rehabilitieren, daß von einer uneingeschränkten Leistungsfähigkeit ausgegangen werden kann (z.B. Malassimilationssyndrom bei Sprue). Insofern ist es empfehlenswert, zunächst von einer befristeten Einschränkung der Leistungsfähigkeit auszugehen. Im Rahmen einer stationären Rehabilitation, evtl. auch in Form einer AHB z.B. nach Operationen, lassen sich die genannten Therapieformen vorteilhaft koordinieren. Oft ist das Wiedererwecken einer Leistungsbereitschaft durch eine Rehabilitationsmaßnahme eine besonders wichtige Ergänzung zu allen anderen therapeutischen Bemühungen. Eine stufenweise Wiedereingliederung in den Arbeitsprozeß erleichtert es den Patienten, sich nach oft längerer Unterbrechung wieder in ihrem Beruf zurechtzufinden und bei leichter bis mittelschwerer körperlicher Belastung allmählich eine vollschichtige Leistung zu erbringen. Voraussetzung ist, daß der arbeitsbedingte Kalorienverbrauch ebenso wie resorptionsbedingte Defizite durch eine entsprechende Nahrungsmenge ausgeglichen werden und eine Stabilität auch der mentalen und psychischen Belastbarkeit erreicht werden können.

6 Chronische Lebererkrankungen

6.1 Epidemiologie

Chronische Lebererkrankungen werden hervorgerufen durch eine Vielzahl unterschiedlichster Ursachen. Sie verlaufen lange und symptomarm und sind oft schwer voneinander abzugrenzen. Insofern sind Informationen über Inzidenz und Prävalenz nicht einheitlich und beruhen z. T. auf Schätzungen. Etwa 1,5–2,5 Mio. Menschen in den alten Bundesländern leiden an einer chronischen Lebererkrankung.

Zwei Drittel aller chronischen Lebererkrankungen sind auf Alkoholabusus zurückzuführen.

Die Leberzirrhose, das Ende eines oft langwierigen Verlaufes einer chronischen Lebererkrankung, stellt ein zunehmend hohes Mortalitätsrisiko dar. Sie hat sich auch in Deutschland – parallel zu einem steigenden Alkoholkonsum – zu einem nicht unerheblichen Gesundheitsproblem entwickelt [6]. Die Prävalenz chronischer Lebererkrankungen ist seit den 50er Jahren stark angestiegen, in den 80er Jahren weitgehend konstant geblieben [56]. Das Verhältnis von Männern zu Frauen schwankt zwischen 1,5 bis 3:1. Seit den 80er Jahren ist es zu einer starken Verminderung der stationären Rehabilitationsmaßnahmen wegen chronischer Lebererkrankungen gekommen [77], was im Widerspruch zu der genannten Inzidenz und Prävalenz steht. Eine mögliche Ursache hierfür könnte ein – im Gegensatz zu anderen Indikationen wie der Orthopädie, Kardiologie oder Neurologie – bestehendes Informationsdefizit der Öffentlichkeit über die Möglichkeiten einer modernen Rehabilitation auch bei chronischen Lebererkrankungen sein.

Eine positive Entwicklung zeichnet sich bei der Rehabilitation nach Lebertransplantation ab. Parallel zur Zunahme der Transplantationsfrequenz (in Europa von 1989–1991 um 36 %) wird von der Möglichkeit der stationären Rehabilitation nach Lebertransplantationen zunehmend Gebrauch gemacht [36].

6.2 Prognose

Ca. zwei Drittel aller chronischen Lebererkrankungen entfallen auf die Fettleber, die wiederum in 50–70 % auf Alkohol zurückzuführen ist [47]. Die Prognose der alkoholischen Fettleber ist nur dann schlecht, wenn es nicht gelingt, den Patienten zum Verzicht auf einen erhöhten Alkoholkonsum zu motivieren. Die alkoholische Leberzirrhose läßt bei strikter Alkoholkarenz besonders im frühen Stadium einen stabilen Verlauf erwarten [43]. Die Prognose ist in diesem Falle bedeutend besser als früher unterstellt. Als prognostisch ungünstig gelten:

- Ikterus
- niedriges Serumalbumin
- niedriger Quick-Wert
- neurologische Störungen
- Aszites (entsprechend der Klassifikation nach Child-Pugh).

Der Verlauf der chronischen Virushepatitis ist unterschiedlich, zum Teil abhängig vom Erregertyp (B/C-Virus). Die chronisch-persistierende Hepatitis zeichnet sich überwiegend durch einen gutartigen Verlauf aus. Sie heilt allerdings oft erst nach Jahren. Die Prognose der chronisch-aggressiven Hepatitis ist noch immer zweifelhaft, oft entwickelt sich eine Leberzirrhose (in bis zu 80 %). Unsicherheiten in der Beurteilung der Therapierbarkeit und des Therapieerfolges erschweren die Einschätzung der Prognose. Die posthepatitische Leberzirrhose nimmt meist einen ungünstigen Verlauf. Eine Prognoseverbesserung ist von der erweiterten Möglichkeit der Lebertransplantation zu erwarten.

6.3 Ziele der Rehabilitation

Ziel der Rehabilitation ist es, ausgehend von einer exakten Diagnose, die Auswirkung einer chronischen Lebererkrankung auf die Leistungsfähigkeit und auf den psychosozialen Status des Patienten zu erfassen und zu behandeln. Kausale medikamentöse Therapiemöglichkeiten sind nach wie vor dürftig. Schwerpunkte rehabilitativer Bemühungen sind vor allem die Information und Motivation zu gesundheitsbewußtem Verhalten (Gesundheitstraining), Einstellung und Erprobung einer diätetischen Dauerbehandlung (z.B. Eiweißreduktion oder Kochsalzeinschränkung in der Kost bei Neigung zur Enzephalopathie bzw. Aszitesbildung) sowie ärztlich überwachte und dosierte Belastungserprobungen. Dabei kommt der beruflichen Reintegration nach erfolgter physischer und psychischer Konditionierung eine besondere Bedeutung zu.

6.4 Diagnostische Maßnahmen

In Anbetracht der Komplexität zahlreicher Lebererkrankungen sollte die Diagnostik einerseits spezifisch indikationsbezogen, zum anderen allgemein internistisch ausgerichtet sein. Sie muß eine exakte Basis sowohl für therapeutische wie auch für sozialmedizinische Entscheidungen sein.

Mit Hilfe *laborchemischer Untersuchungen* werden die Integrität der Leberzelle, die Syntheseleistung, die Exkretionsfunktion oder die mesenchymale Reaktion beurteilt. Quantitative Leberfunktionsproben (z.B. Galaktoseeliminationskapazität, Indocyanin-Clearance oder Arzneimittel-Clearance) können das Spektrum diagnostischer Aussagen erweitern. Sie werden z.T. auch unter prognostischen Aspekten angewandt [69].

Bildgebende Verfahren wie Sonographie, Computertomographie oder Kernspintomographie sind nicht immer in der Lage, differenzierte Fragestellungen in der Hepatologie zu beantworten.

Insbesondere wenn es um Verlaufsbeobachtungen oder um die Diagnose der chronischen Hepatitis oder der Frühform einer Leberzirrhose, der primär biliären Zirrhose, Hämochromatose oder des Morbus Wilson geht, ist die *histologische Beurteilung* des Lebergewebes sowohl unter therapeutischen wie auch sozialmedizinischen Aspekten von entscheidender Bedeutung. Dabei erlaubt die früher zweifellos zu häufig eingesetzte, in den letzten Jahren aber unberechtigterweise in Mißkredit geratene Laparoskopie detailliertere Aussagen als die alleinige Leberblindpunktion. Sie leistet z.B. einen wesentlichen Beitrag zu der Diagnostik der chronischen nicht-eitrigen destruierenden Cholangitis oder der Früherkennung der portalen Hypertension [29] mit ihrer meist schlechten Prognose und dem Risiko der – zunächst latenten – Enzephalopathie.

Da bei chronischen Lebererkrankungen oft psychische und psychosoziale Beeinträchtigungen vorliegen, muß die Diagnostik auch eine umfassende *psychische und soziale Exploration* beinhalten. Durch eine gründliche Anamnese werden Zusammenhänge zwischen Lebererkrankungen und psychosozialer Situation sowie psychische Beeinträchtigungen durch die Lebererkrankung erfaßt. Die Anamnese wird ergänzt durch eine möglichst breite Palette psychologischer Testverfahren, z.B. des Zahlenverbindungstests, Zahlensymboltests, Mosaiktests oder eines Reaktionstests auf farbige Lichtimpulse (Determinationsgerät), [41]. Bei der Vielzahl alkoholischer und medikamentöser Leberschäden sollte die psychologische Exploration auch helfen, ein Suchtverhalten aufzudecken, um eine konsequente Entwöhnungsbehandlung in einer Suchtklinik einzuleiten.

Zur Beantwortung der Frage nach einer beruflichen und sozialen Reintegration ist eine fundierte *Beurteilung des Leistungsvermögens* erforderlich. Diese ist in der Hepatologie besonders schwierig, da direkt meßbare Belastungstests weitgehend fehlen. Als Orientierungshilfe kann besonders unter beruflichen Aspekten eine Rahmenbewertung zugrunde gelegt werden [36], die in eine „generelle", „nicht-generelle" und „stadienabhängige" Leistungseinschränkung einteilt (Tab. 16-9).

6.5 Therapeutische Maßnahmen

Während die Diagnostik in der Hepatologie in den letzten Jahren laufend verbessert wurde, ist das Spektrum therapeutischer Angebote dürftig geblieben. Für noch bis in die jüngste Vergangenheit eingesetzte Maßnahmen wie Bettruhe, Trinkkuren, Fango- und Moorpackungen sowie Bäder – ehemals Stützen der Kurbehandlung Leberkranker [10, 22] – steht nach wie vor der Nachweis ei-

Tabelle 16-9 Rahmenbewertung der Leistungseinschränkung bei chronischen Lebererkrankungen.

generell eingeschränkt ist das Leistungsvermögen bei
- hochflorider, protrahiert verlaufender Virushepatitis
- hochaktiver, aggressiver chronischer Hepatitis
- florider Leberzirrhose jeder Genese

generell nicht eingeschränkt ist das Leistungsvermögen bei
- persistierender chronischer Hepatitis
- Leberverfettung, Fettleber
- funktioneller Hyperbilirubinanämie
- Zustand nach Hepatitis A
- Zustand nach Cholezystektomie

stadienabhängig eingeschränkt ist das Leistungsvermögen bei
- Leberzirrhose jeder Genese
- chronischer nichteitriger destruierender Cholangitis (CNDC) und primär biliärer Zirrhose
- Hämochromatose
- hepatolentikulärer Degeneration (M. Wilson)
- Zystenleber

ner günstigen Wirkung aus [11]. Eine stufenweise angepaßte körperliche Belastung wird in der Regel von der Leber besser toleriert als früher angenommen. Das kurmäßige Trinken von Mineralwässern kann höchstenfalls als Laxans anstelle schädlicher Abführmittel empfohlen werden. Ein therapeutischer Einfluß auf die „Entgiftung" von Fremdstoffen, auf den Leberfettgehalt oder auf die Cholerese/Cholekinese ist hierdurch nicht zu erwarten. Fango- und Moorpackungen tragen evtl. zum subjektiven Wohlbefinden des Patienten bei, stimulieren aber die Leberdurchblutung ebensowenig wie Bäder. Die Immersionsbehandlung [23] zur Ausschwemmung von Aszites ist ein umständliches und unter praktischen Gesichtspunkten wenig geeignetes Verfahren, das in der Regel die Geduld der meist Diuretikagewohnten und verwöhnten Patienten übersteigt.

Bei einer medikamentösen Therapie ist eine evtl. Einschränkung der Eliminationsfähigkeit der erkrankten Leber zu berücksichtigen. Dies ist besonders dann von Bedeutung, wenn medikamentös behandlungsbedürfige Belgeiterkrankungen vorliegen und z.B. eine Therapie mit Sedativa, Psychopharmaka oder Analgetika erforderlich wird. Eventuell ist hier die Bestimmung von Plasmakonzentrationen des eingesetzten Medikamentes zur Erleichterung der sicheren Dosisfindung hilfreich. Durch Berechnung der Clearance geeigneter Testsubstanzen (z.B. Lidocain, Antipyrin) kann die *metabolische Leistung der Leber* abgeschätzt und für die Dosierung von Medikamenten mit vergleichbarer Pharmakokinetik zugrunde gelegt werden. Eine Einschränkung der Arzneimittelelimination muß vor allem bei fortgeschrittener chronischer Hepatitis und Leberzirrhose, nicht oder kaum bei Fettleber oder chronisch-persistierender Hepatitis angenommen werden [75].

Die Möglichkeiten der *Arzneimitteltherapie* von Lebererkrankungen sind nicht gerade vielseitig. In den letzten Jahren wurden jedoch einige erfolgreiche medikamentöse Behandlungsstrategien entwickelt, z.B. die Behandlung der chronischen Hepatitis B und C mit Interferon, der Autoimmunhepatitis mit Prednisolon und/oder Azathioprin, der chronischen nicht-eitrigen destruierenden Cholangitis (CNDC) mit Urso-Desoxycholsäure oder der portalen Hypertension mit β-Blockern.

> Die Information über Wirkung und Nebenwirkung, Erfolgsaussichten, Durchführung sowie Überwachung der medikamentösen Therapie ist ein Schwerpunkt rehabilitativer Bemühungen. Ein weiteres Ziel ist andererseits aber auch, Patienten gegebenenfalls von dem Ballast überflüssiger Medikamente zu befreien.

Hier ist in erster Linie die Vielzahl der sogenannten Leberschutzpräparate zu erwähnen. Ihre Wirkung ist aufgrund kontrollierter Studien bis heute nicht bewiesen. Sie haben zwar einerseits einen Suggestiv- oder Placeboeffekt: Der Patient wird daran erinnert, daß seine Leber krank ist. Andererseits stellen sie aber für den Patienten oft ein willkommenes Alibi dar. Ziel der Rehabilitation muß es deshalb sein, Medikamente durch die Motivation des Patienten zu ersetzen, ein vernünftiges Leben zu führen und leberschädigende Lebensgewohnheiten zu meiden. Oft erweist es sich als angebracht, Diuretika zu reduzieren und unter einer entsprechend überwachten kochsalzarmen Kost allmählich abzusetzen.

Ernährungsberatung und Ernährungstherapie spielen bei der Rehabilitation von Lebererkrankungen eine besonders große Rolle [76]. Es gilt zunächst, den Patienten zu informieren und in oft geduldigen Gesprächen von der Vorstellung der therapeutischen Bedeutung einer „Leberschonkost" abzubringen. Für Lebererkrankungen mit ausreichender Restfunktion des Organs ist eine ausgewogene leichte Vollkost unter Berücksichtigung evtl. Nahrungsmittelunverträglichkeiten vollkommen ausreichend. Bei einer Fettleber muß der Patient zum Verzicht auf eine hyperkalorische Ernährung und übermäßigen Alkoholkonsum motiviert werden.

> Bei Patienten mit fortgeschrittenen chronischen Lebererkrankungen und Komplikationen muß in bis zu 70% mit einer Fehlernährung gerechnet werden [49].

In Anbetracht eines bei diesen Patienten unökonomischen Stoffwechsels – besonders nach der Nahrungsaufnahme und bei körperlicher Arbeit – ist für eine adäquate Kalorienzufuhr zu sorgen. Bei Störung der Entgiftungsfunktion muß eine Reduktion der Eiweißzufuhr erfolgen. Pflanzliche Proteine sollten bevorzugt werden. Zur Vorbeugung einer hepatischen Enzephalopathie empfiehlt sich die regelmäßige Verordnung von Laktulose, bei Malnutrition evtl. zusätzlich die Gabe von verzweigtkettigen Aminosäuren. Um einer Flüssigkeitsretention vorzubeugen, müssen der Natriumgehalt der Nahrungsmittel sowie die Trinkmenge berücksichtigt werden. Hier ist eine eingehende diätetische Beratung und Führung – wenn möglich zusammen mit Angehörigen – angebracht.

Bewegungstherapie, Krankengymnastik, balneophysikalische Therapie und Beschäftigungstherapie, wie sie in Rehabilitationskliniken als ergänzende und unterstützende Maßnahmen eingesetzt werden, sollen z.T. aktivieren, z.T. auch zu körperlichem und psychischem Gleichgewicht beitragen. Eine stufenweise körperliche Belastung unter ärztlicher Überwachung schadet der Leber nicht – wie durch mehrere Untersuchungen inzwischen gezeigt werden konnte [50].

6.6 Psychologische Maßnahmen

In Anbetracht der häufigen psychischen und psychosozialen Probleme leberkranker Patienten – auch nach Lebertransplantationen – ist die psychotherapeutische Betreuung in Form einer Einzel- und Gruppentherapie ein Schwerpunkt der Rehabilitation – vor allem dann, wenn Ängste, Stimmungslabilität oder Depressivität vorliegen [39]. Wichtig scheint vor allem die Erarbeitung von Perspektiven zur Akzeptanz und Bewältigung der chronischen Lebererkrankung. Hier ist der Arzt in seinen Bemühungen durch einen möglichst psychotherapeutisch ausgebildeten Psychologen zu unterstützen.

Von wesentlicher Bedeutung bei der Rehabilitation chronischer Lebererkrankungen ist das Gesundheitstraining. Durch ausführliche Information über Entstehung, erste Warnsymptome, Verlauf und mögliche Komplikationen lassen sich adäquate Einstellung und angemessener Umgang mit der Erkrankung leichter bewirken. Häufig liegt bei Lebererkrankungen Alkoholmißbrauch oder bereits Alkoholabhängigkeit vor. Hier gilt es, in ärztlichen und psychologischen Einzelgesprächen eine Klärung herbeizuführen und bei Suchtverhalten möglichst eine Entwöhnungsbehandlung einzuleiten. Angehörigengespräche und die Vermittlung von Selbsthilfegruppen, ggf. die Durchführung einer psychotherapeutischen Betreuung sind ein weiterer Beitrag zur physischen und psychischen Stabilisierung des Patienten.

6.7 Soziale und berufliche Maßnahmen

Durch gründliche Sozialberatung soll der Patient praktische Hilfen angeboten bekommen. Diese beziehen sich z.B. auf die berufliche Wiedereingliederung, die Wiederaufnahme der Arbeit, die Einleitung berufsfördernder Maßnahmen sowie auf die häusliche Weiterbetreuung. Hierbei ist ein Reha-Fachberater/-Sozialarbeiter im Reha-Team unverzichtbar.

> Eine besonders schwierige Aufgabe in der Hepatologie ist die Beurteilung des Leistungsvermögens [67], und zwar sowohl der Leistungseinschränkung durch die Lebererkrankung im Beruf wie auch der Auswirkung des Berufes auf die Lebererkrankung.

Um berufliche Maßnahmen einleiten zu können, ist aber eine möglichst exakte Beurteilung der Leistungsfähigkeit erforderlich, wobei einerseits die individuelle Funktion der Leber zu berücksichtigen ist, andererseits auch das Krankheitsstadium der Lebererkrankung. Eine Korrelation zwischen dem Schweregrad der Leber und dem individuellen körperlichen oder psychischen Status mit z.B. negativ getönten Stimmungen (ängstliche Depriimiertheit, aggressive Gespanntheit oder Mattigkeit) besteht nicht immer. Eine pauschale Beurteilung der Leistungsfähigkeit einer Lebererkrankung ist somit nicht möglich. Die Diagnose „Leberzirrhose" kann eine völlig uneingeschränkte oder aber eine vollständig aufgehobene Leistungsfähigkeit bedeuten. Wesentliche Hinweise und Hilfen für die Leistungsbeurteilung ergeben sich aus einer *Verlaufsbeobachtung*, die sich sowohl auf eine gründliche Anamnese als auch auf den bisherigen Verlauf bezieht. Hinzuweisen ist auch auf die zum Teil deutlich unterschiedlichen Schwerpunkte in der sozialmedizinischen Beurteilung von Patienten der Angestellten- und Arbeiterrentenversicherung. Schwere körperliche Belastungen sind für Leberkranke mit z.B. aktiver, d.h. florider Leberzirrhose mit Ösophagusvarizen oder mit aktiver chronischer Hepatitis nicht zumutbar. Hier ist in der Regel von einer aufgehobenen Leistungsfähigkeit auszugehen.

Die sozialmedizinische Beurteilung bei Patienten der Angestelltenversicherung fällt in diesem Zusammenhang also wesentlich günstiger aus. „Denken, Lesen, Schreiben, Rechnen schaden der Leber nicht" [36].

> Erwähnenswert ist, daß die geistige Leistungsfähigkeit durch eine Enzephalopathie weniger beeinträchtigt ist als Tätigkeiten, die Geschicklichkeit und manuelle Koordination erfordern, wie sie bei Arbeitern oder Handwerkern anfallen.

Als Orientierungshilfe für die Beurteilung des Leistungsvermögens kann die in Tabelle 16-9 aufgeführte Rahmenbewertung hilfreich sein. Auch wenn das Spektrum gezielter medikamentös-therapeutischer Angebote im Vergleich zu anderen Erkrankungen in der Gastroenterologie eher dürftig erscheint, so gibt es inzwischen doch zahlreiche Möglichkeiten, die eine Rehabilitation chronischer Lebererkrankungen – und zwar nicht nur bei Vorliegen von Komplikationen – sinnvoll machen. Rechtzeitig eingesetzt, läßt sich hierdurch ein entscheidender Einfluß auf die Prognose und damit auch auf das Leistungsvermögen des leberkranken Patienten erzielen.

7 Rehabilitation nach Lebertransplantation

Bei einer nicht beeinflußbaren Verschlechterung der Syntheseleistung und der Entgiftungsfunktion der Leber ergibt sich die Indikation für einen Organersatz. Nach erfolgter Transplantation hat sich die postoperative Nachsorge im Rahmen einer Anschlußheilbehandlung zunehmend bewährt. Eventuelle Zeichen von Komplikationen wie Abstoßungsreaktion, Reinfektion oder eine allgemeine Infektion müssen in der frühen postoperativen Phase rechtzeitig erfaßt und evtl. antibiotisch, antimykotisch oder antiviral behandelt werden. Die immunsuppressive Medikation, eine wesentliche Stütze des Transplantationserfolges, ist unter Kontrolle der Blutkonzentrationen (z.B. Ciclosporin) zu überwachen.

Eine weitere zentrale therapeutische Aufgabe der Rehabilitation ist die Besserung der körperlichen Leistungsfähigkeit sowie eine psychische Stabilisierung. Durch Physiotherapeuten überwachte aktive Übungsprogramme, z.B. das sequentielle Training bestimmter Muskelgruppen, Ausdauertraining am Fahrradergometer oder Kneipp-Anwendungen tragen zur allgemeinen Kräftigung und Verbesserung der Kreislaufregulierung bei. Wichtig ist die ausführliche Information des Patienten über den Umgang mit seinen lebenslang einzunehmenden Medikamenten sowie über die Risiken der Immunsuppression (höhere Infektionsgefährdung, Legionelleninfektionen, fraglicher Schutz nach Impfungen). Psychische, ethische und religiöse Fragen des Lebens mit einem fremden Organ sind ebenso zu besprechen wie Probleme der beruflichen Wiedereingliederung. Kontakte zu anderen Transplantationspatienten unterstützen die Bemühungen des gesamten Reha-Teams um psychische Stabilisierung und Bewältigung der vielseitigen Probleme nach der Organtransplantation. Hilfreich ist die Aufklärung von Angehörigen, Arbeitskollegen und Arbeitgebern zur Förderung des Verständnisses und zum Abbau von oft emotionalen Vorbehalten gegenüber dem Transplantierten.

Bei der diätetischen Betreuung kann prinzipiell davon ausgegangen werden, daß der erfolgreich transplantierte Patient eine wieder funktionsfähige Leber besitzt. Anfänglich bestehende Defizite (z.B. Vitamin- oder Kalziummangel) müssen ausgeglichen werden, durch eine diätetische Beratung sollte einer nicht selten zu beobachtenden übermäßigen Gewichtszunahme rechtzeitig entgegengewirkt werden [37].

Unter sozialmedizinischen Aspekten ist es von großer Bedeutung, dem Transplantierten die Sicherheit zu vermitteln, daß seine zuvor meist lange Zeit währende Leistungseinschränkung nunmehr zu Ende ist und daß er weit leistungsfähiger geworden ist als vor der Operation. Schwere körperliche Arbeiten und Tätigkeiten unter schlechten hygienischen Verhältnissen (erhöhtes Infektionsrisiko) oder ungünstigen Witterungsverhältnissen sind allerdings nicht zu empfehlen. Berufe mit überwiegend geistigen Tätigkeiten können in der Regel wieder vollschichtig ausgeübt werden. Der Lebertransplantierte sollte als bedingt Gesunder eingestuft werden, der unter Berücksichtigung der Notwendigkeit einer immunsuppressiven Therapie ein normales und lebenswertes Leben wiedererlangen und führen kann. Ihn hierin zu unterstützen und ihm die erforderliche Motivation zu vermitteln, sollte das anhaltende Ziel aller an der Rehabilitation dieser Patienten beteiligten Personen sein.

Literatur

1. Adler, G., W. Schüffel: Funktionelle Syndrome im gastrointestinalen Bereich. Internist 32 (1991) 19–25.
2. AHB-Informationsschrift für Krankenhäuser Ausgabe 1992/93. Hrsg. Bundesversicherungsanstalt für Angestellte.
3. Andrews, H., P. Barczak, R.N. Allan: Psychiatric illness in patients with inflammatory bowel disease. Gut 28 (1987) 1600.
4. Armbrecht, U. et al.: Klinische Rehabilitation bei Krankheiten der Verdauungsorgane und des Stoffwechsels. Med. Welt (Stuttg.) 43 (1992) 46-49.
5. Armstrong, D., D.P. Monnie, M. Nicolet, A.L. Blum, M. Savary: Endoscopic assessment of oesophagitis. Gullet 1 (1991) 63–67.
6. Banz, K., R. Rohrbacher, D. Schwicker: Die Sozioökonomie der chronischen Lebererkrankungen in Deutschland: Epidemiologie, Diagnostik, Therapie, Kosten. Reihe Gesundheit und Ökonomie 5. Peter Lang AG, Europäischer Verlag der Wissenschaften, Bern – Berlin – Frankfurt a. M. – New York – Paris – Wien 1993.
7. Behar, J.: Refluxösophagitis – pathogenesis, diagnosis and management. Arch. intern. Med. 136 (1976) 560–566.
8. Berges, W., M. Wienbeck: Therapie der Refluxöosphagitis. Z. Gastroent. 31 (1993) 15–17.
9. Bielefeldt, K.: Aktivitätsindizes bei M. Crohn. Klinikarzt 18 (1989) 601–604.
10. Boecker, W.: Zur Frage der Balneotherapie bei Leberkrankheiten. Therapiewoche 15 u. 16 (1965) 829.
11. Bode, J.Ch., G.A. Martini: Was ist gesichert in der Kurbehandlung von Patienten mit Erkrankungen der Leber oder der Gallenwege? Internist 15 (1974) 605–614.
12. Bonnevie, O.: Survival in peptic ulcer. Gastroenterology 75 (1978)1055.
13. Blum, A.L., R. Arnold, M. Classen, H. Goebell, M. Fischer, L. Witzel, and the RUDER Study Group: RUDER-Prospective study of the risk factors for duodenal ulcer healing in 2109 patients. Gastroenterology 96 (1989) A 47.
14. Blum, A.L., H.R. Koelz, J.R. Siewert: Refluxkrankheit: pp. 503–540, 2. Aufl. Springer, Berlin–Heidelberg–New York 1990.

15. Bossinger, W., W. Zilly: Das Erektions-Hilfe-System (EHS) zur Behandlung sexueller Störungen bei darmoperierten Patienten in der Rehabilitationsklinik. 1. Tagung der Gesellschaft für Rehabilitation bei Verdauungs- und Stoffwechselkrankheiten. Poster, Bad Mergentheim, 1993.
16. Bradley, L.A., J.E. Richter, T.J. Pulliam, J. McD. Haile, J.C. Scarinci, C.A. Schan, C.B. Dalton, A.N. Salley: The relationship between stress and symptoms of gastroesophageal reflux: the influence of psychological factors. Amer. J. Gastroent. 88 (1993) 11–19.
17. Brunnen, P.L., A.M. Karmody, C.D. Needham: Severe peptic esophagitis. Gut 10 (1969) 831–837.
18. Buchenau, D., W. Zilly: Diagnostik in der Rehabilitation. Eine prospektive Erhebung (Hartwaldklinik der BfA). Unveröffentlichte Ergebnisse.
19. Caspary, W.F.: Maldigestion und Malabsorption. Therapiewoche 29 (1979) 1843–1861.
20. Cuntz, U., E. Zillessen: Psychosoziale Aspekte bei chronisch entzündlichen Darmerkrankungen. In: Zillessen E. (Hrsg.): Klinische Rehabilitation bei Krankheiten der Verdauungsorgane und des Stoffwechsels. pp. 97–104. Falk-Foundation, Freiburg 1988.
21. Deschner, K.W., S.B. Benjamin: Extraoesophageal manifestations of gastroesophageal reflux disease. Amer. J. Gastroent. 84 (1989) 1–5.
22. Eberhardt, G.: Was ist von einer Kurbehandlung chronisch Leberkranker zu erwarten? Leber Magen Darm 7 (1977) 306–309.
23. Epstein, M., N.S. Bricker, J.J. Bourgoignie: Presence of a natriuretic factor in urine of normal men undergoing water immersion. Kidney int. 13 (1978) 152–158.
24. Ewe, K.: Epidemiologie, natürlicher Verlauf und sozio-ökonomische Bedeutung chronisch-entzündlicher Darmerkrankungen. In: Goebell, H. (Hrsg.): Interdisziplinäre Gastroenterologie. pp. 292–304. Springer, Berlin–Heidelberg 1984.
25. Ewe, K.: Morbus Crohn und Colitis ulcerosa – neuere Therapieansätze, Z. Gastroent. 31 (1993) 151–155.
26. Farmer, R.G., W.M. Michener: Prognosis of Crohn's disease with onset in childhood or adolescence. Dig. Dis. Sci. (1979) 752–757.
27. Feiereis, H., M. Wetzel: Ergebnisse einer Langzeitbeobachtung von 279 Patienten mit schwerer Colitis ulcerosa, besonders unter sozialmedizinischem Aspekt. Kassenarzt 18 (1989) 44–48.
28. Fischbach, W.: Medikamentöse Therapie chronisch entzündlicher Darmerkrankungen – Bewährte Standards und neue Entwicklungen. Leber Magen Darm 2 (1992) 49–55.
29. Friedrich, K., H. Henning: Laparoskopie. In: P. Frühmorgen (Hrsg.): Diagnostische und therapeutische Endoskopie in der Gastroenterologie. Springer, Berlin–Heidelberg–New York 1991.
30. Frieling, T., P. Enck, H.J. Lübke, G. Strohmeyer: Diagnostik gastrointestinaler Funktionsstörungen. Dtsch. med. Wschr. 117 (1992) 349–357.
31. Goischke, H.K.: Anschlußheilbehandlung (AHB) im Bereich der gastroenterologischen Chirurgie – eine effektive Heilbehandlungsmaßnahme in der postoperativen Phase. Informationen des Berufsverbandes der Deutschen Chirurgen e.V. Nr. 3 (1987).
32. Greenstein, A.J., D.B. Sachar, B.S. Pasternack, H.D. Janowitz: Reoperation and recurrence of Crohn's colitis and ileo-colitis. New Engl. J. Med. 293 (1975) 685–690.
33. Harvey, R.F., E.C. Mauad, A.M. Brown: Prognosis in the irritable bowel syndrome: a 5-year prospective study. Lancet I (1987) 963–965.
36. Henning, H.: Sozialmedizinische Beurteilung. In: „Die Hepatitis in Klinik und Praxis" 41. Ärztliches Seminar in Föhrenkamp/Mölln 1992. Zusammengestellt von G. Oehler 1993.
37. Henning, H., K. Friedrich, H.M. Vogel, H. Koch, M. Frehse, C.P. Malchow, G. Oehler: Lebertransplantation – Vorbereitung des Patienten, frühe postoperative Nachsorge und berufliche Rehabilitation. Med. Welt (Stuttg.) 44 (1993) 229–239.
38. Holtermüller, K.H.: Ulcuskrankheit: Natürlicher Verlauf und Behandlungsziel. Verdauungskrankheiten 3 (1985) 167–170.
39. Klapp, B.F., U. Bartholomew, G. Danzer, B. Leyendecker, A. Müller: Psychosomatische Einflüsse bei akuten und chronischen Lebererkrankungen. In: „Die Hepatitis in Klinik und Praxis." 41. Ärztliches Seminar in Föhrenkamp/Mölln 1992. Zusammengestellt von G. Oehler 1993.
40. Kertzendorff, W.W., W. Zilly: Chronische Krankheiten der Speiseröhre, des Magens und des Dünndarmes. In: Verband Deutscher Rentenversicherungsträger (Hrsg.): Sozialmedizinische Begutachtung in der gesetzlichen Rentenversicherung. 5. Auflage. Fischer, Stuttgart – Jena – New York (1995).
41. Koch, H., P. Schauder, G. Schäfer, B. Dahme, W. Ebel, B. Vahldieck, F. König, H. Henning: Untersuchungen zur Diagnose und Prävalenz der latenten hepatischen Encephalopathie. Z. Gastroent. 28 (1990) 610–615.
42. Koop, H., R. Arnold: Longterm maintenance treatment of reflux esophagitis with omeprazole: prospective study in patients with H2 blocker-resistant esophagitis. Dig. Dis. Sci. 36 (1991) 552–557.
43. Kühn, A., H. Wernze: Leber- und Gallenwegserkrankungen. pp. 192, 1. Aufl. Thieme, Stuttgart–New York 1988.
44. Künsebeck, H.W., W. Lempa, H. Freyberger: Kurz- und Langzeiteffekte ergänzender Psychotherapie bei Patienten mit Morbus Crohn. In: Lamprecht, F. (Hrsg.): Spezialisierung und Integration in Psychosomatik und Psychotherapie. Springer, Heidelberg 1982.
45. De Meester, T.R., L.F. Johnson, G.J. Joseph, M.S. Toscano, A.W. Hall, D.B. Skinner: Patterns of gastrooesophageal reflux in health and disease. Ann. Surg. 184 (1976) 459.
46. Mendeloff, A.J.: Die Bedeutung epidemiologischer Studien über chronisch-entzündliche Darmerkrankungen. Internist 21 (1980) 417–424.
47. Meyer zum Büschenfelde, K.H.: Hepatologie in Klinik und Praxis. Thieme, Stuttgart 1989.
48. Modigliani, R., J.Y. Mary, J.F. Simon, A. Cortot, J.C. Soule, J.-P. Gendre, E. Rene and the Group d'étude thérapeutique des affections inflammatoires digestives: Clinical, biological and endoscopic pictures of attacks of Crohn's disease. Evolution on prednisolone. Gastroenterol. 98 (1990) 811.
49. Müller, M.J., H.U. Lautz, O. Selberg, H. Canzler, F.W. Schmidt: Ernährung bei chronischen Leberkrankheiten. Dtsch. med. Wschr. 116 (1991) 909–916.
50. Müting, D., P. Hammes, R. Ecknauer: Das Verhalten von Serumenzymen und Metaboliten bei 140 chronisch Leberkranken unter einer standardisierten Gehbelastung. Münch. med. Wschr. 116 (1974) 1873.
51. Myren, J., J.A.D. Bouchier, G. Watkinson, A. Softley, S.E. Champ, F.T. de Dombal: The OMGE Inflammatory bowel disease (IBD) survey follow – up results. Scand. J. Gastroent. 24 (Suppl. 158) (1989) 28.
52. Nebel, O.T., M.F. Fornes, D.O. Castell: Symptomatic gastroesophageal reflux: incidence and precipitating factors. Dig. Dis. Sci. 21 (1976) 952–956.

53. North, C.S., D.H. Alpers, J.E. Helzer, E.L. Spitznagel, R.E. Clouse: Do life events or depression exacerbate inflammatory bowel disease? A prospective study. Ann. intern. Med. 114 (1991) 381–386.
54. Nyren, O., H.O. Adami. S. Gustavson, L. Lööf: Excess sick listing in non-ulcer dyspepsia. J. clin. Gastroent. 8 (1986) 339–345.
55. REHA-Kommission: Kommission zur Weiterentwicklung der Rehabilitation in der gesetzlichen Rentenversicherung. Band III, Arbeitsbereich „Rehabilitationskonzepte", Teilband 2, Verband Deutscher Rentenversicherungsträger, 1991.
56. Rehm, J., E. Nass, L. Kohlemeier: Ein Vergleich der Mortalitätsrisiken 1951 und 1987. In: Bundesgesundheitsamt, Tätigkeitsbericht 1989. MMV Medizin, München (1990) 235–237.
57. Reimann, A.: Erweiterte Zuständigkeit der Rentenversicherung für berufsfördernde Leistungen. Dtsch. Angest. Vers. 4 (1993) 126–135.
58. Rösch, W.: Therapie der Refluxkrankheit der Speiseröhre. Dtsch. med. Wschr. 107 (1982) 389–391.
59. Rösch, W.: Konservative Therapie des Ulcus ventriculi. Dtsch. med. Wschr. 106 (1981) 52–54.
60. Sandler, R.S., D.A. Drossmann, D. Nathan, D.C. McKee: Symptom complex and health care seeking behaviour in subjects with bowel dysfunction. Gastroenterology 87 (1984) 314.
61. Savary, M., G. Miller: Der Oesophagus. Lehrbuch und endoskopischer Atlas. Gassmann, Solothurn 1977.
62. Scheurer, U., L. Witzel, F. Halter, H.M. Keller, R. Huber, R. Galeazzi: Gastric and duodenal ulcer healing and placebo treatment. Gastroenterology 72 (1977) 838.
63. Sonnenberg, A.: Chronisch-entzündliche Darmerkrankung und Schichtarbeit. Dtsch. med. Wschr. 113 (1988) 1336.
64. Steinhardt, H.J.: Ernährungstherapie bei chronisch-entzündlichen Darmerkrankungen. Med. Welt (Stuttg.) 38 (1987) 634–638.
65. Sutherland, L.R., S. Ramcharan, H. Bryant, G. Fick: Effect of cigarette smoking on recurrence of Crohn's disease. Gastroenterology 98 (1990) 1123–1128.
66. Thompson, W.G., K.W. Heaton: Functional bowel disorders in apparently healthy people. Gastroenterology 79 (1980) 283.
67. Tittor, W.: Problematik der Messung von Leistungsvermögen bei gastroenterologischen Erkrankungen. Präv.-Rehab. 4 (1992) 164–166.
68. Wagner, S., M. Gebel, M. Manns: Threapie der Helicobacter pylori Infektion: aktueller Stand. Z. Gastroent. 31 (1993) 459–463.
69. Wahlländer, A., U. Beuers: Prognostischer Wert von Leberfunktionstests, Klinik, laborchemische Parameter und quantitative Funktionstests. Leber Magen Darm 3 (1990) 115–128.
70. Wille, G.: Aktuelle medizinische Entwicklungen in der Rehabilitation. In: Rehabilitation 1993. Hrsg.: Bundesversicherungsanstalt für Angestellte pp. 29–42. Berlin 1993.
71. Willert, H.: Balneotherapie in der Gastroenterologie. Z. Bäder- und Klimaheilkunde 17 (1970) 224–235.
72. Wolf, B.S., H.P. Lazar: Refluxösophagitis. In: Vantrappen G., J. Hellemanns (Hrsg.): Diseases of the Ösophagus. Handbuch der inneren Medizin. Bd. III/1, 5. Aufl., pp. 493–524. Springer, Berlin–Heidelberg–New York, 1974.
73. Zillessen, E.: Rehabilitation von Patienten mit chronisch entzündlichen Darmkrankheiten. Med. Welt 43 (1992) 916–922.
74. Zilly, W., H.K. Goischke, Th. Kirchner: Chronische Diarrhoe-Malabsorption-Sprue. Tägl. Prax. 27 (1986) 35-41.
75. Zilly, W.: Arzneimitteltherapie bei Lebererkrankungen. Praktische Aspekte. Therapiewoche 37 (1987) 3004–3009.
76. Zilly, W.: Ernährungsfragen bei Lebererkrankungen. In: „Die Hepatitis in Klinik und Praxis". 41. Ärztliches Seminar in Föhrenkamp/Mölln 1992. Zusammengestellt von G. Oehler 1993.
77. Zilly, W.: Neue Rehabilitationskonzepte bei Verdauungs- und Stoffwechselerkrankungen. Z. Gastroenterol (Suppl. 1) 1994.

17 Rehabilitation bei onkologischen Krankheitsbildern

Hermann Delbrück

Teil I
Allgemeine onkologische Rehabilitation

1 Aufgaben und Ziele der onkologischen Rehabilitation

Es ist Aufgabe und Ziel der onkologischen Rehabilitation, soweit wie möglich darauf hinzuarbeiten, daß die krankheits- und therapiebedingten Auswirkungen der Krebserkrankung nicht zu dauerhaften körperlichen und seelischen Beeinträchtigungen mit Nachteilen im sozialen und beruflichen Leben führen.

Dies geschieht durch additive Behandlungen, die die Behinderung verringern oder gar beseitigen sollen, und durch adjuvante Therapie-, Vorsorge- und Präventivmaßnahmen, die das Risiko einer Wiedererkrankung vermindern bzw. eine Verschlimmerung verhindern sollen.

Die bei Krebspatienten häufig noch lange vorhandenen physischen und psychischen Fähigkeiten sollen gefördert und aktiviert werden.

2 Indikationen und Abgrenzung von Reha-Bedürftigkeit und Reha-Fähigkeit

Onkologische Nachsorge, Rehabilitation und *(tertiäre) Prävention* überschneiden sich dort, wo es darum geht, das Risiko einer Wiedererkrankung und damit erneuter Behinderung zu reduzieren.

Das primäre Ziel der *Nachsorge* ist kurativ orientiert, nämlich zu heilen und das Leben zu verlängern. Durch systematische, engmaschige und teilweise sehr aufwendige „Nachsorgeuntersuchungen“ sollen Rezidive so früh wie möglich und rechtzeitig genug erkannt werden, um eine Heilung, zumindest aber eine Lebensverlängerung noch zu ermöglichen. Durch adjuvante und additive Vorsorgemaßnahmen soll das Risiko einer Wiedererkrankung vermindert werden.

Die Ziele der *Rehabilitation* hingegen sind krankheitsübergreifend; sie beabsichtigt, weniger die Quantität als die Qualität des Überlebens zu sichern und zu verbessern. Dies soll nicht nur in körperlicher, sondern ebenso in seelischer, sozialer und beruflicher Hinsicht geschehen.

In der onkologischen Rehabilitation haben Primär-, Sekundär- und Tertiärprävention eine andere Bedeutung als in der Nachsorge.

Unter *primärer Prävention* versteht man in der Nachsorge Maßnahmen zur Krankheitsverhütung, unter *sekundärer Prävention* versteht man Maßnahmen, die der Krankheitsfrüherkennung dienen, und unter *tertiärer Prävention* Maßnahmen bei Krebserkrankungen, die zur Verhinderung und zur Früherkennung einer Wiedererkrankung dienen. Die tertiäre Prävention ist somit sowohl ein Bestandteil der Krebsnachsorge als auch der Rehabilitation. Entgegen allgemeiner Auffassung ist die tertiäre Rehabilitation jedoch nicht identisch mit der Rehabilitation. Sie ist nur eine von vielen Maßnahmen, die in der Rehabilitation stattfinden müssen.

Unter *rehabilitativer Primärprävention* versteht man beispielsweise ein „eingeschränkt" radikales, unter funktionellen Gesichtspunkten durchgeführtes Operationsverfahren, das schwerwiegende Folgestörungen vermeiden oder lindern soll. Beispiele hierfür sind brusterhaltende Operationsverfahren mit modifizierter Radikalität an der Brustwand und Axilla oder die kontinenzerhaltenden Sigma- und Rektumsektionen, die Bildung von Pouches etc. Die *Sekundärprävention* zielt darauf ab, Folgestörungen schon zu einem Zeitpunkt zu erkennen, an dem noch keinerlei Symptomatik vorliegt. Als Beispiel hierfür kann die Echokardiographie bei Patienten angeführt werden, die wegen einer Anthracyclintherapie oder Mediastinalbestrahlung besonders gefährdet sind. Eine typische *tertiärpräventive Maßnahme* stellt die Raucherentwöhnung dar, die bei Bronchialkarzinompatienten nicht etwa wegen möglicher krebsfördernder Auswirkungen des Nikotinkonsums durchgeführt wird, sondern wegen seiner negativen Einflüsse auf die kardiopulmonalen Funktionen bzw. wegen Strahlenfolgestörungen im Zuge der Nachbehandlung.

Wegen des epidemiologischen Wandels (Tab. 17-1), aber auch wegen der veränderten Therapiestrategien und nicht zuletzt wegen der gesetzlichen Möglichkeiten sowie der Aufklärung, haben sich die Nachsorgenotwendigkeiten, der allgemeine Reha-Bedarf, die individuelle Reha-Bedürftigkeit und -Fähigkeit und der Reha-Aufwand in den letzten 20 Jahren erheblich verändert.

- *Rehabilitationsbedarf* liegt dann vor, wenn die Krebserkrankung und/oder die Therapie zu Behinderungen geführt haben. Der Rehabilitationsbedarf kann je nach Patient, je nach Tumorerkrankung, Tumorausdehnung und Therapie völlig unterschiedlich sein.
- *Rehabilitationsbedürftigkeit* liegt nur dann vor, wenn sich Probleme aus der Tumorerkrankung und/oder der Therapie ergeben.
- *Rehabilitationsfähigkeit* besteht nur dann, wenn zum einen eine Besserung der bestehenden Probleme zu erwarten ist und zum anderen auch der Patient eine Bereitschaft zur Mitarbeit zeigt. Ein terminales inkurables Tumorleiden läßt keine Reha-Maßnahmen zu. Reha-Maßnahmen bei unmotivierten Patienten sind nicht nur wenig aussichtsreich bzw. frustrierend für die Patienten und für das Reha-Team, sondern bedeuten auch wirtschaftlich eine beträchtliche Belastung für die Reha-Träger.

3 Besondere Aspekte der onkologischen Rehabilitation

Auch wenn das Ziel der Rehabilitation eine *Verbesserung der Lebensqualität* ist, so bedeutet das nicht, daß die in der onkologischen Rehabilitation notwendigen medizinischen oder psychosozialen Maßnahmen ausschließlich unter humanitären Aspekten gesehen werden dürfen. Lebensqualität umfaßt physische, psychische, soziale und berufliche Komponenten [3, 6, 7, 11], auf die in der Rehabilitation eingegangen werden muß. Mehr als bei anderen Krankheits- und Behinderungsbildern bestehen bei Tumorpatienten enge Wechselwirkungen zwischen diesen Lebensqualitätskomponenten, möglicherweise wirken sie sich auch auf die Krebserkrankung aus (Abb. 17-1). Strahlen- oder Chemotherapie wirken sich nicht notwendigerweise negativ auf die Lebensqualität aus. Im Gegenteil, dank dieser Therapien kann häufig eine Verbesserung erzielt werden, weswegen solche Palliativtherapien in der Rehabilitation durchaus einen Platz haben.

4 Stand (Ist) und zukünftige Orientierung (Soll) der onkologischen Rehabilitation

Aufgrund der epidemiologischen Entwicklung und der Fortschritte in der Therapie hat in der onkologischen Rehabilitation ein Wandel der Bedeutung und Orientierung im Hinblick auf differenziertere und aktivierende Maßnahmen stattgefunden.

Diesen Veränderungen wurde bislang nur im *stationären* Rehabilitationsbereich Rechnung getragen (Tab. 17-2) [5]. Bei der Weiterentwicklung der *ambulanten* und vor allem wohnortnahen Re-

Tabelle 17-1 Geschätzte Gesamtzahl und Anzahl der unter 60 Jahre alten an Krebs erkrankten Personen in Deutschland (alte und neue Bundesländer). Die Schätzungen beruhen auf Hochrechnungen des saarländischen Krebsregisters (1986) sowie dem nationalen Krebsregister der ehemaligen DDR (1980) [13].

Lokalisation	*ICD*	*< 60 Jahre (Prozent)*	*insgesamt*
a) erkrankte Männer			
Mundhöhle und Rachen	140–149	59	6800
Speiseröhre	150	44	2352
Magen	151	22,5	13039
Dickdarm	153	22,5	11958
Mastdarm	154	21,4	8592
Leber primär	155,0; 155,1	29,6	1730
Gallenblase	156	18,5	1764
Bauchspeicheldrüse	157	21,5	4019
Kehlkopf	161	52	2885
Lunge	162	26	28413
Knochen	130	50	500
Bindegewebe und sonstige Weichteile	170	71	947
malignes Melanom der Haut	172	52,6	2147
Prostata	185	7,3	18141
Hoden	186	84,4	2400
Harnblase	188	21,6	13246
Niere	189	47,2	4432
Schilddrüse	193	63,6	664
Hodgkin-Lymphome	201	53,8	1522
Non-Hodgkin-Lymphome	200; 202	54,4	2637
Myelome	203; 238,6	35,7	864
Leukämien	204–208	30	3572
Gehirntumoren	191–192, 239	59,5	2662
b) erkrankte Frauen			
Mundhöhle u. Rachen	140–149	33	1900
Spieseröhre	150	16,6	693
Magen	151	14,2	12234
Dickdarm	153	15,1	16972
Mastdarm	154	20	8706
Leber primär	155,0; 155,1	14,2	961
Gallenblase	156	8,5	5520
Bauchspeicheldrüse	157	10,5	4588
Kehlkopf	161	66,6	341
Lunge	162	22,6	5853
Knochen	170	28,5	450
Bindegewebe und sonstige Weichteile	171	64,2	900
malignes Melanom der Haut	172	52	2953
Brustdrüse	174	35,6	37674
Cervix uteri	180	43,3	4606
Corpus uteri	179, 182	25	11044
Ovarien	183	32,8	7780
Harnblase	188	11,4	3886
Nieren	189	24,2	4106
Schilddrüse	193	31,3	1934
Hodgkin-Lymphome	201	60	960
Non-Hodgkin-Lymphome	200; 202	30,4	2798
Myelome	203; 238,6	12,5	1001
Leukämien	204–208	24,1	3542
Gehirntumoren	191–192, 339	47	2592

Tabelle 17-2 Anliegen und Fehlentwicklungen in der stationären Krebsnachsorge/Rehabilitation.

Anliegen	*Fehlentwicklungen*
Rehabilitation	Kuration
ganzheitliche Betreuung	ausschließlich Berücksichtigung des Krebsleidens
Glied in onkologischer Versorgungskette	isolierte Maßnahme
Evaluation und Weiterentwicklung der Maßnahmen	ausschließlich Erfahrungsmedizin
primäre und tertiäre Prävention	sekundäre Prävention
Aktivierung des Patienten	Passivbetreuung, ausschließlich Roborierung

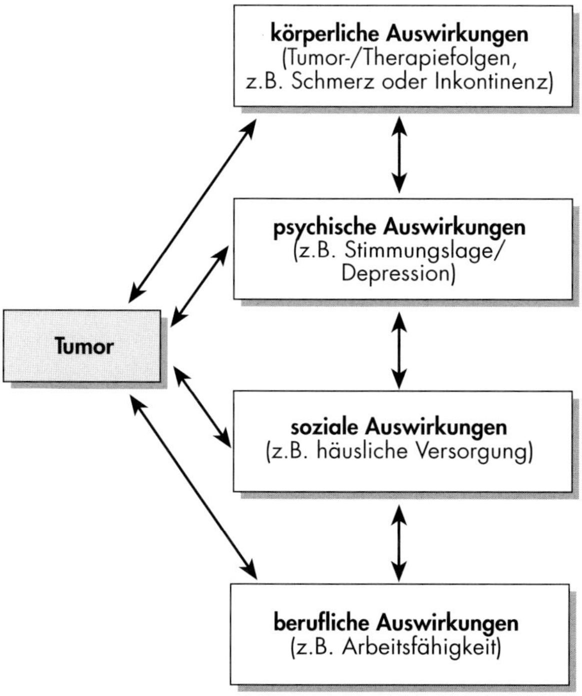

Abb. 17-1 Auswirkungen einer Tumorkrankheit auf die Lebensqualität.

habilitationsmöglichkeiten wird von vielen Autoren der Bedarf für eine Anpassung gesehen [9, 15].

Die Forderung nach einer wissenschaftlichen Begleitung und Weiterentwicklung wird an den deutschen Universitäten nur sehr zögerlich realisiert. Die Kostenträger der stationären Rehabilitation beginnen allerdings die Notwendigkeit der wissenschaftlichen Ausbildung, Durchführung und Evaluation zu erkennen und zu fördern.

Die Zusammenarbeit zwischen stationärer und ambulanter Rehabilitation und erst recht die Koordination der verschiedenen Kostenträger sind derzeit mangelhaft und werden von den verschiedensten Seiten als entwicklungsbedürftig angesehen.

Das Angebot teilstationärer und ambulanter rehabilitativer Hilfen für Krebspatienten ist klein. Es besteht darüber hinaus oft keine Kontinuität zwischen stationärer Rehabilitation und ambulanter Nachsorge.

5 Koordination und zeitlicher Ablauf der Rehabilitationsmaßnahmen

Krebsrehabilitation, Nachsorge und tertiäre Prävention lassen sich letztendlich weder inhaltlich noch zeitlich voneinander trennen. Sie müssen gleichzeitig von den gleichen Ärzten und Institutionen durchgeführt werden, wenn sie zum Erfolg führen sollen. In der *Akutklinik* müssen rehabilitative Aspekte berücksichtigt werden, und in der *Rehabilitationsklinik* muß parallel zur Rehabilitation auch eine palliativ orientierte Krebstherapie möglich sein.

Da die Rehabilitation bei Tumoraktivität ganz anders als bei Tumorfreiheit zu gestalten ist, muß grundsätzlich vor der Rehabilitationsplanung ein *Rezidivausschluß* bzw. eine *Bestätigung und Eingrenzung der Tumoraktivität* erfolgen. Entgegen manchen Vorstellungen schließt eine Tumoraktivität allerdings Rehabilitationsmaßnahmen nicht aus, sondern modifiziert diese lediglich!

Rehabilitative Aspekte müssen schon in der Akutbehandlung *(Phase I)* berücksichtigt werden, können hier erfahrungsgemäß jedoch nur ansatzweise zur Wirkung kommen, zumal die Liegezeiten in den Akutkliniken so kurz wie möglich sein sollten. Primäres Ziel der Akuttherapie ist und bleibt die Heilung oder zumindest die Lebenszeitverlängerung.

Dies ist ganz anders während der stationären Anschlußheilbehandlung *(Phase II)*, in der die rehabilitationsorientierte Diagnostik und Therapie Vorrang haben müssen. Da der Krebspatient den größten Teil seines ihm verbleibenden Lebens in der Familie, seiner ihm vertrauten gesellschaftlichen Umgebung und möglicherweise auch im alten Beruf verbringen wird, kommt der Forderung nach einer möglichst wohnort-, familien- und arbeitsplatznahen Durchführung aller Rehabilitationsmaßnahmen eine besondere Bedeutung zu: Dies bedeutet zum einen eine Bevorzugung wohnortnaher *stationärer* Rehabilitationsmaßnahmen und zum anderen, daß teilstationäre und ambulante Maßnahmen *(Phase III)* stärker gefördert werden müssen.

6 Aufgaben der stationären Rehabilitation unter besonderer Berücksichtigung der Anschlußheilbehandlung

Die Gleichsetzung der stationären Rehabilitation mit Erholung und Kur stammt aus einer Zeit, als die Krebserkrankung noch mit Siechtum, Invalidität und baldigem Tod gleichgesetzt werden mußte. Dank der verbesserten diagnostischen und therapeutischen Möglichkeiten ist dies heute nicht mehr der Fall, da viele Patienten geheilt und wieder in ein normales soziales und berufliches Umfeld reintegriert werden können. Die Rehabilitation vermag heute sehr viel mehr als Erholung zu bieten und insbesondere die stationäre Anschlußheilbehandlung (AHB) ist zu einem unverzichtbaren Bindeglied zwischen der Akut- und Weiterbehandlung, zwischen der stationären und ambulanten Betreuung geworden.

Während *Sanatorien* ausschließlich der Erholung dienen und *Kurkliniken* sich die roborierende Prävention zum Ziel gesetzt haben, stellen *onkologische Rehabilitationskliniken* ein unentbehrliches Bindeglied zwischen stationärer und ambulanter Weiterbetreuung dar. Ihre Arbeit ist hochspezialisiert, sie ist gleichermaßen retro- wie auch prospektiv orientiert und soll dem Patienten bei der aktiven Auseinandersetzung behilflich sein.

In der Regel werden drei stationäre Rehabilitationsmaßnahmen innerhalb eines 3-Jahres-Zeitraumes nach erfolger Primärtherapie gewährt.

Diese stationären Heilverfahren sollten nicht mit „Kururlaub" gleichgesetzt werden. Viele der während der stationären Heilverfahren stattfindenden erforderlichen medizinisch-onkologischen, psychosozialen und beruflichen Rehabilitationsmaßnahmen müssen später ambulant weitergeführt werden. Schließlich handelt es sich bei der Krebserkrankung um eine chronische Erkrankung, zumindest um eine chronische Behinderung und Bedrohung, die einer kontinuierlichen Betreuung bedarf. Die *stationäre Anschlußheilbehandlung (AHB)* ist im besonderen Maße prospektiv orientiert, da sie primär auf eine Verbesserung der häuslichen Situation Krebskranker hinarbeiten muß. Eine Rehabilitation, die sich nur auf die Dauer der „stationären Kur" beschränkt, ist von zweifelhaftem Wert. Ein Rehabilitationserfolg ist dann gegeben, wenn der aus der stationären Anschlußheilbehandlung entlassene Krebspatient mit den ihn konfrontierenden Problemen des Alltags, der Familie, der Wohnung und der Arbeitsstätte besser zurecht kommt und die Angebote zur Stützung des bisher Erreichten erkennt und wahrnimmt.

7 Diagnostische Maßnahmen in der onkologischen Rehabilitation

Eine ausführliche Diagnostik bestehender *Folgestörungen* (impairments) nach vorausgegangener Therapie, der hierdurch bedingten funktionellen *Einschränkungen* (disabilities) und der schließlich hieraus resultierenden *Beeinträchtigungen* (handicaps) stellen die Basis aller Rehabilitationsmaßnahmen dar. Hierfür gelten nicht nur objektive Kriterien (Tab. 17-3), sondern auch die subjektiv von den Betroffenen gemachten Angaben (Tab. 17-4). Sie betreffen vorrangig somatische Behinderungen, die – neben dem Turmorleiden – hauptsächliche Ursache für die psychosozialen Einschränkungen und Beeinträchtigungen sind.

Liegt keine exakte Abklärung der Tumorerkrankung, der Tumorausdehnung, der Histologie und der Prognosefaktoren vor, so müssen diese Untersuchungen notfalls nachgeholt werden, obwohl sie nicht zu den eigentlichen Aufgaben der Rehabilitationsdiagnostik gehören.

Im Rahmen der Diagnostik ist grundsätzlich auch ein *Rezidivausschluß* bzw. ein *Staging der Tumoraktivität* notwendig [4]. Ohne diese „Nachsorgediagnostik" ist eine Rehabilitationsplanung nicht möglich.

Gleichzeitig muß eine *psychische Exploration* erfolgen und die *soziale* und *berufliche Rehabilitationsbedürftigkeit* festgestellt werden.

In Orientierung an den Skalen der „FBK"-Belastungsbögen [7] zur Erfassung psychologischer Indikationskriterien für die onkologische Rehabilitation läßt sich durch gezielte Untersuchungen und Befragung die Grundlage für einen psychosozialen *Rehabilitationsplan* erstellen. Hier können sechs Belastungsbereiche unterschieden werden:
- körperliches Wohlbefinden/Schmerzen
- psychische Störungen
- Informationsdefizite
- Leistungsfähigkeit

Tabelle 17-3 Unerwünschte Langzeitstörungen, die in der onkologischen Rehabilitationsdiagnostik berücksichtigt werden müssen.

a) operationsbedingte Langzeitstörungen

Ösophagus (Ösophagektomie)	Reflux, Stenosen, Störungen der Motilität (Störungen der Nahrungsaufnahme)
Magen (totale Gastrektomie und partielle Magenresektion)	Postgastrektomieproblematik mit Störungen der Nahrungsaufnahme oder Malabsorption oder Malassimilation, Störung der Motilität, bakterieller Fehlbesiedelung und schließlich Dystrophie
Dünndarm (Resektion, Whipple-Operation)	Kurzdarmproblematik mit Malassimilation und Malresorptionsstörungen
Rektum (kontinenzerhaltende Resektion)	imperativer Stuhldrang, Kontinenzprobleme
Rektum (posteriore Rektumamputation)	Kolostomaproblematik, Postproktektomiesyndrom
Pankreas (Pankreatektomie)	endokrinologische Störungen wie z.B. Diabetes und Nahrungsverwertungsstörungen
Harnblase (Zystektomie)	Urostomaproblematik, Infektanfälligkeit
Schilddrüse (Thyreoidektomie, Head and neck dissection)	Hyperthyreose, Hypoparathyreoidismus, Rekurrenzparese, Bewegungseinschränkungen
Larynx (Laryngektomie sowie Head and neck dissection)	Laryngostomaproblematik, Lungenfunktionsstörungen, Bewegungseinschränkungen
Mamma (Ablatio mammae, Axillenausräumung)	statische Störungen, Lymphödem, Bewegungseinschränkungen, Kosmetik, prothetische Störungen
Ovarien (Ovarektomie)	vorzeitige Menopause, Fertilität
Uterus (Wertheim-Operation)	Inkontinenz, Lymphozele, Sexualstörungen
Extremitäten (Amputation)	statische Störungen, Beeinträchtigungen der Motilität, prothetische Störungen, Phantomschmerzen
Hoden (Orchiektomie und Lymphadenektomie)	retrograde Ejakulation (Infertilität), retroperitoneale Fibrose
Prostata (Prostatektomie)	Inkontinenz, Lymphozele, Potenzstörungen, Infektanfälligkeit

b) strahlenbedingte Langzeitstörungen

Haut	Ulzera, Teleangiektasien, Fibrosen, Schrumpfung
Blutgefäße	Atheromatose, Endothelproliferation, Durchblutungsstörungen, vorzeitige koronare Herzerkrankung
Gesichts- und Halsregion	Schleimhautstörungen, Funktionsausfall der Speicheldrüsen, Mundtrockenheit, Xerostomie, Stomatitis, Pilzinfektionen
Zähne	Karies, Osteomyelitis
Verdauungsorgane	Malabsorption, Strahlenenteritis, Rektokolitis, Fisteln
Lunge	Pneumonitis, Fibrose
Herz	Perikarditis, koronare Herzerkrankung, Myokardfibrosen, Aortenbogensyndrom
Urogenitalsystem	Strahlennephritis nephrogener Hochdruck
Geschlechtsorgane	Azoospermie, vorzeitige Menopause
ZNS	Myelitis, hirnorganisches Syndrom bzw. diffuse Hirnschädigungen (intellektuelle, endokrine Störungen; Wachstumsstörungen) Optikusatrophie, periphere Nervenschädigungen
Auge	Glaukom
Knochen	Osteoradionekrose, Wachstumsstörungen
Endokrinium	Hypothyreose, Ovarialdysfunktion
Knochenmark	Fibrose, Panzytopenie, Leukämien
Immunsystem, Lymphregionen	Infektanfälligkeit

c) chemotherapiebedingte Langzeitschäden

kardiale Störungen (Kardiomyopathien)	besonders Anthracycline und Mitoxantrone
pulmonale Störungen (Lungenfibrose)	besonders Bleomycin
hepatische Störungen (Leberfibrose, Leberzirrhose) (Leberdystrophie) (Fettleber)	Methotrexat, Purinethol Nitrosoharnstoffe, Kortikoide
renale Störungen (tubuläre Schädigungen) (glomeruläre Sklerose) (interstitielle Fibrose) (Tubulusatrophie, Nierenschrumpfung)	Cis-Platin, CCNU, Methyl-CCNU
endokrinologische Störungen	Nitrosoharnstoffe

c) chemotherapiebedingte Langzeitschäden (Forts.)	
hämatopoetische Störungen (Panzytopenie, Knochenmarkaplasie) (Myelofibrose)	bes. alkylierende Substanzen, Nitrosoharnstoffe Busulfan
Zweitkarzinome (Harnblasenkarzinom) (Leberkarzinom) (akute myeloische Leukämie)	Cyclophosphamid Methotrexat besonders nach Alkylanzien, Nitrosoharnstoffe
immunologische Störungen	besonders Alkylanzien
Enzephalopathien (psychische, intellektuelle Beeinträchtigungen, Teilleistungsstörungen)	Arabinosin-Cytosin und/oder Methotrexat (intrathekal)
ophthalmologische Störungen (Linsentrübungen, Steroidkatarakt, Glaukom)	Kortison, Busulfan
dermatologische Störungen (streifenförmige Pigmentierungen, Pseudo-Addison)	Bleomycin, Dacarbazin, Busulfan, 5-FU
angiologische Störungen (Raynaud-Syndrom)	Vinblastin, Bleomycin
Polyneuropathien	Vincaalkaloide, Platinderivate
andrologische Störungen	alkylierende Substanzen, Nitrosoharnstoffe
Störungen der Ovarialfunktion	alkylierende Substanzen, Nitrosoharnstoffe
Skelettstörungen (Osteoporose, aseptische Knochennekrosen)	Kortikoide
Hörstörungen	Platinderivate

- Sozialverhalten
- Partnerschaft.

Die Untersuchungsergebnisse müssen ebenso wie die eingeleiteten Therapiemaßnahmen dokumentiert werden. Auf der Grundlage dieser Dokumentation hat später die Evaluation zu erfolgen.

8 Therapeutische Maßnahmen in der onkologischen Rehabilitation

Art und Ausmaß der in der Rehabilitation notwendigen therapeutischen Maßnahmen richten sich primär nach dem Schweregrad der Behinderung und erst sekundär nach der Ausdehnung der Erkrankung.

Dies unterscheidet die Rehabilitationsonkolgie von der medizinischen Nachsorge, deren Akzente ausschließlich vom Schweregrad der Erkrankung bestimmt sind.

Dies bedeutet allerdings nicht, daß während der Rehabilitation nicht auch tumorverkleinernde Maßnahmen (Operation, Chemotherapie, Hormontherapie, Strahlentherapie) durchgeführt werden. Entscheidend ist jedoch, daß diese ausschließlich unter dem palliativen oder präventiven, nicht jedoch kurativen Aspekt erfolgen. Ziel der Rehabilitationstherapie ist es, die Auswirkungen des Tumorleidens zu lindern, wobei sowohl Tumorkranke als auch Tumorgeheilte therapiebedürftig sein können. Meadows schätzt, daß 40% der geheilten Kinder aufgrund der Schwere der operativen Folgestörungen, der unerwünschten Strahlentherapienebenwirkungen und der irreversiblen Chemotherapienebenwirkungen (s. Tab. 17-3) mehr oder weniger rehabilitationsbedürftig sind [12]. Dieser Prozentsatz dürfte wegen der altersbedingten Polymorbidität bei erwachsenen Krebskranken eher höher sein als bei den Kindern.

Ein wesentliches Charakteristikum rehabilitativer therapeutischer Maßnahmen ist die Gleichwertigkeit und Gleichzeitigkeit der durchzuführenden medizinischen, psychischen, sozialen und beruflichen Rehabilitationsmaßnahmen. Beispielhafte Rehabilitationsmaßnahmen sind:

- Stomaträgerschulung (Kolostoma-, Ileostoma-Urostoma-, Tracheostomaversorgung)
- Lymphödemprophylaxe und -behandlung
- Schulung in der Ösophagussprache nach Laryngektomie
- Schulung im Umgang mit Fisteln
- Diätberatung und -schulung, z. B. ösophagektomierter und gastrektomierter, pankreatektomierter oder kolektomierter Patienten mit Stoma sowie Patienten mit Kurzdarmsyndrom
- Schmerztherapie, Erlernen des Umgangs mit Schmerzpumpen

Tabelle 17-4 Itemformulierung und Antwortskalen zur onkologischen Diagnostik (Beispiele).

Leiden Sie unter Schmerzen?	○ ○	ja nein
Ich leide unter Schmerzen	○ ○	trifft zu trifft nicht zu
Wie stark leiden Sie unter Schmerzen?	○ ○ ○ ○ ○	nicht wenig mittelmäßig ziemlich sehr
Ich leide unter Schmerzen	○ ○ ○ ○ ○	nie wenig gelegentlich oft immer
Mein körperliches Befinden ist sehr schlecht	0 5 10	sehr gut
Mit meiner Gesundheit bin ich sehr unzufrieden	0 5 10	sehr zufrieden

- Prothesenberatung, z.B. nach Mammaamputation
- Inkontinenzberatung und -hilfen, z.B. nach Prostatektomie
- Schulung im Umgang mit Prothesen, z.B. nach Extremitätenamputation (Gehschule)
- Familienberatung, Sexualberatung, Beratung und Hilfen bei Impotenz
- Atemgymnastik
- Verbesserung der Mobilisation durch physikalische Therapien, einschließlich der „Rollstuhlfähigkeit" bei totalem oder partiellem Querschnitt
- Lösung muskulärer Verspannungen sowie Funktionsverbesserung nach axillärer Ausräumung bei Mammaamputation oder Head- und Neck-Operationen wegen z.B. Schilddrüsen-Hypopharynx-Karzinom
- physikalische Maßnahmen einschließlich Balneologie, Krankengymnastik und Sport nach Krebs
- Beratung bezüglich Sinn und Unsinn von biologischen und alternativen Krebstherapien sowie -prophylaxen, wie z.B. „Krebsdiäten"
- Gesundheitsbildung und -erziehung
- Erlernen von Coping-Mechanismen
- Erlernen von autogenem Training, Muskelrelaxation und anderen Entspannungstechniken, Bewußtseinstraining, Selbsthypnose, Biofeedback, Schmerzimmunisierungsverfahren, Gesprächstherapie.

Die *Aufklärung* über allgemeine und spezielle gesundheitliche Risikofaktoren (primäre Prävention) und über Möglichkeiten und Grenzen additiver Therapiemaßnahmen (tertiäre Prävention) ist ebenfalls Bestandteil der onkologischen Rehabilitation. Der Schwerpunkt der Gesundheitsbildung sollte hier weniger bei allgemein-präventiven als bei krankheitsspezifischen Programmen liegen. Auch für Krebspatienten gilt, daß nicht nur die Krebserkrankung, sondern die gesamte Polymorbidität, daß nicht nur die krebsbedingte Behinderung, sondern die gesamte Rehabilitätsbedürftigkeit und auch das Umfeld mit in die Maßnahmen einbezogen werden müssen.

9 Berufliche Maßnahmen in der onkologischen Rehabilitation

Nicht nur aus menschlichen, sondern auch aus volkswirtschaftlichen Gründen muß der beruflichen Problematik ein größerer Raum im onkologischen Rehabilitationsgeschehen Erwerbstätiger eingeräumt werden. Je nach Tumorleiden sind 7–85% der Krebspatienten im erwerbstätigen Alter (Tab. 17-1).

Eine Umschulung kommt nur selten, und dann nur bei jüngeren Patienten in Frage. Sie dauert in der Regel zwei Jahre und sollte in einem anerkannten Ausbildungsberuf mit Kammerabschluß enden. Im fortgeschrittenen Alter besitzen viele Patienten nicht mehr die geistige Flexibilität, die Ausdauer und das für eine erfolgreiche Umschulung notwendige Anpassungsvermögen. Die frustrierende Erfahrung der Vergangenheit, daß aus ehemals behinderten arbeitsunfähigen Krebspatienten dank der Umschulung zwar Arbeitsfähige, jedoch Arbeitslose wurden, darf sich nicht wiederholen.

Auch wenn bei palliativ behandelten Patienten und bei Rehabilitanden im fortgeschrittenen Alter oder bei unflexiblen und demotivierten Rehabilitanden aufwendigere berufliche Rehabilitationsmaßnahmen nicht mehr in Frage kommen, bedeutet dies jedoch keineswegs, daß deswegen ganz auf berufliche Rehabilitationsmaßnahmen verzichtet werden sollte. Berufliche Rehabilitation bei Krebspatienten beinhaltet weniger Maßnahmen mit dem Ziel einer beruflichen Neuorientierung als solche zum Erhalt der Erwerbsfähigkeit und des Arbeitsplatzes.

Welche arbeitsplatzerhaltenden Maßnahmen, einschließlich Eingliederungshilfen, Arbeitsförderung und Berufsförderung sowie Arbeitsplatzumsetzung in Frage kommen, wer diese finanziert, ab wann eine berufliche Neuorientierung sinnvoll und durchführbar ist, wo detaillierte Informationen erhältlich sind, kann der Krebspatient am besten in der onkologischen Rehabilitationsklinik, notfalls auch beim Rehabilitationsberater der jeweiligen Rentenversicherung erfahren. Jeder Krebspatient im erwerbsfähigen Alter muß im Rahmen der stationären Anschlußheilbehandlung diesbezüglich beraten und betreut werden. In der sozialmedizinischen Stellungnahme des Entlassungsschreibens muß grundsätzlich auf die spezielle berufliche Situation des Krebspatienten eingegangen werden.

Als Kostenträger der Leistungen zur beruflichen Rehabilitation kommen, je nach Anspruchsvoraussetzung, der zuständige Rentenversicherungsträger, der zuständige Träger der gesetzlichen Unfallversicherung oder die Bundesanstalt für Arbeit in Betracht (Tab. 17-5). Dabei spielt es für den Rehabilitanden keine Rolle, bei welchem Sozialleistungsträger er die Leistungen zur beruflichen Rehabilitation beantragt, da jeder Sozialleistungsträger den Antrag an den tatsächlich zuständigen Leistungsträger weiterzuleiten hat (§ 16 SGB I). Ist ungeklärt, welcher Rehabilitationsträger zuständig ist, oder ist die unverzügliche Einleitung der erforderlichen Maßnahmen aus anderen Gründen gefährdet, kann die Rehabilitation durch die Bundesanstalt für Arbeit, die in diesem Fall in Vorleistung tritt, sofort eingeleitet werden.

Eine besondere Hilfe für die Rückkehr in das Arbeitsleben stellt die stufenweise Wiederaufnahme der Beschäftigung bei fortbestehender Arbeitsunfähigkeit dar. Der besondere Vorteil dieser Regelung liegt darin, daß die Arbeitsbelastung auf die Psyche und die körperliche Situation nach der schweren Krankheit abgestimmt werden kann und die Eingewöhnung in den Arbeitsprozeß und das Zurechtfinden in der Arbeitswelt dadurch erleichtert werden [1].

Tabelle 17-5 Träger der Rehabilitation [2].

Träger der gesetzlichen Krankenversicherung
- Ortskrankenkassen
- Betriebskrankenkassen
- Innungskrankenkassen
- See-Krankenkasse (See-Kasse)
- Ersatzkassen
- Bundesknappschaft
- Landwirtschaftliche Krankenkassen

Träger der Rentenversicherung
- Landesversicherungsanstalten
- Bundesbahn-Versicherungsanstalt
- See-Kasse
- Bundesversicherungsanstalt für Angestellte
- Landwirtschaftliche Alterskassen
- Bundesknappschaft

Bundesanstalt für Arbeit
- Landesarbeitsämter
- Arbeitsämter

Träger der gesetzlichen Unfallversicherung
- Gewerbliche Berufsgenossenschaften
- See-Berufsgenossenschaft
- Landwirtschaftliche Berufsgenossenschaften
- Gemeindeunfallversicherungsverbände
- Ausführungsbehörden für Unfallversicherung des Bundes, der Länder und Gemeinden
- Feuerwehr-Unfallversicherungskassen

Träger der sozialen Entschädigung bei Gesundheitsschäden
- Landesversorgungsämter
- Versorgungsämter
- Hauptfürsorgestellen
- Fürsorgestellen

Träger der Sozialhilfe
- überörtliche Träger der Sozialhilfe
- örtliche Träger der Sozialhilfe

10 Psychologische Maßnahmen in der onkologischen Rehabilitation

Es soll erreicht werden, daß sich die Betroffenen besser mit der Erkrankung, mit ihren Ängsten, Depressionen und ihrem eventuell eingeschränkten Selbstwertgefühl auseinandersetzen können und eine Neuorientierung der Ansprüche und Lebensziele auf die veränderte Situation stattfindet. Zur Bewältigung der Krebserkrankung und als Vorbereitung auf die zu erwartenden Belastungen durch eingeschränkte Leistungsfähigkeit und Veränderungen am Arbeitsplatz und in der Familie müssen Hilfen gewährt werden.

Der Bedarf an psychologischer Hilfestellung und Beratung ist innerhalb der onkologischen Rehabilitation besonders hoch, da gerade die Bewältigung der Krebserkrankung eine besonders starke psychische Belastung darstellt.

Im Verlauf der Krebserkrankung sind bei den Patienten verschiedene rehabilitationsbedürftige Reaktionsphasen zu unterscheiden, die häufig nicht mit den Krankheitsphasen parallelgehen (Tab. 17-6) [10].

Diese Phasen gehen fließend ineinander über, werden gelegentlich übersprungen oder laufen

Tabelle 17-6 Die Reaktionsphasen bei Patienten mit Krebs und Verhaltensempfehlungen für die Rehabilitation.

Phase	*Verhaltensweisen der Betroffenen*	*empfohlene Verhaltensweisen für Betreuende*
Phase der Verleugnung	Verleugnen, Isolation	vorsichtige Aufklärung, Verhindern der Isolation
Phase des Schocks	Zorn, Aggression	Verständnis – keine Konfrontation, auffangen – nicht ärgern, Sachlichkeit, keine emotionalen Vorwürfe
Phase der Reaktion	Verhandeln, Gelöbnis	ein „Behandlungsbündnis“ aufbauen, Fördern des „Positivdenkens“
Phase der Depression	Trauer, aktionistische Vergnügungsversuche	positive Aspekte betonen, aber Trauer ausleben lassen
Phase der Neuorientierung und Bewältigung	Zustimmung, Akzeptanz des Sterbens	Begleitung

parallel. In allen Phasen kann die Hilfe eines klinischen Psychoonkologen notwendig werden [18].

Es wäre jedoch sicherlich falsch, Beistand für diese psychischen Belastungen ausschließlich bei Psychologen oder gar Psychotherapeuten zu suchen. Es bedarf hierfür vielmehr der Zusammenarbeit zwischen Ärzten, Psychologen, medizinischem Hilfspersonal (z. B. Stomatherapeuten, Logopäden, Inkontinenzberatern, Prothetikberatern) sowie Selbsthilfegruppen und Laienorganisationen. Oft haben psychische Störungen bei Krebspatienten überwiegend eine organische, prothetische, soziale, berufliche oder gar kosmetische Ursache und können daher kausal mit Hilfe des gesamten Reha-Teams angegangen werden. Personen, die mit der rehabilitativen Betreuung beauftragt sind, müssen daher ein besonderes Einfühlungsvermögen für die psychische Konfliktsituation der Karzinompatienten besitzen. Die psychologische Hilfe – ganz gleichgültig, von wem sie kommt – darf in der Rehabilitation niemals getrennt von der medizinischen, sozialen oder beruflichen Hilfe erfolgen. Grundsätzlich gilt auch für die Rehabilitation, daß psychologische Hilfen oder eine Psychotherapie das Tumorleiden selber nicht beeinflussen können; sie können ausschließlich die Auswirkungen des Turmorleidens und der Therapie wirkungsvoll lindern. Sie sind immer nur supportiver und niemals kurativer Natur, obwohl einige Untersucher auch auf psychosoziale Einflußfaktoren für eine gute Prognose hinweisen (Tab. 17-7).

Ein wichtige Aufgabe stellt die *Sexualberatung* dar. Störungen des sexuellen Erlebens und Verhaltens treten als Begleit- und Folgeerkrankung vieler Krebserkrankungen auf und bedeuten für die Betroffenen oft eine erhebliche Einbuße an Lebensqualität, Selbstwertgefühl und Zufriedenheit in der Partnerbeziehung. Dies betrifft besonders solche Krebserkrankungen, wie das Mammakarzinom oder das Hodenkarzinom oder das Prostatakarzinom, bei denen die Sexualität in unmittelbarer Form betroffen wird.

11 Soziale Maßnahmen in der onkologischen Rehabilitation

Allgemeines

Durch die veränderte Alterspyramide der modernen Gesellschaft ist zwangsläufig mit einem gehäuften Vorkommen von Krebserkrankungen im fortgeschrittenen Alter und somit vermehrter sozialer Hilfsbedürftigkeit zu rechnen. Dadurch und durch die krankheits-/therapiebedingten

Tabelle 17-7 Psychosoziale Faktoren für eine gute Prognose [19].

- hohe Compliance
- Vertrauen in medizinische Behandlung
- Lebenswille
- hohe Ich-Stärke
- aktives Verleugnen
- geringe Angst und Depression
- Äußerung von Emotionen
- gut funktionierende zwischenmenschliche Ressourcen
- effiziente Verarbeitungs- und Bewältigungsstrategien
- Religiosität oder philosoph. Grundhaltung

Handikaps gewinnt die soziale Rehabilitation von Krebskranken zunehmend an Bedeutung. Notwendig ist, daß die passive Pflegebedürftigkeit auf ein Minimum reduziert wird, im eingetretenen Pflegefall jedoch für eine entsprechende Versorgung gesorgt ist. Hierfür bedarf es besonders geschulter Sozialarbeiter.

Im Rahmen der sozialen Rehabilitationsdiagnostik geht es um die Klärung der Situation, in der „Therapie" wird gemeinsam mit den Patienten und ihren Angehörigen nach Lösungen gesucht und deren Realisierung angestrebt. Die Initiierung von Fremdhilfe und Unterstützung ist häufig gerade bei Tumorpatienten notwendig, da viele körperlich nicht in der Lage sind, sich selbst zu versorgen, und oft auch eine ausgeprägte Antriebslosigkeit vorliegt.

Viele der sozialen Rehabilitationshilfen und Unterstützungen sind im Bundessozialhilfegesetz festgelegt, wobei von dem Grundsatz ausgegangen wird, daß die sozialen Hilfen prinzipiell vom einzelnen selbst bezahlt werden müssen. Es müssen also zunächst alle persönlichen Ressourcen ausgenutzt sein, bevor auf staatliche Hilfen Anspruch erhoben wird. Das Gestaltungsprinzip der sozialen Hilfen ist also ein anderes als das des Versicherungsprinzips.

Selbsthilfegruppen

Motivation zur Eigenhilfe und Hilfe zur Selbsthilfe haben aus den oben genannten Gründen in Deutschland einen sehr hohen Stellenwert in der sozialen Krebsrehabilitation. Die Selbsthilfegruppen erfüllen hierbei eine wesentliche Aufgabe. Sie haben neben medizinischen und prothetischen Sachkenntnissen häufig auch ein differenziertes sozialdienstliches Wissen, das sie an ihre Mitglieder weitervermitteln. Darüber hinaus üben sie auf die Betroffenen einen aktivierenden Einfluß aus.

Der Selbsthilfegedanke dieser Gruppen geht von der Vorstellung aus, daß Gemeinsamkeit stärker macht. Durch die Gemeinsamkeit soll das Selbstwertgefühl der Patienten gestärkt werden; die Patienten sollen eine aktive Haltung zu sich, zu ihrer Krebserkrankung und zur Umwelt einnehmen. Die Mitglieder der Selbsthilfegruppen kennen die Krebserkrankung bzw. die sich hieraus ergebenden medizinischen, psychischen, sozialen und auch beruflichen Probleme aus eigenem Erleben. Es gelingt ihnen daher häufig besser als den professionellen Helfern, das Vertrauen der Mitbetroffenen zu erlangen und ihnen bei körperlichen, seelischen und sozialen Problemen beizustehen. Durch Aktivitäten verschiedenster Art zeigen die Selbsthilfegruppen, daß auch nach einer Krebserkrankung sinnvolles und erfülltes Leben möglich ist. Die krankheitsbedingte Isolation kann so von den Krebspatienten leichter überwunden und mit wiedergewonnenem Selbstwertgefühl der Weg in ein normales Leben gebahnt werden.

Bekannte Selbsthilfegruppen (und deren Adressen) sind

- für Patienten mit künstlichem Darmausgang: Deutsche ILCO e.V., Kepser Str. 50, 85356 Freising
- für Patienten mit Inkontinenzproblemen: Blaue Eule, Wienenbuschstr. 67, 45149 Essen
- für Patienten ohne Kehlkopf: Bundesverband der Kehlkopflosen e.V., Obererle 65, 45897 Gelsenkirchen
- für Patienten mit Leukämie: Aktion für krebskranke Kinder e.V. Dachverband, Joachimstr. 20, 53113 Bonn
- für Patienten mit Brust- oder Unterleibskrebs: Frauenselbsthilfegruppe nach Krebs, Bundesverband e.V., B6 10/11, 68159 Mannheim
- für Patienten ohne Pankreas: Arbeitskreis der Pankreatektomierten, Bundesgeschäftsstelle, Karlstr. 60, 6600 Saarbrücken.

Die Adressen anderer Selbsthilfegruppen bzw. regionaler Verbände sind erhältlich über

- Krebsinformationsdienst (KID), Postfach 10 19 49, Im Neuenheimer Feld 280, 69120 Heidelberg
- Deutsche Krebshilfe e.V., Thomas-Mann-Str. 40, 53111 Bonn
- Deutsche Krebsgesellschaft, Geschäftsstelle, Theodor-Stern-Kai 7, 60596 Frankfurt.

Die Selbsthilfegruppen sollten von dem betreuenden Arzt als Partner und nicht als Konkurrent in der medizinischen und psychosozialen Rehabilitation angesehen werden. Erfahrungsgemäß wenden sich die in diesen Gruppen organisierten Patienten dann paramedizinischen Disziplinen zu, wenn sie von schulmedizinisch orientierten Ärzten nicht genügend ernst genommen und beraten werden.

12 Dokumentation und Evaluation

Die fehlende Evaluation der Rehabilitationsmaßnahmen ist mit ein Grund für deren schlechte Reputation in der Vergangenheit und für viele noch bestehende Mißverständnisse [5]. Eine Evaluation ist nur durch eine gute Dokumentation der Rehabilitationsbedürftigkeit, der durchgeführten Rehabilitationsmaßnahmen, des Verlaufs und des

Erfolgs der durchgeführten Therapiemaßnahmen zu erreichen. Eine Weiterentwicklung bzw. Verbesserung der Rehabilitation ohne Dokumentation und Evaluation ist unmöglich. Der Arztbrief hat eine zentrale Bedeutung für die Dokumentation. Die Entlassungsberichte der Krebsnachsorge- und Rehabilitationskliniken müssen ausführliche Stellungnahmen zur somatischen und psychosozialen Rehabilitationsbedürftigkeit, zu den durchgeführten Rehabilitationsmaßnahmen und Rehabilitationserfolgen enthalten. Im Gegensatz dazu kann auf die ausführliche Erwähnung medizinisch-kurativer Aspekte verzichtet bzw. auf die Arztbriefe der Akutkliniken verwiesen werden.

Bei der Evaluation ist in erster Linie danach zu fragen, wie – und nicht wie lange – der Patient gelebt hat. Hierbei sind nicht nur somatische Erfolgsparameter, sondern in gleichem Maße auch psychische, soziale und berufliche Aspekte bei der Beurteilung hinzuzuziehen.

13 Personelle Voraussetzungen, Kompetenzverteilung und Funktionen (Reha-Team)

Die rehabilitative Betreuung von Krebspatienten sollte von Ärzten übernommen werden, die in der Rehabilitationsmedizin ausgebildet sind und zusätzlich über onkologische Erfahrungen verfügen.

Aufgrund der zur Verfügung stehenden sozialen Hilfsmöglichkeiten [1, 14, 18], aber auch der immer komplexer werdenden sozialrechtlichen Regelungen, können Ärzte, Psychologen und Pflegepersonal die psychosozialen Aufgaben der Rehabilitation nicht mehr allein wahrnehmen. Professionelle Helfer – Sozialarbeiter – sind bei der Erfüllung sozialer Rehabilitationsmaßnahmen unentbehrlich. Auf die Mithilfe von Stomatherapeutinnen, Prothetikberatern, Logopäden, Physiotherapeuten und Lymphtherapeuten, Diätberatern und vielen anderen Berufsgruppen ist der „Rehabilitationsonkologe" angewiesen.

Erste Voraussetzungen zur Erfüllung der vielfältigen diagnostischen und therapeutischen Aufgaben sind die Bereitschaft und die Fähigkeit jedes einzelnen Mitarbeiters zur Teamarbeit. Die ärztlichen Betreuer müssen für die Koordinierung und die Integration aller Beteiligten Sorge tragen, sie optimieren und das Behandlungskonzept nach den individuellen Notwendigkeiten festlegen. Die Behandlungsziele müssen im Team gemeinsam formuliert werden.

14 Zugangswege, Finanzierung und Organisation

Voraussetzung für die Nutzung stationärer, teilstationärer und ambulanter Rehabilitationsmaßnahmen ist ein Versicherungsverhältnis des Betroffenen bei einem Träger der Rehabilitation. Je nach Zugehörigkeit zu einem Rententräger, aber auch je nach Behinderung können unterschiedliche Kostenträger in Betracht kommen (Abb. 17-2 und Tab. 17-5).

Ein Katalog mit Beschreibung der für stationäre Anschlußheilbehandlungen zugelassenen Rehabilitationskliniken kann über die BfA bzw. die Landesversicherungsanstalten bezogen werden. Wichtig ist der Hinweis, daß das stationäre Anschlußheilverfahren (entsprechend der Richtlinien der BfA) nur in AHB-Kliniken durchgeführt werden darf, die nicht mehr als max. 100 – 150 km vom Heimatkrankenhaus entfernt sind. Für die teilstationäre Rehabilitation gilt die Regel, daß die Fahrzeit zur Institution nicht mehr als 30 Minuten betragen sollte. Die Heilverfahren sollten nach Möglichkeit in onkologisch ausgerichteten Tumornachsorge- und Rehabilitationskliniken, nicht jedoch in sogenannten Mischkliniken durchgeführt werden. Letztere verfügen zumeist nicht über die notwendigen onkologischen Erfahrungen, das ausgebildete Personal und die erforderlichen Einrichtungen, um auf die besonderen Bedürfnisse der Krebspatienten eingehen zu können.

Die Prüfung der Leistungszuständigkeit für die AHB erfolgt erst nach der Aufnahme in die AHB-Klinik. Die Einweisung erfolgt also durch direkten Kontakt des Krankenhausarztes (Sozialdienstes) mit der AHB-Klinik. Das Antragsverfahren bei späteren stationären Heilverfahren (Kuren) muß hingegen grundsätzlich über den finanziellen Träger eingeleitet werden, d.h., der Antrag muß bei den Rentenversicherungen bzw. den gesetzlichen Krankenversicherungen (in Nordrhein-Westfalen grundsätzlich über die Arbeitsgemeinschaft für Krebsbekämpfung mit Sitz in Bochum) [16] gestellt werden. Diese bestimmen die zu belegende Rehabilitationsklinik, wobei von den beantragenden Ärzten Wünsche geäußert werden können (Abb. 17-3 und 17-4).

Basisvorschrift der Voraussetzung für Leistungen zur Rehabilitation durch die Rentenversicherungsträger sind §§ 9 bis 12 SGB VI. Dabei sind
- die erhebliche Gefährdung der Erwerbstätigkeit,
- die wesentliche Besserung der Erwerbsfähigkeit und

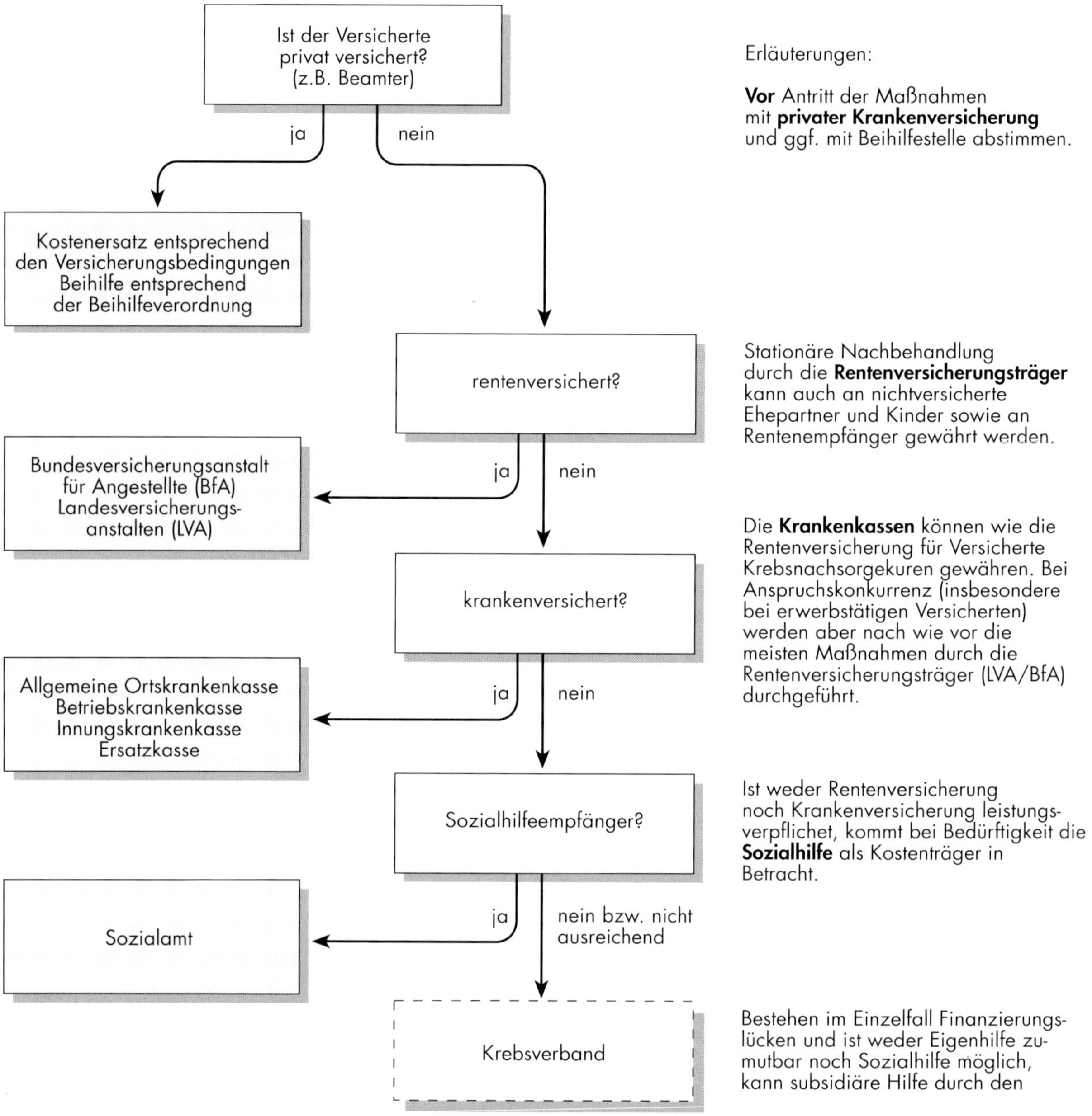

Abb. 17-2 Diagramm zur Ermittlung des Kostenträgers.

– die voraussichtliche Erfolgsaussicht der Maßnahmen

zu wesentlichen Bewilligungskriterien geworden. Darüber hinaus kann jedoch der RV-Träger auf den Grundlagen von § 31 Abs. 1, Nr. 3 SGB VI zu den Richtlinien für onkologische Patienten eine Rehabilitationsmaßnahme einleiten, um eine wesentliche Besserung der beeinträchtigten gesundheitlichen Situation zu erreichen. Hier ist also – im Gegensatz zu den anderen gutartigen Erkrankungen und Behinderungen – die Wiederherstellung oder der Erhalt der Erwerbsfähigkeit kein Kriterium für die Bewilligung. Es können demnach auch außerhalb des Erwerbslebens stehende Patienten stationäre Heilverfahren in Anspruch nehmen.

Voraussetzungen für Leistungen der Krankenversicherung sind § 40 Abs. 2, SGB V, § 5 der Richtlinien.

Für die Durchführung teilstationärer Heilverfahren und Rehabilitationsmaßnahmen gelten gesonderte Bedingungen, die zum Teil noch modellhaften Charakter haben und von Kostenträger zu Kostenträger unterschiedlich gehandhabt werden.

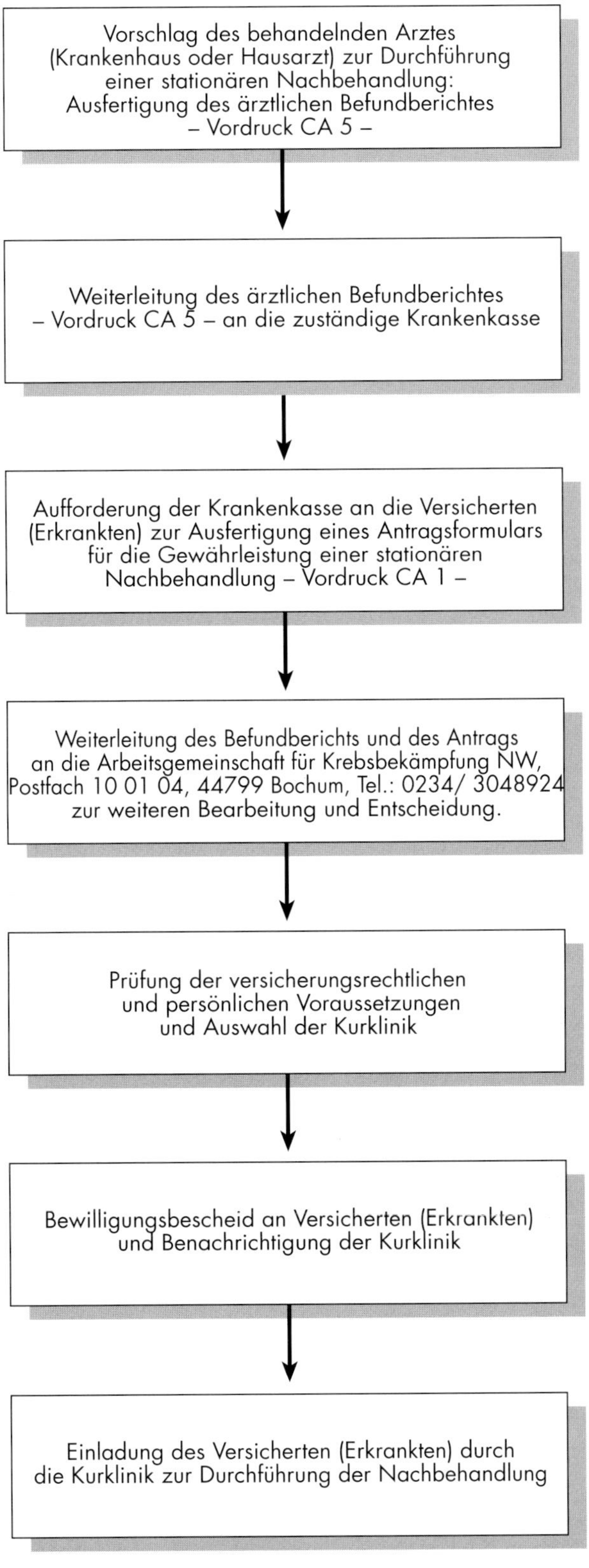

Abb. 17-3 Ablaufdiagramm zur Beantragung und Durchführung stationärer Nachbehandlungsmaßnahmen in den Vertragskliniken der Arbeitsgemeinschaft für Krebsbekämpfung NW.

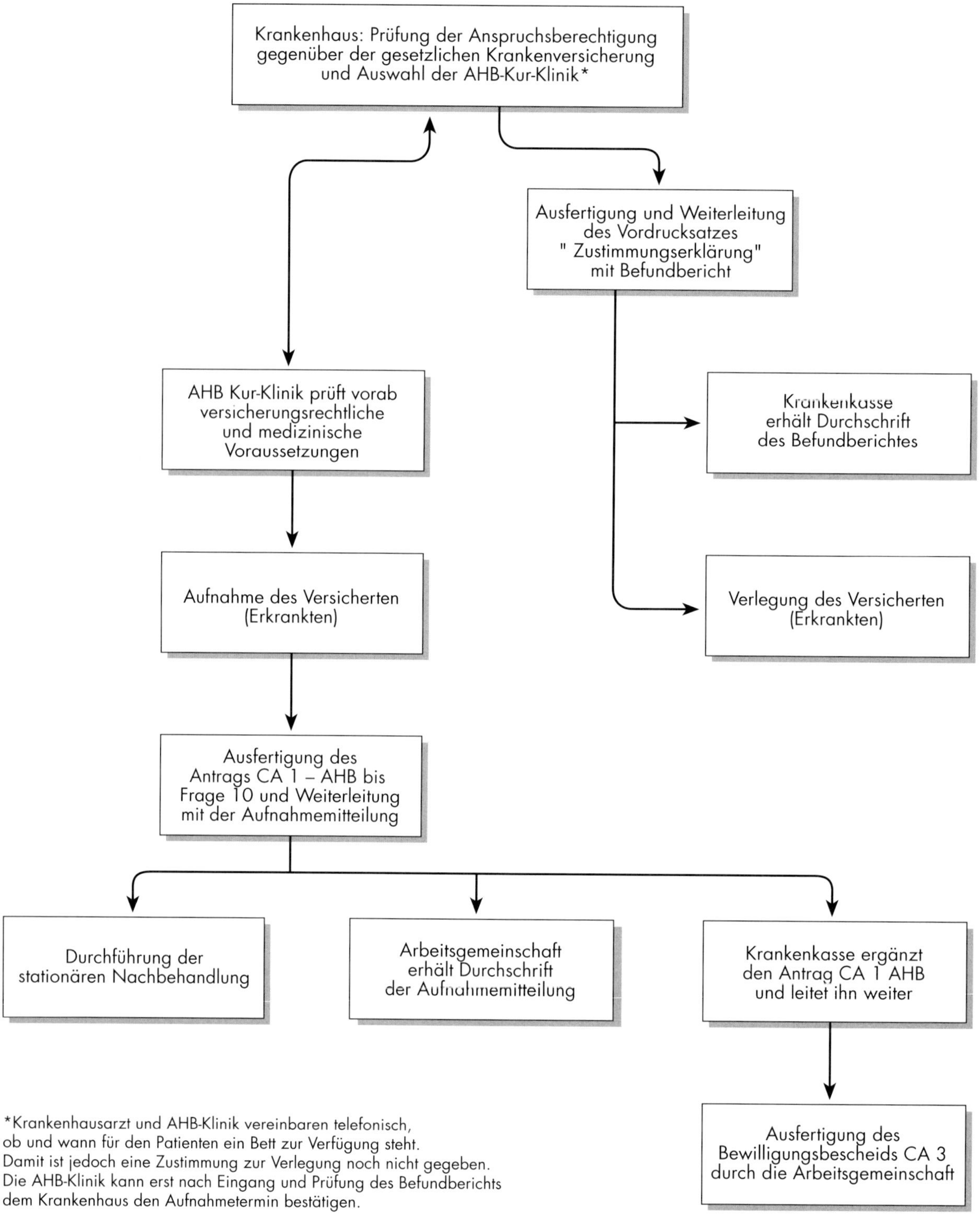

*Krankenhausarzt und AHB-Klinik vereinbaren telefonisch, ob und wann für den Patienten ein Bett zur Verfügung steht. Damit ist jedoch eine Zustimmung zur Verlegung noch nicht gegeben. Die AHB-Klinik kann erst nach Eingang und Prüfung des Befundberichts dem Krankenhaus den Aufnahmetermin bestätigen.

Abb. 17-4 Ablaufdiagramm zur Beantragung und Durchführung von Anschlußbehandlungen in den Vertragskliniken der Arbeitsgemeinschaft für Krebsbekämpfung in Nordrhein-Westfalen [16].

Teil II
Rehabilitation spezieller onkologischer Krankheitsbilder

1 Magenkarzinom

1.1 Epidemiologie und Reha-Bedarf

Die Inzidenz des Magenkarzinoms schwankt weltweit; es ist bei uns der vierthäufigste bösartige Tumor mit einer Inzidenz von 46 für Männer bzw. 34 für Frauen pro 100 000. Dies bedeutet, daß man mit etwa 30 000 Neuerkrankungen jährlich in Deutschland rechnen muß. (Abb. 17-5, Tab. 17-1 im Allgemeinen Teil) [6].

Obwohl die Inzidenz weltweit rückläufig ist, ist die Prävalenz in Deutschland weitgehend konstantgeblieben. Dies ist zum Teil auf häufigere Heilungen, vor allem jedoch auf das gehäufte Vorkommen von Frühkarzinomformen bei jüngeren Menschen und auch auf längere Überlebenszeiten dank verbesserter Supportivtherapien zurückzuführen. So leben palliativ behandelte Magenkarzinompatienten, die 30–40% aller Patienten ausmachen, heute länger als früher. Im übrigen ist die weltweite Abnahme der Inzidenz mehr bei älteren Patienten mit Antrumkarzinomen als bei jüngeren Patienten mit proximal lokalisierten Tumoren zu beobachten.

Wegen des epidemiologischen Wandels, aber auch wegen der veränderten Therapiestrategien und Operationstechniken [25, 26, 29, 46, 47] haben sich Rehabilitationsbedarf und -bedürftigkeit, Rehabilitationsfähigkeit und -aufwand in den letzten 20 Jahren erheblich verändert.

Die mit erheblichen Behinderungen verbundene totale Magenentfernung (gastrectomie de principe) ist heute wegen der geringeren Rezidivgefahr zur Regelbehandlung geworden und hat die früher häufig praktizierte Teilresektion oder gar den Operationsverzicht in den Hintergrund gedrängt.

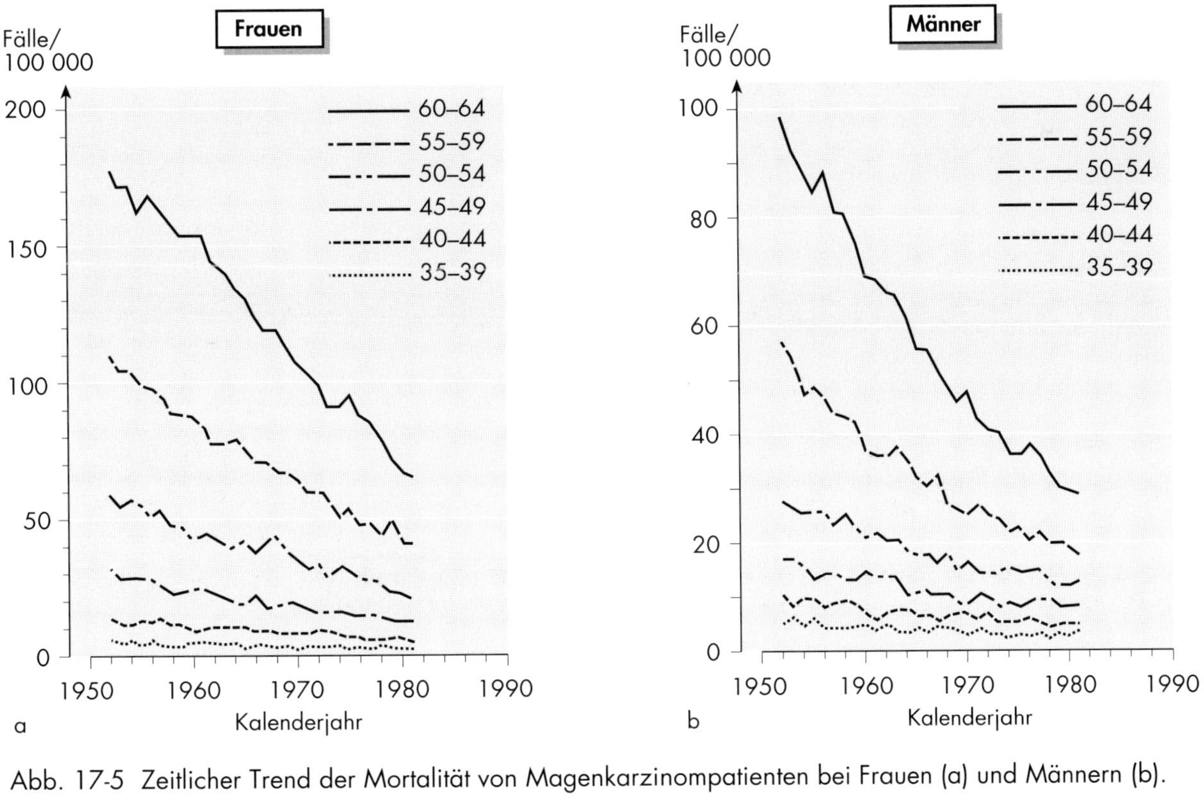

Abb. 17-5 Zeitlicher Trend der Mortalität von Magenkarzinompatienten bei Frauen (a) und Männern (b).

Die medizinische Rehabilitationsbedürftigkeit der Betroffenen ist dadurch größer geworden, und die Rehabilitation muß sich stärker an den inviduellen Operationsfolgestörungen orientieren. Diese können heute besser als früher differenziert, verhindert und behandelt werden.

Da der Anteil der Erwerbstätigen mit Magenkrebs im Frühstadium größer geworden ist und zunehmend potentiell kurative Eingriffe zum Einsatz kommen, haben die beruflichen Rehabilitationsmaßnahmen heute eine größere Bedeutung als in der Vergangenheit.

Die soziale Gesetzgebung und die wirtschaftliche Situation in Deutschland ermöglichen es, auf die erheblichen sozialen Bedürfnisse der Betroffenen stärker einzugehen.

Da selbst bei einem zu erwartenden prognostisch ungünstigen Verlauf die Aufklärungspflicht heute ernster genommen wird als in der Vergangenheit, besteht bei den Betroffenen ein erhöhter Bedarf an psychologischer Hilfe.

1.2 Prognose und Stadieneinteilung

Die Prognose der Patienten mit Magenkarzinom ist zwar unverändert schlecht, doch lassen sich – im Gegensatz zu früher – je nach Risiko- und Prognosefaktor (Tab. 17-8) solche Betroffenen selektionieren, bei denen eine 5-Jahres-Überlebenszeit von über 50% wahrscheinlich ist, so daß auch aufwendigere Rehabilitationsmaßnahmen gerechtfertigt sind.

Wesentlicher Prognosefaktor ist die pTNM-Klassifikation, neben der besonders in der angloamerikanischen Literatur eine Stadiengruppierung von 0–IV im Gebrauch ist (Tab. 17-9 und 17-10) [24].

Aufgrund der Fortschritte in der Diagnostik, durch die in zunehmendem Maß Magenfrühkarzinome aufgedeckt werden können, und in der Therapie, durch die besonders bei palliativ behandelten Patienten eine Lebenszeitverlängerung erreicht werden kann, ist in Zukunft mit einer Verbesserung der Prognose zu rechnen.

Tabelle 17-8 Prognosefaktoren beim Magenkrebs.

TNM-Stadium
Lokalisation des Tumors im Magen
Laurén-Klassifikation
R0-R1-R2-Resektion

Tabelle 17-9 pTNM: Pathologische Klassifikation. Die pT-, pN- und pM-Kategorien entsprechen den T-, N- und M-Kategorien (nach [24]).

Stadium 0	Tis	N0	N0
Stadium IA	T1	N0	M0
Stadium IB	T1	N1	M0
	T2	N0	M0
Stadium II	T1	N2	M0
	T2	N1	M0
	T3	N0	M0
Stadium IIIA	T2	N2	M0
	T3	N1	M0
	T4	N0	M0
Stadium IIIB	T3	N2	M0
	T4	N1	M0
Stadium IV	T4	N2	M1
	jedes T	jedes N	M1

Tabelle 17-10 Prognose nach kurativer Tumorresektion (R0) in Abhängigkeit vom Stadium. Alterskorrigierte Fünf-Jahres-Überlebensraten (nach [24]).

Stadium	*Patientengut der Universitäten*		
	Erlangen	*München*	*Japan*
IA	91,5%	90,5%	99,2%
IB	83,0%	79,8%	88,4%
II	48,8%	45,1%	70,1%
IIIA	38,3%	35,0%	47,6%
IIIB	18,2%	20,2%	23,6%
IV	6,8%	3,1%	10,5%

Tabelle 17-11 Basisinformationen, ohne die eine Rehabilitationsplanung bei Magenkrebspatienten unmöglich ist.

I Art der Therapie
a) Wie wurde der Patient behandelt?
- palliativ
- potentiell kurativ (Operation, Strahlentherapie, Chemotherapie)

b) Welches weitere diagnostische und therapeutische Vorgehen wird zur Abklärung bzw. zur Therapie empfohlen?

II Art der Operation
- total gastrektomiert
  - ohne Ersatzmagen
  - mit Ersatzmagen
  - welche Art von Ersatzmagen?
- partiell gastrektomiert
  - Billroth I
  - Billroth II
  - Varia

Tabelle 17-11 Basisinformationen, ohne die eine Rehabilitationsplanung bei Magenkrebspatienten unmöglich ist. Fortsetzung

III Fragen zum Patienten
a) Ist der Patient über sein Tumorleiden aufgeklärt?
vollständig
teilweise
nicht
b) Wie sieht der Patient selber seine Situation? Ist er motiviert und kooperativ?
c) Wurde mit den Angehörigen gesprochen?

IV Welche Begleiterkrankungen bestehen?

Die Kenntnis der Prognosefaktoren (s. Tab. 17-8) und die in Tabelle 17-11 aufgelisteten Basisinformationen sind für die Rehabilitationsplanung unverzichtbar. Art und Ausmaß der Rehabilitationsmaßnahmen und deren Erfolg stehen damit in enger Beziehung.

1.3 Reha-Ziele

Die Rehabilitation bietet medizinisch-somatische, psychische, soziale und berufliche Hilfen. Je nach Prognose, Alter und Schweregrad der *Postgastrektomiebeschwerden* sowie individueller psychischer, sozialer und beruflicher Ausgangslage können die Schwerpunkte dieser Hilfen variieren. So können *berufliche Hilfen* bei Patienten mit den prognostisch sehr günstigen Ausbreitungsstadien Ia, Ib und II einen höheren Stellenwert einnehmen als die *soziale Rehabilitation* bei älteren Patienten, die möglicherweise nur palliativ oder sogar überhaupt nicht mehr operiert wurden.

Bei allen Patienten – gleichgültig ob total oder partiell gastrektomiert, ob kurativ oder palliativ behandelt, ob alt oder jung – stellt die *Beherrschung der Postgastrektomiesymptomatik* eine wichtige Rehabilitationsaufgabe dar.

Dies um so mehr, als sie einen großen Einfluß auf Art und Ausmaß der psychosozialen und beruflichen Einschränkungen hat [1, 11, 13].

Die Tumornachsorge in Form der onkologischen Rezidivdiagnostik (Tab. 17-12), -prophylaxe und -therapie [18] ist hingegen von sekundärer Bedeutung.

1.4 Reha-Planung und zeitlicher Ablauf

Die Rehabilitationsplanung beginnt schon mit der Operationsvorbereitung *(Phase I)*. Art und Ausmaß der Tumorentfernung – partielle oder totale Gastrektomie, mit oder ohne Ersatzmagen, mit oder ohne Ableitung nach Roux, mit oder ohne Entfernung der Milz und des kleinen Netzes

Tabelle 17-12 Nachsorgeprogramm bei Magenkarzinomen; Zustand nach radikaler Tumorentfernung.

	Monate nach Abschluß der Primärtherapie												
	3	*6*	*9*	*12*	*16*	*20*	*24*	*30*	*36*	*42*	*48*	*60*	–	*alle 12 Monate*
Basisprogramm														
Anamnese, körperlicher Befund	+	+	+	+	+	+	+	+	+	+	+	+	+	+ +
BSG, kleines Blutbild, CEA, CA 19-9, CA 72-4, LDH, SGPT SGOT, AP, Bilirubin, Kalzium, Eisen,	+	+	+	+	+	+	+	+	+	+	+	+	+	+ +
Zusatzprogramm														
Oberbauchsonographie	+	+	+	+	+	+	+	+	+	+	+	+	+	+ +
Gastroskopie		+		+		+		+		+	+	+		alle 12 Monate
Vorsorgeuntersuchungen			+			+				+		+		alle 12 Monate
Röntgenthorax			+			+			+		+			alle 12 Monate
Röntgenbreischluck					bei Verdacht auf Stenosen, Reflux, bei unklaren Anastomosenverhältnissen, Verdacht auf Nahtinsuffizienzen, Fisteln. Feststellung der Motilität und Einschätzung der Transitzeit.									

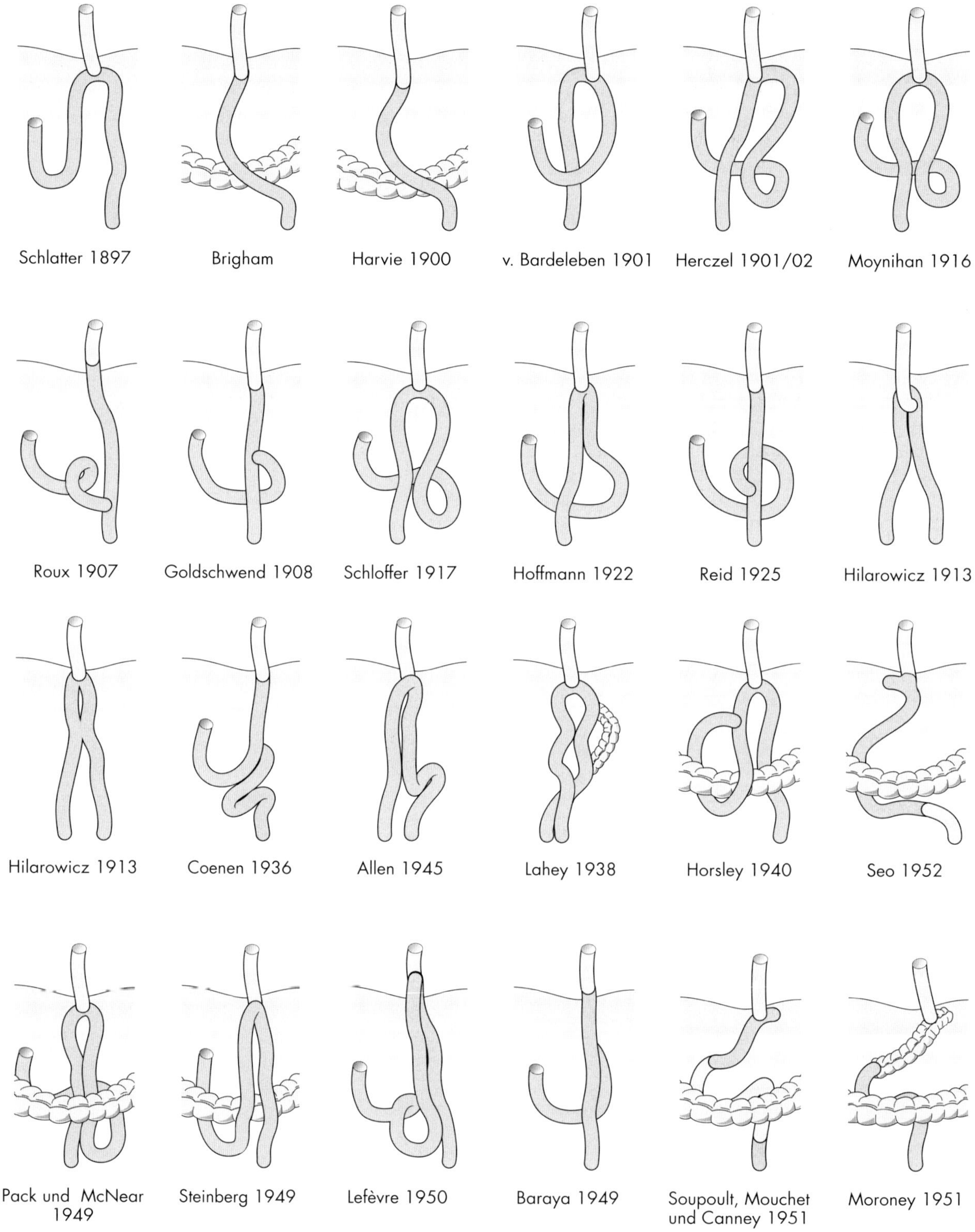

Abb. 17-6 Ersatzmagenbildung und Gastrektomie – historische Entwicklung (nach [Kremer 1987]).

[46] – beeinflussen Art und Ausmaß der später zu erwartenden Rehabilitationsbedürftigkeit.

In der Regel geht die totale Gastrektomie mit ausgeprägteren Beschwerden einher als die partielle Resektion. Die partielle proximale Resektion jedoch ist unter allen Resektionsverfahren die rehabilitationsbedürftigste, d. h. sie ist mit den meisten Behinderungen verbunden.

Die Tatsache, daß seit der ersten totalen Gastrektomie durch Schlatter annähernd 50 verschiedene Formen der Ersatzmagenbildung mit und ohne Pouch-Konstruktion empfohlen wurden (Abb. 17-6 und 17-7) [31], die alle die Lebenszeit verlängern und die Lebensqualität verbessern sollten, ist ein Zeichen dafür, daß es das „ideale Rekonstruktionsverfahren" noch nicht gibt.

Rehabilitationsmaßnahmen, die in der Akutklinik (Phase I) durchgeführt werden müssen, umfassen die Beherrschung der perioperativen Morbidität, supportive Maßnahmen und die Aufklärung der Betroffenen und Angehörigen. Basis der Akuttherapie ist und bleibt jedoch die radikale Entfernung des Karzinoms, d. h. die Lebensverlängerung, und erst in zweiter Linie die Verbesserung der Lebensqualität.

In der *Phase II* der stationären Anschlußheilbehandlung (AHB), findet eine Bündelung und Konzentration der rehabilitationsorientierten Diagnostik und Therapie statt. In der Regel werden insgesamt drei stationäre Rehabilitationsmaßnahmen innerhalb eines Zeitraums von drei Jahren nach der Operation gewährt, von denen die stationäre Anschlußheilbehandlung (AHB) die für operierte Magenkarzinompatienten wichtigste Maßnahme ist. Sie sollte auf jeden Fall in einer onkologisch ausgerichteten Kur- oder Rehabilitationsklinik und auf keinen Fall in einer nicht spezialisierten Reha-Klinik durchgeführt werden. Alle operierten Patienten sollten die Möglichkeit einer stationären Anschlußheilbehandlung in Anspruch nehmen (bezüglich der gesetzlichen und organisatorischen Einzelheiten s. Allgemeines Kapitel Onkologie).

Spätestens während der stationären Anschlußheilbehandlung müssen die Hilfen, die zu Hause weiterzuführen *(Phase III)* sind, in die Wege geleitet werden. In dieser Phase koordiniert der Hausarzt die Rehabilitation, die er interdisziplinär mit Onkologen, Gastroenterologen und Rehabilitationsmedizinern abstimmen sollte [8].

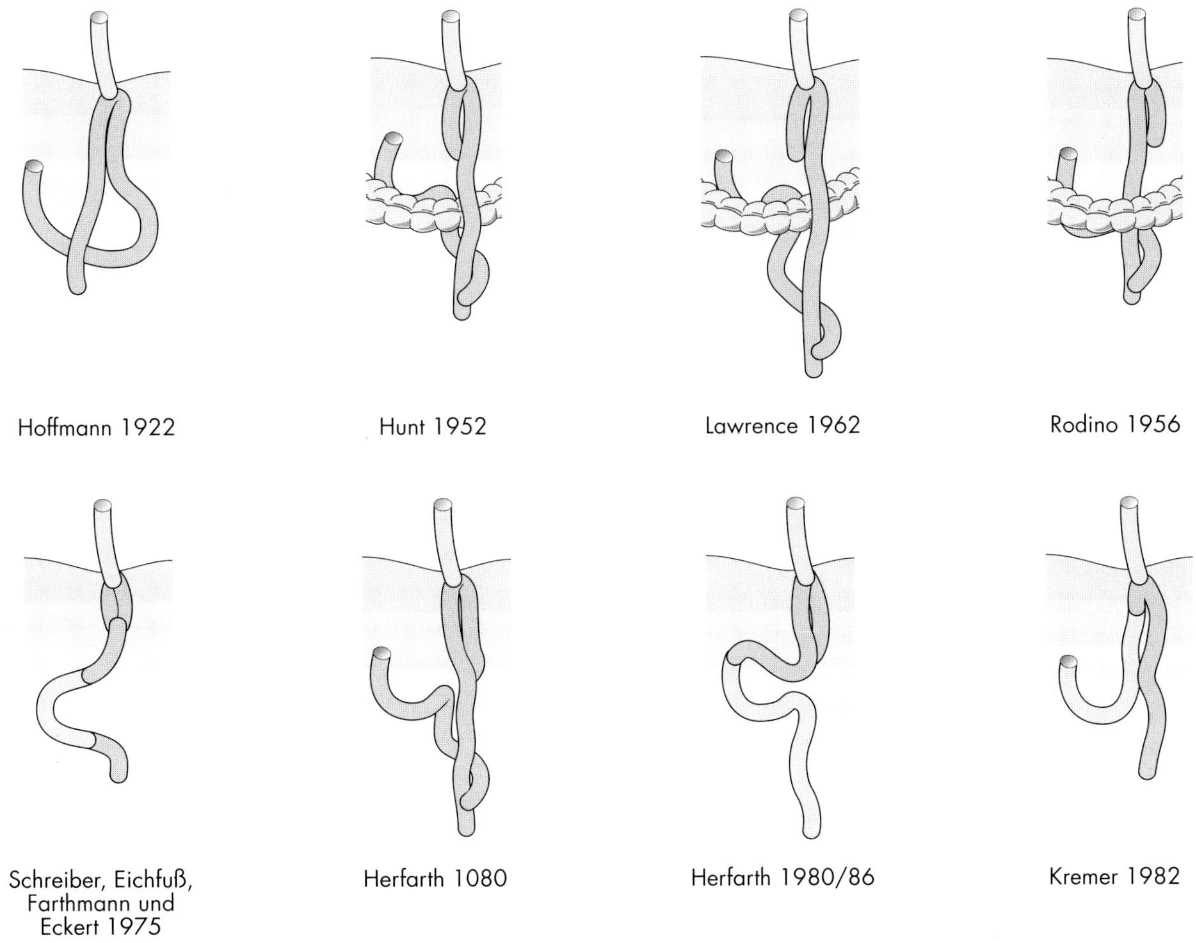

Abb. 17-7 Verschiedene Pouch-Konstruktionen mit und ohne Duodenalpassage (aus [Kremer]).

Tabelle 17-13 Nachsorge- und Rehabilitationsfragen, die bei operierten Magenkarzinompatienten im Rahmen der Diagnostik berücksichtigt werden müssen.

medizinische Fragen
- Liegt Tumoraktivität vor? Welche Beschwerden werden hierdurch verursacht?
- Liegen Postgastrektomiebeschwerden vor (Refluxösophagitis, Refluxgastritis, Dumping, Schlingensyndrome, Diarrhö, Schmerzen, Übelkeit, Blähungen)? Können diese dem Operationsverfahren zugeordnet werden?
- Besteht Untergewicht und welches sind die Gründe hierfür?
- Bestehen abhängig bzw. unabhängig von der Nahrungsaufnahme Übelkeit oder Schmerzen?
- Bestehen Zeichen einer Pankreasfunktionsstörung (Blähungen, Diarrhöen, Fettstühle)? Sind diese durch Fettstühle zu objektivieren?
- Welche Nahrungsunverträglichkeiten bestehen?
- Bestehen Zeichen von Mangelstörungen (z.B. hypochrome Anämie bzw. megaloblastäre Anämie, Vitamin-D-Mangelstörungen, Osteoporose – Osteomalazie)?

psychosoziale Fragen
- Wie ist die subjektiv empfundene Stimmungslage (z.B. Nervosität, Schlaflosigkeit, Ängstlichkeit, Grübeln, Schreckhaftigkeit, Mutlosigkeit, Aggressionen)?
- Wie empfindet der Patient selber seine Leistungsfähigkeit (kann er z.B. den Haushalt selber versorgen)?
- Ist zukünftig mit Versorgungsproblemen zu rechnen (kümmern sich die Angehörigen um den Betroffenen?) Ist eine soziale Institution für die weitere soziale Versorgung und Begleitung eingeschaltet?
- Ist der Patient über den bösartigen Charakter der Erkrankung aufgeklärt? Sind die Angehörigen über den bösartigen Charakter der Erkrankung aufgeklärt?
- Sollte der Betroffene dem Psychologen vorgestellt werden?
- Sollte der Betroffene dem Sozialarbeiter vorgestellt werden?

berufliche Fragen
- Besteht ein Arbeitsverhältnis?
- Kann der Patient seine zuletzt ausgeübte berufliche Tätigkeit wieder aufnehmen bzw. wird hierbei mit Beschwerden zu rechnen sein? Ist zu erwarten, daß er später einmal seine zuletzt ausgeübte berufliche Tätigkeit wieder aufnehmen kann? Ist eine Arbeitsplatzumsetzung sinnvoll? Erscheint eine berufliche Neuorientierung sinnvoll?
- Sollte eine Erwerbsunfähigkeitsrente in Erwägung gezogen werden?
- Sind beruflich rehabilitative Hilfen sinnvoll und erfolgversprechend?
- Wurden beruflich-rehabilitative Hilfen schon eingeleitet (Schwerbehindertenausweis, Betriebsarzt, Arbeitsplatzumsetzung, Rentenantrag)?

1.5 Diagnostische und therapeutische Maßnahmen bei somatischen Beschwerden

In erster Linie geht es um die *Erkennung, Linderung und Zuordnung der Postgastrektomiebeschwerden* und *-folgen* mit ihren Auswirkungen auf die Psyche, das soziale Gefüge und die Arbeitsfähigkeit. Einige der Fragen, die im Rahmen der Rehabilitationsdiagnostik beantwortet werden müssen, finden sich in der Tabelle 17-13.

Parallel zu den rehabilitationsdiagnostischen Maßnahmen müssen die *rezidivorientierten diagnostischen Untersuchungen* entsprechend dem in Tabelle 17-12 aufgeführten Nachsorgeprogramm durchgeführt werden [18].

In Tabelle 17-14 sind die wichtigsten somatischen Beschwerden und Folgeerkrankungen nach partieller und totaler Magenresektion angeführt, die einzeln in den folgenden Abschnitten besprochen werden.

Tabelle 17-14 Beschwerden und Folgeerkrankungen nach partieller Resektion und totaler Gastrektomie.

- Magenentleerungsstörungen
- Dumpingsyndrom
- Syndrom der zuführenden Schlinge
- Refluxösophagitis
- Gewichtsverlust
- Maldigestion
- Malassimilation
- Diarrhö
- Refluxgastritis
- Anämie
- Osteopathie

1.5.1 Magenentleerungsstörungen

Motilitätsstörungen oder gar eine Magenatonie sind vor allem in der frühen postoperativen Phase zu beobachten, in der sich Motorik, Sekretion und Resorption des Magen-Darm-Traktes noch nicht an die postoperativ veränderte Situation angepaßt haben.

Differentialdiagnostisch muß immer auch an mögliche Stenosierungen im Anastomosenbereich und im proximalen Jejunum gedacht werden. Sie können organischer, aber auch funktioneller Natur sein und können sowohl in der frühen als auch in der späteren postoperativen Phase auftreten.

Grundsätzlich muß vor der Therapie abgeklärt werden, ob eine mechanische Verlegung, eine tumoröse Peritonitis oder eine verlängerte primäre Atonie vorliegt. Bei einer mechanischen Verlegung muß das Hindernis endoskopisch oder ggf. operativ beseitigt werden. Bei einer verlängerten primären Atonie sollten motilitätswirksame Mittel, bei einer Peritonealkarzinose können Zytostatika versucht werden.

1.5.2 Dumpingsyndrom

Unter dem Begriff „Dumpingsyndrom" werden zwei Beschwerdekomplexe zusammengefaßt, die sich hinsichtlich Symptomatik, Ätiologie und zeitlichem Auftreten unterscheiden:
- das sogenannte Frühdumpingsyndrom, auch postalimentäres Frühsyndrom genannt
- das Spätdumpingsyndrom, das besser reaktive postalimentäre Hypoglykämie genannt werden sollte.

Beide Syndrome treten häufiger bei total gastrektomierten als bei teilresezierten Patienten auf, ihre Häufigkeit und Intensität sind darüber hinaus vom postoperativen Zeitintervall beeinflußt.

Nach einer Teilresektion sind die Größe des Restmagens und die Weite der Anastomose von Bedeutung. Je kleiner der Restmagen bzw. je weiter die Anastomose, desto größer das *Frühdumping*-Risiko.

Als Ursache für das *Spätdumping* werden ein Abfall des Blutzuckerspiegels infolge eines reaktiven temporären Hyperinsulinismus und die Beteiligung anderer Hormone, wie GIP oder Enteroglucagon [33], diskutiert. Dabei kommt es zu einer schnellen Füllung des Dünndarms mit großen, vor allem leicht resorbierbaren Kohlenhydratmengen. Folgen hiervon sind rasche Glukoseresorption, reaktive Hyperglykämie, vermehrte Insulinausschüttung und schließlich ein Mißverhältnis zwischem dem überschießend ausgeschütteten Insulin und dem Blutzuckerspiegel.

Von zentraler Bedeutung bei der Behandlung sind diätetische Maßnahmen. Sie richten sich beim *Frühdumping* vor allem gegen die beschleunigte Magenentleerung und/oder gegen den zu hohen osmotischen Reiz der Nahrung (Tab. 17-15). Bei stark ausgeprägter Symptomatik empfiehlt es sich unter Umständen, das Essen im Liegen aufzunehmen oder sich unmittelbar nach dem Essen hinzulegen. Hierdurch soll ein zu schneller Transport der Nahrung im Dünndarm verhindert werden.

Tabelle 17-15 Diätetische Ratschläge bei Dumpingsyndrom (nach [17]).

Vorsicht
- Flüssigkeit während oder kurz nach der Mahlzeit
- hastige Mahlzeiten
- körperliche Aktivität nach der Mahlzeit
- stark kohlensäurehaltige Getränke
- konzentrierte Zucker-, Kochsalz- und Aminosäurelösungen
- leicht aufschließbare Kohlenhydrate
- voluminöse Mahlzeiten
- heiße und eiskalte Getränke und Speisen
- keine Milch bei Milchzuckerunverträglichkeit

Empfehlungen
- Flüssigkeitsaufnahme vor oder zwischen den Mahlzeiten
- langsam essen, gründlich kauen
- Ruhezeiten nach dem Essen (horizontale Körperlage mit erhöhtem Kopfende)
- „Stilles Wasser" und Tee
- ballaststoff- und eiweißreiche Kost
- Zusatz von natürlichen Quellstoffen (Guar oder Pektine)
- Gabe von Acarbose
- 6–8 kleine Mahlzeiten
- bei Milchzuckerunverträglichkeit Quark, Käse, Joghurt

Beim *Spätdumping* wird eine Verminderung der Beschwerden mit ähnlichen Maßnahmen erreicht. Die Einnahme leicht resorbierbarer Kohlenhydrate ist zu vermeiden, zumindest ist ihr Anteil an den einzelnen Mahlzeiten zu reduzieren. Die Einnahme von Ballaststoffen wie Pektin oder Guar kann von Nutzen sein, weil die Glukoseresorption dadurch verzögert wird. Die Blutglukosekonzentration steigt so weiter steil an, und es kommt zu keiner überschießenden Insulinausschüttung.

Eine *Pankreatinsubstitution* ist sowohl beim Früh- als auch beim Spätdumping aufgrund der zu späten bzw. unzureichend einsetzenden exokrinen Pankreasfermentsekretion bei zu kurzer Verweilzeit der Nahrung im Dünndarm indiziert.

Zwar ist kein wesentlicher Einfluß auf die dumpingspezifische Beschwerdesymptomatik zu erwarten, jedoch können hierdurch die infolge der sekundären Pankreasinsuffizienz und des Fermentmangels zwangsläufig auftretenden Nahrungsverwertungsstörungen und Mangelzustände gemindert werden.

1.5.3 Syndrom der zuführenden Schlinge

Zwei Syndrome sind zu unterscheiden
- das Syndrom der zuführenden Schlinge vom Typ I
- das Syndrom der blinden Schlinge vom Typ II.

Beide Syndrome können insbesondere bei partiell, weniger bei total gastrektomierten Patienten zu erheblichen Beschwerden führen.

Ursache des *Typ I* ist eine bevorzugte Entleerung des Mageninhalts in die zuführende Jejunalschlinge nach Billroth-II-Operationen, meist bedingt durch eine Stenose im Bereich der Anastomose bzw. der abführenden Schlinge. Klinisch kann die Beschwerdesymptomatik mit einem Dumpingsyndrom verwechselt werden, da die mechanische Dehnung der zuführenden Schlinge neben lokalen Symptomen häufig auch von kardiovaskulären Beschwerden begleitet ist.

Ursachen des *Typ II* können eine Abknickung, innere Hernien, Stenosen oder Verwachsungen der zuführenden Schlinge im Anastomosenbereich sein. Hierdurch sammeln sich in der zuführenden Schlinge reichlich Gallen- und Pankreassekret an, das eine halbe bis eine Stunde nach dem Essen im Schwall erbrochen wird. Infolge reichlicher Bakterienbesiedlung kann zusätzlich Durchfall durch Hydrolyse der konjugierten Gallensalze auftreten. Das Syndrom der blinden Schlinge wird vor allem bei Patienten beobachtet, deren zuführende Schlinge eine Länge von mehr als 30 cm hat.

Die Behandlung besteht in der Beseitigung der Ursache. Häufig muß eine Umwandlung des Billroth II in einen Billroth I erfolgen oder eine Braun-Anastomose angelegt werden.

1.5.4 Refluxösophagitis

Zu einer Refluxösophagitis kann es sowohl bei partiell als auch bei total gastrektomierten Patienten kommen. Während bei partiell resezierten Patienten häufig ein magensäurebedingter Reflux *(saure Refluxösophagitis)* vorliegen kann (aber nicht muß), handelt es sich nach einer totalen Magenentfernung grundsätzlich um einen Reflux der Dünndarmsäfte *(alkalische Refluxösophagitis)*. Bei proximaler Resektion ist eine saure Refluxösophagitis unvermeidbar.

Ursache ist der Verlust der wichtigen Antirefluxbarrieren des unteren Ösophagussphinkters und des Pylorus; jedoch hat auch die manometrisch quantifizierbar gestörte Motilität der verbleibenden Speiseröhre eine ursächliche Bedeutung.

Refluxbeschwerden sind nach einer totalen Gastrektomie häufiger als nach partiellen Resektionen. Die Häufigkeit von Refluxbeschwerden bei total Gastrektomierten ist ganz entscheidend von den gewählten Operationsverfahren abhängig.

Eine *dritte Variante der Refluxösophagitis*, die ätiologisch und vor allem therapeutisch zu unterscheiden ist, ist bedingt durch das Refluat, das sich aus Magensekret und Duodenalinhalt mit Galle- und Pankreassekret infolge einer Stenose oder einer Duodenalatonie bildet. Die Stenose kann organischer, aber auch funktioneller Natur sein.

Die diätetische Beratung sowie nichtmedikamentösc Allgemeinmaßnahmen [13, 48] stellen die Grundlage der Behandlung aller drei Varianten der Refluxösophagitis dar.

Fehlt der ösophagogastrale Verschlußmechanismus wie z. B. nach einer proximalen Teilresektion oder einer totalen Gastrektomie, so kann allein das Hochstellen des Bettkopfendes um mindestens 10–15 cm bei vielen Patienten die Beschwerden lindern.

Unabhängig von der Ursache der Refluxösophagitis kann die Gabe von Antazida (bei noch vorhandener Magensäureproduktion) und Zytoprotektiva Linderung bewirken. Bei den beiden ersten Varianten können motilitätswirksame Substanzen Erfolg bringen; bei einem stenosebedingten Reflux sind sie kontraindiziert.

Wenn die Refluxösophagitis trotz aller diätetischen und medikamentösen Vorsichtsmaßnahmen fortbesteht, muß eine operative Reintervention in Erwägung gezogen werden.

Zur Verhinderung des alkalischen Refluxes bei total Gastrektomierten ist die ungehinderte Ableitung des Duodenalsekrets von entscheidender Bedeutung. Diese kann entweder durch eine Roux-Y-Anastomose oder durch ein (mindestens 40 cm) langes Jejunuminterponat, in dem sich der Reflux erschöpft, erreicht werden.

Die Inzidenz der *alkalischen Refluxösophagitis* ist nach einfacher Ösophagoduodenostomie oder Ösophagojejunostomie höher, als wenn die Ableitung des Intestinalinhalts durch eine Roux-Y-Anastomose vorgenommen oder eine orthograde Jejunuminterposition nach Longmire hergestellt wurde. Von großer Bedeutung ist die Länge der ausgeschalteten Jejunumschlinge bzw. die Länge des Interponats und damit die Distanz zwischen Papilla Vateri und Ösophagus [46].

Ein zweites Prinzip zur Prophylaxe ist die Herstellung einer Antirefluxbarriere an der proximalen Anastomose in Form der sogenannten Jejunoplikatio. Sie hat allerdings nur bei Erhaltung der terminalen Ösophagusmuskulatur eine ausreichend refluxmindernde Wirkung. Bei Mitresektion des unteren Ösophagusspinkters ist eine Roux-Y-Ableitung erforderlich.

1.5.5 Refluxgastritis

Die operative Entfernung des Pylorus erhöht zwangsläufig das Risiko eines Refluxes von aggressivem Duodenalinhalt in den Restmagen.

Besonders charakteristisch für diese Refluxgastritis ist die morgendliche Übelkeit, teilweise auch das Erbrechen von bitterer, klarer gelber Flüssigkeit [28]. Im Lauf des Tages nehmen die Beschwerden im allgemeinen ab.

Diät und die Einnahme möglichst vieler kleiner Mahlzeiten haben eine vorrangige Bedeutung für die Linderung der Beschwerden. Mitunter empfiehlt es sich, auch nachts eine Zwischenmahlzeit einzulegen. Bei Persistenz der Beschwerden können motilitätssteigernde Präparate oder gallensäureneutralisierende Medikamente versucht werden.

1.5.6 Gewichtsverlust

Bei den meisten Patienten kommt es zu einer Gewichtsreduktion, die nach einer totalen Gastrektomie ausgeprägter als nach einer partiellen Resektion ist [5, 11, 14, 45]. Nach partieller Resektion kommt es im späteren Verlauf häufig zu einem Wiederanstieg des Gewichts, in einigen Fällen wird sogar das Normalgewicht erreicht. Nach totaler Gastrektomie ist dies eher die Ausnahme.

Als Ursache für den Gewichtsverlust können neben der verminderten Nahrungsaufnahme wegen Appetitmangels, postprandialer Beschwerden und allzu restriktiver diätetischer Empfehlungen die Malabsorption, die Malassimilation mit schneller Passage, die bakterielle Fehlbesiedlung des Dünndarms und nicht zuletzt die gestörte exokrine Pankreasfunktion verantwortlich gemacht werden (Abb. 17-8). [21].

Die diätetische Führung und Beratung (Tab. 17-16) sind von großer Bedeutung, um den Gewichtsverlust zu reduzieren. Eine ausschließlich unter dem Gesichtspunkt der quantitativen Kalorienaufnahme erfolgende Ernährungsberatung ist gefährlich. Vielmehr muß die Qualität der Nahrungsmittel im Hinblick auf Eiweiß-, Fett-, Kohlenhydrat-, Vitamin- und Mineralstoffgehalt stimmen. Die durchschnittliche Energiezufuhr sollte mindestens 50 kcal/kg Körpergewicht betragen, wobei dem vermehrten Bedarf an Kalzium, Eisen und Vitaminen Rechnung getragen werden muß.

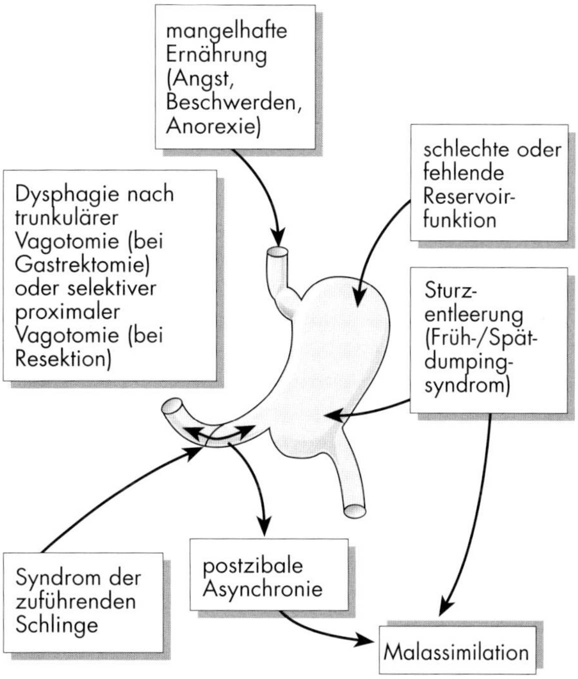

Abb. 17-8 Ursachen der Gewichtsabnahme und Mangelernährung nach Magenresektion (nach [Domschke 1987]).

Tabelle 17-16 Allgemeine Ernährungsempfehlungen nach Gastrektomie.

- langsam essen
- gut kauen
- 6–10 Mahlzeiten/Tag
- Speisen mit geringem Volumen, aber hoher Energiedichte bevorzugen
- Flüssigkeiten immer zwischen den Mahlzeiten
- Meiden von
  • zu heißen und zu kalten
  • stark geräucherten, gepökelten und gegrillten
  • sehr süßen/salzigen Speisen
- Verwendung von hygienisch einwandfreier Ware
- Aufnahme von mindestens 50 kcal/kg Körpergewicht
- Vitamin C und kalziumreiche Kost
- Bevorzugung komplexer Kohlenhydrate (ca. 50%)
- Bevorzugung leicht verdaulicher Eiweiße (ca. 20%)
- Bevorzugung fettarmer Lebensmittel und Zubereitungen (ca. 30% Fett + evtl. mittelkettige Triglyzeride)

Schon allein wegen der notwendigen diätetischen Führung und Beratung empfiehlt es sich, die Möglichkeit eines stationären Anschlußheilverfahrens in einer gastroenterologisch ausgerichteten onkologischen Rehabilitationsklinik zu nutzen, wo die diätetische Beratung am besten individuell auf die Postgastrektomiesymptomatik abgestimmt werden kann.

Der häufig bestehende Appetitmangel läßt sich bei einigen Patienten durch Angst vor Beschwerden beim Essen oder durch eine depressive Grundstimmung erklären, bei anderen kommt es zu einem Verlust des Hungergefühls. In Einzelfällen läßt sich durch niedrig dosierte Gaben von Gestagenen der Appetit steigern. Gleichzeitig kommt es hierdurch bei vielen zu einer Verbesserung der depressiven Stimmungslage.

1.5.7 Maldigestion und Malassimilation

Der Fettverlust über den Stuhl liegt bei total Gastrektomierten bei 9–24%, der Stickstoffverlust als Maß einer Proteinresorptionsstörung bei 6–26%, was insgesamt einem Kalorienverlust von 65 bis maximal 500 kcal entspricht [22, 23]. Zahlreiche Autoren beschreiben eine Malassimilation von Nahrungsbestandteilen insbesondere nach totaler Gastrektomie [3]. Als pathologische Mechanismen für die gestörte Verdauungsfunktion kommen neben einer bakteriellen Fehlbesiedlung des Dünndarms und einer zu schnellen Passage der Nahrungsbestandteile auch eine gestörte exokrine Pankreasfunktion in Frage [2, 4, 7, 19].

Ursache für letztere Störung kann eine Unterstimulation der Bauchspeicheldrüse (evtl. mit konsekutiver Atrophie) bzw. die fehlende Vermischung von Chymus und Nahrungsbestandteilen aufgrund asynchroner Enzymsekretion sein. Die fehlende Duodenalpassage (Roux-en-Y-Deviation, Billroth II) mag ein zusätzlicher Faktor sein.

Therapeutisch empfiehlt sich die Gabe von Pankreasfermenten, die in Form von Granulat zu Beginn der Nahrungsaufnahme eingenommen werden sollten [19]. In der Regel empfehlen wir postoperativ eine Pankreasfermentsubstitution mindestens während der ersten acht postoperativen Monate.

1.5.8 Diarrhöen

Mehrere Faktoren sind an der Genese der häufig auftretenden Diarrhöen beteiligt:
- Dumpingsyndrom
- Laktoseintoleranz
- häufigere Nahrungsunverträglichkeiten
- fehlende Säurebarriere mit konsekutiver bakterieller Fehlbesiedlung des oberen Gastrointestinaltrakts
- reflektorische Hyperperistaltik des Kolons bei gesteigerter intestinaler Motilität mit beschleunigter Passage nichtkonjugierter Gallensäuren und konsekutivem Wassereinstrom
- unzureichende Fettaufspaltung infolge sekundärer Pankreasinsuffizienz.

Häufigkeit und Ausmaß der Diarrhöen korrelieren mit der Länge des postoperativen Zeitintervalls.

Die Behandlung sollte sich nach den Ursachen der Diarrhö richten. Eine gute diätetische Führung ist der beste Beitrag zur Prophylaxe und Therapie (Tab. 17-17). Durch eine laktosefreie Diät kann dann Linderung erzielt werden, wenn eine „sekundäre Laktoseintoleranz" vorliegt. Diese manifestiert sich relativ häufig nach einer totalen Gastrektomie und ist durch die verkürzte Transitzeit des Speisebreis im Dünndarm bedingt.

Eine weitere Ursache kann durch die Entfernung des Nervus vagus bedingt sein. Diese Art der Diarrhö – in den ersten Wochen nach der Operation sehr häufig – verschwindet meist spontan. Wenn nicht, so können Kodeintropfen und andere motilitätsverlangsamende Präparate hilfreich sein.

Eine Pankreatinsubstitution ist aus zwei Gründen indiziert:
- Die unzureichende Fettaufspaltung aufgrund einer sekundären Pankreasinsuffizienz kann die Ursache der Diarrhö sein. Durch die Pankreas-

Tabelle 17-17 Diätetische Ratschläge bei Durchfällen.

Vorsicht
- keine abführenden Nahrungsmittel
- keine kalten Getränke
- keine frischen und groben Brotsorten
- kein ungeschälter Reis
- Getränke nicht während der Mahlzeiten
- keine Trockenpflaumen, Feigen
- keine Sauerkonserven
- keine stark gesüßten Speisen
- keine kohlensäurehaltigen Getränke
- kein Alkohol, Kaffee, Nikotin
- keine laktosereichen bzw. -haltigen Nahrungsmittel

Empfehlungen
- Verwendung stopfender Nahrungsmittel
- feine Getreide und Teigwaren
- geschälter Reis, gek. Kartoffeln
- Bananen, geriebener Apfel, Apfelmus, Fruchtmark
- Heidelbeeren, -saft, Rosinen
- gekochte Gemüse (vor allem Möhren, Sellerie, gelbe Rüben)
- Antidumping-Kost
- reichliche Flüssigkeitszufuhr, jedoch zwischen den Mahlzeiten
- Ausgleich entstehender Mineralstoff- und Vitaminmängel

fermentgabe allein kann eine Verbesserung eintreten.

- Die beschleunigte Passage führt zu verminderter Vermischung mit Galle und Pankreasenzym und in der Folge zu fehlender Aufspaltung der Nahrungsbestandteile. Diarrhöen, Steatorrhöen und eine Malabsorption sind die Folge. Gelingt es nicht, die Verweilzeit des Speisebreis im Dünndarm zu verlangsamen (z. B. durch Kodein oder Loperamid), so muß eine Pankreasfermentsubstitution erfolgen.

1.5.9 Anämie

Etwa ein Drittel bis zur Hälfte aller Patienten nach partieller Magenresektion und nahezu 100% aller Patienten nach totaler Gastrektomie entwickeln im Lauf der Zeit eine Anämie, wenn keine Substitution mit Vitamin B_{12}, Eisen oder Folsäure erfolgt.

Ob und wann es zu der Anämie kommt, hängt ab vom Ausmaß der Resektion, von der Menge des präoperativen Speichervorrats, vom Atrophiezustand der verbliebenen Magenschleimhaut und davon, ob eine Anastomositis vorliegt oder nicht [41].

Von diagnostischer Bedeutung sind die Messung der Serumspiegel von Vitamin B_{12}, Folsäure und Eisen. Ein Parameter des Eisenvorrats im Körper ist das Serumferritin, das bereits bei prälatentem Eisenmangel deutlich erniedrigt ist. Alle anderen Parameter, Serumeisen, Eisenbindungskapazität und erst recht MCV und MCHC bzw. Hb_e, werden erst im echten Mangelzustand pathologisch. Durch den kompletten Wegfall des Intrinsic-Faktors nach totaler Gastrektomie ist eine Absorption des Vitamin B_{12} nicht mehr möglich. Die Vorräte in der Leber und in den anderen Körperorganen bewirken allerdings, daß megaloblastäre Veränderungen frühestens nach sechs Monaten auftreten. Nach 2 Jahren haben 50%, nach 6 Jahren nahezu 100% der total gastrektomierten Patienten bei fehlender Substitution eine manifeste megaloblastäre Anämie. Bei partieller Gastrektomie kann eine Restsynthese des Intrinsic-Faktors erfolgen, so daß es seltener zu einer megaloblastären Anämie kommt.

Da Folsäure ohne Hilfe von Kofaktoren absorbiert werden kann, tritt ein Mangel nur bei Fehlernährung oder Störung im proximalen Jejunum auf. Bei 10–20% der Patienten ist nach Gastrektomie ein Folsäuremangel nachzuweisen, der jedoch in der Regel allein durch die Aufnahme folsäurehaltiger Nahrung (ungekochtes Gemüse, Salate) vermeidbar ist. Störungen im Jejunum sind selten und in der Regel durch eine bakterielle Besiedlung hervorgerufen. Diese kann mit einer Zerstörung der Folsäure einhergehen [41].

Bei jedem total gastrektomierten Patienten muß Vitamin B_{12} parenteral substituiert werden. Bei partiell resezierten Patienten ist dies nur dann notwendig, wenn präoperativ eine atrophische Gastritis vorlag (was relativ häufig ist) oder wenn der Restmagen sehr klein ist. Zwar liegt die Reservekapazität eines normalen Erwachsenen für Vitamin B_{12} bei 3–5 Jahren; sie ist bei der Mehrzahl der Magenkarzinompatienten jedoch wesentlich geringer. Einer der Gründe hierfür ist die präoperativ häufig schon bestehende atrophische Gastritis. Die Vitamin-B_{12}-Gabe ist lebenslang – in ca. 3monatigen Abständen – durchzuführen. Folsäure braucht nur bei Nahrungsdefizit oder – was seltener ist – bei Malabsorption verabreicht zu werden. Der Serumfolsäurespiegel muß später zur Effektivitätsbeurteilung bestimmt werden.

Die Eisengabe ist nur bei Eisenmangel und gleichzeitig gesicherter Malabsorption von Nahrungseisen notwendig; eine vorherige Bestimmung von Serumeisen, Serumferritin und eine endoskopische Untersuchung zum Ausschluß von Blutungen sind unerläßlich. Von der routinemäßigen Eisengabe bei postoperativ auftretendem Eisenmangel halten wir wenig. Postoperativ kommt es bei den meisten Patienten auch ohne Eisensubstitution zu einer baldigen Normalisierung des vorher erniedrigten Serumeisenspiegels.

1.5.10 Osteopathien

Erkrankungen des Skeletts als mögliche Spätfolge sind bei Magenoperierten seit vielen Jahren bekannt [34]. Während bei etwa 25% der Kalksalzgehalt des Radius 10 Jahre nach der partiellen Magenresektion herabgesetzt ist, beträgt der Prozentsatz nach totaler Gastrektomie sogar 56%. Frauen sind im allgemeinen stärker betroffen als Männer.

Ursache der Osteomalazie ist ein Mangel an Vitamin D. Dieser Mangel beruht auf einer gestörten Resorption von Fett und damit von fettlöslichen Vitaminen. Die Fettresorptionsstörung ihrerseits ist wiederum Folge der beschleunigten Darmpassage, mangelnder Durchmischung des Nahrungsbreis mit Gallensäuren und Pankreasenzymen sowie der bakteriellen Fehlbesiedlung des oberen Dünndarms. Die häufig anzutreffende Osteoporose dürfte Folge eines chronischen Kalziummangels sein. Dieser wiederum ist zurückzuführen auf die häufige Ausschaltung des Duodenums bzw. auf die beschleunigte Passage des Nahrungsbreis im Duodenum und Jejunum sowie auf den Vitamin-D-Mangel. Zusätzlich dürfte die Unverträglichkeit von Milch und Milchprodukten eine Rolle spielen.

Eine gute diätetische Führung und Beratung tragen wesentlich zur Prophylaxe bei [34]. Milch und Milchspeisen sind besonders kalziumreich (Tab. 17-18). Eine laktosefreie Ernährung enthält nur ca. 200 mg Kalzium pro Tag, ein Liter Milch allein hingegen enthält ca. 1200 mg Kalzium. Der tägliche Kalziumbedarf liegt bei Gesunden bei 800 mg, bei Totalgastrektomierten höher.

Da viele gastrektomierte Patienten Milchspeisen nicht vertragen, müssen diese das Kalzium aus anderen Nahrungsmitteln beziehen (Tab. 17-18).

Bei nicht ausreichender Kalziumzufuhr ist die Substitution mit Kalziumtabletten in dem Bereich

Tabelle 17-18 Kalziumgehalt in der Nahrung.

Lebensmittel (verzehrbarer Anteil)	*Portion in g*	*mg je Portion*	*empfohlene Zufuhr (%) männl.*	*weibl.*
Milch und Milchprodukte				
Dickmilch; Kefir, 3,5% Fett	150	180	22,5	22,5
Joghurt aus Trinkmilch, 3,5% Fett	150	180	22,5	22,5
Joghurt, fettarm, 1,5% Fett	150	184,5	23	23
Joghurt aus Magermilch	150	187,5	23	23
Joghurt aus Trinkmilch, 3,5% Fett	175	210	26	26
Joghurt, fettarm, 1,5% Fett	175	215	27	27
Joghurt aus Magermilch	175	219	27	27
Buttermilch	200	218	27	27
Trinkmilch; H-Milch; 3,5% Rohmilch, Vorzugsmilch	200	240	30	30
Trinkmilch; H-Milch, fettarm, 1,5%	200	246	31	31
H-Milch; Trinkmilch, entrahmt	200	250	31	31
Käse, Hartkäse				
Chester (Cheddar), 50% Fett i.Tr.	45	364,5	46	46
Emmentaler, 45% Fett i.Tr.	45	459	57	57
Parmesan	45	580,5	73	73
Schnittkäse				
Edelpilzkäse, 50% Fett i.Tr.	45	405	38	38
Edamer, 45% Fett i.Tr.	45	305	38	38
Edamer, 30% Fett i.Tr.	45	360	45	45
Gouda, 45% Fett i.Tr.	45	369	46	46
Tilsiter, 30% Fett i.Tr.	45	373,5	47	47
Tilsiter, 45% Fett i.Tr.	45	386	48	48
Weichkäse				
Romadur, 20% Fett i.Tr.	45	186	21	21
Brie, 50%; Camembert, 60% Fett i.Tr.	45	180	22,5	22,5
Limburger Käse, 20%, 5% Fett i.Tr.	45	240	30	30
Camembert, 45% Fett i.Tr.	45	256,5	32	32
Camembert, 30% Fett i.Tr.	45	270	34	34
Schmelzkäse				
Schmelzkäse, 45% Fett i.Tr.	45	246	31	31
Brote				
Pumpernickel	175	147	18	18
Gemüse				
Löwenzahnblätter, roh	100	173	22	22
Brunnenkresse, roh	100	180	22,5	22,5
Kohlrabi, roh	200	136	17	17
Bleichsellerie, roh	200	160	20	20
Porree (Knolle), roh	200	174	22	22
Brokkoli, roh	200	226	28	28
Spinat, tiefgefroren	200	240	30	30
Spinat, roh	200	252	31,5	31,5
Grünkohl, roh	200	460	57,5	57,5

zwischen 800 und 1500 mg pro Tag zu empfehlen. Darüber hinaus empfehlen wir entweder die tägliche Prophylaxe mit 500 Einheiten Vitamin D (1 Vigantolette® genügt). Die in dreimonatigen Abständen zu erfolgende intramuskuläre Injektion fettlöslicher Polyvitamine (z. B. Adek-Falk®) ist bei allen total Gastrektomierten zur Prophylaxe notwendig.

1.6 Psychotherapeutische Maßnahmen

Zwar können bei Beherrschung der Postgastrektomiesymptomatik viele psychische Beschwerden und soziale Handicaps gelindert werden, spezielle psychotherapeutische Hilfen durch den Psychoonkologen können, insbesondere bei Lebensangst, jedoch in Einzelfällen zusätzlich notwendig werden. Einige der bei der Routinediagnostik zu stellenden Fragen zur Ermittlung der psychischen Rehabilitationsbedürftigkeit finden sich in Tabelle 17-13. Bei der Mehrzahl der Betroffenen liegen beträchtliche psychische Befindlichkeitsstörungen vor (Tab. 17-19). Diese sind zum einen durch die bei allen Krebspatienten in mehr oder minder großem Ausmaß anzutreffende Existenzangst bedingt, zum anderen werden sie durch die Postgastrektomiebeschwerden, die hierdurch verminderte Leistungsfähigkeit und soziale Notlage sowie Hilfsbedürftigkeit ausgelöst. Im Gegensatz zu anderen Karzinomerkrankungen stehen bei gastrektomierten Patienten psychische Beschwerden weniger in ursächlichem Zusammenhang mit der Schwere der durchgemachten Karzinomerkrankung, als mit der Radikalität der Therapie, woraus folgt, daß

- die psychischen Beeinträchtigungen weniger durch psychotherapeutische Interventionen als durch Behandlung der Therapiefolgestörungen, insbesondere des Postgastrektomiesyndroms, anzugehen sind,
- der Rehabilitationsonkologe am besten darüber entscheiden kann, ob ein Psychologe zusätzlich hinzugezogen werden soll,
- der Rehabilitationspsychologe besonders eng mit dem Rehabilitationsonkologen zusammenarbeiten muß.

Resignation, Depression und Flucht in die Isolation, Antriebsschwäche und Kontaktarmut sind charakteristische Beschwerden (Tab. 17-20) [16]. Auf sie muß in der Nachsorge stärker als bei anderen Tumorpatienten eingegangen werden.

Nicht etwa Komfort und Erholung, nicht etwa Distanz und Vergessen der Probleme, sondern Coping und Aktivierung ist die Hauptaufgabe der psychischen Rehabilitation. Sie vermag am ehesten die resignative Grundeinstellung der Betroffenen zu lindern. Dem Patienten muß das Gefühl und die Fähigkeit vermittelt werden, noch einen Platz in der Familie und der Gesellschaft zu haben, Verantwortung übernehmen und Freude bereiten zu können. Ein breites Spektrum an kunsttherapeutischen, beschäftigungstherapeutischen und weiteren psychologischen Maßnahmen bietet sich an, um eine derartige Aktivierung zu erreichen. Gesprächskreise, in denen „ältere" Betroffene dem erst vor kurzem Operierten von ihren Erfahrungen und der stetigen Verbesserung der Beschwerden berichten, sind nicht nur informativ und aktivierend, sondern wirken sich auch psychisch stabilisierend und stimmungsaufhellend aus.

Tabelle 17-19 Angaben der Magen- und Speiseröhrenkarzinom-Patienten zur subjektiv empfundenen Stimmungslage [15].

Art der Beschwerden	*Speiseröhren-Ca (n = 100)*	*Magen-Ca (n = 100)*
keine	27	34
Grübeln	45	37
Unruhe	37	34
Nervosität	35	35
Schlaflosigkeit	33	27
Ungeduld	30	24
Traurigkeit	25	19
Ängstlichkeit	19	16
Weinen	18	16
Unzufriedenheit	15	13
Mutlosigkeit	19	20
Schreckhaftigkeit	9	10
Wut	7	3
Aggression	6	4

1.7 Sozialmedizinische Maßnahmen

Magenkarzinompatienten haben große soziale Probleme und selbst bei Routinetätigkeiten liegt sehr häufig Hilfsbedürftigkeit vor [45]. Nach ihnen ist im Rahmen der Rehabilitationsdiagnostik routinemäßig zu fragen (Tab. 17-13 und 17-20).

Da die Sozialarbeit [43] eine wichtige Aufgabe in der Magenkarzinomnachsorge darstellt, eine detaillierte Kenntnis der sozialen Situation und Abhilfemöglichkeiten vor Ort vorausgesetzt und soziale Hilfen möglichst mit den Angehörigen besprochen werden sollten, empfiehlt sich grundsätzlich die Durchführung der stationären Anschlußheilbehandlung in wohnortnahen Tumornachsorgekliniken.

Tabelle 17-20 Fragen zur subjektiv empfundenen Leistungsfähigkeit an 100 Magenkrebs- und 100 Speiseröhrenkrebspatienten [16].

Hindert Sie Ihr Gesundheitszustand an der Ausübung körperlich stark belastender Tätigkeiten, wie z.B. Laufen, Heben schwerer Gegenstände oder an der Teilnahme an entsprechenden Sportarten?

		ja	nein
	N	n = %	n = %
Magen	100	96	4
Speiseröhre	100	90	10

Haben Sie aufgrund Ihres Gesundheitszustandes Probleme beim Beugen, Heben oder Bücken?

		ja	nein
	N	n = %	n = %
Magen	100	82	18
Speiseröhre	100	74	26

Fühlen Sie sich in Ihrer jetzigen Lebenssituation in irgendwelchen Dingen behindert?

Mögliche Antworten	Magen (n = 94)		Speiseröhre (n = 94)	
	n	%	n	%
nein	19	20,2	18	19,1
ja, aber wenig	22	23,4	17	18,1
ja, sehr stark	22	23,4	25	26,6
teils, teils	31	33,0	34	36,2

Hatten Sie in den letzten 3 Tagen Lust, neue Dinge anzufangen?

Mögliche Antworten	Magen (n = 86)		Speiseröhre (n = 89)	
	n	%	n	%
nein	37	43,0	51	57,3
nicht viel	14	16,3	11	12,3
ja, einige	26	30,2	24	26,9
ja, viel	9	10,5	3	3,3

Hatten Sie in den letzten 3 Tagen das Gefühl, daß sich viele Dinge zu Ihren Gunsten entwickelt haben?

Mögliche Antworten	Magen (n = 83)		Speiseröhre (n = 90)	
	n	%	n	%
überhaupt nicht	32	38,6	31	34,4
nicht so sehr	30	36,1	35	38,9
ja, doch	17	20,5	23	25,6
ja, sehr	4	4,8	1	1,1

Haben Sie für sich gespürt, daß Sie auf andere Menschen (nicht Ihre Familie) anders als sonst reagieren?

		nein		Ja, es kostet mehr Kraft		Ja, es kostet weniger Kraft	
	N	n	%	n	%	n	%
Magen	100	67	67,0	27	27,0	3	3,0
Speiseröhre	88	60	68,2	26	29,5	2	2,3

Haben Sie in der letzten Zeit festgestellt, daß andere Menschen (nicht Ihre Familie) Ihnen anders als sonst begegnet sind?

nein	ja				
N	N	n	%	n	%
Magen	97	72	74,2	25	25,8

1.8 Berufliche Maßnahmen

Manuell Tätige sind in ihrer Leistungsfähigkeit besonders von den Folgen der Postgastrektomiebeschwerden betroffen. Schon allein wegen des Gewichtsverlustes kommen mit körperlichen Belastungen einhergehende Tätigkeiten für total, aber auch für viele partiell Gastrektomierte nicht mehr in Frage (Tab. 17-21). Tätigkeiten in häufig wechselnder, stehender, bückender Stellung sind für alle total Gastrektomierten wegen der Refluxgefahr nicht möglich. Die Notwendigkeit häufigerer Mahlzeiten schränkt das Spektrum der potentiellen Tätigkeiten noch weiter ein. Hingegen kommen Schreibtischtätigkeiten durchaus noch in Frage. Zusammengefaßt muß man davon ausgehen, daß die überwiegende Mehrheit der manuell Tätigen nicht wieder voll arbeitsfähig sein wird.

Diesen Erkenntnissen muß schon sehr frühzeitig, d. h. nach der Entlassung aus der Akutklinik bzw. während der stationären Anschlußheilbehandlung, Rechnung getragen werden [12, 13, 32].

Man sollte bei den im Erwerbsleben stehenden total Gastrektomierten mit prognostisch günstigen Formen dann so früh wie möglich eine Arbeitsplatzumsetzung anstreben, wenn vor der Krebserkrankung körperlich belastende Tätigkeiten durchgeführt wurden. Ist eine Arbeitsplatzumsetzung nicht möglich, so muß auch eine berufliche Neuorientierung in Erwägung gezogen werden.

Bei partiell Operierten kann es zu einer späteren Adaptation mit Leistungssteigerung kommen, so daß man die Zeit vor einer endgültigen gutachterlichen Stellungnahme zur Stabilisierung nutzen kann. Theoretisch hat man hierfür 18 Monate Zeit. Tätigkeiten mit leichter körperlicher Belastung im Dienstleistungsgewerbe sind zu bevorzugen. Arbeitsplatzschützende und erleichternde Hilfen, einschließlich einer stufenweisen Wiederaufnahme der Arbeit, sollten in die Wege geleitet werden [9, 37].

2 Kolorektales Karzinom

2.1 Epidemiologie und Reha-Bedarf

Die *Inzidenz* kolorektaler Karzinome schwankt weltweit. In den westlichen Ländern mit hohem Lebensstandard ist die Inzidenz generell höher als in Ländern mit niedrigem Bruttosozialprodukt. Man rechnet mit etwa 50 000–60 000 neuerkrankten Patienten jährlich in Deutschland (Stand Januar 1993). Hiervon haben etwa 35 000 Menschen einen bösartigen Tumor im Dickdarm (Kolonkarzinom) und etwa 20 000 im Mastdarm (Rektumkarzinom).

Wesentlich höher als die Inzidenz ist die *Prävalenz*. Dies liegt daran, daß die kolorektalen Karzinome zu den relativ langsam wachsenden Tumoren mit guter Prognose zählen und die Heilungsquote hoch ist. Allein in Deutschland schätzt man die Anzahl derjenigen, die sich wegen eines kolorektalen Karzinoms in der Nachsorge befinden (Prävalenz), auf ca. 300 000–400 000.

Tabelle 17-21 Einschränkungen der Arbeitsfähigkeit total gastrektomierter „geheilter" Magenkarzinompatienten.

Einschränkungen	*Grund der Einschränkungen*
keine Arbeit, die mit häufigem Bücken verbunden ist	Gefahr der Refluxösophagitis
keine körperlich schweren Arbeiten; kein Heben oder Tragen schwerer Lasten	eingeschränkte Belastbarkeit der Bauchwand, Gefahr der Refluxösophagitis, Hernie
keine Arbeiten, die Schwindelfreiheit voraussetzen (z.B. Dachdecker)	Dumping-Symptomatik bzw. postprandiale Beschwerden mit Hypoglykämie und Konzentrationsbeschwerden
keine Arbeit, die permanente Aufmerksamkeit erfordert	häufige Störungen des Wohlbefindens mit gelegentlichen Konzentrationsbeschwerden
keine Tätigkeiten in den ersten sechs postoperativen Monaten, danach je nach Grad der Beschwerden	Der Körper braucht relativ lange Zeit zur Adaptation an die veränderte Magen-Darm-Passage bzw. an die veränderten Resorptionsbedingungen
keine Tätigkeiten, die mit Geruchsbelastung oder ätzenden Dämpfen einhergehen	Provokation von Erbrechen, Übelkeit und Diarrhöen
Verbot von Nacht- und Schichtarbeit	geringere Reizschwelle für Streß
keine Arbeit, in der nicht häufiger betriebsunübliche Pausen möglich sind	häufigere Einnahme von kleineren Mahlzeiten ist notwendig
ungeeignet als Berufskraftfahrer	häufigere betriebsunübliche Pausen notwendig, keine Tätigkeiten bei psychischem oder physischem Streß, Risiko eines Dumpingsyndroms und dadurch Risiko von Konzentrationsschwächen

Etwa 5% aller Deutschen erkranken im Laufe ihres Lebens an einem kolorektalen Karzinom. Die Bundesrepublik Deutschland gilt als das Land mit der höchsten Dickdarmkrebshäufigkeit in Europa [4, 13].

In allen westlichen Industrienationen haben Kolonkarzinome in den letzten 25 Jahren in erschreckendem Maße zugenommen; beim Rektumkarzinom hingegen scheint keine eindeutige Zunahme, sondern eher eine Stagnation und in einigen Regionen sogar eine rückläufige Entwicklung eingetreten zu sein. In den Ländern, in denen die Rektumkarzinomhäufigkeit zugenommen hat, hat das Kolonkrebsrisiko abgenommen und umgekehrt.

Daß es in Deutschland heute mehr Patienten mit Kolonkarzinom als früher gibt, läßt sich nicht nur mit der besseren Früherkennung, den häufiger in Anspruch genommenen Vorsorgeuntersuchungen, der erfolgreicheren Therapie und dem höheren Altersdurchschnitt der Bevölkerung erklären. Vielmehr werden hierfür auch veränderte Ernährungsgewohnheiten verantwortlich gemacht, die beim *Rektumkarzinom* offensichtlich eine geringere Bedeutung als beim Kolonkarzinom haben. Beiden Krebslokalisationen sind allerdings andere Risikofaktoren gemeinsam (Tab. 17-22).

Etwa zwei Drittel aller Rektumkarzinompatienten können kontinenzerhaltend operiert werden und bei einem Drittel muß ein künstlicher Darmausgang angelegt werden.

Früher mußte eine Rektumamputation wesentlich häufiger als heute vorgenommen werden. Einer der Gründe hierfür ist, daß man erst seit einigen Jahren über die technischen Möglichkeiten der Klammernaht (Stapler) verfügt und daher Tumoren ab einer Höhe von 8–10 cm ab ano kontinenzerhaltend operieren kann. Ein weiterer Grund ist die relative und absolute Zunahme der proximal zum Kolon hin gelegenen Krebslokalisationen.

Tabelle 17-22 Wichtige Risikofaktoren für Dickdarmkarzinome und relatives Risiko im Vergleich zur Durchschnittsbevölkerung

Durchschnittsbevölkerung	1
früherer Brustkrebs	1,5
weiblicher Genitalkrebs	2
Dickdarmkrebs in der Familie	3
Uretero-Sigmoidostomie	2–3
früherer Dickdarm- oder Mastdarmkrebs	3–6
Morbus Crohn	3–5
chronische Colitis ulcerosa	10
familiäre Polyposis	10–25

Die veränderte Inzidenz und Prävalenz der Darmtumoren, aber auch die heute praktizierten Operationstechniken, insbesondere beim Rektumkarzinom, und die zunehmend routinemäßig angewandte adjuvante Strahlen- und Chemotherapie bei Risikopatienten haben zu anderen Therapiefolgestörungen und somit zu einem veränderten quantitativen und qualitativen *Rehabilitationsbedarf* geführt. Dieser betrifft nicht nur den somatischen Bereich, sondern mindestens ebenso die psychosoziale Problematik.

Der Morbiditätsgipfel der kolorektalen Karzinome liegt am Ende der 7. Lebensdekade. Er betrifft somit einen Altersabschnitt, in dem die Pflegebedürftigkeit zunimmt, weswegen soziale Rehabilitationsmaßnahmen eine zunehmende Bedeutung haben (Rehabilitation vor Pflege).

Etwa 25–30% der rehabilitationsbedürftigen Patienten befinden sich im erwerbsfähigen Alter.

Ein hoher Prozentsatz dieser jungen Patienten haben Tumoren im Frühstadium und können mit relativ geringen Folgestörungen geheilt werden. Bei diesen Patienten können berufsfördernde Maßnahmen notwendig werden, die in einem hohen Prozentsatz erfolgreich sind. Auch nach Rektumamputationen mit künstlichem Darmausgang sind noch viele berufliche Tätigkeiten möglich.

Berufliche Rehabilitationsmaßnahmen haben einen hohen Stellenwert bei der Rehabilitation von Patienten mit Kolon- und Rektumkarzinomen.

2.2 Prognose und Stadieneinteilung

Die Prognosefaktoren (Tab. 17-23) sind – unabhängig von der durchgeführten Therapie – verantwortlich für die unterschiedlichen, in der Literatur berichteten Überlebenszeiten. Die wesentlichsten Prognosefaktoren sind die Krankheitsausbreitung (pTNM- [Tab. 17-24] und Dukes-Klassifikationen [Tab. 17-25]) [16a], das Grading sowie der präoperative CEA-Spiegel. Die 5-Jahres-Überlebensraten betragen in Abhängigkeit von den Prognosefaktoren

- im Stadium I 90%
- im Stadium II 60–80%
- im Stadium III 30–60%
- im Stadium IV 5% [16].

Tabelle 17-23 Prognostische Faktoren bei kolorektalen Karzinomen.

günstigere Prognosefaktoren

- niedriges Tumorausbreitungsstadium
- hoher Differenzierungsgrad
- geringe präoperative CEA-Erhöhung
- Alter unter 60 Jahren
- weibliches Geschlecht

ungünstigere Prognosefaktoren

- hohes Tumorausbreitungsstadium
- niedriger Differenzierungsgrad
- sehr hohe präoperative CEA-Erhöhung
- Tumorimmobilität
- Vorliegen einer Symptomatik
- Tumorperforation (spontan oder iatrogen)
- Lymphgefäß- und Veneneinbrüche
- perikolische bzw. perirektale Ausbreitung

Tabelle 17-24 Klinische TNM-Klassifikation der Kolon- und Rektumkarzinome.

T_0	kein Anhalt für Primärtumor
T_{is}	Carcinoma in situ
T_1	tumorinfiltrierte Submukosa
T_2	tumorinfiltrierte Tunica muscularis propria
T_3	Tumor infiltriert durch die Tunica muscularis propria in die Subserosa oder in extraperitoneales, perikolisches oder perirektales Gewebe
T_4	Tumor mit Perforation des viszeralen Peritoneums oder mit direkter Ausbreitung in andere Organe oder Strukturen
N_0	keine regionären Lymphknotenmetastasen
N_1	Metastasen in 1 bis 3 perikolischen bzw. perirektalen Lymphknoten
N_2	Metastasen in 4 oder mehr perikolischen bzw. perirektalen Lymphknoten
N_3	Metastasen in Lymphknoten entlang eines benannten größeren Gefäßstammes
M_1	Fernmetastasen

Die Kenntnis der Prognosefaktoren ist für die Rehabilitationsplanung und Evaluation unverzichtbar: Art und Ausmaß der Rehabilitation und deren Erfolg werden von den Prognosefaktoren beeinflußt.

2.3 Reha-Ziele

Je nach Prognose, Alter, Kontinenzerhaltung und je nach individueller psychischer, sozialer und beruflicher Ausgangslage, können Ziele und Schwerpunkte der notwendigen Maßnahmen variieren.

Tabelle 17-25 Dukes-Stadieneinteilung der Rektumkarzinome.

Stadium	*Tumorausdehnung*
A	Karzinom auf das Rektum beschränkt
B	Ausdehnung des Karzinoms auch auf Gewebe außerhalb des Rektums, jedoch Lymphknoten tumorfrei
C	Lymphknotenbefall

Die *Tumornachsorge* im Sinne einer onkologischen Rezidivdiagnostik (Tab. 17-26) und -prophylaxe muß parallel zur Rehabilitation erfolgen [9]. Sie ist bei den kolorektalen Karzinomen wichtiger als bei den meisten anderen soliden Karzinomen, da bei rechtzeitiger Rezidiverkennung noch potentiell kurative Behandlungen möglich sind. Adjuvante (prophylaktische) Tumortherapien reduzieren das Rezidivrisiko und helfen, die Überlebenszeit zu verbessern.

Aufgabe der Rehabilitation ist jedoch nicht die *Lebensquantität*, sondern die *Qualität* der Überlebenszeit zu verbessern. Dieses Ziel ist sowohl in somatischer als auch in psychosozialer Hinsicht anzustreben.
Durch die Rehabilitation kann und muß eine nahezu uneingeschränkte Lebensweise der Patienten erreicht werden.

2.4 Reha-Planung und zeitlicher Ablauf

In der stationären Anschlußheilbehandlung (AHB) werden die rehabilitationsorientierten und adjuvanten Therapiemaßnahmen durchgeführt.

Rektumamputierte Patienten mit künstlichem Darmausgang sollten grundsätzlich die Möglichkeit einer stationären Anschlußheilbehandlung in Anspruch nehmen.

Bei den anderen, kontinenzerhaltend operierten Rektum- und Darmkarzinompatienten muß in Abhängigkeit von der medizinischen, psychischen, sozialen und beruflichen Rehabilitationsbedürftigkeit über die Durchführung einer stationären Rehabilitationsmaßnahme entschieden werden. Routinemäßig ist keine stationäre Rehabilitation notwendig. Wohnortnahe Rehabilitationskliniken haben unter anderem den großen Vorteil, daß psychosoziale und berufliche Hilfen vor Ort besser initiiert und die Angehörigen mit in

Tabelle 17-26 Nachsorgeprogramm bei kolorektalen Tumoren; Zustand nach potentiell kurativer Tumorentfernung.

		Monate nach Abschluß der Primärbehandlung														
		3	*6*	*9*	*12*	*16*	*20*	*24*	*36*	*48*	*60*	*danach alle 12 Monate*				
Basis-programm	Anamnese, körperliche Untersuchung	+	+	+	+	+	+	+	+	+	+	+	+	+	+	+
	CEA und Ca 19-9	+	+	+	+	+	+	+	+	+	+	+	+	+	+	+
	Abdomensonographie	+	+	+	+	+	+	+	+	+	+	+	+	+	+	+
Zusatz-programm	BSG, kleines Blutbild, AP, LDH,	+			+			+				alle 12 Monate				
	Koloskopie bzw. Rektoskopie	+		+		+		+	+	+	+	alle 12 Monate				
	Röntgenthorax a.p. + seitlich				+			+	+	+	+	alle 12 Monate				
	Computertomographie des Beckens (nur bei Rektumkarzinomen)	+			+			+	+							
	Vorsorgeuntersuchungen				+			+	+	+	+	alle 12 Monate				
fakultative Untersuchungen	intraluminäre Sonographie	evtl. in Verbindung mit Rektoskopie bei tiefen Resektionen														

die Rehabilitation einbezogen werden können. Spätere stationäre Heilverfahren und „Kräftigungskuren" können auch in wohnortfernen Kliniken durchgeführt werden.

2.5 Diagnostische und therapeutische Maßnahmen bei somatischen Beschwerden

Organstörungen und funktionelle Einschränkungen können völlig unterschiedlich sein, je nachdem ob die Patienten am Colon ascendens, transversum, descendens, Sigma oder Rektum operiert wurden, ob sie kontinenzerhaltend operiert werden konnten oder nicht, ob es sich um eine permanente oder passagere Stomaanlage handelt, ob eine potentiell kurative oder palliative Therapie mit oder ohne adjuvante Chemo- oder Strahlentherapie etc. durchgeführt wurde. Bei Rektumkarzinompatienten ist in der Regel mit völlig anderen Therapiefolgestörungen zu rechnen als bei Kolonkarzinompatienten. Entsprechend der unterschiedlichen Rehabilitationsbedürftigkeit müssen daher auch andere diagnostische und therapeutische Rehabilitationsmaßnahmen ergriffen werden. Die Rehabilitation muß bedarfsorientiert sein und darf nicht starr, ohne Berücksichtigung der individuell auftretenden Störungen, erfolgen.

Im folgenden sollen einige der wichtigsten und häufigsten Therapiefolgestörungen erwähnt und kommentiert werden.

2.5.1 Mögliche Folgen der chirurgischen Behandlung

Direkte Operationsfolgen wie Anastomoseninsuffizienz, Stenosen, intraabdominelle Abszedierungen und Adhäsionen sind sehr selten. *Kurzdarmsyndrome* kommen lediglich nach ausgedehnten Dünndarmresektionen, nicht jedoch nach Dickdarmresektionen vor. Es muß also weder mit *Malabsorptions- noch mit Resorptionsstörungen* gerechnet werden.

Im allgemeinen reicht ein Drittel des Dickdarms zur Eindickung des Stuhls aus. Einige Patienten kommen sogar mit noch weniger Dickdarm aus.

Durchfall und Obstipation

Eine *Durchfallgefährdung* liegt dann vor, wenn gleichzeitig mit dem Colon ascendens auch die Bauhin-Klappe, also der Verschluß zum Dünndarm hin, entfernt wurde. Hierdurch kann es zu ungehemmtem Abfluß der Gallensäuren und des dünnflüssigen Dünndarminhalts in den Dickdarm und zu Durchfall kommen. Wenn sich dieser diätetisch nicht beherrschen läßt, können gallensäurebindende Medikamente versucht werden. Wenn der gesamte Dickdarm entfernt wird, ist der Stuhl zwangsläufig dünnflüssig. Dies ist der Fall bei *Ileostomapatienten*, bei denen sich der künstliche Darmausgang im letzten Drittel des Dünndarms befindet. Ileostomien werden jedoch überwiegend nach Darmresektion im Rahmen entzündlicher Darmerkrankungen angelegt und weniger bei Tumorpatienten.

Bei kontinenzerhaltend operierten Rektumkarzinompatienten kommt es in den ersten postoperativen Monaten oft zu einem *„imperativen Stuhldrang"*, der von den Patienten fälschlicherweise mit Durchfall gleichgesetzt wird. Ursache hierfür ist, daß mit der Entfernung des Mastdarms auch die Ampulla recti entfernt wurde, die als Stuhlreservoir dient und in der der Stuhl eingedickt wird. Bei Verlust dieses Reservoirs kommt es zu ständig vorwärtsschiebenden Kontraktionen des Darmes und dem Gefühl des Stuhldrangs. Die sehr lästigen Beschwerden legen sich im allgemeinen einige Monate nach der Operation. Durch Beckenbodengymnastik und stuhlgleitende Maßnahmen kann der Heilungsprozeß beschleunigt werden. Eine Obstipation ist zu vermeiden.

Die Neigung zur *Obstipation* ist nur selten eine Folge der Operation. Patienten, die schon präoperativ unter einer Verstopfung litten, sind am häufigsten davon betroffen. Wenn Laktulose nicht hilft, sollten motilitätssteigernde Präparate versucht werden.

Stuhlinkontinenz

Eine *Stuhlinkontinenz* kann mehrere Ursachen haben. Sie kann organischer oder funktioneller Natur sein. Organisch heißt, daß der Schließmuskel verletzt wurde, wohingegen bei einer funktionellen Störung der Muskel selbst zwar unverletzt, in seiner Funktion jedoch aufgrund einer Schädigung – z. B. der Nervenversorgung – eingeschränkt ist. Bei sowohl funktioneller als auch organischer Ursache kann Beckenbodengymnastik [1, 20] helfen. Sie muß spätestens im Rahmen der stationären Anschlußheilbehandlung erlernt und von dem Patienten danach selbständig zu Hause durchgeführt werden.

> Da infolge des zu kleinen Stuhlreservoirs nach ausgedehnten Rektumresektionen Stuhlkontinenzprobleme auftreten können, fertigen manche Operateure während der Tumoroperation ein künstliches Reservoir aus Darmgewebe an (Kolonpouch).

Harninkontinenz

Gelegentlich kommt es postoperativ zu einer *Harninkontinenz*. Meist handelt es sich um eine Streßinkontinenz, die unter körperlicher Belastung wie Husten, Pressen oder Tragen schwerer Lasten zu unwillkürlichem Harnabgang führt. Der Blasensphinkter ist nur sehr selten verletzt. Die Inkontinenz läßt sich ebenfalls durch Beckenbodengymnastik behandeln [1, 8, 20].

> Im wesentlichen führt die Beckenbodengymnastik zu einer Stärkung der Beckenmuskulatur, also gleichzeitig des Darm- und des Blasenschließmuskels. Kommt es trotz intensiver Beckenbodengymnastik nicht binnen 6 Monaten zu einer Besserung der Beschwerden, so ist mit einer stärkeren organischen Inkontinenz zu rechnen. Diese kann operativ behandelt werden. Bevor man bei einer Harninkontinenz allerdings eine operative Reintervention in Erwägung zieht, wie z. B. die Anlage eines künstlichen Schließmuskels, sollten mindestens 2 Jahre abgewartet werden. In dieser Zeit kann es unter konservativer Behandlung noch zu einer Verbesserung kommen.

Potenzstörungen

Da die für die Potenz verantwortlichen sympathischen und parasympathischen Nervenbahnen auch im Operationsbereich des Rektums verlaufen, sind *Potenzstörungen* nach einer radikalen Mastdarmentfernung bis zu einem gewissen Grad unvermeidlich. Nach der Resektion oberer Darmabschnitte sind hingegen keine organischen Störungen der Sexualität zu erwarten. Wenn sie dennoch auftreten, so sind sie eher psychisch als organisch bedingt [15].

Bei männlichen Rektumkarzinompatienten kann die Erektions- und Ejakulationsfähigkeit und bei Frauen die Orgasmusfähigkeit verlorengehen, die Libido bleibt meist erhalten. Dies kann in einigen Fällen erhebliche Probleme verursachen. Apparative und operative Hilfen für eine Beischlaffähigkeit bieten sich dann an [14].

Durch Injektion einer papaverin- oder prostaglandinähnlichen Flüssigkeit in die Schwellkörperbasis kann eine Erektion des Penis herbeigeführt werden (SKAT = *Schwellkörperautoinjektionstherapie*). Von Nachteil ist, daß die hierdurch bedingte Erektion Stunden anhalten kann und nach jahrelangem Gebrauch Fibrosen entstehen können [21].

Wie der Diabetiker muß der Patient die Technik der Injektion und die richtige Dosierung erlernen. Dies sollte unter ärztlicher Kontrolle – am besten während der stationären Anschlußheilbehandlung – erfolgen. Bei zu starker Dosierung droht ein Priapismus, also eine schmerzhafte Dauererektion mit nachfolgender Zerstörung der

Schwellkörper. Eine weitere mögliche apparative Hilfe bei erektiler Impotenz ist die *Vakuumtherapie* (Erecaid-System von Osborn). Hierunter versteht man eine mechanische, nicht-operative Methode mit dem Ziel, eine Schwellung des Penis und damit genügende Steifheit des Gliedes für den Geschlechtsverkehr zu erreichen. Das Prinzip basiert darauf, daß eine Erektion erzielt wird, indem ein Zylinder über den Penis gestülpt wird und durch einen durch eine Pumpe erzeugten Unterdruck Blut in die Schwellkörper gesogen wird. Diese Methode ist relativ nebenwirkungsarm und preiswert und hat sich seit vielen Jahren bewährt.

Auch gibt es *Penisimplantate*, deren technische Entwicklung sich heute soweit entwickelt hat, daß sie durch erfahrene Urologen sicher und unkompliziert in die Schwellkörper eingesetzt werden können.

Tabelle 17-27 Postproktektomieprobleme (ohne Karzinomrezidiv).

Wundheilung
- persistierende Sakralfistel
- Spätabszeß
- Narbensinus
- perineale Narbenhernie

Harnwege
- sekundäre retroperitoneale Narbenfibrose
- Blasenverlagerung (Zystozele, Kippung, Tiefstand)
- „neurogene“ Blase
- sekundäre Dekompensation von Miktionshindernissen (z.B. Prostata-Adenom)
- persistierende oder rezidivierende Infektionen

Geschlechtsorgane
- nervaler Potenzverlust (dissoziierte Schäden möglich)
- psychogener Potenz- und Libidoverlust
- Läsionen von Samenleitern und -blasen
- Vaginaldeviation, -stenose
- Vaginalfisteln
- Vaginalhernien

Dünndarm
- Adhäsionen, Passagestörungen
- Fisteln

Nervensystem

• autonom:	Potenz- und Miktionsstörungen Hyperthermie, Hypohydrose der unteren Extremitäten
• Plexus sacralis:	Irritation, Neuritis
• Nn. pudendi:	Neurome „Phantomschmerzen“

Gefäßsystem

• venös:	Beckenvenenthrombose
• lymphatisch:	Beinödem

Bei leichteren Formen von psychischer oder hormonell bedingter Erektionsschwäche können *Medikamente* eingesetzt werden. Hierzu gehören auch pflanzliche Präparate, wie z. B. Yohimbin. Gegen die operativ bedingte Erektionsschwäche helfen diese Medikamente nicht.

Die Bedeutung der *sexualmedizinischen Betreuung* wird häufig unterschätzt. Störungen des sexuellen Erlebens und Verhaltens bei Betroffenen und ihren Partnern sind häufig. Sie bedeuten oft eine erhebliche Einbuße an Lebensqualität, Selbstwertgefühl und Zufriedenheit in der Partnerbeziehung. Bei frühzeitiger adäquater sexualmedizinischer Betreuung kann in vielen Fällen die Entwicklung schwerwiegender sexueller Störungen und neurotischer Verhaltensstörungen vermieden werden. Zu beachten ist, daß erfahrungsgemäß nur ein kleiner Teil der Betroffenen das Thema Sexualität von sich aus anspricht; der weitaus größere Teil wartet auf Fragen oder eine Aufforderung des Arztes.

Postproktektomieprobleme

Nach radikaler Rektumamputation mit Entfernung des umliegenden Lymphgewebes und gleichzeitiger *Stomaanlage* kommt es zu besonderen Problemen. Sie sind einerseits bedingt durch die erst mit der Zeit wieder mit Bindegewebe, Dünndarm und Nachbarorganen ausgefüllte Wundhöhle (Postproktektomiesyndrom) (Tab. 17-27) und andererseits durch den künstlichen Darmausgang selber (s. Tab. 17-28). Einige Komplikationen sind vermeidbar. Hierzu gehören diejenigen, die durch eine fehlerhafte Stomaanlage bedingt sind. Vor der Operation muß der Chirurg die optimale Stomaposition im Liegen, Sitzen und auch im Stehen bestimmen [25].

Heilungsstörungen der Sakralhöhle im Sinne eines *Postproktektomiesyndroms* können sich über Monate hinziehen.

Der entstandene Hohlraum wird mit der Zeit durch die Verlagerung anderer Organe, besonders vom Dünndarm, teilweise von der Blase und von Narbengewebe ausgefüllt. Bei Frauen kann es auch zu einer Verlagerung der inneren Genitalorgane in die Wundhöhle kommen. Dieser Prozeß kann noch sehr lange Beschwerden unterschiedlichster Intensität verursachen.

Zu *Schmerzen* kommt es durch die zwangsläufig mit der Organentfernung verbundene Durchtrennung der die Mastdarm- und Analregionen versorgenden Nerven. Neben dem irritierenden Gefühl, der natürliche Ausgang sei vorhanden, können Schmerzen wie bei einem Schließmuskel-

Tabelle 17-28 Somatische Stomakomplikationen [24].

- Dermatitits
  - Kontaktdermatitis
  - kotinduzierte Dermatitis
  - Hydradenitis
  - systemische Dermatosen (isomorpher Reizeffekt)
- Hernie (peri-, parastomal)
- Bauchwandrelaxation
- Prolaps
- Stenose
- Retraktion
- Tumorbildung
  - entzündliche Granulationspolypen
  - Adenom
  - Karzinom
  - Metastase
- parastomaler Abszeß, Fistel
- Blutungen
  - Einrisse am Stomarand
  - Schleimhautblutungen aus Granulationspolypen
  - peristomale Blutungen (z.B. metachromes Karzinom)
- Anlagefehler
  - Fehlpositionen
  - Anlage in zu weiten Inzisionen
  - Anlage in der Laparotomie
  - prästomale Syphonbildung
  - innere laterale Hernie
  - plane Ileostomie

krampf, tenesmenartiger (krampfartiger) Stuhldrang, Parästhesien bis hin zu neuralgiformen Schmerzen vorkommen. Diese Schmerzursachen werden von einigen Autoren „Phantomschmerzen" genannt, obwohl der Ausdruck „Deafferenzierungsschmerz" zutreffender ist.

Die ehemalige Wundhöhle und das sie umgebende Gewebe sind die häufigsten Rezidivlokalisationen bei rektumamputierten Mastdarmkrebspatienten. Die infolge des *Rezidivs* auftretenden Schmerzen sind von den Phantom- bzw. Deafferenzierungsschmerzen kaum zu unterscheiden. Grundsätzlich muß bei drückenden, manchmal auch stechenden und brennenden Schmerzen um den ehemaligen After herum an eine Tumorwiedererkrankung gedacht werden. Leider ist trotz verbesserter diagnostischer Möglichkeiten die differentialdiagnostische Abgrenzung der Postproktektomiebeschwerden von Rezidivbeschwerden nach wie vor sehr schwierig.

> Zu bedenken ist, daß Tumormarker bei Rezidiven im kleinen Becken – im Gegensatz zu Tumorabsiedlungen in anderen Organen – nur geringfügig ansteigen.

Sonographisch und computertomographisch lassen sich Narben- und Tumorgewebe in der Rektumamputationshöhle sehr schwer voneinander unterscheiden. Von allen bildgebenden Untersuchungsmöglichkeiten ist das NMR das empfindlichste Verfahren, mit dem sich Narbengewebe von Tumorgewebe differenzieren läßt.

Sind *Verwachsungsbeschwerden* bzw. ein *Darmvorfall* oder eine Organverlagerung ursächlich für die Schmerzen verantwortlich, so kommt nur eine symptomatische Behandlung in Frage. Entspannungsübungen und andere „sanfte Schmerztherapien" können sich lindernd auswirken [7]. In Anbetracht der voraussichtlich über lange Zeit bestehenden Schmerzmittelbedürftigkeit ist die Beachtung möglicher medikamentöser Nebenwirkungen besonders wichtig.

Urogenitale Infektionen sind bei Stomapatienten häufig. Auf eine Restharnbildung muß geachtet werden. Als Folge einer *retroperitonealen Narbenfibrose* kann es zu einer klinisch zumeist asymptomatischen *Harnstauungsniere* kommen. Als Folge von Verletzungen im Hypogastrikusbereich können neben einem Ejakulations- und Erektionsproblem auch Störungen der *Blasenentleerung* bis hin zur autonomen Harnblase auftreten [26].

Stomakomplikationen

Am *Stoma* selber können zahlreiche Probleme auftreten (Tab. 17-28) [3, 26]. Der Patient muß mögliche Komplikationen kennen, um sie entsprechend einzuordnen und ggf. selbst zu behandeln, oder behandeln zu lassen. *Operative Korrekturen* sind relativ selten notwendig [2]. Am häufigsten zwingen ein Darm- und Schleimhautprolaps, Stenosen, Bauchwandbrüche, narbige Verziehungen und gelegentlich auch eine falsche Position des Stomas zu einer operativen Korrektur.

Eine *Verkleinerung des Stomas* (1–2 Ringgrößen) im ersten Halbjahr nach der Operation ist als normal zu bezeichnen. Wenn sich jedoch der Finger nicht mehr in das Stoma einführen läßt, so muß interveniert werden. Es handelt sich hierbei um einen kleinen Eingriff, der ambulant und bei örtlicher Betäubung durchgeführt werden kann.

> Normalerweise sollte bei einer Kolostomie das Darmende nur ein wenig, bei einer Ileostomie etwa 2–3 cm über die Bauchwand vorstehen. Entwickelt sich hingegen ein *Darmprolaps* von mehr als 5 cm, so ist eine operative Korrektur ratsam.

Häufig kommt es zu einer *Retraktion* des Darmausgangs. Diese kann physiologisch dadurch bedingt sein, daß der Darm unter Spannung ausgeleitet wurde und sich mit der Zeit zurückzieht. Gelegentlich kann aber auch eine schrumpfende Entzündung hierzu führen. Weitere Ursachen sind übermäßige Gewichtszunahme, Hernie, Vernarbung, Hautverletzung oder chronische Infektionen. Die Versorgung der retrahierten Stomata kann besonders schwierig sein, weil es nahezu unvermeidbar ist, daß dabei die Bauchhaut mit den Ausscheidungen in Berührung kommt. Bei solchen Retraktionen gibt es spezielle Stomaversorgungsteile. Eine operative Korrektur ist allerdings dann unabdingbar, wenn Schmerzen bei der Stuhlentleerung auftreten oder es gar nicht zu einer Stuhlentleerung kommt.

Entzündungen, Ekzeme und Pseudopolypen am Stoma sind häufig. Sie können unterschiedliche Ursachen haben. Früher, als die Beutelversorgung noch nicht so weit entwickelt war oder die Beutelöffnungen zu groß gewählt wurden, waren diese Probleme zumeist Folge einer ständigen Reizung durch Stuhlreste; heute entstehen sie häufiger durch aggressive Klebematerialien oder allergische Reaktionen. Bei einer Beutelversorgung kann es infolge der Schweißabsonderung um das Stoma herum zu Ekzemen kommen; durch die mechanischen Reizzustände der Darmschleimhaut, insbesondere bei Prolaps, entwickeln sich häufig harmlose, aber für den Patienten subjektiv belastende Pseudopolypen.

> Wichtig ist eine an die individuellen Bedürfnisse angepaßte *Stomaversorgung*. Entzündungen, Ekzeme, Allergien sind häufig durch eine unzureichende Stomaversorgung bedingt und somit vermeidbar.

Welche Stomaversorgung die beste ist und ob das Erlernen der Irrigation (s.u.) sinnvoll ist, kann häufig nur eine hierin erfahrene Stomatherapeutin beurteilen. Stomatherapeutinnen arbeiten in manchen Großkliniken, in nahezu allen onkologisch gastroenterologisch ausgerichteten Rehabilitationskliniken und in größeren Sanitätsgeschäften.

Die Ausleitung des Darms durch die Bauchdecke schafft eine künstliche Lücke im Muskelgefüge. Der Bauchinnendruck, der beim Pressen/Heben, bei schwerer körperlicher Arbeit oder z. B. beim Sport erheblich gesteigert wird, kann zu einer Vergrößerung dieser Durchtrittspforte und zu einer *parastomalen Hernie* führen. Die Irrigation ist bei einer Hernie erschwert bis unmöglich. Um eine Hernienbildung zu verhindern, ist die Beachtung prophylaktischer Maßnahmen wichtig [5]. Das Tragen einer Leibbinde, speziell für Stomaträger angefertigt, ist bei besonders Gefährdeten sinnvoll. Diese Leibbinden sollten spätestens während der AHB von speziellen Sanitätsgeschäften angepaßt und angefertigt werden.

Die *Irrigation* bietet dem Stomapatienten viele Vorteile und verbessert deren Lebensqualität (Tab. 17-29). Bei der Irrigation nimmt der Stomaträger eine Spülung des Darmes mit Wasser vor, wodurch er für 24–48 Stunden ausscheidungsfrei bleibt. Durch das Einfüllen von Wasser werden Dehnungsrezeptoren im Dickdarm aktiviert und eine Massenperistaltik in Gang gesetzt. Diese führt zu einer kompletten und gezielten Entleerung des Dickdarminhaltes im Gegensatz zur partiellen und spontanen Entleerung bei den anderen Stomapatienten. Leider können nicht alle Stomaträger die Irrigation erlernen (Tab. 17-29) [5].

2.5.2 Mögliche Folgen der prä- oder postoperativen Strahlentherapie

Je nach Prädisposition, Absolutdosis, Fraktionierung, Bestrahlungsvolumen, Strahlentechnik, Tumorausdehnung, Strahlenfeld und Qualität der Bestrahlungsplanung können unerwünschte Nebenwirkungen am Darm und im kleinen Becken auftreten [19]. Während und kurz nach der Bestrahlung kann es zu Übelkeit und Durchfall kommen. Diese kurzfristigen Störungen sind eine Folge der geschädigten Darmschleimhaut. Sie sind im allgemeinen reversibel und werden symptomatisch behandelt.

Spätfolgen können allerdings nach Monaten, ja erst nach vielen Jahren auftreten und sind wesentlich unangenehmer. Sie sind Folgen der strahlenbedingten Angiopathie und müssen häufig chirurgisch beseitigt werden [17].

> Die frühzeitige Erkennung und Behandlung von Störungen nach Strahlentherapie ist eine typische Aufgabe der Rehabilitation. Die Kenntnis des Operationsberichts und des Strahlenplans ist für die erfolgreiche Arbeit des Rehabilitationsarztes wichtig.

Gelegentlich treten während und nach Abschluß der Bestrahlung *Darmschleimhautstörungen mit Durchfall* auf. Stomapatienten sollten in dieser Zeit nicht irrigieren.

Wesentlich seltener als früher kommt es zu Hautrötungen oder *Hautschäden* in der bestrahlten Region. Tritt keine sichtbare Hautreizung auf, so können kurze Zeit nach der Bestrahlung Sitzbäder durchgeführt werden. Dies ist insbesondere für rektumamputierte Patienten bedeutsam, die häufig Sitzbäder zur Förderung der Wundheilung nehmen müssen.

Tabelle 17-29 Irrigation bei Stomaträgern [5].

a) Vorteile der Irrigation

- Der Zeitpunkt der Stuhlentleerung kann beeinflußt werden. Irrigierende Stomaträger sind weitgehend unabhängig von der Beutelversorgung.
- Die mitunter lästigen Beutelentsorgungsprobleme entfallen. Hautprobleme, insbesondere allergisch bedingte Entzündungen am Stoma, entfallen. Undichtigkeiten können nicht auftreten.
- Es besteht eine stuhlgangsfreie Zeit von 24 bis 48 Stunden, während der lediglich eine Stomakappe oder ein „Stöpsel" getragen werden muß.
- Die Irrigation bremst die Bildung von Bakterien im Darm und somit die Entwicklung von Gasen. Es ergeben sich daher wesentlich weniger Probleme mit Blähungen, dem Abgang von Winden und der damit verbundenen Geräusch- und Geruchsentwicklung.
- Irrigierende Stomaträger weisen erfahrungsgemäß eine bessere Akzeptanz ihrer Behinderung auf.
- Die Freizeitgestaltung, die Berufsausübung, das gesellschaftliche Leben sind unproblematischer.
- Irrigierende Stomaträger haben eine geringere Beeinträchtigung der Sexualität und eine bessere Partnerbeziehung.
- Die Versorgung mit Stomaartikeln ist problemloser und preisgünstiger.
- Ständige Arztbesuche zum Abholen der Rezepte entfallen.
- Irrigierende brauchen weniger strikt diätetische Vorsichtsmaßnahmen zu befolgen.

b) Kontraindikationen und Hinderungsgründe für die Irrigation.

- Die Irrigation kommt lediglich für Kolostoma-, nicht jedoch für Ileostomaträger, Transversumstoma- und Zökumstomaträger in Betracht.
- Die Ausscheidungen dürfen nicht dünnflüssig sein.
- Es darf keine Stenose, keine Retraktion, kein übermäßiger Prolaps oder keine Hernie vorliegen.
- Während der Strahlentherapie sollte keine Irrigation erfolgen.
- Es dürfen keine größeren Divertikel vorhanden sein; einzelne kleinere Divertikel stören nicht.
- Hinderlich ist eine Syphonbildung des endständigen Darmabschnittes.
- Ungewöhnlich tief oder hochliegende Stomata können die Durchführung der Irrigation erschweren.
  Der Stomaträger sollte das Stoma immer sehen können.
- Bei Bauchwandbrüchen, bei Prolaps und bei Einengung des Stomas kann die Irrigation nur bedingt zur Anwendung kommen.
- Eine gleichzeitig durchgeführte Chemotherapie stellt nur dann eine Kontraindikation dar, wenn sie mit Durchfällen einhergeht.
- Ein bedingter Hinderungsgrund ist die mangelhafte Zusammenarbeit und Bereitschaft des Stomaträgers.
  Der Stomaträger muß neben der Irrigation auch die Beutelversorgung perfekt beherrschen.
  Bei intellektuellen Behinderungen kommt eine Irrigation nicht in Betracht.
- Das Alter ist kein Hinderungsgrund, die Irrigation zu erlernen.
- Eine kompensierte Herzinsuffizienz stellt keine Kontraindikation dar, bei manifester Herzinsuffizienz hingegen ist Vorsicht geboten.
- Der Toilettenraum muß groß genug sein und gleichzeitig ein Waschbecken enthalten. Die Irrigation dauert durchschnittlich 45 bis 70 Minuten. In diesem Zeitraum muß der Patient Ruhe haben.

2.5.3 Mögliche Folgen der adjuvanten Chemotherapie

Die adjuvante Chemotherapie wird zunehmend bei Patienten mit höherem Rezidivrisiko und in Kombination mit Strahlentherapie bei Rektumkarzinompatienten durchgeführt. Längerfristige Nebenwirkungen, die für die Rehabilitation von Bedeutung sind, sind hiernach jedoch selten.

2.5.4 Diätetische Aspekte bei Stomaträgern

Spezielle *Ernährungsempfehlungen* sind weder für Darmkrebspatienten noch für Patienten mit künstlichem Darmausgang notwendig.

Von dieser Grundregel gibt es jedoch einige Ausnahmen. Manchmal wird die Tumordiagnose und/oder die Stomaanlage zum Anlaß für restriktive Diätempfehlungen genommen. Derartige Richtlinien sind nicht gerechtfertigt und gelegentlich schädlich. Am besten ist, wenn der Stomapatient unter fachlicher Betreuung des Ernährungsberaters in der stationären Anschlußheilbehandlung (AHB) ausprobiert, was ihm bekommt. Dies kann individuell sehr unterschiedlich sein. Gut ist, wenn der Patient ein Diättagebuch führt, in dem er aufschreibt, was und wieviel er gegessen hat, wann die Hauptausscheidungszeiten waren, welche Beschaffenheit die Ausscheidungen hatten und ob Auffälligkeiten (z. B. Blähungen, Geruch, Durchfall etc.) auftraten [11]. Anhand dieses Tagebuchs kann er mit den Diätberatern und Stomatherapeuten seine individuellen Bedürfnisse durchsprechen. Er wird in der Regel bald wissen,

Tabelle 17-30 Nahrungsmittel, die bei Kolostomapatienten abführend oder stopfend wirken können.

abführende Wirkung	*stopfende Wirkung*
– Kaffee	– gekochte Milch
– Zucker, stark gesüßte Speisen	– Schokolade
– Bohnen, Spinat	– Rotwein
– Alkohol, besonders Bier	– Weißbrot (alt)
– Dörrpflaumen und anderes Trockenobst	– Kartoffeln
– Sauerkraut, Sauerkrautsaft	– trockener Käse
– Joghurt	– Kokosflocken
– rohes Obst	– Mais
– Kohl	– geschälter Reis
– Erbsen	– Sellerie
– Zwiebeln	– Rosinen
– rohes Gemüse	– Haferflocken
– Buttermilch, rohe Milch	– Teigwaren
– Mineralwasser	– Trockengebäck
– Süßmost	– gekochte Möhren
– Vollkornbrot	– Bananen
– Weizenschrot, Weizenkleie	– Kakao, kakaohaltige Getränke
– Leinsamenbrot, Vollkornbrot	– Nüsse
– frisches Brot	– Heidelbeeren/ Heidelbeersaft (besonders getrocknete Heidelbeeren)
– Frischobst, Trauben	
– Feigen	
– ungeschälter Reis	
– grüner Salat	
– pikante Speisen	

welche Speisen er gut verträgt bzw. welche er vermeiden sollte; er weiß, nach welchen Speisen eine verstärkte Geruchsbildung oder Blähungen, Durchfall oder Verstopfung etc. auftreten.

In der anfänglichen Umstellungsphase, die etwa drei Monate dauert, sollten Nahrungsmittel bevorzugt werden, die eine leicht stopfende Wirkung haben (Tab. 17-30) oder durch Quellung flüssigkeitsbindend wirken.

Eine schlackenreiche Nahrung gilt zwar auf der einen Seite für den darmkrebsgefährdeten Patienten als tumorprotektiv, auf der anderen Seite ist sie jedoch manchmal für irrigierende Stomapatienten nachteilig. Durch sie werden die Spülintervalle beim irrigierenden Patienten verkürzt, da die Peristaltik angeregt und größere Stuhlmengen produziert werden.

Ein großes Problem können *Blähungen* und die hierdurch bedingte Geräuschentwicklung darstellen. Insbesondere nach ballaststoffreicher Kost entstehen Blähungen. Gelegentlich kann allerdings auch ein Laktasemangel die Ursache hierfür sein. Fehlt dieses Enzym, so gelangt der Milchzucker unverdaut in den Dickdarm, wo die Bakterien den Zucker fermentieren, Gas bilden und Durchfall produzieren. Weitere Gründe für eine verstärkte Bläheneigung können verschluckte Luft, vermehrte Kohlensäurebildung im Dünndarm oder unzureichende Wirkung von Bauchspeicheldrüsenfermenten nach fettreicher Nahrung und nicht zuletzt Bewegungsarmut sein. Nahrungsmittel mit besonders blähungsfördernder oder blähungshemmender Wirkung sind in Tabelle 17-31 aufgeführt.

Die Irrigation vermindert Blähungen und für viele Stunden auch stärkere Geräuschentwicklung.

Manche Patienten neigen zur *Obstipation*. Bevor Abführmittel genommen werden, sollte der Stomaträger diätetisch den Stuhlgang zu normalisieren versuchen (Tab. 17-32) [11]. Durch die Einnahme von 1–2 Eßlöffeln Weizenkleie oder Leinsamen zu den Hauptmahlzeiten und reichlich Flüssigkeit wird der Stuhlgang im allgemeinen geschmeidiger. Ist es zur Verstopfung gekommen, so hilft zumeist die Einnahme von Milchzucker. Laktulose kann auch prophylaktisch genommen werden. Regulierende Auswirkungen auf den Stuhlgang hat auch eine ausreichende Flüssigkeitsaufnahme (ca. 2–2,5 Liter täglich). Kleie ohne gleichzeitige Flüssigkeitsaufnahme ist wirkungslos! Nicht selten liegt die Ursache einer Obstipation an der zu geringen Flüssigkeitsaufnahme der Patienten.

Tabelle 17-31 Nahrungsmittel, die bei Kolostomapatienten blähungshemmend oder blähend wirken können.

blähungshemmende Wirkung

- Preiselbeeren, -saft
- Joghurt
- Kümmel, Kümmelöl
- Fencheltee
- Anistee
- Heidelbeeren/ Heidelbeersaft

blähende Wirkung

– frisches Obst, besonders Birnen	– Eier, Eierprodukte (z.B. Eiernudeln, Eierlikör)
– Rhabarber	– Mayonnaise
– Hülsenfrüchte	– Spargel
– Kraut	– Pilze
– Kohlrabi	– koffeinhaltige Getränke (z.B. Cola, Kaffee, Tee)
– Blumenkohl	– Schwarzwurzeln
– Zwiebeln, Knoblauch, Paprika	– frisches Brot
– Bier und andere kohlensäurehaltige Getränke	– Federweißer

Tabelle 17-32 Therapie der funktionell bedingten Verstopfung.

- Korrektur irriger Vorstellung über die Defäkation
- Veränderung der Lebens- und Eßgewohnheiten
- körperliche Bewegung zur Steigerung der Darmaktivität
- gastrokolischer Reflex (Trinken eines Glases kalten Wassers)
- keine hochkalorischen, voluminösen Abendmahlzeiten
- keine kalorienreiche schlackenarme Kost wie Weißbrot, Teigwaren, Kuchen, Kekse, Pudding, Schokolade und Speiseeis
- physikalische Maßnahmen (Kolonmassage)
- ballaststoffreiche Kost (Kleie)

Mehrere Ursachen kommen für *chronische Entzündungen* im Stomabereich in Frage:
- eine zu große Beutelöffnung
- eine unsachgemäße Abnahme der Klebe- bzw. Haftfläche
- möglicherweise aggressive Klebematerialien
- eine Allergie gegen Karaya bzw. andere Versorgungsteile
- Hautunebenheiten/Vernarbungen
- Haarbalgentzündungen
- allergische Hautreaktionen
- Ernährung.

Säurehaltige Nahrungsmittel (Tab. 17-33) verursachen besonders häufig Entzündungen im Stomabereich und sollten bei Unverträglichkeit gemieden bzw. Nahrungsmittel mit geringem Säuregehalt bevorzugt werden [5, 11]. Mitunter hilft ein Wechsel der Beutelversorgung. Es gibt in Deutschland eine große Auswahl verschiedener Versorgungssysteme. Ein Unerfahrener vermag die manchmal unerheblichen Unterschiede kaum zu erkennen. Hier sind die speziellen Erfahrungen einer Stomatherapeutin gefragt.

2.6 Psychosoziale Maßnahmen

Während der lebensverlängernde Nutzen intensiver Nachsorgeprogramme zunehmend in Frage gestellt wird, wird der psychosoziale Effekt der Nachsorge zunehmend sowohl von den Patienten und Angehörigen als auch von den Ärzten als positiv empfunden. Wichtig ist insbesondere bei den Stomapatienten, daß eine baldige soziale Reintegration eingeleitet wird. Nach anteriorer Rektumresektion ebenso wie bei den kontinenzerhaltend operierten Sigma- und Kolonkarzinom-

Tabelle 17-33 Säuregehalt von Obst und Gemüse (Angaben in mg/100 g eßbarer Anteil).

	Äpfelsäure	*Zitronensäure*		*Äpfelsäure*	*Zitronensäure*
Gemüse			Aprikose	1000	400
Aubergine	170	10	Avocado	–	–
Bohne, grün	180	25	Banane	360	270
Brokkoli	120	210	Birne	170	140
Gurke	240	20	Brombeere	900	18
Kartoffel	90	520	Dattel	1300	–
Kopfsalat	–	15	Erdbeere	140	870
Kürbis	200	5	Feige	–	–
Meerrettich	680	–	Grapefruit	180	1370
Möhren	295	50	Heidelbeere	850	520
Paprika	60	260	Himbeere	40	1720
Rhabarber	1250	130	Johannisbeere	290	2070
Rosenkohl	200	350	–, schwarz	410	2880
Rote Rübe	35	195	Kirsche, süß	940	–
Spargel	95	60	–, sauer	1800	–
Spinat	40	25	Mango	75	300
Tomate	35	440	Mirabelle	890	–
Weißkraut	300	100	Pfirsich	330	240
Zucchini	–	–	Pflaume	1220	35
Zuckermais	30	20	Preiselbeere	260	1100
Zwiebel	170	20	Reneclaude	1250	–
			Rosinen	2300	2300
Obst			Stachelbeere	720	720
Ananas	90	630	Weintraube	540	20
Apfel	500	16	Zitrone	–	4900
Apfelsine	160	1060	Zuckermelone	50	75

patienten besteht diesbezüglich ein geringerer Bedarf.

Gute Voraussetzungen für eine erfolgreiche soziale Reintegration sind dann gegeben, wenn der Patient sein Stoma akzeptieren und mit ihm zu leben gelernt hat. Der Aufenthalt in einer Rehabilitationsklinik und die Zugehörigkeit zu einer Selbsthilfegruppe können sich auch hier sehr positiv auswirken. Sowohl für kontinenzerhaltend operierte Patienten als auch für Patienten mit künstlichem Darmausgang gibt es Ratgeberbücher für Betroffene und deren Angehörige [5, 8, 11]. Sie können bei der Aufklärung und Bewältigung des Tumorleidens behilflich sein. Sie können und sollen das ärztliche Gespräch nicht ersetzen, sondern bieten eine gute Basis für das Gespräch.

Trotz manchmal erheblicher neurogen und psychogen bedingter Beeinträchtigungen mit depressiven Verstimmungen besteht nur bei wenigen Stomaträgern die Notwendigkeit einer Psychotherapie [12]. Leichtere depressive Verstimmungen lassen sich von geschulten Angehörigen, Freunden und vor allem Selbsthilfegruppen abfangen.

> Die Adresse der jeweils regional zuständigen Selbsthilfegruppe für Stomaträger (ILCO-Gruppe) kann über deren Bundesgeschäftsstelle (Postfach 1265, 85312 Freising, Tel. 08161/84909) in Erfahrung gebracht werden.

Häufig nehmen die Patienten den in diesen Selbsthilfegruppen organisierten Mitbetroffenen Erfahrungen und Ratschläge bereitwilliger ab als dem behandelnden Arzt. Dies um so mehr, weil die in den Selbsthilfegruppen organisierten Patienten häufig sehr differenzierte medizinische und soziale Sachkenntnisse aufweisen. Die Selbsthilfegruppen sollten vom betreuenden Arzt als Partner und nicht als Konkurrent in der Nachsorge angesehen werden. Pauschale Vorurteile, daß die Betroffenen hier zu alternativen Therapien angehalten wurden, sind nicht gerechtfertigt. Erfahrungsgemäß wenden sich die in diesen Gruppen organisierten Patienten nämlich erst dann paramedizinischen Disziplinen zu, wenn sie von schulmedizinisch orientierten Ärzten nicht genügend ernstgenommen und beraten werden.

Insbesondere dem Patienten mit künstlichem Darmausgang sollte zu einer Anschlußbehandlung (AHB) geraten werden. Wohnortnahe Nachsorgekliniken, die über entsprechende Rehabilitations- und Nachsorgeerfahrungen bei Karzinompatienten und bei Patienten mit künstlichem Darmausgang verfügen, sollten bevorzugt werden.

Während der Primärbehandlung wird zwar dem Patienten häufig die Kolostomaversorgung, eventuell auch die Irrigation erklärt, diese werden jedoch von dem Patienten häufig nicht genügend verstanden, geübt und akzeptiert. Dies kann in der stationären Anschlußheilbehandlung nachgeholt werden.

Mit Aufgabe der AHB-Klinik ist es, dem Stomapatienten die häufig vorhandene Unsicherheit zu nehmen und ihn soweit zu motivieren, daß eine berufliche und soziale Wiedereingliederung möglich ist. Häufig wird das Karzinom und/oder die Stomaanlage zum Anlaß restriktiver Empfehlungen genommen. Diese behindern eine erfolgreiche soziale und berufliche Wiedereingliederung.

Viele soziale Hilfen bieten sich an, damit Behinderte im täglichen Leben besser zurechtkommen [18]. Durch diese sozialen Rehabilitationsmaßnahmen kann die Pflegebedürftigkeit verringert bzw. einer größeren Abhängigkeit von Fremdhilfe vorgebeugt werden.

2.7 Berufliche Maßnahmen

Ca. 30% der Patienten sind unter 60 Jahre. Ihre Lebenszeitprognose ist häufig gut. Die 5-Jahres-Überlebenserwartung der jünger als 40 Jahre alten Patienten mit kolorektalen Karzinomen liegt bei ca. 60% [16]. Bei ihnen sollten alle Anstrengungen mit dem Ziel einer beruflichen Reintegration unternommen werden [10].

Bei der gutachterlichen Beurteilung der Arbeits-, Berufs- bzw. Erwerbsfähigkeit müssen Tumorleiden, Art und Ausmaß der Operation mit ihren Folgeerscheinungen und die allgemeine Leistungsfähigkeit berücksichtigt werden. Während Kolon- und Sigmakarzinompatienten nach einer kontinenzerhaltenden Operation in der Regel schon bald uneingeschränkt arbeitsfähig sind, ist bei Patienten mit tiefsitzendem Rektumkarzinom und Inkontinenzproblemen und vor allem bei Stomapatienten mit längeren Arbeitsunfähigkeitszeiten, ja mit einem höheren Risiko einer Berufs- oder gar Erwerbsunfähigkeit zu rechnen.

Bei den kontinenzerhaltend operierten Rektumkarzinompatienten können Sphinkterfunktionsstörungen die berufliche Einsatzfähigkeit einschränken. Die gelegentlich nach kontinenzerhaltenden Operationen tiefsitzender Rektumkarzinome auftretende Kontinenzbeeinträchtigung mit imperativem Stuhldrang und mangelnder Haltekapazität des Rektumrests bessert sich in der Regel bald, so daß längere Arbeitsunfähigkeit selbst bei diesen Patienten die Ausnahme ist. Spätestens sechs Monate nach einer anterioren Rektumresektion müßte in der Regel eine volle berufliche Belastungsfähigkeit bestehen.

Auch mit künstlichem Darmausgang ist eine Fortführung der beruflichen Tätigkeit durchaus möglich. Allerdings sind die Arbeitsunfähigkeitszeiten bis zur Wiederaufnahme der Arbeit in der Regel länger. Dies trifft besonders auf Tätigkeiten zu, die mit körperlichen Belastungen einhergehen. Überhaupt ist die Chance einer erfolgreichen beruflichen Reintegration bei den Angestelltentätigkeiten wesentlich höher als bei körperlich Arbeitenden [10]. In einer gemeinsam mit der Deutschen ILCO durchgeführten Befragung zur beruflichen Situation von 560 unter 60 Jahre alten Stomapatienten, gaben 54,5% der Befragten an, nach der Operation wieder – zumindest zeitweilig – beruflich aktiv gewesen zu sein (Abb. 17-9). Die berufliche Reintegrationsquote war bei den Selbständigen (88%) und Beamten (85,7%) am höchsten und bei den Arbeitern (50,5%) am niedrigsten. Die Dauer der Arbeitsunfähigkeit war ebenfalls bei den Beamten und Selbständigen am kürzesten, betrug hingegen bei den Arbeitern 10,5 Monate.

Zu den bedeutendsten negativen Einflußfaktoren einer erfolgreichen beruflichen Reintegration gehören [10]:
- Krankheitsprogression
- fortgeschrittenes Alter
- körperlich belastende berufliche Tätigkeit
- schlechte Akzeptanz der Versorgung sowie Therapiefolgestörungen [10].

Manche Therapiefolgestörungen lassen sich beseitigen, andere sind irreversibel. Zu den irreversiblen Behinderungen, die einen negativen Einfluß auf die berufliche Tätigkeit haben, gehört an erster Stelle die verminderte Belastbarkeit der Bauchmuskulatur bzw. das hierdurch bedingte *Hernienrisiko*. Arbeitsbelastungen, die Stomaträger daher dringend meiden sollten, sind Tätigkeiten, die mit einer stärkeren Belastung der Bauchmuskulatur oder einer ungünstigen Arbeitshaltung einhergehen. Heben und Tragen von Lasten von mehr als 5 kg, häufiges Bücken und Zwangshaltungen, sind nicht mehr zumutbar. Andere nicht mehr zumutbare Belastungen hängen mit der Beutelversorgung zusammen. Hierzu gehören u.a. Hitzeexposition sowie Arbeiten bei Staubentwicklung (Tab. 17-34).

Angst vor unkontrollierter Darmtätigkeit, vor unbeeinflußbarer Geräuschentwicklung oder vor plötzlicher Ablösung eines Stomabeutels tragen zur Erschwerung der beruflichen Reintegration bei Patienten mit Beutelversorgung bei. Patienten im erwerbsfähigen Alter sollten daher dazu motiviert werden, die Irrigation zu erlernen.

Irrigierende Patienten haben wegen der bewußt steuerbaren, regelmäßigeren sowie vollständigeren Stuhlentleerung, der geringeren Geräuschentwicklung und der höheren Mobilität berufliche Vorteile gegenüber den anderen Patienten. Zwischen Art und Ausmaß der Therapiefolgestörungen und den Chancen für eine berufliche Reintegration (Abb. 17-9) besteht ein eindeutiger Zusammenhang. Je stärker die Therapiefolge-

Tabelle 17-34 Arbeitsbelastungen, die wegen des Stomas gemieden werden sollten.

- schwere körperliche Belastungen (dazu gehören Hebearbeiten, Überkopfarbeiten, Arbeiten, die mit starken Erschütterungen und dem häufigen Heben und Tragen von mehr als 5 kg verbunden sind)
- ungünstige Arbeitshaltung (z.B. Arbeiten in der Hocke oder im Liegen)
- extreme Klimasituationen (z.B. Hitzearbeiten)
- ungünstige Arbeitszeit (Schicht- und Nachtarbeit)
- ungünstige Arbeitspausen; die Patienten brauchen regelmäßige Pausen von ausreichender Länge, damit sie regelmäßig und in Ruhe ihre Mahlzeiten einnehmen können.
- taktgebundene Arbeiten; die Patienten müssen eine individuelle Pause einlegen können, ohne den Arbeitsfluß der Kollegen zu stören
- unregelmäßige Stuhlentleerungen (z.B. Zugführer)
- schlechte oder weitentfernte sanitäre Anlagen (z.B. Bauarbeiter)

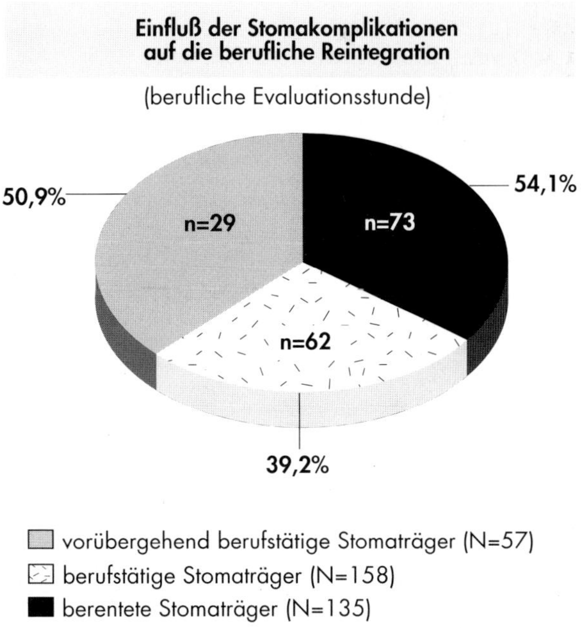

Abb. 17-9 Einfluß der Stomakomplikationen auf die berufliche Reintegration (berufliche Evaluationsstudie) [10].

störungen ausgeprägt sind, desto geringer sind die Chancen einer beruflichen Reintegration. Je besser die medizinische Rehabilitation, desto größer die Chance für eine berufliche Wiedereingliederung. Die in den Tumornachsorgekliniken durchgeführten Maßnahmen, wie das Erlernen der Irrigation und prophylaktischer Maßnahmen zur Verhinderung von Bauchwandhernien, die diätetische Beratung, die Versorgung mit Stomaartikeln und das Inkontinenztraining, tragen mit dazu bei, die berufliche Reintegration zu fördern.

Eine wichtige Aufgabe der Tumornachsorge- und Rehabilitationskliniken ist es, die Patienten während der stationären Heilmaßnahmen beruflich zu beraten und – natürlich nur mit ihrer Zustimmung – den Betriebsarzt und den Rentenversicherungsträger zu informieren und in die Beratung miteinzubeziehen.

3 Mammakarzinom

3.1 Epidemiologie und Reha-Bedarf

Die Inzidenz des Mammakarzinoms schwankt weltweit; sie hat – zumindest in den westlichen Ländern – zugenommen. Das Risiko einer Frau, in ihrem Leben an einem Brustkrebs zu erkranken, beträgt 11%, wobei 3–4% wegen des Brustkrebses auch sterben werden [18]. Die Inzidenz ist altersabhängig, nämlich 71,4/100 000 bei Frauen unter 65 Jahren und 434,6/100 000 bei Frauen über 65 Jahren [5, 21].

Ob das Risiko für Brustkrebs in den letzten Jahrzehnten tatsächlich zugenommen hat, ist in keiner Weise gesichert. Daß es heute mehr Patientinnen mit Brustkrebs gibt, läßt sich eher mit der besseren Diagnostik, der erfolgreicheren Therapie und dem höheren Altersdurchschnitt der Bevölkerung als mit einer Zunahme der Risikofaktoren (Tab. 17-35) erklären. Einige Epidemiologen weisen auf mögliche Zusammenhänge mit der Ernährung (insbesondere einer fettreichen Ernährung) hin [9].

Tabelle 17-35 Risikofaktoren für das spätere Auftreten eines Brustkrebses.

	Risikofaktor
– Mamma-Ca der anderen Seite	> 10
– Mamma-Ca bei Mutter oder Schwester	2–9
– Mastopathie mit Atypien	2–4
– Adipositas, besonders in der Postmenopause	2–3
– Erstgeburt nach dem 35. Lebensjahr	≈ 3
– Nullipara	1,5–2,3
– frühe Menarche, späte Menopause	≈ 2

Durch die höhere Inzidenz und Prävalenz, aber auch infolge der veränderten Therapiestrategien und Operationstechniken haben sich Rehabilitationsbedarf und -bedürftigkeit, Rehabilitationsfähigkeit und -aufwand geändert.

Die heute bevorzugt durchgeführten brusterhaltenden Operationen haben zwar im Gegensatz zu der früher praktizierten radikalen Mastektomie [1, 19] zu einem geringeren Risiko chirurgisch bedingter Nebenwirkungen, aber aufgrund der nun häufiger eingesetzten adjuvanten und additiven Strahlen- und Chemo- sowie Hormontherapien [18] zu häufigen andersartigen rehabilitationsbedürftigen Störungen geführt.

Da der Anteil der erwerbstätigen Frauen mit Brustkrebs im Frühstadium größer geworden ist und bei diesen zunehmend potentiell kurative Eingriffe zum Einsatz kommen, haben sich auch Änderungen ergeben. Berufliche Rehabilitationsmaßnahmen haben heute eine größere Bedeutung als in der Vergangenheit.

Mehr als andere Tumorkranke bedarf die Mammakarzinompatientin einer psychischen Zuwendung. Selbst Patientinnen mit fortgeschrittenem und ausgedehntem Tumorleiden werden heute aufgeklärt und dürfen mit der Angst nicht allein gelassen werden. Der Einbezug von Psychologen in die Mammakarzinomrehabilitation ist heute eine Selbstverständlichkeit. Besonders beim Karzinom der Brust ist die mehrfache Belastung der Patientin deutlich.

3.2 Prognose und Stadieneinteilung

Die Prognosefaktoren (Tab. 17-36) sind – unabhängig von der durchgeführten Therapie – verantwortlich für die unterschiedlichen, in der Literatur anzutreffenden Überlebenszeiten. Wesentliche Prognosefaktoren sind das pTNM-Stadium (Tab. 17-37) [15], die Hormonrezeptoren und das Alter. Insgesamt ist die Prognose gut und hat sich dank adjuvanter Therapien verbessert.

Selbst bei Lymphknotenbefall überleben mehr als 50% der Patientinnen die nachfolgenden 15 Jahre [2]; nach Diagnose von Fernmetastasen beträgt die Überlebenswahrscheinlichkeit noch ca. 20% [35].

Tabelle 17-36 Prognostische Faktoren beim Mammakarzinom.

günstigere Faktoren	*ungünstigere Faktoren*
– hoher Östrogen- und/oder Progesteron-Rezeptorengehalt der Tumorzellen – Allgemeinzustand gut – Wachstum langsam progredient – Gewicht konstant – CEA normal – BSG normal – lymphozytäre Reaktion um Tumor bzw. Metastasen – tubuläres Mammakarzinom: muzinöses –, papilläres –, medulläres Mammakarzinom – Hypoploidie – niedriges TNM – Postmenopause – niedriges Grading	– negative Hormonrezeptoren – prämenopausal, perimenopausal – Wachstum foudroyant – Allgemeinzustand schlecht – CEA und/oder CA15-3 stark erhöht – BSG stark erhöht – hohes Grading – Infiltration des Tumors in Brusthaut, Pektoralisfaszie oder Pektoralismuskulatur – metastatischer Befall von 10 oder mehr axillären Lymphknoten – Infiltration in das paranodale Fettgewebe oder Blut- und/oder Lymphgefäße – inflammatorisches Mammakarzinom – hohes TNM

Tabelle 17-37 Postoperative pathologische Klassifikation des Mammakarzinoms.

T_x	Primärtumor kann nicht beurteilt werden
T_0	Kein Anhalt für Primärtumor
T_{is}	Carcinoma in situ: intraduktales Karzinom oder lobuläres Carcinoma in situ oder Morbus Paget der Mamille ohne nachweisbaren Tumor
T_1	Tumor < 2 cm im größten Durchmesser
T_{1a}	≤ 0,5 cm im größten Durchmesser
T_{1b}	> 0,5 cm, aber nicht > 1 cm im größten Durchmesser
T_{1c}	> 1 cm, aber nicht > 2 cm im größten Durchmesser
T_2	Tumor > 2 cm, aber nicht > 5 cm im größten Durchmesser
T_3	Tumor > 5 cm im größten Durchmesser
T_4	Tumor jeder Größe mit direkter Ausdehnung auf Brustwand oder Haut. Anmerkung: Die Brustwand schließt die Rippen, die Interkostalmuskulatur mit dem vorderen Serratusmuskel mit ein, nicht aber die Pektoralismuskulatur.
T_{4a}	Mit Ausdehnung auf die Brustwand
T_{4b}	Mit Ödem (einschließlich Apfelsinenhaut), Ulzeration der Brusthaut oder Satellitenmetastasen der Haut der gleichen Brust
T_{4c}	Beide der obigen Kriterien
T_{4d}	Entzündliche Ödeme
N_0	Keine regionären Lymphknotenmetastasen
N_1	Metastasen in 4 oder weniger ipsilateralen axillären Lymphknoten, keine > 3 cm fixiert im größten Durchmesser
N_2	Metastasen in 5 oder mehr ipsilateralen axillären Lymphknoten, oder in 1 ipsilateralen axillären Lymphknoten, > 3 cm im größten Durchmesser, oder im ipsilateralen Lymphknoten an der A. mammaria interna
N_3	Metastasen in ipsilateralen Lymphknoten entlang der A. mammaria interna

Die Kenntnis der in der Tabelle 17-36 erwähnten Prognosefaktoren ist für die Rehabilitationsplanung unverzichtbar. Art und Ausmaß der Rehabilitationsmaßnahmen und deren Erfolg stehen damit in enger Beziehung.

3.3 Reha-Ziel, Reha-Planung und zeitlicher Ablauf

Die Rehabilitation ist eine begleitende Maßnahme, die nicht isoliert von der gesamten onkologischen Betreuung gesehen werden darf. Sie beginnt mit Diagnosestellung und der Frage, ob ablative oder brusterhaltende Therapie mit oder ohne Nachbestrahlung und/oder adjuvanter Chemotherapie erfolgen soll. Dies entspricht der Phase I. Sie wird schwerpunktmäßig in der onkologischen Reha-Klinik *(Phase II)* und schließlich während der ambulanten Betreuung *(Phase III)* weitergeführt. Art, Ziel und Ausmaß der notwendigen Maßnahmen unterscheiden sich je nach erfolgter Behandlung, Tumorausbreitung und Tumorstadium, Alter, psychosozialer Situation der Betroffenen.

Für die Rehabilitationsplanung und -durchführung sind der Ausschluß eines Rezidivs bzw. das Staging der Tumoraktivität Voraussetzung, ja die Rehabilitation ist ohne gleichzeitige medizinische Nachsorge undenkbar.

Schon seit langem ist die Auffassung widerlegt, daß bei frühzeitigerer Erkennung von Fernmetastasen die Patienten eher geheilt werden könnten. Bei Auftreten von Fernmetastasen kommen nahezu immer nur palliative Therapien in Frage (Tab. 17-38).

Tabelle 17–38 Nachsorgeprogramm für Mammakarzinome mit niedrigerem Rezidivrisiko (Primärtumoren < 5 cm, maximal nicht mehr als 2 befallene Lymphknoten, Hormonrezeptor positiv).

		Monate nach Abschluß der Primärbehandlung												
		3	*9*	*12*	*18*	*24*	*30*	*36*	*42*	*→*	*alle 6 Monate*			
Basisprogramm	Anamnese, körperliche Untersuchung BSG, kleines Blutbild	+ +	+ +	+ +	+ +	+ +	+ +	+ +	+ +	+ +	+ +	+ +	+ +	+ +
Zusatzprogramm	SGPT, SGOT, AP, LDH, Kalzium, Ca 15-3, CEA			+	+		+	+	+	+	+	+	+	+
	Röntgenthorax a.p. + seitlich			+		+		+		alle 12 Monate				
	Abdomensonographie			+		+		+		alle 12 Monate				
	Vorsorgeuntersuchungen, (Mammographie, Hämokkult, gyn. Vorsorge)			+		+		+		alle 12 Monate				
fakultative Untersuchungen	Skelettszintigraphie	bei klinischem, biochemischem oder röntgenologischem Verdacht												
	Mammasonographie	bei röntgendichter Brustprothese zur Beurteilung des Restdrüsengewebes, ansonsten nur als Zusatzuntersuchung zur Mammographie												
	Röntgen-Skelett	bei klinischem, laborchemischem und/oder skelettszintigraphischem Verdacht												

Rehabilitative und nicht etwa tumororientierte Maßnahmen bestimmen die Nachbehandlung.

Adjuvante und additive Therapien haben eine große Bedeutung. Sie werden teilweise in remissionserhaltender Absicht, teilweise aber auch zur Prophylaxe im Sinne der tertiären Prävention eingesetzt. Da sie sich über mehrere Monate, ja sogar Jahre erstrecken, müssen sie parallel zur Rehabilitation fortgesetzt werden.

Schwerpunkt der Rehabilitationsdiagnostik stellt die Erkennung von Folgen der Operation, der Strahlen- und der Chemotherapie dar. Das Spektrum reicht von Lymphödemen, Motilitätsstörungen, hormonellen Entzugsstörungen, kardiopulmonären Auswirkungen und Einschränkungen der Hämatopoese bis hin zu psychosozialen Funktionseinschränkungen und Handicaps. Sie sollen im folgenden ausführlicher erläutert werden.

3.4 Diagnostische und therapeutische Maßnahmen bei somatischen Beschwerden

3.4.1 Maßnahmen bei Folgen der chirurgischen Behandlung

Lymphödem

Das Risiko eines späteren Lymphödems beträgt bei der heutigen Operationstechnik etwa 2–5%, wohingegen früher bis zu 70% der Patientinnen hierunter litten. Die Radikalität der Operation, insbesondere die der axillären Ausräumung, das Ausmaß des Lymphknotenbefalls und die postoperative Narbenbildung sowie chronisch entzündliche Prozesse oder fibrotische, strahlenbedingte Veränderungen an der Axilla korrelieren mit Häufigkeit und Schwere des Armödems [16]. Meist ist das Lymphödem anfangs symptomlos oder verursacht nur geringe Beschwerden. Beschwerden wie ziehende Schmerzen in der Achselhöhle, die bis in die Fingerspitzen hineinstrahlen, Fremdkörpergefühl und leichte Parästhesien können dem Anschwellen des Arms vorangehen und sind Warnhinweise.

Ist ein axilläres Rezidiv bzw. eine venöse Abflußstörung als Ursache dieser Symptome ausgeschlossen, muß schon in diesem Stadium eine *Lymphödembehandlung* eingeleitet werden.

Tabelle 17-39 Empfehlungen für Risikopatienten zur Verhinderung eines Lymphödems.

beim Arzt
– möglichst keine Injektionen auf der operierten Seite
– möglichst Blutdruck auf der anderen Seite messen
– keine Akupunkturbehandlung auf der gleichen Seite
im Haushalt
– keine schweren Einkaufstaschen tragen
– Vorsicht mit manuellen Tätigkeiten in heißem Wasser, in Laugen oder säurehaltigem Wasser
– Vorsicht vor Schnittwunden mit Küchenmessern, Nadeln
– keine schweren Lasten tragen
– keine Armbanduhr, keine abschnürenden Ringe an der gefährdeten Seite tragen
bei der Kleidung
– Träger des Büstenhalters dürfen weder an der Schulter noch am Brustkorb einschneiden
bei der Körperpflege
– bei der Nagelpflege den Nagelfalz nicht schneiden
– keine reizenden, allergisierenden Kosmetika verwenden
– Vorsicht vor Sonnenbad, Vorsicht bei der Sauna
– keine knetende Massage des Arms
im Urlaub bzw. bei der Freizeitgestaltung
– Vorsicht vor Insektenstichen in der gefährdeten Region
– Vorsicht vor Verletzungen, vor Frostschäden
– keine großen Anstrengungen mit dem gefährdeten Arm
– Vorsicht vor Verletzungen mit Stacheln, Dornen oder Geräten

Hierzu eignen sich die manuelle Lymphdrainage, Armstrümpfe und eine angemessene Schonung.

Die Patientinnen sollten ausführlich über die Vorsichtsmaßnahmen aufgeklärt werden, um so einer Verschlimmerung des Lymphödems entgegenzuwirken (Tab. 17-39). Hierfür eignen sich auch Gruppengespräche und Ratgeber für Betroffene und Angehörige [14].

Bei nicht radikal operierten und nicht strahlenbehandelten Patientinnen erscheint eine prophylaktische Lymphdrainage überflüssig.

Auch bei den anderen Patientinnen ist der Wert einer prophylaktischen Lymphdrainage wissenschaftlich nicht erwiesen. Die Risikopatienten sollten auf die in Ratgebern [14] ausführlich geschilderten Risiken und Zeichen eines Lymphödems hingewiesen werden. Bei ersten Zeichen eines Lymphödems sollte dann eine Lymphdrainage erfolgen. Vor einer übertriebenen prophylaktischen Schonung ist zu warnen. Übertriebene Prophylaxe ist nicht mit dem Grundsatz vereinbar, alles zu tun, um eine Isolierung der Krebspatientinnen zu vermeiden bzw. eine Reintegration in die Gesellschaft anzustreben.

Die *Therapie eines schon bestehenden Lymphödems* ist außerordentlich problematisch. Chirurgische Eingriffe sind wenig erfolgversprechend und komplikationsreich; eine antidiuretische Therapie gilt als kontraindiziert; Massagen, Kurzwellenbestrahlung und Packungen können das vorhandene Spannungsgefühl und die eventuell eingeschränkte Beweglichkeit zwar zeitweilig lindern, das Lymphödem jedoch verstärken. Bei manifestem Lymphödem muß lebenslang Lymphdrainage durchgeführt werden. Bei dem geringsten Verdacht auf Erysipel, das bei diesen Patientinnen häufig auftritt, muß Penicillin verabreicht werden.

Die Beweglichkeit im Schultergelenk ist nach einer postoperativen Radiatio stärker eingeschränkt als nach einer Mastektomie ohne Nachbestrahlung. Durch eine frühzeitige postoperative Mobilisierung des Arms und eine gezielte physiotherapeutische Behandlung können diese Einschränkungen deutlich gesenkt werden.

Neurologische Störungen

Werden bei der Operation Nerven verletzt, so können postoperativ Sensibilitäts- und Motilitätsstörungen auftreten; nach Ablation und axillärer Ausräumung kommt es häufig zu einer irreversiblen Taubheit der Brustwand, die bis in den Rücken der operierten Seite reicht. Die Mißempfindungen können mit eine der Ursachen für sexuelle Schwierigkeiten sein. An der operierten Seite kann es zu Belastungseinschränkungen mit Schweregefühl kommen. Noch nach Monaten, und – insbesondere nach zusätzlicher Strahlentherapie – selbst noch nach Jahren, können schrumpfende Narben zu neurologischen Funktionsstörungen mit Motilitätseinschränkungen führen. Führt die krankengymnastische Behandlung nicht zum Erfolg, müssen unter Umständen funktionell hinderliche Narben chirurgisch beseitigt werden.

Hormonelle Störungen

Im Gefolge der Ovarektomie treten häufig hormonelle Entzugserscheinungen auf. Diese Störungen können akuter Natur sein (z. B. Hitzewallungen), aber auch später, z. T. erst nach Jahrzehnten, auftreten (z. B. Osteoporose).

3.4.2 Maßnahmen bei Folgen der Strahlentherapie

Dank der heute fast ausschließlich mit der sogenannten Mega-Volt-Technik oder Elektronenstrahlung durchgeführten Therapie werden viele der Strahlenreaktionen nicht mehr beobachtet, die früher nach einer Therapie mit konventionellen Röntgenstrahlen auftraten und die Lebensqualität der Patientinnen einschränkten [24, 32].

Lymphödem und Durchblutungsstörungen

Das Risiko eines späteren Lymphödems nach radikaler axillärer Ausräumung ist besonders groß, wenn zusätzlich zur radikalen Mastektomie eine Strahlenbehandlung des axillären Lymphabflußgebietes durchgeführt wurde. Bei derart kombiniert und radikal behandelten Patientinnen müssen zur Verhütung eines Lymphödems besondere Vorsichtsmaßnahmen beachtet werden. Neben Hochlagerung der betroffenen Extremität und Atemgymnastik sollten die Patientinnen ein sogenanntes Intervalltraining durchführen, das aus regelmäßigen Muskelkontraktionsübungen besteht [25]. Durch die Pumpübungen für die Muskulatur wird die Lymphangiomotorik angeregt.

In seltenen Fällen können noch bis zu 25 Jahre später ein Lymphödem, aber auch *Durchblutungsstörungen* in der bestrahlten Region auftreten. Die Kombination von Operation und Bestrahlung führte früher häufig zu einem *Plexusschaden* mit teilweise erheblichen Sensibilitätsstörungen und Schmerzen. Die Behandlungsmöglichkeit einer derartigen nicht-karzinombedingten Plexusparese ist schlecht; eine Neurolyse oder eine Therapie mit neurotropen Vitaminen ist selten erfolgreich. Patientinnen mit derartigen Beschwerden sollten in einer onkologisch erfahrenen Schmerzklinik vorgestellt werden. Für eine effektive und nebenwirkungsarme Schmerztherapie muß zunächst geklärt werden, ob die Schmerzen metastatisch, strahlen- oder operationsbedingt sind. Beträgt die Latenzzeit weniger als 6 Monate, so spricht dies eher für eine Metastasierung. Die Computertomographie sowie das NMR und Tumormarkeruntersuchungen können zur differentialdiagnostischen Abklärung der Plexusbeschwerden wesentlich beitragen.

Lungen- und Herzveränderungen

Radiogen bedingte Lungenveränderungen treten bei bis zu 9% der bestrahlten Patientinnen auf. Nach einer tangentialen bzw. Schalenbestrahlung der Thoraxwand wird die *Pneumonitis* allerdings nur selten beobachtet. Wurde hingegen eine direkte Bestrahlung der Thoraxwand mit Photonen durchgeführt, so kommt es bei einem hohen Prozentsatz zu nachweisbaren strahlenbedingten Lungenveränderungen. Allerdings handelt es sich hierbei zumeist um eine asymptomatische Pneumonitis, die keiner Therapie bedarf. Dennoch ist eine Lungenfunktionsuntersuchung bei diesen Patientinnen im Rahmen der Rehabilitationsdiagnostik notwendig. Im allgemeinen kommt die asymptomatische Pneumonitis 7–8 Monate nach der Bestrahlung zum Stillstand. Werden nach dieser Zeit pulmonale Veränderungen beobachtet, so ist weniger an radiogene als an andere Ursachen, wie z. B. an eine Lymphangiosis oder an Infekte zu denken.

Bei Befall der retrosternalen Lymphknotenketten, womit bei etwa 10% der Tumoren im inneren Quadranten zu rechnen ist, ist nach einer Strahlentherapie das Risiko einer *Perikardschädigung* besonders groß. Bei der Bestrahlung kann das Perikard nämlich nicht vollständig aus dem Bestrahlungsfeld ausgeschlossen werden. Auch hier handelt es sich allerdings häufig um eine asymptomatische Schädigung, die lediglich bei zusätzlichen kardialen Risikofaktoren klinisch relevant werden kann. Dennoch ist ein echokardiographischer Ausschluß im Rahmen der Rehabilitationsdiagnostik notwendig.

Hautveränderungen

Die Strahlentherapie kann zu langanhaltenden lokalen und systemischen Auswirkungen auf das Immunsystem führen. Diese werden als Grund für das häufige Auftreten eines *Herpes zoster* im postoperativen Verlauf angeführt.

Die *Strahlenspätfolgen auf der Haut* (Teleangiektasen, subkutane Fibrose, Schrumpfung) beginnen ca. 6 Monate nach Ende der Strahlentherapie und können bis zu 5 Jahre danach langsam fortschreiten. Eine spezifische Behandlung gibt es nicht, die Haut ist jedoch weiter vor UV-Strahlung, Hitze und mechanischen Irritationen zu schützen [32].

Bei ca. 10% kommt es nach einer brusterhaltenden Strahlentherapie zu einer ausgeprägten *Fibrosierung des Drüsenkörpers*. Eine progressive Fibrosierung der Subkutis in der Achselhöhle kann zu Bewegungseinschränkungen des Armes führen. Gezielte physiotherapeutische Maßnahmen sollten spätestens in der AHB eingeleitet und können erhebliche Erleichterung bringen. Sie können sich auch prophylaktisch gegen das spätere Auftreten eines Lymphödems auswirken [1a, 22].

Nach Bestrahlung mit ultraharten Röntgenstrahlen und externer Kobaltbestrahlung steht weniger die Strahlenreaktion der Epidermis als die *Veränderung des Unterhautfettgewebes* im Vordergrund. Besonders in Hautregionen mit dicker subkutaner Fettschicht entwickelt sich 2 – 3 Monate nach Bestrahlungsende nach anfänglichem Ödem, das mit einer druckempfindlichen Schwellung einhergeht, eine *Unterhautfibrose*. Die fibrotische Region neigt zu Schrumpfung. Eine wirksame Therapie ist nicht bekannt.

Tumoren

Gerade beim Mammakarzinom läßt sich häufig nicht beurteilen, ob Zweitkarzinome – insbesondere im Strahlenfeld – strahleninduziert sind oder ob eine unabhängige Zweiterkrankung vorliegt.

Eine Karzinomentwicklung nach kurzer Latenzzeit und Bestrahlung spricht eher für eine Metastasierung, da die Induktionszeit strahleninduzierter Tumoren mehr als 5 Jahre beträgt.

Bis zu 25% der länger als 10 Jahre überlebenden Frauen entwickeln ein *zweites Karzinom* in der kontralateralen Brust. Regelmäßige Mammographien und Ultraschalluntersuchungen der kontralateralen Mamma sind daher notwendig. Sinnvoll sind Brustselbstkontrollen, zu denen die Patientinnen angeleitet und motiviert werden sollten [14]. Nicht nur die kontralaterale Mamma, sondern der gesamte Genitalbereich ist für Zweitkarzinome prädisponiert, weswegen auch in diesem Bereich regelmäßig Tumorvorsorgeuntersuchungen erfolgen müssen.

3.4.3 Maßnahmen bei Folgen der Hormontherapie

Bei einer Therapie mit gegengeschlechtlichen Hormonen werden häufig klimakterische Störungen, Pruritus vulvae, gastrointestinale Beschwerden, Hitzewallungen, psychische Alterationen, relativ selten Vaginalblutungen, Flüssigkeitsretentionen, Thrombopenien und Hyperkalzämien beobachtet.

Bei Langzeitanwendung von *Tamoxifen* (insgesamt 8 g) kann es zu Veränderungen der Kornea und Retina mit Beeinträchtigung der Sehschärfe kommen. Daher sollten regelmäßige Kontrollen der Sehschärfe erfolgen. Seltenere Störungen betreffen den Elektrolythaushalt, die Schilddrüse, die Haut sowie die Granulopoese und Thrombopoese.

Die Wahl der Maßnahmen zur *Kontrazeption* kann problematisch sein, zumal trotz Tamoxifentherapie eine Schwangerschaft möglich ist. Grundsätzlich sollte eine Intrauterinspirale oder die Tubenligatur hormonhaltigen Kontrazeptionsmaßnahmen vorgezogen werden.

Bei Patientinnen, bei denen die endogene Östrogensekretion (durch Ovarektomie, Ovarialbestrahlung, LH-RH-Analoga, Aminogluthetimid) gesenkt wurde, ist später mit dem erhöhten Risiko einer *Osteoporose* zu rechnen. Aus diesem Grund ist bei allen prämenopausalen und zytostatisch behandelten Patientinnen FSH und LH zu bestimmen und bei pathologischen Werten eine Hormonsubstitution durchzuführen.

Mit einer vorsichtig dosierten Östrogensubstitution, z. B. perkutan mit einem Östrogenpräparat in mittlerer Dosierung, das regelmäßig mit Gestagenen kombiniert wird, kann die ungünstige hormonelle Situation aufgefangen werden. Ein ungünstiger hormoneller Effekt auf latente Mammakarzinommetastasen soll bei dieser Kombination sowie bei regelmäßiger gynäkologischer Kontrolle nicht zu befürchten sein.

Durch Ausfall der Ovarialhormone muß es nicht automatisch zur Einschränkung einer sexuellen Erlebnisfähigkeit kommen. Der Östrogenmangel kann allerdings zur Trockenheit und Vulnerabilität der Vagina bzw. zur Kolpitisanfälligkeit führen und dadurch eine Dyspareunie bewirken. Östrogenhaltige Salben und Ovula können zwar beschwerdelindernd wirken, sollten jedoch nicht kritiklos empfohlen werden, da sich eine systemische Resorption und bei hormonempfindlichen Tumoren negative Auswirkungen auf das Tumorwachstum nicht ausschließen. Wenn möglich, sollte man zur Behandlung von Hormonentzugserscheinungen nicht Östrogene, sondern pflanzliche Präparate einsetzen.

Neben den Antiöstrogenen werden Gestagene, Aromatasehemmer sowie andere Hormone eingesetzt. Ihre möglichen Nebenwirkungen können hier nicht im einzelnen aufgeführt werden. Diesbezüglich wird auf die entsprechende Fachliteratur verwiesen [2, 18, 33].

3.4.4 Maßnahmen bei Folgen der Chemotherapie

Es ist nicht möglich, an dieser Stelle alle akuten und chronischen Nebenwirkungen zu kommentieren, die je nach Zytostatikum auftreten können. Beim Mammakarzinom sind sehr viele Zytostatika entweder allein oder in Kombination wirksam. Es sei hier auf ausführliche Übersichtsarbeiten verwiesen [3, 11, 18, 33].

Häufig handelt es sich um Kombinationsschäden, d. h. um Störungen, bei denen die Einflüsse der zytostatischen Therapie, der Strahlentherapie, anderer Medikamente und exogener Faktoren nur schwer voneinander unterschieden werden können.

Auf die Fertilität der Frau hat die zytostatische Therapie geringere Auswirkungen als auf die Spermatogenese des Mannes. Eine zytostatisch induzierte *Fibrose der Ovarien* mit Untergang der Follikel kann allerdings – insbesondere nach Alkylanziengabe – auftreten. Die Therapie nach dem CMF-Schema führt bei 80% der Frauen zu einer Amenorrhö. Grundsätzlich besteht zwischen dem Ausmaß der zytostatisch bedingten ovariellen Funktionseinbuße, der Regenerationsfähigkeit und dem Alter der Patientin ein Zusammenhang. Während die durch eine CMF-Therapie induzierte ovarielle Dysfunktion bei jüngeren Patientinnen meist reversibel ist, kommt es nur bei sehr wenigen älteren Frauen wieder zu einer Menstruation.

Obwohl eine Schwangerschaft den Verlauf der Tumorerkrankung nicht negativ zu beeinflussen scheint und ursprüngliche Befürchtungen teratogener Schädigungen nach zytostatischer Therapie sich bislang nicht bestätigten, sollte jüngeren Frauen mindestens für die nachfolgenden 5 Jahre nach der Erkrankung Antikonzeptionsschutz empfohlen werden (z. B. Intrauterinspirale).

Die Besprechung möglicher Auswirkungen therapeutischer Maßnahmen auf die Sexualität bzw. die Beratung bei sexuellen Problemen gehört zur Rehabilitation. *Störungen des sexuellen Erlebens und Verhaltens* treten als Begleit- oder Folgeerscheinungen häufig auf und bedeuten für die Betroffene oft eine erhebliche Einbuße an Lebensqualität, Selbstwertgefühl und Zufriedenheit in der Partnerbeziehung. Es ist davon auszugehen, daß nur ein kleiner Prozentsatz der Mammakarzinompatientinnen von sich aus ihre Probleme ansprechen und die meisten auf Fragen oder eine Aufforderung des Arztes warten. Mit dem Thema Sexualität und insbesondere mit dem „sexuellen Versagen" sind erhebliche Hemmungen verbunden. Ängste und Schuldgefühle spielen eine zentrale Rolle. Es ist ratsam, auch den Partner zu solchen Gesprächen hinzuzuziehen oder ihn auch getrennt zu beraten. Oft führt das fehlende Verständnis des Partners erst zu Problemen.

Besonders bei Brustkrebspatientinnen ist zu beobachten, daß sie zusätzlich zu schulmedizinischen Behandlungsmaßnahmen paramedizinische Hilfen suchen. Sie reichen von schulmedizinisch nicht anerkannten, finanziell belastenden und sinnlosen Alternativtherapien bis hin zu falschen und sogar schädlichen Tumordiäten. Aufgabe der Rehabilitation ist es u.a., die Patientin hiervor zu schützen und ihr die Möglichkeiten und Grenzen der Schulmedizin zu erläutern. Zahlreiche Ratgeber, Broschüren und Bücher sind hierbei behilflich [14].

3.5 Prothetische Maßnahmen

Für eine mammaamputierte Frau ist es sehr wichtig, sobald und so vollkommen wie möglich – auch äußerlich – wiederhergestellt zu sein. Nur so kann ihr Selbstbewußtsein als Frau wieder gefestigt werden und sie menschlich, sozial und beruflich in die Gesellschaft reintegriert werden. Zur äußeren Wiederherstellung gibt es zwei Wege:

- chirurgischer Wiederaufbau (Mammarekonstruktion).
- Wiederherstellung des Erscheinungsbildes (Versorgung mit einer äußeren Brustprothese [19, 24, 36]).

Über die Möglichkeiten einer Aufbauplastik, einer Prothese oder auch rekonstruktiver plastischer chirurgischer Maßnahmen sollte man nach Möglichkeit schon vor der Operation mit der Patientin gesprochen haben. Schon das Wissen um die Möglichkeit plastischer Operationen hilft mancher Patientin über die erste Zeit hinweg, auch wenn sich schließlich später nur wenige von ihnen für eine rekonstruktive Operation entscheiden und externe Brustprothesen bevorzugen. Über den günstigsten Zeitpunkt derartiger rekonstruktiver Maßnahmen bestehen kontroverse Ansichten. Sie werden heute schon sehr frühzeitig den Patientinnen mit guter Prognose (Tab. 17-36) empfohlen, vorausgesetzt, daß die Amputation mit horizontaler Schnittführung unter Erhaltung des M. pectoralis major durchgeführt wurde. Eine weitere Voraussetzung ist, daß die Haut nicht geschädigt ist, daß die Patientin nicht zu dick und nicht zu dünn ist. Bei notwendigen Nachbehandlungsmaßnahmen sollte deren Abschluß vor den Rekonstruktionsmaßnahmen abgewartet werden.

Eine *Erstversorgungsprothese* kann bereits über dem Wundverbandspolster getragen werden. Die endgültige Brustprothese kann aber erst angepaßt werden, wenn kein oder nur noch ein dünner Wundverband notwendig ist. Ein Ödem sollte nicht mehr bestehen. Ist im Anschluß an die Operation eine Bestrahlung geplant, so sollte mit der Anpassung der Prothese noch gewartet werden.

Die Dauerversorgung mit einer *Silikonprothese* dient nicht nur der perfekten äußeren Wiederherstellung, sondern auch der Wiedergewinnung des natürlichen Gewichtsausgleichs am Brustkorb. Dies ist um so bedeutsamer, je schwerer die erhaltene Brust ist. Findet ein Gewichtsausgleich nicht statt, so wird die ohnehin nach einer Brustoperation vorhandene Neigung zur Fehlhaltung gefördert. Verspannungen der Schulter-, Nacken- und Rückenmuskulatur sind die Folge.

Durch eine korrekt angepaßte Silikonbrustprothese kann Verspannungen und hierdurch bedingten Kopfschmerzen vorgebeugt werden.

Grundsätzlich unterscheidet man zwischen *Schalen- bzw. Hohl- und Vollprothesen*, außerdem zwischen *Prothesen*, die *in einer Halterung* eingelegt werden, und *selbsthaftenden Brustprothesen*. Weitere Unterschiede sind die äußeren Formen: asymmetrische Formen zur Seite für die rechte oder linke Brust, symmetrische Prothesen in ovaler, runder oder Herzform. Es besteht die Möglichkeit, die Prothese individuell nach Maß anzufertigen.

Die brustprothetische Versorgung ist ein unentbehrlicher Bestandteil der Nachsorge und Rehabilitation von Mammakarzinompatientinnen. Die Beratung muß fachgerecht und individuell erfolgen, wozu sich speziell ausgebildete Prothetikberaterinnen in den Tumornachsorgekliniken und aus den Sanitätsfachgeschäften anbieten.

Die häufigste *Komplikation* bei Silikonbrustimplantaten ist die sogenannte Kapselfibrose, eine Schrumpfung des Bindegewebes um die Prothese herum. Wann und warum es in Einzelfällen dazu kommt, läßt sich nicht vorhersagen. Bei Prothesen mit einer aufgerauhten Oberfläche sind diese Komplikationen seltener. Der Austausch der Gelfüllung gegen eine Kochsalzlösung führt nicht generell zu einer Vermeidung der Kapselfibrose. Nachteil solcher Implantate sind deren geringe Festigkeit, verglichen mit dem menschlichen Gewebe. Entscheidend ist, daß der Austritt von Silikon (gel bleeding) verhindert wird. Da die modernen Implantate eine verdickte Hülle (Low-bleeding-Silikonprothese) haben, wird hierdurch die Gelausschwitzung auf ein Minimum reduziert.

3.6 Physiotherapeutische Maßnahmen

Die Aufgabe der Physiotherapie im Gesamtkonzept der Mammakarzinomrehabilitation konzentriert sich im wesentlichen auf zwei Schwerpunkte, nämlich auf die Erhaltung und Besserung der Mobilität sowie auf die Verhütung und Behandlung von Therapiefolgestörungen.

Ziele und Aufgaben der *Physiotherapie* sind in Tabelle 17-40 zusammengestellt [1a, 20, 22, 26, 34]. Durch *aktive und passive krankengymnastische Maßnahmen* läßt sich die häufig eingeschränkte Beweglichkeit des Schultergürtels verbessern und eine Schonhaltung vermeiden. Die Gründe für die eingeschränkte Beweglichkeit des Armes der betroffenen Seite liegen zumeist in einer Schonhaltung der gesamten operierten Seite und der Bildung von Narbengewebe.

Im Rahmen der *Bewegungstherapie* ist besonders die Wassergymnastik zu erwähnen. Die Vorzüge der Wassergymnastik ergeben sich aus den physikalischen Eigenschaften des Mediums Wasser, wie Auftrieb und Widerstand. Der ständige Wechsel zwischen Auftrieb und Widerstand kann sowohl für die Mobilisation als auch für die Kräftigung genutzt werden.

Oft besteht eine mangelhafte Entspannungsfähigkeit bei Brustkrebspatientinnen. *Entspannungsverfahren*, wie Yoga, Meditationsformen, Atemtherapie bzw. Atemschulung, Eutonie, Übungen aus dem Arbeitskreis nach Feldenkrais können sehr hilfreich sein. Derartige Angebote werden von den Patientinnen gerne genutzt.

Die Empfehlung für eine *Gruppentherapie* bezieht sich nicht nur auf die funktionelle und körperliche, sondern auch auf die psychosoziale Ebene. Der *Sport* ist ein ideales Medium, bei dem neben den Aspekten der Gesundheit und der körperlichen Fitneß, auch der soziale Aspekt „miteinander-füreinander“ in hervorragender Weise zum Tragen kommt [34]. Die Kommunikation innerhalb der Gruppe wird gefördert. Der gemeinsam betriebene Sport bietet die Möglichkeit zu Kontakten und zum Informationsaustausch mit Gleichbetroffenen. Durch die Eingliederung der Patientin in das Gruppengefüge einer Sportgruppe kann zum Abbau der Tabuisierung beigetragen werden. Der Isolation wird entgegengearbeitet.

Spätestens in der Nachsorgeklinik sollte eine *Anleitung zum dosierten Selbstüben*, also zu aktiven Übungen erfolgen. *Spezielle Übungsprogramme* sollten von der Patientin erlernt und zu Hause allein durchgeführt werden können [14]. Die *Lymphdrainage* [16, 27] ist eine spezielle Behand-

Tabelle 17-40 Zielsetzungen der Krankengymnastik in der Mammakarzinomrehabilitation (nach [26]).

körperlich motorischer Aspekt
– Verbesserung der funktionellen Einschränkung
– Vermittlung von Bewegungserfahrung
– Förderung der körperlichen Leistungsfähigkeit
– Verhinderung eines Lymphödems
emotionaler Aspekt
– Spaß an der Bewegung, Stabilisierung, Selbstwertgefühl
– Beitrag zur Krankheitsbewältigung anstatt Verdrängung
– Motivation zu neuem, gesundheitsförderndem Freizeitverhalten
Sozialaspekt
– Eingliederung in die Gesellschaft und Enttabuisierung der Krankheit Krebs
– Förderung der Kommunikation und des Gemeinschaftssinns

Tabelle 17-41 Komplexe Lymphödemtherapie.

- Information, Aufklärung und Belehrung der Patienten (Merkblatt)
- Lymphdrainage
- stufenweise Entödematisierung des Gewebes mit der speziellen Technik der Ödemtherapie
- Kompressionsverband und Intervalltraining in der Bandage als unterstützende Maßnahme, wobei nach Abschluß der Behandlung ein Armstützstrumpf verordnet werden muß
- gegebenenfalls zusätzliche, in die Behandlung mitintegrierte Techniken zur Kontrakturbehandlung und zur Lösung von Muskelverspannungen

lungsform, welche die Vasomotorik der Lymphgefäße aktiviert sowie zur Lymphgefäßkollateralbildung der Haut beiträgt und somit die Transportfunktion des Lymphsystems verbessern hilft. Sie wird in prophylaktischer Absicht – wenn überhaupt – nur zeitlich begrenzt in direktem Anschluß an die Primärtherapie und nur bei Patientinnen mit hohem Risiko eines späteren Lymphödems eingesetzt; hingegen wird sie zeitlich unbegrenzt 2- bis maximal 3mal wöchentlich, je nach Schweregrad, bei manifestem Lymphödem durchgeführt. Mit einer kurzzeitig auf das stationäre Heilverfahren beschränkten Ödemtherapie ist es also nicht getan, vielmehr muß die Lymphdrainage ambulant langfristig weitergeführt werden.

Die komplexe physiotherapeutische Therapie des sekundären Armlymphödems umfaßt primäre Maßnahmen, die in Tabelle 17-41 aufgeführt sind. Zusätzlich sind andere krankengymnastische Maßnahmen sinnvoll.

3.7 Psychotherapeutische Maßnahmen

Es gibt gegenwärtig keine wissenschaftlich anerkannten Hinweise dafür, daß psychische Hilfen oder gar Psychotherapie das Rezidivrisiko oder gar das Tumorwachstum zu beeinflussen vermögen. Sie können jedoch insbesondere bei Mamma-Ca-Patientinnen die Auswirkungen des Tumorleidens wirkungsvoll lindern.

Viele Gründe können dafür angeführt werden, warum gerade die psychische Betreuung der Mammakarzinompatientin so notwendig ist und warum gerade von ihr psychische Hilfen so dankbar angenommen werden. Bei kaum einer anderen Tumorerkrankung ergibt sich eine für den Rehabilitationserfolg so günstige Ausgangskonstellation, daß nämlich psychische Hilfsbedürftigkeit, Rehabilitationsfähigkeit und Rehabilitationsbereitschaft gleichzeitig bei der Patientin vorliegen.

Depressionen sind bei der Brustkrebspatientin häufig. Die Ursachen hierfür sind komplex [33a]. Der scheinbare Verlust der Fraulichkeit, der Attraktivität und Störungen der Sexualität nach der Ablatio mammae können als Ursache für die psychische Reha-Bedürftigkeit in Frage kommen.

Es besteht nicht nur das Risiko, daß sich der Lebenspartner von der Erkrankten zurückzieht, sondern nicht wenige Patientinnen ziehen sich nach Ablatio mammae von ihrem Partner zurück.

Aus der Angst, der Partner könne sich durch die Narbe irritiert fühlen, meidet die Patientin den Kontakt und weist häufig aus Angst vor Abwendung den Mann zurück. Psychische Probleme sind oft auf die Brustamputation zurückzuführen.

Allein die Diagnose „Krebs" führt – völlig unabhängig von der Schwere der Erkrankung und des therapeutischen Eingriffes – zu *Angst* vor der als „unheilbar" geltenden Erkrankung mit Siechtum und schmerzhaftem Krankheitsverlauf und schließlich Angst vor dem nahenden Tod. Mit besonderer Zuwendung, Gesprächen, „Schulterklopfen" oder Sozialaktivitäten allein ist es hier häufig nicht getan. Vielmehr gilt es, diese Ängste anzugehen. Dies kann eine der Aufgaben eines klinischen Psychologen sein.

In der Auseinandersetzung mit der Erkrankung und der tödlichen Bedrohung sind verschiedene Formen der *Bewältigung* (Coping) bei den Patientinnen zu beobachten, die in unterschiedlicher Weise geeignet sind, dieses Ziel zu erreichen (Tab. 17-42). Unterstützt werden sollten hierbei die Verhaltensweisen, die eine aktive Form der Auseinandersetzung darstellen. Die in der Tabelle 17-42 gleichermaßen als geeignet und

Tabelle 17-42 Coping-Strategien zur Bewältigung psychischer Probleme bei Mammakarzinom.

eventuell geeignete Strategien	*abzulehnende Strategien*
– Zupacken	– fatalistisches Akzeptieren
– Zuwendung	– passive Kooperation
– Problemanalyse	– Resignation
– Dissimulation	– Dissimulation
– stoisches Akzeptieren	– Selbstbeschuldigung
– Auflehnung	– Isolation
– emotionale Entlastung	– Unterdrückung

Tabelle 17-43 Therapeutische Ziele der Gestaltungs-, Kunst- und Beschäftigungstherapie bei Brustkrebspatientinnen.

– Befreiung aus der Isolation – Entspannung und Auflockerung – Kontaktförderung – Auseinandersetzung mit neuen Inhalten – spielerische Phantasie und Kreativität – Stärken des Selbstbewußtseins – Freude, anderen Freude zu bereiten

ungeeignet aufgeführte *Dissimulation* beschreibt völlig unterschiedliche Sachverhalte.

Die Dissimulation, die nicht zu ändernde Krankheitssymptome bei begonnener Therapie (Schmerzen, Bewegungseinschränkungen, therapiebedingte Nebenwirkungen usw.), Interesse an höheren Zielsetzungen (Gewinn von Mobilität, Integrität, Besserung der Krankheit) leugnet *(geeignete Strategie)*, unterscheidet sich grundlegend von einer Dissimulation, die Verschlechterung der Befindlichkeit als Zeichen eines Fortschreitens der Krankheit unterdrückt und so deren Aufdeckung und mögliche Behandlung verhindert *(ungeeignete Strategie)*.

Psychische Störungen und Depressionen können auch somatisch begründet sein und durch eine somatische Therapie erfolgreich behandelt werden. So muß bei plötzlich auftretenden psychischen Störungen auch an eine mögliche *zerebrale Metastasierung* gedacht werden. Hinter Depressionen und psychischen Auffälligkeiten kann sich auch ein *Hyperkalzämiesyndrom* verbergen; Ovarektomie und einige *hormonelle Therapien* können mit psychischen Alterationen einhergehen.

Zur Abklärung psychischer Störungen müssen zunächst organische Ursachen ausgeschlossen werden, bevor eine fachpsychologische Betreuung in Betracht gezogen wird.

Da psychische Störungen auch organische, soziale, berufliche oder gar kosmetische Ursachen haben können, ist die enge Zusammenarbeit des Psychologen mit den betroffenen Fachdisziplinen notwendig.

Wichtig ist, daß die Patientinnen lernen, unbefangen mit anderen Betroffenen über ihre Probleme zu sprechen. Dies kann sehr gut in *Gruppengesprächen* erreicht werden, die während der stationären Heilverfahren speziell für Brustkrebspatientinnen angeboten werden. Auch die *Ergotherapie* ist von Bedeutung. Sie hat in der Mammakarzinomrehabilitation weniger beschäftigungstherapeutische oder physikalisch-rehabilitative Aufgaben als psychische Zielsetzungen (Tab. 17-43) [28]. Schwerpunkt der Ergotherapie für Brustkrebspatientinnen ist die Gruppenarbeit (therapeutisches Malen, therapeutisches Plastizieren, Wandern auf Therapiewanderwegen, Kosmetikunterricht etc.). Die Patientin soll in der Gruppe kommunizieren und lernen, sich mit neuen Inhalten auseinanderzusetzen und auf diese Weise aus einer Distanz ihre Schwierigkeiten besser begreifen und vernünftiger anzugehen.

Neben den klassischen psychologischen Rehabilitationsangeboten (autogenes Training, Muskelrelaxation, Musiktherapie, Tanztherapie etc.) trägt auch die geographische Lage der Rehabilitationsklinik mit zur psychischen Entspannung bei. Der positive Einfluß eines in schöner Umgebung stattfindenden Heilverfahrens auf die Stimmungslage der Betroffenen läßt sich nicht leugnen. Dieser positive Einfluß war einer der Gründe für die Rentenversicherungen, bevorzugt Tumornachsorgekliniken und wohnortferne Sanatorien sowie hotelähnliche Kurkliniken in landschaftlich schönen Gegenden zu errichten. Kritiker des Rehabilitations- und Kurwesens in der Bundesrepublik Deutschland machen den Kostenträgern häufig zum Vorwurf, diese Faktoren in der Rehabilitation zu sehr zu betonen und die Möglichkeiten der wohnortnahen sowie teilstationären/ambulanten Rehabilitation zu sehr zu vernachlässigen [12].

3.8 Sozialmedizinische Maßnahmen

Die Feststellung der eventuell bestehenden oder drohenden sozialen Hilfsbedürftigkeit, das Angebot und die Einleitung sozialer Hilfen gehören mit zu den Rehabilitationsaufgaben (s. Teil I, 11).

Viele soziale Hilfen [31] bieten sich an. Erste Ansprechpartner für die Initiierung sozialer Rehabilitationsmaßnahmen sind die Sozialarbeiter in den Krankenhäusern, den Rehabilitationskliniken und bei den Krankenkassen sowie den Rentenversicherungsträgern.

Bei der sozialmedizinischen Beratung sollte stets der Aspekt der praktischen Hilfe im Vordergrund stehen.

Mit Hilfe des *Schwerbehindertenausweises* sollten einige der durch die Krebserkrankung entstandenen Nachteile ausgeglichen werden. Der Schwerbehindertenausweis kann jedoch insbesondere für junge Patientinnen mit Nachteilen verbunden sein. So können sich z. B. Schwierigkeiten bei der Berufswahl, beim Berufswechsel und im beruflichen Fortkommen ergeben. Die Vorteile müssen bei jeder Antragstellerin individuell abgewogen werden.

Gerade in der Mammakarzinomnachsorge und -rehabilitation haben *Selbsthilfegruppen* nach Krebs eine besondere Bedeutung erlangt, auch wenn angemerkt werden muß, daß die Selbsthilfegruppe nicht für jede Patientin geeignet ist und in einigen Fällen auch kritisch beurteilt werden muß.

Die „Frauenselbsthilfe nach Krebs" ist in nahezu allen größeren Städten und auch in vielen ländlichen Regionen durch eine Gruppe vertreten. Die Adresse ist über den Bundesverband in: B6 10/11, 68159 Mannheim erhältlich.

In den meisten Gruppen finden neben Krankenhausbesuchen, Einzelgesprächen und telefonischer Beratung regelmäßig Gruppentreffen statt, wo Erfahrungen mit Brustprothesen, sozialrechtlichen Problemen, Kuren und Prophylaxe ausgetauscht werden. Durch die Mitarbeit in einer Selbsthilfegruppe übernimmt die Patientin wieder einen Teil ihrer Eigenverantwortung; sie wird zur Agierenden und stärkt ihr Selbstwertgefühl durch die Identifikation mit der Bezugsgruppe. Selbsthilfegruppen helfen mit, die psychischen Belastungen der Frau aufzufangen. Selbst nahe Angehörige, Verwandte oder Bekannte – und natürlich auch Ärzte und Psychologen – stoßen hier häufig an Grenzen.

Die Selbsthilfegruppen sollten vom betreuenden Arzt als Partner und nicht als Konkurrent in der Nachsorge angesehen werden. Erfahrungsgemäß wenden sich die in diesen Gruppen organisierten Patientinnen häufig erst dann paramedizinischen Disziplinen zu, wenn sie von schulmedizinisch orientierten Ärzten nicht genügend ernstgenommen und beraten werden.

3.9 Berufliche Maßnahmen

Es gibt keine Hinweise dafür, daß Arbeit das Wiedererkrankungsrisiko beeinflussen könnte. Hingegen gibt es viele Hinweise dafür, daß eine vorzeitige Berentung und Invalidität für viele junge Brustkrebspatientinnen eine Minderung ihrer Lebensqualität bedeuten. Arbeit bewahrt vor der Gefahr der Isolation, bietet vielen die einzige Möglichkeit sozialer Kontakte und verschafft schließlich auch Selbstbestätigung [10].

Im allgemeinen bestehen nach einer komplikationslosen Behandlung (ablative und auch brusterhaltende Therapie) keine beruflichen Beeinträchtigungen. Dies trifft sowohl auf den Zustand nach ablativer als auch nach brusterhaltender Therapie mit Strahlenbehandlung zu. Nach Ablatio mammae und axillärer Lymphknotenentfernung können allerdings Schmerzen bei längerem Maschinenschreiben, Computerarbeiten, Arbeiten am Band, Heben und Tragen allgemein bei Hausarbeiten sowie Haltungsschäden durch Veränderung der Körperstatik auftreten. Sind irreversible Bewegungseinschränkungen oder ein Lymphödem aufgetreten, so muß von bestimmten beruflichen Tätigkeiten abgeraten werden (Tab. 17-44). Hierzu gehören manuelle Tätigkeiten (Verkäuferinnen, Schreibkräfte, Reinigungskräfte, Handlangerarbeiten) nicht möglich. Mehrstündige monotone leichte Arbeiten mit den Armen, wie z. B. Fließbandtätigkeit, Bügeln, Hand- und Maschinenarbeit müssen gemieden werden. Tätigkeiten bei Hitze und bei längerer Sonnenbestrahlung mit Sonnenbrandgefahr sind außerordentlich ungünstig (Tab. 17-44).

Eine adjuvante hormonelle Therapie beeinträchtigt in der Regel die Leistungsfähigkeit nicht oder nur unwesentlich. Während einer bis ca. 6 Monate dauernden adjuvanten zytostatischen Polychemotherapie ist hingegen von einer erheblichen Einschränkung auszugehen. Im metastasierten Stadium muß man nicht grundsätzlich von einer Arbeits- bzw. Erwerbsunfähigkeit ausgehen. Man hat sich bei der sozialmedizinischen Beurteilung immer an der ganz individuellen Leistungsminderung zu orientieren [10, 35a].

Tabelle 17-44 Berufliche Einschränkungen bei Patientinnen mit Lymphödem.

- Tätigkeiten von Schreibkräften, handwerklichen Hilfskräften und von Reinigungskräften
- Tätigkeiten bei ungünstiger Wärmeeinstrahlung oder längerer Sonnenbestrahlung
- Tätigkeiten, die mit einer Überbelastung des betreffenden Armes einhergehen
- Tätigkeiten, die mit einer eventuellen Verletzungsgefahr des betroffenen Armes einhergehen
- mehrstündige monotone leichte Tätigkeiten mit dem betroffenen Arm
- Tätigkeiten, bei denen eine abschnürende Kleidung notwendig ist oder Schulterriemen auf der Schulter der betroffenen Seite aufgelegt werden müssen
- Tätigkeiten im Wasserbad oder Thermalbad über 33 °C

Eine wichtige Aufgabe der Tumornachsorgekliniken ist, die Patientinnen während der stationären Heilmaßnahmen auch beruflich zu beraten und – natürlich nur mit ihrer Zustimmung – den Betriebsarzt und den Rentenversicherungsträger zu informieren und in die Beratung miteinzubeziehen.

Darüber hinaus dienen die in den Tumornachsorgekliniken durchgeführten Maßnahmen, wie prophylaktische und therapeutische Lymphödemtherapie, Versorgung mit Bandagen oder Kompressionsstrümpfen und krankengymnastische Übungen zur Wiederherstellung der Beweglichkeit dazu, die Arbeitsfähigkeit weitgehend wiederherzustellen.

4 Bronchialkarzinom

4.1 Epidemiologie und Reha-Bedarf

Kein anderer Tumor hat in den letzten 50 Jahren so beängstigend zugenommen wie das Bronchialkarzinom. Im letzten Jahrhundert war das Bronchialkarzinom noch eine Rarität. Heute ist es die häufigste zum Tode führende Krebserkrankung. Man rechnet jährlich mit etwa 40 000 – 50 000 neu erkrankten Patienten in der Bundesrepublik Deutschland und über 1 Mio. Todesfälle weltweit.

Die Entwicklung der letzten Jahre läßt ein weiteres dramatisches Ansteigen der Erkrankungszahlen und damit auch – *quantitativ* – des Reha-Bedarfs erwarten. Dabei wird es zu einem überproportionalen Anstieg der Erkrankungszahlen bei den Frauen kommen, die ab 2015 sogar die der Männer deutlich übersteigen sollen [2].

Wegen der in den letzten beiden Jahrzehnten veränderten Therapiestrategien und Operationstechniken, hat sich auch der *qualitative* Reha-Bedarf und -Aufwand in den letzten 20 Jahren erheblich verändert.

Die Einführung der Chemotherapie in die Bronchialkarzinombehandlung [1, 9, 10, 15] sowie die differenzierteren Indikationen für Strahlentherapie und Operation [18, 20] mit den hiermit zwangsläufig verbundenen Organstörungen und Funktionsbeeinträchtigungen haben dazu geführt, daß die Rehabilitation sich stärker an die individuelle Therapie anpaßt [8]. Die Ursachen der Einschränkungen und Handicaps können heute besser als früher differenziert und verhindert werden. Die Palliativbehandlung hat zunehmend an Bedeutung und Möglichkeiten gewonnen.

Da trotz eines zu erwartenden prognostisch ungünstigen Verlaufs die Aufklärungspflicht heute ernster genommen wird als in der Vergangenheit, besteht ein erhöhter Bedarf an *psychologischen Hilfen*, die die Betroffenen dabei unterstützen, mit der lebensbedrohenden Erkrankung und der oft eingeschränkten körperlichen Leistungsfähigkeit leben zu können. Dies gilt auch für die *soziale Hilfsbedürftigkeit*. Der überwiegende Anteil der Bronchialkarzinompatienten stammt aus sozial schwächeren Schichten und kann die zusätzlich durch die Erkrankung entstehende soziale Belastung nur schwer ausgleichen. Da der Anteil der Erwerbstätigen mit Bronchialkarzinom im Frühstadium größer geworden ist und bei diesen zunehmend potentiell kurative Eingriffe möglich geworden sind, haben auch *berufliche Rehabilitationsmaßnahmen* heute eine größere Bedeutung als in der Vergangenheit. An einem Bronchialkarzinom zu erkranken, muß heute nicht mehr automatisch mit beruflicher Invalidität gleichgesetzt werden.

4.2 Prognose und Stadieneinteilung

Die Langzeitprognose für Patienten mit Bronchialkarzinom ist unverändert schlecht; verbessert haben sich allerdings die 1- und 2-Jahres-Überlebenszeiten.

Dies liegt sowohl an der Therapie als auch an der verbesserten Vorsorgediagnostik, durch die Karzinome früher erkannt und damit kurativ behandelt werden können. Bei prognostisch günstigen Faktoren (Tab. 17-45) beträgt die 5-Jahres-Überlebensrate 60%, wohingegen die globale 5-Jahres-Überlebensrate in kumulativen Statistiken 5%–10% nicht überschreitet (Abb. 17-10) [7]. Wesentlicher Prognosefaktor ist das TNM-Stadium (Tab. 17-46) [11].

Patienten mit einem fortgeschrittenen Bronchialkarzinom haben unbehandelt eine mittlere Lebenserwartung von nur 2–4 Monaten.

Die Kenntnis der Prognosefaktoren ist für die Rehabilitationsplanung unverzichtbar. Art und Ausmaß der Rehabilitationsmaßnahmen müssen auch in Abhängigkeit der Prognosefaktoren geplant, durchgeführt und beurteilt werden.

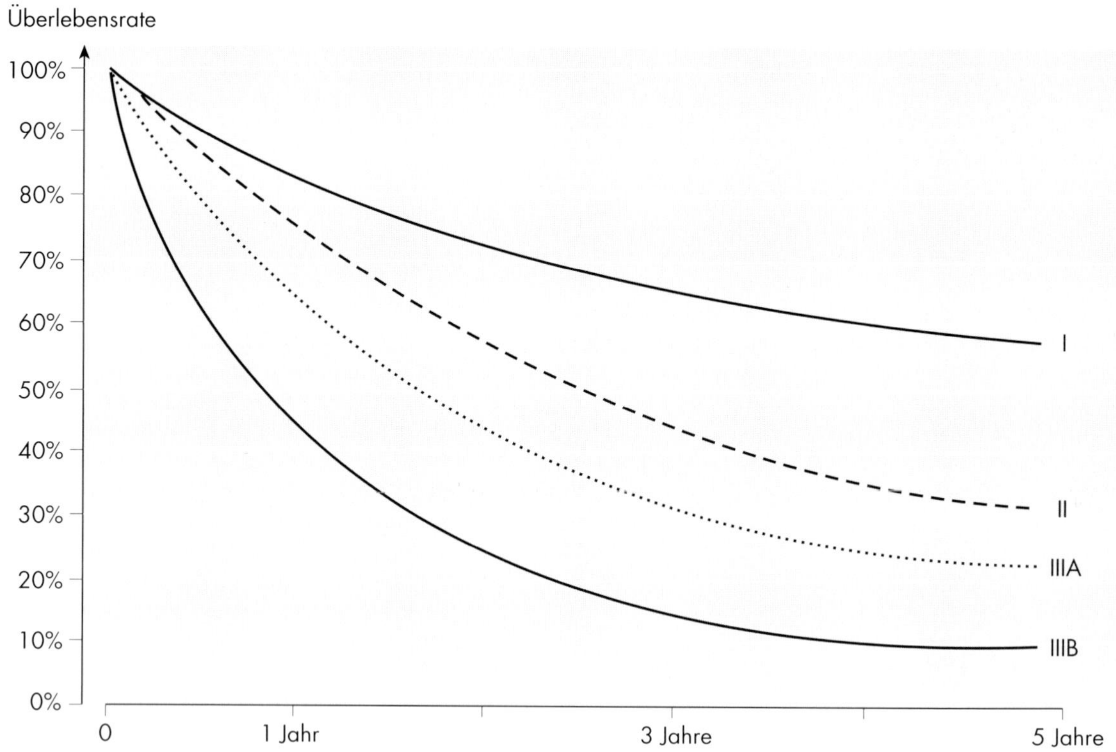

p-Stadium	**n**	-	-	-
IA (T_1 N_0 M_0)	120	94%	81%	73%
IB (T_2 N_0 M_0)	295	83%	65%	63%
II	226	77%	46%	36%
IIA	259	66%	37%	20%
IIB	103	51%	20%	12%
IV (pulm. Metast.)	45	56%	38%	20%
IV (andere Metast.)	17	53%	16%	8%

Abb. 17-10 Überlebenszeitprognose des nichtkleinzelligen Bronchialkarzinoms (Analyse von 1065 Patienten mit radikaler chirurgischer Therapie, R_0).

Tabelle 17-45 Prognostische Faktoren bei Bronchialkarzinom.

günstigere prognostische Faktoren
- niedriges TNM-Stadium
- Karnofsky-Index > 70 %
- kein oder geringer Gewichtsverlust
- keine vorausgegangene Strahlen- oder Chemotherapie
- diploide Tumoren ohne Lymphknotenbefall

ungünstigere prognostische Faktoren
- hohes TNM-Stadium
- schlechter Allgemeinzustand (Karnofsky-Index < 70 %)
- großer Gewichtsverlust
- schwere Begleiterkrankung
- Vorbehandlung (Chemo- oder Strahlentherapie)
- Aneuploidie der Tumorzellen
- fortdauernder Nikotinabusus

Tabelle 17-46 Stadieneinteilung der UICC [11].

okkultes Karzinom	T_X	N_0	M_0
Stadium 0	T_{is}	N_0	M_0
Stadium I	T_1	N_0	M_0
	T_2	N_0	M_0
Stadium II	T_1	N_1	M_0
	T_2	N_1	M_0
Stadium IIIA	T_1	N_2	M_0
	T_2	N_2	M_0
	T_3	N_0, N_1, N_2	M_0
Stadium IIIB	jedes T	N_3	M_0
	T_4	jedes N	M_0
Stadium IV	jedes T	jedes N	M_1

4.3 Reha-Ziele

Die Tatsachen, daß bereits mehr als die Hälfte der Patienten zum Zeitpunkt der Diagnosestellung inoperabel ist, daß eine radikale Tumorentfernung wegen Zweiterkrankungen nur bei weniger als der Hälfte der operablen Patienten möglich ist und, daß trotz R0-Resektion und Chemo/Strahlenprävention eine hohe Rückfallquote besteht, bestimmen den Stellenwert von kurativen und palliativen Maßnahmen. Rehabilitation und Palliation haben in der onkologischen Nachbetreuung eindeutig Priorität vor Rezidivprophylaxe und Rezidiverkennung [6, 12].

Die stärkste krankheitsspezifische Belastung ist nach Befragung von Patienten mit Bronchialkarzinom die eingeschränkte Leistungsfähigkeit [8a]. Um sie verbessern zu können, ist dies bei der Rehabilitationsplanung zu berücksichtigen.

Die Nachsorgebetreuung darf sich nicht auf die Erkennung und Behandlung somatischer Funktionsausfälle beschränken, sondern sie sollte auch die Hilfe bei psychosozialen Problemen beinhalten.

> Es muß durch die Rehabilitation erreicht werden, daß der Patient trotz des ständig drohenden Damoklesschwertes einer Krankheitsprogression, der Folgestörungen und der Begleiterkrankungen eine möglichst gute Lebensqualität für die ihm verbleibende Überlebenszeit hat.

4.4 Reha-Planung und zeitlicher Ablauf

Akutbehandlung, Nachsorge und Rehabilitation lassen sich inhaltlich, zeitlich und örtlich nur bedingt voneinander trennen. Die Tatsache, daß die Therapiestrategie in erheblichem Maß von den postoperativ zu erwartenden respiratorischen und kardialen Funktionseinbußen beeinflußt wird, beweist die Bedeutung der rehabilitativ orientierten Funktionsuntersuchungen, die schon vor der Akuttherapie vorgenommen werden müssen *(Phase I)* [11a, 17]. Lungenverkleinernde Operationen, die den Gasaustausch und die Hämodynamik nachteilig beeinflussen und somit die Rehabilitationsbedürftigkeit erhöhen, werden mehr und mehr zugunsten parenchymsparender Eingriffe verlassen. Die kurativ orientierte Tumortherapie berücksichtigt somit schon rehabilitative Gesichtspunkte bei ihrem Procedere.

Basis der Akuttherapie ist und bleibt jedoch die Verkleinerung des Karzinoms, d. h. die Lebensverlängerung, und erst in zweiter Linie die Berücksichtigung der Lebensqualität.

Dies ist in der *Phase II* der Rehabilitation ganz anders [3, 4]: Sie beginnt mit der stationären Anschlußheilbehandlung (AHB), in der eine Bündelung und Konzentration der rehabilitationsorientierten Diagnostik und Therapie stattfindet.

> Alle operierten und potentiell kurativ bestrahlten Patienten sollten die Möglichkeit einer stationären Anschlußheilbehandlung in Anspruch nehmen.

Onkologisch ausgerichtete und wohnortnahe Rehabilitationskliniken bieten sich bevorzugt hierfür an. Eventuell notwendige prophylaktische Therapien können hier parallel zur Rehabilitation durchgeführt werden. Ein weiterer Vorteil der Wohnortnähe ist, daß psychosoziale Hilfen vor Ort *(Phase III)* besser initiiert werden können. Spätere Heilverfahren und „Kräftigungskuren“ können auch in wohnortfern gelegenen Kliniken durchgeführt werden. Es gibt reizvolle, im Mittelgebirge oder an der See gelegene Kliniken, die sich hierfür anbieten. Die Kostenträger – vorrangig die Rentenversicherungen – haben eine Adressenliste derartiger Kliniken (s. Teil I, Abschn. 14).

4.5 Diagnostische und therapeutische Maßnahmen bei somatischen Beschwerden

> Bei der Rehabilitation von kleinzelligen Bronchialkarzinomen sind in erster Linie die Folgen der Chemo- und Strahlentherapie zu beachten. Bei den nicht-kleinzelligen Bronchialkarzinomen hingegen stehen die Operations- und Strahlenfolgen im Vordergrund der medizinischen Rehabilitation.

Häufig liegen Kombinationsschäden durch das Tumorleiden selbst, die Operation, die Bestrahlung und die Chemotherapie vor, die schwer voneinander zu trennen sind.

Bei Rauchern und Alkoholikern ist in besonderem Maß mit Beschwerden zu rechnen. Häufig besteht eine behandlungsbedürftige chronisch obstruktive Bronchitis, die auf die gleichen inhalativen Noxen (Zigarettenrauchen) zurückzuführen ist wie das Tumorleiden selbst [17].

Parallel zur Rehabilitationsdiagnostik (Tab. 17-47) müssen die rezidivorientierten diagnostischen Untersuchungen entsprechend den in Tabelle 17-48 aufgeführten Nachsorgeprogrammen durchgeführt werden [6, 8]. Bei der Mehrzahl der Patienten ist eine starre, zeitlich und im Umfang fixierte Nachsorge nicht sinnvoll.

Tabelle 17-47 Nachsorge- und Rehabilitationsfragen, die bei operierten Bronchialkarzinompatienten im Rahmen der Diagnostik berücksichtigt werden müssen.

a) Basisinformationen, ohne die eine Rehabilitationsplanung unmöglich ist

I
a Wurde der Patient palliativ oder potentiell kurativ behandelt?
b Welches weitere diagnostische und therapeutische Vorgehen wird zur Abklärung bzw. zur Therapie empfohlen?
II Art der Behandlung
a Pneumonektomie, Lobektomie, Bilobektomie, Enukleation, Keilexzision, Segmentexzision?
b Erfolgte die Bestrahlung in kurativer, palliativer oder adjuvanter Absicht?
Linearbeschleuniger, Telekobalt, Strahlenfeld, Strahlendosis, Fraktionierung?
c Welche zytostatischen Substanzen wurden verabreicht, in welcher Dosierung, wie viele Kurse?
d Welche Tumormarker waren vor der Behandlung pathologisch erhöht?
III
a Ist der Patient über sein Tumorleiden aufgeklärt? (Vollständig, teilweise oder gar nicht)
b Wie sieht der Patient selber seine Situation? (Ist er motiviert und kooperativ?)
c Wurde mit den Angehörigen gesprochen?
IV Welche Begleiterkrankungen bestehen?

b) medizinische Fragen, die im Rahmen der Rehabilitationsdiagnostik berücksichtigt werden müssen

- Liegt Tumoraktivität vor, welche Beschwerden werden hierdurch verursacht?
- Wie ist die körperliche Leistungsfähigkeit, wodurch ist die geminderte Leistungsfähigkeit verursacht? (Tumor, Operationsfolge, Strahlen- oder Chemotherapiefolge, Begleiterkrankungen?)
- Wie ist die Lungenfunktion in Ruhe und bei Belastung (Spiroergometrie)?
- Wie ist die kardiale Funktion in Ruhe und bei Belastung? (Ergometrie, Langzeit-EKG)?
- Welche Begleiterkrankungen bestehen?

c) psychosoziale Fragen

- Wie ist die subjektiv empfundene Stimmungslage (z.B. Nervosität, Schlaflosigkeit, Ängstlichkeit, Grübeln, Schreckhaftigkeit, Mutlosigkeit, Aggressionen)?
- Wie empfindet der Patient selber seine Leistungsfähigkeit (kann er z.B. den Haushalt selber versorgen)?
- Ist zukünftig mit Versorgungsproblemen zu rechnen (kümmern sich die Angehörigen um den Betroffenen)? Ist eine soziale Institution für die weitere soziale Versorgung und Begleitung eingeschaltet?
- Ist der Patient über den bösartigen Charakter der Erkrankung aufgeklärt? Sind die Angehörigen über den bösartigen Charakter der Erkrankung und über die zu erwartende Progression aufgeklärt?
- Soll der Betroffene dem Psychologen vorgestellt werden?
- Soll der Betroffene dem Sozialarbeiter vorgestellt werden?

d) berufliche Fragen

- Besteht ein Arbeitsverhältnis?
- Kann der Patient seine zuletzt ausgeübte berufliche Tätigkeit wieder aufnehmen? Ist zu erwarten, daß er später einmal seine zuletzt ausgeübte berufliche Tätigkeit wieder ausüben kann? Ist eine Arbeitsplatzumsetzung sinnvoll? Erscheint eine berufliche Neuorientierung sinnvoll?
- Sollte eine Erwerbsunfähigkeitsrente in Erwägung gezogen werden?
- Sind beruflich rehabilitative Hilfen sinnvoll und erfolgversprechend?
- Wurden beruflich-rehabilitative Hilfen schon eingeleitet (Schwerbehindertenausweis, Betriebsarzt, Arbeitsplatzumsetzung, Rentenbeantragung)?

Die Mehrzahl der Patienten mit Bronchialkarzinom befindet sich im fortgeschrittenen Alter und leidet unter *Zweiterkrankungen*. Viele Patienten haben arterielle Verschlußkrankheiten und andere Störungen, die auf den Nikotinabusus zurückgeführt werden können. *Zweitkarzinome* (besonders Larynxkarzinome und Blasenkarzinome) sind bei diesen Patienten häufig.

Wegen der Möglichkeit noch spät auftretender Rezidive, dem besonderen Risiko von Zweitkarzinomen und der Prädisposition zu tumorunabhängigen Zweiterkrankungen muß die Nachsorge und Rehabilitation lebenslang durchgeführt werden.

Tabelle 17-48 Nachsorgeprogramm nach Bronchialkarzinom.

a) Nachsorgeprogramm bei ***nichtkleinzelligem*** *Bronchialkarzinom. Zustand nach radikaler Tumorentfernung mit oder ohne Chemo- oder Strahlentherapie*

		Monate nach Abschluß der Primärbehandlung												
		1½	*3*	*6*	*9*	*12*	*15*	*18*	*21*	*24 – alle 6 Monate*				
Basisprogramm	Anamnese, körperliche Untersuchung	+	+	+	+	+	+	+	+	+	+	+	+	+
	Röntgenthorax a.p. + seitlich	+	+	+	+	+	+	+	+	+	+	+	+	+
	BSG, kleines Blutbild, SGPT, SGOT, LDH, AP, Kalzium	+	+	+	+	+	+	+	+	+	+	+	+	+
Zusatzprogramm	Lebersonographie			+		+		+		+	alle 6 Monate			
	Vorsorgeuntersuchungen					+				+	1 × jährlich			

fakultative Untersuchungen	Perfusionsszintigraphie + Bronchoskopie + Lungenszintigraphie	bei Bronchusplastik und bei Bronchusanastomosenoperation
	Lungenfunktionsuntersuchungen, Blutgasanalyse, EKG	falls Pneumektomie durchgeführt wurde
	Sputumzytologie	routinemäßig, falls erfahrene und leistungsfähige zytologische Abteilung zur Verfügung steht
	Bronchoskopie	bei klinischem bzw. radiologischem Verdacht auf lokales Tumorrezidiv oder Komplikationen
	Skelettszintigraphie/gezielte Röntgenaufnahmen	bei Verdacht auf Skelettmetastasierung
	Schädel-CT	bei Verdacht auf zerebrale Metastasierung
	Ganzkörper-CT	bei Verdacht auf Metastasierung
	karzinoembryonales Antigen	wenn präoperativ positiv, dann regelmäßige Untersuchungen in 3monatigem Abstand

b) Nachsorgeprogramm bei ***kleinzelligem*** *Bronchialkarzinom. Vollremission nach Operation und/oder Chemo- und/oder Strahlentherapie*

		Monate nach Abschluß der Primärbehandlung																		
		1	*2*	*4*	*6*	*8*	*11*	*14*	*17*	*21*	*24*	*30*	*36*	*42*	*48–alle 6 Monate*					
Basisprogramm	Anamnese, körperliche Untersuchung	+	+	+	+	+	+	+	+	+	+	+	+	+	+	+	+	+	+	+
	Röntgenthorax a.p. + seitlich	+	+	+	+	+	+	+	+	+	+	+	+	+	+	+	+	+	+	+
	BSG, kleines Blutbild SGPT, SGOT, LDH, AP	+	+	+	+	+	+	+	+	+	+	+	+	+	+	+	+	+	+	+
Zusatzprogramm	Lebersonographie		+		+		+		+	+	+	+	+	+	+	alle 6 Monate				
	Lungenfunktion				+		+		+		+									
	Vorsorgeuntersuchungen						+				+		+		+	alle 12 Monate				

fakultative Untersuchungen	Skelettszintigraphie/gezielte Röntgenaufnahme/Knochenmarkbiopsie	bei Verdacht auf Skelettmetastasen
	Schädel-CT, Liquorzytologie, EEG	bei Verdacht auf ZNS-Befall oder Verdacht auf Nebenwirkungen nach prophylaktischer Meningenbehandlung
	EKG, u.U. Radiokardiographie, Bronchoskopie,	bei klinischem Verdacht auf Kardiomyopathie
	Bronchographie	bei Verdacht auf bronchiale Komplikationen bzw. Rezidiv
	Sputumzytologie	bei zentral gelegenen Prozessen

Tabelle 17-49 Folgen nach chirurgischer Therapie des Bronchialkarzinoms.

– respiratorische Folgen – hämodynamische Folgen – Umwandlung des Hemithorax nach Pneumonektomie mit Verziehung intrathorakaler Organe, Verlagerung extrathorakaler Organe – Interkostalneuralgien nach lateraler Thorakotomie – Thoraxwandschäden (Lungenhernien) nach Thorakotomie

4.5.1 Maßnahmen nach einer chirurgischen Behandlung

Art und Ausmaß der operativ bedingten Störungen hängen davon ab, ob eine Segmentresektion, Lobektomie oder Pneumonektomie, ob erweiterte Resektionen oder parenchymsparende Resektionen mit oder ohne bronchoplastische Eingriffe vorgenommen wurden (Tab. 17-49). Sie hängen auch davon ab, ob zur prä- und postoperativen Abgrenzung pulmonaler Risiken die spirometrischen Meßwerte, insbesondere das sog. absolute 1-Sekunden-Volumen (FEV_1) berücksichtigt wurde [11a].

Respiratorische und hämodynamische Funktionsausfälle

Nach einer Lobektomie kommt es in der Regel nicht zu Ausfallserscheinungen; nach Pneumektomie kann – insbesondere bei Vorschädigung durch eine vorangegangene obstruktive Ventilationsstörung – eine restriktive Ventilationsstörung im Vordergrund der Beschwerden stehen. Hämodynamische Folgen treten bei diesen Patienten oft erst zu einem späteren Zeitpunkt auf. Bei Bronchialkarzinom besteht meist eine obstruktive Ventilationsstörung [17]. Lungenfunktionsuntersuchungen sind daher bei der Routinediagnostik unverzichtbar.

Zur Linderung der Spastik müssen physikalische Therapiemaßnahmen in Form von Inhalationen und/oder krankengymnastische Maßnahmen durchgeführt werden. Die Patienten sollten Atemübungen erlernen und sie regelmäßig durchführen. Sie verbessern die Zwerchfellatmung, vermindern die Atemarbeit und erleichtern den Gasaustausch. Durch Verlangsamung der Atmung können die Dyspnoe reduziert und die Atemmuskulatur geschont werden [5, 18a].

Auswirkungen auf intra- und extrathorakale Organe

Als Folge des Hemithorax nach Pneumonektomie kommt es primär zu einem *Hämatothorax*, danach zu einem *Serothorax* und schließlich zu einem *Fibrothorax* mit *Schwartenbildung*. Dadurch kann es zu Verziehungen intrathorakaler Organe kommen. Durch Thoraxdeformitäten kann es darüber hinaus zu einer Verlagerung extrathorakaler Organe kommen. Durch die operativ anatomischen Veränderungen der Thoraxorgane und der Thoraxwand können schwere Infekte begünstigt werden. Das Umkippen des Magens *(upside down stomach)* nach linksseitiger Pneumonektomie kann zu uncharakteristischen Oberbauchbeschwerden führen. Eine hierdurch bedingte *Gewichtsabnahme* wird nicht selten als eine Generalisierung des Karzinomleidens fehlgedeutet. Durch häufige und kleinere Mahlzeiten sowie gründliches Kauen lassen sich die Beschwerden lindern.

Eine postoperative Verziehung des Mediastinums kann zu Abknickungen großer intrathorakaler Venen führen und damit sogar eine beginnende Einflußstauung vortäuschen [8]. Ein vor der Erkrankung bestehendes Cor pulmonale ist postoperativ häufig verschlimmert.

Bei den oft ausgedehnten operativen Eingriffen im Mediastinum kann der *Vagus* durchtrennt werden. Verziehungen der Speiseröhre verursachen eine Dysphagie und gelegentlich sogar eine Hiatusinsuffizienz.

Eine intensive Ernährungsberatung kann notwendig werden.

Interkostalneuralgien und Thoraxwandschädigung

Interkostalneuralgien und Thoraxwandschädigungen können erhebliche Beschwerden bereiten. Durch paravertebrale Nervenblockade kann eine Besserung, manchmal aber auch eine Verschlimmerung bewirkt werden. Nach Manschettenresektion kann es – allerdings selten – zu Schrumpfungen mit Narbenkonstriktionen kommen. Diese können kurativ mit Laser angegangen werden. Tritt Fieber auf, so muß auch an ein *Empyem* mit oder ohne *Bronchusfisteln* im Operationsgebiet gedacht werden.

> Beim Postpneumonektomieempyem liegt die Letalität bei 40%.

Tuberkulose und andere Infektionen

Aufgrund der tumor- und operationsbedingten Schwächung der Immunabwehr kann eine alte *Tuberkulose* exazerbieren. Bei Hypo- oder Anergie können der Tine-Test oder Mendel-Mantoux-Test trotz klinisch manifester Tuberkulose negativ ausfallen. Man darf sich also nicht ausschließlich auf diese Tests verlassen. Sicherer sind bakteriologische Untersuchungen, die auch mehrfach wiederholt werden müssen. Mitunter hilft die bakteriologische Untersuchung der Bronchiallavage weiter; die Ergebnisse sind insgesamt jedoch enttäuschend.

Die bei Bronchialkarzinompatienten im medizinischen Nachsorgeprogramm geforderten Röntgenthoraxkontrollen dienen nicht nur zum Ausschluß eines Rezidivs, sondern auch zur Erkennung von Begleiterkrankungen.

In der Zwischenanamnese muß nach weiteren Erkrankungen, Bronchialinfekten, Fieber, Husten (produktiv, unproduktiv?) oder Auswurf (gelblich, Blutbeimengungen?) gefragt werden. *Blutiger Auswurf* muß nicht auf ein Rezidiv hindeuten, sondern kann z. B. auch durch ein Fadengranulom oder durch Tuberkulose bedingt sein. *Eitriges Sputum* kann Folge einer Sekretverhaltung bei zu langem Bronchusstumpf, einer Bronchiektase der Restlunge infolge von Verziehungen und Stenosen am Bronchus, einer inneren Bronchusfistel oder eines Fadengranuloms sein.

Rezidiv

Manche Autoren halten auch bei asymptomatischen Patienten eine routinemäßige Durchführung von Bronchoskopien für notwendig, was jedoch in der Literatur kontrovers diskutiert wird [8]. Indikationen für eine Bronchoskopie bestehen bei unklarem Husten und klinischem oder röntgenologischem Verdacht auf *Rezidiv* oder Pneumonitis. Durch die Möglichkeit der zytologischen und/oder histologischen Untersuchung verdächtiger Gewebestellen kann hierdurch frühestmöglich Klärung über Ursache bzw. Dignität der Veränderungen erzielt werden. Eine gleichzeitig bestehende Fremdkörperaspiration kann in gleicher Sitzung behoben werden.

4.5.2 Maßnahmen nach einer Strahlentherapie

Fast alle Patienten, die mit 50 Gy und mehr bestrahlt werden, entwickeln 2–6 Monate nach Abschluß der Strahlentherapie eine *Pneumonitis.*

Diese entsteht auf dem Boden einer Alveolitis und geht später in eine Fibrose über. Das Risiko ist erhöht bei Rauchern und nach einer zusätzlichen Chemotherapie. Auch vorausgegangene Entzündungsprozesse und Atelektasen sensibilisieren die Lunge für Strahlenreaktionen, so daß schon nach niedrigen Dosen Störungen manifest werden können.

Eine „Strahlenpneumonitis" führt nicht automatisch zu klinischen Symptomen. Oft lassen sich die pathomorphologischen Veränderungen nur mit Hilfe von Röntgenthoraxaufnahmen und/oder Computertomographien feststellen. Erst wenn mehr als 25% des Lungengewebes betroffen sind, kann es zu Ausfallserscheinungen kommen [19].

Symptome einer Pneumonitis sind Husten, Dyspnoe, Fieber, gelegentlich unbestimmte Schmerzen im Brustkorb und schließlich Zyanose mit Ausbildung eines Cor pulmonale. Je nach Ausdehnung des Befundes kommt es zu einer restriktiven Ventilationsstörung mit behindertem Gasaustausch für Sauerstoff. Bei Kontrolluntersuchungen sollte daher auch der Sauerstoffpartialdruck bestimmt werden. Etwa 7–8 Monate nach Bestrahlung kommt die Strahlenpneumonitis im allgemeinen zum Stillstand. Werden nach dieser Zeit pulmonale Veränderungen beobachtet, dann sind sie oft nicht strahlenbedingt, sondern Ausdruck einer möglichen Tumorprogression oder einer Zweiterkrankung.

Bei der differentialdiagnostischen Abklärung pulmonaler Veränderungen müssen ausgeschlossen werden:
- Ödeme
- paraneoplastische Syndrome
- Hämorrhagien
- toxisch-allergische Medikamentenreaktionen
- Pneumonie
- opportunistische Infektionen
- Lymphangiosis
- Metastasen
- entzündliche granulozytäre Prozesse
- Strahlenpneumopathie.

Die Abklärung erfolgt mittels röntgenologischer und computertomographischer Untersuchung. Das Thorax-CT liefert relativ typische Befunde bei Lymphangiosis und Pneumonitis. Mit der Bronchiallavage und notfalls auch der Biopsie können andere Prozesse ausgeschlossen werden. Die nuklearmedizinische Untersuchung trägt nur wenig zur Abklärung bei!

Die therapeutische Beeinflussung der Strahlenpneumonitis ist bislang unbefriedigend. Inhalationen, z. B. mit Bepanthen® und Kortikoiden scheinen nach bisherigem Kenntnisstand die Alveolitis positiv zu beeinflussen, das Ausmaß der Spätveränderungen kann hierdurch jedoch offensichtlich nicht vermindert werden. Ein abruptes Absetzen der Kortikoide kann die radiogene Lungenschädigung verstärken. Wichtig ist in jedem Fall die Raucherentwöhnung: Nikotin und Alkoholgenuß vermindern die Strahlentoleranz und verstärken die Strahlenreaktionen.

Spätfolgen wie *Perikarderguß*, *Ösophagusstenosen* und *Ulzerationen* sind selten. *Fisteln* sind vor allem dann zu erwarten, wenn das Karzinom den Ösophagus infiltriert hat.

Die Schwellendosis für eine *strahleninduzierte Herzschädigung* liegt bei 40 Gy in 4 Wochen, wobei ein größerer Teil des Herzens im Strahlenfeld liegen muß.

Die Herzschädigung manifestiert sich meist als akute Perikarditis mit Symptomen wie Fieber, Tachykardie, substernalen Schmerzen und Dyspnoe. Seltener als eine Perikardschädigung ist die strahleninduzierte *Myokardfibrose* mit oder ohne Herzinsuffizienz. Das klinische Ausmaß dieser Schädigung wird durch die gleichen Untersuchungen erfaßt, die im folgenden bei der Darstellung der Spätschäden der Chemotherapie erwähnt werden.

4.5.3 Maßnahmen nach zytostatischer Behandlung

Viele Zytostatika verstärken das Risiko der durch die Operation und Strahlentherapie bedingten Folgestörungen.

Unter den möglicherwiese zytostatisch bedingten Langzeitnebenwirkungen ist die *Kardiomyopathie* zu erwähnen. Das Risiko ist bei Anthrazyklingabe besonders hoch und wird durch eine zusätzliche Mediastinalbestrahlung noch verstärkt.

Durch echokardiographische Untersuchungen und Messungen der systolischen Zeitintervalle kann eine zytostatikabedingte Kardiomyopathie wesentlich früher festgestellt werden als durch Anamnese, klinischen Befund, Röntgenuntersuchungen und Elektrokardiogramm.

Zahlreiche Zytostatika führen zu *Lungenparenchymveränderungen*, die mitunter nur schwer von einer Lymphangiosis carcinomatosa, einer Pneumonitis, einer Strahlenfibrose oder auch benignen pulmonalen Zweiterkrankungen (Sarkoidose, idiopathische Lungenfibrose, Infektion) zu unterscheiden sind. Die Bronchoskopie mit transbronchialer Lungenbiopsie sowie Bronchiallavage und computertomographische Untersuchungen können zur Klärung beitragen.

Zur frühen Erfassung pulmonaler Funktionsstörungen sind wiederholt spirometrische Parameter (Vitalkapazität, absolutes 1-Sekunden-Volumen) zu bestimmen und die Überprüfung des pulmonalen Gasaustausches (arterieller Sauerstoffpartialdruck in Ruhe und unter Belastung, Diffusionskapazität) zu überprüfen.

Zytostatisch bedingte *Polyneuropathien* sind zumeist reversibel. Sie sind vorwiegend Folge einer Therapie mit Vincaalkaloiden oder auch Cisplatin.

Treten im Verlauf der Nachsorge neurologische Störungen auf, so muß primär an einen ZNS-Befall und erst sekundär an eine mögliche zytostatikabedingte Störung gedacht werden.

Die prophylaktische ZNS-Behandlung gehört in einigen Behandlungszentren zur Standardbehandlung bei potentiell kurativ behandelten Patienten mit kleinzelligen Karzinomen. Bei diesen können noch viele Jahre später *neurologische Beschwerden* auftreten. Auch hier gilt: Bei neurologischen Beschwerden oder psychischer Auffälligkeit muß primär immer an einen möglichen ZNS-Befall gedacht werden.

Die zytostatikabedingte Myelosuppression und hierdurch bedingte *Panzytopenie* ist meist reversibel.

Kommt es im Verlauf der Nachsorge zu einer Panzytopenie, so muß primär an eine maligne Infiltration des Knochenmarks und erst sekundär an eine mögliche Chemo- oder Strahlentherapiefolge gedacht werden.

Chemo- und Strahlentherapie führen zu einer Beeinträchtigung der *Immunabwehr*. Diese kann noch lange weiterbestehen und – verstärkt durch die lokale, operativbedingte Anfälligkeit – infektiöse Zweiterkrankungen begünstigen. Eine alte Tuberkulose kann exazerbieren, Virus- und Pilzinfektionen sowie atypische Pneumonien sind keine Seltenheit.

4.6 Physiotherapeutische Maßnahmen

Physiotherapeutische Maßnahmen sind wesentlicher Bestandteil in der Rehabilitation von Bronchialkarzinompatienten [18a]. Durch atemgymnastische Übungen, die individuell je nach Bedürfnis und Zielen eingesetzt werden sollten, können die Lungenfunktion verbessert und die Leistungsfähigkeit erhöht werden. Medikamente können hierdurch eingespart und Infektionen verhindert werden. Darüber hinaus verbessern sie das subjektive Befinden.

In der onkologischen Rehabilitationsklinik sollten individuell, je nach Bedürfnis und Zielen, adäquate atemgymnastische Übungen erlernt werden, die später von den Patienten zu Hause selbständig durchgeführt werden. Dabei ist zu unterscheiden zwischen Techniken, die die Selbsthilfe fördern, und Übungen, die als Einzel- oder Gruppentherapie einsetzbar sind [18a]. Es handelt sich um folgende Techniken:
- therapeutische Körperstellungen
- Wahrnehmen von Atembewegungen
- manuelle Techniken am Oberkörper
- Atemtechniken (Ein-/Ausatmungstechniken, kombinierte Techniken)
- Hustentechniken
- Bewegungstechniken.

So kann z. B. durch die bewußte Bauchatmung das Atemvolumen vermehrt und die Atemfrequenz vermindert werden [5, 18a]. Einige Übungen tragen zur Entspannung bei, andere bewirken eine koordinierte und wirksamere Atmung und ökonomischere Atemarbeit. Viele haben die Verbesserung der Atemhilfsmuskulatur und die Wiederherstellung der physiologischen Funktionen des Zwerchfells zum Ziel. Eine besondere Bedeutung haben Entspannungsübungen. Alle diese Übungen sollen die Belüftung und Sauerstoffversorgung des Blutes verbessern und damit zur Aufrechterhaltung eines adäquaten körperlichen und geistigen Wohlbefindens beitragen.

Wichtig sind auch Maßnahmen zur Sekretlösung. Zusätzlich zu schleimlösenden Medikamenten sollten die Patienten spätestens in der onkologischen Rehabilitationsklinik vertraut gemacht werden mit Techniken wie Lippenbremse, Nasenstenose, Kontaktatmung, manuellen Kopfmassagen und der Benutzung von Hilfsmitteln (z. B. Vibrationsgeräte, Trillerpfeifen, Flutter, Giebelrohr) [5, 18a].

4.7 Psychotherapeutische Maßnahmen

Allein durch die Schwere des Krankheitsbildes leiden viele Patienten unter Existenz- und Todesangst; doch auch aufgrund der krankheits- und therapiebedingten Verminderung der Leistungsfähigkeit und Hilflosigkeit bedürfen sie psychologischer Unterstützung. Im Gegensatz zu vielen anderen Tumorkranken (wie z. B. Patientinnen mit Mammakarzinom) sind Patienten mit Bronchialkarzinom oft wenig gesprächsbereit und entziehen sich psychologischer Hilfe. Dadurch wird ihre Isolation noch mehr verstärkt.

Grundsätzlich muß im Rahmen der Rehabilitationsdiagnostik und -planung eine Exploration der psychischen Rehabilitationsbedürftigkeit erfolgen. Hierfür ist in der Regel kein Psychoonkologe notwendig, es sei denn, daß dies der Rehabilitationspsychologe für notwendig hält.

Schwerpunkt der psychischen Rehabilitation bei Patienten mit Bronchialkarzinom ist das *Coping*. Der Patient muß lernen, mit der lebensbedrohenden Angst zu leben [8a] und positive Perspektiven für sich zu eröffnen. Neben der Gesprächstherapie kommen kunsttherapeutische, beschäftigungstherapeutische und weitere psychologische Maßnahmen in Frage.

> Die Aufgabe des klinischen Psychologen in der onkologischen Rehabilitation liegt nicht darin, eventuelle seelische Schwachstellen des Krebskranken aufzudecken, zu analysieren und bewußt zu machen. Die therapeutischen Bemühungen sollten vielmehr darauf ausgerichtet sein, die starken und gesunden Seiten im Patienten aufzufinden, zu analysieren und bei der Behandlung einzusetzen.

Wesentliche Hilfen kann der Psychologe in der Schmerztherapie beitragen. Da die Schmerzempfindung in erheblichem Maß von psychischen Faktoren (Abb. 17-11) bestimmt wird, kann sie durch entsprechende Maßnahmen beeinflußt werden. Der einsame, depressive und von Angst erfüllte Patient leidet stärker unter seinen Schmerzen als der positiv denkende oder derjenige, dem durch seine Familie oder seine Gläubigkeit Geborgenheit vermittelt wird.

Auch bei der Atemgymnastik und Atemschulung sollten psychologische Hilfen miteinbezogen werden. Durch Entspannungsübungen kann die Angst vor Schmerzen und die hieraus resultierende Verkrampfung der Atemmuskulatur beträchtlich gelindert werden. Im entspannten Zustand sinkt die Atemfrequenz, das Atemzugvolumen steigt. Die Entspannung beruhigt nicht nur, son-

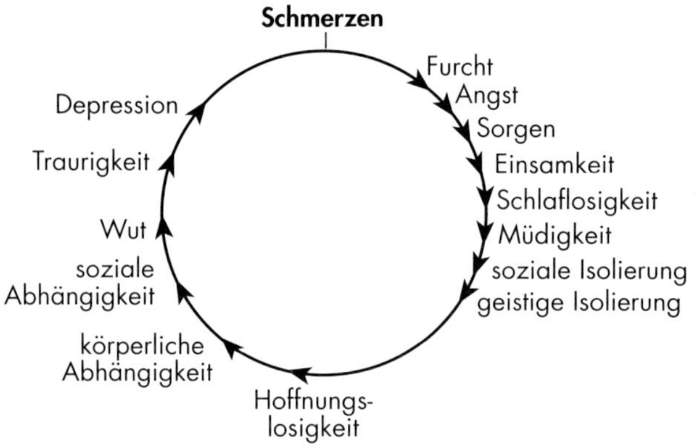

Abb. 17-11 Der Teufelskreis der Schmerzen. Welches sind die Ursachen, welches die Folgen der Schmerzen?

dern bewirkt auch eine Entkrampfung der Muskulatur, wodurch eine natürlichere, ökonomischere und effektivere Atmung möglich wird. Die Fähigkeit, die Atembewegung wahrzunehmen und einzuschränken, ist Voraussetzung für eine effektive Mitarbeit bei den Atemübungen. Dies kann durch Kontaktatmung, autogenes Training, muskuläres Tiefentraining, Meditation und andere Entspannungsübungen erreicht werden. Spätestens in der stationären Anschlußheilbehandlung sollten von Psychologen Entspannungsmethoden gelehrt werden. Wichtig ist, daß die Übungen von dem Patienten selbständig zu Hause regelmäßig weitergeführt werden.

Eine wichtige Maßnahme ist die Raucherentwöhnung. Es gibt die verschiedensten Programme – von der Hypnose, der Akupunktur bis hin zu einem auf wissenschaftlicher Basis aufgebauten 84-Tage-Programm mit Nikotinpflastern. All diese Programme können jedoch nur Hilfen sein. Entscheidend ist die Willensstärke des Patienten, die gefördert werden muß.

4.8 Soziale Maßnahmen

Durch die körperliche Schwäche und aufgrund der schwierigen sozialen Situation, die nicht selten schon vor Ausbruch der Krankheit schwierig war, besteht besondere Hilfsbedürftigkeit.

Die Sozialarbeit erfüllt wichtige Aufgaben in der Lungenkrebsnachsorge. Voraussetzung sind eine gute Kenntnis der sozialen Situation des Betroffenen und die Abklärung der Hilfsmöglichkeiten vor Ort. Die sozialmedizinische Betreuung sollte möglichst mit den Angehörigen besprochen werden, weshalb sich grundsätzlich die Durchführung der stationären Anschlußheilbehandlung in wohnortnahen Tumornachsorgekliniken empfiehlt.

Es gibt zahlreiche Hilfen, die dazu beitragen können, daß der Behinderte im täglichen Leben besser zurechtkommt, die Pflegebedürftigkeit verringert und einer Abhängigkeit von Fremdhilfe vorgebeugt wird [16]. Die für die soziale Rehabilitation vorgesehenen Hilfen sind im Sozialhilfegesetz festgelegt. Für diese Hilfen kommt nach dem Sozialhilfegesetz zunächst der Betroffene selbst auf, bevor staatliche Hilfen in Anspruch genommen werden können.

Motivation zur Eigenhilfe und Hilfe zur Selbsthilfe stehen im Vordergrund der sozialen Rehabilitation.

Erste Ansprechpartner für die Einleitung sozialer Rehabilitationsmaßnahmen sind Sozialarbeiter, die nicht nur in Krankenhäusern und Rehabilitationskliniken, sondern auch bei den Krankenkassen und Rentenversicherungsträgern arbeiten. Betroffene können sich auch an das „Malteser-Telefon" (0221/341011) wenden und erhalten dort kostenlos Auskunft über Adressen von Hilfsorganisationen, Wohlfahrtsverbänden und staatlichen Stellen. Auskunft über soziale Hilfen und Hilfseinrichtungen geben auch spezielle Ratgeber für Patienten mit Lungenkrebs [5].

4.9 Berufliche Maßnahmen

Die meisten Betroffenen, insbesondere jedoch solche mit körperlich anstrengenden Berufen, werden nach einer Pneumektomie niemals mehr die gewohnte Leistungsfähigkeit wiedererlangen und ihrer alten Tätigkeit nachgehen können. Nach einer Lobektomie sind die Einschränkungen hingegen wesentlich geringfügiger, sofern nicht schon präoperativ und unabhängig von der Krebskrankheit die Atemkapazität eingeschränkt war. Körperliche Tätigkeiten, die Patienten nach Pneumektomie meiden sollten, sind in Tabelle 17-50 aufgeführt. In den meisten Fällen können die Patienten nur noch leichte, vorzugsweise sitzende Tätigkeiten durchführen.

Durch physiotherapeutische Maßnahmen und konsequente Behandlung und Prophylaxe der chronischen Bronchitis läßt sich oft eine erstaunliche Adaptation mit Leistungssteigerung erzielen, die jedoch nur in Ausnahmefällen die präoperative Ausgangssituation erreicht. Bei der Mehrzahl der körperlich arbeitenden Patienten kann nach spätestens 2–3 Monaten nach der Operation beurteilt werden, ob die frühere berufliche Tätigkeit wieder aufgenommen werden kann oder nicht. Diese Beurteilung kann am besten in der AHB-Klinik erfolgen, wo unter anderem gemeinsam mit dem Patienten auch die weitere berufliche Situa-

Tabelle 17-50 Arbeitsbelastungen, die Pneumonektomierte meiden sollten.

- schwere körperliche Belastungen (dazu gehören Hebearbeiten, Überkopfarbeiten, Arbeiten, die mit starken Erschütterungen verbunden sind)
- ungünstige Arbeitshaltung (z.B. Arbeiten in der Hocke oder im Liegen)
- Tätigkeiten, die mit extremen oder häufig schwankenden Temperaturen verbunden sind
- ungünstige Arbeitszeit (Schicht- und Nachtarbeit)
- taktgebundene Arbeiten; die Patienten müssen eine individuelle Pause einlegen können, ohne den Arbeitsfluß der Kollegen zu stören. Akkordarbeit
- Tätigkeiten in Staubberufen, bei starker Luftverschmutzung, Lufttrockenheit oder starker Geruchsbelastung; Tätigkeiten in chemischen Laboratorien

tion überdacht und Vorschläge ausgearbeitet werden sollten.

Da es trotz aller Bemühungen bei der Mehrzahl der Patienten mit kleinzelligem Bronchialkarzinom zu einer Progression der Krankheit kommt, ist die Einleitung aufwendiger beruflicher Rehabilitationsmaßnahmen bei diesen Patienten oft zurückhaltend zu bewerten. Dies gilt unter Umständen nicht für Patienten mit nichtkleinzelligem Bronchialkarzinom, die länger als zwei Jahre rezidivfrei sind und somit die reelle Chance einer Dauerheilung haben. Die Zurückhaltung darf jedoch keinesfalls mit dem Vorschlag einer Berentung gleichgesetzt werden. Es gibt zahlreiche andere berufliche rehabilitative Hilfen – von der Arbeitsplatzumsetzung, über Arbeitsplatzhilfen, zeitlich begrenzter Beschäftigung bis hin zu stufenweiser Belastung –, die in diesen Fällen zum Einsatz kommen können. Grundsätzlich sollte man nicht zuletzt aus psychologischen Gründen eine Dauerberentung vermeiden und der Zahlung von Krankengeld bzw. Rente auf Zeit den Vorzug geben.

Zur sozialmedizinischen Beurteilung gehört auch die Stellungnahme, ob der Tumor möglicherweise auf berufsbedingte Noxen zurückzuführen ist. Schon bei Verdacht auf einen Kausalzusammenhang muß eine Meldung an die Berufsgenossenschaft erfolgen. In Tabelle 17-51 findet sich eine Aufstellung von Stoffen, für die eine Kanzerogenität nachgewiesen ist [22].

Tabelle 17-51 Krebserzeugende Noxen mit gesichertem oder vermutetem Kausalzusammenhang bei Tumoren des Atemtraktes.

Noxen	*I*	*II*	*III*	*IV*
Arsentrioxid und Arsenpentoxid, arsenige Säuren, Arsensäure und ihre Salze			+	
Asbestfaserstaub (Chrysotil, Krokydolith, Arnosit, Antophyllit, Tremolit)		+	+	+
B s(chlormethyl)ether (Dichlordimenethylether)			+	
Eichen- und Buchenholzstaub	+			
Monochloridmethylether (technisch mit bis zu 7% Dichlordimethylether)			+	
Nickel (in Form atembarer Stäube/Aerosole von Nickelmetall, Nickelsulfid und sulfidischen Erzen, Nickeloxid und Nickelcarbonat, wie sie bei der Herstellung und Weiterverarbeitung auftreten können)	+	+		
Polyzyklische aromatische Kohlenwasserstoffe (PAH), insbesondere Pyrolyseprodukte (s. dort)		+	+	
Radioaktive Stoffe: Radon, Uran, Thorium			+	
Schweißrauche (bei Schweißern mit Chrom-Nickel-Elektroden, sog. Mantelektroden)			+	
Senfgas (β,β'-Dichlordiethylsulfid)			+	
Stickstofflost (β,β'-Dichlordiethylalkylamin) Lostgruppe (β,β'-Dichlordiethylgruppe)				
Pyrolyseprodukte, insbes. in Braunkohlenteer, Steinkohlenteer, Steinkohlenteerpech, Steinkohlenteerölen und Kokereirohgasen		+	+	
Zinkchromat	+		+	
Quarzstaub (nach Entwicklung silikotischer Schwielen)			+	

I = Nase und Nasennebenhöhlen
II = Kehlkopf
III = Lunge
IV = Rippenfell, Bauchfell

Literatur Teil I

1. Bundesarbeitsgemeinschaft für Rehabilitation: Arbeitshilfe für die Rehabilitation Krebskranker. Schriftenreihe der Bundesarbeitsgemeinschaft für Rehabilitation. Heft 7 (1991).
2. Delbrück, H.: Der Krebskranke in der Arbeitswelt. In: Delbrück, H. (Hrsg.): Krebsnachsorge und Rehabilitation, Magenkarzinom. Zuckschwerdt, München 1995.
3. Delbrück, H.: Die Lebensqualität bei depressiven Tumorpatienten und Möglichkeiten ihrer therapeutischen Beeinflussung. Aus der Sicht der stationären Krebsnachsorge und onkologischen Rehabilitation. In: Staab, H., M. Ludwig (Hrsg.): Depression bei Tumorpatienten. Thieme, Stuttgart-New York 1993.
4. Delbrück, H. (Hrsg.): Tumornachsorge. 3. Aufl. Thieme, Stuttgart-New York 1994.
5. Delbrück, H.: Anliegen, Fehlentwicklungen, neue Wege in der stationären Nachsorge und Rehabilitation. Strahlentherapie und Onkologie 11 (1992) 628-632.
6. Europa gegen den Krebs: Krebsforschung in der Bundesrepublik Deutschland. Kohlhammer, Stuttgart 1989.
7. Herschbach, P.: Möglichkeiten der Erfassung von Lebensqualität bei gastroenterologischen Krebspatienten. In: Delbrück, H. (Hrsg.): Krebsnachsorge und Rehabilitation, Magenkarzinom, Zuckschwerdt, München 1991.
8. Koch, U., F. Potreck-Rose: Krebsrehabilitation und Psychologie. Springer, Berlin-Heidelberg 1990.
9. Koch, U., J. Weis: Das System der Krebsrehabilitation der Bundesrepublik-eine kritische Betrachtung unter rehabilitationspsychologischer Perspektive. Strahlentherapie und Onkologie (1992) 11.
10. Kübler-Ross, E.: Interviews mit Sterbenden. Gütersloher Verlagshaus, Gütersloh 1986.
11. Ludwig, N., M. Bullinger, M. Haekel, M. Heisch, B. Herzberger: Lebensqualität in der Onkologie. Definition, Kriterien und Erfassungsmöglichkeiten. In: Delbrück, H. (Hrsg.): Krebsnachsorge und Rehabilitation, Lebensqualität. W. Zuckschwerdt, München 1990.
12. Meadows, A.T., W.L. Hobbie: The medical consequences of cure. Cancer 58 (1986) 524.
13. Mehnert, W., M. Smans, C.S. Muir, N. Möhner, D. Schön: Atlas der Krebsinzidenz in der ehemaligen Deutschen Demokratischen Republik 1978-1982. M.M.V. Medizin-Verlag, München 1992.
14. Reinhard, G.: Psychosoziale Probleme in der Rehabilitation von Tumorpatienten. In: Delbrück, H. (Hrsg.): Tumornachsorge. 3. Aufl. Thieme, Stuttgart 1994.
15. Rehabilitationskommission: Kommission zur Weiterentwicklung der Rehabilitation in der gesetzlichen Rentenversicherung. Verband Deutscher Rentenversicherungsträger (1991), III, 2.
16. Schnipper, H.J.: Voraussetzungen und Verfahren von stationären Nachsorgemaßnahmen, speziell der Arbeitsgemeinschaft für Krebsbekämpfung Nordrhein-Westfalen. In: Delbrück, H. (Hrsg.): Krebsnachsorge und Rehabilitation, Prostatakarzinom, Zuckschwerdt, München 1993, 39.
17. Schulz, U.: Akute und chronische Nebenwirkungen der Strahlentherapie-Erkennung und Behandlung. In: Delbrück, H. (Hrsg.): Tumornachsorge. 3. Aufl. Thieme, Stuttgart 1994.
18. Schwarz, R., S. Zettel: Psychosoziale Krebsnachsorge in Deutschland. Eine Standortbestimmung. Verlag für Medizin Dr. Ewald Fischer, Heidelberg 1991.
19. Ziegler, G., R. Jäger, I. Schüle: Krankheitsverarbeitung bei Tumorpatienten. 2. Aufl. Enke, Stuttgart 1990.

Literatur Teil II/1 Magenkarzinom

1. Armbrecht, U., R. W. Stockbrügger (Hrsg.): Der gastrektomierte Patient. Karger, Basel-Freiburg 1992.
2. Armbrecht, U., J. Jensen, S. Eden, R.W. Stockbrügger: Assessment of orocoecal transit time by means of a hydrogen (H) breath test. Scand. J. Gastroent. 21 (1986) 669-677.
3. Armbrecht, U.: Malassimilation nach partieller und totaler Gastrektomie. In: Delbrück, H., (Hrsg.): Krebsnachsorge und Rehabilitation. Zuckschwerdt, München 5 (1991) 57–62.
4. Armbrecht, U.: Pathophysiologie der Malassimilation nach Gastrektomie. In: Armbrecht, U., R. W. Stockbrügger (Hrsg.): Der gastrektomierte Patient. Karger, Basel 1992.
5. Baron, W.: Body weight after gastrectomy. Brit. med. J. 10 (1954) 69-73.
6. Becker, N., R. Frentzel-Beyme, G. Wagner: Krebsatlas der Bundesrepublik Deutschland. Springer, Berlin-Heidelberg 1984.
7. Büchler, M., P. Malfertheimer, H. Friess, B. Glasbrenner, H.G. Beger: Die Beziehung zwischen Magen und Pankreas beim Menschen. Z. Gastroent. (Suppl. 3) 27 (1989) 32-34.
8. Bundesarbeitsgemeinschaft für Rehabilitation. Arbeitshilfe für die Rehabilitation Krebskranker. Schriftenreihe der Bundesarbeitsgemeinschaft für Rehabilitation, Heft 7 (1991).
9. Bundesarbeitsgemeinschaft für Rehabilitation. Arbeitshilfe für die stufenweise Wiedereingliederung in den Arbeitsprozeß. Schriftenreihe der Bundesarbeitsgemeinschaft für Rehabilitation 8 (1982).
10. Clausing, P.: Medizinische Rehabilitation. Aktueller Stand und Entwicklungstrends bis zum Jahre 2002. In: Rehabilitation 1992, BfA aktuelle Schriftenreihe der Bundesversicherungsanstalt für Angestellte (1992).
11. Delbrück, H., M. Severin, G. Jansen: Postgastrektomiebefunde in der Nachsorge von 227 Patienten mit Magenkarzinom. Z. Gastroent. 29 (1991) 222-226.
12. Delbrück, H.: Einschränkungen der Arbeits- und Erwerbsfähigkeit von geheilten Magenkarzinompatienten. In: Delbrück, H. (Hrsg.): Krebsnachsorge und Rehabilitation, Band 5, Magenkarzinom. Zuckschwerdt, München-Bern 1995.
13. Delbrück, H. (Hrsg.): Krebsnachsorge und Rehabilitation, Band 3, Magenkarzinom. Zuckschwerdt, München-Bern 1991.
14. Delbrück, H., M. Severin: Auswirkungen der partiellen und totalen Gastrektomie auf das Gewichtsverhalten und die Postgastrektomiebeschwerden. In: Delbrück, H.: Krebsnachsorge und Rehabilitation, Magenkarzinom. Zuckschwerdt, München-Bern 1991.
15. Delbrück, H., M. Severin, U. Lindenbeck: Diätetische Aspekte und Befunde bei 227 gastrektomierten Magenkarzinompatienten. Akt. Ernähr. 15 (1990) 17–19.
16. Delbrück, H., M. Severin: Aspekte der Lebensqualität und des Leistungsvermögens potentiell kurativ operierter Magenkarzinompatienten. Tumordiagnostik und Therapie 11 (1190) 116-119.
17. Delbrück, H.: Magenkrebs, Rat und Hilfe für Betroffene und Angehörige. Kohlhammer, Stuttgart 1991.
18. Delbrück, H. (Hrsg.): Tumornachsorge. 3. Aufl. Thieme, Stuttgart 1994.
19. Delbrück, H., P. Kruck, G. Braun: Untersuchungen zur sekundären exokrinen Pankreasfunktion bei total Gastrektomierten. (in Vorbereitung) 1996.

20. Delbrück, H.: Beschwerdebild nach partieller oder totaler Gastrektomie. In: Die Gesichter der Pankreasinsuffizienz. Einhorn-Presse, Reinbeck 1994.
21. Domschke, S.: Therapie von Mangelzuständen nach partieller Magenresektion. In: Bünte, H., L. Demling, S. Domschke, H. Langhans (Hrsg.): Folgeerkrankungen in der Ulcuschirurgie. Edition Medizin VCH, Weinheim 1987.
22. Goebell, H.: Magenersatz, Funktionsausfälle und erforderliche Substitutionstherapien. Chirurg 49 (1978) 89–94.
23. Farthmann, E.H., W.G. Fritsch: Zustände nach totaler Magenresektion. Internist 23 (1982) 479–485.
24. Hermanek, P.: Die Bedeutung der TNM-Klassifikation für die Beurteilung operierter Magenkarzinompatienten. In: Delbrück, H. (Hrsg.): Krebsnachsorge und Rehabilitation, Magenkarzinom. Zuckschwerdt, München 1991.
25. Herfarth, C. P. Schlag, K. Buhl: Surgical procedures for gastric substitution. Wld. J. Surg. 11 (1987) 689–698.
26. Fuchs, K. H., J. Heimbucher, S. M. Freys, A. Thiede: Gastrektomie-Indikationen, Methoden, Prognosen. In: Armbrecht, U., R. W. Stockbrügger (Hrsg.): Der gastrektomierte Patient. Karger, Basel 1992.
27. Hotz, J.: Zustände nach Operationen am Magen. In: Goebell, H. (Hrsg.): Gastroenterologie. Urban & Schwarzenberg, München 1992.
28. Huchzermeyer, H., H. J. Meyer: Endoskopische Diagnostik postoperativer Syndrome nach Magenresektion und Vagotomie. In: Bünte, H., L. Demling, S. Domschke, P. Langhans (Hrsg.): Folgeerkrankungen in der Ulcuschirurgie. Edition Medizin, VCH, Weinheim 1987.
29. Kieninger, G., L. Koslowski, L. Kurz, G. Breucha, H. J. Meyer: Derzeitige operative Strategie beim Magenkarzinom in Deutschland – Ergebnisse einer Umfrage. In: Häring, R. (Hrsg.): Therapie des Magenkarzinoms. Edition Medizin, VCH, Weinheim 1984.
30. Kliems, G.: Die endoskopische Untersuchung des Resektionsmagens in der frühen und späten postoperativen Phase. In: Poll, M. (Hrsg.): Gastroduodenoskopie. Edition Medizin, VCH, Weinheim 1982.
31. Kremer, K., W. Lierse, W. Platzer, H. W. Schreiber, S. Beller: Chirurgische Operationslehre: Spezielle Anatomie, Indikation, Technik, Komplikationen, Bd. 3, Ösophagus, Magen, Duodenum. Thieme, Stuttgart 1989.
32. Kruck, P.: Die berufliche Problematik bei der Rehabilitation von Magenkrebspatienten. In: Delbrück, H. (Hrsg.): Krebsnachsorge und Rehabilitation Bd. 5. Zuckschwerdt, München 1995.
33. Kruck, P.: Das Dumping-Syndrom und seine Auswirkungen auf die Nachsorge von Magenkarzinompatienten. In: Delbrück, H. (Hrsg.): Krebsnachsorge und Rehabilitation, Magenkarzinom. Zuckschwerdt, München 1991.
34. Leicht, E., H. J. Langer: Die Postgastrektomie-Osteopathie. Ursachen, Prophylaxe und Therapie. In: Delbrück, H. (Hrsg.): Krebsnachsorge und Rehabilitation, Magenkarzinom. Zuckschwerdt, München 1991.
35. Lübke, H. J., S. Kalde, P. Enck: Auswirkungen der partiellen und totalen Gastrektomie auf die Physiologie der Verdauung. In: Delbrück, H. (Hrsg.): Krebsnachsorge und Rehabilitation, Magenkarzinom. Zuckschwerdt, München, 1991.
36. Mac Gregor, I. L., J. Parat, J. H. Mey: Gastric emptying of liquid meals and pancreatic biliary secretion after subtotal gastrectomy and pyloroplasty. Gastroenterology 72 (1972) 195–205.
37. Mörl, M.: Krankheiten des Verdauungskanals. In: Leitfaden für die sozialmedizinische Begutachtung in der gesetzlichen Rentenversicherung. VDR, Stuttgart 1986.
38. Neumayer, A.: Pathophysiologie des resezierten Magens. Z. Gastroent. 5 (1967) 123–134.
39. Ottenjahn, R.: Der operierte Magen und seine Folgezustände. In: Demling, L. (Hrsg.): Klinische Gastroenterologie. Thieme, Stuttgart 1973.
40. Poll, M.: Beschwerdebild nach Teilgastrektomie. In: Armbrecht, U., R. W. Stockbrügger (Hrsg.): Der gastrektomierte Patient. Karger, Basel 1993.
41. Preiß J.: Auswirkungen der partiellen und totalen Gastrektomie auf Störungen des Blutbildes. In: Delbrück, H. (Hrsg.): Krebsnachsorge und Rehabilitation, Magenkarzinom. Zuckschwerdt, München 1991.
42. Reifferscheid, M.: Die postoperative Magen-Darm-Atonie. Chir. Praxis 9 (1965) 535–546.
43. Reinhard, G.: Psychosoziale Probleme in der Rehabilitation von Tumorpartienten. In: Delbrück, H. (Hrsg.): Tumornachsorge. 3. Aufl. Thieme, Stuttgart 1994.
44. Schumpeldick, V., K. B. Kortmann: Chirurgische Therapie der Folgekrankheiten des operierten Magens. Therapiewoche 31 (1981) 3568–3574.
45. Severin, M.: Medizinische, soziale und berufliche Befunde von 227 Magenkarzinompatienten in der stationären Nachsorge. Diss. med. Fak. Düsseldorf (1990).
46. Thon, K., H. Stöltzing: Resektionsbehandlungen beim Magenkarzinom. In: Delbrück, H. (Hrsg.): Krebsnachsorge und Rehabilitation, Magenkarzinom. Zuckschwerdt, München 1991.
47. Troidl, H., K. H. Menge, W. Lorenz, K. H. Festweber, H. Barth: Quality of life and stomach replacement. In: Herfarth, C., P. Schlag (Hrsg.): Gastric Cancer. Springer, Berlin – Heidelberg 1979.
48. Wolff, H. P., T. R. Weihrauch (Hrsg.): Internistische Therapie. Urban & Schwarzenberg, München – Wien 1992.
49. Zilly, W.: Beschwerdebild nach totaler Gastrektomie. In: Armbrecht, U., R. W. Stockbrügger (Hrsg.): Der gastrektomierte Patient. Karger, Basel 1992.

Literatur Teil II/2 Kolorektale Karzinome

1. Bökel, R.: Krankengymnastische Beckenbodenschulung nach Prostatektomie. In: Delbrück, H. (Hrsg.): Krebsnachsorge und Rehabilitation, Prostatakarzinom. S. 164. Zuckschwerdt, München 1993.
2. Broadwell, B.C.: Rehabilitation needs of the patients with cancer. Cancer 60 (1987) 563.
3. Cohen, A.: Body image changes in the person with a stoma. J. Enterostoma 18 (1991) 68.
4. Cohen, A., B.D. Minsky, R.L. Schilsky: Colon cancer. In: Vita, V.T. de, S. Hellman, S.A. Rosenberg (eds.): Cancer. Principles and Practice of Oncology. 4th ed., p. 929. Lippincott, Philadelphia 1993.
5. Delbrück, H.: Künstlicher Darmausgang nach Krebs. Rat und Hilfe für Betroffene und Angehörige. 2. Aufl. Kohlhammer, Stuttgart 1996.
6. Delbrück, H.: Schmerzen an der „hinteren Wunde" nach Rektumamputation wegen Mastdarmkrebs. ILCO-Praxis IV (1993) 5.
7. Delbrück, H.: Krebsschmerzen. Rat und Hilfe für Betroffene und Angehörige. Kohlhammer, Stuttgart 1993.
8. Delbrück, H.: Darmkrebs. Rat und Hilfe für Betroffene und Angehörige. Kohlhammer, Stuttgart 1994.
9. Delbrück, H. (Hrsg.): Tumornachsorge. 3. Aufl. Thieme, Stuttgart 1994.

10. Delbrück, H. (Hrsg.): Krebsnachsorge und Rehabilitation. Der Krebskranke in der Arbeitswelt. 5. Zuckschwerdt, München 1995.
11. Delbrück, H.: Ernährung. Rat und Hilfe für Betroffene mit Krebs und deren Angehörige (1996).
12. Emrich, M., D. Beckmann, J. Dobroschke, P. Schlag, P. Wirsching: Indikationen zur Psychotherapie beim Anus-praeter-Träger. ILCO-Praxis 16 (1989) 22.
13. Fraumeni, J.F., R.N. Hoover, S.S. Devesa, L. Kinler: Epidemiology of cancer. In: Vita, V.T. de, S. Hellman, S.A. Rosenberg (eds.): Cancer. Principles and Practice of Oncology. 4th ed. p. 150. Lippincott, Philadelphia 1993.
14. Gutman, H., R. Resis: Postoperative course and rehabilitation achievements of colostomates. Dis. Colon. Rectum 28 (1985) 777.
15. Hurney, P., J. Holland: Psychosocial sequelae of ostomies in cancer patients. Cancer 35 (1985) 170.
16. Hermanek, P., L.H. Sobien: TNM-Classification of malignant tumors. 4th. ed. Springer Berlin – Heidelberg – New-York 1987.
16a. Hermanek, P.: Prognose und Resektion kolorektaler Karzinome. In: Schmok, H., H. J. Meyer, H. Wilke, R. Pichlmayr (Hrsg.): Aktuelle Therapie gastrointestinaler Tumoren. Springer, Berlin – Heidelberg 1992.
17. Lemperle, G., L. Koslowski (Hrsg.): Chirurgie der Strahlenfolgen. Urban & Schwarzenberg, München – Wien 1984.
18. Reinhardt, G.: Psychosoziale Probleme in der Rehabilitation von Tumorpatienten. In: Delbrück, H. (Hrsg.): Tumornachsorge. 3. Aufl. Thieme, Stuttgart 1994.
19. Schulz, U.: Die Strahlenbehandlung colorektaler Karzinome. In: Scherer, E. (Hrsg.): Strahlentherapie. 4. Aufl. Springer, Stuttgart 1994.
20. Schneider, J., M. Kraemer, A. Thiele: Therapie der Beckenbodeninsuffizienz. Dtsch. med. Wschr. 118 (1993) 869.
21. Schover, L., D. Montague, W.S. Schain: Sexual problems. In: Vita, V.T. de, S. Hellman, S.A. Rosenberg (eds.): Cancer. Principles and Practice of Oncology. 4th ed., p. 2464. Lippincott, Philadelphia 1993.
22. Säuberli, H., M.L. Hefti, R. Landolt: Intestinale Stomata. Indikation, Vorbereitung, operative Technik, Rehabilitation und Nachsorge. Huber, Bern – Stuttgart – Toronto 1985.
23. Weiss, R.D., N.J. Vogelzang: Miscellaneous toxicities: In: Vita, V.T. de, S. Hellman, S.A. Rosenberg (eds.): Cancer. Principles and Practice of Oncology. 4th ed., p. 2349. Lippincott, Philadelphia 1993.
24. Winkler, R.: Stomatherapie. Atlas und Leitfaden für intestinale Stomata. 3. Aufl. Thieme, Stuttgart – New York 1993.
25. Winkler, R.: Anatomische Grundlagen der Rektumexstirpationsprobleme. In: Englert, G., R. Winkler (Hrsg.): Die Versorgung des Stomapatienten – Fortschritte und Defizite. S. 21. Deutsche ILCO, 1994.
26. Winkler, R.: Erkennung und Behandlung von Operationsfolgen. In: Delbrück, H. (Hrsg.): Tumornachsorge. 3. Aufl., S. 9. Thieme, Stuttgart – New York 1994.

Literatur Teil II/3 Mammakarzinom

1. Bender, H.G., H.G. Schnürch, L. Beck: Brusterhaltende Therapie des Mammakarzinoms. Bd. 2. Dtsch. med. Wschr. 113 (1988) 1601.
1a. Bökel: Qualitätssicherung und Standards der physikalischen Therapie in der onkologischen Rehabilitation. In: Delbrück, H. (Hrsg.): Tumornachsorge und Rehabilitation VI. W. Zuckschwerdt, München 1996.
2. Bonadonna, G.: Evolving concepts in the systemic adjuvant treatment of breast cancer. Cancer Res. 52 (1992) 2127.
3. Bokemeyer, C., J. Weiß, H.J. Schmoll: Spättoxizität nach Tumortherapie im Erwachsenenalter. In: Schmoll, H.J., K. Höffken, K. Possinger (Hrsg.): Kompendium internistischer Onkologie. Springer, Berlin – Heidelberg – New York (1995).
4. Braun, G.: Berufliche Problematik und Rehabilitation von Mammakarzinompatienten aus der Sicht des Rehabilitationsonkologen. In: Delbrück, H. (Hrsg.): Krebsnachsorge und Rehabilitation. S. 37. W. Zuckschwerdt, München 1995.
5. Brokelmann, J., D. Krebs: Epidemiologie und Häufigkeitsverteilung des Mammakarzinoms. In: Durst, J. (Hrsg.): Das Mammakarzinom. VCH, Weinheim 1991.
6. Bundesarbeitsgemeinschaft für Rehabilitation: Arbeitshilfe für die Rehabilitation Krebskranker. Schriftenreihe der Bundesarbeitsgemeinschaft für Rehabilitation, 7 (1991).
7. Bundesarbeitsgemeinschaft für Rehabilitation: Arbeitshilfe für die stufenweise Wiedereingliederung in den Arbeitsprozeß. Schriftenreihe der Bundesarbeitsgemeinschaft für Rehabilitation 8 (1982).
8. Bundesarbeitsgemeinschaft für Rehabilitation. Rehabilitation Behinderter. Deutscher Ärzteverlag, Köln 1994.
9. Carroll, K.: Experimental evidence of dietary factors and hormone dependant cancer. Cancer Res. 35 (1975) 3374.
10. Delbrück, H. (Hrsg.): Nachsorge und Rehabilitation. Der Krebspatient im Arbeitsleben. W. Zuckschwerdt, München 1995.
11. Delbrück, H.: Erkennung und Behandlung von Therapiefolgestörungen bei Patientinnen mit Mammakarzinom. In: Durst, H. (Hrsg.): Das Mammakarzinom. S. 395. Edition Medizin VCH Verlagsgesellschaft, Weinheim 1991.
12. Delbrück, H.: Anliegen, Fehlentwicklungen und Zukunftsaspekte der stationären Rehabilitation. Strahlentherapie und Onkologie 11 (1992) 628-632.
13. Delbrück, H.: Krebsschmerz. Rat und Hilfe für Betroffene und Angehörige. Kohlhammer, Stuttgart 1994.
14. Delbrück, H.: Brustkrebs. Rat und Hilfe für Betroffene und Angehörige. Kohlhammer, Stuttgart, 3. Aufl. 1996.
15. International union against cancer (U.I.C.C.): TNM-Klassifikation maligner Tumoren. Springer, Berlin – Heidelberg 1987.
16. Földi, M., E. Földi: Das Lymphödem. Ein Leitfaden für Patienten. 4. Aufl. Fischer, Stuttgart – New York 1989.
17. Gallenberg, N.M., C.L. Loprinzi: Breast cancer and pregnancy. Semin. oncol. 16 (1989) 369.
18. Harris, J.R., M. Morrow, G. Bonadonna: Cancer of the breast. In: de Vita, V.T., S. Hellman, S.A. Rosenberg (Hrsg.): Cancer. Principles and practice of oncology. 4th ed., p. 1264. Lippincott, Philadelphia 1993.
19. Hoch, J., G.M. Lösch: Rekonstruktive Maßnahmen an der Brust nach Operation und Bestrahlung. In: Durst, J. (Hrsg.): Das Mammakarzinom. S. 427. Edition Medizin VCH-Verlag, Weinheim 1991.
20. Keller, N., A. Sellschopp: Hilfen bei der Mobilisierung persönlicher und sozialer Ressourcen bei depressiven Krebspatienten. In: Staab, H.J., M. Ludwig (Hrsg.): Depression bei Tumorpatienten. S. 77. Thieme, Stuttgart – New York 1993.
21. Kelsey, J.L., M.D. Gammon: The epidemiology of breast cancer. Cancer 41 (1991) 146.

22. Krahmann, H.: Krankengymnastik nach Ablatio mammae. Früh- und Spättherapie. Krankengymnastik 9 (1986) 623.
23. Kübler-Ross, E.: Was können wir noch tun? Antworten auf Fragen nach Sterben und Tod. 4. Aufl. Gütersloher Verlagshaus, Gütersloh 1984.
24. Lemperle, G., K. Exner: Brusterhaltende Therapie und Wiederaufbauplastik beim Mammakarzinom. Onkologie 16 (1993) 364.
25. Leonhardt, A.: Erkennung und Behandlung von Nebenwirkungen in der gynäkologischen Karzinomnachsorge. In: Delbrück, H. (Hrsg.) Tumornachsorge. 3. Aufl. Thieme, Stuttgart - New York 1994.
26. Morvai, B., M. Goldstein, A. Schiemann-Conrad: Aufgaben der Krankengymnastik in der Nachsorge und Rehabilitation. In: Delbrück, H. (Hrsg.) Krebsnachsorge und Rehabilitation. Mammakarzinom. S. 56. Zuckschwerdt, München 1989.
27. Natusch, U.: Lymphdrainage und Ödemtherapie als physiotherapeutische Maßnahme in der Mammakarzinomnachsorge und Rehabilitation. In: Delbrück, H. (Hrsg.): Krebsnachsorge und Rehabilitation. Mammakarzinom. S. 70. Zuckschwerdt, München 1989.
28. Rabasseda, E. Aufgaben und Möglichkeiten der Gestaltungs-, Kunst- und Beschäftigungstherapie in der Tumornachsorge. In: Delbrück, H. (Hrsg.): Krebsnachsorge und Rehabilitation. Mammakarzinom. S. 66. Zuckschwerdt, München 1989.
29. Raddatz, B.: Prognose des Mammakarzinoms unter Berücksichtigung kontrollierter (chirurgischer) Studien. In: Durst, J. (Hrsg.): Das Mammakarzinom. S. 219. VCH, Weinheim 1991.
30. Ragmarsson, K.T.: Principles of cancer rehabilitation medicine. In: Holland, J., E. Frei (Hrsg.): Cancer medicine. S. 1054. Lea and Febiger, Baltimore 1993.
31. Reinhard, G.: Psychosoziale Probleme in der Rehabilitation von Tumorpatienten. In: Delbrück, H. (Hrsg.): Tumornachsorge. 3. Aufl. Thieme, Stuttgart - New York 1994.
32. Schulz, U.: Akute und chronische Nebenwirkungen der Strahlentherapie. Erkennung und Behandlung. In: Delbrück, H. (Hrsg.): Tumornachsorge. 3. Aufl.. Thieme, Stuttgart - New York 1994.
33. Sherins, R.J.: Gonadal dysfunctions. In: Vita, V.T. de, S. Hellman, S.A. Rosenberg (Hrsg.): Cancer. Principles and Practice of Oncology. 4th ed., p. 2395. Lippinkott, Philadelphia 1993.
33a. Staab, H.J., M. Ludwig (Hrsg.): Depression bei Tumorpatienten. Thieme, Stuttgart 1993.
34. Uhlenbrock, G., H. Lötzerich, C. Peters, K. Schüle, I. Ledvina: Begegnungstherapie: Eine sinnvolle Ergänzung in der Krebsnachsorge. Onkologie (1993) 204.
35. Umbach, T.E., C. Holzki, U. Perschmann, H.G. Schnurch, H.G. Bender: Erfahrungen in der Nachsorge von Patientinnen mit Mammakarzinom. Geburtshilfe und Frauenheilkunde 48 (1988) 292.
35a. Verband Deutscher Rentenversicherungsträger (Hrsg.): Sozialmedizinische Begutachtung in der gesetzlichen Rentenversicherung. G. Fischer, Stuttgart 1995.
36. Werner, B.: Die prothetische Beratung und Versorgung in der Nachsorge und Rehabilitation. In: Delbrück, H. (Hrsg.): Krebsnachsorge und Rehabilitation. Mammakarzinom. S. 61. W. Zuckschwerdt, München 1989.
37. Wolfersdorf, M.: Suizidalität bei Tumor- und anderen körperlichen Erkrankungen. In: Staab, H.J., M. Ludwig (Hrsg.): Depression bei Tumorpatienten. S. 49. Thieme, Stuttgart - New York 1993.

Literatur Teil II/4 Bronchialkarzinom

1. Aisner, J., C.P. Belani: Lung cancer: Recent changes and expectations of improvements. Semin. Oncol. 20 (1993) 383.
2. Boring, K.K., T. Squires, T. Tong: Cancer statistics 1993. Cancer J. Clin. 43 (1993) 7–26.
3. Bundesarbeitsgemeinschaft für Rehabilitation: Arbeitshilfe für die Rehabilitation Krebskranker. Schriftenreihe der Bundesarbeitsgemeinschaft für Rehabilitation, Heft 7 (1991).
4. Bundesarbeitsgemeinschaft für Rehabilitation: Die Rehabilitation Behinderter. Deutscher Ärzteverlag, Köln 1994.
5. Delbrück, H: Lungenkrebs. Rat und Hilfe für Betroffene und Angehörige. Kohlhammer, Stuttgart 1993.
6. Delbrück, H. (Hrsg.): Tumornachsorge, 3. Aufl. Thieme, Stuttgart 1994.
7. Drings, P.: Nicht kleinzelliges Bronchialkarzinom. In: Seeber, S., J. Schütte (Hrsg.): Therapiekonzepte Onkologie, S. 156. Springer Berlin - Heidelberg - New York 1993.
8. Drings, P., J. Vogt-Moykopf: Folgen der Therapie, Nachsorge und Rehabilitation. In: Drings, P., J. Vogt-Moykopf (Hrsg.): Thoraxtumoren, S. 443. Springer, Berlin - Heidelberg - New York 1991.
8a. Fischer, H.H., C. Freeman, G. v. Kügelen: Psychosoziale Belastungen bei Patienten mit einem Bronchialkarzinom und die Erwartungen dieser Patienten an die stationäre onkologische Nachsorge. Phys. rehab. Kurmed. 4 (1994) 71.
9. Ginsberg, R.J., M.G. Kris, J.G. Armstrong: Non-small cell lung cancer. In: Vita, V.T. De, S. Hellman, S.A. Rosenberg (eds.): Cancer. Principles and Practice of Oncology. 4th ed., pp. 673. Lippincott, Philadelphia 1993.
10. Havemann, K., V. Budach, P. Schneider, E. Vogt-Moykopf: Nicht kleinzellige Bronchialkarzinome. In: Schmoll, H.J., K. Höffken, P. Possinger (Hrsg.): Kompendium internistischer Onkologie. Springer, Berlin - Heidelberg - New York 1995.
11. Hermanek, P.: International Union against cancer: TNM-Klassifikation maligner Tumoren, 4. Aufl. Springer, Berlin - Heidelberg - New York 1987.
11a. Hermanek, P. (Hrsg.): Qualitätssicherung in der Onkologie. Diagnostische Standards 3.1. Zuckschwerdt, München 1995.
12. Keller, S.M.: Treatment of intrathoracic recurrent non-small cell lung cancer. Semin. Oncol. 20 (1993) 446.
13. Klastersky, J.: Mesotheliom. In: Seeber, S., J. Schütte (Hrsg.): Therapiekonzepte Onkologie, S. 170. Springer, Berlin - Heidelberg - New York 1993.
14. Liu, R.J.: Chemotherapy outcomes in advanced non-small-cell lung carcinoma. Semin. Oncol. 20 (1993) 296.
15. Niederle, N., V. Budach, J. Schirren, J. Vogt-Moykopf: Kleinzelliges Bronchialkarzinom. In: Schmoll, H.J., K. Höffken, P. Possinger (Hrsg.). Kompendium internistischer Onkologie. Springer, Heidelberg - Berlin - New York 1995.
16. Reinhard, G.: Psychosoziale Probleme in der Rehabilitation von Tumorpatienten. In: Delbrück, H. (Hrsg.): Tumornachsorge, 3. Aufl., S. 108–138. Thieme, Stuttgart 1994.
17. Schulz, V.: Präoperative Funktionsdiagnostik. In: Drings, P., J. Vogt-Moykopf (Hrsg.): Thoraxtumoren, S. 147. Springer, Berlin - Heidelberg 1991.
18. Schulz, U.: Akute und chronische Nebenwirkungen der Strahlentherapie. Erkennung und Behandlung. In: Del-

brück, H. (Hrsg.): Tumornachsorge 3. Aufl., S. 65–87 . Thieme, Stuttgart 1994.

18a. Siemon, G., U. Cegla: Physiotherapie bei bronchopulmonalen Krankheiten. Internist (1995) 582.

19. Stover, D.E.: Pulmonary toxicity. In: Vita, V.T. De, S. Hellman, S.A. Rosenberg (eds.): Cancer. Principles and Practice of Oncology. 4th ed., pp. 2362. Lippincott, Philadelphia 1993.

20. Vogt-Moykopf, J., S. Krysa, G. Probst et al.: Die chirurgische Therapie des Bronchialkarzinoms. In: Drings, P., J. Vogt-Moykopf (Hrsg.): Thoraxtumoren, S. 70. Springer, Berlin – Heidelberg 1991.

21. Wolf, M., K. Havemann: Kleinzelliges Bronchialkarzinom. In: Seeber, S., J. Schütte (Hrsg.): Therapiekonzepte Onkologie, S. 143. Springer, Berlin – Heidelberg – New York 1993.

22. Woitowitz, H.: Krebs als gesetzliche Berufskrankheit in Deutschland. Forum DGK (10) (1995) 74–78.

18 Rehabilitation bei nephrologischen und urologischen Erkrankungen

Walter Samtleben, Klaus Eberhard, Günther Hillebrand

Teil I
Allgemeine Rehabilitation bei nephrologischen und urologischen Erkrankungen

1 Einleitung

In den deutschsprachigen Standardwerken der Nephrologie werden die für dieses Teilgebiet spezifischen Probleme der Rehabilitation nicht oder nur am Rand [6, 16, 23, 24] erwähnt und nur selten ausführlich in einem eigenen Kapitel gewürdigt [12, 13]. Dabei muß heute davon ausgegangen werden, daß in den mitteleuropäischen Ländern auf eine Million Einwohner ca. 400 Patienten mit chronisch terminaler dialysepflichtiger Niereninsuffizienz (TNI) entfallen und jährlich pro eine Million Einwohner ca. 50 – 100 neue Dialysepatienten hinzukommen (Tab. 18-1) [20]. Die Anzahl derjenigen Patienten mit chronischer Niereninsuffizienz im Stadium der kompensierten Retention, die Hilfe bei der Rehabilitation benötigen, muß demnach noch wesentlich höher sein, wird aber gegenwärtig statistisch nicht erfaßt.

Für die Einleitung von Rehabilitationsmaßnahmen bei Patienten mit Erkrankungen der Nieren sind folgende Informationen von Bedeutung:
- Welche Nierenerkrankung liegt vor?
- In welchem Stadium der Niereninsuffizienz (NI) befindet sich der Kranke, und mit welcher Prognose ist hinsichtlich der Nierenfunktion und des Überlebens zu rechnen?
- Ist die gegenwärtige berufliche Tätigkeit auch bei einer Progression der Nierenerkrankung noch möglich oder sind spezielle berufliche Rehabilitationsmaßnahmen indiziert?

Tabelle 18-1 Demographische Daten zur chronischen Niereninsuffizienz, Stand 31.12.1991 [20]. Erfaßt sind alle Patienten, die mit einem Dialyseverfahren behandelt wurden bzw. sich einer Nierentransplantation unterzogen haben.

	Deutschland alte Bundesländer	*Deutschland neue Bundesländer*	*Gesamt-Registry für Europa*
Lebende Patienten (Summe)	26 939	3 946	168 927
pro Million Einwohner	439	236	245
Behandlungsverfahren			
Zentrums-Hämodialyse	18 970	2 617	97 447
Heim-Hämodialyse	638	1	4 568
intermittierende Peritonealdialyse	149	11	1 117
kontinuierliche Peritonealdialyse	1 352	121	14 057
funktionstüchtiges Transplantat	5 830	1 196	51 738
Neue Patienten 1991 (Summe)	5 771	1 045	33 032
pro Million Einwohner	94,1	62,6	48,0

Tabelle 18-2 Häufigkeit der wichtigsten renalen Grunderkrankungen bei Patienten mit terminaler, dialysepflichtiger Niereninsuffizienz (in %). Seltene Nierenerkrankungen sind bewußt nicht aufgeführt [2].

Nierenerkrankung	*Altersgruppe 15–64 Jahre (N = 15 783)*	*≥ 65 Jahre (N = 4 011)*
chronisches Nierenversagen unklarer Genese	12,8	21,1
Glomerulonephritis		
bioptisch gesichert	11,2	4,2
nicht gesichert	17,1	10,6
Pyelonephritis/interstitielle Nephritis	17,1	21,5
Analgetikanephropathie	2,8	3,4
polyzystische Nierenerkrankung	9,2	5,7
Diabetes mellitus I	7,8	5,6
Diabetes mellitus II	2,4	4,7
Gesamt	80,4%	76,8%

2 Renale Grunderkrankungen bei terminaler dialysepflichtiger Niereninsuffizienz

Hierzu liegen Daten über Patienten mit terminaler Niereninsuffizienz (TNI) aus großen Sammelstatistiken vor, die alljährlich europaweit seit über 20 Jahren von der European Dialysis and Transplantant Association (EDTA)/European Renal Association (ERA) erhoben und veröffentlicht werden (Tab. 18-2) [2]. Da vor 15–20 Jahren Diabetiker mit TNI aufgrund ihrer schlechten Prognose häufig nicht mit der Dialyse behandelt wurden, aber seit Jahren für die Nierenersatztherapie akzeptiert werden, hat sich ihr prozentualer Anteil an der Gesamtpopulation der Dialysepatienten in den letzten Jahren deutlich erhöht.

Glomerulonephritis, Pyelonephritis, Zystennieren und diabetische Nephropathie sind die führenden Erkrankungen, die bei dialysepflichtigen Patienten in Mitteleuropa vorliegen.

3 Stadien der Niereninsuffizienz

Unabhängig vom Grundleiden führen verschiedene renale Erkrankungen zu einer progredienten Einschränkung der Nierenfunktion. Diese bei chronischen Nierenerkrankungen langsam progredient verlaufende Nierenfunktionsverschlechterung ist selbst dann zu beobachten, wenn der auslösende Pathomechanismus nicht mehr vorhanden ist, wie an einem Beispiel dargestellt werden soll (Abb. 18-1).

Kasuistik M.M.: Bei dem zum Zeitpunkt der Diagnosestellung 19 Jahre alten Patienten waren zuvor Hämoptysen und flüchtige Lungeninfiltrate aufgefallen. Wegen einer Proteinurie und Mikrohämaturie wurde der Patient in einer nephrologischen Spezialambulanz vorgestellt, wo durch serologische und histologische Untersuchungen die Diagnose einer Antibasalmembranantikörper-Erkrankung (Goodpasture-Syndrom) gestellt wurde (serologischer Nachweis von Antikörpern gegen die glomeruläre Basalmembran, in der Nierenbiopsie Nachweis einer linearen Immunfluoreszenz, histologisch Residuen einer rapid progressiven Glomerulonephritis). Nach entsprechender Behandlung mit Immunsuppressiva und Plasmapherese waren die Antibasalmembranantikörper nach ca. 5 Monaten nicht mehr in der Zirkulation nachweisbar. Obwohl die pathogenetisch verantwortlichen Antikörper nicht mehr vorhanden waren, kam es in der Folgezeit zu einem anfangs langsamen, später relativ raschen Anstieg des Serumkreatinins. Die reziproke Darstellung des Kreatininverlaufes zeigt etwa ab dem 5. Behandlungsmonat trotz negativer Antibasalmembranantikörper einen fast linearen Abfall, und im 38. Monat nach Diagnosestellung war das Terminalstadium der Urämie mit Eintritt der Dialysepflichtigkeit erreicht.

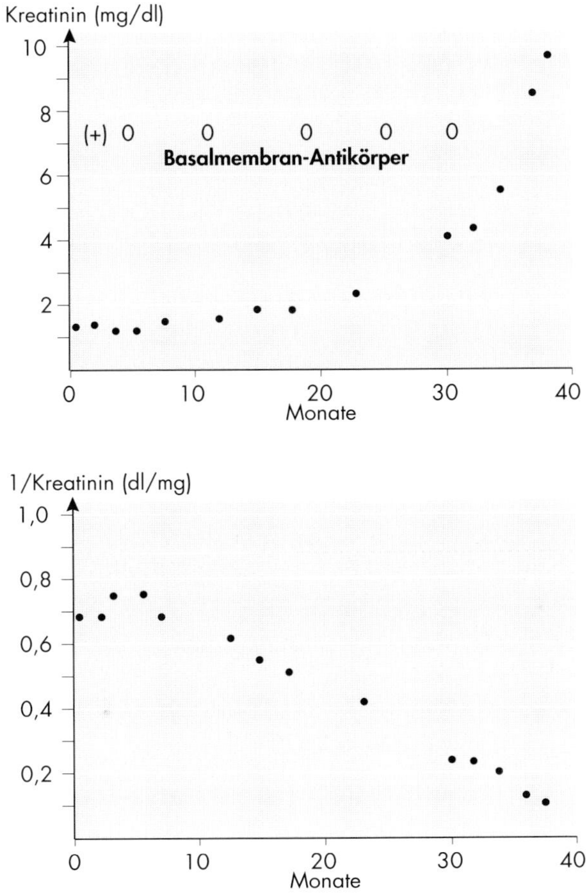

Abb. 18-1 Verlauf der Nierenfunktion bei einem jungen Patienten mit Goodpasture-Syndrom. In der oberen Graphik ist das Serumkreatinin linear, in der unteren reziprok (1/Kreatinin; entsprechend dl/mg) dargestellt.

Die *reziproke Darstellung* des Serumkreatininverlaufs erlaubt eine für klinische Belange ausreichend genaue Voraussage, wann bei einer chronischen Nierenerkrankung mit dem Beginn der Dialysepflichtigkeit zu rechnen ist, sofern eine Verminderung der Progression der Niereninsuffizienz nicht erreicht werden kann. Faktoren, die mit einer schlechten Prognose hinsichtlich der Nierenfunktion assoziiert sind, sind [22]:
- arterielle Hypertonie
- große Proteinurie
- eiweißreiche Ernährung.

Hier bieten sich auch Angriffspunkte an, die Progression der Niereninsuffizienz durch therapeutische Interventionen zu verlangsamen. Gleiches gilt für die Niereninsuffizienz auf dem Boden einer chronisch-rezidivierenden bakteriellen Pyelonephritis, wobei eine konsequente antibiotische Behandlung am ehesten einer Progression vorbeugt.

Vorwiegend auf dem Serumkreatininwert basierend hat sich in der klinischen Praxis die folgende Stadieneinteilung der NI eingebürgert, die für praktische Belange hilfreich ist [7, 15]. Im Rahmen der sozialmedizinischen Begutachtung (Schwerbehindertengesetz, gesetzliche Rentenversicherung, Verkehrstüchtigkeit) werden die Kriterien und Grenzwerte für die verschiedenen Stadien der Niereninsuffizienz jedoch z.T. völlig anders festgelegt [10, 26].

1. *Stadium der eingeschränkten Funktionsbreite:* In diesem Stadium ist das Serumkreatinin gering erhöht; die endogene Kreatinin-Clearance kann bis auf die Hälfte der Norm eingeschränkt sein. Subjektive Beschwerden oder eine Einschränkung der körperlichen und geistigen Leistungsfähigkeit werden zumindest bei langsam progredientem Verlauf der Nierenerkrankung nicht angegeben.
2. *Stadium der kompensierten Retention:* Hier finden sich Serumkreatininwerte zwischen 2 und 8 mg/dl. Anfangs (bis zu einem Kreatinin von ca. 5 mg/dl) sollte noch keine relevante Einschränkung der körperlichen und geistigen Leistungsfähigkeit bestehen. Mit zunehmender

NI treten jedoch zusätzliche Symptome und Komplikationen (wie Anämie, arterielle Hypertonie) auf, die Teilursache einer progredienten Beeinträchtigung der Leistungsfähigkeit sind. Weiterhin stellen sich neurologische Probleme mit Störungen der Feinmotorik [11] und das Restless-legs-Syndrom ein, die zusätzlich das Allgemeinbefinden stören. Eine weitere Komplikation der progredienten NI stellt der *sekundäre Hyperparathyreoidismus* (Serumkalzium ↓, Serumphosphat ↑, Parathormon ↑) dar, der intensiv behandelt werden muß, um so den sich erst langfristig klinisch manifestierenden Auswirkungen am Skelettsystem vorzubeugen. Nebenwirkungen von Medikamenten (insbesondere Antihypertensiva) müssen bei der Beurteilung der physischen und psychischen Leistungsfähigkeit in diesem klinischen Stadium der NI mitberücksichtigt werden.

3. *Stadium der präterminalen Niereninsuffizienz:* In dieser Phase steht die Nierenfunktion am Rande der Kompensation. Die Patienten sind als arbeitsunfähig einzustufen und haben zusätzliche Probleme, die bald auf sie zukommende Dialysepflichtigkeit zu akzeptieren. Spätestens in dieser Phase der Erkrankung muß mit dem Patienten besprochen werden, welches Nierenersatzverfahren im Fall der endgültigen Dekompensation der Niereninsuffizienz eingesetzt werden soll. In Frage kommen die Hämodialyse und verwandte Verfahren, die Peritonealdialyse sowie bei Verfügbarkeit eines kompatiblen Organs die Nierentransplantation, sofern keine Kontraindikationen gegen diesen Eingriff vorliegen.
4. *Stadium der terminalen Niereninsuffizienz:* Wenn in diesem Stadium (Serumkreatinin über 8 – 12 mg/dl) konservativ, d.h. ohne regelmäßigen Einsatz von Nierenersatzverfahren weiterbehandelt würde, so wäre die Überlebensprognose des Patienten extrem schlecht.

> Nach Überschreiten eines Serumkreatinins von 10 mg/dl sterben ohne Nierenersatztherapie innerhalb der nachfolgenden sechs Monate 75% der Patienten.

Diese Zahlen unterstreichen, daß die Patienten sich in der Tat im Terminalstadium der Niereninsuffizienz befinden und auf den Einsatz von Nierenersatzverfahren angewiesen sind.

Die Einleitung der Hämo- bzw. Peritonealdialysebehandlung stellt in jedem Fall einen erheblichen Einschnitt im Leben des Betroffenen dar. Die Patienten benötigen in aller Regel einige Wochen bis Monate, um sich an diese Behandlung körperlich zu gewöhnen und sie auch psychisch zu akzeptieren. Die Unterbrechung des üblichen Tages- und Wochenablaufes durch die Hämodialysebehandlung (meist 3 × wöchentlich 3 – 6 Stunden) bzw. die Peritonealdialysebehandlung (bei der CAPD 4 – 5 Beutelwechsel pro Tag; siehe später) erfordert eine Neuorganisation des Lebensablaufes. – Trotz optimaler Durchführung der Nierenersatztherapie ist die körperliche Leistungsfähigkeit bei den meisten Patienten gegenüber Gesunden eingeschränkt.

4 Behandlungsmöglichkeiten bei terminaler Niereninsuffizienz und ihre Besonderheiten für die Rehabilitation

Bei einer Kreatinin-Clearance unter 3 – 5 ml/min ist das Terminalstadium der Urämie (terminale Niereninsuffizienz [TNI]) erreicht; langfristig ist ein Überleben des Patienten nur durch den Einsatz von Nierenersatzverfahren möglich. Die verschiedenen Behandlungsmöglichkeiten sind in Tabelle 18-3 zusammengestellt.

4.1 Intermittierende Hämodialyse und Hämofiltration

Bei der *intermittierenden Hämodialyse* wird das Patientenblut extrakorporal einem Dialyse- und Ultrafiltrationsprozeß unterworfen. Notwendig ist ein entsprechender Blutgefäßzugang, meist eine arteriovenöse Fistel nach Cimino am distalen Unterarm. Dieser Gefäßzugang sollte die Entnahme (und Rückgabe) von 200 – 500 ml Blut pro Minute erlauben (bei Kindern entsprechend niedriger). Das Blut wird mit Heparin versetzt und dann in

Tabelle 18-3 Behandlungsmöglichkeiten bei terminaler Niereninsuffizienz.

- Blutreinigungsverfahren
  - intermittierende Hämodialyse
  - intermittierende Hämofiltration
- Peritonealdialyse
  - kontinuierliche ambulante Peritonealdialyse (= CAPD)
  - kontinuierliche Cycler-assistierte Peritonealdialyse (= CCPD)
  - intermittierende Peritonealdialyse (= IPD)
- Nierentransplantation

einen Dialysator geleitet (Schema s. Abb. 18-2). Niedermolekulare Substanzen (z.B. Harnstoff, Kreatinin, Phosphat, Harnsäure) und Elektrolyte (z.B. Kalium, Natrium) werden durch Dialyse eliminiert. Der notwendige Flüssigkeitsentzug erfolgt durch druckgesteuerte Filtration von Plasmawasser (sog. Ultrafiltration). Die Einzelbehandlung wird individuell festgelegt und erfordert in der Regel 3–6 Stunden und muß 3 × pro Woche durchgeführt werden (montags – mittwochs – freitags oder dienstags – donnerstags – samstags). In vielen Dialysezentren werden Behandlungsschichten am Abend oder in der Nacht angeboten, um Berufstätigen oder Patienten in der Berufsausbildung die Behandlung außerhalb der Arbeits- bzw. Ausbildungszeit anbieten zu können.

Bei der *intermittierenden Hämofiltration* ist der extrakorporale Kreislauf ähnlich wie bei der chronischen intermittierenden Hämodialyse, jedoch werden hier pro Behandlung 20–40 l Plasmawasser in einem speziellen Filter abfiltriert und durch eine Elektrolytlösung substituiert. Obwohl die intermittierende Hämofiltration einige Vorteile haben soll, hat sich dieses Verfahren insgesamt nur an wenigen Zentren durchgesetzt. Auch bei dieser Form der Nierenersatztherapie sind drei Behandlungen pro Woche notwendig, die ähnlich viel Zeit beanspruchen wie die intermittierende Hämodialyse.

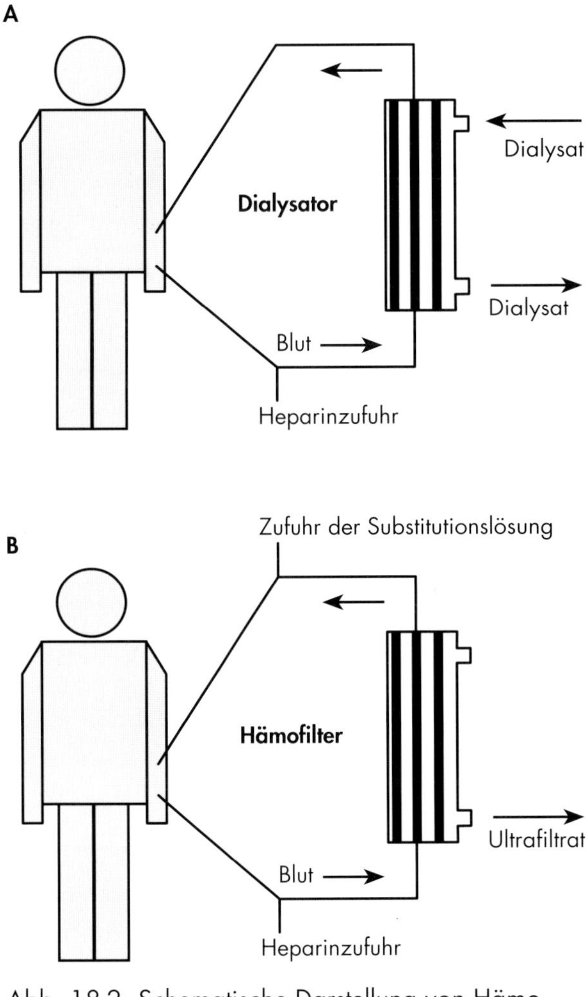

Abb. 18-2 Schematische Darstellung von Hämodialyse und Hämofiltration. A – Hämodialyse, B – Hämofiltration

Für beide Blutreinigungsverfahren ist ein effektiver Blutgefäßzugang (Cimino-Fistel) notwendig, der durch zwei weitlumige Punktionskanülen (14–18 G entsprechend 2,0–1,3 mm Außendurchmesser) hergestellt wird. Nach der Behandlung ist ein kleiner Schutzverband an den Punktionsstellen erforderlich.

Da bei diesen beiden Verfahren die „Schlakkenstoffe", die in 48–72 Stunden im Körper anfallen, eliminiert werden, kommt es während der 3- bis 6stündigen Behandlung zu tiefgreifenden Konzentrationsänderungen z.B. von Harnstoff sowie zu einer Gewichtsreduktion durch Wasserentzug (besonders notwendig bei anurischen Patienten). Besonders die Verminderung des Harnstoffs ist mit einem Absinken der initial erhöhten Osmolarität verbunden. Sehr starke Osmolaritäts- und Gewichtsänderungen werden von den Kranken subjektiv häufig nicht gut toleriert und sind mit Müdigkeit und Abgeschlagenheit in den Stunden nach der Behandlung assoziiert. (Diese Beschwerden werden eindrucksvoll in der Autobiographie einer Dialysepatientin beschrieben [18].)

> Es muß darauf hingewiesen werden, daß eine Normalisierung der Retentionswerte auch durch noch so intensive Behandlung nicht zu erreichen ist und daß sich die Patienten in einem durch die extrakorporale Behandlung kompensierten Zustand der Urämie befinden.

4.2 Peritonealdialyse

Für die Durchführung der Peritonealdialyseverfahren ist die chirurgische Implantation eines Katheters in die Bauchhöhle notwendig. Über diesen Katheter wird sterile, auf Körpertemperatur angewärmte Spüllösung (bei Erwachsenen in der Regel 2 Liter) in die Bauchhöhle instilliert und nach einiger Zeit wieder abgelassen. Die zu entfernenden harnpflichtigen Substanzen (z.B. Harnstoff, Kreatinin, Harnsäure, Phosphat) treten durch Diffusion aus den Mesenterialkapillaren in die Spüllösung über. Durch Wahl unterschiedlicher Kaliumkonzentrationen kann die Kaliumelimination den individuellen Bedürfnissen angepaßt werden. Gleiches gilt für den notwendigen Flüssigkeitsentzug, der durch eine hohe Osmolarität der Spüllösung (durch Glukose; Konzentrationen liegen zwischen 1300 und 4000 mg/dl!) zu einer osmotisch bedingten Flüssigkeitsverschiebung führt und durch Wahl spezieller Lösungen individuell gesteuert werden kann. Zugleich kommt es aber auch zu einer Glukoseaufnahme beim Patienten, die besonders bei Diabetikern zu Problemen mit der Blutzuckereinstellung führen kann.

Im Fall der *kontinuierlichen ambulanten Peritonealdialyse (CAPD)* führen die Patienten pro Tag 4–5 Beutelwechsel mit 2 l Lösung durch. Für diese Art der Behandlung werden sie zuvor in einem Zentrum vorbereitet und trainiert. Diese Selbstbehandlung erfordert neben dem sterilen Arbeiten ein hohes Maß an Selbstverantwortung.

Eine funktionierende CAPD-Behandlung eröffnet dem Patienten aber viele Freiheiten (z.B. Urlaub, Beruf), die der regelmäßig in einem Zentrum mit der Hämodialyse behandelte Nierenkranke nicht hat. Die Behandlungsergebnisse und Kosten sind vergleichbar.

Eine Sonderform der Peritonealdialysebehandlung stellt die CCPD (*kontinuierliche Cycler-assistierte Peritonealdialysebehandlung [CCPD]*) dar, bei der die Selbstbehandlung mit Hilfe eines programmierbaren Gerätes („Cycler") meist über Nacht erfolgt, wodurch der Tagesablauf der Patienten nicht gestört wird.

Bei der *intermittierenden Peritonealdialyse (IPD)* werden die notwendigen Flüssigkeitswechsel in einem Zentrum mit einem Gerät vorgenommen. Es sind meist 3 Behandlungen pro Woche notwendig, und der Zeitaufwand liegt bei 6 bis 8 Stunden pro Einzelbehandlung. Im Gegensatz zur immer mehr akzeptierten CAPD stellt die IPD ein Behandlungsverfahren für eine sehr spezielle kleine Gruppe von anderweitig nicht behandelbaren Patienten dar (Polymorbidität, fehlender Gefäßanschluß für die Hämodialyse, Unfähigkeit zur Selbstbehandlung bei alten oder blinden Patienten).

Die wichtigste *Komplikation* der Peritonealdialyse und speziell der CAPD stellt die Peritonitis dar. Nach den Daten der EDTA/ERA wurde im Jahr 1991 eine Peritonitisepisode in Deutschland-Ost auf 12,1 und in Deutschland-West auf 18,0 Patienten-Behandlungsmonate beobachtet, verglichen mit einer Episode auf 10,2 Patienten-Behandlungsmonate im europäischen Durchschnitt [20]. – Die Hauptursache für eine Peritonitis stellt die Kontamination mit Hautkeimen bei nicht streng aseptischem Arbeiten dar. Die Behandlung der bakteriellen Peritonitis erfolgt durch Zugabe eines Antibiotikums zur Spüllösung. Eine Unterbrechung der CAPD ist in aller Regel nicht notwendig.

4.3 Nierentransplantation

Die erfolgreiche Nierentransplantation stellt die optimale Nierenersatztherapie dar, da ein funktionstüchtiges Organ neben der Ausscheidungsfunktion auch den endokrinen Aufgaben der Niere (z.B. Bildung von Erythropoietin, Synthese von 1,25-Dihydroxy-Cholecalciferol) nachkommt. Die Verpflanzung des Organs erfolgt extraperitoneal in die Fossa iliaca mit Gefäßanschlüssen an die Arteria iliaca externa (in der Regel End-zu-Seit-Anastomose) und die danebenliegende Vene. Der Spenderureter wird direkt in die Harnblase implantiert [17]. Notwendig ist eine immunsuppressive Dauertherapie, die anfangs intensiver ist als im Langzeitverlauf. Die meisten Patienten benötigen langfristig lediglich eine Basistherapie mit Cyclosporin. Auch treten bei 50–90% [21] der Patienten hypertensive Blutdruckwerte auf, die einer medikamentösen Behandlung bedürfen [8].

Die Ergebnisse nach Nierentransplantation sehen heute so aus, daß ein Jahr nach der Organverpflanzung noch 80% und 5 Jahre nach Transplantation noch 61% der Nieren funktionieren (bezieht sich auf Ersttransplantation von post mortem entnommenen Organen). Die Ergebnisse nach Verpflanzung einer Verwandtenniere sind besser, die nach zweiter Transplantation schlechter [20].

4.4 Komorbidität und Todesursachen

Kardiovaskuläre Erkrankungen sind hauptsächlich für die Morbidität der Patienten mit TNI verantwortlich und stellen auch die Haupttodesursachen dar (Tab. 18-4). Der Vergleich der Überle-

Tabelle 18-4 Todesursachen bei Patienten mit terminaler Niereninsuffizienz [20].

	HD	*PD*	*NT*	*alle*
Myokardinfarkt	14%	20%	17%	15%
Herzstillstand	13%	12%	6%	12%
Herzversagen	13%	12%	6%	12%
zerebrovaskulär	11%	11%	7%	11%
andere kardiale Ursachen				3%
Infektion	11%	15%	22%	12%
andere Ursachen	38%	30%	42%	35%

HD = Hämodialyse, PD = Peritonealdialyse, NT = Nierentransplantation.

Tabelle 18-5 Rehabilitationsgrad von Patienten, die entweder in einem Zentrum dialysiert werden oder nach Nierentransplantation [3]. Bewußt wurden die Ergebnisse der Heimdialyse und nach Lebendnierentransplantation nicht berücksichtigt.

Behandlungsmodus (Patienten [N])	*% der Patienten in der entsprechenden Rehabilitationskategorie** 1	2	3	4	5	6
männlich						
Zentrumsdialyse (N = 14278)	35,7	20,6	13,2	14,5	14,2	1,9
Transplantation (N = 3526)	66,9	12,6	7,1	6,9	6,0	0,4
weiblich						
Zentrumsanalyse (N = 11037)	39,6	29,7	7,9	8,1	12,9	2,0
Transplantation (N = 2263)	67,0	17,9	6,0	3,1	5,2	0,9

* Rehabilitationskategorien:
1 – arbeitsfähig und vollbeschäftigt
2 – arbeitsfähig und teilzeitbeschäftigt
3 – arbeitsfähig und unbeschäftigt, da arbeitslos
4 – arbeitsfähig und unbeschäftigt, da Frührentner
5 – arbeitsunfähig, aber in der Lage, für sich selbst zu sorgen
6 – arbeitsunfähig, auf fremde Hilfe angewiesen

bensraten von nierentransplantierten mit den in einem Zentrum dialysierten Patienten zeigt nach 5 Jahren keinen wesentlichen Unterschied:
- in der Altersgruppe der 14- bis 44jährigen lebten in beiden Therapiegruppen noch ca. 60 %
- bei den 45–64 Jahre alten Patienten noch ca. 40 % [4].

Die erfolgreiche Transplantation gibt den so Behandelten jedoch eine wesentlich höhere Lebensqualität verglichen mit den dialysierten Patienten. Dies drückt sich auch in einer höheren beruflichen Reintegrationsquote aus (Tab. 18-5) [3]. Vergleichbare Analysen über Häufigkeit einer erfolgreichen bzw. erfolglosen beruflichen Reintegration wurden in den letzten Jahren auf gesamteuropäischer Ebene nicht mehr vorgenommen. Dies liegt u.a. daran, daß der erreichbare Grad an beruflicher Rehabilitation in einer leistungsorientierten Gesellschaft mehr von den allgemein-wirtschaftlichen Gegebenheiten als vom Grad der körperlichen Leistungsfähigkeit bestimmt wird. Zusätzlich spielen nationale Unterschiede eine große Rolle.

Nach einer aktuellen größeren deutschen Untersuchung waren von den bis zu 60jährigen in der Transplantationsgruppe 31 % vollzeitbeschäftigt und 11 % teilzeitbeschäftigt verglichen mit 16 bzw. 11 % bei den Hämodialysepatienten und 19 bzw. 5 % bei den CAPD-Patienten [19].

Alle nierentransplantierten Patienten benötigen eine dauerhafte, lebenslange *immunsuppressive Antiabstoßungstherapie*, die ein erhöhtes Risiko für Malignome, chronische Infektionen, Diabetes mellitus und kardiovaskuläre Erkrankungen beinhaltet [9, 17].

Hauptursachen des *Nierentransplantatverlustes* sind heute (Transplantation zwischen 1985 und 1987, Ersttransplantation, post mortem entnommene Organe):
- chronische Abstoßungen (in 18 %)
- lokale Komplikationen der Transplantatniere (in 5 %)
- im Transplantat rekurrierende Nierenerkrankungen (in 1 %)
- Tod mit funktionstüchtigem Transplantat (in 9 %)
- andere Ursachen (in 8 %) [20].

Auch wenn nicht alle Patienten wegen zu hohem Alter oder wegen schwerer Begleiterkrankungen für eine Nierentransplantation in Frage kommen, sollte diese Therapie allen geeigneten Patienten angeboten werden.

Bei dem derzeitigen Mangel an Spenderorganen von postmortal entnommenen Nieren kommt der Nierenspende gesunder, blutsverwandter Organspender wieder eine größere Rolle zu. Die Ergebnisse nach Lebendspende hinsichtlich der Transplantatfunktionsraten sind besser als nach Verpflanzung von postmortal entnommenen Organen. Der Hauptvorteil liegt darin, daß die davon profitierenden Patienten nur eine kurze Zeit mit einem Nierenersatzverfahren behandelt werden müssen und keine schweren Langzeitkomplikationen (z.B. β_2-Mikroglobulin-assoziierte Amyloidose) entwickeln.

Teil II
Rehabilitation des chronisch Nierenkranken

1 Psychische Rehabilitation

Der irreversible Verlust der Nierenfunktion und die zu erwartende oder bereits eingetretene Abhängigkeit von regelmäßig durchzuführenden extrakorporalen Blutreinigungsverfahren als lebenserhaltende Maßnahme führt bei vielen Patienten zu einem erheblichen psychischen Trauma.

Der Kranke benötigt unterschiedlich lange, um den Verlust der Nierenfunktion zu akzeptieren. Dieser Prozeß der *Behinderungsbewältigung* dauert wenige Monate bis maximal zwei Jahre, bei einigen wenigen Patienten wird diese Bewältigung nie erreicht. Sichtbarer Ausdruck einer ungenügenden Behinderungsbewältigung sind fehlende oder mangelnde Compliance, wie z.B. übermäßige Flüssigkeitsaufnahme zwischen den Behandlungen, eigenwillige Medikamenteneinnahme und depressive Grundstimmung.

Eine ausreichende psychische Bewältigung der Krankheit ist Voraussetzung für eine erfolgreiche berufliche und soziale Rehabilitation, weshalb in bestimmten Fällen eine fachpsychologische Begleitung bzw. Hilfe notwendig sein kann.

Von erheblichem Einfluß auf die psychische Bewältigung der Situation eines Dialysepatienten ist die prämorbide Persönlichkeitsstruktur [13, 25].

Die dialysepflichtige Niereninsuffizienz bietet zahlreiche krankheitsspezifische Streßquellen, die vom Betroffenen erst einmal bewältigt werden müssen [5, 19, 25]. Es sind dies:
- Abhängigkeit von Dialysemaschine, Partner und Dialysepersonal
- Ungewißheit hinsichtlich der Lebenserwartung
- chronische Angst vor Komplikationen und Zwischenfällen
- Frustration fundamentaler Triebbedürfnisse
- Einschränkung der physischen Leistungsfähigkeit
- Veränderungen im körperlichen Erscheinungsbild
- bis zu 80% der Dialysepatienten leiden unter Libido- und Potenzstörungen; die meisten Frauen sind amenorrhoisch
- notwendige Umstellung der Lebensweise
- Zerstörung von beruflichen und privaten Zukunftsplänen
- Rollenverlust in der privaten und beruflichen Sphäre.

Für jugendliche Patienten stellt die Dialysepflichtigkeit eine subjektiv häufig als sehr belastend empfundene Situation dar, während ältere Patienten eher bereit sind, die neue Situation als „geschenkte Jahre" zu akzeptieren. Ein Vergleich der Lebensqualität zwischen Transplantation, Hämodialyse und CAPD belegt die Überlegenheit der Nierentransplantation [19]. Dies trifft auch für die berufliche Wiedereingliederung zu, die bei Transplantierten am höchsten ist [19]. Auch die Entscheidung, wo der Patient dialysiert werden soll, bringt eine psychische Belastung mit sich. Für die *Heimhämodialyse* kommen nur Patienten in Frage, bei denen aus medizinischer Sicht keine Komplikationen während der Dialysebehandlung zu erwarten sind und die Shuntverhältnisse eine solche Selbstbehandlung erlauben. Voraussetzung der Heimdialyse ist, daß ein Dialysepartner (meist Ehepartner) vorhanden ist. Die Partnerschaft sollte stabil und belastbar sein. Bei polymorbiden Patienten mit zu erwartenden Komplikationen sowie bei schwierigen Shuntpunktionsverhältnissen ist die Behandlung in einem größeren Zentrum notwendig.

Nicht unerwähnt sollte sein, daß auch die Angehörigen des Dialysepatienten unter dessen Erkrankung leiden: Ein nicht unerheblicher Anteil leidet unter psychosomatischen Beschwerden, belegt durch die Einnahme von Analgetika durch 34% und von Psychopharmaka durch 25% der Partner von Heimdialysepatienten [5].

Die Heimdialysebehandlung eröffnet aber dem Patienten die besten Möglichkeiten, das eigene Leben aktiv zu gestalten. Dies gilt in besonderem Maße für die CAPD. Einige Patienten schrecken allerdings vor dieser Therapieform zurück, da sie sich bei der Durchführung der Behandlung mehrfach am Tag an ihre Krankheit erinnert fühlen. Eine Alternative stellt die CCPD dar.

Günstig für eine optimale Krankheitsbewältigung, die Voraussetzung für eine soziale und berufliche Rehabilitation darstellt, sind

- Intelligenz
- emotionale Stabilität und hohe Frustrationstoleranz
- Offenheit
- Unabhängigkeitsstreben [5].

2 Soziale Rehabilitation

Die soziale Rehabilitation umfaßt die Bereiche
- Einbindung in eine intakte Familienstruktur
- Aktivitäten außerhalb der Familie (z.B. Freizeitaktivitäten)
- berufliche Reintegration.

Krankheitsspezifische Besonderheiten, die einer erfolgreichen sozialen Rehabilitation im Wege stehen, sind durch die Notwendigkeit der intermittierenden Hämo- oder Peritonealdialysebehandlung gegeben. Dies behindert beispielsweise die örtliche Beweglichkeit von Dialysepatienten, die im Falle der Hämodialyse bei weiten Reisen in einem anderen Zentrum durch Personal behandelt werden, das ihre speziellen Probleme (z.B. Shuntpunktion) nicht kennt. Weiterhin kann der Verlust der bisherigen Arbeitsstelle zu finanziellen Problemen und zu einem Absinken des sozialen Status führen.

Durch die eingeschränkte Mobilität des Dialysepatienten besteht in sozialer und beruflicher Hinsicht die Gefahr der Isolierung.

Hier liegt es an der Familie und auch am Behandlungsteam (Ärzte, Pflegekräfte, Sozialarbeiter) dem Patienten Hilfen anzubieten. Dazu gehört auch, auf die Möglichkeit der *Feriendialyse* hinzuweisen und dem Dialysepatienten bei der Suche eines entsprechenden vertrauenswürdigen Zentrums im gewünschten Urlaubsgebiet zu helfen.

Weiterhin sind auch beschränkte sportliche Aktivitäten möglich, die wahrgenommen werden sollten. Die individuelle Leistungsfähigkeit entscheidet dabei über die mögliche *sportliche Betätigung*. Körperliche Spitzenleistungen und Ausdauersportarten eignen sich nicht für diesen Patientenkreis. Durchaus möglich sind z.B. Wandern, Schwimmen, Skifahren, Eisstockschießen, Kegeln, Golf.

Die Patienten sollten ebenfalls ermuntert werden, an üblichen *sozialen Aktivitäten* wie z.B. in Vereinen und am gesellschaftlichen Leben teilzunehmen. Dies sollte nicht nur auf Patientenvereine beschränkt bleiben (z.B. Dialyseverein), sondern sich auf das breite Spektrum des allgemeinen Vereinslebens beziehen.

3 Berufliche Rehabilitation

Eine besondere Bedeutung unter den Rehabilitationsmaßnahmen kommt der *Wiedereingliederung in das aktive Berufsleben* zu. Am günstigsten gestaltet sich die Situation dann, wenn der zukünftige Dialysepatient bereits in einem frühen Stadium der Niereninsuffizienz auf eine berufliche Tätigkeit eingestellt wird, die er auch im Stadium der Dialysepflichtigkeit noch durchführen kann. Schwere körperliche Arbeiten oder Tätigkeiten mit laufend wechselnder Arbeitszeit (z.B. Schichtdienst) können von einem Dialysepatienten nicht ausgeführt werden. Für erfolgreich Nierentransplantierte verbieten sich Arbeiten in einem infektionsgefährdeten Milieu.

Als günstig für die Beibehaltung der Arbeitsstelle bzw. für eine berufliche und somit meist auch soziale Wiedereingliederung bei Dialysepatienten haben sich erwiesen:
- optimale medizinische Rehabilitation
- rechtzeitige berufliche Orientierung auf die zu erwartende Dialysepflichtigkeit
- im Fall der Dialysepflichtigkeit Behandlung in einer Nachtschicht oder mit einer Form der Heimdialyse, sofern die entsprechenden Voraussetzungen gegeben sind
- junge Patienten haben es hinsichtlich der beruflichen Wiedereingliederung erfahrungsgemäß leichter als ältere
- ein hoher Ausbildungsstandard erleichtert ebenfalls die berufliche Rehabilitation.

4 Gutachterliche Probleme bei Niereninsuffizienz

4.1 Grad der Behinderung

Der Grad der Behinderung (GdB) wird bei Nierenkranken – wie auch sonst üblich – nicht von der Grunderkrankung, sondern vom Ausmaß der funktionellen Beeinträchtigung bestimmt. Bei zunehmender Niereninsuffizienz steigt der GdB
- von 20–30% bei geringer Funktionseinschränkung (Serumkreatinin <2 mg/dl)
- bis auf 80–100% bei Kreatininwerten konstant über 8 mg/dl
- und beträgt bei Dauerdialysepflichtigkeit 100% [12] (Tab. 18-6).

Auch nach einer erfolgreichen Nierentransplantation muß zunächst von einer zweijährigen Phase der Stabilisierung ausgegangen werden *(Heilbewährung)*. In dieser Zeit beträgt der Grad der Behinderung weiterhin 100%. Danach kann bei guter Transplantatfunktion (Serumkreatinin <2 mg/dl) und bei Fehlen von Zweiterkrankun-

Tabelle 18-6 Grad der Behinderung bei Patienten mit chronischen Nierenerkrankungen [12].

Nierenschäden ohne Funktionseinschränkung mit krankhaftem Harnbefund	
• geringen Grades	0–10%
• sonst	20%
Verlust oder Ausfall einer Niere bei Gesundheit der anderen Niere	25%
Verlust oder Ausfall einer Niere bei Schaden an der anderen Niere, ohne Funktionseinschränkung	
• geringen Grades	30%
• sonst	40%
Nierenfehlbildungen (z.B. Hydronephrose, Zystenniere, Beckenniere, Nephroptose) ohne wesentliche Beschwerden und ohne wesentliche Funktionseinschränkung	0–10%
Nierensteinleiden ohne Funktionseinschränkung	
• mit Koliken in Abständen von Monaten	0–10%
• mit häufigeren Koliken und Intervallbeschwerden	20–30%
terminale dialysepflichtige Niereninsuffizienz	100%

gen der GdB auf 50 % zurückgenommen werden. Eine weitere Reduzierung wird generell nicht vorgenommen.

Ein nierentransplantierter Patient bleibt dauerhaft schwerbehindert im Sinne des Schwerbehindertengesetzes [17].

Hinsichtlich der beruflichen Belastbarkeit gelten bei unkomplizierten Nierenerkrankungen folgende Empfehlungen [12]:

- Bei Nierenerkrankungen im Latenzstadium (keine Einschränkung der Nierenfunktion) ist die körperliche und geistige Leistungsfähigkeit nicht eingeschränkt.
- Im Stadium der vollkompensierten Retention (Kreatinin-Clearance über 60 ml/min) kann eine ganztägige mittelschwere bis schwere körperliche Arbeit ohne plötzliche maximale Leistungssteigerung ausgeübt werden, wobei sich allerdings Schichtdienst verbietet.
- Im Stadium der kompensierten Retention (Kreatinin-Clearance entsprechend 30–60 ml/min bzw. Serumkreatinin unter 3–4 mg/dl) kann leichte bis mittelschwere körperliche Arbeit von den meisten Patienten noch geleistet werden, allerdings kein Einsatz im Nacht- oder Wechselschichtbetrieb.
- Bei höhergradiger Niereninsuffizienz (Kreatinin über 3–4 mg/dl bis zur Dialysepflichtigkeit) ist eine leichte sitzende Tätigkeit (möglichst nur halbtags) häufig noch möglich, jedoch hängt die körperliche Belastbarkeit in diesem Stadium stark von den Komplikationen der Niereninsuffizienz (z.B. Anämie, Hypertonie, Myopathie, Neuropathie) und deren Therapie (z.B. Antihypertensiva) ab.
- Im Stadium der Dialysepflichtigkeit besteht Arbeitsunfähigkeit, dennoch ist eine stufenweise Wiedereingliederung in den Arbeitsprozeß bei einem Teil der Kranken durchaus möglich und sollte auch im Rahmen der allgemeinen Rehabilitation angestrebt werden (s. Tab. 18-5).

5 Nierenkrankheiten und Kraftverkehr

Bei stabiler dialysepflichtiger Niereninsuffizienz besteht nur dann die Fähigkeit zum Führen von Kraftfahrzeugen, wenn es sich um jüngere Patienten handelt und wenn keine Komplikationen oder Begleiterkrankungen vorliegen [12]. Im Falle von Komplikationen oder schweren Begleiterkrankungen (z.B. Diabetes mellitus, Herzinsuffizienz, Polyneuropathie) muß eine differenzierte Beurteilung vorgenommen werden. Die Voraussetzungen für das Fahren von Lastkraftwagen oder für die Fahrgastbeförderung sind bei terminaler, dialysepflichtiger Niereninsuffizienz nicht gegeben.

Literatur

1. Brass, H., Th. Philipp, W. Schulz (Hrsg.): Manuale nephrologicum. Dustri, Deisenhofen 1994.
2. Broyer, M., F.P. Brunner, H. Brynger et al.: Demography of dialysis and transplantation in Europe, 1984. Nephrol. Dial. Transplant. 1 (1984) 1–8.
3. Brynger, H., F.P. Brunner, C. Chantler et al.: Combined report on regular dialysis and transplantation in Europe, X, 1979. Proc. EDTA 17 (1980) 3–86.
4. Fassbinder, W., S. Challah, H. Brynger: Long-term results of renal transplantation in Europe. Transpl. Proc. 19 (1987) 3754–3757.
5. Franke, B.: Psychologische Probleme – Psychotherapie; chronische Niereninsuffizienz und Sexualität. S. 169–186. In: Franz, H.E. (Hrsg.): Blutreinigungsverfahren. Thieme, Stuttgart – New York 1981.
6. Girndt, J.: Nieren- und Hochdruckkrankheiten. Schattauer, Stuttgart – New York 1990.
7. Held, E., H. Schiffl, H.E. Feucht: Befundgraduierung und Stadieneinteilung in der Nephrologie. Internist 33 (1992) 552–556.
8. Hildebrand, U., H. Haase, E. Quellhorst: 24-Stunden-Blutdruckmessung nach Nierentransplantation. Nieren- und Hochdruckkrankheiten 21, Abstr. (1992) 39.

9. Hillebrand, G.: Meßbare Prognose nach Nierentransplantation. Versicherungsmedizin 40 (1988) 124–128.
10. Höffken, B., W. Huber: Begutachtung von Nierenkrankheiten. S. 864–886. In: Sarre, H., U. Gessler, D. Seybold (Hrsg.): Nierenkrankheiten. 5. Auflage. Thieme, Stuttgart 1988.
11. Huber, W.: Hinweise für Beratungsdienste zur Rehabilitation Behinderter. Blatt 14: Beratung chronisch Nierenkranker. Rehabilitation 19 (1980) XVII–XXIV.
12. Huber, W., H.-P. Brasche, J.-M. Pallast, M. Göbel: Begutachtung von nieren- und hochdruckkranken Patienten. Kapitel XII-1. In: Brass, H., Th. Philipp, W. Schulz (Hrsg.): Manuale nephrologicum. Dustri, Deisenhofen 1994.
13. Huber, W., A. Kettner, E. Ritz: Rehabilitation bei chronischer Niereninsuffizienz. S. 518–528. In: Klinische Nephrologie. Losse, H., E. Renner (Hrsg.): Thieme, Stuttgart – New York 1982.
14. Huysmans, F.T.M., A.J. Hoitsma, R.A.P. Koene: Factors determining the prevalence of hypertension after renal transplantation. Nephrol. Dial. Transpl. 2 (1987) 34–38.
15. Kessel, M.: Chronische Niereninsuffizienz. S. 5.18–5.34. In: Innere Medizin in Praxis und Klinik. Hornbostel, H., W. Kaufmann, W. Siegenthaler (Hrsg.): Thieme, Stuttgart 1978.
16. Kuhlmann, U., D. Walb: Nephrologie. Thieme, Stuttgart – New York 1994.
17. Land, W., G. Hillebrand: Nierentransplantation. S. 5.129–5.148. In: Hornbostel, H., W. Kaufmann, W. Siegenthaler (Hrsg.): Innere Medizin in Praxis und Klinik, Band II. Thieme, Stuttgart – New York 1992.
18. Löhler, W.: Dialyse. Wie ein Mensch mit seiner Krankheit lebt. Pabst, Lengerich – Berlin – Wien – Zagreb 1993.
19. Muthny, F.A., M. Broda, A. Dinger, U. Koch, B. Stein: Aspekte der Lebensqualität bei verschiedenen Behandlungsverfahren der chronischen Niereninsuffizienz – ein empirischer Vergleich. S. 205–210. In: Franz, H.E. (Hrsg.): Blutreinigungsverfahren. Thieme, Stuttgart – New York 1990.
20. Raine, A.E.G., R. Margreiter, F.P. Brunner et al.: Report on management of renal failure in Europe, XXII, 1991. Nephrol. Dial. Transplant. 7, Suppl. 2 (1992) 7–35.
21. Ramos, E.L., N.L. Tilney, M.D. Ravenscraft: Clinical aspects of renal transplantation. Chapter 52. In: Brenner, B.M., F.C. Rector (eds.): The Kidney. Saunders, Philadelphia – London – Toronto – Montreal – Sydney – Tokyo 1991.
22. Ritz, E., M. Siebels, D. Fliser: Hemmung der Progression der Niereninsuffizienz bei glomerulären Erkrankungen. Internist 34 (1993) 330–339.
23. Sarre, H., U. Gessler, D. Seybold: Nierenkrankheiten. 5. Auflage. Thieme, Stuttgart 1988.
24. Schmidt, P.: Nephrologie. Deutscher Ärzte-Verlag, Köln 1982.
25. Wauters, J.P.: Psychologische Probleme der Dialysebehandlung. S. 496 – 511. In: Wetzels, E., A. Colombi, P. Dittrich, H.J. Gurland, M. Kessel, H. Klinkmann (Hrsg.): Hämodialyse, Peritonealdialyse, Membranplasmapherese und verwandte Verfahren. 3. Auflage. Springer, Berlin – Heidelberg – New York — Tokyo 1986.
26. Weingard, D., N. Szczeponik, R. Kluthe: Begutachtung bei Nierenkrankheiten. S. 529–542. In: Losse, H., E. Renner (Hrsg.): Klinische Nephrologie. Thieme, Stuttgart – New York 1982.

19 Rehabilitation bei Hautkrankheiten

Niels Sönnichsen

Teil I
Allgemeine Rehabilitation bei Hautkrankheiten

1 Einleitung

Veränderungen an der Haut können Ausdruck von Erkrankungen der Haut selbst sein, oft handelt es sich dabei aber um Reflexionen von internen Erkrankungen an der Haut.

Bedenkt man noch, daß die Haut die entscheidende Grenzfläche zwischen Organismus und Umwelt darstellt, wird die Zunahme von Hauterkrankungen ganz unterschiedlicher Art aber auch im Zusammenhang mit verschiedenen Umweltnoxen verständlich. Dies trifft besonders für allergische Erkrankungen der Haut zu. In der allgemeinärztlichen Praxis wird der Anteil der Hautkranken auf etwa 15% geschätzt. In der kinderärztlichen Praxis dürfte der Anteil noch höher liegen.

Trotz der ungeheuer großen Vielzahl verschiedener Hautkrankheiten beschränken sich Rehabilitationsmaßnahmen jedoch auf wenige dermatologische Diagnosen. Im Vordergrund stehen dabei Häufigkeit, Chronizität, Rezidivfreudigkeit, Schwere und Ausdehnung der Hautveränderungen sowie der Leidensdruck der Betroffenen. Unter diesen Gesichtspunkten erfolgt in diesem Kapitel die Konzentration auf die beiden wichtigsten dermatologischen Diagnosen:
- *Neurodermitis*
- *Psoriasis.*

2 Epidemiologie

Bei der *Neurodermitis* muß unterschieden werden zwischen
- atopischer Diathese
- atopischen Stigmata
- klinisch manifester Neurodermitis.

Nach einer neueren epidemiologischen Studie bei 5- bis 6jährigen Kindern hatten 8% Atopiestigmata, 5% Minimalvarianten der Neurodermitis und 16,2% bereits eine manifeste Neurodermitis. Diese Zahlen bedeuten eine enorme Zunahme der Erkrankung in den letzten 20 Jahren.

Da ein Teil der Neurodermitis bereits im jugendlichen Alter abklingt, wird die Prävalenz im Erwachsenenalter geringer.

Es wird davon ausgegangen, daß in Deutschland 3 Millionen Menschen an klinisch manifester Neurodermitis leiden.

Während die Neurodermitis häufig bereits im Kleinkindalter beginnt, manifestiert sich die *Psoriasis* später. Dabei läßt sich die Psoriasis bezüglich der Erstmanifestation in zwei Gruppen einteilen:
- In der größeren Gruppe erfolgt die Erstmanifestation zwischen dem 18. und 28. Lebensjahr bei meist positiver Familienanamnese und einer hohen Assoziation zum HLA-Muster, insbesondere zu den HLA-Antigenen CW 6, B 13 u. BW 57.
- Eine kleinere Gruppe erlebt die Erstmanifestation später, meist nach dem 50. Lebensjahr. Familiäre Häufigkeit und Bindung an ein bestimmtes HLA-Muster fehlen.

In Deutschland leiden etwa 2,5 Millionen Menschen an Psoriasis.

Neben der Psoriasis und der Neurodermitis gibt es noch die große Gruppe der Patienten mit chronischem Ekzem ganz unterschiedlicher Genese.

Insgesamt kann davon ausgegangen werden, daß die Zahl der chronisch Hautkranken in Deutschland etwa 10 Millionen beträgt.

3 Reha-Bedürftigkeit, Reha-Fähigkeit, Voraussetzungen

Neurodermitis und Psoriasis sind in sich heterogene Krankheitsbilder. Von minimalen, die Leistungsfähigkeit und Lebensqualität nicht beeinträchtigenden Varianten, bis zu schwersten, das gesamte Integument betreffenden Formen gibt es alle Zwischenvarianten.

Die Reha-Bedürftigkeit leitet sich deshalb nicht automatisch von der Diagnose, sondern ihrer genauen ärztlichen Beurteilung ab.

Reha-Bedürftigkeit liegt vor, wenn
- die Hautveränderungen so ausgedehnt sind oder an Lokalisationen (z.B. Hände) manifest sind, daß eine erhebliche Leistungsbeeinträchtigung vorliegt oder gar Erwerbsunfähigkeit droht
- ständige Rezidive die Leistungsfähigkeit maßgeblich beeinträchtigen
- weitere Manifestationen wie Asthma bronchiale und Rhinokonjunktivitis bei der Neurodermitis oder Gelenkbeteiligung bei der Psoriasis drohen und dadurch eine weitere Beeinträchtigung der Leistungsfähigkeit entstehen kann.

Reha-Fähigkeit setzt voraus, daß
- der Patient für aktive Rehabilitationsmaßnahmen belastbar ist
- eine positive Prognose hinsichtlich der Leistungsfähigkeit im Erwerbsleben gestellt werden kann
- die dermatologischen Leiden im Vergleich zu der häufigen Zweitkrankheit vordergründig sind
- der Patient ausreichend motiviert und mental in der Lage ist, das Therapieangebot anzunehmen und umzusetzen.

Sowohl bei der Neurodermitis als auch der Psoriasis handelt es sich um komplexe Leiden, die durch ganz unterschiedliche und in der überwiegenden Zahl gleichzeitig durch mehrere Faktoren ausgelöst und unterhalten werden. Hinzu kommt, daß insbesondere bei der Neurodermitis aus klimatherapeutischen Gründen bestimmte Standorte für die Rehabilitation besonders günstig sind. Deshalb setzt die Rehabilitation nicht nur interdisziplinäre Teams, sondern meist auch stationäre Einrichtungen voraus.

Die gesetzlichen Grundlagen sind im § 10 des SGB VI festgeschrieben: Für Leistungen zur Rehabilitation haben Versicherte die persönlichen *Voraussetzungen* erfüllt,
- deren Erwerbsfähigkeit wegen Krankheit oder körperlicher, geistiger oder seelischer Behinderungen erheblich gefährdet oder gemindert ist und
- bei denen voraussichtlich die Leistungen bei erheblicher Gefährdung der Erwerbsfähigkeit eine Minderung der Erwerbsfähigkeit abwenden, bei geminderter Erwerbsfähigkeit diese wesentlich gebessert oder wiederhergestellt werden oder der Eintritt von Erwerbs-, Berufsunfähigkeit abgewendet werden kann.

4 Aufgaben und Ziele der Rehabilitation

Neurodermitis und Psoriasis sind chronisch-rezidivierende Leiden auf der Grundlage erblicher Disposition. Da die genetische Veranlagung nicht beeinflußt werden kann, muß sich die Rehabilitation wesentlich auf die Behandlung der objektiven und subjektiven Krankheitssymptomatik konzentrieren. Entscheidende Aspekte sind dabei:
- Erreichen möglicher Erscheinungsfreiheit von den Hautbefunden und den damit einhergehenden subjektiven Symptomen

- präventives Angehen der vielfältigen, die Krankheit unterhaltenden Faktoren
- Erlernen von Therapieformen, die unter den alltäglichen Bedingungen machbar sind
- Motivation zu einer gesunden, dem Leiden adäquaten Lebensweise mit Alkohol- und Nikotinabstinenz, Streßbewältigung und körperlichem Training
- Förderung der Eigenverantwortung
- Berücksichtigung der für die Wiedereingliederung in das soziale Umfeld notwendigen Hilfen auf der Basis einer sachgerechten sozialmedizinischen Beurteilung.

5 Sozialmedizinische Aspekte

Im Gegensatz zur Akutmedizin werden in der Rehabilitation zusätzlich Anforderungen an die sozialmedizinische Anamnese gestellt.

Da der Abschlußbericht letztlich das Leistungsvermögen beurteilen soll, müssen folgende Daten detailliert erhoben werden.
- berufliche Situation (insbesondere Beschreibung der Tätigkeit)
- private Situation (Belastungs- und Versorgungssituation)
- Krankheitsverarbeitung
- soziale Sicherung (Einkommen, Rentenantrag, Arbeitsunfähigkeit u.a.).

Diese Daten im Zusammenhang mit der Bewertung der aktuellen Erkrankung, die seitens der Rentenversicherungen zur Einleitung eines Reha-Verfahrens geführt haben, münden abschließend in eine sozialmedizinische Beurteilung. Diese bilden die Grundlage für Entscheidungen des Rentenversicherungsträgers über weitere Leistungen, die der Versicherte beantragt oder die ihm angeboten werden.

Beurteilt wird die Leistungsfähigkeit im Erwerbsleben in der letzten beruflichen Tätigkeit, auf dem allgemeinen Arbeitsmarkt – sowohl qualitativ als auch quantitativ.

Für die Leistungsbeurteilung eines Hautkranken sind u.a. folgende Aspekte von Bedeutung:
- Ausdehnung und Rezidivfolge der Hautbefunde
- Beurteilung von Folgeerscheinungen oder Begleitkrankheiten
- Einschätzung der Leistungsminderung und Aussage über die Aussichten zur Besserung
- Notwendigkeit weiterer Maßnahmen.

Im *Entlassungsbericht* erfolgt die Weichenstellung für das weitere medizinische Vorgehen. Dazu gehören exakte Hinweise für die weitere Therapie, Richtlinien für die Eigenaktivitäten des Patienten und für mögliche Nachsorgeleistungen.

Teil II
Rehabilitation spezieller dermatologischer Krankheitsbilder

1 Neurodermitis

1.1 Ätiopathogenetische Aspekte

Für das Zustandekommen der Neurodermitis sind vor allem folgende Faktoren maßgeblich (Abb. 19-1):
- genetische Disposition
- Immunsystem
- Umweltfaktoren.

Es ist bis heute nicht erwiesen, ob der Neurodermitis ein polygener Erbgang oder ein autosomaldominanter Erbgang mit Schwellenwerteffekt zugrunde liegt. Da die *erbliche Veranlagung* nicht immer klinisch manifest wird, ist die Familienanamnese auch bezüglich anderer atopischer Erkrankungen wie Asthma bronchiale oder Rhinokonjunktivitis häufig leer. Trotzdem muß dem Betroffenen die Vererbung als solche deutlich gemacht werden, da nur so die richtige Einstellung zum eigenen Leiden erreicht werden kann. Dies ist aber die Voraussetzung zum eigenen bewußten Mitwirken.

Bezüglich der *Veränderungen des Immunsystems* als wesentlicher pathogenetischer Faktor

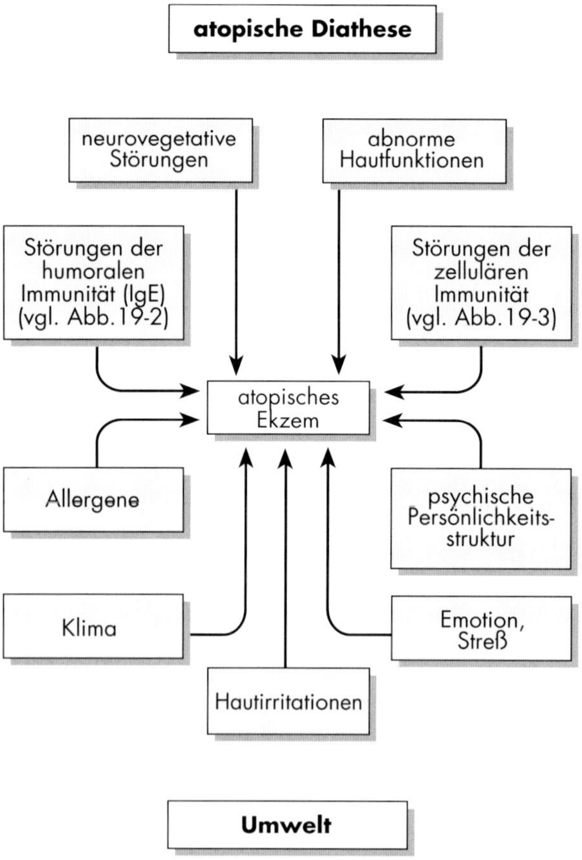

Abb. 19-1 Multifaktorielles Ursachenspektrum der Neurodermitis (in Anlehnung an [1]).

der Neurodermitis haben die letzten Jahre ergeben, daß hier nicht ein isolierter Defekt vorliegt, sondern Veränderungen auf verschiedenen Ebenen vorhanden sind. Wesentliche Abweichungen liegen auf folgenden Ebenen:
- Dysbalance zwischen T-Helfer-Populationen
- IgE-tragende epidermale Langerhans-Zellen
- transkutane Sensibilisierung
- eosinophile Granulozyten
- Bakterien als Superantigene
- Defekt der Delta-6-Denaturase.

Von den zwei T-Helfer-Subpopulationen sind die TH1-Zellen für die Stimulation zellulärer Immunreaktionen und die TH2-Zellen für humorale Reaktionen, insbesondere für die IgE-Produktion, zuständig.

Bei der Neurodermitis liegt eine Dysbalance zugunsten der TH2-Zellen vor, die über Il-4 ungebremst überschießend die IgE-Produktion stimulieren. Diese Dysbalance erklärt die bei der Neurodermitis vorliegende überschießende humorale Reaktion und gleichzeitig vorhandene verminderte zelluläre Immunität mit schweren Folgeerscheinungen, wie z.B. der verminderten Infektabwehr (Abb. 19-2).

Erst seit einigen Jahren ist bekannt, daß die epidermalen antigenpräsentierenden Zellen, die Langerhans-Zellen, Rezeptoren für IgE tragen. Ebenso ist neuerlich die transkutane Sensibilisierung, z.B. mit Aeroallergenen, nachgewiesen worden. Dies macht nicht nur die große Bedeutung der Aeroallergene für die Neurodermitis deutlich, sondern erklärt auch, wann bei überschießender Typ-I-Immunreaktion das klinische Bild ganz überwiegend als Ekzem und damit als Typ-IV-Reaktion sichtbar wird. Transkutan wird über die IgE-tragenden Langerhans-Zellen die zelluläre Immunabwehr ausgelöst.

Infolge verminderter Infektabwehr findet sich auf der Haut des Neurodermitikers häufig eine quantitativ vermehrte Bakterienbesiedlung. Besonders Staphylokokken haben die Fähigkeit als sog. Superantigen zelluläre Immunreaktionen und damit neue Ekzemschübe auszulösen. Den Eosinophilen wird auch wieder eine pathogenetische Rolle beigemessen. Das von ihnen produzierte eosinophile kationische Protein läuft parallel zur Schwere der Krankheit und kann damit auch als Maßstab der Effizienz einer Therapie genutzt werden. Schließlich wird von einigen Autoren ein Defekt der Delta-6-Denaturase als pathogenetischer Faktor diskutiert (Abb. 19-3). Die Folge ist ein Mangel an Linolensäure. Der damit nachfolgend gestörte Arachidonsäurestoffwechsel führt über ein Defizit an Prostaglandin E zur mangelhaften Induktion von T-Suppressorzellen und überschießender humoraler Reaktion. Der direkte Nachweis des Delta-6-Denaturasedefektes ist bisher allerdings noch nicht gelungen.

1.2 Diagnostik

Die Diagnose einer Neurodermitis oder Psoriasis gelingt in der Regel allein aus den klinischen Kriterien. Schwieriger ist dabei die Feststellung der die im Individualfall unterhaltenden Faktoren. Dies setzt ein enges Zusammenwirken von klinischer und labortechnischer Arbeit voraus. Grundlage der Diagnostik der Neurodermitis sind
- die Familienanamnese
- die Eigenanamnese
- die Beurteilung des klinischen Bildes auf der Grundlage der von Rayka und Hanifin erarbeiteten Kriterien für die Neurodermitis (Tab. 19-1)
- funktionelle Hautproben
- laborchemische Untersuchungen (Gesamt-IgE, spezifisches IgE).

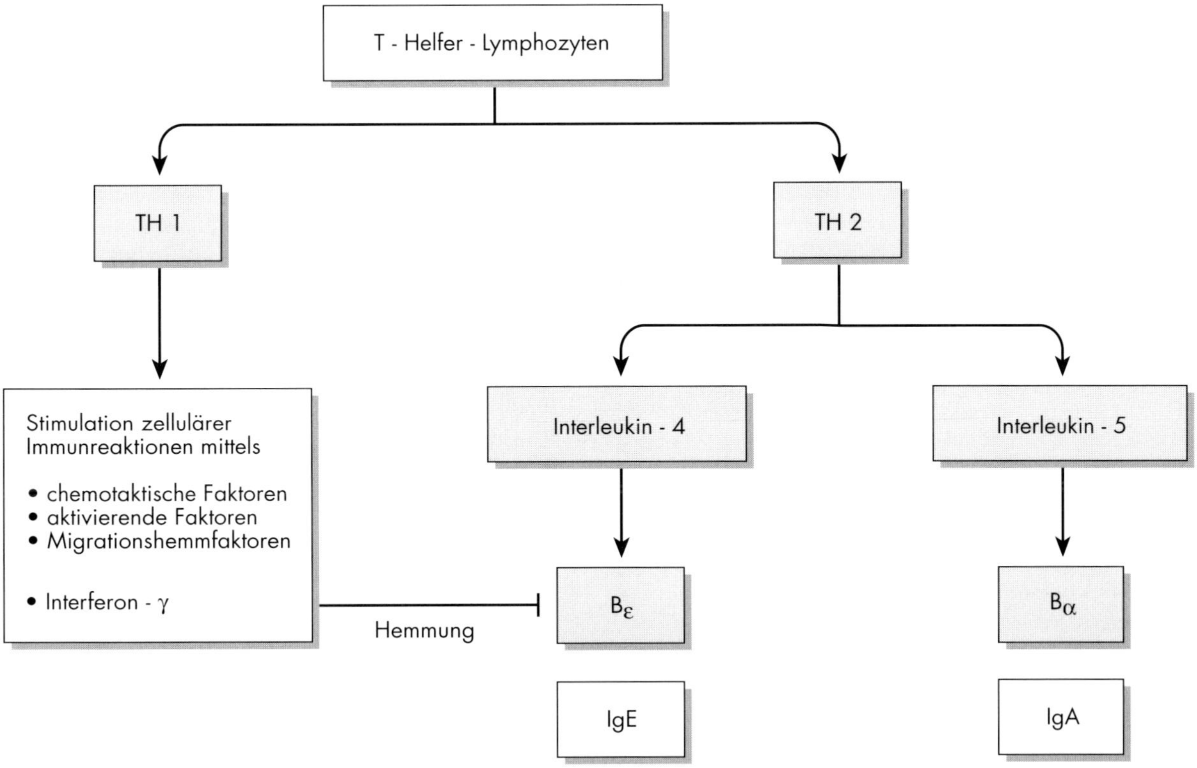

Abb. 19-2 Schematische Darstellung der Dysbalance der T-Helfer-Subpopulationen bei der Neurodermitis.

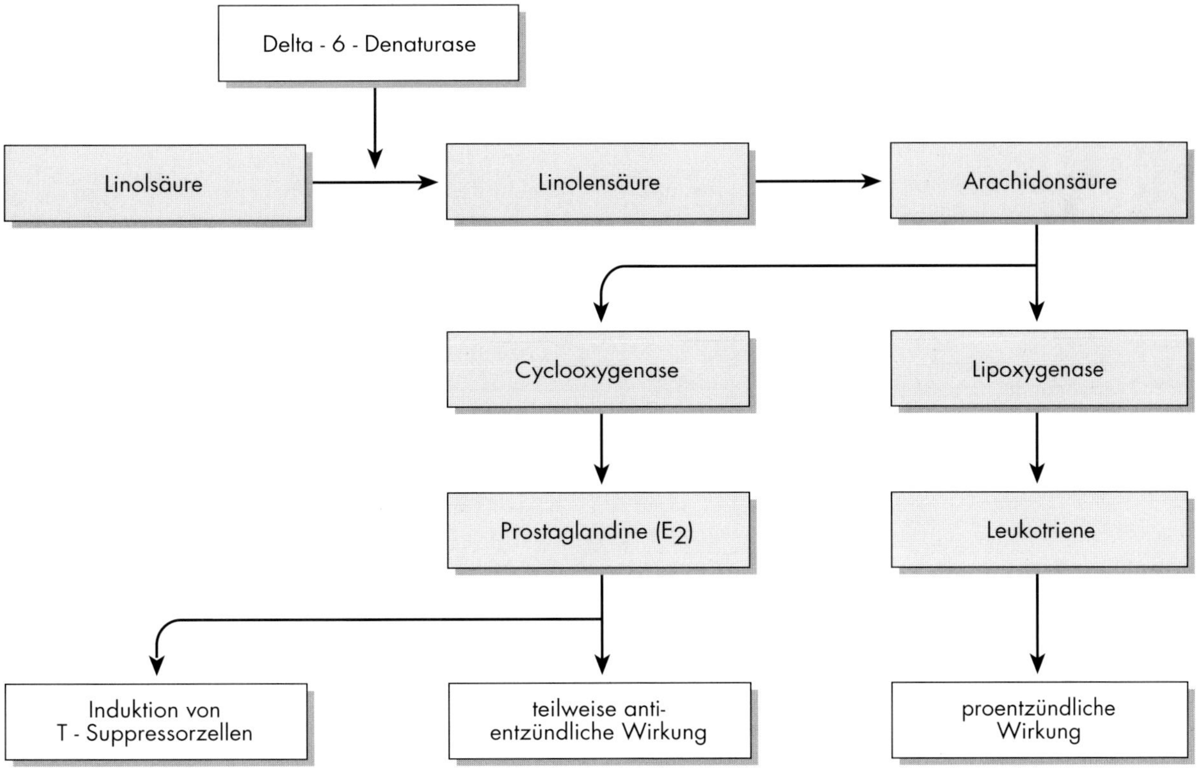

Abb. 19-3 Schematische Darstellung des Delta-6-Denaturase-Defektes bei der Neurodermitis (in Anlehnung an [1]).

Tabelle 19-1 Hauptkriterien und fakultative Symptome bei der Neurodermitis. Bei Erfüllung von jeweils 3 Haupt- und 4 Nebenkriterien kann die Diagnose mit Sicherheit gestellt werden. (In Anlehnung an [2]).

a) Hauptkriterien
- Juckreiz
- Ekzem in typischer Morphe und Verteilung
- chronischer und/oder rezidivierender Verlauf
- persönliche oder Familienanamnese für Atopie

b) Nebenkriterien

objektive klinische Symptome
- Ichthyosis vulgaris, Keratosis pilaris, Vertiefung der Handlinien
- Hand- und Fußekzeme (Dyshidrosis, „atopic winterfeet“)
- Mamillen- und Lippenekzeme, Pityriasis alba, Faltenbildung am seitlichen Hals
- perifollikuläre Betonung des Ekzems
- Milchschorf im Kleinkindalter

subjektive klinische Symptome
- Juckreiz beim Schwitzen
- Unverträglichkeit von Wolle und Fettlösungsmitteln

immunologische Abweichungen – Typ I
- erhöhte IgE-Serumspiegel (polyklonal)
- erhöhte Hautreaktionen bei Prick- und Intrakutantestungen
- Nahrungsmittelintoleranzen

immunologische Abweichungen – Typ IV
- Neigung zu Hautinfektionen (bes. durch Staphylococcus aureus und Herpes simplex)
- erniedrigte Sensibilisierbarkeit auf potente Kontaktallergene wie DNCB oder Rhus

funktionelle Anomalien
- zentrale Gesichtsblässe oder Gesichtserytheme
- Schweißausbrüche
- weißer Dermographismus
- Verschlimmerung durch emotionale und äußerliche Einflüsse
- fehlender oder abgeschwächter Rachen- und Kornealreflex

Anomalien des Auges und des umgebenden Gewebes
- rezidivierende Konjunktivitis
- infraorbitale doppelte Lidfalte (Dennie-Morgan-Falte)
- Keratokonus
- anteriore und/oder posteriore subkapsuläre Katarakte
- periorbitale Pigmentierung

Die Feststellung der Diagnose „Neurodermitis“ ist immer nur der erste und meist leichtere Schritt. Von gleicher Bedeutung ist die Herausarbeitung der auslösenden oder unterhaltenden Faktoren, die sehr unterschiedlich und längst nicht alle bekannt sind.

Am Anfang steht deshalb eine sorgfältige Anamnese. Die Erfahrung lehrt, daß man die Anamnese des öfteren wiederholen muß. Ebenso muß man dem Betroffenen Hilfe und Zeit geben, um über die eigene Krankheit nachzudenken, um dabei im Individualfall relevante krankheitsunterhaltende Faktoren herauszufinden.

Aus den bisherigen Erfahrungen stehen als auslösende oder unterhaltende Faktoren folgende Dinge im Vordergrund:
- Aeroallergene
- Nahrungsmittelallergene
- Additiva
- lokale einwirkende Faktoren (z.B. Wolle)
- Staphylokokken
- psychosomatische Faktoren.

Es macht wenig Sinn, blind nach diesen Auslösern zu suchen. Die Diagnostik setzt anamnestische Einengung voraus. Bezüglich der Aeroallergene muß die ganze Möglichkeit allergologischer Diagnostik (in vivo und in vitro) genutzt werden. Dies trifft auch für die Nahrungsmittelallergene und Additiva zu. Besonders hier gibt es große Differenzen zwischen den Testergebnissen und den tatsächlichen Unverträglichkeiten. Reha-Einrichtungen sind besonders geeignet, die hier geltenden „goldenen Standards“, nämlich Provakationsversuche bzw. Auslaß- oder Aufbaudiät durchzuführen.

In der Praxis ist immer wieder auffällig, wie einerseits nicht beachtete Nahrungsmittelunverträglichkeiten, z.B. aus Unkenntnis der Kreuzreaktionen von Aero- und Nahrungsmittelallergenen, zu Verschlimmerungen führen und andererseits nicht bewiesene Nahrungsmittelunverträglichkeiten zu unnötiger und schädigender Beeinträchtigung der Ernährung führen.

Gerade die Neurodermitis wird durch vielfältige psychosomatische Faktoren beeinflußt. Die psychologische Betreuung ist deshalb schon in der diagnostischen Phase unerläßlich [4].

Die Neurodermitis ist häufig mit Asthma bronchiale, Rhinokonjunktivitis oder auch Migräne oder Darmsymptomatik kombiniert. In Abhängigkeit von der Anamnese sollte diesen Symptomen in der Diagnostik nachgegangen werden. Nur frühe Diagnostik ermöglicht hier präventives Handeln.

1.3 Therapie

Die Behandlung muß sich in der Regel an Ätiologie und Pathogenese orientieren. Diese sind trotz aller Fortschritte bei der Neurodermitis – wie auch bei der Psoriasis – noch unvollkommen geklärt.

Die bisherigen pathogenetischen Kenntnisse fließen in die modernen Behandlungskonzepte ein, dennoch dürfen sie nicht darüber hinwegtäuschen, daß viele Maßnahmen primär symptomatisch ausgerichtet sind.

Bei kritischer Betrachtung der in Abschnitt 1.1 beschriebenen pathogenetischen Mechanismen und der erwähnten vielfältigen auslösenden Umweltfaktoren, ergeben sich für die Therapie folgende allgemeine Grundsätze:

Die Therapie der Neurodermitis muß individualisiert durchgeführt werden, und sie muß einen komplexen Ansatz zeigen.

Die *Zielstellung* läßt sich für die Neurodermitis folgendermaßen formulieren:
- Behandlung der Hautbefunde bis zum völligen Abklingen
- Einstellung auf im Alltagsleben machbare präventive therapeutische Maßnahmen
- Erarbeitung von Bewältigungsstrategien, die es dem Betroffenen ermöglichen, mit einem genetisch bedingten Leiden fertig zu werden und die Leistungsfähigkeit zu erhalten.

Diese Zielstellung wird am besten erreicht, wenn von Beginn an interdisziplinär gearbeitet wird. An dem Therapieplan für eine Rehabilitationsmaßnahme sollten deshalb Ärzte, Psychologen, Ernährungsberater und Ergotherapeuten beteiligt sein. Ebenso muß der Patient während der gesamten Zeit einbezogen werden. Der Ablauf einer stationären Rehabilitationsmaßnahme läßt sich inhaltlich in zwei Phasen untergliedern:
- Phase I: intensive Therapie bis zur Symptomfreiheit
- Phase II: präventive Therapie, Erarbeitung der Bewältigungsstrategien.

Therapeutische Maßnahmen in der Phase I

Voraussetzung für die Einleitung jeder Therapie ist eine exakte Diagnose sowie die Erfassung aller auslösenden oder unterhaltenden Faktoren. Folgende therapeutische Verfahren stehen zur Verfügung:
- topische Therapie
- systemische Therapie
- Phototherapie
- Balneotherapie
- kombinierte Verfahren.

Das Ziel sollte immer sein, die Hauterscheinungsfreiheit so schnell wie möglich zu erreichen. Dadurch entsteht die Möglichkeit, die anschließende präventive Phase möglichst lang zu gestalten. Das ist aber Voraussetzung für die Stabilisierung des Gesundheitszustandes in seiner Gesamtheit und damit auch für die Vermeidung von Rezidiven bzw. vorzeitigen Rezidiven.

In der Phase I müssen grundsätzlich alle therapeutischen Möglichkeiten, über die Dermatologen verfügen, zur Verfügung stehen.

Welche therapeutischen Verfahren im Individualfall zur Anwendung kommen, hängt wesentlich von der Ausdehnung des jeweiligen Hautbefundes ab und kann vom betreuenden Arzt entschieden werden. In der Regel kommt die Kombination verschiedener Verfahren zur Anwendung.

Für die *topische Therapie* stehen u.a. Kortisonpräparate, nichtsteroidale Präparate wie Tumenol oder Liquor carbonis detergens oder auch Bufexamac zur Verfügung. Es ist durchaus sinnvoll, initial mit Kortison zu beginnen. Bei nur kurzfristiger Anwendung besteht nicht die Gefahr von Nebenwirkungen. Wichtig ist es jedoch, die Grundregeln der topischen Kortisontherapie zu beachten und die Möglichkeiten von Stufen-, alternierender oder Intervalltherapie zu nutzen. Schließlich muß sich die Kortisontherapie immer in eine Systematik einordnen, bei der feststeht, was auf die Kortisonphase folgt und mit welchen Mitteln die präventive Hautpflege durchgeführt werden soll. Regelmäßige balneotherapeutische Maßnahmen mit rückfettenden Zusätzen sind ein eminenter Bestandteil jeder topischen Therapie.

Für die *systemische Therapie* stehen bei der Neurodermitis vorrangig folgende Mittel zur Verfügung:
- Glukokortikoide
- Interferone
- γ-Linolensäure
- Ciclosporin
- Antibiotika.

Auf die Bewertung dieser einzelnen Verfahren wird in diesem Beitrag nicht eingegangen.

Stationäre Rehabilitationsverfahren sind nicht dazu gedacht, eine Neurodermitis auf eine systemische Therapie einzustellen. Vielmehr geht es meistens darum, den Patienten ohne Rezidiv von der systemischen Therapie abzusetzen, was meist nur durch Kombination mehrerer Verfahren möglich ist.

Bei schweren Verlaufsformen ist eine kurzfristige antibiotische Therapie zur Behandlung der als Superantigen wirkenden Staphylokokken der Hautoberfläche sehr sinnvoll.

Die Wirkung der *Phototherapie* bei der Neurodermitis ist unbestritten [7]. Bei der chronischen Verlaufsform ist eine UVB oder die Kombination von UVB und UVA indiziert. Bei akuter Exazerbation wird neuerdings die UVA-1-Therapie empfohlen [10]. Photochemotherapie kommt nur in ganz schweren Fällen zur Anwendung. Bei hartnäckigem isoliertem Händebefall empfiehlt sich Bade-PUVA.

Von großer Bedeutung bei der Behandlung der Neurodermitis ist die *Bekämpfung des außerordentlich quälenden Juckreizes.* Juckreiz und äußerst quälende Juckreizattacken veranlassen den Betroffenen zum Kratzen. Die Haut wird häufig – manchmal mit Gegenständen – blutig gekratzt. Kratzeffekte führen zu neuen Ekzemherden, die wiederum Juckreiz verursachen. So entsteht ein Kreislauf, der unbedingt unterbunden werden muß. In der Phase I sind deshalb Antihistaminika mit sedierender Wirkung indiziert. Später ist die Verordnung nichtsedierender Präparate zweckmäßiger.

Therapeutische Maßnahmen in der Phase II

Nach Abklingen der Hautveränderungen beginnt dann die eigentliche präventive Phase II. Hier muß in der Reha-Einrichtung das interdisziplinäre Team in seiner ganzen Komplexität wirksam werden. Wesentliche Elemente dieser Phase sind:
- präventive Hautbehandlung
- psychologische Betreuung
- Ernährungsberatung und -betreuung
- Entspannungstraining
- Ergotherapie
- Sport [8]
- Gesundheitserziehung
- Klima-Terrain-Expositionen.

Nach dem Abklingen akuter Hautveränderungen erfolgt die Einstellung auf eine dem Hautstatus *individuell angepaßte Hautpflege* als wesentliche präventive Maßnahme. Wichtige Wirkstoffe sind Harnstoff oder pflanzliche Öle. Da es in der Natur des Leidens liegt, daß Rezidive – häufig nur sehr umschrieben – immer wieder auftreten können, muß der Patient auch während der topischen Therapie in der Rehabilitation auf diese Situation vorbereitet werden. Dabei muß immer wieder bedacht werden, daß die therapeutischen Verfahren auch unter den Alltagsbedingungen durchführbar sind. Zweckmäßigerweise sollten dem Betroffenen drei Möglichkeiten zur Verfügung stehen, deren Anwendung er in der Reha-Einrichtung trainieren muß:
- adäquate Hautpflege als Dauermaßnahme
- milde, nichtsteroidale antiekzematöse Therapie für kleinere umschriebene Ekzemherde
- Kortisonpräparat als kurzfristige Sofortmaßnahme bei plötzlicher Exazerbation.

Aufklärung über das eigene Leiden und Fertigkeiten zur Handhabung solch einfacher therapeutischer Maßnahmen können in vielen Fällen stärkere Ekzemschübe verhindern.

Die *psychologische Betreuung* des Neurodermitikers ist von großer, wenn auch individuell unterschiedlicher Bedeutung. Psychosomatische Faktoren spielen für die Unterhaltung der Neurodermitis eine große Rolle. Hier muß zwischen Ärzten und Psychologen ein abgestimmtes Vorgehen erfolgen. Wesentliche Elemente sind die psychologische Einzelbetreuung und die Gruppentherapie.

Nahrungsmittelunverträglichkeiten sind bei der Neurodermitis im Erwachsenenalter seltener ausgeprägt als allgemein angenommen wird. Ausgehend von vorheriger diagnostischer Abklärung ist die *Ernährungsberatung* jedoch ein fester Teil einer Reha-Maßnahme [6]. Für den Neurodermitiker sind dabei drei Grundsätze zu realisieren:
- ausgewogene, vollwertige Ernährung
- Meidung jener Stoffe, für die eine Unverträglichkeit nachgewiesen wurde
- Meidung jener Stoffe, die der Neurodermitiker allgemein schlecht verträgt (histaminreiche Nahrungsmittel).

Die Beratung sollte abgestimmt zwischen Arzt, Ernährungsberater und Chefkoch erfolgen. Dabei ist es notwendig, dem Patienten konkrete Anleitung für eine vollwertige Ernährung bei Meidung der für ihn unverträglichen Nahrungsmittel zu geben. Dies läßt sich am besten in Lehrküchen innerhalb der Reha-Einrichtung realisieren.

Gleichberechtigt neben der psychologischen Betreuung steht das *Entspannungstraining*, das zumeist von Psychologen durchgeführt wird. Während die individuelle psychologische Betreuung fakultativ ist, sollten am Entspannungstraining viele Patienten teilnehmen. Es ist von Beginn an notwendig, dem Patienten klarzumachen, daß es sich hierbei nicht um abgeschlossene Kurse handelt, sondern lediglich um eine Anleitung zur selbständigen Durchführung der Techniken später im häuslichen Milieu. In der dermatologischen Rehabilitation haben sich besonders autogenes Training und progressive Muskelrelaxation bewährt.

Ergotherapeutische Abteilungen sind heute ein selbstverständlicher Teil von Reha-Einrichtungen. Hier besteht die Möglichkeit, durch kreative Tätigkeit das Selbstwertgefühl zu steigern, vom eigenen Leiden abzulenken und das tägliche Leben besser zu meistern.

Gesundheitserziehung und Schulung müssen in jeder Reha-Einrichtung einen großen Raum einnehmen. Es ist erstaunlich, wie groß die Unkenntnis über das eigene Leiden gerade auch beim Neurodermitiker ist, obwohl doch die Erkrankung häufig seit früher Kindheit besteht. Ebenso bemerkenswert ist die häufig vorhandene Fixierung auf einseitige Auffassungen, die jeder wissenschaftlichen Grundlage entbehren. Es ist unerläßlich, während einer Reha-Maßnahme den Patienten über sein Leiden genau aufzuklären. Bei der Neurodermitis stehen dabei die genetische Prädisposition sowie die Erfassung auslösender Faktoren im Vordergrund.

Da die genetische Prädisposition nicht verändert werden kann, ist die Erkrankung letztlich nicht heilbar. Wird dies nicht erkannt bzw. dem Patienten nicht klargemacht, dann läuft der Betroffene einem Phantom nach und ist frustriert und vom Therapeuten enttäuscht. Unbestreitbar ist aber auch, daß die Krankheit behandelt werden kann. Diese Problematik ins Verständnis zu bringen, heißt ganz allmählich eine Krankheitsakzeptanz zu erreichen und dadurch den Patienten zum Mittherapeuten zu gewinnen.

Gerade für die Neurodermitis hat die *Klima-Terrain-Exposition* im Rahmen des therapeutischen Gesamtkonzeptes einen festen Stellenwert. Zunächst soll eine möglichst allergenarme Luft vorhanden sein. Dies ist bevorzugt in Insellage oder auch im Hochgebirge möglich. Darüber hinaus ist inzwischen bekannt, daß die sowohl im Hochgebirge als auch im Hochseereizklima der in der Nordsee gelegenen Inseln klimatischen Bedingungen unmittelbar Einfluß auf Abheilungsvorgänge der Hautbefunde und des Gesamtgesundheitszustandes haben.

Der Standort vieler dermatologischer Reha-Einrichtungen gerade in diesen Klimazonen hat sich zunächst von empirischen Beobachtungen abgeleitet. Inzwischen ist bewiesen, daß günstige Klima-Terrain-Faktoren die Rezidivquote senken können [5]. Die Wirkung der Komplexität der einzelnen längst nicht umfassend erforschten Klimafaktoren (thermischer, photoaktinischer, lichtchemischer, meteorotroper Komplex) ist früher bevorzugt an Veränderungen des vegetativen Nervensystems gemessen worden. Heute wissen wir, daß die Klimawirkung, z.B. des Hochseereizklimas der Nordsee, am Immunsystem meßbar ist. Dabei wird gerade bei der Neurodermitis in die pathogenetischen Mechanismen eingegriffen. Untersuchungen an der Nordsee haben ergeben, daß durch Klima vor allem folgende Befunde zu beeinflussen sind [3]:
- Senkung der Langerhans-Zell-Verteilungsdichte
- Senkung des Gesamt-IgE
- Senkung der Eosinophilen
- Senkung des eosinophilen kationischen Proteins
- Normalisierung des TH/TS-Quotienten
- Normalisierung der T-Suppressor-Zellen.

Eine optimale Rehabilitation der Neurodermitis setzt nicht nur eine umfassende Diagnostik, sondern insbesondere ein ganzheitliches Konzept mit komplexem Herangehen voraus. Die Bedingungen sind gegeben wenn:
- die Einrichtung über alle auf das Krankheitsbild bezogenen modernen diagnostischen und therapeutischen Ausrüstungen verfügt
- die Voraussetzungen für ein interdisziplinäres Vorgehen (Ärzte, Psychologen, Ernährungsberater, Ergotherapeuten u.a.) gegeben sind
- Klima-Terrain-Faktoren genutzt werden können.

1.4 Spezielle Aspekte bei Reha-Verfahren in der Dermatologie für Mutter und Kind

Stationäre Reha-Verfahren für Mutter und Kind konzentrieren sich in der Dermatologie fast ganz auf die *Neurodermitis im Kleinkindesalter* (Abb. 19-4). Voraussetzungen für einen optimalen Verlauf sind eine familiengerechte Unterbringung,

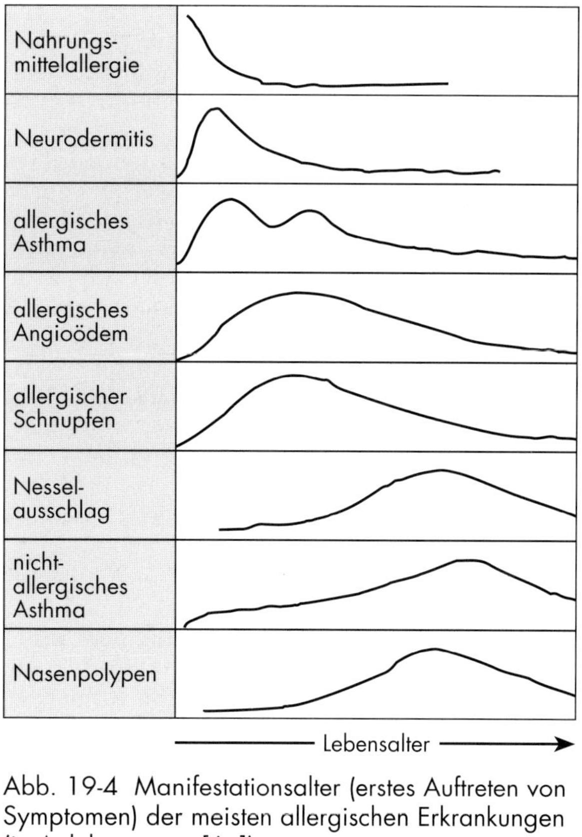

Abb. 19-4 Manifestationsalter (erstes Auftreten von Symptomen) der meisten allergischen Erkrankungen (in Anlehnung an [6a]).

wobei insbesondere für das Kind die übliche „Krankenhausatmosphäre“ vermieden werden soll. Kindgerechte Therapieeinrichtungen sind notwendig. Inhaltlich gestalten sich die therapeutischen Verfahren nicht grundsätzlich anders als bei Erwachsenen. Da eine systemische Therapie praktisch nie indiziert ist, beziehen sich die therapeutischen Verfahren vordergründig auf folgende Maßnahmen:
- Salbentherapie
- Balneotherapie
- Phototherapie.

Hinsichtlich *auslösender Faktoren* stehen bei der Neurodermitis von Kindern im Vordergrund:
- Nahrungsmittelunverträglichkeiten
- Infektionen.

Nahrungsmittelunverträglichkeiten sind im Kleinkindesalter besonders häufig und bedürfen stets einer exakten Überprüfung. Am häufigsten werden Unverträglichkeiten für Fische, Kuhmilch, Hühnereiweiß und Nüsse beobachtet.

Zu beachten ist, daß diese Unverträglichkeiten sich häufig im weiteren Verlauf verlieren. Eine ständige Überprüfung ist notwendig. Nur so können die Kinder vor unnötig einseitiger Ernährung geschützt werden, die ihr weiteres Gedeihen gefährden könnte.

Die als gesunde „Begleitperson“ mitreisende Mutter (oder Vater) muß voll in die Rehabilitation einbezogen werden. Dabei bestehen eine Reihe von Aufgaben:
1. Information der Mutter über das Leiden ihres Kindes. Insbesondere müssen die erbliche Disposition, ebenso aber auch die Möglichkeiten der Behandlung des Hautleidens deutlich gemacht werden.
2. Einführung der Mutter in die balneotherapeutischen Verfahren sowie die Salbentherapie und das Umgehen mit adäquater Hautpflege.
3. Aufklärung der Mutter über das erarbeitete Ernährungsregime und Training in der Lehrküche.
4. Entspannungstraining und Förderung des Selbstvertrauens.
5. Förderung des Gedankenaustausches mit anderen Eltern in gleicher Situation.

Besonders bei schweren Verlaufsformen mit starkem Juckreiz und häufiger Beeinträchtigung der Nachtruhe ist die Mutter selbst häufig stark erholungsbedürftig. Dazu muß die Reha-Einrichtung ausreichend Raum bieten, z.B. durch Kindergärten, spezielle Programme für Kinder ohne ihre Mütter, ergotherapeutische Abteilungen für Kinder u.a. Einrichtungen.

2 Psoriasis

2.1 Ätiopathogenetische Aspekte

Die Hauptsymptome der Psoriasis, Erythem und Schuppung, machen deutlich, daß dieser Krankheit zwei biologische Grundprozesse zugrunde liegen, nämlich Entzündung und Proliferation.

Formalgenetisch liegt bei der Psoriasis eine enorm gesteigerte epidermale Hyperproliferation bei gleichzeitig vorhandener fehlerhafter Differenzierung vor [9, 11]. Initial handelt es sich um einen entzündlichen Prozeß, der dann in einen produktiv-proliferativen Prozeß übergeht. Der Ausgangspunkt ist unklar. Sicher ist aber die erblich bedingte Veranlagung zur Psoriasis. Ebenso sind eine Reihe auslösender oder die Psoriasis unterhaltender Faktoren gut charakterisiert (Abb. 19-5).

2.2 Diagnostik

Die Psoriasis ist eine morphologisch wohldefinierte Diagnose: erythemato-squamöse Herde, monomorph, scharfe Begrenzung, charakteristische Lokalisation, Auspitz- und Köbner-Phänomen, psoriasistypische Nagelveränderungen. Die Diagnose wird deshalb in aller Regel bereits klinisch auf folgender Grundlage gestellt:
- Familienanamnese
- Eigenanamnese
- klinische Manifestation.

Wenn dies in Ausnahmefällen nicht ausreicht, muß eine histologische Untersuchung durchgeführt werden.

Obwohl in der überwiegenden Zahl der Fälle die Psoriasis in dieser charakteristischen Form auftritt, darf doch nicht übersehen werden, daß es auch andere Varianten gibt, wie die folgende Übersicht deutlich macht [12]:
1. Psoriasis vulgaris
   - chronisch-stationäre Form
   - exanthematische Form
2. Psoriasis inversa
3. Psoriasis pustulosa
   - Psoriasis pustulosa generalisata
   - Psoriasis pustulosa palmaris et plantaris
   - Psoriasis pustulosa subakut-anularis
4. Psoriasis erythrodermica
5. Psoriasis arthropathica.

Die Psoriasis erfordert eine umfassende klinische Diagnostik, um besonders auch initiale Gelenkveränderungen zu erfassen.

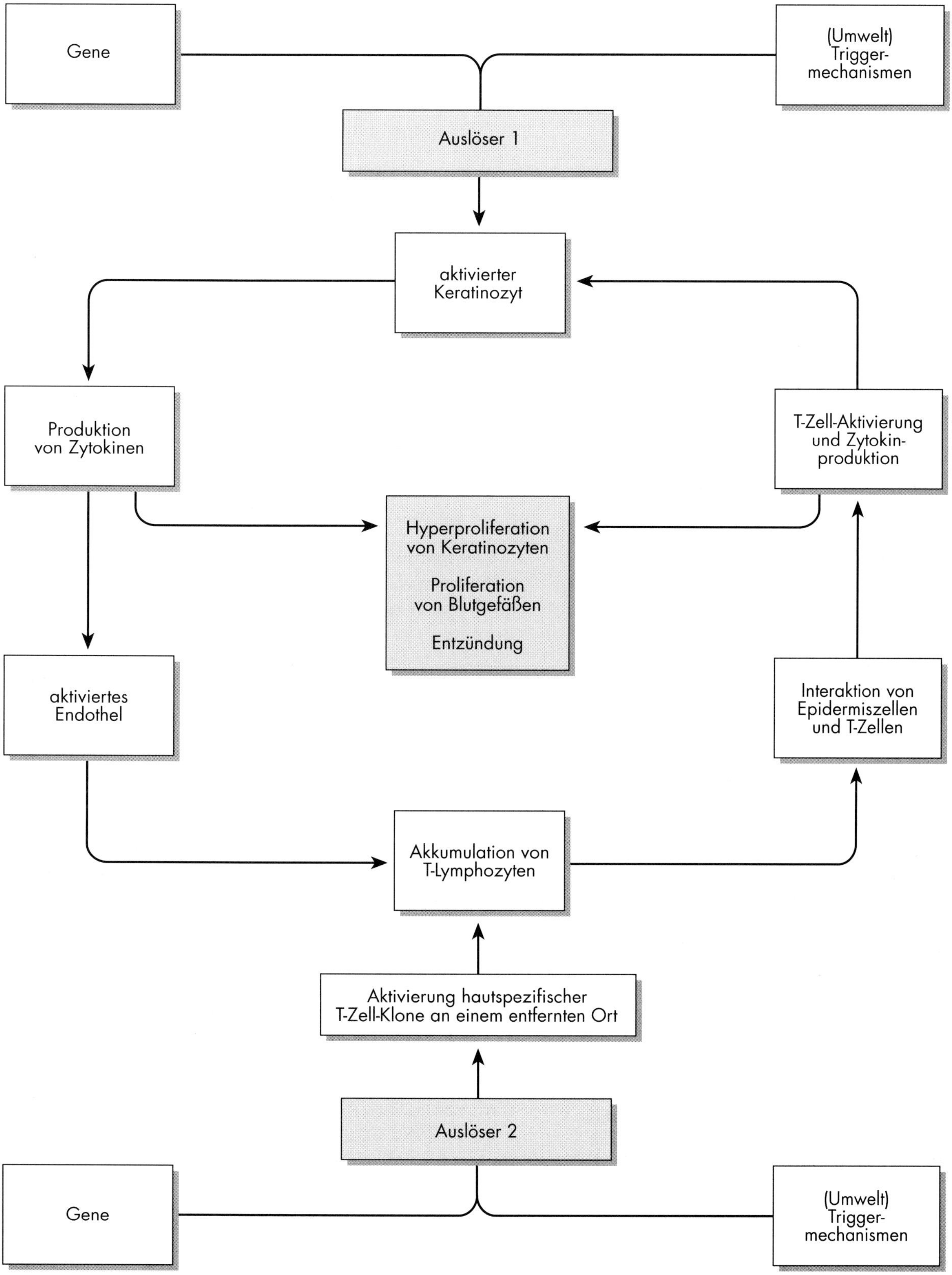

Abb. 19-5 Multifaktorielles Ursachenspektrum der Psoriasis (in Anlehnung an [12]).

Auch bei dieser Krankheit ist die Diagnose „Psoriasis" nur der erste Schritt, dem die Frage folgen muß, was im Individualfall die auslösenden oder unterhaltenden Faktoren sind.

Nach den bisherigen Erfahrungen muß dabei besonders an folgende Dinge gedacht werden.
- Infektionen
- Stoffwechselkrankheiten
- Alkohol
- Medikamente wie β-Blocker, Lithium oder Resochin
- psychosomatische Faktoren.

Erst die Feststellung und Ausschaltung weiterer Faktoren ermöglicht eine erfolgreiche Therapie und damit auch Rehabilitation.

2.3 Therapie

Aus der Charakterisierung der Krankheit (s. Abschn. 2.1) ergeben sich für die Therapie folgende *Grundsätze*:
- Beseitigung der auslösenden Faktoren
- symptomatische Behandlung der Hautherde durch antientzündlich und antiproliferativ wirkende Medikamente.

Die *Zielstellung* läßt sich für die Psoriasis folgendermaßen formulieren:
- Behandlung der Hautbefunde bis zum völligen Abklingen
- Einstellung auf im Alltagsleben machbare präventive therapeutische Maßnahmen.

Auch bei der Psoriasis muß das Rehabilitationsverfahren interdisziplinär gestaltet werden. Dennoch steht hier die unmittelbare ärztliche Betreuung im Vordergrund.

Der Ablauf einer stationären Rehabilitationsmaßnahme läßt sich bei der Psoriasis inhaltlich in zwei Phasen untergliedern:
- Phase I: intensive Therapie bis zur Erscheinungsfreiheit
- Phase II: präventive Therapie, Erarbeitung der Bewältigungsstrategien.

Therapeutische Maßnahmen in der Phase I

Voraussetzung für die Einleitung der Therapie ist die exakte Diagnose sowie die Erfassung aller auslösenden oder unterhaltenden Faktoren.

Folgende therapeutische Verfahren stehen zur Verfügung:
- topische Therapie
- systemische Therapie
- Phototherapie
- Balneotherapie
- kombinierte Verfahren.

Die Zielstellung bei der Psoriasis ist grundsätzlich identisch mit der bei der Neurodermitis.

Welche therapeutischen Verfahren im Individualfall zur Anwendung kommen, wird in Abhängigkeit von Schwere und Ausdehnung des Hautbefundes vom Arzt entschieden.

Für die *topische Therapie*, die ganz im Mittelpunkt steht, stehen folgende Substanzen zur Verfügung:
- Harnstoff, Salicylsäure
- Dithranol
- Teerprodukte
- Kortison
- Vitamin-D_3-Derivate.

In Fällen mit ausgedehnterem Befall sollte man sich von vornherein zu einer Dithranoltherapie entscheiden. Diese wird zweckmäßig als Kurzkontakttherapie durchgeführt und braucht nur einmal am Tag zur Anwendung zu kommen. Dieses Vorgehen gibt dem Patienten ausreichend Zeit, an anderen therapeutischen Verfahren teilzunehmen oder sich der gewünschten Klima-Terrain-Exposition auszusetzen. Für die Pflege reichen in dieser Phase salicylsäure- oder harnstoffhaltige Salben aus. Will man einen größeren, zusätzlichen therapeutischen Effekt erreichen, kann folgende Rezeptur empfohlen werden:

Acid. salicylic.		
Liquor. carb. detergens		
Ol. Ricini	aa	5,0
Ungt. emulsific. aquos.	ad	100,0.

Kortisonderivate haben bei der Psoriasis nur eine sehr eingeschränkte Indikation, z.B. initial bei stark entzündlichen Formen oder in bestimmten Körperregionen (behaarter Kopf).

Vitamin-D_3-Derivate haben ihre Hauptindikation bei den chronisch-stationären Formen in der ambulanten Behandlung. Es ist sehr zweckmäßig, auch unter Reha-Bedingungen die Patienten abschließend auf eine D_3-Therapie einzustellen und sie damit bereits auf eine ambulante häusliche Therapie vorzubereiten.

Alle topischen Verfahren werden grundsätzlich mit balneotherapeutischen Maßnahmen und häufig auch mit der Phototherapie kombiniert.

Für die *systemische Therapie* stehen bei der Psoriasis vorrangig folgende Mittel zur Verfügung:
- Methotrexat
- Ciclosporin (bei schwersten Verlaufsformen)
- Glukokortikoide (sehr eingeschränkte Indikation)
- Fumarsäurederivate.

Bei stationären Rehabilitationsverfahren erfolgt in der Regel keine Einstellung auf eine systemische Therapie. Vielmehr strebt man an, systemische Verfahren mit ihren Nebenwirkungen auf einfachere topische Maßnahmen umzusetzen. Dies setzt die Kenntnis der Wirkmechanismen der systemischen Therapie voraus und erfordert in der Regel ein kombiniertes Vorgehen.

Die *Phototherapie* hat auch unter stationären Reha-Bedingungen bei der Psoriasis eine außerordentlich große Bedeutung. Im Vordergrund steht die Behandlung mit UVB (SUP).

Photochemotherapie kommt nur bei schweren Verlaufsformen zur Anwendung. Bei der Psoriasis palmaris et plantaris ist die *Bade-PUVA* eine wirksame Methode. Neuerdings wird die Balneo-Phototherapie mit konzentrierten Salzlösungen durchgeführt.

Therapeutische Maßnahmen in der Phase II

Nach Abklingen der Hautveränderungen beginnt die eigentliche präventive Phase II. Es erfolgt die Einstellung auf eine adäquate Hautpflege bzw. die Nachbehandlung evtl. bestehender Restherde. Dies ist möglich mit teerhaltigen Produkten (Tumenol, Liquor carb. detergens) in niedriger Konzentration, Harnstoff oder evtl. D_3-Derivaten. Das interdisziplinäre Team mit der Aufgaben- und Zielstellung, wie sie für die Neurodermitis beschrieben worden ist, hat in dieser Phase wesentliche Aufgaben.

3 Weitere dermatologische Krankheitsbilder

Obwohl in der Rehabilitation von Hautkrankheiten die Neurodermitis und Psoriasis ganz im Vordergrund stehen, gibt es eine Vielzahl anderer dermatologischer Erkrankungen, die im Interesse der Erhaltung des Leistungsvermögens für Reha-Maßnahmen indiziert sind. Dazu gehören u.a.:
- chronische Ekzeme verschiedener Genese
- seborrhoisches Ekzem
- Ichthyosiserkrankungen
- Prurigoerkrankungen
- Kollagenosen
- ausgewählte Akneformen
- Mycosis fungoides
- Pruritus sine materia
- Urtikaria verschiedener Genese.

Ähnlich wie bei der Neurodermitis und der Psoriasis muß bei diesen Krankheitsbildern auf dem Boden der individuellen Rehabilitationsbedürftigkeit ein Reha-Platz erstellt werden. Er muß auf die somatischen, psychischen, sozialen und beruflichen Handicaps der Betroffenen eingehen, was nur von einem Reha-Team bewältigt werden kann.

Literatur

1. Braun-Falco, O., G. Plewig, H.H. Wolff, R.K. Winkelmann: Dermatologie. Springer, Berlin–Heidelberg 1991.
2. Czarnetzki, B., K. Kerl, W. Sterry: Dermatologie und Venerologie. De Gruyter, Berlin–New York 1992.
3. Fischer, J.: Norddeutsches Institut Bd. 12, Niedersachsen, Hannover 1993.
4. Gieler, U., U. Strangier, E. Brähler: Hauterkrankungen in psychologischer Sicht. Hogrefe, Göttingen 1993.
5. Harnack, K.: Biotropie der gesunden und kranken Haut. Johann Ambrosius Barth, Leipzig 1975.
6. Haupt, E.: Zur Ernährung in Rehabilitationskliniken. BfA 1994.
6a. Mygind, N.: Grundriß der Allergologie. Steinkopf, Darmstadt 1989.
7. Przybilla, B.: In: Braun-Falco, O., J. Ring: Fortschritte der praktischen Dermatologie und Venerologie. Springer, Berlin–Heidelberg 1989.
8. Salzer, B., S. Schuch, M. Rupprecht, O.P. Hornstein: Hautarzt 45 (1994) 751–755.
9. Sönnichsen, N.: In: Jäger, L.: Klinische Immunologie. 2. Auflage, Fischer, Jena 1992.
10. Sönnichsen, N., H. Meffert, M. Herzog, A. Hutschenreuther: Dermatol. Monatssch. 178 (1992) 291–296.
11. Sönnichsen, N., E. Aposteloff: Autoimmunkrankheiten. 2. Auflage, Fischer, Jena 1992.
12. Sönnichsen, N.: Bildatlas Psoriasis I. Psorcutan-Edition. Gütersloh 1994.

20 Rehabilitation bei neurologischen Krankheitsbildern

Wilfried Schupp

Teil I Allgemeine Rehabilitation bei neurologischen Krankheiten

Teil II Rehabilitation bei speziellen neurologischen Krankheitsbildern

Teil I
Allgemeine Rehabilitation bei neurologischen Krankheiten

1 Einleitung

Aufgabe der neurologischen Rehabilitation ist die Rehabilitation bei Erkrankungen und Schäden des zentralen und peripheren Nervensystems, einschließlich der davon abhängigen Muskulatur. Reparative Vorgänge im zentralen und peripheren Nervensystem sollen unterstützt und gefördert werden, die Plastizität für kompensatorische Prozesse ausgenutzt werden und nicht wiederherstellbare oder kompensierbare Funktionen durch die Nutzung speziell angepaßter Hilfen anderweitig ermöglicht werden.

Hierbei spielt es primär keine Rolle, durch welche Erkrankungen oder Schädigungsmechanismen die Läsionen im zentralen oder peripheren Nervensystem gesetzt worden sind. Es herrscht daher keine kausal-pathogenetische Orientierung vor, sondern eher eine finale. Daher werden der neurologischen Rehabilitation auch Folgezustände von Krankheitsbildern zugeordnet, die in der ICD unter einem anderen Fachgebiet verschlüsselt sind (Tab. 20-1). Dies gilt insbesondere für die beiden Hauptindikationen zerebrovaskuläre Erkrankungen und Schädel-Hirn-Trauma. Fatalerweise wird diese Zuordnung erst seit 1990 so in den Statistiken der Sozialversicherungsträger vorgenommen, so daß frühere Statistiken, insbesondere zu Heilverfahren und Berentungen wegen Erkrankungen und Schäden des Nervensystems im Bereich der RV, falsche Zahlen lieferten [48].

Wie in allen Bereichen der Rehabilitationsmedizin steht auch für das neurorehabilitative Tun der Begriff der *Behinderung* zentral im Blickfeld. Gemäß WHO kann die Behinderung eines Patienten auf drei verschiedenen Ebenen beschrieben werden (s. Tab. 20-2).

Ausgehend von der in Tabelle 20-2 dargestellten Art, Behinderung zu erfassen und zu beschreiben, lassen sich auch die prinzipiellen Behandlungsziele der neurologischen Rehabilitation ableiten:
- Zuerst wird immer versucht, gestörte neuronale oder neuromuskuläre Funktionen durch geeignete Behandlungsmaßnahmen soweit wie möglich wiederherzustellen *(Restitution)*.
- Falls gestörte oder ausgefallene Funktionen nicht wiederhergestellt werden können, wird versucht, die funktionellen Auswirkungen im

Tabelle 20-1 Indikationsgruppen für neurologische Rehabilitation.

1. Akut erworbene Hirnschädigungen
1.1 Schädel-Hirn-Traumata (mit/ohne begleitende Polytraumatisierung) (ICD 9 Nr. 850–854, 804, bedingt auch 800–803)
1.2 Zerebrovaskuläre Erkrankungen, insbesondere Schlaganfall (ICD 9 Nr. 430–438)
1.3 Hypoxische Hirnschädigung (insbesondere nach Herz-Kreislauf-Stillstand) (ICD 9 Nr. 348.1, 997.0)
1.4 Akutentzündliche Erkrankungen des Gehirns (ICD 9 Nr. 320–326) (und die erregerspezifischen Erkrankungen, die dort codiert werden)
1.5 Primäre und sekundäre Hirntumoren unterschiedlichen Verhaltens (ICD 9 Nr. 191, 192, 198,3, 225, 237)

2. Chronische Hirnschädigungen und degenerative Hirnerkrankungen
2.1 Zustand nach perinataler Hirnschädigung mit bleibenden Bewegungsstörungen und/oder Spastik (ICD 9 Nr. 330, 333, 343)
2.2 Parkinson-Syndrome (ICD 9 Nr. 332)
2.3 Sonstige extrapyramidalmotorische Erkrankungen (ICD 9 Nr. 333)
2.4 Zerebrale systemdegenerative Erkrankungen (ICD 9 Nr. 331)

3. Multiple Sklerose (ICD 9 Nr. 340)

4. Erkrankungen und erworbene Schädigungen des Rückenmarks (ICD 9 Nr. 336, 344 bedingt, 721.1, 721.4, 722.7, 806, 952)
Eine Ausnahme bilden hochgradige Querschnittssyndrome, die im deutschsprachigen Raum in eigenen, hierfür spezialisierten Einrichtungen akut behandelt und rehabilitiert werden.

5. Entzündliche, traumatische und sonstige erworbene Schädigungen von Nervenwurzeln und peripheren Nervenbahnen (ICD 9 Nr. 350–356, 357.1, 950, 951, 953–957)

6. Polyneuropathie-Syndrome (ICD 9 Nr. 356, 357)

7. Neuromuskuläre Erkrankungen und Myopathien (ICD 9 Nr. 335, 358, 359)

8. Epilepsien, auch unklarer Genese, als Sekundärkomplikation oder bei Z.n. epilepsiechirurgischen Eingriffen (ICD 9 Nr. 345)
(Hier muß einschränkend gesagt werden, daß die Akutversorgung und Rehabilitation von Epileptikern heute im deutschsprachigen Raum noch überwiegend in spezialisierten Epileptiker-Zentren durchgeführt wird.)

9. Chronische Schmerzsyndrome in der Neurologie, z.B. Kopfschmerz-Syndrome (ICD 9 Nr. 346)
(Hier besteht ein Überschneidungsgebiet mit der Psychosomatik)

10. Symptome, die das Nerven- und Muskelsystem betreffen (ICD 9 Nr. 781) und Spätfolgen von Verletzungen des Nervensystems (ICD 9 Nr. 907)

Tabelle 20-2 Ebenen der Behinderung in der Neuro-Rehabilitation (WHO).

Ebene 1, Schädigung (Impairment)
Erfassung der Funktionsstörung von einzelnen Organen, Organsystemen oder des Gesamtorganismus, im neurologischen Bereich also die Beschreibung der Funktionsstörungen von zentralem, peripherem oder vegetativem Nervensystem und der Muskulatur.

Ebene 2, Fähigkeitsstörung (Disability)
Hier wird die durch die Funktionsstörung bedingte funktionelle Einschränkung im Alltag erfaßt. Bezugsrahmen ist hierfür der individuelle Lebensalltag des Patienten. Auf dieser Ebene werden z.B. Hilfsbedürftigkeit und pflegerische Abhängigkeit bei Verrichtungen des alltäglichen Lebens, Einschränkungen der Mobilität, der Gebrauchsfähigkeit der Hände erfaßt.

Ebene 3, Beeinträchtigung (Handicap)
Diese Ebene beschreibt die durch die funktionellen Einschränkungen bestehende Behinderung in Familie, Arbeit und Gesellschaft. Bezugsrahmen hierfür ist die vom Patienten zu erfüllende Rolle in diesen Bereichen.

Ebene 4, (Coping)
Diese Ebene ist zwar in dem WHO-Modell zur Beschreibung von Behinderung nicht enthalten, sollte meines Erachtens aber in dieser gesamten Diskussion immer mitbeachtet werden. Sie erfaßt vor allem den subjektiven Teil der Behinderung, die Art, wie der Patient damit umgeht. Im Deutschen hat sich hierfür der Begriff Krankheitsverarbeitung eingebürgert.

Alltag durch Aufzeigen und Einüben von „Ersatzstrategien" zu kompensieren *(Kompensation)*.

- Falls bestimmte Funktionen weder wiederhergestellt noch kompensiert werden können, muß man versuchen, die entsprechenden Umweltgegebenheiten des betreffenden Behinderten (z. B. Wohnung, Arbeitsplatz) umzugestalten und behindertengerecht so anzupassen, daß das resultierende Handicap sich verringert *(Adaptation)*.
- Diese Ansätze sind nur von Erfolg gekrönt, wenn der Behinderte aufgrund seines subjektiven Erlebens und Verhaltens aktiv an diesem Prozeß mitarbeiten kann. Deshalb ist es notwendig, sinnvolle Bewältigungsstrategien zu fördern und Eigeninitiativkräfte, besser mit der Behinderung zurechtzukommen, aufzubauen und zu stützen *(emotionale Akzeptanz)*.

2 Indikation, Reha-Bedürftigkeit, Reha-Fähigkeit

Die Indikationsliste für neurologische Rehabilitationsmaßnahmen umfaßt praktisch alle neurologischen Erkrankungen und Verletzungen. Die neurologische Rehabilitation stellt somit einen wesentlichen Teil der therapeutischen Möglichkeiten der modernen Neurologie dar. In Tabelle 20-1 wird eine Aufteilung nach Indikationen vorgeschlagen, die auch bei der Besprechung der einzelnen Krankheitsgruppen verwendet wird.

Unter dem Aspekt, daß jeder, dem auch nur eine Behinderung droht, in Deutschland den gesetzlichen Anspruch auf Rehabilitationsmaßnahmen hat, ist die Frage der *Reha-Bedürftigkeit* bei neurologischen Krankheitsbildern fast immer zu bejahen. Sehr viel mehr Probleme wirft die Frage der *Reha-Fähigkeit* auf. Diese Frage ist eng verknüpft mit dem Problem der Rehabilitationsprognose.

Im klinischen Alltag ist es gerade bei neurologischen Erkrankungen sehr schwierig, in einem frühen Stadium der Erkrankung eine zuverlässige Prognose zu erstellen.

Die Forschung zu dieser Thematik ist noch jung. Auch ist die Frage noch offen, nach welchen Kriterien Rehabilitationserfolg bewertet werden soll.

Tabelle 20-3 gibt einen Überblick über aus der Literatur [22, 46] und den bisher gemachten Erfahrungen zusammengestellte günstige und ungünstige prognostische Faktoren für einen Rehabilitationserfolg bei neurologischen Erkrankungen.

Hervorgehoben werden soll, daß sich in den meisten Untersuchungen Alter per se nicht als negativer prognostischer Faktor herausgestellt hat. Allerdings ist höheres Lebensalter meist auch mit einer höheren Zahl von Begleiterkrankungen (Multimorbidität) verknüpft, welche dann die Rehabilitationsprognose verschlechtern.

Aus ethischen und medizinischen Gründen wäre es wünschenswert, daß alle Patienten mit Reha-Bedürftigkeit bei neurologischen Erkrankungen auch einer gezielten neurologischen Reha-

Tabelle 20-3 Prognosefaktoren für Rehabilitationserfolg bei neurologischen Erkrankungen.

günstig	*ungünstig*
Erkrankung mit Ereignischarakter (z.B. Schlaganfall, Schädel-Hirn-Trauma)	Erkrankungen mit fortschreitender Verlaufscharakteristik (z.B. Multiple Sklerose)
lokalisierbare Schädigung	diffuse Schädigung
nicht durchtrennende axonale Schädigung	Durchtrennung von Axonen
keine Begleiterkrankung	vorbestehende Begleiterkrankungen (Multimorbidität)
reaktive psychische Störungen	(psycho-)organische Wesensänderung oder dementielle Prozesse
keine oder nur leichte Störungen neuropsychologischer Funktionen	schwere Störungen neuropsychologischer Funktionen: Aufmerksamkeit/Konzentration, Lernen/Gedächtnis, vorausschauendes Planen/Handeln, Sehen/Wahrnehmung, Sprache/Sprechen
nur motorische Ausfälle	begleitende sensible und/oder vegetative Störungen (insbesondere Inkontinenz)
fehlende oder herabgesetzte Bewegungen	überschießende oder unwillkürlich auftretende Bewegungen

bilitationsbehandlung zugeführt werden können. Nur durch eine begleitende kritische Evaluation während des rehabilitativen Tuns kann dann einigermaßen zuverlässig entschieden werden, wie weit „Reha vor Pflege“ oder gar „Reha vor Rente“ bei einem konkreten Rehabilitanden möglich ist.

3 Besonderheiten der neurologischen Rehabilitation

Gegenüber der Rehabilitation in anderen medizinischen Fachgebieten weist sich die neurologische Rehabilitation durch einige Besonderheiten aus: Bei den akut erworbenen Hirnschäden, wie Schlaganfall und Schädel-Hirn-Trauma, ist gerade das Organ geschädigt, nämlich unser Gehirn, das für die Anpassung an veränderte Umweltbedingungen von zentraler Bedeutung ist. Es befindet sich selbst in einem Prozeß der Re- und Umorganisation, der durch die rehabilitativen Maßnahmen unter Ausnutzung der Plastizität des Gehirns so unterstützt und gefördert werden muß, daß die an den Betreffenden gestellten Anforderungen in Familie, Arbeit und Gesellschaft möglichst wieder voll erfüllt werden können. Vielfach müssen daher Rehabilitationsmaßnahmen schon in einer Phase beginnen, in der der Patient (noch) nicht zu einer Willensäußerung fähig ist. In dieser Phase kann es daher auch noch keine aktive Beteiligung des Patienten am Reha-Prozeß geben, was in anderen Fachgebieten unbedingte Erfordernis für die Aufnahme von Rehabilitationsmaßnahmen ist. Außerdem gibt es in der neurologischen Rehabilitation meist sehr viel längere Rehabilitationsverläufe als in den anderen Fachgebieten.

Patienten in der neurologischen Rehabilitation haben häufig Begleiterkrankungen oder -verletzungen, die ebenfalls mitbehandelt werden müssen und so therapeutisch versorgt und unter Kontrolle sein müssen, daß sie der weiteren Mobilisierung nicht entgegenstehen. Neben dieser Multimorbidität findet sich häufig auch noch eine deutliche Komorbidität. Darunter versteht man das gleichzeitige Vorliegen mehrerer neurologischer und/oder neuropsychiatrischer Krankheitsentitäten (z.B. symptomatische Epilepsie, psychoorganische Syndrome nach Schlaganfall oder Schädel-Hirn-Trauma).

Da neurologische Rehabilitationsmaßnahmen schon zu einem Zeitpunkt beginnen (sollten), an dem der Patient meist noch schwer krank ist und Ko- und Multimorbidität oft vorliegen, sind während der gesamten neurologischen Rehabilitation auch viele akutmedizinische Behandlungsanteile gefordert, die vom therapeutischen Team parallel zu ihrem rehabilitativen Tun erbracht werden müssen. Die Abgrenzung zwischen Akutbehandlung und Rehabilitation wird dadurch erheblich schwieriger als in vielen anderen Fachgebieten und weist einen sehr breiten Übergangsbereich auf (s. a. Teil I, Abschn. 5).

4 Standort der neurologischen Rehabilitation und Perspektiven zukünftiger Entwicklung

Probleme der neurologischen Rehabilitation sind heute mehr denn je in öffentlicher Diskussion. Die Versorgung von Patienten mit akuten erworbenen Hirnschäden, insbesondere zerebrovaskulären Erkrankungen und Schädel-Hirn-Verletzungen, wird als unzureichend beschrieben. Die Kritik richtet sich dabei auf alle Phasen der neurologischen Behandlungskette: rechtzeitige Einleitung einer qualifizierten Frühversorgung, Versorgungsengpässe in der Intensivversorgung, qualitative und quantitative Defizite in der frührehabilitativen Versorgung, unterschiedliche Anforderungsprofile bei den Rehabilitationseinrichtungen sowie eine häufig unzureichende Nachsorge und berufliche Wiedereingliederung [21, 48].

Aus vielen verschiedenen Gründen ist es schwierig, all diese Problemfelder detailliert zu erfassen und zu beschreiben:

Erstens fehlen in der Bundesrepublik Deutschland, wie leider auch in den meisten anderen Ländern, umfassende bevölkerungsbezogene epidemiologische Daten über zerebrale Gefäßerkrankungen, schwere Schädel-Hirn-Traumata und andere Erkrankungen des zentralen und peripheren Nervensystems. Die Aussagekraft der vorhandenen Statistiken ist zudem dadurch eingeengt, daß sich die internationale Klassifikation der Krankheiten (ICD, 9. Revision) nur wenig für Fragestellungen der Rehabilitation eignet (s. auch Tab. 20-1 und Tab. 20-2).

Auch wenn jetzt in amtlichen Statistiken alle Krankheiten und Schädigungen des zentralen und peripheren Nervensystems, die neurologische Rehabilitation notwendig machen (würden), diesem Bereich richtig zugeordnet werden, sagt allein die ICD-Diagnose noch nichts über den Zustand des Patienten und den daraus sich ableitenden Notwendigkeiten neurologischer Rehabilitationsmaßnahmen aus. Dieses Manko erschwert jeden Versuch einer bedarfsgerechten Kapazitätsplanung. Da vor allem im sogenannten frührehabilitativen Bereich noch viele Betten fehlen, werden viele Patienten mit akut erworbenen Hirnschäden aus den Akutkrankenhäusern häufig noch schwer behindert und von Pflege abhängig nach Hause entlassen oder in entsprechende Pflegeeinrichtungen weiterverlegt, ohne daß sie je eine Rehabilitationsmaßnahme in Anspruch nehmen konnten [20]. Insofern ist das mit der Einführung des Sozialgesetzbuches V gesetzlich verankerte Prinzip „Rehabilitation vor Pflege" noch nicht einmal annähernd in ein Versorgungskonzept umgesetzt worden. Ob hierfür die geplante Einführung der Pflegeversicherung eine Verbesserung bringen kann, bleibt abzuwarten.

Wie sich die Situation 1991 im Aufgaben- und Geltungsbereich des VDR dargestellt hat, zeigen dessen Statistiken zu Rehabilitationsmaßnahmen und Frühberentung bei neurologischen Erkrankungen (Tab. 20-4 und Tab. 20.5).

5 Koordination und zeitlicher Ablauf

Phasen-Modell

Aufgrund der Besonderheiten in der neurologischen Rehabilitation (s. Abschn. I.3) gestaltet sich die Abgrenzung zwischen Akutbehandlung und Rehabilitation sehr viel schwieriger als in vielen anderen medizinischen Fachgebieten. Insbesondere wäre ein Festhalten am Begriff der „Frühmobilisation" als Übergangskriterium, wie er im Bereich des AHB-Verfahrens in fast allen Indikationsgebieten gebräuchlich ist, in der Neurologie eine erhebliche Hürde, an der in früheren Jahren viele Patienten scheiterten. Ein flexibleres Konzept mit unterschiedlichen Behandlungs- und Rehabilitationsphasen erschien daher notwendig. Aus neurologisch-rehabilitationsmedizinischen Gesichtspunkten läßt sich solch ein Konzept einigermaßen leicht aufstellen. Sehr viel schwieriger ist es, die Kostenträgerschaft für die einzelnen Phasen im Rahmen unseres gegliederten Systems der Sozialversicherung eindeutig zu definieren. Hier gäbe es noch Handlungsbedarf für Gesetzgebung und Sozialgerichtsbarkeit (s. a. Abschn. I.14).

In dem „Phasen-Modell" (s. Abb. 20-1) der Arbeitsgruppe des VDR [1, 43] werden abhängig vom Zustand des jeweiligen Patienten und seinen daraus ableitbaren akutmedizinischen und rehabilitativen Behandlungsnotwendigkeiten unterschiedliche Phasen definiert. Die Gruppe hat bewußt darauf verzichtet, die jeweiligen Phasen mit einem Stichwort zu definieren, sondern ihnen nur Buchstaben zugeordnet. Auch muß ein Patient nicht alle Phasen hintereinander durchlaufen, er kann, abhängig von der Rückbildungstendenz seiner neurologischen und neuropsychologischen Defizite, einzelne Phasen überspringen oder aber aufgrund eines mangelnden Rehabilitationsfort-

Tabelle 20-4 Rehabilitationsmaßnahmen ausgewählter Diagnosegruppen im neurologischen Bereich. Quelle VDR (1992) Statistik Rehabilitation 1991.

1. Diagnose	*ICD-9*	*Maßnahmen Anzahl*	*%*	*Durchschnittsalter alle*	*Männer*	*Frauen*
bösartige Neubildungen des Gehirns	191	568	<0,1%	44,8	44,7	44,8
bösartige Neubildungen sonstiger und n.n. bez. Teile des Nervensystems	192	84	<0,1%	46,3	48,5	43,8
entzündliche Krankheiten des Zentralnervensystems	320–326	701	<0,1%	43,0	43,6	42,3
herieditäre und degenerative Krankheiten des Zentralnervensystems	330–337	1 135	0,1%	47,5	48,6	45,0
sonstige Krankheiten des Zentralnervensystems (v.a. Multiple Sklerose)	340–349	6 062	0,8%	44,0	45,3	42,8
darunter: Hemiplegie	342	308	<0,1%	44,9	46,5	42,3
darunter: Epilepsie	345	861	0,1%	42,7	43,8	40,6
darunter: sonstige Hirnkrankheiten	348	551	<0,1%	50,9	51,3	49,8
Affektionen des peripheren Nervensystems	350–359	2 514	0,3%	46,9	47,1	46,4
Krankheiten des zerebrovaskulären Systems	430–438	9 660	1,2%	51,2	52,1	48,7
darunter: Schlaganfall	436	4 986	0,6%	52,0	52,7	49,5
Schädelfrakturen	800–804	376	<0,1%	38,9	38,8	39,2
intrakranielle Verletzungen, ausgenommen solche mit Schädelbruch	850–854	1 434	0,2%	36,4	36,3	36,8
Nerven- und Rückenmarksverletzungen	950–957	173	<0,1%	39,5	38,0	43,6
zusammen		22 707	2,9%			
Reha-Maßnahmen der RV		779 438	100,0%	49,7	49,7	49,6

schrittes im Bereich der Dauerpflege oder Dauerbetreuung verbleiben. Auch ist es im Rahmen einer „Intervallbehandlung" möglich, daß der Patient beispielsweise nach einer erstenrehabilitativen Behandlung nach Hause entlassen wird, wo unter ambulanten Maßnahmen der erzielte Rehabilitationsfortschritt konsolidiert werden soll, um nach einer gewissen Zeit erneut in der stationären Rehabilitationseinrichtung wieder aufgenommen zu werden, wo dann versucht wird, ein weiteres Rehabilitationsziel (z. B. Wiedereingliederung ins Erwerbsleben) zu erreichen.

Die Behandlungsziele und -aufgaben in den einzelnen Phasen sollen kurz dargestellt werden.

Phase A

Phase A ist gekennzeichnet durch die medizinische Akutbehandlung im Akutkrankenhaus, die je nach Schwere der Erkrankung auf der Intensivstation oder der Normalstation stattfindet.

Nach Abschluß dieser Phase, die weder im medizinischen Alltag, noch gesetzestechnisch genauer definiert ist, muß dann der Patient in den Prozeß der Rehabilitation „eingeschleust" werden. Je nach Zustand des Patienten sind hierfür unterschiedliche Stufen oder Phasen zu unterscheiden.

Phase B

Eine Frührehabilitationseinrichtung der Phase B nimmt bewußtlose oder schwer bewußtseinsgetrübte Patienten auf, unter anderem solche mit einem sog. „apallischen Syndrom". Auch Patienten mit anderen schweren qualitativen Bewußtseinsstörungen (z. B. Patienten mit Erregungszuständen, Weglauftendenzen) fallen hierunter. Eine Kooperationsfähigkeit ist nicht gegeben. Die Patienten sollten nicht mehr beatmungspflichtig und nicht mehr intensivbehandlungspflichtig sein, und die Begleiterkrankungen müssen so behandelt und unter therapeutischer Kontrolle sein, daß sie eine Mobilisierung nicht verbieten oder behindern.

Hauptziel dieser Behandlungsphase ist, den Patienten „ins bewußte Leben zurückzuholen" und somit die Grundlage für eine weitere kooperative Mitarbeit am Rehabilitationsprozeß zu schaffen.

Da es sich um schwerbehinderte und -gefährdete Patienten handelt, muß das Team jederzeit auf die Beherrschung lebensbedrohlicher Komplikationen vorbereitet sein. Zur Behandlung dieser Komplikationen und von Begleitverletzungen und -er-

Tabelle 20-5 Frühberentungen ausgewählter Diagnosegruppen im neurologischen Bereich. Quelle VDR (1992) Statistik Rentenzugang 1991.

1. Diagnose	*ICD-9*	*Frühberentungen*		*Durchschnittsalter*	
		Anzahl	*%*	*Männer*	*Frauen*
bösartige Neubildungen des Gehirns	191	594	0,3%	47,9	46,2
bösartige Neubildungen sonstiger n.n. bez. Teile des Nervensystems	192	43	<0,1%	43,6	39,6
entzündliche Krankheiten des Zentralnervensystems	320–326	280	0,2%	50,8	46,5
herieditäre und degenerative Krankheiten des Zentralnervensystems	330–337	1 549	0,8%	53,0	49,9
sonstige Krankheiten des Zentralnervensystems (v.a. Multiple Sklerose)	340–349	3 721	2,0%	49,6	44,7
darunter: Hemiplegie	342	360	0,2%	52,6	50,0
darunter: Epilepsie	345	727	0,4%	49,4	47,0
darunter: sonstige Hirnkrankheiten	348	523	0,3%	53,4	50,6
Affektionen des peripheren Nervensystems	350–359	1 464	0,8%	52,3	50,8
Krankheiten des zerebrovaskulären Systems	430–438	7 050	3,8%	55,2	52,8
darunter: Schlaganfall	436	3 248	1,8%	54,9	52,3
Schädelfrakturen	800–804	210	0,1%	47,2	40,3
intrakranielle Verletzungen, ausgenommen solche mit Schädelbruch	850–854	874	0,5%	43,4	42,3
Nerven- und Rückenmarksverletzungen	950–957	91	<0,1%	45,6	46,1
zusammen		15 876	8,6%		
Frühberentungen der RV		185 006	100,0%	53,8	52,8

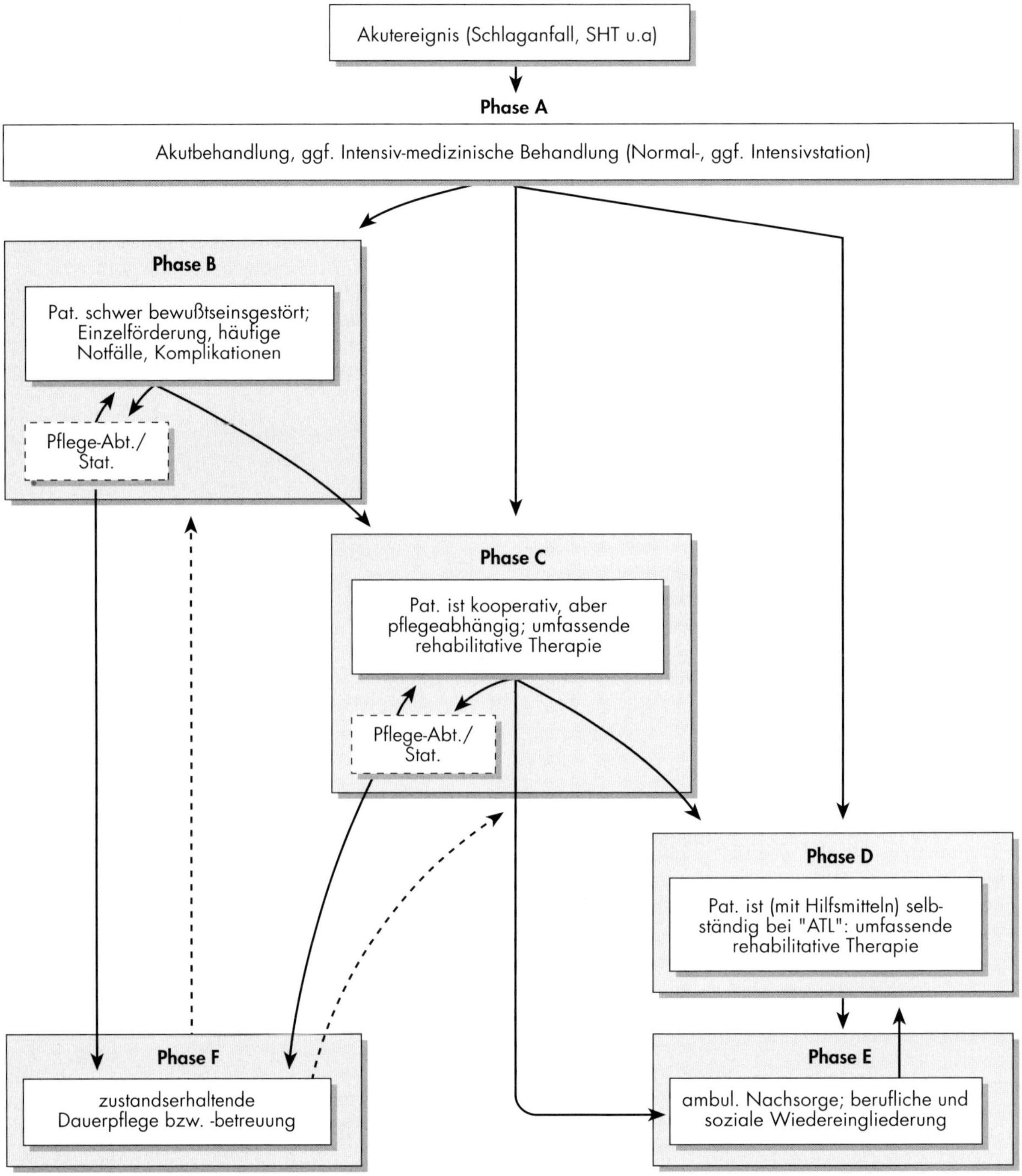

Abb. 20-1 Behandlungs- und Rehabilitationsphasen bei neurologischen Erkrankungen.

krankungen sind regelmäßig verschiedene Konsiliarärzte nötig. Anhand systematischer Verlaufsbeobachtungen ist schließlich zu entscheiden, ob ein Patient die Eingangskriterien für Phase C erreichen kann oder in den Bereich der Dauerpflege (Phase F) abgegeben werden muß.

Phase C

In der Phase C ist der Patient überwiegend bewußtseinsklar und kann somit aufgrund seines Zustandes kooperativ täglich an mehreren Therapiemaßnahmen teilnehmen. Er ist aber in der Regel bei vielen „Aktivitäten des täglichen Lebens“

(ATL) noch auf pflegerische Hilfe angewiesen. Bestehende Begleiterkrankungen und -verletzungen müssen unter therapeutischer Kontrolle sein und dürfen eine weitere Mobilisierung nicht verbieten oder behindern.

Hauptziel in dieser Phase ist die Selbstständigkeit im aktuellen Alltag, d. h. in dieser Phase wird versucht „Rehabilitation vor Pflege" zu verwirklichen.

Grundlegende motorische und neuropsychologische Funktionen sollen wiederhergestellt werden, der Patient soll für „seine Rehabilitation" motiviert und zur Mitarbeit gewonnen werden. Hauptmerkmal dieser Phase ist die Arbeit im „interdisziplinären therapeutischen Team", in dem Ärzte, Pflegekräfte, Krankengymnasten, Masseure/medizinische Bademeister (neue Bezeichnung: Physiotherapeuten), Ergotherapeuten, Sprachtherapeuten, Neuropsychologen und Sozialarbeiter/Sozialzialpädagogen in ständiger Abstimmung untereinander und mit dem Patienten und seinen Angehörigen versuchen, den Prozeß der Rehabilitation für den Patienten individuell in Gang zu bringen und voranzutreiben. Rückbildungstendenzen von Funktionsstörungen müssen erfaßt und gefördert werden und Kompensationsmöglichkeiten für gestörte Funktionen entwickelt und geübt werden. Hilfsmittel und behinderungsgerechte technische Adaptationen können das verbleibende Handicap weiter verringern.

Je nach Rehabilitationsfortschritt und erreichtem Ziel kann der Patient dann in Phase D übergeführt werden, in die ambulante Nachsorge nach Hause entlassen werden (Phase E) oder muß in den Bereich der Dauerpflege (Phase F) überführt werden.

Phase D

Die Phase D beinhaltet das, was bisher schon im Bereich der stationären medizinischen Rehabilitation der Rentenversicherung bei neurologisch Erkrankten geleistet wurde. Die Patienten sind bei den Aktivitäten des täglichen Lebens weitgehend selbständig, wenn auch evtl. unter Benutzung entsprechender Hilfsmittel. Sie sind kooperationsfähig und bereit, an „ihrer Rehabilitation" aktiv mitzuarbeiten. Rehabilitationsziel für den Rentenversicherungsträger ist die Besserung oder Wiederherstellung der Leistungsfähigkeit im Erwerbsleben. Bei anderen Rehabilitationsträgern steht die Verhinderung oder Minderung krankheitsbedingter Behinderungen im Vordergrund. Ähnlich wie in Phase C geschieht die umfassende rehabilitative Behandlung durch ein interdisziplinäres, multiprofessionelles Team von nichtärztlichen Therapeuten. Ärztliche und pflegerische Maßnahmen sind nicht mehr in dem Umfang wie in Phase C erforderlich.

Im Vordergrund stehen gezielte Maßnahmen zur Wiederherstellung und/oder Kompensation gestörter Funktionen. Darüber hinaus kann darauf hingewirkt werden, die berufliche und/oder psychosoziale Umgebung des Rehabilitanden gezielt so zu verändern und anzupassen, daß sich sein Handicap in Familie, Beruf und Gesellschaft weiter verringert.

Aus diesem Grunde können sich an diese Phase weitere Maßnahmen zur beruflichen und/oder psychosozialen Rehabilitation anschließen. Dies leitet dann über zur Phase E, der ambulanten Nachsorge.

Phase E

Die Phase E ist durch Nachsorge und Langzeitbetreuung gekennzeichnet. Der Rehabilitand ist inzwischen fähig, seine Lebensführung eigenverantwortlich in die Hand zu nehmen. Zur Stabilisierung und weiteren Kompensation von Funktionsdefiziten und Behinderungen kann eine weitere Förderung in Teilbereichen erforderlich sein. Für den Bereich der beruflichen Wiedereingliederung ist diese Phase sicherlich zeitlich befristet, für den Bereich der psychosozialen Wiedereingliederung kann sie lebenslang andauern. Fließend ist auch der Übergang zur ambulanten Krankenbehandlung bei chronisch Kranken oder Behinderten.

Phase F

Im Bereich der zustandserhaltenden (Dauer-)Pflege verbleiben Rehabilitationspatienten der Phase B oder C, bei denen vorübergehend oder auf Dauer kein weiterer Rehabilitationsfortschritt mehr zu verzeichnen ist. Diese Patienten können damit sehr schwer pflegebedürftig oder intensiv betreuungsbedürftig sein, in Extremfällen, z. B. bei Trägern von Luftröhrenkanülen, besteht sogar jederzeit die Gefahr lebensbedrohlicher Zwischenfälle. Unter Ausschöpfung aller Möglichkeiten sollte versucht werden, den bis dahin im Rehabilitationsprozeß erreichten funktionellen Zustand zu erhalten und Sekundär- und Tertiär-Komplikationen zu vermeiden [26]. Rückbildungstendenzen und/oder Verschlechterungstendenzen müssen erfaßt werden, ggf. ist dann der Patient wieder einer rehabilitativen Maßnahme bei entsprechender Prognose zuzuführen. Dies ist insbesondere die Aufgabe eines noch an Reha-Einrichtung angesiedelten Pflegebereiches.

Je nach Schwere des Zustandes und der psychosozialen Situation kann die Langzeit-Pflege oder Betreuung zu Hause durch Angehörige unter Mitwirkung von ambulanten Diensten oder nur institutionell geleistet werden. Vordringlich ist auf eine entsprechende Anleitung und Entlastung der Angehörigen zu achten. Eine dauerhafte ärztliche und in der Regel krankengymnastische Betreuung ist neben der Pflege zu gewährleisten.

Zusammenfassung

Aus dieser Darstellung der Behandlungsphasen ist leicht abzuleiten, daß die Phasen A–C nur stationär erbracht werden können, in Phase D kann man auch über teilstationäre Konzepte nachdenken. Phase E ist eindeutig ambulant definiert, Phase F geschieht entweder im häuslichen Milieu oder institutionell. Wie eine im Frühjahr 1993 in neurologischen Rehabilitationseinrichtungen in Bayern durchgeführte Erhebung zu Behinderungsgrad und Behandlungsdiagnosen von Rehabilitationspatienten zeigte, benötigen Patienten mit schwerem Schädel-Hirn-Trauma oder mit hypoxischen Hirnschädigungen vorwiegend Einrichtungen der Phase B, Patienten mit Schlaganfällen oder anderen neurologischen Erkrankungen überwiegend Einrichtungen der Phase C, um in den Prozeß der Rehabilitation „eingeschleust" werden zu können [17]. Dies deckt sich auch mit den ersten Erfahrungen von Einrichtungen der Phase B [52].

> Gerade beim neurologischen Rehabilitanden ist es sehr wichtig, den medizinischen und den beruflichen Rehabilitationsbereich noch enger zu verzahnen.

Das kann z. B. dadurch geschehen, daß einzelne Therapeuten aus der stationären Rehabilitationseinrichtung mit ihren Patienten bereits während der stationären medizinischen Rehabilitation schon vorbereitende Besuche und Gespräche am Arbeitsplatz durchführen und diese dann während der Phase der beruflichen Wiedereingliederung mehr oder weniger intensiv nachbetreuen. Unter solchen Konzepten gibt es erste ermutigende Erfahrungen zur Wiedereingliederungsfähigkeit von Patienten mit schwerwiegenden neurologischen oder neuropsychologischen Störungen z. B. Aphasiker [41, 42, 43, 44].

6 Aufgaben der stationären Rehabilitation

(unter besonderer Berücksichtigung von Frührehabilitation und Anschlußheilbehandlung)

Das im vorigen Abschnitt vorgestellte „Phasen-Modell" gibt mit den jeweiligen Aufnahmekriterien, die den funktionellen Zustand eines solchen Patienten beschreiben, gleichzeitig auch die globalen Behandlungs- und Rehabilitationsziele in dieser Phase vor. Die Behandlung geschieht fast immer in einem multiprofessionellen Team. In den einzelnen Behandlungs- und Rehabilitationsphasen werden allerdings Aufgaben und Kompetenzen unterschiedlich verteilt und organisiert sein müssen. Dabei unterscheidet man trans-, inter- und multidisziplinäre Organisationsformen (s. Teil I, Abschn. 13).

Sehr schwierig ist es allerdings, die von unterschiedlichen Kostenträgern und in der öffentlichen Diskussion verwendeten Begriffe eindeutig den verschiedenen Phasen zuzuordnen:

- So wird z. B. von vielen Akutmedizinern und in der Öffentlichkeit unter „Frührehabilitation" das verstanden, was in Phase B, aber auch bei anderen Krankheitsbildern in Phase C durchgeführt wird.
- Die „Arbeitsgemeinschaft neurologisch-neurochirurgische Frührehabilitation", in der sich in diesem Bereich arbeitende Ärzte zusammengeschlossen haben, definiert „Frührehabilitation" mit den Inhalten, die im Phasenmodell der Phase B zugeordnet sind.

Viele Rehabilitationskliniken, die als AHB-Klinik definiert und zugelassen sind, nehmen bereits aufgrund der medizinischen Notwendigkeit zu einem gewissen Prozentsatz Patienten auf, die vom Zustand und den Behandlungsaufgaben eindeutig der Phase C zugeordnet werden müssen. Auch die von den meisten Rentenversicherern neugefaßten AHB-Kriterien im Bereich Neurologie („Rückbildungstendenz der neurologischen Defizite", „Fortbewegung mit Hilfsmittel", „Kooperationsfähigkeit und -bereitschaft") definieren einen Zustand des Patienten, der noch im Bereich der Phase C liegt.

Bei einem Teil der Patienten mit neurologischen Krankheiten werden sich zeitlebens mehr oder weniger intensive ambulante und stationäre Rehabilitationsmaßnahmen abwechseln müssen, damit ein erreichter Grad der Wiedereingliederung in Familie, Beruf und Gesellschaft gehalten werden kann. Dies trifft insbesondere für Patienten mit bleibenden schweren Behinderungen oder mit chronisch verlaufenden neurologischen Erkrankungen zu.

7 Spezielle diagnostische Maßnahmen

Die spezielle Diagnostik in der neurologischen Rehabilitation läßt sich gliedern in:
- Diagnostik vor Aufnahme in die Rehabilitationseinrichtung
- spezifische medizinische Diagnostik des Gesundheitsschadens (Impairment)
- Funktionsdiagnostik, Diagnostik der Beeinträchtigungen und Behinderungen (Disability, Handicap).

Die sorgfältige Analyse aller Störungen im somatischen und psychischen Bereich ist Voraussetzung für eine umfassende und individuelle Rehabilitationsplanung bei neurologischen Erkrankungen. Diese Diagnostik bestimmt wesentlich den Therapieverlauf und die Dauer der Therapie.

Zur Durchführung dieser Diagnostik bedarf es eines qualifizierten und interdisziplinär arbeitenden Teams. Folgende Bereiche sind in der Diagnostik zu berücksichtigen:
- biographisch-soziale Aspekte
- medizinische Aspekte, Risikofaktoren, Vorerkrankungen usw.
- sensomotorische Aspekte
- kognitive Aspekte sowie andere Hirnleistungsstörungen einschließlich Sprach- und Sprechstörungen
- emotionale und Persönlichkeitsaspekte
- soziale und materielle Rahmenbedingungen, familiäre, berufliche und Wohnsituation.

7.1 Diagnostik vor Aufnahme in die Rehabilitationseinrichtung

Gleichgültig, in welcher Phase der Patient in den Prozeß der Rehabilitation „eingeschleust" werden soll, sind im Akutbereich (Phase A) folgende diagnostische Maßnahmen durchzuführen und deren Ergebnisse an die Reha-Einrichtung weiterzugeben:
- eine fundierte Diagnostik der zugrundeliegenden Schäden am zentralen oder peripheren Nervensystem mit den hierfür geeigneten Methoden (klinisch, laborchemisch und mikrobiologisch, neuroradiologisch, neurophysiologisch)
- eine Klärung der Ätiologie, soweit als möglich
- eine Diagnostik der bestehenden Begleiterkrankungen in anderen medizinischen Fachgebieten.

Zusammenzustellen sind diese Befunde bei Verlegung aus dem Akutkrankenhaus vom behandelnden Krankenhausarzt, bei anderen Reha-Behandlungen am besten durch den behandelnden Hausarzt oder mitbehandelnde Fachärzte, da nur diese den Verlauf aus eigener Anschauung kennen. Anhand dieser medizinischen Daten können qualifizierte Ärzte der entsprechenden Reha-Einrichtung die Versicherungsträger kompetent über Sinn und Zweck der von den behandelnden Ärzten beantragten Reha-Maßnahme gutachterlich beraten.

Eine weitere Voraussetzung ist die Weiterleitung von Befund- und/oder Behandlungsberichten von nichtärztlichen Therapeuten (z. B. Physiotherapeuten, Ergotherapeuten, Sprachtherapeuten, [Neuro-]Psychologen) an entsprechende Therapeuten der Reha-Einrichtung, sofern solche Therapeuten den Patienten mitbetreut haben.

Da der funktionelle Zustand der Patienten ganz bestimmte pflegerische und therapeutische Maßnahmen notwendig macht und entsprechende Kapazitäten voraussetzt, ist diesem Bereich in der Diagnostik vor der Aufnahme besondere Aufmerksamkeit zu schenken. Bei der von den meisten RV-Trägern durchgeführten Neufassung der AHB-Antragsformulare wurde dies bereits berücksichtigt. Viele neurologische Rehabilitationseinrichtungen haben zudem noch eigene ausführlichere Fragebögen zu diesem Fragenkomplex.

7.2 Diagnostik in der Rehabilitationseinrichtung

7.2.1 Medizinische Diagnostik

Für neurologische Reha-Einrichtungen ist die apparative und personelle Kapazität zur laborchemischen, neurophysiologischen und neuroradiologischen Verlaufsdiagnostik neurologischer Erkrankungen, zur Verlaufskontrolle wichtiger Risikofaktoren und häufiger Begleiterkrankungen auf anderen Fachgebieten zu fordern. Die Schwerpunkte werden sicherlich in den unterschiedlichen Phasen gemäß „Phasen-Modell" etwas anders gesetzt sein. Ein eigener internistischer Konsiliarius wird in fast allen Einrichtungen zu fordern sein, außerdem sind enge Verbindungen zu augenärztlichen, HNO-ärztlichen, orthopädischen und urologischen Konsiliarien notwendig.

Diese in der Reha-Einrichtung durchgeführte neurologische Standarddiagnostik dient neben der nosologischen und ätiologischen Zuordnung (akutmedizinischer Teil) auch zur Feststellung von noch erhaltenen Ressourcen sowie vor allem zu einer Einschätzung der Rehabilitationschancen und zur Verlaufsmessung (Reha-medizinischer Teil). Diese medizinische Diagnostik aber reicht zur Planung und Durchführung einer neurologischen Rehabilitationsmaßnahme in der Regel nicht aus. Wesentlicher Bestandteil ist daher die im weiteren aufgeführte Funktionsdiagnostik, die den gesamten rehabilitativen Prozeß begleiten muß, unter Umständen lebenslang.

7.2.2 Spezifische Rehabilitationsdiagnostik

Zur Therapieplanung bedarf es zudem einer rehabilitationsspezifischen Diagnostik aller an der Rehabilitation beteiligten therapeutischen Abteilungen. Die Dauer der rehabilitationsdiagnostischen Phase ist abhängig von der Komplexität der Behinderungen im körperlichen, psychischen und sozialen Bereich. Es muß zudem eine ausreichende Abklärung des psychosozialen und beruflichen Umfeldes erfolgen.

In allen Therapiebereichen, die in der neurologischen Rehabilitation vertreten sind, sind zwei notwendige diagnostische Prozesse zu unterscheiden:

- *Diagnostik zur Therapieplanung:* Jede etablierte Therapiemethode verlangt zur Therapieplanung eine spezielle Befunderhebung der Funktionsstörungen („Impairment") nach bestimmten Kriterien, meist in freier oder halb standardisierter Form.
- *Verlaufsdiagnostik:* Eine den Rehabilitationsprozeß begleitende Verlaufsdiagnostik auf den rehabilitationsmedizinischen Ebenen der Fähigkeitsstörung („Disability"), sowie der beruflichen und sozialen Beeinträchtigung („Handicap") ist ebenfalls notwendig. Hierzu sind standardisierte und teststatistische Kriterien erfüllende Meßinstrumente erforderlich. Nur durch solche Meßinstrumente ist festzustellen, ob der Patient dem Globalziel einer möglichst guten beruflichen und psychosozialen Wiedereingliederung näher kommt.

Diese Diagnostik hat zu erfolgen in allen relevanten therapeutischen Bereichen:

- ärztlicher Bereich (s. Teil I, Abschn. 7.2.1)
- Pflege
- Physiotherapie (einschließlich physikalische Therapie, Bewegungs- und Sporttherapie)
- Ergotherapie
- Sprachtherapie
- Neuropsychologie
- Psychotherapie
- Soziotherapie.

Zu den diagnostischen Aufgaben und Vorgehensweisen in den einzelnen Bereichen kurz einige Stichworte:

Pflege: Pflegespezifische diagnostische Fragen sind:

- Selbständigkeit auf Stationsebene
- durchzuführende Behandlungsmaßnahmen (z. B. Injektionen, Verbände) und Maßnahmen zur Prophylaxe von Komplikationen (z. B. korrekte Lagerung, Dekubitusprophylaxe)
- durchzuführende Überwachungs- und Kontrollmaßnahmen
- Überwachung und Schulung der Medikamenteneinnahme
- neuropsychologische und psychosoziale Basisleistungen

Physiotherapie: Diagnostische Schwerpunkte der Krankengymnastik sind:

- Motorik und Bewegungskoordination, besondere Arten komplexer Bewegungsstörungen wie frontale Gangschädigung und Pusher-Syndrom (s. Teil II, Abschn. 1.2.2 und Teil I, Abschn. 1.2.3):
- Sensibilität
- Muskeltonus
- trophische Situation
- Erfassung von Schmerzzuständen und deren Bedingtheit durch Störung sensomotorischer Funktionen oder durch pathologische Bewegungsabläufe
- Erfassung des Herz-Kreislauf-Trainingszustandes
- Störungen im Körperschema und im Körpererleben.

Als spezielle apparative Methoden können Posturographie und Ganganalyse mit dynamischen Kraftmeßplattenformen, polymyographische und kinematologische Bewegungsanalyse eingesetzt werden. Auch durch wiederholte Video-Aufzeichnungen können Verläufe festgehalten werden.

Ergotherapie: Schwerpunkte der Diagnostik in der Ergotherapie, die z. T. aufeinander aufbauen, sind:

- Selbständigkeit bei alltäglichen Verrichtungen (ATL-Leistungen) und im weiteren in der Haushaltsführung.
- Handfunktion: Für die Erfassung von Störungen der Handfunktion stehen nur sehr wenige standardisierte Tests zur Verfügung (z. B. motorische Leistungsserie im Rahmen des Wiener Testsystems, die auch PC-gestützt durchgeführt werden kann). Allerdings werden solche Testserien nur basale Aspekte der Handfunktion erfassen können. Andere Aspekte wie z. B. Schreibleistungen und Schriftbild, sind mehr qualitativ als quantiativ zu erfassen, im besonderen gilt dies für spezifische berufliche Anforderung an die Handfunktion.
- Neuropsychologische Syndrome, die die Selbständigkeit im Alltag wesentlich beeinflussen können, wie z. B. ideomotorische und ideatorische Apraxie, Orientierungs- und Wahrnehmungsstörungen werden in Zusammenarbeit mit den Neuropsychologen funktionell erfaßt

und therapeutisch angegangen. Im Vordergrund der Diagnostik stehen Verhaltensbeobachtungen und halbstandardisierte funktionelle Untersuchungen.

Sprachtherapie: Schwerpunkt der Diagnostik ist die Prüfung folgender Störungen:

- *Aphasie:* Bei klinischer Relevanz erfolgt routinemäßig bei jedem Patienten mit Verdacht auf Aphasie ein standardisierter Aphasietest (z. B. Aachener Aphasietest). Damit erfolgt eine Einordnung in die vier aphasischen Standardsyndrome: die Broca-Aphasie, die Wernicke-Aphasie, die globale Aphasie und die amnestische Aphasie, und in die Sonderformen Leitungsaphasie und transkortikale Aphasie. Ein Teil der Störungen kann auch nicht klassifizierbar sein oder muß in die Gruppe der „Restaphasien" eingeordnet werden. Bei Relevanz der Störung sollten zusätzlich Aufgabenbatterien zur Alexie/Agraphie, zu Störungen beim komplexen Benennen oder beim Verarbeiten von Zahlen (Akalkulie) durchgeführt werden.
- *Dysarthrie:* Zur Diagnostik von Dysarthrien gibt es halbstandardisierte Diagnostikbögen. Es sollten in jedem Fall routinemäßig die Bereiche Mundmotorik (Resonanz und Sprechtempo), Stimme, Sprechatmung, Artikulation und Prosodie gründlich untersucht werden. Einen standardisierten Untersuchungsgang dieser Funktionen auf der Disability-Ebene bietet das „Münchener Verständlichkeitsprofil" [55]. Bei allen komplexeren Störungen und entsprechender klinischer Relevanz ist eine phoniatrische Untersuchung zu fordern, die überwiegend konsiliarisch bei entsprechend weitergebildeten HNO-Ärzten durchgeführt werden muß. Häufig ist es auch sinnvoll oder notwendig, in der Dysarthriediagnostik Geräte zur instrumentellen Analyse des Sprachsignals (z. B. Visipitch) einzusetzen.
- *Neurologische Stimmstörungen:* Bei Stimmstörungen aufgrund einer peripheren neurologischen Schädigung ist durch einen HNO-Arzt oder Phoniater eine stroboskopische Untersuchung der Stimmlippen durchzuführen, auch Laryngographen können hierbei weiterhelfen.
- *Sprechapraxie* (tritt meist in Kombination mit Aphasien auf).
- *bukkofaziale Apraxie* (Unterform der ideomotorischen Apraxien, die das Erlernen und Verwenden von Gesten für die nonverbale Kommunikation erschwert).

Neuropsychologische Diagnostik: Hier können nur Stichworte angesprochen werden, zur ausführlichen Information wird auf entsprechende Standardwerke verwiesen [13, 14, 36, 37].

- *Störungen des Sehens und/oder der Okulomotorik:* Bei bestehenden neuroophthalmologischen Störungen (homonyme Gesichtsfeldausfälle, Störungen der Hell-/Dunkeladaptation, der Sehschärfe, der visuellen Exploration, der visuell-agnostischen Leistungen, hemianope Lesestörungen) existieren mittlerweise eine Reihe spezifischer, neuropsychologischer Untersuchungsverfahren. Diese Diagnostik kann klinisch vom Arzt, von entsprechend geschulten Mitarbeitern mit entsprechenden technischen Geräten (Perimeter, Binoptometer, visuellen Testtafeln, ELEX-Gerät u.a.) in der Reha-Einrichtung selbst oder extern durchgeführt werden. Auf alle Fälle ist jedoch eine enge Zusammenarbeit mit neuroophthalmologisch erfahrenen, augenärztlichen Konsiliaren und Orthoptisten notwendig.
- *Störungen der räumlich-visuellen Wahrnehmung und/oder räumlich konstruktiver Funktionen:* spezielle Diagnose- und Therapieprogramme für basale räumliche Wahrnehmungsleistungen
- *Störungen der Aufmerksamkeits- und Konzentrationsleistungen:* Es sind Aussagen zu folgenden Teilleistungbereichen zu treffen: Einfache und komplexe Reaktionszeiten, Informationsverarbeitungsgeschwindigkeit, selektive und geteilte Aufmerksamkeit, Daueraufmerksamkeit. Als Screening-Test sei der Zahlen-Verbindungs-Test (ZVT) genannt, üblicherweise werden jedoch die verschiedenen Leistungen in diesem Bereich mit geeigneten Software-Programmen untersucht und therapiert: z. B. „Wiener Testsystem" von G. Schuhfried; „Neuropsychologische Testbatterie" von P. Zimmermann und B. Timm; Trainingsprogramm von W. Hartje und B. Orgass. Ein Überblick über die genannten und weitere auf dem Markt befindlichen Programme findet sich in dem Software-Katalog „Computer helfen heilen" [27].
- *Störungen der Lern- und Gedächtnisleistungen:* Diagnostik zu folgenden Teilleistungsaspekten: Kurzzeitgedächtnis, Langzeitgedächtnis, Arbeitsgedächtnis, prospektives Gedächtnis, episodisches Gedächtnis, semantisches Gedächtnis, assoziatives Lernen, prozeduales Lernen und Gedächtnis. Für alle diese Teilleistungsbereiche gibt es mehr oder weniger spezifische neuropsychologische Testverfahren, teils PC-gestützt. Auch die Verhaltensbeobachtung gibt wichtige Hinweise. Auf der „Disability-Ebene" mißt der Rivermead Behavioural Memory Test, der inzwischen ins Deutsche übersetzt und validiert ist [3].
- *Störungen der Intelligenzleistungen und des planvollen Handelns:* Aspekte zielgerichteten Planens, Handelns und Problemlösens sind: Planungsansatz, Lernen aus Fehlern, Plausibilitätskontrollen, Produktion von Lösungsalter-

nativen, Strategien der Fehlersuche und Fehlerkorrektur. Als Test wird hier gerne das „Turm von Hanoi-Problem“ oder der „Wisconson Card Sorting Test“ verwendet [36, 37].

- *Verhaltensauffälligkeiten* wie: Entschlußunfähigkeit, Unfähigkeit zur Durchführung beabsichtigter Handlungen, vorschnelles/impulsives Verhalten, Haften an irrelevanten Details, mangelnde Umstellungsfähigkeit, emotionale Indifferenz, sozial distanzloses/inakzeptables Verhalten, Tendenz zu überangepaßtem/sich unterordnendem Verhalten. Hierfür ist eine genaue Verhaltensbeobachtung notwendig.
- *Vorwiegend organisch bedingte Störungen und Fehleinschätzungen der Selbst- und Körperwahrnehmung* (Neglect-Phänomene, Anosognosie, Anosodiaphorie): Diese Phänomene werden ebenfalls meist über Exploration und Verhaltensbeobachtung erfaßt. Für visuellen Neglect gibt es auch einfache Papier-Bleistift-Tests.

7.2.3 Einzelne Therapiedisziplinen-übergreifende Diagnostik

Als übergreifende diagnostische Maßnahmen sind Analysen der häuslichen Situation und des beruflichen Umfeldes notwendig. Dies geschieht über eine genaue Befragung des Patienten und seiner Angehörigen über seine Wohnsituation und seinen sozialen Bezugsrahmen. In schwierigen Fällen kann eine Wohnungsbegehung durch Mitarbeiter des therapeutischen Teams weitere Informationen und Planungsgrundlagen erbringen. Im beruflichen Bereich muß die Berufsanamnese erhoben werden und eine genaue Befragung über Anforderungen des Arbeitsplatzes und berufliche Rahmenbedingungen durchgeführt werden. Dies kann auch in halbstandardisierter Form geschehen. Ggf. ist auch eine Arbeitsplatzbesichtigung und Kontaktaufnahme mit dem Betriebsarzt sinnvoll.

In jeder neurologischen Schwerpunktklinik sollte zudem die Möglichkeit zur Durchführung *beruflicher Belastungserprobungsmaßnahmen,* zumindest in wichtigen beruflichen Sektoren, vorgehalten werden. Eine solche Belastungserprobung ist von eigentlichen beruflichen Rehabilitationsmaßnahmen abzugrenzen. Sie ergibt die Möglichkeit zu Verhaltensbeobachtungen in einem berufsalltagsnahen Milieu. Häufig können nur so einigermaßen zuverlässig die Chancen und Möglichkeiten einer beruflichen Wiedereingliederung eingeschätzt werden.

Weitere diagnostische Aspekte, zu denen üblicherweise alle Mitarbeiter beitragen, sind Aspekte der *psychosozialen Diagnostik.* Im psychischen Bereich sind hierbei Störungen des affektiven Verhaltens, reaktive Anpassungsstörungen im Rahmen der Krankheitsverarbeitung, förderliche und hemmende prämorbide Persönlichkeitseigenschaften, biographische Elemente, emotionale und Verhaltensprobleme zu erfassen. Im sozialen Bereich fällt hierunter die Erfassung und systematische Faktensammlung über Art und Qualität von familiären Beziehungen, weiteren sozialen Beziehungen, Arbeitswelt, ökonomische Verhältnisse, Wertgefüge bezüglich Lebensqualität, Lebenszufriedenheit u.a.

Für diese Art der Rehabilitationsdiagnostik ist es unbedingt notwendig, daß alle Mitarbeiter gemeinsame und ausreichende Kenntnisse über die für die Rehabilitation wichtigen Informationen haben. In der wertenden und abgrenzenden Diskussion wird eine ausführliche, rehabilitative Diagnose erstellt.

> Die Rehabilitationsdiagnose kann nicht, wie z. B. die akutmedizinische Diagnose, statisch sein. Vielmehr müssen sinnvolle Abänderungen therapiebegleitend vorgenommen werden und im Sinne einer Prozeßdiagnostik immer wieder neue diagnostische Erkenntnisse in die Entscheidungsprozesse einfließen. Deshalb muß in einem Reha-Team den Mitarbeitern und ihren Patienten ausreichend Zeit für anfallende Diskussionen und Entscheidungsprozesse zur Verfügung stehen.

8 Spezielle therapeutische Maßnahmen

Auf die allgemeinen Prinzipien neurologisch-neuropsychologischer Rehabilitation, wie in Teil I, Abschnitt 1 ausgeführt, wird hier nochmals hingewiesen.

Trotz eines ganzheitlichen Behandlungsansatzes steht die störungsspezifische Behandlung in allen Bereichen im Vordergrund. Angestrebt wird nach Möglichkeit eine Restitution, falls dies nicht möglich ist, eine Kompensation und/oder eine Adaptation. Als Voraussetzung muß ein „therapeutisches Klima“ gegeben sein, in dem Lernprozesse in umfassendem Sinne ermöglicht werden.

Die Behandlungsmethoden sollten (im Idealfall) möglichst spezifisch (auf ein bestimmtes Leistungsdefizit abgestimmt) und systematisch (regelmäßig bezüglich Dauer und Häufigkeit der Behandlungen, konstant bezüglich der Aufgabenbedingungen und der Patient-Therapeut-Interaktionen) sein. Nachfolgend werden für die einzelnen therapeutischen Disziplinen die wichtigsten Therapiestrategien stichworthaltig aufgelistet. Eine ausführliche Erörterung ist im Rahmen dieses Beitrages nicht möglich, es wird daher auf die weiterführende Literatur im Anhang verwiesen [13, 14, 36, 37].

8.1 Ärztliche Behandlungen

In der neurologischen Rehabilitation müssen die im Fachgebiet üblichen medikamentösen Therapiemaßnahmen gezielt eingeleitet oder weitergeführt werden. Dazu gehören auch die für bestimmte Maßnahmen vorgeschriebenen klinischen, laborchemischen und neurophysiologischen Verlaufskontrollen. Zudem ist der Arzt Koordinator und Leiter des therapeutischen Teams. Auch müssen bestehende Begleiterkrankungen und -verletzungen diagnostisch erfaßt und laufend therapeutisch unter Kontrolle gehalten werden. Enge Zusammenarbeit mit Konsiliarien aus anderen medizinischen Fachgebieten ist dafür unbedingt notwendig. Der Arzt muß auch die von den einzelnen Therapeuten vorgeschlagenen Hilfsmittel bezüglich Notwendigkeit, Eignung und Wirtschaftlichkeit begutachten, sie verordnen und deren korrekte Anpassung und Funktionsfähigkeit bestätigen.

8.2 Pflege

Hauptschwerpunkt ist die „aktivierende Pflege". Darunter versteht man eine Grundpflege, oder wie es nach der neuen Bundespflegesatz-Verordnung heißt, „allgemeine Pflege" unter rehabilitativ-therapeutischen Gesichtspunkten. Nach der Pflegetheorie von Orem (1985) sollen dem Patienten Aktivitäten des täglichen Lebens, die er selbst nicht ausführen kann, nicht nur kompensatorisch abgenommen und an ihm verrichtet werden, sondern er soll angehalten und trainiert werden, diese trotz Behinderung wieder selbständig auszuführen.

> Versorgende und verwöhnende Denkansätze und Vorgehensweisen in der Pflege behindern den Rehabilitationsprozeß. Andererseits können durch Überforderung des Patienten negative psychische Reaktionen ausgelöst und verstärkt werden.

Die „aktivierende Pflege" verlangt daher sehr viel kritisches Bewußtsein und spezifische Kenntnisse und Erfahrungen von seiten der Pflegekräfte. Daher wird eine eigene Weiterbildung zur „Fachschwester/-pfleger für Rehabilitation" zur Zeit etabliert.

Weiterhin ist eine enge Zusammenarbeit mit anderen therapeutischen Disziplinen, z. B. mit den Ergotherapeuten im Selbsthilfetraining oder mit den Neuropsychologen im Reorientierungstraining, notwendig. Spezifische pflegerische Leistungen sind spezielle Lagerungen und die Durchführung der üblichen prophylaktischen Maßnahmen (z. B. Pneumonie-, Thrombose-, Dekubitusprophylaxe). Auch ein gezieltes Training zur Wiedererlangung der Kontrolle über Blase und Darm ist eine spezielle pflegerische Aufgabe.

Für die Berechnung von Stellenplänen muß für die „aktivierende Pflege" in der Regel die doppelte Zeit angesetzt werden wie für eine „kompensatorische Pflege".

8.3 Physiotherapie

Im Vordergrund der *krankengymnastischen Behandlung* stehen normalerweise Methoden auf neurophysiologischer Grundlage (Bobath, Voita, PNF), wobei aufgrund empirischer Erfahrungen einzelne Verfahren bei bestimmten Syndromen besonders gern eingesetzt werden [19]. In vielen Fällen müssen diese Techniken noch durch Verfahren auf manualtherapeutischer oder funktioneller Grundlage ergänzt werden. In späteren Rehabilitationsphasen können noch medizinische Trainingstherapie, Biofeedback-Verfahren und funktionelle Elektrostimulation (s. u.) eingesetzt werden. Spezielle Indikationen gibt es hier auch für die Hippotherapie [45].

Traditionelle Maßnahmen zur Verbesserung der Sensibilität sind Bestreichen der gestörten Extremitätenabschnitte mit an der Oberfläche verschieden beschaffenen Materialien (z.B. Massagehandschuh, Bürste, Waschlappen) oder die vorsichtige Applikation von Klopf- oder Streich-, Wärme- oder Kältereizen. Effektiv bei Störungen an der oberen Extremität sind auch Handbewegungen in der erwärmten Kieswanne.

An sogenannten *passiven Maßnahmen* sind tonusregulierende Massagen, bei trophischen Ödemen manuelle Lymphdrainage, und bei Schmerzproblemen Bindegewebs- oder Reflexzonenmassagen, analgesierende Stromanwendungen oder hydrogalvanische Bäder, Kälte- oder Wärmepackungen zu nennen. Im Übergangsbereich zur Nachsorge sind zunehmend auch bewegungstherapeutische und sporttherapeutische Elemente einzusetzen, die vom Patienten in seinem privaten Alltag ohne therapeutische Begleitung weitergeführt werden können.

Der Krankengymnast oder Physiotherapeut ist auch maßgeblich an der Verordnung und Erprobung von Hilfsmitteln zur Verbesserung der Mobilität beteiligt.

Besondere neuere Therapieverfahren sind das *Biofeedback und die funktionelle Elektrostimulation.*

Unter Biofeedback versteht man Therapiestrategien, bei denen körpereigene Signale zurückgemeldet werden, um dadurch zu lernen, nicht (oder nicht mehr) unmittelbar dem Willen unterworfene Körperfunktionen in eine gewünschte Richtung zu beeinflussen. Bei zentralnervös geschädigten Patienten wird meist das integrierte EMG einer oder mehrerer gelähmter Muskelgruppen als Rückmeldesignal verwendet. In der Literatur [1a, 2, 25] sind meist als Behandlungsziele Senkung eines spastisch erhöhten Muskeltonus, Verbesserung von Greiffunktionen und Anbahnung der Fußhebung genannt. Auch bei peripheren Läsionen und bei neuromuskulären Erkrankungen kann EMG-Biofeedback hilfreich sein [18].

In allen Studien wird EMG-Biofeedback als erfolgreich bewertet, kontrollierte Interventionsstudien fehlen aber. Eine eindeutige Überlegenheit gegenüber Krankengymnastik nach dem Bobath-Konzept konnte nicht belegt werden [1a, 2]. Die Kombination von Physiotherapie und EMG-Biofeedback wird mehrfach vorgeschlagen. Eine Berliner Arbeitsgruppe [54] konnte mit einem modifizierten EMG-Biofeedback-Verfahren in Einzelfällen auch noch nach Spätverläufen bei Hemiplegikern relevante Funktionsverbesserungen erzielen.

Bei der *funktionellen Elektrostimulation* werden einzelne Muskelgruppen über aufgelegte oder implantierte Elektroden so stimuliert, daß einfache motorische Funktionen (z. B. Gehen, Stehen, Greifen) zustande kommen [38]. Die Kombination von EMG-Biofeedback und funktioneller Elektrostimulation wurde in einer Studie zur Verbesserung des Gangbildes mit Erfolg eingesetzt [5].

8.4 Ergotherapie

Das Training, die Aktivitäten des täglichen Lebens wieder selbständig und ohne Hilfe durchzuführen („Selbsthilfetraining"), wird von den Ergotherapeuten zusammen mit der Pflege durchgeführt. Ein weiterer Schwerpunkt ist die Anbahnung von Grob- und Feinmotorik und Sensibilität der oberen Extremität, die meistens auch nach Methoden auf neurophysiologischer Basis durchgeführt wird. Hierbei wird im Vergleich zur Physiotherapie und Krankengymnastik noch mehr der Schwerpunkt auf den Umgang mit Gegenständen des alltäglichen Lebens oder der speziellen beruflichen Praxis gelegt. Darunter fällt z. B. das sogenannte „Haushaltstraining".

Eine spezielle Handfunktion ist das Schreiben, wobei sich die Methode nach Mai bewährt hat, die statt Schönschreibübungen versucht, möglichst rasch das vorherige individuelle Schriftbild des Patienten wiederherzustellen [30].

Überwiegend werden auch die Ergotherapeuten tätig, um Hilfsmittel für die Bewältigung alltäglicher oder spezieller beruflicher Anforderungen auszusuchen, ggf. auch herzustellen und sie zu erproben.

Bei neuropsychologischen Störungen wie Apraxie, Orientierungs- und Wahrnehmungsstörungen, werden Ergotherapeuten in der Regel zusammen mit Neuropsychologen und Pflegekräften bei entsprechenden Trainingsmaßnahmen tätig:

- Bei der *ideatorischen Apraxie* werden zuerst die gestörten Bewegungs- oder Handlungsfolgen in Einzelsequenzen zerlegt bzw. wieder zu komplexen Folgen aufgebaut. Die *ideomotorische Apraxie*, vor allem mit ihrer Unterform der *bukkofazialen Apraxie*, ist eher ein Problem im Rahmen der Sprachtherapie, wenn ein kompensatorisches Gestentraining durchgeführt werden soll.
- Bei *Orientierungsstörungen* hat sich ein Reorientierungsprogramm nach dem sogenannten Schalen-Modell bewährt. Dabei soll der Patient lernen, sich zuerst in seinem Krankenzimmer wieder zu orientieren, dann auf seiner Station, dann in der Reha-Einrichtung und später auch darüber hinaus.
- Bei *Neglect-Problemen* ist es notwendig, dem Patienten konsequent nur von der vernachlässigten Seite her Reize in allen Sinnesmodalitäten anzubieten. Ein neuer Ansatz, die Vernachlässigungssymptomatik durch Stimulation der Nackenmuskulatur auf der betroffenen Seite zu verbessern, befindet sich in klinischer Erprobung [24].

8.5 Sprachtherapie

In der Sprachtherapie von *Aphasikern* unterscheidet man die Aktivierungsphase, die störungsspezifische Übungsphase und die Konsolidierungsphase:

- In der *Aktivierungsphase* wird versucht, mittels verschiedener Methoden sprachliche Leistungen des Gehirns zu reaktivieren.
- In der anschließenden störungsspezifischen Übungsphase kommen Therapiemethoden zum Einsatz, die sich an den Störungsschwerpunkten gemäß dem vorliegenden Aphasiesyndrom orientieren.
- In der Konsolidierungsphase wird versucht, die in der Übungphase erlernten sprachlichen Fertigkeiten in die Alltagssituation zu übertragen.

Bei einer *Sprechapraxie* müssen die für den Artikulationsvorgang notwendigen Einzelbewegungen über entsprechende Rückmeldungen bewußt gemacht und eingeübt werden.

Bei *Dysarthrien* kann als vorbereitende Maßnahme eine sensomotorische Behandlung des orofazialen Trakts nach Coombes [11] sinnvoll sein. Im weiteren Verlauf haben sich Biofeedback-Ansätze mittels eines Sprachsichtgerätes (z. B. Visipitch) als hilfreich erwiesen. Als weitere therapeutische Hilfsmittel aus dem Bereich der Sprachtherapie seien das Taktbrett (Pacing-Board) und ein Communicator genannt. Ein Sprachsichtgerät ist auch ein geeignetes Hilfsmittel bei *Stimmstörungen*.

8.6 Neuropsychologie

Störungen des Sehens und/oder der Okulomotorik: Bei Patienten mit visuellen Explorationsstörungen oder hemianopen Lesestörungen kann ein entsprechendes Training am TV-Monitor des PC-gestützten „*e*lektronisch gesteuerten *L*ese- und *Ex*plorations-Gerätes" (ELEX-Gerät) durchgeführt werden. Sowohl beim Explorations- als auch beim Lesetraining ist darauf zu achten, daß sich der Kopf in Neutralposition befindet und Kopfbewegungen nicht zugelassen werden. Denn die kompensatorischen unwillkürlichen Augenbewegungen gehen immer einer entsprechenden Kopfbewegung voraus und müssen als erste wieder engrammiert werden. Werden in der Laborsituation gute kompensatorische Leistungen erzielt, so sollte ein weiteres Trainig in natürlichem Umfeld erfolgen, da oft bei simultaner Anbietung mehrerer Reize die Kompensation unvollständig bleibt. Bei Hell-/Dunkel-Adaptationsstörungen bleibt nur die Möglichkeit entsprechender externer Hilfen (Sonnenbrille, regulierbare Beleuchtung). Bei zeitlicher Instabilität des Sehens sollte erfragt werden, nach welcher Zeitdauer dies üblicherweise auftritt, der Patient sollte angehalten werden, nach ca. $^{2}/_{3}$ dieser Zeit bereits seine akkommodierten Augen zu entspannen, um dann nach kurzer Pause wieder weiterzulesen bzw. zu arbeiten. Nach dem Prinzip eines solchen Intervalltrainings, wie es aus dem Sport bekannt ist, kann die zeitliche Stabilität der Fixation schrittweise verlängert werden.

Bei Störungen der Okulomotorik sind entsprechende orthoptistische Techniken und Strategien angezeigt (Training der Fusion, Prismenfolien u. a.). Bei definitiver Bulbusfehlstellung muß auch über korrigierende augenärztliche Operationen diskutiert werden.

Störung der räumlich-visuellen und/oder räumlich-konstruktiven Funktionen: Die durch diese Störungen hervorgerufenen Unselbständigkeiten bei Aktivitäten des täglichen Lebens sind durch ein entsprechendes Selbsthilfetraining (Ergotherapie und Pflege) zu bessern. Fähigkeiten der räumlichen Vorstellung können durch ein Block-Design-Training mittels des Mosaiktestes (Untertest des HAWIE-Intelligenztestes) bchandelt werden. Ein gutes Software-Programm für basale Leistungen der räumlichen Wahrnehmung hat Kerkhoff entwickelt [36, 37].

Störungen der Aufmerksamkeits- und Konzentrationsleistungen: Wie im Kapitel Diagnostik bereits angedeutet, gibt es hierfür verschiedenste Software-Programme zur Diagnostik und Therapie. Über die Effizienz solcher Programme hatten u. a. Poser und Mitarbeiter [34] eine ausführliche Evaluations-Studie vorgelegt. Eine weitere wichtige Maßnahme ist die Beratung der Patienten über sinnvolle Verhaltensweisen, wie z. B. das Einlegen von Pausen, ein sequentielles statt paralleles Vorgehen bei Arbeitsabläufen und eine Reduktion von störenden Außenreizen.

Störungen der Lern- und Gedächtnisleistungen: Nach Wilson [53] sind wichtige Strategien das Bewußtmachen und das bewußte Nachvollziehen einzelner Zwischenschritte, die für die Aufnahme und Speicherung von Informationen notwendig sind: Vereinfachung und Reduktion, bewußtes Verstehen, Verknüpfung, Wiederholung, Kategorienbildung. Das Abrufen aus dem Gedächtnis wird erleichtert durch Strategien wie: Merken der Anfangsbuchstaben, alphabetisches Suchen, Vorstellung des situativen Kontextes. Vielfach müssen jedoch gedächtnisgestörte Patienten trainiert werden, konsequent externe Hilfen (z. B. Notizblock, elektronische Merkhilfen) zu nutzen.

Störungen der Intelligenzleistungen und des planvollen Handelns: Hier haben sich am ehesten verhaltenstherapeutische Techniken bewährt, die „von außen" den Alltag des Patienten strukturieren helfen.

Organisch-bedingte Störungen und Fehleinschätzungen der Selbst- und Körperwahrnehnung: Neglect-Phänome, die zur Beeinträchtigung der Selbständigkeit bei alltäglichen Verrichtungen führen, werden im Rahmen des Selbsthilfetrainings durch Ergotherapeuten und Pflegekräfte, bei motorischem Neglect-Phänomen auch durch Krankengymnasten, angegangen (s. Teil I, Abschn. 8.4). Desweiteren ist ein Training am ELEX-Gerät angezeigt. Einen neuen Ansatz hat Karnath [24] vorgestellt.

Bei gestörter Selbstwahrnehmung oder Selbsteinschätzung ist ein sogenanntes Awareness-Training (Bewußtmachungs-Training) oft die einzige Chance, dem Patienten Einsichten in seine Defizite und die daraus folgenden Konsequenzen zu vermitteln [4, 35]. Ein entsprechendes Modellprojekt läuft seit wenigen Jahren auch in Deutschland [47].

Bei *psychopathologischen Syndromen* haben sich psychopharmakologische und psychotherapeutische Verfahren bewährt. Häufig müssen sie in Kombinationen angewandt werden. Im Rahmen der Psychotherapie stehen verhaltenstherapeutische und/oder gesprächstherapeutische Ansätze im Vordergrund. Bei schwerwiegenden Verhaltensauffälligkeiten sind auch sozio- und milieutherapeutische Interventionen in Erprobung.

Es muß davor gewarnt werden, Patienten in akuten Durchgangssyndromen zu stark psychopharmakologisch zu sedieren, da diese Pharmaka nach den bisherigen Erkenntnissen neuroregenerative Prozesse im geschädigten Gehirn negativ beeinflussen können [16].

In frühen Rehabilitationsphasen können auch musiktherapeutische Elemente helfen, eine erste kommunikative Basis mit dem Patienten aufzubauen. In der Spätphase sind schöpferische oder gestaltende Tätigkeiten als sog. „Freizeittherapie" zum Aufbau von Selbstwertgefühlen sehr gut geeignet.

9 Berufliche Maßnahmen in der neurologischen Rehabilitation

Neben oder nach den medizinischen Rehabilitationsmaßnahmen sollte in allen Fällen, in denen eine berufliche Wiedereingliederung zur Diskussion steht, eine individuelle Überprüfung der beruflichen Situation erfolgen. Die meisten Rehabilitationszentren haben die Möglichkeit der Überprüfung im Hause nicht. Minimalforderung ist die Erhebung einer genauen, sehr präzisen Berufs- und Arbeitsbiographie sowie eine Arbeitsplatzanalyse einschließlich ergonomischer Aspekte.

Arbeitstherapie und Belastungserprobung können durchaus im Rahmen medizinischer Rehabilitationsleistungen in den jetzigen neurologischen Rehabilitationszentren durchgeführt werden, dabei sollen das arbeitsrelevante Leistungsprofil, die soziale Anpassungsfähigkeit und mögliche besondere Gefährdungen am Arbeitsplatz ermittelt werden.

Bei diesen Maßnahmen wird eine Überprüfung und ggf. Steigerung der Belastbarkeit angestrebt. Grundfähigkeiten und -fertigkeiten im Arbeitsleben sollen stabilisiert und spezielle Fähigkeiten für die berufliche bzw. schulische Eingliederung unter Berücksichtigung der individuellen Behinderung verbessert werden.

Wenn ein berufsbezogener Bereich mit den entsprechenden Werkstätten in der Rehabilitationseinrichtung nicht zur Verfügung steht, so öffnen externe Erprobungen am Ort die Möglichkeit einer realistischen Belastungserprobung und Arbeitstherapie.

Berufsfindung sowie Arbeitserprobung gehören zu den berufsfördernden Leistungen der Rehabilitation. Diese können nur in spezifischen Zentren, wie den medizinisch-beruflichen Rehabilitationszentren, durchgeführt werden.

Stehen konkrete berufliche Wiedereingliederungsprobleme an, so muß in den neurologischen Rehabilitationszentren eine sehr enge und frühzeitige Zusammenarbeit mit den Berufshelfern bzw. Rehabilitationsberatern der Rehabilitationsträger in die Wege geleitet werden.

Aufgrund der arbeitsmarktpolitischen Situation sollte immer angestrebt werden, den Patienten möglichst an seinem alten Arbeitsplatz, zumindest aber bei seinem bisherigen Arbeitgeber beruflich zu reintegrieren.

Hierfür können verschiedene Maßnahmen eingesetzt werden. Stehen Aspekte einer noch nicht ausreichenden Dauerbelastbarkeit im Vordergrund, so können Maßnahmen wie therapeutische Arbeitsversuche im Krankenstand, Teilkrankengeldregelungen oder längerfristige berufliche Wiedereingliederungsmaßnahmen, bei denen schrittweise der zeitliche Umfang und das Aufgabengebiet der Tätigkeit gesteigert werden, in Zusammenarbeit mit den Reha-Beratern der Reha-Einrichtung, dem Arbeitgeber und den zuständigen Kostenträgern eingeleitet werden. Reichen diese Maßnahmen nicht aus, sollte möglichst eine innerbetriebliche Umbesetzung an einen den Behinderungen angepaßten Arbeitsplatz erfolgen. Nur falls dies nicht möglich ist, sollten ein Arbeitgeberwechsel oder Umschulungsmaßnahmen erwogen werden.

Bei allen Maßnahmen zur beruflichen Wiedereingliederung sollten neuropsychologischen und psychischen Schwierigkeiten noch mehr Aufmerksamkeit geschenkt werden, da bei der Komplexität unserer Arbeitswelt in der Regel Beeinträchtigungen in diesen Bereichen über den Erfolg einer solchen beruflichen Wiedereingliederungsmaßnahme entscheiden. Sensomotorische oder koordinative Defizite sind mit technischen Hilfen leichter zu kompensieren.

Von Nutzen für die Verbesserung der beruflichen Rehabilitationsrate bei neurologisch Erkrankten wären schließlich die Verlängerung des gesetzlichen Arbeitsplatzschutzes wegen der langen Rehabilitationsdauer sowie die Einführung von Teilerwerbsfähigkeit wegen oft bleibend reduzierter Dauerbelastbarkeit.

Ein Hindernis auf dem Weg zur beruflichen Wiedereingliederung kann häufig die Bewältigung des Weges von und zur Arbeits- oder Betriebsstätte darstellen. Für den Erhalt bzw. die Wiedererlangung der Fahrerlaubnis gelten die Vorschriften des Gutachtens „Krankheit und Kraftverkehr" [9]. Hierfür müssen auch während medizinischer oder beruflicher Rehabilitationsmaßnahmen entsprechende Lösungen erarbeitet werden, sei es durch die Gewährung eines behindertengerechten Kfz (nach technischer Abstimmung mit dem TÜV), durch Werkbusse, durch die Bereitstellung entsprechender Hol- und Bringdienste (Arbeitskollegen, Taxi), durch intensives Training in der Benutzung öffentlicher Verkehrsmittel, oder durch die Kooperation mit Behindertenfahrdiensten der Wohlfahrtsverbände.

Spezielle integrative Förderprogramme für Problemgruppen

Viele Patienten mit erworbenen Hirnschäden benötigen auch nach Entlassung aus der stationären medizinischen Rehabilitation umfassende weitere Förderung, damit sie entsprechend ihrem vorhandenen Rehabilitationspotential soweit wie möglich auch beruflich und psychosozial wiedereingegliedert werden können. Von ihrem Zustand her können sie aber noch nicht in übliche Maßnahmen der beruflichen Rehabilitation eingeschleust werden. Sie benötigen eine spezielle intensive und umfassende Weiterförderung, in der geprüft werden kann, ob und in welcher Art für den Patienten eine weitere berufliche Zukunft möglich ist. Überwiegend handelt es sich bei diesen Problemgruppen um Patienten, bei denen ein sogenanntes *„Frontalhirnsyndrom"* besteht.

Eine solche umfassende Förderung ist in der Regel bei Rückkehr ins vorherige häusliche Milieu nicht möglich. In manchen Fällen verhindern auch bestehende Behinderungen eine Rückkehr ins häusliche Milieu oder lassen diese zu einer extremen Zumutung für die Angehörigen werden. In den üblichen Einrichtungen für Langzeit- oder Dauerbetreuung von Behinderten (z. B. Behindertenheime) ist eine solche gezielte Förderung derzeit ebenfalls nicht möglich. Da für diese Patienten herkömmliche Versorgungsstrukturen nicht passen, erfolgt an dieser Schnittstelle oft ein Abbruch der gesamten Rehabilitation, und der Patient fällt im wahrsten Sinne des Wortes seinen Angehörigen zur Last.

Die für diese Patientengruppe notwendigen Förderungsmaßnahmen lassen sich auf drei verschiedenen Ebenen beschreiben (Schema Abb. 20-2):

1. Pflege- und Betreuungsebene. Aufeinander aufbauende Ziele:
- Selbständigkeit in den Aktivitäten des täglichen Lebens (ATL)
- Fähigkeit zur privaten und selbstbestimmten Haushaltsführung
- selbständiges Aufsuchen von Angeboten der Hilfe und Beratung.

2. Medizinisch-therapeutische Ebene. Behandlungsziele:
- Diagnostik, Therapie und Vorbeugung von Spätkomplikationen
- Erhalt und Verbesserung der Mobilität
- Training lebenspraktischer Fähigkeiten und Fertigkeiten (z. B. Tätigkeiten im Haushalt, v. a. Einkaufen, Kochen, Reinigungsarbeiten), Zeitplanung, Verkehrsmittelbenutzung)
- Training der kommunikativen und interaktiven Fähigkeiten
- Stabilisierung von Antrieb und Affektkontrolle
- psychotherapeutische Hilfe zur Krankheitsbewältigung und bei reaktiven psychischen Störungen für Patienten und Angehörige
- Förderung der Kreativität, Reorganisation des Freizeitbereichs.

3. Berufliche Ebene. Behandlungsziel: Um für den Patienten langfristig die vorbestehende eigenständige soziale Absicherung (Krankenversicherung, Rentenversicherung) weiterzuführen oder erst neu eine zu ermöglichen, sollte unbedingt eine berufliche Tätigkeit angestrebt werden, und sei es auch nur auf dem Niveau einer „Werkstatt für Behinderte". Auch der bei psychiatrischen Patienten bereits etablierte sog. zweite Arbeitsmarkt sollte evtl. für diese Patientengruppe spezifisch ergänzt und geöffnet werden. Im beruflichen Bereich lassen sich damit verschiedene Abschnitte definieren:
- Niveau von Förderstätten (vorberuflicher Förderungsbereich)
- Niveau der „Werkstatt für Behinderte"
- Niveau des sogenannten zweiten Arbeitsmarktes
- Niveau des allgemeinen Arbeitsmarktes.

In der *„Vorförderung"* stehen folgende Ziele und Aufgaben im Vordergrund:
- Training berufspraktischer Grundvoraussetzungen (z. B. Zuverlässigkeit, Pünktlichkeit, Durchhaltevermögen, ausreichende Frustrationstoleranz)
- Einfügen in die Gemeinschaft der Arbeitskollegen
- Testung und Training von Arbeitsleistung (Arbeitstempo) und Arbeitsbelastbarkeit
- Heranführen an die Bewältigung komplexerer Anforderungen
- Aufholen krankheits- und behinderungsbedingter Ausbildungs- und beruflicher Bildungslücken.

Im Leistungsniveau einer *„Werkstatt für Behinderte"* (WfB) steht vor allem die Förderung der

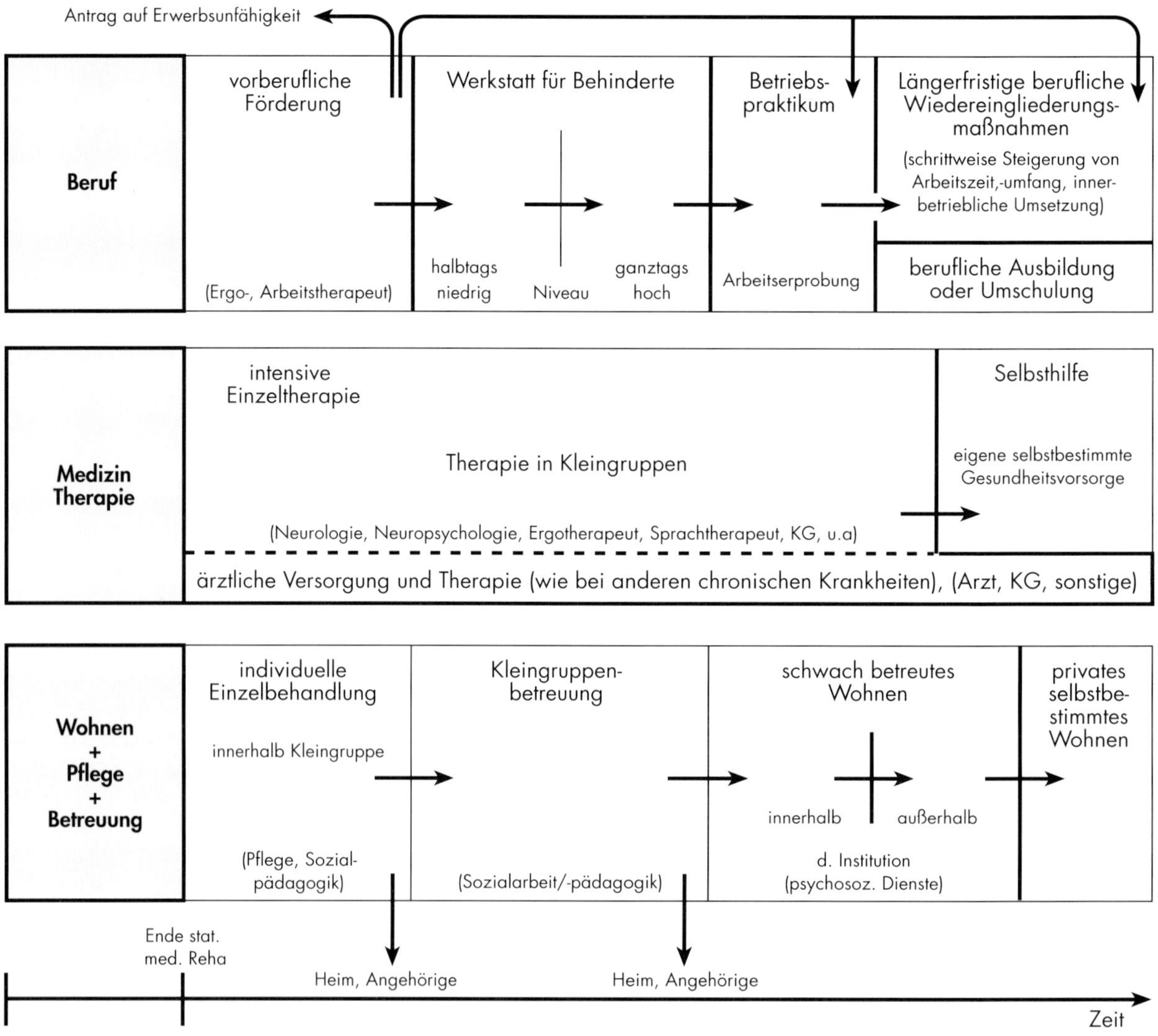

Abb. 20-2 „Institutionelle Nachsorge von Patienten mit erworbenen Hirnschäden". Die Entwicklung auf den drei Ebenen entlang der Zeitachse kann unterschiedlich schnell ablaufen und wird oft nicht parallelgehen. Die Breite eines Abschnittes soll ein relatives Schätzmaß für die dafür benötigte Zeit wiedergeben. *Erläuterungen:* 1. Pfeile bedeuten mögliche Übergänge von einem Abschnitt in den nächsten bzw. Abbruch der institutionellen Förderung auf dieser Ebene. 2. Dicke Trennstriche innerhalb einer Ebene bedeuten Wechsel bzw. Verlassen der Institution, die diesen Förderungsabschnitt übernommen hat. 3. In Klammern sind die Berufsgruppen angeführt, die schwerpunktmäßig in diesem Bereich und Abschnitt die Förderungsaufgaben wahrnehmen.

Ausdauer, des Arbeitstempos und der Befähigung zur Bewältigung komplexerer Aufgaben im Vordergrund.

Für *berufliche Wiedereingliederungsmaßnahmen* auf dem allgemeinen *Arbeitsmarkt* sollten von den Organisatoren eines solchen Förderprogramms Kooperationen mit geeigneten Firmen eingegangen werden, die die Durchführung längerfristiger Betriebspraktika ermöglichen. Nur unter diesen realitätsnahen Bedingungen kann beurteilt werden, ob eine langfristige berufliche Wiedereingliederungschance gegeben ist, welche Einschränkungen im Berufsleben zu kompensieren sind, welche Hilfsmittel das berufliche Handicap erleichtern können. Ähnliches gilt auch für den sog. *zweiten Arbeitsmarkt*, wobei entsprechende Angebote für Patienten mit erworbenen Hirnschäden derzeit noch weitgehend fehlen.

Die Förderung auf den idealtypisch dargestellten drei Ebenen muß harmonisch in den normalen Tagesablauf eines Rehabilitanden integriert werden. In der Anfangsphase nehmen sicherlich

Pflege-, Betreuungs- und Therapiekonzepte einen breiteren Raum ein, zunehmend sollte aber dann der Schwerpunkt auch auf beruflich-rehabilitative Maßnahmen gelegt werden. Sehr bewußt sollten auch während des laufenden Programms, *Zäsuren in der Intensität der pflegerischen und sozialen Betreuung* gesetzt werden. Auch kann darüber nachgedacht werden, in welchen Abschnitten und inwiefern Angehörige auch innerhalb der Institution zur pflegerischen und/oder sozialen Betreuung mit herangezogen und geschult werden. Die Angehörigenarbeit sollte zudem innerhalb der Institution einen eigenen Stellenwert bekommen. Nach den Erfahrungen eines ersten Modellprojektes [39] ist es sogar sinnvoll, Angehörige bereits vor Aufnahme und auch noch nach Entlassung an die Institution anzubinden (Ziele: Schulung, Förderung des Selbsthilfepotentials, Vermeiden von Überfürsorge, Wahrung der eigenen Identität).

Die Probanden sollten innerhalb der Institution in Kleingruppen zusammengefaßt werden, die nach dem Prinzip einer „therapeutischen Gruppe" in einen gruppendynamischen Lernprozeß eintreten. Auf die Ausgewogenheit zwischen Gruppenöffentlichkeit und individuellem Rückzugsraum muß dringend geachtet werden. Nach den Erfahrungen des Reversy-Projektes ist in diesem Wechselspiel am ehesten mit einer persönlichen Reifung und Fortentwicklung zu rechnen.

10 Psychologische Maßnahmen

Hilfestellung bei der Krankheitsverarbeitung und -bewältigung ist bei neurologischen Patienten fast immer zu leisten.

Je nach Persönlichkeit, Art der Erkrankung und den bestehenden Behinderungen erstreckt sich die Breite der möglichen therapeutischen Interventionen von wenigen stützenden Gesprächen bis hin zu einer längerfristigen, systematischen psychotherapeutischen Einzelintervention und/oder Gruppentherapie. Kontaktmöglichkeiten zu entsprechenden Selbsthilfegruppen sollten angeboten werden. Vor allem bei Patienten mit organisch bedingten Störungen und Fehleinschätzung der Selbstwahrnehmung (Anosognosie und Anosodiaphorie) ist es notwendig, in systematischer Einzel- und/oder Kleingruppentherapie ein entsprechendes Störungsbewußtsein bzw. eine realistische Einschätzung anzubahnen und aufzubauen. Sonst kann es spätestens beim Versuch des beruflichen Wiedereinstiegs zu erheblichen Enttäuschungen aller Beteiligten und zu einem Scheitern der Rehabilitation kommen [4, 35].

Von besonderer Gewichtung im Selbstwertgefühl der Patienten ist der Erhalt bzw. die Wiedererlangung der Fahrerlaubnis (s. a. Teil I, Abschn. 9). In der ärztlichen und/oder neuropsychologischen Diagnostik, Therapie und Beratung ist diesem Thema große Aufmerksamkeit zu widmen, die Kenntnis der Grundsätze aus dem Gutachten „Krankheit und Kraftverkehr" [9] sind unerläßlich.

Angehörige sind so intensiv wie möglich in die rehabilitativen Therapiestrategien einzubeziehen. Die Arbeit mit ihnen sollte deutlich über eine Beratung hinausgehen, besonders dann, wenn bei dem Rehabilitanden bleibende Behinderungen zu erwarten sind, die Pflege- und/oder Betreuungsbedürftigkeit bedingen oder eine Adaptation der psychosozialen Umwelt an die Behinderung notwendig machen.

Allerdings finden sich immer wieder Patienten, deren Rehabilitation aufgrund psychischer Vorgänge „nicht vorankommt". Diese Patienten passen sich häufig äußerlich vernünftig an die störungsspezifischen Behandlungsprogramme an, aber es fehlt ihnen eine eigene innere Beteiligung. Sie können kein neues Interesse für sich und ihre Zukunft entwickeln, führen dabei die übenden Rehabilitationsmaßnahmen zwar weiter, ohne „einen Sinn für sich" darin zu sehen. Öfter reichen dann die psychosomatisch-psychotherapeutischen Möglichkeiten einer üblichen neurologischen Rehabilitationseinrichtung nicht aus, um diese Vorgänge mit dem Rehabilitanden adäquat aufzuarbeiten.

Meist werden durch die akut erworbene Hirnschädigung, insbesondere wenn sie durch ein unverschuldetes Unfallereignis gesetzt wurde, oder bei chronisch verlaufenden neurologischen Krankheiten, deren Einzelverlauf, wie z. B. bei der Multiplen Sklerose, nicht vorhergesagt werden kann, individuelle psychische Verarbeitungs- bzw. Anpassungsprozesse in Gang gesetzt, die gelegentlich auch vorher ganz stabile Persönlichkeiten aus der Bahn werfen können [15]. Andererseits können bestehende neurotische Störungen verstärkt werden oder sie dekompensieren. Aus einer Fehlentwicklung zu ängstlichem Erleben können starke Ängste mit Panikcharakter und Phobien entstehen. *Depressive Fehlentwicklungen* können ein ausgeprägtes und langanhaltendes depressives Syndrom hervorrufen, große Wiedergutmachungserwartungen bzw. -forderungen wecken und psychosomatisch-psychovegetative Beschwerdekomplexe mit häufig ausgeprägten multiplen Schmerzsyndromen entstehen oder fortbestehen lassen. Funktionelle Lähmungen und funktionelle sensorische Defizite (im Bereich des Fühlens, Sehens und Hörens) können auf dem Boden von Konversionsreaktionen initial bestehende, neurologisch bedingte Symptome anscheinend therapierefraktär werden lassen. Für andere Patienten kann ein Ereignis oder eine Krankheit, besonders wenn sie sichtbare körperliche oder psychische Beeinträchtigungen hinterläßt, zu einer schwerwiegenden narzistischen Kränkung werden, die es ihm unmöglich macht, danach Ausschau zu halten, was unter veränderten seelischen und körperlichen Bedingungen noch oder wieder möglich ist [15].

Aus der Sicht dieser psychosomatisch-psychotherapeutischen Zusammenhänge ist es dann geboten, die durch Krankheit bzw. Trauma beeinträchtigte Persönlichkeit zunächst bei der psychischen Bewältigung der neuen Lebens- und Berufssituation zu unterstützen. Dieser Aufgabe haben sich einige Einrichtungen einer psychosomatisch orientierten Rehabilitation im Bereich der Neurologie gewidmet. Leider finden diese Zusammenhänge in vielen Rehabilitationskonzepten und Abschlußberichten neurologischer Rehabilitationseinrichtungen noch zu wenig Beachtung, was den möglichen Rehabilitationserfolg bei einem speziellen Rehabilitanden wesentlich beeinträchtigen kann. Zu schnell werden dann vielleicht auch Aggravations- oder gar Simulationstendenzen diagnostiziert.

Die Verständnislosigkeit gegenüber den bei genauerem Hinterfragen nachvollziehbaren psychischen Problemen fördert bereits vorhandene Angst, Depressivität oder auch Wiedergutmachungsforderungen, so daß ein Circulus vitiosus beginnt. Pragmatisch-psychotherapeutische Hilfen auf dem Boden vorübergehend gestörter Ich-Funktionen sind daher unbedingt in das Behandlungskonzept jeder neurologischen Rehabilitationseinrichtung einzubeziehen.

11 Soziale Maßnahmen

(unter besonderer Berücksichtigung von Langzeitpflege und -betreuung)

Therapeutische Schwerpunkte im sozialen Bereich sind die berufliche und psychosoziale Wiedereingliederung des Rehabilitanden. Über die Möglichkeiten im beruflichen Bereich wurde bereits in Teil I, Abschnitt 9 ausführlich diskutiert.

Als Hilfen bei der psychosozialen Wiedereingliederung können vom Sozialdienst einer neurologischen Rehabilitationseinrichtung angeboten werden:

- Beratung und Mitwirkung bei der Feststellung der Schwerbehinderten-Eigenschaft
- Vermittlung von Kontakten zu Sozialstationen, Selbsthilfe- und karitativen Organisationen
- Nachbarschaftshilfe
- Behindertenfahrten usw.

Diese Tätigkeiten machen gerade bei neurologischen Rehabilitanden einen wichtigen Teil der Aufgaben des klinikeigenen Sozialdienstes aus. Persönliche Kontakte mit sozialen Einrichtungen in den Regionen, aus denen die Patienten stammen, sind für den Erfolg dieser Arbeit unerläßlich.

Die *Einbeziehung von Bezugspersonen* geht in der neurologischen Rehabilitation weit über die reine Beratung hinaus. Angehörige müssen sehr oft aktiv am Rehabilitationsgeschehen teilnehmen. Sie spielen eine wesentliche Rolle bei der Vermittlung und Mobilisierung von weiteren Ressourcen aus dem sozialen Umfeld, welche die Coping-Möglichkeiten des Patienten zu unterstützen in der Lage sind. Sie müssen oft trainiert werden, notwendige pflegerische Hilfestellungen fachgerecht zu erbringen, pathologischen Verhaltensmustern entgegenzuwirken und mit krankheitsbedingten Funktionseinschränkungen und Persönlichkeitsveränderungen umzugehen. Dafür ist es häufig notwendig, daß Angehörige in bestimmten Reha-Phasen in engem Kontakt mit den verschiedenen Reha-Mitarbeitern der Reha-Klinik stehen können.

Wie verschiedene Studien gezeigt haben, sind die psychosozialen Folgen einer neurologischen Erkrankung, die bleibende Behinderungen hinterläßt, die in der Langzeitversorgung wichtigsten und schwierigsten Probleme [8]. In dieser Phase steht der Patient zu Hause in einem engen Beziehungsgeflecht einerseits mit seinen Angehörigen, Arbeitskollegen und Vorgesetzten, Freunden und Bekannten und andererseits mit professionellen Helfern und Organisationen wie Hausarzt, ambulante Pflege- und Betreuungsdienste, niedergelassene Therapeuten (in den Bereichen Krankengymnastik, Ergotherapie, Logopädie/Sprachtherapie), Sozialarbeitern und psychosozialen Diensten und (Neuro-)Psychologen.

Für die *soziale Wiedereingliederung* liegt der Schwerpunkt bei Einrichtungen der Sozialarbeit und den psychosozialen Diensten. Sie umfassen Hilfen bei der Krankheitsbewältigung für Patient und Angehörige, Vorbeugung und Hilfen bei psychosozialen Krisen, Beratung und organisatorische Hilfen zu Koordination und Finanzierung von Pflege-/Betreuungsdiensten. Von diesen Diensten wird allerdings beklagt, daß sie zu wenig Möglichkeiten haben, konkret auf psychosoziale Gegebenheiten Einfluß zu nehmen. Ihnen steht meist nur eine beratende Funktion zu.

Nicht verschwiegen werden soll, daß es teilweise zu Konkurrenz statt zu Zusammenarbeit verschiedener Dienste kommen kann. Da für Belange der sozialen Wiedereingliederung gesetzlich in den meisten Fällen kein Kostenträger vorgegeben ist, scheitern oft Maßnahmen an der Finanzierungsfrage. Viel zu oft wird noch die größte Last der Nachsorge auf die Angehörigen abgewälzt, die hierfür auch in „guten" neurologischen Rehabilitationseinrichtungen nur unzureichend vorbereitet werden können. Ob sich die Situation durch die Einführung der Pflegeversicherung ändert, bleibt abzuwarten.

12 Dokumentation und Evaluation

Die Auswahl geeigneter Dokumentations- und Meßinstrumente ist die Voraussetzung für die Qualitätskontrolle von Rehabilitationsprogrammen. Entscheidend ist hier die klinische Verlaufsbeobachtung, -kontrolle und -beurteilung. Wie bereits in Teil I, Abschnitt 7.2.2 beschrieben, sind in der neurologischen Rehabilitation zwei notwendige Dokumentationssysteme zu unterscheiden:
- Die diagnostische Dokumentation: Hierbei handelt es sich meist um eine aufwendige Dokumentation, die zur Therapieplanung dient. Ein Beispiel ist eine neurophysiologische Befunderhebung nach Bobath. Diese Dokumentation eignet sich in der Regel nicht zur Verlaufskontrolle.
- Zur Verlaufskontrolle sind Dokumentations- und Erfassungsverfahren notwendig, die alltagspraktische Aussagekraft besitzen und die Fähigkeitsstörungen (Disability) und soziale Beeinträchtigungen (Handicap) erfassen.

Für die Dokumentation gelten folgende Empfehlungen [48]:
- Alle therapeutischen Mitarbeiter in der neurologischen Rehabilitation sollten eine diagnostische und eine Verlaufsdokumentation führen.
- Die Dokumentation sollte übersichtlich bleiben und sich auf verschiedene abgrenzbare Felder erstrecken, z. B. Kommunikation, pflegerische Selbständigkeit, Motorik. Die Dokumentation sollte anwenderfreundlich und teststatistisch akzeptabel sein.
- Bei allen Meßmethoden sollte die Erfassungsebene („impairment, disability, handicap") definiert werden.

Auf das Problem der Bewertung von Reha-Erfolg wurde schon in Teil I, Abschnitt 2 hingewiesen.

Die Gesamtzahl der in der neurologischen Rehabilitation entwickelten und in „guten" Rehabilitationseinrichtungen in Deutschland verwendeten Meßskalen ist unüberschaubar. Jede therapeutische Subdisziplin hat häufig für Spezialprobleme eigene Meßskalen entwickelt oder solche aus der internationalen Literatur übersetzt und zur Anwendung gebracht. Daneben gibt es noch einige Skalen auf der Disability-Ebene, auf der das interdisziplinäre therapeutische Team patientenbezogen sein Tun evaluiert [31]:
- Zur Messung der Selbständigkeit bei den „Aktivitäten des täglichen Lebens" ist trotz der bekannten Nachteile nach wie vor der „Barthel-Index" die gebräuchlichste Skala. Daneben wird gerade eine deutsche Übersetzung des „Functional Independence Measure (FIM)" in ihrer Wertigkeit evaluiert.
- Für den Bereich der Frührehabilitation (Phase B) ist im deutschsprachigen Raum von einem Experten-Arbeitskreis eine „Koma-Remissions-Skala" entwickelt worden, die ab 1994 multizentrisch validiert wird [52].
- Für die Handicap-Ebene gibt es auch international nur wenig Skalen, die breitere Anwendung finden. Im deutschsprachigen Raum ist eine eigenständige, globale Skala nicht bekannt. In den meisten Evaluationsstudien werden statt dessen nur beschreibende Angaben gemacht, wie viele Patienten beruflich reintegriert werden konnten, wie viele nach Hause zurückkehren konnten, wie viele davon pflegeabhängig sind oder wie viele in ein Pflegeheim verlegt wurden [42].

Zur Diskussion der Evaluation und des Effizienznachweises neurologischer Rehabilitation sind in jüngster Zeit aus dem englischsprachigen Raum einige Studien und Übersichten vorgelegt worden [7, 8, 12, 51]. Von konservativ denkenden Akutkliniken geforderte Doppelblindstudien wie in der Pharmakotherapie sind nur sehr bedingt durchführbar und werden auch selten der komplexen Problematik gerecht. „Wir schicken unsere Kinder zur Schule, obwohl nirgendwo in einem Doppelblindversuch bewiesen wurde, daß Schule etwas nützt." Mit diesem provokativen wie plakativen Ausspruch von Kesselring werden Anspruch und Wirklichkeit in dieser Diskussion bloßgestellt.

13 Personelle Voraussetzungen, Kompetenzverteilung und Funktionen

In Tabelle 20-6 sind die einzelnen Berufsgruppen mit ihren Aufgabenschwerpunkten innerhalb des therapeutischen Teams einer neurologischen Rehabilitationseinrichtung nochmals zusammengestellt:

Tabelle 20-6 Aufgabenschwerpunkte der einzelnen Berufsgruppen in der Neuro-Rehabilitation.

Ärzte	Diagnostik des medizinischen Schadens, medikamentöse Therapie, Leitung des Teams; Hilfsmittelverordnung und -kontrolle; rehabilitations- und sozialmedizinische Beurteilungen
Pflegepersonal	aktivierende Pflege, Prophylaxe sekundärer Komplikationen, Lagerung, Training der Blasen-/Darmkontrolle
Physiotherapie (Krankengymnastik)	Förderung der Mobilität und Bewegungsfähigkeit, krankengymnastische Einzelbehandlung auf neurophysiologischer und anderen Grundlagen, Sensibilitätstraining, Bewegungstherapie, medizinische Trainingstherapie (Hippotherapie); Hilfsmittelversorgung
(Masseur/med. Bademeister)	passive Maßnahmen zur Verbesserung von Muskulatur und Bindegewebe, klassische Massagen/Bindegewebsmassagen, entstauende manuelle Lymphdrainage, Reflexzonenmassage, schmerzlindernde oder muskelaktivierende elektrotherapeutische Verfahren, transkutane Nervenstimulation (TENS)
Ergotherapie	Selbstständigkeiten bei „Aktivitäten des täglichen Lebens" (ATL), Verbesserung und Training der Arm-/Handfunktion (z.B. Sensibilität, Schreiben, Gebrauch von Gegenständen), Verbesserung von Orientierungs- und Wahrnehmungs- sowie „Werkzeugstörungen" (Apraxie) (in Zusammenarbeit mit [Neuro-]Psychologen); Haushaltstraining, Training praktischer beruflicher Fertigkeiten; Hilfsmittelversorgung
Logopädie/Sprachtherapie	Diagnostik und Therapie von Aphasien (Sprachstörung), Dysarthrien (Sprechstörung), Behandlung von Schluckstörungen, Behandlung von Stimmstörungen
(Neuro-)Psychologie	Diagnostik und Therapie von neuropsychologischen Leistungen: – Aufmerksamkeit/Konzentration – Lernen/Gedächtnis – Sehen und visuelle Wahrnehmung (in Zusammenarbeit mit Orthoptisten) – räumlich-konstruktive Leistungen – Intelligenzleistungen/vorausschauendes Planen und Handeln – Hilfe bei der Krankheitsbewältigung, Diagnostik und Therapie von psychopathologischen Auffälligkeiten (z.B. im Verhalten, im Wesen, in der Affektkontrolle)
Sozialarbeit/Sozialpädagogik	Einleitung von weiterführenden Maßnahmen: – Reha-Beratung zur beruflichen Rehabilitation – Beratung über gesetzliche Möglichkeiten des Schwerbehindertenrechts – Organisation von Hilfen für die Nachsorge (z.B. Sozialstation, Essen auf Rädern, Haushaltshilfe) – Angehörigenarbeit

Die *Qualität* des Rehabilitationsprozesses wird ganz entscheidend durch die Arbeit des „*therapeutischen Teams*" bestimmt. Von grundlegender Bedeutung ist, daß der Rehabilitand hierbei nicht zum Objekt der Behandlung wird, sondern Subjekt seines eigenen und individuellen Rehabilitationsprozesses bleiben kann. Sehr leicht abzubilden ist, wie häufig und wie lange welche Mitglieder des therapeutischen Teams mit dem jeweiligen Rehabilitanden Kontakt hatten. Es sei aber *davor gewarnt*, nur solche *quantitativen* Aspekte zur Maxime der Beurteilung zu machen. Denn viel entscheidender für den Rehabilitationsprozeß ist es, daß alle diagnostischen und therapeutischen Maßnahmen durch entsprechende horizontale und vertikale Organisationsstrukturen innerhalb des therapeutischen Teams immer wieder aufeinander abgestimmt und anhand des Rehabilitationsverlaufes immer wieder neu formuliert werden. Es ist ein Klima zu fördern, in dem wechselseitig patientenbezogene Informationen zwischen den einzelnen therapeutischen Abteilungen „auf dem kleinen Dienstweg" hin und her gehen. Hierzu sind regelmäßige Supervisionsvisiten, Fallkonferenzen, fachrichtungsbezogene und interdisziplinäre teaminterne Fortbildungen in den Arbeitsalltag der Abteilung zu integrieren.

Auch muß kritisch geprüft werden, zu welchem Zeitpunkt welcher Arbeitsstil des Teams am meisten Effizienz verspricht. Hierbei wird trans-, inter- und multidisziplinäres Arbeiten unterschieden:

- Transdisziplinär bedeutet, daß alle therapeutischen Aufgaben gemeinsam und gleichrangig durch alle therapeutischen Disziplinen erfüllt werden.
- Im interdisziplinär organisierten Team hat jede Berufsgruppe ihren Aufgabenschwerpunkt, wobei sich in den Randbereichen deutliche Überschneidungen und somit Ansätze für gemeinsames Tun am Patienten ergeben.
- Bei multidisziplinärem Arbeiten gibt es zwischen den Therapieschwerpunkten der einzelnen Berufsgruppen kaum mehr Berührungspunkte.

In den frühen Phasen (B, C) des Rehabilitationsprozesses sind eher transdisziplinäre Arbeitsstile zu wählen, während der Hauptabschnitte (C, D) ist eher ein interdisziplinäres Vorgehen sinnvoll, in der Spätphase (E) kann die therapeutische Arbeit auch multidisziplinär organisiert werden.

14 Zugangswege, Finanzierung und Organisation

Wie in Teil I, Abschnitt 4 erörtert, bestehen in der neurologischen Rehabilitation derzeit noch erhebliche Schnittstellenprobleme, insbesondere zwischen Akutkrankenhaus und Aufnahme einer Rehabilitationsmaßnahme der Phase B oder C. Weitere Schnittstellenprobleme, die bereits angesprochen sind, bestehen beim Übergang von der medizinischen zur beruflichen Rehabilitation (s. Abschn. I.9). Auch die Defizite nach Abschluß der stationären medizinischen Rehabilitation im Bereich der Nachsorge oder bei der Weiterförderung spezieller Patientengruppen, wurden bereits angeschnitten.

Wünschenswert wäre es, daß alle Patienten, die aufgrund ihres Zustandes eine neurologische Rehabilitationsmaßnahme benötigen, diese auch erhalten können, unabhängig vom akuten klinischen Zustand bei Antritt der Reha-Maßnahme. Denn nach dem bisherigen Stand der Prognoseforschung (s. Tab. 20-3) in der neurologischen Rehabilitation kann nur unter evaluativer Beobachtung dessen, was sich beim Patienten unter entsprechenden rehabilitativen Maßnahmen funktionell verändert, einigermaßen zuverlässig eine individuelle Prognose über weitere Rehabilitationsfortschritte erstellt werden. Diese prognostische Einschätzung könnte wiederum für die Entscheidung einer weiteren Kostenübernahme durch den jeweiligen Rehabilitationsträger herangezogen werden. Es ergäbe sich somit ein System einer *zustands- und prognosebezogenen Finanzierung.*

Im Rahmen des Phasenmodells des VDR wirft sich die Frage auf, welche Behandlungsabschnitte der Krankenhausbehandlung nach § 109 SGB V und welche der stationären medizinischen Rehabilitation nach § 111 SGB V zuzuordnen sind. Nach den gesetzlichen Vorgaben und der entsprechenden Rechtsprechung wird Krankenhausbehandlungsbedürftigkeit anhand des Patientenzustandes definiert, der notwendig machen muß, daß jederzeit ein entsprechender (Fach-)Arzt zur Verfügung steht. Rehabilitationsmaßnahmen werden statt dessen durch die im Vordergrund stehenden Therapiemaßnahmen durch nichtärztliche Therapeuten definiert. Gesetzlich und sozial-juristisch nicht eindeutig definiert ist, ob es stationäre medizinische Rehabilitationsmaßnahmen anstelle einer sonst notwendigen Krankenhausbehandlung de facto gibt und wie dann die Kostenträgerschaft zu regeln ist [29].

Unter diesen Aspekten sind Phase A und B ganz eindeutig der Krankenhausbehandlung zu Lasten der KV zuzuordnen. Phase D definiert weitgehend das, was bisher schon im Rahmen der stationären medizinischen Rehabilitationsmaßnahmen der RV geleistet wurde, und ist eindeutig diesem Bereich zuzuordnen. Schwierig ist Phase C einzuordnen: Aufgrund der dargestellten Behandlungsnotwendigkeiten dominiert sicherlich die Behandlung im therapeutischen Team. Andererseits kann argumentiert werden, daß zumindest zu Beginn der Phase C der Zustand des Patienten Krankenhauspflegebedürftigkeit bedingen würde, wenn er nicht in einer anderen stationären medizinischen Einrichtung, nämlich der Rehabilitationseinrichtung, wäre. Diese Frage muß sicherlich noch zwischen Gesetzgeber, Sozialversicherungsträgern und Sozialrechtsprechung geklärt werden.

Zu Schwierigkeiten mit der Finanzierung von stationären Rehabilitationsmaßnahmen kann es auch im Rahmen der Beihilfevorschriften bei Beamten und bei der privaten Krankenversicherung kommen. Die stationäre Rehabilitation muß hier im Einzelfall als einer Krankenhausbehandlung analog anerkannt werden, sonst gibt es nur Zuschußmöglichkeiten wie bei einer Sanatoriumsbehandlung, was in der Regel der Sache nicht angemessen ist.

Weitere Probleme bei der Kostenübernahme entstehen bei den skizzierten institutionellen

Nachsorgeprojekten (s. Teil I, Abschn. 9.1), bei denen eine Pflege- und Betreuungsebene, eine medizinisch-therapeutische Ebene und eine beruflich-rehabilitative Ebene aufs engste miteinander verflochten sind. Diese Rehabilitanden hätten somit Ansprüche gegenüber der Sozialhilfeverwaltung, der Kranken-, der Rentenversicherung und der Arbeitsverwaltung geltend zu machen, die aber in ihrem Umfang nicht genau voneinander getrennt werden können. Wie bei dem Modellprojekt Reversy wird die Finanzierung einer solchen Institution nur durch Kooperationsverträge mit all den genannten Kosten- und Leistungsträgern zu gewährleisten sein.

Auf das Problem, daß es für psychosoziale Rehabilitationsmaßnahmen in der Nachsorge nur selten einen gesetzlich definierten Kostenträger gibt, habe ich schon hingewiesen.

Teil II
Rehabilitation bei speziellen neurologischen Krankheitsbildern

1 Akut erworbene Hirnschäden

Die akut erworbenen Hirnschäden spielen von der Zahl und Wichtigkeit die wesentlichste Rolle im Bereich der neurologischen Rehabilitation.

Für die rehabilitative Aufgabe spielt die Ätiologie der Hirnschädigung eine untergeordnete Rolle. Wesentlich wichtiger sind die Art und das Ausmaß einer hirnlokalen oder hirndiffusen Schädigung, die Störungen bestimmter neuronaler Netzwerke nach sich ziehen. Der Schweregrad und die Kombination der einzelnen Funktionsstörungen definieren einen funktionellen Gesamtzustand des Patienten, der wiederum festlegt, welche Behandlungs- und Rehabilitationsphase mit welchen Zwischenzielen (s. Phasenmodell, Teil I, Abschn. 4) indiziert ist. Manche rehabilitative Strategien haben daher nur in einer ganz bestimmten Phase ihren Platz, andere sind vom Akutbereich bis zur völligen Wiederherstellung, sofern möglich, durchzuführen.

Ursachen akut erworbener Hirnschädigungen können sein:
- Schädel-Hirn-Verletzung (offen oder gedeckt)
- zerebrovaskuläre Erkrankungen (Hirninfarkt, Hirnblutung, Subarachnoidalblutung)
- hypoxische Hirnschäden (meist infolge Herz-Kreislauf-Stillstand)
- akut-toxische Hirnschäden
- entzündliche Hirnerkrankungen (spezifisch oder unspezifisch)
- Hirntumoren (unterschiedlicher Dignität).

Zur Epidemiologie und den rehabilitativen Besonderheiten bei diesen verschiedenen Krankheitsbildern s. Abschn. II.1.3.

Die Liste der bei akut erworbenen Hirnschäden auftretenden neurologischen, neuropsychologischen und psychopathologischen Symptome und Störungen ist lang, siehe Tabelle 20-7.

1.1 Neurobiologische Vorbemerkungen

Neurodegenerative und neuroregenerative Prozesse nach akut erworbener Hirnschädigung: Nervenzellen sind sehr vulnerabel gegenüber Hypoxie. Bei einem akut eintretenden Versorgungsausfall schaltet die Nervenzelle sofort ihre elektrophysiologische Funktion ab, dies spart bis zu 90% der normalerweise notwendigen Energiezufuhr ein. Setzt bei einem kompletten Ausfall die Blutzufuhr nicht innerhalb von 10 Minuten ein, folgt der Zelltod. Bleibt jedoch eine minimale Restversorgung erhalten, so kann die Zelle in funktionslosem Zustand (Art „Dornröschen-Schlaf"-Stadium) überleben. Kommt es im weiteren Verlauf zur Restitution der Blutversorgung, so kann die Nervenzelle nach einer reparativen Phase wieder funktionsfähig werden. Die wiedereinsetzende Funktionsfähigkeit kann aber nur dadurch entdeckt werden, daß Funktionen gefördert

Tabelle 20-7 Mögliche Symptome bei akut erworbenen Hirnschäden.

- motorische Störungen (vor allem Hemiparese mit/ohne Spastik, aber auch Myoklonien, extrapyramidalmotorische Bewegungsstörungen und sogenannte frontale Gangstörungen)
- sensible Störungen und Mißempfindungen (meist halbseitig)
- Schmerzsyndrome (zentral neurogen oder sekundär im Bewegungsapparat)
- Ausfälle der Hirnnerven (Okulomotorik, Sensomotorik, Mund-/Schlundmotorik)
- Störungen von Gleichgewicht, Fein- und Zielmotorik
- epileptische Anfälle
- Bewußtseinstrübung – Koma
- Störungen von Sprache (Aphasie) und Sprechen (Dysarthrie)
- Störungen bei der Durchführung von Handlungsabläufen (Apraxie)
- Störungen des Sehens und/oder der Kontrolle der Augenbewegungen
  • Doppelbilder
  • Fehlstellungen der Bulbi
  • Gesichtsfeldausfälle (mit/ohne hemianope Lesestörung)
  • Hell-/Dunkelanpassung
  • Kontrastschärfe beim Sehen
  • zeitliche Begrenztheit des scharfen Sehens
  • Störungen der visuellen Exploration
- Störungen der Wahrnehmung
  • Vernachlässigungsphänome (einer Körperhälfte, einer Raumhälfte) (sog. Neglect)
  • Sinnestäuschungen (im Rahmen von organischen Psychosen oder als Ausdruck von Reizerscheinungen in sensorischen Assoziationskortex-Arealen)
  • agnostische Störungen
- Störungen von Aufmerksamkeits- und Konzentrationsleistungen
  • Aktiviertheit und Informationsverarbeitungsgeschwindigkeit
  • selektive Aufmerksamkeit
  • geteilte Aufmerksamkeit
  • Daueraufmerksamkeit
- Störungen von Lern- und Gedächtnisleistungen (Kurzzeitgedächtnis, Arbeitsgedächtnis, Langzeitgedächtnis, Prospektives Gedächtnis, Deklaratives und Prozedurales Lernen und Gedächtnis)
- Störungen der Intelligenzleistungen, bei vorausschauendem Planen und Handeln (sogenanntes „Frontalhirnsyndrom“)
- Orientierungsstörungen
  • zeitlich-kalendarisch
  • örtlich-geographisch
  • zur Situation
  • zur Person
- Störungen von Fertigkeiten der räumlichen Wahrnehmung und Vorstellung und der Orientierung am Körper
- Störungen vegetativer Funktionen (vor allem Blasen-/Darm-Kontrolle, sexuelle Funktionen)
- Stimmungsveränderungen und Störungen der affektiven Kontrolle (z.B. pathologisches Lachen oder Weinen)
- Störungen des Antriebs
- Störungen im Bereich der „sozialen Intelligenz“ (meist ebenfalls im Rahmen eines sog. „Frontalhirnsyndroms“)
- Störungen und Fehleinschätzung der Selbstwahrnehmung (Anosognosie, Anosodiaphorie; häufig als „mangelnde Krankheitseinsicht“ mißinterpretiert)
- Beeinträchtigung der körperlichen und seelischen Belastbarkeit („Streßintoleranz“)

oder geübt werden, für deren Durchführung die entsprechende Nervenzelle notwendig ist. Meist kommt es auch nach einer akut erworbenen Hirnschädigung zu einer funktionellen und strukturellen Umorganisation in den geschädigten Hirnarealen. Überlebende Nervenzellen knüpfen durch kollaterales axonales Sprouting neue Synapsenverbindungen, deren Funktionsfähigkeit durch verschiedene neurobiologische „Lernvorgänge“ modifiziert werden können. Primär überlebende Nervenzellen, die keine oder zu wenig synaptische Kontakte wieder aufbauen können, sterben sekundär ab (sogenanntes *„Dying-back-Phänomen“*) [61]. Diese Reorganisations- und neurobiologischen Lernvorgänge werden heute unter dem Stichwort der *neuronalen Plastizität* intensiv erforscht und diskutiert [2, 4].

Im Bereich der Sensomotorik wirken sich diese Vorgänge folgendermaßen aus:
- Der gesamte neuronale Zustrom in der gemeinsamen motorischen Endstrecke ist erheblich vermindert.
- Tonische motorische Einheiten gewinnen funktionell die Oberhand, phasische Motoneurone sind nur schwer und ungenügend aktivierbar oder degenerieren [61].
- Spinale Reflexmechanismen werden so umorganisiert, daß statische und dynamische Dehnreflexe überaktiv sind, statt reziproker Innervation vermehrt Kokontraktion von Agonist und Antagonist auftritt und durch kutaneomuskuläre Fremdreflexe ausgelöste Massenbewegungsmuster gebahnt sind [7].
- Zusätzlich kommt es auch noch zu Veränderungen im Muskelgewebe selbst, die einen erhöhten Widerstand bei passiver Dehnung bedingen [1].
- Die sich im Verlauf ausbildende spastische Bewegungsstörung ist wahrscheinlich als ein Ergebnis all dieser neurophysiologischen Umorganisationsvorgänge zu interpretieren [81].

Auch über kortikalen motorischen Arealen finden sich in jüngeren Forschungsergebnissen Veränderungen elektrophysiologischer Parameter, die auf eine Umorganisation dieser Areale hinweisen: Bei der Stimulation motorisch evozierter Potentiale vom Motorkortex der kortikalen Seite sind die kortikalen Repräsentationen deutlich vergrößert und überlappen sich viel stärker [37]. Die prämotorischen Potentiale (Bereitschaftspotential), Kontingent-negative Variation), die einer Bewegung vorhergehen und mit der Bewegungsplanung und -vorbereitung assoziiert werden, treten früher auf, zeigen höhere Amplituden und eine Ausbreitung in parietale und frontolaterale Areale [30].

Parallel zu diesen Umorganisationsprozessen in für die Sensomotorik wichtigen kortikalen

Arealen muß auch ein entsprechender Umorganisationsprozeß in für neuropsychologische Funktionen wichtigen Arealen angenommen werden.

Die Neurorehabilitation bei akut erworbenen Hirnschäden hat die Aufgabe, diesen Umorganisationsprozeß des Gehirns durch die Ermöglichung von Lernvorgängen im weitesten Sinne so zu unterstützen, daß die Anforderungen des Alltags zukünftig wieder weitestgehend bewältigt werden können.

1.2 Gemeinsame rehabilitative Aspekte und Strategien

Wie schon erwähnt, richten sich die Rehabilitationsmaßnahmen eher nach dem Zustand des Patienten und den daraus ableitbaren Notwendigkeiten als nach der Ätiologie der Hirnschädigung. Die im Phasenmodell (Teil I, Abschn. 5) skizzierten Eingangskriterien können daher als idealtypisches Ziel der vorangehenden Reha-Phase angesehen werden. Die rehabilitationsspezifischen Strategien und Maßnahmen werden daher im Zusammenhang mit den Phasen diskutiert, in denen sie überwiegenderweise vorgenommen werden. Zum anderen werden die Maßnahmen orientiert an Problemfeldern dargestellt, die im Alltag auftreten.

1.2.1 Rehabilitationsstrategien in der Phase B

Nach dem Verständnis der Arbeitsgemeinschaft neurologisch-neurochirurgische Frührehabilitation soll mit der Phase B möglichst frühzeitig eine umfassende, individuelle interdisziplinäre Therapie mit folgender Zielsetzung beginnen [83]:

- den Verlauf der Spontanremission zu unterstützen bzw. zu beschleunigen
- das bestehende Rehabilitationspotential unter Ausnutzung der Plastizität des Gehirns optimal zu fördern und Fehlentwicklungen gegenzusteuern
- Vermeidung von Folgeschäden
- Sekundärschäden erkennen und beheben (z. B. Hydrozephalus)
- Tertiärschäden mildern und vermeiden (z. B. chronische Infektionen, Kontrakturen, Dekubitalgeschwüre, Osteoporose).

Der Patient soll sensomotorisch, kognitiv und sozial durch Ausnutzung der Regenerationsfähigkeit und der vorhandenen Plastizität des Gehirns soweit gefördert werden, daß er aus der Akutphase in eine progrediente Remissionsphase übergeführt werden kann.

Nach den ersten Erfahrungen und Beobachtungen können durch eine solche Behandlung etwa 70% der Patienten vor einer Schwerstpflegebedürftigkeit bewahrt werden [43].

Von dem Team, das üblicherweise aus Ärzten, Pflegekräften, Krankengymnasten und Physiotherapeuten, Ergotherapeuten, Sprachtherapeuten (Neurolinguisten oder Logopäden), Neuropsychologen, Sozialarbeiter und Sonderpädagogen besteht, werden folgende Aufgaben abverlangt:

- aktivierende Pflege (s. Abschn. I.8)
- Frühförderung zur Verbesserung von Vigilanz und Aufmerksamkeit durch gezielte und kontrollierte Stimulation verschiedenster Perzeptionskanäle
- Behandlung der Wahrnehmungsstörungen: taktil, propriorezeptiv, vestibulär, visuell-akustisch, gustatorisch, olfaktorisch
- basale Stimulation von am Schluck- und Sprechvorgang beteiligten Muskeln, Abbau pathologischer oraler Reflexaktivitäten, gezielte Übungen zum Anbahnen der Nahrungsaufnahme und der Sprechfunktionen
- Reduktion von Spastik, Myoklonien und anderer motorischer Plus-Symptomatik, Anbahnung von Halte- und Stützfunktionen, Anbahnen von Willkürmotorik, Vermindern und Vermeiden von Kontrakturen
- allgemeine kommunikative Stimulation
- Anbahnung einer selbständigen Übernahme von Aktivitäten des täglichen Lebens
- Beeinflussung von Verhaltensstörungen und Wiederherstellung von Gruppenfähigkeit und sozialer Kontaktfähigkeit
- Erhaltung oder Wiederherstellung der Kontakte zu bisherigen sozialen Bezugspersonen.

Wie schon angedeutet, können diese Aufgaben nicht schwerpunktmäßig auf einzelne Berufsgruppen aufgeteilt werden, das Team ist vielmehr eher inter- bis transdisziplinär organisiert (s. Teil I, Abschn. 13). Meistens werden mehrere Mitarbeiter des Teams gleichzeitig am Patienten tätig. Ein „Bezugstherapeut" soll dem Patienten behilflich sein, die für ihn fremde und möglicherweise beängstigende Umwelt zu verstehen. Neben dieser rehabilitativen Aufgabe ist vorwiegend durch Ärzte und Pflegekräfte auch eine entsprechende akutmedizinische Versorgung durchzuführen, die zumindest am Anfang eine intensive Überwachung beinhaltet und jederzeit bei Komplikationen auch intensivtherapeutische Interventionen notwendig machen kann.

Beim Versuch der Wiederherstellung sensomotorischer Funktionen werden überwiegend empirisch entwickelte Techniken eingesetzt, die von neurophysiologischen Erkenntnissen abgeleitet wurden. Im Bereich der kognitiven und Verhaltensrehabilitation spielen verhaltenstherapeutische Maßnahmen die wichtigste Rolle. Äußerlich nicht beobachtbare, interne Fähigkeiten und Zustände der Patienten („covered behaviour") müssen durch geeignete klinisch-neurophysiologische Methoden (z. B. Langzeit-EEG, evozierte Potentiale, ereigniskorrelierte Potentiale, Habituation oder Stabilisierung von Hirnstammreflexen) einer Beobachtung zugänglich gemacht werden.

Ein solches (Neuro-)Monitoring zeigt für therapeutische Interventionen günstige Phasen (im Rahmen des („Schlaf-Wach-Rhythmus"), aber auch die Grenze der Belastbarkeit eines Patienten an und hilft einem, eine therapeutische Intervention zu beenden, bevor Komplikationen auftreten.

Dies gilt insbesondere für Kreislauf- und Atemfunktionen beim Aufrichten aus der liegenen Position. Hier kommt es nach ersten Erfahrungen meist zu einer Verbesserung von Atemfunktionen, andererseits aber zu Synkopen oder orthostatischen Kreislaufdysregulationen [78].

Neben der Behandlung des Patienten muß das Team in dieser Phase auch noch sehr intensiv die Angehörigen mitbetreuen. Allerdings hat sich eine 24-Stunden-Betreuung durch Angehörige im Rahmen eines „Rooming-in" nur in Ausnahmefällen für sinnvoll erwiesen, da dies sehr rasch zu einer Überforderung sowohl des Patienten als auch des Angehörigen führt. Durch psychotherapeutisch fundierte Gespräche müssen Ängste, Unsicherheiten und Trauerreaktionen der Angehörigen bearbeitet werden. Ziel dieser Gespräche soll auch sein, die Zusammenarbeit zwischen Angehörigen und professionellem Rehabilitationsteam möglichst optimal zu gestalten und insbesondere gegenseitige unberechtigte Vorwürfe und Schuldzuweisungen zu vermeiden.

Zur Therapieevaluation in dieser Phase wurde von der Arbeitsgemeinschaft neurologische-neurochirurgische Frührehabilitation eine „Koma-Remissions-Skala" entwickelt, die jetzt multizentrisch validiert wird.

1.2.2 Rehabilitation in Phase C und D

Im Gegensatz zur Phase B kann der Patient jetzt schon einfache Aufforderungen befolgen und somit an seiner eigenen Rehabilitation mitarbeiten. Ein Großteil der Patienten gelangt jedoch direkt vom Akutkrankenhaus in diesen Abschnitt der Rehabilitation; dies gilt insbesondere für Patienten mit zerebrovaskulären Erkrankungen [29].

Das in dieser Phase zur Wiederherstellung der Selbständigkeit im Alltag weltweit am meisten praktizierte Konzept ist ein 24-Stunden-Management des Patienten nach dem *Bobath-Konzept*, das inzwischen verschiedentlich modifiziert wurde. Diese Konzeptionen finden vor allem Verwendung bei der Rehabilitation sensomotorischer Funktionen und der für Willkürhandlungen notwendigen neuropsychologischen Grundfunktionen. Die meisten neuropsychologischen Defizite machen jedoch zudem auch noch eine störungsspezifische rehabilitative Intervention notwendig, wie sie in Teil I, Abschnitt 8 für die einzelnen neuropsychologischen Funktionsbereiche skizziert wurde.

Schwerpunkt des Bobath-Konzeptes sind aktive und passive Maßnahmen, bei denen ständig pathologische Bewegungsmuster gehemmt und physiologische Bewegungsabläufe gebahnt und verstärkt werden sollen.

Entscheidend in der pflegerischen und therapeutischen Arbeit ist, dem Patienten seine gestörten motorischen Funktionen erfahrbar zu machen und ihm selbst durchzuführende Strategien zu vermitteln, mit denen er auftretende störende Bewegungsimpulse hemmen kann.

Ein Training in Handlungszusammenhängen oder des „erzwungenen Gebrauchs" ist hierbei von zusätzlichem Vorteil [39].

„Aktivierende Pflege" und „Frühmobilisierung"

Für die Umsetzung der therapeutisch erarbeitenden Strategien in den aktuellen Alltag des Patienten kommt den Pflegekräften eine entscheidende Mittlerrolle zu. Hierfür ist die konsequente Umsetzung einer „aktivierenden Pflege" Grundvoraussetzung (s. Teil I, Abschn. 8.2).

Lagerung: Eine der wichtigsten Therapiemaßnahmen im Stadium der noch schlaffen Halbseitenlähmung ist die korrekte Lagerung des Patienten. Sie hat sowohl vorbeugenden als auch therapeutischen Charakter. Sie ist aber ebenso auch bei Langzeitpatienten mit bleibender Halbseitenlähmung sinnvoll, um die Gefahr einer Spastik zu senken. Gelagert wird vorzugsweise auf der Seite, die Rückenlage sollte wegen ihrer spastikfördernden Wirkung soweit als möglich vermieden werden. Die Schulter wird immer mit 90° abgewinkeltem Arm und nach vorne bewegtem Schulterblatt gelagert; dies verhindert Schrumpfungen der Gelenkkapsel, sorgt für korrekte biomechanische Stellung im Gelenk und verhindert Fehlrotationen des Rumpfes. Die Beine werden gegenläufig gestreckt bzw. gebeugt gelagert, um somit den natürlichen Bewegungsablauf beim Gehen nachzuahmen. Als Lagerungsmaterial dienen Kissen, die so plaziert werden müssen, daß die Lagerung stabil bleibt (s. Abb. 20-3).

Herkömmliche Kontrakturprophylaxen wie Bettkissen unter den Füßen oder Tennisball in der Hand sind kontraindiziert, da sie über gesteigerte Reflexmechanismen zur Spastikzunahme führen können.

Im Sitzen ist besonders ein noch hochgradig gelähmter Arm am Tisch oder auf einem Rollstuhltisch korrekt zu lagern, mit Ausgleich einer evtl. Subluxationsstellung der Schulter; um die Position beizubehalten, ist eine Antirutschfolie hilfreich.

Blasentraining: Sehr oft ist in der Frühphase nach erworbenen Hirnschäden die Kontrolle über Blase und Enddarm gestört, allerdings selten von bleibender Dauer, es sei denn, es liegt zusätzlich auf psychiatrischem Gebiet eine entsprechende Störung vor. Bleibende Störungen der Blasenkontrolle entstehen häufig erst dann, wenn durch zu lange Dauerkatheterisierung und rezidivierende Infekte sekundäre Schäden im Bereich des Blasenhalses auftreten. Um die willkürliche Kontrolle schrittweise wiederzuerlernen, sollte der Patient in mehrstündigem Rhythmus zur willkürlichen Blasenentleerung angehalten werden, bis er selbst wieder den Füllungsreiz ausreichend sicher spürt und die Blasenentleerung dann noch einige Zeit bis zum Erreichen der Toilette hinauszögern kann. Für die Stuhlentleerung gilt ähnliches im zwei-/dreitägigen Rhythmus.

Nahrungsaufnahme: Motorische Störungen in Gesicht, Mund und Rachen verursachen oft große Probleme beim Essen und Sprechen: beim Trinken läuft Flüssigkeit aus dem gelähmten Mundwinkel, die Aussprache ist verwaschen und undeutlich, beim Kauen bleiben Speisereste zwischen Zähnen und Wangentasche, der Patient verschluckt sich mit der Gefahr der Aspirationspneumonie.

Durch Mienenspielübungen vor einem Spiegel kann der Patient angeleitet werden, die mimische Muskulatur wieder zu reaktivieren. Mit speziellen Übungen im Mund-, Rachen- und Wangenbereich [18] können Sensibilität und Bewegungsabläufe geschult werden.

Wiederherstellung von ATL-Leistungen: Schon frühzeitigst sollte der Patient zur Selbstpflege und Selbständigkeit hingeführt werden. Bei der pflegerischen Versorgung wird daher in Zusammenarbeit mit Ergo- und Physiotherapeuten versucht, die selbständige Ausführung der ATL-Leistungen trotz Behinderung zu trainieren.

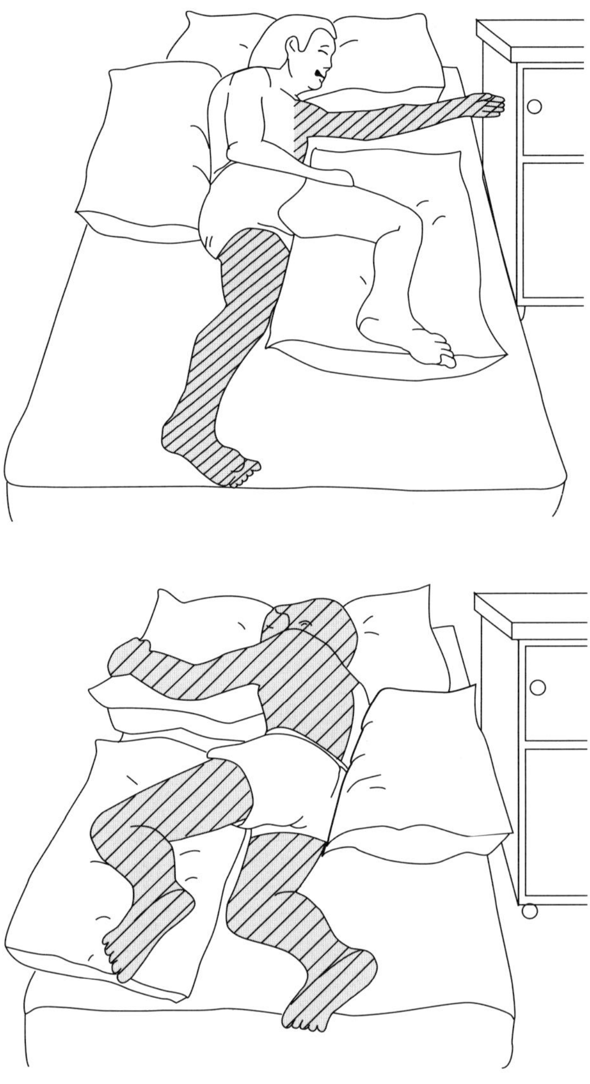

Abb. 20-3 Lagerung des Patienten bei Hemiplegie (aus [79]).

Die systematische Anwendung bestimmter Strategien durch *alle* Behandler (z B. beim Anziehen und bei der Körperpflege) und die Nutzung bestimmter Hilfsmittel (z B. Antirutschfolien, Nagelbrett, verdickte Handgriffe am Besteck) sind oft von entscheidender Bedeutung.

Um Vernachlässigungsphänomenen am Körper und im Raum vorzubeugen und sie zu behandeln, sollte das Krankenzimmer so organisiert werden, daß alle relevanten Reize und Leistungen von der gelähmten Seite an den Patienten herangebracht werden. Wegen häufig begleitender Sensibilitätsstörungen und zur Vermeidung von Sekundärkomplikationen (Schulter-Hand-Syndrom!) darf an gelähmten Körperteilen nicht gezogen oder gezerrt werden, noch dürfen hier Injektionen oder gar Infusionen durchgeführt werden.

Neuropsychologische Grundfunktionen: Zur Reorientierung und Förderung von Aufmerksamkeitsleistungen ist es entscheidend, bei jedem Kontakt mit dem Patienten entsprechende Reize zu geben. Auch das Krankenzimmer soll entsprechende Möglichkeiten zur Reorientierung bieten (z. B. große Uhr, Kalender, Angaben zum Krankenhaus und zum Ort). Im Umgang mit sprachgestörten Patienten müssen neben sprachlichen auch alternative Mittel (z. B. Gesten) zur Kommunikation genutzt werden. Ganz entscheidend ist die ständige Nachfrage, ob eine Mitteilung vom Gegenüber auch richtig verstanden wurde. Dies gilt insbesondere für spontane Kommunikationsversuche des Patienten.

Den Patienten anzuleiten, Worte nachzusprechen, führt häufig zu sinnlosem „Nachplappern" und ist daher in der Regel nicht sinnvoll.

Mobilisation und Transfer: Nach dem Bobath-Konzept beginnt die Mobilisierung des Patienten meist mit der Mitarbeit bei der Lagerung über Drehbewegungen des Rumpfes und die sog. Brückenstellung [22]. Im weiteren Verlauf werden im Sitzen am Bettrand Gleichgewichtsreaktionen geübt, der Patient wird hierzu immer über die gelähmte Seite aufgesetzt. Den nächsten Schritt stellt dann das Training von Transfersituationen dar, wobei der Patient lernen soll, den Oberkörper vor dem Aufrichten so weit nach vorne zu beugen, daß der Körperschwerpunkt über die durch die Füße gebildete Unterstützungsfläche gerät. Mit einem leichen Handgriff am Hosenbund oder unter dem Sitzbeinhöcker kann dann das Aufrichten gefördert werden. Körperdrehungen sollten immer in aufgerichteter Position erfolgen. Auf die Gefährdung beim Transfer durch ein Pusher-Syndrom (Näheres s. Teil II, Abschn. 1.2.3) sei hingewiesen.

Rehabilitation von sensomotorischen Funktionen

Therapiemaßnahmen zur Wiederherstellung von motorischen Funktionen werden im wesentlichen von Krankengymnasten durchgeführt. Im Bereich der oberen Extremität und vor allem im Umgang mit Gebrauchsgegenständen sind gezielte ergotherapeutische Strategien zusätzlich angezeigt. Beide Berufsgruppen arbeiten hierbei in der Regel nach Methoden auf neurophysiologischer Grundlage [39]. Für die Umsetzung in den (Stations-)Alltag der Patienten ist die enge Kooperation mit dem Pflegepersonal entscheidend.

Wiedererlernen von Stehen und Gehen: Aufbauend auf den Gleichgewichtsübungen im Sitzen und den Transfertechniken werden Gleichgewichtsreaktionen im Stand trainiert. Ziel ist hierbei eine möglichst physiologische Gewichtsbelastung des gelähmten Beines, die tonusregulierend wirkt. Zur Anbahnung des Gangablaufes kann ein vorbereitendes Training an der Treppe sehr hilfreich sein. Hartnäckige Probleme bieten oft das sog. *Wernicke-Mann-Gangbild* und die spastische Fehlstellung des Fußes. Falls der Patient nicht lernt, diese Schwierigkeiten zu überwinden, kann die Verordnung bestimmter Hilfsmittel notwendig werden (z. B. Valenser-Schiene, Abb. 20-4).

Alle Hilfsmittel sind so auszuwählen, daß sie eine symmetrische Gewichtsbelastung auf *beide Beine* fördern, eine weitere Bevorzugung des nicht-gelähmten Beines, die üblicherweise vorhanden ist, verhindern und falsche Bewegungsabläufe nicht verstärken.

Arm- und Handfunktion: Zur Anbahnung der Armfunktion wird der Patient angehalten, mit gefalteten Händen (Daumen der gelähmten Seite oben) und gestreckten Armen unter Führung des nichtgelähmten Armes regelmäßige Bewegungen

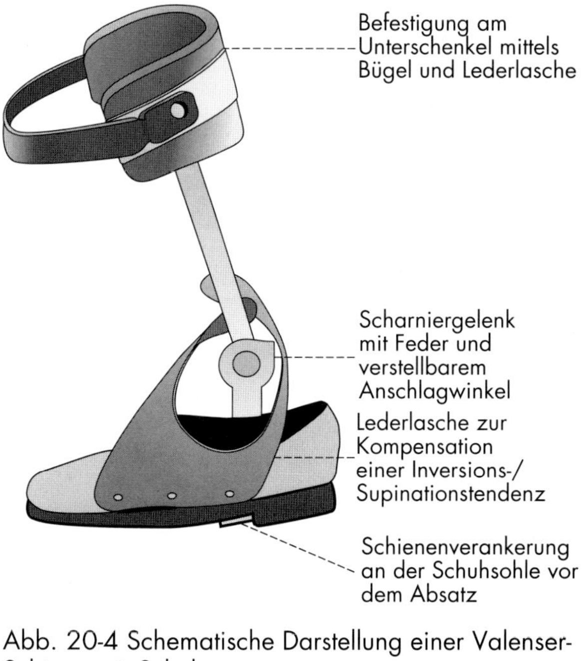

Abb. 20-4 Schematische Darstellung einer Valenser-Schiene mit Schuh.

durchzuführen. Bei Anzeichen für wiederkehrende Innervation werden dann einfache Bewegungen in Schulter und Ellenbogen geübt. Großes Augenmerk ist hierbei auf eine möglichst physiologische Stellung und Bewegung im Schultergelenk zu richten, um die gefürchtete Komplikation eines schmerzhaften Schulter-Hand-Syndroms (s. u.) zu vermeiden.

Zur Anbahnung der Funktionen im Handgelenk werden im Bereich der Ergotherapie auch verschiedene Steckspiele eingesetzt. Mit Beginn einer selektiven Fingerbeweglichkeit müssen die Therapiestrategien in Krankengymnastik und Ergotherapie noch differenzierter werden. Das begonnene Training in ATL-Leistungen wird unter dem Gesichtspunkt eines „erzwungenen Gebrauchs" sinnvoll weitergeführt und mit einem Haushaltstraining fortgesetzt. Um die Handschrift wieder zu erlernen, werden zuerst einzelne Bewegungskomponenten, dann Buchstaben und Buchstabenverbindungen geübt. „Schönschreib"-Übungen sind deutlich weniger effektiv [54].

Sensibilität: Sensibilitätsstörungen können durch traditionelle Maßnahmen (s. Teil I, Abschn. 8.3) zu bessern versucht werden. Um die zentralen sensiblen Funktionen zu reaktivieren, eignen sich die *Methode der „gespürten Bewegung" nach Affolter* oder sensibel kontrollierte Bewegungsanbahnung nach Perfetti [39]. Einschränkungen ergeben sich, wenn dadurch schmerzhafte Mißempfindungen hervorgerufen oder verstärkt werden. Kälte ist an sensibel gestörten Extremitäten vorsichtig anzuwenden, da die schmerzlindernde Wirkung bei ungünstigen Manipulationen Schmerzempfinden und Schutzreflexe verhindern und somit Mikrotraumatisierung fördern kann.

Gleichgewicht, Zielmotorik, frontale Gangstörung: Ataktische Probleme finden sich bei Kleinhirn- oder Hirnstammläsionen. Davon abzugrenzen ist die sogenannte frontale Gangstörung, auch *Gangapraxie* genannt. Dieser liegt eine Störung im automatisierten zeitlich-koordinativen Zusammenspiel der Beine zugrunde, die nur beim Versuch zu gehen auftritt. Der Störung liegen meist Schädigungen prämotorischer neuronaler Verbindungen zugrunde (s. Teil II, Abschn. 2.2.1). Zur Beherrschung von *Ataxie* muß der Patient angeleitet werden, ständig willkürlich große aufrichtende, rumpfnahe Muskelpartien (z. B. Trapezius, Latissimus dorsi, Gesäßmuskulatur) angespannt zu halten, um dadurch eine zusätzliche Stabilisierung des Körperschwerpunktes zu erreichen. Neuere Therapieansätze sind ähnlich wie beim Schwindelkompensationstraining gezielte Reizsetzungen, die das Gleichgewicht stabilisierende neuronale System an den Rand der Dekompensation bringen, um eine zentrale Kompensation durch entsprechende motorische Lernvorgänge in Gang zu bringen [58]. Dennoch werden zur Sicherung beim Gehen, insbesondere bei frontalen Gangstörungen, häufig Hilfsmittel (z. B. Deltarad, Rollator) benötigt. *Intentionstremor* kann dadurch verringert werden, daß der Patient bei Tätigkeiten mit den Armen Möglichkeiten zum aktiven Abstützen sucht oder zumindest die Arme an den Oberkörper gepreßt hält, um sie so zusätzlich zu fixieren. Bleimanschetten an Hand- oder Fußgelenken können zusätzlich helfen, Ataxie oder Intentionstremor zu kompensieren. Sie dürfen allerdings nicht dauernd getragen werden, da sich sonst die Tremorkomponente auf erhöhtem Niveau wieder einstellt.

Rehabilitation von Störungen des praktischen Handelns im Alltag

Trotz fehlender oder weitgehend zurückgebildeter Halbseitenlähmung haben Patienten oft Schwierigkeiten bei den verschiedenen Handlungsabläufen des Alltags. Durch Befragung, Verhaltensbeobachtung und entsprechende neuropsychologische Funktionsdiagnostik muß die zugrundeliegende Störung erfaßt und beschrieben werden. Bei linkshirnig Geschädigten ist vor allem an das Vorliegen einer *Apraxie* zu denken. In der Regel sind hierbei entweder die Auswahl der richtigen Einzelhandlung unter ähnlichen Handlungen (z. B. die richtige Geste: *ideomotorische Apraxie*) oder die Reihenfolge einzelner Handlungen in einem größeren Handlungszusammenhang und der „richtige Gebrauch" von Gegenständen aller Art gestört *(ideatorische Apraxie)*. Behandelt wird eine solche Störung vorwiegend durch Ergotherapeuten. Komplexere Handlungsabläufe werden anhand von Bildmaterial und im praktischen Tun in kleine Einzelschritte zerlegt, eingeübt und dann wieder zu größeren Handlungsabläufen zusammengesetzt (s. Abschn. I.8.4).

Eine andere Störung, die häufiger bei rechtshirnig Geschädigten auftritt, ist ein sog. *Neglect*. Die Patienten vernachlässigen z. B. die gelähmte Körperhälfte bei der Körperhygiene, beim An- und Auskleiden und/oder sie reagieren vermindert oder gar nicht auf optische, akustische oder taktile Sinnesreize, die von der gelähmten Seite her auf sie zukommen. Die Symptomatik kann vor allem in der Akutphase so ausgeprägt sein, daß sie kein „Bewußtsein" für ihre gelähmte Körperhälfte und die Tatsache der Lähmung an sich haben können. Zur Behandlung dieser Störung ist es besonders wichtig, daß alle Mitglieder des therapeutischen Teams konsequent nur von der betroffenen Körperseite her an den Patienen herantreten und ihm Reize vermitteln. Im Krankenzimmer sollten alle für den Alltag notwendigen Dinge auf der gelähmten Seite stehen, der Patient soll so gelegt werden, daß die gelähmte Seite zur Tür bzw. zum offenen Raum hinschaut (weitere Therapieansätze s. Abschn. I.8.4).

Neben dem Neglect können auch *Gesichtsfeldausfälle* zu Störungen bei der Orientierung am Körper, im Raum oder beim Lesen führen. Der Gesichtsfeldausfall besteht in der Regel gleichseitig zur Lähmung und kann auch auf den oberen oder unteren Quadranten beschränkt sein. Um diesen Defekt für den Alltag zu kompensieren, muß mit dem Patient trainiert werden, durch rasche Augenbewegungen (*nicht* Kopfbewegungen!) den ausgefallenen Bereich wieder abzusuchen oder die beim Lesen zu machenden ruckartigen unwillkürlichen Augenbewegungen dem verbliebenen Restgesichtsfeld anzupassen. Dieses spezielle Training wird meist computergestützt durchgeführt (ELEX-Gerät). Andere Störungen im Bereich des Sehens und der Steuerung der Augenbewegungen machen entsprechende Beratung, Hilfsmittel, Beleuchtungen oder verschiedene augenärztliche Korrekturen (z. B. Prismenfolie, korrigierende Operationen) erforderlich (s. Abschn. I.8.6.1).

Rehabilitation von Störungen der Kommunikationsfähigkeit

Bei Störungen in der Kommunikationsfähigkeit muß bei einem neurologischen Patienten nach Ausschluß einer Bewußtseinsstörung oder eines Verwirrtheitszustandes an das Vorliegen einer *Aphasie* gedacht werden, vor allem bei linkshirnig Geschädigten. In der Regel sind dabei alle sprachlichen Unterfunktionen wie Benennen, Wortverständnis, Grammatik, Lesen, Schreiben und Textverständnis mehr oder weniger gestört. Anhand der spontanen Äußerungen werden „nicht flüssige" (der Patient redet wenig oder nichts) von „flüssigen" (der Patient redet viel, aber z. T. ohne erkennbaren Sinn) Aphasien unterschieden. Ein standardisierter Aphasie-Test (im deutschsprachigen Raum Aachener Aphasie-Test) ist wichtig für gezielte sprachtherapeutische Vorgehensweisen und auch zur Verlaufskontrolle. Neben den sprachsystematischen Therapieansätzen, durchgeführt von Logopäden und Neurolinguisten, erwiesen sich Strategien zur Verbesserung der „Kommunikation mit allen Mitteln" als wichtige zusätzliche Hilfe.

Von der Aphasie ist eine *Dysarthrie* streng zu unterscheiden, da hierbei „nur" die Kontrolle über die „Sprechwerkzeuge" gestört ist. Sprachliches Denken und Verarbeitung von Gehörtem und Geschriebenem ist problemlos möglich. Logopädische Behandlungsstrategien sind hierbei externe Hilfen zur Sprechrhythmik, langsames und Silbe für Silbe betonendes Sprechen und Übungen zur willkürlichen Änderung von Tonfall oder Sprechmelodik (s. a. Teil I, Abschn. 8.5).

Rehabilitation von Störungen anderer neuropsychologischer Leistungen

Störungen der Aufmerksamkeits- und Konzentrationsleistungen: Aufmerksamkeit und Konzentration sind bei sehr vielen Patienten mit erworbenen Hirnschäden gestört, insbesondere klagen sie über vermehrte Ablenkbarkeit und raschen Konzentrationsabfall. Computergestützte Diagnostik- und Therapieprogramme (s. Teil I, Abschn. 7.2.5 und 8.6.3) unter neuropsychologischer Leitung können diese Funktionen verbessern helfen, auch der Zeitfaktor spielt eine wichtige Rolle. Die zumindest teilweise Wiederherstellung dieser Funktionen ist auch eine wichtige Voraussetzung für die aktive Teilnahme an allen anderen rehabilitativen Maßnahmen.

Störungen von Lern- und Gedächtnisleistungen: Viele Patienten mit erworbenen Hirnschäden fühlen sich in ihren Lern- und Gedächtnisleistungen beeinträchtigt. Häufig ist dies allerdings Folge von verminderter Aufmerksamkeit und Konzentration, die verhindern, daß neu zu lernende Inhalte überhaupt richtig aufgenommen werden. Eine genauere Untersuchung und Befragung des Patienten muß daher herauszuarbeiten versuchen, welche Gedächtnisfunktionen (kurzfristiges Behalten, Wiedererkennen, willentliches Wiedererinnern, Gedächtnis für sprachliche Inhalte, Gedächtnis für motorische Fertigkeiten) wie stark beeinträchtigt sind. Bei schwereren Störungen muß sich in der Regel der Patient mit externen Mitteln (z. B. Notizblock, Tagebuch) behelfen (s. Teil I, Abschn. 7.2.2 und 8.6.4).

Sogenanntes Frontalhirnsyndrom: Bei Schädigungen im Stirnhirnbereich kann es zu Veränderungen in der Persönlichkeit und dem Verhalten des Patienten kommen, die entweder von ihm oder auch nur von seinen Angehörigen schmerzlich registriert werden. „Intelligente Leistungen" können abnehmen, persönliche Charaktereigenschaften werden überspitzt oder flachen ab, Reizbarkeit oder Verlust des Antriebs und der Eigeninitiative treten auf. Patient und/oder Angehörige müssen über die krankhafte Natur dieser Phänomene informiert werden. Erwünschtes Verhalten fördernde Maßnahmen müssen für den Alltag gefunden und erprobt werden. Mangelnde Krankheitseinsicht des Patienten und überfürsorgliche oder ablehnende Haltung auf seiten der Angehörigen erschweren oder verhindern oft einen therapeutischen Zugang zu dieser Problematik (s. Teil I, Abschn. 7.2.2, 8.6.5 und 8.6.7). Diese Patientengruppe bedarf im Anschluß an die medizinische Rehabilitation oft noch einer speziellen Förderung, um beruflich und/oder psychosozial wiedereingegliedert werden zu können (s. Teil I, Abschn. 9.1).

Einsatz von Medikamenten

Wie aus der Darstellung der rehabilitativen Vorgehensweise bei den verschiedenen Problemen und Behinderungen eines Patienten mit erworbenen Hirnschäden hervorgeht, spielt der Einsatz bestimmter Medikamente eine ganz untergeordnete Rolle. Selbstverständlich sind internistische Begleiterkrankungen (z.B. Hypertonie, Diabetes mellitus, Herzerkrankungen) entsprechend medikamentös zu behandeln. Dasselbe gilt für den Einsatz von Antiepileptika bei der Entwicklung eines symptomatischen Anfallsleidens. Differenzierte medikamentöse Strategien zur Senkung des Wiederholungsrisikos müssen bei Schlaganfall-Patienten eingeleitet oder fortgeführt werden, entsprechende Empfehlungen wurden jüngst von einem Ad-hoc-Komitee veröffentlicht [23].

Alle muskelentspannenden und spastiksenkenden Medikamente verstärken gleichzeitig die Lähmung und sind bei diesen Patienten unserer Erfahrung nach nur in Einzelfällen notwendig. Beim Paraspastiker sind sie häufig angezeigt.

Da Schmerz Spastik erhöht und motorische und psychische Funktionen verschlechtert, sollten Schmerzprobleme diagnostisch und therapeutisch genau verfolgt werden. Nootropika haben in der Literatur und auch unserer Erfahrung nach kaum zusätzliche Effekte gezeigt und sind daher seltenst indiziert. Bei schwerwiegenden psychischen Veränderungen, insbesondere bei depressiven Reaktionen, sind entsprechende Psychopharmaka, insbesondere Antidepressiva, angezeigt. Diese haben zudem einen zentralschmerzlindernden Effekt und dämpfen oft auch imperativen Harndrang. Auch gibt es erste Hinweise auf pharmakologische Möglichkeiten zur Antriebssteigerung (Stimulation von noradrenergen und dopaminergen Neuronensystemen). Tranquilizer sollten wegen der muskelentspannenden (= lähmungsverstärkenden!) Wirkung und dem „Überhangeffekt" am folgenden Morgen nur sehr kritisch eingesetzt werden.

Krankheitsverarbeitung

Die Frage, welche Faktoren beitragen, daß Krankheit und Behinderung sinnvoll verarbeitet und bewältigt werden können, wird erst in neuester Zeit vermehrt diskutiert. Ängstlich-depressive und/oder aggressive psychische Reaktionen können auftreten und eigenständigen Krankheitswert bekommen. Weitere Möglichkeiten sind Konversionsreaktionen und Somatisierungstendenzen. Depressiv-resignative Haltungen verschlechtern die Rehabilitationschancen erheblich. Erste Untersuchungen zu diesem Thema haben gezeigt, daß solche psychischen Reaktionen sehr häufig vorkommen und ein Patient oft in seinen Reaktionen hin und her schwankt. Depressive oder aggressive Äußerungen und Zustände müssen einerseits als verständliche menschliche Reaktion aufgefangen und ausgehalten werden, andererseits sollten den Patienten durch das Aufzeigen und Erfahren von rehabilitativen Erfolgserlebnissen geholfen werden, diese negativen psychischen Einstellungen zu überwinden. Psychotherapeutische Einzel-, Paar- und Kleingruppengespräche und im weiteren Verlauf Selbsthilfegruppen können eine Hilfe im Krankheitsbewältigungsprozeß sein (s. a. Teil I, Abschn. 10).

Hilfsmittelversorgung

Für die Versorgung mit Hilfsmitteln gilt nach wie vor der Grundsatz „so wenig wie möglich, so viel wie nötig". Jedes Hilfsmittel sollte zusammen mit den Mitarbeitern im therapeutischen Team ausgesucht werden, die mit dem Patienten an der rehabilitativen Wiederherstellung dieses Funktionsbereiches arbeiten. Der Patient muß in den Gebrauch der Hilfsmittel eingewiesen und eingeübt werden. Sie müssen eine *Hilfe für den Alltag* sein.

Hilfsmittel zur Unterstützung der Mobilität

Gehstock: Einfaches Hilfsmittel zur Sicherung in Stand und Gang ist der Gehstock. Entgegen orthopädischen Indikationen sollte der Stock 10 cm über den Trochanter major hoch sein, um ein Abstützen und damit eine spastikfördernde Gewichtsverlagerung zur gesunden Seite verhindern. Sinnvoll ist er bei ängstlichen Patienten mit eigentlich relativ sicherem Gang.

Valenser-Schiene: Gegenüber der Peronaeus-Ortholen-Schiene oder der Peronaeus-Feder hat die aufwendiger konstruierte Valenser-Schiene (s. Abb. 20-4) bei spastischen Fußheberparesen wesentliche Vorteile: Die Verankerung an der Schuhsohle läßt viel leichter Korrekturen der Fußrotation (z.B. leichte Außenrotation) zu und fördert zudem keine kutaneomuskulären Reflexe, die ein spontanes Babinski-Zeichen oder Zehenkrallen verursachen können. Mit einem Anschlag im Schienengelenk (auf Höhe des anatomischen

Sprunggelenks) kann eine Plantarflexion wirksam vermieden werden, ohne eine wiederkehrende physiologische Abrollbewegung zu behindern. Die am lateralen Schuhrand angreifende Lederlasche kann spastische Supinations-/Inversionstendenzen effektiv korrigieren. Indikation für eine Valenser-Schiene ist eine spastische Fußheberparese, die im Gangablauf nicht oder nur sehr ungenügend willkürlich korrigiert werden kann, so daß eine spastikaufbauende Zirkumduktionsbewegung in der Hüfte notwendig wird und selektive Bewegungen im Knie kaum möglich sind.

Vierpunktstock: Ein Vierpunktstock ist nur selten indiziert, da er sehr stark zur spastikfördernden Gewichtsverlagerung auf die gesunde Seite verleitet und damit über zunehmende Spastik die Gehfunktion verschlechtert. Eine Ausnahme sollte nur bei sehr ängstlichen Patienten gemacht werden, die mit einem einfachen Gehstock aus psychischen Gründen nicht selbständig gehen würden. Weiterhin kann ein Vierpunktstock bei ataktischen Problemen hilfreich sein.

Deltarad: Die Indikation beschränkt sich weitgehend auf komplizierte Störungen wie frontale Gangstörung und Ataxie. Wichtig ist ein leichter Zugriff zu den Bremsen. Ein auf dem Vorderrad integriert montierter Korb bietet eine wichtige Hilfe beim Einkaufen oder zum Mitführen von Gebrauchsgegenständen. Ein integriertes Sitzbrett kann andererseits eine mitführbare Sitzmöglichkeit darstellen, die Pausen bei der Bewältigung längerer Gehstrecken erlaubt und die Gesamtgehstrecke verlängert.

Rollstuhl: Ein Rollstuhl wird immer dann notwendig, wenn sich trotz intensiver Rehabilitation nur eine sehr begrenzte Gehfunktion wiederherstellen läßt, so daß zumindest die außerhäusliche Mobilität schwer eingeschränkt bleibt. Bei der Verordnung und Anpassung des Rollstuhls sind viele Gesichtspunkte zu beachten:

- Soll der Patient selbst fahren können (Einhandbetrieb?), wird er nur geschoben oder soll beides möglich sein?
- Kippsicherheit versus Wendigkeit; dies bestimmt die Größe und Art der Räder und die Lage der Achsen.
- Die Sitzbreite sollte auch das Tragen warmer Winterbekleidung ermöglichen.
- Die Rückenlehne sollte bis zu den Schulterblättern reichen, um einen spastikhemmenden Aufrichtimpuls zu geben; dieser kann durch ein zusätzliches Brett verstärkt werden.
- Abnehmbare Seitenlehnen erleichtern den Transfer. Abgestufte Seitenlehnen ermöglichen das Umfahren von Tischen.
- Die Gesamthöhe und die Fußrasten sind so zu wählen, daß beim Sitzen Hüfte und Knie möglichst im rechten Winkel gebeugt sind.
- Zur Lagerung des plegischen Armes (v.a. bei und nach schmerzhaftem Schulter-Hand-Syndrom) und zum Transport von Gegenständen ist ein abnehmbarer Rollstuhltisch hilfreich. Um die visuelle Kontrolle über die Beine zu ermöglichen, sollte er aus durchsichtigem Material sein.

Hilfsmittel für Alltag und Beruf

Die Anzahl der Hilfsmittel zur Förderung und Erhaltung der Selbständigkeit bei alltäglichen Verrichtungen ist unübersichtlich groß. Neben sehr sinnvollen Hilfsmitteln (z.B. Strumpfanzieher, Griffverdickung für Bestecke, Antirutschfolien, Frühstücksbretter mit Nägeln oder anderen Aufsteckvorrichtungen) sind auch viele unsinnige im Handel. Es ist daher Aufgabe der Ergotherapie im Rahmen des Selbsthilfetrainings, den Patienten und seinen Angehörigen über für seine Schwierigkeiten geeignete Hilfsmittel zu beraten und ihn in ihrem Gebrauch zu unterweisen. Ähnliches gilt für Hilfsmittel zur Haushaltsführung, die im Rahmen des Haushaltstrainings kennengelernt und erprobt werden können. Die Verordnungsfähigkeit muß in der Regel zuerst mit den Krankenkassen abgesprochen werden. Als Richtlinie gilt: Hilfsmittel, die die Selbständigkeit des Patienten im Alltag erweitern, sind zu Lasten der KV verordnungsfähig. Falls ein Hilfsmittel nur die Pflege erleichtert, kann es unter der derzeitigen gesetzlichen Situation allenfalls über sozialhilferechtliche Vorschriften oder die Pflegeversicherung finanziert werden, es sei denn, daß dadurch ein stationärer Aufenthalt abgekürzt werden kann.

Differenzierter stellt sich die Situation für Hilfsmittel zur beruflichen Wiedereingliederung dar: Hier muß in Zusammenarbeit mit den Kostenträgern, Ärzten, Ergo- und Physiotherapeuten, Sozialarbeitern, Arbeitgebern individuell entschieden werden, welche Hilfsmittel und Umgestaltung am Arbeitsplatz den beruflichen Wiedereinstieg ermöglichen und erleichtern.

Umgang mit Angehörigen

Die Einbeziehung von Angehörigen muß wesentlich über reine Information und Beratung hinausgehen. Sie sind das wesentlichste Bindeglied zu der Lebensgeschichte und zum Alltag vor der Erkrankung und können somit für Teamentscheidungen über Rehabilitationsziele und -notwendigkeiten wichtige Informationen liefern. Bei Patienen, die erkennbar körperlich und/oder geistig-psychisch behindert bleiben, müssen die Angehörigen während der stationären Rehabilitationsmaßnahme umfassend auf ihre zukünftige Aufgabe in Pflege und Betreuung ihres behinderten Angehörigen geschult und trainiert werden. Nur so kann gewährleistet werden, daß erarbeitete Rehabilitationsfortschritte zu Hause stabilisiert, erweitert und in den Alltag umgesetzt werden. Andererseits benötigen Angehörige ebenso Hilfestellung und Unterstützung, um „ihr Schicksal“ zu bewältigen und nicht durch überfürsorgliche oder ablehnend-fordernde Haltung den Rehabilitationsprozeß „ihres“ Kranken negativ zu beeinflussen.

1.2.3 Typische Komplikationen in der Rehabilitation

„Schmerzhaftes Schulter-Hand-Syndrom“

Die Entwicklung eines schmerzhaften Schulter-Hand-Syndroms ist eine gefürchtete Komplikation in der Hemiplegiker-Rehabilitation.

Die Symptomatik beginnt meist mit der Entwicklung eines Spontanschmerzes im Bereich der gelähmten Schulter, der durch aktive, passive oder assoziierte Bewegung verstärkt wird und somit den Patienten und alle Behandler zu einer zunehmenden Einschränkung aller motorischen Aktivitäten zwingt. Beim Vollbild entwickelt sich dann innerhalb weniger Tage zusätzlich ein ausgeprägtes schmerzhaftes Ödem am Handrücken, das auf Finger und Unterarm übergreifen kann. Als Ursache wird eine aseptische Entzündung im Bereich der Schulterweichteile diskutiert, die wahrscheinlich auf Mikrotraumatisierungen durch unsachgemäßes Handling zurückgeführt werden muß. Doppelblindstudien konnten belegen, daß eine kurzzeitige, niedrigdosierte systemische Kortikoidmedikation die Schmerzen innerhalb weniger Tage so entscheidend bessert, daß wieder Krankengymnastik und/oder Ergotherapie möglich sind [10]. Positive Erfahrungen bestehen auch mit einer hochdosierten Infusionstherapie über 3–5 Tage. Das trophische Ödem der Hand wird mit täglicher Lymphdrainage-Massage und anschließender Kompression behandelt, um einer Chronifizierung vorzubeugen.

Pusher-Syndrom

Die Bezeichnung kommt vom englischen „to push“ = „drücken, stoßen“, da der betreffende Patient beim Versuch, aufzusitzen oder hinzustehen, sich in charakteristischer Weise mit seinem gesunden Bein auf die gelähmte Seite hinüberstößt [22]. Gleichzeitig tritt dann meist im gelähmten Bein ein Beugereflex auf, so daß der Patient häufig zusammen mit der Hilfsperson zu Fall kommt. Ganz überwiegend kommt dieses Phänomen bei ausgedehnten rechtshirnigen Schädigungen vor. Erste wichtige Behandlungsmaßnahme ist, die Störung als solche zu erkennen und sich im Umgang mit dem Patienten auf diese pathologische Reaktion einzustellen. Denn gehäufte Stürze führen reaktiv beim Patienten zur Angst vor jeder Aufrichtbewegung, die ihn zunehmend immobilisiert. In der Krankengymnastik und bei jeder Transferbewegung ist auf besondere Schulung des Körpergefühls für die Senkrechte zu achten. Steh- und Gehversuche sind solange zu unterlassen, bis sich ein stabiles Gefühl für die Körpermitte und den Körperschwerpunkt wieder eingestellt hat. Wird dies erreicht, so haben diese Patienten erfahrungsgemäß eine günstige Prognose für selbständiges Stehen und Gehen.

Zentrales Schmerzsyndrom

Nach Leijon und Mitarbeitern [49] kann sich ein zentrales Schmerzsyndrom entwickeln, wenn durch einen erworbenen Hirnschaden spinothalamische Projektionsbahnen oder Thalamuskerne geschädigt worden sind, die Temperatur- und Schmerzqualitäten weiterleiten und verarbeiten. Störungen in Leitungsbahnen der epikritischen Empfindungsqualitäten müssen nicht vorhanden sein. Typischerweise entwickelt sich das Bild erst einige Monate nach dem Auftreten der Läsion und geht oft einher mit einer partiellen Rückbildung einer hochgradigen halbseitigen Sensibilitätsstörung. Es können ein dumpfer Dauerschmerz Charakter *(Typ Deafferentierungsschmerz)* oder in Attacken salvenartig einschießende Schmerzen von höchst intensivem, als spitz oder elektrisierend empfundenem Charakter *(Typ Neuralgieschmerz)* sein. Beide Schmerzarten können auch in Kombination auftreten. Häufig besteht gleichzeitig eine Hyperpathie auf kutane Reize. Auch Bewegung, sensible Reizung und innere Erregung können eine Schmerzzunahme triggern.

Die Therapie besteht üblicherweise in einer Kombination von Antiepileptika (vor allem Carbamazepin) und Antidepressiva mit zentralanalgetischer Potenz (vor allem Amitriptylin, Clomipramin, Doxepin), wobei beim Vorherrschen eines Neuralgieschmerzes meist mit Antiepileptika, beim Deafferentierungsschmerz eher mit Antidepressiva begonnen wird. Als adjuvante Therapie haben sich hydrogalvanische Bäder (4-Zellen-/Stangerbad, absteigend galvanisiert) in vielen Fällen bewährt. Obsolet ist es, „zur Gewöhnungsbildung“ sensible Stimulationen einzusetzen, die das Schmerzsyndrom verstärken.

Symptomatische Epilepsie

Alle Ursachen für akut erworbene Hirnschäden gelten auch als Ursachen für epileptische Erstmanifestation im Erwachsenenalter.

In der Mehrzahl wurden partielle Anfälle mit oder ohne sekundäre Generalisation beobachtet. Die Inzidenz wird mit ungefähr 700 Neuerkrankungen pro 1 Million Einwohner und Jahr angegeben. Die Differentialdiagnose zu synkopalen Anfällen oder transitorisch-ischämischen Attacken, letzteres vor allem bei Patienten mit zerebrovaskulären Erkrankungen, ist nicht immer einfach. Temporallappenanfälle können sich klinisch auch als Verwirrtheitszustände darstellen, die postiktal noch eine längere Phase zur Reorientierung nach sich ziehen. Das Phänomen einer postiktalen Todd-Parese kann eine TIA imitieren, besonders dann, wenn der initiale Anfall nicht gesehen oder bemerkt wurde. Die Inzidenzraten einer symptomatischen Epilepsie sind für die unterschiedlichen Ursachen der zugrundeliegenden Hirnschädigung unterschiedlich hoch. So werden im allgemeinen malignen Hirntumoren und Läsionen, bei denen es zu einem Blutaustritt ins Hirngewebe kam, höhere Inzidenzraten zugeschrieben. Auch die Lokalisation der Hirnschädigung wirkt sich auf die Inzidenzrate aus. Durch eine systematische Selbst- und Fremdanamnese gelingt jedoch, wie wir in einer eigenen Studie [63] zeigen konnten, in den meisten Fällen eine richtige differentialdiagnostische Zuordnung. Andererseits bleiben jedoch bei Patienten mit zerebrovaskulären Erkrankungen in einer relevanten Zahl einfache sensible Anfälle undiagnostiziert und unbehandelt. Das interiktale EEG trägt zur Differentialdiagnose deutlich weniger bei. Bei richtiger Diagnosestellung kann in der Mehrheit der Fälle unter entsprechender antiepileptischer Therapie Anfallsfreiheit erreicht werden. Die Wahl des Antiepileptikums richtet sich nach den Empfehlungen der ILAE (International League Against Epilepsy) [75].

Psychiatrische Komplikationen

Psychiatrische Komplikationen in der Phase B sind vor allem *motorische Erregungszustände* und *Unruhezustände* mit Weglauftendenz. Die entsprechenden Stationen und Einrichtungen müssen daher effektive Sicherungssysteme haben, damit desorientierte Patienten nicht unbemerkt von Stationen entweichen können.

Eine Sedierung dieser Patienten mit Neuroleptika oder Tranquilizern ist in aller Regel nicht empfehlenswert, da sie sich auf die regenerativen Prozesse des Gehirns ungünstig auswirken [27] und somit Therapiefortschritte stark erschweren oder gar unmöglich machen.

Angstabbauendes und beschützendes Eingehen auf den Patienten ist zu bevorzugen. Als Hilfe haben sich auch Bäder in warmem Wasser bewährt, sofern dies aus anderen Gründen möglich ist. Im Zweifelsfall muß der Patient auch in einen schallisolierten Raum abgesondert werden können, wo dann aber eine effektive Überwachungsmöglichkeit installiert sein muß. Dies gilt z. B. für langanhaltendes, nicht zu durchbrechendes Schreien, das in der Regel anderen Mitpatienten erhebliche Angst und Beunruhigung einflößt.

In den Phasen C und D sind überwiegend *reaktive Anpassungsstörungen* mit unterschiedlicher symptomatischer Ausprägung (DSM-III-R 309.00–309.90) zu diagnostizieren, die im Rahmen von Schwierigkeiten bei der Krankheitsverarbeitung auftreten. Zur Frage „Depression und Schlaganfall“, bzw. Depression und Seite der Hirnschädigung ist eine heftige wissenschaftliche Diskussion im Gange [62]. Weitere häufige Diagnosen sind organisch bedingte Persönlichkeitsstörungen (DSM-III-R 301.10), wobei sich häufig die psychopathologische Zuordnung und die neuropsychologische Klassifikation überschneiden können. Beschrieben werden Veränderungen hin zu vermehrter emotionaler Labilität und verminderter psychophysischer Belastbarkeit, was auch von den Patienten häufig sehr negativ wahrgenommen wird. Angehörige klagen zudem oft auch über Interessenverarmung, Antriebsverlust und sozialen Rückzug.

Ursache für psychomotorische Erregungszustände können auch organisch bedingte Wahnsyndrome oder organisch bedingte Halluzinosen sein.

Bei Patienten nach schweren Schädel-Hirn-Traumen haben wir häufiger *organisch bedingte bipolare affektive Syndrome* gesehen, wobei sich (hypo-)manische und depressive Phasen meist rasch abwechselten (sogenannte Rapid-Cycler). In den meisten Fällen brachte hier eine Therapie mit Carbamazepin eine stabile normale Stimmungslage.

Angstsyndrome und Phobien haben sich nach eigener Erfahrung häufiger bei Patienten entwickelt, die aufgrund von frontalen Gangstörungen, Neglect-Phänomen oder anderen schwierig zu behandelnden Störungen Gangunsicherheiten aufwiesen oder gar häufiger gestürzt sind, manchmal auch mit erheblichen Verletzungsfolgen.

Über die Problematik, daß in der Regel Ereignisse, die zu akut erworbenen Hirnschäden führen, auch komplexe psychodynamische Vorgänge anstoßen, die psychopathologische Symptome von Krankheitswert hervorrufen können, wurde schon in Teil I, Abschnitt 10 referiert.

Hilfen für Patienten und Angehörige können vermittelt werden durch Interessenverbände und Selbsthilfeorganisationen:
- Kuratorium ZNS, Humboldtstraße 30, 53115 Bonn
- Selbsthilfeverband „Schädel-Hirn-Patienten in Not e.V.", Bayreuther Str. 33, 92224 Amberg
- Verein Schlaganfallgeschädigter e.V. Essen, Loskamp 124, 45329 Essen

Hier sind Anschriften weiterer Selbsthilfegruppen zu erfahren, die meist einen regionalen Einzugsbereich haben.

1.3 Besonderheiten und Unterschiede der einzelnen Krankheitsbilder akut erworbener Hirnschäden

1.3.1 Epidemiologische Daten

Wie schon in Abschnitt I.4 erwähnt, sagen epidemiologische Daten auf der Basis der ICD 9 nur sehr wenig über Art und Umfang rehabilitativer Versorgungsnotwendigkeiten aus. Trotz dieser Vorbehalte sollen hier kurz einige epidemiologische Daten zu den wichtigsten Ursachen akut erworbener Hirnschäden referiert werden:

Schädel-Hirn-Verletzungen: Kock und Fuhrmann [48] sprechen von ca. 200 000 Schädel-Hirn-Verletzten pro Jahr in Deutschland, wovon etwa 10% bleibende Schäden davontragen.

Nach Erhebungen von Infratest-Gesundheitsforschung [41] wurden in den Krankenhäusern der alten Bundesländer in den Jahren 1989–1991 im Durchschnitt 200 400 Patienten mit einer Erstdiagnose aus dem Bereich der Schädel-Hirn-Verletzungen behandelt (1987–1989: 196 600). Weitere 100 500 Patienten hatten eine Nebendiagnose aus diesem Indikationsbereich (1987–1989: 104 700). Bei etwa 31,7% der Patienten war zumindest kurzzeitig Intensivpflege erforderlich, ca. 1,5% sind im Krankenhaus verstorben. Im Bereich der neuen Bundesländer wurden vom Zentrum für Epidemiologie und Gesundheitsforschung, Berlin, für 1990 etwa 75 500 Schädel-Hirn-Verletzte geschätzt. Zur Einschätzung des Rehabilitationsbedarf wurden nachträglich unterschiedliche Schweregrade gebildet. Bei ca. einem Viertel der Patienten wurde ein mittlerer Schweregrad angenommen. 9,1% wurden als schwere Schädel-Hirn-Verletzte eingestuft. Die Zahl der Rehabilitationsmaßnahmen und Frühberentungen in dieser Patientengruppe zeigen die Tabellen 20-4 und 20-5.

Zerebrovaskuläre Erkrankungen: In den Angaben zur Anzahl der jährlichen Neuerkrankungen in Deutschland finden sich beträchtliche Schwankungen [24, 35].

Nach den Auswertungen von Infratest-Gesundheitsforschung [41] in den Krankenhäusern der alten Bundesländer wurden in den Jahren 1989 bis 1991 jährlich 199 900 Patienten mit einer Hauptdiagnose aus dem Bereich der Hirngefäßerkrankungen behandelt, darunter 91 700 Patienten (46%) mit einem Schlaganfall im engeren Sinne (ICD 9 Nr. 436).

In den neuen Bundesländern wurden laut Statistiken der ehemaligen DDR in den Jahren 1985 bis 1989 im Durchschnitt 50 800 Patienten mit zerebrovaskulären Erkrankungen behandelt, davon 19 600 mit Schlaganfall im engeren Sinne. Die Mortalität war mit 18% in den alten Bundesländern und mit 28% in den neuen Bundesländern recht hoch. Bei ca. 35% der Patienten war die Erkrankung als schwer angesehen worden. Fast alle Autoren weisen auf die zunehmende Inzidenz mit zunehmendem Lebensalter hin. Die Anzahl der Rehabilitationsmaßnahmen und Frühberentungen bei diesen Krankheitsbildern zeigen die Tabellen 20-4 und 20-5.

Entzündliche Hirnerkrankungen:

Die akuten bakteriellen Meningoenzephalitiden sind vor allem ein Problem der Kinderheilkunde; knapp 80% treten vor dem 10. Lebensjahr auf. In der Erwachsenenneurologie und auch für die neurologische Rehabilitationsmedizin stehen die viralbedingten Enzephalitiden im Vordergrund.

Wegen der Schwere des Krankheitsbildes, das in fast allen Fällen rehabilitative Maßnahmen notwendig macht, wenn es überlebt wird, ist in erster Linie die Herpes-simplex-Enzephalitis zu nennen. Für diese Erkrankung wird eine Inzidenz von 0,2–0,4 : 100 000/Jahr beschrieben. Weitere wichtige virale Erreger sind Herpes zoster, Epstein-Barr-, Influenza-, Masern-, Mumps-, Coxsackie-, Tollwut-, HI-Virus.

Hypoxische Hirnschädigungen: Für diese Ätiologie gibt es praktisch keine epidemiologischen Daten, da in allen Statistiken nur die meist kardiogene Ursache verschlüsselt wird, die zum Herz-Kreislauf-Stillstand und in der Folge zum hypoxischen Hirnschaden geführt hat. Erst seit kurzem weist der gemeinsame einheitliche Diagnoseschlüssel der RV und der KV hier eine eigene Ziffer (9970) aus. Unter den in den Einrichtungen der Phase B behandelten Patienten ist diese Indikation nach den Schädel-Hirn-Traumata bereits die zweitwichtigste, wobei sie auf den aktuellen Wartelisten dieser Zentren noch einen höheren Prozentsatz ausmacht [43, 77].
Akut-toxische Hirnschäden: Bei Erwachsenen geschehen die meisten Vergiftungen in suizidaler Absicht oder in Folge eines Substanzmißbrauches. Bei geriatrischen Patienten sind unbeabsichtigte oder iatrogene Intoxikationen häufig [82]. Für Deutschland fehlen umfassende Daten zur Häufigkeit, in den USA werden etwa 10 000 tödliche Intoxikationen pro Jahr registriert.
Hirntumoren: Die jährliche Inzidenz primärer intrakranieller Tumoren betrug 1973/74 in den USA 8,2 : 100 000 Einwohner, wobei sich eine deutliche Altersabhängigkeit (Zunahme auf 18 : 100 000 bei > 65 Jahre) zeigte. Maligne Gliome treten häufiger bei Männern auf, Meningeome häufiger bei Frauen. Für Deutschland fehlen solche Daten [73]. Die Zahl der Rehabilitationsmaßnahmen und Frühberentungen in dieser Patientengruppe zeigen die Tabellen 20-4 und 20-5.

1.3.2 Fragen der Sekundär- bzw. Rezidivprophylaxe

Die Verhinderung von sekundären Komplikationen ist Teil der rehabilitativen Behandlungsstrategie bei allen Erkrankungsursachen und ist daher im rehabilitativen Gesamtkonzept besprochen.

Die Frage einer sinnvollen *Rezidivprophylaxe* stellt sich insbesondere bei den *zerebrovaskulären Erkrankungen.* Dazu ist eine möglichst genaue Klärung der Ätiologie und der Risikofaktoren notwendig. Falls dies im Akutkrankenhaus nicht in diesem umfassenden Sinne geleistet wurde, was leider noch häufig vorkommt, muß dies in der Rehabilitationseinrichtung entsprechend nachgeholt werden. Gemäß einem „Ad-hoc-Komitee“ [24] lassen sich folgende Empfehlungen geben: *Thrombozytenaggregationshemmer* sind indiziert in der Sekundärprophylaxe von Hirninfarkten mit primär-thrombotischer Genese und bei lakunären Hirninfarkten. ASS ist die am besten untersuchte und am meisten verwendete Substanz; vom Komitee wird eine Tagesdosis von 300 mg empfohlen, bei Nebenwirkungen ist eine Reduktion bis auf 100 mg vertretbar. Im Falle unzureichender Wirksamkeit sollte auf Ticlopidin umgestellt werden.

Antikoagulanzien werden zur Primär- und Sekundärprävention kardiogener Hirnembolien und zur Reinsultprophylaxe bei Gefäßwanderkrankungen der großen basalen Hirnarterien eingesetzt. Karotisendarteriektomien sind nur bei höhergradiger Lumeneinengung (> 70%) und klinisch als TIA oder RIND verlaufenden ischämischen Ereignissen von Vorteil.

1.3.3 Spezifische Ko- und Multimorbidität

Bei der Rehabilitation erworbener Hirnschäden hat man es sehr viel häufiger mit Multimorbidität (Begleiterkrankungen aus anderen medizinischen Fachgebieten) als mit Komorbidität (Begleiterkrankungen aus dem neuropsychiatrischen Fachgebiet) zu tun. Bei Patienten mit Schädel-Hirn-Trauma bestehen häufig gleichzeitig Verletzungen der großen Körperhöhlen oder der Extremitäten. Frakturen im Bereich des Schädels führen oft auch zu Folgen, die einer augenärztlichen, HNO-ärztlichen und/oder kieferorthopädischen Behandlung bedürfen. Bei vielen dieser Patienten wird im Bereich der Erstversorgung das Schädel-Hirn-Trauma sogar als Nebendiagnose geführt.

Die Mehrzahl der Patienten mit zerebrovaskulären Erkrankungen leidet gleichzeitig an behandlungsbedürftigen internistischen Erkrankungen, die zugleich als Risikofaktoren für diese Krankheitsgruppe gelten: arterielle Hypertonie, koronare Herzkrankheiten, Herzrhythmusstörungen, Fettstoffwechselstörungen, Diabetes mellitus. Diese müssen für eine suffiziente Sekundärprophylaxe ebenfalls therapeutisch unter Kontrolle gebracht werden. Bei den Patienten mit hypoxischen Schäden ist die schwerwiegende kardiologische Erkrankung in der Regel Ursache für die Hirnschädigung.

1.3.4 Besonderheiten im Reha-Verlauf, bei der beruflichen und/oder psychosozialen Reintegration

Wie aus den Ausführungen zu Rehabilitationsverläufen und Rehabilitationsprognose im Teil I hervorgeht, gibt es hierbei Unterschiede für die einzelnen Ursachen akut erworbener Hirnschäden.
Schädel-Hirn-Verletzung:

Nach den Untersuchungen von Infratest-Gesundheitsforschung konnten in den Jahren 1989 bis 1991 87% der in Akutkrankenhäusern in den alten Bundesländern behandelten Patienten nach

Hause entlassen werden, 2,3% wurden in ein Pflegeheim verlegt, 4,8% in ein anderes Krankenhaus, meist niedriger Versorgungsstufe, und nur 0,5% in eine Rehabilitationsklinik.

Bei diesen Zahlen muß berücksichtigt werden, daß es in diesem Zeitraum noch kaum Einrichtungen der Phase B gab. Sicherlich befinden sich unter den in andere Krankenhäuser verlegten oder nach Hause entlassenen Patienten noch viele, die einer frührehabilitativen Behandlung bedurft hätten. Unter allen in eine solche Einrichtung aufgenommenen Patienten haben nach bisheriger Erfahrung Schädel-Hirn-Verletzte noch die relativ günstigste Prognose [43, 78].

Wie in Teil I, Abschnitt 9.1 bereits angesprochen, finden sich auch bei guter Remission in dieser Gruppe Patienten, die im Anschluß an die medizinische Rehabilitation der Phase C oder D noch nicht direkt beruflich wiedereingegliedert werden können, sondern einer speziellen institutionellen fördernden Nachsorge bedürfen. Wegen des meist jungen Alters dieser Patienten ist der Aufbau solcher Institutionen dringend erforderlich.

Schädel-Hirn-Verletzte, die klinisch eine rasche und gute Remission zeigen, werden oft nicht vom akutversorgenden Krankenhaus zur Rehabilitation angemeldet. Diskrete Beeinträchtigungen im Bereich der Aufmerksamkeits- und Konzentrationsleistungen, die noch bestehen, werden in der Akutklinik nicht erfaßt. Sie erweisen sich dann aber oft beim Wiedereinstieg ins Berufsleben als erhebliche Hürde.

Von den Betroffenen wird dies dann durch besondere Anstrengungen und psychischen Energieaufwand zu kompensieren versucht. Häufig geht dies schief, und es entwickelt sich ein *chronisches Überforderungssyndrom*, das primär psychosomatisch imponiert. Die Patienten werden aus diesem Grund dann oft dorthin zu stationären Rehabilitationsmaßnahmen eingewiesen, ohne daß sie davon profitieren können. Für viele ist die „Psychosomatisierung" ein zusätzliches Stigma. Bei einer rechtzeitigen Behandlung in einer neurologischen Rehabilitationseinrichtung können dagegen die noch bestehenden neuropsychologischen Leistungsdefizite diagnostisch genau erfaßt und durch entsprechende Trainingsmaßnahmen verbessert werden. In aller Regel schließen sich dann auch einfachere berufliche Wiedereingliederungsmaßnahmen an, die meist zum gewünschten Erfolg führen.

Über mögliche innerpsychische Fehlentwicklungen nach Unfällen, die eine gezielte neurologisch-psychosomatische Behandlung notwendig machen [19], wurde in Teil I, Abschnitt 10 referiert.

Zerebrovaskuläre Erkrankungen: Bei den zerebrovaskulären Erkrankungen haben primäre Blutungen eine höhere Letalität in der Akutphase, langfristig aber doch eine günstigere Rehabilitationsprognose. Bei den Hirninfarkten ist die Langzeitprognose auch von Art und Größe der Läsion abhängig [62]. Ein nicht geringer Teil der in neurologischen Rehabilitationseinrichtungen behandelten Schlaganfallpatienten ist schon jenseits des Erwerbsalters. Bei diesen Patienten steht dann die psychosoziale Wiedereingliederung im Vordergrund.

In der Regel sind bleibende neuropsychologische Defizite bei der beruflichen und psychosozialen Wiedereingliederung hinderlicher als sensomotorische Defizite (vgl. Teil I, Abschn. 9).

Über die Verbesserung der beruflichen Wiedereingliederungsrate durch spezielle nachsorgende Betreuung aus der Rehabilitationseinrichtung heraus wurde in Teil I, Abschnitt 5 berichtet [79].

Hypoxische Hirnschädigung: Dieser Patientengruppe wird nach Meinung der meisten Experten, statistisch gesehen, die ungünstigste Rehabilitationsprognose eingeräumt. Sie hängt insbesondere ab von der Zeitdauer der zerebralen Hypoxie [43, 78].

Entzündliche Hirnerkrankungen: Hier verschlechtert sich die Prognose, wenn es durch lang anhaltenden Hirndruck oder andere Ursachen zu hirndiffusen Schädigungen gekommen ist. Bei den Herpes-simplex-Enzephalitiden bleiben wegen des bevorzugten Temporallappenbefalls unserer Erfahrung nach nicht selten organische Psychosen aus dem paranoid-halluzinatorischen Formenkreis zurück, die den Rehabilitationsverlauf negativ beeinflussen. Ähnliches gilt für eine symptomatische Temporallappenepilepsie.

Hirntumoren: Die Rehabilitationsprognose der primären intrakraniellen Hirntumoren wird vorwiegend durch deren Malignitätsgrad und deren Lokalisation bestimmt. In vielen Fällen gelingt aber selbst nach Primäroperation von Tumoren WHO-Grad III nochmals eine berufliche Wiedereingliederung, bis leider meist nach wenigen Jahren das Rezidiv auftritt.

2 Chronische Hirnschädigungen und degenerative Hirnerkrankungen

2.1 Zustand nach frühkindlichem Hirnschaden

Patienten, die aufgrund einer durchgemachten frühkindlichen Hirnschädigung unter spastisch-ataktischen, dystonen, dyskinetischen oder anderen extrapyramidalmotorischen Bewegungsstörungen leiden, kommen auch als Erwachsene häufiger in eine neurologische Rehabilitationseinrichtung. Die meisten dieser Rehabilitanden sind trotz ihrer schweren Behinderung beruflich integriert, leiden aber an Sekundärproblemen wie Schmerz, beginnende Kontrakturen, Gelenkfehlstellung u. a., die zu einer zusätzlichen Einschränkung der Leistungsfähigkeit im Erwerbsleben führen. Ganz vereinzelt werden auch Patienten in neurologischen Rehabilitationszentren aufgenommen, die in einer Werkstatt für Behinderte arbeiten und bei denen der Verbleib dort aufgrund der Sekundärkomplikationen in Frage gestellt ist. Insgesamt macht diese Patientengruppe aber zahlenmäßig nur ein geringes Klientel in der neurologischen Rehabilitation aus.

Da die zugrundeliegende neurologische Schädigung nicht mehr rückgängig gemacht werden kann, besteht das *Ziel der Rehabilitationsmaßnahme* in einer Linderung und Verminderung der Sekundärkomplikationen, die zusätzlich die tägliche Leistungsfähigkeit, insbesondere im Beruf, einschränken. Medizinisch sind die aufgetretenen Sekundärkomplikationen zu erfassen und ggf. ein pharmakologisches Therapieregime einzuleiten oder ein vorbestehendes zu überprüfen und zu optimieren. Im pflegerischen Bereich sind zusammen mit den anderen nichtärztlichen Therapeuten die Selbsthilfefähigkeiten zu verbessern, wobei insbesondere auf die Körperhygiene und die Kontrolle der Ausscheidungsfunktionen zu achten ist.

Einen Schwerpunkt bei dieser Patientengruppe bilden sicherlich die *krankengymnastischen Therapiemaßnahmen*, wobei meist Techniken auf neurophysiologischer Grundlage mit Elementen aus manualtherapeutischen oder funktionellen Therapietechniken kombiniert werden müssen. Bei spastisch-ataktischen Problemen ist vielfach auch eine Stehbrett-Behandlung angezeigt, um den Muskeltonus zu senken, Kontrakturen im Bereich der unteren Extremitäten vorzubeugen oder zu behandeln. Sehr wertvoll sind auch tonusregulierende Massagen.

Elektrotherapeutische Maßnahmen und *Kälteapplikationen* können ebenfalls zur Muskeltonusregulierung und als schmerztherapeutische Maßnahme eingesetzt werden. Viele dieser Patienten profitieren auch von einer Hippotherapie, sofern diese Möglichkeit zur Verfügung steht.

Die *Ergotherapie* richtet ihr Hauptaugenmerk auf die Selbständigkeit im Alltag und auf die Gebrauchsschulung der Hände für Alltag und Beruf. Ggf. müssen hierfür Hilfsmittel überprüft, neu angepaßt und eingeübt werden. Bei gleichzeitig bestehenden dysarthrischen Problemen können entsprechene logopädische Maßnahmen angezeigt sein. Relevante Einschränkungen neuropsychologischer Funktionsbereiche finden sich bei dieser Patientengruppe, vor allem wenn sie beruflich integriert sind, selten. Bei Patienten, die auf dem Niveau einer Werkstatt für Behinderte arbeiten, ist ein *neuropsychologisches Training* ebenfalls nur sehr selten indiziert, da hiervon realistischerweise keine Verbesserungen des mentalen Leistungsniveaus zu erwarten sind. Auf alle Fälle sollte bei all diesen Patienten aber geprüft werden, ob sich durch bestimmte Maßnahmen am Heimatort die psychosoziale Integration der Rehabilitanden noch verbessern läßt.

2.2 Parkinson-Syndrome und andere extrapyramidalmotorische Erkrankungen

2.2.1 Epidemiologie und Differentialdiagnosen

Für die Häufigkeit von Parkinson-Syndromen werden Prävalenzraten zwischen 1 und 2‰ angegeben, wobei die Häufigkeit mit zunehmendem Alter, insbesondere jenseits des 60. Lebensjahres, stark ansteigt. Eindeutige Geschlechtsunterschiede finden sich nicht.

Bei idiopathischem Parkinson-Syndrom (= Morbus Parkinson) beträgt das durchschnittliche Alter bei Krankheitsbeginn 55 Jahre, bei sekundärem Parkinson-Syndrom liegt es in der Regel höher [76]. Andere extrapyramidal-motorische Erkrankungen, die überwiegend motorische Plus-Symptomatik erzeugen, treten sehr viel seltener auf, sind meist familiär gehäuft und können schon in früherem Lebensalter auftreten. Am bekanntesten ist hiervon noch die Chorea Huntington.

Die rehabilitativen Probleme, die mit extrapyramidal-motorischen Störungen infolge Langzeitmedikation von Neuroleptika auftreten, werden im Rahmen der psychiatrischen Krankheitsbilder besprochen.

Eine wichtige Differentialdiagnose, die sich häufiger bei Patienten stellt, die unter der Diagnose eines Parkinson-Syndroms einer neurologischen Rehabilitationsbehandlung zugewiesen werden, ist der Normaldruckhydrozephalus, auch *Hydrocephalus aresorptivus oder malresorptivus* genannt. Richtungweisend für die Diagnose ist die typische Symptomentrias:

- frontale Gangstörung (s. Teil II, Abschn. 1.1.2)
- psychopathologische Veränderung (organische Wesensänderung oder beginnende Demenz)
- neurogene Blasenstörung (imperativer Harndrang, Urge-Inkontinenz).

Meist berichten die Patienten auch von der Angst zu stürzen oder von wiederholten Sturzereignissen. Wertvoll ist auch die klinische Beobachtung, daß motorische Störungen nur beim Stehen und Gehen auftreten. Neuroradiologische Untersuchungen sind notwendig, um diese Diagnose zu bestätigen. Die rehabilitativen Maßnahmen nach einer Shunt-Operation richten sich nach den noch vorhandenen funktionellen Störungen.

Weitere Differentialdiagnosen beim Leitsymptom kleinschrittiges, unsicheres Gangbild sind in Tabelle 20-8 aufgeführt.

2.2.2 Spezifische Rehabilitationsziele und -aufgaben

Da es sich in der Regel um chronisch verlaufende Krankheiten handelt, kann das Ziel einer rehabilitativen Maßnahme nur sein, die krankheitsbedingten Beeinträchtigungen und Behinderungen zu minimieren. Da die Mehrzahl der Rehabilitanden schon aus dem Erwerbsleben ausgeschieden ist, stehen „Rehabilitation vor Pflege" und die psychosoziale Integration im Vordergrund.

Neben Beeinträchtigungen der Mobilität sind eine beeinträchtigte Handfunktion, Sprechstörungen, Störungen vegetativer Funktionen, sekundäre Schmerzsyndrome und beeinträchtigte neuropsychologische und psychische Funktionen zu berücksichtigen.

2.2.3 Rehabilitationsspezifische Behandlungsstrategien

Da in der Regel Patienten erst nach längerem Krankheitsverlauf in eine rehabilitative Maßnahme kommen, muß eine Überprüfung und *Optimierung des pharmakologischen Therapieschemas* vorgenommen werden. Hilfreich sind hierfür tagebuchartige Aufzeichnungen über die Ausprägung der Kardinalsymptome im Tagesverlauf in Verbindung mit den eingenommenen Medikamenten [53]. Bei sehr starken Fluktuationen kann bei Parkinson-Patienten zudem versucht werden, die Dopa-Resorption aus dem Darm tagsüber dadurch zu verbessern, daß die Hauptnahrungszufuhr an Proteinen auf die Abendmahlzeit verlegt wird. Zur medikamentösen Therapie der einzelnen Kardinalsymptome und krankheitstypischer Spätkomplikationen beim Parkinson-Syndrom wird auf die entsprechende Fachliteratur verwiesen [53]. Gleiches gilt auch für die anderen extrapyramidalmotorischen Erkrankungen.

Bei den *pflegerischen Aufgaben* stehen die „aktivierende Pflege" und der Erhalt der Selbständigkeit in den ATL-Leistungen im Vordergrund. In der *Krankengymnastik* wird versucht, Probleme der Körperhaltung und der Mobilität durch geeignete Therapiemaßnahmen und Einüben hilfreicher Strategien zu verbessern:

- Gegen die immer kleiner werdenden, schlurfenden Schritte werden große Armpendel, dynamische Hilfsmittel (Stäbe, Keulen) und Rhythmustakthilfen (Musik aus dem Walkman, Metronom) eingesetzt. Rhythmus- und Takthilfen können dem Patienten akustische Informationen über Schrittlänge und Schrittempo vermitteln. Als einfachste Hilfe dienen Metallplättchen unter den Schuhsohlen, die auf glatten Böden jeden Schritt akustisch signalisieren.
- „Stop-and-go-Phänomene" können durch lautes oder inneres Takt-Mitzählen zu überwinden versucht werden. Hierbei ist besonders auf Gefahrenmomente wie Engstellen, Fußgänger-

Tabelle 20-8 Differentialdiagnose bei Leitsymptom: kleinschrittiges unsicheres Gangbild.

zentralneurologische Ursachen	*peripher-neurologische Ursachen*
– Parkinson-Syndrom – diffuse Enzephalopathien: • senil-atrophische Prozesse • Parkinson-plus-Syndrome • Multi-Infarkt-Syndrom • subkortikale arteriosklerotische Enzephalopathie (= SAE) • erworbener Hydrozephalus • sonstige – Altersdepression	gestörte Sensomotorik der Beine durch: – Polyneuropathiesyndrome bei • Diabetes mellitus • Alkohol • paraneoplastisch • hämatologischen Systemerkrankungen • Vaskulitis – Mehretagen-Wurzelschädigungen bei • lumbalen Spinalkanal-Stenosen

Gegenverkehr, Anhalten mit gleichzeitiger Körperdrehung zu achten und zu schulen.
- Der typische Haltungsverfall (Poker spine) führt zu muskulären Dysbalancen, zu Gelenkfehlstellungen, zu muskulären und/oder ossären Kontrakturen sowie zu einer Verminderung des Atemzugvolumens. Die mechanische Dehnung der ventralen Muskelzüge, Mobilisation der Rippen und Brustwirbelsäule ermöglicht eine größere Brustkorbbewegung. Atem- und Lösungstherapien über Dreh-/Dehnlagerungen sollen dem Patienten eine kostale Atmung wieder ermöglichen und über eine vergrößerte Inspiration und verlängerte Expiration zu einer verbesserten Lungenbelüftung führen.
- Hüft- und Kniegelenkskontrakturen müssen frühzeitig biomechanisch und muskulär mobilisiert werden. Detonisierende Muskelmassagen sind in diesem Zusammenhang zusätzlich hilfreich.
- Bewegungstherapie im Wasser wirkt lösend auf den Muskelrigor und erlaubt dadurch einen größeren Bewegungsradius und Bewegungsgefühl. Tonusnormalisierend und schmerzlindernd können auch andere hydrotherapeutische oder elektrotherapeutische Maßnahmen und Wärme- oder Kältepackungen wirken.

Hypomimie, Hypersalivation und verzögertes Schlucken lassen sich über entsprechende *orofaziale Behandlungsmaßnahmen* bessern. Zur Verbesserung der Aussprache helfen *logopädische Strategien* und Hilfsmittel (z. B. Pacing-Board).

Der Erhalt und die Verbesserung der Selbständigkeit in alltäglichen Leistungen durch Gebrauchsschulung der Hände und entsprechende Hilfsmittel ist Ziel einer *ergotherapeutischen Behandlung*. Ein spezifisches Schreibtraining wird ebenfalls von diesen durchgeführt.

Im *neuropsychologischen Bereich* geht es vorwiegend um Maßnahmen im Bereich der Aufmerksamkeits- und Konzentrationsleistungen. Begleitende dementielle Entwicklungen müssen frühzeitig diagnostisch erfaßt werden, um gemeinsam mit den Angehörigen sozio- und milieutherapeutische Maßnahmen einleiten zu können. Begleitende depressive Syndrome werden meist kombiniert pharmako- und psychotherapeutisch angegangen.

Eine adäquate *Hilfsmittelversorgung* ist für verschiedene Bereiche notwendig:
- Entsprechende Schuhabsatzerhöhungen können einer Pro- oder Retropulsionsneigung entgegenwirken.
- Delta-Räder und Rollatoren können Gangsicherheit und Gehstrecke verbessern.
- Bei fortgeschrittener Behinderung werden auch in der Regel Veränderungen und Hilfsmittel in der Wohnung nötig (z. B. Haltegriffe, Badewannen- oder Duschsitz, Türschwellenbeseitigung).

Zur Frage, ob und wie lange ein Patient Auto fahren darf [51], muß in der Bundesrepublik Deutschland auf den entsprechenden Abschnitt im Gutachten „Krankheit und Kraftverkehr" des Bundesministeriums für Verkehr [14] hingewiesen werden.

> Zum Erhalt und zur Pflege der psychosozialen Integration tragen Selbsthilfegruppen bei. Die Adresse der deutschen Zentrale lautet: Deutsche Parkinson-Vereinigung e.V., Moselstraße 31, 41464 Neuss. Auch für andere extrapyramidalmotorische Erkrankungen gibt es entsprechende Selbsthilfegruppen.

2.3 Chronisch-degenerative Hirnerkrankungen mit dementieller Entwicklung

Da hier psychopathologische Probleme und Phänomene wie bei gerontopsychiatrischen Patienten im Vordergrund stehen, sei auf entsprechende Erörterungen im Kapitel 23 verwiesen.

3 Multiple Sklerose

3.1 Epidemiologie

> Nach den Patienten mit akut erworbenen Hirnschäden sind die Multiple-Sklerose-Kranken die zweitwichtigste Patientengruppe in der neurologischen Rehabilitation.

Aufgrund der diagnostischen Schwierigkeiten, den Krankheitsbeginn exakt zu fassen und festzulegen, können zuverlässige Inzidenzraten nicht genannt werden. Bei den Prävalenzraten finden sich auffällige Beziehungen zur geographischen Lage eines Landes. Je weiter es geographisch vom Äquator entfernt ist, um so höher wird die Prävalenzrate. In den deutschsprachigen mitteleuropäischen Ländern werden Prävalenzraten von 110–142 : 100 000 Einwohnern genannt. Dabei gibt es ein relatives Überwiegen des weiblichen Geschlechts von 1,8 : 1. Am häufigsten wird die Diagnose im dritten Lebensjahrzehnt gestellt, wobei dann von den Patienen oft schon Symptome aus vorangegangenen Jahren berichtet werden, die retrospektiv der Krankheit zugerechnet werden müssen. Das Erkrankungsrisiko der Region, in der man bis zur Pubertät gelebt hat, besteht zeitlebens fort. Familiäre Häufungen können vorkommen, bestimmte ethnische Gruppen sollen ein besonders niedriges Risiko haben [3, 44].

3.2 Krankheitsspezifische Rehabilitationsziele und -aufgaben

Die rehabilitativen Ziele und Aufgaben hängen ab vom individuellen funktionellen Zustand des Patienten und vom individuellen Krankheitsverlauf [45]. Nach einem akuten Schub sind vorhandene Remissionstendenzen zu fördern und zu unterstützen. Da es sich hierbei meist um junge Patienten handelt, spielt der Erhalt der Leistungsfähigkeit im Erwerbsleben eine wesentliche Rolle [32]. Im schubfreien Intervall stehen eine Reduktion der vorhandenen Beeinträchtigungen und Behinderungen und sekundärpräventive Aufgaben im Vordergrund. Bei chronisch-progredientem Verlauf lautet das Globalziel meist „Rehabilitation vor Pflege" [48].

Ähnlich wie bei den erworbenen Hirnschäden können durch die Krankheit eine Vielzahl neurologischer, neuropsychologischer und psychopathologischer Symptome und Syndrome ausgelöst werden (s. Tab. 20-9).

Die Vielzahl dieser Funktionsstörungen muß in ihrer Kombination diagnostisch erfaßt und im Hinblick auf die dadurch entstehenden Beeinträchtigungen im Alltag und bestehenden Behinderungen in Familie, Beruf und Gesellschaft bewertet werden.

Tabelle 20-9 Mögliche Symptome bei Multipler Sklerose.

Sensomotorik
- Para-, Hemi-, Tetraparesen, meist mit mehr oder weniger ausgeprägter Spastik
- Einschränkung der muskulären Ausdauer (sogenanntes Fatigue-Syndrom) [Hubsky & Sears, 1992]
- Sensible Störungen und Mißempfindungen, meist in ähnlicher Verteilung wie die Paresen
- Schmerzsyndrome unterschiedlicher Genese (primär neurogen, sekundär im Bewegungsapparat)
- Läsionen von Hirnnerven: z.B. Störungen der Okulomotorik (siehe dort), Trigeminusneuralgie, Störungen von Kauen, Schlucken und Sprechen
- Störungen des Gleichgewichts (Rumpf-, Stand- und/oder Gliedmaßenataxie)
- Störungen der Fein- und Zielmotorik (z.B. Intentionstremor, Aktionstremor, Vorbeigreifen)
- anfallsartig auftretende sensomotorische Phänomene

vegetative Funktionen
- Störungen der Kontrolle über Blase und/oder Darm
- Störungen der sexuellen Funktionen
- Störungen der Trophik
- Orthostatische Dysregulationen

neuropsychologische Funktionen
- Okulomotorik und Sehen
  • Doppelbilder (infolge internukleärer Ophthalmoplegie, entsprechender Hirnnervenausfälle)
  • Nystagmus
  • Störungen des Seheindrucks (z.B. Kontrastschärfe, zeitliche Begrenztheit der Akkommodation)
  • Visusminderung (infolge Retrobulbärneuritis)
- Störungen von Aufmerksamkeits- und Konzentrationsleistungen (z.B. Verlangsamung der Informationsverarbeitungsgeschwindigkeit, Verminderung der konzentrativen Dauerbelastbarkeit)
- Störungen von Lern- und Gedächtnisleistungen (meist sekundär infolge beeinträchtigter Aufmerksamkeits- und Konzentrationsleistungen)
- Störungen bei vorausschauendem Planen und Handeln und anderer sogenannter Intelligenzleistungen (z.B. Verminderung der Umstellungsfähigkeit, Beeinträchtigung des kritischen Urteilsvermögens)

sprachlich-kommunikative Funktionen
- Dysarthrie
- sekundär durch andere neuropsychologische und psychische Funktionsstörungen

psychische Funktionen
- Verminderung des Antriebs
- Stimmungsveränderungen und Störungen der Affektkontrolle
- Einschränkung der psychophysischen Belastbarkeit
- psychosoziale Rückzugstendenzen
- veränderte Selbstwahrnehmungen und Fehleinschätzung der Krankheitsfolgen (Anosodiaphorie)
- Wesensänderung

Besondere Aufmerksamkeit ist neuropsychologischen und psychischen Beeinträchtigungen zu widmen, da sie die berufliche und/oder psychosoziale Integration wesentlich mitbestimmen [31, 69, 71].

3.3 Rehabilitation bei Multipler Sklerose

Medizinischer Bereich: Während sich die Forschung bisher über lange Zeit darauf konzentriert hat, effektive medikamentöse Strategien zu finden, die das Wiederauftreten neuer Schübe oder das Fortschreiten der Erkrankung bei schleichendem Verlauf verhindern, werden rehabilitative Therapieansätze erst in jüngster Zeit intensiver diskutiert. Medikamentöse Strategien werden vor allem eingesetzt zur Behandlung und Linderung einzelner Symptome wie Spastik, Schmerzsyndrome, neurogene Blasenstörungen. Für Details sei auf die entsprechende Fachliteratur verwiesen [3, 45].

Im akuten Schub gilt die hochdosierte Kortikoidtherapie als Standard.

Pflegerischer Bereich: Hier spielt, vor allem in fortgeschritteneren Krankheitsstadien, die Selbständigkeit im Alltag die entscheidende Rolle. Zum Problem wird insbesondere das Umgehen mit den neurogenen Blasen- und Darmstörungen. Ein systematisches Blasen- und Darmentleerungstraining ist notwendig. In vielen Fällen ist den Patienten auch das Selbstkatheterisieren zu erlernen. Eine weitere wichtige pflegerische Maßnahme ist die regelmäßige Lagerung und Umlagerung, wobei besonderes Augenmerk auf Spastikhemmung und trophische Funktionen zu richten ist. Hier wird meist eine Zusammenarbeit mit den Krankengymnasten erforderlich. Anziehen, Körperpflege und Nahrungsaufnahme sind in Kooperation mit den Ergotherapeuten zu trainieren. Häufig werden hierfür entsprechende Hilfsmittel zu erproben sein. Auch der Umgang mit den neuropsychologischen Leistungsdefiziten und psychischen Veränderungen der Patienten unter milieu- und verhaltenstherapeutischen Gesichtspunkten muß vom Pflegepersonal gelernt sein.

Sensomotorik, insbesondere Mobilität und Zielmotorik: Bei im Vordergrund stehender abnormer vorzeitiger muskulärer Ermüdbarkeit *(Fatigue-Syndrom)* können die Patienten in der medizinischen Trainingstherapie nach einem individuell angepaßten Programm unter Berücksichtigung trainingsphysiologischer Richtlinien auftrainiert werden. Sie sollen erfahren, wie wichtig das richtige Verhältnis zwischen Anspannungs- und Pausenzeiten ist und wie sie durch die Beeinflussung dieser Vorgaben ihre persönliche Belastbarkeit steigern können. Allerdings ist eine völlige Normalisierung der eingeschränkten muskulären Belastbarkeit nur selten zu erreichen, so daß der Patient auch mit seiner individuellen Leistungsgrenze umzugehen lernen muß [38].

In späteren Krankheitsstadien stehen Probleme der *spastisch-ataktischen Bewegungsstörung* im Vordergrund, wovon die Beine meist ausgeprägter betroffen sind. Eine Streckspastik der Beine führt zur Spitzfußstellung, eine Beugespastik zu einer Knie- und Hüftkontraktur, die dann jeglichen Transfer über den Stand mit und ohne Hilfsperson unmöglich macht.

Eine fixierte Gelenkstellung, kombiniert mit einem pathologischen Muskeltonus ist für die zentrale Bewegungsplanung und -anbahnung negativ und zudem ein Anlaß zur Schmerzauslösung. Schmerz ist wiederum einer der Hauptstimuli zur Tonuserhöhung, wodurch der Teufelskreis geschlossen wird.

In der Krankengymnastik sind daher die Gliedmaßen entgegen dem spastischen Muster über die gesamte Bewegungsbahn so durchzubewegen, daß keine tonussteigernden Reflexe ausgelöst werden. In spastikhemmender Ausgangsstellung der Beine sind Aktivitäten des Rumpfes und/oder der Arme zu erarbeiten. Die alltäglichen Gebrauchsfunktionen der Beine sind unter Ausnutzung von Kompensationsstrategien so zu schulen, daß sie gut koordiniert ohne größeren Tonusaufbau durchgeführt werden können. Hierfür werden überwiegend krankengymnastische Techniken auf neurophysiologischer Grundlage (vermehrt Vojta oder auch Bobath, PNF) eingesetzt. Bei fortgeschrittenen Störungsbildern ist ein zusätzliches tägliches Stehtraining in physiologisch aufrechter Position (gehalten im Stehbarren oder einer ähnlichen Stehhilfe), das zeitlich gesteigert bis zu einer Stunde Dauer durchgeführt werden kann, eine wichtige Maßnahme, die Muskeltonusnormalisierung, Osteoporose- und Kontrakturprophylaxe und Kreislauftraining beinhaltet. *Ataktische* Bewegungsstörungen lassen sich durch Eigenwiderstand oder durch aktive Muskelanspannung der rumpfnahen Muskulatur günstig beeinflussen: ein Ablegen des Kopfes in die eigene Handfläche während des Essens oder Lesens hemmt z. B. die Kopfataxie. Visuelle Punktfixationen im Raum können den *Nystagmus* hemmen und somit das Gleichgewicht stabilisieren. Eine Erhöhung des Grundtonus im Rumpf und in den

Beinen läßt Armbewegungen ruhiger werden, ähnliches bewirkt auch das Abstützen der Unterarme am Tisch beim Essen oder Schreiben. Ein neuerer Ansatz ist ein zentralvestibuläres Habituationstraining [58].

Störungen im Bereich des *oro-fazialen Traktes* (Kau-, Schluckstörungen, Sensibilitätsstörungen im Mund-Rachen-Raum, Störungen der Zungenbewegungen) können mit entsprechenden Therapiestrategien nach Coombs [18] behandelt werden.

Bei mittelschweren spastisch-ataktischen Störungen bewährte sich die Hippotherapie aus neurophysiologischen und psychischen Gründen als zusätzliche therapeutische Möglichkeit [5].

Zur Verbesserung des Muskeltonus und der Trophik können auch entsprechende Massagetechniken beitragen. Bei komplexen Schmerzproblemen oder psychovegetativen Störungen haben sich in unserer Erfahrung auch Reflexzonenmassagen oder Akupunkturmassagen bewährt. Als schmerztherapeutische Maßnahmen haben auch noch Elektrotherapie und Thermotherapie ihren Platz.

In vielen Fällen bleibt es aber nicht aus, die Patienten zur Erhaltung oder Unterstützung ihrer Mobilität mit entsprechenden *Hilfsmitteln* auszustatten:

- In fortgeschrittenen Krankheitsstadien ist dies meist ein *Rollstuhl*, wobei der Patient solange als möglich Selbstfahrer sein soll. Wichtige Kriterien für die Anpassung sind: gerader, aufrechter Sitz in einer physiologischen Wirbelsäulenhaltung mit Möglichkeit freier Schultergürtel- und Kopfbewegungen, lotrechte Beinachsenstellung, korrekte Beinhaltung (keine Abwinklung >90°) und guter Fußsohlenkontakt auf dem Trittbrett. Zur Verminderung der Dekubitusgefahr im Bereich des Steißbeins können auch spezielle Sitzkissen notwendig werden. Ein zusätzlicher Rollstuhltisch erleichtert die aufrechte Rumpfhaltung, dient zur Armablage und kann auch als Transporttablett verwendet werden.
- *Gehhilfen*, wie Schienen, Stöcke oder Gehwagen, sollen gestörte Gleichgewichtsfunktionen kompensieren helfen, dürfen aber nicht durch zu großes Gewicht, zu starres Material oder zu aufwendige Ausstattung zusätzliche Probleme bei der Handhabung und Benutzung verursachen. Insbesondere darf die Spastik hierdurch nicht verstärkt werden, was leider bei verschiedenen Modellen von Fußheberschienen vorkommt.
- Zur Bewältigung des häuslichen Alltags können bei schwerbehinderten Patienten Dusch- bzw. Badewannenhilfen, Treppenlifter, spezielle Pflegebetten und andere Hilfsmittel notwendig werden.

Fein- und Zielbewegungen und die *Gebrauchsfähigkeit der Hände* werden im Rahmen der Ergotherapie trainiert, auch hier kann eine kompensatorische Hilfsmittelversorgung notwendig werden. Ein spezielles Schreibtraining kann ebenfalls sinnvoll sein. Ggf. sind auch hierfür PC-gestützte Hilfsmittel einzusetzen.

Vegetative Funktionen: Maßnahmen zur Verbesserung der Kontrolle über Blase und Darm wurden bereits bei der Pflege angesprochen. Bei chronischer Obstipation kann auch eine spezielle manuelle Kolonmassage günstig sein. Störungen und Beeinträchtigungen in den sexuellen Funktionen bedürfen in allererster Linie einer einfühlsamen Beratung von Patient und ggf. Partner. Zur Verbesserung von Sensibilität und Motorik im Beckenbereich kann eine sogenannte Becken-Boden-Gymnastik beitragen.

Neuropsychologische Funktionen: Störungen im Bereich der Aufmerksamkeits- und Konzentrationsleistungen werden meist mit den entsprechenden PC-gestützten Programmen trainiert [69]. Zudem sollte der Patient beraten werden, wie er seinen persönlichen Arbeitsstil im Hinblick auf diese Beeinträchtigungen optimiert. Bei Störungen der Okulomotorik können orthoptische Therapieansätze versucht werden. Bei Störungen des Sehens bleibt meist nur, Kompensationsstrategien zu suchen (z. B. Großdruck, besondere Beleuchtung). Andere Störungen neuropsychologischer Funktionen und psychische Veränderungen sind allenfalls in gewissem Umfang milieu- und/oder verhaltenstherapeutischen Maßnahmen zugänglich (s. a. Abschn. I.8.6). Eine entsprechende Beratung und Anleitung der Angehörigen ist hierfür unerläßlich.

Sprachlich-kommunikative Funktionen: Hier stehen Maßnahmen zur Dysarthriebehandlung (s. Abschn. I.8.5), einschließlich der hierfür verwendeten Hilfsmittel, im Vordergrund.

3.4 Probleme der beruflichen Rehabilitation

> Es ist nicht mehr gerechtfertigt, Patienten unter dem Aspekt, daß es sich um eine fortschreitende Erkrankung handelt, gleich bei den ersten Krankheitssymptomen oder -schüben zu berenten, wie es früher geschah [32].

Durch die aufgezeigten rehabilitativen Maßnahmen kann man die Patienten oft noch für lange Zeit im Berufsleben integriert halten. Bei der Rehabilitation ist allerdings den neuropsychologischen und psychischen Problemen noch mehr Aufmerksamkeit zu schenken, da sensomotorische Defizite technisch leichter zu kompensieren sind [31, 71). Bei der beruflichen Wiedereingliederung nach einem akuten Schub werden in der Regel im Anschluß an die medizinische Rehabilitation auch berufliche Rehabilitationsmaßnahmen notwendig, die einen schrittweisen Wiedereinstieg ermöglichen (s. Abschn. I.9).

Langfristig günstig erweisen sich Tätigkeiten, die überwiegend im Sitzen ausgeübt werden können, bei denen ein eigener Arbeitsrhythmus gewählt werden kann und es nicht auf besondere manuelle Schnelligkeit und Geschicklichkeit ankommt. Eine Ausstattung mit individuell angepaßten technischen Hilfen kann die Lebensspanne der Erwerbstätigkeit weiter verlängern [32, 45, 48].

3.5 Probleme der Krankheitsverarbeitung und der psychosozialen Rehabilitation

Durch den individuell nicht vorhersagbaren Krankheitsverlauf und die Vielzahl der möglicherweise gestörten Funktionen, die erhebliche Beeinträchtigungen im Alltag und Behinderungen in Familie, Arbeit und Gesellschaft nach sich ziehen, ist es für viele Multiple-Sklerose-Patienten schwer, zu einer sinnvollen Krankheitsverarbeitung zu finden.

Durch die engen neurobiologischen Verflechtungen zwischen Nervensystem, Psyche und Immunsystem können solche innerpsychischen Vorgänge sich negativ auf den Krankheitsverlauf auswirken [25]. Zudem wirkt die bei MS-Patienten häufig zu beobachtende große Schwankungsbreite des persönlichen körperlichen und seelischen Befindens für den Patienten zusätzlich verunsichernd. Jede Art von körperlicher und seelischer Belastung kann andererseits zu einer akuten oder dauerhaften Verschlechterung des Zustandes führen. Viele Erkrankte stehen zudem ihrem Körper mit großer Fremdheit oder gar Ablehnung gegenüber. So werden körperliche Signale häufig nicht bemerkt und die individuelle psychophysische Belastbarkeit überschritten.

Aus all diesen Problemen heraus hat sich in den letzten Jahren ein psychosomatisch-psychotherapeutischer Behandlungsansatz entwickelt, der über Übungen zur Körperwahrnehmung die „Kontaktaufnahme" mit dem eigenen Körper fördert und zum anderen psychosoziale Problemfelder für den Betroffenen verständlich zu machen versucht, um die Selbstverantwortlichkeit und persönliche Individualität im Prozeß der Krankheitsbewältigung zu fördern.

Dieser Ansatz geht dabei von der grundsätzlichen Erkenntnis aus, daß eine bessere individuelle Organisation seelischer Gleichgewichte auch körperlich stabilisierend wirkt [19].

Zu einem selbstverantwortlichen Umgang mit der Erkrankung kann auch die Mitgliedschaft in einer Selbsthilfegruppe beitragen. Fast in jeder Region Deutschlands existieren inzwischen solche Gruppen, in jedem Bundesland gibt es einen entsprechenden Landesverband. Die Anschriften können erfragt werden: Deutsche Multiple-Sklerose-Gesellschaft – Bundesverband e.V., Vahrenwalder Straße 205–207, 30165 Hannover.

4 Erkrankungen und Schäden des Rückenmarks

4.1 Abgrenzung der Aufgaben und Indikationen zwischen neurologischen Reha-Zentren und Querschnittszentren

Patienten mit akuten traumatischen Querschnittssyndromen werden heute in Deutschland meist schon primär per Hubschrauber vom Unfallort in ein entsprechendes Querschnittszentrum zur Akutversorgung und anschließenden Rehabilitation gebracht. Eine indizierte operative Akutversorgung kann auch in orthopädischen, unfallchirurgischen oder neurochirurgischen Kliniken erfolgen. Zeigt das Querschnittssyndrom keine Rückbildungstendenz, so erfolgt in aller Regel eine baldmöglichste Verlegung in ein Querschnittszentrum zur Erstrehabilitation. Akut aufgetretene Querschnittssyndrome anderer Ätiologie werden meist in neurologische oder neurochirurgische Kliniken zur Primärversorgung eingewiesen. Zeigt die Querschnittssymptomatik längerfristig keine oder kaum Rückbildungstendenzen und wird somit eine „Rehabilitation in den Rollstuhl" wahrscheinlich, erfolgt hierfür dann ebenfalls meist eine sekundäre Verlegung in ein spezialisiertes Quersschnittszentrum.

Zeigen sich bei akut aufgetretenen Querschnittssyndromen, unabhängig von der Ätiologie, nach der Primärversorgung und Akutbehandlung gute Rückbildungstendenzen, so daß mit einer zumindest partiellen Wiederherstellung der Gehfähigkeit in absehbarer Zeit gerechnet werden kann, werden die Patienten üblicherweise zur Rehabilitation in ein neurologisches Rehabilitationszentrum eingewiesen. In den neurologischen Rehabilitationszentren werden normalerweise auch alle Patienten behandelt, bei denen sich das Querschnittssyndrom langsam entwickelt hat oder gar chronisch fortschreitet, ebenfalls unabhängig von der Ätiologie.

Notwendige Heilverfahren bei bereits wieder beruflich integrierten Querschnittsgelähmten werden teils in den Querschnittszentren, teils in neurologischen Rehabilitationseinrichtungen durchgeführt.

4.2 Krankheitsbilder

Bei den Ätiologien für *Myelopathien*, die eine neurologische Rehabilitationsbehandlung notwendig machen, sind neben Traumata vaskuläre Ursachen (Spinalis-anterior-Syndrom, spinale angiovenöse Mißbildungen mit/ohne Blutung), mechanische Faktoren (Spinalkanalstenosen durch wirbelsäulendegenerative Prozesse, Kompression durch intra- oder extradurale Neubildungen) als weitere häufige Ursachen zu nennen. Seltener sind intramedulläre Tumoren, entzündliche Ursachen (vor allem sogenannte Querschnittsmyelitis), hereditäre und anderweitig degenerative Erkrankungen (vor allem Syringomyelie/-bulbie).

Myelopathien lassen sich nach der Höhe der Läsion und der Schäden bzw. Ausfälle im motorischen, sensiblen und/oder vegetativen System einteilen (Tab. 20-10).

Primär degenerative Rückenmarkserkrankungen werden in aller Regel danach unterteilt, welche auf- und absteigenden Bahnensysteme klinisch betroffen sind. So lassen sich Erkrankungen mit Befall des motorischen Systems von denen mit überwiegendem Befall sensibler Bahnensysteme abgrenzen. Anhand der klinischen Symptomatik werden im motorischen Bereich Erkrankungen, die mit einer zusätzlichen Schädigung absteigender motorischer Bahnen einhergehen (z. B. amyotrophe Lateralsklerose [= ALS], spastische Spinalparalyse) von reinen motorischen Vorderhornzellerkrankungen (z. B. Poliomyelitis acuta, spinale Muskelatrophien) unterschieden.

Die wichtigsten degenerativen Rückenmarkserkrankungen mit vorwiegender Schädigung sensi-

Tabelle 20-10 Rückenmarkssyndrome (mod. nach [16, 17]).

Motorik				**Sensibilität**		**vegetative Symptome**		
Befunde	*Parese*	*MER*	*PZ*	*Tiefensensibilität*	*Schmerz/Temperatur*	*Blasenstörungen*	*RR*	*Temperaturregulationsstörung*
Querschnittssyndrom im Halsmark	Tetraparese	++	+	–	–	Reflexblase	+/–	ja
Thorakalmark	Paraparese	++/+	+	–	–	Reflexblase	+	ja
Konus/Kaudabereich	Paraparese	–		–	–	autonome Blase	+	nein
Brown-Sèquard-Syndrom	Hemi- bzw. Monoparese	+ ipsilat.	+ ipsilat.	– ipsilat.	– kontralat	gelegentlich	+	nein
Vorderseitenstrangsyndrom bds.	Tetra- oder Paraspastik	++/+	+	+	–	gelegentlich	+	nein
zentrales Rückenmarkssyndrom zentromedulläres Syndrom)	Arme stärker als Beine betroffen	++/+	+	+/–	+	ja/nein	+	nein
A.-spinalis-anterior-Syndrom	Para- oder Tetraparese	++/+	+	+	+/–	nein	+	nein
Syringomyelie	Para- oder Tetraparese	++/+	+/–	+	–	selten	+	ja

(MER = Muskeleigenreflexe, PZ Pyramidenbahnzeichen, RR = Blutdruckregulationsstörung)
(+ = normal bzw. vorhanden; ++ = gesteigert; – = vermindert bzw. fehlend)

bler oder sensorischer Bahnen sind die spinozerebellären Ataxien (z. B. Friedreich-Ataxie) und die funikuläre Myelose.

Eine dritte Gruppe degenerativer Rückenmarkserkrankungen geht mit einer Vergrößerung und Höhlenbildung im Bereich des Zentralkanals einher (Syringomyelie, bei Aufsteigen bis in den Hirnstamm: Syringobulbie). Hierbei werden vor allem die in Nachbarschaft des Zentralkanals gelegenen, sich kreuzenden intraspinalen Bahnenverbindungen für Schmerz- und Temperatursinn geschädigt. Bei Erweiterung der Höhle können auch auf- und absteigende lange Rückenmarksbahnen, motorische Vorderhornzellen und vegetative Zentren und Bahnen im Seitenstrang geschädigt werden.

4.2.1 Epidemiologie

Traumatische Rückenmarksläsionen finden sich in jeder Altersgruppe, aufgrund der größeren Mobilität in Beruf und Freizeit jedoch häufiger bei jüngeren Patienten. Vaskuläre Rückenmarksläsionen sind Erkrankungen des mittleren, die spinalen Ischämien eher sogar des späteren Lebensalters. Querschnittsmyelitiden zeigen zwei Altersgipfel um 15 und um 40 Jahre, ohne Geschlechtsbevorzugung. Spezifische entzündliche Ursachen sind noch viel seltener. Degenerativ bedingte Einengungen des zervikalen oder lumbalen Spinalkanals treten bevorzugt im höheren Lebensalter auf. Eine ähnliche Symptomatik kann auch hervorgerufen werden durch segmentale Instabilitäten im HWS- oder LWS-Abschnitt, die zu einer rezidivierenden oder bleibenden Stufenbildung im Spinalkanal führen. Eine solche Instabilität im LWS-Bereich wird vor allem für die klinische Symptomatik einer „Claudicatio spinalis" verantwortlich gemacht. Extra- oder intradurale spinale Tumoren werden ebenfalls meist erst in höherem Lebensalter klinisch manifest. Sie fallen häufiger durch radikuläre als durch myelopathische Symptome auf. Metastatische spinale Tumoren folgen in der Regel dem Wachstumsverhalten ihres Primärtumors [16].

Klinische Symptome der Syringomyelie manifestieren sich in der Regel im 2. bis 4. Lebensjahrzehnt. Männer sind etwas häufiger betroffen. Die Erkrankung ist häufig mit dysrhaphischen Stigmata assoziiert. Seltener ist sie Sekundärkomplikation einer anderen Rückenmarksschädigung.

Die funikuläre Myelose ist Folge eines Vitamin-B_{12}-Mangels bzw. einer Vitamin-B_{12}-Malabsorption. Die spinozerebellären Ataxie-Formen und die spinalen Muskelatrophien sind überwiegend hereditär.

Die motorischen Systemerkrankungen werden in Teil II, Abschnitt 8 besprochen.

4.2.2 Krankheitsspezifische Reha-Ziele

Reha-Ziele bei Myelopathie

Bezüglich der Primärrehabilitation von Querschnittssyndromen wird auf die entsprechende Fachliteratur verwiesen [74].

Bei inkompletten Querschnittssyndromen soll der Patient lernen, wichtige motorische Funktionen zu erhalten, störende pathologische Mechanismen zu kontrollieren und Sekundärkomplikationen zu vermeiden. Trick- und Ersatzbewegungen und Hilfsmittel können motorische Funktionen, die zur selbständigen Bewältigung des Alltags benötigt werden, trotz muskulärer Defizite ermöglichen. Kontrakturprophylaxe und Spastikhemmung durch tägliches endgradiges Durchbewegen aller spastischen Gelenke und Extremitäten sind ein abolutes Muß. Auch die Beherrschung oder Kompensation von Blasen-/Darmentleerungsstörungen muß trainiert werden. Im psychischen Bereich müssen nicht realisierbare Wunschvorstellungen aufgedeckt und ausführlich erörtert werden, um einen angemessenen Umgang mit dem Defizit langfristig zu ermöglichen.

Reha-Ziele bei primär degenerativen Rückenmarkserkrankungen

Die Schädigung der langen sensiblen Rückenmarksbahnen fällt in der Regel durch einen unsicheren, breitspurigen und tapsigen Gang auf. Vor allem Lage-, Bewegungs- und Vibrationssinn sind gestört. Bei der Friedreich-Ataxie gesellen sich dann Ungeschicklichkeit der Hände, artikulatorische Sprechstörungen, eine typische Hohlfußbildung, Areflexie und muskuläre Hypotonie hinzu.

Bei der Syringomyelie steht fast immer ein neurogenes Schmerzsyndrom im Vordergrund. Aufgrund der oft unbemerkten Störung des Temperatursinns sind Verbrennungen häufig. Die gestörte vegetative Innervation führt zu trophischen Störungen bis hin zu trophischen Ödemen, die die Heilungschancen der oft unbemerkten kleinen Verletzungen weiter verschlechtern. Auch trophisch bedingte Arthropathien mit aseptischen Knochennekrosen können bei ca. 20% vorkommen. Weiterhin können sich Symptome der Schädigung auf- und absteigender motorischer und sensibler Bahnen hinzugesellen. Durch Sensibilitätsstörungen und Muskelatrophien wird mit zunehmendem Verlauf meist auch die Gebrauchsfähigkeit der Hände eingeschränkt.

Die rehabilitative Problematik motorischer Systemerkrankungen wird im Abschnitt II.8 besprochen.

4.2.3 Rehabilitation

Rehabilitation bei Myelopathie

Medizinische Maßnahmen im engeren Sinne

Im Vordergrund steht hier die Behandlung von einzelnen Symptomen der Myelopathie, insbesondere der Spastik und der Blasenstörungen. Über die Möglichkeiten einer medikamentösen Beeinflussung spastischer Plussymptomatik sind in den letzten Jahren mehrere Übersichtsarbeiten veröffentlicht worden [7]. Dabei wurde vor allem nach dem unterschiedlichen pharmakologischen Angriffspunkt vorgegangen. Nur bedingt läßt sich dadurch eine differentielle Indikation für bestimmte Substanzen bei unterschiedlichen Ätiologien eines spastischen Syndroms ableiten; in vielen Fällen müssen die verschiedenen Substanzen bezüglich Wirkung und Verträglichkeit nacheinander ausprobiert werden. Allen Medikamenten ist gemeinsam, daß sie bestehende Paresen verstärken können.

Unter dem therapeutischen Ziel einer Verbesserung der motorischen Handlungsmöglichkeiten eines Patienten sollten antispastische Pharmaka in der Rehabilitation nur dann additiv zu einer adäquaten physikalischen Therapie eingesetzt werden, wenn
- die spastische Plussymptomatik die Paresen klinisch ganz eindeutig überwiegt
- die spastische Tonussteigerung Schmerz auslöst
- das spastische Syndrom die Selbständigkeit des Patienten oder die pflegerische Versorgung im Alltag erheblich beeinträchtigen.

Für die Möglichkeiten einer medikamentösen Therapie neurogener Blasenstörungen wird ebenfalls auf entsprechende Übersichtsarbeiten verwiesen [2, 68]. Falls die medikamentöse Therapie keinen entsprechenden Erfolg zeigt, sollte ein intermittierendes Einmal-Katheterisieren durchgeführt werden, entweder durch den Patienten selbst oder durch betreuende Angehörige. Die Anlage eines Dauerkatheters, suprapubisch oder urethral, ist nach Meinung aller führenden Neuro-Urologen die schlechteste aller Möglichkeiten. Bei einer Inkontinenz können Männer mit einem Urinal versorgt werden.

Da Schmerz über spinale und zentrale Reflexmechanismen den spastischen Tonus steigern und die trophische Situation verschlechtern kann [42], ist bei allen Patienten besonders auf eine konsequente analgetische Therapie zu achten. Die Ursachen der Schmerzen sollten differentialdiagnostisch möglichst genau erfaßt werden, um dann spezifische Behandlungsmaßnahmen medikamentöser, physikalischer oder operativer Art einleiten zu können. Dies gilt insbesondere beim Auftreten neurogener Schmerzzustände.

Pflegerischer Bereich

Hier steht die Verbesserung und der Erhalt der Selbständigkeit im Alltag mit oder ohne Rollstuhl ganz im Vordergrund. In Zusammenarbeit mit den Physiotherapeuten und Ergotherapeuten sollte eruiert werden, wie der Patient im Alltag zurechtkommt, wie selbständig er bei den alltäglichen Verrichtungen ist, welche pathologischen Bewegungsmuster oder Ersatz-/Trickbewegungen er nutzt oder nutzen könnte, um fehlende Funktionen zu ersetzen. Eine weitere wesentliche Aufgabe ist ein spezielles Blasen- und Darmtraining und, falls notwendig, die Anleitung zum Selbstkatheterisieren. Zudem ist auf die Durchführung der notwendigen prophylaktischen Maßnahmen (Dekubitusprophylaxe, Kontrakturprophylaxe, Thromboseprophylaxe) zu achten und der Patient möglichst zur selbständigen Durchführung dieser Maßnahmen anzuleiten.

Lagerung auf dem Bauch während der Mittagspause oder, wenn möglich, auch während der Nacht, wirken einer Hüft- und Kniebeugekontraktur entgegen und mindern die Dekubitusgefahr im Bereich des Steißbeines.

Physiotherapeutischer Bereich

Die Krankengymnasten übernehmen die führende Rolle bei der sensomotorischen Rehabilitation.

Vorhandene Muskelaktivitäten müssen auftrainiert werden. Normalinnervierte Muskelgruppen müssen einem intensiven Krafttraining unterzogen werden (z. B. die Armmuskulatur beim Paraplegiker), damit diese Muskelgruppen für Kompensationsstrategien genutzt werden können (z. B. Transfer aus dem Rollstuhl über einen Armstütz). Zur Spastikhemmung und Kontrakturprophylaxe ist ein tägliches Stehtraining im physiologisch aufrechten Stand (ggf. gehalten durch einen Stehbarren oder eine ähnliche Stehhilfe) indiziert. Abweichungen der Wirbelsäule von physiologischen Haltungen und Bewegungen in verschiedenen Positionen (Sitzen, Stehen, Liegen) oder bei verschiedenen Bewegungsabläufen müssen erkannt und mit entsprechenden therapeutischen Maßnahmen korrigierend behandelt werden. Bei Rollstuhlpflicht stellt das Training im Umgang mit dem Rollstuhl einen weiteren wichtigen Schwerpunkt dar. Sensorische Restqualitäten können durch gezielte, vorsichtige mechanische oder Temperaturreize zu bessern versucht werden. Hierbei muß sehr darauf geachtet werden, ein sich anbahnendes neurogenes Schmerzproblem frühzeitig zu erkennen und nicht zu verstärken.

Bei sekundären Wirbelsäulenschmerzsyndromen lassen sich durch entsprechende Massagetechniken Tonusnormalisierungen und Schmerzlinderungen erzielen. Durch Bindegewebstechniken kann regulierend auf gestörte Trophik an den betroffenen Extremitäten eingewirkt werden. Ausgeprägtere Lymphödeme an den Beinen machen eine tägliche Lymphdrainage mit anschließendem Kompressionsverband erforderlich. Bei neurogenen Schmerzsyndromen wirken Reflexzonenmassagen oft schmerzlindernd. Thermotherapie und Elektrotherapie haben nur als additive schmerztherapeutische Verfahren eine gewisse Indikation. Für eine ausgewählte Gruppe von Querschnittspatienten können Neuroprothesen, die mit funktioneller Elektrostimulation arbeiten, eine Möglichkeit sein, zumindest kurzzeitig zu stehen und zu gehen [70].

Auch die Hippotherapie hat im Bereich der Querschnittsrehabilitation einen gewissen Platz.

Bei der Krankengymnastik werden vorwiegend Techniken auf neurophysiologischer Grundlage eingesetzt, wobei bei Rückenmarkssyndromen die Therapie nach Vojta sich empirisch am meisten verbreitet hat [38].

Die Krankengymnasten kümmern sich meist in Zusammenarbeit mit den Ergotherapeuten und den Pflegekräften um die geeignetste Hilfsmittelversorgung zur Erhaltung der Mobilität und Selbständigkeit im häuslichen und beruflichen Bereich.

Ergotherapeutischer Bereich

Diese Therapeuten werden im Bereich des Selbsthilfetrainings und insbesondere bei Patienten mit Halsmarkläsionen tätig, die dadurch auch eine Beeinträchtigung ihrer oberen Extremitäten haben. Ihre Intervention umfaßt neben dem Selbständigkeitstraining ein spezielles Handfunktionstraining. Durch Abnahme des Eigengewichts der oberen Extremität in einem „Help-arm"-System lassen sich bei hoher inkompletter Halsmarkschädigung motorische Restfunktionen im Bereich der Hände sinnvoll nutzen.

Rehabilitation bei primär degenerativen Rückenmarkserkrankungen

Bei der Syringomyelie kann eine neurochirurgische Implantation eines liquorableitenden Shunts die Progredienz deutlich verlangsamen. Eine solche Maßnahme wird in der Regel bei rasch progredientem und kurzem Krankheitsverlauf empfohlen.

Ganz im Vordergrund der rehabilitativen Behandlungsmaßnahmen stehen *Krankengymnastik und Ergotherapie*. Es müssen Strategien geschult werden, unter Ausnutzung der vorhandenen Fähigkeiten und Fertigkeiten die Aktivitäten des alltäglichen Lebens soweit wie möglich selbständig auszuführen. Hierbei muß der Patient angehalten werden, mit seinen sensomotorischen Funktionen und Fertigkeiten „hauszuhalten", da sich diese aufgrund ihrer Vorschädigung bereits bei alltäglichen Anforderungen vorschnell erschöpfen können. Krafttraining im klassischen Sinne ist kontraindiziert. Unter individuellen Trainingsbedingungen (keine oder kaum Gewichtsbelastung, häufigere Wiederholungen) können Trainingsgeräte zur Durchführung eines selbständigen Übungsprogramms mit dem Ziel Kontrakturprophylaxe, Thromboseprophylaxe und Haltungskorrektur hilfreich sein. Behandlung und Pflege unter gewichtsentlastenden Bedingungen (im erwärmten Bewegungsbad, unter Benutzung eines Stehbretts oder sog. „Help-arm"-Systeme) ermöglichen ausreichende Gelenkbewegungen bei reduzierter Muskelkraft und Muskelatrophie.

Durch Einübungen von Trickbewegungen und Ersatzstrategien kann die Selbständigkeit bei alltäglichen Verrichtungen noch über längere Zeit erhalten werden. Gleichzeitig bietet dann jede so durchgeführte alltägliche Verrichtung einen entsprechenden Trainingsreiz.

Bei Schluck- und Sprechstörungen ist eine logopädische und/oder eine spezielle krankengymnastische Behandlung des orofazialen Trakts angezeigt. Bei spinaler Ataxie sollte die visuelle Stand- und Gangstabilisation bewußt geschult und trainiert werden.

Ein weiterer Schwerpunkt besteht in der adäquaten *medikamentösen und physikalisch-therapeutischen Behandlung* von primären und sekundären Schmerzproblemen. Von physikalisch-therapeutischer Seite können hier Massagen, Wärmeanwendungen, Eisabreibungen, manualtherapeutische Techniken zur Gelenkmobilisierung, elektrotherapeutische Maßnahmen oder hydroelektrische Bäder zur Anwendung kommen.

Wegen der Progredienz der Erkrankung läßt sich in der Regel eine kompensatorische *Hilfsmittelversorgung* längerfristig nicht umgehen. Hilfsmittel werden benötigt zur Fortbewegung (z. B.

Gehstock, Gehstütze, Vierpunktstock, Delta-Rad, Rollstuhl, Elektrorollstuhl), zur Bewältigung der alltäglichen Verrichtungen (Anziehhilfen, Hilfen für die Körperpflege und die Toilettenbenutzung, Griffverdickungen für Eßbestecke und Schreibgeräte, weitere Hilfen für Essen und Trinken) und bei schwerer Behinderung zur Erleichterung der Pflege (z. B. spezielle Pflegebetten, Liftersysteme, Stehbrett, Help-arm). Sehr häufig ist auch eine Versorgung mit entsprechenden Schienen und Orthesen notwendig (z. B. funktionelle Handschiene, um eine „Funktionshand" passiv zu erhalten; Peroneusschiene). Wegen häufig verminderter Muskelkraft sollten die Schienen aus leichtem Material hergestellt sein.

Häufig kann es sinnvoll sein, daß bei der komplexen Problematik der Patienten medizinische Rehabilitationsmaßnahmen während eines stationären Aufenthaltes in einer spezialisierten Rehabilitationseinrichtung eingeleitet werden, um sie dann ambulant langfristig fortzusetzen.

4.2.4 Probleme der beruflichen Rehabilitation

Berufliche Rehabilitation bei Myelopathie

Zu den Schwierigkeiten bei der beruflichen Wiedereingliederung frisch Querschnittsverletzter wird auf entsprechende Fachliteratur verwiesen [74].

Bei bereits beruflich wieder eingegliederten rollstuhlabhängigen Querschnittsgelähmten müssen Arbeitsplatzgegebenheiten hinterfragt werden. Es muß ermittelt werden, ob sie Sekundärkomplikationen wie Kontrakturen, Wirbelsäulenfehlhaltungen oder Schmerzsyndrome begünstigen. Bei noch gehfähigen rückenmarksgeschädigten Patienten ist ebenfalls in der Regel ein überwiegend sitzender Arbeitsplatz notwendig.

Bei den Patienten muß auch geklärt werden, wie sie bei ihrer eingeschränkten Gehfähigkeit oder Rollstuhlabhängigkeit zwischen Arbeitsplatz und Wohnung hin- und herkommen können. Ggf. sind entsprechende Kfz-Umrüstungen als berufliche Reha-Maßnahme notwendig.

Berufliche Rehabilitation bei primär degenerativen Rückenmarkserkrankungen

Bei Vermeidung einer körperlichen Beanspruchung können Patienten mit degenerativen Rückenmarkserkrankungen in sitzenden Tätigkeiten oft sehr lange berufstätig bleiben. Auch Kindern und Jugendlichen mit hereditären Systematrophien sollte die Ausbildung in einem entsprechendem Beruf ermöglicht werden, ggf. in entsprechenden Sonderschulen und Berufsbildungseinrichtungen.

Ausgehend von der vorher ausgeübten Tätigkeit und der durch die Erkrankung entstandenen Behinderung können abgestuft folgende berufliche Rehabilitationsmaßnahmen notwendig werden:
- behindertengerechte Anpassung des bisherigen Arbeitsplatzes durch entsprechende technische Hilfen
- Arbeitsplatzwechsel (Versetzung/Umsetzung im alten Betrieb an einen für die Behinderung eher geeigneten Arbeitsplatz)
- berufliche Umschulung.

Falls eine berufliche Wiedereingliederung nicht (mehr) möglich ist, sollte aus psychologischen Gründen immer noch die Möglichkeit einer Tätigkeit in einer Werkstatt für Körperbehinderte geprüft werden.

Bei Schwerbehinderten kann geprüft werden, ob sie bei eingeschränkter Erwerbsfähigkeit durch die Hauptfürsorgestelle beruflich langfristig gefördert werden können.

Für viele Behinderte stellen auch finanzielle Hilfen zur Anschaffung und/oder technischen Umrüstung eines behindertengerechten Kfz eine wichtige Maßnahme für die berufliche Rehabilitation dar.

4.2.5 Probleme der Krankheitsverarbeitung und der psychosozialen Rehabilitation

Zum Problem der Krankheitsverarbeitung bei Querschnittsverletzungen wird ebenfalls auf Standardwerke der Querschnittsrehabilitation verwiesen [74].

Für die Patienten mit anderweitig verursachter Myelopathie, vor allem bei älteren Patienten mit WS-Degeneration, sind Maßnahmen zur Verbesserung der außerhäuslichen Mobilität und zur Kontrolle der Blasen-/Darmstörungen die wichtigsten Voraussetzungen für die psychosoziale (Re-)Integration.

Sie benötigen oft ein behindertengerechtes Kfz oder müssen entsprechende Behindertenfahrdienste nutzen.

Bei drohender oder bestehender Pflegebedürftigkeit sind entsprechende technische und bauliche Umgestaltungen an der eigenen Wohnung oder die Unterbringung in einer geeigneten Pflegeeinrichtung zu veranlassen. Pflegende Angehörige sollten intensiv betreut und durch ambulante Dienste (z. B. Nachbarschaftshilfen, Sozialstationen, Behindertenfahrdienste) unterstützt und entlastet werden. Die selbständige Haushaltsführung alleinstehender Patienten kann durch solche Dienste lange Zeit aufrechterhalten werden.

Die Anerkennung als Schwerbehinderter ist oft Voraussetzung, um durch die genannten ambulanten Dienste eine Betreuung erfahren zu können. Die entsprechenden Selbsthilfevereinigungen vermitteln den Patienten und ihren Angehörigen meist sehr umfassende Informationen über Behandlungsmöglichkeiten, Krankheitsverläufe, technische Hilfen und bieten Kontaktmöglichkeiten zu vom selben Schicksal Betroffenen.

Selbsthilfegruppen
- Bundesverband Selbsthilfe Körperbehinderter e.V., 74238 Krautheim
- Deutsche Gesellschaft für Muskelkranke e.V., Rennerstraße 4, 79106 Freiburg
- Deutsche Heredo-Ataxie-Gesellschaft, Bundesverband, Möhringer Landstraße 103, 70563 Stuttgart

5 Entzündliche Radikulo- und Neuropathien

Als häufigste Erkrankung aus diesem Formenkreis, die eine neurologische Rehabilitation notwendig macht, ist die autoallergisch bedingte Polyradikulitis/Polyneuritis (Guillain-Barré-Sydrom [GBS]) zu nennen, die auch mit Hirnnervenbeteiligung (Fisher-Syndrom), chronisch-rezidivierend oder progredient verlaufen kann.

Beim *GBS* ist vor allem bei rasch fortschreitendem Verlauf hin zu einer Tetraplegie mit oder ohne Hirnnervenbefall eine intensiv-medizinische Behandlung unumgänglich. Unter den immunsuppressiven Maßnahmen stehen heute Plasmapherese oder hochdosierte Immunglobulingabe im Vordergrund. Bei chronisch-rezidivierenden Verlaufsformen ist meist eine langfristige hochdosierte Kortikoidtherapie angezeigt [46].

Ansonsten beschränken sich die Therapien der Akutphase auf sorgfältige Pflege und die Vermeidung von Sekundärkomplikationen. Die intensivmedizinische Behandlung ist so lange fortzusetzen, bis im Rahmen der Remission eine lebensbedrohliche Ateminsuffizienz oder lebensgefährliche autonome Funktionsstörungen sich sicher rückgebildet haben. Dies kann in Extremfällen oft mehr als ein Jahr dauern. Erst dann kann eine rehabilitative Behandlung einsetzen, die oft Einrichtungen der Phase B oder C verlangt.

Ein ähnlich verlaufendes Krankheitsbild kann auch während längerdauernder kritischer Krankheitszustände (z. B. Koma, Multiorganversagen, Langzeitbeatmung) auftreten, sog. „Koma-Neuropathie" [55] oder „critical illness neuropathy" [8] im angloamerikanischen Sprachgebrauch. Die Pathogenese ist noch weitgehend ungeklärt. Häufig wird die Diagnose erst retrospektiv in der Rehabilitationsphase gestellt, in der die Mobilisierung wegen der neurologischen Defizite nur verzögert erfolgt.

Unter den Radikulitiden, die durch spezifische Erreger verursacht werden, ist die Lyme-Borreliose derzeit eine der häufigsten Ursachen. Auch MS-ähnliche Verläufe sind bei der Erkrankung bekannt. Auch andere Zoonosen und AIDS können (Poly-)Radikulitiden hervorrufen. Rehabilitative Maßnahmen sind hierbei erst nach Durchführung einer möglichst spezifischen antibiotischen antiviralen Therapie sinnvoll.

5.1 Epidemiologie und Prognose

Für das *Guillain-Barré-Syndrom* (GBS) wird eine Neuerkrankungshäufigkeit von 1,7 : 100 000 Einwohner und Jahr angegeben. Autoallergische Mechanismen spielen eine entscheidende Rolle. Beim GBS kann sich innerhalb weniger Tage eine komplette sensomotorische Tetraplegie entwickeln, die auch Hirnnerven mitbetrifft. Autonome Funktionsstörungen sind nicht selten. Die langfristige Prognose wird in der Regel als günstig angesehen. Je länger es dauert, bis die klinische Symptomatik sich rückzubilden beginnt, um so eher ist mit einer Defektheilung zu rechnen. Die Remissionsphase kann Monate bis Jahre dauern. In ca. 5% der Fälle kann es zu einem chronisch-rezividierenden oder progredienten Verlauf kommen [85a].

Die *Lyme-Neuro-Borreliose* wird in allen Altersgruppen beobachtet. Angaben zur Inzidenz sind schwierig zu machen, da bei stark Zeckenexponierten Personen häufig erhöhte Antikörpertiter gefunden werden, ohne daß es jemals zu klinischen Manifestationen kommt. Stadium I (Erythema migrans) und Stadium II (Bannwarth-Syndrom) haben meist eine günstige Prognose. Die Erfolgsquote einer Antibiotikatherapie ist bei den Spätmanifestationen (chronische Enzephalomyelitis oder chronische Polyneuropathie) geringer [65a].

Insgesamt haben vorwiegend axonal-degenerativ verlaufende Schädigungen, gleich welcher Ätiologie, eine ungünstigere Prognose als demyelinisierende Läsionen.

5.2 Behandlungsziele

Globalziele sind eine optimale Förderung der regenerativen Prozesse des peripheren Nervensystems und eine möglichst gute Wiederherstellung der Selbständigkeit im Alltag, ggf. unter

Ausnutzung von Kompensationsstrategien und Trickbewegungen. Bei guter Remission wird auch eine berufliche Wiedereingliederung möglich.

5.3 Rehabilitation

Im Stadium der schlaffen Lähmung muß durch entsprechende Lagerung, passives Führen und Durchbewegen in den Gelenken die Entstehung von Kontrakturen vermieden werden. Ebenso gilt es, andere Komplikationen langen Liegens zu vermeiden. Hierfür ist vor allem eine enge Zusammenarbeit von Pflegepersonal und Krankengymnasten notwendig. Trophische Störungen können durch spezielle „sanfte Massagetechniken" günstig beeinflußt werden, trophische Ödeme sind mit manueller Lymphdrainage und anschließendem Kompressionsverband zu behandeln. Eine elektrische Muskelstimulation, kontroverse Diskussion [57, 60], darf nur dann durchgeführt werden, wenn dadurch keine Kontrakturen gefördert oder Schmerzen ausgelöst/verstärkt werden.

Im Remissionsstadium tritt das aktive Training der gelähmten Muskelpartien zunehmend in den Vordergrund. Allerdings sind noch hochgradig paretische Muskelgruppen vor Überforderung und Überdehnung zu schützen. Ein entsprechendes Training unter EMG-Biofeedback-Bedingungen hilft, dies zu gewährleisten [33]. In Zusammenarbeit zwischen Krankengymnasten, Ergotherapeuten und Pflegekräften können funktionell angepaßte Orthesen und Schienen eine große Hilfe sein, um die noch reduzierte Muskelkraft bei alltäglichen Verrichtungen und Handlungsabläufen zu kompensieren. Dies führt zu einer früheren und größeren Selbständigkeit des Patienten, was für die meisten psychisch von großer Bedeutung ist. Behandlung und Pflege unter gewichtsentlastenden Bedingungen (im erwärmten Bewegungsbad, unter Benutzung eines Stehbretts oder sog. „Help-arm-Systeme") ermöglichen und schulen aktive Bewegungen bei (noch) reduzierter Muskelkraft.

Schreitet die Remission weiter voran, so können Schienen und Orthesen schrittweise abgewöhnt werden. Systematische Trainingsprogramme für Muskelausdauer und -kraft werden dann möglich (medizinische Trainingstherapie). Bei sensiblen Ausfällen sollte parallel ein Sensibilitätstraining unter Anleitung von Krankengymnasten und/oder Ergotherapeuten erfolgen (s. Abschn. I.8.3).

Bleibt die Remission unvollständig oder schreitet die Erkrankung gar fort, ist eine kompensatorische Hilfsmittelversorgung angezeigt. Diese umfassen Hilfsmittel für die selbständige Fortbewegung und zur Bewältigung alltäglicher Verrichtungen. In der Regel wird dann auch der Wohnbereich behindertengerecht umzustrukturieren sein.

5.4 Berufliche und psychosoziale Rehabilitation

Die Maßnahmen zur beruflichen und psychosozialen Wiedereingliederung hängen von der Art der längerfristigen oder bleibenden Behinderung ab.

Ein Arbeitsplatzwechsel an einen mit der Behinderung zu vereinbarenden Arbeitsplatz oder eine berufliche Umorientierung (Einarbeitung in eine neue Tätigkeit, Umschulung) können darüber hinaus notwendig werden.

Eine wesentliche Hilfe zur sozialen Wiedereingliederung ist die Kompensation der mangelnden Muskelkraft und der daraus folgenden Immobilität oder eingeschränkten Handfunktion durch entsprechende funktionelle Schienen oder technische Hilfen, durch ein behindertengerechtes Kfz oder durch entsprechende Behindertenfahrdienste.

Bei drohender oder bestehender Pflegebedürftigkeit sind eine entsprechende technische und bauliche Umgestaltung an der eigenen Wohnung oder die Unterbringung in einer geeigneten Pflegeeinrichtung zu veranlassen. Pflegende Angehörige sollten intensiv betreut und durch ambulante Dienste unterstützt und entlastet werden. Durch ambulante Dienste kann oft auch erreicht werden, daß alleinstehende Patienten weiter selbständig ihren Haushalt führen können.

Die Anerkennung als Schwerbehinderter ist oft Voraussetzung, um durch die genannten ambulanten Dienste eine Betreuung erfahren zu können.

Selbsthilfevereinigungen:
- Deutsche Gesellschaft für Muskelkranke e.V., Rennerstraße 4, 79106 Freiburg
- GBS-Selbsthilfegruppe der BRD, Sinsheim e.V., Kreuzäcker 103, 74889 Sinsheim-Hilsbach

6 Nichtentzündlich bedingte radikuläre Symptome

Radikuläre Läsionen infolge von Wirbelsäulen- und/oder Bandscheibenerkrankungen werden im AHB-Katalog der Rentenversicherer dem orthopädischen Fachgebiet zugeordnet und daher dort besprochen (s. Kap. 14).

7 Mono- und Polyneuropathiesyndrome

7.1 Neurobiologische und neuropathologische Vorbemerkungen

Bei Schädigung peripherer Nervenbahnen unterscheidet man aufgrund neuropathologischer Gegebenheiten drei Schweregrade der Läsion:
- Neurapraxie: Leitungsblockade ohne strukturelle Schädigung
- Axonotmesis: Unterbrechung des Axons
- Neurotmesis: Schädigung von Axon, Myelinscheide und Perineurium.

Für die Prognose von Läsionen des peripheren Nervensystems gelten folgende Faustregeln:

Mit zunehmender struktureller Schädigung verschlechtert sich die Prognose für eine spontane Regeneration und Reinnervation. Durchtrennte Axone benötigen eine weitgehend intakte periaxonale Struktur als Leitschiene für ihre Wiederaussprossung. Deshalb wird bei einer traumatischen Neurotmesis in der Regel ein operatives Vorgehen mit Nervennaht oder Nerventransplantation notwendig. Wegen der langen Strecke, die die axonale Wiederaussprossung dann überwinden muß, hat eine proximal gelegene Läsion im Bereich der peripheren Nervenbahn ebenfalls eine schlechtere Prognose.

Ein Problem in der Frühversorgung vor allem traumatischer Läsionen des peripheren Nervensystems besteht darin, daß die klinische Symptomatik keinerlei differentialdiagnostische Aussage über das Ausmaß der strukturellen Schädigung erlaubt. Auch elektrophysiologische und neuroradiologische Untersuchungsverfahren helfen nur bedingt weiter. Die Kenntnis des Verletzungsmechanismus kann eine gewisse Entscheidungshilfe bieten. Die Frage, ob konservatives oder operatives Vorgehen, bleibt oft strittig.

7.2 Anmerkungen zur Ätiologie und Epidemiologie

Beeinträchtigungen und Schädigungen peripherer Nervenbahnen sind klinisch häufige Vorkommnisse. Glücklicherweise zeigen sehr viele klinische Symptome, die auf eine Beeinträchtigung peripherer Nervenbahnen hinweisen, einen spontan gutartigen Verlauf mit völliger Remission. Für länger anhaltende oder gar bleibende Schäden des Plexus oder einzelner peripherer Nerven gibt es an der oberen und unteren Extremität unterschiedliche Mechanismen, die in Tabelle 20-11 zusammengestellt sind.

Tabelle 20-11 Wichtige Ursachen von Läsionen peripherer Nervenbahnen.

Armplexus
- traumatisch, mit/ohne Wurzelausriß (Unfälle, vor allem Motorradfahrer)
- spontan entzündlich (sog. Plexusneuritis, neuralgische Schulteramyotrophie)
- funktionelle Engpaßsyndrome (Thoracic outlet-Syndrom)
- Tumore in der Nachbarschaft
- Bestrahlungsspätfolge
- Geburtstrauma

Beinplexus
- retroperitoneales Hämatom (spontan, traumatisch)
- Tumore im kleinen Becken
- bei Diabetes mellitus
- bei Autoimmunerkrankungen
- Bestrahlungsfolge

periphere Nerven
- an der oberen Extremität
  - wichtige Kompressionssyndrome: N. medianus im Karpaltunnel, N. ulnaris in der Ulnarisrinne und am Handgelenk
  - traumatisch: N. axillaris bei Schulterverletzungen, N. radialis bei Oberarmfrakturen N. ulnaris bei Ellenbogenverletzungen, N. medianus bei Schnittverletzungen am Handgelenk
- an der unteren Extremität
  - Kompressionssyndrome: N. tibialis im Tarsaltunnel, N. peroneus beim Tibialislogen-Syndrom, N. cutaneus femoris lataralis am Leistenband (Meralgia parästhetica)
  - traumatisch: N. ischiadicus bei Becken- und Hüftverletzungen, N. fem. bei Hüftverletzungen, N. peron. bei Knieverletzungen, N. saph. nach Varizen-Op.
  - Mononeuropathie bei Diabetes mellitus, bei Autoimmunerkrankungen: N. ischiadicus, N. femoralis

Unter dem Begriff „Polyneuropathien" sollen alle Erkrankungen zusammengefaßt betrachtet werden, die zu multilokulären Läsionen am peripheren Nervensystem führen. Nach bestimmten Kriterien können unterschiedliche Krankheitsgruppen differenziert werden:
- Die distal betonten, symmetrischen sensomotorischen Polyneuropathien, wobei sensorische und motorische Defizite im Verlauf unterschiedlich stark ausgeprägt sein können und rein sensible und rein motorische Ausprägungen vorkommen können.

Tabelle 20-12 Wichtige Ursachen von Polyneuropathiesyndromen.

1. ernährungsbedingte Ursachen	Alkohol, Vitamin-Mangel-Zustände
2. innere Erkrankungen	
– Stoffwechselerkrankungen	Diabetes mellitus, Hepatopathien, Niereninsuffizienz
– endokrinologische Funktionsstörungen	Schilddrüse, Nebennieren, Hypophyse
– Infektionskrankheiten	z.B. Borreliose, Tetanus, Tollwut, HIV-Infektionen, Parasitosen
– Autoimmunerkrankungen	Kollagenosen
– paraneoplastisches Syndrom	
3. hereditäre Systemerkrankung	
4. Umweltschadstoffe	Schwermetalle, organische Lösungsmittel, neurotoxische Gase.
5. Nebenwirkungen verschiedenster Pharamaka	
6. längerandauernde kritische Krankheitszustände	(sog. Koma-Neuropathie, Critical illness neuropathy; s. Teil II, Abschn. 5)

– Die Polyneuropathien vom Multiplex-Verlaufstyp, die asymmetrisch zum Befall einzelner, meist großer proximaler Nervenhauptstämme führen.

Nach der Art des neurogenen Schädigungsmusters werden axonaldegenerative von demyelinisierenden Formen unterschieden, wobei beide Schädigungstypen oft auch gemischt vorliegen können. Axonal-degenerative Läsionen haben in der Regel eine schlechtere Prognose.

Für die unterschiedlichen Polyneuropathiesyndrome existieren in der Literatur keine detaillierten Zahlen, da die ätiologischen Faktoren zu vielfältig sind. Die wichtigsten ätiologischen Gruppen sind in Tabelle 20-12 aufgeführt.

Komplikationen: Durch zunehmende Muskelschwäche und -atrophie können Kontrakturen und zunehmende Immobilität ausgelöst werden. Letztere bedingt für sich wieder weitere Komplikationen wie Dekubitus-, Pneumonie- und Thrombemboliegefahr. Durch vorhandene Sensibilitätsstörungen kann es gehäuft unbemerkt zu kleineren Verletzungen kommen, die sekundär infizieren können. Vegetative und trophische Störungen sind bei fortgeschrittenen Syndromen häufig anzutreffen. Die nervale Steuerung innerer Organe und Funktionen kann durch eine autonome Neuropathie erheblich gestört sein (z. B. am Herz, an den Gefäßen, im Magen-Darm-Trakt). Autonome Neuropathien prädisponieren zu malignen Herzrhythmusstörungen und schweren orthostatischen Krisen.

Wie bei allen Läsionen der peripheren Nervenbahn können sich als Komplikation neurogene Schmerzsyndrome entwickeln: Neuralgien, Deafferentierungsschmerzen und sympathische Reflexdystrophien (Sudeck-Syndrom). Diese sekundären Schmerzsyndrome können das Leben zur Qual machen und den Patienten in psychische Ausnahmesituationen treiben.

7.3 Funktionsstörungen und Reha-Ziele

Verletzungen peripherer Nervenbahnen ziehen motorische, sensible und vegetative Funktionsstörungen in dem von ihnen versorgten Körperabschnitt nach sich. Bleiben motorische Bahnen längerfristig geschädigt, so wird die davon betroffene Muskulatur atrophisch und baut sich im weiteren bindegewebig um. Sensibel gestörte Hautareale sind besonders verletzungsgefährdet, an der Hand ist die Feinmotorik und Gebrauchsfähigkeit hierdurch beeinträchtigt. Vegetative Störungen können trophische Veränderungen der Haut, der bindegewebigen und knöcheren Strukturen nach sich ziehen, die Hautdurchblutung ist meist gestört. Bei den Polyneuropathiesyndromen ist das Schadensbild durch den Verteilungstyp und den Verlauf der Erkrankungen bestimmt. Die Prognose hängt vor allem davon ab, ob ätiologische Ursachen kausal behandelt oder unter Kontrolle gebracht werden können. In diesen Fällen kommt es oft zu eindrucksvollen Remissionen.

Die medizinische Behandlung der Polyneuropathiesyndrome besteht in erster Linie in der kausalen und/oder symptomatischen Therapie der nachgewiesenen oder vermuteten Ätiologie. Vitamin-B-Komplexe und andere in neuronale Stoffwechselprozesse eingreifende Pharmaka werden oft als additive Maßnahme verordnet. Ihr Nutzen ist umstritten.

7.4 Rehabilitationsspezifische Behandlungsstrategien

Die konservativen Maßnahmen haben vor allem zum Ziel, den Funktionszustand der gelähmten Muskulatur bis zur Reinnervation so gut wie möglich aufrechtzuerhalten, damit der wieder einsprossende Nerv funktionsfähige und aktivierbare Muskelfasern vorfindet.

Der Entstehung von Schmerzsyndromen muß mit allen zur Verfügung stehenden Mitteln vorgebeugt werden. Trophischen Störungen ist entgegenzuwirken. Die Entstehung von Kontrakturen muß vermieden werden. Dabei können entsprechende funktionelle Schienen und Orthesen hilfreich sein.

Der Nutzen einer elektrischen Muskelstimulation wird heute kontrovers beurteilt [57, 60]. Dennoch wird sie in vielen Fällen durchgeführt, um den muskelatrophischen Prozeß zu verlangsamen und die Kontraktilität der Muskelfasern aufrechtzuerhalten.

Bei nachgewiesener Reinnervation tritt das aktive Training der gelähmten Muskelpartien zunehmend in den Vordergrund. Ein Training unter gleichzeitiger Oberflächen-EMG-Ableitung (EMG-Biofeedback) kann eine sichere Rückmeldung über die gezielte Aktivierung dieses Muskels geben und kann gleichzeitig vor Überforderung der noch/wieder aktivierbaren motorischen Einheiten schützen [33]. Eine solche Überforderung ist vor allem in der Frühphase der Reinnervation unbedingt zu vermeiden, da sie oft über Stunden bis Tage die motorischen Fähigkeiten wieder vermindert [79]. Ebenfalls sind bei der therapeutischen Arbeit Schmerzen zu vermeiden, da sie unerwünschte Reflexe auslösen [42]. Das Abgewöhnen von Schienen und Orthesen hat schrittweise zu erfolgen.

Bei fehlender oder nicht ausreichender Wiederherstellung gestörter motorischer Funktionen sind Ersatzstrategien und Kompensationsmöglichkeiten auszuprobieren und einzuüben. Orthesen, Schienen oder technische Hilfen müssen dann verordnet und angepaßt werden. Dies sollte immer in einem konkreten Handlungszusammenhang mit alltäglichen oder beruflichen Anforderungen geschehen. Hierbei kommt auch den Ergotherapeuten eine wichtige Aufgabe zu.

Schmerzsyndrome im Bereich der Muskulatur, Bänder und Sehnen sind häufige Folgen. Bei der Schmerzbekämpfung stehen elektrotherapeutische Maßnahmen, vor allem die transkutane elektrische Nervenstimulation (TENS) und andere gezielte physiotherapeutische Techniken (Dehnungen, „sanfte" Massagetechniken) ganz im Vordergrund. Wärme- oder Kälteapplikationen können zusätzlich versucht werden. Muskelstimulation darf in der Regel dann *nicht* durchgeführt werden. Medikamentöse Maßnahmen (Analgetika/Antirheumatika) sollten nur kurzfristig angewandt werden, wegen Verstärkung der Muskelschwäche sind Muskelrelaxanzien in den meisten Fällen kontraindiziert.

7.5 Probleme der beruflichen Rehabilitation

An beruflichen Rehabilitationsmaßnahmen werden je nach Art der bleibenden Behinderung und Art der vorher ausgeübten Tätigkeit zu erwägen sein:

- technische Hilfen und Adaptationen zur Wiedereingliederung am alten Arbeitsplatz
- Arbeitsplatzwechsel an einen mit der Behinderung vereinbarenden Arbeitsplatz
- berufliche Umorientierung (Einarbeitung in eine neue Tätigkeit, Umschulung).

Für das Erreichen des Arbeitsplatzes wird der Behinderte oft auf ein entsprechend technisch umgerüstetes Kfz angewiesen sein.

7.6 Psychosoziale Rehabilitation

Auch die soziale Wiedereingliederung hängt von den Möglichkeiten zur Kompensation der Gebrauchseinschränkung der oberen Extremität oder der eingeschränkten Steh- und Gehfähigkeit ab. Dies wird in der Regel durch entsprechende technische Hilfen oder korrigierende orthopädische Eingriffe versucht.

Zur selbständigen Haushalts- und Lebensführung können ambulante Dienste im Einzelfall sinnvoll und angezeigt sein. Bei schwerwiegenderen Behinderungen wird die Anerkennung als Schwerbehinderter für die berufliche und soziale Wiedereingliederung hilfreich sein.

8 Neuromuskuläre Systemerkrankungen einschließlich Myopathien

8.1 Krankheitsbilder und Verläufe

Unter diesem Abschnitt sollen ätiologisch sehr verschiedene Krankheitsbilder abgehandelt werden, da sie sehr ähnliche funktionelle Auswirkungen im Alltag und Behinderungen in Familie, Beruf und Gesellschaft nach sich ziehen. Lediglich die Verlaufsdynamik ist bei den verschiedenen Erkrankungen unterschiedlich.

Als erstes sollen hier *degenerative motorische Systemerkrankungen des Rückenmarks* (sog. motor neuron diseases) genannt werden. Am häufigsten ist hiervon die *amyotrophe Lateralsklerose (ALS)*, für die ganz aktuell immunologische Mechanismen diskutiert werden. 5–10% der Fälle sind familiär gehäuft. Die Häufigkeit wird in der Literatur mit 3 : 100 000 Einwohner angegeben, die meisten Erkrankungen beginnen zwischen 40 und 70 Jahren, Männer sind zwei- bis dreimal häufiger betroffen [17]. Weiter zählen hierzu die spinalen Muskelatrophien.

Eine weitere neuroimmunologische Erkrankung ist die *Myasthenia gravis*, bei der es zur Bildung von Antikörpern gegen motorische Endplattenrezeptoren kommt. Der Thymus spielt zumindest initial bei der Pathogenese eine wesentliche Rolle. Rein okuläre Verlaufsformen und verschiedene Stadien und Verläufe generalisierter Formen werden unterschieden. Die Inzidenz wird mit etwa 0,4 : 100 000 Einwohner angegeben, Frauen erkranken zumindest im jüngeren Lebensalter deutlich häufiger [66].

Die dritte Gruppe der neuroimmunologischen Erkrankungen sind die *Poly- und Dermatomyositiden*. Hierbei kommt es zu einer Antikörperbildung gegen verschiedene Bestandteile der Skelett- und auch Herzmuskulatur. Proximal gelegene Muskelgruppen werden eher betroffen. Eine paraneoplastische Ursache ist möglich. Bei der Dermatomyositis tritt zusätzlich ein charakteristisches entzündliches Exanthem auf. Die Inzidenz für beide Verlaufsformen wird auf etwa 0,5 : 100 000 Einwohner geschätzt.

Als *Myopathien* werden Krankheiten bezeichnet, bei denen die Muskelschwäche auf einer primären Dysfunktion der Skelettmuskulatur (Muskeldystrophie) beruht. Die meisten dieser Erkrankungen sind hereditär bedingt, z. T. X-chromosomal gebunden. In der neurologischen Rehabilitation bei Erwachsenen spielen vor allem die relativ gutartig verlaufenden Gliedergürtelformen vom Schulter- oder Beckengürteltyp die wesentlichste Rolle.

Bei all den oben genannten Erkrankungsgruppen handelt es sich um chronisch-progrediente Erkrankungen mit allerdings sehr unterschiedlichen Verläufen. Eine gesichert wirksame medikamentöse oder diätetische Behandlung gibt es bei keiner der genannten Erkrankungen.

Während bei der ALS rasch fortschreitende Verläufe mit wenigen Überlebensjahren überwiegen (16% überleben aber auch mehr als 10 Jahre), ist die Verlaufsdynamik der anderen motorischen Systemerkrankungen günstiger. Viele Patienten mit spinaler Muskelatrophie können über lange Zeit berufstätig sein.

8.2 Funktionsstörungen, Reha-Ziele

All diesen Erkrankungen ist gemeinsam, daß sie zu einer muskulären Minderbelastbarkeit führen und jede muskuläre Anstrengung vermehrte Muskelschwäche nach sich ziehen kann. In vielen Fällen kommt es auch zu Muskelatrophien, die im weiteren Verlauf Kontrakturen, Haltungsabnormitäten und trophische Störungen nach sich ziehen können.

Therapeutisches Ziel in der Rehabilitation ist es daher, die Patienten zu befähigen, ihre alltäglichen Anforderungen in Familie, Beruf und sonstigen Aktivitäten mit möglichst wenig Aufwand an Muskelarbeit zu bewältigen. In Einzelfällen kann auch ein sehr vorsichtiges und streng überwachtes Muskelaufbautraining sinnvoll sein [52].

Klassisches Muskelkrafttraining ist kontraindiziert. Da jede muskuläre Überforderung den Krankheitsverlauf negativ beeinflussen und zumindest eine längerbestehende vermehrte Muskelschwäche hervorrufen kann, muß dieses Trainingsprogramm detailliert geplant und bei der Durchführung sorgfältig überwacht werden.

Eine weitere Kontrolle bieten regelmäßige Bestimmungen der Kreatininkinase im Serum.

Da der Krankheitsverlauf in der Regel chronisch-progredient ist, ist in vielen Fällen eine frühzeitige kompensatorische Hilfsmittelversorgung angezeigt.

8.3 Komplikationen

Viele der genannten Erkrankungen können zu Kyphoskoliosen und anderen fixierten Fehlhaltungen des Körpers, zu Kontrakturen nicht mehr aktiv ausreichend bewegbarer Gelenke und bei zunehmender Immobilität zu Dekubitus, Pneumonien und Thrombembolien führen.

Je nach Verlaufsdynamik der einzelnen Erkrankung führt jede über kürzere oder längere Zeit zu eingeschränkter Gehfähigkeit, Gangunsicherheit mit Sturzanfälligkeit und zu Einschränkungen in der Gebrauchsfähigkeit der Arme und Hände bei vielen alltäglichen Verrichtungen.

Treppensteigen ist zunehmend erschwert oder unmöglich. Bei ALS-Patienten mit Befall der unteren Hirnnerven kommt es sehr rasch zu Sprech- und Schluckstörungen. Die Kommunikation ist dadurch erheblich erschwert, da neben dem Sprechen durch die Atrophie der Handmuskulatur auch Schreiben zunehmend unmöglich wird. Die Schluckstörungen erschweren Essen und Trinken und bedingen eine hohe Aspirationsgefahr. Die Patienten werden in zunehmendem Umfang von Pflegeleistungen abhängig. Auch assistierte (Heim-)Beatmung kann wegen Insuffizienz der Atemmuskulatur notwendig werden [16]. Ähnliche Probleme können auch bei Myastheniepatienten auftreten [11].

8.4 Spezifische Reha-Maßnahmen

Eine krankengymnastische Übungsbehandlung mit passivem Durchbewegen und manualtherapeutischen Gelenkmobilisationen und entsprechende Lagerungen helfen Kontrakturen vermeiden. Begleitende trophische Störungen können durch spezielle „sanfte Massagetechniken" günstig beeinflußt werden, trophische Ödeme sind mit manueller Lymphdrainage und anschließendem Kompressionsverband zu behandeln.

Um fehlende Funktionen auszugleichen oder zu kompensieren, sind Schienen und Orthesen notwendig. Bei beginnenden oder drohenden Kontrakturen können diese auch mit Quengelzügen versehen werden. Wegen möglicher trophischer Störungen ist auf eine exakte Polsterung und Sitz dieser orthopädischen Hilfen besonders zu achten.

Die vorhandenen neuromuskulären Restfunktionen sollten aktiv trainiert werden. Dabei kann eine gleichzeitige Oberflächen-EMG-Ableitung (EMG-Biofeedback) eine sichere Rückmeldung über die gezielte Aktivierung dieses Muskels geben und kann gleichzeitig vor Überforderung der geschädigten motorischen Einheiten oder Muskelfasern schützen [33].

Eine solche Überforderung ist unbedingt zu vermeiden, da sie oft über Stunden bis Tage die motorischen Fähigkeiten weiter vermindert. Ebenfalls sind bei der therapeutischen Arbeit Schmerzen zu vermeiden. In einem konkreten Handlungszusammenhang mit alltäglichen oder beruflichen Anforderungen sind Ersatzstrategien und Kompensationsmöglichkeiten auszuprobieren und einzuüben. Hierbei kommt auch den Ergotherapeuten eine wichtige Aufgabe zu.

Schmerzsyndrome im Bereich von Muskulatur, Bändern und Sehnen sind häufige Folgen. Bei der Schmerzbekämpfung stehen elektrotherapeutische Maßnahmen, vor allem die transkutane elektrische Nervenstimulation (TENS) und andere gezielte physiotherapeutische Techniken (Dehnungen, „sanfte" Massagetechniken) ganz im Vordergrund. Wärme- und/oder Kälteapplikationen können zusätzlich versucht werden. Muskelstimulation darf in der Regel *nicht* durchgeführt werden. Medikamentöse Maßnahmen (Analgetika/Antirheumatika) sollten nur kurzfristig angewandt werden, wegen Verstärkung der Muskelschwäche sind Muskelrelaxanzien in den meisten Fällen kontraindiziert.

8.5 Probleme der beruflichen Rehabilitation

An beruflichen Rehabilitationsmaßnahmen werden je nach Art der Erkrankung und Art der bisher ausgeübten Tätigkeit zu erwägen sein:
- Technische Hilfen und Adaptationen zum möglichst langen Verbleib am alten Arbeitsplatz
- Arbeitsplatzwechsel an einen mit der Behinderung zu vereinbarenden Arbeitsplatz beim bisherigen Arbeitgeber.

Eine berufliche Umorientierung (Einarbeitung in eine neue Tätigkeit, Umschulung) wird nur in prognostisch sehr günstigen Fällen und bei jüngeren Patienten sinnvoll sein.

8.6 Psychosoziale Rehabilitation

Auch die Maßnahmen zur sozialen Wiedereingliederung hängen von der Art der bleibenden Behinderung ab.

Bei drohender oder bestehender Pflegebedürftigkeit sind entsprechende technische und bauliche Umgestaltung in der eigenen Wohnung oder die Unterbringung in einer geeigneten Pflegeeinrichtung zu veranlassen. Pflegende Angehörige sollten intensiv betreut und durch ambulante Dienste unterstützt und entlastet werden. Durch ambulante Dienste kann oft auch erreicht werden, daß alleinstehende Patienten weiter selbständig ihren Haushalt führen können.

Die Anerkennung als Schwerbehinderter ist oft Voraussetzung, um durch die genannten ambulanten Dienste eine Betreuung erfahren zu können.

Selbsthilfevereinigungen:
- Deutsche Gesellschaft für Muskelkranke e.V., Rennerstraße 4, 79106 Freiburg
- Deutsche Myasthenie-Gesellschaft e.V., Dürerstraße 2, 76275 Ettlingen

Literatur Teil I

1. Arbeitsgruppe „Neurologische Rehabilitation" des VDR: Weiterentwicklung der neurologischen Rehabilitation. Dt. Rentenvers. (1994) 111-127.

1a. Basmaijan, J. (ed.): Biofeedback. Practice and principles for clinicians. 2nd ed. Williams & Wilkins, Baltimore 1983.

2. Basmaijan, J., C. Gowland, A. Finlayson, A. Hall, L. Swanson, P. Stratford, J. Trotter, M. Brandstater: Stroke treatment: Comparison of integrated behavioral – physical therapy versus traditional physical therapy programs. Arch. phys. Med. Rehabil. 68 (1987) 267–272.
3. Beckers, K., U. Behrends, A. Canavan: Der Rivermead Behavioural Memory Test. Deutsche Übersetzung. Thames Valley Test Company, Suffolk 1992.
4. Ben Yishay, Y., L. Diller: Cognitive remediation in traumatic brain injury: update and issues. Arch. phys. Med. Rehabil. 74 (1993) 204–213.
5. Bigataj, U., N. Gros, M. Malezic, B. Kelih, H. Kljajic, R. Acimovic: Restoration of gait during two weeks of therapy with multichannel electrical stimulation. Phys. Ther. 69 (1989) 319–327.
6. Breul P., S. Zierz, F. Jerusalem: Therapie der Myasthenia gravis. Akt. Neurol. 20 (1993) 187–195.
7. Brooks, N.: The effectiveness of post-acute rehabilitation. Brain Inj. 5 (1991) 155–168.
8. Brooks, N.: Psychosocial assessment after traumatic brain injury. Scand. J. Rehab. Med. 26 (Suppl) (1992) 126–131.
9. Bundesministerium für Verkehr: Gutachten „Krankheit und Kraftverkehr". Schriftenreihe, Heft 71. Bonn 1992.
10. Büttner U., G. D. Borasio: Degenerative Motoneuronerkrankungen. In: T. Brandt, J. Dichgans, H.C. Diener (Hrsg.): Therapie und Verlauf neurologischer Erkrankungen. 2. Aufl. Kohlhammer, Stuttgart 1993.
11. Coombes, K.: The oro-facial therapy. Springer, Berlin 1992.
12. Cope, D. N., J. R. Cole, K. M. Hall, H. Barkan: Brain injury: analysis of outcome in a post-acute rehabilitation system. Part 1: General analysis. Part 2: Subanalyses. Brain Inj. 5 (1991) 111–125, 127–139.
13. Cramon von, D., N. Mai, W. Ziegler (Hrsg.): Neuropsychologische Diagnostik. VCH Verlagsgesellschaft, Weinheim 1993.
14. Cramon von, D., J. Zihl (Hrsg.): Neuropsychologische Rehabilitation. Springer, Berlin 1988.
15. Dahlmann, W.: Psychische Unfallfolgen. Fortschr. Med. 111 (1993) 234–238.
16. Feeney, D. M., R. Sutton: Pharmacotherapy for recovery of function after brain injury. CRC critical reviews in neurobiology, Vol. 3 (1987) 135–197.
17. Garner, C., R. Cerny, C. Laub, B. Ott-Tannenbaum, A. Weichenmeier: Erhebung der Therapie- und Pflegebedürftigkeit von Patienten in neurologischen Rehabilitationseinrichtungen im Freistaat Bayern. Phys. Rehab. Kur. Med. 4 (1994) 220–224.
18. Herdlitschka, M., W. Schupp: EMG-Biofeedback in der neuromuskulären Rehabilitation. Krankengymnastik 43 (1991) 32–39.
19. Hummelsheim, H., K. H. Mauritz: Neurophysiologische Grundlagen krankengymnastischer Übungsbehandlung bei Patienten mit zentralen Hemiparesen. Fortschr. Neurol. Psychiat. 61 (1993) 208–216.
20. Infratest Gesundheitsforschung: Krankenhauspatienten mit unfallbedingten und anderweitig erworbenen Schäden des zentralen Nervensystems – alte und neue Bundesländer (unter Beteiligung des Zentrum für Epidemiologie und Gesundheitsforschung Berlin). Forschungsbericht München 1992.
21. Janzik, H. H., K. von Wild, V. Hömberg: Gutachten zu den Standards der neurologischen Rehabilitation unter besonderer Berücksichtigung der Frührehabilitation und der Nachsorge und Verwirklichungsmöglichkeiten im bestehenden Versicherungssystem. Ministerium für Arbeit, Gesundheit und Soziales des Landes NRW, Düsseldorf 1992.
22. Jongbloed, L.: Prediction of function after stroke: a critical review. Stroke 17 (1986) 765–776.
23. Jork, K.: Ambulante Rehabilitation nach Schlaganfall – Lassen sich Standards in einem Kooperationsmodell einhalten. Bd. 2. DRV-Schriften, Frankfurt 1993.
24. Karnath, H. O., K. Christ, W. Hartje: Decrease of contralateral neglect by neck muscle vibration and spatial orientation of frunk midline. Brain 116 (1993) 383–396.
25. Kröner-Herwig, B., R. Sachse: Biofeedbacktherapie. Kohlhammer, Stuttgart 1988.
26. Kügelgen, B.: Zustandserhaltende Dauerpflege – Was soll bezahlt werden, wie lange soll bezahlt werden. Not. 3 (1993) 22–25.
27. Kuratorium ZNS: „Computer helfen heilen" – Softwarekatalog. Bonn 1989.
28. Lohi E.L, C. Lindberg, O. Andersen: Physical training effects in myasthenia gravis. Arch. Phys. Med. Rehabil. 74 (1993) 1178–1180.
29. Maassen, H. J., J. Schermer, D. Wiegand; M. Zipperer: Gesetzliche Krankenversicherung GKV Kommentar. Decker's Verlag, Schenk, G., Heidelberg 1990 (und lfd. Ergänzungslieferungen).
30. Mai, N., P. Schreiber: Schreibtraining bei Patienten mit cerebralen Läsionen. Praxis Ergotherapie 4 (1988) 180–185.
31. Mertin, J., P. Frommelt: Die Functional Independence Measure Skala zur Therapieevaluation in der Frührehabilitation. In: Wild von, K. (Hrsg.): Spektrum der Neurorehabilitation. Zuckschwerdt, München 1993.
32. Orem, D. E.: Nursing: Concepts of Practice. 2nd ed. McGraw-Hill, New York 1985.
33. Pongratz D.E.: Atlas der Muskelkrankheiten. Urban & Schwarzenberg, München 1990.
34. Poser, U., J. Kohler, P. Sedlmeier, A. Strätz: Evaluierung eines neuropsychologischen Funktionstrainings bei Patienten mit kognitiver Verlangsamung nach Schädelhirntraumen. Z. Neuropsychol. 1 (1993) 3–24.
35. Prigatano, G.P.: Disordered mind, wounded soul: The emerging role of psychotherapy in rehabilitation after brain injury. J. Head Trauma Rehabil. 6 (1991) 1–10.
36. Prosiegel, M.: Neuropsychologische Störungen und ihre Rehabilitation. Pflaum, München 1991.
37. Prosiegel, M., W. Schupp (Hrsg.): Erfahrungsbericht 1989. Behandlungskonzepte – Therapieevaluation – Statistik. Abt. Neurologie/Neuropsychologie. Fachklinik Enzensberg, Hopfen am See/Füssen 1990.

38. Quintern, J.: Neuroprothesen. In: Brandt, I., J. Dickgans, H.C. Diener (Hrsg.): Therapie und Verlauf neurologischer Erkrankungen. 2. Aufl. Kohlhammer, Stuttgart.
39. Reversy-GmbH: Zum Aufbau unserer nachklinischen Fördereinrichtung für Hirnverletzte seit 1990. Erfahrungsbericht. Stiftung Pfennigparade, München 1993.
40. Schlaegel, W., G. Heck, G. Feller, J. Mertin: Die FIM-Skala: Ein geeignetes Instrument zur Therapieevaluation in der neurologischen Frührehabilitation. Präv.-Rehab. 5 (1993) 35-44.
41. Schlenck, K. J., W. Schupp: Möglichkeiten und Grenzen der beruflichen Rehabilitation aphasischer Patienten. DRV-Schriften Band 2, Frankfurt/M 1993.
42. Schupp, W., G. W. Brückner: Ansätze zu einer Evaluation neurologischer Rehabilitationsmaßnahmen in den drei rehabilitationsmedizinischen Ebenen. In: Mauritz, K. H., V. Hömberg (Hrsg.): Neurologische Rehabilitation 2. Hans Huber, Bern - Göttingen 1992.
43. Schupp, W., H. Gerwinn, W. Klein, K. Ostermann, S. Philipp, F. Schliehe, H. Vogel: Konzept einer zustands- und behinderungsangepaßten Versorgung bei der neurologischen Rehabilitation. Gesundh.-Wesen (Suppl.) 55 (1993) S XXVI.
44. Schupp, W., W. Schönwetter, D. Rothemund, G.W. Brückner: Psychosoziale Katamnese als Methode der Therapieevaluation nach Schlaganfallrehabilitation. In: Schimrigk, K., A. Haass (Hrsg.): Verhandlungen der deutschen Gesellschaft für Neurologie. Band 7. S. 876–869. Springer, Berlin (1992).
45. Senn, E.: Physikalische Therapie. In: Pongratz D. E.: Klinische Neurologie. Urban & Schwarzenberg, München - Wien - Baltimore 1992.
46. Susset, V., J. Vobecky, R. Black: Disability outcome and self assessment of disabled persones. Arch. phys. Med. Rehabil. 60 (1979) 50-56.
47. Thun von, T.: Intensive Rehabilitation nach Schädel-Hirn-Trauma. Ein Programmbericht. Abstraktband: Symposium Neurorehabilitation: Eine Perspektive für die Zukunft. Deggendorf 13.-14.05.93. Klinik Bavaria, Schaufling 1993.
48. VDR-Reha-Kommission Arbeitsgruppe „Neurologie": Abschlußbericht „Neurologie". In: VDR-Reha-Kommission: Abschlußberichte. Band III, Teilband 3. Frankfurt/M 1991.
49. Verband Deutscher Rentenversicherungsträger: VDR-Statistik Rehabilitation des Jahres 1991. Band 101. Frankfurt/M 1992.
50. Verband Deutscher Rentenversicherungsträger: VDR-Statistik Rentenzugang des Jahres 1991. Band 99. Frankfurt/M 1992.
51. Wade, D. T.: Is stroke rehabilitation worthwile? Curr. Opin. Neurol. Neurosurg. 6 (1993) 78-82.
52. Wild von, K. (Hrsg.): Spektrum der Neurorehabilitation: Frührehabilitation; Rehabilitation von Kindern und Jugendlichen. Zuckschwerdt, München 1993.
53. Wilson, B.: Rehabilitation of memory. Guilford, New York 1987.
54. Wissel, J., G. Ebersbach, L. Gutjahr, F. Dahlke: Treating chronic hemiparesis with modified biofeedback. Arch. Phys. Med. Rehabil. 70 (1989) 612–617.
55. Ziegler, W., E. Hastmann: Das Münchner Verständlichkeitsprofil. Untersuchungen zur Reliabilität und Validität. Nervenarzt 64 (1993) 653-658.

Literatur Teil II

1. Albrecht, K., E. Senn: Strech. Sphinx, Basel 1987.
2. Altenmüller, E.: Störungen von Blasen-, Darm- und Sexualfunktion. In: Brandt, T., J. Dichgans, H. C. Diener (Hrsg.): Therapie und Verlauf neurologischer Erkrankungen. 2. Aufl. Kohlhammer, Stuttgart 1993.
3. Angstwurm, H., R. Hohlfeld: Multiple Sklerose. In: Brandt, T., J. Dichgans, H. C. Diener: Therapie und Verlauf neurologischer Erkrankungen. 2. Aufl. Kohlhammer, Stuttgart 1993.
4. Bach-Yrita P.: Brain plasticity as a basis for recovery of function in humans. Neuropsychologia 28 (1990) 547-554.
5. Barolin, G. S., R. Samborski: Das Pferd als Therapiehilfe. Wien. Med. Woschr. 141 (1991) 476-481.
6. Bauer, H. J.: MS-Ratgeber: Praktische Probleme der Multiplen Sklerose. 3. Aufl. Fischer, Stuttgart 1985.
7. Benecke, R., J. Noth: Ursachen und Therapie spastischer Syndrome. Nervenheilk. 5 (1986) 106-114.
8. Bolton, C. F., J. J. Gilbert, A. F. Hahn, W. J. Sibbald: Polyneuropathy in critically ill patients. J. Neurol. Neurosurg. Psychiatr. 47 (1984) 1223–1231.
9. Brandt, T., J. Dichgans, H. C. Diener (Hrsg.): Therapie und Verlauf neurologischer Erkrankungen. 2. Aufl.. Kohlhammer, Stuttgart 1993.
10. Braus, D. F.: Schmerzsyndrome nach Schlaganfall. Präv.-Rehab. 2 (1990) 73-77.
11. Breul, P., S. Zierz, F. Jerusalem: Therapie der Myasthenia gravis. Akt. Neurol. 20 (1993) 187-195.
12. Bundesarbeitsgemeinschaft für Rehabilitation (Hrsg.): Rehabilitation-Zukunft 2000. Tagungsbericht. Frankfurt a. M. 1992.
13. Bundesarbeitsgemeinschaft medizinisch-beruflicher Rehabilitations-Zentren Phase II: Empfehlungen der Arbeitsgemeinschaft: Neurologische-neurochirurgische Frührehabilitation Heft 8. Broschüre, Bonn 1993.
14. Bundesministerium für Verkehr: Krankheit und Kraftverkehr. Gutachten des Gemeinsamen Beirats für Verkehrsmedizin. Bonn, Heft 71. 1992.
15. Bundesversicherungsanstalt für Angestellte: Gemeinsamer einheitlicher Diagnoseschlüssel der Rentenversicherung und der Krankenversicherung. Broschüre, Berlin 1992.
16. Büttner, U., G. D. Borasio: Degenerative Motoneuronerkrankungen. In: Brandt, T., J. Dichgans, H. C. Diener (Hrsg.): Therapie und Verlauf neurologischer Erkrankungen. 2. Aufl. Kohlhammer, Stuttgart 1993.
17. Büttner, U.W.: Akute und chronische Querschnitts-Syndrome. In: Brandt, T., J. Dichgans, H. C. Diener (Hrsg.): Therapie und Verlauf neurologischer Erkrankungen. 2. Aufl. Kohlhammer, Stuttgart 1993.
18. Coombes, K.: The oro-facial therapy. Springer, Berlin 1992.
19. Dahlmann, W.: Psychische Unfallfolgen. Fortschr. Med. 111 (1993) 234-238.
20. Dahlmann, W.: Multiple Sklerose: Krankheit und Erkrankte. Der informierte Arzt 5 (1990) 391-395.
21. Davidoff, R.A.: Antispasticity drugs: mechanismus of action. Ann. Neurol. 17 (1985) 107-116.
22. Davies, P. M.: Hemiplegie. Springer, Berlin 1986.
23. Diener, H. C.: Primär- und Sekundärprävention des ischämischen Insultes. Dtsch. Ärztebl. 90 (1993) A1 2697-2702.
24. Diener, H.C.: Schicksalsschlag – Schlaganfall? Beitrag einer Pressekonferenz. Apoplex, Zeitschrift des Bundesselbsthilfeverbandes Schlaganfallbetroffener und gleichartig Behinderter 6 (1992) 18-21.

25. Dittmann, J., R. Schüttler: Bewältigungs- und Kompensationsstrategien bei Patienten mit Enzephalomyelitis disseminata (MS) und bei Patienten mit schizophrenen Psychosen. Rehabilitation 31 (1992) 58–103.
26. Erickson, R. P., M. R. Lie, M. A. Wineinger: Rehabilitation in multiple sclerosis. Mayo Clin. Proc. 64 (1989) 818–828.
27. Feeny, D. M., R. Sutton: Pharmacotherapy for recovery of function after brain injury. CRC critical reviews in neurobiology, Vol. 3 (1987) 135–197.
28. Formisano, R., L. Pratesi, F. T. Modarelli, V. Bonifati, G. Meco: Rehabilitation and Parkinson's disease. Scand. J. Rehabil. Med. 24 (1992) 157–160.
29. Garner, C., R. Cerny, C. Laub, B. Ott-Tannenbaum, A. Weichenmeier: Erhebung der Therapie- und Pflegebedürftigkeit von Patienten in neurologischen Rehabilitationseinrichtungen im Freistaat Bayern. Phys. Rehab. Kur. Med. 4 (1994) 220–224.
30. Gebhardt, G., L. Gutjahr, H. Hinrichs, K. H. Mauritz: Bereitschaftspotential bei Halbseitenlähmung. Poster, 2. Arbeitstagung der Deutschen Gesellschaft für Neurologische Rehabilitation. Berlin, 16.–17.11.1990.
31. Gulick, E. E., M. Yam, M. M. Touw: Work performance by persons with multiple sclerosis: conditions that impede or enable the performance of work. Int. J. Nurs. Stud. 26 (1989) 301–311.
32. Hassink, G., U. Manegold, S. Poser: Frühberentung und berufliche Rehabilitation bei MS-Patienten. Rehabilitation 32 (1993) 139–145.
33. Herdlitschka, M., W. Schupp: EMG-Biofeedback in der neuromuskulären Rehabilitation. Krankengymnastik 43 (1991) 32–39.
34. Hermann, W., C. W. Wallesch: Depressive changes in stroke patients. Disabil.-Rehabil. 15 (1993) 55–6618.
35. Hesse, S.: Schlaganfall: Noch mehr Patienten könnte geholfen werden. Psycho 17 (1991) 390–396.
36. Hoffmann, K., W. Grüninger: Physiotherapie bei Querschnittslähmung. In: Schirmer, W.: Querschnittslähmungen. Springer, Berlin 1985.
37. Hömberg, V.: Untersuchungen mittels motorischer Cortexstimulation zur Muskelrepräsentation in der motorischen Rinde bei Hemiplegikern. (Persönliche Mitteilung; Publikation in Vorbereitung).
38. Hubsky, E.P., J. H. Sears: Fatique in multiple sclerosis: Quidelines for nursing care. Rehabil. Nurs. 17 (1992) 176–180.
39. Hummelsheim, H., K. H. Mauritz: Neurophysiologische Grundlagen krankengymnastischer Übungsbehandlung bei Patienten mit zentralen Hemiparesen. Fortschr. Neurol. Psychiat. 61 (1993) 208–216.
40. Hurwitz, A.: The benefit of a home exercise regimen for ambulatory Parkinson's disease patients. J. Neurosci. Nurs. 21 (1989) 180–184.
41. Infratest Gesundheitsforschung: Krankenhauspatienten mit unfallbedingten und anderweitig erworbenen Schäden des zentralen Nervensystems – alte und neue Bundesländer – (unter Beteiligung des Zentrum für Epidemiologie und Gesundheitsforschung Berlin). Forschungsbericht München 1992.
42. Jänig, W.: Systemic and specific autonomic reactions in pain. Europ. J. Anaesthesiol. 2 (1985) 319–346.
43. Janzik, H.H.: Erste Ergebnisse und Erfahrungen einer Abteilung für Frührehabilitation in einem neurologischen Rehabilitationszentrum, In: Wild von, K. (Hrsg.): Spektrum der Neurorehabilitation. Zuckschwerdt, München 1993.
44. Kesselring, J.: Multiple Sklerose. 2. Aufl., Kohlhammer, Stuttgart 1993.
45. Kesselring, J., J. Mertin: Rehabilitation bei multipler Sklerose. Schweiz. Rundsch. med. Prax. 80 (1991) 1120–1123.
46. Kloss, T. M., W. F. Haupt, I. Philipp, H. C. Diener: Guillain-Barré-Syndrom und chronische Polyneuritis. Arzneimitteltherapie 11 (1993) 358–370.
47. Kock, D., R. Fuhrmann: Neurologische Frührehabilitation – ein dringendes Erfordernis. Rehabilitation 31 (1992) 217–219.
48. Koppi, S., P. Panayiotou, G. S. Barolin: Multiple Sklerose – Faktorenanalyse über 15 Jahre. Wien. med. Wschr. 141 (1991) 440–454.
49. Leijon, G., J. Voivie, I. Johannson: Central post-stroke pain – neurological symptoms and pain characteristics. Pain 36 (1989) 13–25.
50. Leonhard, Th., U. D. Madeja, W. Poewe: Morbus Parkinson und andere Basalganglien-Erkrankungen. de Gruyter, Berlin 1992.
51. Lings, S. E. Dupont: Driving with Parkinson's disease. Acta Neurol. Scand. 86 (1992).
52. Lohi E.L, C. Lindberg, O. Andersen: Physical training effects in myasthenia gravis. Arch. Phys. Med. Rehabil. 74 (1993) 1178–1180.
53. Ludin, H. P.: Das Parkinsonsyndrom. Kohlhammer, Stuttgart 1988.
54. Mai, N., P. Schreiber: Schreibtraining bei Patienten mit cerebralen Läsionen. Praxis Ergotherapie 4 (1988) 180–185.
55. Merten H. G.: Die dissiminierte Neuropathie nach Koma. Nervenarzt 32 (1961) 71–79.
56. Mitchell, G.: Update on multiple sclerosis therapy. Med. Clin. N. Amer. 77 (1993) 231–249.
57. Mokrusch, T.: Die Elektrotherapie des denervierten Muskels – Durchbruch zum Erfolg. Akt. Neurol. 17 (1990) 164–166.
58. Morris, P. A.: A habituation approach to treating vertigo in occupational therapy. Amer. J. Occup. Ther. 45 (1991) 556–558.
59. Neundörfer, B.: Die Parkinsonsche Krankheit. Fischer, Stuttgart 1990.
60. Nix, W. A.: Die Elektrotherapie des denervierten Muskels – Eine unwirksame Behandlungsmethode. Akt. Neurol. 17 (1990) 167–169.
61. Nix, W.A., B. Pfeifer, T. Vogt: Influence of upper motoneuron Lesion on the motor unit. In: Dengler, R. (ed.): The motor unit: physiology, diseases, regeneration. Urban & Schwarzenberg, München – Wien – Baltimore 1990.
62. Ostermann, K.: Forschungsbedarf zur neurologischen Rehabilitation am Beispiel Schlaganfall: Eine Literaturanalyse. Deutsche Rentenversicherung (1993) 284–312.
63. Pach, A., N. Schupp, S. R. G. Stochieck: Prospektive Untersuchung der Inzidenz von Epilepsie nach zerebrovaskulären Läsionen. In: Scheffner, D. (Hrsg.): Epilepsie 91. S. 132–138. Einhorn-Presse, Reinbek 1992.
64. Paulus, W.: Spastisches Syndrom. In: Brandt, T., J. Dichgans, H. C. Diener (Hrsg.): Therapie und Verlauf neurologischer Erkrankungen. 2. Aufl. Kohlhammer, Stuttgart 1993.
65. Pentland, B., M. P. Barness, L.J. Findley, M. Oxtoby, V. R. Pearce, N. P. Quinn, S. Scott: Parkinson's disease: the spectrum of disabilities. J. Neurol. Neurosurg. Psych. 55 (Suppl.) (1992) 32–35.
65a. Pfister, H. W.: Andere Spirochäteninfektionen. In: Brandt, T., J. Dickgans, H. C. Diener (Hrsg.): Therapie und Verlauf neurologischer Erkrankungen. 2. Aufl. Kohlhammer, Stuttgart 1993.

66. Pongratz, D. E.: Atlas der Muskelkrankheiten. Urban & Schwarzenberg, München - Wien - Baltimore 1990.
67. Poremba, M.: Normaldruckhydrozephalus. In: Brandt, T., J. Dichgans, H. C. Diener (Hrsg.): Therapie und Verlauf neurologischer Erkrankungen. 2. Aufl. Kohlhammer, Stuttgart 1993.
68. Prange, H.W.: Neurogene Blasenstörungen. In: Pongratz, D. E. (Hrsg.): Klinische Neurologie. Urban & Schwarzenberg, München - Wien - Baltimore 1992.
69. Prosiegel, M., C. Michael: Neuropsychology and multiple sclerosis: diagnostic and rehabilitative approaches. J. Neurol. Sci. 115 (1993) 51–54.
70. Quintern, J.: Neuroprothesen: In: Brandt, T., J. Dichgans, H. C. Diener (Hrsg.): Therapie und Verlauf neurologischer Erkrankungen. 2. Aufl. Kohlhammer, Stuttgart.
71. Rao, S. M., G. J. Leo, L. Ellington, T. Nauertz, L. Bernardin, F. Unverzagt: Cognitive dysfunction in multiple sclerosis. II. Impact on employment and social functioning. Neurology 41 (1991) 692-696.
72. Reichert, H.: Neurobiologie. Thieme, Stuttgart 1990.
73. Rieder, G.: Primäre intrakranielle und spinale Tumoren im Erwachsenenalter. In: Brandt, T., J. Dichgans, H. C. Diener (Hrsg.): Therapie und Verlauf neurologischer Erkrankungen. 2. Aufl. Kohlhammer, Stuttgart 1993.
74. Schirmer, M. (Hrsg.): Querschnittlähmungen. Springer, Berlin - Heidelberg 1985.
75. Schmidt, D., W. Fröscher, G. Krämer: Epilepsien des Jugendlichen und Erwachsenen - medikamentöse Standardtherapie. Arzneimitteltherapie 11 (1993) 49-58.
76. Scholz, E.: Chorea Huntington und Chorea Sydenham. In: Brandt, T., J. Dichgans, H. C. Diener (Hrsg.): Therapie und Verlauf neurologischer Erkrankungen. 2. Aufl. Kohlhammer, Stuttgart 1993.
77. Schönle, P. W.: Neurologische Frührehabilitation - erste epidemiologische und medizinische Untersuchungsergebnisse. In: Wild von, K. (Hrsg.): Spektrum der Neurorehabilitation. Zuckschwerdt, München 1993.
78. Schönle, P. W.: Objektivierung von Behandlungsergebnissen in der Frührehabilitation. Neurophysiologische Diagnostik und Verlaufskontrolle. In: Wild von, K. (Hrsg.): Spektrum der Neurorehabilitation. Zuckschwerdt, München 1993.
79. Schupp, W.: Rehabilitation sensomotorischer Defizite nach Schlaganfall. Präv.-Rehab. 2 (1990) 64-72.
80. Schupp, W.: The phenomenon of neuromuscular activity blocking by overtraining in the rehabilitation of peripheral neurological lesions. J. Neurol. Sci. 98 (Suppl.) (1991) 387-388.
81. Schupp, W., R. Jund: Nichtmedikamentöse Therapie spastischer Bewegungsstörungen. Nervenarzt 62 (1991) 711-721.
82. Straube, A., F. von Rosen: Akute Intoxikationen. In: Brandt, T., J. Dichgans, H. C. Diener (Hrsg.): Therapie und Verlauf neurologischer Erkrankungen. 2. Aufl. Kohlhammer, Stuttgart 1993.
83. Voss, A.: Standards der neurologischen-neurochirurgischen Frührehabilitation. In: Wild, von, K. (Hrsg.): Spektrum der Neurorehabilitation: Frührehabilitation, Rehabilitation von Kindern und Jugendlichen. S. 112–120. Zuckschwerdt, München 1993.
84. Vieregge, P., J. Dethlefsen: Krankengymnastik und Logopädie beim Parkinson-Syndrom. Fortschr. Neurol. Psych. 60 (1992) 369-374.
85. Weiner, W.J., C. Singer: Parkinson's disease and nonpharmacologic treatment programs. J. Amer. Geriat. Soc. 37 (1989) 359-363.
85a. Wiethölter, H.: Polyneuritis. In: Brandt, T., J. Dickgans, H. C. Diener (Hrsg.): Therapie und Verlauf neurologischer Erkrankungen. 2. Aufl. Kohlhammer, Stuttgart 1993.
86. Wissel, J., G. Ebersbach, L. Gutjahr, F. Dahlke: Treating chronic hemiparesis with modified biofeedback. Arch. Phys. Med. Rehabil. 70 (1989) 612-617.

21 Rehabilitation bei psychosomatischen Erkrankungen

Heinz Neun

Teil I
Rehabilitation bei psychosomatischen Erkrankungen

1 Grundlagen: Konzepte, Begriffe, Regelungen

In der Rehabilitationsmedizin steht ein bedeutsamer Wandel bevor. In den Empfehlungen der Kommission zur Weiterentwicklung der medizinischen Rehabilitation in der gesetzlichen Rentenversicherung, wie sie seit kurzem vorliegen [147], hat das klassische *„bio-psycho-soziale Krankheitsmodell“* [27, 144, 150] Eingang gefunden. In dem „Rahmenkonzept“ für alle Fachbereiche der Medizin ist sehr konkret ausgeführt, worum es geht:

Die individuellen Bedingungen von Krankheit, deren Stadium und Verlauf sowie das jeweilige Ausmaß der Beeinträchtigung sollen wahrgenommen und für die einzelfallorientierte Planung des gesamten Rehabilitationsablaufes berücksichtigt werden. Wenn auch noch zusätzlich empfohlen wird, die jeweilige Person mit ihrer Lebens- und Erkrankungsgeschichte ebenso zu berücksichtigen wie ihr Maß von Eigenverantwortlichkeit und Motivation zur Teilnahme an dem Rehabilitationsplan, dann steht die Weiterentwicklung eines Wissenschaftsparadigmas in der Rehabilitationsmedizin an, das über das der heutigen kurativ-naturwissenschaftlich-ätiologisch orientierten Medizin, wie auch über das einer „Kurmedizin" alter Prägung durch Hahnemann oder S. Kneipp hinausgeht.

„Die Rehabilitation der Person" setzt sich das Ziel, eine unverwechselbare Einzelperson in seinem Lebensraum zu unterstützen, seine eigene psychosoziale Identität zu bewahren oder neu zu definieren.

Der Verwirklichung dieses Konzeptes im klinischen Alltag der Rehabilitation werden die gleichen Hindernisse entgegenstehen, die einen Wandel in der bisherigen Kranken(haus)behandlung erschwerten:

- sozio-ökonomische „Sachzwänge"
- institutionalisierte Steuerungs- und Verteilungsmechanismen von Geld und Patienten
- unzulängliche Konsensbildung innerhalb der medizinischen, psychosomatischen und „psychosozialen" Fachvertretungen.

Dennoch zeichnet sich eine grundlegende Fortentwicklung im Hinblick auf eine differenzierte psychosomatisch-psychotherapeutische Versorgung ambulant wie stationär ab.

Diese hat zwar schon vor Jahren ihren Niederschlag in den *Psychotherapie-Richtlinien* der Kassenärztlichen Bundesvereinigung gefunden [29]. Darin war – wie im naturwissenschaftlichen Medizinparadigma – sowohl die Ätiologieorientierung als auch der Krankheitsbegriff ausdrücklich einbezogen worden, und daran orientieren sich auch heute noch weitgehend die Rehabilitationskonzepte in Kliniken für psychosomatisch-psychotherapeutische Rehabilitation. Das Selbstverständnis und die Behandlungspraxis dieser Reha-Einrichtungen hat sich durch weitere „Anleihen" aus den Psychotherapiefächern sehr gewandelt und ist derzeit in einer doppelten Abgrenzungs-/Kooperationsschwierigkeit [43] zu den traditionellen Einrichtungen der medizinischen Regelversorgung (Kliniken und Praxen) einerseits und den ebenso traditionsreichen Einrichtungen des Deutschen Kurwesens andererseits. Mit der derzeitigen Fortentwicklung der *ärztlichen Weiterbildungsordnung* mit den neuen Gebieten „Psychotherapeutische Medizin", „Psychiatrie und Psychotherapie" sowie der bevorstehenden neuen Berufsordnung für den *Psychologischen Psychotherapeuten* haben sich Vertreter der beiden Grundlagenfächer Psychoanalyse und Verhaltensmedizin mit Übersichtsarbeiten, Lehrbüchern und Standortbestimmungen zu Wort gemeldet. Sie können an dieser Stelle nur von der jeweiligen Grundorientierung genannt werden:

- aus psychoanalytisch-psychosomatischer Sicht: Strauß und Meyer [139]
- aus psychoanalytisch-psychotherapeutischer Sicht: Ermann [28a], Heigl-Evers, Heigl und Ott [56], Rudolf [117], Tress [143] u.a.
- aus der Sicht der kognitiven Verhaltenstherapie: Mark [90]; Meermann [92, 93]; Meermann und Vandereycken [91]; Zielke, Sturm und Mark [158]; Zielke und Sturm [157] u. a.
- aus der Sicht der Klinischen Psychologie: Grawe [45], Grawe et al. [46], Weber-Falkensammer [148] u.a.

Der zwar noch immer deutliche „Schulenstreit" hat mittlerweile zu wissenschaftlichen und praktischen Annäherungen geführt, die sich insbesondere bei der Entwicklung stationärer psychosomatisch-psychotherapeutischer Behandlungskonzeptionen bemerkbar gemacht haben.

Die *Grundlagen für ein eigenständiges stationäres Behandlungskonzept* im Unterschied zu einer ambulanten Behandlung wurden in den ersten 30 Nachkriegsjahren gelegt. Es waren aus wissenschaftspolitischen und anderen historischen Gründen überwiegend Autoren, die sich an der Entwicklung der psychoanalytischen Grundlagenwissenschaften orientierten zum großen Teil Leiter renommierter Psychotherapie-Kliniken waren und einschlägige Symposien organisierten, so z. B. Beese 1977 [9]; Hau 1975 [51]; Heigl und Neun 1981 [54]; Heigl-Evers, Henneberg-Mönch, Odag und Standke 1986 [57]; Schepank und Tress 1988 [120]; Schmitt, Seifert und Kächele 1993 [122]. In diesen Jahren ist das von Enke und Mitarbeitern eingeführte und von Zauner in die stationäre Behandlung von Kindern und Jugendlichen übertragene „bipolare" Konzept des *Realraum/Therapieraum* weiterentwickelt worden sowie das von Heigl ausgearbeitete Konzept des *Gesamtbehandlungsplanes* [9, 28, 53, 57]. In der von Hilpert und Mitarbeitern 1981 [61] herausgegebenen Monographie ist der Stellenwert eines *therapeutischen Teams* definiert und von dem Konzept der therapeutischen Gemeinschaft abgegrenzt worden. In der von Quint und Janssen 1987 herausgegebenen Monographie erschienen erstmals Beiträge, die auch die stationäre Verhaltenstherapie darstellten [110]. Vertreter beider Therapierichtungen betonten anhand von Katamnesestudien die stationäre Behandlung als eine begründete Sonderform der Behandlung bestimmter Patientenuntergruppen [79, 121, 156]. Aus der Sicht psychoanalytisch orientierter Universitätsabteilungen für Psychotherapie und Psychosomatik liegen schließlich zwei Veröffentlichungen vor, die sich eingehend mit der Konzeptualisierung einer an der Psychoanalyse orientierten Therapie in der Klinik sui generis befassen (Janssen 1987) [63] bzw. kritisch auf die Problembereiche eingehen (Becker und Senf 1988) [8].

Die dargestellte Konzeptentwicklung orientiert sich im wesentlichen an der Notwendigkeit, schwer beeinträchtigten und bislang auch schwer behandelbaren Patienten mit Modifikationen der bisherigen Behandlungstechnik (erprobt im ambulanten Bereich) mehr als bisher zu helfen.

Die Voraussetzungen von seiten des zugewiesenen Klientels sind in einer Rehabilitationsklinik für Psychosomatik und Psychotherapie nicht nur aufgrund des Zuweisungs- und Finanzierungsmodus anders. Darauf hat Wittich in einer ersten psychosomatisch ausgewiesenen Standortbestimmung in der Rehabilitation hingewiesen [153]. Die Monographien von Mentzel und Hellwig und Schoof führen recht anschaulich in die Problematik des therapeutischen Umgangs mit einem Klientel ein, das „geschickt wird“ [59, 94]. Dieses kommt nicht selten mit dem eigenen Krankheitskonzept einer „Arbeitsüberlastung“, sucht Ruhe, Ruhe und nochmals Ruhe und will „abschalten“. Dabei leiden diese Patienten überwiegend körperlich und wollen bzw. sollen auch aus der Sicht des Versicherungsträgers möglichst kurzfristig wieder erwerbsfähig werden oder langfristig bleiben. Gibt es ein dafür angemessenes Behandlungskonzept, das sich von den Konzepten psychotherapeutischer Krankenhauseinrichtungen unterscheidet? Vergleichende Studien dazu stehen noch aus (zur Problemstellung s. Neun [103]).

Psychoanalytische und lerntheoretische Ansätze *konvergieren* seit geraumer Zeit in Konzept und praktischer Umsetzung in *drei Sichtweisen*:

1. Es genügt nicht, eine soziale Sichtweise zu haben im Sinne des Daran-Denkens, wie es „draußen weitergeht“. In dem Schonraum einer Klinik muß *Alltagsrealität* „simuliert“ bzw. handlungsrelevant in den rehabilitativen Behandlungsplan integriert werden [73, 158, 159]. In dem letzten Sammelband kommen viele Autoren zu Wort, die sich mit der Verflechtung innerer psychischer Problematik und der Verarbeitung in der äußeren, sozialen Wirklichkeit beschäftigen.
2. Als notwendig erachtet wird der Umgang mit den inneren und interpersonellen Erlebnissen und Reaktionsweisen der erkrankten und behinderten *Person,* sei es unter dem Gesichtspunkt einer psychoanalytisch verstandenen Symptomentwicklung oder Persönlichkeitsstörung oder unter dem lerntheoretischen Gesichtspunkt eines „chronischen Krankheitsverhaltens“ [156] (s. a. Abschn. 3.3, Tab. 21-3).
3. *Therapeuten* müssen bereit sein, auch elaborierte *eigene* therapeutische *Modellvorstellungen in Frage* zu stellen und zu überprüfen, ob sie hilfreich sind: Helfen sie bei der Entwicklung von Verhaltensalternativen für den Patienten? Stärken sie dessen Vertrauen in sich selbst und seine Kommunikationsfähigkeit in emotional und sozial kritischen Situationen?

Grundlegend für eine Fortentwicklung stationärer Konzepte unter psychoanalytischem Gesichtspunkt war die Einführung der Ich-psychologischen und objekttheoretischen Gesichtspunkte sowie eine Annäherung an die Sozialwissenschaften, wie sie Fürstenau in den letzten Jahren vertritt (siehe dazu sein Plädoyer für eine Entwicklungsförderung statt Orientierung an einer Defizienztheorie und weitere Thesen [42]. Die Auseinandersetzung um die Thesen von Antonowski hat auf wissenschaftlicher Ebene erst begonnen: Er hinterfragt das derzeit dominierende Paradigma der „Psychopathogenese“, auch der „Konfliktsoziologie“ und fragt eher nach den „Ursprüngen der Gesundheit“ (s. dazu weitere Beiträge bei Franke und Broda [36]).

Abschließend sei auf zwei Arbeiten verwiesen, deren Grundthesen durch weitere sozial- und organisationspsychologische Forschung erhärtet werden sollten: *Borens und Wittich* forderten schon 1976 [15]:

> „Die klinische Institution muß freilich mehr als therapeutische Angebote zur Verfügung stellen, sie muß selbst ein Therapeutikum sein. ... Ohne ... Umwandlung der gesamten Institution in ein therapeutisches Milieu bleibt die beste Therapie Stückwerk oder gar Lüge.“

Von *Kriebel* stammt nicht nur eine wichtige Übersicht zum Konzept von Spielräumen und Grenzsetzungen in der stationären Psychotherapie, sondern auch die folgende These [75]: „Der Rahmen der Klinik wird dokumentiert durch explizite Vereinbarungen und Regelungen und besteht in seinem Wesen und seiner therapeutischen Funktion in der Verfügbarkeit eines tragenden Milieus.“ Dieser „Möglichkeitsraum“ als Zwischenbereich des Erlebens zwischen Innen- und Außenwelt muß von der Leitung einer solchen Einrichtung immer wieder riskiert und begründet werden [15], nicht zuletzt auch abgewogen werden gegenüber den Notwendigkeiten realer Machtausübung [75].

2 Ziele und Aufgaben in der psychosomatisch-psychotherapeutischen Rehabilitation

Es blieb den einzelnen Einrichtungen lange Zeit überlassen, im Rahmen grob umrissener Indikationsgruppen die Behandlungs- bzw. Rehabilitationszielsetzung individuell zu definieren. Die meisten waren vom Konzept her tiefenpsychologisch orientiert und verstanden sich als Einrichtungen, die das Konzept der ambulanten Psychosomatik/Psychotherapie in der Klinik zu modifizieren versuchten und sich dabei an den psychotherapeutisch arbeitenden Krankenhäusern und Universitätsabteilungen für Psychotherapie/Psychosomatik orientierten.

Von den neuen gesetzlichen Bestimmungen 1988 (Sozialgesetzbuch V) waren vor allem psychosomatisch-psychotherapeutische Einrichtungen betroffen, die sowohl Vertragskliniken für Krankenkassen wie für Rentenversicherungsträger waren [134].

Danach werden seither *zwei Einrichtungstypen* mit unterschiedlicher Patientenzuweisung, Finanzierung und schwerpunktmäßig unterschiedlichen Zielsetzungen beschrieben (s. Tab. 21-1 und 21-2):

- *Krankenhäuser* behandeln *Krankheiten* nach ätiopathogenetischen Gesichtspunkten („heilen!") und haben damit per definitionem auch die präventive Aufgabe, dauerhafte Beeinträchtigungen bzw. Behinderungen zu verhüten und im Optimalfall Rehabilitation überflüssig zu machen.
- *Rehabilitationskliniken* haben schwerpunktmäßig die Aufgabe, eine durch Krankheit eingetretene *Behinderung zu beseitigen bzw. zu lindern* oder eine Verschlimmerung zu verhüten.

Tabelle 21-1 Ziele in psychosomatisch-psychotherapeutischen Einrichtungen: Krankenhäuser.

Krankenhäuser im Sinne des Sozialgesetzbuches V, §§ 107 und 108 [134] sind Einrichtungen, die 1. der Krankenhausbehandlung ... dienen, 2. fachlich-medizinisch unter ständiger ärztlicher Leitung stehen, über ausreichende, ihrem Versorgungsauftrag entsprechende diagnostische und therapeutische Möglichkeiten verfügen und nach wissenschaftlich anerkannten Methoden arbeiten, 3. mit Hilfe von jederzeit verfügbarem ärztlichem Pflege-, Funktions- und medizinisch-technischem Personal darauf eingerichtet sind, vorwiegend durch ärztliche und pflegerische Hilfeleistung *Krankheiten* der Patienten zu erkennen, zu *heilen*, ihre Verschlimmerung zu verhüten, Krankheitsbeschwerden zu lindern oder Geburtshilfe zu leisten, und in denen 4. die Patienten untergebracht und verpflegt werden können. Die Krankenkassen dürfen (nach § 108) Krankenhausbehandlungen nur durch folgende Krankenhäuser (zugelassene Krankenhäuser) erbringen lassen: Hochschulkliniken ... Krankenhäuser, die in dem Krankenhausplan eines Landes aufgenommen sind (Plankrankenhäuser) oder Krankenhäuser, die einen Versorgungsvertrag ... abgeschlossen haben.

Tabelle 21-2 Ziele in psychosomatisch-psychotherapeutischen Einrichtungen: Rehabilitationseinrichtungen.

Vorsorge- oder *Rehabilitationseinrichtungen* im Sinne des Sozialgesetzbuches V, §§ 107 und 111 sind Einrichtungen, die 1. der stationären Behandlung der Patienten dienen, um eine *Schwächung* der Gesundheit ... zu beseitigen oder einer *Gefährdung* ... entgegenzuwirken (Vorsorge), oder eine *Krankheit* zu heilen, ihre Verschlimmerung zu verhüten, oder Krankheitsbeschwerden zu lindern, oder im Anschluß an Krankenhausbehandlungen den dabei erzielten Behandlungserfolg zu sichern, oder zu festigen, auch mit dem Ziel, einer drohenden *Behinderung* vorzubeugen, eine Behinderung zu *beseitigen*, zu *bessern*, oder eine Verschlimmerung zu verhüten oder Pflegebedürftigkeit zu vermeiden oder zu mindern (Rehabilitation). 2. fachlich-medizinisch unter ständiger ärztlicher Verantwortung und unter Mitwirkung von besonders geschultem Personal darauf eingerichtet sind, den Gesundheitszustand der Patienten nach einem ärztlichen Behandlungsplan ... geeignete Hilfen, auch durch geistige und seelische Einwirkungen, zu verbessern und dem Patienten bei der Entwicklung eigener Abwehr- und Heilungskräfte zu helfen, und in denen 3. die Patienten untergebracht und verpflegt werden können. Die Krankenkassen dürfen (nach §§ 111 und 40) medizinische Leistungen zur Vorsorge oder Rehabilitation ..., die eine stationäre Behandlung, aber keine Krankenhausbehandlung erfordern, nur in Vorsorge- oder Rehabilitationseinrichtungen erbringen lassen, mit denen ein Versorgungsvertrag ... besteht. Reicht bei Versicherten eine ambulante Krankenbehandlung einschließlich ambulanter Rehabilitationsmaßnahmen nicht aus, ... kann die Krankenkasse auf stationäre Behandlung mit Unterkunft, Verpflegung in einer Rehabilitationseinrichtung erbringen, mit der ein Vertrag nach § 111 besteht (§ 40).

Im Gesetzestext ist zwar eine strikte Aufgabentrennung und ein Zielkonflikt vermieden worden: Rehabilitationseinrichtungen können (und sollen wohl auch) Krankheit zu heilen versuchen; Krankenhäuser können auch Versorgungsverträge mit Rentenversicherungsträgern schließen; stationäre Krankenhausbehandlung und stationäre Rehabilitation sind aber ordnungspolitisch getrennt. Genauere Festlegungen in den Versorgungsverträgen werden letztlich darüber entscheiden, ob sich spezielle Behandlungskonzeptionen und Leistungsdifferenzierungen in beiden Bereichen entwickeln können – oder auch nicht.

Die Einführung des Begriffs *„Behinderung"* und die darauf ausgerichtete Behandlungskonzeption haben in denjenigen psychosomatisch-psychotherapeutischen Reha-Kliniken größere Schwierigkeiten bereitet, die sich bis dahin schwerpunktmäßig mit der Behandlung leichterer Neurosenformen (mit funktionellen Störungen) befaßt hatten.

Was heißt in diesem Kontext „Behinderung"? Nach einer mittlerweile schon geläufigeren Definition der WHO – siehe dazu die Empfehlungen der Reha-Kommission des VDR 1991 [147] – ist im Einzelfall zu unterscheiden zwischen einem *Gesundheitsschaden* (impairment), einer *Funktionseinschränkung* (disability) und einer sozialen *Benachteiligung* (handicap).

Die mit solchen Begriffen verbundenen Orientierungsschwierigkeiten sind nicht nur semantischer Art:

> Es ist unumgänglich, für den Bereich der Psychotherapie/Psychosomatik den aus dem naturwissenschaftlich-operativen Fach Orthopädie stammenden Schadensbegriff zu übersetzen, weil er sonst diskriminierend verstanden wird, vermengt mit den obsoleten Begriffen „Psychopath", „Dachschaden" usw. Es zeichnet sich allerdings in der heutigen Psychiatrie ein Konsens ab, statische und eindimensionale Krankheitsbegriffe, einschließlich des Begriffs „Schaden" bzw. Schädigung, zugunsten des Begriffs „Störung" zu verlassen [67].

Anhand der Abbildung 21-1 sollen die vom Autor neuformulierten *Dimensionen* an einem Fall erläutert werden:

- Der beschriebene Patient hat nicht nur bestimmte *Erkrankungen* durchgemacht, die von Ärzten nach Diagnosen klassifiziert wurden, z. B. Herzrhythmusstörungen, Lungenembolie, Herzphobie.
- Er fühlt sich psychisch beeinträchtigt, leidet gefühlsmäßig darunter. Der *subjektive Störungsbereich* kann nur von ihm lokalisiert und mitgeteilt werden. Aspekte der Binnenwahrnehmung, subjektive Krankheits- und Veränderungstheorien gehören ebenso in diesen Diagnostikbereich wie auch Hypothesen z. B. zu möglichen Circuli vitiosi zwischen Körpererleben und Angst bzw. Schmerz.
- Der Patient kann aber auch *Funktionsstörungen* und dauerhafte Einschränkungen im täglichen Leben schildern; er kann diese auf körperlicher, psychischer und interpersoneller Ebene beschreiben, z.B. als Gangstörung, als Konzentrationsstörung, Kontakt- oder Arbeitsstörung. Im Gegensatz zum Umgang mit den subjektiven Störungen kann der Diagnostiker hierbei Verfahren zur Überprüfung und Quantifizierung dieser Funktions- bzw. Leistungseinbußen einsetzen.
- Schließlich kann über den Umfang der eingetretenen *sozialen Benachteiligung* gesprochen werden, wenn individuelle und psychosoziale Anpassungsvorgänge nicht ausgereicht haben, um beruflichen und/oder familiären Anforderungen gerecht zu werden, z. B. über Umbesetzungen, Rückstufungen oder Entlassungen.

Was macht die Handhabung dieser Dimensionen so schwierig? Folgende Bereiche sollen benannt werden, aus denen sich *Zielkonflikte* entwickeln können:

1. Therapeuten stehen nicht selten zwischen Status-„Feststellung" und Prozeßorientierung. *Feststellungen* haben Zuordnungscharakter und betonen mehr eine allgemeine Aussage. Eine diagnostische Feststellung wie z. B. „neurotische Depression mit Suizidalität bei chronischer Arbeitsstörung" kann differentialindikativ zu bestimmten Behandlungsmaßnahmen führen oder zur Verlegung. *Prozeßorientierte* Therapeuten hingegen interpretieren die gleiche Mitteilung über eine subjektiv erlebte Störung und Funktionseinschränkung eher als (ersten?) Einstieg in eine therapeutische Beziehung, sehen mehr das Individuelle und Einmalige, auch in der Begegnung. Abwägen kann durch Supervision unterstützt werden, wenn Therapeuten sich fragen: Zu-/Abweisen oder selber behandeln? Teilverantwortung delegieren oder sich übernehmen?
2. Therapeuten stehen oft zwischen Hypothesen- bzw. Schulenorientierung und Patientenorientierung:

- *Hypothesengeleitete* Diagnostiker und Therapeuten suchen bestimmte Verknüpfungen, z. B. psychosomatische Wirkzusammenhänge zwischen Ängsten und Körperfunktionsstörungen wie Schwindel und Schmerz in der Herzgegend. Die Konsequenz wäre, eine entsprechende Beratung anzubieten.
- Andere bevorzugen in der Indikationsstellung bei gleicher Konstellation körperbezogene Ver-

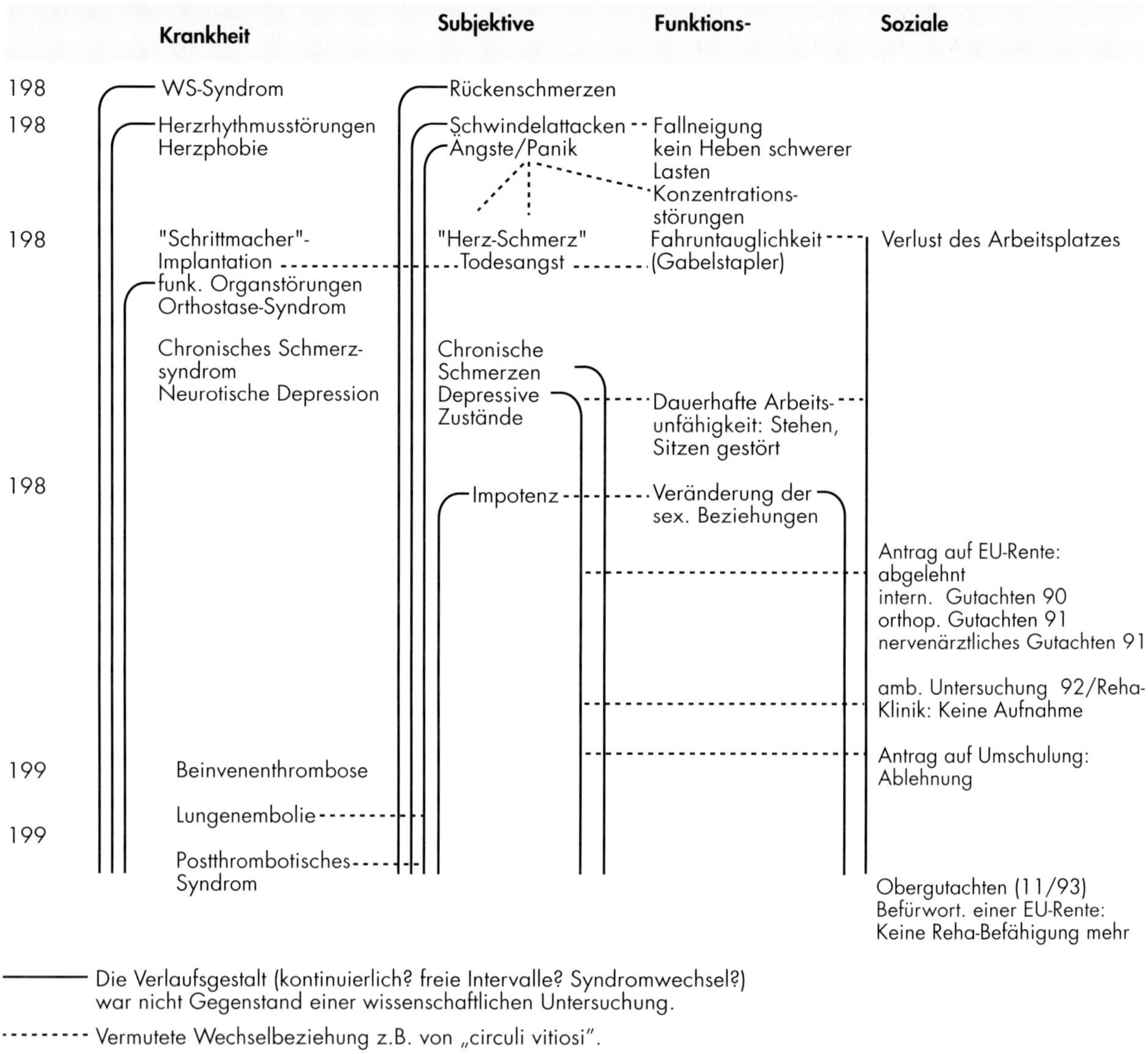

Abb. 21-1 „Behinderung" – mehrdimensional in Umfang und Verlauf. Ein Fallbeispiel aus einer sozialmedizinischen Begutachtung.

fahren, weil sie der Hypothese folgen: „Mehr Körpergefühl verbessert eigene Möglichkeiten, Krankheitserleben und -bewältigung zu verbessern." Oder: „Über mehr wahrgenommenes Körpergefühl können körpernahe Affekte und Phantasien erreicht und bearbeitet werden." Ziele dieser Art werden häufig mit Fachausdrücken wie „Coping" oder verbesserte „Krankheitsverarbeitung" umschrieben.

- Tiefenpsychologisch orientierte Psychotherapeuten konzentrieren sich eher auf die auslösenden bzw. aufrechterhaltenden Bedingungen; sie wollen aus ihrer Sicht hauptsächlich „Erkenntnisse" vermitteln, Körpererleben „einsehbar" machen, und damit eine Form von „Selbsterfahrung" in Gang setzen.
- Andere Therapeuten vertreten die Auffassung, daß ein Erkennen von Ursachen oder Wechselwirkungen die Funktionsstörungen nicht ohne weiteres aufhebt. Sie favorisieren als Ziel eine Funktionsverbesserung, die in der Regel ja nur durch Lernen und Üben erreicht werden kann.
- Schließlich sehen manche Therapeuten in sozialen Spannungsfeldern und Benachteiligungen eine Hauptursache der Störung, die es zu erforschen und zu verändern gilt; dann stehen Ziele im Vordergrund, die auf eine Veränderung der äußeren Lebenssituation gerichtet sind.

3. Therapeuten stehen heute mehr denn je zwischen einer Biographieorientierung einerseits und einer (Um-)Feldbetrachtung andererseits: Es wird der *individuelle* Entwicklungsweg mit

seinen „Störstellen" und Fehlanpassungen eingebettet gesehen in eine „Feldanalyse" des *Umfeldes* Familie, Beruf, Sozialversicherung usw. Diese Sicht stammt aus einer mehr soziologischen Tradition und hat Eingang gefunden in die Institutions- und Gruppenpsychologie sowie in die Familientherapie.

4. Alle hypothesengeleiteten Zielentwürfe bzw. Indikationsstellungen für bestimmte Behandlungsangebote geraten dann in ein Spannungsfeld, wenn der *Patient* diesen Hypothesen und Bemühungen nicht folgen kann oder möchte. Hierbei kommen nicht nur Fragen subjektiver und situativer Einstellungen der Patienten auf, sondern grundsätzlich Aspekte, die eine einseitige Zieldefinition überhaupt relativieren. Dieser *interaktionelle Aspekt* bei der Indikationsstellung wird an anderer Stelle erörtert. In dieser Hinsicht berühren sich mittlerweile die Forschungsvorhaben aus psychoanalytischer und verhaltensmedizinischer Sicht (aus letzterer s. [18]). Eine Fülle grundlegender Überlegungen zum Modell „Therapiezielverhandlung" bietet Greve in seinem Beitrag an [47].

Ein Aufgabenpragmatismus in der bisherigen psychosomatisch-psychotherapeutischen Rehabilitation hat zwar Praxisnähe gewährleistet und ein gewisses handwerkliches Spezialistentum gefördert. Eine systematische Klärung von Zielvorstellungen zu bestimmten Zeitpunkten des stationären Reha-Prozesses wird aber Patienten – soweit sie dialogfähig sind – leichter befähigen, einen vereinbarten Rehabilitationsplan aktiv mitzutragen.

3 Die besonderen Aspekte der psychosomatischen Rehabilitation

3.1 Diagnostik

In keinem Fach der Heilkunde haben divergente wissenschaftliche Strömungen so grundsätzliche und besondere Probleme bei der *Klassifikation* von Störungen hinterlassen wie auf dem Gebiet der Psychosomatik bzw. der psychotherapeutischen Medizin. Während sich über das letzte Jahrzehnt hin in der klinischen Praxis die internationale Klassifikation psychischer Störungen (ICD) in der 9. Revision eingebürgert hat, liegt mittlerweile die 10. Revision vor und hat eine kritische Auseinandersetzung ausgelöst [38, 64, 123]. Eine Annäherung der Standpunkte von Vertretern der klassischen phänomenologisch orientierten Psychiatrie einerseits und der psychotherapeutischen Schulen andererseits zeichnet sich unverkennbar ab aufgrund eines gemeinsamen Interesses an einer international verbindlichen und in den klinischen Alltag übersetzbaren Begriffsbildung. Was Forschungspolitik nicht bewirken konnte, scheint unter den neuen gesetzlichen Forderungen nach plausibler Diagnostik eher erreichbar: Unter dem Druck von Qualitätsanforderungen und -kontrolle wurden reliable und auch zum Teil schon recht valide Konzepte und Untersuchungsinstrumente entwickelt. Dabei haben sich grundsätzliche Probleme ebensowenig „aushebeln" lassen wie praktische Fragen, die in der Handhabung von Klassifikationen noch weiterbestehen.

In der Praxis wird es bei der Diagnosestellung immer um ein Pendeln zwischen Informationen und Botschaften aus der Begegnung mit einem Individuum und seine Zuordnung zu einer Krankheitskategorie/-theorie gehen; verschiedene Bewertungsaspekte werden zu berücksichtigen sein, z. B. Ausschluß- und Einschlußkriterien für eine Zuordnung. Ein beginnender therapeutischer Prozeß mit dem Ziel einer Selbstreflexion bzw. eines emotionalen Austausch- oder eines Lernprozesses kann aber dabei empfindlich gestört werden.

Der Vorteil einer Orientierung am Symptom oder Syndrom, wie es der ICD 10 vorsieht, liegt auf der Hand: Die erste und wichtigste Orientierung gilt der vom Patienten geäußerten Beschwerde, dem „Leit-Symptom bzw. -Syndrom". Vertreter der unterschiedlichen Psychotherapieorientierungen plädieren allerdings für eine multiaxiale Sichtweise, in der das psychosoziale Umfeld und dessen Einflußfaktoren ebenso gewichtet werden wie das Ausmaß der individuellen psychischen Störung bzw. diesbezüglicher Kompensationsmechanismen [60, 123, 126, 129]. Aus psychoanalytischer Sicht wird derzeit an der Operationalisierung einer speziellen Persönlichkeitsdiagnostik gearbeitet [62], wie sie Mentzos schon früher vorgeschlagen hat [96].

Auf Einzelheiten diagnostischer Problemstellungen wird bei bestimmten Untergruppen eingegangen werden.

3.2 Die individuumzentrierte Indikationsstellung

Die nachfolgenden Erörterungen gehen von der Grundauffassung aus, daß die Grundlagen von *Therapieentscheidungen interaktionell* zwischen Patient und Therapeut gelegt werden, unter Bezugnahme auf laienhafte (Patient) und profes-

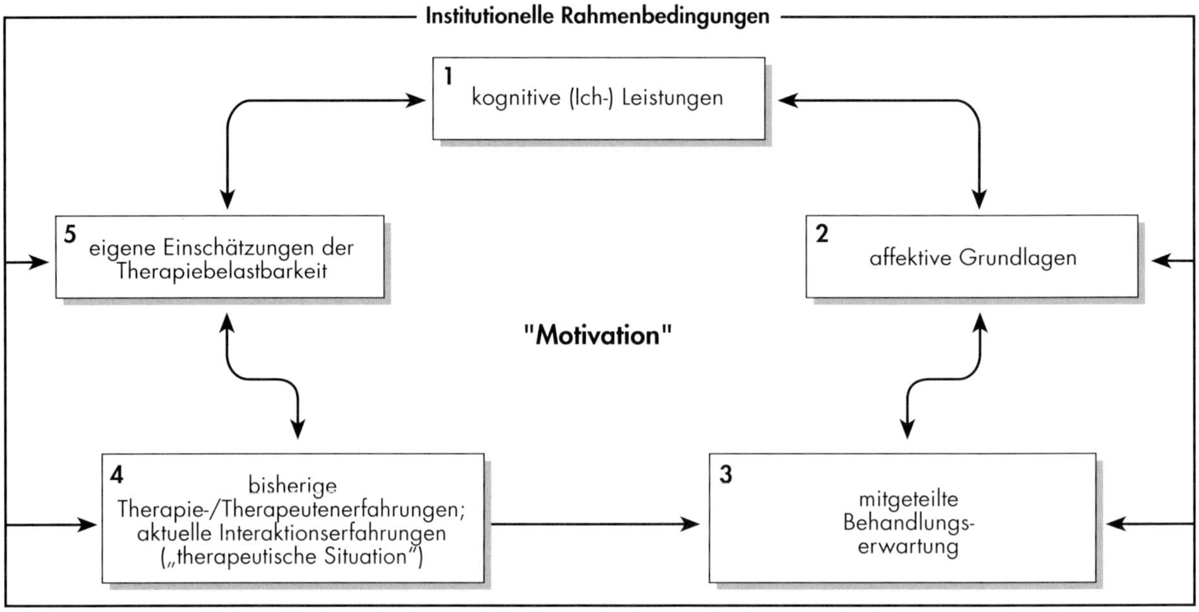

Abb. 21-2 Der „Motivationskomplex" (aus dem Text von Schneider [124]). Die Doppelpfeile symbolisieren vermutete, wissenschaftlich noch nicht ausreichend untersuchte Wechselbeziehungen.

sionelle (Arzt) Theoriesysteme zur Erkrankung und Behandlung (s. dazu auch Mans [89]). Für eine Übersicht über mögliche *Einflußfaktoren* auf die Entscheidung, wer welches Therapieangebot erhält, eignet sich eine Aufstellung von Schneider [124]:

- *Patientenbezogene Faktoren:* Der Komplex Motivation; darauf wird unten ausführlicher eingegangen.
- *Störungsabhängige Faktoren:* Ein enger oder weiter begrenzter Bereich gestörter psychischer und physiologischer Funktionen.
- *Therapiebezogene Faktoren:* Die mehr oder weniger differenzierten therapeutischen Interventionsstrategien; die damit meist verknüpften Krankheitskonzepte und Therapieziele; die ihnen zugrundeliegenden Persönlichkeitsmodelle.
- *Therapeutenbezogene Faktoren:* Die jeweilige eigene Biographie, die speziellen Ausbildungs- und Berufserfahrungen, die Wert- und Normorientierungen, die die jeweils eigenen Therapieziele und Wahrnehmungs- wie Interpretationsmuster beeinflussen sowie auch individuelle therapeutische Kompetenzen.
- Der *gesellschaftliche* Bezugsrahmen: Die psychosozialen Rahmenbedingungen wie sozialrechtliche Vorgaben einschließlich allgemeiner Wert- und Normorientierung, materielle und institutionelle Ressourcen, z.B. in Kliniken.

Es kann ohne Vorbehalt der These von Schneider zugestimmt werden, daß die Forschung die „Perspektive des Individuums" vernachlässigt hat [124]. Schneider ist auch eine Aufzählung individueller Faktoren zu verdanken, die in den interaktionellen Prozeß der Indikationsentscheidungen eingehen. Sie werden anhand der Abbildung 21-2 dargestellt. Das Gesamtsystem *„Motivation"* spielt zwar eine große Rolle bei einer am Patienten orientierten Indikationsstellung, erweist sich bei genauerer Betrachtung als hypothetisches Konstrukt, das noch wenig systematisch validiert wurde.

Es können folgende Teilaspekte unterschieden werden, wobei die meisten im Sinne eines Rückkoppelungssystems untereinander wirken können. Sie können sehr persönlichkeitsgebunden und zeitstabil sein, sie können sich aber schon im Lauf einer stationären Behandlung auch ändern:

- *Kognitive Aspekte,* wie z. B. die Art der Wahrnehmung der eigenen Störung, eigene Problemverarbeitung im Sinne von Krankheits- und Behandlungskonzepten; Bezugnahme zu Laienkonzepten, zu Wert- und Normorientierungen im Umfeld; Aufwand-(Kosten-)Nutzen-Abwägungen; Abwägen einer schwer annehmbaren Situation bzw. einer „Abweichung", die längerdauernd, unkontrollierbar und behindernd eingeschätzt wird.
- *Affektive Vorgänge:* wie z. B. die Bereitschaft, eigene neurotische Lebensstile in einem Behandlungsprozeß zur Disposition zu stellen als

besondere Art einer emotionalen Beziehung („Vertrauen“); die Bereitschaft zur Kontaktaufnahme und Mitarbeit in dem Gefühl, selber zur Gesundheit beitragen zu können („Zuversicht“); der „Leidensdruck“ („so nicht mehr!“) als besondere emotionale Einstellung zu seinem Leiden; insgesamt also das Krankheits-„Erleben“ in seinen verschiedenen Facetten.

- Die ausgedrückte *Erwartung*, der Behandlungswunsch nach kompetenter und nicht überfordernder Hilfe; also eine bestimmte Art von „Inanspruchnahme“.
- Die *Erinnerung an negative Patienten- bzw. Therapieerfahrungen:* z. B. Stigmatisierungen oder Etikettierungen, Kränkungen usw. auch in aktuellen therapeutischen Situationen.
- Die *Belastbarkeit*: Die Einschätzung der eigenen Leidensfähigkeit unter Therapiebedingungen; die Einschätzung der Fähigkeit, den Anweisungen und den Einsichten des Analytikers folgen zu können.

Schneider und Mitarbeiter haben das Konstrukt *„Motivation“* einer Operationalisierung durch ein Testinventar unterworfen und besonders die kognitiven und affektiven Komponenten untersucht [124]. Das wichtigste Erlebnis: Die emotionalen Komponenten „Leidensdruck“ und/oder „Krankheitsgewinn“ scheinen die Voraussetzungen dafür zu sein, daß sich ein Individuum mit seiner psychischen Störung überhaupt befaßt und damit Krankheitsverarbeitung einsetzen kann. Insgesamt kommt Schneider aber zu dem Schluß, daß die Behandlungsmotivation weniger ein stabiles Persönlichkeitsmerkmal darstellt, sondern eher ein individuelles Einstellungsmuster, das auch von den konkreten Erfahrungen der Patienten mit Behandlungsangeboten und den konkreten Bedingungen der therapeutischen Kontaktaufnahme (also auch vom Therapeuten!) abhängt. Wahrscheinlich können erst weitere verlaufsorientierte Forschungsansätze klären, inwieweit zeitstabile Persönlichkeitsmerkmale und inwieweit situative Faktoren einen Veränderungsprozeß innerhalb der Motivationslage beeinflussen.

Das *Eingehen auf die individuellen Bedingungen* eines Patienten kann zwei wesentliche Zielvorstellungen haben:

- Es kann um das „Aushandeln“ und Entwickeln basaler, notwendiger Beziehungsgrundlagen für eine geplante Behandlung gehen. Autoren aus der Psychotherapie-Forschung haben immer wieder auf diesen Aspekt hingewiesen, z.B. Luborsky mit dem Konzept der „hilfreichen Beziehung“, Rudolf und Manz mit dem Konzept des „Zusammenpassens“ u. a. [85, 118].
- Es kann aber auch (nur?) eine Veränderung innerhalb des Motivationskomplexes angestrebt werden.

Für einen Rehabilitationsansatz haben in letzter Zeit Autoren Untersuchungsansätze vorgelegt, die sich näher mit dem Problem des sogenannten *„unmotivierten“ Patienten/Rehabilitanden* befaßten:

- Kühnlein unterschied vier Patientengruppen, je nach der Art der „Störungszuschreibung“ [76]:
  - Patienten als (leidende) Akteure innerhalb der eigenen Entwicklungsgeschichte *(Entwicklungsstörungstypus),*
  - Patienten als Versagende innerhalb einer defizitären Lebensgeschichte *(Defizittypus),*
  - Patienten als aus der Bahn der Normalität Geworfene *(Devianztypus),*
  - Patienten als von den Ereignissen Überwältigte *(Überlastungstypus).*
- Peters und Löwenberg haben die bewußten Behandlungserwartungen von Patienten untersucht [105]. Sie fanden vier folgende Untergruppen:
  - Patienten mit einer *problemorientierten* Behandlungserwartung (Wunsch nach besserem Problemverständnis, nach besserem Umgang mit seelischen Problemen, nach Aussprache über Probleme und Wunsch nach Veränderung von eigenen Verhaltensweisen und inneren Einstellungen; es werden therapeutische Einzelgespräche erwartet),
  - Patienten mit einer Erwartung nach *Ruhe und Erholung* durch Luftveränderung, Ausspannen, Physiotherapie sowie *Distanz* zur täglichen Arbeit,
  - Patienten mit einer Erwartung nach *sozialen Kontakten* (einschließlich Problemaustausch in Gruppengesprächen, Distanz zur Familie und abendliche Unterhaltung),
  - Patienten mit einer *symptomorientierten* Behandlungserwartung (Wunsch nach Linderung der Beschwerden durch Beratung, Medikamenten- und Diätverordnung und allgemeiner Kurmaßnahmen).
- Nach einer Clusteranalyse definierten Peters und Löwenberg folgende Patientenuntergruppen:
  - eine Gruppe mit hohen *Psychotherapieerwartungen*, bei denen alle anderen Aspekte in den Hintergrund treten,
  - eine Gruppe mit *hohen Veränderungserwartungen* mit der Vorstellung „viel hilft viel“,
  - eine Gruppe mit hohen *Veränderungserwartungen*, aber dezidiert ohne problemorientierte Behandlung,
  - eine Gruppe, die generell *wenig Veränderungserwartung* äußert und allenfalls eine körperorientierte Behandlung akzeptiert.

Die dargestellten Arbeitsergebnisse von Kühnlein sowie Peters und Löwenberg zeigen Sichtweisen und Untersuchungsinventare, die für Reha-Einrichtungen mit psychotherapeutischem Ansatz charakteristisch sind:

Es kann auf diese Weise jedenfalls herausgefunden werden, welchen Patienten ein psychotherapeutisches Angebot – ohne weitere „Verhandlung" – gemacht werden kann: denjenigen, die den Ausgangspunkt ihrer Störung in ihrer eigenen Entwicklungs- und Lebensgeschichte sehen und die eine problemorientierte Behandlungserwartung äußern.

Gerade diese Gruppe bildet aber *nicht* das Hauptklientel in psychosomatisch-psychotherapeutischen Reha-Kliniken [78]. Dem sehr einseitigen Konstrukt „unmotivierter Patient" begegnen gerade in letzter Zeit Forschungsansätze, die sich um das Konzept der *„subjektiven Krankheitstheorie"* bemühen und klinisch verankern wollen [30, 34, 48, 127]. Innerhalb des Motivationsbündels auf seiten des Patienten wird mehr auf dessen eigene Explikationen, Rekonstruktionen und Ursachenattributionen geachtet, weil sie eigene Elemente von Handlungssteuerung enthalten, mithin auch die Interaktion steuern. Es wird auf diesem Wege die sogenannte „Symptomfixierung" des Patienten in seiner subjektiven Verankerung im Körpererleben einschließlich der Vorstellung von Körpergrenzen, Körperideal, seinem Erleben von innerer Konsistenz oder Dissoziation (s. zur Funktion der Phantasie in der Psychosomatik [132]) besser verständlich. Faller, der sich mit den subjektiven Krankheitsursachen-Vorstellungen von Lungenkrebspatienten beschäftigte, beschrieb Ursachenzuschreibungen von Patienten, die insbesondere mit der Bewältigung von Bedrohungserleben und Angst zusammenhängen [30]. Das Rauchen als selbstverantwortbarer Ursachenfaktor wird relativiert, auf andere Ursachen verschoben, wie z.B. auf die Luftverschmutzung, auf Schadstoffe der Luft, der Nahrung, schließlich auch auf psychische Krankheitsursachen (!). Kognitive Prozesse im Kontext des Körpererlebens können also auch im Dienst emotionaler Verarbeitung z.B. einer Schuldthematik stehen.

Schließlich differenzieren Schöttler und Buchholz drei Aspekte von subjektiver Krankheitstheorie anhand eines strukturierten Abschlußinterviews nach dem Aufenthalt in einer psychotherapeutischen Klinik [127]:

- „Prozeßphantasien" als Vorstellungen, die sich Patient wie Psychotherapeut von der Entstehung der Krankheit und ihre Beseitigung durch Behandlung machen,
- eine „Haltung", mit der der Patient versucht, seine in seinen Prozeßphantasien enthaltenen Beziehungsdefinitionen durch interaktionelle Signale mit seinem Interaktionspartner zu verwirklichen; sie kann konfliktbedingt widersprüchlich sein,
- die Fortschrittsvorstellung, in welcher der Patient Therapieerfahrungen internalisiert und in sein Selbstkonzept integriert hat.

Der letzte Aspekt ist besonders bedeutsam für den Übergang der stationären Rehabilitation in eine ambulante Form.

Die Herausforderung an eine individuumorientierte Indikationsstellung in der psychosomatischen wie organmedizinischen Rehabilitation könnte darin bestehen, die subjektiven Krankheitstheorien und Prozeßphantasien im körperlichen Bereich ausreichend aufzugreifen und zu verstehen, weil sie sich zu oft hinter dem Wunsch nach Kur, nach Ruhe finden, „abschalten" usw., verbergen.

Im speziellen Teil (Komorbidität) wird darauf eingegangen werden, welchen Umfang und Behinderungscharakter körperbezogene Phantasien haben können. Schließlich ist der Therapeut gefordert, sich zwar den Prozeßphantasien des Patienten weitgehend anzunähern, jedoch dann zum Gegenstand einer *„Verhandlung"* zu machen [127]. Im Hinblick auf die Therapieprognose ist jedenfalls nur die Urteilerperspektive auf seiten der Therapeuten schon gut untersucht [118]. In Anbetracht des interaktionellen Verständnisses von Patient-Therapeut-Verhältnissen ist auch eine „gezielte Motivation" auf seiten des Therapeuten erforderlich [37], sowie eventuell vor Beendigung auch eine erneute „Zieldiskussion" [66]. Der individuumzentrierte Ansatz in der Indikationsstellung ist im Kern ein „adaptativer", nämlich dem Entwicklungs- und Befähigungsstand des Patienten/Rehabilitanden angepaßt.

Möglichkeiten und Schwierigkeiten einer konkreten „Verhandlung" unter indikativen Gesichtspunkten werden später dargestellt.

Odak und Hennersberg-Mönch [104] führen in die besondere Problematik einer indizierten, teilstationären Psychotherapie ein.

3.3 Prognostik

Wesentliche Entscheidungen in der Rehabilitation hängen nach den gesetzlichen Regelungen von prognostischen Beurteilungen ab:

- Besteht eine „Rehabilitations*bedürftigkeit*"? – Bei der Beantwortung sollte nicht nur das Ausmaß der „Behinderung", der „Störung" (s. Abb. 21-1) angegeben, sondern auch zumindest eingeschätzt werden, ob sie von längerer Dauer (mindestens 3 Jahre) ist. Als Begründung wären möglichst alle „Risikofaktoren", die Behinderungen aufrechterhalten, zu nennen.

- Kann von einer „Rehabilitations*fähigkeit*" ausgegangen werden? – Bei einer Prüfung dieser Frage sollte, zumindest für den Zeitraum einer Reha-Maßnahme oder Zeitrente (3 Jahre), eingeschätzt werden, ob solche Maßnahmen auch Erfolgschancen haben – z. B. aufgrund persönlicher Einstellungen im Hinblick auf die zu erwartenden (Wieder-)Belastungen. Zu beurteilen wären daher z. B. der Motivationskomplex und geeignete Ergebnisse von Belastungserprobungen/Tests usw., insgesamt die aktivierbaren „bio-psycho-sozialen" Resourcen.

Zu beiden genannten Fragen („braucht und gebraucht er/sie eine Maßnahme?") gehen die Ansichten der Betroffenen und der Beurteilenden – auch untereinander – gelegentlich weit auseinander.

Es gibt auch Verständigungsschwierigkeiten durch unklare Sprachregelungen. Der Wortgebrauch „*schwere* Behinderung" trifft zwar durchaus einige Facetten des Patientenleidens. Damit werden wohl der Umfang und die Folgen bzw. Rückwirkungen des Leidens auf die Fähigkeiten, körperlichen, psychischen und sozialen Aufgaben im Alltag gerecht zu werden, umschrieben (s. Abb. 21-1). Damit können aber auch zwei besondere Aspekte des subjektiven Leidenserlebens gekennzeichnet werden: das Gefühl des Unerträglichen („Ich halte es nicht mehr aus") und der Perspektivelosigkeit („Da ist nichts mehr zu machen"). Mit dem Begriff „Schwere"(-Grad) kann also das Ausmaß einer Störung/Behinderung nur geschätzt und umschrieben werden.

Für eine fachliche Beurteilung wird öfter auch der Begriff „*chronisch*" benutzt, wenn es um prognostische Einschätzungen geht. Auch dieser Begriff ist keineswegs eindeutig. Bezüglich einer Gesamtübersicht und der Problematik wissenschaftsmethodischer Schwierigkeiten sei auf die Veröffentlichung von Koch und Potreck-Rose [69] verwiesen. Die oft beklagte Voreingenommenheit von wissenschaftlichen Stellungnahmen zum Thema „längerer Verlaufsformen" von Krankheiten klingt besonders dann durch, wenn nicht von „chronischer", sondern von „chronifizierter" (also: „verursachter"!) Krankheit gesprochen wird. Es wird in der klinischen Handhabung des Begriffs „*chronisches*" Krank- oder Behindertsein von folgenden *Vorannahmen* ausgegangen:

- *Es handelt sich um eine lange Dauer:* Obwohl gelegentlich Zahlen zur Abgrenzung genannt werden (z.B. in den Klassifikationsbemühungen im ICD 10: mindestens 2 Jahre), sind bisher nur Angaben von Durchschnittswerten von Erkrankungsdauer aus Stichproben diskutiert worden. Für den Bereich psychischer und psychosomatischer Erkrankungen nennen Potreck-Rose und Koch 1994 aufgrund einer kritischen Literaturübersicht folgende Durchschnittswerte von Erkrankungsdauer: sie liegen zwischen 7 und 11 Jahren. Es werden zur Beurteilung von Einflußfaktoren auf die Dauer der Erkrankung differenziertere Verlaufsstudien gefordert. Wichtige Veröffentlichungen aus Rehabilitationskliniken in den letzten Jahren bestätigen diese Größenordnung, verweisen aber ebenfalls auf störungsspezifische Unterschiede im Verlauf [121, 156].
- *Die lange Dauer wird bedingt durch eine Vielfalt körperlicher, psychischer und sozialer Faktoren*, die in wechselseitige Rückwirkungen bzw. in „*Circuli vitiosi*" einmünden und auch dadurch sehr *unterschiedliche Verläufe* bedingen. Für sein Untersuchungsklientel gab es auch nach Zielke keine stichhaltigen Differenzierungsmöglichkeiten im Hinblick auf Einzelfaktoren und deren Bedeutung als Begleiterscheinung, Folge oder aufrechterhaltender Ursachenfaktor [156]. Insofern gibt es zur Zeit nur eine *begrenzte Vorhersagbarkeit*.

Im folgenden soll ohne Anspruch auf Vollständigkeit aus klinisch relevanten Arbeiten zur Vorhersagbarkeit von Behandlungsergebnissen berichtet werden:

- Schmidt fand eine deutliche Korrelation zwischen einem „Paket" von positiven oder negativen Behandlungsergebnissen und folgenden *Prognosevariablen* [121]:
  - *demographische Merkmale:* Lebensalter, Berufstätigkeit vor der Aufnahme, Rentner vor der Aufnahme, Rentenbezug im Jahr vor der Aufnahme, laufende Rentenbeantragung.
  - *krankheitsbezogene Merkmale:* Dauer der Hauptsymptomatik, erstes Auftreten von Beschwerden überhaupt, Hauptdiagnose funktionelle Organstörung, Erstdiagnose „Sonstige" (darunter Persönlichkeitsstörung, Abhängigkeitssymptome!), Anzahl früherer Heilverfahren, stationärer nervenärztlicher bzw. psychiatrischer Vorbehandlungen.
  - *behandlungsbezogene Merkmale:* kurze (bis 6 Wochen) oder mittlere (6–8 Wochen) Aufenthaltsdauer, Inanspruchnahme von Entspannungsverfahren, Inanspruchnahme von Gruppentherapie.
- Zielke fand einen signifikanten Zusammenhang zwischen der Dauer der Erkrankung und folgenden Daten in der Vorgeschichte von Patienten [156]: Zahl und Umfang
  - der Arbeitsunfähigkeitszeiten
  - der Krankenhausaufenthalte (mit ausschließlich akutmedizinischer Behandlung)
  - von ambulanten psychotherapeutischen Vorbehandlungen.
- Allen genannten „Risikoindikatoren" aus dem Krankheitsverlauf konnte er darüber hinaus

noch einen krankheitsspezifischen Untergruppenfaktor zuordnen, so daß er selber den vermuteten „Iatrogenesefaktor Arzt" relativieren mußte. Ihm war nämlich eine Häufung längerer Dauer bei folgenden Diagnosegruppen aufgefallen:

- bei der Gruppe der Neurosen, einschließlich hypochondrischer und psychalgischer Entwicklung
- bei der Gruppe der Persönlichkeitsstörungen einschließlich Suchttendenzen und Eßstörungen.

Unter dem Konzept der *„Komorbidität"* untersuchte Zielke schließlich die Komplexheit der Störungen und Behinderungen und konnte feststellen, daß die jeweilige Krankheitsdauer signifikant korreliert mit dem Ausmaß der „Komorbidität" (definiert als Mehrfachdiagnosen). Er zog daraus den Schluß, daß ein personaler Faktorenkomplex im Verlauf der chronischen Erkrankung sich gewissermaßen unter einem ständigen Lernprozeß zum sogenannten *„chronischen Krankheitsverhalten"* verselbständigt hat. Zielke definiert dasselbe als ein Syndrom mit subjektivem Krankheitsgefühl und verändertem Verhalten im Denken, Fühlen und Handeln, das in keiner angemessenen Relation zu den gefundenen medizinischen Befunden steht (s. Tab. 21-3). Er äußerte sogar die Hoffnung, daß es zukünftig gelingen möge, aufgrund dieser inneren und äußeren Patientenmerkmale „Hochrisikosituationen" vorauszusagen und Rückfallprophylaxe zu treiben [156].

Tabelle 21-3 Verhaltensmerkmale bei chronischem Krankheitsverhalten (aus [156]).

– zunehmende Passivität und Hilflosigkeit
– Verlust an Selbsthilfemöglichkeiten
– zunehmende Inanspruchnahme medizinisch-diagnostischer Maßnahmen
– Verlust an Vertrauen in die Funktionstüchtigkeit des eigenen Körpers (physische Bedrohung)
– Verlust an Vertrauen in die psychische Funktionstüchtigkeit der eigenen Person (Selbstwertbedrohung)
– körperliches Schonverhalten/körperlicher Trainingsmangel
– psychisches und soziales Schonverhalten/sozialer Trainingsmangel
– Einschränkung passiver Entspannungsmöglichkeiten
– soziale Beziehungen durch Krankenrolle stabilisiert
– erhöhter Verfügbarkeitsdruck nach medizinischen Interventionen
– Mißbrauch von Medikamenten bzw. Abhängigkeitsgefährdung
– zunehmende Abhängigkeit vom medizinischen Versorgungssystem

Dieser Beitrag zur Prognoseforschung hat sich aus einer kognitiv-verhaltensmedizinischen Position entwickelt und berührt sich mit zwei Nachbarwissenschaften, die sich mit dauerhaften Persönlichkeitsveränderungen schon lange befaßt haben: mit der psychiatrisch-phänomenologischen Klassifikationsforschung und der schon längerbestehenden psychoanalytischen Persönlichkeitsforschung.

Seit der Einführung des ICD 10 ist die Unterscheidung zwischen einer in der Kindheit und Jugend verwurzelten Persönlichkeitsstörung (ICD 10, F60 bis F61) und einer *andauernden Persönlichkeitsänderung* im Sinne einer Anpassungsstörung (ICD 10 F62) wieder in der Diskussion. Es werden dabei klinische Merkmale benannt, die dem Komplex „chronisches Krankheitsverhalten" durchaus verwandt zu sein scheinen, z. B.

- hohes Krankheitsgefühl,
- dysphorische und labile Stimmung, oft mit hypochondrischen Befürchtungen einhergehend,
- Überzeugung, durch Krankheit verändert und stigmatisiert worden zu sein,
- Unfähigkeit zur Aufnahme und Beibehaltung enger persönlicher Beziehungen,
- soziale Isolation.

Prognostische Einschätzungen aus der Sicht eines an der Psychoanalyse orientierten Autors liegen seit langem von Heigl vor [52]. Auf sie beziehen sich derzeit noch immer die Mehrzahl der psychoanalytisch orientierten Fachkrankenhäuser und Fachrehabilitationskliniken. Heigl beruft sich auf eine breite „klinische Erfahrung" und verzichtet auf eine empirisch-statistische Bearbeitung. Er grenzt die Generalisierbarkeit seiner Aussagen in folgender Weise ein: Die von ihm genannten Prognosekriterien ergeben sich aus der therapeutischen Zielsetzung einer zumindest partiellen Veränderung der Persönlichkeitsstruktur und aus der zugrundeliegenden Neurosen- bzw. Persönlichkeitslehre einschließlich der Voraussetzung einer „psychoanalytischen Situation". „Schweregrad" ist nach Heigl identisch mit dem Grad der therapeutischen Veränderbarkeit, wobei allerdings auch ausdrücklich die Therapeutenvariablen (Art der Persönlichkeit, Erfahrung und Fertigkeiten, sowie die Art der Inszenierung der Analyse) genannt werden. Bezogen auf die Zielsetzung einer „emotionalen Neuorientierung" (innerseelisch wie psychosozial) nennt Heigl folgende *ungünstige Prognosefaktoren*:

Als *phänomenale* Kriterien:

- eine lange Dauer einer neurotischen (!) Symptomatik, sowie ein unauffälliger Beginn,
- eine hohe subjektive Bedeutung des Symptoms und des damit verknüpften „Leidensdrucks",

- ein Zuwachs materieller oder immaterieller Vorteile mit Hilfe der Symptomatik,
- die Art der Symptomatik im Sinn einer Sucht, Dissozialität und Perversion,
- eine Fixierung auf die Somatogenese, d. h. das Bestehen auf ausschließlich körperliche Ursachen,
- eine Auslösung der Symptomatik durch eher ubiquitäre Belastungsmomente statt schwerer „Schicksalskonstellationen" oder typischer Versuchungs-/Versagungssituationen,
- eine generelle Instabilität des Patienten gegenüber bisherigen Belastungen im Leben („Leistungstests des Lebens"),
- körperliche Defekte oder auffallende ästhetische Eigenschaften,
- anlagebedingte Stimmungslabilität, Hypersensibilität und „Valenzbewahrer",
- chronische körperliche Krankheiten.

Strukturelle Dispositionsfaktoren für eine spätere Entwicklung einer Symptom- oder Charakterneurose: siehe ausführlich bei Heigl [51], Mentzos [92].

In der gleichen Denktradition steht auch König, wenn er Patientenmerkmale unter Prognosegesichtspunkten beschreibt [71]. Neu gegenüber den oben zitierten phänomenalen Kriterien sind:
- die Rolle von Hobbys sowie die des Arbeitsplatzes oder der Ausbildung, Schule und Lehre
- verschwiegene oder schwer beschreibbare Symptome
- die gesellschaftliche Bewertung von Charaktersymptomen
- die fehlende Risikobereitschaft zur inneren und äußeren Veränderung
- die Art der zu erwartenden Arbeitsbeziehung (z. B. fehlende Eigeninitiative).

Schließlich benennt er nicht nur, wie Heigl, wichtige Therapeutenvariablen, sondern unter dem Gesichtspunkt der Verantwortlichkeit gegenüber einem Versorgungsauftrag auch institutionelle und sozioökonomische Faktoren, die alle bisherigen Prognose- und Indikationskriterien relativieren, z.B. die geringe Kommunikation zwischen Psychotherapeuten untereinander bzw. zwischen Praxis und stationärer Versorgung.

4 Der Standort

4.1 Wo und wie findet psychosomatische Rehabilitation statt?

Vereinzelte Veröffentlichungen aus psychosomatischen Rehabilitationskliniken liegen seit längerer Zeit von (z. B. Mentzel [94]; Mentzel und Mentzel [95]; siehe auch den Symposiumsband von Hellwig und Schoof 1990 [59]). Einen detaillierteren Einblick in die jeweilige Behandlungskonzeption und -organisation geben Veröffentlichungen aus dem psychoanalytisch orientierten (Schmitt, Seifert und Kächele [122]; Schmidt [121]) sowie aus dem verhaltenstherapeutischen Krankenhaus bzw. Rehabilitationsbereich (Meermann und Vandereycken [91]; Zielke und Sturm [159]). Eine eigene *Recherche* im Auftrag des Deutschen Kollegiums für Psychosomatische Medizin erbrachte seit der Erstauflage des Buches „Psychosomatische Einrichtungen" [101] eine *Übersicht* über das *Gesamtspektrum* psychosomatischer Einrichtungen einschließlich der Rehabilitationskliniken. Eingehendere Erörterungen der jeweiligen Bestandsaufnahme sind in kleineren eigenen Veröffentlichungen zugänglich [78, 107] oder finden sich verstreut in der Fachliteratur, sofern auf die Frage einer fachbezogenen stationären Behandlungskapazität („Betten") Bezug genommen wird (z. B. bei Schepank [120]).

Eine *Übersicht* von Potreck-Rose und Mitarbeitern in der genannten Veröffentlichung [101] informiert über „Eckdaten" zur Strukturqualität der psychosomatisch-psychotherapeutischen Versorgung und bestätigt im wesentlichen die kleinere Bestandsaufnahme von Lachauer und Mitarbeitern [78]. In der Tabelle 21-4 und den Abbildungen 21-3 und 21-4 werden Einrichtungen mit Weiterbildungsermächtigung der ärztlichen Leiter unterschieden, und zwar nach psychosomatisch-psychotherapeutischen *Rehabilitationskliniken* einerseits und *Krankenhäusern* andererseits. Bemerkenswert ist der leichte Anstieg der *Behandlungskapazität* für beide Einrichtungstypen bis 1975 und der dann steile Zuwachs in der stationären psychosomatisch-psychotherapeutischen Rehabilitation; man könnte auf einen Zusammenhang mit der Diskussion und Verabschiedung der Psychiatrie-Enquete durch den Bundestag im Jahre 1975 schließen.

Tabelle 21-4 Gesamtübersicht über psychosomatische Einrichtungen mit Weiterbildungsermächtigung (aus [101]).

	Institutionen N	%	*Betten* N	%
Gesamtzahl[1]	101	100	8 972	100
alte Bundesländer	86	85,1	8 411	93,7
neue Bundesländer	15	14,9	561	6,3
Krankenhäuser[2]	55	54,5	2 517	28,1
Rehabilitationskliniken	46	45,5	6 455	71,9

[1] Es wurden Einrichtungen mit stationären Behandlungsplätzen berücksichtigt.
[2] Hier sind auch Abteilungen von Krankenhäusern und Universitätskliniken mitenthalten.

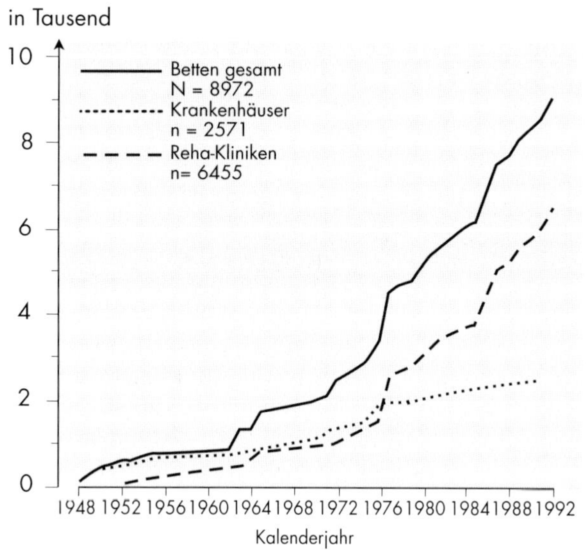

Abb. 21-3 Entwicklung der Bettenkapazität in psychosomatischen Einrichtungen mit Weiterbildungsermächtigung (Krankenhäuser und Rehabilitationskliniken) [101].

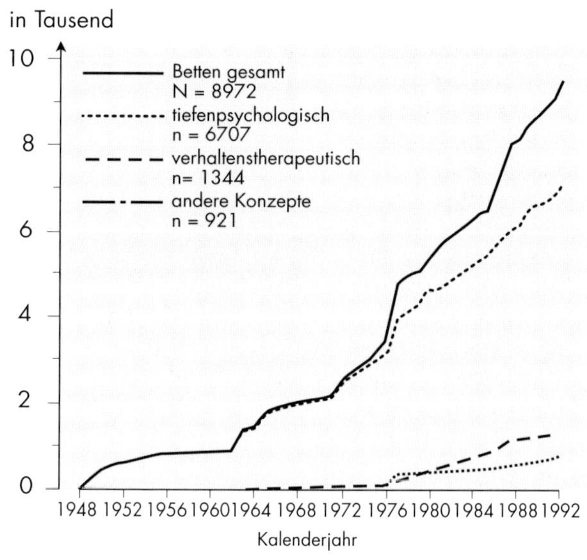

Abb. 21-4 Entwicklung der Bettenkapazität in psychosomatischen Einrichtungen mit Weiterbildungsermächtigung nach verschiedenen Behandlungskonzepten [101].

Tabelle 21-3 informiert über die *Gesamtbehandlungskapazität* der ausgewählten Stichprobe (insgesamt rund 9000 Betten) sowie deren Verteilung nach alten und neuen Bundesländern sowie nach Einrichtungstypus. Unübersehbar, aber nicht leicht zu interpretieren, ist die Tatsache, daß fast zwei Drittel der psychosomatisch-psychotherapeutischen Behandlungskapazität (bezogen auf Fachkliniken mit entsprechender Weiterbildungsqualifizierung!) von Rehabilitationskliniken getragen werden. Die *Behandlungskonzeption* der Einrichtungen wird überwiegend als tiefenpsychologisch ausgewiesen (Abb. 21-4).

Die Strukturqualität einer Einrichtung hängt von zahlreichen auch quantitativen Einflußfaktoren ab; von besonderem Gewicht ist in jedem Fall die *personelle Ausstattung.*

Eine Umfrage ergab folgende *Planstellenrelation* [101]:
- pro Arzt: 10 Betten
- pro Psychologe: 34 Betten
- pro „Spezialtherapeut" (Gestaltungstherapie, konzentrative Bewegungstherapie, Musiktherapie): 31 Betten
- pro Krankenpflegekraft: 10 Betten.

Die angegebenen Mittelwerte geben die durchschnittliche Bettenzahl und nicht die behandelten Patienten an. Auch ist weder etwas über die Zuständigkeit noch über den konkreten Aufgabenbereich ausgesagt; Klarheit schafft erst ein eingehenderer Organisationsplan und eine jeweilig konkrete Arbeitsplatzbeschreibung.

Von Interesse ist allerdings ein rein quantitativer Vergleich der genannten Basisdaten von Reha-Kliniken unterschiedlicher Konzeption: Hierbei überrascht eigentlich kaum die Schlußfolgerung, daß im institutionellen Bereich Unterschiede nicht feststellbar waren.

Der *Vergleich* zwischen *Krankenhäusern* und *Rehabilitationskliniken* läßt hinsichtlich der pro Jahr stationär versorgten Patienten lediglich einen gesicherten Schluß zu: Rehabilitationskliniken nehmen häufiger auf und entlassen früher (ohne daß die Quote von Wiederaufnahmen im Sinne von Wiederholungsheilmaßnahmen diskutiert werden kann). Auf einen Blick läßt sich aber hinsichtlich der Breite des Versorgungsangebotes eine Aussage treffen: Eintgegen einer häufig kolportierten Meinung beteiligen sich qualifizierte Rehabilitationskliniken auch an der *Nachsorge* (rund 70%!) und bieten einen *Konsiliardienst* bzw. einen *Liaison-Dienst* für andere medizinische Einrichtungen an (rund 15%).

Auf der Basis der Angaben von ärztlichen Leitern der jeweiligen Einrichtungen liegen auch Informationen zu den *organmedizinischen* Untersuchungsmöglichkeiten vor:
- 39% der Reha-Kliniken sehen sich ausreichend spezialisiert und personell ausgestattet im Hinblick auf ihr Krankengut

– 59% sehen sich in einem mit einem Krankenhaus der Regelversorgung vergleichbaren technisch-apparativen Standard ausgerüstet.

Angaben über die jeweilige Trägerschaft, zur Organisationsstruktur der Einrichtungen usw. bedürfen einer gründlichen Diskussion an anderer Stelle [107].

4.2 Zukünftige Orientierungen

Die psychischen Störungen (ICD 9: Ziff. 290–315) zählen zu den häufigsten Indikationen für medizinische Reha-Maßnahmen.

Laut BfA-Statistik (1993) nimmt diese Indikation im Bereich der ehemaligen BRD bei Frauen mit 18% den 2. Rang ein, bei Männern mit 12% den 3. Rang. Um die Zukunft der Psychosomatik/Psychotherapie als versorgungsrelevantes Fachgebiet – im Unterschied etwa zur Perspektive im Hochschulbereich [97] – muß man sich daher derzeit nicht sorgen. Dennoch wird auch dieser stationäre Versorgungsbereich von dem gesamtgesellschaftlichen, soziokulturellen und ökonomisch-ökologischen Umbruch erfaßt werden (s. dazu Wirsching [151]). Die weitere Entwicklung der stationären Psychosomatik/Psychotherapie in der Rehabilitation wird wesentlich davon abhängen, wie das Fachgebiet und seine Vertreter ihre Rolle in folgenden Bereichen definieren werden:

In der *Präventivmedizin* wird der Begriff *„Gesundheit"* neu definiert werden müssen.

Auch wenn die Rehabilitationsgesetzgebung unter dem Druck des Verteilungsproblems den Zugang zur Rehabilitationsleistung mittlerweile erschwert hat (nach § 10 des SGB VI muß eine „erhebliche Gefährdung der Erwerbsfähigkeit" vorliegen), kann die Prävention („Primär-Rehabilitation") als Zielsetzung nicht von der Sekundär- und Tertiärprävention ohne weiteres „abgekoppelt" werden. Es sind auf der Grundlage von Konzept-Weiterentwicklungen stationäre und teilstationäre Formen von *„Frührehabilitation"* zu diskutieren, die gerade „psychosomatische Risikogruppen" betreffen können (z. B. Zustand nach onkologischer Behandlung, Kolitisschub u. ä.).

Haben neue Akzentsetzungen unter dem Gesichtspunkt „Gesundheit" Einfluß auf die bisherigen Behandlungskonzeptionen? Dies bleibt abzuwarten. Muß es z. B. bei einer Hinwendung zu gesundheitserhaltenden und -fördernden Faktoren zu einer „Abkehr vom Pathogenese-Konzept" kommen [36]? Gewiß verdienen Arbeiten wie die von Beutel („Was schützt Gesundheit?" [12]) und Antonowski („Gesundheitsforschung versus Krankheitsforschung", in [36]) in Zukunft mehr Aufmerksamkeit.

Die stationäre Rehabilitation psychosomatisch Kranker muß der *sozialen Dimension* einen größeren Stellenwert einräumen, als es in der derzeitigen Praxis der Fall ist.

Beschreibungen zur Sozialisation neurotischer Patienten (z. B. Lieberz u. a. [83]) haben bisher die alltägliche Praxis vieler Rehabilitationskliniken ebensowenig erreicht wie ein Symposium zum Verhältnis therapeutischer Strategie und sozialer Wirklichkeit [158]. Im Stadium von Modellprojekten sind Untersuchungen zur Betreuung ausländischer Patienten [81, 115a], zur psychosozialen Betreuung im Arbeitsleben in Ludwigshafen [21]. Nimmt man die zunehmende Anzahl multimorbider alter Menschen und die wachsende Zahl der Arbeitslosen zur Kenntnis, wird man nur schwer noch von „Randgruppen" neben den Erwerbstätigen sprechen können.

Das Problem des immer härter werdenden Konkurrenzkampfes am und um den Arbeitsplatz wird bisher leider eher populärwissenschaftlich abgehandelt [82, 137].

Der immer bedeutsamer werdende Beitrag der Sozialarbeit in der psychosomatischen Rehabilitation wurde erst kürzlich von Mans gewürdigt [88].

Verbindende Wissenschaften wie die *Systemtheorie* und ihre Anwendung auf die Familie und die Arbeitswelt haben noch keine Handlungsorientierung in der Rehabilitation hinterlassen, obwohl prominente Psychoanalytiker diese Perspektive seit Jahren angemahnt haben [16, 41, 42, 98, 114, 115].

Wichtige *medizinsoziologische* Beiträge etwa zur Chronifizierung [44], zur Soziopsychosomatik von Herz-Kreislauf-Risiken [133] müssen peripher bleiben, solange es noch keine ausreichende Bereitschaft gibt, über das eigene Fachgebiet hinauszublicken. Diesbezüglich verbleibt der Appell von Wirsching weiterhin hochaktuell [151]: „Erforderlich sind Akzeptanz und Pflege der Vielfalt mit normalwissenschaftlichem Gebrauch tiefenpsychologischer, lerntheoretischer und systemtheoretischer Ansätze, Verbund statt Fraktionierung der Wissenschaften und Fächer und das Bewußtsein vom Leben in einer Zeit der Auflösungen von Dogmen, traditionellen Kommunikationsstrukturen und einer permanenten ökologischen Abhängigkeit und Gefährdung". Beachtenswert ist schließlich noch eine allgemeine *soziologische* Standortbestimmung von Beck [6, 7]; nach dieser Lektüre bleibt die Frage: „kann eine Reha-Maßnahme auch auf das Leben in einer „Freizeit"- und „Risikogesellschaft" vorbereiten?

Schließlich ist aus klinischer Sicht, für den Bereich psychosomatisch-psychotherapeutischer Rehabilitation weiterhin dringender Forschungsbedarf anzumahnen; (s. dazu eine Bilanz von Lamprecht [79]).

5 Koordinationsprobleme: Die „Schnittstellen" Aufnahme und Entlassung

Aufnahme

Die stationäre Aufnahme gilt in der psychosomatisch-psychotherapeutischen Rehabilitation als besonders heikle Phase, weil sie von zahlreichen Problemen beeinflußt wird, die im vorstationären Interaktionsfeld noch unbefriedigend gelöst sind:

- Patienten kommen mit einem äußerst breiten Spektrum von Einstellungen, die von „Ich bin hier völlig falsch zugewiesen" bis zu „Ich bin körperlich und seelisch am Ende und hätte schon längst hier sein müssen" reichen.
- Ebensoweit unterschiedlich ist auch der Informationsstand über die Möglichkeiten und den Sinn einer stationären Rehabilitation. Die Information reicht von „Wenn ich das je gewußt hätte" bis „Ich komme, weil ich diese Klinik schon kennengelernt habe und nach dem letzten Aufenthalt wieder in meinen Beruf voll einsteigen konnte. Ich komme mit dem neuen Arbeitsplatz nicht zurecht – was nun?".

An dieser Stelle sollen nicht die individuellen Umstände auf seiten des Patienten diskutiert werden, sondern zwei Problembereiche, die durch *Koordination* verbesserungsfähig wären:

Aufgrund der schon diskutierten Besonderheiten in Diagnostik, Prognostik und Indikationsstellung gibt es noch immer eine hohe Rate von *nicht fachgemäßen* Behandlungen und *Zuweisungen.*

Unkoordinierte Fälle diagnostischer und therapeutischer Interventionen kommen noch ebenso häufig vor wie periodische „Kur"-Verschickungen in Kombination mit einer psychiatrischen Versorgung ausschließlich mit Psychopharmaka. Bekanntlich gibt es auch noch zu häufig Informationslücken zwischen ambulanten und stationären Behandlern. Durch mehrfache Kurswechsel in der Problemdefinition „Organkrankheit" versus „psychogene Erkrankung" wurden ungünstige Voraussetzungen schon geschaffen, bis gutachterlich tätige Dienste eingeschaltet werden. Bis dahin gilt ja noch immer das Prinzip der freien Arztwahl und der freien Verordnungs- und Überweisungsentscheidung durch die niedergelassenen Vertragsärzte der Kassen.

Systematische Patientenzuweisungen werden andererseits – abgelöst von einer „Behandlungsbeziehung" – durchgeführt von Ärzten des medizinischen Dienstes der Krankenkassen und Gutachtern der Rentenversicherungsträger. Gutachterliche Funktionen lassen sich wiederum schwer mit therapeutisch-vorbereitenden Maßnahmen verbinden.

Die *Empfehlungen* zur Weiterentwicklung der medizinischen Rehabilitation enthalten daher mit gutem Grund auch Vorschläge zur *Rehabilitationsvorbereitung* [147]. Aus der Sicht der besonderen Problematik bei psychosomatisch gestörten und erkrankten Patienten sollten aufklärende und allgemein beratende Aufgaben allen involvierten Ärzten aufgetragen werden. Fragen einer gezielten Förderung der „Motivation" gehören in die hausärztliche Betreuung bzw. bei schwierigen Patientenkarrieren in ein vorbereitendes Gespräch durch Therapeuten in den jeweiligen Reha-Einrichtungen. Die Möglichkeit eines ambulanten Vorgespräches wurde bei der schon erwähnten Umfrage in einem hohen Prozentsatz von Einrichtungen bestätigt. Es wäre wünschenswert, wenn es neben Hausärzten, die kompetent in der psychosomatischen Grundversorgung sind, auch mehr psychosomatische Abteilungen an allgemeinen Krankenhäusern gäbe, die Patienten auf einen „doppelten Kurswechsel" vorbereiten: zum einen von der einseitigen Körpermedizin hin zu einer psychosomatischen Sichtweise und zum anderen von der Medizin der Ursachenentfernung hin zum angemessenen Umgang mit der nicht (sofort) behebbaren Störung.

Entlassung

Die Übergangsprobleme in der Entlassungsphase einer stationären Rehabilitation können im Schwerpunkt auf zwei Ebenen liegen:

Ein fokussiert beabsichtigter psychotherapeutischer Prozeß kann oft nicht abgeschlossen werden.

Hieraus ergibt sich die Notwendigkeit einer Empfehlung zu einer *psychotherapeutischen Lang-*

zeitbehandlung im ambulanten Bereich. Dies trifft für einen größeren Teil von Rehabilitanden bei einer Erstaufnahme zu.

Es sind nicht selten äußere Lebensprobleme wie Veränderungen im familiär-häuslichen Bereich nicht mehr aufschiebbar, evtl. berufliche Neudispositionen notwendig.

Auch bei eingeleiteten Berufsförderungsmaßnahmen bedarf es nicht selten noch einer weiteren beratenden Begleitung vor Ort. Sie ist zu oft nicht gewährleistet. Wenn zu befürchten ist, daß die Belastungsfähigkeit noch nicht ausreicht für die Bewältigung dieser äußeren Lebenskonstellation, kann eine Wiederholungsheilmaßnahme im Sinne einer *Intervalltherapie* sinnvoll sein und empfohlen werden. Reha-spezifische Nachsorgegruppen dürften noch eine Rarität sein. Unterstützenswert sind auch bezüglich Nachsorge die Empfehlungen zur Weiterentwicklung der medizinischen Rehabilitation [147], insbesondere die ambulante Wiedervorstellung in der Reha-Klinik, ggf. unter Einbeziehung von Angehörigen.

6 Die konkreten Aufgaben

6.1 Das Herstellen einer therapeutischen Situation

Der klinische Umgang mit stark kontakt- und verhaltensgestörten Patienten hat gelehrt, daß vor einer zielgerichteten Interventionsplanung Voraussetzungen geschaffen werden müssen, die erst therapeutische Hilfestellungen „nutzbar" werden lassen. Einer Anregung Fürstenaus folgend, können drei „konstitutive Faktoren" für die „therapeutische Situation" auch in Reha-Kliniken unterschieden werden [41]:

1. Es ist notwendig, auf das Einrichten und Aufrechterhalten kontinuierlicher und möglichst ungestörter äußerer Rahmenbedingungen hinzuwirken.

Dazu gehören bauliche und betriebsorganisatorische Besonderheiten, die für jeden einzelnen Patienten ausreichend Schutz- und Rückzugsmöglichkeiten wie auch Kontakt- bzw. Hilfsmöglichkeiten eröffnen. Das Prinzip eines „Bezugstherapeuten", das im einzelnen noch unter dem Aspekt des „therapeutischen Teams" zu erörtern sein wird, bedarf nicht nur einer klaren Behandlungsvereinbarung, sondern auch einer Vertretungsplanung im Urlaubs- und Krankheitsfall. Gerade dieser, für das jeweilige *Behandlungsmilieu* konstitutive persönliche Faktor sollte psychosomatische Reha-Einrichtungen von denen einer Kurmedizin unterscheiden. Über die spezifischen Rahmenbedingungen in psychotherapeutischen Fachkrankenhäusern und Reha-Kliniken informiert der Symposiumsband von Schepank und Tress [120]. Folgende Konzepte können benannt werden, die sich für den klinischen Reha-Bereich übertragen lassen:

- Unter *entwicklungspsychologischen* Gesichtspunkten war Zauner derjenige [155], der wegweisende Arbeiten von Redl [112] und Bettelheim [10, 11] in die klinische Psychotherapie einführte.
- Ein zweiter, eher *sozialpsychiatrischer* Ansatz wurde von Hilpert und Mitarbeiter aus dem englischen Sprachraum eingeführt [61], wobei Möglichkeiten und Grenzen einer „therapeutischen Gemeinschaft" aufgezeigt wurden.
- Schließlich haben sich *gruppendynamisch* inspirierte Konzepte im klinisch-psychotherapeutischen Raum entfalten können, nicht zuletzt durch die Vorarbeiten von Cohn [22] und vor allen Dingen durch Heigl [52], Heigl-Evers [55], Heigl-Evers und Mitarbeiter [57] und König [74, 74a]. Die letztgenannten Autoren teilen die klinische Erfahrung, daß formelle und informelle Gruppenbildungen nicht nur zur „Atmosphäre" des Zusammenlebens beitragen, sondern durch eigene Gruppennormen sehr wesentlich Orientierungs- und Haltefunktionen ausüben und Patienten für weitergehende therapeutische Angebote sensibilisieren.

2. Es ist notwendig, eine kontinuierliche und basale *„Beziehungsarbeit"* zu leisten, die den Patienten zu einer ungestörten therapeutischen Zusammenarbeit erst befähigt.

Es geht um den schon diskutierten Motivationskomplex und um die Überprüfung durch den Therapeuten, ob der Patient für Konfrontationen und Umorientierungen ausreichend belastbar ist. Besonders in der Initialphase der stationären Rehabilitation ist diese Aufgabe oft entscheidend für die Gesamtbehandlung bzw. -rehabilitation.

3. Die „kognitive Deutungsarbeit" [41] genauso wie Maßnahmen der kognitiven Verhaltenstherapie werden erst innerhalb einer solchen, permanent erarbeiteten therapeutischen Beziehung wirksam.

So führen die psychotherapeutischen Ansätze unterschiedlicher Grundphilosophie in jedem Fall über eine kontinuierliche *Förderung* und Verstärkung mobilisierbarer Fähigkeiten zu gesünderen, situations- und altersangemessenen Erfahrungen und Einstellungen von Patienten.

Diese Dimensionen des therapeutischen Handelns könnten dazu verhelfen, einen Weg zu finden zwischen einem konzeptionslosen Pragmatismus einerseits und einem Methodendogmatismus andererseits. Es erstaunt daher nicht, wenn auch aus der Sicht verhaltenstherapeutischer Kliniker auf diesen Milieuaspekt „Refugium" [91] ebenso verwiesen wird wie auf eine notwendige Akzeptanz und Toleranz seitens der Mitpatienten. Kontrovers scheint vielleicht mehr der Zeitpunkt während der stationären Maßnahme, zu dem der „Zauberberg" einer sozialen Distanzierung oder eines individuellen inneren Rückzuges „entmythologisiert" wird [158]. (Zu ähnlicher Einschätzung therapeutischer Wirkfaktoren s. auch bei Grave [45].)

6.2 Diagnostik

Der „Umbruch" in der wissenschaftlich fundierten Diagnostik hat noch keinen wesentlichen Einfluß auf die diagnostische Praxis psychosomatisch-psychotherapeutischer Kliniken genommen. Auf die aktuelle Problematik verweisen Monographien von Schneider und Mitarbeiter [123] und Janssen und Schneider [64]. Die meisten Kliniken orientieren sich noch immer am psychiatrischen Klassifikationssystem ICD 9 [107], und man wird Wittchen [152] zustimmen können, der vermutet, daß die klinische Praxis bei der Planung und Durchführung der Therapien andere Konzepte bevorzugt. Verbindet man die derzeitige klinische Praxis und den geübten Pragmatismus mit den Anregungen des ICD 10, wird man im Einzelfall schon zu einem multiaxialen Ansatz kommen können. Danach wird mehr oder weniger auf die Klärung folgender Dimensionen Bezug genommen:

- Analyse des *Symptoms/Syndroms* einschließlich der Verlaufsstruktur, des Krankheitserlebens und -verarbeitens sowohl auf der psychischen wie der körperlichen Ebene.
- Analyse der *Behinderung:* Nach einer Anregung durch die WHO unterscheiden wir die *„subjektive Störung"* von den *„Funktionseinschränkungen"* im psychosozialen Bereich und schließlich davon die Dimension der „sozialen Benachteiligung" (s. Abb. 21-1). In allen drei Bereichen wäre darauf zu achten, inwieweit in das jeweilige Störungsfeld nicht nur störungsvertiefende Faktoren Einfluß nehmen, sondern auch kompensatorische bzw. überkompensatorische Gegensteuerungen, Anpassungsvorgänge und „Arrangements" wirksam werden.
- *Bedingungsanalysen:* Es ist trotz Schuldifferenzen in der psychodynamischen oder lerntheoretischen Orientierung unübersehbar, daß mit dem Aufsuchen bedingender, auslösender oder aufrechterhaltender innerer Faktoren oder psychosozialer Situationen das Verursachungsprinzip der kurativen Medizin noch weiter gilt. In der Praxis der Diagnostik werden unter psychoanalytischen Gesichtspunkten mehr die Dispositionsfaktoren in der Person und deren Beziehungsgestaltung gesucht und Krankheits- und Lebensgeschichte als sehr verflochten betrachtet; mehr Gewicht findet auch, was unter den Bedingungen eines klinischen Interviews interaktionsbezogen wahrgenommen werden kann. Der verhaltensmedizinische Akzent wird genauer dargestellt von Meermann und Vandereycken [91].

Dilling (in [64]) vermutet, daß derzeit sowohl unsystematisch syndromatische wie auch nosologische Modelle zur Orientierung herangezogen werden; das Bewußtsein einer Mehrdimensionalität als neue Denkkategorie hat zwar schon Einzug in die Praxis gehalten, ist aber mit Sicherheit noch nicht das, was das ICD 10 fordert: eine „operationalisierte Diagnostik". Letztere ist Gegenstand wissenschaftlicher Veröffentlichungen und Diskussionen [13, 64, 123, 130].

Es können im Sinne eines Leistungskataloges folgende *Diagnostikformen* im Bereich stationärer psychosomatisch-psychotherapeutisch-psychiatrischer Rehabilitation unterschieden werden:

- *Psychodiagnostische Gesprächsformen (mit Patienten):* Die biographische Anamnese; das Erstinterview; die psychiatrische Exploration mit Erhebung des psychopathologischen Befundes; die Verhaltensbeobachtung im Erstkontakt.
- *Testpsychologische Verfahren (mit Patienten):* Persönlichkeitsdiagnostik; Leistungsdiagnostik einschließlich der Diagnostik der Aufmerksamkeit, des Gedächtnisses und der Intelligenz; projektive Verfahren, psychophysiologische Diagnostik, neurophysiologische Hirnleistungsdiagnostik.
- *Höherstrukturierte und komplexere Beurteilungsleistungen* (mit Hilfe kooperativer Teammodelle und Supervision): Problemanalyse psychosozialer Konstellationen, Analyse des krankheitsspezifischen Verhaltens bzw. habitueller Verhaltens- und Erlebnisstile; Erarbeiten von psychosomatischen Problemkonstellationen; Prozeß- und Verlaufsdiagnostik im Rahmen eines Gesamtbehandlungsplanes.

Die eben genannten diagnostischen Verfahren begleiten folgende konkrete Schritte, z. B. eines ärztlichen Therapeuten:

- Aufnahmeuntersuchung (psychodiagnostisch und medizinisch)
- eigene Untersuchungen oder Konsiliaruntersuchungen während des stationären Aufenthaltes

– Abschlußuntersuchung (psychodiagnostisch, medizinisch, sozialmedizinisch).

Für eine didaktische Anleitung (weniger für die Erfordernisse einer operationalisierbaren und standardisierbaren Diagnostik) empfehlen sich die Veröffentlichungen von Adler und Hemmeler [1], Dührssen [24], Feiereis [31], Hahn [50], Rudolf [117] und Stroeken [141].

In das Spannungsfeld zweier so unterschiedlicher diagnostischer Zugangsweisen wie die der psychiatrischen Exploration einerseits und derjenigen des psychoanalytischen Interviews (mit Erforschung und Operationalisierung von Beziehungsstrukturen bzw. -konflikten) führen Schumacher [130] sowie Buchheim und Mitarbeiter [19] ein. Einblick in eine empirische Persönlichkeitsdiagnostik gewähren Übersichtsstudien, z. B. von Ehlers [25], Ehlers und Enke [26] und eine Arbeit von Reister und Mitarbeitern [113].

6.3 Die Indikationsstellungen

Das nachfolgende Beispiel einer „Indikations-Verhandlung“ bezieht sich auf den schon erörterten individuumzentrierten und interaktionellen Ansatz in der Indikationsstellung: Auch wenn ein klinisch-phänomenologischer Standpunkt vertreten wird, so könnten doch Unterschiede gegenüber einem Konzept der Problemanalyse in der Verhaltensmedizin deutlich werden.

Dazu wird ein Diagnostikschema von Adler und Hemmeler [1] verwendet, das in der tiefenpsychologisch orientierten Psychosomatik wegen der guten didaktischen Möglichkeiten Akzeptanz gefunden hat (s. Tab. 21-5).

Nach Einführung des wichtigen interaktionellen Aspektes der Beziehung wird dem Diagnostiker nahegelegt, wie ein *Kartograph* Informationen entgegenzunehmen. Anhand Abbildung 21-5 soll nachfolgend erläutert werden, wie das Dokumentieren des quasi neutralen und sich rezeptiv verhaltenden Kartographen von der *Mitteilungsart* von seiten des Patienten und der aktuellen *Beziehungsgestaltung* abhängt:

Dargestellt ist zunächst als Querschnitt eine Landschaft, ein Relief mit Höhen und Tiefen, das der Diagnostiker quasi in einer Vogelperspektive wahrnehmen kann. Das Landschaftsbild suggeriert nicht nur eine Momentaufnahme, sondern unterstellt auch eine Landschaftskontinuität – das dokumentierte Material aus der Beobachtung scheint festzustehen. Was der Diagnostiker zu sehen (zunächst: zu hören) bekommt, kann aber auf sehr *unterschiedlichen Ebenen* seiner Wahrnehmung zugänglich werden. Unterschiedliche Motivationskomplexe auf seiten der Patienten können nämlich therapeutische „Feststellungen“

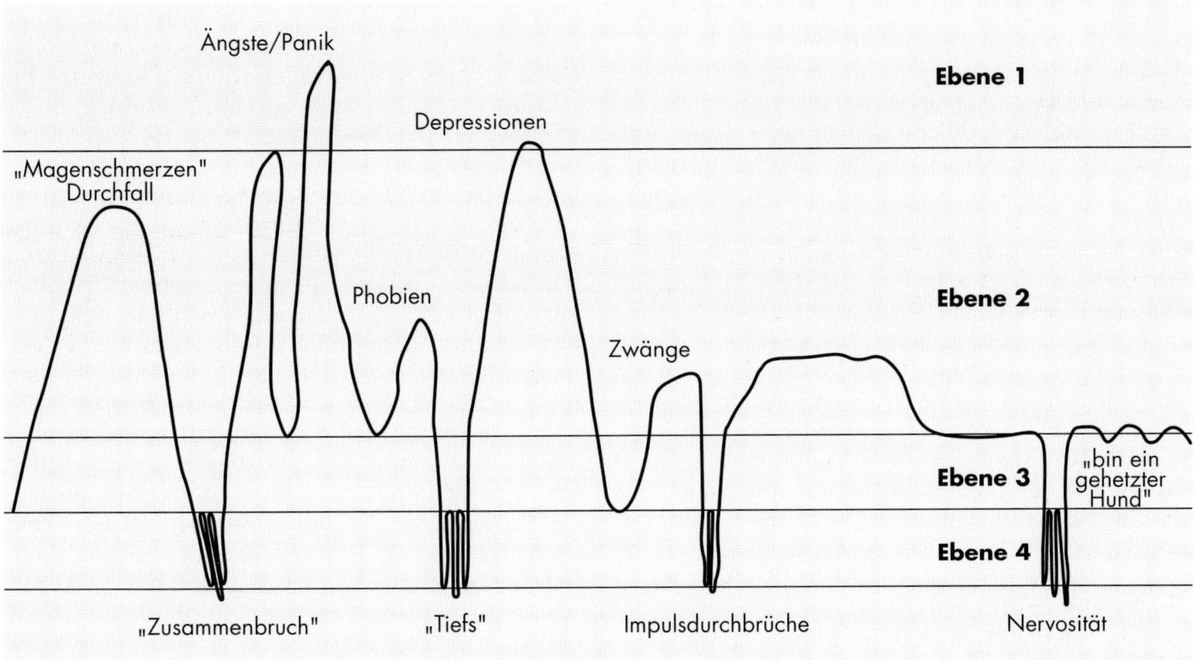

Abb. 21-5 „Leid“- und Leit-Symptome zur therapeutischen Indikationsstellung bei psychosomatisch Kranken: Der Diagnostiker nimmt wie ein Kartograph die Informationen des Patienten entgegen, die auf unterschiedlichen Ebenen dessen Wahrnehmung zugänglich bzw. mitgeteilt werden.

Tabelle 21-5 Diagnostikschema (modifiziert) nach Adler und Hemmler [1].

	zur Interaktion	*zum Kranksein (Krankheitserleben)*	*zur Person*
1. Vorstellung, Begrüßung			
2. Schaffen einer günstigen Situation/„Interview"			
3. Landkarte der Beschwerden (s. Abb. 21-5)			
4. Hauptleiden			
5. Leidensgeschichte			
6. Familienerkrankungen			
7. persönliche Entwicklung			
8. soziale Situation			
9. systematische Exploration, z. B. tiefenpsychologisch erweiterte Anamnese			
10. Fragen, Pläne, Verabschiedung			

und Indikationsentscheidungen (Behandlung oder Zuweisung) in einer Reha-Klinik mitbegründen. Dies soll im folgenden erläutert werden.

Ebene 1

Wenn auf Ebene 1 eine *Monosymptomatik*, z. B. Angst, eine körperliche Beeinträchtigung wie Schwindel oder Magenschmerz angegeben wird, sind erfahrungsgemäß kognitive Eigenleistungen wie z. B. eine Problemdefinition sehr gering; die affektive Grundlage bildet etwa ein Sich-blind-Anvertrauen oder eine Indifferenz gegenüber einem professionellen Techniker, der einer Erwartung entsprechen soll: z. B. „Ich will dieses Symptom loswerden! Helfen Sie!" Die Frage einer zusätzlichen Belastung durch Therapie stellt sich bei positiven Erfahrungen in der medizinischen Vorbehandlung nicht, bei schlechten verbindet der Patient mit der Behandlungserwartung nicht selten den Hinweis, daß operatives Ungeschick, sei es nun in der ärztlichen oder psychologischen Kunst, möglichst vermieden werden sollte.

Die *Behandlungsindikationen* dieser Ebene können auf alle Möglichkeiten einer symptomorientierten Behandlung verweisen. Darunter können Verordnungen einer medikamentösen, diätetischen, physiotherapeutischen Behandlung verstanden werden, das Einleiten einer Trainings- und Übungstherapie usw. In diese Palette gehören aber auch symptombezogene psychosomatisch-psychotherapeutische Beratungen, Übungsprogramme zur Bewältigung von Angstsituationen u. ä. Die Zielsetzung dieser Ebene hat ihren Schwerpunkt in einer Symptomreduktion (in Intensität und Häufigkeit) wie auch in einem angemesseneren Umgang mit dem Symptom (Antizipieren seiner Verschlimmerung, Eigensteuerung und Anpassung in das äußere Umfeld).

Zuweisungsindikationen: Sind die genannten Mittel und Möglichkeiten schon ausgeschöpft worden oder stehen sie dem Diagnostiker nicht zur Verfügung, kann derselbe auch den Patienten weiterleiten: an Ambulanzen, Fachärzte, spezielle Beratungsstellen. Das Beharren des Patienten auf die Beseitigung eines isolierten Symptoms läßt zunächst keinen Raum für alternative innere oder äußere Anpassungsprozesse. Es kann aber auch mit dem Patienten zusammen hinterfragt werden, ob die Klinikzuweisung durch den Rentenversicherungsträger im Einvernehmen mit dem Patienten erfolgt ist; es kann bei anhaltender Skepsis oder Verärgerung auch eine Verkürzung des Aufenthaltes vorgeschlagen werden. Bei chronischen Verläufen mit erheblichen Funktionsstörungen müssen häufig durch einen Sozialdienst berufsfördernde Maßnahmen oder ein Ausscheiden aus dem Berufs-/Erwerbsleben vorbereitet werden.

Ebene 2

Da eine Selbstdarstellung im Erstkontakt selten identisch ist mit der eigenen Selbstwahrnehmung, wundert es nicht, daß evtl. der gleiche Patient zu einem späteren Zeitpunkt auf Ebene 2 mehr von sich einbringt. Unter günstigen äußeren und inneren Bedingungen können aber andere Patienten auch schon im Erstkontakt mehr mitteilen: zumindest ein *Syndrom* von Beschwerden. Der kartographische Einblick in das Relief der Leidenslandschaft gelingt schon weit mehr: es werden auch eigene Oberflächenbearbeitungen (Kompensationen) durch den Patienten deutlich. Dies ist nicht selten der Fall bei der Entwicklung von Phobien oder Zwangssyndromen nach einem dramatischen Panikgipfel. Vielleicht stehen aber auch Körperbeschwerden wie Magen- oder Kopfschmerzen im Vordergrund. Dabei werden körperliche Symptome gerade bei ausgedehnten eigenen subjektiven Krankheitstheorien leichter mitgeteilt als etwa Symptome, die von Enthüllungsängsten und Schamgefühlen begleitet werden, wie z. B. Entfremdungserlebnisse, Sexualstörungen, Süchte. Zweifel, Peinlichkeit, Hoffnungslosigkeit oder Verzweiflung können affektive Begleiter sein, wenn bei der Darstellung des angeblichen Hauptleidens die Behandlungserwartung auf ein quälenderes „Nebensymptom" gerichtet ist. Diesbezügliche Erfahrungen mit Patienten, die an Depersonalisation/Derealisation leiden, sind an anderer Stelle dargestellt worden [102]. Manchmal leiden Patienten mehr an der subjektiven Bedeutung des Symptoms (es könnte gesehen und verspottet werden) und an den Folgen („Nicht die Migräne, sondern die verstärkte Konzentrationslosigkeit sind mein Problem"). So kann eine angstneurotische Friseuse mit Zittern der Arbeitshand von der gleichen Schamangst betroffen sein wie ein konzentrationsgestörter, depressiver oder angstvoller Bankangestellter in Leitungsfunktion; das gleiche gilt auch für hautkranke oder bewegungsgestörte Patienten. Der Behandlungserwartung ist dann mehr der Wunsch beigemischt, daß durch Behandlung das Symptom mehr verdeckt werden möge – weniger der Wunsch, sich mit der Störung selber zu befassen.

Eine „Mehrfachstörung" stellt alle Beteiligten vor eine neue *Behandlungsindikation*. Vieles ist nicht mehr wie früher, um so mehr, je länger die Störungen nicht behoben werden konnten. Die schon genannten symptomorientierten Behandlungsmöglichkeiten können psychosomatisch beratende und klärende Gespräche mit einschließen sowie vorbereitende Informationen für wahrnehmungssensibilisierende und übende Formen der Bewegungstherapie und Kreativtherapie.

Die *Zuweisungsindikationen* gehen im Schwerpunkt innerhalb der Reha-Einrichtung an Bewegungs- und Kreativtherapeuten (Musiktherapie, konzentrative Bewegungstherapie, Gestaltungstherapie) usw. Schließlich öffnet sich für Patienten dieser Motivationseinstellung die Wahrnehmung in den sozialen Interaktionsraum im Kontakt mit Mitpatienten, Therapeuten und Schwestern. Der „reine Symptomträger" erweist sich in aller Regel in den unterschiedlichen Gruppenangeboten der Reha-Einrichtungen von entweder auffallend glatten oder sperrigen Seiten – die jeweilige „Gruppenkultur" einer Station antwortet, reagiert darauf. Der weit größere Teil dieser Patientengruppe erreicht im Laufe des stationären Reha-Aufenthaltes die 3. Ebene (s. Katamnese-Ergebnisse von Schmidt [121] und Zielke [156]).

Ebene 3

Das Schaubild zeigt eine 3. Selbstdarstellungsebene, die durch Vorerfahrungen oder „Vorverhandlungen" mit dem gleichen Therapeuten schon gebahnt sein kann. Andere Patienten haben schon Vorbehandlungen oder Vorkontakte mit Psychotherapeuten oder Fachärzten in eigener Praxis gehabt. Den Patienten bedrückt und irritiert nicht mehr nur ein einziges Symptom oder ein breites Ausmaß von Mehrfachstörung im körperlichen und/oder seelischen Bereich. Die wichtigste zusätzliche Mitteilung über sich lautet etwa: „Mich machen Situationen krank und erschöpft ... wo ich mich wie ein gehetzter Hund fühle." Auf dieser Ebene hat der Patient/Rehabilitand vielleicht schon ansatzweise Wechselwirkungen zwischen dem körperlichen und seelischen Befinden erfahren und für sich akzeptiert; ein Beispiel: „Ich bin dauernd verspannt und merke auch, daß ich nervös und unruhig bin ... dann kann ich auch schlecht schlafen." Diese kognitiven Leistungen sind dann mit affektiven Schwingungen verbunden, die nicht mehr das Ausmaß von Ohnmachtsgefühlen und Hilflosigkeit haben, das die vorherigen Stufen kennzeichnen können. Wer nicht mehr ein „gehetzter Hund" sein möchte, der ist von einem Hoffnungspotential, einem neu erwachten Lebenswillen begleitet, hat wieder „Kontrollüberzeugung" [4]. Der Leidensdruck haftet dann nicht mehr an der Symptomatik, an deren Bedeutung oder konkreten Folgen, sondern an der Selbstwahrnehmung, ungenügend in der Lage zu sein, von der Außenwelt erzeugte „Streßsituationen" zu bewältigen. Entsprechend ist dann auch die Behandlungserwartung: in einem interpersonellen Kontext mit einem besseren Bewältigungsinventar ausgestattet, also beraten oder angeleitet zu werden. Jedenfalls kann ein größeres

Maß an Eigeninitiative in der Regel vorausgesetzt werden, welche ihn dann auch schon positive Erfahrungen haben machen lassen, so daß die Bekundung mit einem Hoffnungspotential versehen ist: „Ich will nicht mehr so wie bisher ...“ Es müssen dann auch therapeutische Interventionen in ihren konfrontativen Anteilen nicht mehr so gefürchtet werden.

Auf Ebene 3 benötigt der Patient/Rehabilitand als *Behandlungsindikation* klärende Gespräche, die ihm verhelfen, die inneren und äußeren Determinanten seines „Gehetztseins“ zu erkennen. Interventionen sind oft auch notwendig, um schrittweises Erproben und Einüben neuer Reaktions- und Verhaltensweisen einzuleiten. Dabei gewinnen Fragen von weiteren *Zuweisungsindikationen* eine Bedeutung. Sollten Einzel- und Gruppenpsychotherapie kombiniert werden und wer weist wem zu? Es gilt weiterhin zu klären, ob sich neben körperlichen und seelischen Störungen schon Folgeerscheinungen im Sinne von Arbeits- und Kontaktstörungen eingestellt haben. Wer führt bestimmte Leistungstests oder Belastungserprobungen mit dem Patienten durch? Soll ein Reha-Berater hinzugezogen werden?

Ebene 4

Wer als Patient die 4. Selbstdarstellung erreicht hat, leidet an und in sich selber. Er erlaubt dem Therapeuten zumindest kurze Einblicke in tiefergehende Risse und Senken der persönlichen Gefühlssphäre: in Gefühlsbereiche von Leere, Sinnlosigkeit, „Tiefs“ (z.B. bei depressiven Patienten), oder von bodenlosen Katastrophen- und Todesängsten nach einem „Zusammenbruch“ (z.B. bei angstkranken Patienten). Vielleicht gibt ein Magenkranker zu erkennen, daß ihn eine unterschwellige, schwer erträgliche und nicht externalisierbare Aggression und Bitterkeit mehr krank macht als der Magenschmerz.

Auf dieser Selbstwahrnehmungsebene sind Leidensdruck und Behandlungserwartung auch an die eigene Person gerichtet und der Wille zur Mitwirkung bei der „Verarbeitung“ der inneren gegenwärtigen und vergangenen emotionalen Erfahrungen vorhanden. Im günstigen Fall liegen positive interpersonelle und therapeutische Erfahrungen vor, so daß das Risiko auch ertragen wird, mit diesen Rissen und tiefen Wunden bewußt umzugehen umzugehen. Vielleicht kann aber die Frage der Therapiebelastbarkeit noch gar nicht richtig abgeschätzt werden. Es kann auch vorkommen, daß auf dieser Ebene der Selbstwahrnehmung das Erschrecken so groß ist, daß das Ich zu keiner adaptativen Leistung fähig ist. Dann sind die Eigenmaßnahmen auf ein rasches Verschließen der tiefen Risse gerichtet; „gebraucht“ werden dann äußere Betriebsamkeit, der Gebrauch von stofflichen oder interpersonellen Tröstungen usw. (s. Fromm [39]). Dann bewegt sich der Patient/Rehabilitand lieber zurück auf die Problemebenen 1 und 2 mit den entsprechenden Behandlungsaufträgen.

Die *Behandlungsindikation* von Menschen mit tiefergehenden und in der Person verwurzelten Leiden gehört zur Aufgabe eines in der Psychotherapie qualifiziert ausgebildeten Psychotherapeuten, sei es ein Arzt oder ein klinischer Psychologe.

Zuweisungsindikationen auf dieser Problemebene betreffen lediglich Fragen einer Verlegung wegen akuter Suizidalität, wegen einer akuten körperlichen Erkrankung oder einer während des stationären Reha-Aufenthaltes aufgeklärten stofflichen Abhängigkeitserkrankung. Die wesentlichste Zuweisungsindikation beim Abschlußgespräch: die ambulante psychotherapeutische Nachbehandlung.

Der dargestellte Ansatz, auf vier Problemebenen der Selbstwahrnehmung und -darstellung von Patienten Indikationentscheidungen abzuleiten, entgeht nicht dem grundsätzlichen Problem, im „Notstandsgebiet“ fehlender Operationalisierungsmethoden zu sein [64]. Ansätze dazu findet man bei Schneider und Mitarbeiter, die Psychotherapiemotivation meßbar zu machen versuchten [124, 125].

6.4 Die therapeutischen Angebote

Was Forschung und Lehre in der psychosomatisch-psychotherapeutischen Rehabilitation nicht erreicht haben, erzwangen politische Vorgaben auf dem Hintergrund sozio-ökonomischer Bilanzen: Es muß systematischer geplant werden! Das Konzept eines klinischen, vorausschauenden und begleitenden *Gesamtbehandlungsplanes* ist schon 1986 von Heigl-Evers präzisiert worden [57]. Mittlerweile liegt von seiten eines Rentenversicherungsträgers (BfA) ein von Experten erstelltes Konzept für die Klassifikation und Dokumentation therapeutischer Leistungen vor [99]. Notwendigkeit und Begründungspflicht begleiten also die nachfolgenden Ausführungen zur Systematik stationärer Therapie-/Rehabilitationsangebote.

Der Gesamtbehandlungsplan wird als Verteilungs- und Koordinationsprinzip künftig sehr von „Zielverhandlungen“ bestimmt werden, die sich an dem individuellen Verlauf und an einem Rahmenkonzept, etwa dem bestimmter Behandlungsphasen, orientieren.

Nichts unterscheidet mehr ein Rehabilitationskonzept von Maßnahmen einer Kurmedizin als folgende Anforderungen: Therapieentscheidungen sollen interaktionell erarbeitet, damit auch vom Patienten aktiv mitgetragen werden; Therapiemaßnahmen sollen begründbar und überpüfbar sein. Von Klinikern unterschiedlicher Methodenorientierung ist unbestritten, daß alle noch so wohlgemeinten Therapieverordnungen/-maßnahmen vom einzelnen Patienten in seiner individuellen Umwelt wahrgenommen, durchgehalten und genutzt werden sollten. Dieses Ziel hat der Bezugstherapeut, meist im Rahmen eines Teamkonzeptes, zu unterstützen; darüber wird noch Genaueres zu erörtern sein.

Das „Adaptieren" von Therapieangeboten an den Prozeß und die Verlaufsgestalt der Patientenentwicklung ist an einen zeitlichen Rahmen gebunden.

Angeregt durch die Literatur zur Kurztherapie (z. B. [87]) könnte der Therapeut die „Zielverhandlungen" in folgenden Phasen unterschiedlich gestalten:
- In der *Initialphase* könnte es unter Abschirmung von belastenden äußeren Lebensverhältnissen bzw. sozialen Normen um die Zielsetzungen der psychosomatischen Grundversorgung gehen (s. dazu die Kommentare bei Faber und Haarstrick [29] und zur konzeptuellen Umsetzung bei Mark [90] sowie Rosin und Tress [116]).
- In der *Mittelphase* wird es neben dem Ziel des genaueren Empfindens, Spürens und Fühlens (s. bei Heigl-Evers) [57] schon mehr um ein besseres Erkennen und Verstehen gehen, im Verständnis der Verhaltensmedizin um Vorbereitungen zur „Verhaltensmodifikation". In dieser Phase können speziellere Angebote in Einzel- und Gruppenform voranbringen.
- Schließlich gibt es eine *Abschlußphase,* in der die soziale Realität wieder näherrückt und der stets begleitende klinische soziale Erfahrungsraum auch innerlich mit der Fähigkeit zum Antizipieren verknüpft werden muß. Der Patient braucht dann auch aktive Unterstützung zum (Wieder-)Aushalten von äußeren Belastungen, und er braucht auch ausreichend Vorbereitung dafür.

So zielbezogen können therapeutische *Interventionen* nicht nur verhandelbar, sondern auch in folgender Weise klassifizierbar und dokumentierbar werden.

Psychotherapie im engeren Sinne
Darunter sind *psychoanalytisch orientierte* und *verhaltenstherapeutische* Behandlungsformen zu verstehen. Sie sind am meisten professionalisiert und schon an formalen Kriterien klar bestimmbar:
- Sie sind im jeweiligen Behandlungssetting und in den Interventionsformen definiert; die Fachkompetenz wird durch ein mehrjähriges Weiterbildungsprogramm erworben und nach den Richtlinien von einschlägigen Fachgesellschaften mit einem Abschlußexamen nachgewiesen.
- Sie gelten nach den Psychotherapie-Richtlinien des Bundesausschusses der Ärzte und Krankenkassen als eigenständige Verfahren [29].

Ihre Bedeutung für eine stationäre Behandlung/ Rehabilitation kann durch folgende Faktoren eingeschränkt werden:
- Ärztliche oder psychologische Mitarbeiter sind nicht ausreichend weitergebildet.
- Zu große Fluktuation auf seiten der Therapeuten oder der aufgenommenen Patienten bietet keine Gewähr für ein konstantes Behandlungssetting.
- Patienten sind für die methodenimmanenten Zielsetzungen nicht zu gewinnen.

Auch wenn die oben genannten Voraussetzungen erfüllt sind, bedarf es noch eines weiteren Schrittes: Die bewährten Methoden der ambulanten Praxis müssen an die besondere klinische Situation *angepaßt* werden.

Nach Streeck könnte jede klinische Behandlungskonzeption als *„Fokalbehandlung"* bezeichnet werden [140]. Dazu ist es notwendig, Mitarbeitern z.B. in psychoanalytischer Weiterbildung eine klare Abgrenzung zum klassischen Setting zu vermitteln (s. [70, 85]). Schließlich bedarf es auch einiger klinischer Erfahrungen, kurztherapeutische Konzepte bzw. „Fokalansätze" in den klinischen Alltag einzubeziehen (s. dazu Einführungen von Lachauer [77], Leuzinger-Bohleber [80] sowie Strupp und Binder [142]).

Noch mehr gilt diese Forderung für die Einführung von psychoanalytischen oder verhaltenstherapeutischen *Gruppenkonzepten* in den stationären Bereich. Neuere einschlägige Lehrbücher informieren darüber durchaus (siehe Foulkes [35], S. 215–225; König und Lindner [72], S. 192–202; Yalom, [154] S. 433–461). In den Reha-Kliniken wird aber unter einem eher pragmatischen Gesichtspunkt öfter „Ko-Therapie" (im Sinne zweier Gruppenleiter) geübt, ohne sich der damit zusammenhängenden zusätzlichen Problematik ganz bewußt zu sein [58]. Angesichts des derzeitigen gruppenbezogenen Pragmatismus in psychosomatisch-psychotherapeutischen Reha-Kliniken und dem Defizit von Forschungsansätzen kann man sich über erste Ergebnisse von Verbundstudien nur freuen (Strauß [24a, 138]).

Psychotherapie im weiteren Sinne

Diese Behandlungsformen sind in den genannten „Psychotherapie-Richtlinien“ [29] bisher nicht als eigenständige professionelle Hilfen eingestuft worden. Dafür gibt es zwei wesentliche Gründe: Einmal sind sie vom eigenen Grundkonzept nicht an einem Krankheitsbegriff orientiert und zum anderen in der Regel eingebunden in institutionalisierte Einrichtungen mit speziellem Versorgungsauftrag, z. B. an Beratungsstellen bzw. Kliniken. So sind zur *Beratung* bestimmter Zielgruppen Ärzte, klinische Psychologen und Sozialarbeiter bzw. -pädagogen einschlägig fort- und weitergebildet. Es gibt in Reha-Kliniken folgende *Beratungsformen*:
- eine psychosomatische Beratung,
- eine psychologische Beratung,
- eine sozialtherapeutische Beratung.

Aus der nicht sehr umfangreichen speziellen Literatur dazu sei genannt: Fisch und Mitarbeiter [33], Klußmann [68], Lüders [86]. Verhaltens- und Beziehungsprobleme stehen im Mittelpunkt der Beratung; zur Einleitung neuer Verhaltensweisen schlägt z. B. Lüders „Projekte“ als Handlungsentwürfe vor, die auch konkret „erprobt“ werden.

Inhaltlich sind in psychoanalytisch orientierten Kliniken mit Schwerpunkt auf eine psychotherapeutische Behandlung Konzepte zur Krankheitsbewältigung eher wenig einbezogen (Beutel [12], Muthny [100], Schüßler [128]).

Eine besondere Rolle in einem psychosomatisch-psychotherapeutischen Rehabilitationsplan spielen die *„Kreativtherapien“*. Folgende Formen können aufgrund mehrjähriger Ausbildungsgänge nach den Richtlinien einschlägiger Fachgesellschaften unterschieden werden:
- Gestaltungstherapie
- konzentrative Bewegungstherapie
- Musiktherapie.

Sie werden schwerpunktmäßig in Gruppenformen durchgeführt. In den Monographien zur klinischen Psychotherapie werden sie immer wieder in gesonderten Beiträgen gewürdigt [8, 9, 54, 56, 57, 63, 94]. Eine lehrbuchmäßige Darstellung durch Rüger findet man bei Heigl-Evers, Heigl und Ott [55].

Elemente der psychosomatischen Grundversorgung

Die folgenden traditionellen Begegnungsformen im klinischen Rahmen sind von einem speziellen Krankheitsparadigma oder einer psychosozialen Problemorientierung gelöst und stehen jeder Berufsgruppe prinzipiell zur Verfügung:
- Visiten
- Sprechstunden.

Die Möglichkeiten einer informellen Kontaktpflege wechselseitiger Information können aber einen hohen therapeutischen Stellenwert erhalten, wenn eine Qualifizierung in der psychosomatischen Grundversorgung, wie sie für Ärzte in die Psychotherapie-Richtlinien eingeführt wurde [29], stattgefunden hat. In die grundlegenden konzeptuellen Möglichkeiten führen das „Kompendium“ von Tress [143] und die Veröffentlichung von Mark [90] ein. Auf dem Hintergrund einer „interpersonellen Medizin“ [116] lassen sich dann auch folgende weitere Therapieelemente nutzen und für den Patienten auch kompatibel machen:
- Pharmakotherapie
- Diätverschreibung und -beratung
- physikalische Therapie einschließlich Krankengymnastik
- Sporttherapie
- Bewegungstherapie.

Von letzterer sind mittlerweile besonders geläufig die „Eutonie“ nach Alexander [2], die „funktionelle Entspannung“ nach Fuchs [40], die „Bioenergetik“ nach Lowen [84] und die „Feldenkrais“-Methode [32].

Gesonderte Maßnahmen oder Programme einer „Gesundheitsbildung“ sind in den VdR-Empfehlungen 1991 nicht enthalten und gehören auch nicht in den Bereich einer psychosomatischen Fachrehabilitation [147]. Deren Zielsetzung und Praxis ist in einer umfassenden psychosomatischen Beratung, Sensibilisierung und Information (auch in Form von Gruppenarbeit) enthalten.

6.5 Berufsfördernde Maßnahmen

Langdauernde psychosomatische Beeinträchtigungen können zu Störungen des Arbeitsablaufes und der zwischenmenschlichen Beziehungen am Arbeitsplatz führen.

Dann sind auch Maßnahmen vonnöten, für die der Gesetzgeber im SGB VI § 15 und § 16 [135] entsprechende Voraussetzungen geschaffen hat. Das Ziel der Wiederaufnahme der Arbeitstätigkeit im bisherigen Beruf („Berufs- bzw. Erwerbsfähigkeit“) kann nicht nur durch Beratung vorbereitet werden; im Einzelfall kann bei großer Unsicherheit in der prognostischen Einschätzung auch von einer *„Belastungserprobung“* Gebrauch gemacht werden. Die wenigsten psychosomatisch-psychotherapeutischen Einrichtungen sind eingerichtet, eine solche im Rahmen der medizinischen Heilmaßnahme innerhalb oder außerhalb der Klinik, etwa durch Vereinbarung einer „Probebeschäftigung“, durchzuführen. Es besteht unter Experten kein Zweifel, daß diesbezüglich Fortentwicklungen wünschenswert wären. Ein zweiter Schwerpunkt berufsfördernder Maßnahmen zielt auf eine Vorbereitung zu einer neuen beruflichen Tätigkeit im Sinne einer zusätzlichen Aus-, Fortbildung oder *Umschulung* ab. Im Rahmen spezieller sozialtherapeutischer Beratung (s. dazu [88]) oder in einer ärztlichen oder psychologischen Sprechstunde/Beratung können dafür aber Vorbereitungen getroffen werden.

7 Das Rehabilitationsteam

7.1 Die individuellen Aspekte

An der Zielsetzung einer umfassenden Rehabilitation unter dem genannten „bio-psycho-sozialen Modell" arbeiten in einer stationären Rehabilitationseinrichtung Vertreter vieler Berufsgruppen. Herausgehoben und diskutiert werden im folgenden jene Berufsgruppenvertreter, die maßgeblich die „Strukturqualität" eines Hauses beeinflussen. Hier sind zu nennen, ohne gesonderten Hinweis auf die Geschlechtszugehörigkeit: Ärzte, Klinische Psychologen, Kreativtherapeuten, Schwestern/Pfleger, Bewegungstherapeuten, Sozialtherapeuten. Einzelheiten der Planstellenstruktur einschließlich der professionellen Qualifizierung werden auf der Basis einer Umfrage im psychosomatisch-psychotherapeutischen Rehabilitationsbereich an anderer Stelle vorgestellt und diskutiert [107].

Das Prinzip einer *Hauptbezugsperson* für jeden Patienten (s. „Bezugstherapeut", bei [91, 158]) hat sich methodenübergreifend durchgesetzt und weist *Ärzten* und *Psychologen* eine besonders verantwortliche Rolle zu. Es ist verständlich, daß ihnen in der Regel auch besondere Qualifizierungsmöglichkeiten im Rahmen einer Fort- und Weiterbildung und eine ständige Supervision angeboten werden. Hierüber informieren folgende Daten aus der Erhebung von Potreck-Rose und Neun [107]:

- Von 51 der befragten Reha-Kliniken wurde mitgeteilt, daß eine *Weiterbildungsermächtigung* für das Gebiet *Psychiatrie* (29 Einrichtungen) und für das Gebiet *Innere Medizin* (23 Einrichtungen) vorliegt.
- Von 70 befragten Reha-Kliniken gaben rund 65,7% an, entweder für den Bereich *„Psychotherapie"* oder zusätzlich zur Psychotherapie auch für *„Psychoanalyse"* eine Weiterbildungsermächtigung zu besitzen und sie entsprechend umzusetzen.
- Von ebenfalls 70 Reha-Kliniken ist bekannt, daß eine *Weiterbildungsförderung* besteht, und zwar sowohl finanziell wie im Rahmen einer besonderen Dienstzeitregelung.
- Bei 62 auswertbaren Antworten wurde deutlich, daß in 31 Einrichtungen Ärzte und Psychologen zusammen eine regelmäßige *fallbezogene Supervision* eingerichtet haben, in weiteren 13 Kliniken in Form einer Gruppensupervision mit dem „therapeutischen Team" (siehe unten).
- Schließlich gaben von 62 Einrichtungen 61 (!) an, sowohl über eine *externe* wie interne *Supervision* zu verfügen.

Die individuell unterschiedlichen Belastungen je nach Patientenuntergruppen werden im speziellen Teil dargestellt.

7.2 Die Gruppenaspekte – das „therapeutische Team"

Das Prinzip, einen individuellen und verlaufsorientierten *Gesamtbehandlungsplan* für jeden Patienten durch eine *multiprofessionelle Therapeutengruppe* gemeinsam umzusetzen, hat sich methodenübergreifend durchgesetzt. Die populäre Bezeichnung „Team" kann zwei historische Wurzeln nicht verleugnen. Die eine Wurzel benennen Becker und Senf mit der in der Sozialpsychiatrie entstandenen „therapeutischen Gemeinschaft" [8]. Die andere lebt aus der Entwicklung psychoanalytischer Konzeptionen, wie sie von Janssen [63] ausführlich dargestellt und von Kriebel in einer Übersichtsarbeit [75] noch einmal aufgegriffen wurde. Die aus Universitätskliniken stammenden elaborierten psychoanalytisch orientierten Konzepte haben zusammen mit jenen der Milieutherapie viel zu einer reflektierenden Gestaltung der Kooperation in Rehabilitationskliniken beigetragen. Drei Funktionen können in einer fallbezogenen *Mitarbeiterkonferenz* eine Rolle spielen:

- Das vielzitierte *Zusammenführen* verschiedener Erlebnis- und Beziehungsaspekte von bestimmten Patienten für einen gemeinsamen Interventionsstil. Die dabei noch basalere Funktion für Teammitglieder besteht darin, sich selber emotional zu entlasten, Zuspruch und Trost untereinander und durch den Supervisor neue Orientierungen zu erhalten (s. dazu [8, 57, 63]).
- Die Handhabung des *therapeutischen Rahmens* (s. dazu [75]): Auch diese Funktion dient in erster Linie den Mitgliedern zur Klärung von Verstrickungen mit Patienten oder Patientengruppen, und zwar auf der Ebene von Regelübertretungen. Eine aktive *„Milieuregulierung"* (Zitat von Simmel bei Kriebel [75]) kann noch mehr mit Hilfe eines Supervisors gelingen, wenn wieder ein Gleichgewicht hergestellt werden kann zwischen Regeln und Grenzsetzungen auf der einen Seite, Spielraum und Selbstentfaltung für Patienten auf der anderen Seite.

- Es gibt neben dem Organisationsprinzip des Bezugstherapeuten durchaus auch noch weitere *Koordinierungsaufgaben*, die Therapeuten untereinander neben einer Besprechung in einer gemeinsamen Fallkonferenz vereinbaren können: bei Kombinationen von Einzel- und Gruppenpsychotherapie eine gemeinsame Gruppennachbesprechung, bei Kombinationen von Gruppenpsychotherapie und kreativtherapeutischer Gruppenbehandlung eine gemeinsame Nachbesprechung und/oder gemeinsame wechselweise Gruppenteilnahme – im engeren Sinne als „Ko-Therapie" in der Gruppenarbeit bekannt. Weitergehende „integrative" Konzepte kommen erst auf den Boden der Realität, wenn überprüft wird, welche therapeutische Rolle Schwestern/Pfleger einnehmen. Hierüber bestehen noch die größten Unterschiede von Einrichtung zu Einrichtung. Dies wird hausintern nur überschaubar, wenn es den Supervisoren gelingt, nicht nur fallbezogen, sondern auch teambezogen und damit gruppendynamisch zu arbeiten (was eine entsprechende zusätzliche Kompetenz erfordert!).

7.3 Institutionelle Aspekte

Darunter werden meistens *arbeitsrechtliche Rahmenbedingungen* verstanden, die definiert sein können durch Arbeitsverträge (am besten nach allgemein gültigen, tariflichen Bedingungen), durch Sonderabreden und durch von der Leitung klar definierte *Arbeitsplatzbeschreibungen*. Gefragt sein kann auch die Rolle der Mitbestimmung, die ein Personalrat oder Betriebsrat bei der Arbeitsplatzgestaltung hat.

Gewichtiger aber sind oft die *Organisationsformen*, die von seiten der ärztlichen Leitung oder der Verwaltung Einfluß auf die alltägliche Arbeit nehmen. Die kritische und zum Teil einseitige Literatur zum Einfluß institutioneller Faktoren und zur Ausübung von „institutioneller Macht" durch Leiter [14], zur „Wunschbeseelung von Institutionsleiter und Lehrtherapeuten" [131], zum Spannungsfeld der Macht [23], zur „Widerspiegelung institutioneller Strukturen und struktureller Spaltungen" [3] und zur „verdeckten institutionellen Dynamik" [149] sollten Anlaß geben, auch die *Leitungsstrukturen* zu hinterfragen. Nur so können auch Innovationen möglich werden, die neuerdings auch von Kostenträgern für den Rehabilitationsbereich angemahnt werden.

Ein besonderes Problem besteht in der Durchführung von Supervisionsaufgaben durch den Leiter einer Einrichtung. Die zentrale Aufgabe einer Supervision, nämlich Einblick in die störungsanfällige Therapeut-Patient-Beziehung zu gewinnen und eine angemessene Hilfestellung zu geben, kann schwer wahrgenommen werden, wenn der Supervisor zugleich als bedrohlich erlebt wird durch die mögliche oder erfolgte Wahrnehmung von Disziplinaraufgaben. Aus diesem Dilemma interner Supervision haben sich drei Lösungsansätze entwickelt:

- Der Leiter wird durch funktionsfähige *Leitungsgremien* entlastet, die auf unterschiedlichen Ebenen und transparent ihre Funktionen wahrnehmen (normsetzendes Leitungsgremium, Gremien für Konzeptentwicklungen und -umsetzungen, koordinierende Gremien, die alle Abteilungen einer Klinik zusammenfassen). Diese Gremien können auch eine vertrauensvolle Zusammenarbeit mit einem Personalrat/Betriebsrat anstreben.
- Es kann eine *externe Supervision* durch einen Fachmann mit freiem Arbeitskontrakt vereinbart werden, die sowohl fallbezogen (dies ist auch die Regel), jedoch auch punktuell team- bzw. institutionsbezogen sein kann. Empfehlenswerte Literatur dazu liegt durchaus vor [79a, 108, 109, 111].
- Leiter supervidieren auch *ambulante* Behandlungen von Mitarbeitern im Rahmen der Weiterbildung; die rechtswirksame Verantwortlichkeit liegt in diesem Fall bei den Behandlern, nicht beim Supervisor.

8 Dokumentation

Die gesetzliche Verpflichtung zur Qualitätssicherung in der stationären Versorgung nach SGB V §137 [134] hat in Bewegung gebracht, was begründete Ratschläge nicht erreicht haben: Es ist sinnvoll zu dokumentieren, und zwar aus mehreren Gründen:

Patientenbezogene Daten – nicht zuletzt auch im Rehabilitationsbereich – könnten bisher Forschungsansätze ermöglichen, die das Erfassen von Risikokonstellationen betreffen und damit die Diagnostik und Prognostik verbessern. Es könnte anhand von diagnostischen „Markern" mehr Licht in das Dunkel mancher Patientenkarriere gebracht werden, z. B. mehr Einblick in Steuerungsmechanismen bzw. Inanspruchnahmeverhalten. Schließlich könnten auch klar dokumentierte Meinungsäußerungen von Patienten zu Beginn und am Schluß eines stationären Aufenthaltes zur weiteren Konzeptentwicklung in einer patientenorientierten Behandlung bzw. Rehabilitation beitragen. „*Klinikparameter*" werden nicht nur die vom Gesetzgeber erwünschten Möglichkeiten eines Klinikvergleichs bieten, sondern auch einen Anreiz für eine klinikinterne Qualitätsüberprüfung von diagnostischen und therapeutischen Leistungen. Auch hieraus können

Konsequenzen für Konzeptfortentwicklungen wirksam werden.

Umfragen im Bereich psychosomatisch-psychotherapeutische Rehabilitationseinrichtungen ließen erkennen, daß weniger als die Hälfte über eine überregional verwendbare *Basisdokumentation* verfügen [107]. Dies hat zwei maßgebliche Gründe: Zum einen steht erst seit kurzem eine wissenschaftlich ausreichend fundierte und von unterschiedlichen Fachvertretern vereinheitlichte Konzeption zur Verfügung [17]. Zum anderen beginnen sich EDV-Systeme auch in außeruniversitären Kliniken durchzusetzen; sie bilden die eigentliche Basis für die Auswertungsmöglichkeiten von Daten. Vorbehalte und Verzögerungen in dieser Entwicklung sollten ernst genommen werden. Noch ist keinesfalls gesichert, daß Dokumentationsinstrumente auch das abbilden, was der Wirklichkeit einer Lebens- und Leidensgeschichte von Patienten und derjenigen eines Leistungsangebotes in einer Klinik nahekommt.

Weitsichtige Träger haben es ermöglicht, daß in den letzten Jahren *Ergebnisforschung* auch im Bereich der stationären Rehabilitation möglich wurde. Die Veröffentlichungen von Schmidt [121] und Zielke [156] haben wichtige Impulse gesetzt, weitere Forschung auch außerhalb des universitären Bereiches zu fördern und zu Verbundstudien auf der Grundlage einer gemeinsamen Basisdokumentation zu ermuntern.

9 Finanzierungsprobleme

Es ist bekannt, daß sich die psychosomatisch-psychotherapeutische Rehabilitation außerhalb des Krankenhausbedarfsplanes und in überwiegend privater Trägerschaft entwickelt hat [96]. Es muß den verantwortlichen ministeriellen Stellen der Länder klar sein, daß Einrichtungen für Rehabilitation die psychosomatisch-psychotherapeutischen Krankenhausbehandlungen nicht ersetzen können.

Rentenversicherungsträger werden ihrerseits aufgrund von Patienten- und Leistungsdaten und unter der Pflicht der selbstauferlegten Qualitätssicherung gehalten sein, sehr differenzierte Bettensatzverhandlungen zu führen. Zukünftige Personalentwicklungen könnten unter folgenden Gesichtspunkten erörtert werden:

- Qualitätssicherung durch Erhalt des derzeitigen Standards?
- Qualtitätssicherung durch weitere Aufgabendifferenzierung und -spezialisierung?
- Qualitätssicherung durch Einschränkung des bisherigen Leistungsangebotes?
- Kostensicherung durch Qualitätsabbau (Rationierung)?

Wer eine Verbesserung der vor- und nachstationären Schnittstellenproblematik will, der sollte auch für eine Finanzierung „aus einer Hand“ sein; d. h., daß Rentenversicherungsträger auch prästationäre Untersuchungen und Vorbereitungen einschließlich Anreise im Einzelfall mitfinanzieren.

Teil II
Rehabilitation spezieller psychosomatischer Krankheitsbilder

Die vorliegende Systematik von „Krankheitsbildern“ soll keinem klassifikatorischen „Schubfachdenken“ und einem pauschalierenden Methodenzentrismus dienen. Die gewählte Synopsis möge verstanden werden als eine *Hilfestellung* für einen geplanten, interaktionellen therapeutischen Prozeß (s. Tab. 21-6). Hinweise zur Epidemiologie, Stadieneinteilung und Prognose einzelner Erkrankungsgruppen findet man besser in Lehrbüchern oder Monographien, wie z. B. bei Kisker und Mitarbeitern [1], Bräutigem [2], Bräutigam und Christian [3] und Schepank [4, 5]. Genauere Diagnoseverteilungen (Erstdiagnosen nach ICD 9) werden auf der Basis einer Umfrage im Bereich psychosomatisch-psychotherapeutischer Rehabilitationskliniken von Potreck-Rose und Neun (1994) vorgelegt werden (Lit. Teil I [107]). In zwei aktuellen Katamnesestudien aus psychosomatischen Kliniken (Schmidt 1991, Zielke 1993) werden Diagnosehäufigkeiten angegeben [1, 121, 156]; sie stimmen im Trend überein mit den von Lachauer und Mitarbeiter genannten Zahlen auf der Basis einer Umfrage im Jahre 1989 [1, 78].

Anhand elf nach ICD 10 relativ gut unterscheidbaren Patientenuntergruppen werden folgende Problemkonstellationen beispielhaft und ohne Anspruch auf Vollständigkeit erörtert:
- Syndrom
- Syndrom Komorbidität
- Art und Ausmaß der Behinderungen
- Behandlungs- und Zuweisungsindikationen
- Qualifikationsanforderungen an das therapeutische Personal.

1 Persönlichkeitsstörungen

(ICD 9: Ziffer 301.0 bis 301.9 bzw. ICD 10: F60 bis F61)

Persönlichkeitsstörungen sind tiefverwurzelte, anhaltende, starre Verhaltens- und Reaktionsmuster in unterschiedlichen sozialen Lebenslagen.

Neben Verhaltensauffälligkeiten sollten alle Aspekte psychischer Funktionsfähigkeit in Betracht gezogen werden. Sie umschreiben *langdauernde* Persönlichkeitsmerkmale, die *deutliche Abweichungen* aufweisen gegenüber der Mehrheit der umgebenden Bevölkerung und häufig auch mit persönlichem Leiden verbunden sind, da sowohl innerseelische Bereiche wie auch die sozialen Beziehungen betroffen sind.

Diagnostische *Leitlinien* des ICD 10:
- Einstellungen und Verhalten sind *deutlich unausgeglichen* oder *rigide*.
- Die Störungen sind in vielen persönlichen und sozialen Situationen *eindeutig unpassend* und mit deutlichen *Einschränkungen* der beruflichen und sozialen Leistungsfähigkeit verbunden.
- Die Störungen sind *andauernd*, nicht auf Episoden psychischer Krankheiten begrenzt; sie haben *Vorläufer* in der Kindheit oder in der Adoleszenz und manifestieren sich auf Dauer erst im Erwachsenenalter.
- Hirnschädigungen oder Erkrankungen oder andere psychiatrische Störungen sind ausgeschlossen worden.

Komorbidität: In der Regel bestehen gleichzeitig Störungen im psychischen (Nrn. 4–7) und/oder im körperlichen Bereich (Nrn. 8 und 9); auch Syndromwechsel zu speziellen Verhaltensauffälligkeiten (Nr. 10) kommen vor.

Behinderungen: Sie liegen häufig mehr im psychosozialen Bereich als im subjektiven Erleben vor. Eingeschränkte Kommunikations- und Leistungsfähigkeiten können nicht nur zu krisenhaften Störungen im beruflichen und partnerschaftlichen Bereich führen; sie können durch spezielle Wahl von Partnerschaften und/oder Berufstätigkeiten im Sinne psychosozialer Arrangements auch lange stabilisiert werden. Persönliches Leiden tritt dann erst auf, wenn diese Arrangements aufgrund innerer oder äußerer Faktoren nicht mehr haltbar sind.

Therapeutische Indikationen: Die Behandlung erfordert in der Regel eine Psychotherapie im engeren Sinne. Umorientierungen im Verhaltens- und Reaktionsstil können Ziel einer stationären Intervalltherapie (Mehrfachaufnahmen) sein, wenn Verlauf und Prognose dazu begründeten Anlaß geben. Nicht selten kann zum Abschluß einer stationären Behandlung/Rehabilitation die Empfehlung zu einer ambulanten psychotherapeutischen Langzeitbehandlung akzeptiert werden. Angebote aus dem Bereich der psychosomatischen Grundversorgung werden zwar gerne akzeptiert, reichen aber nicht aus.

Anforderungen an das Personal: Sie können beträchtlich sein, wenn die anhaltenden Reaktionsmuster offen oder verdeckt auch den oder die Therapeuten involvieren. Verlegungen oder disziplinarische Entlassungen sind meistens nur Notmaßnahmen ohne therapeutischen Gewinn.

2 Andauernde Persönlichkeitsänderungen

(ICD 9: Ziffer 309 bzw. ICD 10: F62)

Wie bei den Persönlichkeitsstörungen handelt es sich um *andauernde* und *eindeutige* Veränderungen in Wahrnehmung, Denken und Verhalten bezüglich der Umwelt und der eigenen Person. Diese Merkmale sollten *deutliche* Ausprägung von *unflexiblem* und *fehlangepaßtem* Verhalten kennzeichnen.

In Abgrenzung zu den Persönlichkeitsstörungen setzen die Persönlichkeitsänderungen nach *verheerenden traumatischen* Erfahrungen oder nach *schweren oder wiederholt* aufgetretenen oder langdauernden *psychischen Störungen* ein.

Eine posttraumatische Belastungsreaktion (Nr. 3) kann einer Persönlichkeitsänderung vorausgehen, letztere ist dann eine irreversible Auswirkung einer derartigen Störung.

Diagnostische *Leitlinien* nach ICD 10:
- Einstellung und Verhalten sind deutlich unangepaßt, unflexibel.

- Die Störungen führen zur Beeinträchtigung in den zwischenmenschlichen, sozialen und beruflichen Beziehungen; beobachtet werden feindliche oder mißtrauische Haltung, sozialer Rückzug.
- Die Persönlichkeitsveränderung müssen über 2 Jahre dauern, haben keine Vorläufer in dem vortraumatischen Lebensabschnitt.
- Hirnschädigung und Erkrankung oder andere psychiatrische Störungen sind ausgeschlossen worden.

Andauernde Persönlichkeitsänderungen *nach psychischen Erkrankungen* treten nach der klinischen Rückbildung einer emotional *extrem belastenden* psychischen Störung auf. Es wird offengelassen, ob diese psychischer oder psychosomatischer Art war. Diese Form einer Persönlichkeitsveränderung kann ohne Berücksichtigung des subjektiven, gefühlsmäßigen Erlebens und einer *möglichen prämorbiden* spezifischen *Vulnerabilität* nicht vollständig erklärt werden.

Zusätzliche klinische Merkmale:

- ständige Klagen, krank zu sein, oft verbunden mit hypochondrischen Befürchtungen
- dysphorische oder labile Stimmung
- Überzeugung, durch Krankheit verändert und stigmatisiert worden zu sein
- Unfähigkeit zur Aufnahme und Beibehaltung enger persönlicher Beziehung, soziale Isolation; hochgradige Abhängigkeit sowie Anspruchshaltung.

Bei *anderen* andauernden „Persönlichkeitsänderungen“ (ICD 10 F62.8) werden gesondert zwei auslösende Konstellationen genannt: Syndromentwicklung im Rahmen eines *chronischen Schmerzsyndroms* oder nach einem *Trauerfall.*

Komorbidität: In der Regel oft verknüpft mit der Gruppe der psychischen Störungen (Nrn. 4–7) und derjenigen mit körperlichen Störungen (Nrn. 8 und 9).

Behinderungen: Das Ausmaß der subjektiven und psychosozialen Störungen kann beträchtlich sein. Oft dominieren umfangreiche subjektive Krankheitstheorien, sehr wechselhafte Arzt-Patient-Beziehungen und eher instabile psychosoziale Arrangements. Fehlanpassungen münden nicht selten in ein Ausscheiden aus dem Erwerbsleben (Arbeitslosigkeit, Arbeitsunfähigkeiten und Berentungen).

Therapeutische Indikationen: Erforderlich wäre eine Psychotherapie im engeren Sinne, nicht selten in einer Kombination von Einzel- und Gruppentherapie. Sozialtherapeutische Beratungen werden eher akzeptiert als von Patienten mit Persönlichkeitsstörungen. Weitere Angebote, z. B. aus dem Spektrum der Psychotherapie im weiteren Sinne und des psychosomatischen Grundangebotes werden zwar ebenfalls leichter akzeptiert, reichen aber allein oft nicht aus. Die prognostisch ungünstige Langzeitperspektive überwiegt auch in dieser Gruppe, so daß bei entsprechender Verlaufsform und Prognose auch eine Intervalltherapie (stationäre Mehrfachaufnahmen) indiziert sein kann. In der Regel akzeptieren aber die Betroffenen am Schluß einer stationären Behandlung/Rehabilitation auch die Empfehlung einer ambulanten Langzeitpsychotherapie.

Anforderungen an das Personal: Kommunikationsstörungen dieser Art induzieren nicht nur krisenhafte Gruppeninteraktionen unter den Patienten, sondern auch ebensolche in der Beziehung zu dem therapeutischen Personal. Überforderungen schon durch wenige Patienten mit Persönlichkeitsstörungen und Persönlichkeitsänderungen sind rasch gegeben, wenn Personalknappheit und nicht ausreichende Kompetenz in psychotherapeutischer Gruppenarbeit zusammentreffen.

3 Belastungsreaktionen und -störungen

Hierbei handelt es sich um recht individuelle Reaktionsweisen auf äußere *außergewöhnlich belastende* Lebensereignisse bzw. *anhaltend unangenehme Situationen.*

Ausschlaggebende Kausalfaktoren sind *Ereignisse*, die *akut* und *schwer belastend* sind oder als kontinuierliches *Trauma* wirken; in jedem Fall gibt es auch eine individuelle „Vulnerabilität“, die allerdings als Auslösefaktoren weder eine nötige noch ausreichende Bedingung darstellen.

Es werden unterschieden:

- Die *akute Belastungsreaktion* (ICD 9: Ziffer 308; ICD 10: F43.0).

Diagnostische *Leitlinien* nach ICD 10:

- Gemischte und gewöhnlich wechselnde Störungen von beträchtlichem Schweregrad; selten Ausbrüche von Angst, Panik, Aggression und/oder Suizidgedanken mit anfänglichem Zustand von „Betäubung“; später Depression, Angst, Ärger, Verzweiflung; Überaktivität und/oder Rückzug.
- Klarer zeitlicher Zusammenhang mit einer ungewöhnlichen Belastungssituation. Eine rasche Remission innerhalb von wenigen Stunden oder bei anhaltender Belastung Abklingen nach 24 bis 48 Stunden; nach 3 Tagen nur mehr minimal vorhanden.

- Die *posttraumatische Belastungsstörung* bzw. *-reaktion* (ICD 9: Ziffer 308, ICD 10: F43.1)

Diagnostische *Leitlinien* nach ICD 10:
- Andauerndes Gefühl von Betäubtsein, emotionaler Stumpfheit, Anhedonie; wiederholte unausweichliche Erinnerungen oder Wiederinszenierungen des Ereignisses in Gedächtnis, Tagträume oder Träumen mit Ängsten und Depressionen; gewöhnlich vegetative Übererregbarkeit, Schreckhaftigkeit, Schlaflosigkeit im Sinne einer „Verstörung".
- Üblicherweise Befürchtungen und Vermeidungen, Gleichgültigkeit gegenüber anderen Menschen, Teilnahmslosigkeit der Umgebung gegenüber.
- Verzögerte Reaktion auf ein belastendes Ereignis oder eine Situation mit außergewöhnlicher Bedrohung oder katastrophenartigem Ausmaß innerhalb von 6 Monaten, evtl. auch länger.

– *Anpassungsstörungen* (ICD 9: Ziffer 309 bzw. ICD 10: F43.2).
Gemeint sind Zustände von subjektivem Leiden und emotionaler Beeinträchtigung, die soziale Funktionen und Leistungen behindern und während des Anpassungsprozesses nach einer *entscheidenden Lebensveränderung* oder belastenden Lebensereignissen wie auch schwerer körperlicher *Erkrankung* auftreten. Die Belastung kann die bisherige Unversehrtheit des sozialen Netzes betroffen haben (Trauerfall oder Trennungserlebnis), das weitere Umfeld, soziale Unterstützung oder sozialer Werte (Emigration oder Flucht). Die individuelle Disposition spielt bei dem möglichen Auftreten und bei dieser Form eine größere Rolle als bei den vorherigen Gruppen; es ist aber dennoch davon auszugehen, daß das Krankheitsbild ohne die Belastung nicht entstanden wäre.

Diagnostische *Leitlinien* nach ICD 10:
- Depressive Stimmung, Angst, Besorgnis; ein Gefühl, unmöglich zurechtzukommen, vorauszuplanen oder fortzufahren.
- Gewisse Einschränkungen bei der Bewältigung der alltäglichen Routine, gelegentlich dramatisches Verhalten oder selten Gewaltausbrüche.
- Die Symptome halten meist nicht länger als 6 Monate an, außer einer längeren depressiven Reaktion (ICD 10: F43.21).

Komorbidität: Besonders bei den Belastungs- und Anpassungsstörungen nicht selten Verknüpfungen mit Störungen im körperlichen Bereich (Nrn. 8 und 9).

Behinderungen: Diese können im psychosozialen Bereich bei der Gruppe der Anpassungsstörungen erheblich sein, auch zur Auflösung bisheriger stabiler psychosozialer Arrangements führen. Zu den entscheidenden Lebensveränderungen kann auch ein Ausscheiden aus dem Arbeitsleben gehören, ebenso eine Ehescheidung.

Therapeutische Indikationen: Belastungs- und Anpassungsstörungen bedürfen nicht unbedingt einer Psychotherapie im engeren Sinn. Diese Patienten können von einer Psychotherapie im weiteren Sinn ebenso profitieren wie von dem Angebot einer psychosomatischen Grundversorgung, besonders in der Initialphase der stationären Behandlung/Rehabilitation. Die Rückkehr in eine hausärztliche Weiterbetreuung unter den Gesichtspunkten einer psychosomatischen Grundversorgung wäre jedem dieser Patienten zu wünschen.

Anforderungen an das Personal: Zu Störungen der Beziehungen kommt es weniger durch Affektausbrüche, sondern durch die Verunsicherung des Zustandes von „Betäubung"; die Kenntnis von akuten und chronischen Depersonalisationszuständen kann den Umgang erleichtern, da schwer erkennbare Kontaktstörungen den Umgang erschweren.

4 Depressive Störungen

(ICD 9: Ziffer 300.4, ICD 10: F32, F33 und F34.1)

Bei dieser Gruppe von Störungen bestehen die Hauptsymptome in einer Veränderung der Stimmung oder der Affektivität zur Depression hin (mit oder ohne begleitende Angst) oder zur gehobenen Stimmung.

Der Beginn der einzelnen Episoden ist oft mit *belastenden Ereignissen oder Situationen* in Zusammenhang zu bringen. Im ICD 10 wird auf die Abgrenzung zur Psychoseerkrankung verzichtet. Hingegen kann nach Verlauf und Schweregrad unterschieden werden zwischen
- einer depressiven *Episode* (F32)
- einer *rezidivierenden* (F33)
- einer *anhaltenden* affektiven (F34) Störung.

Die *Schweregraduntergliederung* erfolgt nach
- „leicht" (Schwierigkeiten, die normale Berufstätigkeit und soziale Aktivitäten fortzusetzen)
- „mittelgradig" (erhebliche Schwierigkeiten, soziale, häusliche und berufliche Aktivitäten fortzusetzen)
- „schwer" (soziale, häusliche und berufliche Tätigkeiten nur sehr begrenzt möglich).

Rezidivierende und anhaltende affektive Störungen können jahrelang bestehen und beträchtliches subjektives Leiden und Beeinträchtigungen nach sich ziehen. Bei der chronisch depressiven Verstimmung (F34.1) kann eine leichte depressive Episode vorangehen (z.B. nach einem Trauerfall oder einer anderen offensichtlichen Belastung).

Diagnostische *Leitlinien* nach ICD 10:
- Gedrückte Stimmung, Freudlosigkeit, Interessenverlust, verminderter Antrieb, mit oder ohne begleitende Angst, oder gehobene Stimmung.

- Erhöhte Ermüdbarkeit und Aktivitätseinschränkung, oft nach nur kleinen Anstrengungen; verminderte Konzentration und Aufmerksamkeit; vermindertes Selbstwertgefühl und Selbstvertrauen, Schuld- und Wertlosigkeitsgefühle, negative und pessimistische Zukunftsperspektiven; gedachte oder ausgeführte Selbstverletzungen oder Suizidhandlungen; Schlafstörungen; verminderter Appetit.
- Typische „somatische" Symptome: Verlust an Bewegungsfreude, psychomotorische Hemmung bzw. Agitiertheit; Gewichtsverlust; Libidoverlust.

Komorbidität: Episodische und rezidivierende Formen findet man nicht selten bei Störungen der Person (Nr. 1–3), beigemischt den psychischen Störungen (Nr. 5–7) sowie bei den körperlichen Störungen (Nr. 8–11). Die langanhaltenden affektiven Störungen verschmelzen auch oft mit Persönlichkeitsänderungen (Nr. 2).

Behinderungen: Rezidivierende und anhaltende Störungen sind subjektiv außerordentlich behindernd durch innere Leere und Antriebslosigkeit oder selbstquälerische Phantasien; psychosoziale Arrangements können durch exzessive und erschöpfende Opfer- und Leistungshaltungen gekennzeichnet sein und kollusive Partnerschaftsbeziehungen aufrechterhalten.

Therapeutische Indikationen: Rezidivierende und anhaltende depressive Störungen mit mittelgradiger oder schwererer Beeinträchtigung bedürfen einer Psychotherapie im engeren Sinne; aber auch Beratungen und Kreativtherapie führen zu Besserungen. Die Empfehlung zu einer psychotherapeutischen ambulanten Langzeitpsychotherapie wird oft auch angenommen.

Anforderungen an das Personal: Dieses kann in selbstquälerische Beziehungsformen und suizidale Krisen involviert werden.

5 Angststörungen

(ICD 9: Ziffern 300.0 u. 300.2, ICD 10: F40 u. F41)

Es werden zwei wesentliche *Untergruppen* von Angststörungen beschrieben:

- Bei den *Phobien* führen eindeutig definierte, im allgemeinen aber ungefährliche Situationen oder Objekte außerhalb der betreffenden Person zu leichtem Unbehagen bis zu panischer Angst. Die Panik unterbleibt, wenn solche Situationen gemieden werden können; allein schon die Vorstellung einer solchen Situation kann aber schon Erwartungangst erzeugen.
- Bei der zweiten Gruppe handelt es sich um Anfälle von *Panik,* die meistens nur Minuten dauert, begleitet von körperlichen Beschwerden; in den angstfreien Zeiträumen verbleibt aber eine Erwartungsangst vor einer erneuten „Attacke".

Diagnostische *Leitlinien* nach ICD 10:

- *Agoraphobie:* Es besteht Angst vor offenen Plätzen, vor Menschenmengen oder bei der Vorstellung, hilflos in der Öffentlichkeit liegenzubleiben oder keinen nutzbaren Fluchtweg zu finden. Hinzu kommen vegetative Symptome wie Herzklopfen usw. Vermeidungen führen zu erheblichen sozialen Einschränkungen. Häufig ist die Angst mit Depressionen vergesellschaftet; es können zusätzlich Zwangssymptome und soziale Phobien auftreten.
- *Soziale Phobie:* Im Vordergrund steht die Furcht vor prüfender Betrachtung durch andere Menschen. In der Regel hat der Betroffene ein niedriges Selbstwertgefühl mit der Angst vor entblößender Kritik. Gleichzeitig kommen vegetative Symptome wie Erröten, Händezittern, Übelkeit oder Drang zum Wasserlassen vor. In extremen Fällen kommt es zu beträchtlichem Vermeidungsverhalten bis hin zur vollständigen sozialen Isolierung.
- *Panikstörung:* Es kommt immer wiederkehrend zu schweren Angstattacken ohne Bezug zu spezifischen Situationen oder Umständen und daher unvorhersehbar und anfallsartig. Die Angsteinbrüche sind situationsunspezifisch, ohne daß objektive Gefahr besteht. Die Zeit zwischen den Attacken ist weitgehend angstfrei, jedoch mit Erwartungsangst.
- *Generalisierte Angststörung:* Frei flottierende, anhaltende Angst. Der Betroffene hat ausgedehnte Befürchtungen, Sorgen und Vorahnungen. Zusätzlich kommt es zu vegetativen Symptomen wie Zittern, Nervosität, Schwitzen, Benommenheit, Herzklopfen usw. Es bestehen Tendenzen zur erheblichen Chronifizierung.

Komorbidität: Die phobischen Störungen verbinden sich oft mit anhaltenden depressiven Störungen (Nr. 4) und mit Zwangsstörungen (Nr. 6); Panikstörungen findet man häufig zusammen mit Somatisierungsstörungen (Nr. 8) und Erschöpfungssyndromen (Nr. 9).

Therapeutische Indikationen: Patienten dieser Störungsgruppe bedürfen einer Psychotherapie im engeren Sinne, erfahren eine Besserung auch durch psychotherapeutische Maßnahmen im weiteren Sinne, insbesondere durch Kreativtherapien.

Phobien und generalisierte Angststörungen geben Anlaß für eine Empfehlung zu einer ambulanten psychotherapeutischen Langzeittherapie.

Anforderungen an das Personal: Patienten mit Panikstörungen können durch Hilflosigkeits- und Klammerhaltungen das therapeutische Personal involvieren, spontane „Gruppenaufregung" unter Mitpatienten erzeugen und therapeutischen „Dauereinsatz" induzieren, wenn nicht Grenzen gesetzt werden.

6 Zwangsstörungen

(ICD 9: Ziffer 300.3 und ICD 10: F42)

Charakteristisch für diese Gruppe von Störungen sind wiederkehrende, sich in *unangenehmer* Weise *wiederholende* Zwangsgedanken und Zwangshandlungen, die der Person zugehörig, aber quälend und sinnlos, gewälttätig oder obszön erscheinen, wobei die betroffene Person *erfolglos* versucht, Widerstand zu leisten.

Diagnostische *Leitlinien* nach ICD 10:
- Bei Überwiegen von *Zwangsgedanken* oder Grübelzwang: Ideen, Vorstellungen oder Impulse, die der Betroffene zwar als eigene erlebt, zugleich aber auch unwillkürlich und abstoßend; Ideen, bildhafte Vorstellungen, Impulse können in pseudophilosophische Überlegungen unabwägbarer Alternativen münden (Grübeleien, häufig verbunden mit der Unfähigkeit, triviale, aber notwendige Entscheidungen des täglichen Lebens zu treffen).
- Bei Überwiegen von *Zwangshandlungen* oder Zwangsritualen: Die meisten Zwangshandlungen beziehen sich auf Reinlichkeit im Sinne von übertriebener Ordnung und Sauberkeit oder bestehen aus wiederholten Kontrollen, die eine möglicherweise gefährliche Situation verhindern sollen. Das Ritual scheint wie ein wirkungsloser symbolischer Versuch, eine bedrohende oder von ihr ausgehende Gefahr abzuwenden – sonst tritt Panik ein. Die Beeinträchtigungen sollen wenigstens 2 Wochen lang an den meisten Tagen nachweisbar sein, quälend erlebt und die normale Aktivität stören.

Komorbidität: Häufige Kombination mit Panikattacken oder leichten Phobien (Nr. 5); mit Panikattacken verbunden oft auch Somatisierungsstörungen (Nr. 8).

Behinderungen: Besonders im subjektiven Bereich ausgedehnt wegen der dauerhaften „inneren Beschäftigung". Psychosoziale Arrangements können in ritualisierter Form einen Teil der Zwangshandlungen verdecken, involvieren aber die Partner in sadomasochistische Beziehungsformen, die Partnerschaft und Beruf erheblich „zementieren" können, wenn nicht innere oder äußere Faktoren destabilisieren.

Therapeutische Indikationen: Längerdauernde Zwangsstörungen bedürfen einer Psychotherapie im engeren Sinne; Psychotherapie im weiteren Sinne und Angebote der psychosomatischen Grundversorgung werden als „Verordnung" zwar akzeptiert und dienen als entlastende „Beschäftigung", ohne Veränderungen zu bewirken. Der Empfehlung zu einer ambulanten Langzeitpsychotherapie kann nur ein Teil der Patienten folgen.

Anforderungen an das Personal: Das therapeutische Personal kann von aggressiven Durchbrüchen überrascht werden, wird aber eher gelähmt durch die gleichbleibenden gequälten oder latent quälenden Rituale, wenn sie mit Panik einhergehen und dann „in Beschlag" nehmen.

7 Dissoziative Störungen

(ICD 9: Ziffer 300.1 und ICD 10: F44)

Kennzeichen dieser Störungen sind der völlige oder teilweise Verlust der Fähigkeit, Erinnerungen an die Vergangenheit, sowie die eigene psychophysische Identität zu bewahren und/ oder die körperlichen Empfindungen bzw. eigenen Körperbewegungen bewußt zu kontrollieren.

Die Fähigkeit zur bewußten und selektiven Kontrolle kann von Tag zu Tag oder sogar von Stunde zu Stunde wechseln, plötzlich beginnen und ebenso plötzlich beendet sein, remittieren oder in einen chronischen Verlauf übergehen. Patienten dieser Gruppe verleugnen oft auffallend die für andere ganz offensichtlich zutage getretenen *Probleme und Schwierigkeiten,* die meist zeitlich eng zum Symptombeginn nachzuweisen sind: traumatisierende *Ereignisse,* unlösbare oder unerträgliche *Konflikte* oder gestörte *Beziehungen.*

Diagnostische *Leitlinien* nach ICD 10:
- Nachweis eines zeitlichen Zusammenhangs mit einer psychischen Verursachung, auch wenn diese vom Patienten geleugnet wird.
- Veränderungen, bei denen zwar eine körperliche Ursache ausgeschlossen wird, aber Vorstellungen des Patienten über eine körperliche Erkrankung mitgestaltend wirken.
- Charakteristische Formen: dissoziative Amnesie, Fugue, dissoziativer Stupor, Trance- und Besessenheitszustände, dissoziative Störungen der Bewegung und der Sinnesempfindungen, z. B. Verlust der Bewegungsfähigkeit von Körpergliedern, Zittern, Krampfanfälle, Sensibilitäts- und Empfindlichkeitsstörungen.

Komorbidität: Gemeinsames Vorliegen von Persönlichkeitsstörungen und Persönlichkeitsänderungen (Abschn. 1 und 2) kann vorkommen, auch Kombinationen mit Somatisierungsstörungen (Abschn. 8).

Behinderungen: Besonders in Verbindung mit Persönlichkeitsstörungen sind wechselnde psychosoziale Arrangements, Verliebtheiten wie Trennungen zu beobachten; es sind mehr die stark wechselnden bis chaotischen Lebensbezüge im Vordergrund als die subjektiv erlebten Störungen.

Therapeutische Indikationen: In erster Linie ist Psychotherapie im engeren Sinne gefragt; Angebote anderer Art können enthusiastisch aufgenommen, aber ebenso rasch auch wieder fallengelassen werden. Ein Teil der Patienten kann auch die Empfehlung zu einer ambulanten Langzeitpsychotherapie akzeptieren.

Anforderungen an das Personal: Das Personal kann in dramatische Szenen involviert werden, in Ängste und/oder Indifferenz über das „Theater" geraten.

8 Somatisierungsstörungen

(ICD 9: Ziffern 306 und 307.8 bzw. ICD 10: F45)

Dieser Störungsgruppe wird ein Syndrom mit *multiplen, wiederholt* auftretenden und *häufig wechselnden* Beschwerden und Verhaltensmerkmalen zugeordnet, vor allen Dingen aber eine bestimmte Verlaufscharakteristik mit langer Patientenkarriere und Beeinträchtigung im sozialen und interpersonellen Kontext.

Diagnostische *Leitlinien* nach ICD 10:

1. Mindestens 2 Jahre anhaltende multiple und unterschiedliche, häufig wechselnde körperliche Symptome, für die keine ausreichenden somatischen Erklärungen ärztlicherseits gefunden wurden; deutliche Angst und Depression kommen häufig vor.
2. Die Patienten bestehen aber hartnäckig auf einer weiteren Klärung der körperlichen Symptome, nehmen die Versicherungen auch mehrerer Ärzte ebensowenig an wie die Überweisung zum Psychotherapeuten. Erst nach einigen Jahren konsultieren sie schließlich doch einen Psychiater oder Psychotherapeuten und haben bis dahin eine lange und komplizierte Patientenkarriere hinter sich mit vielen ergebnislosen Untersuchungen und erfolglosen Operationen. Abhängigkeit oder Mißbrauch von Medikamenten (gewöhnlich Tranquilizer und Analgetika) resultieren aus ärztlichen Verschreibungen.
3. Häufig sind mit dem chronischen Verlauf langdauernde Störungen bzw. Beeinträchtigungen familiärer und sozialer Funktionen verbunden.

Neben einer hypochondrischen Verlaufsform (ICD 10: 45.2) gibt es folgende *zwei häufige Unterformen*:

- Die *somatoforme autonome Funktionsstörung* (ICD 9: Ziffern 306 bis 306.9 bzw. ICD 10: F45.3): Der körperliche Beschwerdekomplex umfaßt einerseits Beschwerden, die nachweisbar Symptome vegetativer Überstimulation darstellen, andererseits auch Mißempfindungen unbestimmter Art wie Schwere, Enge, Brennen, Ziehen usw. Letztere werden von den Patienten einem bestimmten Organ oder System zugeordnet, und zwar mit einem hartnäckigen Beharren. Psychische Belastungsfaktoren oder Schwierigkeiten geben zwar viele Patienten an, ohne von sich aus aus der einseitig somatischen Patientenkarriere heraustreten zu können. Es bleibt bei einer *intensiven* und *quälenden* Beschäftigung mit der Möglichkeit einer ernsthaften Organerkrankung.
- Die *anhaltende somatoforme Schmerzstörung* (ICD 9: Ziffer 307.8 bzw. ICD 10: F45.4): Vorherrschende Beschwerde ist ein andauernder, schwerer und quälender Schmerz, der durch einen pathophysiologischen Prozeß nicht vollständig erklärt werden kann. Es kommt sehr leicht zu Krisen in der Arzt-Patient-Beziehung, weil einerseits Schwierigkeiten in der ärztlichen Differentialdiagnostik bestehen und andererseits eine Tendenz auf seiten der Patienten dazu beiträgt (Verängstigung und aufmerksamkeitsuchendes Verhalten und/oder Vorwürfe). Es bestehen Verbindungen zu emotionalen Konflikten oder psychosozialen Problemen.

Komorbidität: Nicht selten sind andauernde Persönlichkeitsstörungen, ohne daß der Anlaß in seiner psychischen Relevanz gewürdigt wird. Besonders die Verlaufsform mit chronischer Schmerzstörung läßt sich mit einer zusätzlichen Persönlichkeitsänderung (Nr. 2) beschreiben.

Die *Behinderungen* im Sinne einer subjektiven Störung können alle inneren kognitiven Prozesse ebenso schwer beeinträchtigen wie etwa bei den Zwangsstörungen. Körperliche und psychosoziale Funktionseinschränkungen können besonders bei den chronischen Schmerzstörungen zu dauerhafter Arbeitslosigkeit und Erwerbsunfähigkeit führen. Somatisierungsstörungen in Verbindung mit Angststörungen beeinflussen ebenfalls ausgedehnte Bereiche im beruflichen und familiären Leben, involvieren und belasten Partnerschaften.

Therapeutische Indikationen: Psychotherapie im weiteren Sinne kann leichter akzeptiert werden als die professionelleren Formen der Psychotherapie. Hilfreich erlebt wird auch das psychosomatische Grundangebot, insbesondere in der Initialphase einer stationären Behandlung/Rehabilitation. Der Bezugstherapeut ist dann auch mehr Dreh- und Angelpunkt bei Zuweisungen zu notwendigen organmedizinischen Konsiliaruntersuchungen; psychosomatische Beratungsgespräche können der Verbesserung der Krankheitsbewältigung dienen, ebenso themenzentrierte Gruppengespräche.

Anforderungen an das Personal: Ärzte und Pflegepersonal sind oft involviert und gefordert, z.B. gleichzeitig Sachinformationen zu geben und zuhörende, empathische Präsenz zu vermitteln. „Abblockieren" und rasches Weiterverweisen kann die Patientenkarriere ebenso verlängern wie bohrend-psychologisierende Aufklärungsarbeit oder gar Vorwürfe.

9 Erschöpfungssyndrom

(ICD 9: Ziff. 300.5 bzw. ICD 10: F48.0)

Hauptcharakteristikum des Erschöpfungssyndroms ist die Klage über vermehrte Müdigkeit vor oder nach geistiger Anstrengung, häufig mit einer abnehmenden Arbeitsleistung oder Effektivität bei der Bewältigung täglicher Aufgaben.

Zwei Hauptunterformen überschneiden sich in der Regel: die geistige Ermüdbarkeit und die körperliche Schwäche und Erschöpfung. Es gibt aber beträchtliche kulturelle Unterschiede; nicht zuletzt deswegen wird der Begriff „Neurasthenie" für diese Erkankungsgruppe nur mehr selten benutzt. Diagnostische *Leitlinien* nach ICD 10:

1. Anhaltende und gequälte Klagen über gesteigerte geistige Ermüdbarkeit, bei der ein unangenehmes Eindringen ablenkender Assoziationen oder Erinnerungen beschrieben und als Konzentrationsschwäche und allgemein uneffektives Denken erlebt werden.
2. Das Gefühl körperlicher Schwäche und Erschöpfung nach nur geringer Anstrengung, begleitet von muskulären und anderen Schmerzen mit dem Gefühl der Unfähigkeit, sich zu entspannen.
3. Es finden sich weiterhin eine ganze Reihe von anderen unangenehmen körperlichen Empfindungen wie Schwindelgefühle, Spannung, Kopfschmerz, Gefühl einer allgemeinen Unsicherheit. Der Schlaf ist häufig in der anfänglichen oder mittleren Phase gestört, es kann aber auch Hypersomnie im Vordergrund stehen.
4. Neben Reizbarkeit, Sorge über abnehmendes geistiges Wohlbefinden, Freudlosigkeit gibt es unterschiedlich leichte Grade von Depression und Ängsten.

Komorbidität: Dieses Syndrom kennzeichnet eine große Gruppe von Patienten in der Initialphase der Rehabilitation und erweist sich erst im weiteren therapeutischen Prozeß als hochgradig verwandt entweder mit dem Formenkreis der depressiven Affektstörungen (Nr. 4), der Angststörungen (Nr. 5) oder dem der Somatisierungsstörungen (Nr. 8); introvertierte Charaktermanifestationen sind beobachtbar, aber noch nicht in operationalisierbarer Form zu beschreiben bzw. von der Gruppe der Durchschnittsbevölkerung zu unterscheiden. Unklare, aber quälende Mißempfindungen können auch besser verstanden werden, wenn ein weiteres Syndrom differenziert wird: das Depersonalisations-/Derealisationssyndrom [ICD 9: Ziffer 300.6 bzw. ICD 10: F48.1].

Behinderungen: Der hohe Grad subjektiver Gestörtheit wird durch die Mitteilung des Gequältseins ebenso belegt wie das Beschreiben von ohnmächtig Beeinflußtwerden. Hierin ist die Verwandtschaft mit den Zwangsstörungen angezeigt. Psychophysische Beeinträchtigungen stehen dann hinter den oft umfangreichen Funktionsstörungen im psychosozialen Bereich, gegen die bis zu einem „Zusammenbruch" oft noch energiezehrend angekämpft wird.

Therapeutische Indikationen: Dieses Syndrom hat, vergleichbar mit den akuten Belastungsreaktionen (Nr. 3) in der Initialphase einer stationären Behandlung/Rehabilitation einen hohen Bedarf an Elementen der psychosomatischen Grundversorgung. Erst im Verlauf von 2–3 Wochen kann eine speziellere Behandlungsindikation Gestalt annehmen. Meist empfehlen sich Angebote aus dem Bereich der Psychotherapie im weiteren Sinne. Notwendige Klärungen auf körperlicher und sozialer Ebene bestimmen auch vielfältige Zuweisungsindikationen. Sie alle müssen auf der Basis einer vertrauensvollen Patient-Therapeut-Beziehung verstanden und „verarbeitet" werden.

Anforderungen an das Personal: Es ist nicht leicht, der „Beziehungsfalle" einer ausschließlichen Symptom- und Befundorientierung zu entgehen, weil in der Regel sofortige Symptomentlastung angemahnt wird. Das Problem des Nichtaushalten-Könnens oder -Wollens kann erst in einem Interaktionsvorgang wechselseitiger „Anpassung" geklärt werden. Abbrüche stationärer Behandlungs-/Rehabilitationsansätze müssen verstanden und akzeptiert werden.

10 Verhaltensauffälligkeiten mit körperlichen Störungen

(ICD 9: Ziffern 302, 307 und ICD 10: F50, F51 und F52)

Bei der Gruppe der *Eßstörungen* handelt es sich um eindeutige Syndrome, die in vollem *Bewußtsein selber herbeigeführt* werden.

Neben biologischen und soziokulturellen Faktoren werden psychologische Konstellationen und eine Vulnerabilität der *Persönlichkeit* in Betracht gezogen.

Diagnostische *Leitlinien* nach ICD 10:

1. Klinische Charakteristik mit eindeutigen Leitsymptomen.
2. Gelegentlich spezifische psychische Störungen wie Angst, zu dick zu werden (Körperschemastörung) oder übertriebene Beschäftigung mit dem Essen bzw. Versuche, Impulsen entgegenzusteuern (selbstinduziertes Erbrechen, Mißbrauch von Abführmitteln usw.).
3. Charakteristische Formen der Eßstörung: Anorexia nervosa (auch mit atypischen Verläufen), Bulimia nervosa (auch mit atypischen Verläufen), Eßattacken.

Bei den nichtorganischen *Schlafstörungen* können Dauer, Qualität oder Zeitpunkt des Schlafes aufgrund emotionaler Ursachen gestört sein.

In vielen Fällen finden sich Begleitsymptome einer anderen psychischen oder körperlichen Erkrankung. Es werden u. a. folgende Formen unterschieden:

Diagnostische *Leitlinien* der nichtorganischen *Insomnie* nach ICD 10:

1. Die Schlafstörung ist objektivierbar, tritt wenigstens 3mal pro Woche und mindestens 1 Monat lang auf.
2. Die Schlafdauer und -qualität wird als unbefriedigend erlebt und steht in Verbindung mit einem überwiegenden Beschäftigtsein und der Sorge über deren negative Konsequenzen.
3. Die Störung kann sich auch konkret störend auf die soziale und berufliche Leistungsfähigkeit auswirken.

Bei der *nichtorganischen Hypersomnie* handelt es sich bei Ausschluß einer organischen Ursache ebenfalls um eine Störung in Verbindung mit psychischen Ursachen (d. h. mit bestimmten unangenehmen Erlebnissen während des Tages); sie können aber auch verleugnet werden, obwohl solche Erlebnisse feststellbar sind. Auch diese Störung kann von deutlicher Erschöpfung begleitet werden und/oder eine Beeinträchtigung der sozialen und beruflichen Leistungsfähigkeit mit sich bringen.

Zu Verhaltensauffälligkeiten kommt es auch bei *Mißbrauch von Substanzen,* die keine Abhängigkeit hervorrufen (ICD 9 Ziffer 305 bzw. ICD 10 F55).

Der Mißbrauch betrifft im wesentlichen drei Substanzgruppen:

- psychotrope Substanzen ohne Abhängigkeitspotential wie Antidepressiva
- Laxanzien
- Analgetika.

Der anhaltend ungerechtfertigte Gebrauch kann mit einer ärztlichen Verordnung oder Empfehlung begonnen haben; er wird erleichtert dadurch, daß die Substanzen ohne Rezept käuflich zu erhalten sind. In der Regel außerhalb der ärztlichen Kontrolle entwickeln sich dann schädliche körperliche Auswirkungen. Der Versuch, den Gebrauch der Substanzen auszureden, sie zu verbieten oder nicht mehr zu verschreiben, stößt auf Widerstand der Betroffenen.

Komorbidität: Übergänge und Kombinationen mit der Gruppe der Persönlichkeitsstörungen (Nr. 1) und den andauernden Persönlichkeitsänderungen (Nr. 2) sind nicht selten, werden nur lange verdecktgehalten oder einfach nicht erkannt (dies gilt auch für die oft zusätzlich bestehenden Sexualstörungen, ICD 9: Ziff. 302 bzw. ICD 10: F 52).

Behinderungen: Die „Auffälligkeiten" aus den Alltagsbeziehungen herauszuhalten, kostet viel inneren und äußeren Aufwand; das Ausmaß der subjektiven Störung wird oft verkannt wegen der Verleugnungstendenz und dem hohen Grad von psychomotorischer und psychosozialer Überaktivität. Bei niedriger Frustrationstoleranz, insbesondere bei der Untergruppe der Eßstörungen und der Patienten mit Mißbrauch von Substanzen, ist die soziale Integration schwach und von Beziehungsabbrüchen gekennzeichnet.

Therapeutische Indikationen: Auch diese Gruppe kann zunächst eher Psychotherapie im weiteren Sinne akzeptieren, insbesondere Kreativtherapien, die körperliche und emotionale Wahrnehmungsprozesse fördern und Freiraum geben für psychomotorische Bedürfnisse. Auch Elemente der psychosomatischen Grundversorgung erleichtern das „Einleben" in der Initialphase der stationären Behandlung/Rehabilitation.

Begründete Konsiliaruntersuchungen im körperlichen Bereich vermitteln den Betroffenen das Gefühl einer umfassenden Akzeptanz.

Anforderungen an das Personal: Belastungen für das Personal entstehen durch Impulshandlungen, die in der Regel auch die sozialen Regeln und Normen der Gesamtklinik und die der Mitpatienten überschreiten. Abverlangt wird Standfestigkeit und Einfühlungsvermögen auch zu ungewöhnlichen Zeiten, meist außerhalb der Kontaktzeiten mit den hauptzuständigen Therapeuten. Eine emotionale Diskontinuität in der therapeutischen Beziehung fordert mehr von der Gesamtperson der Therapeuten (z. B. einfühlsame Regulierung von Nähe und Distanz), weniger die Kenntnis von „Methodenwissen".

11 Psychosomatosen

(ICD 9: Ziffer 316 bzw. ICD 10: F54)

> Es handelt sich hierbei um eine nicht näher definierte Gruppe von Patienten mit *körperlichen* Erkrankungen, die auch primär als solche (anderorts) klassifiziert werden.

In der ICD-10-Systematik soll aber im Sinne einer Komorbiditätszuordnung eine Kategorie erhalten bleiben, die auch psychische Störungen wie *Sorgen* und *ängstliche* Erwartungen umfaßt, die langanhaltend sind und wegen einer zu geringen Spezifität eine Zuordnung zu anderen Störungen des Kapitels V nicht rechtfertigen. Eine wesentliche Rolle in der Ätiologie der nur beispielhaft genannten körperlichen Erkrankungen wird jedoch für wahrscheinlich gehalten.

Komorbidität: Nur im Einzelfall zu entscheiden. Es können sich übergangslos Syndrome mit Störungen der Psyche, der Person Körperbaus anschließen.

Behinderungen: Je nach Ort der organbezogenen subjektiven und psychosozialen Störung sind Behinderungen sehr unterschiedlich, insbesondere dann, wenn es zu Persönlichkeitsänderungen (Nr. 2) oder Anpassungsstörungen (Nr. 3) gekommen ist.

Therapeutische Indikationen: Befinden und Verlauf können wesentlich beeinflußt werden durch Angebote der psychosomatischen Grundversorgung und im nicht-akuten Stadium auch durch Elemente einer Psychotherapie im weiteren Sinne.

Anforderungen an das Personal: Schwere Belastungen für die beteiligten Therapeuten können bei der Wahrnehmung entstehen, daß lebensgefährliche somatische Krisen sich eindeutig aus emotional und interaktionell nachvollziehbaren Beziehungskrisen entwickeln, in die auch die betroffenen Therapeuten involviert sind (z. B. durch eigenen emotionalen Rückzug, Urlaubs- und Krankheitsfall).

12 Zusammenfassung

Die *Synopsis* der verschiedenen psychischen und psychosomatischen Störungsbereiche (Tab. 21-6) erlaubt durchaus das Umreißen eines *Anforderungsprofils* an Kliniken, die solche Patienten behandeln und/oder rehabilitieren wollen:

Kliniken bzw. Abteilungen mit Schwergewicht auf Störungen der Person und der Psyche werden gefordert sein, ausreichende Strukturqualität im personellen Bereich kontinuierlich bereitzuhalten (schwerpunktmäßige Anwendung einer Psychotherapie im engeren Sinne!). Kliniken und Ab-

Tabelle 21-6 Psychische und psychosomatische Störungen und ihre Klassifikation nach ICD 9 und 10.

	ICD 9	*ICD 10*
I Störungen der Person		
1. Persönlichkeitsstörungen	301.0–301.9	F60–F61
2. andauernde Persönlichkeitsänderungen	309	F62
3. Belastungsreaktionen/-störungen	308, 309	F43.0, F43.1, F43.2, F43.21
II Störungen der Psyche		
4. Depressive Störungen	300.4	F32, F33, F34.1
5. Angststörungen	300.0, 300.2	F40, F41
6. Zwangsstörungen	300.3	F42
7. dissoziative Störungen	30.1	F44
III Störungen des Körpererlebens		
8. Somatisierungsstörungen	306, 307.8	F45
9. Erschöpfungssyndrom	300.5	F48.0
10. Verhaltensauffälligkeiten mit körperlichen Störungen	307	F50, F51, F52
IV Störungen (Erkrankungen) der Organe		
11. Psychosomatosen	316 + Organziffer*	F54 + Organziffer*

* z. B. Asthma bronchiale (F54, J45.9), Dermatitis und Ekzem (F54, L23 bis L25), Magenulkus (F54, K25), Colitis mucosa (F54, K58), Colitis ulcerosa (F54, K51), Urtikaria (F54, L50)

teilungen, die schwerpunktmäßig Patienten mit Störungen der Psyche und des Körpererlebens behandeln bzw. rehabilitieren, werden in der Personalstruktur und -qualifikation andere Akzente setzen müssen (Psychotherapie im weiteren Sinne, psychosomatische Grundversorgung). Einrichtungen, die sich die Aufgabe gesetzt haben, eine größere Anzahl von Patienten mit Psychosomatosen zu behandeln und/oder zu rehabilitieren, werden sowohl einen hohen Standard im medizinisch-fachärztlichen Bereich brauchen, wie auch qualifiziertes Personal für eine Psychotherapie im weiteren Sinne und besonders in der psychosomatischen Grundversorgung.

Literatur Teil I

1. Adler, R., W. Hemmeler: Praxis und Theorie der Anamnese. Fischer, Stuttgart - New York 1986.
2. Alexander, G.: Eutonie - Ein Weg der körperlichen Selbsterfahrung. Kösel, München 1981.
3. Bardè, B., D. Mattke (Hrsg.): Therapeutische Teams. Vandenhoeck & Ruprecht, Göttingen - Zürich 1993.
4. Basler, H.D.: Das Verhältnis der Compliance-Forschung zum Patienten. In: Schneider, W. (Hrsg.): Indikationen zur Psychotherapie - Anwendungsbereiche und Forschungsprobleme, S. 167–182. Beltz, Weinheim - Basel 1990.
5. Bastiner, R.: Adaptive Indikationen in der zielorientierten Psychotherapie. In: Baumann, U. (Hrsg.): Indikation zur Psychotherapie, S. 158 - 168. Urban & Schwarzenberg, München - Wien - Baltimore 1981.
6. Beck, U.: Gegengifte - Die organisierte Unverantwortlichkeit. Suhrkamp, Frankfurt/M. 1988.
7. Beck, U.: Politik in der Risikogesellschaft. Suhrkamp, Frankfurt/M. 1991.
8. Becker, H., W. Senf: Praxis der stationären Psychotherapie. Thieme, Stuttgart - New York 1988.
9. Beese, F. (Hrsg.): Stationäre Psychotherapie - Modifiziertes psychoanalytisches Behandlungsverfahren und therapeutisch nutzbares Großgruppengeschehen. Vandenhoeck & Ruprecht (Medizinische Psychologie), Göttingen 1978.
10. Bettelheim, B.: Der Weg aus dem Labyrinth - Leben lernen als Therapie. Ullstein, Frankfurt 1974.
11. Bettelheim, B.: Liebe allein genügt nicht - Die Erziehung emotional gestörter Kinder. Klett-Cotta, Stuttgart 1988.
12. Beutel, M.: Was schützt Gesundheit? Zum Forschungsstand und der Bedeutung von personalen Ressourcen in der Bewältigung von Alltagsbelastungen und Lebensereignissen. Psychother. med. Psychol. 39 (1989) 452 - 462.
13. Biefang, S.: Bericht über den Workshop „Instrumente der Funktions- bzw. Leistungsdiagnostik für die Rehabilitation" am 27./28. April 1993. Schloß Reisensburg (Günzburg).
14. Bilitza, K.: Zur Psychoanalyse der Abwehr archaischer Ängste und Impulse durch soziale Organisationen. Gruppenpsychother. Gruppendyn. 27 (1991) 27 - 36.
15. Borens, R., G. Wittich: Klinische Rehabilitation von psychosomatischen Patienten - eine Rehabilitation zu Verhaltensgestörten? Therapiewoche 26 (1976) 950 - 954.
16. Brede, K. (Hrsg.): Einführung in die Psychosomatische Medizin. Athenäum Fischer, Frankfurt/M. 1974.
17. Broda, M., R.W. Dahlbender, M. v. Rad, J. Schmidt, R. Schors: Überregionale Basisdokumentation in der stationären Psychotherapie und Psychosomatik. In: Schneider, W., H.J. Freyberger, A. Muhs, G. Schüßler (Hrsg.): Diagnostik und Klassifikation nach ICD-10 Kap. V. Vandenhoeck & Ruprecht, Göttingen - Zürich 1993.
18. Broda, M. (Hrsg.): Der „Gesunde" Kranke - Ein Beitrag zur Problematisierung von Bewältigungszielen in der Copingforschung. Prax. klin. Verhaltensmed. Rehab. 1 (1988) 6 - 8.
19. Buchheim, P., R.W. Dahlbender, H. Kächele: Biographie und Beziehung in der psychotherapeutischen Diagnostik. In: Janssen, P.L., W. Schneider (Hrsg.): Diagnostik in Psychotherapie und Psychosomatik, S. 106–134. Fischer, Stuttgart - Jena - New York 1994.
20. Bundesversicherungsanstalt für Angestellte (Hrsg.): Rehabilitation 1993 - Vorträge zum Rehabilitationsforum der BfA vom 29. bis 30. April 1993. Reihe BfA aktuell, Berlin 1993.
21. Bungard, W., D. Reihl, A. Schubert: Psychosoziale Betreuung im Arbeitsleben - Ergebnisse der wissenschaftlichen Begleitforschung zum Modellversuch „Psychosozialer Dienst Ludwigshafen". Deutscher Studien Verlag, Weinheim 1989.
22. Cohn, R.C.: Von der Psychoanalyse zur themenzentrierten Interaktion. Klett, Stuttgart 1975.
23. Doppler, K.: Gruppendynamik und Organisationsentwicklung im Spannungsfeld der Macht - Chancen und Gefährdungen eines handlungsorientierten Ansatzes. Gruppenpsychother. Gruppendyn. 29 (1993) 103 - 114.
24. Dührssen, A.: Die biographische Anamnese unter tiefenpsychologischem Aspekt. Vandenhoeck & Ruprecht (Medizinische Psychologie) Göttingen - Zürich 1981.

24a. Eckert, J., B. Strauss: Zusammenhänge zwischen interpersonalen Problemen und dem Behandlungsergebnis nach stationärer Gruppentherapie. Gruppendynamik 29 (1993) 227 - 294.

25. Ehlers, W.: Empirische Persönlichkeitsdiagnostik in der Psychoanalyse - Probleme und Lösungsversuche einer Fragebogenuntersuchung an neurotischen Patienten und normalgesunden Probanden. Habilitation. Klinisch-Medizinische Fakultät der Universität Ulm 1984.
26. Ehlers, W., H. Enke: Diagnostik präödipaler Störungen. Psychosom. Med. 34 (1988) 325 - 337.
27. Engel, G. L.: Psychisches Verhalten in Gesundheit und Krankheit. Ein Lehrbuch für Ärzte, Psychologen und Studenten. Huber, Bern - Stuttgart - Wien 1976.
28. Enke, H., A. Houben, E. Ferchland, G. Maass, P. Rotas, G. Wittich: Gruppenpsychotherapie - Ihre Bedeutung für die stationäre Psychotherapie in der Inneren Klinik. In: Keiderling, W. (Hrsg.): Beiträge zur Inneren Medizin, S. 699 - 711. Schattauer, Stuttgart 1964.

28a. Ermann, M.: Psychotherapeutische und psychosomatische Medizin. Kohlhammer, Stuttgart 1995.

29. Faber, F.R., R. Haarstrick: Kommentar Psychotherapie-Richtlinien. Jungjohann, Neckarsulm - Stuttgart 1991.
30. Faller, H.: Subjektive Krankheitstheorien: Determinanten oder Epiphänomene der Krankheitsverarbeitung? Z. psychosom. Med. 39 (1993) 356 - 374.
31. Feiereis, H., R. Saller: 3 heiße Eisen (Der schmerzende Dialog oder Vom heillosen Sprechen). Marseille, München 1992.
32. Feldenkrais, M.: Bewußtheit durch Bewegung. Suhrkamp, Frankfurt 1981.

33. Fisch, R., J.H. Weakland, L. Segal: Strategien der Veränderung. Klett-Cotta, Stuttgart 1987.
34. Flick, U. (Hrsg.): Alltagswissen über Gesundheit und Krankheit. Subjektive Theorien und soziale Repräsentationen. Asanger, Heidelberg 1991.
35. Foulkes, S.H.: Gruppenanalytische Psychotherapie. Pfeiffer, München 1992.
36. Franke, A., M. Broda (Hrsg.): Psychosomatische Gesundheit – Versuch einer Abkehr vom Pathogenese-Konzept. Dgvt, Tübingen 1993.
37. Franz, M., N. Schiessl, R. Manz, R. Fellhauer, H. Schepank, W. Tress: Zur Problematik der Psychotherapiemotivation und der Psychotherapieakzeptanz – Erste Ergebnisse aus der Mannheimer Interventionsstudie. Psychother. Psychosom. med. Psychol. 40 (1990) 369–374.
38. Freyberger, H.-J., H. Dilling, E. Schulte-Markwort: Referenztabellen der WHO zum Kapitel V (F) der 10. Revision der Internationalen Klassifikation der Krankheiten (ICD-10): ICD-9 vs. ICD-10. Fortschr. Neurol. Psychiat. 61 (1993) 109–127.
39. Fromm, E.: Zum Gefühl der Ohnmacht. In: Dahmer, H. (Hrsg.): Analytische Sozialpsychologie. Bd. 1, S. 219–242. Suhrkamp 1980.
40. Fuchs, M.: Funktionelle Entspannung. Hippokrates, Ulm 1984.
41. Fürstenau, P.: Zur Theorie psychoanalytischer Praxis – Psychoanalytisch-sozialwissenschaftliche Studien. Klett-Cotta, Stuttgart 1979.
42. Fürstenau, P.: Entwicklungsförderung durch Therapie – Grundlagen psychoanalytisch-systemischer Psychotherapie. Pfeiffer, München 1992.
43. Gerdes, N.: Kur und Rehabilitation: Eine kritische Bestandsaufnahme aus soziologischer Sicht. In: Verband Deutscher Rentenversicherungsträger (Hrsg.): Modelle der Rehabilitation – psychologischer und gesellschaftlicher Kontext. Klinische Psychologie in der Rehabilitationsklinik. Bd. 5, S. 11–22. Diss.-Druck, Darmstadt 1992.
44. Geyer, S.: Medizinsoziologische Überlegungen zur Chronifizierung neurotischer und psychosomatischer Erkrankungen. Prax. Klin. Verhaltensmed. Rehab. 17 (1992) 64–68.
45. Grawe, K.: Grundriß einer Allgemeinen Psychotherapie. Psychotherapeut 40 (1995) 130–145.
46. Grawe, K., R. Donati, F. Bernauer: Psychotherapie im Wandel – Von der Konfession zur Profession. Hogrefe, Göttingen – Bern – Toronto – Seattle 1994.
47. Greve, W.: Ziele therapeutischer Intervention: Probleme der Bestimmung, Ansätze der Beschreibung, Möglichkeiten der Begründung und Kritik – Überblicksarbeit. Z. Klin. Psychol. 4 (1993) 347–373.
48. Groeben, N., D. Wahl, J. Schlee, B. Schelle: Forschungsprogramm Subjektive Theorien. Eine Einführung in die Psychologie des reflexiven Subjekts. Francke, Tübingen 1988.
49. Günay, E., A. Haag: Krankheit in der Emigration – Eine Studie an türkischen Patientinnen in der Allgemeinpraxis aus psychosomatischer Sicht. Psychother. Psychosom. med. Psychol. 40 (1990) 417–422.
50. Hahn, P.: Ärztliche Propädeutik – Gespräch, Anamnese, Interview. Springer, Berlin – Heidelberg – New York 1988.
51. Hau, R.F. (Hrsg.): Klinische Psychotherapie in ihren Grundzügen. Hippokrates, Stuttgart, Vandenhoeck & Ruprecht, Göttingen 1975.
52. Heigl, F.: Indikation und Prognose in Psychoanalyse und Psychotherapie. Vandenhoeck & Ruprecht (Medizinische Psychologie), Göttingen 1978.
53. Heigl, F.: Psychotherapeutischer Gesamtbehandlungsplan. In: Baumann, Chr. (Hrsg.): Indikation zur Psychotherapie – Perspektiven für Praxis und Forschung, S. 41–51 . Urban & Schwarzenberg, München – Wien – Baltimore 1981.
54. Heigl, F., H. Neun (Hrsg.): Psychotherapie im Krankenhaus – Behandlungskonzepte und -methoden in der stationären Psychotherapie. Vandenhoeck & Ruprecht (Medizinische Psychologie), Göttingen 1981.
55. Heigl-Evers, A.: Konzepte der analytischen Gruppenpsychotherapie. Vandenhoeck & Ruprecht (Medizinische Psychologie), Göttingen 1972.
56. Heigl-Evers, A., F. Heigl, J. Ott (Hrsg.): Lehrbuch der Psychotherapie. Fischer, Stuttgart – Jena 1993.
57. Heigl-Evers, A., U. Henneberg-Mönch, C. Odag, G. Standke (Hrsg.): Die Vierzigstundenwoche für Patienten – Konzept und Praxis teilstationärer Psychotherapie. Vandenhoeck & Ruprecht (Medizinische Psychologie), Göttingen – Zürich 1986.
58. Heising, G., E. Wolff: Kotherapie in Gruppen. Vandenhoeck & Ruprecht (Medizinische Psychologie), Göttingen 1976.
59. Hellwig, A., M. Schoof (Hrsg.): Psychotherapie und Rehabilitation in der Klinik. Vandenhoeck & Ruprecht (Medizinische Psychologie), Göttingen 1990.
60. Helmchen, H., U. Rüger: Neurosen und psychosomatische Erkrankungen als klassifikatorisches und diagnostisches Problem. Z. psychosom. Med. 26 (1980) 205–216.
61. Hilpert, H., R. Schwarz, F. Beese (Hrsg.): Psychotherapie in der Klinik – Von der therapeutischen Gemeinschaft zur stationären Psychotherapie. Springer, Berlin – Heidelberg – New York 1981.
62. Hoffmann, S.O.: Gründung eines Arbeitskreises „Operationalisierte psychodynamische Diagnostik" (OPD). Prax. Psychother. Psychosom. 38 (1993) 59–60.
63. Janssen, P. L.: Psychoanalytische Therapie in der Klinik. Klett-Cotta, Stuttgart 1987.
64. Janssen, P.L., W. Schneider (Hrsg.): Diagnostik in Psychotherapie und Psychosomatik. Fischer, Stuttgart – Jena – New York 1994.
65. Kächele, H.: Aktuelle Trends der Ergebnisforschung in der Psychotherapie und deren Bedeutung für die Psychosomatik. Psychother. Psychosom. med. Psychol. 9/10 (1986) 307–312.
66. Kächele, H.: Wie lange dauert Psychotherapie? Psychother. Psychosom. med. Psychol. 40 (1990) 148–151.
67. Kisker, K.P., H. Freyberger, H.K. Rose, E. Wulff: Psychiatrie, Psychosomatik, Psychotherapie. Thieme, Stuttgart – New York 1991.
68. Klußmann, R. (Hrsg.): Psychosomatische Beratung. Vandenhoeck & Ruprecht, Göttingen 1992.
69. Koch, U., F. Potreck-Rose: Chronifizierungsprozesse bei psychosomatischen Patienten. Schattauer, Stuttgart – New York 1994.
70. König, K.: Einzeltherapie außerhalb des klassischen Settings. Vandenhoeck & Ruprecht, Göttingen 1993.
71. König, K.: Indikation – Entscheidungen vor und während einer psychoanalytischen Therapie. Vandenhoeck & Ruprecht, Göttingen 1994.
72. König, K., W.-V. Lindner: Psychoanalytische Gruppentherapie. Vandenhoeck & Ruprecht, Göttingen 1991.
73. König, K., H. Neun: Psychotherapeutische Heilverfahren. In: Hahn, P. (Hrsg.): Die Psychologie des 20. Jahrhunderts – IX Ergebnisse für die Medizin (1), S. 989–993. Kindler, Zürich 1979.
74. König, K.: Einführung in die stationäre Psychotherapie. Vandenhoeck & Ruprecht, Göttingen, 1995.

74a. König, K.: Der Einfluß des klinisch-psychotherapeutischen Settings auf die konfliktorientierte Behandlungsmotivation der Patienten. Psychother. med. Psychol. 25 (1975) 103-108.
75. Kriebel, A.: Spielräume und Grenzsetzungen in der stationären Psychotherapie. Z. psychosom. Med. 39 (1993) 75-88.
76. Kühnlein, I.: Langfristige Effekte stationärer Psychotherapie: Erklärungs- und Umsetzungsformen der Erfahrung von Psychotherapie im Alltag. Psychother. Psychosom. med. Psychol. 43 (1993) 341-347.
77. Lachauer, R.: Der Fokus in der Psychotherapie - Fokalansätze und ihre Anwendung in Kurztherapie und anderen Formen analytischer Psychotherapie. Pfeiffer, München 1992.
78. Lachauer, R., H. Neun, W. Dahlmann: Psychosomatische Einrichtungen in Deutschland - Eine Bestandsaufnahme. Psychother. Psychosom. med. Psychol. 42 (1992) 1-10.
79. Lamprecht, F., J. Schmidt: Das Zauberbergprojekt - Zwischen Verzauberung und Ernüchterung. In: Ahrens, St. (Hrsg.): Entwicklung und Perspektiven der Psychosomatik in der BRD. Springer, Berlin - Heidelberg 1990.
79a. Lenz, G., W. Mertens, H. J. Lang (Hrsg.): Die Seele im Unternehmen: psychoanalytische Aspekte von Führung und Organisation im Unternehmen. Springer, Berlin - Heidelberg - New York 1991.
80. Leuzinger-Bohleber, M. (Hrsg.): Psychoanalytische Kurztherapien - Zur Psychoanalyse in Institutionen. Westdeutscher Verlag, Wiesbaden 1985.
81. Leyer, E.M.: Verborgene Strukturen in der ärztlichen und psychotherapeutischen Interaktion mit ausländischen Patienten - dargestellt und diskutiert am Beispiel eines türkischen chronisch Schmerzkranken. Psychother. Psychosom. med. Psychol. 40 (1990) 423-431.
82. Leymann, H.: Mobbing - Psychoterror am Arbeitsplatz und wie man sich dagegen wehren kann. Rowohlt, Reinbek 1993.
83. Lieberz, K.: Zur Sozialisation neurotischer Patienten. Z. psychosom. Med. 28 (1982) 14-29.
84. Lowen, A.: Bioenergetik - Der Körper als Retter der Seele. Rororo, Reinbek 1979.
85. Luborsky, L.: Einführung in die analytische Psychotherapie - Ein Lehrbuch, 2. Aufl. Springer, Berlin - Heidelberg - New York 1995.
86. Lüders, W.: Psychotherapeutische Beratung - Theorie und Technik. Vandenhoeck & Ruprecht (Medizinische Psychologie), Göttingen 1974.
87. Mann, J.: Psychotherapie in 12 Stunden - Zeitbegrenzung als therapeutisches Instrument. Walter, Olten - Freiburg im Br. 1978.
88. Mans, E. J.: Der Beitrag der Sozialarbeit zur psychosomatischen Rehabilitation in der Rentenversicherung. Das Gesundheitswesen 56 (1994) 439-443.
89. Mans, E. J.: Der Umgang mit der Indikation in der psychotherapeutischen Erstuntersuchung. Zeitschr. Psychosom. Med. (1994) 174-187.
90. Mark, N.: Psychosomatische Grundversorgung. Deutscher Ärzte-Verlag, Köln 1994.
91. Meermann, R., W. Vandereycken: Verhaltenstherapeutische Psychosomatik in Klinik und Praxis. Schattauer, Stuttgart 1994.
92. Meermann, R.: Stationäre Verhaltenstherapie - Indikationen und Behandlungsmöglichkeiten. TW Neurologie Psychiatrie 7 (1993) 435-439.
93. Meermann, R.: Verhaltenstherapie in der Klinik - Versorgungssituation, Behandlungsergebnisse, Wirksamkeit. Nervenheilk. 12 (1993) 451-457.
94. Mentzel, G. (Hrsg.): Die psychosomatische Kurklinik. Vandenhoeck & Ruprecht (Medizinische Psychologie), Göttingen - Zürich 1981.
95. Mentzel, Ch., G. Mentzel: Die Patienten der psychosomatischen Kurklinik. Z. psychosom. Med. Psychoanal. 23 (1977) 56-72.
96. Mentzos, St.: Neurotische Konfliktverarbeitung - Einführung in die psychoanalytische Neurosenlehre unter Berücksichtigung neuer Perspektiven. Fischer, Frankfurt a.M. 1984.
97. Meyer, A.-E.: Die Zukunft der Psychosomatik in der BRD - eine Illusion? Psychother. Psychosom. med. Psychol. 40 (1990) 337-345.
98. Moeller, M.L.: Krankenverhalten und Krankenversorgung in der psychosozialen Medizin. In: Volkholz, V. et al. (Hrsg.): Analyse des Gesundheitssystems. Athenäum Fischer, Frankfurt a.M. 1974.
99. Müller-Fahrnow, W., B. Sakidalski, B. Sommhammer, S. Wittkopf: Die Klassifikation Therapeutischer Leistungen (KTL) für den Bereich der medizinischen Rehabilitation - Ein systematischer Ansatz zur Dokumentation von Rehabilitationsleistungen. Prax. Klin. Verhaltensmed. Rehab. 24 (1993) 254-263.
100. Muthny, F. A. (Hrsg.): Krankheitsverarbeitung - Hintergrundtheorien, klinische Erfassung und empirische Ergebnisse. Springer, Berlin - Heidelberg - New York 1990.
101. Neun, H.: Psychosomatische Einrichtungen. Vandenhoeck & Ruprecht, Göttingen 1994.
102. Neun, H., M. Dümpelmann: Depersonalisation. In: Hirsch, M. (Hrsg.): Der eigene Körper als Objekt - Zur Psychodynamik selbstdestruktiven Körperagierens, S. 33-76. Springer, Berlin - Heidelberg - New York 1989.
103. Neun, H.: „Psychovegetativ gestörte" Patienten - Sackgassen und Auswege im therapeutischen Setting. Münch. med. Wschr. 132 (1990) 800-803.
104. Odak, C., U. Henneberg-Mönch: Indikation zur teilstationären Psychotherapie. In: Heigl-Evers, A., U. Henneberg-Mönch, G. Standtke: Die Vierzigstundenwoche für Patienten. Konzept und Praxis teilstationärer Psychotherapie. Vandenhoeck und Ruprecht, Göttingen - Zürich 1986.
105. Peters, M., H. Löwenberg: Erwartungen an die Behandlung in einer Psychosomatischen Klinik. Z. Psychosom. Med. 39 (1993) 38-50.
106. Potreck-Rose, F., U. Koch: Chronifizierungsprozesse bei psychosomatischen Patienten - Ein Forschungsbericht. 1994.
107. Potreck-Rose, F., H. Neun: Daten zur psychosomatischen Versorgung in Deutschland. 1994 (in Vorbereitung).
108. Pühl, H. (Hrsg.): Handbuch der Supervision - Beratung und Reflexion in Ausbildung, Beruf und Organisation. Edition Marhold. Spiess, Berlin 1992.
109. Pühl, H., W. Schmidbauer: Supervision und Psychoanalyse - Plädoyer für eine emanzipatorische Reflexion in den helfenden Berufen. Kösel, München 1986.
110. Quint, H., P.L. Janssen: Psychotherapie in der psychosomatischen Medizin - Erfahrungen, Konzepte, Ergebnisse. Springer, Berlin - Heidelberg - New York 1987.
111. Rappe-Giesecke, K.: Theorie und Praxis der Gruppen- und Teamsupervision. Springer, Berlin - Heidelberg - New York 1990.

112. Redl, F.: Erziehung schwieriger Kinder. Piper & Co., München 1974.
113. Reister, G., R. F. Fellhauer, M. Franz, Th. Wirth, D. Schellberg, H. Schepank, W. Tress.: Psychometrische Erfassung von Abwehrmechanismen: Zusammenhang zwischen Fragebogen und Expertenrating. Erste Validitätsuntersuchungen. Psychother. Psychosom. med. Psychol. 43 (1993) 15–20.
114. Richter, H.E.: Flüchten oder Standhalten. Rowohlt, Reinbeck 1976.
115. Richter, H.E.: Der schwierige Weg einer kritischen Psychosomatik. Psychother. Psychosom. med. Psychol. 40 (1990) 318–323.
115a. Rohner, R., W. Köpp (Hrsg.): Das Fremde in uns, die Fremden bei uns. Ausländer in Psychotherapie und Beratung. Roland Asanger, Heidelberg 1993.
116. Rosin, U., W. Tress: Interpersonelle Medizin in der ärztlichen Sprechstunde. In: Tress, W. (Hrsg.): Psychosomatische Grundversorgung – Kompendium der interpersonellen Medizin. Schattauer, Stuttgart – New York 1994 (S. 36–47).
117. Rudolf G.: Psychotherapeutische Medizin – Ein einführendes Lehrbuch auf psychodynamischer Grundlage. Enke, Stuttgart 1993.
117a. Rudolf, G.: Untersuchung und Befund bei Neurosen und Psychosomatischen Erkrankungen – Materialien zum „Psychischen und Sozial-Kommunikativen Befund“. Beltz, Weinheim – Basel 1981.
118. Rudolf, G., R. Manz: Zur prognostischen Bedeutung der therapeutischen Arbeitsbeziehung aus der Perspektive von Patienten und Therapeuten. Psychother. Psychosom. Med. Psychol., S. 193–199. Thieme, Stuttgart – New York 1993.
119. Rudolf, G., T. Grande, U. Porsch: Die initiale Patient-Therapeut-Beziehung als Prädiktor des Behandlungsverlaufs. Z. psychosom. Med. Psychoanal. 1 (1988) 32–49.
120. Schepank, H., W. Tress (Hrsg.): Die stationäre Psychotherapie und ihr Rahmen. Springer, Berlin – Heidelberg – New York 1988.
121. Schmidt, J.: Evaluation einer Psychosomatischen Klinik. Verlag für Akademische Schriften, Frankfurt 1991.
122. Schmitt, G., Th. Seifert, H. Kächele: Stationäre analytische Psychotherapie. Schattauer, Stuttgart 1993.
123. Schneider, W., H.J. Freyberger, A. Muhs, G. Schüßler (Hrsg.): Diagnostik und Klassifikation nach ICD-10 Kap. V. Vandenhoeck & Ruprecht, Göttingen 1993.
124. Schneider, W.: Die Psychotherapiemotivation – Behandlungsvoraussetzung oder ein zu vernachlässigendes Konstrukt. In: Schneider, W. (Hrsg.): Indikation zur Psychotherapie, S. 183–201. Beltz, Weinheim – Basel 1990.
125. Schneider, W., H.D. Basler: Der Stellenwert der Psychotherapiemotivation bei der Indikationsstellung zur Psychotherapie. In: Zielke, M., J. Sturm, N. Mark (Hrsg.): Die Entzauberung des Zauberbergs – Therapeutische Strategie und soziale Wirklichkeit – Rahmenbedingungen der therapeutischen Arbeit und deren Bedeutung für die klinische Praxis, S. 194–212. Verlag modernes lernen, Dortmund 1988.
126. Schneider, W., H.-J. Freyberger: Diagnostik in der psychoanalytischen Psychotherapie unter besonderer Berücksichtigung deskriptiver Klassifikationsmodelle. Forum Psychoanal. 6 (1990) 316–330.
127. Schöttler, B., M.B. Buchholz: „Haltung“, „Prozeßphantasie“ und „Fortschrittsvorstellung“ nach stationärer Psychotherapie – Das Tiefenbrunner Abschlußinterview. Psychother. Psychosom. med. Psychol. 43 (1993) 140–149.
128. Schüßler, G.: Bewältigung chronischer Krankheiten – Konzepte und Ergebnisse. Vandenhoeck und Ruprecht, Göttingen 1993.
129. Schüßler, G., E. Leibing, U. Rüger: Multiaxiale Diagnostik in der Psychosomatik und Psychotherapie – Ein Erfahrungsbericht. Z. psychosom. Med. 36 (1990) 343–354.
130. Schumacher, W.: Psychodynamische versus psychiatrische Diagnose – Aspekte der unbewußten Bedeutung der Diagnose für Patienten und Therapeuten. Z. psychoanal. Theorie und Praxis, Null-Nummer (1985) 47–63.
131. Scobel, W. A.: Was ist Supervision? Vandenhoeck & Ruprecht, Göttingen 1989.
132. Senf, W.: Die Funktion der Phantasie in der Psychosomatik – Das subjektive Bild vom kranken Körper. Prax. Psychother. Psychosom. 38 (1993) 32–41.
133. Siegrist, J.: Zur Sozio-Psycho-Somatik von Herz-Kreislauf-Risiken. Psychother. med. Psychol. 39 (1989) 110–114.
134. Sozialgesetzbuch: SGB V – Gesetzliche Krankenversicherung mit Nebenbestimmungen. Textausgabe des Verlages C.H. Beck im dtv 1992.
135. Sozialgesetzbuch: SGB VI – Gesetzliche Rentenversicherung mit Nebenbestimmungen. Textausgabe des Verlages C.H. Beck im dtv 1992.
136. Stierlin, H.: Zur Familienpsychosomatik heute. Psychother. Psychosom. med. Psychol. 40 (1990) 357–362.
137. Stössel, J.-P.: Tüchtig oder tot – Die Entsorgung des Leidens. Herder/Spektrum, Freiburg i. Br. 1991.
138. Strauß, B.: Empirische Untersuchungen zur stationären Gruppenpsychotherapie: eine Übersicht. Gruppenpsychother. Gruppendynamik 28 (1992) 125–149.
139. Strauß, B., A. E. Meyer: Psychoanalytische Psychosomatik. Schattauer, Stuttgart – New York 1994.
140. Streeck, U.: Klinische Psychotherapie als Fokalbehandlung. Z. psychosom. Med. 37 (1991) 5–13.
141. Stroeken, H.: Kleine Psychologie des Gesprächs. Vandenhoeck & Ruprecht, Göttingen – Zürich 1993.
142. Strupp, H.H., J.L. Binder: Kurzpsychotherapie. Klett-Cotta, Stuttgart 1991.
143. Tress, W.: Psychosomatische Grundversorgung – Kompendium zur interpersonellen Medizin. Schattauer, Stuttgart – New York 1994.
144. Uexküll, T. v.: Psychosomatische Medizin. Urban & Schwarzenberg, München – Wien – Baltimore 1990.
145. Uexküll, T. v.: Rückmeldung als Modell interpersonaler Beziehungen: Psychosomatische Medizin als Beziehungsmedizin. Deutsches Kollegium für Psychosomatische Medizin (DKPM), Mitteilungen an die Mitglieder Nr. 20 (1992).
146. Uexküll, T. v.: Das Problem der Entsprechung von Rollen und Gegenrollen bei Arzt und Patient. In: Jappe, G., C. Nedelmann (Hrsg.): Zur Psychoanalyse der Objektbeziehungen, S. 37–73. Grommann-Holzboog, Stuttgart 1980.
147. Verband Deutscher Rentenversicherungsträger (Hrsg.): Empfehlungen zur Weiterentwicklung der medizinischen Rehabilitation in der gesetzlichen Rentenversicherung 1991.
148. Weber-Falkensammer, H.: Psychologische Therapieansätze in der Rehabilitation. Fischer, Stuttgart – Jena – New York 1992.
149. Wellendorf, F.: Supervision als Institutionsanalyse. In: Pühl, H., W. Schmidbauer: Supervision und Psycho-

analyse – Plädoyer für eine emanzipatorische Reflexion in den helfenden Berufen. Kösel, München 1986.
150. Willi, J., E. Heim: Psychosoziale Medizin 1. Grundlagen. Springer, Berlin – Heidelberg – New York 1986.
151. Wirsching, M.: Psychosomatik und Psychotherapie im Umbruch – Der ökologische Wandel auf dem Wege in eine andere Moderne. Z. psychosom. Med. 37 (1991) 389–401.
152. Wittchen, H.-U., H. Unland: Neue Ansätze zur Symptomerfassung und Diagnosestellung nach ICD-10 und DSM-III-R: Strukturierte und standardisierte Interviews. Z. Klin. Psychol. 20 (1991) 321–342.
153. Wittich, G.H.: Psychosomatische Rehabilitation. Arbeitsmed. Sozialmed. Arbeitshyg. 2 (1967) 73–75.
154. Yalom, I.D.: Theorie und Praxis der Gruppenpsychotherapie – Ein Lehrbuch. Pfeiffer, München 1989.
155. Zauner, J.: Analytische Psychotherapie und soziales Lernen in Klinik und Heim. Prax. Kinderpsychol. 21 (1972) 166 – 171.
156. Zielke, M.: Wirksamkeit stationärer Verhaltenstherapie. Beltz, Weilheim 1993.
157. Zielke, M., J. Sturm (Hrsg.): Handbuch der stationären Verhaltenstherapie. S. 31–38. Beltz, Weilheim 1994.
158. Zielke, M., J. Sturm, N. Mark (Hrsg.): Die Entzauberung des Zauberbergs – Therapeutische Strategie und soziale Wirklichkeit. S. 11–25. Verlag modernes Lernen, Dortmund 1988.

Literatur Teil II

1. Kisker, K.P., H. Freyberger, H.K. Rose, E. Wulff: Psychiatrie, Psychosomatik, Psychotherapie. Thieme, Stuttgart – New York 1991.
2. Bräutigam, W.: Reaktionen, Neurosen, abnorme Persönlichkeiten. 6. Aufl. Thieme, Stuttgart 1994.
3. Bräutigam, W., P. Christian: Psychosomatische Medizin – Ein kurzgefaßtes Lehrbuch. 5. Aufl. Thieme, Stuttgart – New York 1992.
4. Rudolf, G.: Psychotherapeutische Medizin – Ein einführendes Lehrbuch auf psychodynamischer Grundlage. Enke, Stuttgart 1993.
5. Schepank, H.: Psychogene Erkrankungen der Stadtbevölkerung – Eine epidemiologisch-tiefenpsychologische Feldstudie in Mannheim. Springer, Berlin – Heidelberg – New York 1987.
6. Schepank, H. (Hrsg.): Verläufe – Seelische Gesundheit und psychogene Erkrankungen heute. Springer, Berlin – Heidelberg – New York – London 1990.

22 Rehabilitation von Alkohol-, Medikamenten- und Drogenabhängigen

Helmut Hollstein

Teil I
Allgemeine Rehabilitation Abhängigkeitskranker

1 Grundlagen, Aufgaben und Ziele der Rehabilitation Abhängigkeitskranker

1.1 Grundlagen der Rehabilitation Abhängigkeitskranker

Wenn wir einen abhängigkeitskranken Menschen rehabilitieren wollen, müssen wir davon ausgehen, daß wir es mit einem sehr komplexen bio-psychosozialen Krankheitsgeschehen zu tun haben.

Sucht ist eine chronische Krankheit, die sich entweder im manifesten oder latenten Stadium befindet. Manifest heißt, der Betroffene nimmt sein Mittel in süchtiger Weise ein. Latent heißt, der Betroffene lebt abstinent.

Meist verläuft die Krankheit zyklisch, d.h. es wechseln manifeste und latente Krankheitsphasen. Chronische Krankheit heißt aber auch, daß Heilung grundsätzlich nicht möglich ist. Die Krankheit muß vom Betroffenen bewältigt werden. Hierzu soll die Rehabilitation die Voraussetzungen schaffen.

1.1.1 Krankheitskonzept

Das Krankheitskonzept, speziell für den Alkoholismus, wurde erstmals Ende des 18. Jahrhunderts von dem englischen Arzt Trotter [91] vertreten. Wissenschaftlich ausgearbeitet und bekannt gemacht wurde es jedoch erst von Jellinek [50, 51] in den Jahren nach dem Zweiten Weltkrieg. Wir greifen heute nicht nur beim Alkoholismus auf dieses Krankheitskonzept zurück, sondern bei allen stoffgebundenen Süchten. Einwände dagegen kamen z.B. von verhaltenstherapeutischer „antipsychiatrischer“ und soziologischer Seite. Diese Einwände halten jedoch nicht stand, wenn man Sucht als bio-psycho-soziales Krankheitsgeschehen betrachtet und wenn man die neueren genetischen und neurophysiologischen Forschungsergebnisse berücksichtigt [35].

Ihre Wurzeln hat die Suchtarbeit in der Psychiatrie, in der Tradition der Trinkerheilstätten, in der karitativ orientierten ambulanten Suchtarbeit und in der Selbsthilfebewegung. Bis zum Jahre 1968 wurden nur die körperlichen Folgeschäden der Suchtmitteleinnahme als behandlungsbedürftige Krankheiten anerkannt. Und nur für die Behandlung dieser sekundären Krankheiten wurden von der Krankenversicherung die Kosten übernommen. Um die Anerkennung der Sucht als eigenständige Krankheit und damit um ihre Eingliederung in das System der medizinischen Versorgung mußte lange gerungen werden. Sie wurde erst durch das Urteil des Bundessozialgerichtes von 1968 möglich. Durch die medizinische und sozialrechtliche Anerkennung der Sucht als Krankheit konnte die Diskriminierung von Suchtkranken, wenn nicht aufgehoben, so doch zurückgedrängt werden. Vor allem aber ermöglichte sie den therapeutischen Zugang zu den Suchtkranken und schaffte die Voraussetzungen für eine wirksame Rehabilitation.

Als theoretische Grundlage für das Verständnis der Abhängigkeitskrankheiten dient heute ein *bio-psycho-soziales Krankheitsmodell* [31]. Wissenschaftliche Erklärungsmodelle wie sie von psychoanalytischer, verhaltensmedizinischer und neuerdings auch von systemischer Seite entwickelt wurden, haben zum besseren Verständnis des suchtkranken Menschen und zur Entwicklung von Behandlungs- und Rehabilitationskonzepten wesentlich beigetragen [44, 84]. Auch die neuen Erkenntnisse der biologisch orientierten Suchtforschung aus Biochemie, Neurophysiologie und Genetik fließen in dieses Krankheitsmodell ein [54, 89].

Wenn ein rehabilitationsbedürftiger Suchtkranker sich endlich entschließt, entsprechende Hilfsmaßnahmen in Anspruch zu nehmen, liegt in der Regel ein jahrelanger Prozeß der Krankheitsentwicklung hinter ihm. Wir können deshalb davon ausgehen, daß folgende Grundbedingungen vorliegen, die bei der Behandlung und Rehabilitation im einzelnen zu berücksichtigen sind:

- Es besteht eine Sucht im manifesten oder latenten Stadium.
- Es bestehen die persönlichen und sozialen Ausgangsbedingungen für eine mißbräuchliche Einnahme von Suchtmitteln und für die Entwicklung einer Sucht.
- Es sind mehr oder minder schwere Folgezustände des süchtigen Verhaltens festzustellen.
- Es liegen in der Regel bestimmte Faktoren vor, die die Krankheit aufrechterhalten.

Jede dieser Bedingungen umfaßt die körperliche, die seelische und die soziale Ebene.

Wenn eine Rehabilitationsmaßnahme eingeleitet wird, liegt in den meisten Fällen bereits ein mehr oder minder ausgeprägtes Abhängigkeitssyndrom (Sucht) vor [28, 30]. Meist besteht diese bereits jahrelang und hat das kritische oder chronische Stadium nach Jellinek erreicht [49].

1.1.2 Symptome der Sucht

Subjektiv äußert sich die Sucht in einem *unwiderstehlichen Verlangen nach der Einnahme des Suchtmittels*, objektiv in einer Minderung der Fähigkeit, das Suchtmittel kontrolliert einzunehmen bzw. die Einnahme jederzeit zu beenden oder in der Unfähigkeit, abstinent zu leben. Als weiteres Primärsymptom der Sucht ist die *Rückfallgefahr* zu nennen. Selbst nach längeren, zum Teil jahrelangen Perioden der Abstinenz treten nach kurzzeitiger Einnahme des Suchtmittels alle Suchtsymptome wieder auf. Bei einigen Suchtformen wie Alkoholismus, Opiat- oder Tranquilizerabhängigkeit entwickelt sich bei fortgesetzter Einnahme eine ausgeprägte Toleranz gegenüber dem Suchtmittel und eine körperliche Abhängigkeit. Diese äußert sich u.a. darin, daß es nach Absetzen des Suchtmittels zu schweren körperlichen *Entzugserscheinungen* kommt, die zum Teil lebensbedrohlich sind.

Aus diesen Primärsymptomen lassen sich dann alle weiteren Symptome des Abhängigkeitssyndroms ableiten. Im Stadium der manifesten Sucht fallen hier besonders die regelmäßige oder phasenweise Einnahme zu großer Mengen des Suchtmittels auf. Dies führt zu akuter oder chronischer Intoxikation. Diese Form der Suchtmitteleinnahme wird fortgesetzt, auch wenn dadurch massive Probleme körperlicher, sozialer oder psychischer Art auftreten. Alle Lebensaktivitäten sind auf die Suchtmittelbeschaffung und Suchtmitteleinnahme konzentriert. Parallel dazu geht das Interesse an Personen, Dingen und Vorgängen im Umfeld des Betroffenen verloren. Dies wiederum führt zu einem zunehmenden sozialen Rückzug.

1.1.3 Ausgangsbedingungen für die mißbräuchliche Einnahme von Suchtmitteln und die Entwicklung einer Sucht

Die Entwicklung der Sucht beginnt meist mit einer mißbräuchlichen Einnahme des Suchtmittels, d.h. das Suchtmittel wird eingesetzt, bewußt oder unbewußt, um sich besser zu fühlen oder besser zu funktionieren. Dabei wird nicht unbedingt ein Hochgefühl gesucht, sondern es geht den Betroffenen mehr um Erleichterung und Befreiung von Hemmungen, Blockaden, inneren Spannungen und Konfliken sowie um die Linderung von Streß und Angst. Man kann davon ausgehen, daß Menschen, die chronischen Mißbrauch betreiben und besonders diejenigen, die später süchtig werden, anfangs eine besonders intensive *Erleichterungserfahrung* machen.

Man nimmt heute nicht mehr an, daß der Sucht eine einheitliche Persönlichkeitsstörung oder gar „die“ Suchtpersönlichkeit zugrunde liegt [42, 77, 97, 98]. Jedoch sind Menschen mit bestimmten Persönlichkeitsstörungen häufiger betroffen [2, 74, 81]. Hierzu gehören besonders die sogenannten frühen Störungen wie präpsychotische Störungen, Störungen auf Borderline-Niveau, narzißtische und antisoziale sowie depressive Persönlichkeitsstörungen [45, 74]. Neben den *Persönlichkeitsstörungen* spielen jedoch auch andere psychische Störungen eine Rolle wie psychosomatische und neurotische Störungen, besonders Angststörungen und neurotische Depressionen, aber auch affektive Störungen und Störungen aus dem schizophrenen Formenkreis. In allen Fällen erfüllt das Suchtmittel andere, von den jeweiligen störungsbedingten Defiziten und Symptomen bestimmte Funktionen. Insofern kann man die Einnahme des Suchtmittels auch als *Selbstheilungsversuch* auffassen.

Es werden aber bei weitem nicht alle Menschen, die unter den oben aufgezeigten Störungen leiden und Suchtmittel einnehmen oder gar mißbrauchen, süchtig. Die genetische und biochemische Forschung der letzten Jahre hat nachgewiesen, daß auch *biologische Faktoren* und eine *genetisch bedingte Disposition* für eine Suchtentwicklung Voraussetzung sind. Dabei spielt das in verschiedenen Hirnstrukturen lokalisierte Belohnungszentrum eine wichtige Rolle [69, 75]. Dieses ist für die Lust-Unlust-Regulierung zuständig und beeinflußt das Verstärkerlernen bzw. das Vermeidungslernen. Als Modulatoren fungieren die Neurotransmitter Dopamin, in geringerem Ausmaß Noradrenalin und Serotonin. Außerdem kommen die Endorphine und Enkephaline, insbesondere das β-Endorphin als Feinregulatoren zur Wirkung. Suchtmittel führen zur direkten oder indirekten Stimulierung dieses Systems, was beim Konsumenten zu einem vorübergehenden Besserfühlen führt. Bei prädisponierten Personen führt dies aufgrund mehr oder minder langer Suchtmitteleinnahme zur Dysregulation, die sich subjektiv als Suchtverlangen und in negativ getönten Gefühlszuständen manifestiert. Dabei spielen mehrere auf der biologischen, psychologischen und sozialen Ebene parallel verlaufende, sich selbst verstärkende Prozesse (Teufelskreise) eine wesentliche Rolle [27]. Die Wahrnehmung, Differenzierung und Regulierung von Affekten sowie die Affekttoleranz nehmen im Suchtgeschehen einen zentralen Platz ein [58, 60, 66]. Das Suchtmittel ist künstlicher Affektersatz [43]. Der Umgang mit Affekten, insbesondere mit Angst, Ärger und Verstimmungszuständen, spielt in der Behandlung und Rehabilitation von Suchtkranken eine wesentliche Rolle [89].

Als weitere Ausgangsbedingung für Mißbrauch von Suchtmitteln sind *schlechte soziale Lebensbedingungen* zu nennen. Schlechte Lebensumstände reichen jedoch allein nicht aus, um die Entwicklung einer Sucht zu erklären. Sie wirken jedoch verstärkend und beschleunigend auf die Suchtentwicklung ein.

1.1.4 Folgezustände der Suchtmitteleinnahme und des süchtigen Verhaltens

Die Rehabilitation hat sich nicht nur mit dem Abhängigkeitssyndrom selbst, sondern mit den körperlichen, psychischen und sozialen Folgeschäden einer oft langjährigen manifesten Sucht zu befassen. Im folgenden sollen jedoch nur die für die Rehabilitation relevanten Folgen aufgeführt werden:

Die *körperlichen Folgewirkungen* sind bei den einzelnen Suchtmitteln unterschiedlich. Am ausgeprägtesten sind sie beim Alkoholismus. Für die Rehabilitation bedeutend sind vor allem schwere Leberzirrhosen mit Ösophagusvarizen, chronische Pankreatiden und pankreasbedingter Diabetes, Magengeschwüre, Polyneuropathien und das organische Psychosyndrom. Bei den i.v. Heroinabhängigen sehen wir neben der allgemeinen körperlichen Verwahrlosung chronisch progrediente virale Hepatitiden mit Ausgang in eine Leberzirrhose, Myokarderkrankungen [73] und HIV-Infektionen als Folge unsteriler Spritzen. Auch drogeninduzierte Psychosen stellen bei ihnen die Rehabilitation vor besondere Probleme.

Langjähriger süchtiger Konsum von Alkohol, Medikamenten und Drogen führt auch zu gravierenden *psychischen Veränderungen*. Suchtmittelgebrauch ist auch ein Vermeidungsverhalten. Jahrelang geübt, führt dies dazu, daß Affekte und Frustrationen immer weniger ertragen werden können. Es kommt zu einer ausgeprägten Affekt- und Frustrationsintoleranz. Befriedigungsaufschübe werden immer weniger toleriert. Es stellt sich eine sogenannte Sofortbefriedigungsmentalität ein. Gravierend sind auch die Auswirkungen auf das Selbstwertsystem. Immer wieder hat der Suchtkranke versucht, vom Suchtmittel wegzukommen und immer wieder ist er gescheitert. Scham- und Schuldgefühle, Selbstabwertung und Versagensängste sind die Folge. Sie werden, weil unerträglich, durch Verleugnung, Projektion und andere Abwehrmechanismen vom Bewußtsein ferngehalten. Es entwickelt sich mit der Zeit ein charakteristisches Abwehrmuster, das die Persönlichkeit des Suchtkranken prägt und den therapeutischen Zugang erschwert.

Die Folgen im sozialen Bereich sind die Zerrüttung der familiären Beziehungen, soziale Isolierung und sozialer Abstieg.

1.1.5 Faktoren, die die Krankheit aufrechterhalten

Nicht nur die intensiven Scham- und Schuldgefühle und das spezifische Abwehrmuster tragen zur Fortsetzung oder zum Wiederauftreten des Suchtverhaltens bei, sondern eine Reihe anderer Faktoren, von denen hier drei aufgeführt werden sollen.

An erster Stelle sind hier sogenannte *systemische Fixierungen* zu nennen, die sich am deutlichsten in der Familiendynamik abbilden [82]. So ist es zum Beispiel notwendig, daß der Suchtkranke die Rolle des Hilflosen, Unmündigen oder des Störenfrieds übernimmt, um das Gleichgewicht in der Familienkonstellation zu erhalten. Ein Heraustreten aus der Rolle oder gar die Entwicklung zu mehr Autonomie des Protagonisten führt oft zu schweren Erschütterungen des Familiensystems bis zur Erkrankung anderer Familienmitglieder. Der Druck des Systems kann übermächtig werden und den Rehabilitationsfortschritt verhindern. Psychodynamische Prozesse wie *unbewußte Selbstbestrafungs- und Selbstzerstörungstendenzen* können ebenfalls ein Grund für wiederholte Rückfälle und ein Scheitern von Rehabilitationsmaßnahmen sein.

Ungünstige soziale Bedingungen stellen ein besonders häufiges Hindernis für den Erfolg der medizinischen Rehabilitation dar. Aufgelöste oder zerrüttete Partner- und Familienbeziehungen, hohe Schulden, Langzeitarbeitslosigkeit, schlechte Aussichten für eine berufliche Wiedereingliederung, schlechte Wohnverhältnisse oder Obdachlosigkeit sind hier zu nennen. Aus der Sicht des Betroffenen können die Perspektiven zur Lösung dieser Probleme so schlecht sein, daß sie resignieren und damit einen Rehabilitationserfolg ausschließen.

1.1.6 Funktionelle Einschränkungen (Disability-Ebene)

Die funktionellen Einschränkungen, die sich aus dem oben aufgeführten Störungsspektrum ergeben, sind häufig ausgeprägt [29]. Am häufigsten ist bei Suchtkranken die Fähigkeit zum Aufbau und zur Aufrechterhaltung sozialer Kontakte eingeschränkt. Dies betrifft den Umgang mit den nächsten Bezugspersonen, mehr jedoch noch die Fähigkeit, ein soziales Netz aufzubauen. Auch die Fähigkeit zur Bewältigung des Alltags und zu einer befriedigenden Lebensgestaltung mit Einschluß des Freizeitbereichs ist eingeschränkt. Bei einem Teil der Rehabilitanden, insbesondere wenn die Suchterkrankung schon fortgeschritten ist, ist die Fähigkeit zur sozialen Anpassung und zur Übernahme sozialer Rollen vermindert. Auch die Fähigkeit, beruflichen Anforderungen auf dem heutigen Arbeitsmarkt zu genügen, ist bei einem Teil der Betroffenen nicht mehr vorhanden und ohne besondere berufliche Rehabilitationsmaßnahmen nicht mehr zu erreichen.

1.2 Aufgaben und Ziele der Rehabilitation

1.2.1 Rückfallprophylaxe

Die Ziele der Suchtrehabilitation lassen sich aus den aufgezeigten Störungsbildern und den sich daraus ergebenden funktionellen Einschränkungen ableiten. Sie beschränken sich nicht auf die Behandlung des Abhängigkeitssyndroms.

> Das Rehabilitationsziel bei Abhängigkeitskrankheit ist, die Krankheit möglichst lange im latenten Stadium und im Falle eines Rückfalles die Folgen so gering wie möglich zu halten bzw. die Krankheit so schnell wie möglich wieder in die Latenz zurückzuführen.

Mit anderen Worten heißt dies, die Voraussetzungen zu schaffen, daß der Suchtkranke eine eindeutige Entscheidung für eine lebenslange Abstinenz fällt und fähig wird, diese möglichst lange aufrechtzuerhalten. Da es trotzdem häufig zu Rückfällen kommt, muß dem Rehabilitanden vermittelt werden, welche Maßnahmen zur Rückfallprophylaxe bei der zukünftigen Lebensgestaltung zu beachten sind. Der Rehabilitand soll erfahren und erlernen, wie er sich bei einem Rückfall verhalten muß, um die Folgen möglichst geringzuhalten und möglichst schnell wieder zur Abstinenz zu finden [56, 57].

> Die Rehabilitationsmaßnahme dient dazu, daß der Abhängigkeitskranke sich die Voraussetzungen für eine lebenslange Krankheitsbewältigung schafft.

Für den überwiegenden Teil der Wissenschaftler und Praktiker, die sich mit Abhängigkeitskranken befassen, steht das Abstinenzziel nicht in Frage. Alle Versuche, die Therapie auf einen sogenannten kontrollierten Suchtmittelgebrauch zu richten, sind gescheitert [72].

1.2.2 Verlängerung der suchtmittelfreien Intervalle

Trotzdem gibt es bestimmte Gruppen von Suchtkranken, bei denen das Abstinenzziel zunächst nicht im Vordergrund steht. Hierzu gehören die Gruppe der mehrfach geschädigten chronischen Alkoholiker, Drogenabhängige, bei denen schon mehrere auf Abstinenz ausgerichtete Therapien und Rehabilitationsversuche gescheitert sind und die oft an schweren körperlichen Erkrankungen leiden, sowie Suchtkranke mit Psychosen aus dem schizophrenen Formenkreis. Bei letzteren wechseln psychotische Episoden und Phasen vermehrter Suchtmitteleinnahme miteinander ab. Dazwischen gibt es auch drogen- und psychosefreie Intervalle [87].

Bei diesen Gruppen der am schwersten gestörten Suchtkranken ist der Anspruch, dauerhafte Abstinenz zu erreichen, zu hoch. Die Bemühungen gehen zunächst einmal dahin, die kontinuierliche Anbindung an ein Hilfesystem zu erreichen und die suchtmittelfreien Intervalle zu verlängern. In einem zweiten Schritt kann ein Teil dieser Betroffenen dann auch über eine Rehabilitationsmaßnahme zur Abstinenz geführt werden [78].

Alle Maßnahmen, die das Therapie- und Rehabilitationsziel Abstinenz betreffen, sind zwar für jede Suchtbehandlung und Rehabilitation spezifisch und unverzichtbar, die Rehabilitation von Suchtkranken umfaßt jedoch einen weitaus größeren Aufgabenbereich.

1.2.3 Behandlung von psychischen Störungen und Problembereichen, die der Suchtentwicklung zugrunde liegen

Es reicht nicht, dem Suchtkranken sein Suchtmittel wegzunehmen und ihn auf Abstinenz einzuschwören. Wir haben gesehen, daß der Suchtmittelgebrauch mit bestimmten Persönlichkeitsstörungen, psychischen Störungen, körperlichen Krankheiten, sozialen Problemen und Schwierigkeiten bei der Lebensbewältigung – seien sie primär oder sekundär als Folge des langen Suchtprozesses – einhergeht, die alle mehr oder minder dazu führen, daß ein negativ getönter Gefühlszustand bei den Betroffenen überwiegt. Das Suchtmittel hat die spezifische Funktion, die vorhandenen Defizite zu kompensieren und ein besseres Lebensgefühl zumindest vorübergehend herzustellen. Daraus leitet sich für die Rehabilitation Abhängigkeitskranker die Aufgabe ab, die jeweilige Funktion des Suchtmittels für die Aufrechterhaltung des psychischen Gleichgewichts sowie für die Gestaltung der Beziehung zur Umwelt zu erkennen und mit medizinischen, pädagogischen, psychotherapeutischen, soziotherapeutischen Mitteln und sozialen Hilfen die Störungen soweit zu beheben oder auszugleichen, daß das Suchtmittel verzichtbar wird. Dabei ist auch auf den systemischen Aspekt zu achten, d.h. auf die Beziehungskonstellationen, in denen die Suchtkranken leben.

1.2.4 Erkennung und Behebung der Folgen

Körperliche Behinderungen und Krankheiten als Folge der Suchtmitteleinnahme sind als integraler Bestandteil des Rehabilitationsprozesses Suchtkranker zu diagnostizieren und zu behandeln. Medizinische Therapie, soweit begonnen, wird fortgesetzt, angepaßt und – wenn nötig – neu angeleitet. Physikalische Therapie sowie Sport- und Bewegungstherapie werden eingesetzt. Soweit es sich um chronische Krankheiten und Behinderungen handelt, muß der Rehabilitand lernen, auch diese in seinem Lebensalltag zu bewältigen.

Da viele Suchtkranke, wenn sie zur Rehabilitation kommen, bereits gravierende soziale Probleme mitbringen, zum Teil sozial weitgehend desintegriert sind, gehört zur Rehabilitation Suchtkranker weiterhin die *Feststellung der sozialen Defizite und Einleitung von Maßnahmen zu deren Behebung*.

Hierzu gehören u.a. Schuldenregulierung, Wohnungsbeschaffung, Vermittlung von Übergangseinrichtungen oder betreutem Wohnen, Anleitung zum Aufbau eines sozialen Netzwerks, Hilfe bei anhängigen strafrechtlichen und zivilrechtlichen Gerichtsverfahren – um nur einige Aufgaben zu nennen. Ein für Suchtkranke oft zentraler Punkt ist die Einleitung beruflicher Rehabilitationsmaßnahmen schon während der medizinischen Rehabilitation.

> Wenn die sozialen und beruflichen Bemühungen zur Rehabilitation unterbleiben oder nicht greifen, sind häufig auch die Maßnahmen der medizinischen Rehabilitation zum Scheitern verurteilt.

Zu den Rehabilitationszielen bei Abhängigkeitskranken gehört es aber auch, mit der eigenen Befindlichkeit und ihren Schwankungen, mit der Chronizität der Störung und mit nicht veränderbaren Lebensumständen leben zu lernen, d.h. die Krankheit zu bewältigen. Nicht zuletzt stellt sich bei der Rehabilitation Abhängigkeitskranker noch das Ziel der Sinnfindung als Voraussetzung einer befriedigenden Lebensgestaltung. Persönliche und über den persönlichen Bereich gehende Sinnziele haben sich als starker protektiver Faktor erwiesen.

2 Indikationen und Abgrenzung von Reha-Bedürftigkeit und Reha-Fähigkeit

Die Indikation zur Durchführung einer Reha-Maßnahme bei Abhängigkeitskranken, d.h. die Feststellung von Reha-Bedürftigkeit und Reha-Fähigkeit, wird nicht nur von niedergelassenen Ärzten oder Krankenhausärzten gestellt. Die Indikationsstellung erfolgt bei Suchtkranken auch in den ambulanten Fachberatungsstellen für Suchtkranke, im Zusammenwirken mit Ärzten.

2.1 Reha-Bedürftigkeit

Für die Feststellung der Reha-Bedürftigkeit ist die diagnostische Abgrenzung zwischen chronischem Mißbrauch und Abhängigkeit bzw. Sucht entscheidend. Bei Problemtrinkern, Gewohnheitstrinkern oder chronischem Mißbrauch von Suchtmitteln verschiedenster Art sind in der Regel noch keine stationären Reha-Maßnahmen angezeigt. Chronischer Mißbrauch ist jedoch häufig das Vorstadium einer Suchterkrankung. Auch ist Mißbrauch so definiert, daß beim Betroffenen wiederholt Probleme im sozialen, beruflichen, psychischen oder körperlichen Bereich durch den Gebrauch psychotroper Substanzen auftreten [1]. Ambulante Beratung und Behandlung ist deshalb bei Suchtmittelmißbrauch angebracht. Ambulante oder stationäre Rehabilitationsmaßnahmen sind bei chronischem Mißbrauch dagegen nur dann einzuleiten, wenn mit dem Mißbrauch das Vorliegen zusätzlicher behandlungs- oder Reha-bedürftiger körperlicher, psychischer oder psychosomatischer Störungen verbunden sind.

Wenn ein *Abhängigkeitssyndrom* bzw. eine Sucht festgestellt wird, haben wir eine chronische Erkrankung vor uns. Zu ihrer Bewältigung bedarf es nicht nur medizinischer Behandlung. Es sind umfassende multidisziplinäre Therapiemaßnahmen erforderlich, die auch auf Veränderung im psychischen und sozialen Bereich zielen. Deshalb liegt hier in der Regel Rehabilitationsbedarf vor.

Der Rehabilitationsbedarf richtet sich auch danach, wie lange eine Abhängigkeitskrankheit schon besteht und wie weit sie fortgeschritten ist. Er richtet sich danach, welche psychischen Störungen der Sucht zugrunde liegen und welche Krankheitsfolgen sich bereits eingestellt haben. Dabei sind in erster Linie der Grad der Abhängigkeit und die hierdurch bewirkten funktionellen Einschränkungen wichtig (Disability). Weniger wichtig ist, welches Suchtmittel genommen wird und welcher Typ einer Suchterkrankung vorliegt.

> Die volle soziale, berufliche und gesellschaftliche Wiedereingliederung ist das Optimalziel der Rehabilitation Suchtkranker.

Die Schwere der körperlichen und psychischen Störungen und der Folgeschäden bei Suchtkranken macht es notwendig, bei den Rehabilitationszielen unterschiedliche Akzente zu setzen. Hinsichtlich der Rehabilitationsbedürftigkeit und der daraus abzuleitenden Reha-Ziele läßt sich die Gesamtgruppe der Abhängigkeitskranken in vier Untergruppen einteilen:

1. *Suchtkranke, die ohne gezielte Reha-Maßnahme abstinent werden.* Dies kann geschehen durch:
   - spontanen Entschluß
   - Teilnahme an einer Selbsthilfegruppe
   - beratende Gespräche mit einem Arzt, einem Suchtberater oder
   - psychotherapeutische ambulante Behandlung.

   Es handelt sich hier um Patienten, die in der Regel sozial noch gut integriert und ohne besondere Hilfen zu einer autonomen Lebensführung fähig sind.
2. *Suchtkranke, bei denen ambulante und stationäre Reha-Maßnahmen notwendig sind und die nach Abschluß der Reha-Maßnahme mit oder ohne Inanspruchnahme von Nachsorge zu einer autonomen Lebensführung fähig sind.* Erreichbares Ziel ist die volle Wiedereingliederung in Familie, Beruf und Gesellschaft Ziel der Reha-Maßnahme ist hier ausdrücklich auch die Erhaltung oder Wiederherstellung der Erwerbsfähigkeit. Diese Gruppe bildet den Hauptanteil der Patienten von Fachkliniken.
3. *Suchtkranke, bei denen stationäre Reha-Maßnahmen notwendig sind, die jedoch nach Abschluß der stationären Maßnahme voraussichtlich noch nicht zu einer autonomen Lebensführung fähig sein werden.* Es ist aber zu erwarten, daß dieses Ziel nach einem Aufenthalt in einer komplementären Einrichtung erreicht werden kann. Auch hier ist das Ziel Erreichen und Wiederherstellung der Erwerbsfähigkeit und Eingliederung in Familie und Gesellschaft.
4. *Suchtkranke, bei denen das Ziel einer autonomen Lebensführung nicht mehr zu erreichen ist.* Dies kann sich während der Reha-Maßnahme herausstellen oder von vornherein feststehen. Dauerunterbringung in beschützten Wohngemeinschaften und Heimen sind notwendig. Rehabilitationsziel ist die Verhinderung von Verwahrlosung und die Verhinderung von Pflegebedürftigkeit. Die Teilnahme am gesellschaftlichen Leben bleibt eingeschränkt.

2.2 Reha-Fähigkeit

Es sind im wesentlichen drei Faktoren zu nennen, die die Reha-Fähigkeit bei Suchtkranken einschränken:
- mangelnde Motivation
- schwere körperliche und geistige Schädigungen
- mehrfach gescheiterte Behandlungen.

Mangelnde Motivation: Die Durchführung einer Reha-Maßnahme setzt eine gewisse Basismotivation voraus. Diese Basismotivation ist bei Suchtkranken selten primär vorhanden. Bevor eine Rehabilitationsmaßnahme eingeleitet werden kann, ist oft eine lange und geduldige Motivationsarbeit notwendig. Wenn ein rehabilitationsbedürftiger Suchtkranker seine Krankheit verleugnet und selbst auf stärksten Druck Reha-Maßnahmen ablehnt, ist zu diesem Zeitpunkt trotz Reha-Bedürftigkeit die Reha-Fähigkeit nicht gegeben.

Eine andere Frage ist, ob es sinnvoll ist, einen Suchtkranken durch äußeren Druck in eine Rehabilitationsmaßnahme zu zwingen, z.B. durch Androhung einer Kündigung, durch Auflagen in einem Rentenverfahren, durch Druck vom Arbeitgeber. Die Erfolgsaussichten sind in solchen Fällen begrenzt. Fremdmotivation ist jedoch allein kein Ausschließungsgrund für die Genehmigung einer Reha-Maßnahme. Häufig gelingt es bei zunächst fremdmotivierten Patienten, während der Reha-Maßnahme eine Eigenmotivation aufzubauen.

Schwere körperliche und geistige Einschränkungen: Die Grenzen der Rehabilitationsfähigkeit sind sicher bei schwerem organischem Psychosyndrom im Sinne eines Korsakow-Syndroms nach langjährigem Alkoholabusus gegeben. Für leichte bis mittelschwere Psychosyndrome gibt es spezielle Reha-Behandlungskonzepte, die in psychiatrischen Krankenhäusern oder anderen Spezialeinrichtungen zur Anwendung kommen.

Körperliche Krankheiten und Behinderungen sind – abgesehen von schwersten Ausprägungen – kein Ausschließungsgrund. Unter Umständen müssen jedoch die Reha-Ziele anders gesetzt, häufig eingeschränkt werden. Das Ziel, Erhaltung und Wiederherstellung der Erwerbsfähigkeit, ist in diesen Fällen oft nicht mehr erreichbar. Dies hat zur Folge, daß die Rentenversicherung als Kostenträger nicht in Frage kommt. Ziele wie soziale und gesellschaftliche Wiedereingliederung sind jedoch oft noch erreichbar, auch Verhinderung von Pflegebedürftigkeit ist ein lohnendes Reha-Ziel.

Zustand nach mehrfach gescheiterten Behandlungen: Es gibt eine nicht geringe Zahl von Suchtkranken, die bereits zahllose Entgiftungen, Psychiatrieaufenthalte und Rehabilitationsmaßnahmen hinter sich haben und immer wieder schwer rückfällig werden. Oft stellt sich die Frage, ob nochmals ein Rehabilitationsversuch, z.B. eine Entwöhnungsbehandlung durchgeführt werden soll. Es zeigt sich, daß diese Patienten in der Einrichtung abstinent leben können, jedoch von den Therapiemaßnahmen nicht so profitieren, daß sie für längere Zeit außerhalb der Einrichtung abstinent bleiben können. Für diese Menschen müssen Einrichtungen geschaffen werden, in denen sie mit einem strukturierten Tagesablauf menschenwürdig leben und in dessen Rahmen sie einen Beitrag zu ihrer eigenen Versorgung leisten können.

3 Besondere Aspekte der Rehabilitation Abhängigkeitskranker

3.1 Motivation und Kooperationsbereitschaft

Der Zugang zur Rehabilitation stellt die Verantwortlichen in der Suchtarbeit vor besonders schwierige Probleme. Motivationsfragen – und damit auch die Sinnfrage, bezogen auf die Maßnahme, aber auch bezogen auf die Lebenssituation der Betroffenen – stehen mehr als bei anderen Indikationen im Mittelpunkt der Suchtrehabilitation.

Für körperliche Erkrankungen und für die meisten psychischen Erkrankungen ist klar, daß die Betroffenen von ihren Krankheitssymptomen befreit werden wollen. Sie leiden unter ihrer Krankheit und wollen geheilt oder zumindest beschwerdefrei werden. Die Motivation ist deshalb meist primär vorhanden, und man kann in der Regel auch mit Kooperationsbereitschaft im Sinne einer aktiven Mitarbeit rechnen. Nicht so bei Suchtkranken. Hier muß der Betroffene etwas aufgeben, sein Suchtmittel, das ihm das Leben lange Zeit erträglich gemacht hat. Zwar lösen die Folgen der Suchtmitteleinnahme auch Leidensdruck aus, die Betroffenen leugnen jedoch lange Zeit vor sich und anderen den Zusammenhang mit der Suchtmitteleinnahme. Zudem vermindert die Suchtmitteleinnahme selbst das subjektive Erleben negativer Auswirkungen. Nicht nur, daß Suchtkranke den Zeitpunkt so lange wie möglich hinausschieben wollen, es stellt sich für sie auch grundsätzlich die Frage, ob sich ein Leben ohne Suchtmittel lohnt. Diese Frage kann sich selbst noch nach Jahren der Abstinenz stellen. Andere sind bei Versuchen, den Suchtmittelkonsum zu reduzieren oder einzustellen, immer wieder gescheitert und trauen sich ein suchtmittelfreies Leben nicht mehr zu.

Wenn die Betroffenen sich in ärztliche Behandlung begeben, dann handelt es sich meistens um Notmaßnahmen. Es ist damit nicht die Absicht verbunden, künftig abstinent zu leben oder gar sich selbst und seine Lebensgestaltung zu ändern. Selbst Entwöhnungsbehandlungen, also Reha-Maßnahmen, werden oft mit dieser Einstellung angetreten. Wenn die Reha-Bedürftigkeit feststeht, besteht beim Betroffenen noch lange keine Rehabilitationswilligkeit. Bevor es zur Reha-Behandlung kommt, durchlaufen die Betroffenen oft einen langwierigen schmerzhaften Prozeß mit vielen Stationen und unter Beteiligung der unterschiedlichsten Institutionen, an dessen Ende im günstigen Fall die Bereitschaft steht, ein Reha-Verfahren anzutreten [61]. Wenn auch vieles während dieses Prozesses dem Zufall überlassen ist und die beteiligten Institutionen häufig unkoordiniert arbeiten, so ist doch das Haupthindernis für den Zugang zur Rehabilitation der Betroffene selbst mit seinen krankheitsimmanenten Widerständen [52].

Die Willensfreiheit des Suchtkranken ist sicher in bezug auf die Einnahme oder Nichteinnahme des Suchtmittels krankheitsbedingt eingeschränkt. Trotzdem sind wir in der Rehabilitation auf seine Entscheidung für oder gegen das Suchtmittel angewiesen. Motivationsarbeit in der Vorphase der Rehabilitation soll möglichst günstige Voraussetzungen für eine erfolgreiche Rehabilitation schaffen [41]. Die mangelnde Kooperationsbereitschaft und Ablehnung von Hilfsangeboten ist nicht auf die Vorphase der Rehabilitation beschränkt, sie zeigt sich auch in der unbefriedigenden Inanspruchnahme von Nachsorgeangeboten oder in der mangelnden Bereitschaft, komplementäre Einrichtungen zu nutzen. Auch während der Rehabilitationsphase stehen Motivationsfragen häufig im Vordergrund.

3.2 Frühzeitigkeit

Der Grundsatz der Frühzeitigkeit ist zwar auch bei Abhängigkeitskranken gültig, er scheitert jedoch oft, wie gesagt, an dem langwierigen Motivationsprozeß und in krankheitsbedingten inneren Widerständen der Betroffenen, so daß die Reha-Maßnahmen bedauerlicherweise erst sehr spät zur Durchführung kommen, oft erst, wenn schwere, zum Teil irreversible körperliche, psychische und soziale Schäden vorliegen. Auch institutionelle Mängel führen zu verspäteten Einleitungen von Reha-Maßnahmen.

3.3 Bedarfsgerechtigkeit, stufenweises Vorgehen

Rehabilitationsmaßnahmen sollten nach den Erfordernissen des Einzelfalles gewährt werden. Dabei sollte stufenweise vorgegangen werden, d.h. ambulant vor stationär, Kurzzeit- vor Langzeitmaßnahme. Zweifellos gibt es bei Abhängigkeitskranken Spontanheilungen. Die geschätzten Zahlen liegen zwischen 2 % [3] und 17 % jährlich [67], je nach Definition und Methode. Viele Suchtkranke werden in Selbsthilfegruppen abstinent und nehmen niemals Reha-Maßnahmen in Anspruch. Auch nach Entgiftungen und kurzzeitigen Aufenthalten in psychiatrischen Kliniken finden Suchtkranke zur Abstinenz. Wenn jedoch eine Reha-Maßnahme vorgesehen ist, muß sorgfältig abgewogen werden, ob ambulante Rehabilitation oder stationäre Kurzzeit- oder Langzeitmaßnahmen einzuleiten sind. Hier sollten allein differentialdiagnostische Erwägungen entscheiden und nicht automatisch zunächst die weniger umfängliche Maßnahme erprobt werden.

Oft kehrt sich die Stufung regelrecht um. Erst nach einer stationären Rehabilitationsmaßnahme sind die Voraussetzungen für eine ambulante Weiterbehandlung gegeben. Ein Rückfall nach einer stationären Entwöhnungsbehandlung kann oft durch eine ambulante Krisenintervention aufgefangen werden. In anderen Fällen genügt ein kurzzeitiger Krankenhausaufenthalt mit Entgiftung und anschließenden ambulanten Beratungsgesprächen. Manchmal ist eine sogenannte Auffangbehandlung in einer Fachklinik erforderlich.

> Die chronische Krankheit Sucht verlangt zu verschiedenen Zeitpunkten ihres Verlaufs unterschiedliche, am jeweiligen Bedarf orientierte Maßnahmen.

4 Stand der Rehabilitation Abhängigkeitskranker – Institutionen und Organisationen der Suchtkrankenhilfe

4.1 Schwerpunkte der Behandlung

In Deutschland hat sich in den letzten 20 Jahren ein umfangreiches und vielgestaltiges System der Suchtkrankenhilfe etabliert. Es wird auf der einen Seite von professionellen Helfern und Institutionen getragen und kann darüber hinaus auf ein umfangreiches Angebot der Selbsthilfebewegung bauen. Noch Anfang der 80er Jahre lag das Schwergewicht der Behandlung Suchtkranker auf der Erzielung von Krankheitseinsicht, der Förderung des Willens zur Abstinenz und der Akzeptanz auf seiten des Patienten für die Tatsache, abhängig zu sein, und in der Erarbeitung von Strategien für ein suchtmittelfreies Leben.

Diese Ziele sind auch heute noch ein wesentliches Anliegen aller Konzepte für die Behandlung und Rehabilitation Abhängigkeitskranker. Die modernen Konzepte der Suchtbehandlung tragen jedoch der Tatsache Rechnung, daß jede Sucht eingebettet ist in individuelle psychosoziale Zusammenhänge, die das Abhängigkeitsbild oder das Abhängigkeitsverhalten sehr stark beeinflussen. Dies hat sich in der Entwicklung der Konzepte für die Behandlung und Rehabilitation

Suchtkranker niedergeschlagen, Tendenzen die man mit den Stichworten „Psychotherapeutisierung“, „Individualisierung“, „Differenzierung“ und „Regionalisierung“ kennzeichnen kann [58]. Waren die Konzepte früher mehr pädagogisch orientiert, curriculumartig aufgebaut und mehr auf das bei Abhängigen Gemeinsame ausgerichtet, so wird heute ein psychotherapeutisch orientiertes individuelles Vorgehen bevorzugt. Systemischen Denkweisen rechnungtragend, werden die engeren Bezugspersonen im Sinne von Paar- und Familientherapie soweit wie möglich in die Therapie einbezogen. Einzeltherapie hat neben der Gruppentherapie an Bedeutung gewonnen.

Differenzierung bedeutet, daß für definierte Untergruppen von Suchtkranken eigene Konzepte entwickelt wurden, z.B. eigene Konzepte für Drogenabhängige, frauenspezifische Konzepte, Konzepte für Abhängige mit psychiatrischen, psychosomatischen oder neurotischen Zusatzstörungen, Konzepte für hirnorganisch gestörte Suchtkranke. Die Differenzierung der Konzepte und Institutionen und die Ausrichtung auf bestimmte Zielgruppen ist nicht abgeschlossen und bedarf der Weiterentwicklung.

Regionalisierung heißt, Rehabilitation nicht mehr fernab des Wohnortes durchzuführen, sondern in wohnortnahen, leicht erreichbaren Einrichtungen. In bestimmten Fällen ist aber weiterhin die „heimatferne“ Rehabilitation angebracht, z.B. bei manchen Abhängigen illegaler Drogen zur Ausschaltung der „Szene“.

Entsprechend der Komplexität des bio-psycho-sozialen Krankheitsgeschehens Sucht und entsprechend der unterschiedlich fortgeschrittenen Krankheitsstadien sowie des sich daraus ergebenden unterschiedlichen Behandlungs- und Rehabilitationsbedarfs hat sich ein sehr vielfältiges und differenziertes Behandlungsangebot entwickelt.

4.2 Institutionen und Organisation der Suchtkrankenhilfe

Nachfolgend soll das Versorgungssystem für Suchtkranke in der Bundesrepublik Deutschland beschrieben und aufgezeigt werden, welchen Platz die Rehabilitation in diesem System hat (Tab. 22-1).

Die Institutionen, die sich mit der Rehabilitation Abhängigkeitskranker befassen, sind eng eingebunden in das Gesamtsystem für die Versorgung von Suchtkranken. Die für die Rehabilitation, insbesondere im stationären Bereich, entwickelten Konzepte prägen den Stand der Gesamtversorgung Suchtkranker entscheidend mit.

In Tabelle 22-1 sind die Institutionen der Suchtkrankenhilfe aus dem Blickpunkt der Rehabilitation und ihres zeitlichen Ablaufs aufgeführt. Der Prozeß der Gesamtbehandlung hat drei Phasen:
- die Vorphase, auch Kontakt- und Beratungsphase genannt
- die eigentliche Rehabilitationsphase
- die Nachsorgephase.

Tabelle 22-1 Institutionen der Suchtkrankenhilfe und Phasen der Gesamtbehandlung.

Vorphase	*Rehabilitationsphase*	*Nachsorgephase*
ambulant niedergel. Ärzte Beratungsstellen für Suchtkranke Gesundheitsämter betriebliche Suchtkrankenhilfe	Beratungsstellen für Suchtkranke Praxisgemeinschaften von Ärzten und Psychologen	Beratungsstellen für Suchtkranke Gesundheitsämter betriebliche Suchtkrankenhilfe niedergelassene Psychotherapeuten niedergelassene Ärzte Klinikambulanzen
stationär Akutkrankenhäuser psychiatrische Kliniken	Fachkliniken psychiatrische Kliniken Tages-Nachtkliniken	
komplementärer Bereich	Übergangseinrichtungen betreute Wohngemeinschaften	beschütztes Wohnen Heime
Selbsthilfe Selbsthilfegruppen		Selbsthilfegruppen

Die Tabelle zeigt, welche Institutionen in der jeweiligen Phase tätig werden. Die wesentlichen Komponenten der professionellen Suchtkrankenhilfe und auch der Rehabilitation Suchtkranker bilden die ambulanten psychosozialen Beratungs- und Behandlungsstellen und die Fachkliniken für Abhängigkeitskranke [20]. Darüber hinaus spielen jedoch in der Suchtkrankenhilfe eine Reihe weiterer Institutionen im ambulanten und stationären Bereich eine wichtige Rolle. Die Aufgaben und Bedeutung der einzelnen Institutionen sollen nachfolgend dargestellt werden.

4.2.1 Ambulante Dienste

Niedergelassene Ärzte

Am häufigsten und an erster Stelle werden niedergelassene Ärzte, insbesondere der Hausarzt, von Abhängigkeitskranken aufgesucht. Etwa 70 % aller Suchtkranken suchen innerhalb eines Jahres den niedergelassenen Arzt auf [22]. Nervenärzte spielen, wie die Nervenarztstudie gezeigt hat, eine eher geringe Rolle in der Behandlung Suchtkranker [5]. Allerdings suchen Abhängigkeitskranke den Arzt nicht wegen ihrer Sucht, sondern hauptsächlich wegen internistischer Begleit- und Folgekrankheiten oder psychovegetativer Beschwerden auf.

Die Suchtmitteleinnahme wird von den Patienten in der Regel verleugnet oder bagatellisiert. Viele Ärzte erkennen auf der anderen Seite das eigentliche Suchtproblem oft nicht oder, wenn sie die Diagnose stellen, wissen sie nicht, fachgerecht damit umzugehen. So bleibt es meist bei Ermahnungen, Einweisung in ein Krankenhaus zur Entzugsbehandlung, und, wenn es gut geht, wird auch die Empfehlung gegeben, eine Selbsthilfegruppe oder eine Suchtberatungsstelle aufzusuchen. Bei Medikamentenabhängigen spielen die Ärzte sogar für die Auslösung und Aufrechterhaltung der Abhängigkeit eine wesentliche Rolle, indem sie nämlich zum Rezeptblock greifen und Tranquilizer verschreiben, statt die psychosozialen Probleme anzusprechen, die hinter den psychosomatischen oder psychovegetativen Beschwerden stehen, mit denen der Patient zu seinem Arzt kommt.

Im Hinblick auf die epidemiologische Situation müßten die Ärzte in ihrer Aus- und Fortbildung den fachgerechten Umgang mit Suchtkranken besser erlernen. Die Gebührenordnung müßte so angepaßt werden, daß sie die zeitaufwendige Anwendung der Kenntnisse ermöglicht. Wenn Ärzte ihre Möglichkeiten nützen könnten, wäre dies vielleicht einer der wirksamsten Beiträge für eine Verbesserung der Arbeit mit Suchtkranken. Suchtverläufe könnten dann früher unterbrochen und es könnte verhindert werden, daß schwere, oft irreversible körperliche, psychische und soziale Folgeschäden entstehen. Es wäre die Aufgabe von Ärzten, rechtzeitig für die Einleitung von Rehabilitationsmaßnahmen zu sorgen und die Zusammenarbeit mit Spezialeinrichtungen der Suchtkrankenhilfe wie Beratungsstellen und Fachkliniken zu pflegen. Neben ihren wichtigen Aufgaben in der Kontakt- und Beratungsphase, insbesondere als erste Anlaufstelle für Abhängigkeitskranke sowie in der Behandlung von Begleit- und Folgekrankheiten, könnten die Ärzte auch Aufgaben in der Nachsorge übernehmen.

Beratungsstellen

Die psychosozialen Beratungsstellen spielen sowohl in der Vorphase wie in der Nachsorgephase, neuerdings aber auch als Anbieter ambulanter Rehabilitationsmaßnahmen eine wichtige Rolle. Nach den Erhebungen der Deutschen Hauptstelle gegen die Suchtgefahren [20] gibt es allein in den alten Bundesländern etwa 800 Beratungsstellen. In den neuen Bundesländern befinden sich die Beratungs- und Behandlungsstellen im Aufbau. Getragen werden die Beratungsstellen von gemeinnützigen Verbänden oder kommunalen und zunehmend auch von privaten Trägern. Die Beratungsstellen sind personell sehr unterschiedlich ausgestattet. Im Durchschnitt hat eine Beratungsstelle etwa fünf Vollzeitmitarbeiter. Die Konzepte und Angebote der Einrichtungen sind ebenfalls sehr unterschiedlich, zuweilen noch wenig durchstrukturiert und sehr an den Präferenzen der jeweiligen Mitarbeiter der Beratungsstelle orientiert.

Das Standardangebot der Beratungsstellen umfaßt Beratungsgespräche mit Betroffenen und Angehörigen, als Einzel- und Gruppenangebote, sowie Einzel- und Gruppentherapie in der Behandlung und Nachsorge. Darüber hinaus machen Beratungsstellen in unterschiedlichem Umfang noch spezielle Angebote, zum Beispiel für Angehörige, Frauen, Eßgestörte, Spieler u.a.

> Die Beratungsstellen übernehmen viele wichtige Aufgaben in der Vorbereitung auf die Rehabilitation. Hierzu gehören Diagnostik und Indikationsstellung, Motivationsarbeit und Aufklärung über den Verlauf der Rehabilitation.

Seit 1991 können Beratungsstellen auch ambulante Rehabilitation von Suchtkranken durchführen. Sie sind auch neben den Selbsthilfegruppen, mit denen sie oft zusammenarbeiten, die Hauptangebotsträger für Nachsorge.

Obwohl sich in der Suchtkrankenhilfe ein beachtliches Netz ambulanter psychosozialer Beratungs- und Behandlungsstellen etabliert hat, sind weitere Anstrengungen nötig, die Arbeit der Behandlungsstellen qualitativ zu verbessern. Kritisiert wird u.a., daß die Beratungsstellen in der Regel keine aufsuchende Arbeit leisten, d.h. die Betroffenen müssen von sich aus zur Beratungsstelle kommen. Hierzu sind aber bestimmte Gruppen von Suchtkranken entweder nicht willens oder nicht fähig. Es handelt sich hier besonders um die mehrfach geschädigten, sozial meist desintegrierten chronischen Alkoholiker und um den größten Teil der Drogenabhängigen. Die Beratungsstellen für Drogenabhängige versuchen seit einigen Jahren durch sogenannte niederschwellige Angebote den Zugang zur Beratung und Rehabilitation zu erleichtern [59].

Die Beratungsstellen erfassen jährlich ca. 4,7 % der Gesamtprävalenz der Abhängigkeitskranken [101]. Dabei handelt es sich meist nur um eine Begegnung oder wenige Kontakte. Eine Änderung der Arbeitsweise der Fachberatungsstellen wird immer wieder gefordert. So hat zum Beispiel schon die Expertenkommission der Bundesregierung 1988 in ihrem Bericht vorgeschlagen, daß aktiv aufsuchende Tätigkeit sowie enge Kooperation mit sozialpsychiatrischen Diensten, niedergelassenen Ärzten, Behörden sowie zuständigen stationären Einrichtungen zur verbindlichen Arbeitsform jedes einschlägigen Beratungsdienstes ge- hören sollten.

Gesundheitsämter

Die Gesundheitsämter füllen nur zum Teil die Lücken, die die Beratungsstellen offenlassen. Einige Gesundheitsämter haben eigene Beratungsstellen, die ähnlich wie die Stellen der gemeinnützigen Träger arbeiten. In der Regel verfügen Gesundheitsämter über sozialpsychiatrische Dienste, die auch aufsuchende Arbeit leisten.

Da die Gesundheitsämter in unserem Gesundheitssystem jedoch nur subsidiär tätig werden dürfen, werden die Aktivitäten der dort tätigen Mitarbeiter immer wieder administrativ gebremst – sehr zum Nachteil einer chronisch unterversorgten Gruppe von Suchtkranken. Im übrigen sind die Gesundheitsämter an hoheitlichen Aufgaben beteiligt wie die zwangsweise Unterbringung von Suchtkranken, die sich in einem Zustand der Selbst- oder Gemeingefährlichkeit befinden. Gesundheitsämter und sozialpsychiatrische Dienste erfassen ca. 4,4 % der Gesamtprävalenz pro Jahr [101].

Betriebliche Suchtkrankenhilfe

Nach vorsichtigen Schätzungen kann man davon ausgehen, daß 5 % der Mitarbeiter eines Betriebes behandlungsbedürftige Alkohol- oder Drogenprobleme haben. Den Betrieben entstehen dadurch beträchtliche wirtschaftliche Verluste. Dies hat viele Betriebe veranlaßt, eine betriebliche Suchtkrankenhilfe aufzubauen. Gerade im Betrieb besteht die Möglichkeit der Früherkennung und Frühintervention. Wenn der Betroffene mit der Konsequenz des Arbeitsplatzverlustes rechnen muß, kann dies ein entscheidender Motivationsfaktor sein, der ihn veranlaßt, Hilfe anzunehmen. In vielen Betrieben ist das Vorgehen gegenüber Mitarbeitern, die durch Suchtmittelgebrauch auffallen, in Betriebsvereinbarungen festgelegt. Freiwillige Suchtkrankenhelfer und betriebliche Selbsthilfegruppen unterstützen die betroffenen Mitarbeiter bei ihrem Bemühen, abstinent zu werden und abstinent zu bleiben [46].

Niedergelassene Psychotherapeuten und Psychiater

In der Vorphase spielen niedergelassene Psychotherapeuten keine wesentliche Rolle. Seit Bestehen der Empfehlungsvereinbarung „Ambulante SUCHT" (1991) haben sich vereinzelt niedergelassene Psychotherapeuten mit Ärzten und Sozialarbeitern zusammengeschlossen, um die Voraussetzungen für die Durchführung ambulanter Rehabilitationsmaßnahmen zu erfüllen. Die Entwicklung und der Erfolg solcher Unternehmen ist noch nicht abzusehen.

Bisher wurden niedergelassene Psychotherapeuten, seien es Ärzte oder Psychologen, hauptsächlich für die Nachbehandlung in Anspruch genommen. Nach Erreichen der Abstinenz und nach Abschluß einer Reha-Maßnahme bleiben bei nicht wenigen Patienten weiterbehandlungsbedürftige psychische Störungen bestehen, oder sie treten nach einem kürzeren oder längeren Zeitintervall auf. Diese bedürfen psychiatrischer oder psychotherapeutischer Behandlung. Es kann auch als Erfolg der Reha-Maßnahme gewertet werden, wenn diese Störungen erstmals einer Behandlung zugänglich werden.

4.2.2 Stationäre Einrichtungen

Fachkliniken

Die Hauptanbieter für stationäre Rehabilitation sind die Fachkliniken für Suchtkranke. Die stationären Rehabilitationsmaßnahmen werden auch Entwöhnungsbehandlungen genannt. Die Fachkliniken sind aus der Tradition der Trinkerheilstätten entstanden. Mit der Erkenntnis, daß es sich bei der Sucht um ein bio-psycho-soziales Krankheitsbild handelt, und mit der Anerkennung der Sucht als Krankheit haben sich die

Trinkerheilstätten in den letzten 20 Jahren zu Reha-Kliniken weiterentwickelt. Durch die Empfehlungsvereinbarung „Stationäre SUCHT" vom 20.11.1978 haben die Rentenversicherungsträger zusammen mit den Fachverbänden Standards für Konzepte, personelle Anforderungen, Organisation und Ausstattung der Kliniken vorgegeben, die heute weitgehend umgesetzt sind. Der gegenwärtige Entwicklungsstand der Reha-Konzepte in den Fachkliniken ist im Abschlußbericht der „Kommission zur Weiterentwicklung der Rehabilitation in der gesetzlichen Rentenversicherung" beschrieben [58]. Auch wurden hier die Problemfelder und Schwerpunkte der Weiterentwicklung aufgezeigt. Die Entwicklung der Konzepte hat einen hohen Stand erreicht. Die Fachkliniken machen ein umfassendes Rehabilitationsangebot, das Psychotherapie, medizinische Behandlung, soziotherapeutische und soziale Maßnahmen umfaßt.

Für verschiedene Untergruppen von Suchtkranken haben sich unterschiedliche Kliniktypen entwickelt. An größeren Kliniken wurden verschiedene Abteilungen mit speziellen Konzepten für bestimmte Untergruppen eingerichtet.

Psychiatrische Kliniken

30 bis 45 % aller Aufnahmen von psychiatrischen Kliniken der Regelversorgung entfallen auf Suchtkranke. Psychiatrische Kliniken spielen somit eine wichtige Rolle im Versorgungssystem für Suchtkranke [24, 39, 90]. Häufig handelt es sich dabei um Kriseninterventionen in Notfällen. Bei einer weiteren großen Gruppe von Patienten, die in psychiatrischen Kliniken aufgenommen werden, handelt es sich um mehrfach geschädigte chronische Alkoholkranke, die als „Drehtürpatienten" immer wieder zur Aufnahme kommen und bei denen sich keine Abstinenzmotivation entwickeln läßt, oder die nicht mehr fähig sind, ohne äußeren Halt abstinent zu leben.

Das Angebot der psychiatrischen Einrichtungen ist vielseitig und reicht von medizinisch überwachter Ausnüchterung, Entzugsbehandlung mit und ohne anschließender Motivationsarbeit, kurz- und mittelfristiger, psychotherapeutisch ausgerichteter Entwöhnungsbehandlung bis zur längerfristigen Unterbringung und Behandlung mehrfachgeschädigter chronischer Abhängiger. Der Differenzierungsgrad der Einrichtung ist allerdings sehr unterschiedlich. Dies gilt auch für die rehabilitative Ausrichtung der Behandlungen. Für das unterschiedliche Klientel, unter dem sich viele sozial ausgegliederte, mehrfach geschädigte Patienten und Patienten mit schweren psychiatrischen Zusatzerkrankungen befinden, müßten sehr differenzierte, auf die jeweilige Zielgruppe abgestellte Behandlungsprogramme entwickelt und angeboten werden, um erfolgreich arbeiten zu können. Dies ist vorwiegend aus strukturellen und nicht zuletzt auch aus finanziellen Gründen leider nur ansatzweise verwirklicht.

Akutkrankenhäuser

Ca. 24 % der Gesamtprävalenz der Abhängigkeitskranken kommt pro Jahr in Allgemeinkrankenhäusern zur Aufnahme, meist auf internistischen oder chirurgischen Abteilungen [101]. Die Aufnahmen erfolgen wegen akuter Intoxikationen zur Behandlung akuter und chronischer Begleit- und Folgekrankheiten der Abhängigkeit und zur Behandlung der bei Suchtkranken sehr häufigen Unfallfolgen. Auch speziell zur *Entzugsbehandlung (Entgiftung)* werden Abhängige häufig in Allgemeinkrankenhäusern aufgenommen.

Entzugsbehandlungen beschränken sich meist auf rein somatische Behandlungsmaßnahmen. Je nach persönlichem Engagement versuchen Ärzte oder das Pflegepersonal die betroffenen Patienten für weitergehende Maßnahmen zu motivieren. Die Gelegenheit zur Früherkennung und zur gezielten Frühintervention [4], die der Kontakt mit dem Krankenhaus bietet, wird bisher zu wenig genutzt. Die Behandlung der rein körperlichen Entzugssymptome und der akuten Folgekrankheiten des Suchtmittelgebrauchs nutzt jedoch wenig. Die meisten Abhängigen werden unmittelbar nach der Entgiftung wieder rückfällig, denn durch den Entzug des Suchtmittels, das ja für die Betroffenen eine wichtige stabilisierende Funktion hatte, kommt es zu einer Labilisierung der Person. Zu einer qualifizierten Entzugsbehandlung gehören daher intensive psycho- und sozialtherapeutische Maßnahmen. Die Entzugsbehandlung muß verbunden werden mit einer *differenzierten Motivationsbehandlung (qualifizierte Entgiftung)*. Diese hat zum Ziel, den Wunsch nach einem suchtmittelfreien Leben zu wecken, und dic Bereitschaft für weitergehende Behandlungsmaßnahmen zu fördern. Solche Behandlungsangebote für eine qualifizierte Entgiftung haben sich bisher noch nicht auf breiter Basis durchsetzen können. Ein Hindernis ist die strikte Zuordnung der Entzugsbehandlung zur kurativen Medizin mit der ausschließlichen Leistungspflicht der Krankenkasse und der Entwöhnung als ganzheitliche Behandlung unter Einschluß von psychotherapeutischen und sozialen Aufgabenstellungen zur Rehabilitation mit der primären Leistungspflicht der Rentenversicherung, wie sie in der Empfehlungsvereinbarung von 1978 festgeschrieben ist.

Immerhin sind in den letzten Jahren an verschiedenen Orten spezielle Entzugsstationen für Drogenabhängige entstanden [6, 92]. Neben der medizinischen Behandlung werden psychosoziale

Hilfsangebote gemacht und versucht, die Betroffenen für weitergehende Therapiemaßnahmen zu gewinnen. Intensität und Dauer solcher Therapieangebote sind unterschiedlich. Am weitesten geht das von der Bundesregierung geförderte Modell „Kompakttherapie", das bis zu 90 Tage dauern kann und bereits einen Übergang zur Entwöhnung darstellt.

Qualifizierte Entzugsbehandlungen für Alkoholabhängige gibt es nur vereinzelt, meist in psychiatrischen Kliniken. Sie haben noch Modellcharakter [13, 93]. Die Ergebnisse der Modelle sind ermutigend. Die Voraussetzungen für den Aufbau weiterer Einrichtungen zur erweiterten Entgiftung sollten geschaffen werden angesichts der großen Zahl von Suchtkranken, die Jahr für Jahr die Behandlung in Allgemeinkrankenhäusern in Anspruch nehmen müssen.

4.2.3 Komplementäre Einrichtungen

Übergangseinrichtungen

Komplementäre Einrichtungen müssen dann in Anspruch genommen werden, wenn sich während der stationären Rehabilitationsmaßnahme herausstellt, daß das Ziel einer autonomen Lebensführung nicht erreichbar ist. Für Patienten, die erwarten lassen, daß dieses Ziel mittelfristig doch noch erreicht werden kann, stehen Übergangseinrichtungen und betreute Wohngemeinschaften zur Verfügung. Beschützende und therapeutische Aktivitäten treten in dieser Phase des Reha-Prozesses zurück. Dafür tritt die aktive Auseinandersetzung mit dem Alltagsleben und die schrittweise berufliche Belastung in den Vordergrund. Die Intensität der Betreuung auf der einen Seite und der Grad der Selbständigkeit der Betreuten auf der anderen Seite sind in den einzelnen Einrichtungen unterschiedlich verwirklicht.

Die Unterbringung und Behandlung in Übergangs- bzw. Adaptionseinrichtungen sind aus medizinischer Sicht Bestandteil der Rehabilitation. Die Leistungsträger übernehmen bisher jedoch nur in sehr begrenztem Umfang Kosten für diesen Teil der Rehabilitation. Als Bestandteil der medizinischen Leistung zur Rehabilitation werden von den Rentenversicherungsträgern die Kosten für die im Rahmenkonzept des Verbandes Deutscher Rentenversicherungsträger (VDR) definierte *Adaptationsphase* übernommen. Sie dient „der Erprobung der Therapieergebnisse und der Hinführung auf einen Entwicklungsstand, der den Versicherten in die Lage versetzt, sich eigenständig in Erwerbsleben und Alltag zu behaupten."

Heime

Für Patienten, bei denen eine autonome Lebensführung auch nach einer Übergangszeit nicht mehr zu erreichen ist, kommt nur noch die Heimunterbringung oder „beschütztes Wohnen" in Frage. In diesem Rahmen sollte jedoch auch eine möglichst selbständige Lebensführung angestrebt werden. Eine gewisse Tagesstrukturierung muß gewährleistet sein. Rehabilitative Maßnahmen sind darauf ausgerichtet, Pflegebedürftigkeit zu verhindern.

Selbsthilfe

In der Suchtkrankenhilfe spielt zweifellos neben dem professionellen Hilfssystem die Selbsthilfe eine große Rolle. In der Bundesrepublik ist die Zahl der Selbsthilfegruppen inzwischen so groß, daß jeder Abhängige ohne größere Schwierigkeit Zugang zu einer Gruppe finden kann.

Selbsthilfegruppen sind in der verschiedensten Weise organisiert. Es gibt Gruppen, die sich spontan ohne Rechtsstatus zusammenfinden, andere arbeiten auf Vereinsbasis, wieder andere gehören zu großen Verbänden wie dem Kreuzbund, dem Blauen Kreuz, den Guttemplern oder den Anonymen Alkoholikern (AA). Grundlage der Arbeit ist das Solidarprinzip, die gemeinsame Betroffenheit. Ansonsten ist die Arbeit der Gruppen sehr unterschiedlich. Zum Teil sind die Programme auch ideologisch geprägt. Doch gerade die Vielfalt der Arbeitsweisen erlaubt es, den unterschiedlichen Ansprüchen der Betroffenen gerecht zu werden.

Die Selbsthilfegruppen sind auch Anlaufstellen für manifest Abhängige. Nicht selten werden diese allein durch den Besuch von Selbsthilfegruppen abstinent. Auch bei der Vorbereitung auf eine Entwöhnungsbehandlung bieten die Selbsthilfegruppen wertvolle Hilfe, durch Aufbau und Festigung der Motivation für Abstinenz und Behandlung. Eine ebenso wichtige Aufgabe erfüllen die Selbsthilfegruppen in der Nachsorgephase. Teilnahme an Selbsthilfegruppen ist die verbreitetste Form der Nachsorge. Nach Küfner ist die Chance, abstinent zu bleiben, für diejenigen, die nach einer Entwöhnungsbehandlung regelmäßig eine Selbsthilfegruppe besuchen, wesentlich größer als für diejenigen, die diese Gruppe unregelmäßig oder gar nicht besuchen [62]. Den regelmäßigen Besuch einer Selbsthilfegruppe kann man auch als Teil einer vollzogenen sozialen Rehabilitation auffassen, stellen doch die dort wachsenden Beziehungen unter Beweis, daß der Betroffene aus seiner Isolierung herauskommt und wieder ein soziales Netzwerk aufgebaut hat. Ein soziales Netzwerk gibt dem einzelnen Halt und Lebensqualität.

4.3 Zusammenfassung

Es gibt in der Bundesrepublik eine große Bandbreite von Hilfsangeboten für Suchtkranke. Ein Teil der beteiligten Institutionen erfüllt seine Aufgabe noch unzureichend. Am höchsten entwickelt sind die Konzepte im Bereich der Rehabilitation und hier im stationären Bereich, vor allem in den Fachkliniken und in einigen psychiatrischen Kliniken. Durch sie wird jedoch nur ein kleiner Teil der Suchtkranken erfaßt. Für die Zukunft ist der Ausbau des ambulanten und teilstationären Sektors zu fordern. Dabei wäre es besonders wichtig, die niedergelassenen Ärzte und Krankenhäuser für ihre Aufgaben in der Suchtbehandlung zu sensibilisieren und fachlich kompetent zu machen. Außerdem sind Koordination und Vernetzung in der Suchtarbeit zu verbessern und eine verbindliche Zusammenarbeit der Institutionen auf regionaler und überregionaler Ebene anzuregen.

5 Koordination und zeitlicher Ablauf der Rehabilitationsmaßnahmen

Die Gesamtbehandlung Suchtkranker erstreckt sich über einen langen Zeitraum. Wenn man Nachsorge und Selbsthilfegruppenteilnahme einschließt, kann sie sich über Jahre hinziehen. Nicht immer werden alle Phasen durchlaufen. Insbesondere die Nachsorgephase wird häufig nicht genutzt.

5.1 Phasen der Gesamtbehandlung und zeitlicher Ablauf

Wir unterscheiden drei Phasen:
- Vorphase, auch Kontakt- und Beratungsphase genannt
- eigentliche Rehabilitationsphase
- Nachsorgephase.

Die *Kontakt- und Beratungsphase* erstreckt sich über sehr unterschiedliche Zeiträume. Zwischenzeitliche Kontaktabbrüche und Rückfälle sind häufig. Zur Vorphase kann man auch die körperliche Entzugsbehandlung (Entgiftung) rechnen, die in leichteren Fällen ambulant, sonst stationär durchgeführt werden muß. Bei weitem nicht alle Bemühungen in der Vorphase münden in einer Rehabilitationsmaßnahme. Die *Rehabilitation* kann entweder ambulant oder stationär durchgeführt werden. Sie kann sich aber auch aus verschiedenen Kombinationen von ambulanten und stationären Teilphasen zusammensetzen, indem z.B. eine ambulante Maßnahme in eine stationäre überführt wird oder umgekehrt eine stationäre in eine ambulante. Als Bestandteil der Gesamtbehandlung gilt auch die regelmäßige Inanspruchnahme von Nachsorgemaßnahmen. Die *Nachsorgephase* soll sich direkt an die Rehabilitationsphase anschließen. Nachsorge besteht entweder aus einer weitmaschigen Betreuung oder Weiterbehandlung durch eine Fachberatungsstelle, seltener durch niedergelassene Psychotherapeuten oder Ärzte. Am häufigsten vollzieht sich Nachsorge jedoch in einer regelmäßigen Teilnahme an einer Selbsthilfegruppe.

Die Zeitdauer der einzelnen Phasen ist sehr unterschiedlich. Dies gilt besonders für die Vorphase und die Nachsorgephase. Die Zeitdauer der stationären Behandlung war früher durch die Einrichtungen starr festgelegt. Heute geht man mehr und mehr dazu über, die Behandlungsdauer individuell festzulegen [7, 9, 55]. Bei Alkohol- und Medikamentenabhängigen liegt die Behandlungsdauer zwischen 8 und 24 Wochen, selten länger. Bei Drogenabhängigen sind Behandlungszeiten bis zu einem Jahr üblich.

> Charakteristisch für die Rehabilitation Abhängigkeitskranker ist, daß es in jeder Phase zu Rückfällen kommen kann.

Diese können zu Unterbrechungen des Behandlungs- und Rehabilitationsprozesses führen oder zu Wiederholungen verschiedener Phasen des Gesamtbehandlungsprozesses.

5.2 Koordination

> Ein wesentlicher Mangel des Systems der Suchtkrankenhilfe ist, daß die Koordination der Behandlungsmaßnahmen nicht in einer Hand liegt.

Häufig arbeiten verschiedene Dienste und Institutionen unkoordiniert mit demselben Patienten. Die Verantwortung für die Koordination der Maßnahme wechselt, je nach Phase der Behandlung. In der Vorphase koordiniert meist die Fachberatungsstelle, in Ausnahmen auch einmal der niedergelassene Arzt oder der Sozialdienst eines Krankenhauses die Behandlungsmaßnahmen. Während der stationären Phase der Rehabilitation geht die Koordination an die stationäre Einrichtung über. Nach Abschluß der stationären Maßnahme wechselt die Verantwortung zu der in Anspruch genommenen ambulanten Nachsorgeeinrichtung. Besonders kritisch sind die Nahtstellen zwischen den Phasen der Gesamtbehandlung. Schon an der Nahtstelle zwischen Beratungsphase und Rehabilitationsphase kommt es nicht selten zu unzumutbaren Verzögerungen des Behandlungsablaufs. So zieht sich trotz der Bemühungen auf seiten der Leistungsträger das Antragsverfahren bis zur Kostenzusage oft lange Zeit hinaus. Hinzu kommen Wartezeiten bei einem Teil der Fachkliniken. Die Forderungen nach Nahtlosigkeit des Überganges von einer in die andere Phase lassen sich meist nicht erfüllen.

Der Übergang von der stationären Rehabilitation in die Nachsorge scheitert weniger am Angebot als in der Bereitschaft der Betroffenen, die gegebenen Hilfsmöglichkeiten in Anspruch zu nehmen – und dies, obwohl die Rehabilitationseinrichtungen die Patienten auf die Nachsorge hinweisen und vorbereiten [32, 70]. Auch fehlt es nicht an Versuchen einer guten Zusammenarbeit zwischen Rehabilitationseinrichtung und Nachsorgeeinrichtungen.

In den letzten Jahren ist eine zunehmende Regionalisierung festzustellen. Diese erleichtert die Kooperation zwischen den verschiedenen Stellen. Ein verbindlich kooperierendes gemeindenahes Versorgungssystem für Suchtkranke konnte jedoch bisher in keiner Region zufriedenstellend aufgebaut werden, allenfalls Ansätze dazu sind zu beobachten. Sollte sich der Gesichtspunkt der regionalen Versorgung durchsetzen, so müßte für die Suchtkrankenhilfe allerdings die Region räumlich weiter gefaßt werden als dies von der Expertenkommission der Bundesregierung vorgeschlagen wurde [10]. Ein differenziertes Behandlungssystem, das den Bedürfnissen der verschiedenen Untergruppen von Suchtkranken gerecht wird, kann in einer zu eng definierten Region nicht verwirklicht werden. Zumindest stationäre Einrichtungen wie Fachkliniken und andere Spezialeinrichtungen müßten größere Räume erfassen.

6 Diagnostische Maßnahmen in der Rehabilitation Abhängigkeitskranker, Therapie- und Rehabilitationsplanung

6.1 Diagnostik vor der Reha-Maßnahme und Indikationsstellung

Die Diagnostik vor der Reha-Maßnahme dient vor allem der Indikationsstellung, ob eine Reha-Maßnahme indiziert ist und diese ambulant oder stationär durchgeführt werden soll.

Hierzu ist zunächst die Abhängigkeitsdiagnose zu sichern [83]. Als Diagnoseinstrumente sind die neuesten Versionen der kriteriengestützten Klassifikationssysteme DSM-III-R [1] und ICD 10 [25] geeignet. Beide Instrumente basieren auf dem von Edwards und Gross formulierten Abhängigkeitssyndrom [28]. Die Diagnostik erfolgt anhand operationalisierter Kriterien. Als Beispiel soll der Kriterienkatalog des Abhängigkeitssyndroms, in der Internationalen Klassifikation psychischer Störungen (ICD 10), aufgeführt werden. Er ist mit dem Katalog des DSM-III-R fast identisch.

Nach dem Kriterienkatalog der ICD 10 sollte die Diagnose Abhängigkeit nur gestellt werden, wenn irgendwann während des letzten Jahres drei oder mehr der folgenden Kriterien vorhanden waren:

1. Ein starkter Wunsch oder eine Art Zwang, Substanzen oder Alkohol zu konsumieren.
2. Verminderte Kontrollfähigkeit bezüglich des Beginns, der Beendigung und Menge des Substanz- oder Alkoholkonsums.
3. Substanzgebrauch mit dem Ziel, Entzugssymptome zu mildern, und der entsprechenden positiven Erfahrung.
4. Ein körperliches Entzugssyndrom.
5. Nachweis einer Toleranz. Um die ursprünglichen durch niedrige Dosen erreichte Wirkungen der Substanz hervorzurufen, sind zunehmend höhere Dosen erforderlich.
6. Ein eingeengtes Verhaltensmuster im Umgang mit Alkohol oder der Substanz, wie z.B. die Tendenz, Alkohol an Werktagen wie an Wochenenden zu trinken und die Regeln eines gesellschaftlich üblichen Trinkverhaltens außer acht zu lassen.
7. Fortschreitende Vernachlässigung anderer Vergnügen oder Interessen zugunsten des Substanzkonsums.
8. Anhaltender Substanz- oder Alkoholkonsum trotz Nachweises eindeutiger schädlicher Folgen (körperlicher, sozialer oder psychischer Art).

Daneben gibt es eine größere Zahl von Selbstbeurteilungsinstrumentarien. In Deutschland wird am häufigsten der Münchener Alkoholismus-Test (MALT) angewandt, der auch Fremdbeurteilungsanteile hat [33].

Trotz sorgfältiger Erhebung der Suchtanamnese kann es zu falschen Bewertungen kommen, weil in der Kontakt- und Beratungsphase häufig noch erhebliche Dissimulationstendenzen zu beobachten sind. Zur Sicherung der Diagnose ist deshalb häufig eine Fremdanamnese notwendig. Für die Indikationsstellung ambulant oder stationär und zur Auswahl der geeigneten Klinik sind zusätzliche Kriterien – wie die Schwere der körperlichen und psychischen Schäden, die soziale Integration und die Fähigkeit zur Einhaltung zur

Abstinenz – heranzuziehen. In besonderen Fällen werden auch diagnostische Vorgespräche in der Rehabilitationseinrichtung geführt.

6.2 Diagnostik während der Rehabilitationsmaßnahme

Die Diagnostik während der Rehabilitationsmaßnahme besteht aus Eingangsdiagnostik und Verlaufsdiagnostik.

Die Eingangsdiagnostik (Tab. 22-2) ist die Voraussetzung für eine individuelle Therapie- und Rehabilitationsplanung. Die Verlaufsdiagnostik berücksichtigt den Behandlungsprozeß, kontrolliert den Erfolg der therapeutischen Interventionen und ermöglicht die Anpassung der Entscheidungen über Art und Dauer der therapeutischen Maßnahmen.

Deskriptive Diagnostik: Zu Beginn einer Rehabilitationsmaßnahme wird eine umfassende multiaxiale Diagnostik auf deskriptiver Basis durchgeführt. Diese besteht aus
- Suchtdiagnostik
- psychischer Diagnostik
- sozialer Diagnostik
- somatischer Diagnostik.

Die deskriptive Diagnostik bildet die Grundlage für die Diagnosestellung. Für die psychische Diagnostik werden die kriteriengestützten Klassifikationssysteme ICD 10 oder DSM-III-R herangezogen.

Die erhobenen Befunde müssen daraufhin überprüft werden, ob sie primärer Natur sind und zur Entwicklung der Suchterkrankung beigetragen haben, oder ob sie Folgen der Suchtentwicklung sind. Auch ist abzuklären, welche Relevanz sie für die Entwicklung oder Aufrechterhaltung der Sucht haben.

Funktionsdiagnostik: In einem nächsten Schritt sind die psychosozialen und somatischen Funktionseinschränkungen festzustellen und zu beschreiben, d.h. es soll festgestellt werden, in welchem Maße die Fähigkeiten zur Erfüllung von Lebensanforderungen eingeschränkt sind (Disability-Ebene), z.B. die Fähigkeit
- zur Alltagsbewältigung
- zur Ausfüllung sozialer Rollen
- zur sozialen Anpassung
- zur Erfüllung beruflicher Anforderungen
- zum Aufbau und der Pflege sozialer Kontakte
- zur Nutzung medizinischer, sozialer und kultureller Angebote
- zur eigenständigen Gestaltung des Lebens.

Die Ebene der sozialen Beeinträchtigung (Handicap) wird im sozialen Befund beschrieben.

Tabelle 22-2 Diagnostik in der Suchtrehabilitation.

Überprüfung der Motivation und Kooperation	
deskriptive Diagnostik (ICD 10, DSM-III-R)	
– Suchtdiagnostik	**Impairment**
– psychologische Diagnostik	
• Persönlichkeitsstörungen	
• neurotische Störungen	
• Anpassungsstörungen	
• Psychosen	
• psychosomatische Störungen	
• organisch bedingte Störungen	
– medizinische Diagnostik	
• akute Erkrankungen und Behinderungen	
• chronische Erkrankungen und Behinderungen	
– soziale Diagnostik	
• soziale Beeinträchtigung	**Handicap**
• gegenwärtige soziale Situation	
– Diagnostik im geistigen Bereich	
• Sinnfragen	
• Lebenseinstellungen	
• Lebensplanung	
verstehende Diagnostik	
– Funktion des Suchtmittels	
– Krankheitsverarbeitung	
– Psychogenese	
– Psychodynamik	
– systemische Zusammenhänge	
– Konditionierungen	
– Analyse früherer Therapien	
Funktionsdiagnostik – Einschränkung folgender Fähigkeiten	**Disability**
– zur Erfüllung beruflicher Anforderungen	
– zur Ausfüllung sozialer Rollen und zur sozialen Anpassung	
– zur Alltagsbewältigung (Selbstversorgung, Körper- und Kleiderpflege)	
– zum Aufbau und der Pflege sozialer Kontakte	
– zur Nutzung medizinischer, sozialer, kultureller Angebote	

Verstehende Diagnostik: Nach der Befunderhebung sind erklärende Zusammenhänge herzustellen bzw. gilt es, das Bedingungsgefüge für die Entstehung und Aufrechterhaltung der Abhängigkeit zu verstehen. Hierzu gehören:
- Psychogenese (biographischer Befund, Erfassung der die Entwicklung einengenden Vorerfahrungen),
- Psychodynamik (Auswirkung zum Teil unbewußter psychischer Konflikte, Reaktionen und Verarbeitungsweisen früherer Traumata und Versagungen),
- lerntheoretische Zusammenhänge (Konditionierungen),
- systemische Zusammenhänge (z.B. Familiendynamik),
- Funktion des Suchtmittels und der Sucht (Bedeutung der Suchtmitteleinnahme und der

Sucht in der intrapsychischen Dynamik und in der Dynamik der Objektbeziehungen),
- Analyse früherer Therapien und Analyse von Rückfällen.

6.3 Therapieziele

Aufgrund der erhobenen Befunde können nun die Therapieziele bestimmt werden, getrennt nach den vier diagnostischen Achsen: Körper, Psyche, soziale Situation und Sucht. Nicht alle vom Therapeuten aufgrund seiner Diagnostik abgeleiteten Ziele werden auch Gegenstand der Therapie. Ein therapeutischer Prozeß wird nur dort zustande kommen, wo Konsens zwischen Therapeut und Patient hinsichtlich der Therapieziele und Therapiemaßnahmen erreicht wurde. Die Ziele werden deshalb in enger Zusammenarbeit mit dem Patienten erarbeitet. Diagnostik ist soweit auch als interaktioneller Prozeß zu verstehen. Wenn kein Konsens zwischen Therapeut und Patient hinsichtlich eines Therapiezieles erreicht wird, muß das Ziel fallengelassen oder zurückgestellt werden. Es kann aber auch Ziel sein, Problembewußtsein für den entsprechenden Themenkreis zu erzeugen.

6.4 Therapie- und Rehabilitationsplanung

Die Therapieplanung besteht darin, eine Zielhierarchie festzulegen und Behandlungsschwerpunkte zu setzen. Im psychischen Bereich wird dabei angestrebt, die zentrale Persönlichkeitsproblematik bzw. den zentralen Beziehungskonflikt (Fokus) zu erfassen und als Ziel auszuweisen. Zur Therapieplanung gehört auch die Festlegung der Behandlungszeit. Sie wird individuell festgelegt und ist eng auf die Therapieziele bezogen [55].

In einem nächsten Schritt wird festgelegt, mit welchen therapeutischen Maßnahmen und Behandlungsformen die therapeutischen Ziele angegangen werden sollen.

Zur Rehabilitationsplanung gehört, daß auch Ziele bestimmt werden, die erst nach der eigentlichen Reha-Maßnahme umgesetzt werden können, z.B. die Inanspruchnahme von Nachsorge, Aufbau eines sozialen Netzwerks. Auf die Umsetzung dieser Ziele kann der Patient jedoch schon während der Maßnahme vorbereitet werden.

7 Stationäre Rehabilitation von Abhängigkeitskranken

Die stationäre Rehabilitation von Abhängigkeitskranken wird vorwiegend in speziellen Fachkliniken, aber auch an einigen psychiatrischen Kliniken und Abteilungen durchgeführt. Im Jahre 1991 waren dies allein auf Kosten der gesetzlichen Rentenversicherungen 27 114 Maßnahmen [95].

7.1 Merkmale stationärer Therapie

> Der stationäre Rahmen ist für einen großen Teil der Abhängigkeitskranken Voraussetzung für eine erfolgreiche Reha-Maßnahme.

Bestimmte Leistungen sind in ihrem Zusammenwirken nur unter stationären Bedingungen zu erbringen. Hierzu gehören:
- *Schutz vor einem Rückfall:* Viele Patienten können unter ambulanten Bedingungen nicht abstinent werden. Sie brauchen den Schutz der stationären Einrichtung über einen längeren Zeitraum.
- *Abstand vom pathogenen Milieu:* Manche Patienten können sich nur entwickeln und neu orientieren, wenn sie aus ihren pathogenen sozialen Beziehungen herausgenommen werden.
- *Wiederherstellung des Ich-Umwelt-Bezugs:* Manche Patienten sind bereits sozial so isoliert und auf sich selbst zurückgezogen, daß sie nur unter den kontaktfördernden Bedingungen einer psychotherapeutischen Klinik wieder einen Ich-Umwelt-Bezug herstellen können.
- *Vielfältiges konzentriertes Angebot:* Manche Patienten sind nur durch ein zeitlich begrenztes, sehr konzentriertes Therapieangebot, das verschiedene Zugänge zum Patienten eröffnet, zu erreichen.
- *Umfassende Rehabilitation:* Das gleichzeitige Eingehen auf medizinische, psychische und soziale Rehabilitationsbedürfnisse im Sinne einer umfassenden Rehabilitation ist in einer stationären Reha-Einrichtung besonders effektiv zu verwirklichen.

Die stationäre Rehabilitation legt den Schwerpunkt der Behandlung auf psychosoziale Maßnahmen einschließlich Psychotherapie. In der stationären Einrichtung erlebt der Patient für relativ kurze Zeit eine sehr intensive Therapiephase. Diese ist für ihn eine Zeit des Bilanzziehens, der Selbstbesinnung, der Um- und Neuorientierung, eine Zeit, in der er sich vielleicht erstmals in seinem Leben auf seine Realität und auf seine mit der Selbstreflexion aufkommenden schmerzlichen Gefühlen einläßt, diese nicht vermeidet und in der er seiner Realität nicht ausweicht. Dies ist für die meisten Patienten zumindest phasenweise eine große Belastung. Hier bietet die Klinik einen gewissen Schutz. Die Herauslösung aus seinem sozialen Milieu mit seinen spezifischen Belastungen und pathogenen Einflüssen schafft für viele Patienten erst die Voraussetzung für eine innere Einkehr und Auseinandersetzung. Letztere erfolgt nicht nur mit der eigenen Suchtproblematik, sondern mit der bisherigen Lebensentwicklung, mit der derzeitigen Lebenssituation, mit den individuellen psychischen Problemen und mit den aktuellen Beziehungen unter Einschluß der Bezugspersonen. Wenn ein Prozeß in Gang kommt, gewinnt der Patient nicht nur Erkenntnisse über sich selbst und seine Lebensentwicklung, sondern er macht neue Erfahrungen mit geändertem Verhalten, insbesondere macht er neue Beziehungserfahrungen. Er ändert bestimmte Lebenseinstellungen und findet zu einer Neuorientierung.

7.2 Phasen der Behandlung

Im ersten Abschnitt der Behandlung soll der Patient möglichst wenig Kontakt zur Außenwelt haben und sich ganz auf sich und die Beziehungen in der Klinik konzentrieren. Im zweiten und dritten Abschnitt werden dann Angehörige und Bezugspersonen weitestmöglich mit in die Behandlung einbezogen. Im dritten Abschnitt erfolgt bereits wieder die Orientierung nach außen, um den Übergang in die Zeit nach der stationären Rehabilitation zu erleichtern. Hierzu gehört auch die Vorbereitung auf die Nachsorge.

7.3 Einzelmaßnahmen und Gesamtkonzept

Die Therapie einer Fachklinik für Suchtkranke setzt sich aus vielen verschiedenen Einzelmaßnahmen zusammen wie

- Gruppentherapie
- Einzeltherapie
- Angehörigenarbeit in Form von Paar- und Familiengesprächen oder Seminaren
- indikativen Gruppenangeboten
- Informationsveranstaltungen
- averbale Therapieformen wie Beschäftigungstherapie, Gestaltungstherapie, Musiktherapie
- realitätsorientierte Therapieformen wie Arbeitstherapie
- körperorientierte Therapieformen wie Sport- und Bewegungstherapie.

Diese Einzelmaßnahmen müssen jedoch eingebettet sein in ein Gesamtkonzept. Sie sind aufeinander abgestimmt und auf die allgemeinen und individuellen Therapieziele bezogen. Als Basisbehandlung während der Suchtrehabilitation gilt die Gruppentherapie. Die Entwicklung ging jedoch im Zuge der Individualisierung der Therapie dahin, daß zusätzlich regelmäßige Einzelgespräche und – wo indiziert – Einzeltherapie sowie Paar- und Familientherapie angeboten werden.

7.4 Therapeut-Patient-Beziehung

Neben den einzelnen Therapiemaßnahmen spielen die Therapeut-Patient-Beziehungen, die Beziehungen in der Wohn- und Therapiegruppe und der Klinikrahmen eine entscheidende Rolle.

In den meisten Therapiekonzepten wird der Therapeut-Patient-Beziehung eine große Bedeutung zugemessen. Ausgehend von der Vorstellung, daß die psychische Entwicklung sehr stark von den primären Beziehungskonstellationen beeinflußt wird und daß sich nachhaltige Störungen dieser Beziehungen später in psychischen Auffälligkeiten niederschlagen, ist man besonders in den tiefenpsychologisch orientierten Therapieschulen der Auffassung, daß sich Korrekturen und Änderungen psychischen Erlebens und psychischen Verhaltens in Beziehungen vollziehen. Jeder Patient hat deshalb einen konstanten Bezugstherapeuten. Er koordiniert die diagnostischen und therapeutischen Maßnahmen, führt die Einzel- und in der Regel auch die Gruppentherapie durch. Er dokumentiert den Behandlungsverlauf und erstellt den psychologischen Teil des Abschlußberichtes. Es ist jedoch gerade für die stationäre Psychotherapie charakteristisch, daß darüber hinaus ein größeres Beziehungsangebot besteht und daß Beziehungen von unterschiedlicher Qualität zu verschiedenen Mitgliedern des therapeutischen Teams aufgenommen und diagnostisch und therapeutisch genutzt werden.

7.5 Wohn- und Therapiegruppe

In vielen Kliniken leben Patienten in Wohngemeinschaften von etwa 10 Patienten zusammen. Diese bilden in der Regel auch eine Therapiegruppe. Die Patienten sollen ihr Zusammenleben soweit wie möglich selbst organisieren.

In den Wohngemeinschaften und in der Patientengemeinschaft entsteht ein Beziehungsgeflecht. Die Patienten inszenieren nicht nur in der Therapeut-Patient-Beziehung, sondern auch in ihren Wohn- und Therapiegruppen ihre charakteristischen, zum Teil pathologischen Beziehungsmuster. Diese werden damit einer direkten therapeutischen Beeinflussung zugänglich. Die Prozesse in der Gruppe so zu leiten, daß positive Beeinflussungen und Entwicklungen von ihr ausgehen, ist Aufgabe des Therapeuten und des therapeutischen Teams.

7.6 Klinikrahmen

Für das therapeutische Milieu ist neben der Qualität der therapeutischen Beziehungen und der einzelnen Therapieangebote auch der Klinikrahmen von Bedeutung. Hierunter verstehen wir die Regeln des Zusammenlebens in der Klinik, die Kontaktmöglichkeiten nach außen, die Freizeitgestaltung, die Tagesstrukturierung, aber auch die räumliche Ausstattung und Atmosphäre. Der Klinkrahmen setzt die äußere Struktur. Das Bedürfnis nach Struktur ist bei der Behandlung Suchtkranker größer als bei Menschen, die sich wegen anderer Indikationen Rehabilitationsmaßnahmen unterziehen. Die Bedeutung von Struktur und Kontrolle bei Suchtkranken, verbunden mit pädagogischen Maßnahmen, wurde früher wohl überschätzt. Die Weiterentwicklung der Suchtbehandlung und Rehabilitation in den letzten Jahren hat zu einem Abbau von allzu einengenden strukturierten Maßnahmen und Kontrollen geführt. Psychotherapeutische Vorgehensweisen, die Hinführung zur Selbstkontrolle und Selbstverantwortung stehen heute im Vordergrund. Die Auseinandersetzung mit Grenzen spielt allerdings weiterhin eine wichtige Rolle in der Suchttherapie. Auch gehört zur Struktur einer Suchtklinik ein geregelter Tagesablauf nach einem weitgehend festgelegten Tages- und Wochenplan. Die Teilnahme an den therapeutischen Veranstaltungen ist Pflicht. Auch müssen die Patienten in Suchtkliniken im Gegensatz zu Patienten anderer Rehabilitationskliniken die Reinigung ihrer Zimmer und Wohnbereiche selbst durchführen. Dahinter steht der Gedanke, realitätskonforme Belastungen zu setzen und keine Verwöhnungssituation zu schaffen.

7.7 Medizinische Therapie, Multimorbidität

In den Fachkliniken für Alkohol- und Medikamentenabhängige, in denen hauptsächlich Patienten mittleren Lebensalters behandelt werden, ist eine qualifizierte medizinische Betreuung notwendig. Personell sollten mindestens die Fachgebiete Innere Medizin und Psychiatrie vertreten sein. Die zur Rehabilitation kommenden alkohol- und medikamentenabhängigen Patienten leiden oft an schwerwiegenden Folgekrankheiten der langjährigen Suchtmitteleinnahme. Dabei ist eine zunehmende Multimorbidität festzustellen. Am häufigsten sind Krankheiten des Bewegungsapparates, Stoffwechselkrankheiten und Herz-Kreislauf-Krankheiten. Auch die Vielzahl psychosomatischer Störungen läßt sich nur in Zusammenarbeit mit dem psychotherapeutisch geschulten Arzt behandeln. Der Arzt arbeitet eng mit dem Bezugstherapeuten zusammen. Zum Abschluß der Rehabilitation sind vom Arzt ein Leistungsbild und eine sozialmedizinische Beurteilung zu erstellen.

Die räumlichen, apparativen und personellen Voraussetzungen für die Rehabilitation multimorbider Patienten ist in den größeren Fachkliniken vorhanden. Hierzu gehört auch eine Abteilung für Physiotherapie und krankengymnastische Behandlung.

Die stationären Rehabilitationseinrichtungen für Drogenabhängige verfügen meist über keine eigene medizinische Abteilung. Es sind oft kleine Einrichtungen. Sie arbeiten mit Vertragsärzten zusammen. Aber auch in den Drogentherapieeinrichtungen muß die Behandlung unter ärztlicher Verantwortung durchgeführt werden.

8 Ambulante Rehabilitation

Die ambulante Rehabilitation Abhängigkeitskranker steckt noch in den Anfängen. Die Beratungs- und Behandlungsstellen haben in der Vergangenheit in unterschiedlichem Umfang ambulante Behandlung von Abhängigkeitskranken durchgeführt. Dies geschah im Rahmen ihres Gesamtauftrags, zu dem auch Leistungen wie Prävention, Diagnostik, Indikationsstellung, Motivationsarbeit, Krisenintervention, Vorbereitung auf stationäre Behandlung, begleitende Hilfen im sozialen Umfeld und andere Leistungen gehören.

Seit Inkrafttreten der Empfehlungsvereinbarung „Ambulante Sucht" im Jahre 1991 übernehmen die Rentenversicherungsträger und Krankenkassen, je nach Zuständigkeit, Kosten für Leistungen der ambulanten Rehabilitation. Diese dürfen jedoch nur in hierfür anerkannten Einrichtungen erbracht werden. Voraussetzung für die Anerkennung ist die Vorlage eines wissenschaftlich begründeten Therapiekonzeptes für die ambulante Rehabilitation Abhängigkeitskranker. Die Einrichtung muß, unabhängig von dem im Rahmen der Rehabilitation finanzierten Leistungsspektrum, über ein integriertes Programm zur Betreuung Abhängigkeitskranker verfügen. Es müssen qualifizierte und erfahrene Ärzte, Psychologen und Sozialarbeiter/-pädagogen regelmäßig und verantwortlich mitarbeiten. Die Stelle muß mindestens drei hauptamtliche therapeutische Mitarbeiter haben. Außerdem werden Anforderungen an die Dokumentation gestellt, und die Einrichtung muß bereit sein, sich an Effektivitätskontrollen zu beteiligen.

Die Konzepte für die ambulante Rehabilitation müssen ein theoriegeleitetes und geplantes Vorgehen nachweisen. Die Rehabilitationsziele sind die gleichen wie bei der stationären Rehabilitation. Auch an Diagnostik und Dokumentation müssen die gleichen Anforderungen gestellt werden. Die therapeutischen Maßnahmen in der ambulanten Rehabilitation bestehen aus einer Kombination von Einzel- und Gruppentherapie sowie Partner- und Familiengesprächen. Auch das weitere soziale Umfeld kann in die Therapie einbezogen werden. Die Einbeziehung der Angehörigen und des übrigen sozialen Umfeldes ist ambulant leichter zu verwirklichen als im stationären Bereich. Dieser Vorteil sollte genutzt werden. Auch Ergotherapie und andere averbale Therapieformen sollen Bestandteil ambulanter Rehabilitationskonzepte werden.

Die Rehabilitation kann auch aus einer Kombination von ambulanten und stationären Rehabilitationsmaßnahmen bestehen. Schwierig ist dabei die Indikationsfrage. Um ambulante Rehabilitation bei Suchtkranken erfolgreich durchführen zu können, sind folgende Kriterien zu beachten:

- Der Patient muß den Rahmen der Behandlung einhalten können. Das setzt in der Regel gute Motivation, Zuverlässigkeit und ein gewisses Maß an Frustrationstoleranz voraus.
- Die körperlichen und/oder psychischen Schäden und Defizite des Patienten dürfen nicht zu groß sein.
- Der Patient muß unter den ambulanten Behandlungsbedingungen abstinent bleiben können.
- Der Patient soll sozial noch ausreichend integriert sein.
- Es dürfen keine allzu großen pathologischen Konflikte mit dem sozialen Umfeld vorliegen.
- Akute Selbst- und Fremdgefährdung müssen ausgeschlossen sein.
- Der Patient soll während der Behandlungszeit seiner üblichen beruflichen Tätigkeit nachgehen, wenn er noch im Arbeitsprozeß steht.
- Die Wege zur Behandlungsstelle dürfen nicht zu weit sein.

9 Berufliche Maßnahmen in der Rehabilitation Abhängigkeitskranker

Arbeitslosigkeit und die mit ihr unmittelbar zusammenhängenden psychischen Prozesse stehen im Vergleich mit anderen Parametern mit Abstand am stärksten in Beziehung zur Abstinenz [96]. Die Rückfallgefährdung ist doppelt so hoch wie bei beschäftigten Abhängigen.

> Wenn man bedenkt, daß etwa 40–50% der Alkohol- und Medikamentenabhängigen in Fachkliniken arbeitslos sind, ein Teil sogar langzeitarbeitslos, dann zeigt sich die große Bedeutung beruflicher Maßnahmen für die Rehabilitation Abhängigkeitskranker.

Bei Drogenabhängigen ist sogar der überwiegende Teil ohne Arbeit und viele dieser Patienten haben keinen Berufsabschluß.

Die Erfahrung hat gezeigt, daß es wichtig ist, Maßnahmen zur beruflichen Wiedereingliederung nicht erst nach Abschluß des medizinischen Reha-Verfahrens zu beginnen, sondern möglichst frühzeitig parallel zum medizinischen Rehabilitationsverfahren einzuleiten. Die Aussicht auf eine berufliche Wiedereingliederung stärkt die Motivation und fördert die aktive Mitarbeit im Rehabilitationsablauf. Durch die frühzeitige Einleitung von Maßnahmen zur beruflichen Integration werden die Zeiten der Arbeitslosigkeit nach Abschluß der Reha-Maßnahme verkürzt, besonders dann, wenn berufsqualifizierende Aktivitäten vorgesehen sind, denn die Vorlaufzeiten bis zum Antritt einer Ausbildungs- oder Umschulungsmaßnahme sind oft sehr lang.

Als Maßnahmen zur beruflichen Integration kommen folgende Möglichkeiten in Betracht:

- Stellenvermitttlung
- Eingliederungshilfen
- Maßnahmen am Arbeitsplatz (z.B. Arbeitsplatzumsetzung)
- berufsqualifizierende Maßnahmen (z.B. Abschluß einer Berufsausbildung), Fort- und Weiterbildungsmaßnahmen sowie Umschulung.

Dabei muß im Einzelfall geprüft werden, welche Hilfen geeignet sind. Im Zentrum der Bemühungen zur beruflichen Integration während der Rehabilitationsbehandlung steht deshalb die Beratung. Zuvor sollten die Patienten auf die Beratung vorbereitet werden, indem Themen wie Ausbildung, Arbeit, Arbeitslosigkeit frühzeitig angesprochen werden. Vor der Beratung ist auch eine sozialmedizinische Befunderhebung und Beurteilung vorzunehmen. Die Beratung sollte in enger Kooperation zwischen Arzt, Bezugstherapeut, Reha-Berater der Rentenversicherung, Arbeitsverwaltung und dem Patienten erfolgen. Letzterem kann während des oft schwierigen Entscheidungsprozesses therapeutische Begleitung gegeben werden.

Je nach Dauer der Behandlung und des Entscheidungsprozesses können schon während der Rehabilitationsphase Schritte zur Umsetzung erfolgen, z.B. Schreiben von Bewerbungen, Stellensuche, Fachberatung in der Herkunftsregion, Antragstellungen für berufsqualifizierende Maßnahmen.

10 Dokumentation und Evaluation

Dokumenation und Evaluation haben in der Suchtrehabilitation einen hohen Stellenwert und inzwischen einen – im Vergleich mit anderen Indikationsbereichen – hohen qualitativen Standard erreicht, nicht zuletzt weil die Rehabilitation

Suchtkranker schon immer einem großen Legitimationsdruck unterlag. Bereits in der Empfehlungsvereinbarung für die stationäre Rehabilitation Suchtkranker von 1978 wurden Effektivitätskontrollen gefordert. Voraussetzung war die Entwicklung geeigneter Dokumentations- und Katamnesesysteme. Die Deutsche Gesellschaft für Suchtforschung und Suchttherapie hat es übernommen, Standards für die Durchführung von Basisdokumentationen und Katamnesen zu erarbeiten [16, 17].

Die meisten Fachkliniken benutzen inzwischen Systeme zur Basisdokumentation und Katamneseerhebung, die auf diesen Standards aufbauen [68, 94]. Auch im ambulanten Bereich werden Dokumentationssysteme eingesetzt [26]. Bemühungen um eine weitere Vereinheitlichung der Systeme sind im Gange, um besser vergleichbare Ergebnisse zu erhalten. Hierzu haben sich die maßgeblichen Verbände der Suchtkrankenhilfe zu einer Arbeitsgemeinschaft zusammengeschlossen, die sich auf eine gemeinsame Basisdokumentation in der stationären Suchtkrankenhilfe geeinigt hat. Die Daten aller Mitglieder der Arbeitsgemeinschaft werden in Zukunft durch das stationäre, einrichtungsbezogene Dokumentationssystem in der Suchtkrankenhilfe (SEDOS) einer einheitlichen, bundesweiten Auswertung zugeführt. Ein vergleichbares einheitliches Katamnesesystem ist in der Entwicklung.

Die Daten, die mit Hilfe der Basisdokumentations- und der Katamnesesysteme von den einzelnen Kliniken erhoben werden, sind nicht nur für die Forschung unentbehrlich und zur Qualitätssicherung notwendig, sie bilden auch die Grundlage für Entscheidungen der klinischen Praxis wie z.B. bei Fragen der Konzeptentwicklung und Konzeptoptimierung. Die Ergebnisse der Katamnesen einzelner Kliniken, aber auch von klinikübergreifenden Evaluationsstudien [62] zeigen eine hohe Effektivität stationärer Suchtrehabilitationen.

11 Personelle Voraussetzungen

Die Arbeit mit Suchtkranken stellt hohe Anforderungen an die psychische Belastbarkeit und fachliche Qualität der dort tätigen Mitarbeiter. Die Mitarbeiter aus den verschiedenen Berufsgruppen des therapeutischen Teams müssen über eine psychotherapeutische Ausbildung mit Selbsterfahrungsanteil verfügen und die Fähigkeit haben, in einem interdisziplinären Team zusammenzuarbeiten.

Die Einrichtungen der stationären Rehabilitation haben in der Regel einen ärztlichen Leiter. Wenn die Leitung der Klinik oder Abteilung dem Vertreter einer anderen Berufsgruppe übertragen wird, was besonders in Einrichtungen für Drogenabhängige nicht selten der Fall ist, muß zumindest die Behandlung fachlich unter ärztlicher Verantwortung stehen. Der leitende Arzt sollte Facharzt für Psychiatrie und Psychotherapie sein, auf jeden Fall aber eine psychotherapeutische Ausbildung haben. Für die medizinische Betreuung sind je nach Größe der Einrichtung ein oder mehrere Ärzte zuständig. Einer der Ärzte sollte Internist sein.

Bezugstherapeuten, d.h. zuständig für psychotherapeutische Betreuung, sind Diplom-Psychologen, Sozialarbeiter/-pädagogen oder Ärzte. Die als Psychotherapeuten tätige Personen müssen eine psychotherapeutische Ausbildung haben oder in Ausbildung stehen.

Neben den bereits genannten Berufsgruppen sind im medizinischen und psychosozialen Bereich der Klinik ausgebildetes Pflegepersonal, Physiotherapeuten, Krankengymnasten, Sport- und Bewegungstherapeuten sowie Arbeits- und Beschäftigungstherapeuten (Ergotherapeuten) tätig. Je nach Konzept der Klinik können auch Vertreter anderer Therapieformen wie Musik- oder Gestaltungstherapeuten tätig sein.

An die Mitarbeiter in der ambulanten Rehabilitation sind die gleichen qualitativen Anforderungen zu stellen. Das therapeutische Team setzt sich hier aus Arzt, Diplompsychologen und Sozialarbeiter/-pädagogen zusammen. Ärzte sind allerdings meist nur als Vertragsärzte tätig. Nur ausnahmsweise sind hier auch Vertreter aus den anderen Berufsgruppen in den ambulanten Beratungs- und Behandlungsstellen tätig.

Es gehört heute zum Standard, daß die Mitarbeiter ambulanter oder stationärer Rehabilitationseinrichtungen sich regelmäßiger Supervision unterziehen. Neben der durch die Mitarbeiter der Institution intern organisierten Teamsupervision findet in Abständen externe Supervision durch einen Supervisor statt, der außerhalb der Institution steht.

12 Zugangswege und Finanzierung

Die Zugangsvoraussetzungen sowie Art, Umfang und Verfahren für Reha-Maßnahmen sind durch die Empfehlungsvereinbarungen über ambulante Rehabilitation Abhängigkeitskranker vom 29.1.1991 und über stationäre Rehabilitation von Abhängigkeitskranken vom 20.11.1978 zwischen den Spitzenverbänden der Krankenversicherungen und dem Verband Deutscher Rentenversicherungen geregelt.

Für die Gewährung ambulanter und stationärer Leistungen zur Rehabilitation ist die *Renten-*

versicherung zuständiger Rehabilitationsträger, wenn die versicherungsrechtlichen und persönlichenVoraussetzungen nach § 10 SGB VI erfüllt sind. Dazu gehört auch, daß durch die Maßnahme bei erheblicher Gefährdung der Erwerbsfähigkeit eine Minderung der Erwerbsfähigkeit abgewendet oder bei Minderung der Erwerbsfähigkeit diese wesentlich gebessert oder wiederhergestellt werden kann. Das Vorliegen einer Abhängigkeitskrankheit bedeutet immer eine erhebliche Gefährdung der Erwerbsfähigkeit.

Die *Krankenkasse* tritt als zuständiger Rehabilitationsträger ein, wenn die oben aufgeführten Voraussetzungen nicht vorliegen, aber die Voraussetzungen des § 11 Abs. 2 SGB V in Verbindung mit §§ 27 und 43 Abs. 2 SGB V erfüllt sind. In diesem Fall ist für die Gewährung von Leistungen zur Rehabilitation ausreichende Voraussetzung, wenn einer drohenden Behinderung vorgebeugt, eine Behinderung beseitigt, gebessert oder eine Verschlimmerung verhütet werden kann, oder wenn Pflegebedürftigkeit zu vermeiden oder zu mindern ist. Wenn die Rentenversicherung und die Krankenkassen nicht zuständig sind, tritt subsidiär der Sozialhilfeträger ein.

Für die Gewährung von Entzugsbehandlungen (Entgiftung) ist grundsätzlich der Krankenversicherungsträger zuständig. Die Rentenversicherung tritt nur dann ein, wenn nach Beginn einer von ihr eingeleiteten Entwöhnungsbehandlung die Notwendigkeit einer Entzugsbehandlung festgestellt wird und diese in derselben Einrichtung durchgeführt werden kann.

Voraussetzung für die Einleitung ambulanter und stationärer Leistungen zur Rehabilitation sind (Abb. 22-1):
- ein Antrag des Versicherten
- ein ärztliches Gutachten (manche Rentenversicherungen lassen nur eigens ermächtigte Ärzte für die Erstellung dieser Gutachten zu)
- ein Sozialbericht auf Vordruck; der Sozialbericht wird in der Regel von einer Beratungsstelle oder einem anderen sozialen Dienst, z.B. des Sozialdienstes eines Krankenhauses oder eines Betriebes, erstellt. Diese Aufgabe kann aber auch von einem niedergelassenen Arzt oder psychotherapeutisch tätigen Psychologen übernommen werden.

Die Entscheidung über den Antrag obliegt dem zuständigen Rehabilitationsträger.

Wenn die Überleitung von einer ambulanten zu einer stationären Rehabilitationsmaßnahme notwendig wird, ist ein erneuter Antrag erforderlich. Dem Antrag ist ein Zwischenbericht über den Verlauf der bisherigen Behandlung beizulegen. Die Notwendigkeit des Übergangs in stationäre Behandlung muß begründet werden.

Wenn eine stationäre Rehabilitationsmaßnahme in eine ambulante überführt werden soll, ist ebenfalls erneut ein Antrag des Versicherten einzureichen und dem Antrag ein Zwischenbericht oder vorläufiger Entlassungsbericht beizugeben. In dem Bericht ist die Notwendigkeit einer ambulanten Fortführung der Rehabilitation zu begründen.

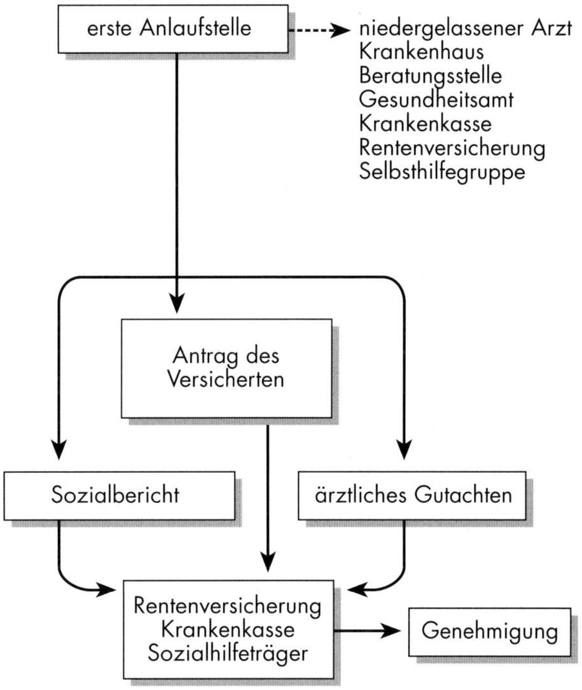

Abb. 22-1 Antragsverfahren für die Gewährung ambulanter und stationärer Reha-Maßnahmen bei Abhängigkeitskranken.

Teil II
Spezielle Krankheitsbilder

Die Symptome des Abhängigkeitssyndroms sind bei allen gebräuchlichen Suchtmitteln weitgehend identisch. Unterschiedlich sind dagegen vor allem die durch die jeweiligen Substanzen induzierten, organisch bedingten körperlichen und psychischen Störungen. Da sich die Rehabilitation jedoch in erster Linie mit den Auswirkungen des Abhängigkeitssyndroms, als ein durch suchtauslösende Substanzen hervorgerufenes, fehlangepaßtes Verhaltensmuster befaßt, ist auch das Vorgehen in Diagnostik und Behandlung Abhängigkeitskranker im Prinzip gleich, unabhängig davon, welche psychotrope Substanz bevorzugt konsumiert wurde. Hinzu kommt, daß eine zunehmende Zahl von Abhängigen mehrere Substanzen gleichzeitig oder im Wechsel konsumiert. Nicht die Substanz, das Suchtmittel, ist das Entscheidende, sondern der süchtige Mensch und sein Umfeld.

Die gemeinsamen Merkmale und das Vorgehen, soweit es bei den verschiedenen Substanzabhängigkeiten identisch ist, wurden im allgemeinen Teil dargestellt. In diesem speziellen Teil sollen nun die Unterschiede herausgestellt werden, die durch die bevorzugte Einnahme eines bestimmten Suchtmittels geprägt werden. Dabei werden auch die pharmakogenen Aspekte berücksichtigt. Die unterschiedlichen Ausprägungen im Suchtverhalten sind jedoch nicht nur durch die Wirkung der Substanzen selbst bedingt, sondern oft mehr durch die gesellschaftliche Einstellung zur jeweiligen Substanz. Am deutlichsten wird dies bei der Frage der Legalität und der Illegalität von Suchtmitteln [38, 85].

Bei der Beschreibung der substanzbedingten speziellen Unterschiede kann man die gebräuchlichsten Suchtmittel in drei Gruppen zusammenfassen: Alkohol, Medikamente und illegale Drogen.

1 Alkoholabhängigkeit

1.1 Epidemiologie

Alkohol ist das am weitesten verbreitete Suchtmittel. Eine erste gesamtdeutsche Statistik über den Alkoholverbrauch liegt für das Jahr 1991 vor [20] (Tab. 22-3).

Zwischen Gesamtalkoholverbrauch pro Kopf und Prävalenz besteht – gleiche Trinksitten in einem Kulturkreis vorausgesetzt – durchaus ein Zusammenhang [63]. Die Prävalenz des Alkoholismus ist schwer festzustellen. Die aufgrund von Repräsentativbefragungen erhobenen Zahlen schwanken zwischen 2 und 7 % [34, 90, 99, 102]. Aufgrund dieser Untersuchungen und Schätzzahlen kann man davon ausgehen, daß in der Bundesrepublik 2 bis 2,5 Mio. Alkoholabhängige leben. Der Anteil der Frauen wird auf 30 % geschätzt, mit zunehmender Tendenz.

1.2 Typologische Aspekte, spezielle Zielgruppen

Die bekannteste Differenzierung von Alkoholikern nach typologischen Aspekten ist die Einteilung nach Jellinek in die fünf Grundformen des Alkoholismus (Abb. 22-2) [51].

Bei den Alpha- und Beta-Alkoholikern handelt es sich in der Regel um Mißbrauch. Gamma-, Delta- und Epsilon-Alkoholiker sind süchtig.

Tabelle 22-3 Getränkeverbrauch in Liter pro Kopf 1950 bis 1992.

Getränke	*1950*	*1960*	*1970*	*1980*	*1990*	*1991*			*1992*		
						ABL	*NBL*	*D*	*ABL*	*NBL*	*D*
alkoholische Getränke											
Bier	36,5	95,3	141,1	145,9	142,7	142,7	142,7	142,7	144,2	144,2	144,2
Wein	4,7	10,8	15,3	21,4	21,2	22,0	13,0	20,0			19,5
Sekt			1,9	4,4	5,1	5,2	3,0	4,7	5,3	3,9	5,0
Spirituosen	2,5	4,9	6,8	8,0	6,2	6,2	12,9	7,5	6,2	12,3	7,4
insgesamt	42,8	111,0	165,1	179,7	176,0	176,1	171,6	174,9			176,1
reiner Alkohol	3,1	7,3	10,8	12,5	11,8	11,9	13,1	12,1	12,0	13,0	12,1

ABL = Alte Bundesländer. NBL = Neue Bundesländer. D = ABL und NBL zusammen

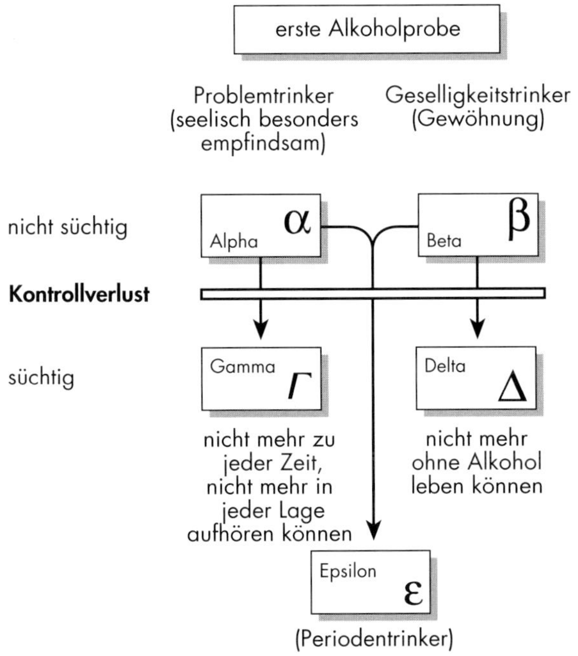

Abb. 22-2 Die fünf Grundformen des Alkoholismus.

Gamma-Alkoholiker können ihr Trinken nicht mehr jederzeit steuern. Es kommt immer wieder zu Exzessen. Delta-Alkoholiker müssen ständig einen bestimmten Alkoholspiegel aufrechterhalten. Es besteht neben der psychischen Abhängigkeit eine starke körperliche Abhängigkeit. Auch die körperlichen Folgeschäden sind meist besonders ausgeprägt. ε-Alkoholiker haben zwischen Episoden extremen Trinkens längere Phasen totaler Abstinenz oder Perioden sozialen Trinkens. In den Spätphasen verwischen sich die Unterschiede. Häufig haben wir es auch mit Mischformen zu tun [86]. In dieser Einteilung ist eine klare Unterscheidung von süchtigem und nicht-süchtigem Trinken vollzogen. Bei den nicht-süchtigen Trinkern besteht in der Regel noch kein Rehabilitationsbedarf, jedoch sind Maßnahmen der Früherkennung und Frühintervention im Sinne einer sekundären Prävention angebracht.

In der Praxis hat diese Einteilung bis heute insofern eine gewisse Bedeutung behalten, daß sie dem Betroffenen hilft, sich als Alkoholiker zu identifizieren. Andere Einteilungen [40, 64] haben in der Praxis keine Bedeutung erlangt. Die typologischen Unterschiede sind sicher zum Teil durch unterschiedliche Persönlichkeitsstrukturen der Betroffenen bedingt [15]. Neuere Untersuchungen weisen jedoch darauf hin, daß es auch genetisch unterschiedliche Formen von Alkoholismus gibt, die möglicherweise ebenfalls die Typologie prägen [21, 71]. Es wurden zwei genetisch unterschiedliche Typen differenziert, die sich nach charakteristischen Persönlichkeitsmerkmalen und Verhaltensmustern sowie nach dem Erkrankungsalter unterscheiden:
- Untergruppe I tritt nach dem 25. Lebensjahr auf
- Untergruppe II vor dem 25. Lebensjahr [14, 47].

Die genetische Disposition liegt nach diesen Untersuchungen in Typ-II-Familien mit 88 % wesentlich höher als in Typ-I-Familien mit 21 % [36].

Die typologischen Einteilungsversuche und die Ergebnisse genetischer Untersuchungen zeigen, daß Alkoholiker keine homogene Population darstellen, und untermauern die Bemühungen nach einem individuellen Vorgehen in der Behandlung und Rehabilitation von Abhängigkeitskranken.

Unter dem Blickwinkel der Rehabilitation ist die Beschreibung besonderer Zielgruppen wichtig, die aufgrund gemeinsamer Merkmale ihres Krankheitsstatus und Krankheitsverlaufs gezielter Maßnahmen bedürfen, um die Rehabilitation erfolgreich durchzuführen. Folgende Gruppen seien aufgeführt:
- *Mehrfach geschädigte chronische Alkoholiker:* Diese Menschen weisen einen oft jahrzehntelangen Krankheitsverlauf auf. Sie leiden unter schwersten körperlichen, psychischen und sozialen Folgeerscheinungen. Oft haben sie mehrere erfolglose Therapieversuche hinter sich. Sie bringen nicht mehr die Kraft auf, von sich aus das Suchthilfesystem in Anspruch zu nehmen. Abstinenz ist in ihrer Vorstellung kein erreichbares Ziel mehr. Psychiatrieaufenthalte dienen zur Entgiftung und körperlichen Erholung. Zur Besserung der Depravation und des meist vorhandenen organischen Psychosyndroms sind spezielle, gut strukturierte, verhaltenstherapeutische Programme erforderlich, wie sie heute für diesen Personenkreis in vielen psychiatrischen Kliniken und einigen Spezialeinrichtungen angeboten werden [100].
  Die Erfahrung hat gezeigt, daß auch diese Menschen – zumindest in sozialer Hinsicht – noch rehabilitierbar sind, wenn zunächst für die Grundbedürfnisse gesorgt wird. Dauerhafte Abstinenz steht nicht an erster Stelle der Therapieziele. Sie profitieren von einem niederschwelligen Angebot in einem integrierten, gemeindenahen Versorgungssystem, wie es bisher nur an wenigen Stellen verwirklicht wurde [79, 80]. Die Unterbringung in komplementären Einrichtungen ist vorübergehend oder dauernd notwendig.
- *Abhängige mit schweren psychischen Erkrankungen (Komorbidität):* Komorbidität liegt vor, wenn die Betroffenen neben der Abhängigkeit an Psychosen oder schwersten Persönlichkeitsstörungen leiden [87]. Auch hier ist dauerhafte

Abstinenz kein realistisches Therapieziel. Für diese Gruppe müssen besondere Einrichtungen mit speziell auf diese Gruppe ausgerichteten Konzepten entwickelt werden [103]. Solche Einrichtungen gibt es bisher jedoch nur vereinzelt. Sie sollten unbedingt in ein regionales Versorgungssystem einbezogen sein.
- *Abhängige mit psychosomatischen und neurotischen Zusatzdiagnosen:* An einigen Fachkliniken sind in den letzten Jahren spezielle Abteilungen für diesen Personenkreis entstanden, da es notwendig ist, auf psychosomatische und neurotische Störungen in spezifischer und von der üblichen Suchtbehandlung abweichender Form einzugehen.
- *Jugendliche Alkohol- und Medikamentenabhängige:* Bei jungen Abhängigen ist der Suchtmittelkonsum selten auf eine Substanz beschränkt. Häufig kommen diese jungen Menschen aus schwierigen Familienverhältnissen, und sie zeigten schon als Kinder Verhaltensauffälligkeiten. Durch den meist bereits in der Vorpubertät einsetzenden Suchtmittelkonsum konnte die Sozialisation nicht gelingen. Wegen dieser und weiterer spezifischer Probleme gibt es Einrichtungen, die für diese Gruppe von Abhängigen ein spezielles Angebot machen [40].
- *Intellektuell minderbegabte Alkoholiker oder Alkoholiker mit toxisch bedingten hirnorganischen Ausfällen.*
- *Frauen:* Es ist wichtig, daß die Konzepte der ambulanten und stationären Einrichtungen auf geschlechtsspezifische Fragen eingehen. Die Einrichtungen müssen die Voraussetzungen schaffen, daß insbesondere die frauenspezifischen Probleme angemessen therapeutisch bearbeitet werden können [38]. Ob es allerdings sinnvoll und notwendig ist, Männer und Frauen getrennt zu behandeln, wie es in einigen Einrichtungen geschieht, darf bezweifelt werden. Die geschlechtlich getrennte Behandlung entwickelte sich aus der kirchlichen Tradition der Trinkerheilstätten. Heute sind es feministische Einflüsse, die auf eine Getrenntbehandlung drängen und diese rechtfertigen.

1.3 Spezifische Probleme bei der Rehabilitation Alkoholabhängiger

Nach einer Studie von Wienberg [101] haben aus der Gesamtgruppe der Alkoholabhängigen jährlich mindestens einen Kontakt mit
- Beratungsstellen ca. 4,7 %
- Fachkliniken 0,8 %
- psychiatrischen Kliniken 2,5 %
- Gesundheitsämtern, sozialpsychiatrischen Diensten 4,4 %
- allgemeinen Krankenhäusern 24 %
- niedergelassenen Ärzten 70 %.

Diese Untersuchung zeigt, daß – bezogen auf die große Zahl der Behandlungsbedürftigen – nur ein relativ geringer Anteil einer Reha-Maßnahme zugeführt wird. Sie zeigt auch die große Bedeutung der niedergelassenen Ärzte und Krankenhausärzte für die Früherkennung und Frühintervention bei Alkoholabhängigen, Aufgaben, die leider bisher von den Ärzten nur punktuell erfüllt werden.

Für die Rehabilitation bedeutsam ist auch, daß Alkohol bei uns gesellschaftlich sanktioniert ist. Er gilt als Nahrungsmittel, als Genußmittel und unentbehrlich als Anreger von Geselligkeit. Auch der Einsatz zur Entspannung und Erleichterung bei allen möglichen Alltagssorgen gilt bei uns noch als „normal“. Der Übergang zum chronischen Mißbrauch und schließlich zur Abhängigkeit und Sucht ist fließend. Diese permissive Einstellung der Mehrheit unserer Bevölkerung gegenüber dem Alkohol hat für die Behandlung und Rehabilitation von Alkoholkranken folgende Konsequenzen:
- Es ist für die Betroffenen sehr schwer, sich als Alkoholiker zu identifizieren, weil sie in ihrem Verhalten sehr viele Vergleiche mit dem „Normalverhalten“ anführen können.
- Der Verzicht, das Leben in Abstinenz, fällt schwerer. Neidvoll können die Betroffenen auf die anderen blicken, die trinken und genießen dürfen.
- Wer nicht trinkt, kann sich leicht als Außenseiter fühlen oder wird mitunter auch tatsächlich als Außenseiter behandelt.
- Die Betroffenen werden tagtäglich mit ihrem Suchtmittel und mit trinkenden Menschen konfrontiert. Dies gilt auch für das Berufsleben.

Diese Fakten führen zu Akzeptanzproblemen und schaffen Rückfallgefahren, die sich über den gesamten Behandlungsverlauf von der Kontakt-, über die Rehabilitations- bis in die Nachsorgephase hineinziehen [19].

1.4 Konsequenzen für die Rehabilitation Alkoholabhängiger

Die vorstehenden Ausführungen zeigen, daß für die Rehabilitation von Alkoholabhängigen ein sehr differenziertes System der Suchtkrankenhilfe notwendig ist. Die Institutionen und ihre Konzepte müssen auf bestimmte Zielgruppen ausgerichtet sein. Wie gezeigt wurde, besteht in der Bundesrepublik bereits ein solches System, wenn auch mit einigen Schwachstellen, die besonders in der Kooperation liegen.

Rehabilitation findet auf allen Ebenen statt, ob in der ambulanten Beratungsstelle, in der Fachklinik, im psychiatrischen Krankenhaus oder in den komplementären Einrichtungen. Selbst niedergelassene Ärzte und Krankenhausärzte leisten einen Beitrag. Rehabilitation verläuft jedoch nicht immer exakt nach der Modellvorstellung der therapeutischen Kette: Beratungsstelle → Fachklinik → Nachsorge. Dieser glatte Weg stellt eher die Ausnahme dar. Behandlung und Rehabilitation lassen sich auch nicht immer exakt trennen.

2 Medikamentenabhängigkeit

2.1 Epidemiologie

Auch bei der Arzneimittelabhängigkeit sind wir auf Schätzzahlen angewiesen. Diese schwanken in der BRD zwischen 800 000 und 1 000 000. Aus Analysen einer größeren Krankenkassenpopulation in Nordrhein-Westfalen konnte geschlossen werden, daß 40 % aller Benzodiazepine in größeren Mengen verordnet werden, als für drei Monate ausreichend sind. Aus diesen Ergebnissen läßt sich errechnen, daß in der Bundesrepublik ca. 740 000 Menschen Dauerkonsumenten von Benzodiazepinderivaten sind, davon 500 000 Frauen [37, 38]. Das Geschlechtsverhältnis ist bei der Arzneimittelabhängigkeit umgekehrt wie beim Alkoholismus.

2.2 Auswirkungen pharmakologischer Unterschiede suchtpotenter Medikamente

Das Spektrum der Abhängigkeit von Arzneimitteln hat sich in den zurückliegenden Jahren ständig verändert. Heute handelt es sich in etwa zwei Drittel der Fälle von Arzneimittelabhängigkeit um eine Abhängigkeit von Benzodiazepinen. Es folgen die Schmerzmittel und kodeinhaltige Hustenmittel. Die früher so häufigen Abhängigkeiten von Barbituraten und Brom-Harnstoff-Verbindungen sind heute aufgrund von Veränderungen am Arzneimittelmarkt nur noch selten.

Benzodiazepine werden sowohl als Schlaf- als auch als Beruhigungsmittel verordnet. Wegen der geringen Toxizität erfreuen sie sich bei Ärzten und Patienten größter Beliebtheit. Das Indikationsspektrum ist groß durch ihre schlafanstoßende, allgemein beruhigende, entspannende, affektiv abschirmende und ausgleichende Wirkung. Die Kehrseite dieser positiven Eigenschaften sind die schnelle Toleranzentwicklung, Reboundeffekte und Entzugserscheinungen, die das Absetzen stark erschweren und zusammen mit der erwünschten Wirkung zur Abhängigkeit führen. Es gibt zwei Formen von Benzodiazepinabhängigkeit:
- Bei der Niedrigdosisabhängigkeit bleibt die Einnahme im ärztlich verordneten Dosisbereich.
- Bei der Hochdosisabhängigkeit kommt es zu massiven Dosissteigerungen.

Neben akuten Nebenwirkungen wie Amnesien stellen sich nach längerem Gebrauch auch bei Niedrigdosisabhängigkeit Persönlichkeitsveränderungen im Sinne von Verflachung und emotionalem Unbeteiligtsein ein. Bei der Hochdosisabhängigkeit sind alle Kriterien einer Substanzabhängigkeit zu beobachten. Von Drogenabhängigen werden Benzodiazepine häufig zum Beigebrauch eingesetzt. Besonderer Beliebtheit erfreut sich hier Flunitrazepam (Rohypnol®).

Bei den *Schmerzmitteln* sind zwei Gruppen zu unterscheiden:
- Schmerzmittel mit zentraler Wirkung und starkem Abhängigkeitspotential, sie werden auch als Opiate bezeichnet, und
- Schmerzmittel mit vorwiegend peripherer Wirkung, die sogenannten einfachen Analgetika, die als Monosubstanz ein schwach ausgeprägtes oder kein Abhängigkeitspotential besitzen. Dieses ist jedoch eindeutig erhöht, wenn sie kombiniert mit Koffein, Kodein oder Sedativa eingenommen werden.

Bei den Schmerzmitteln mit zentraler Wirkung handelt es sich um Morphin und Morphinderivate (z.B. Kodein und Buphrenorphin), morphinähnliche Stoffe (z.B. Levomethadon und Pethidin) und Stoffe mit anderer chemischer Struktur, aber opiatähnlicher Wirkung, (z.B. Tilidin und Tramadol). Wenn sich die Abhängigkeitspotenz auch unterscheidet, so ist doch allen diesen Stoffen gemeinsam, daß sie über die Opiatrezeptoren zur Wirkung kommen. Abhängigkeit entsteht besonders dann, wenn diese Stoffe bei chronischen Schmerzsyndromen über längere Zeit verordnet und eingenommen werden. Die Behandlung dieser Abhängigen ist schwierig, weil sie das gleichzeitige Eingehen auf die meist psychosomatisch bedingten Schmerzsyndrome voraussetzt und die notwendige Motivation hierzu oft nicht gegeben ist. Fast alle Stoffe dieser Gruppe unterstehen dem Betäubungsmittelgesetz. Bei den Schmerzmitteln mit zentraler Wirkung üben die Ärzte offensichtlich eine gewisse Zurückhaltung aus. Dies gilt jedoch nicht für Substanzen wie Valoron, Tramal oder Fortral, die heute sehr häufig und schnell verordnet werden. Entsprechend steigt die Zahl der Abhängigen.

Die Kombinationsschmerzmittel, zusammengesetzt aus einem Analgetikum, meist Acetylsalicylsäure und Coffein, sind die am häufigsten verkauften Arzneimittel überhaupt. Thomapyrin®

und Spalt-N® führen dabei die Liste der am meisten verkauften Arzneimittel an. Diese Arzneimittel sind frei verkäuflich. Es wird seit Jahren darauf hingewiesen, daß der ohne weiteres entbehrliche Coffeinanteil das Mißbrauchspotential beträchtlich erhöht.

Kodein und Dihydrokodein werden wegen ihrer antitussiven Wirkung als Hustenmittel eingesetzt. Sie haben jedoch als Morphinderivate die typische Opiatwirkung und damit eine hohe Abhängigkeitspotenz. Kodein wird zu 5–20% in Morphin umgewandelt. Es überrascht nicht, daß kodein- und hydrokodeinhaltige Arzneimittel entsprechend ihrer Abhängigkeitspotenz häufig zum Mißbrauch verwendet werden. Drogenabhängige benutzen insbesondere dihydrokodeinhaltige Medikamente als Heroinersatz. Da diese Mittel nicht der Betäubungsmittelverschreibung unterliegen, werden sie von bestimmten Ärzten gerne zu selbstentworfenen Substitutionsprogrammen mißbraucht.

2.3 Spezifische Probleme bei der Rehabilitation Medikamentenabhängiger

Gemessen an der großen Zahl der Medikamentenabhängigen, kommen nur wenige zur Behandlung und Rehabilitation. Die Medikamentenabhängigkeit entwickelt sich schleichend. Die Betroffenen haben es sehr schwer, ihre Abhängigkeit zu erkennen und als behandlungsbedürftig anzusehen. Sie rechtfertigen ihren Medikamentenabusus vor sich und anderen mit Schmerzen, Schlafstörungen, Angstzuständen oder anderen körperlichen Beschwerden, und sie können sich nicht selten auf die regelmäßige Verordnung durch den Arzt berufen. Spektakuläre Exzesse wie bei Alkoholabhängigen kommen selten vor. Bestimmungsgemäßer Gebrauch, Mißbrauch und Abhängigkeit liegen eng beieinander.

Die Gefahr eines chronischen Mißbrauchs ist immer dann gegeben, wenn sich Patienten mit ihren psychosozial ausgelösten Befindensstörungen wie Schmerzen, Angst, psychosomatischen und psychovegetativen Beschwerden, Schlafstörungen, Leistungsminderungen, Antriebs- und Konzentrationsstörungen in ärztliche Behandlung begeben und der Arzt Schmerz- oder Beruhigungsmittel verordnet, anstatt auf die psychosozialen Ursachen der Beschwerden einzugehen. Damit scheint die Leistungsfähigkeit, zumindest zeitweise, wiederhergestellt und die Patienten sind zunächst zufriedengestellt. Sie fordern ihr Recht auf Wohlbefinden ein. Sie wollen leistungsfähig, schmerzfrei sein und gut schlafen. Medikamentenmißbraucher und -abhängige gehören zu den Leistungsträgern der Gesellschaft. Wenn das Medikament hilft – und sei es auch nur vorübergehend – entwickelt sich schnell eine starke psychische Bindung, die sich mit dem pharmakogenen Abhängigkeitspotential vereint und in die Abhängigkeit führt. Der Arzt legitimiert durch seine Verschreibung die Einnahme. Er ist bei der Erzeugung des Mißbrauchs und der Abhängigkeit entscheidend beteiligt. Besonders gefährlich ist der Einsatz dieser Mittel bei abstinent lebenden Alkohol-, Medikamenten- und Drogenabhängigen, da hier das Suchtverlangen geweckt und Rückfälle ausgelöst werden können.

Krankheitseinsicht und Behandlungswilligkeit entwickeln sich erst, wenn sich aus chronischem Mißbrauch oder einer Niedrigdosisabhängigkeit eine Hochdosisabhängigkeit entwickelt hat oder wenn trotz der regelmäßigen Einnahme nach Verordnung die ursprünglichen Beschwerden wieder auftreten. Häufig finden sich jedoch auch bei der Hochdosisabhängigkeit noch Ärzte, die die hohen Dosen auf Privatrezepte verschreiben – oder es werden mehrere Ärzte konsultiert. Auch der illegale Markt wird von Hochdosisabhängigen in Anspruch genommen.

Daß Frauen dabei zu zwei Dritteln betroffen sind, liegt u.a. daran, daß Frauen mit psychosozial bedingten Beschwerden häufiger Ärzte in Anspruch nehmen als Männer, die derartige Befindlichkeitsstörungen eher unterdrücken oder vermehrt zum Alkohol greifen [18].

Die großzügige Verordnungspraxis der Ärzte und das mangelhafte Eingehen auf die psychosozialen Ursachen von Beschwerden sind die Hauptgründe von Arzneimittelabhängigkeit.

2.4 Konsequenzen für die Rehabilitation Medikamentenabhängiger

Medikamentenabhängige werden in der Regel gemeinsam mit Alkoholabhängigen behandelt, d.h. es werden die gleichen Institutionen im Bereich der ambulanten wie der stationären Rehabilitation in Anspruch genommen. Dabei ist es jedoch wichtig, daß auf die Besonderheiten der Medikamentenabhängigen eingegangen wird.

Bei den Benzodiazepinabhängigen ist die Anfangsphase der Behandlung besonders kritisch. Die Entzugsphase kann mehrere Wochen bis Monate dauern. Eine zu schnelle Reduktion oder zu schnelles Absetzen der Medikamente führt oft zum Abbruch der Behandlung. Neben den körperlichen Entzugserscheinungen melden sich die ursprünglichen Symptome, die zur Einnahme des Mittels veranlaßt haben, besonders heftig. Es treten sogenannte Reboundeffekte auf. Bei Niedrigdosisabhängigkeit kann eine ambulante Behandlung versucht werden. Bei Hochdosisabhängigkeit ist auf jeden Fall eine stationäre Behandlung notwendig. Neben der fachgerechten Entzugsbehandlung muß die Einrichtung in der Lage sein, die häufig zugrundeliegenden psychosomatischen Störungen oder neurotischen Störungen zu behandeln und auf das spezifische Krankheitsverhalten und den psychosozialen Hintergrund dieser Patientengruppe einzugehen. Einige Einrichtungen haben deshalb Abteilungen für Patienten mit solchen Zusatzstörungen eingerichtet, oder es werden Behandlungsgruppen gebildet, die nur aus Medikamentenabhängigen bestehen.

Die Behandlung in reinen psychosomatischen Kliniken sollte vermieden werden, weil hier Suchtmittelfreiheit meist nicht erreicht wird. Auch eine Entgiftung im Allgemeinkrankenhaus ist ungeeignet wegen der langen Dauer der Entgiftungsphase und der fehlenden psychosozialen Betreuung.

3 Drogenabhängigkeit

3.1 Epidemiologie

Zu den harten Drogen werden Heroin, Kokain und Amphetamine gerechnet. Nach der Statistik des Bundeskriminalamtes gab es 1992 14346 Erstkonsumenten harter Drogen, eine Steigerung gegenüber 1991 von 9,7%. 72,9% der erstmals Auffälligen nahmen Heroin, 18,1% Kokain und 11,4% Amphetamine. Es muß jedoch beachtet werden, daß die Kokain- und Amphetaminkonsumenten gesellschaftlich weniger auffallen und in der Polizeistatistik unterrepräsentiert sind. Wie viele Personen tatsächlich von harten Drogen abhängig sind, ist nicht bekannt. Die Schätzzahlen liegen bei 100000 bis 120000 [65].

Die meist konsumierte Droge ist *Cannabis*. Wegen der niedrigen Abhängigkeitspotenz wird Cannabis auch als weiche Droge bezeichnet. Wieviele Menschen sporadisch oder regelmäßig Cannabis gebrauchen und wieviele gar abhängig sind, ist ebenfalls nicht bekannt. Man schätzt für die BRD etwa 3 Mio. Cannabis-Konsumenten, allerdings hauptsächlich Gelegenheitskonsumenten. Regelmäßiger und andauernder Cannabis-Konsum ist eher selten.

Der Anteil weiblicher Opiatabhängiger wird auf 30–40% geschätzt. Eine ähnliche Verteilung wie bei Alkoholabhängigen.

3.2 Konsummuster und Verbrauch bei Mißbrauch und Abhängigkeit von Drogen

Die typische „Szenedroge" ist Heroin. Für die Gesellschaft auffällig werden Heroinabhängige, wenn die finanziellen Mittel für die Drogenbeschaffung auf legale Weise nicht mehr aufzubringen sind. Die Betroffenen begeben sich dann in die Illegalität mit Beschaffungskriminalität und fallen aus der gesellschaftlichen Anbindung mehr und mehr heraus. Das Leben konzentriert sich auf die Beschaffung der Droge. Dies geht einher mit zunehmend sozialer und gesundheitlicher Verelendung. Die gesundheitlichen Probleme bestehen in körperlicher Verwahrlosung, schlechter Ernährung, Infektionsanfälligkeit sowie durch gemeinsamen Kanülengebrauch übertragene Hepatitis-B- und -C-Erkrankungen sowie HIV-Infektionen.

Durch die meist nicht abgeschlossene Sozialisation, durch die suchtbedingten Persönlichkeitsveränderungen und das Leben im Subgruppenmilieu der Szene erfahren Heroinabhängige eine ganz bestimmte Prägung, die man auch als Fixermentalität bezeichnet und die neben der starken Bindung an das Suchtmittel den Zugang zu den Betroffenen erschwert, ja mit konventionellen Mitteln oft unmöglich macht.

Über Umfang des *Kokainkonsums* und des Konsumverhaltens von Kokainabhängigen in der BRD ist wenig bekannt. Die umgesetzten Mengen an Kokain lassen allerdings auf einen verbreiteten Konsum schließen. Betroffen sind wohl auch in großem Maß gesellschaftliche Schichten, die sich den Gebrauch finanziell lange Zeit leisten können. Das Konsumverhalten ist durch zwei Formen geprägt: eine episodische Form der Kokaineinnahme, die durch mehrere drogenfreie Tage gekennzeichnet ist, und eine chronische tägliche oder fast tägliche Einnahme der Droge. Längerer Mißbrauch oder Abhängigkeit führt zu psychischen Veränderungen wie Depression, Reizbarkeit, Anhedonie, Anergie und soziale Isolation. Es kommt auch zu sexuellen Dysfunktionen, Aufmerksamkeits- und Gedächtnisstörungen und paranoider Ängstlichkeit. Das System der Suchtkrankenhilfe nehmen Kokainabhängige bisher noch relativ selten in Anspruch.

Reiner *Amphetamingebrauch* über längere Zeit ist selten. Die Wirkung ist fast identisch mit der von Kokain. Wie bei diesem ist die Kombination mit Sedativa, Hypnotika oder Anxiolytika, aber auch mit Alkohol, Haschisch und anderen Drogen häufig. Wenn Abhängige – auch hier besteht Übereinstimmung mit der Kokainabhängigkeit – Leistungen der Suchtkrankenhilfe in Anspruch nehmen, liegt meist ein Mehrfachgebrauch von Drogen bzw. eine Polytoxikomanie vor.

Psychische Abhängigkeit sowie psychische und soziale Folgeschäden treten erst nach längerem regelmäßigem Gebrauch von *Cannabisprodukten* auf. Körperliche Abhängigkeit wird bei Cannabisgebrauch nicht beobachtet. Bei Jugendlichen entwickeln sich die psychosozialen Folgeerscheinungen in wesentlich kürzerem Zeitraum. Die Folgen sind Initiativverlust, allgemeine Antriebsverminderung, Gleichgültigkeit gegenüber Alltagsanforderungen, Anhedonie, Desinteresse gegenüber sozialen Kontakten, Aufmerksamkeits- und Gedächtnisstörungen und allgemeine Verarmung der Persönlichkeit.

Der größte Teil der Cannabiskonsumenten benutzt die Droge nur gelegentlich und nicht in abhängiger Weise. Häufig ist auch der Beigebrauch von Cannabis bei Abhängigen von anderen Drogen. Auch Alkoholiker der jüngeren Jahrgänge benutzen nicht selten Cannabisprodukte zum Beigebrauch. Die Institutionen der Suchtkrankenhilfe werden von reinen Cannabiskonsumenten selten in Anspruch genommen.

3.3 Spezifische Probleme bei der Rehabilitation Drogenabhängiger

Eines der Hauptprobleme bei der Drogenabhängigkeit stellt die Illegalität der Beschaffung und die damit verbundenen hohen Beschaffungskosten dar. Soziale Ausgrenzung, Kriminalisierung und Verelendung sind die Folgen. Um an ihr Suchtmittel zu kommen, müssen die Betroffenen selbst mit Drogen handeln, Eigentumsdelikte begehen oder sich prostituieren [8]. Dies und die Tatsache, daß es sich meist um junge Menschen handelt, hat zu einem erhöhten öffentlichen Interesse geführt, das im krassen Gegensatz zur Aufmerksamkeit steht, die man dem zahlenmäßig viel weiter verbreiteten Alkoholismus oder gar der Medikamentenabhängigkeit beimißt.

Der Drogenkonsum beginnt meist im jugendlichen Alter, in einer kritischen Entwicklungsphase. Die Schul- und Berufsausbildung wird häufig abgebrochen. Mit der Herkunftsfamilie kommt es meist zu schweren Zerwürfnissen oder gänzlichem Beziehungsabbruch. Die Behandlung und Rehabilitation von Drogenabhängigen steht vor der Aufgabe, sozial desintegrierte, häufig straffällig gewordene, in einer Subkultur lebende und an einer Droge mit hohem Abhängigkeitspotential gebundene Menschen, deren psychische Entwicklung im Präpubertäts-, Pubertäts- oder Adoleszentenalter unterbrochen oder fehlgeleitet wurde, zu rehabilitieren.

3.4 Konsequenzen für die Behandlung und Rehabilitation

Um diese Probleme überhaupt angehen zu können, hat es sich als notwendig erwiesen, für Drogenabhängige ein spezielles System der Suchtkrankenhilfe aufzubauen. Es gibt in der Bundesrepublik zur Zeit etwa 500 spezialisierte Beratungsstellen und für die stationäre Behandlung und Rehabilitation stehen etwa 4 000 Plätze in etwa 130 speziellen Einrichtungen zur Verfügung. Ein weiterer Ausbau wird gefordert [65].

Die *stationäre Langzeittherapie* gilt als der Hauptweg in die Abstinenz. Bei den stationären Einrichtungen handelt es sich meist um kleinere überschaubare Einheiten mit 30 und 50 Plätzen. Die Therapiedauer ist länger als bei Alkohol- und Medikamentenabhängigen und beträgt im Durchschnitt 1 Jahr. Die Konzepte sind unterschiedlich. Bei Drogenabhängigen wurde die psychosoziale Entwicklung meist früh unterbrochen und eine normale Sozialisation nicht erreicht. Der Schwerpunkt der psychotherapeutischen Zielsetzung liegt deshalb auf einer Nachreifung der Persönlichkeit und auf dem Nachholen der Sozialisation. Die Programme enthalten auch starke pädagogische Elemente. Struktur und Kontrolle müssen stärker betont werden als in Fachkliniken für Alkohol- und Medikamentenabhängige. Die stationäre Rehabilitation verfolgt auch bei Drogenabhängigen das Ziel einer dauerhaften Abstinenz.

Die Trennung zwischen Alkohol- und Medikamentenabhängigen auf der einen Seite und Drogenabhängigen auf der anderen Seite hat sich auch in den *ambulanten Einrichtungen* vollzogen.

Die Arbeit der speziellen Beratungsstellen hat sich in den letzten Jahren stark verändert. Es geht darum, möglichst viele Abhängige zu erfassen und einer Therapie mit dem Ziel der Abstinenz zuzuführen, und wenn das nicht gleich gelingt, wenigstens Hilfsangebote zur Veränderung und Verbesserung der aktuellen Lebenslage zu machen. Dies geschieht durch aufsuchende Drogenarbeit, Streetwork, durch das Angebot von Kontaktläden, Notschlafstellen sowie medizinischer Hilfe. Es sollen auch diejenigen erreicht werden, die den Weg zur Beratungsstelle von sich aus nicht finden. Von dem harten konfrontierenden und autoritären Stil im Umgang mit Drogenabhängigen, der bis Mitte der 80er Jahre üblich war, ist man abgekommen, da man damit einen großen Teil der Hilfsbedürftigen ausgegrenzt hat. Statt dessen macht man heute sogenannte *niederschwellige Angebote* [59]. Niederschwellig bedeutet, Hilfe ohne Vorbedingungen anzubieten. Auch Bereitschaft zur Abstinenz ist nicht Voraussetzung, sondern allein die Tatsache, daß Hilfe gesucht wird, weil das Leben mit dem Suchtmittel nicht mehr zu ertragen ist. Abstinenz ist bei dieser Arbeit nicht primäres Behandlungsziel, sondern eher ein Fernziel. Die Gruppe der drogenabhängigen Menschen, die durch niederschwellige Drogenarbeit erreicht werden soll, sieht aufgrund ihrer gegenwärtigen Lebenslage oft keinen Sinn in einer Drogenabstinenz. Sie hat oft bereits viele Therapien und Therapieversuche hinter sich und sie hat oft für sich selbst jede Hoffnung aufgegeben, jemals abstinent leben zu können. Auch braucht sie zunächst soziale und gesundheitliche Stabilisierung [85]. Zu den traditionellen Aufgaben der Suchtkrankenhilfe, Beratung, Therapie/medizinische Rehabilitation, Nachsorge, kommt in der Drogenhilfe die Betreuung.

Ein anderer Weg, Drogenabhängige aus der sozialen und gesundheitlichen Verelendung herauszuführen, ohne den Abstinenzanspruch gleich einzufordern, ist – wenn auch umstritten – die *Substitutionsbehandlung mit Methadon* [76, 78, 88]. Etwa 5 000 Drogenabhängige nehmen in der BRD an offiziellen Methadon-Programmen teil. Viele Drogenabhängige werden jedoch außerhalb offizieller Substitutionsprogramme von Ärzten substituiert. Substitution darf jedoch nur mit begleitender psychosozialer Betreuung durchgeführt werden. Ärzte, die sich an der Substitution beteiligen, sollten sich einer Schulung und regelmäßigen Supervision unterziehen. Auf keinen Fall darf die psychosoziale Betreuung vernachlässigt werden oder ganz unter den Tisch fallen.

> Auch bei der niederschwelligen ambulanten Arbeit und selbst bei der Substitutionsbehandlung muß das letzte Ziel die Abstinenz bleiben.

Und es muß gerade bei den jüngeren Drogenabhängigen auf längere Sicht die volle medizinische, soziale und berufliche Rehabilitation angestrebt werden. In vielen Fällen wird dies jedoch Fernziel bleiben. Umgekehrt wie sonst üblich, schafft in diesen Fällen eine gewisse soziale Rehabilitation und gesundheitliche Stabilisierung erst die Voraussetzungen für die medizinische Rehabilitation. Man muß sich auch darüber im klaren sein, daß dieses Fernziel in vielen Fällen niemals erreicht wird und daß auch durch Substitution und niederschwellige Arbeit bei vielen keine volle Rehabilitation mehr gelingt. Nach wie vor ist es jedoch Hauptaufgabe der Beratungsstellen, Drogenabhängige zur Abstinenz zu motivieren und für alle jene, die sich Abstinenz zum Ziel setzen, ambulante oder stationäre Rehabilitation zu vermitteln oder anzubieten.

Daß dieser Weg auch bei Drogenabhängigen zum Erfolg führt, zeigen Katamnesen, die von einzelnen Fachkliniken für Drogenabhängige durchgeführt wurden. Auch die Ergebnisse des 1992 vorgelegten Abschlußberichtes der prospektiven Längsschnittsstudie „Ambulante Therapie und Selbstheilung [53]“ bestätigt Behandlungserfolge. Die Studie wurde an 324 Drogenabhängigen durchgeführt. Sie wurden seit 1985 vier Jahre regelmäßig befragt. Nach vier Jahren lebten 26,6% drogenfrei, 9,6% wiesen zwar noch problematischen Drogengebrauch (häufig Cannabis) auf, nahmen jedoch keine Opiate. Damit konnte sich ein Drittel der untersuchten Drogenabhängigen innerhalb von 4 Jahren aus ihrer Opiatabhängigkeit lösen. Bei 87,1% derjenigen, die beim Abschlußgespräch drogenfrei lebten, dauerte diese Phase mehr als ein Jahr, im Durchschnitt $3\,^1/_2$ Jahre.

Es besteht kein Grund zur Resignation. Oft ist der Weg zum Ausstieg und zur vollen Rehabilitation lang und von Unterbrechungen durch Rückfälle gekennzeichnet.

> Die Rehabilitation von Drogenabhängigen kann nur gelingen, wenn soziale Perspektiven, z.B. Wohnung, Einbindung in einen drogenfreien Freundeskreis und eine berufliche Perspektive durch entsprechende Ausbildung und Stellenvermittlung, sichtbar sind und realisiert werden können.

Dies ist jedoch bei der heutigen Wirtschaftslage, dem engen Wohnungsmarkt und den gesellschaftlichen Vorbehalten Drogenabhängigen gegenüber nur sehr schwer zu verwirklichen.

Literatur

1. American Psychiatric Association: Diagnostisches Manual psychischer Störungen. DSM-III-R. Beltz, Weinheim – Basel 1989.
2. Antons, K.: Theorien zur Genese des Alkoholismus. In: Antons, K., W. Schulz (Hrsg.): Normales Trinken und Suchtentwicklung. Bd. 1, Hogrefe, Göttingen 1981.
3. Baekeland, F., L. Lundwall, B. Kissin: Methods of the treatment of chronic alcoholism. A critical appraisal. In: Gibbius, R. et al. (eds.): Research Advances in Alcohol and Drug Problems. Wiley, New York 1975.
4. Bien, T.H., W.R. Miller, I.S. Tomigan: Brief interventions for alcohol problems: a review. Addiction 88 (1993) 315–336.
5. Bochnik, H.J.: Die Nervenarztstudie. Praxen, Kompetenzen, Patienten. Deutscher Ärzte-Verlag, Köln 1990.
6. Böhme, K.: Niedrigschwelliger Entzug – Eine neue Chance für Heroinabhängige? In: Schwoon, D.R., M. Krausz (Hrsg.): Suchtkranke. Die ungeliebten Kinder der Psychiatrie. Enke, Stuttgart 1990.
7. Bönner, K.H., M. Waldow (Hrsg.): Indikationen und individualisierte Verweildauer in der stationären Behandlung Alkohol- und Medikamentenabhängiger. Elwert, Marburg 1987.

8. Bohnert, W., A. Groenemeyer, P. Faschke, F. Schliehe: Lebenspraxis und Unterstützungsnetze von Drogenkonsumenten. Gütersloh 1988.
9. Bühringer, G.: Argumente zur Neuorientierung der Therapiedauer bei Abhängigen. Suchtgefahren 29 (1983) 202–210.
10. Bundesministerium für Jugend, Familie, Frauen und Gesundheit (Hrsg.): Empfehlungen der Expertenkommission der Bundesregierung zur Reform der Versorgung im psychiatrischen und psychotherapeutisch/psychosomatischen Bereich. Bonn 1988.
11. Bundesverbände der Krankenversicherungsträger und Verband Deutscher Rentenversicherungsträger: Empfehlungsvereinbarung über die Zusammenarbeit der Krankenversicherungsträger und Rentenversicherungsträger bei der Rehabilitation Abhängigkeitskranker vom 20.11.1978. Frankfurt a.M. 1978.
12. Bundesverbände der Krankenversicherungsträger und Verband Deutscher Rentenversicherungsträger: Empfehlungsvereinbarung Ambulante Rehabilitation Sucht vom 29.1.1991. Frankfurt a.M. 1991.
13. Clemens, V., M. Drüssen: Erweiterte Entzugsbehandlung für alkoholabhängige Patienten in einer psychiatrischen Klinik. Sucht 39 (1993) 168–172.
14. Cloninger, C.R.: Neurogenic adaptive mechanisms in alcoholism. Science 236 (1987) 410–416.
15. Cloninger, C.R., S. Sigvardsson, M. Bohmann: Childhood, personality predicts alcohol abuse in young adults. Alcoholism Clin. Exp. Res. 12 (1988) 494–505.
16. Deutsche Gesellschaft für Suchtforschung und Suchttherapie e.V. (Hrsg.): Standards für die Durchführung von Katamnesen bei Abhängigen. Lambertus, Freiburg 1985.
17. Deutsche Gesellschaft für Suchtforschung und Suchttherapie e.V. (Hrsg.): Dokumentationsstandards für die Behandlung von Abhängigen. Lambertus, Freiburg 1992.
18. Deutsche Hauptstelle gegen die Suchtgefahren (Hrsg.): Abhängigkeit bei Frauen und Männern. Lambertus, Freiburg 1990.
19. Deutsche Hauptstelle gegen die Suchtgefahren (Hrsg.): Sucht und Gesellschaft. Ursachen, Folgen, Zusammenhänge. Hoheneck, Hamm 1984.
20. Deutsche Hauptstelle gegen die Suchtgefahren (Hrsg.): Jahrbuch Sucht 1992, 1993 und 1994. Neuland, Geesthacht 1992.
21. Devor, E., C.R. Cloninger: Genetics of alcoholism. Amer. Rev. Genet. 23 (1989) 19–36.
22. Dilling, H., S. Weyerer: Psychische Erkrankungen in der Bevölkerung bei Erwachsenen und Jugendlichen. In: Dilling, H., S. Weyerer, R. Castell (Hrsg.): Psychische Erkrankungen in der Bevölkerung. Enke, Stuttgart 1984.
23. Dilling, H., S. Weyerer, R. Castell (Hrsg.): Psychische Erkrankungen in der Bevölkerung. Enke, Stuttgart 1984.
24. Dilling, H., M. Oschinsky, Ch. Nieder: Trends in epidemiological and evaluative research on alcoholism in Federal Republic of Germany. In: Cooper, B. (ed.): Psychiatric Epidemiology – Progress and Prospects. Croon Helm, London – Sidney 1987.
25. Dilling, H., W. Mombur, M.H. Schmidt (Hrsg.): Internationale Klassfikation psychischer Störungen ICD-10, Kapitel V (F). Klinisch-diagnostische Leitlinien. Huber, Bonn 1991.
26. EBIS Arbeitsgemeinschaft (Hrsg.): Jahresstatistik 1991 der ambulanten Beratungs- und Behandlungsstellen für Suchtkranke in der Bundesrepublik Deutschland. EBIS-Berichte Bd. 12. EBIS, Freiburg 1992.
27. Eckert, A.: Auf den Weg zu einer Theorie der Alkoholabhängigkeit 1. und 2. Prävention 11 (1988) 3–6/36–39.
28. Edwards, G., M. Gross: Alcohol dependence provisional description of clinical syndrom. Brit. med. J. 1 (1976) 1058–1061.
29. Edwards, G., M. Gross, M. Keller, J. Moser, R. Room (eds.): Alcohol-related disabilities. WHO offset publication no. 32, Genf 1977.
30. Edwards, G., M. Lader (eds.): The Nature of Drug Dependence. Oxford University Press, Oxford 1990.
31. Engel, G.L.: The need for a new medical model: challenge for biomedicine. Science 196 (1977) 204.
32. Fahrner, E.-M., U. Jung: Expertise zur Situation der Nachsorge in den therapeutischen Einrichtungen des Verbandes ambulanter Beratungsstellen für Suchtkranke e.V. IFT Berichte Bd. 46, München 1988.
33. Feuerlein, W., C. Ringer, H. Küfner, K. Antons: Diagnose des Alkoholismus. Der Münchner Alkoholismustest (MALT). Münchn. med. Wschr. 119 (1977) 1275–1282.
34. Feuerlein, W., H. Küfner: Alkoholkonsum, Alkoholmißbrauch und subjektives Befinden: Ergebnis einer Repräsentativerhebung in der Bundesrepublik Deutschland. Arch. Psychiatr. Nervenkr. 224 (1977) 89.
35. Feuerlein, W.: Alkoholismus – Mißbrauch und Abhängigkeit. Thieme, Stuttgart – New York 1989.
36. Gilligan, S.B., T. Reich, C.R. Cloninger: Etiology heterogeneity in alcoholism. Genet. Epidemiol. 4 (1987) 395–414.
37. Glaeske, G.: Produktion und Konsum von Beruhigungsmitteln. In: Vogt, J., S. Scheerer (Hrsg.): Drogen und Drogenpolitik. Campus, Frankfurt 1989.
38. Glaeske, G.: Medikamentenstatistik 1988: Schätzungen zur Abhängigkeit von Arzneimitteln. In: DHS (Hrsg.): Jahrbuch Sucht 1990. Zur Frage der Suchtgefahren. Neuland, Hamburg 1989.
39. Grüger, H., H.-W. Wachtel: Gutachten zur Krankenhausplanung 1995 in Nordrhein-Westfalen – Teilgutachten Psychiatrie. Dornier, Friedrichshafen 1991.
40. Gruner, W.: Medizinisch-psychiatrische Aspekte des Jugendalkoholismus – Versuch einer Darstellung jugendlicher Alkoholikertypen. Suchtgefahren 22 (1976) 53–61.
41. Hänsel, D.: Zum Verlauf der Motivation bei alkoholkranken Männern und Frauen. In: Knischewski, E. (Hrsg.): Alkoholismustherapie. Vermittlung von Erfahrungsfeldern im stationären Bereich. Nicol, Kassel 1981.
42. Harten, R., P. Röhling, K.-P. Stender: Gibt es eine Suchtpersönlichkeit? Neuland, Hamburg 1989.
43. Hayne, M.: Zum Problem der Affekte bei der Sucht. Forum Psychoanal. 6 (1990) 105-115.
44. Heigl-Evers, A.: Möglichkeiten und Grenzen einer analytisch-orientierten Kurztherapie bei Suchtkranken. Nicol, Kassel 1977.
45. Heigl-Evers, A.: Therapeutisches Handeln bei Abhängigkeit und Sucht unter psychoanalytischem Aspekt. In: Buchheim, P., M. Cierpa, Th. Seifert (Hrsg.): Psychotherapie im Wandel. Springer, Berlin – Heidelberg 1991.
46. Industriegewerkschaft Metall (Hrsg.): Das Suchtbuch für die Arbeitswelt. Alkohol, Medikamente, Drogen, Nikotin, Eßstörungen, Spiel- und Arbeitssucht. Ursachen, Folgen, Maßnahmen. Schriftenreihe der IG Metall. Union, Frankfurt 1991.
47. Irwin, M., M. Schuckit, T.L. Smith: Clinical importance of age of onset in type 1 and type 2 primery alcoholics. Arch. Gen. Psychiatry 47 (1990) 320–324.

48. Jellinek, E.M.: Alcohol addiction and Chronic Alcoholism. Yale University Press, New Haven 1942.
49. Jellinek, E.M.: Phasis in the drinking history of alcoholics. Analysis of a survey conducted by the official organ of AA. Quart. J. Stud. Alc. 7 (1946) 1–14.
50. Jellinek, E.M.: The Disease Concept of Alcoholism. Yale University Press, New Haven 1960.
51. Jellinek, E.M.: Alcoholism, a genus and some of its species. Cand. med. Ass. J. 93 (1960) 1341.
52. John, U.: Psychische Abwehr Alkoholabhängiger. Erklärungsansätze, empirische Bestimmung und Behandlung. In: Schwoon, D., M. Krausz (Hrsg.): Die ungeliebten Kinder der Psychiatrie. Enke, Stuttgart 1990.
53. Jugendberatung und Jugendhilfe e.V. Projektgruppe Rauschmittelfragen: Forschungsprojekt AMSEL. Forschungsbericht Bd. 1, Frankfurt 1991.
54. Keup, W.: Biologie der Sucht. Springer, Heidelberg – New York 1985.
55. Knauf, W.: Individuelle Therapieplanung in der Rehabilitation Abhängigkeitskranker. Sucht 38 (1992) 336–344.
56. Körkel, J., G. Lauer: Der Rückfall des Alkoholabhängigen: Einführung in die Thematik und Überblick über den Forschungsstand. In: Körkel, J. (Hrsg.): Der Rückfall des Suchtkranken – Flucht in die Sucht? Springer, Berlin 1992.
57. Körkel, J., G. Kruse: Mit dem Rückfall leben. Abstinenz als Heilmittel? Psychiatrieverlag, Bonn 1993.
58. Kommission zur Weiterentwicklung der Rehabilitation in der gesetzlichen Rentenversicherung: Abschlußberichte Bd. III. Teilbd. 3, Verband Deutscher Rentenversicherungsträger, Frankfurt a.M. 1991.
58a. Krause, R.: Zur Auto- und Phylogenese des Affektsystems und ihrer Beziehungen zu psychischen Störungen. Psyche 37 (1983) 1016–1043.
59. Kremer, L.: Drogenhilfe in der Praxis und die Entwicklung der Niederschwelligkeit im Drogennotdienst/Berlin. Sucht 37 (1991) 335–341.
60. Krystall, H., H.A. Raskin: Drogensucht, Aspekte der Ich-Funktion. Vandenhoeck und Ruprecht, Göttingen 1983.
61. Küfner, H.: Ambulante Therapie bei Alkoholabhängigen: Empirische Ergebnisse und Indikation. In: Keup, W. (Hrsg.): Behandlung der Sucht und des Mißbrauchs chemischer Stoffe. Thieme, Stuttgart 1981.
62. Küfner, H., W. Feuerlein, M. Huber: Die stationäre Behandlung von Alkoholabhängigen: Ergebnisse der 4-Jahres-Katamnesen, mögliche Konsequenzen für Indikationsstellung und Behandlung. Suchtgefahren 34 (1988) 157–270.
63. Ledermann, S.: Mesures du degré d'intoxikation alcoolique d'une population. Presses Universitaires de France, Paris 1956.
64. Lesch, O.M.: Chronische Alkoholismus-Typen und ihr Verlauf. Thieme, Stuttgart 1985.
65. Leune, J.: Illegale Drogen. In: Deutsche Hauptstelle gegen die Suchtgefahren (Hrsg.): Jahrbuch Sucht 1994. Neuland, Geesthacht 1993.
66. Lürssen, E.: Das Suchtproblem in neuerer psychoanalytischer Sicht. In: Psychologie des XX. Jh., Bd. II, S. 838–867. Kindler, München 1976.
67. Miller, W.R., B. Heather: Treating addictiv behaviour process of change. Plenum, New York 1986.
68. Missel, P.: Basisdokumentation und Katamnestik in der stationären Rehabilitation Abhängigkeitskranker. Praxis 24 (1993) 227–236.
69. Olds, J.: Reward and drive neurons. In: Wangnier, A., E.T. Rolls (eds.). Brain-Stimulation Reward. North Holland, Amsterdam 1976.
70. Paul, K., B. Kulick, R. Buschmann-Steinhage: Zur Förderung der ambulanten Suchtnachsorge. Ergebnisse einer regionalen Befragung von Suchtberatungsstellen und Trägern 2 Jahre nach Inkraftreten der Empfehlungsvereinbarung Nachsorge. Sucht 37 (1991) 253–262.
71. Pickens, R.W., D.S. Svikis, M. Mc Gue: Heterogeneity in the inheritance of alcoholism. Arch. Gen. Psychiatry 48 (1991) 19–28.
72. Roizen, R.: The great controlled-drinking controversy. Rec. Develop. in Alcohol. 5 (1987) 245–279.
73. Rössler, H., J. Battista, Y. Riemer, B. Neumann, H. Unterdorfer, G. Wehinger, R. Henn, A. Hinterhuber: Todesfälle von Drogensüchtigen. Eine kritische Analyse. Nervenarzt 9 (1993) 599–605.
74. Rost, W.D.: Psychoanalyse des Alkoholismus. Klett-Cotta, Stuttgart 1987.
75. Routtenberg, A.: The reward system of the brain. Sci. Amer. 239 (1978) 122–131.
76. Saß, H.: Pro und Contra: Substitution Drogenabhängiger mit Methadon. Nervenarzt 62 (1991) 221–223.
77. Schenk, J.: Die Persönlichkeit des Drogenkonsumenten. Verlag für Psychologie, Göttingen 1979.
78. Scherbaum, N., M. Gastpar: Die Substitution mit Methadon als Therapieansatz in der Behandlung Opiatabhängiger. Nervenarzt 62 (1991) 529–535.
79. Schlösser, A.: Gemeindenahe Versorgung Suchtkranker. Sozialpsychiatrische Information 3 (1985) 19–36.
80. Schlösser, A.: Zweiklassenmedizin der Abhängigkeitsversorgung. In: Schwoon, D.R., M. Krausz (Hrsg.): Suchtkranke. Die ungeliebten Kinder der Psychiatrie. Enke, Stuttgart, 1990.
81. Schlüter-Dupont, L.: Alkoholismustherapie. Schattauer, Stuttgart 1990.
82. Schmidt, G.: Rückfälle von als suchtkrank diagnostizierten Patienten aus systemischer Sicht. In: Körkel, J. (Hrsg.): Der Rückfall des Suchtkranken. Springer, Berlin – Heidelberg 1988.
83. Schmidt, L.G., P. Duten, H.H. Rommelspacher: Diagnostik der Alkoholabhängigkeit. Nervenarzt 64 (1993) 36–44.
84. Schneider, R.: Suchtverhalten aus lerntheoretischer und verhaltenstherapeutischer Sicht. In: Deutsche Hauptstelle gegen die Suchtgefahren (Hrsg.): Süchtiges Verhalten, Grenzen und Grauzonen im Alltag. Hoheneck, Hamm 1985.
85. Schuler, K., H. Stöver (Hrsg.): Akzeptierende Drogenarbeit. Ein Gegenentwurf zu traditioneller Drogenhilfe. Lambertus, Freiburg 1991.
86. Schulz, W., K. Dörkmann, W. Schneider: Empirische Überprüfung der Jellinek-Typologie. Sucht 38 (1992) 27–38.
87. Schwoon, D.R., M. Krausz: Psychose und Sucht; Krankheitsmodelle, Verbreitung, therapeutische Ansätze. Lambertus, Freiburg 1992.
88. Täschner, K.-L.: Brauchen wir Methadonprogramme? Nervenarzt 62 (1991) 224–228.
89. Topel, H.: Euphorie und Dysphorie. Zur Neurobiologie der Stimmungen und des Suchtverhaltens. Schriftenreihe des Fachverbandes Sucht e.V. Nagel, Bonn 1991.
90. Trojan, A.: Epidemiologie des Alkoholkonsums und der Alkoholkrankheit in der Bundesrepublik Deutschland. Suchtgefahren 26 (1980) 1–17.
91. Trotter, C.: De ebrietate ejusque effectibus in corpore humano, University of Edinburgh Diss. A 80, Edinburgh 1780.
92. Trug, E.: Von der Hochschwelligkeit zur Niederschwelligkeit, Klinischer Drogenentzug im AK Ochsenzoll.

Standpunkt sozial. Hamburger Forum f. soz. Arb. 2 (1992) 122–125.
93. Veltrup, C., M. Drüssen: Erweiterte Entzugsbehandlung für alkoholabhängige Patienten in einer psychiatrischen Klinik. Sucht 39 (1993) 168–172.
94. Verband der Fachkrankenhäuser für Suchtkranke e.V. (Hrsg.): Dokumentationssystem DOSY '91. Kassel 1992.
95. Verband Deutscher Rentenversicherungen: VDR-Statistik. Rehabilitation 101 (1991) 74.
96. Waldow, M.: Theorie und Empirie des poststationären Rehabilitationsverlaufs Alkoholabhängiger. Elwert, Marburg 1989.
97. Wanke, K., G. Bühringer: Grundstörungen der Sucht. Springer, Berlin 1990.
98. Wanke, K.: Zur Psychologie der Sucht. In: Kisher, K.P., H. Lauter, J.E. Meyer, C. Müller, E. Stromgren (Hrsg.): Psychiatrie der Gegenwart, Bd. 3, Abhängigkeit und Sucht. Springer, Berlin 1987.
99. Welz, R.: Epidemiologie und Prävention des Alkoholismus in der Bundesrepublik Deutschland. Internist 29 (1988) 323–328.
100. Wienberg, G., J. Klevin: Chronisch Abhängigkeitskranke, soziale Realität und Hilfsmöglichkeiten. Landschaftsverband Westfalen-Lippe, Münster 1989.
101. Wienberg, G.: Struktur der Suchtkrankenversorgung in der Bundesrepublik – ein Versuch die Realität vollständig wahrzunehmen. In: Wienberg, G. (Hrsg.): Die vergessene Mehrheit – zur Realität der Versorgung alkohol- und medikamentenabhängiger Menschen. Psychiatrie-Verlag, Bonn 1992.
102. Wieser, S.: Das Trinkverhalten der Deutschen. Eine medizinsoziologische Untersuchung. Nicolaische Verlagsbuchhandlung, Herford 1972.
103. Zeiler, J.: Mißbrauch psychoaktiver Stoffe bei Schizophrenen. Sucht 37 (1991) 229–239.

23 Besonderheiten der Rehabilitation Älterer

Ingo Füsgen

Teil I
Allgemeine Rehabilitation bei älteren Patienten

1 Einleitung

„Die Aufrechterhaltung von Lebensqualität auch im hohen Alter und bis ans Lebensende ist ein hochgestecktes, aber durch den großzügigen Einsatz des vorhandenen Wissens und der gesellschaftlich verfügbaren Mittel erreichbares Ziel" [23].

Als wichtiges Charakteristikum der Lebensqualität im höheren und höchsten Lebensalter gilt das Fehlen von Abhängigkeit. Geistige und körperliche Aktivität (Kompetenz) korrelieren im Alter sehr stark mit dem psycho-physischen Wohlbefinden [53]. Nach einer akuten Krankheit oder bei Vorliegen einer chronischen Erkrankung ist es also die vordringlichste Aufgabe der Medizin, folgende Möglichkeiten soweit wie möglich sicherzustellen:

- Rückkehr bzw. Verbleiben in der eigenen Wohnung
- Hinauszögern bzw. Vermeiden von Pflegebedürftigkeit und nachfolgender lebenslanger Abhängigkeit [15]
- Anerkennung und Unterstützung von Selbständigkeit und Kompetenz [28]
- Vermeidung von dauerhaften Handlungs- und Leistungseinschränkungen trotz des Vorhandenseins chronischer Erkrankungen [9].

Alle Maßnahmen, die dazu dienen, Abhängigkeit Älterer zu vermeiden bzw. zu mindern, werden heute großzügig unter dem Begriff „Rehabilitation Älterer" zusammengefaßt.

Mit zunehmendem Lebensalter wächst die Wahrscheinlichkeit, immer mehr Funktionseinbußen und Krankheiten zu erleiden. Alter und Krankheit scheinen dabei in einer wechselseitigen Beziehung zueinander zu stehen. Biologische Alterungsvorgänge führen zu einer Modifikation der Adaptationsfähigkeit und zu einer verminderten Widerstandsfähigkeit des Organismus. Diese physiologischen Vorgänge resultieren in einer zunehmenden Anfälligkeit für Krankheiten im Alter. Die zu beobachtende Zunahme Älterer in unserer Gesellschaft bedeutet also auch gleichzeitig, daß man sich bewußter mit den medizinischen Problemen Älterer auseinandersetzen muß. „Rehabilitation spielt dabei in der Altersmedizin eine überragende Rolle" – so heißt es einleitend in einem Text, der Rehabilitation als eine Dimension geriatrischer Medizin darstellt. Er findet sich als Abschnitt einer längeren Ausarbeitung der Expertenkommission der Deutschen Gesellschaft für Geriatrie und der Deutschen Gesellschaft für Gerontologie zur Definition des Faches Geriatrie [6].

Der prozentuale Anteil der Personen in der Altersgruppe von 60 Jahren und darüber steigt

- von rund 20% im Jahre 1990 (16 Mio.)
- über rund 26% im Jahre 2010 (19 Mio.)
- auf rund 35% im Jahre 2030 (24 Mio.).

Während heute jeder 5. in der Bundesrepublik Deutschland 60 Jahre und älter ist, wird sich dieser Anteil bis zum Jahre 2030 auf über ein Drittel erhöhen. Besonders eindrucksvoll ist dabei der Anstieg der Personen im Alter von 80 Jahren und darüber. Ihre Zahl steigt

- von rund 3,6 Mio. im Jahre 1990
- über rund 3,7 Mio. im Jahre 2010
- auf rund 4,5 Mio. im Jahre 2030.

Dieser massive Anstieg Betagter und Hochbetagter ist begleitet von einem massiven Anstieg akuter und chronischer Krankheiten, die oft mit Abhängigkeit und damit Kosten für Pflege und Betreuung einhergehen.

Wenn es uns nicht gelingt, die Rehabilitation als zentrales Thema des Gesundheitswesens mit Vermeidung von Abhängigkeit in die Gesellschaft zu integrieren, werden die finanziellen Konsequenzen sehr schnell inhumane Fragestellungen in unserer Gesellschaft aufwerfen.

Aufgrund der oben aufgezeigten demographischen Veränderung hat die „Rehabilitation im Alter" in den letzten drei Jahrzehnten zunehmend den Charakter eines gesundheitspolitischen Leitthemas angenommen. Leider wird der Begriff der Rehabilitation im Alter von Medizinern, Soziologen und Psychologen dabei ziemlich strapaziert. Er droht zum Modewort zu verkommen. Als Lippenbekenntnis dient er den verschiedensten Spezialisten zur attraktiven Etikettierung ihres therapeutischen Aktivismus bei alten Patienten [27].

Dabei wird die Versorgung alter, kranker und oft auch pflegebedürftiger Menschen unsere Gesellschaft angesichts der bekannten demographischen und sozialen Entwicklung vor gewaltige Herausforderungen stellen. Im Mittelpunkt aller Maßnahmen wird dabei die Rehabilitation im Alter einen zentralen Platz einnehmen, einfach, um langjährige unnötige Pflegebedürftigkeit und damit Kosten zu vermeiden.

Die geriatrische Rehabilitation kann in vielen Fällen dazu beitragen, die bisherige Einbahnstraße (Familie, Krankheit, Krankenhaus, Pflegeheim) zu verlassen und dem alten Menschen ein selbstbestimmtes Leben zu ermöglichen [18].

Ein Großteil der zu Hause lebenden und in Akutkrankenhäusern befindende älteren Patienten benötigt dringend rehabilitative Behandlung; ein Teil der in Pflegeheimen Versorgten wäre sicherlich nicht dort, wenn ihnen eine gezielte geriatrische Rehabilitation zuteil geworden wäre. Obwohl bereits das Rehabilitationsangleichungsgesetz von 1974 der Rehabilitation älterer Menschen formale und finanzielle Möglichkeiten eröffnet hat und das Gesundheitsreformgesetz 1990 mit seinem § 73 die niedergelassenen Ärzte beauftragt, die Behandlung und Vorsorge in Rehabilitationseinrichtungen zu verordnen, schöpft die Ärzteschaft diese Chancen nur zögerlich aus. Mehrere Gründe dürften dafür verantwortlich sein: das Unterschätzen des Patientenbedürfnisses nach weitgehender Unabhängigkeit und Selbständigkeit selbst bei Hochbetagten

- das Verkennen des günstigen Kosten-Nutzen-Effekts rehabilitierender Maßnahmen im Vergleich zu einer Langzeitpflege
- die unzureichende Ausbildung der Ärzteschaft in Fragen der Rehabilitation [37].

Diese Aussage trifft nicht nur auf den niedergelassenen Kollegen zu, sondern in gleicher Weise sicherlich auch für den Kollegen in stationären Einrichtungen bzw. im Dienst des öffentlichen Gesundheitswesens. Beispielhaft sei dies einmal an einer Frage aufgezeigt: Welche Rolle spielt Rehabilitation, wenn der Medizinische Dienst der Krankenkassen prüft, ob Pflegebedürftigkeit vorliegt? Wie wird geprüft und mit welchem Ergebnis? Wollte man auf dem derzeitigen Stand ein vorläufiges Ergebnis dieser Frage formulieren, dann müßte es wohl heißen: Die Prüfung der Möglichkeiten zur Rehabilitation spielt keine überragende Rolle.

In vielen Teilen der Bundesrepublik sind die Voraussetzungen einer effizienten wohnortnahen geriatrischen Rehabilitation weder in sachlicher noch in personeller Hinsicht vorhanden. Dabei zeigen Beispiele aus geriatrischen Einrichtungen in der Bundesrepublik Deutschland deutlich auf, daß umfangreiche Kenntnisse über rehabilitative Verfahren vorhanden sind und daß diese in Einrichtungen auch seit Jahren mit Erfolg angewandt werden [22, 35, 34].

Im Gegensatz zu der früher präferierten passiven Betreuung und Pflege Älterer bei Krankheit hat sich die Rehabilitation im Alter – in der ganzen Tiefe und Breite aktivierender Maßnahmen zur Bewältigung der besonderen Lebenssituationen des Alterns durchgesetzt. Dabei konnte die psychologische Langzeitforschung des Bonner Arbeitskreises entscheidende Hinweise über die Fehlinterpretation eines „Altersdefizites" die positiven Erfahrungen von „Lernen im Alter" zur Bewältigung neuer Lebenssituationen geben [30, 48].

Die Rehabilitation alter Menschen stellt ein neues und erfolgversprechendes medizinisches Tätigkeitsfeld dar.

Bei der Rehabilitation Älterer haben wir es mit Schädigungen, Beeinträchtigungen, Behinderungen zu tun, die überwiegend Menschen betreffen, welche aus dem beruflichen Leben bereits ausgeschieden sind. Demgemäß sind Kostenträger rehabilitativer Maßnahmen, wie sie für den Jüngeren zutreffen, wie z.B. LVA und BfA bzw. die Berufsgenossenschaften, in der Regel nicht für den geriatrischen Patienten zuständig. Er ist zur Besserung seiner Leiden und Behinderungen auf die Kostenübernahme durch die gesetzlichen und privaten Krankenversicherungen (ersatzweise die Sozialämter) angewiesen.

2 Zielvorstellungen der Rehabilitation im Alter

Der Begriff der geriatrischen Rehabilitation kann naturgemäß nichts zu tun haben mit dem üblichen Begriff der „beruflichen Rehabilitation".

Während es beim jungen Menschen heißt *„Rehabilitation vor Berufsunfähigkeit"*, heißt es beim alten Menschen *„Rehabilitation vor Pflege"*.

Dennoch kann auch beim alten Menschen die Arbeitsfähigkeit als anzustrebendes Ziel im Vordergrund stehen. Schließlich verrichtet eine 75jährige Hausfrau, die ihren Mann versorgt oder auch nur sich selbst, durchaus Arbeit im Sinne von Hausarbeit, wie sie es auch schon mit 30 oder 50 Jahren selbstverständlich getan hat [44]. Eine vollständige Wiederherstellung durch Rehabilitation ist aber gerade bei Hochbetagten eine sehr oft nicht mehr erreichbare Idealvorstellung: Man muß sich deshalb ggf. mit Teilerfolgen zufriedengeben.

In den seltensten Fällen geht es um eine *„Restitutio ad integrum"*, sondern fast durchweg um eine *„Restitutio ad optimum"* aufgrund derer der Patient wieder ein weitgehend selbständiges Leben in seiner häuslichen Umgebung führen kann.

Selbständigkeit im täglichen Leben (Kompetenz) ist also anzustreben. Kann auch diese nicht wiedererlangt werden, ist bereits die *Sozialfähigkeit* eines alten Menschen unter Umständen ein hohes und erstrebenswertes Ziel, sofern zentral-nervöse oder sensorische Einbußen diese zunächst nicht mehr ermöglichen. Auf niedrigerer Stufe kann bereits die Wiedererlangung einer Genußfähigkeit – sich freuen können über Zuwendung, taktile Reize, Essen oder Trinken, ein Rehabilitationziel darstellen.

Rehabilitation so verstanden, orientiert sich also besonders beim Betagten nicht nur an Diagnosen, sondern wesentlich an der Frage: „Wie kann der Patient – unter Berücksichtigung seiner Behinderungen – größtmögliche Selbständigkeit und subjektives Wohlbefinden, eine Verbesserung der Hilfs- und Pflegesituation für sich bzw. für die in Anspruch genommenen Angehörigen innerhalb seines sozialen Umfeldes erreichen?" Sie kann deshalb nie eine abgrenzbare rein medizinische, rein soziale oder rein psychische Maßnahme sein, sondern muß den Älteren in all seinen Lebensbereichen erfassen und seine eigenen Bemühungen zur Bewältigung dieser komplexen Situation durch geeignete Rehabilitationsmaßnahmen stützen, durch immer wiederholte Behandlungen festigen.

Rehabilitation des Älteren muß „Rehabilitation der Person" sein [2].

Dabei hat subjektives Wohlbefinden und Kompetenz nicht unbedingt etwas mit objektivem Gesundheitszustand bei Hochbetagten zu tun. Nach einer 1992 fertiggestellten Dissertation aus Aachen schätzen 37,5 % der Hochbetagten ihren Gesundheitszustand besser ein, als es den objektiven Aussagen und Überprüfungen entsprach [53]. Die Frauen tendierten bei dieser Untersuchung eher zur Schlechtereinschätzung als die Männer. Eine Differenz bezüglich der Wohnsituation im Altenheim oder im selbständigen Leben ergab sich bei dieser Untersuchung nicht.

3 Formen der Rehabilitation

Alte Menschen sind, wenn sie erkranken, oft auch sozial und psychisch verunsichert. So kommt es, daß auf eine akute Erkrankung im Alter oft Resignation, chronischer Verlauf, Ausbleiben von Rekonvaleszenz, körperliche, soziale und psychische Komplikationen und schließlich Pflegebedürftigkeit folgen. Die Antwort darauf heißt Rehabilitation; heißt, dem Patienten ein „Dennoch" zu geben, ihm einen Weg aus der Abhängigkeit, die durch Krankheit und Alter entstanden ist, zu zeigen [33]. Diese Einstellung muß auch bei dem gesunden alternden Menschen im Sinne der Prophylaxe ihren Ausdruck finden, damit es nicht zu Komplikationen der oft vorhandenen Risikofaktoren kommt.

Denn nicht nur der kranke ältere Mensch bedarf Rehabilitationsmaßnahmen. Auch beim gesunden älteren Menschen nimmt infolge des Alterns die Leistungs- und Adaptionsfähigkeit ab. Durch geeignete Maßnahme kann dieser Trend aufgehalten und kompensiert werden.

Außerdem soll die Rehabilitation die Grundlage jeder Betreuung des kranken alten Menschen sein, und zusätzlich soll sie bei bestimmten Krankheiten als gezielte Rehabilitation – und hier wird Rehabilitation auch zur Methode – Anwendung finden. Diesen Vorstellungen folgend teilt Steinmann (1979) die Rehabilitation ein in
- vorbeugende oder präventive Rehabilitation
- allgemeine Rehabilitation
- gezielte Rehabilitation [46].

Diese drei Komponenten der Altersrehabilitation können sich überschneiden. Oft müssen sie kombiniert werden – denn „normales Altern" läßt sich vom „krankhaften" nicht scharf trennen. Die Übergänge sind individuell verschieden. Dafür sind vor allem zwei Gründe maßgebend: Das Alter verläuft in den verschiedenen Organen und Systemen asynchron, so daß ein Gesamtquerschnitt einen sehr unterschiedlichen Grad der Veränderungen offenbaren kann. Oft ist es schwierig, den Übergang vom „normalen" zum „krankhaften" Altern zu erfassen. Oft liegt der Unterschied nur im Auftreten von Schmerzen, ohne daß sich morphologisch der Zustand sehr ändert.

3.1 Vorbeugende oder präventive Rehabilitation

Natürlich gibt es im Alter keine eigentliche Prävention der Alternsveränderungen mehr; diese sind ja beim alten Menschen schon aufgetreten. Es geht vielmehr um eine Verzögerung des Übergangs der Gebrechen in die im Alter häufig auftretenden Krankheiten, um die Therapie schon vorhandener Krankheiten und um ein Verhindern von Komplikationen. Die präventive Rehabilitation umfaßt dabei alle Maßnahmen, die beim „gesunden" Anteil der älteren Bevölkerung das Abgleiten in ein abhängiges Dasein vermeiden und die Selbständigkeit im täglichen Leben erhalten helfen. Bei der präventiven Rehabilitation können wir unterscheiden zwischen medizinischen, sozialen und aktivierenden Maßnahmen (Tab. 23-1).

Die regelmäßige körperliche und psychische Untersuchung des Alternden spielt präventiv eine herausragende Rolle. Denn nur so können Fortschritte der kurativen Medizin und Hygiene sinnvoll genutzt werden. Folgt man den Aussagen von Max Bürger, daß spätestens mit dem 45. Lebensjahr die körperliche Involutionsperiode einsetze, sollten von diesem Alter an möglichst jähr-

Tabelle 23-1 Präventive Rehabilitation im Alter (nach Steinmann 1979).

medizinische Maßnahmen
- Frühbehandlung pathologischer Zustände mit Einschätzung der Rehabilitationsmöglichkeiten
- periodische ärztliche Kontrollen Ernährungsfragen
- körperliche und geistige Trainingsfragen

soziale Maßnahmen
- Wohnmöglichkeiten
- personelle Betreuung
- Dienstleistungen
- soziale Kontakte
- Beratung in Renten- und Versorgungsfragen

aktivierende Maßnahmen
- Beschäftigung und Tätigkeiten
- Altersturnen
- Bildungskurse
- Ferien

liche Untersuchungen (vgl. auch § 25 Sozialgesetzbuch V) erfolgen mit Betonung auf Beachtung der Herzfunktion, der Kreislauffunktion, der Lungenfunktion, des Bewegungsapparates, des Stoffwechsels, der Hirnleistung, des Nervensystems und einer Karzinomvorsorgeuntersuchung. Wichtig ist ferner eine Ernährungsberatung sowie eine Beratung in Fragen des geistigen und körperlichen Trainings.

Gesundheit kann nicht mehr als das Fehlen einer jeglichen Störung definiert werden, sondern als die dem einzelnen verbleibende Kraft/Kompensationsreserve, mit Störungen gewissen Ausmaßes leben zu können [2].

Diese verbleibende Kraft ist nicht fest vorgegeben und kein unbeeinflußbarer Faktor. Krankheiten sind dadurch nicht einfach hinzunehmen, sondern frühzeitig zu therapieren mit dem Ziel, Progredienz und Sekundärschäden zu verhüten, d.h. die Selbständigkeit des Betagten zu erhalten bzw. wiederherzustellen.

Der Betagte sollte in seiner Wohnung durch die täglichen Selbsthilfe- und Haushaltspflichten nicht überfordert werden. Durch Anpassung kann vieles erleichtert werden. Entsprechende personelle Hilfen und Dienstleistungen (z.B. Mahlzeitendienst, Hilfe bei täglichen Verrichtungen und anderes) ermöglichen es oft, die Unabhängigkeit in der eigenen Wohnung zu wahren.

Geistige und körperliche Aktivierung des Betagten ist in gesunden wie in kranken Tagen die wichtigste Maßnahme, um Abhängigkeit zu vermeiden. Sie steht im Nutzen auch vor vielen medikamentösen Behandlungen. Sie ist auch bei Älteren so beliebt, daß etwa 85% der Betagten sich spontan zu einer aktiven Betätigung motivieren lassen [48]. Das Altersturnen (Seniorenturnen) bzw. Seniorentanz sind schon seit vielen Jahren in den Turnvereinen und Volkshochschulen üblich geworden.

Selbst Ferien für betreuungs-/pflegebedürftige ältere Menschen mit vielen Aktivitäten werden heute schon fast routinemäßig angeboten, teilweise zu preisgünstigen Seniorentarifen. Sehr beliebt sind Weiterbildungs- und Informationsveranstaltungen über aktuelles Zeitgeschehen. Aus diesem Bedürfnis heraus sind in einer Reihe von Städten (Seniorenstudiengänge bzw. Universitäten für das 3. Lebensalter) ins Leben gerufen worden.

Man könnte also vorbeugende bzw. präventive Rehabilitation so definieren: Es ist alles, was dazu beiträgt, einen in der Regel nicht mehr berufstätigen älteren Menschen geistig fit und körperlich belastbar, also selbständig bleiben zu lassen oder durch früh einsetzende Gerontoprophylaxe bei Vorliegen von medizinischen, psychischen oder sozialen Risikofaktoren ein Abgleiten in Abhängigkeit vorzubeugen.

3.2 Allgemeine Rehabilitation

Bei der allgemeinen Rehabilitation geht es vor allem um das Wohl des kranken alten Patienten, der sich entweder im Krankenhaus oder als sogenannter „Pflegefall" in einem Heim oder sogar in ambulanter Pflege der Angehörigen oder Sozialstationen befindet. Die allgemeine Rehabilitation betrifft also jeden kranken Betagten. Sie soll vom ersten Tag der Erkrankung die durch Bettlägerigkeit aufgezwungene Immobilität mit ihren schwerwiegenden Folgen verhindern oder möglichst bald aufheben. Sie gehört sowohl in der Klinik, im Heim als auch zu Hause zur Grundbetreuung des Patienten. Von besonderer Bedeutung sind allgemein rehabilitierende Maßnahmen für den chronisch kranken alten Patienten. Wenn man chronisch definiert, so ist das vor allem ein Fehlen der spontanen Rekonvaleszenz. Dieses Ausbleiben führt zu Bettlägerigkeit, zu festgefahrenen Situationen, zu therapeutischem Nihilismus, zur Mutlosigkeit des Arztes, des Pflegepersonals und des Patienten [33]. Dem allen gilt es mit Hilfe der aktivierenden Betreuung und Pflege zu begegnen. Zugrunde liegt dieser Haltung das Wissen um die Gefahr der Inaktivität, das Wissen darum, daß die früher oft verordnete Ruhe bei den meisten älteren Kranken nichts als Schaden bringt. Bett und absolute Ruhe ohne soziale Reize dürfen nur sehr sparsam und in ganz akuten Situationen (z.B. Myokardinfarkt, frische Fraktur) verordnet werden. Aktivierende Betreuung und Pflege (d.h. Verrichtungen, die die Patienten selbst durchführen, können sie selbst tun lassen) braucht viel mehr Zeit, als wenn die Krankenschwester es macht und erregt nicht selten auch das Mißfallen der Angehörigen.

Auch wenn die Aktivierung und Mobilisation während der ganzen Krankheitsperiode durchgeführt werden sollen, sind sie von ganz besonderer Bedeutung bei der Krankenhausaufnahme, bei Dauerbettlägerigkeit im Krankenhaus, im Heim oder gar zu Hause und bei Entlassung aus dem Krankenhaus ins häusliche Milieu oder in ein Heim. Beim Eintritt ins Krankenhaus kommt es infolge der für den Patienten äußerst belastenden Umstellung häufig zu einer körperlichen und psychischen Verschlechterung, zur initialen Dekompensation. Häufig äußert sich dieses Verhalten in einer ängstlichen, negativen, aggressiven oder depressiven Einstellung, einem Konfusionszustand, z.T. als Folge erheblicher Gedächtnisstörungen, ferner in einer Inkontinenz oder sogar im Auftreten einer Beinvenenthrombose.

Schon beim Jugendlichen kann längere Bettlägerigkeit zu Schwächezuständen und u. a. zu einer negativen Stickstoff- und Kalziumbilanz führen. Beim älteren Menschen sind die Gefahren noch viel ausgeprägter und vielschichtiger.

Auf psychischer Ebene kommt es zur Interesselosigkeit, Apathie, Depression, Irritationszuständen und beschleunigtem geistigem Abbau. Im somatischen Bereich treten Koordinationsstörungen, beim Aufstehen Gleichgewichtsstörungen, neurovegetative Fehlregulationen, oberflächliche Atmung und reflektorisches Fehlverhalten auf. Ferner werden Atrophie und Schwäche der Muskulatur, Gelenkversteifungen, Kontrakturen, Inkontinenz, Harnsteine, Stuhlträgheit, Ernährungsschwierigkeiten, Dekubitus, Thromboembolien usw. gesehen. Man spricht vom *Immobilisationssyndrom* beim älteren Menschen [56].

Grundsätzlich müssen Bettruhe und medikamentöse Behandlung beim alten Patienten soweit wie möglich durch Aktivierung und Motivation ersetzt werden.

Da die Krankenschwester in der Regel den engsten und zeitlich längsten Kontakt zum Patienten hat, kommt ihr im Rahmen der allgemeinen Rehabilitation die äußerst wichtige Aufgabe der *„aktivierenden Pflege“* zu: Der Patient soll im Rahmen seiner Fähigkeiten alles selbst ausführen. Die aktivierende Pflege zeigt dem Patienten, daß man ihm mehr geben will, als die bloße Pflege, daß man sich ihm zuwendet, sich um ihn bemüht, nach Kräften in ihm sucht, die zu wecken und zu nutzen es sich lohnt. Ohne eine solche Haltung ist eine geriatrische Rehabilitationsabteilung bzw. -klinik ein trauriger Ort, ist Pflege und Betreuung nur Lebensverlängerung und steht ganz im Gegensatz zum Ziel der Alternsmedizin, dem Leben nicht mehr Jahre, sondern mehr Leben zu geben. Die allgemeine Rehabilitation kann natürlich auch in der ambulanten Betreuung durchgeführt werden mit Hilfe von Angehörigen, Therapeuten, Hausarzt, Pflegekräften der Sozialstationen.

Ein dritter Schwerpunkt im Bereich der allgemeinen Rehabilitation ist die Entlassung aus dem Krankenhaus ins häusliche Milieu bzw. ins Heim. Dabei ist zu berücksichtigen, daß jeder rehabilitierte Patient in einem gewissen „Trainingszustand“ ist, der auch zu Hause bzw. im Heim weiter unterhalten werden muß. Um einen kontinuierlichen Trainingszustand zu gewährleisten, müssen die für die Betreuung des Betagten in Betracht kommenden Angehörigen, Bekannten bzw. Pflegekräfte über die physischen und psychischen Möglichkeiten des Patienten instruiert werden und sich auch selbst bei Bedarf kundig machen.

3.3 Gezielte Rehabilitation

Die Maßnahmen der gezielten Rehabilitation orientieren sich an speziellen Behinderungen des älteren Menschen.

In der Regel erfolgen sie im Team und fachübergreifend. Je nach der vorliegenden Behinderung wechselt die Bedeutung der anzuwendenden Rehabilitationsmethoden und die Zusammensetzung des Teams. Leiter des Teams ist stets der Arzt, dessen Aufgaben in der Kontrolle der medizinischen Situation des Patienten und in der Koordination der Arbeit der einzelnen Teammitglieder besteht. Das Ergebnis der Rehabilitation ist um so besser, je reibungsloser alle Beteiligten zusammenarbeiten. Nicht vergessen werden darf, daß gerade bei der gezielten Rehabilitation auch die Angehörigen bzw. die Anschlußbetreuung eine nicht unwesentliche Rolle spielen.

Die gezielte geriatrische Rehabilitation befaßt sich hauptsächlich mit folgenden Krankheitszuständen:

- neurologische Erkrankungen (insbesondere Lähmungskrankheiten, Parkinsonismus usw.)
- psychoorganische Syndrome
- periphere Durchblutungsstörungen
- Stoffwechselkrankheiten (insbesondere Diabetes mellitus mit seinen Nachfolgeproblemen)
- traumatische sowie degenerative Knochen- und Gelenkerkrankungen
- Zustand nach Operationen
- Amputationen
- Schwäche- und Schmerzzuständen im Rahmen von Tumorleiden.

In geriatrischen Rehabilitationseinrichtungen stehen bisher zweifellos die Patienten mit neurologischen bzw. psychischen Krankheitsbildern zahlenmäßig im Vordergrund, deren Rehabilitation große Fortschritte gemacht hat und die in vielen Fällen wieder nach Hause entlassen werden können.

Die gezielte Rehabilitation im Alter hat verständlicherweise ihre Grenzen. Bei komatösen und soporösen Patienten, beim apallischen Syndrom und beim schweren psychoorganischen Syndrom kann sie nicht mehr eingesetzt werden. Es überwiegen hier passive Maßnahmen wie richtige Lagerung, Umlagerung, passives Durchbewegen, eine gewisse Atemgymnastik und sorgfältige grundpflegerische Maßnahmen. Wir haben es aber schon mehrmals erlebt, daß bei diesem Vorgehen Patienten wieder kontaktfähig und allmählich zur Kooperation gebracht werden konnten, so daß anschließend mit der eigentlichen gezielten Rehabilitation begonnen werden konnte.

4 Einflußfaktoren auf die Rehabilitation Älterer

Ein Charakteristikum des Älterwerdens liegt in der großen Individualität des einzelnen Patienten.

Es gibt nicht den 70jährigen oder den 90jährigen Patienten! Verständlich und offenbar wird diese Tatsache durch die Diskrepanz zwischen kalendarischem und körperlichem Alter, was schon für gesunde Hochbetagte gilt und allgemein bekannt ist. Es ist deshalb leicht ableitbar, daß dies für kranke Betagte erst recht gilt. Die individuelle biologische Ausgangssituation ist deshalb für die Rehabilitation von enormer Bedeutung. Da Rehabilitation für den Patienten Lernen bedeutet, sind *Störungen der intellektuellen Fähigkeiten* hinderlich. Mentale Beeinträchtigungen sind in der Tat der wesentliche Faktor, der die funktionelle Aktivierbarkeit beeinflußt. Wenn ein Älterer aufgrund einer vorliegenden Demenz nicht mehr fähig ist, therapeutische Anleitungen zu verstehen und nachzuvollziehen, ist von einer Nichtrehabilitierbarkeit auszugehen [38]. Die Entscheidung hierüber sollte allerdings erst nach sorgfältiger medizinischer und psychologischer Untersuchung gefällt werden. Oft liegen mentalen Beeinträchtigungen zerebrale Auswirkungen behandlungsfähiger internistischer oder neurologisch-psychiatrischer Erkrankungen zugrunde, deren erfolgreiche Therapie an einer mentalen Rekompensation zu messen ist.

Zwischen körperlichen und geistigen Funktionen bestehen Wechselwirkungen. Es ist belegt, daß sich die intellektuellen Fähigkeiten alter Patienten unter physikalischen Rehabilitationsmaßnahmen verbessern und diese ihrerseits wieder den körperlichen Rehabilitationsprozeß fördern [13, 25].

Weiterhin spielen Multimorbidität, Chronizität der Krankheit und verlängerte Rekonvaleszenzzeit eine wichtige Rolle.

Aber auch *Faktoren aus dem sozialen Bereich* sollten in der Rehabilitation Älterer nicht unterschätzt werden [50]. Alter ist auch primär ein soziales Schicksal.

Schneider (1984) konnte dagegen bei 581 alten Patienten keinen Zusammenhang zwischen soziologischen Merkmalen und der Leistungsfähigkeit der alten Menschen feststellen [42]. Dabei zeigten auch das Lebensalter und der Gesundheitszustand keinen Zusammenhang, aber mit dem Alter stieg die Zahl der vorhandenen Krankheiten an, und die Leistungs- und Adaptationsfähigkeit war vermindert. Die sozialen Kontakte scheinen nicht immer einen Zusammenhang zum Rehabilitationserfolg aufzuweisen. Allerdings war der Rehabilitationserfolg bei Arbeitern am schlechtesten, wie den Katamnesen zu entnehmen war, die Angestellten nahmen eine Mittelstellung ein, und die besten Ergebnisse zeigten sich bei den Beamten. Hier spielen sicherlich auch die Einflüsse eine Rolle, die nicht mit der beruflichen Tätigkeit, sondern mit der beruflichen Absicherung im Alter im Zusammenhang stehen.

Das *Verhaltenssyndrom „erlernte Hilflosigkeit“* kann auch eine Rolle spielen [45]. Es darf keine allgemeine Hilflosigkeit aufkommen, dies ist dann ein erlernter Persönlichkeitsbezug, der sich auch eher bei niedrigem Sozialstatus und niedriger Intelligenz sowie bei subjektiv gefärbter Einschätzung der Befindlichkeit findet und dann auch Ursache unangemessener Reaktionen auf Belastungen sein kann.

Aufgrund einer großen Studie für die Bundesrepublik stellt Falck (1985) für die geriatrische Rehabilitation folgende *Risikogruppen* zusammen, die nach ihrer Ansicht auch die meisten stationären Betten in Anspruch nehmen [10]:
- Alter über 75 Jahre
- alleinlebend
- kürzlich verwitwet
- kürzlich hospitalisiert
- inkontinent
- immobil
- dement.

5 Besonderheiten bei der Rehabilitation Älterer

So wie Kinder nicht einfach nur verkleinerte Erwachsene sind, so sind ältere Menschen nicht einfach nur alte Erwachsene. Sie benötigen insbesondere im Hinblick auf eine kompetenzorientierte Rehabilitation ein ganzheitlich orientiertes, komplexes Rehabilitationsprogramm. Dabei muß auf Behinderungen gleichermaßen eingegangen werden wie Diagnosen, Funktionseinbußen und das soziale Umfeld, wenn ein dem Bedürfnis des jeweiligen Betroffenen angemessenes Rehabilitationskonzept entwickelt werden soll (Abb. 23-1) [12]. Bei solchen Konzepten wird oft vergessen, daß spezifische Kenntnisse der physiologischen

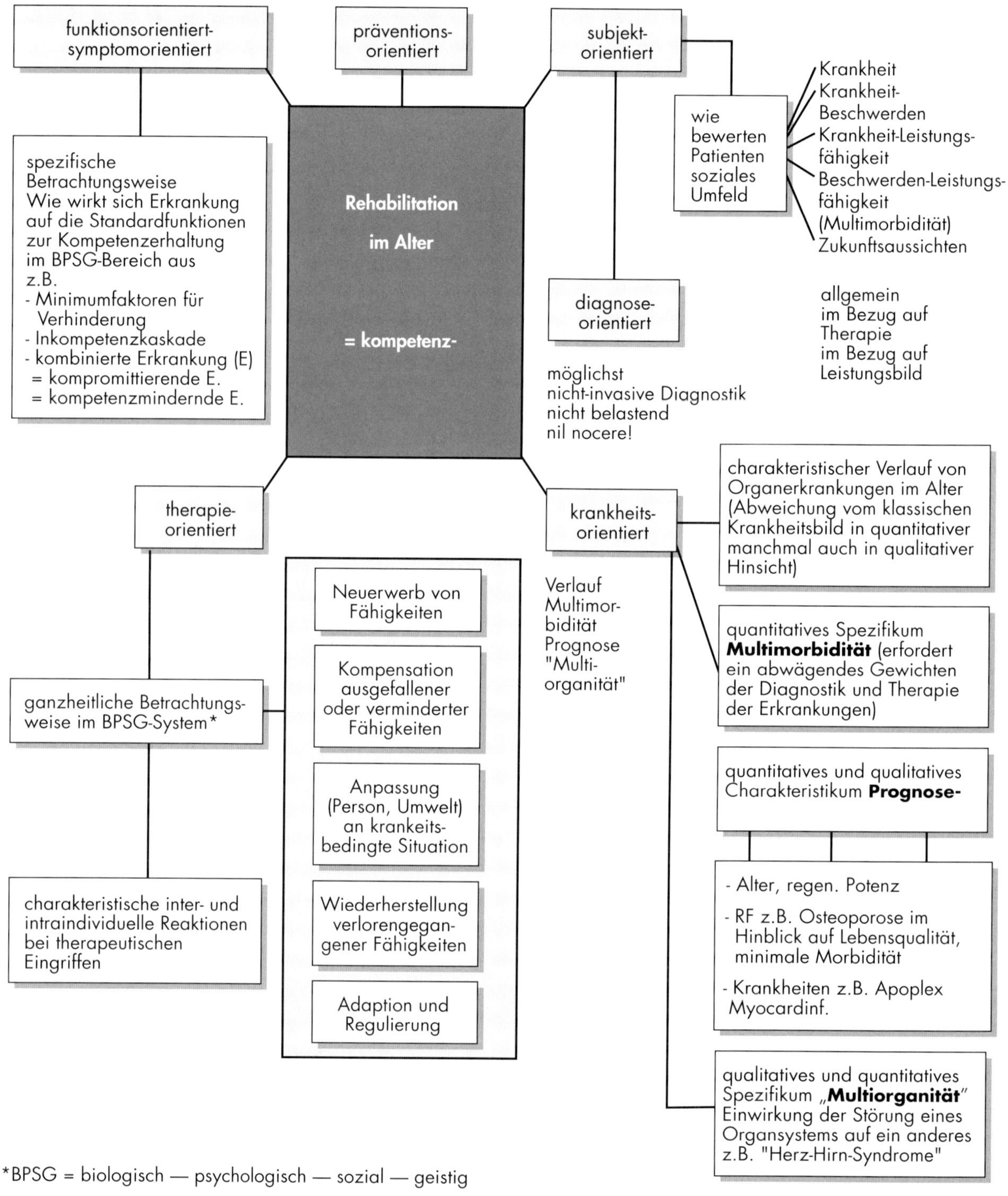

Abb. 23-1 Beispiel eines Rehabilitationskonzeptes im Alter (nach [10]).

Altersveränderungen, der Einschätzung der Belastbarkeit, der oft veränderten Krankheitssymptome, der Probleme der medikamentösen Behandlung vorliegen müssen und keine Unterschätzung der Motivation erfolgen darf. Deshalb sei hier kurz auf diese Probleme eingegangen.

5.1 Physiologische Funktionsveränderungen

Von entscheidender Bedeutung ist das allgemein reduzierte Anpassungsvermögen bei vergrößerter interindividueller Variationsbreite. Daneben stellt die Zunahme der Streubreite vieler Meßwerte und Verhaltensweisen um einen „Mittelwert" eine spezielle Besonderheit des höheren Lebensalters dar. Die Streuung ist um so größer, je älter eine zu vergleichende Population ist. Es lassen sich häufig individuelle Leistungen ermitteln, die erheblich über oder unter den „Normalwerten" liegen. Ursache hierfür dürften vorwiegend genetische und biographische Faktoren sein, die ihre positiven oder negativen Auswirkungen im höheren Alter offenbaren. Somit sind Zahlenangaben und Normwerte im hohen Alter kritisch zu bewerten.

Trotzdem sei kurz auf einige Zahlen bzw. Leistungsabnahmen bestimmter Organe eingegangen. Organe altern asynchron. Tabelle 23-2 gibt eine Übersicht und Anhalte über wichtige Substanz- bzw. Funktionsverluste vom 75. bis 80. Lebensjahr, bezogen auf das 25. bis 30. Lebensjahr als „Normalwert" (willkürlich als 100% gesetzt). Zu beachten ist, daß das Ausmaß einzelner Funktionsabnahmen sehr unterschiedlich sein kann und auch überhaupt keinen Hinweis auf ein generelles, genetisch fixiertes Alternsprogramm erkennen lassen.

Die unvermeidbaren Funktionsverluste beim gesunden alten Menschen schränken die Bewältigung der normalen Anforderungen des Alltags bis ins hohe Alter im allgemeinen nicht wesentlich ein.

Tabelle 23-2 Organfunktionen im 75. Lebensjahr (30. Jahr = 100%).

Gehirngewicht	56%
Gedächtnisleistung	herabgesetzt
Reaktionsgeschwindigkeit	verlangsamt
zerebrale Zirkulation	80%
Regulationsgeschwindigkeit des Blut-pH	17%
maximaler Pulsschlag	75%
Herzschlagvolumen in Ruhe	70%
Anzahl der Nierenglomeruli	56%
glomeruläre Filtration	69%
Nieren-Plasmafluß	50%
Anzahl der Nervenfasern	63%
Nervenleitungsgeschwindigkeit	90%
Anzahl der Geschmacksknospen	35%
maximale O_2-Aufnahme im Blut	40%
maximale Ventilationsrate	53%
maximaler Exspirationsstoß	43%
Mineralgehalt der Knochen	
Frauen	70%
Männer	85%
Vitalkapazität	56%
Nebennierenfunktion	Abnahme
Gonadenfunktion	Abnahme
Handmuskelkraft	55%
Muskelmasse	70%
maximale Dauerleistung	70%
maximale kurzfristige Spitzenleistung	40%
Grundstoffwechsel	84%
Gesamtkörperwasser	82%
Körpergewicht (Mann)	88%

Dennoch stören diese an sich normalen Alternsveränderungen des Menschen nicht das Gleichgewicht. Es kann zur Abnahme des Adaptationsvermögens, der Streßtoleranz und der Kompensationsreserve, zu wachsender Streubreite aller physiologischen und auch pathologischen Meßwerte und Verhaltensweisen sowie zur Mehrfachbeeinträchtigung kommen, woraus sich dann eine Multimorbidität mit alterstypischen Konstellationen entwickeln kann.

Da sich die physiologischen Altersveränderungen auf rehabilitative Bemühungen (z.B. im Rahmen des körperlichen Trainings, der Bädertherapie) auswirken, dürfen sie nicht unterschätzt und sollten gezielt mit eingeplant werden. Zu achten ist auf *Herzkreislaufveränderungen* mit Abnahme des Herzschlagvolumens und der abnehmenden Fähigkeit, bei Belastungen das Herzminutenvolumen durch Frequenzsteigerung dem Bedarf anzupassen. Die körperliche Belastbarkeit ist weiterhin deutlich eingeschränkt durch eine verzögert ablaufende Blutdruckregulation mit der Gefahr einer Orthostase und zudem oft durch erhebliche tageszeitliche Schwankungen. Die Abnahme der Vitalkapazität, des Atemgrenzwertes, der Diffusionskapazität und des Sauerstoffpartialdruckes wirken sich negativ auf den Gasaustausch aus. Der verminderte Hustenreflex kann pulmonalen Affektionen Vorschub leisten.

Aufgrund der nachlassenden *Nierenfunktion* (Abnahme der glomerulären Filtrationsrate, Untergang von Nephronen, altersbedingte Abnahme des Gesamtkörperwassers und des Gesamtkörperkaliums sowie Tendenz zum renalen Natriumverlust bei verminderter Rückresorption) ist der ältere Mensch anfälliger gegenüber Wasserverlust beim Schwitzen – z.B. bei körperlicher Anstrengung – oder empfindlicher gegenüber Diuretika mit der Gefahr einer negativen Rückwirkung auf den Zellstoffwechsel und auf die Funktion des Herzkreislaufsystems.

Die *Muskelmasse* nimmt bis zum 60. Lebensjahr um etwa 20%, bis 80. Lebensjahr um etwa 30% ab. So sind die Voraussetzungen für die Trainierbarkeit und körperliche Leistungsfähigkeit reduziert, können aber durch entsprechendes Belastungstraining verbessert werden.

Durch die *altersbedingte Atrophie des Knochengewebes* (physiologische Osteoporose) werden Knochen spröde und brüchiger, und es besteht erhöhte Gefahr durch Knochenbrüche.

Sehnen und Bänder werden rigider, die Verletzungsgefahr bei körperlicher Belastung nimmt zu.

Die *Funktion des Zentralnervensystems* hängt stark vom Trainingszustand und von der kardiopulmonalen Leistung ab. Treten keine krankhaften Störungen auf, dann bleibt die Leistung des zentralen Nervensystems – von einem erhöhten Zeitbedarf abgesehen – altersunabhängig weitgehend konstant.

5.2 Einschätzung der physischen und psychischen Belastbarkeit

Eine der schwierigsten Aufgaben in der geriatrischen Rehabilitation ist die Einschätzung der physischen und psychischen Belastbarkeit.

Die Problematik ist bedingt durch das Zusammenwirken der physiologischen Alterung und der pathophysiologischen Veränderungen sowie den teilweise veränderten Krankheitssymptomen und -verläufen im Alter. Diese Problematik beeinflußt die Belastbarkeit Betagter erheblich. Die in der Rehabilitation gültige Faustregel einer Zweidrittel- oder Dreiviertelbelastung ist gerade in der Geriatrie wenig praxisrelevant. Fast immer gilt es, sich an die individuelle, aktuelle Belastbarkeitsgrenze zwar vorsichtig, aber dennoch konsequent heranzutasten [38]. Zur Ausgangseinschätzung in einem Rehabilitationsprozeß dient das geriatrische Assessment (s. Abschn. 6), wie etwa die Festlegung wahrscheinlich zu erreichender kurzfristiger Ziele in der Rehabilitation. Untersuchungen zeigen zwar, daß auch der Hochbetagte – entgegen früherer Annahmen – physisch und psychisch durchaus trainierbar ist, helfen im Einzelfall jedoch in keiner Weise weiter [26, 31, 51]. Nur geriatrische Erfahrung und Ausbildung, ein geschärftes Sensorium und ein individueller, auf die Ausgangssituation des Älteren abgestimmter Rehabilitationsprozeß können hier helfen.

5.3 Krankheitssymptome sind meist uncharakteristisch

Krankheiten verlaufen im höheren Lebensalter häufig uncharakteristisch, werden oft mit sogenannten Alternsbeschwerden verwechselt (reduzierte Leistungsfähigkeit, physische Schwäche, Konzentrationsschwäche usw.) werden gelegentlich überhaupt nicht wahrgenommen, mitunter aber auch durch psychische Erkrankungen (Depressionen) vorgetäuscht [54].

Die Manifestation der Krankheiten ist meist weniger akut, sie springt weniger ins Auge, ins Ohr oder in die Hand. Diese Symptomarmut besteht nicht nur bei chronischen Erkrankungen, sondern vielfach auch bei akuten Ereignissen, wie z.B. bei einem Herzinfarkt. In diesem Zusammenhang sind zu erwähnen die *„Greisenpneumonie“*, die auch heute noch – trotz möglicher antibiotischer Maßnahmen – wegen zu später Diagnosestellung mit einer hohen Letalität belastet ist, und das *Altersulkus* mit seiner relativen Indolenz.

Es kommt nicht nur zu einer Abschwächung einer ansonsten typischen Symptomatik, sondern es treten durch konsekutives Multiorganversagen völlig andere Symptome in den Vordergrund und verschleiern oft die auslösende Krankheit [17]. So kommt es nicht selten vor, daß sich Anämien oder Hyperthyreosen im Alter als Koronarinsuffizienz manifestieren, oder daß sich eine Pneumonie als triviale Verwirrtheit präsentiert. Solche Faktoren müssen bei der Rehabilitation beachtet werden und diagnostische Konsequenzen nach sich ziehen.

Doch auch die Symptomverarbeitung des Patienten verändert sich. Er empfindet und wertet die Symptome der Krankheit anders. An erster Stelle ist hier die Schmerzempfindung zu erwähnen: Ein Patient mit unbestimmten Abdominalbeschwerden kann eine Appendizitis, ein perforiertes Magenulkus oder eine Gastroenteritis haben. Ein anderer älterer Patient mit einer an sich „harmlosen“ Gonarthrose kann sich sehr krank fühlen, weil die degenerative Veränderung ihn in seinem Aktionsfeld und Freiheitsgefühl wesentlich einschränkt. Nicht zuletzt werden die Symptome oftmals von den Patienten selbst als altersbedingt erklärt, und der behandelnde Arzt wird durch diese Aussage in seinen therapeutischen Entscheidungen beeinflußt.

5.4 Motivation zur Rehabilitation

Die Motivation zur Rehabilitation ist wesentlich für ihren Erfolg. Mit zunehmendem Alter des Patienten spielt sie eine immer größere Rolle [39]. Alte Menschen lassen sich in der Regel schwerer motivieren als junge Menschen.

Der junge Mensch arbeitet meist aktiv an seiner Rehabilitation mit, um auf jeden Fall zu seiner Familie zurückzukehren, auch wenn sicher ist, daß eine Rückkehr in das Erwerbsleben niemals mehr möglich sein wird. Der alte Mensch hat unter Umständen nur die Aussicht, wieder in die Isolation seines Einzelhaushaltes oder in sein Altenheim zurückzukehren.

Eine der häufigsten Begründungen, ältere Patienten von Rehabilitationsmaßnahmen auszuschließen, ist, daß nach Ansicht der Ärzte bzw. Therapeuten die Motivation fehlt. Für Therapeuten, Pflegepersonal und Ärzte ist es natürlich enttäuschend, miterleben zu müssen, daß ein Patient, der physisch durchaus gute Leistungen und Verbesserungen erwarten ließe, aufgrund mangelnder Motivation an den Therapieprogrammen nicht oder nur widerwillig teilnimmt. Motivationsmangel ist bei Betagten, insbesondere nach schweren, überstandenen Akuterkrankungen, häufig zu beobachten. Dem Älteren wird oft – trotz Aussicht auf Funktionsverbesserung – das Fortbestehen einer Restbehinderung mit der Folge einer Änderung des bisherigen Lebensstils bewußt, und es fällt ihm schwer, mit diesen Zukunftsaussichten Motivation für Maßnahmen zu entwickeln, die dann aus seiner Sicht allenfalls zu einer Abhängigkeitsminderung führen. Dazu kommt oft noch, daß emotionale Störungen, starke Ängstlichkeit, reaktive Depressionen und Hoffnungslosigkeit infolge oder im Rahmen einer körperlichen oder psychischen Erkrankung die Konzentration auf notwendige therapeutische Maßnahmen erschweren oder gar unmöglich machen.

„Fehlende Motivation sollte also nicht primär ein Ausschlußkriterium sein, sondern ist zunächst als therapeutische Aufgabe aufzufassen. Es gilt herauszufinden, warum ein Patient motivationslos erscheint" [38].

Aufgrund der Häufigkeit reaktiver depressiver Verstimmungen bei Hochbetagten mit akuten Krankheitsbildern ist nach einer entsprechenden Diagnostik ein Therapieversuch mit entsprechenden Psychopharmaka zu unternehmen. Zur Förderung der Motivation ist es wichtig, dem Älteren Sinn und Zweck der einzelnen therapeutischen Maßnahmen in verständlicher Weise zu erklären. Erst wenn sich nach einer angemessenen Zeit ein weiterbestehender Mangel von Einsichts- und Motivationsfähigkeit herausstellt, sollte ein Abbruch der Behandlung in Erwägung gezogen werden.

Neben der Motivation des Patienten ist auch die *Motivation des Personals* von entscheidender Bedeutung, die oft vom Ausbildungszustand ganz entscheidend beeinflußt wird. Gerade im mitteleuropäischen Raum ist dies noch wenig ins Bewußtsein der Ärzte gedrungen. Immer noch stehen technische Einrichtungen bei den Wünschen und Förderungen an den Träger der verschiedensten Rehabilitationszentren bzw. Kliniken an erster Stelle der Wunschliste. Erst langsam begreift man, daß ein motiviertes und zufriedenes Personal den Grundstein in jeder Teamarbeit in der geriatrischen Rehabilitation bildet. Allerdings ist diese Ausbildung in geriatrischer Rehabilitation sowohl im ärztlichen Bereich als auch im therapeutischen und pflegerischen Bereich noch völlig unzureichend. Im ärztlichen Bereich besteht seit 1992 eine Weiterbildungsmöglichkeit für die Fachgebiete Innere Medizin, Neurologie, Psychiatrie und Allgemeinmedizin. Allerdings läuft die Umsetzung auf die tägliche Praxis nur sehr verzögert an. Im pflegerischen Bereich wird eine Ausbildung zur Schwester für geriatrische Rehabilitation vom Deutschen Berufsverband für Krankenpflege/Ausbildungszentrum Essen und zur Geriatrie-Schwester im Albertinen-Krankenhaus in Hamburg angeboten. Für die meisten im geriatrischen Team beteiligten Therapeuten fehlen allerdings entsprechende geriatrische Ausbildungsschwerpunkte. Beispielhaft sei hier nur die Gymnastik angeführt.

6 Geriatrische Funktionsbewertung (Geriatric assessment)

Es ist außerordentlich schwierig, die Resultate der Rehabilitation zu vergleichen, da diese zumeist an sehr unterschiedliche Voraussetzungen geknüpft sind. Die Chancen einer Rehabilitation in der Geriatrie hängen von verschiedensten Faktoren ab, wie z.B.

- personelle Ausstattung
- geriatrische Ausbildung
- Kriterien des Rehabilitationserfolges
- zwangsläufige und/oder bewußte Patientenselektion
- Diagnose und Behandlungsschwerpunkte.

Diese Faktoren liegen in den einzelnen Institutionen in unterschiedlicher Ausprägung vor [10]. Für 1994 haben sich der Verband Deutscher Rentenversicherungsträger und der Bundesverband Deutscher Privatkrankenanstalten e.V. (BDPK) verständigt, Qualitätsprüfungen zu den Ergebnissen der Rehabilitation und zur Patientenzufriedenheit für die Rehabilitationseinrichtungen der Bundesrepublik einzuführen. Die ersten Kliniken reagieren mit der Einführung unterschiedlicher Funktionsbewertungsskalen (z.B. Klinik Bavaria Schaufling mit Functional Independence Measure-[FIM]). Die Durchführung einer geriatrischen Funktionsbewertung während der Rehabilitation ist also nicht mehr persönlichen Vorstellungen des jeweiligen Klinikchefs bzw. Trägers überlassen, sondern wird zunehmend Pflicht werden.

Dies ist sehr zu begrüßen, da gerade die geriatrische Funktionsbewertung nicht nur als Hilfsmittel für Pflegesatzverhandlungen zu benutzen ist (z.B. Minimal data set), sondern eine erhebliche Hilfe in der Entwicklung eines Behandlungsplans und zur Beobachtung von Veränderungen unter Behandlung darstellt, also eine direkte Qualitätssicherung der Arbeit einer Klinik bildet. Nicht vergessen sollte man, daß bei umfangreichen Patientenzahlen mit Hilfe eines geriatrischen Assessments auch später beim Einzelpatienten unter Umständen eine Prognose auf dem Boden des jeweiligen Zustandes gestellt werden kann.

Für die Durchführung einer geriatrischen Funktionsbewertung stehen die folgenden Fragen im Vordergrund:
- Welche Patienten sollten untersucht werden?
- Wer sollte die geriatrische Funktionsbewertung durchführen?
- Welche Untersuchungen sollten durchgeführt werden?
- Wo und wie sollte das Assessment durchgeführt werden?

Welche Patienten sollten untersucht werden?

Für den Erfolg einer geriatrischen Funktionsbewertung ist die präzise Auswahl der Patienten ein wesentlicher Faktor.

Eine alleinige Ausrichtung am chronologischen *Alter*, wie in früheren Studien oft der Fall, erfaßt auch nicht spezifisch geriatrische Probleme und führt zum Einschluß von Patienten, die von einem geriatrischen Assessment nicht profitieren würden. Als Ausnahme von dieser Regel sind die Hochbetagten (über 75 Jahre) zu betrachten, die, wie man aus klinisch-epidemiologischen Studien weiß, meistens eine Reihe von funktionalen Problemen aufweisen. Alter allein sollte daher nur eine allgemeine Voraussetzung für eine Screening-Untersuchung darstellen. Screening-Untersuchungen sollten zumindest bei Therapieprogrammen bei allen älteren Patienten in regelmäßigen Abständen durchgeführt werden. Es ist zu bedenken, daß viele ältere Patienten bei den routinemäßig durchgeführten Visiten bzw. in der Sprechstunde ihre Probleme nicht adäquat berichten. Aus den bisherigen Erfahrungen bieten sich die in Tabelle 23-3 aufgelisteten Auswahlkriterien für eine umfassende geriatrische Funktionsbewertung an. Eine Kombination aus Alter über 65 Jahre und medizinischen, funktionalen oder psychosozialen Kriterien, ergänzt durch eine Einschätzung des Rehabilitationspotentials, erfaßt die zu untersuchende Patientengruppe am genauesten.

Tabelle 23-3 Auswahlkriterien für die Durchführung einer umfassenden geriatrischen Funktionsbewertung bei stationären Patienten (nach [40, 55]).

- Alter über 65 Jahre
- akute zerebrovaskuläre Erkrankungen
- Zustand nach frischer Fraktur mit allgemeiner Hinfälligkeit
- aus einem Altenheim kommend
- Immobilität
- stärkere Behinderung bei einer der folgenden Aktivitäten des täglichen Lebens: Baden, Ankleiden, Toilette gehen, Bewegen, Essen
- Mangelernährung (Serumalbumin) bzw. bei 3,5 g/dl, Gewichtsverlust in der aktuellen Anamnese, offensichtliche Unterernährung bei der körperlichen Untersuchung
- Blasen- und/oder Darminkontinenz
- Hirnleistungsstörung
- Meist bettlägerig in den letzten zwei bis drei Wochen
- Stürze in den letzten drei Monaten
- depressives Syndrom
- Schwierigkeiten beim Sehen und/oder Hören
- Dekubitus
- Polypragmasie (mehr als vier Medikamente)
- soziale/familiäre Probleme, z.B. Alleinleben, Tod des Ehepartners in den letzten 12 Monaten

Als Ausschlußkriterien für eine geriatrische Funktionsbewertung sind zu nennen: terminale Erkrankung, terminale Demenz, intensiv-pflichtige Erkrankungen, medizinisch instabile Patienten, unausweichliche Einweisung in ein Altersheim.

Wer sollte die Funktionsbewertung durchführen?

Wesentliches Merkmal einer geriatrischen Funktionsbewertung ist die Arbeit der Beteiligten im Team.

Dabei ist zu unterscheiden zwischen einem Kern-Team und einem erweiterten Team. Zum Kern-Team gehören der Arzt, speziell ausgebildetes Pflegepersonal und in der Regel ein Sozialarbeiter. Das erweiterte Team umfaßt dann Psychologen, Apotheker, Zahnarzt, Logopäden, Ergotherapeuten, Bewegungstherapeuten u.a., die normalerweise konsiliarisch bei bestimmten Problemen hinzugezogen werden können.

Welche Untersuchungen sollten durchgeführt werden?

Ein multidisziplinäres Assessment ist oft hilfreich, aber bei routinemäßiger Anwendung nicht effizient und – was man nicht vergessen sollte – auch sehr aufwendig. Daher sollte die Indikationsstellung sehr genau erfolgen. Am Anfang sollte nur ein generelles Screening durchgeführt werden, um Intensität, Ausmaß und die zu beteiligenden Professionen festlegen zu können. Ein Beispiel für ein solches Screening-Instrument zeigt Tabelle 23-4. Finden sich hier Problemfelder, bedürfen sie spezieller Erfassung. Dabei sollten nur Standardinstrumente zum Einsatz kommen, die reliabel, valide und sensitiv für den bestimmten Zweck und für die bestimmte Untersuchung sind.

Assessment-Instrumente ersetzen auf keinen Fall eine genaue Anamnese und die körperliche Untersuchung, sondern dienen vor allem der Systematisierung bei der Erhebung funktionaler Defizite und bieten einen zeitlich effektiven Weg, möglichst viel Informationen zu erheben.

Sie müssen unbedingt zusammen mit der medizinischen Diagnose erhoben und auch in Abhängigkeit gebracht werden.

In den Tabellen 23-5 bis 23-9 sind etablierte Tests mit einigen Beispielen für die verschiedenen Dimensionen aufgeführt. Derzeit gibt es keine allgemein akzeptierte Auswahl von Instrumenten. Wichtig ist nur, daß die Tests standardisiert durchgeführt und von den Beteiligten akzeptiert werden.

Tabelle 23-4 Screening-Instrument für die Auswahl von Patienten für eine umfassende geriatrische Funktionsbewertung (nach [29]).

Problem	*Vorgehen*	*pathologisches Resultat*	*empfohlene Intervention*
Sehen	Überprüfung beider Augen anhand Sehtafeln	je nach benutzter Tafel	Überweisung zum Augenarzt
Hören	Flüstern einer kurzen, leicht zu beantwortenden Frage wie „Wie heißen Sie?“ in jedes Ohr, während der Untersucher hinter dem Patienten steht	Patient kann Frage nicht beantworten	Untersuchung des Gehörgangs auf Cerumen und evtl. Reinigung. Wiederholung des Tests; wenn weiterhin pathologisch, Überweisung zu Audiometrie und evtl. Hörgerät
Arme	proximal: Legen Sie bitte beide Hände hinter Ihren Kopf! distal: Bitte heben Sie den Löffel auf!	nicht in der Lage, die Bewegung durchzuführen	Überprüfung der gesamten Armfunktion (Muskeln, Bänder und Nerven), achten auf Schmerzen, Schwächen, eingeschränkte Beweglichkeit. Evtl. Überweisung an Krankengymnasten
Beine	Beobachtung des Patienten bei der Frage: „Bitte stehen Sie von dem Stuhl auf, gehen Sie zehn Schritte, drehen Sie sich um und setzen Sie sich wieder in den Stuhl.“	nicht in der Lage zu gehen oder von dem Stuhl aufzustehen	komplette neurologische und Muskel-Skelett-bezogene Untersuchung mit besonderer Beachtung von Muskelstärke, Schmerzen, Bewegungsfreiheit, Gleichgewicht und übliche Gangparameter. Evtl. Überweisung an Krankengymnasten
Blaseninkontinenz	Frage: „Kam es in letzter Zeit vor, daß sie den Urin nicht halten konnten?“	ja	Frage nach Häufigkeit und Menge. Suche nach behandelbaren Gründen einschließlich lokaler Irritationen, polyurische Zustände und Medikamente. Evtl. Überweisung zum Urologen
Ernährung	Messung von Körpergewicht und -größe	Körpergewicht unterhalb der Norm für Körpergröße	medizinische (ärztliche) Untersuchung

Tabelle 23-4 (Fortsetzung)

Problem	*Vorgehen*	*pathologisches Resultat*	*empfohlene Intervention*
kognitiver Status	Instruktion: „Ich werde Ihnen nun drei Gegenstände nennen (z.B. Zitrone, Schüssel, Ball). Ich würde Sie bitten, diese nun zu wiederholen. In einigen Minuten werde ich Sie erneut nach diesen drei Dingen fragen."	nicht in der Lage, alle drei Gegenstände nach einer Minute zu wiederholen	Durchführung des Mini-Mental-Status-Tests (Folstein). Wenn die Punktzahl <24 ist, suche nach Ursachen für das kognitive Defizit. Untersuchung hinsichtlich Beginn, Dauer und Persistenz der Symptome. Überprüfung der Medikation. Untersuchung auf Bewußtseinsstörungen und Affekt. Weitere Tests
Depression	Frage: „Fühlen Sie sich oft traurig und niedergeschlagen?"	ja	Durchführung eines kurzen Depressionstest (z.B. GDS). Wenn Resultat positiv, Überprüfung der Medikation bes. auf antihypertensive, psychotrope oder andere Pharmaka. Erwägung pharmakologischer und/ oder psychiatrischer Behandlung.
ADL-IADL	Frage: „Können Sie selbst aus dem Bett aufstehen?" „Können Sie sich selbst ankleiden?" „Können Sie selbst einkaufen gehen?"	nein bei einer Frage	Vergleich der Antwort mit Gesamteindruck; Befragung der Familienangehörigen, wenn Antwort nicht richtig einzuschätzen ist. Suche nach Ursachen (Vergleich Motivation und körperlicher Zustand). Beginn adäquater medizinischer oder sozialer Intervention.
häusliche Umgebung	Frage: „Haben Sie Schwierigkeiten beim Treppensteigen?" Weitere Frage nach Problemen beim Baden, in der Küche, beim Zubettgehen, Licht anmachen etc.	ja	Überprüfung der häuslichen Umgebung und Suche nach Alternativen
soziale Unterstützung	Frage: „Wer würde Ihnen im Krankheits- oder Notfall helfen?"	...	Vermerk der Personen in der Patientenakte.

Tabelle 23-5 Instrumente zur Beurteilung der Selbsthilfefähigkeit.

Instrumente (Auswahl)	*bewertete Funktionen (Beispiele)*
– Barthel Index – Katz ADL (Aktivitäten des täglichen Lebens) Skala – Kenny Selbsthilfe-Skala – Instrumentelle ADL – Timed manual performance Test – Physical Performance Test – Timed „Up & Go"-Test	– Basisfunktionen wie Essen, Baden, Ankleiden, Kontinenz, Mobilität etc. – erweiterte Funktionen wie Essen zubereiten, Einkaufen, Haushaltsführung – Leistungsbeurteilung anhand praktisch durchgeführter Tests

Tabelle 23-6 Instrumente zur Beurteilung kognitiver Probleme.

Instrumente (Auswahl)	*bewertete Funktionen (Beispiele)*
– Mini-Mental Status Examination – Short Portable Mental Status Questionnaire – Wechsler Gedächtnis Test – Short Care Skala – Dementia Rating Skala – Brief Cognitive Rating Scale	– Gedächtnis – Aufmerksamkeit – Orientierung in Zeit, Ort und Person – Problemlösung

Tabelle 23-7 Instrumente zur Beurteilung affektiver Probleme.

Instrumente (Auswahl)	*bewertete Funktionen (Beispiele)*
– Geriatric Depression Skala – Beck Depression Inventory – Zung Self-Rating Depression Skala – Hamilton Depression Inventory – Strukturiertes Angstinterview für Senioren (SAIS)	– Depression – Angst

Tabelle 23-8 Instrumente zur Beurteilung sozialer Probleme.

Instrumente (Auswahl)	*bewertete Funktionen (Beispiele)*
– OARS Social Resources Scale	– soziale Unterstützung
– Social Dysfunction Rating Scale	– Belastung von Angehörigen
– Lubben Social Support Scale	– soziale Aktivitäten

Das Assessment ist nur Ersatz für die Beobachtung des Patienten in seiner häuslichen Umgebung. Aus diesem Grund sind Tests, die vom Patienten praktische Simulationen der Bewältigung alltäglicher Aufgaben erfordern, reinen Befragungen vorzuziehen (z. B. timed manual performance test).

Auf einige Probleme sei noch hingewiesen: In vielen Fällen macht es große Unterschiede, ob der Patient oder die Angehörigen befragt werden. Während die letzteren in der Regel die Probleme eher überschätzen, neigen ältere Patienten selber eher zur Unterschätzung. Nicht vergessen werden darf, daß die Motivation des Patienten und die Umgebungsfaktoren dabei eine wichtige Rolle spielen. Offene Fragen müssen wesentlicher Bestandteil sein für die Erfassung spezifischer Lebensumstände. Ebenso muß die Frage nach Möglichkeiten und Bereitschaft der Angehörigen zur Hilfe gestellt werden. Eine genaue Einschätzung der Aktivitäten des täglichen Lebens (ADL) erfordert die Unterscheidung, was der Patient möglicherweise unter bestimmten Bedingungen noch

Tabelle 23-9 Instrumente zur Beurteilung spezieller Probleme.

Instrumente (Auswahl)	*bewertete Funktionen (Beispiele)*
– Wisper-Test – Functional Reach – Sheltered Care Environment – Philadelphia Geriatric Morale Scale – Caregiver Burden Assessment – Malnutrition Assessment – Minimal Data Set – Mobilitäts- und Gang-Test	– Hören – Willenskraft – Lebensqualität – Schlafen – Ernährung – Sexualität – Sehen – Fallneigung – häusliche Umgebung – Probleme im Altenheim

tun kann und wo er durch die Versorgungsstruktur künstlich unselbständig gehalten wird (z. B. allein baden und anziehen im Altersheim). Tests, deren Ergebnisse nur in einer Zahl zusammengefaßt werden (Summen-Score), dürfen nicht den Blick auf die Einzelergebnisse versperren. Desweiteren sind die Ergebnisse darauf hin zu gewichten, ob die Fragestellung auf die Testung aktuell vorhandener Fähigkeiten oder auf potentielle Fähigkeiten (Rehabilitationsressourcen) zielt. Die meisten Instrumente sind nicht standardisiert für die Erfassung von Veränderungen, so daß bei Krankheiten wie z. B. Arthritis oder Schlaganfall krankheitsspezifische Tests benutzt werden sollen.

Wo und wie sollte das Assessment durchgeführt werden?

Grundsätzlich sollte am Beginn jedes Rehabilitationsprozesses eine Einschätzung durchgeführt werden.

Nach Indikationsstellung sollten dann spezielle Tests als Teil des Assessments eingesetzt werden, wobei die beteiligten Professionen einzeln ihre Untersuchungen durchführen sollten. Die Ergebnisse werden dann üblicherweise in gemeinsamen Teamsitzungen besprochen und ein konkreter Behandlungsplan aufgestellt. Dieser muß neben einer umfassenden Beurteilung vor allem konkrete Problemlösungswege enthalten, die anhand präziser Zielkriterien umgesetzt werden sollen. Die Gestaltung hängt im wesentlichen vom jeweiligen Gesamtzustand bzw. der Multimorbidität und der akut im Vordergrund stehenden Krankheit ab.

Als *Beispiel* mag das Assessment einer Geriatrieabteilung im Akutkrankenhausbereich dienen. Die Überweisung erfolgt üblicherweise direkt aus dem ambulanten Bereich oder von anderen Abteilungen. Dann erfolgt eine umfassende geriatrische Screening-Bewertung mit entsprechender Ausarbeitung durch spezielle Einschätzungen in bestimmten Bereichen. Die Aufstellung eines Behandlungs- oder besser Entlassungsplans, der multidisziplinär erstellt und überwacht werden sollte, ist dann der nächste Schritt. Nach diesem schließen sich die Behandlung und die ersten Schritte einer eventuell durchzuführenden Rehabilitation an. Das eigentliche Assessment dauert zwischen 1 und 5 Tagen und die Aufenthaltsdauer in der Spezialabteilung zwischen 2 und 14 Tagen. Dies hängt aber wesentlich von den konkreten Bedingungen ab. Der Umfang der geriatrischen Funktionsbewertung kann bei Multimorbidität und erheblichen psychosozialen Problemen sehr groß werden. Dabei sollte für ein interdisziplinäres Assessment als konsiliarische Untersuchung ein Zeitbedarf von 1,5–3 Stunden und 15 Minuten für die Teamsitzung veranschlagt werden.

7 Die Notwendigkeit eines gegliederten Rehabilitationskonzeptes

Unter Anerkennung der Prämisse, daß psychische, physische und soziale Faktoren zur Entstehung einer Krankheit beitragen und mithin nicht voneinander getrennt werden können, muß die zur Verwirklichung einer patientenorientierten geriatrischen Rehabilitation erforderliche Konzeption bisherige Strukturen verändern und weiterentwickeln.

Dabei spricht jedoch nichts dagegen, gewachsene Strukturen – sofern sie dem rehabilitativen Ansatz gerecht werden – in bisherige oder modifizierte Formen einzubinden.

Ziel der Rehabilitation muß sein, auf jeder Stufe für den Patienten das höchstmögliche Maß an Selbständigkeit in der Lebensführung zu erreichen und zu erhalten.

Dieses Ziel macht es notwendig, gerade diejenigen Strukturelemente eines gegliederten Versorgungskonzeptes zu stärken und auszubauen, welche stationäre Behandlungen abkürzen bzw. ganz vermeiden lassen. Auf der einen Seite bedeutet dies sicherlich die Notwendigkeit der Verstärkung der rehabilitativen Kompetenz der ambulanten Dienste wie auch die Einrichtung teilstationärer Einheiten. Auf der anderen Seite muß jedoch die Rehabilitation auf allen Ebenen der Betreuung Älterer nachhaltig gefördert werden. Nur eine frühzeitige und intensive Rehabilitation – vom Krankenhaus hin zur ambulanten Versorgung – kann einem drohenden Verlust von Selbständigkeit und daraus folgender stationärer Dauerunterbringung entgegenwirken. Damit Rehabilitation möglichst wirksam ist, muß sie so früh wie möglich ins Auge gefaßt und begonnen werden, sobald der klinische Zustand des Patienten und seine Fähigkeiten zur Mitarbeit dies erlauben. Dies erfordert entweder die Einrichtung einer eigenen geriatrisch-rehabilitativen Abteilung im Bereich des Akutkrankenhauses oder zumindest eine enge Zusammenarbeit zwischen den Abteilungen für Intensivpflege, Rehabilitation und physikalische Medizin [4] – eine Aussage, die nicht neu ist, aber immer noch selten umgesetzt wird.

7.1 Rehabilitation im Bereich des Krankenhauses

In bestimmten Bundesländern (z.B. Nordrhein-Westfalen und Hamburg) gibt man heute im politischen als auch medizinischen Bereich der *Entwicklung von rehabilitativen Abteilungen und geriatrischen Rehabilitationsabteilungen in größeren Häusern* den Vorzug gegenüber eigenständigen Fachkrankenhäusern für Rehabilitation. Die Vorteile einer solchen Konzeption bestehen darin, die diagnostische und therapeutische Infrastruktur eines Krankenhauses für Akutversorgung ohne zusätzlichen investiven Aufwand voll mitnutzen zu können und damit auch für den geriatrischen Patienten das gesamte medizinische Leistungsspektrum „vorrätig" zu haben. Mit der geriatrischen Fachabteilung im Akutkrankenhaus kann so auch der Gefahr einer zweitklassigen medizinischen Versorgung geriatrischer Patienten begegnet werden.

Die rehabilitative Behandlung in den ersten Wochen der akuten Erkrankung, wenn sich der Patient im Akutkrankenhaus befindet, ist oft entscheidend für die Langzeitrehabilitation. Nur die Frührehabilitation vom ersten Tag der Krankenhausaufnahme an macht es erst möglich, eine schnelle Wiedereingliederung des Patienten in sein häusliches Milieu zu erreichen.

Einige Bundesländer (z.B. Bayern) sehen allerdings die Zukunft der geriatrischen Rehabilitation mehr im Bereich *spezieller geriatrischer Reha-*

bilitationsabteilungen bzw. -kliniken nach §111. Einige Bundesländer setzen auf *Schwerpunktabteilungen im Akutversorgungsbereich* und betonen allerdings gleichzeitig auch den Bedarf nach Rehabilitationsabteilungen nach §111 (z.B. Baden-Württemberg und Sachsen). Für reine geriatrische Rehabilitationskliniken spricht, daß sie in der Regel spezifisch auf die Behandlung bestimmter Krankheitsbilder ausgerichtet sind und insgesamt dann auch kostengünstiger arbeiten. Allerdings muß sichergestellt sein, daß die zu behandelnden chronifizierten Krankheiten bereits ausreichend diagnostiziert und deren Therapie keines spezialisierten operativen oder großen technischen Aufwandes bedarf. Bei Abwägung des Stellenwertes der verschiedenen Formen einer Krankenhausversorgung scheint es momentan gesundheitspolitisch angebracht, den Schwerpunkt aus medizinischer Sicht mehr auf die geriatrische Rehabilitationsabteilung an Akutkrankenhäusern zu legen, ohne daß damit die Einrichtung separater geriatrischer Versorgungseinheiten im rein rehabilitativen Bereich verneint werden sollte.

Wichtiger ist sicher, daß die verschiedenen rehabilitativen Krankenhauseinrichtungen sich in ihrer Ausstattung am Alter des Patienten, an der Zahl und der Art der Krankheitsbilder sowie deren Kombination, an Krankheitsstadium und -ausprägung sowie am vorhandenen Rehabilitationspotential des einzelnen orientieren. Funktionsräume für die physiotherapeutische, ergotherapeutische und sozialtherapeutische Behandlung und spezifische Funktionsräume für typisch geriatrische Untersuchungen (urodynamischer Untersuchungsplatz, Gefäßmeßplatz und andere) sowie Räume für Logopädie, Hirnleistungstraining, Lehr- und Schulungsküche usw. gehören zur Ausstattung einer solchen rehabilitativen Abteilung.

Sehr wichtig ist es, daß in den vollstationären Rehabilitationsabteilungen frühzeitig auf eine Optimierung der ambulanten Nachsorge hingewirkt wird.

Dazu gehören Verbesserungen der Wohnung (behindertengerechter Umbau), Einbeziehung von Angehörigen, Freunden oder ambulanten Hilfseinrichtungen in die Versorgung und das Verhindern sogenannter Betreuungslöcher, die im Sinne eines Drehtüreffektes zur stationären Wiederaufnahme führen. Die Vielfalt der Umfeldangebote spielt dabei eine wichtige Rolle (Anlieferung von Lebensmitteln durch den Einzelhandel, Abholen von Rezepten und Anliefern der Medikamente durch die Apotheke). Diese Vorstellungen bedingen allerdings, daß geriatrische Rehabilitationseinrichtungen immer ortsnah zur Wohnung des Rehabilitierenden liegen. Auch vorübergehende testweise „Heimaturlaube" für den älteren Patienten, um die Wohnung auf ihre Eignung für den Betreffenden zu überprüfen, bedingen eine ortsnahe Rehabilitationsstätte. Eine vor allem aus Großbritannien bekannte Alternative sieht vor, daß der Patient vor seiner Entlassung ein sogenanntes *Rehabilitations-Appartement* bewohnt (evtl. gemeinsam mit dem Ehepartner) und so seine Selbständigkeit und Belastbarkeit erprobt. Neuere Untersuchungen weisen allerdings auf die Grenzen eines solchen Tests und seine eigentlichen Stärken hin (Motivierung des Patienten) [3]. Danach zeichnen sich die Rehabilitations-Appartements durch eine hohe Besucherfrequenz aus, die jedoch rapide sinkt, sobald „Heimaturlaube" möglich sind.

7.2 Teilstationäre Rehabilitation (Tagesklinik)

Der teilstationäre Sektor dient zur Vermeidung oder Verkürzung von vollstationären Behandlungen und stellt damit gleichzeitig eine Erleichterung für die Patienten und eine Ökonomisierung der Mittel des Gesundheitswesens dar [24]. Erfahrungen mit der rehabilitativen Arbeit in der geriatrischen Tagesklinik sind allerdings in der Bundesrepublik noch auf wenige Modelle beschränkt, weil diese Form der Versorgung nach wie vor eine Ausnahme ist. Geriatrische Tageskliniken werden bisher sowohl im Bereich des Akutkrankenhauses als auch im Bereich der rehabilitativen Nachsorge in der Bundesrepublik betrieben. Isolierte geriatrische Tageskliniken werden von den Fachleuten abgelehnt, deshalb sind alle bestehenden Tageskliniken bisher an vollstationäre Einrichtungen angebunden.

Vorausgegangene stationäre Rehabilitationsmaßnahmen können hier fortgesetzt und erzielte Erfolge gefestigt werden. Rückfälle und Komplikationen werden bei Kontrolluntersuchungen rechtzeitig entdeckt. Erst nach der Rückkehr des Patienten in seine häusliche Umgebung und sein soziales Umfeld erweist es sich, ob die im stationären Bereich verbesserten Befunde und die wiedererlangten Fähigkeiten dem Druck der Alltagsbelastungen standhalten. Die personelle Ausstattung und auch die diagnostischen Möglichkeiten der Tagesklinik sollten der vollstationären Rehabilitation entsprechen.

7.3 Rehabilitation im Altenheim

Im Modellversuch des Dr.-Julius-Bauer-Heims Nürnberg konnte bereits 1982 erfolgreiche geriatrische Rehabilitation im Bereich des Altenheims nachgewiesen werden [47]. Inzwischen sind Rehabilitationseinrichtungen an Altenheimen sowohl in Nürnberg, Aachen, Bruchhausen-Vilsen und anderen Städten entstanden. Dabei werden unterschiedliche Finanzierungsmodelle angewandt. Am interessantesten für die zukünftige Entwicklung ist sicherlich das Modell Bruchhausen-Vilsen, wo niedergelassene Kollegen unter den Möglichkeiten der Finanzierung über „Vermeidung von Krankenhauspflege" Rehabilitation in Absprache mit den Krankenkassen durchführen.

Alle anderen Modelle der Rehabilitation im Bereich des Altenheims sind mit Zurückhaltung zu sehen. Die gesetzlichen Bestimmungen der Rehabilitation würden den Altenheimträgern eine solche Reihe von Pflichten auferlegen, die weder kostenmäßig noch inhaltlich sinnvoll zu erbringen sind. Die Krankenkassen werden bei dem bestehenden Überhang an Akutkrankenhausbetten keinesfalls zusätzlich vollmedizinisch ausgerüsteten Klinikbetten an Altenpflegeheimen zustimmen, die sie zudem noch vollmonistisch finanzieren müssen. Ausnahmen könnten bestimmte Altenheimbereiche bilden, die medizinisch, diagnostisch und therapeutisch durch ein in der Nähe liegendes Krankenhaus mitbetreut werden, wie es z.B. in Aachen der Fall ist. Dabei wird auch wichtig sein, daß man die Rehabilitation im Bereich des Altenheims auf ganz bestimmte Krankheiten und ganz bestimmte Therapiemöglichkeiten beschränkt und so für die Krankenkassen überschaubar und einsetzbar durchführt.

7.4 Rehabilitation in der ambulanten Betreuung

Die weiterführende Rehabilitation nach stationärer bzw. halbstationärer Therapie muß das erzielte Rehabilitationsergebnis sichern und den Patienten in die Lage versetzen, das Leben auch mit einer verbliebenen Behinderung zu bewältigen.

Trotz erfolgreicher Rehabilitation im stationären bzw. halbstationären Bereich kann sich das Befinden des Älteren aber wieder verschlimmern, besonders dann, wenn nicht fortlaufend ambulante rehabilitative Maßnahmen weitergeführt werden. Diese Notwendigkeit, das Erreichte durch Fortdauer der Behandlung zu sichern, wird sogar von geriatrischen Abteilungen und Kliniken oft wenig beachtet [2].

Ambulante rehabilitative Maßnahmen sind nicht unproblematisch. Es gibt bisher keine eindeutige gesetzliche Regelung bezüglich einer aktivierenden und rehabilitierenden Betreuung zu Hause. Bei dem pflegerischen Teil werden bisher nur medizinische Behandlungsmaßnahmen, die in der Regel keine aktivierende und rehabilitative Betreuung vorsehen, und grundpflegerische Maßnahmen bezahlt. Dabei erscheint aber lediglich die nach § 37 SGB V verordnete häusliche Krankenpflege überhaupt in der Lage, rehabilitative Ansätze in der Betreuung erkennen zu lassen. Diese ist in der Regel aber nur auf ca. vier Wochen angelegt. Eine notwendige spezifische Physio- und Ergotherapie wird von den niedergelassenen Ärzten aufgrund des Gesundheitsstrukturgesetzes erfahrungsgemäß sehr zurückhaltend verordnet. In der Pflegeversicherung wird die ambulante Rehabilitation sogar ausdrücklich angesprochen. Inwieweit sich hier zukünftig etwas ändert, muß abgewartet werden.

Dabei liegen über rehabilitative Möglichkeiten im ambulanten Bereich inzwischen recht eindrucksvolle Ergebnisse vor. Beispielhaft sei nur auf das *„Case management"* der Ärztekammer Berlin verwiesen. Dieses Modell einer psychosozial-medizinischen Koordination und Beratung für ambulante geriatrische Rehabilitation bietet nach dem bisherigen Zwischenbericht eine ausgesprochen erfolgreiche Bilanz geriatrischer Rehabilitationsarbeit im ambulanten Bereich. Der Bericht zeigt aber auch sehr deutlich die noch bestehenden Problemfelder (struktureller, organisatorischer bzw. finanzieller Art) in der ambulanten Rehabilitation Älterer auf.

Recht eindrucksvoll ist ebenfalls der Bericht über ambulante *Rehabilitation nach Schlaganfall* aus Hanau. In Hanau wurde im ambulanten Bereich, durch die Hilfszentrale für ambulante Dienste in Kooperation mit der Gesamthochschule Kassel eine Studie zur Verbesserung des Gesundheitszustandes durch Rehabilitationsmaßnahmen der offenen Altenhilfe, 46 Schlaganfallpatienten ein Jahr lang betreut. Die *mobile Rehabilitation* umfaßte dabei Maßnahmen der Grund- und Behandlungspflege, aktivierende pflegerische Maßnahmen, krankengymnastische Übungen und Ergotherapie über einen Zeitraum zwischen 9 und 12 Wochen. Eine deutliche Besserung der Lebensqualität der meisten Patienten konnte in dieser ambulanten Rehabilitationsstudie erreicht werden [1]. Konsequenzen für eine erfolgreiche ambulante Rehabilitation Älterer sind aber bisher weder von seiten der Ärzteschaft noch von seiten der Politik gezogen worden.

8 Dauer und Erfolg der Rehabilitation

Im Vergleich zu jüngeren Patienten führt eine akute Erkrankung bei älteren Menschen zu einer deutlich längeranhaltenden Behinderung und Bettlägerigkeit.

Während ein Kind wegen akuter Erkrankung im Durchschnitt 3,6 Tage lang in seinen Aktivitäten eingeschränkt bleibt, sind es bei älteren Personen im Schnitt 14,2 Tage pro Jahr. Eine ähnliche Beobachtung trifft auf Genesungszeit und Heilungsdauer nach schweren Krankheiten zu:

- Die Rekonvaleszenzperiode beträgt z.B. bei schwerer Influenza bei 10- bis 45jährigen etwa 3–4 Wochen, bei 50- bis 70jährigen etwa 9–10 Wochen, bei 71- bis 90jährigen etwa 12–20 Wochen.
- Eine 20 cm große Hautwunde schließt sich bei einem 10jährigen in 20 Tagen, bei einem 30jährigen in 41 Tagen, bei den 60- bis 80jährigen in etwa 100 Tagen.

Es muß also davon ausgegangen werden, daß insgesamt bei Erkrankungen im Alter mit einer deutlich längeren Rekonvaleszenzphase zu rechnen ist. Allerdings liegen keine aussagekräftigen Studien über eine durchschnittliche Rehabilitationsdauer beim älteren Patienten bei bestimmten Erkrankungen gegenüber jüngeren Patienten vor. Die Zielsetzung der Rehabilitation beim Älteren läßt sich nämlich in keiner Weise mit der beim Jüngeren vergleichen. Die Multimorbidität des Älteren läßt sich nicht statistisch der meist nur an einer Krankheit leidenden Jüngeren gegenüberstellen. In der Regel muß allerdings beim Älteren mit einer längeren Rehabilitationsdauer gegenüber dem Jüngeren gerechnet werden. Dies spiegelt sich auch deutlich in der meist längeren durchschnittlichen Krankenhausverweildauer in geriatrischen Kliniken bzw. Rehabilitationseinrichtungen wider. Welche Rehabilitationsdauer allerdings bei bestimmten Krankheitsbildern im Alter angesetzt werden kann, steht noch völlig offen. Die bisher in der Literatur genannten Verweildauerzeiten der bestimmten Erkrankungen weisen eine große Streubreite auf [5, 36, 47, 57].

Diese unterschiedlichen Verweildauerzeiten dürften in erster Linie darin begründet sein, daß die Rehabilitationsbedingungen in verschiedenen Einrichtungen zumeist an sehr unterschiedliche Voraussetzungen geknüpft sind. Dies gilt in gleicher Weise auch für den Erfolg der Rehabilitation. Die Chancen einer Rehabilitation und natürlich auch die durchschnittliche Verweildauer bis zum Erfolg hängen von verschiedenen Faktoren ab (z. B. personelle Ausstattung, geriatrische Ausbildung, eingesetzte Kriterien des Rehabilitationserfolges, zwangsläufige oder/und bewußte Patientenselektion, Diagnosen und Behandlungsschwerpunkte, die in den einzelnen Institutionen in unterschiedlichen Ausprägungen vertreten sind) [10]. Diese und andere Gründe mögen dazu beitragen, daß trotz einer weitgehenden Akzeptanz Stellung, Arbeitsweise und Wirkung der geriatrischen Rehabilitation im Gefüge der Versorgungseinrichtungen des Gesundheitswesens insgesamt zwar notwendig, in ihren Konturen jedoch immer noch unscharf erscheinen [11, 41, 43].

Die ganzheitlichen rehabilitativen Bemühungen im Rahmen einer geriatrischen Abteilung bzw. Klinik bieten eine hohe Erfolgsquote. So konnte Bernhard (1985) beim Geriatrie Symposium der Deutschen Gesellschaft für Geriatrie in Frankfurt berichten, daß 80% aller hemiplegischen Patienten innerhalb von drei Monaten rehabilitiert werden konnten, so daß eine Entlassung nach Hause möglich war. Ähnliche Ergebnisse liegen auch aus anderen geriatrischen Kliniken vor [32, 57].

Untersuchungen in anderen Ländern haben gezeigt, daß eine interdisziplinäre Verkürzung der Liegezeiten zur Verminderung der Wiedereinweisungsfrequenz in Krankenhäuser führen kann [7]. Auch an der Klinik in Velbert-Neviges konnte nachgewiesen werden, daß es durchaus möglich ist, die Verweildauer unter den Landesdurchschnitt internistischer Abteilungen bei Hochbetagten zu senken [19]. Ein weiterer Erfolg bedeutet die Verminderung von Fehlplazierungen älterer Menschen in Pflegeheimen [52].

„Geriatrische Rehabilitation ist keine Methode, sie ist vielmehr eine Geisteshaltung, eine positive Geisteshaltung dem Prozeß gegenüber, der allem mehrzelligen Leben innewohnt: dem Altern" [33].

Teil II
Rehabilitation bei speziellen Problemen älterer Patienten nach Apoplex

1 Einleitung

So wenig wirkungsvoll sich bisher die akuten Behandlungsversuche des Apoplexes gezeigt haben, so wichtig und erfolgreich sind rehabilitative Maßnahmen.

Aufgrund der langwierigen Rehabilitation und des intensiven Pflegeaufwandes nehmen Patienten nach zerebralem Infarkt in der geriatrischen Behandlung eine herausragende Stellung ein. Am Beispiel der Apoplexrehabilitation wird auch der Bedarf nach typisch geriatrisch-ganzheitlicher Therapie deutlich. Zur Funktionsdiagnostik wird ein Assessment durchgeführt, das die Grundlagen für die Formulierung der Behandlungsziele darstellt. Die Behandlung erfolgt dann im Team, und die Rehabilitation beginnt bereits in der Akutphase mit aktivierender Pflege und Lagerung nach Bobarth-Prinzipien.

Wie Untersuchungen gezeigt haben, können bis zu 85% der älteren Patienten [1] erfolgreich rehabilitiert werden. Wichtige Prädiktoren für den Rehabilitationserfolg sind, einer Untersuchung über Schlaganfallpatienten [4] zufolge

- die Pflegestufe
- der Allgemeinzustand
- die Punktezahl des Barthel-Indexes
- das Vorliegen einer Inkontinenz
- das Vorliegen eines psychoorganischen Syndroms.

Beiden letztgenannten funktionellen Störungen wird aber leider in der Rehabilitation immer noch viel zu wenig Beachtung geschenkt. Sie werden oft tabuisiert oder einfach hingenommen. Dabei handelt es sich bei beiden funktionellen Störungen um Symptome, die therapeutisch erfolgreich angegangen werden können.

2 Inkontinenz

Blasenfunktionsstörungen finden sich bei über der Hälfte der Patienten mit frischem Apoplex [3]. Die Wahrscheinlichkeit für das Auftreten einer Blasenfunktionsstörung ist abhängig von der betroffenen Gefäßregion: betroffen sind bei Läsionen der inneren Kapsel 58% bei frontalen Läsionen 55%, bei Stammhirnapoplexien vertebrobasilären Ursprungs 8%, beim Status lacunaris 72% der Patienten. Durch die zerebrale Gewebeschädigung kommt es zum Ausfall der ersten Funktionsschleife. Damit entfallen die willentliche Steuerung und Hemmung der Blase. Bei einem Verschluß im Bereich der Äste der A. basilaris kann auch der motorische Detrusorkern im Stammhirn direkt betroffen sein.

Bei urodynamischen Funktionsuntersuchungen inkontinenter Patienten nach einem Schlaganfall zeigt sich in den meisten Fällen eine motorische Dranginkontinenz mit ungehemmten Blasenkontraktionen (Blasenfunktionsstörungen vom Typ der nicht-inhibierten neurogenen Blase). Sie wird hervorgerufen durch den Wegfall der kortikal-hemmenden Kontrolle. Seltener können ungehemmte Blasenkontraktionen mit ungehemmter Sphinkterrelaxation auftreten und damit die Inkontinenzsymptomatik verstärken.

Grundsätzlich kann man davon ausgehen, daß ein vor dem Schlaganfall kontinenter Patient, der erst nach dem Ereignis eine Inkontinenz entwickelt, mit hoher Wahrscheinlichkeit an einer nicht-inhibierten neurogenen Blasenfunktionsstörung leidet. Diese läßt sich durch Toilettentraining und zusätzliche medikamentöse Therapiemaßnahmen gut behandeln.

Beim *geistig klaren Apoplektiker* soll das Toilettentraining durch ein Bewußtmachen des Miktionsablaufes eine Rekonditionierung der krankhaft veränderten Entleerungsgewohnheiten erreicht werden. Die vom Apoplex betroffene Patientin bzw. der Patient wird dazu angehalten, ein Miktionsprotokoll zu führen, in das er oder die ihn betreuende Pflegekraft Trinkmenge, unfreiwilligen Urinabgang und Toilettenbesuche sorgfältig einträgt. Schon das Bewußtwerden des krankhaft veränderten Miktionsmusters beeinflußt bei vielen Patienten die Blasenentleerung positiv. Zusätzlich wird der Patient angewiesen, beim Auftreten von Harndrang die Miktion unter äußerster Konzentration und Anspannung für zunächst 5–10 Minuten zu unterdrücken und erst dann die Toilette aufzusuchen. Die Intervalle zwischen Auftreten von Harndrang und Blasenentleerung werden zunehmend gesteigert, bis mühelos 15–20 Minuten überbrückt werden können.

Oft ist es notwendig, ein solches Kontinenztraining von vorneherein durch Medikamente zu ergänzen. Unter Umständen ist eine begleitende psychologische Betreuung zur Aufarbeitung evtl. psychosozialer Probleme entscheidend für den Therapieerfolg.

Der *hirnleistungsgestörte Apoplektiker* mit einer Dranginkontinenz ist im allgemeinen nicht mehr in der Lage, ein auf seine persönlichen Bedürfnisse abgestimmtes Kontinenztraining mit Verlängerung der Intervalle durchzuführen. Trotzdem können auch diese Patienten wieder kontinent werden. Die Grundlage bildet auch hier das Miktionsschema. Anhand der notierten Blasenentleerungen werden individuell die Toilettenzeiten festgelegt. Ist der Betroffenen in der Regel eine Stunde nach dem Frühstück naß, wird er bereits eine halbe Stunde nach dem Frühstück zur Toilette geführt. Voraussetzung für ein solches Kontinenztraining ist allerdings, daß der Tagesablauf des Apoplektikers fest strukturiert ist und auch immer gleich eingehalten wird. Durch Vorziehen der Toilettenzeiten entsprechend den Einnäßzeiten des Miktionsschemas wird es möglich, daß der Patient während des Tages trocken bleibt. Nachts gelingt dies meistens nicht; hier wird man den Patienten dann mit aufsaugenden Inkontinenzhilfsmitteln versorgen.

Für ein erfolgreiches Toilettentraining im Rahmen der Rehabilitation bei motorischer Dranginkontinenz sind allerdings einige Voraussetzungen notwendig. So banal manche von diesen geforderten Voraussetzungen klingen, sind sie dann beim Patienten oft die Ursache für ein Scheitern bzw. beim Pflegepersonal und den Angehörigen Grund für Frustration. Zu nennen sind:

- Aufklärung und Motivation des Patienten
- geistige und körperliche Aktivierung
- ausreichende Flüssigkeitszufuhr
- Hilfen zur Blasenentleerung (Berücksichtigung der räumlichen Umgebung, evtl. mit Verordnung von Hilfsmitteln im Sinne eines Toilettenstuhls, Urinflaschen usw.)
- Einsatz des richtigen Hilfsmittels während der Trainingsphasen (Vorlagen, Urinal usw.)
- richtige Hauptpflege
- der Inkontinenz angepaßte Kleidung
- eine abgestufte Analyse des zu führenden Miktionsschemas (zwischenzeitlich immer wieder über die Analyse des Miktionsschemas Anpassen der Therapiestrategie).

Medikamentös empfiehlt sich der parallele Einsatz von Pharmaka mit relaxierender bzw. spasmolytischer Wirkung auf den Detrusor (Oxibutynin, Trospiumchlorid oder Flavoxat). Besteht eine begleitende depressive Verstimmung, kann auch ein Thymoleptikum mit hoher anticholinerger Potenz (Imipramin) eingesetzt werden, das den Blasentonus vermindert und eine Harnröhrenkontraktion bewirkt. Allerdings muß hier die relativ breite Nebenwirkungspalette beachtet werden.

3 Demenz

Für die Beurteilung bzw. Rehabilitation von Apoplexie-Patienten spielen dementielle Begleiterscheinungen eine große Rolle, da sie die selbständige Handlungsfähigkeit des Patienten und damit die Frage, ob ein von Apoplexie Betroffener zu Hause betreut werden kann, oft im Einzelfall ganz entscheidend beeinflussen.

Nach der vorhandenen Literatur [1] sind zwischen 13 und 40% der Schlaganfallpatienten von dementiellen Erscheinungen betroffen, dabei dürfte das infarzierte Volumen des betroffenen Gehirngewebes eine gewisse Rolle spielen.

Von Bedeutung dürfte weiterhin die Lokalisation der Schädigung (Hippokampus, limbische Struktur, Corpus callosum, sowie die frontale Gehirnrinde) sein und ob Infarzierungen beidseits oder singulär auftreten.

Differentialdiagnostisch von Bedeutung für die Rehabilitation des Patienten ist, daß neuropsychologische Störungen beim Apoplexiepatienten nicht als Demenz verkannt werden. Hier sind insbesondere die idiatorische Apraxie, die konstruktive Apraxie, räumliche Orientierungsstörung, Anosognosie und der Neglect zu nennen. Besondere Bedeutung kommt auch der Differentialdiagnose einer Depression zu.

Etwa 40% der Schlaganfallpatienten leiden unter depressiven Verstimmungen und dürfen keinesfalls als dement eingestuft werden [5].

Für den weiteren Rehabilitationsverlauf ist hier auch die Verlaufs- und Erfolgsdokumentation (geriatrisches Assessment) von hoher Bedeutung. Für die Erfassung der psychischen Leistungen empfehlen sich nach eigenen Erfahrungen [2] folgende Tests: „Mini-Mental-State-Examination nach Folstein", sowie der „Syndrom-Kurz-Test nach Erzigkeit". Da es wichtig ist, im Therapieverlauf depressive Zustände zu diagnostizieren, ist der Einsatz eines Depressionstests sinnvoll. Speziell für die Untersuchung älterer Menschen wurde von Yesavage eine „Geriatric Depression Scale“ entwickelt [6].

Die *Behandlung der Hirnleistungsstörungen* erfolgt dann innerhalb des Gesamtkonzeptes. Das therapeutische Ziel in bezug auf die Hirnleistungsstörung ist die Aktivierung des Patienten, insbesondere die Motivation zur Teilnahme an den Trainingsmaßnahmen, die Verbesserung seiner kognitiven Leistungsfähigkeit und die Kompensation seiner gestörten sozialen Integration. Neben den schon für die körperlichen Schädigungen notwendigen ergotherapeutischen und gymnastischen Trainingsmaßnahmen muß hier noch ein spezielles Hirnfunktionstraining durchgeführt werden. Dieses läßt sich in drei große Bereiche gliedern, die je nach Situation des Patienten unterschiedliche Bedeutung haben:

- Bei leichten Hirnleistungsstörungen stehen Gedächtnistraining und Gedächtnisspiele im Vordergrund des zerebralen Trainings.
- Bei desorientierten Patienten spielt das Realitätsorientierungstraining (ROT) die entscheidende Rolle.
- Bei fortgeschrittenen Hirnleistungsstörungen rückt das sogenannte Wahrnehmungstraining in den Vordergrund.

Soweit wie möglich sollte man versuchen, körperliche Trainingsmaßnahmen mit psychischen Therapien zu kombinieren.

Die begleitende *medikamentöse Therapie* umfaßt den Einsatz der Nootropika. Da ähnlich wie bei anderen Medikamentengruppen, z.B. Antidepressiva und Neuroleptika, keine Vorhersagen über eine individuelle Therapie – Response oder Non-Response – beim Einsatz von Nootropika möglich sind und außerdem auch die Nebenwirkungsspektren bei dieser Arzneimittelgruppe keine sehr große Rolle spielen, hängt die Entscheidung für ein bestimmtes Präparat weitgehend von der persönlichen Einschätzung und Erfahrung des Arztes ab. Vorwiegend medikamentös eingesetzt werden heute in der Bundesrepublik Kalziumantagonisten, Co-Dergocrin, Ginko-Biloba-Extrakte, Pirazetam und Derivate, Pyritinol, Glutamatmodulatoren und ein Cholinesteraseinhibitor.

4 Zusammenfassung

Bei den rehabilitativen Bemühungen im Bereich der Inkontinenz und der Demenz im Rahmen der Apoplexrehabilitation handelt es sich nicht so sehr um isolierte Korrekturen körperlicher oder psychologischer Konstrukte, sondern sie zielen auf die „Lebensqualität des Patienten und seiner Kompetenz zur Bewältigung des Alltags“ ab. Das heißt, sie sind nur ein Teil in der Rehabilitation des Apoplektikers im Rahmen eines ganzheitlichen Therapieansatzes. Deshalb müssen gleichwertig neben diesen kurz angesprochenen Therapiefragen natürlich die internistische Basistherapie, die spezifische Arzneimitteltherapie und die Symptomtherapie ihren Platz haben. Ergänzend müssen dazu noch beim alten Apoplektiker immer eine körperliche und psychisch aktivierende Betreuung, ein Selbsthilfetraining, Beachtung der Ernährung, soziale Maßnahmen und nicht zu vergessen eine bewußte Angehörigenbetreuung Grundsäulen des Behandlungskonzeptes sein. Man wird oft nicht alle möglichen Therapiemaßnahmen gleichzeitig anbieten können. Dann sollte man die für den Patienten praktisch relevanten Maßnahmen vorziehen, die es ihm erleichtern, seinen Tagesablauf so selbständig wie möglich zu bewältigen. Nur so können optimale Therapieergebnisse in der Rehabilitation mit einer sowohl für den Patienten als auch die Umgebung spürbaren Verbesserung der Lebensqualität bewirkt werden.

Literatur Teil I

1. Altenhilfe, Gesundheit, Krankheit 6 (1991) 23.
2. Arbeitshilfe zur Rehabilitation bei älteren Menschen. Schriftenreihe der Bundesarbeitsgemeinschaft für Rehabilitation, Heft 6. Frankfurt 1990.
3. Ardron, M.E., A. Finneston: Use of rehabilitation appartments for elderly patients. Age and Aging 19 (1990) 195–198.
4. Ashley, P.: Rehabilitation of the geriatric patient. Occupat. Ther. 32 (1969) 32.
5. Bergemann, W., H.J. Tölle, H.J. Voss-Stumpf: Aspekte der Rehabilitation in der Geriatrie. Geriatrie und Rehabilitation 17 (1991) 187–194.
6. Bruder, J., C. Lucke, A. Schramm, H.P. Tews, H. Werner: Was ist Geriatrie? Expertenkommission der Deutschen Gesellschaft für Geriatrie und Deutschen Gesellschaft für Gerontologie zur Definition des Faches Geriatrie. 1992.
7. Burley, L.E., C.T. Currie, R.G. Smith et al.: Constribution from geriatric medicine with in arcente medical words. Brit. med. J. 2 (1979) 90.
8. Dellith, S.: Rehabilitation im Altenheim. Ein Beispiel aus Nürnberg. Geriatrische Anstöße 1 (1990) 5–7.
9. Dieck, M.: Zukunftsperspektiven der gesundheitspflegerischen Versorgung alter Menschen. In: Späth, L., Lehr, U. (Hrsg.): Altern als Chance und Herausforderung. Bd. 2, S. 6. Aktuell, Bonn 1990.
10. Falck, I.: Analyse der rehabilitationsfördernden und -hindernden Faktoren in der Geriatrie. Forschungsbericht 122 des Bundesministers für Arbeit und Sozialordnung (Hrsg.), Berlin 1984.
11. Falck, I.: Ursachen der Unterbewertung der Geriatrie. Evangelische Impulse 5 (1987) 7–8.
12. Fischer, B., H. Mosmann, B. Dickreiter: Rehabilitation im Alter. Vless, Ebersberg 1991.
13. Fischer, B., W. Weidenhamm, S. Lehrl: The correlation between physical and intellectual performance in older age. Geriat. Pregeriat. Rehab. 2 (1986) 72–84.
14. Füsgen, I.: Alterskrankheiten und stationäre Rehabilitation. Kohlhammer, Stuttgart 1988.
15. Füsgen, I., H.J. Naurath: Der geriatrische Patient. In: Füsgen, I., M. Gadomski (Hrsg.): Der geriatrische Patient, S. 22. MMV, München 1989.

16. Füsgen, I.: Die zukünftige Bedeutung der Tagesklinik für die medizinische Versorgung der älteren Generation. In: Braun, G., I. Füsgen, (Hrsg.): Altern 2000, S. 63. MMV Medizin, München 1990.
17. Füsgen, I.: Besonderheiten der Diagnostik und Therapie in der Geriatrie. Klinikarzt 15 (1986) 905-911.
18. Füsgen, I.: Geriatrische Rehabilitation. Psycho 17 (1991) 23-72.
19. Füsgen, I., H.J. Naurath: Geriatrie am Akutkrankenhaus. Z. Geront. 22 (1989) 180-183.
20. Görres, S., H.P. Meier-Baumgartner: Dokumentation und Forschung in der klinischen Rehabilitation geriatrischer Patienten. Z. Geront. 21 (1988) 346-351.
21. Greuel, H.W.: Der alte Mensch im Krankenhaus. In: Füsgen, I. (Hrsg.): Interdisziplinäre Aspekte der Geriatrie, S. 26. MMV, München 1990.
22. Großjahn, V.: Zukünftige Forschung zur Situation von pflegebedürftigen Behinderten und ihren Helfern. Bericht an das BMJFFG, Köln 1986.
23. Herkommer, B., E. Steinhagen-Thiessen: Die Rehabilitation steht im Mittelpunkt. Dtsch. Ärztebl. 88 (1991) 2062-2065.
24. Herkommer, B., E. Steinhagen-Thiessen: Das abgestufte Versorgungskonzept der Geriatrie. Geriat. Prax. 9 (1991) 30-32.
25. Hilmer, W., S. Lehrl, W. Mohr, H. Dorner: Beeinflussung des Kurzzeitgedächtnisses während standardisierter Ergometerbelastung. In: Riekert, H. (Hrsg.): Sportmedizin - Kursbestimmung, S. 54-58. Springer, Berlin - Heidelberg - New York 1987.
26. Hollmann, W.: Höheres Alter, Arbeit und Training. In: Hollmann, H. (Hrsg.): Sportmedizin, Arbeits- und Trainingsgrundlagen, S. 82. Schattauer, Stuttgart - New York 1980.
27. Huber, F.: Rehabilitation im Alter. Z. Geront. 21 (1988) 306-308.
28. Hummel, K.: Freiheit statt Fürsorge: Vernetzung als Instrument zur Reform kommender Altenhilfe. Vincentz, Hannover 1991.
29. Lachs, M.S., A.R. Feinstein et al.: A simple procedure for general screening for functional disability in elderly patients. Ann. intern. Med. 112 (1990) 699-706.
30. Lehr, U.: Erfolgreiches Altern. In: Baltes, M., M. Kohli, K. Sames (Hrsg.): Erfolgreiches Altern. Huber, Bern - Stuttgart - Toronto 1989.
31. Lehr, U.: Die psychologischen Veränderungen im Alter als Voraussetzung der Rehabilitation. Akt. Geront. 5 (1975) 291.
32. Meier-Baumgartner, H.P.: Geriatrische Rehabilitation im Krankenhaus. Quelle und Meyer, Heidelberg - Wiesbaden 1991.
33. Meier-Baumgartner, H.P.: Rehabilitation. In: Späth, L., U. Lehr (Hrsg.): Alter als Chance und Herausforderung, S. 17. Aktuell, Bonn 1990.
34. Meier-Baumgartner, H.P.: Aspekte der geriatrischen Rehabilitation. In: Schütz, R.M. (Hrsg.): Praktische Geriatrie 5, Bericht über die 5. Fortbildungstagung Travemünde 9.-11.4.1985, (1985) 141-151.
35. Meier-Baumgartner, H.P.: Angelsächsische Geriatrie. Separatdruck aus der schweizerischen Zeitschrift Hospitalis Nrn. 4, 5, 6, Zürich 1975.
36. Meier-Baumgartner, H.P.: Übersicht über geriatrische Kliniken und Tageskliniken in Deutschland. Z. Geront. 21 (1988) 28-31.
37. Mucha, Ch.: Wege zur optimalen Rehabilitation älterer Patienten. Älterwerden 4 (1991) 62-63.
38. Mühlberg, M.: Rehabilitation in der Geriatrie. In: Lang, E. (Hrsg.): Praktische Geriatrie, S. 125-135. Enke, Stuttgart 1988.
39. Paul, H.A.: Rehabilitation alter Menschen. Ergebnisse der Forschung. Berliner Colloquium vom 2.11.1977.
40. Reuben, D.B., G. Wolde-Tsadik et al.: The use of targeting criteria in hospitalized HMO patients. J. Amer. Geriat. Ass. 40 (1992) 482-488.
41. Rustemeyer, J.: Die geriatrische Klinik als wichtiger Faktor in der Rehabilitation. Evangelische Impulse 5 (1987) 14-16.
42. Schneider, H.D.: Werden Patienten in geriatrischen Kliniken rehabilitiert? Forschungsberichte Psychologisches Institut. Universität Freiburg/Schweiz Nr. 44/1984.
43. Schramm, A.: Geriatrie. Stiefkind der Medizin? Evangelische Impulse 5 (1987) 4-6.
44. Schramm, A.: Aufgabenstellung und Struktur geriatrischer Kliniken. Geriatrische Anstöße 1 (1990) 7-11.
45. Seligmann, M.E.P.: Erlernte Hilflosigkeit. Psychologie Verlagsunion, München - Wien - Baltimore 1979.
46. Steinmann, B.: Die Rehabilitation im Alter. Forum medici 3 (1979) 29.
47. Summa, J.D., T. Schütte, K. Koch-Weser: Geriatrische Rehabilitation im Rahmen eines Modellprojektes. Fortschr. Med. 105 (1987) 33.
48. Thomae, H.: Alternsstile und Altersschicksale. Huber, Bern - Stuttgart - Wien 1983.
49. Thomae, H.: Zur Entwicklung und Sozialpsychologie des alternden Menschen. In: Thomae, H., U. Lehr (Hrsg.): Altern, Probleme und Tatsachen, S. 38. Frankfurt 1968.
50. Thomae, H.: Altern in einer Leistungsgesellschaft. Akt. Geront. 1 (1971) 153.
51. Thomae, H.: Formen psychologischer Anpassung im Alter. Temp. Med. 6 (1980) 10-13 und 7 (1980) 23-26.
52. Williams, T.F., J.G. Hill, M.E. Fairbank et al.: Appropriate placement of the chronical by ill and aged: A successful approach by evaluation. J. Amer. med. Ass. 226 (1973) 1332.
53. Wirsching, U.: Subjektives Wohlbefinden und Gesundheitszustand bei über 80jährigen. Fortschr. Med. 111 (1993) 44.
54. Wright, W.B.: How to investigate an old person. Lancet 4 (1978) 419.
55. Winograd, C.H., M.B. Gerety, E. Brown, V. Kolodny: Targeting the hospitalized elderly for geriatric consultation. J. Amer. Geriat. Ass. 36 (1988) 1113-1119.
56. Zilli, A.: Das Immobilisationssyndrom beim älteren Menschen. In: Störmer, A., D. Michel, B. Steinmann (Hrsg.): Schwerpunkte in der Geriatrie 6. Banaschewski, München 1980.
57. Zippel, Ch.: Die konzeptionelle Basis der Rehabilitation von Patienten mit zerebrovaskulärem Insult. Z. Geront. 21 (1988) 334-338.

Literatur Teil II

1. Füsgen, I.: Schlaganfall. MMV-Medizin Verlag - Vieweg, München 1995.
2. Füsgen, I.: Demenz. III. Auflage. MMV-Medizin Verlag - Vieweg, München 1995.
3. Füsgen, I.: Inkontinenz nach zerebralen Insulten. Z. Gerontologie 2 (1989) 249-252.
4. Meier-Baumgartner, H. P.: Die Rehabilitation des über 60jährigen Schlaganfallpatienten. Ther.-Umschau 48 (1991) 301-306.
5. Schlegel, S.: Depression nach Hirninfarkt. Nervenheilkunde 13 (1994) 52-56.
6. Yesavage, J. A.: Development and validation of a geriatric depression screening scale. J. psychiat Res. 17 (1983) 37-49.

V. Anhang

24 Historische Entwicklung der Rehabilitation

Kurt-Alphons Jochheim

1 Einleitung

Das spätlateinische Wort „*rehabilitatio*" ist erstmals 1439 im Generalkapitel des Zisterzienserordens mit dem Begriffsinhalt der *Wiedereinsetzung in volle Rechtsstellung* innerhalb der Gemeinschaft verwandt worden. Der gleiche sozialethische Charakter ist in der Übersetzung von F. J. Ritter von Buss (1843–46) erkennbar, in der er von dem *heilbaren Armen* spricht, der durch seine Rehabilitation zur früheren Stellung, dem Gefühl der persönlichen Würde und einem neuen Leben durch öffentliche Unterstützung hingeführt werden solle.

Eine solche Forderung ist zuvor schon besonders deutlich *in der französischen Verfassung* vom 24. 6. 1793 zum Ausdruck gekommen in der es in Art. 21 heißt:

„Die öffentliche Unterstützung ist eine heilige Schuld. Die Gesellschaft schuldet ihren unglücklichen Bürgern den Unterhalt, sei es, daß sie ihnen Arbeit beschafft, sei es, daß sie denen, welche zu arbeiten außerstande sind, die Existenzmittel gewährt" [1].

2 Gehörlosenpädagogik

In der europäischen Entwicklung finden sich erste praktische Ansätze auf dem Gebiet der Gehörlosenpädagogik. Pedro de Ponce hatte schon im 16. Jahrhundert in Spanien einigen tauben Schülern Sprechen, Lesen und Schreiben beigebracht, und es ist zu vermuten, daß seine Methode von Juan Pablo Bonet in dem von ihm 1620 publizierten Buch übernommen wurde. Auch in England wurden im 17. Jahrhundert Methoden des Ablesens und in der Sprachverständigung Gehörloser beschrieben. In Frankreich entwickelte Charles Michel Épée die *natürliche Zeichensprache der Tauben* zu einem lehrfähigen Kommunikationssystem. Obwohl der in Holland lebende Schweizer Arzt Johann Konrad Ammann die *Lautsprachmethode* schon 1692 empfohlen hatte, konnte Samuel Heinicke diesen Verständigungsweg erst 1778 in der ersten Taubstummenanstalt in Leipzig verwirklichen. Die Methode wurde später von Moritz Hill weiter ausgebaut und als „Deutsche Methode" in zahlreichen Schriften gegenüber der von Épée entwickelten *Gebärdensprache* (französische Methode) verteidigt. Inzwischen werden beide Wege z.T. kombiniert, und es ist im Einzelfall entscheidend für das gehörlose Kind, nicht nur die Kommunikationsfähigkeit, sondern auch die allgemeine intellektuelle Entwicklung im Auge zu behalten.

3 Blindenpädagogik

Die Verbreitung der *Blindenpädagogik* wurde im Jahre 1784 mit der Gründung eines Nationalinstitutes für blinde Kinder in Paris durch Valentin Haüy eingeleitet. Mit der französischen Revolution wurde das Institut vom Staat übernommen. Ähnliche Schulen wurden 1791 in Liverpool, 1799 in London, 1805 in Wien und 1806 in Berlin gegründet. *Louis Braille*, selbst blind, entwickelte sein Punktschriftsystem im Jahre 1829, um auch den Blinden rasches Schreiben zu ermöglichen. Dieses System wurde schrittweise auch in den anderen Ländern übernommen. Später wurde auch ein Orientierungstraining und, seit dem 1. Weltkrieg, der Gebrauch von Blindenhunden einbezogen [2].

4 Krüppelvorsorge

Ein dritter Entwicklungsstrang rehabilitativer Bemühungen ging von der Krüppelfürsorge aus. Nach Gründung der privaten Erziehungs-, Bildungs- und Unterrichtsanstalt für krüppelhafte Knaben durch *Johann Nepomuk von Kurz* im Jahre 1833 in München wurde diese unter der Bezeichnung: Handwerkerschule für krüppelhafte Kinder unter staatliche Aufsicht gestellt und 1844 vom bayrischen Staat übernommen. Auch in der Gustav Werner Stiftung in Reutlingen (1840) und ähnlichen Einrichtungen in England und Frankreich finden sich erste caritative Ansätze zur Rehabilitation körperbehinderter Kinder.

Mehr von medizinischen Aspekten ausgehend, gründete *Jean André Venel*, der „Vater der Orthopädie“, im Jahre 1780 das erste orthopädische Institut in Orbe (Kanton Waadt). Er hatte dort bereits ärztliche Betreuung, Versorgung mit geeigneten Apparaten und Erziehung und Unterricht der Patienten miteinander verbunden und das Institut mit entsprechenden Fachkräften ausgestattet. Eine intensive Zusammenarbeit hatte sich dabei zwischen Ärzten, Mechanikern und Übungstherapeuten (z.B. Turnlehrern) entwickelt. Dabei war die Initiative zuweilen auch von den nichtärztlichen Kräften ausgegangen (z.B. Johann Georg Heine, Messerschmied und später Instrumentenmacher der Universität Würzburg).

Trotz der Erfolge derartiger Bemühungen hatten viele kleinere orthopädische Anstalten im vorigen Jahrhundert nur eine sehr begrenzte Lebensdauer. Nach Ausscheiden des Begründers fehlte es zumeist an geeigneten Nachfolgern mit gleicher Reputation und entsprechender Finanzkraft.

Mit einem neuen breitbasigen Ansatz in der *Verbindung von Medizin und Pädagogik* gründete Pastor Hans Knudsen in Kopenhagen zwischen 1872 und 1875 schrittweise Schule, Poliklinik und Berufsausbildung für „Krüppelkinder“. Seine Einrichtung betreute im Jahre 1905 bereits 4000 Körperbehinderte in Dänemark. Nach einem ähnlichen Konzept errichtete Pastor Theodor Hoppe im Jahre 1896 das Oberlin-Haus in Potsdam. In vergleichbaren Strukturen entstanden das Johanna Helenen Heim in Volmarstein, das Anna-Stift in Hannover, das Wieland-Heim in Heidelberg und, auf katholischer Seite, unter dem Zusammenschluß der Josefsgesellschaft die Heime in Bigge, Aachen und Hochheim. Die in diesen Einrichtungen tätigen Geistlichen, Pädagogen, Orthopäden und Berufsausbilder hatten sich im Jahre 1909 in der *deutschen Vereinigung für Krüppelfürsorge* zusammengeschlossen, als deren Nachfolgeorganisation die *Deutsche Vereinigung für die Rehabilitation Behinderter* inzwischen Sozialleistungsträger, Behindertenverbände, Einrichtungen der Rehabilitation und die beteiligten Berufsgruppen zusammenfaßt.

Der Berliner Orthopäde Konrad Biesalski, der im Jahre 1906 das Oscar-Helenen-Heim gegründet hatte, regte im gleichen Jahr in Deutschland eine von den Polizeibehörden durchgeführte Zählung armer jugendlicher Krüppel im Alter von 0–15 Jahren an, die mit einer Summe von 98263 einer Größenordnung von 1,48 auf 1000 Einwohner entsprach. Davon wurden mehr als die Hälfte als „heimbedürftig“ angesehen. Die Zahl der auf diesen Überlegungen fußenden Einrichtungen mit der Forderung „Klinik, Schule und Berufsausbildung unter einem Dach“ vergrößerte sich nach dem Ende des 1. Weltkrieges rasch.

5 Versorgung Kriegsversehrter

Inzwischen waren die Erfahrungen der Krüppelfürsorge auch den Verwundeten in allen beteiligten Ländern des 1. Weltkrieges zugutegekommen und hatten in den Lazaretten nicht nur zur *Verfeinerung der Nachbehandlungschirurgie*, und der *Prothesenentwicklung* beigetragen, sondern auch den Ausbau der Übungsbehandlung, des Versehrtensports und der berufspädagogischen Ansätze maßgeblich gefördert. Entsprechende medizinisch-pädagogische Erfahrungen konnten auch auf die Rehabilitation bei den gehäuft entstandenen Hirnverletzungen übertragen werden [11].

Das Rot-Kreuz-Institut in New-York begann im Jahre 1917 neben medizinischer Behandlung für Kriegs- und Zivilbeschädigte auch die *prothetische Versorgung* und die *berufliche Eingliederung* vorzubereiten. Die Kosten für Kriegsbeschädigte wurden durch eine Erweiterung der Kriegsrisiko-Versicherung gedeckt. Berufliche Rehabilitationsmaßnahmen konnten ab 1920 durch den „vocational rehabilitation act" vom Bund, unabhängig von den Entstehungsbedingungen der Behinderung, übernommen werden. Medizinische Rehabilitationsleistungen wurden durch eine Erweiterung dieses Gesetzes aber erst seit 1943 in den USA gewährt. Weitere Novellierungen zwischen 1954 und 1973 erlaubten schließlich die Einbeziehung weiterer Behinderungsgruppen aus vorrangig sozialer Indikation, auch ohne erkennbaren medizinischen Hintergrund.

Auch in Europa wurden komplexe Rehabilitationsleistungen zwischen den Kriegen vorrangig für Kriegsopfer und für Anspruchsteller an die gesetzliche Unfallversicherung gewährt. In Deutschland hatte allerdings das preußische Krüppelfürsorgegesetz von 1920 als Vorbild auch in vielen anderen Ländern für eine staatliche Verpflichtung gegenüber körperbehinderten Kindern und Jugendlichen gewirkt. Diese meist „final" definierten Leistungen erreichten allerdings häufig gegenüber den „kausal" begründeten Ansprüchen von Kriegs- und Arbeitsopfern nicht die erforderliche Qualität und Vollständigkeit.

6 Neue Ansätze und Organisation

Während der wechselvollen Weltgeschichte zwischen dem 1. und 2. Weltkrieg sind zwar auf medizinischem Gebiet in Diagnose, Therapie und Hilfsmittelversorgung zweifellos Fortschritte erzielt worden und auch in den Weltkongressen der seit 1922 bestehenden internationalen Vereinigung (zunächst „For the Wellfare of Cripples", dann „International Society for Rehabilitation of the Disabled", jetzt „Rehabilitation International") sind solche Erfahrungen regelmäßig ausgetauscht worden. Grundsätzlich neue Ansätze wurden jedoch nicht erkennbar, weil durch wirtschaftliche Engpässe und politische Ideologien offenbar andere Schwerpunkte entstanden waren.

Erst während und nach dem 2. Weltkrieg erhielten Rehabilitationsbemühungen in allen Ländern entscheidende Impulse, weil medizinische Entwicklungen (z.B. Antibiotika) und wachsende Bürgeransprüche (Eltern- und Selbsthilfegruppen) organisatorische und gesetzliche Konsequenzen verlangten.

Aus den Vereinigten Staaten wurde der Begriff der *„Rehabilitation"* reimportiert und entsprechende Leistungen wurden für Menschen mit unterschiedlichen Behinderungen in den Aufgabenfeldern Medizin, Schule und Beruf zusammengetragen und definiert. In Deutschland wurde das vor der Jahrhundertwende begonnene Sozialversicherungssystem schrittweise mit rehabilitativen Leistungen angereichert (Rentenversicherung und Arbeitsverwaltung seit 1957, Schülerunfallversicherung seit 1971. Schwerbehindertenrecht seit 1974, Krankenversicherung seit 1974).

Andere europäische Staaten hatten eine Finanzierung aus Steuermitteln bevorzugt. Auch in der früheren DDR war, wie im gesamten sozialistischen Ostblock, ein staatliches Organisationsmodell üblich [9].

7 Schulische Förderung behinderter Kinder

Auf dem Gebiet der schulischen Förderung behinderter Kinder hatte sich ein recht differenziertes Sonderschulsystem auf der Wohnortebene entwickelt, das nur für blinde und gehörlose Kinder noch Internatsunterbringungen vorsah, weil behinderte Schüler aus diesen beiden Gruppen zu selten sind, um eine eigene Schule am Wohnort zu ermöglichen. Inzwischen sind Erfahrungen aus Entwicklungsländern auch in Europa zumindest in Modellen weiter erprobt, nämlich behinderte Kinder weitgehend in die Regelschule zu integrieren um ihnen dadurch ein besseres Einwachsen in die unbehinderte Gesellschaft zu erleichtern. Möglichkeiten und Grenzen solcher Konzepte werden jetzt in Fachzeitschriften und Kongressen ausgetauscht [10].

8 Ziele der Rehabilitation

Ziele und Maßnahmen der Rehabilitation haben durch die klare Definition der Weltgesundheitsorganisation (1981) eine gemeinsame Ausrichtung erfahren [13].

> Ziel der Rehabilitation ist die soziale Integration behinderter Menschen durch unterschiedliche Maßnahmen. Diese beinhalten nicht nur Methoden des Trainings und der Anpassung an die individuellen Umgebungsverhältnisse, sondern schließen auch Eingriffsmöglichkeiten in die gesellschaftlichen Rahmenbedingungen insgesamt zum Erreichen des Integrationsziels ein.

Zu dieser breiten Sicht hat nicht nur das Bemühen der WHO beigetragen, Krankheits- und Verletzungsfolgen auf ihre funktionellen Auswirkungen zu untersuchen, sondern auch die Umgebungsbedingungen selbst (architektonische Barrieren, Verkehrsmitel, Arbeitsplatzbedingungen, Sport- und Freizeitanlagen etc.) auf ihre Integrationshindernisse für behinderte Menschen abzuklopfen [12]. Dabei sind die wachsenden Einflüsse von Selbsthilfeorganisationen auf nationaler, europäischer und internationaler Ebene von entscheidender politischer Bedeutung gewesen.

9 Rehabilitation Querschnittsgelähmter

Eine wichtige Vorreiterrolle hat in diesem Zusammenhang die erfolgreiche Rehabilitation Querschnittsgelähmter nach dem 2. Weltkrieg gespielt.

Die spektakulären Erfolge des von Sir Ludwig Guttmann (Abb. 24-1) geleiteten Behandlungsteams im Stoke-Mandeville-Hospital (GB) veranlaßte die gesetzliche Unfallversicherung in unserem Lande, Sonderstationen und Zentren, zumeist in Verbindung mit Unfallkrankenhäusern zu errichten. In Heidelberg und Köln wurden im Jahre 1966 solche Behandlungsmöglichkeiten auch innerhalb der Universitätskliniken aufgebaut, in Heidelberg zugleich mit einer Umschulungsmöglichkeit für Para- und Tetraplegiker. Ähnliche Einrichtungen in nahezu allen Industrieländern haben eine wissenschaftliche Brücke durch eine Medizinische Fachgesellschaft und eine eigene Zeitschrift aufgebaut.

Ein solcher auf die soziale Integration ausgerichteter Ansatz hat die vor 30 Jahren noch recht begrenzte Lebenserwartung Querschnittsgelähmter von nur wenigen Monaten inzwischen der Normalbevölkerung weitgehend angenähert [3].

10 Rehabilitation geistig und psychisch behinderter Menschen

Die hier nur an einem besonders eindrucksvollen Beispiel geschilderte Entwicklung, die zunächst im Bereich körperlicher Behinderungen begann, ist inzwischen auch auf den Personenkreis der geistig Behinderten und der psychisch behinderten Menschen ausgedehnt worden, wenngleich rehabilitatives Denken und entsprechendes Lernen bei Menschen mit geschwächten geistig-seelischen Funktionen mit größeren Schwierigkeiten verbunden ist und manchmal auch betreuende Fachleute und Laien in diesem Bereich größere Verständnisbarrieren überwinden müssen. Die 1975 erarbeitete Psychiatrie-Enquete und die 1988 vorgelegten Empfehlungen der Expertenkommission der Bundesregierung auf der Grundlage des Modellprogramms „Psychiatrie" haben Aufgaben vor allem im gemeindenahen Bereich im engeren

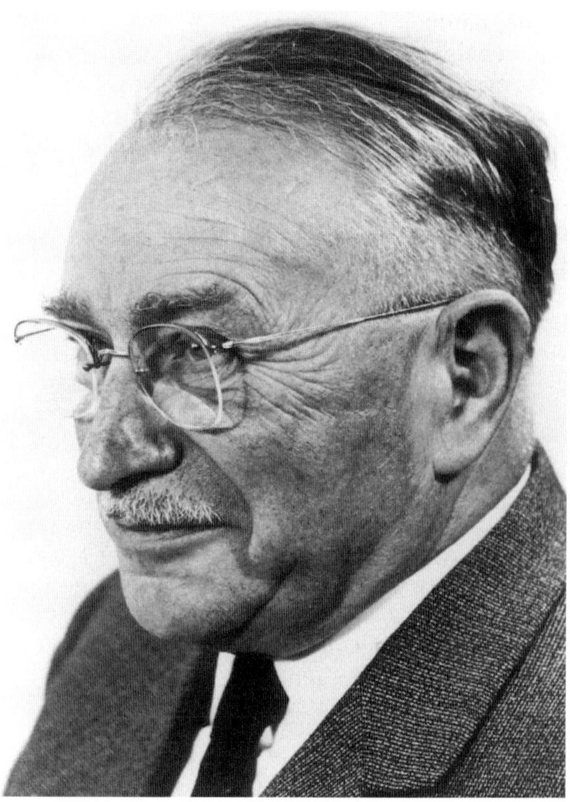

Abbildung 24-1
Sir Ludwig Guttmann, geb. 3.7.1899 in Tost, Schlesien, gest. 18.3.1980 in Aylesburry, England, war von 1944 bis 1966 Direktor des von ihm begründeten National Spinal Injuries Centre, Stoke Mandeville Hospital Aylesburry Bucks. 1948 führte Sir Ludwig die jährlichen Sportspiele für Querschnittsgelähmte ein, die sich später durch seine Initiative zu den *Paraolympics* entwickelten. Sir Ludwig, der seine Ausbildung an den Universitäten Freiburg und Breslau erhielt, übernahm 1933, bis dahin Oberarzt bei Ottfried Foerster an der Breslauer Universitätsklinik, die neurologische und neurochirurgische Abteilung des jüdischen Krankenhauses in Breslau und verhalf dadurch zahlreichen Schicksalsgenossen zur Flucht.
1939 emigrierte er mit seiner Familie nach England und übernahm nach kurzer Forschungstätigkeit in Oxford, in Vorbereitung der Invasion in Frankreich, den Aufbau des Zentrums in Stoke-Mandeville-Hospital.
Sir Ludwig hat maßgeblich am Aufbau der Behandlungs- und Rehabilitationszentren in vielen Ländern mitgewirkt und auch die Entwicklung in Deutschland durch sein Engagement auf allen Ebenen möglicher Einflußnahme entscheidend geprägt.
Die International Medical Society of Paraplegie und die Zeitschrift „Paraplegie" tragen zur Weiterentwicklung seiner Pionierleistung bei.

Sinne, nämlich im ambulanten, komplementären und rehabilitativen Sektor sichtbar gemacht, die trotz begrenzter Mittel vielerorts aufgegriffen werden.

So beginnen sich erst die Diskussionsfelder zu ordnen, wieweit Integration innerhalb der Schule, innerhalb rehabilitativer Einrichtungen, innerhalb der beruflichen Vorbereitung nur als Ziel, oder schon als Weg anzustreben ist und die wissenschaftliche Auswertung solcher Experimente ist weltweit voll im Gange.

11 Wohnortnahe Rehabilitation

Weitab von solchen, mit starken Emotionen verbundenen Streitigkeiten über Aufgabe und Struktur von unterschiedlichen Rehabilitationseinrichtungen hat sich in den Entwicklungsländern unter maßgeblicher Mitwirkung der WHO ein neuer Weg abgezeichnet, der das Problem behinderter Menschen und einfacher Lösungsmöglichkeiten unmittelbar auf der Wohnortebene zu klären trachtet. Das Programm der *„communitybased rehabilitation"* ist inzwischen in Asien, Südamerika und in Afrika vielfältig erprobt und hat bemerkenswerte Ansätze der frühzeitigen Mitverantwortung der gewachsenen Strukturen innerhalb der Bevölkerung erkennen lassen. Allerdings bedarf ein solcher Ansatz der fachlichen Unterstützung durch ein regionales und nationales „Referral-System" und durch ein breit angelegtes Bildungsprogramm, das die WHO durch gut bebilderte Hefte unterstützt [5]. Die Industrieländer stimmen darin überein, daß auch sie sich um die wohnortnahen Anteile des Rehabilitationsprogramms stärker bemühen müssen, wenn Formeln wie in Deutschland „Rehabilitation vor Rente" oder „Rehabilitation vor Pflege" wirklich auch im Einzelfall eingelöst werden sollen.

12 Leistungsträger

Internationale Vergleichsuntersuchungen zeigen recht deutlich, daß das Ausmaß individueller funktioneller Behinderung durch Übungsmaßnahmen und den Einsatz technischer Hilfen bei der Entlassung aus einer Rehabilitationseinrichtung häufig günstig beeinflußt werden konnte. In der längerfristigen Umsetzung solcher Erfolge in den häuslichen und beruflichen Alltag gehen solche „Besserungen" aber oft verloren, wenn nicht Familie, Nachbarschaft, Arbeitgeber und der Freundeskreis auf das Rehabilitationsziel miteingestimmt und so als informelle Mitwirkende am Rehabilitationsplan gewonnen werden konnten. Auf diesem Gebiet sind verständlicherweise Unterschiede zwischen der gesetzlichen Unfallversicherung und der Krankenversicherung, der Rentenversicherung und der Arbeitsverwaltung als Leistungsträger zu verzeichnen, weil nur bei der Erstgenannten der gesamte Rehabilitationsplan aus einem Guß entsteht, während bei den anderen Gruppen durch unterschiedliche Zuständigkeit oft ein Wechsel des Leistungsträgers unvermeidlich ist. Trotz aller Bemühungen des Gesetzgebers (Vorleistungspflicht etc.) und der Bundesarbeitsgemeinschaft für Rehabilitation als Koordinierungshelfer zwischen den Leistungsträgern seit 1969 sind Unsicherheiten hinsichtlich des Rehabilitationsziels und des Zeitrahmens häufig mit entsprechenden Motivationsverlusten im Einzelfall verbunden. Besonders nachteilig ist zur Zeit noch das Fehlen psychosozialer Aspekte im Leistungskatalog der medizinischen und der beruflichen Leistungen, insbesondere wenn diese nicht „unter der Hand" im Rahmen der medizinisch-beruflichen Einrichtungen, der Berufsbildungs- oder der Berufsförderungseinrichtungen erbracht werden. Wenn aus solchen sozialrechtlichen Abgrenzungsbemühungen nicht nur psychologische und soziale Leistungen nicht regelmäßig verfügbar sind, sondern auch noch die Zuordnung der sogenannten Frührehabilitation eine Abgrenzung von kurativen Leistungen der Medizin notwendig erscheinen läßt, so ist eine solche Zergliederung eines zusammengehörigen Vorgangs nur durch das Fehlen übergreifender Forschungsaktivitäten bisher nicht ausreichend transparent geworden.

Ein entsprechender Mängelkatalog auf dem Gebiet der Rehabilitationsforschung ist bereits anläßlich des Berichtes der Nationalen Kommission zum Jahr der Behinderten (1981) veröffentlich worden.

13 Weiterbildung in der Rehabilitation

Neben der Forschung ist auch die Aus-, Weiter- und Fortbildung der Fachkräfte in der Rehabilitation ein stets erneut diskutiertes Tagungsthema gewesen [W. Heipertz et al.]. Während die meisten europäischen Länder aus dem Gebiet der physikalischen Medizin in zunehmendem Maße die Rehabilitationsmedizin als eigenständiges Fachgebiet entwickelt hatten, in das auch wichtige Aufgaben der Orthopädie wie die Prothesen und Hilfsmittelverordnung übernommen worden waren, hatte sich der Deutsche Ärztetag lange nicht zu einer solchen Entwicklung bereitfinden können. Erst mit dem 92. Deutschen Ärztetag in Köln im Jahre 1992 wurde eine Gebietsbezeichnung „Physikalische und rehabilitative Medizin" und eine Zusatzbezeichnung „Rehabilitationswesen" im Grundsatz verabschiedet. Die dazu erforderlichen Curricula sind den Landesärztekammern übermittelt und bieten nunmehr Anlaß genug, die an einer der beiden Weiterbildungsmöglichkeiten interessierten Ärzte mit entsprechender Literatur zu versorgen.

Schrifttum

1. Blumenthal, W.: Begriff, Abgrenzung, interdisziplinäre Zusammenarbeit der medizinisch-sozialen Rehabilitation. In: Blohmke, M., v. Ferber et al. (Hrsg.): Handbuch der Sozialmedizin, Bd. III. 554–601, Stuttgart 1976.
2. Encyclopaedia brit.: Blindheit, Training und Fürsorge: 3, 776.
   – desgl. Taubheit und Schwerhörigkeit: 7, 170.
3. Guttmann, L.: Prinzipien und Methoden in der Behandlung von Rückenmarksverletzten in: Kessel, F., Guttmann, L. und G. Maurer: Neurotraumatologie. Bd. II, S. 76–162. Urban & Schwarzenberg, München – Berlin – Wien 1971.
4. Heipertz, W., K.A. Jochheim, G. André, M. Schmollinger: Die Aus-, Weiter- und Fortbildung für die Aufgaben der Rehabilitation. Univ. Verlag, Ulm 1993.
5. Helander, E.: Training in the Community for People with Disabilities. WHO, Geneva 1989.
6. Jochheim, K.A.: Grundlagen der Rehabilitation in der Bundesrepublik Deutschland. Thieme, Stuttgart 1958.
7. Jochheim, K.A., J.F. Scholz: Rehabilitation, Bd. 3. Thieme, Stuttgart 1975.
8. Jung, K., H. Cramer: Schwerbehindertengesetz Kommentar. Vahlen, München 1987.
9. Renker, K.H., U. Renker: Grundlagen der Rehabilitation. VEB Verlag Volk und Gesundheit, Berlin 1988.
10. Timm, W.: Integration Heute und Morgen. Kongreßbericht Reha 89 Düsseldorf.
11. Valentin, B.: Geschichte der Orthopädie. Thieme, Stuttgart 1961. Unveränderter Nachdruck 1991.
12. WHO: International Classification of Impairments, Dissabilities and Handicaps. Geneva 1980. 1993.
13. WHO: Disability Prevention and Rehabilitation. Technical report series 668. Geneva 1981.

25 Fort- und Weiterbildung in der medizinischen Rehabilitation

Hermann Delbrück

1 Einleitung

Mit zunehmendem Rehabilitationsbedarf, verbesserten Rehabilitationsmöglichkeiten und differenzierteren Rehabilitationsangeboten ist auch eine verbesserte Fort- und Weiterbildung in der medizinischen Rehabilitation notwendig geworden. Dies bezieht sich auf alle Mitglieder des Rehabilitationsteams.

An dieser Stelle soll nicht auf die Ausbildungs-Curricula bzw. berufsbegleitende Weiterbildungsprogramme für Pflegeberufe, Physiotherapeuten, Berufstherapeuten etc. eingegangen werden. Diese teilweise berufsbegleitenden Weiterbildungen sind vorrangig indikationsbezogen, da die Anforderungen in einer beruflichen Rehabilitationssituation anders sind als z.B. in einer neuro-chirurgischen oder onkologischen AHB-Klinik.

In der ärztlichen Weiterbildung sind zwei indikationsübergreifende Fort- und Weiterbildungsmöglichkeiten besonders zu erwähnen, zumal der Erwerb dieser Zusatz- bzw. Gebietsbezeichnung auch von Bedeutung für die Leistungsträger sein könnte, wenn diese die fachliche Kompetenz der rehabilitationsmedizinischen Leistungsträger beurteilen wollen. Diese sind die Zusatzbezeichnung *„Rehabilitationswesen"* und die Gebietsbezeichnung *„physikalische und rehabilitative Medizin"*.

Maßgeblich für das Weiterbildungs-Curriculum der Gebietsbezeichnung ist das „Weißbuch" der Deutschen Gesellschaft für physikalische Medizin und Rehabilitation, das sich auf das entsprechende Dokument der „Federation of physical medicine and rehabilitation" stützt. Für die Zusatzbezeichnung „Rehabilitationswesen" wurde eine Empfehlung des gemeinsamen Ausschusses „Rehabilitation" der Bundesärztekammer und der kassenärztlichen Bundesvereinigung (KBV) in Abstimmung mit der Bundesarbeitsgemeinschaft für Rehabilitation (BAR) und den verschiedenen Berufsverbänden zugrundegelegt.

2 Zusatzbezeichnung „Rehabilitationswesen"

Das Rehabilitationswesen umfaßt neben den Grundlagen der Rehabilitationsmedizin insbesondere die rehabilitativen Verfahrensweisen und Arbeitstechniken im ambulanten und stationären Bereich sowie die Einleitung und Durchführung von Rehabilitationsmaßnahmen in Zusammenarbeit mit anderen Rehabilitationsinstitutionen (Tab. 25-1).

Während des 4wöchigen theoretischen Grundkurses und zusätzlichen 4wöchigen Aufbaukurses werden zunehmend praktische Ausbildungsangebote angeboten. Sie finden in Form von Exkursionen und einem abschließenden 14tägigen Praktikum in einer anerkannten Ausbildungsinstitution statt.

Tabelle 25-1 Bedingungen für die Zusatzbezeichnung „Rehabilitationswesen".

a) Weiterbildungszeit

1. Anerkennung für ein Gebiet oder vier Jahre anrechnungsfähige Weiterbildungszeiten.

2. Teilnahme an einem vierwöchigen theoretischen Grundkurs und vierwöchigen Aufbaukurs für Rehabilitation.

3. Ein Jahr Weiterbildung an einer Weiterbildungsstätte gem. § 8, Abs. 1; sechs Monate Weiterbildung im nichtstationären Bereich können angerechnet werden.

b) Weiterbildungsinhalt

1. Vermittlung, Erwerb und Nachweis eingehender Kenntnisse
   - in den Grundlagen der Rehabilitationsmedizin
   - in der Beschreibung und Begriffsbestimmung von Schaden (impairment), funktioneller Beeinträchtigung (disability) und sozialer Auswirkung (handicap)
   - in der Erkennung der Auswirkungen bleibender Gesundheitsschäden auf Funktion, Verhalten und soziale Entwicklung
   - in der Analyse der häufigsten Behinderungsarten und ihrer Auswirkungen in verschiedenen Altersgruppen, projiziert auf die sozialen Bezugsfelder
   - in Verfahrensweisen und Arbeitstechniken der Rehabilitation im ambulanten und stationären Bereich (für die Teamarbeit mit ärztlichen Diensten und mit den nichtärztlichen Fachkräften der Rehabilitation auf den Gebieten der Krankengymnastik, der Beschäftigungs- und Arbeitstherapie, der Sporttherapie, der Arbeitsvermittlung und -beratung, der Logopädie, der Versorgung mit Hilfsmitteln sowie der psychologischen, pädagogischen und sozialen Dienste)
   - über die verschiedenen Institutionen der Rehabilitation (Information über klinische Einrichtungen der Rehabilitation, Berufsbildungs- und Berufsförderungseinrichtungen und über Werkstätten für Behinderte sowie die Möglichkeiten der betrieblichen beruflichen Rehabilitation einschließlich Exkursionen)
   - über die Rehabilitationsträger
   - über die rechtlichen Grundlagen der Rehabilitation
   - über berufliche und soziale Eingliederung/Wiedereingliederung und die damit verbundenen psychosozialen Aspekte auch außerhalb der Institutionen (Wohnformen und Wohnverhältnisse, Mobilität unter Berücksichtigung technischer Hilfsmittel)
   - über Einleitung, Durchführung und Abschluß von Rehabilitationsmaßnahmen einschließlich lebens-/arbeitsbegleitender Beratung und Kooperation mit anderen Diensten im ambulanten und teilstationären Bereich
   - in der Erarbeitung eines weiterführenden Rehabilitationsvorschlages (Rehabilitationsplanes).

2. Vermittlung und Erwerb von Kenntnissen
   - in der Sozialmedizin und Epidemiologie
   - in der medizinischen Dokumentation und Statistik
   - in den Besonderheiten von Verläufen chronischer Erkrankungen
   - in der Prävention
   - in der Gesundheitserziehung
   - über die in der Rehabilitation tätigen Berufsgruppen.

3 Gebietsbezeichnung „Physikalische und Rehabilitative Medizin"

Die physikalische und rehabilitative Medizin umfaßt die sekundäre Prävention, die Erkennung, fachbezogene Diagnostik, Behandlung und Rehabilitation bei Krankheiten, Schädigungen und deren Folgen mit der Methode der physikalischen Therapie, der manuellen Therapie, den Naturheilverfahren und der Balneo-Climatotherapie, sowie die Gestaltung des Rehabilitationsplanes (Tab. 25-2).

Tabelle 25-2 Bedingungen für die Gebietsbezeichnung „Physikalische und Rehabilitative Medizin“.

a) Weiterbildungszeit

5 Jahre an einer Weiterbildungsstätte gemäß § 8, Abs. 1,
davon

- 3 Jahre Weiterbildung in Physikalischer und Rehabilitativer Medizin. Angerechnet werden können auf die 3jährige Weiterbildung in Physikalischer und Rehabilitativer Medizin
  - 1 Jahr Weiterbildung in einer Kureinrichtung und
  - 1 Jahr Weiterbildung bei einem niedergelassenen Arzt
- 1 Jahr Weiterbildung in Chirurgie oder Orthopädie im Stationsdienst.
  Angerechnet werden kann auf die 1jährige Weiterbildung in Chirurgie oder Orthopädie
  - ein halbes Jahr Weiterbildung in Anästhesiologie oder
  - ein halbes Jahr Weiterbildung in Frauenheilkunde und Geburtshilfe oder
  - ein halbes Jahr Weiterbildung in Hals-Nasen-Ohren-Heilkunde
- 1 Jahr Weiterbildung in Innerer Medizin oder Neurologie im Stationsdienst
  Angerechnet werden kann auf die 1jährige Weiterbildung in Innerer Medizin oder Neurologie
  - ein halbes Jahr Weiterbildung in Kinderheilkunde

b) Weiterbildungsinhalt

1. Vermittlung, Erwerb und Nachweis eingehender Kenntnisse, Erfahrungen und Fertigkeiten in den physikalischen Grundlagen, physiologischen und pathophysiologischen Reaktionsmechanismen, therapeutischen Wirkungen und der praktischen Anwendung der Physiotherapiemethoden, einschließlich der Funktionsdiagnostik des Gebietes.

2. Vermittlung und Erwerb von Kenntnissen über die Pathogenese, Diagnostik, Differentialindikation und Differentialtherapie von Erkrankungen des Bewegungsapparates, des Herzkreislaufsystems, traumatologischer, neurologischer und pädiatrischer Erkrankungen.

3. Gefordert werden in der physikalischen und rehabilitativen Medizin eingehende Kenntnisse, Erfahrungen und Fertigkeiten in:
   - indikationsgerechtem Einsatz der Physiotherapiemittel unter Berücksichtigung der klinischen Zielstellung und der differenzierten Dosierung der Physiotherapiemittel, einschließlich der entsprechenden Funktionsdiagnostik und der Führung der Therapie mittels Dosierungsstrategie
   - der Arbeit in und Kontrolle von Rehabilitationsprogrammen und deren erfolgsabhängige Aktualisierung
   - der gebietsspezifischen Rehabilitation
   - den Besonderheiten der physiotherapeutischen Betreuung in ambulanten Einrichtungen, Kliniken, Kur- und Rehabilitationseinrichtungen sowie im häuslichen Milieu
   - der Einleitung und Motivierung der Patienten zur Durchführung von physiotherapeutischen Hausprogrammen und der selbständigen Anwendung apparativer Physiotherapien
   - der Anleitung, Motivierung und Beratung der Patienten zu gesundheitsförderndem prophylaktischem und präventivem Verhalten
   - der Früherkennung und -behandlung funktioneller Organerkrankungen
   - der Kombination der Physiotherapie mit der Pharmakotherapie
   - den Grundprinzipien der Naturheilverfahren, der manuellen Medizin und der Neuraltherapie
   - der fachlichen und organisatorischen Anleitung eines Behandlerteams
   - der Krankengymnastik
   - speziellen Bewegungstherapieverfahren, einschließlich der unterschiedlichen Behandlungsmethoden
   - der psychosomatischen Grundversorgung
   - der Qualitätssicherung ärztlicher Berufsausübung
   - der Begutachtung.

4. Gefordert werden die Vermittlung und der Erwerb von Kenntnissen über:
   - die Funktionsdiagnostik und Therapiestrategie bei Herz-, Kreislauf-, Gefäß-, Atemwegs-, rheumatischen und Stoffwechselerkrankungen sowie in der Intensivmedizin des Gebietes Innerer Medizin.
   - die Beurteilung der muskulären und artikulären Funktionen des Bewegungssystems, einschließlich der Bewertung bildgebender Verfahren und konservativer Therapieprinzipien sowie der Operations-Techniken hinsichtlich der Besonderheiten der postoperativen Physiotherapie und Rehabilitation.
   - physiotherapeutische Nachbetreuung nach Frakturen, Gelenk- und weiteren Verletzungen.
   - die allgemeine Rehabilitation bei Erkrankungen aus den Gebieten der nichtoperativen Medizin.

26 Forschung in der Rehabilitationsmedizin

Joachim Weis und Uwe Koch

1 Stand und Entwicklung der Rehabilitationsforschung in der BRD

1.1 Bisherige strukturelle Voraussetzungen

In der Bundesrepublik Deutschland gibt es nach Übereinstimmung verschiedener Experten (vgl. Schmidt 1988) [22] eine erhebliche Diskrepanz zwischen den hohen Aufwendungen für medizinische, berufliche und schulische Rehabilitation und vergleichsweise geringen Bemühungen um eine wissenschaftliche Fundierung der rehabilitativen Praxis (Gerdes und Fliedner 1988) [9].

Diese Einschätzung wird durch die umfangreichen Recherchen der Kommission zur Weiterentwicklung der Rehabilitation in der Rentenversicherung (vgl. Verband Deutscher Rentenversicherungsträger [VDR] 1992) [24] nachhaltig bestätigt. In den zusammenfassenden Thesen und Empfehlungen zum Bereich „Wissenschaft und Forschung" fordert die Kommission deshalb nachdrücklich die Entwicklung und den Ausbau der Rehabilitationswissenschaften.

Hintergrund der Forderung nach Veränderung ist die völlig unzureichende bzw. weitgehend fehlende Infrastruktur der Rehabilitationsforschung an den Hochschulen noch zu Beginn der 90er Jahre. Zwar beforschten zu dieser Zeit an verschiedenen Universitäten Wissenschaftlergruppen innerhalb ihrer jeweiligen Fachbereiche Teilaspekte der Rehabilitation, sie verfügten aber kaum über die Möglichkeiten, *disziplinübergreifend* und *kontinuierlich* rehabilitationswissenschaftliche Fragestellungen verfolgen zu können; dies gilt auch für die an einigen wenigen Universitäten bestehenden Spezialabteilungen für Rehabilitationsforschung (z.B. für Rehabilitationspsychologie oder Rehabilitationssoziologie).

An den medizinischen Fakultäten fehlten – sieht man von einigen Sonderentwicklungen und den hier nicht berücksichtigten Abteilungen für physikalische Medizin ab – ebenfalls Institutionen, die sich schwerpunktmäßig in der Forschung mit Fragen der medizinischen Rehabilitation befassen.

Nicht zuletzt wegen dieser strukturellen Defizite fand und wird bisher ein wesentlicher Teil der Rehabilitationsforschung außeruniversitär erbracht. So betreibt eine wachsende Zahl von Einrichtungen der medizinischen Rehabilitation aus der Praxis heraus Rehabilitationsforschung. Allerdings sind auch hierfür nur an wenigen Orten die personellen, sachlichen und strukturellen Voraussetzungen günstig. Die wünschenswerte Kooperаtion mit universitären Abteilungen existiert selten. Positiv herauszuheben sind in diesem Zusammenhang die Bemühungen einiger Träger der Rehabilitation (z.B. der BfA Berlin oder des VDR Frankfurt), die eigene Forschungsabteilungen aufgebaut haben und Fragestellungen entweder selbst bearbeiten oder über eine finanzielle Förderung von Dritten bearbeiten lassen.

In bezug auf die Forschungsförderung im Bereich der Rehabilitation ist folgendes Fazit zu ziehen: Wegen der meist stark anwendungsorientierten Fragestellungen hat die Deutsche Forschungsgemeinschaft (DFG) in der Vergangenheit Rehabilitationsforschung nur in geringem Umfang gefördert.

Bedeutsamer waren hier die Beiträge der Bundesregierung innerhalb ihres Programms „Forschung und Entwicklung im Dienste der Gesundheit", das rehabilitative Fragestellungen in mehreren Förderschwerpunkten mit berücksichtigt, oder wie z.B. im Förderschwerpunkt „Rehabilitation Krebskranker" zum zentralen Untersuchungsgegenstand gemacht. Aber auch diese Förderung hatte kaum wesentliche Struktureffekte zur Folge und führte nicht zur Etablierung einer flächenübergreifenden rehabilitationswissenschaftlichen Forschung an den Hochschulen.

1.2 Veränderte Interessenlagen

Die Legitimationskrise der medizinischen Rehabilitation (vgl. Schmidt 1988) [22] und die knapper werdenden finanziellen Ressourcen haben das Interesse an Forschung in der Gesundheitspolitik bei den Trägern der Rehabilitation (vor allem bei den Rentenversicherungen), den Anbietern von rehabilitativen Leistungen sowie in der Wissenschaft und an den Universitäten deutlich erhöht (vgl. Koch und Barth 1992) [12]. Die Motive für das gewachsene Interesse sind bei den verschiedenen Beteiligten sehr unterschiedlicher Natur:

- Die *Gesundheitspolitik* muß auf die weitere Zunahme von chronischen Erkrankungen, die primär für die hohen Arbeitsunfähigkeitszeiten und vorzeitigen Berentungen verantwortlich sind, durch Ausbau der präventiven wie rehabilitativen Angebote reagieren. Die damit verbundenen Kostensteigerungen erfordern angesichts knapper werdender öffentlicher Mittel Überlegungen, wie die Kosten auch im Bereich der Rehabilitation über Effizienzverbesserungen reduziert werden können (vgl. Braun 1991) [4]. Für die Entscheidungsbildung bei der Entwicklung entsprechender Organisationsstrukturen und die Sicherstellung qualitativ angemessener Versorgungsangebote bedarf die Gesundheitspolitik der wissenschaftlichen Unterstützung und Bestätigung.
- Die *Rentenversicherungsträger*, die bisher vorrangig die Verantwortung für die medizinische Rehabilitation tragen, sind gehalten, die vorhandenen Mittel und Bettenkapazitäten möglichst optimal zu verwalten, die Inanspruchnahme der Leistungen zu steuern und die Qualität der Durchführung der rehabilitativen Maßnahmen sicherzustellen. Die zunehmende Komplexität dieser Aufgabenstellung, knapper werdende Ressourcen und politische Überlegungen, die Rehabilitation aus der Rentenversicherung auszugliedern, hat bei den Rentenversicherungsträgern zu einem allmählichen Wandel der Haltung gegenüber einer Rehabilitationsforschung geführt. Wurde diese in früheren Jahren oft noch als potentieller Störfaktor der bürokratischen Routine und aus Sicht der Verwaltung als ein Element der Verunsicherung erlebt, das das strukturell bedingte Informationsdefizit der Selbstverwaltungsgremien gegenüber der Verwaltung noch vergrößerte, werden in neuerer Zeit von einer Rehabilitationsforschung vielfältige theoretische und empirische Beiträge erwartet.
  Neben der bisher schon betriebenen Effizienz- und Effektivitätsforschung werden zunehmend auch Fragen wie die nach der Rehabilitationsbedürftigkeit, der Bedarfsplanung, der Qualitätskontrolle und Qualitätsentwicklung, der Entwicklung und der Begleitforschung krankheitsspezifischer Konzepte der medizinischen und sozialen Rehabilitation in den Mittelpunkt gestellt.
- Die Bestrebungen der Rentenversicherung, die Rehabilitation weiterzuentwickeln und eine systematische Qualitätsentwicklung und Kontrolle zu etablieren, setzen die *Rehabilitationskliniken* und deren (meist private) Träger einem spürbaren Druck aus, die Maßnahmen der Qualitätssicherung und Evaluation in den Kliniken zu unterstützen.
  Verstärkt wird die Bereitschaft an den Kliniken, sich für die Forschung zu öffnen, auch durch eine andere Entwicklung: Bei einer vergleichsweise konstanten Zahl der pro Jahr durchgeführten Rehabilitationsmaßnahmen – sieht man von dem absoluten Zuwachs bedingt durch die neuen Bundesländer ab – steigt die Bettenkapazität im Bereich der medizinischen Rehabilitation in den letzten Jahren erheblich. Damit entsteht eine stärkere Konkurrenzsituation zwischen den verschiedenen Trägern von Kliniken. Expansiv orientierte Träger, die flexibel auf das Rehabilitationsaufkommen zu reagieren versuchen, schreiben einer angewandten Rehabilitationsforschung nicht nur eine kontrollierende bzw. evaluierende Funktion zu, sondern sehen in ihr eine Möglichkeit, innovative rehabilitative An-

gebote zu entwickeln, die die Konkurrenz noch nicht anzubieten hat.

- Der von den Rentenversicherungsträgern und Kliniken/Klinikträgern entwickelte und artikulierte Bedarf an wissenschaftlicher Forschung der Rehabilitation äußerte sich auch in einer stärkeren Nachfrage nach Forschern verschiedener Fachrichtungen (u.a. Mediziner, Psychologen, Soziologen, Pädagogen), die sich wissenschaftlich mit Fragen der Rehabilitation auseinandersetzen und in der Lage sind, entsprechende Fragen zu bearbeiten. Das heißt, Rehabilitationswissenschaftler verschiedener Fachdisziplinen finden zunehmend einen Arbeitsmarkt. Hinzu kommt, daß leitende Klinikpositionen heute eher von Personen wahrgenommen werden, die über eine wissenschaftliche Qualifikation (z.B. Habilitationen bei Ärzten oder Dissertationen bei Psychologen) verfügen. Dies führt zwangsläufig zu einer Verwissenschaftlichung der medizinischen Rehabilitation. Der damit sichtbar gewordene Bedarf an den an Rehabilitationsforschung interessierten Wissenschaftlern konnte nicht ohne Auswirkungen auf die Qualifizierungsangebote der Universitäten bleiben. So waren auch hier entsprechende Entwicklungen zu erwarten (s.u.)

1.3 Neuere Entwicklungen

Auf diesem Hintergrund erlebt die Rehabilitationsforschung gegenwärtig einen Aufschwung auf verschiedenen Ebenen, den selbst Protagonisten der Rehabilitationsforschung nicht vorherzusagen gewagt hätten. Einige dieser Entwicklungen seien kurz genannt:

- *Entwicklungen auf der Ebene staatlicher Forschungsförderung:* Eine Gruppe von Wissenschaftlern hat 1993 über den VDR beim Bundesministerium für Bildung, Wissenschaft, Forschung und Technologie (BMBF) einen Vorschlag zur Förderung eines Verbundforschungsprogramms Rehabilitationswissenschaften eingebracht. Dieser sieht vor, mit ca. 6 regionalen Forschungsverbünden die strukturellen Voraussetzungen für eine dauerhafte Etablierung der Rehabilitationsforschung zu verbessern. Thematisch dürften die Bereiche Rehabilitationsdiagnostik, Interventionsforschung und Gesundheitssystemforschung in der Rehabilitation im Vordergrund stehen. Mit dem Beginn der Förderung ist ab 1996 zu rechnen.
- *Entwicklungen im Bereich der Rentenversicherung:* Der Verband Deutscher Rentenversicherungsträger (VDR, Frankfurt) hat inzwischen eine rehabilitationswissenschaftliche Abteilung eingerichtet, die unter anderem die seit 1991 jährlich stattfindenden rehabilitationswissenschaftlichen Kolloquien plant und organisiert. Gleichzeitig erarbeiten z.Zt. auf regionaler Ebene verschiedene Landesversicherungsanstalten (LVA) Strukturkonzepte zur Förderung von Rehabilitationsforschung. Die Bundesversicherungsanstalt für Angestellte (BfA, Berlin) verfügt mit ihrem Referat Systementwicklung und -steuerung in der Abteilung Rehabilitation schon seit längerer Zeit über eine Infrastruktur zur Initiierung und Durchführung von rehabilitationswissenschaftlicher Forschung und hat diese Möglichkeit in den letzten Jahren systematisch ausgebaut.
- *Entwicklungen im Universitätsbereich:* An verschiedenen Universitäten werden z.Zt. – oft finanziell unterstützt von privaten Trägern – Stiftungsprofessuren mit rehabilitativem Schwerpunkt eingerichtet. Dies geschieht z.T. mit aktiver Unterstützung universitärer Gremien, z.T. artikuliert sich aber auch Widerstand, da die Universitäten mit der Annahme der Lehrstühle finanzielle Folgeverpflichtungen eingehen. Richtungweisend für die Entwicklung universitär angebundener Rehabilitationswissenschaften dürfte die Etablierung des Instituts *Rehabilitationswissenschaften an der Humboldt-Universität zu Berlin* sein. Hier wurden erstmals in der Bundesrepublik an einer Universität angemessene Voraussetzungen für eine interdisziplinär angelegte Rehabilitationsforschung geschaffen. Neben den verschiedenen rehabilitationspädagogischen Fachrichtungen wurden Abteilungen für Rehabilitationspsychologie, Rehabilitationssoziologie und Rehabilitationsrecht, Allgemeine Rehabilitationspädagogik, Medizinische Grundlagen in der Rehabilitation, Interventionsmethoden in der Rehabilitation, Rehabilitationstechnik und Informatik, Methoden und Evaluation in der Rehabilitation geschaffen. Darüber hinaus ist hier eine durch die BfA finanzierte Stiftungsprofessur Rehabilitationssystem- und Qualitätssicherungsforschung angesiedelt.
- *Qualitätssicherungsprogramm der Rentenversicherung:* Auf Initiative der BfA Berlin hat der VDR Anfang 1994 ein umfassendes Qualitätssicherungsprogramm etabliert. Das fünf Punkte umfassende Programm dient der Routinisierung von Qualitätsstandards, Qualitätskontrollen und der Qualitätsentwicklung. An der Modellphase beteiligen sich mehr als 500 Rehabilitationskliniken. Das Programm wird systematisch wissenschaftlich begleitet und soll während einer zwei- bis dreijährigen Modellphase inhaltlich weiterentwickelt werden.

2 Aktueller Stand und künftige Aufgaben der Rehabilitationsforschung

2.1 Allgemeine inhaltliche Anforderungen und Prinzipien der Rehabilitationsforschung

Die Rehabilitation chronischer Erkrankungen hat im System der gesundheitlichen Versorgung der Industriegesellschaften eine hohen Stellenwert.

> Chronische Krankheiten sind gekennzeichnet durch in der Regel langfristige, teilweise progrediente Verläufe, die das Leben der Betroffenen durch anwachsende Beschwerden und Einschränkungen der Funktionsfähigkeit im Beruf, im sozialen Bereich und in der Alltagsbewältigung prägen. Aller Voraussicht nach werden die chronischen Krankheiten und ihre Folgeerscheinungen in Zukunft weiter zunehmen.

Dies liegt zum einen in der demographischen Entwicklung begründet, die eine Zunahme des Anteils älterer Menschen in der Bevölkerung verzeichnen läßt; zum anderen dürfte dies auch bedingt sein durch die Zunahme psychischer und mentaler Belastungen in den allgemeinen Lebensbedingungen sowie in der Arbeitswelt. Durch die Fortschritte der Akutmedizin kann häufig das Leben verlängert, nicht aber eine vollständige Heilung herbeigeführt werden, so daß in zunehmendem Maß rehabilitationsbedürftige Folgezustände auftreten.

Vor diesem Hintergrund ist es allgemeine Aufgabe einer Rehabilitationsforschung, die individuelle Entwicklung in Richtung auf eine verbesserte Anpassung an die Erkrankung und ihre bleibenden oder vorübergehenden Beeinträchtigungen zu analysieren. Die Grundlagenforschung in diesem Bereich zielt auf eine theoretische und methodische Grundlegung der Rehabilitation auf der Basis des Modells der Krankheitsfolgen nach der WHO (1980), die eine Unterteilung in impairment – disability – handicap vornimmt, und versucht die Erkenntnisse, Befunde und Methoden aus den verschiedenen Teildisziplinen zusammenzufassen und zu integrieren. Vordringliche Aufgabe einer anwendungsorientierten Rehabilitationsforschung ist es, die rehabilitativen Leistungen weiterzuentwickeln und an die verändernden Krankheitsverläufe, die unterschiedlichen Formen der krankheits- oder behandlungsbedingten Behinderungen sowie an die sich verändernden Möglichkeiten akutmedizinischer Behandlungsansätze anzupassen. Wie bereits dargelegt, fehlt es bislang an einer den Erfordernissen der Praxis gerechtwerdenden Etablierung der Rehabilitationsforschung. Im Hinblick auf die genannten Besonderheiten sind an eine derartige Wissenschaftsdisziplin eine Reihe von allgemeinen inhaltlichen und strukturellen Anforderungen zu stellen:
- interdisziplinäre Zusammenarbeit
- Vernetzung von Theorie, Forschung und Praxis
- Kommunikation und Austausch zwischen Praktikern, Forschern und Vertretern der Rehabilitationsträger
- biopsychosoziales Prozeßmodell als theoretische Grundlage.

Da die Rehabilitation in der Praxis einen komplexen und interdisziplinär vernetzten Aufgabenbereich darstellt, ist folgerichtig die Rehabilitationsforschung nur in der *interdisziplinären Zusammenarbeit* verschiedener Wissenschaften wie Medizin, Psychologie, Sozialwissenschaft, Pädagogik u.a. auf der Basis von naturwissenschaftlichen und sozialwissenschaftlichen Forschungsmethoden möglich.

> Rehabilitationsforschung kann weder im Grundlagenbereich noch in dem Bereich angewandter Forschung einzelwissenschaftlich betrieben werden.

Die Komplexität der verschiedenen Aufgabenbereiche in der Rehabilitation macht es weiterhin notwendig, daß wie in kaum einem anderen Wissenschaftsbereich Theorie, Forschung und Praxis eng miteinander zu vernetzen sind. Diese *Vernetzung* muß bei der Etablierung von entsprechenden Forschungsinstituten durch eine enge Kooperation mit den Rehabilitationskliniken berücksichtigt werden. Wie jede andere Wissenschaftsdisziplin braucht auch die Rehabilitationsforschung den *wissenschaftlichen Austausch* und die Kommunikation zwischen den Praktikern, den Forschern und den Vertretern der jeweiligen Rehabilitationsträger. In der interdisziplinären Zusammenarbeit verschiedener Wissenschaften, die unterschiedliche Terminologien, verschiedene theoretische Konzepte und zumindest teilweise unterschiedliche Forschungsmethoden haben, wird die Notwendigkeit des wissenschaftlichen Dialogs besonders dann deutlich, wenn es gilt, die wichtigsten Forschungsinhalte zu bestimmen und eine Gewichtung von angewandten und grundlagenorientierten Forschungsthemen vorzunehmen. Entsprechend dem Modell der Krankheitsfolgen nach der WHO-Definition basiert die Rehabilitationsforschung auf einem *Theoriemodell*, welches in der Beeinflussung von Behinderungen medizinisch-somatische, psychische und soziale Faktoren miteinbezieht. Ein derartiges Modell, wie es beispielsweise als bio-psycho-soziales Theoriekonzept von Engel (1977) [7] vorgeschlagen wurde, impliziert weiterhin, daß die individuelle Anpassung an vorübergehende oder bleibende Beeinträchtigungen oder Behinderungen prozeßhaft verläuft und in verschiedenen Phasen unterschiedliche rehabilitative Hilfen erforderlich sind.

2.2 Zentrale Themenbereiche der Rehabilitationsforschung

Im nachfolgenden Abschnitt sollen die vier zentralen Aufgabenbereiche der Rehabilitationsforschung und ihre praktische Umsetzung dargelegt werden, deren Bedeutung sich anhand eines Prozeßmodells des Rehabilitationssystems nach Gerdes (1991) [8] illustrieren lassen. Dieses Modell zeigt, daß die relevanten Handlungsabläufe im System der Rehabilitation auf drei zentralen Ebenen erfolgen:
- Zugang zum Reha-System
- eigentliche Rehabilitationsmaßnahme
- Langzeitrehabilitation.

Auf diesen drei Ebenen fallen Entscheidungen mit großer Tragweite, ohne daß derzeit davon ausgegangen werden kann, daß eine ausreichende Wissensbasis zur Absicherung der jeweiligen Entscheidungen verfügbar ist. Insofern liefert dieses Prozeßmodell eine Basis, auf der sich die für die wissenschaftliche Forschung in den einzelnen Handlungsfeldern vorrangigen Forschungsthemen bestimmen lassen. Diese forschungsrelevanten Themen (vgl. auch Koch et al. 1995) [13] sind:
- Bewältigung und Anpassung an Behinderung
- Diagnostik der Behinderung
- Interventionsforschung
- System- und Evaluationsforschung

2.2.1 Bewältigung und Anpassung an Behinderungen

Gemäß der zentralen Definition ist es wichtigstes Ziel der Rehabilitation, Menschen mit chronischen Krankheiten und Beeinträchtigungen dazu zu verhelfen, daß sie die Krankheit und ihre Folgen bewältigen und weitgehend selbständig am normalen Leben in Familie, Beruf und Gesellschaft teilnehmen können. Mit den Fragen der Bewältigung einer Krankheit und der Anpassung an Behinderungen haben sich in den letzten Jahren vor allem zwei Forschungsrichtungen intensiv beschäftigt: Die Coping-Forschung und die Erforschung der Lebensqualität. Beide Richtungen haben theoretische Konzepte ausgearbeitet sowie valide und reliable Erfassungsmethoden entwickelt. In einzelnen Teilfragen haben diese Konzepte bereits Eingang in rehabilitationswissenschaftliche Fragestellungen gefunden, ohne daß der entsprechende Kenntnisstand in diesen beiden Bereichen hinreichend rezipiert werden konnte. Im folgenden sollen daher die zentralen Konzepte und Probleme dieser beiden Forschungsrichtungen zusammengefaßt und ihre Bedeutung im Hinblick auf die Rehabilitationsforschung skizziert werden.

Die Krankheitsbewältigung und ihre Bedeutung für die Rehabilitationsforschung

Im Verlauf einer chronischen oder zur Chronifizierung neigenden Erkrankung treten eine Reihe von Belastungen auf, die sowohl krankheits- als auch behandlungsbedingt sein können und zu unterschiedlichen Phasen der Krankheit auftreten. Hier sind insbesondere die Lebensbedrohlichkeit, die weitgehende Irreversibilität, teilweise Progredienz, Unvorhersehbarkeit des Krankheitsverlaufes, längerfristige bzw. häufige Hospitalisierungen und die Abhängigkeit von medizinischen Spezialisten zu nennen. Neben diesen allgemeinen treten für einzelne chronische Erkrankungen spezifische Belastungen auf, wie z.B. die prognostische Unsicherheit bei Krebserkrankungen, die Immobilität oder bestimmte Schmerzzustände bei rheumatischen Erkrankungen oder die Flüssigkeitsrestriktionen bei chronischer Niereninsuffizienz.

Die Erforschung der Krankheitsverarbeitung hat in den letzten Jahren viel zum Verständnis der psychischen Verarbeitung derartiger Belastungen beigetragen. Unter dem Begriff der Coping-Forschung lassen sich hierbei verschiedene Forschungsansätze subsumieren, die sich trotz einer Reihe von konzeptionellen Unterschieden zumeist auf das *transaktionale Streßmodell von Lazarus und Folkman* (1984) beziehen [14]. Dieses Modell beruht in seinen zentralen Elementen auf der Annahme, daß die subjektiven Bewertungen die Bedrohlichkeit einer Belastung bestimmen und diese Bewertungen über Feedback-Prozesse zwischen Individuum und Belastungssituation den Anpassungsprozeß steuern. Hierbei können Verarbeitungsprozesse auf verschiedenen Ebenen der Emotion, Kognition und des Verhaltens erfolgen, wobei nach den bisherigen empirischen Befunden mehrere Verarbeitungsstrategien simultan oder nacheinander eingesetzt werden und die Anpassung an die Krankheit als ein prozeßhaftes Geschehen verstanden wird (vgl. Beutel 1988) [1]. Die individuelle Verarbeitung wird beeinflußt durch eine Reihe von antezedenten Merkmalen, wie Persönlichkeit, Vorhersehbarkeit des belastenden Ereignisses und ähnliches. Ferner wird davon ausgegangen, daß die Beurteilungsprozesse durch eine Reihe von Kausal- und Kontrollattributionen, d.h. Überzeugungen und Vorstellungen der Patienten im Hinblick auf Krankheitsentstehung und den weiteren Krankheitsverlauf beeinflußt werden. Die komplexen Wahrnehmungs- und Bewertungsprozesse steuern das subjektive Wohlbefinden und können dazu beitragen, die jeweiligen Belastungen durch Verhalten, Emotion oder Kognition zu verändern. Ziel der Bewältigung dieser Belastungen ist eine bessere Anpassung an die Lebenseinschränkungen bzw. Behinderungen, wobei als Kriterien des Erfolgs der Krankheitsverarbeitung das körperliche bzw. seelische Wohlbefinden des Individuums, die berufliche und soziale Integration sowie andere Dimensionen der Lebensqualität verwendet werden.

Über die letzten Jahre hinweg wurden eine Reihe von *Meßinstrumenten* entwickelt, die eine valide und reliable Erfassung von Bewältigungsverhalten ermöglichen sollen. Ferner besteht ein weitgehender Konsens über die inhaltlichen Anforderungen bezüglich einer adäquaten Erfassung der Krankheitsverarbeitung; im wesentlichen sind dies:

- Spezifizierung der Belastungssituation
- Erfassung von relevanten Personenmerkmalen
- Einbeziehung von antezedenten Merkmalen, einer Multidimensionalität der Krankheitsverarbeitung
- klare Definition von Bewertungskriterien für den Verarbeitungserfolg (Beutel und Muthny 1988) [2].

Betrachten wir die mittlerweile vorliegenden Erfassungsinstrumente, so überwiegen quantitative Fragebogentechniken in Formen der Selbstbeurteilung. Qualitative Auswertungsmethoden oder Fremdeinschätzungsverfahren liegen nur vereinzelt vor. Die Vielzahl an Meßinstrumenten – in einer Übersicht von Rüger et al. (1990) [19] werden 36 unterschiedliche Verfahren vorgestellt – darf nicht darüber hinwegtäuschen, daß nur einzelne Meßverfahren hinreichend validiert sind und zahlreiche theoretische wie auch methodische Probleme noch ungelöst sind. Dies bezieht sich insbesondere auf die Frage der Krankheitsspezifität von Verarbeitungsprozessen, das Verhältnis zwischen Abwehr und Verarbeitung, die Effektivität einzelner Verarbeitungsformen in bezug auf die Verbesserung der Anpassung sowie den Einfluß von antezedenten Merkmalen sowie die Bedeutung der sozialen Unterstützung auf den Bewältigungsprozeß an sich (Beutel 1988) [1].

Die bisher vorliegenden Befunde weisen darauf hin, daß die Krankheitsverarbeitung weniger krankheitsspezifische, sondern eher krankheitsübergreifende Muster bei verschiedenen chronischen Krankheiten aufweist.

Dennoch steht hier eine Analyse der Krankheitsbewältigung unter Berücksichtigung des Prozeßcharakters und der verschiedenen Formen chronischer Erkrankungen im Hinblick auf die verschiedenen vorübergehenden und/oder bleibenden Beeinträchtigungen noch aus.

Ein weiteres ungelöstes Problem der Coping-Forschung ist die Frage inwieweit einzelne Bewältigungsformen einer besseren Anpassung an die Erkrankung dienen. Erste Befunde weisen darauf hin, daß aktive, auflehnende und konfrontierende Strategien der Verarbeitung mit einer besseren Anpassung an die Erkrankung verbunden sind, während im Vergleich dazu passive und resignative Verarbeitungsstrategien sich als ungünstiger erwiesen haben (Heim 1988) [11].

Weiterhin weisen die bisherigen Befunde darauf hin, daß offensichtlich die sozialen Unterstützungsprozesse das individuelle Bewältigungspotential mit beeinflussen, wenngleich der Wirkzusammenhang (direkte Belastungsminderung vs. Pufferung) nicht eindeutig aufgeklärt ist. Die Unterstützung in Belastungssituationen kann sich in informativer, emotionaler oder praktisch materieller Hilfe manifestieren und sowohl durch das private Umfeld als auch in Form von professioneller Unterstützung erfolgen. Zu beachten ist hierbei, daß die objektiv gewährte Unterstützung und deren subjektives Erleben nicht übereinstimmen müssen. Ferner konnte gezeigt werden, daß enge soziale Beziehungen häufig auch negative Auswirkungen haben können und sich nicht immer per se als positive Ressource auswirken. Für die Erforschung der sozialen Unterstützung gelten ähnliche Kritikpunkte wie für die Coping-Forschung als solche: Es fehlen weitgehende Informationen darüber, bei welchen Erkrankungen in welchen Phasen welche sozialen Hilfen verfügbar sind bzw. inwieweit sich soziale Hilfen hier auf eine Verbesserung auswirken. Ebenso ist die Information über Unterschiede bezüglich Geschlecht, Bildung und Lebensalter der betroffenen Person noch zu gering, um hier weitergehende Schlußfolgerungen zu ermöglichen. Zu wenig untersucht sind weiterhin die Folgen der Erkrankung für den gesamten Familienverband, vor allem auf die Auswirkungen auf die Kinder chronisch Erkrankter.

Hier besteht für die Coping-Forschung ein immenser Forschungsbedarf, zumal es bislang nur wenige prospektive Verlaufsstudien gibt.

Für die Rehabilitation stellt sich vor allem die Frage, inwieweit die Bewältigung der Erkrankung über Wiedererlangung der früheren Kompetenz oder über die Kompensation der Beeinträchtigung erfolgen kann und wie diese Bewältigungsprozesse durch gezielte Maßnahmen im Rahmen der Rehabilitation gefördert werden können.

Die Lebensqualität und ihre Bedeutung für die Rehabilitationsforschung

Das Konstrukt der Lebensqualität ist nicht nur in der Coping-Forschung ein zentrales Kriterium für den Erfolg verschiedener Bewältigungsbemühungen, sondern wird allgemein in der Medizin neben den direkten Veränderungen der Beschwerden und des Krankheitsbildes als ein zentrales und immer wichtiger werdendes Kriterium für den Erfolg einer jeweiligen Behandlung bzw. Rehabilitation eingesetzt.

Nach dem aktuellen Stand der Lebensqualitätsforschung wird das Konzept der Lebensqualität als ein multidimensionales Konstrukt aufgefaßt, welches verschiedene Teilaspekte wie körperliches und seelisches Wohlbefinden, soziale Beziehungen, berufliche Situation, Freizeitaktivitäten, Partnerschaft, Sexualität umfaßt. Im Zuge eines zunehmenden psychosozialen Verständnisses der somatischen Medizin wird die Lebensqualität als ein Erfolgsparameter von Therapiestudien neben den primär auf die somatischen Wirkfaktoren abzielenden Parameter sehr häufig berücksichtigt.

Ein Grund für das zunehmende Interesse an der Lebensqualität und Lebensqualitätsforschung ist hierbei sicher auch die Erkenntnis, daß die bloße Berücksichtigung von Überlebenszeiten oder Symptomen allein als nicht ausreichend befunden wurde und dies eine breitere Diskussion über Beurteilungskriterien für medizinische oder rehabilitative Maßnahmen notwendig machte (vgl. Bullinger und Pöppel 1988) [6].

Ferner sind bei einigen chronischen Krankheiten häufig nur noch palliative Behandlungsansätze möglich und so können z.B. in der Krebstherapie durch weitere invasive Behandlungsformen die Überlebenszeiten kaum noch gesteigert werden.

Nach Bullinger und Pöppel (1988) [6] bezieht sich Lebensqualität auf die emotionalen, funktionalen, sozialen und psychischen Aspekte menschlicher Existenz. Für die Problematik der Erfassung ist hierbei der Hinweis wichtig, daß Lebensqualität nicht direkt beobachtbar ist, sondern aus verschiedenen Beobachtungen oder subjektiven Einschätzungen indirekt erschlossen werden kann. Der anfänglichen Euphorie über die Lebensqualitätsforschung mit ihren innovativen Konzepten innerhalb der Medizin weicht allmählich eine kritische Betrachtung des Begriffs der Lebensqualität und eine zunehmende Ernüchterung über die Möglichkeiten einer adäquaten, validen und reliablen Erfassung von Lebensqualität bei verschiedenen chronischen Krankheiten. Während bezüglich der Erfassungsmethodik ein weitgehender Konsens dahingehend besteht, daß die primäre Datenquelle die subjektive Einschätzung der Lebensqualität durch die Betroffenen sein muß, werden zunehmend auch objektive Parameter und Erfassungsmethoden der Lebensqualitätserfassung diskutiert.

Die subjektive Beurteilung der Lebensqualität ist ähnlich wie bei der Krankheitsverarbeitung durch subjektive Bewertungsprozesse bestimmt.

Dies erklärt eine Reihe von Befunden, die aufzeigen konnten, daß körperlich schwer kranke Patienten häufig eine höhere Lebenszufriedenheit haben als Gesunde (Muthny et al. 1993) [17]. Ferner zeigt eine Übersicht über entsprechende Meßmethoden, daß subjektive Erfassungsmethoden auch in diesem Bereich überwiegen, allerdings häufig nicht alle Dimensionen der Lebensqualität Berücksichtigung finden (Bullinger 1989) [5]. Überrepräsentiert sind meistens die somatischen und psychischen Funktionsbereiche. Teilweise wurden krankheitsspezifische, teilweise krankheitsübergreifende Instrumente zur Erfassung der Lebensqualität entwickelt und durch zahlreiche Studien validiert. Bei der Auswahl der geeigneten Meßinstrumente ist hierbei zu berücksichtigen, in welchem Kontext die Lebensqualität untersucht werden soll, welche Teilaspekte der Lebensqualität von besonderer Bedeutung sind, welche Hypothesen bezüglich der Veränderung der Lebensqualität angenommen werden und inwieweit Lebensqualität als Erfolgsparameter sinnvoll erscheint. In der aktuellen Diskussion der Lebensqualitätsforschung wird zunehmend dafür plädiert, das diffuse Konzept der Lebensqualität zugunsten einer klaren Explikation relevanter Teildimensionen und Zielkriterien aufzugeben.

Für die Rehabilitationsforschung ist das Konzept der Lebensqualität von großer Bedeutung, da die Ziele der Rehabilitation zentrale Aspekte der Lebensqualität beinhalten. Die vorliegenden Erhebungsinstrumente sind für zahlreiche Fragen der Rehabilitationsforschung einsetzbar. Dennoch sollte das Konzept nicht übernommen werden, ohne daß die entsprechenden für die Rehabilitation relevanten Teildimensionen expliziert werden und die Adäquatheit der jeweiligen Operationalisierung als Zielkriterium geprüft wird. Ebenso bedarf es einer Spezifizierung der globalen Zieldefinitionen für die unterschiedlichen Krankheitsbilder bzw. Folgezustände. Gerade hier ist es eine der zentralen Aufgaben, änderungssensitive Instrumente zu entwickeln, die Veränderung der Funktionseinschränkungen reliabel und valide einschätzen können und entsprechend als Erfolgsmessung der Rehabilitationsmaßnahmen geeignet sind. Anpassungen und möglicherweise die Weiterentwicklung vorhandener Meßinstrumente für rehabilitative Fragestellungen sind notwendig; sofern dies nicht möglich ist, sind Neuentwicklungen für einzelne Zielkriterien unausweichlich.

2.2.2 Diagnostik in der Rehabilitation

Der systematische Einsatz rehabilitativer Interventionsmaßnahmen setzt eine zuverlässige und valide Rehabilitationsdiagnostik voraus, die im Rahmen der Eingangsdiagnostik eine am Einzelfall orientierte Bedarfsfeststellung rehabilitativer Angebote erlaubt, als Verlaufsdiagnostik, deren Ansprüche und eventuell notwendigen Ergänzungen und Modifikationen prüft und als Abschlußdiagnostik den Erfolg der Maßnahmen auf den unterschiedlichen Zielebenen feststellt.

Mit Blick auf die drei zentralen Anwendungsbereiche der Diagnostik in der Rehabilitation soll zunächst der aktuelle Stand der Behinderungs- und Leistungsdiagnostik skizziert werden und dann die speziellen Erfordernisse der Diagnostik in der Rehabilitation und ihre Bedeutung für die Rehabilitationswissenschaften erörtert werden.

Stand der Behinderungs- und Leistungsdiagnostik

Ausgangspunkt für die Diagnostik der Behinderung und Leistungseinschränkung ist das theoretische Modell der Krankheitsfolgen nach WHO (Wood 1980) [27], nach dem die Ebenen körperliche Schädigung (impairment), Funktionseinschränkung oder Fähigkeitsstörung (disability) und soziale Beeinträchtigung (handicap) unterschieden werden. Seit Anfang der 80er Jahre wird an einer diesem Modell entsprechenden internationalen Klassifikation der Behinderungen (International Classification of Impairments, Disabilities and Handicaps, ICIDH) gearbeitet, einem der ICD vergleichbaren Klassifikationssystem der Schadensfolgen (vgl. Matthesius et al. 1994) [15]. Es bleibt aber noch abzuwarten, ob sich das in der Erprobungsphase befindliche Klassifikationssystem letztlich bewährt und auch praktisch akzeptiert wird (vgl. Wood 1980 [27], WHO 1980 [25], Schuntermann 1994 [23]).

Während in bezug auf die Beschreibungen und Klassifikation der aufgetretenen gesundheitlichen Schäden (*impairments*) auf bewährte international verbreitete Klassifikationssysteme (wie das ICD) und auf ein großes Repertoire in der Akutmedizin erprobter diagnostischer Verfahren zurückgegriffen werden kann, ist im Hinblick auf die Erfassung der funktionalen Auswirkungen (*disabilities*) und die psychosozialen Folgen (*handicaps*) ein erheblicher Rückstand, zumindest bezüglich der Systematik, festzustellen.

> Aufgabe der Diagnostik ist es, das Ausmaß einer Beeinträchtigung auf den jeweiligen Ebenen zu beschreiben und im Sinne der Therapiekontrolle den Erfolg der Behandlung zu evaluieren.

Wenngleich sich die meisten Instrumente auf die ICIDH-Klassifikation beziehen, lassen sie sich oft nicht eindeutig zu den jeweiligen Ebenen zuordnen, da sie sehr oft an den Erfordernissen der Praxis und an den Problemen einzelner Diagnosegruppen orientiert waren (vgl. Schuntermann 1994) [23]. Dies gilt beispielsweise für die Vielzahl der Instrumente zur Erfassung des Gesundheitsstatus oder der Lebensqualität wie das Nottingham Health Profile (Hunt et al.) oder der EORTC-QLQ-C30 (Aaronson et al.) [26].

Beispiele für Instrumente zur Erfassung des Schadens im Sinne der ICIDH-Klassifikation (impairment) sind Verfahren zur Messung der Vitalkapazität oder von Schmerzen (vgl. Biefang und Potthoff 1994) [3]. Instrumente zur Erfassung der Fähigkeitsstörugen (disability) sind für die Rehabilitation von besonderer Bedeutung, da die zentralen Zielsetzungen der Rehabilitation in der Wiedererlangung der alltagspraktischen Fertigkeiten und der beruflichen Leistungsfähigkeit liegen. Beispiele sind der Barthel-Index und das PULSES Profile (Moskowitz et al.) [26] für die funktionellen Einschränkungen oder die ERTOMIS Assessment Method (vgl. Schian und Kronauer 1991) [20] für die berufliche Leistungsfähigkeit. Instrumente zur Erfassung der sozialen Beeinträchtigung existieren nicht, wenngleich einige Verfahren wie beispielsweise Level of Rehabilitation Scale (Carey und Posavac) [26] oder Sickness Impact Profile [26] die soziale Beeinträchtigung als Teilaspekt miterfassen.

Eine umfangreiche, wenngleich nicht vollständige Sammlung psychosozialer Assessmentverfahren und Meßinstrumente findet sich zusammen mit einer teststatistischen Beurteilung bei Westhoff (1993) [26]. An einer Zusammenstellung von Assessmentverfahren speziell für die Rehabilitation wird gegenwärtig im Auftrag des Verbands Deutscher Rentenversicherungsträger (VDR) gearbeitet [3, 18].

Aufgaben der Diagnostik im Rahmen der Rehabilitationsforschung

Spezifisch für die Rehabilitation sind gerade jene Aufgaben, die über die im engeren Sinne medizinischen Fragestellungen hinausgehen. So soll die Rehabilitation dazu beitragen, daß Menschen mit chronischen Erkrankungen und ihren Folgen leben lernen, den Leistungsanforderungen in Beruf und Alltag gewachsen sind und möglichst weitgehend an normalen Lebensvollzügen teilnehmen können. Diese Zielsetzung erfordert neben einer Ausschöpfung der medizinischen Möglichkeiten zur Schadensminderung umfassende Anstrengungen, die auf eine Verbesserung der Leistungsfähigkeit im Sinne des Trainings von Restfunktionen, Einüben des Gebrauchs von Hilfsmitteln, berufsbezogene Maßnahmen u.ä. sowie auf eine gezielte Stärkung des mentalen und psychosozialen Bewältigungspotentials abzielen (krankheitsgerechtes Verhalten, Motivation, psychosoziale Krankheitsbewältigung u.ä.).

Aufgrund der Situation der Rehabilitation und ihrer strukturell bedingten Ferne zu wissenschaftlichen Institutionen ist es in diesem Bereich nicht möglich gewesen, eine systematische Diagnostik in den zentralen Aufgabenbereichen zu entwickeln. Daher blieb das therapeutische Handeln in der Rehabilitation häufig erfahrungswissenschaftlich begrenzt, da die Spezifität des therapeutischen Handelns in direkter Relation zur Differenziertheit diagnostischer Verfahren steht. Entsprechend negative Folgen zeigten sich für die Effektivität der rehabilitativen Angebote. Wenngleich festzustellen ist, daß für die Rehabilitation routinemäßig eine Reihe von diagnostischen Verfahren zur Verfügung stehen, ist die Diagnostik gemessen an der oben genannten Vielfalt der Aufgaben sowohl hinsichtlich der Testgütekriterien als auch hinsichtlich der Differenziertheit nicht ausreichend. In vielen Bereichen fehlen rehabilitationsspezifische Diagnostikinstrumente, während Teilbereiche zumindest von der Basisausstattung sehr gut versorgt sind, beispielsweise der Bereich der Neuropsychologie und Neurologie insgesamt.

Für die Diagnostik in der Rehabilitation lassen sich vier zentrale Anwendungsbereiche benennen:

1. *Zugang zu den Rehabilitationsleistungen:* Eine bedarfsgerechte Regelung des Zugangs zu Leistungen der Rehabilitation hat direkte Auswirkungen auf die Effektivität und auch die Effizienz des Systems. Bei der Feststellung der Rehabilitationsbedürftigkeit stellen sich zwei Probleme, die in der aktuellen Diskussion um die Verbesserung des Rehabilitationssystems von zentraler Bedeutung sind: Einerseits die Frage, in welchem Ausmaß Personen Rehabilitationsmaßnahmen in Anspruch nehmen, die sie nicht bedürfen, und andererseits die Frage, inwieweit wirklich bedürftige, im Sinne der Tertiärprävention rehabilitierbare Patienten durch das System nicht erfaßt werden. Die Auswahl rehabilitationsbedürftiger Personen und die Entwicklung praktikabler Standards und Verfahrensweisen hat daher eine hohe Priorität im Hinblick auf die Ziele der Rehabilitationsmaßnahmen (Wiederherstellung der beruflichen Leistungsfähigkeit, seelische, körperliche Befindlichkeit und geistige Funktionsfähigkeit).

2. *Rehabilitationsbedürftigkeit in der Bevölkerung:* Das Problem einer Unter-Inanspruchnahme der Leistungen des Rehabilitationssystems ist im Hinblick auf die Rehabilitationsziele Vermeidung von Pflegebedürftigkeit oder Vermeidung/Verzögerung der Frühberentung ebenfalls von großer Bedeutung. Eine gezielte Auswertung von Routinedaten der Sozialversicherungsträger stellt einen wichtigen, wenn auch inhaltlich begrenzten Lösungsansatz dar. Darüber hinaus ist mit Sicherheit ein mehrstufiges Screening-Verfahren notwendig, welches ermöglicht, risikoträchtige Bevölkerungsgruppen zu identifizieren. Auch hier muß das diagnostische Inventar die Forderung nach Praktikabilität und Sensibilität erfüllen. Hier dürften Selbsteinschätzungsinstrumente einen hohen Stellenwert haben, da sie keine hohen apparativen und personellen sowie finanziellen Aufwände erfordern. Wichtige Voraussetzung für Selbsteinschätzungsverfahren sind jedoch die Gütekriterien der klassischen Testtheorie (Reliabilität, Validität, Sensitivität und Objektivität).

3. *Therapiesteuerung und Ergebniskontrolle:* Für die eigentliche Rehabilitationsmaßnahme ist es von Bedeutung, über die Diagnostik die Therapie zu steuern und die Ergebnisse zu kontrollieren. Dies ist eine unbedingte Voraussetzung zur wissenschaftlichen Überprüfung des rehabilitativen Angebotes und der verordneten bzw. durchgeführten Therapiemaßnahmen während der Rehabilitation. Insofern ist auch in diesem Bereich ein enger Zusammenhang zwischen Diagnostik und Therapiesteuerung einzufordern. Neuere Modelle der prozeßorientierten Diagnostik haben hier absolute Priorität. Voraussetzung für ein entsprechendes diagnostisches Instrumentarium ist es, daß der Funktionszustand des Patienten bei Aufnahme in seiner gesamten Breite der körperlichen und psychosozialen Merkmalsbereiche erfaßt werden kann und aufgrund der festgestellten Beeinträchtigungen eine Definition von individuellen Rehabilitationszielen ermöglicht wird. Nur

dadurch ist es möglich, eingetretene Veränderungen über vergleichbare Informationen über die Zeit zu dokumentieren und das Erreichen der Rehabilitationsziele (goal attainment Modelle) zu überprüfen. Insofern stellt die Diagnostik auch eine Voraussetzung für Qualitätssicherung und Evaluation der Maßnahmen dar.

4. Berufliche Situation und arbeitsbezogene Belastung: Die berufsbezogene Leistungsdiagnostik ist für eine optimale Verbindung zwischen medizinischer und beruflicher Rehabilitation eine wichtige Komponente der Rehabilitationsdiagnostik insgesamt (Schian und Kronauer 1991) [20]. Eine wissenschaftliche Auswertung der vorhandenen Erhebungs- und Bewertungsmethoden in diesem Bereich steht noch aus. Bei Anwendung standardisierter Verfahren im betrieblichen Bereich ist zu untersuchen, inwieweit sie Kriterien für den Zugang zum Rehabilitationssystem enthalten und welchen prognostischen Wert sie für die Wiederaufnahme der beruflichen Tätigkeit nach Beendigung der Rehabilitationsmaßnahme haben.

Mit Blick auf die Weiterentwicklung einer rehabilitationsspezifischen Diagnostik sind eine Reihe von methodischen und organisatorischen Aspekten mit Auswirkung auf die genannten Anwendungsfelder zu berücksichtigen.

- *Grading/Staging:* Die diagnostischen Verfahren müssen eine Einteilung in Schweregrade bzw. Stadien zur Beschreibung der Einschränkungen im somatischen und psychosozialen Bereich ermöglichen. Hierbei muß sich zeigen, inwieweit die erwähnte ICIDH-Klassifikation eine praktikable Systematik liefert, die einzelnen Ebenen der Beeinträchtigung zu systematisieren.
- *Prognostik:* Die Entwicklung von Prädiktoren aus den eingesetzten diagnostischen Verfahren soll zu einer Verbesserung der Effektivität des Reha-Systems insgesamt führen. Durch prognostisch relevante Parameter können Personen ermittelt werden, bei denen definierte Reha-Programme besonders wirksam sind. Zugleich können die Patienten identifiziert werden, wo Maßnahmen bei einer entsprechenden diagnostischen Ausgangssituation keinen Erfolg versprechen.
- *Organisation der Diagnostik:* Die Frage einer optimalen Organisation der rehabilitationsspezifischen Diagnostik und die Zusammenführung der verschiedenen diagnostischen Teilbereiche (medizinisch, psychosozial) sind ein wesentlicher Aspekt. Hierzu gehören ebenfalls die Fragen, wer die diagnostischen Maßnahmen durchführt und wann welche diagnostischen Maßnahmen veranlaßt werden sollen.

Neben den genannten Inhaltsaspekten müssen an die Diagnostik in der Rehabilitation eine Reihe von Qualitätsanforderungen gestellt werden. Hier ist zunächst der Aspekt der Ökonomie zu nennen, der sich vor allem auf die Nutzung EDV-gestützter Verfahren und auf die Einbeziehung von Vorbefunden bezieht. Die Integration der diagnostischen Befunde aus den verschiedenen Bereichen (medizinisch und psychosozial) ist ein weiteres wichtiges Qualitätsmerkmal und stellt auch ein wichtiges Kriterium für die interdisziplinäre Zusammenarbeit in der Rehabilitation dar. Die Nutzung der Diagnostik mit Blick auf die individuelle Therapieplanung und -steuerung stellt ein weiteres Qualitätsmerkmal dar, auf das bereits mehrfach hingewiesen wurde. Schließlich stellt das Berichtswesen und die Einbeziehung adäquater Dokumentationssysteme eine wichtige qualitative Voraussetzung für die Implementation der Diagnostik in der Praxis dar.

2.2.3 Interventionen in der Rehabilitation

Methoden und aktueller Forschungsstand der Interventionsforschung in der Rehabilitation

Wenn wir davon ausgehen, daß bei einer Vielzahl von chronischen Erkrankungen eine vollständige Heilung insgesamt oder funktionell nicht herbeigeführt werden kann, liegen die Ziele rehabilitativer Interventionen vorrangig in der Stabilisierung des aktuellen Zustandes, einer Schadensbegrenzung, Linderung von Beschwerden, Rezidivprophylaxe oder einer Verlangsamung der Progression.

> In jedem Fall zielen Interventionen in der Rehabilitation darauf ab, eine Adaptation an einen mehr oder weniger stabilen Endzustand mit oder ohne technische Hilfe zu erreichen, Fehladaptation zu vermeiden, kompensatorische Leistungen aufzubauen bzw. zu trainieren und schließlich die persönliche Umwelt entsprechend den Leistungseinschränkungen zu gestalten.

Innerhalb der Rehabilitation lassen sich zumindest drei unterschiedliche Arten von Interventionen unterscheiden: Maßnahmen der Prävention wie Information und Aufklärung, medizinische Interventionen sowie psychosoziale Interventionen. Indikationsstellung und Erfolg der verschie denen Interventionen richten sich nach den Erfordernissen des Individuums; aus diesem Grund sind Interventionsziele immer nur individuenspezifisch zu formulieren. Sie sind zudem abhängig von den Beschwerden und den Befunden der Erkrankung, und müssen sich am Profil der funktionellen Einschränkungen, an den sozialen Beeinträchtigungen, deren Rückbildbarkeit, Verlaufsdynamik und Prognose, der Existenz von Risikofaktoren bei den Betroffenen in den verschiedenen Lebensbereichen sowie den individuellen Erwartungen der Kranken und ihrer Therapeuten orientieren.

In zahlreichen Fällen gibt die stationäre Rehabilitation die Möglichkeit, die Krankheit selbst, ihre pathologischen Mechanismen und die funktionslimitierenden Einschränkungen direkt zu beeinflussen. Gerade für die Rehabilitation haben hierbei durchgreifende Lebensstilveränderungen eine ebenso große Bedeutung wie etwa eine medikamentöse Intervention, da sie helfen einer Chronifizierung vorzubeugen und eventuell bereits eingetretene Funktionseinbußen zu lindern bzw. zu beseitigen. Aufgrund der Komplexität dieser Phänomene ist es nicht verwunderlich, daß für die Rehabilitation keine einheitliche theoretische Basis der Interventionen existiert. Es lassen sich jedoch einige allgemeine Grundprinzipien formulieren, die unabhängig vom jeweiligen Krankheitstypus, der Altersgruppe etc. von Bedeutung sind:

- Berücksichtigung der individuellen Lebens- und Arbeitsbedingungen
- Ausarbeitung eines Rehabilitations-Gesamtplanes
- interdisziplinäre Zusammenarbeit
- Indikation bzw. Kontraindikation rehabilitativer Maßnahmen.

Die Rehabilitation arbeitet in jedem Fall darauf hin, die Eigenverantwortung des betroffenen Patienten und die Effektivität der Adaptationsleistungen im alltäglichen Lebenszusammenhang zu fördern („self-efficacy"). Nur dadurch kann sie sozialen Beeinträchtigungen („handicap") entgegenwirken und die Wiedergewinnung bzw. Übernahme sozialer Funktionen und Rollen ermöglichen. Bisher konzentrierte sich die Rehabilitation nahezu ausschließlich auf direkt individuenbezogene Interventionen, wobei nicht geklärt ist, inwieweit ihr Erfolg von den familiären, sozialen und beruflichen Rahmenbedingungen und der jeweiligen Lebenssituation abhängen. Gerade diese sind im Hinblick auf die Auswirkungen der Interventionen bzw. die Evaluation sehr viel stärker zu berücksichtigen. Von daher sind wohnortnahe Rehabilitationsprogramme, zumindest jedoch die wohnortnahe Vorbereitung und Nachbetreuung der Rehabilitation von großer Bedeutung.

> Eine Rehabilitation sollte möglichst frühzeitig bereits am Unfallort oder in der Akutklinik beginnen und als langfristiger und verschiedene Behandlungseinrichtungen übergreifender Prozeß geplant werden.

Diese Ziele werden alle unter dem Begriff des Rehabilitations-Gesamtplanes zusammengefaßt, dessen Realisierung jedoch sehr häufig an der fehlenden Koordination und Kooperation unterschiedlicher Behandlungseinrichtungen sowie an den unterschiedlichen Trägerzuständigkeiten scheitert. Der für diesen Prozeß notwendige Zeitbedarf übersteigt deutlich die Aufenthaltsdauer einer stationären Rehabilitationsmaßnahme. In der Konsequenz bedeutet dies für die Evaluation der Maßnahmen, daß eine Effektmessung ausschließlich am Ende bzw. sechs Monate nach Beendigung einer Maßnahme zu kurz greift, um den mittel- und langfristigen Effekt zu untersuchen. Darüber hinaus fehlt es bislang noch an systematischen Untersuchungen darüber, zu welchem Zeitpunkt Rehabilitationsmaßnahmen am wirkungsvollsten eingesetzt werden können.

Wie in kaum einem anderen Bereich arbeiten in der Rehabilitation *verschiedene Berufsgruppen* (Ärzte verschiedener Disziplinen, Krankengymnasten, Physio- und Ergotherapeuten, Psychologen, Sozialpädagogen sowie Laienhelfer) zusammen. In bestimmten Bereichen der Rehabilitation wie z.B. der neurologischen Rehabilitation, kommen noch weitere Berufsgruppen (z.B. Logopäden) hinzu. Dies erfordert eine gute Koordination der jeweiligen Leistungen und Maßnahmen. Im Hinblick auf eine systematische Evaluation ist es jedoch sehr schwer, die eng miteinander verzahnten Maßnahmen klar abzugrenzen und eine Effektivitätsprüfung der Einzelleistungen vorzunehmen, zumal die Effekte der jeweiligen Interventionsbereiche nur von den jeweiligen Fachleuten angemessen zu erheben bzw. zu bewerten sind. Da diese detaillierte Erfolgskontrolle häufig schwer durchführbar ist, wird in der Regel nur eine Bewertung der Behandlungskombination insgesamt vorgenommen und in entsprechenden Untersuchungsplänen als Effektmaß nur der Gesamteffekt einer Maßnahme eingesetzt.

Die *Frage der Indikation für eine Rehabilitationsmaßnahme* ist bislang wenig erforscht. Eine Indikation ist in der Medizin in der Regel dann gegeben, wenn der wahrscheinliche Nutzen einer Intervention ihre Risiken überwiegt. Insofern ist immer auch ein prognostisches Urteil damit verbunden: Der wahrscheinliche „natürliche" Verlauf einer Krankheit bzw. Behinderung, wird mit dem Verlauf unter einer entsprechenden „Intervention" verglichen. Die Frage der Indikationsstellung ist nur über systematische Untersuchungen, ergänzt durch Einzelfallbetrachtungen, zu beantworten. Derartige systematische Untersuchungen liegen bislang nicht vor. Im Bereich der medizinischen Rehabilitation gibt es kaum Hinweise darauf, wie Indikationen gestellt und begründet werden können. Für die Beurteilung der

Einzelfälle fehlt es an aussagekräftigen Prädiktoren, die eine Voraussage des Rehabilitationserfolgs gestatten würden. Allerdings sollte auch berücksichtigt werden, daß unter Umständen Komplikationen bestehen können. Insofern ist die Sichtweise, daß Rehabilitationsmaßnahmen ausschließlich positive Wirkungen haben können in Frage zu stellen. Mögliche Kontraindikationen können bei Rehabilitanden mit leichten Störungen gegeben sein, wo unter Umständen durch die Rehabilitationsmaßnahme erst ein Chronifizierungsprozeß ausgelöst werden kann.

Aufgaben und Problembereiche der Interventionsforschung

Ausgehend von den bisherigen Ausführungen kann sich die Interventionsforschung im Bereich der Rehabilitation auf sehr unterschiedliche Ebenen beziehen: auf integrierte Gesamtprogramme oder einzelne Maßnahmen, auf Strukturen (beispielsweise ambulante, teil- oder vollstationäre Rehabilitation), auf Prozesse und Ergebnisse der Rehabilitation, auf integrierte Gesamtprogramme oder Einzelmaßnahmen sowie auf die jeweiligen Beurteilungskriterien der Träger, der Betroffenen selbst sowie der Therapeuten.

Im Hinblick auf eine zukünftige ergebnisorientierte Interventionsforschung muß das Hauptaugenmerk verstärkt auf den Indikatoren der Funktionseinschränkung im Alltag und Beruf (Fähigkeitsstörung oder disability nach ICIDH) liegen. Hier bestehen nach wie vor erhebliche Defizite, wenngleich sich deutliche Unterschiede zwischen den verschiedenen Teilgebieten der Rehabilitation hier feststellen lassen (Kardiologie vs. Onkologie bzw. Rheumatologie). Die *Messung der Funktioneinschränkungen im Alltag* kann über verschiedene Methoden erfolgen: klinische Beobachtung, ausführliches Interview, Funktionsfragebogen bzw. Funktionstest etc.; unterstützend können physiologische Leistungstests (Ergometer, Gehstrecke, Lungenfunktion etc. eingesetzt werden). Im Bereich *beruflicher Leistungsfähigkeit* sind Arbeitsversuche geeignete Methoden zur Überprüfung einer entsprechenden Einschränkung. Auch die Frage der *Motivation des Rehabilitanden* ist bisher nicht in dem gebührenden Maße untersucht worden. Hierbei kann sich die Motivation auf die Rehabilitationsmaßnahme selbst, auf Änderungen der Lebensweise, Wiederaufnahme der Arbeit etc. beziehen. Auf der Ebene von Strukturvergleichen können hier beispielsweise ambulante vs. teilstationäre, vs. stationäre Rehabilitationsansätze nach inhaltlichen oder unter Kosten-Nutzen-Aspekten analysiert und untersucht werden.

Betrachten wir die ergebnisorientierte Interventionsforschung, so lassen sich deskriptiv exploratorische und kontrollierte Forschungsansätze unterscheiden:

Deskriptiv explorative Interventionsstudien: Diese dienen der Abschätzung der Effektstärke und Wirkdauer stationärer Rehabilitation im Vergleich unterschiedlicher Krankheiten und Funktionseinschränkungen. Realisiert werden kann dieser Studientyp durch regelmäßige katamnestische Untersuchungen aller Patienten einer Repräsentativauswahl verschiedener Rehabilitationskliniken. Die Datenbasis sollte Patienteneinschätzungen mit Fremdbeurteilungen durch die jeweiligen Behandler bzw. nachbetreuenden Institutionen einschließen. Ergänzend könnten Daten der Rentenversicherungsträger hinzugezogen werden. Geeignete Instrumente (s. Abschn. 2.2.2) liegen teilweise vor und haben sich in katamnestischen Studien bewährt.

Kontrollierte Interventionsstudien: Diese dienen der wissenschaftlichen Untersuchung von Effekten im Vergleich verschiedener Interventionen bzw. im Vergleich zu Kontrollgruppen. Für diese Studien, die methodisch nicht als randomisierte klinische Studien, sondern häufig als quasi-experimentelle Studiendesigns zu bewerten sind, müssen eine Reihe von Problemen diskutiert werden. Da in der Rehabilitation in der Regel Kombinationsbehandlungen angewandt werden, ist es schwierig, wenn nicht sogar unmöglich, einzelne Effekte zu isolieren, wenn sie nicht additiv einer Standardbehandlung hinzugefügt werden können. Die für diesen Studientyp dringend benötigte Randomisierung der Rehabilitanden zu verschiedenen Interventionsformen schafft ethische und rechtliche Probleme, die im jeweiligen Einzelfall geklärt werden müssen. Ähnlich wie in der Psychotherapieforschung könnten hier Wartegruppen eventuell als Vergleichsgruppen einbezogen werden. Einerseits sind die hohen Anforderungen von Doppelblindstudien in der Rehabilitationsforschung schwer zu realisieren, andererseits ist es auch fraglich, ob Doppelblindstudien für die Fragen der Rehabilitationsforschung überhaupt geeignet sind. Ein weiteres Problem sind die Selektionsprozesse durch eine selektive Akzeptanz bestimmter Therapieangebote bzw. das motivationsbedingte Ausscheiden in Verlaufsstudien, die in hohem Maß die interne Validität der Studien gefährden. In jedem Fall müssen Selektionsprozesse kontrolliert bzw. entsprechend dokumentiert werden können. Im Hinblick auf die Methodik sind gerade bei Interventionsstudien Mehrebenenansätze zu konzipieren und über eine multimethodale und multimodale Beurteilung Selbstbeschreibungsbögen durch Fremdanamnesen, Interviewtechniken, Beobachtungsverfahren und psychophysiologische Daten zu validieren bzw. zu kombinieren.

2.2.4 System- und Evaluationsforschung in der Rehabilitation

Aktuelle Veränderungen im System der medizinischen Rehabilitation

Das System der medizinischen Rehabilitation hat in Deutschland – aufbauend auf Traditionen der Kurmedizin und auf dem Hintergrund der Bismarckschen Sozialgesetzgebung – eine spezifische Ausformung erhalten. Nachdem zwischen den wesentlichen rehabilitativen Indikationsbereichen eine deutliche Trennung zwischen Kur und medizinischer Rehabilitation vollzogen ist, besteht dieses Teilsystem der Gesundheitsversorgung heute aus ca. 1300 Einrichtungen, die mit einem Kostenaufwand von jährlich ca. 10 Mrd. DM ca. 1 Mio. Rehabilitationsmaßnahmen durchführen.

Das System, das durch eine komplexe Zuständigkeits- und Anbieterstruktur gekennzeichnet ist, weist einige besondere Stärken auf, indem es grundsätzlich in der Lage ist,

- Rehabilitation gemäß dem konzeptuellen Anspruch umfassend – also sowohl auf der somatischen, funktionalen wie psychosozialen Ebene – anzubieten;
- die personellen Voraussetzungen in den meist auf stationäre Rehabilitation ausgerichteten Institutionen so zu gestalten, daß eine Behandlung durch interdisziplinäre Teams gewährleistet ist,
- und rehabilitative Maßnahmen auch im Sinne einer tertiären Prävention einzuleiten, d.h. tätig zu werden, bevor die Folgen der Schädigung chronischen Charakter annehmen.

In den letzten Jahren haben in der sozialpolitischen Diskussion allerdings weniger diese Stärken als vielmehr tatsächliche oder vermeintliche Schwächen des rehabilitativen Systems im Vordergrund gestanden (vgl. Schmidt 1988) [22]. So wurde u.a. kritisiert,

- daß die Erreichung der rehabilitationsbedürftigen Zielgruppen nur bedingt gelingt. Kritisiert werden eine Überinanspruchnahme durch nicht rehabilitationsbedürftige Personen wie auch eine Unterinanspruchnahme durch Nichterreichen von tatsächlich rehabilitationsbedürftigen Versicherten;
- daß der (finanzielle) Aufwand für rehabilitative Maßnahmen in keinem angemessenen Verhältnis zu den erreichten Ergebnissen stehe;
- daß die Kontinuität zwischen der medizinischen Regel-/Akutversorgung und der medizinischen Rehabilitation wie auch zwischen medizinischer und beruflicher Rehabilitation oft nicht gewährleistet sei;
- daß das System der medizinischen Rehabilitation zu einseitig das stationäre Setting präferiere, im teilstationären und ambulanten Bereich und in der Nachbetreuungsphase erhebliche Lücken aufweise.

Daß, wie eingangs dargelegt, sich die Rehabilitationsforschung in Deutschland allenfalls in Ansätzen entwickeln konnte, ist ein weiterer, immer wieder vorgetragener Kritikpunkt. So fehlen vor allem im evaluativen Bereich empirisch fundierte Ergebnisse, um der häufig zu emotional vorgetragenen und vorurteilsbelasteten Rehabilitationskritik wirkungsvoll entgegenzutreten.

In der Folge der aufwendigen Analysen der vom VDR koordinierten Kommission zur Weiterentwicklung der Rehabilitation in der gesetzlichen Rentenversicherung (VDR 1992) [24] und unter dem Druck knapper werdender finanzieller Ressourcen sind in den letzten Jahren deutliche Bemühungen um Umstrukturierung in der medizinischen Rehabilitation zu beobachten. Zu nennen sind hier u.a.:

- Die Entwicklung und Erprobung von neuen Konzepten der Früh- und Frühestrehabilitation. Diese z.Zt. noch vor allem in der neurologischen Rehabilitation zu beobachtetenden Innovationen zielen sowohl auf eine verbesserte Kontinuität zwischen Akut- und Rehabilitationsversorgung wie auch auf eine Optimierung der Rehabilitationschancen durch frühes Einleiten entsprechender Aktivitäten.
- Die Einleitung von Maßnahmen zur Flexibilisierung von Rehabilitationsmaßnahmen. Dies bezieht sich sowohl auf die Dauer, die Segmentierung wie auch auf die Settings der rehabilitativen Angebote.
- Entwicklung und Erprobung von rehabilitativen Konzepten im Bereich der teilstationären und ambulanten medizinischen Rehabilitation als Ersatz und Ergänzung von stationären Rehabilitationsmaßnahmen.
- Regionalisierung der rehabilitativen Versorgung. Letztere bezieht sich vor allem auf die Rehabilitation für die Gruppe der Angestellten durch die BfA und soll u.a. in einer besseren Vernetzung von Akutversorgung, stationärer Rehabilitation und Nachsorge beitragen und einer sozialen Desintegration in der Phase der stationären Rehabilitation entgegenwirken.
- Etablierung von Qualitätssicherungsprogrammen in der medizinischen Rehabilitation (Müller-Fahrnow 1993) [16].

Letztlich sind die im einleitenden Abschnitt beschriebenen Bemühungen aus neuerer Zeit um den Aufbau und die Förderung von Rehabilitationswissenschaften an den Universitäten, den Kliniken und den Trägern im Sinne einer strukturellen Veränderung zu verstehen.

Aufgaben und Methoden einer System- und Evaluationsforschung in der medizinischen Rehabilitation

Für die sich inzwischen entwickelnde System- und Evaluationsforschung in der medizinischen Rehabilitation ergeben sich zahlreiche Aufgabenstellungen, die inhaltlich eng mit den oben genannten Strukturproblemen und Innovationsbemühungen in der Rehabilitation im Zusammenhang stehen.

Einige wichtige Aufgabenfelder seien nachfolgend genannt (vgl. auch Koch et al. 1995) [13]:

- Untersuchungen im Zusammenhang mit dem *Ausbau eines gestuften Systems* der medizinischen Rehabilitation von ambulanten, teilstationären und stationären Angeboten in den wichtigen rehabilitativen Indikationsbereichen. Allein in diesem Feld ergibt sich eine Vielzahl von Aufgabenstellungen für die Forschung: Beiträge zur definitorischen Abgrenzung der Settings, Formulierung spezifischer Zielsetzungen der unterschiedlichen Rehabilitationsformen, Fragen des Bedarfs und der Zuweisungssteuerung (z.B. durch Entwicklung von differentiellen Indikationskriterien), Klärung der personellen und qualifikatorischen Voraussetzungen der Mitarbeiter, der baulichen und instrumentellen Bedingungen, Festlegung des erforderlichen diagnostischen und therapeutischen Angebotsspektrums, Abschätzungen der Auswirkungen der veränderten Angebotsstruktur im Bereich der medizinischen Rehabilitation auf den Erfolg der Rehabilitationsmaßnahmen und ihre Kosten sowie die Klärung der Frage, inwieweit die neuen Formen der Rehabilitation eine flächendeckende Versorgung gewährleisten können.
- Untersuchungen, die Beiträge zur Klärung der zahlreichen *Schnittstellenprobleme* innerhalb der Rehabilitation leisten können. Dies kann sich einerseits auf die Verknüpfung und Steuerungsmöglichkeiten von medizinischen, beruflichen und sozialen Leistungen zur Rehabilitation, andererseits auf die Interaktion und Kooperation mit anderen Leistungen im Gesundheitssystem – hier vor allem mit der akutmedizinischen und kurativmedizinischen, teils aber auch auf das präventivmedizinische Angebot beziehen.
- Wissenschaftliche Beiträge zum Ausbau der internen und externen Qualitätssicherung in der Rehabilitation. Diese sollten sich auf die verschiedenen Teilbereiche der Qualitätssicherung wie Struktur-, Prozeß- und Ergebnisqualität beziehen. Dazu gehören die Entwicklung von Methoden, Instrumenten und Verfahrensabläufen für die routinemäßige Qualitätsentwicklung, für die Anwendung im Rahmen von Qualitätskontrollen oder im Rahmen eines umfassenden Qualitätsmanagements ebenso wie die Entwicklung und Überprüfung von Anforderungsprofilen zur Bewertung von einzelnen Rehabilitationseinrichtungen auf der Basis eines „fairen" Vergleichs von strukturgleichen Kliniken.
- Wissenschaftliche Beiträge zur weiteren Evaluation der medizinischen Rehabilitation. Diese sollte sich sowohl auf die Analyse des Aufwandes (in materieller, zeitlicher und organisatorischer Hinsicht), die Auswirkungen und Effektivität der medizinischen Rehabilitation (unter Berücksichtigung der Aspekte: Inanspruchnahme, Akzeptanz, kurz- und langfristige Verbesserungen für die Betroffenen), Bewertung der Angemessenheit der Angebote auf der Basis unterschiedlicher Bezugsgrößen wie Bedarf bei der Zielgruppe oder gesellschaftliche und sozialmedizinische Relevanz des Problems bzw. der erreichten Veränderungen beziehen; weiterhin Studien zur Leistungsfähigkeit der verschiedenen rehabilitativen Angebote wie auch zu den zahlreichen prozeßevaluativen Fragestellungen in der Rehabilitation.
- Zahlreiche Aufgabenstellungen der System- und Evaluationsforschung stellen sich auch im Bereich der Gesundheitsökonomie, so z.B. zur Frage der Steuerung von Angebot und Nachfrage, zur Entwicklung von neuen und leistungsgerechten Abrechnungsverfahren im Zusammenhang mit innovativen Angebotsformen, u.U. auch im Zusammenhang mit „Fallpauschalen".

Aus der Unterschiedlichkeit der zuvor genannten Fragestellungen ergibt sich die Notwendigkeit einer multi- und interdisziplinären Bearbeitung. Je nach Erkenntnisziel und gewähltem empirischem Zugang werden medizinische (insbesondere sozialmedizinische), epidemiologische, ökonomische, soziologische, psychologische, politik-, verwaltungs- und rechtswissenschaftliche Methoden einzusetzen sein. Quantitative Forschungsmethoden müssen in Abhängigkeit von der jeweiligen Fragestellung u.U. durch qualitative und hermeneutische Analysen und Bewertungsansätze ergänzt werden. Insgesamt handelt es sich bei dem im Bereich der System- und Evaluationsforschung erforderlichen Forschungsansatz weniger um einen auf das Individuum zentrierten Ansatz, sondern eher um institutionen-, programm- und bevölkerungsbezogene Ansätze.

3 Fazit und Zukunftsanforderungen

Der Beitrag versuchte deutlich zu machen, daß im Bereich der Rehabilitationsforschung ein erheblicher Rückstand besteht. Vor allem der z.Zt. stattfindende intensive Umgestaltungsprozeß im System der medizinischen Rehabilitation, aber auch die allgemeine Legitimationskrise der medizinischen Rehabilitation, erfordern eine Intensivierung der Rehabilitationsforschung. Die Analyse des Bedarfs in den wesentlichen rehabilitativen Themenbereichen – Bewältigung und Anpassung an Behinderung, Rehabilitationsdiagnostik, Interventionsgestaltung sowie System- und Evaluationsforschung – sollte die Vielfalt der zu klärenden Fragen deutlich machen und aufzeigen, daß im Prinzip die forschungsmethodischen Voraussetzungen zu deren Bearbeitung vorhanden sind. Wesentliche Voraussetzungen für eine erfolgreiche Rehabilitationsforschung stellen der disziplinenübergreifende methodische Ansatz und die enge Verzahnung von Forschungsmethodik/-theorie mit der Rehabilitationspraxis dar. Wenn das jetzt formulierte Ziel, Rehabilitationswissenschaften zu etablieren, erreicht werden soll, bedarf es einer konsequenten Fortsetzung des inzwischen begonnenen Ausbaus der Rehabilitationsforschung an den Universitäten, in ausgewählten Rehabilitationskliniken und bei den Trägern der Rehabilitation.

Literatur

1. Beutel, M.: Bewältigungsprozesse bei chronischen Erkrankungen. Edition Medizin, Weinheim 1988.
2. Beutel, M., F.A. Muthny: Konzeptionalisierung und klinische Erfassung von Krankheitsverarbeitung. Hintergrundtheorien, Methoden, Probleme und künftige Möglichkeiten. Psychosom. Psychother. Med. Psychol. 38 (1988) 19–27.
3. Biefang, S., P. Potthoff: Quantitative Verfahren der Funktions- und Leistungsdiagnostik in der amerikanischen Rehabilitation. In. Verband Deutscher Rentenversicherungsträger (Hrsg.): Befundung, Diagnostik, Intervention. 4. Rehabilitationswissenschaftliches Kolloquium in Lübeck, Tagungsband S. 19–35. DRV-Schriften, 1994.
4. Braun, D.: Die Einflußmöglichkeiten der Forschungsförderung auf Strukturprobleme der Gesundheitsforschung in der Bundesrepublik. Materialien zur Gesundheitsforschung, Bd. 15. Bonn 1991.
5. Bullinger, M.: Forschungsinstrumente zur Erfassung der Lebensqualität bei Krebs – ein Überblick. In: Verres, R., M. Hasenbring (Hrsg.): Psychosoziale Onkologie. Jahrbuch der Medizinischen Psychologie, Bd. 3. S. 45–57. Springer, Berlin 1989.
6. Bullinger, M., E. Pöppel: Lebensqualität in der Medizin. Schlagwort oder Forschungsansatz? Dtsch. Äbl. 85 (1988) 436–437.
7. Engel, G.L.: The need for a new medical model: a challenge for biomedicine. Science 196 (1977). 129–136.
8. Gerdes, N.: Forschungsbedarf aus Sicht der Versorgungs- und Evaluationsforschung. Vortrag auf dem 1. Rehabilitationswissenschaftlichen Kolloquium in Bad Rothenfelde. In: VDR-Reha-Kommission (Hrsg.): Abschlußbericht des Arbeitsbereichs Wissenschaft und Lehre Bd. 6. S. 141–153. Frankfurt, VDR 1991.
9. Gerdes, N., T.M. Fliedner: Wissenschaftliche Grundlagen der Rehabilitation bei chronischen Krankheiten. Dtsch. Rentenvers. 4–5 (1988) 227–237.
10. Gerdes, N., W.H. Jäckel: Indikatoren des Reha-Status (IRES) – Ein Patientenfragebogen zur Beurteilung von Rehabilitationsbedürftigkeit und -erfolg. Rehabilitation 31, 2 (1992) 73–79.
11. Heim, E.: Coping und Adaptivität. Gibt es ein geeignetes oder ungeeignetes Coping? Psychosom., Psychother., Med. Psychol. 38 (1988) 8–18.
12. Koch, U., M. Barth: Rehabilitationsforschung in der Rentenversicherung – Rahmenbedingungen, Interessen und Perspektiven. In: Müller, R., M.F. Schuntermann (Hrsg.): Sozialpolitik als Gestaltungsauftrag. S. 75–90. Bund, Köln 1992.
13. Koch, U., K. Gerdes, W. Jäckel, W. Müller-Fahrnow, H.-H. Raspe, H.M. Schian, F. Schiehe, C. Wallesch, W. Lotz: Verbundforschung Rehabilitationswissenschaften – Vorschlag zu einer Förderinitiative. Die Rentenversicherung (im Druck) 1995.
14. Lazarus, R.S., S. Folkman: Stress, appraisal and coping. Springer, New York 1984.
15. Matthesius, R.G., K.A. Jochheim, G. Barolin, Ch. Heinz (Hrsg.): Internationale Klassifikation der Schädigungen, Fähigkeitsstörungen und Beeinträchtigungen (ICIDH). Ullstein Mosby, Wiesbaden 1994.
16. Müller-Fahrnow, W.: Routineeinsatz von Qualitätssicherungsprogrammen in der Rehabilitation. In: BfA (Hrsg.): BfA-Aktuell, Rehabilitation. BfA, Berlin 1993.
17. Muthny, F.A., U. Koch, S. Stump: Praxis und Bedeutung der Lebensqualitätsforschung für die Onkologie. In: Muthny, F.A., G. Haag (Hrsg.): Onkologie im psychosozialen Kontext. S. 163–185. Asanger, Heidelberg 1993.
18. Potthoff, P., S. Biefang: Assessment-Verfahren für die Rehabilitation. Ergebnisse einer Recherche deutschsprachiger Instrumente. Unveröffentlichtes Manuskript.
19. Rüger, U., A.G. Blomert, W. Förster: Coping – Theoretische Konzepte, Forschungsansätze und Meßinstrumente zur Krankheitsbewältigung. Vandenhoek & Ruprecht, Göttingen 1990.
20. Schian, H.M., D. Kronauer: Die Ertomis-Assessment-Methode (EAM-System). Eine Hilfe zur Wiedereingliederung Behinderter in Arbeit. Rehabilitation 30 (1991). 14–17.
21. Schliehe, F., H. Weber-Falkensammer: Strukturfragen zur Rehabilitation im gegliederten System. In: Müller, R., M.F. Schuntermann (Hrsg.): Sozialpolitik als Gestaltungsauftrag. S. 207–222. Bund, Köln 1992.
22. Schmidt, A.: Die Rehabilitation in der Rentenversicherung – Gedanken zur Weiterentwicklung. Dtsch. Rentenvers. 8-9 (1988) 519–563.
23. Schuntermann, M.F.: Überblick über die seit ihrem Erscheinen aus der ICIDH entwickelten Untersuchungsinstrumente. In: Matthesius, R.G. et al. (Hrsg.): Internationale Klassifikation der Schädigungen, Fähigkeitsstörungen und Beeinträchtigungen (ICIDH). Ullstein Mosby, Wiesbaden 1994.
24. Verband Deutscher Rentenversicherungsträger (Hrsg.): Bericht der Kommission zur Weiterentwicklung der

medizinischen Rehabilitation in der gesetzlichen Rentenversicherung. Verband Deutscher Rentenversicherungsträger, Frankfurt 1992.

25. Weltgesundheitsorganisation (WHO) (Hrsg.): International Classification of Impairments, Disabilities and Handicaps. Manual of classification relating to the consequences diseases. WHO, Genf 1980.
26. Westhoff, G.: Handbuch psychosozialer Meßinstrumente. Hogrefe, Göttingen 1993.
27. Wood, P.: Introduction to the international classification of impairment, disability and handicap. In: WHO (ed.): The International Classification of Impairments, Disabilities and Handicaps. WHO, Genf 1980.

Sachverzeichnis

F

G

H

O

P

Q

R